Duale Reihe

Pädiatrie

Ludwig Gortner
Sascha Meyer
Friedrich Carl Sitzmann †

unter Mitarbeit von:

Peter Bartmann
Carl Peter Bauer
Reinhard Berner
Ralf Bialek
Hansjosef Böhles
Gerhard Dockter
Helmuth-Günther Dörr
Jörg Dötsch
Guido Engelmann
Barbara Gärtner
Ludwig Gortner
Norbert Graf
Hartmut Grasemann
Renate Häfner
Werner Handrick

Ulrich Heininger
Wolfram Henn
Sabine Hofer
Walter Hoffmann*
Hans-Iko Huppertz
Barbara Käsmann-Kellner
Daniela Karall
Reinhold Kerbl
Rainer König
Assen Koitschev
Ronald Kurz*
Bea Latal
Hans-Gerhard Limbach
Angelika Lindinger
Sascha Meyer

Dietrich Michalk*
Wolfgang Muntean
Bernd Axel Neubauer
Gerhard Neuhäuser*
Fritz U. Niethard
Claudia Pföhler
Kurt Quaschner*
Felix Ratjen
Helmut Remschmidt
Tilman Rohrer
Reinhard Roos
Ulrike Schara
Sabine Scholl-Bürgi
Horst-Scholz
Berthold Seitz

Astrid Shamdeen
Christian Sittel
Friedrich Carl Sitzmann †
Robert Steinfeld
Brigitte Stöver
Hans-Michael Straßburg
Anton Sutor †
Frank M. Theisen
Wolfgang Tilgen
Hans Truckenbrodt
Peter M. Wehmeier*
Siegfried Zabransky*
Hansotto Zaun*
Stefan Zielen

* Mitarbeiter früherer Auflagen

4., vollständig überarbeitete und erweiterte Auflage

774 Abbildungen, 304 Tabellen

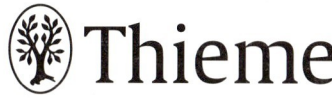

Bibliografische Information der Deutschen Nationalbibliothek

Die Deutsche Nationalbibliothek verzeichnet diese Publikation in der Deutschen Nationalbibliografie; detaillierte bibliografische Daten sind im Internet über http://dnb.d-nb.de abrufbar.

Ihre Meinung ist uns wichtig! Bitte schreiben Sie uns unter
www.thieme.de/service/feedback.html

Begründer der Dualen Reihe und Gründungsherausgeber:

Dr. med. Alexander Bob
Dr. med. Konstantin Bob

DVD-Produktion: TERRA NOVA PanoramaVision, Stuttgart
Zeichnungen: Rose Baumann, Schriesheim; Viorel Constantinescu, Bukarest; Joachim Hormann, Stuttgart; Heike Hübner, Berlin; Markus Voll, München
Layout: Arne Holzwarth, Stuttgart
Umschlaggestaltung/Labelgestaltung: Thieme Verlagsgruppe
Umschlagfoto/Labelfoto: fotolia.com (Die abgebildete Person dient ausschließlich Illustrationszwecken und steht nicht im Zusammenhang mit den Inhalten)

Wichtiger Hinweis:

Wie jede Wissenschaft ist die Medizin ständigen Entwicklungen unterworfen. Forschung und klinische Erfahrung erweitern unsere Erkenntnisse, insbesondere was Behandlung und medikamentöse Therapie anbelangt. Soweit in diesem Werk eine Dosierung oder eine Applikation erwähnt wird, darf der Leser zwar darauf vertrauen, dass Autoren, Herausgeber und Verlag große Sorgfalt darauf verwandt haben, dass diese Angabe **dem Wissensstand bei Fertigstellung des Werkes** entspricht.
Für Angaben über Dosierungsanweisungen und Applikationsformen kann vom Verlag jedoch keine Gewähr übernommen werden. **Jeder Benutzer ist angehalten**, durch sorgfältige Prüfung der Beipackzettel der verwendeten Präparate und gegebenenfalls nach Konsultation eines Spezialisten festzustellen, ob die dort gegebene Empfehlung für Dosierungen oder die Beachtung von Kontraindikationen gegenüber der Angabe in diesem Buch abweicht. Eine solche Prüfung ist besonders wichtig bei selten verwendeten Präparaten oder solchen, die neu auf den Markt gebracht worden sind. Jede Dosierung oder Applikation erfolgt auf eigene Gefahr des Benutzers. Autoren und Verlag appellieren an jeden Benutzer, ihm etwa auffallende Ungenauigkeiten dem Verlag mitzuteilen.
Geschützte Warennamen (Warenzeichen) werden **nicht** besonders kenntlich gemacht. Aus dem Fehlen eines solchen Hinweises kann also nicht geschlossen werden, dass es sich um einen freien Warennamen handelt.

Das Werk, einschließlich aller seiner Teile, ist urheberrechtlich geschützt. Jede Verwertung außerhalb der engen Grenzen des Urheberrechtsgesetzes ist ohne Zustimmung des Verlages unzulässig und strafbar. Das gilt insbesondere für Vervielfältigungen, Übersetzungen, Mikroverfilmungen und die Einspeicherung und Verarbeitung in elektronischen Systemen.

© 1995, 2012 Georg Thieme Verlag KG
Rüdigerstraße 14, D-70469 Stuttgart
Unsere Homepage: www.thieme.de

Printed in Germany

Satz: medionet Publishing Services Ltd, Berlin, gesetzt mit Indesign CS3
Druck: Offizin Andersen Nexö Leipzig GmbH, Zwenkau

ISBN 978-3-13-125334-7   1 2 3 4 5 6

Auch erhältlich als E-Book:
eISBN (PDF) 978-3-13-152544-4

Vorwort der Herausgeber zur 4. Auflage

Das Lehrbuch Duale Reihe Pädiatrie wird nunmehr in der 4., vollständig überarbeiteten und erweiterten Auflage vorgelegt, rund 5 Jahre nach dem Erscheinen der 3. Auflage.

Die Herausgeber möchten das Buch Herrn Professor Friedrich Carl Sitzmann widmen, dem verstorbenen Herausgeber der 1. bis 3. Auflage. Herr Professor Sitzmann verstarb leider viel zu früh während der Vorbereitung dieses Lehrbuchs. Wir haben bei der nun vorliegenden Neuauflage großen Wert darauf gelegt, dem Wunsch von Herrn Prof. Sitzmann gerecht zu werden, das Werk möglichst praxisnah und aktuell zu gestalten und hoffen, dass die 4. Auflage in diesem Sinne gelungen ist.

Es war uns ein Anliegen, die für das Verständnis der Kinderheilkunde und Jugendmedizin wichtigen Grundlagen anschaulich zu vermitteln und gleichzeitig die Anforderungen der Approbationsordnung zu erfüllen. Autoren und Herausgeber haben es sich darüber hinaus zum Ziel gesetzt, wichtige neue Erkenntnisse der Pädiatrie in das Lehrbuch einfließen zu lassen, ohne dabei den Blick für die relevanten Basisdaten zu verlieren. Hier sind zum Beispiel die sprunghaft angestiegenen Daten zu molekularen Grundlagen angeborener Erkrankungen zu nennen.

Um einzelne Untersuchungen noch besser verständlich zu machen, wurde dem Lehrbuch erstmals eine DVD mit Videofilmen beigefügt, die auf die besonderen Bedürfnisse der Studierenden abgestimmt ist.

Danken möchten wir allen Autoren, die bereits bei Vorauflagen mitgewirkt und nun auch die 4. Auflage maßgeblich mitgetragen haben. Darüber hinaus danken wir allen neu hinzugekommenen Autoren, die zum Teil Kapitel komplett neu geschrieben haben oder auf einem soliden Fundament aufbauen konnten, das durch die Autoren der Vorauflage gelegt wurde. Unser Dank gilt auch all jenen Autoren, die im Rahmen der Vorauflagen mitgewirkt haben, bei der vorliegenden 4. Auflage aber nicht mehr tätig waren.

Die Herausgeber möchten sich auch beim Georg Thieme Verlag bedanken, dies gilt insbesondere namentlich für Frau Dr. Bettina Horn-Zölch, die uns mit ihrer langjährigen Erfahrung und mit vielen wertvollen Vorschlägen, gerade in den letzten hektischen Monaten vor Erscheinen des Lehrbuchs, zur Seite stand.

Wir hoffen, dass nach den Erfolgen der vorherigen Auflagen auch diese 4. Auflage wieder großen Anklang bei unseren Lesern finden wird.

Dank aussprechen möchten wir auch den Studierenden, die sich durch ihre Anregungen aktiv in die Gestaltung des Lehrbuchs eingebracht haben – diese Anregungen sind für die Weiterentwicklung essenziell. Wir wünschen uns auch weiterhin diese lebhafte Resonanz und Diskussion. Möge das Lehrbuch eine Motivation sein, Studierenden den Zugang zum schönsten und attraktivsten klinischen Fach zu öffnen, um damit an unserem Ziel mitzuarbeiten, die Versorgung der uns anvertrauten Kinder und Jugendlichen kontinuierlich zu verbessern.

Homburg, im November 2011

L. Gortner
S. Meyer

Anschriften

Prof. Dr. Dr. med. Peter Bartmann
Universitätsklinikum Bonn
Zentrum für Kinderheilkunde
Abteilung Neonatologie
Adenauerallee 119
53113 Bonn

Prof. Dr. med. Carl-Peter Bauer
Fachklinik Gaißach
Zentrum für chronische Erkrankungen
Dorf 1
83674 Gaißach

Prof. Dr. med. Reinhard Berner
Klinik und Poliklinik für Kinder- und Jugendmedizin
Universitätsklinikum Carl Gustav Carus
der Technischen Universität Dresden
Fetscherstraße 74
01307 Dresden

Prof. Dr. med. Ralf Bialek
Labor Dr. Krause & Kollegen MVZ GmbH
Steenbeker Weg 25
24106 Kiel

Prof. Dr. med. Dr. h.c. Hansjosef Böhles
Johann-Wolfgang-Goethe-Universität
Zentrum für Kinder- und Jugendmedizin
Theodor-Stern-Kai 7
60590 Frankfurt

Prof. Dr. med. Gerhard Dockter
Universitätsklinikum des Saarlandes
Klinik für Allgemeine Pädiatrie und Neonatologie
Kliniken für Kinder- und Jugendmedizin
Gebäude 9
66421 Homburg/Saar

Prof. Dr. med. Helmuth-Günther Dörr
Universitätsklinikum Erlangen
Kinder- und Jugendklinik
Loschgestr. 15
91054 Erlangen

Prof. Dr. med. Jörg Dötsch
Universitätsklinikum Köln
Klinik und Poliklinik für Kinder- und Jugendmedizin
Kerpener Str. 62
50937 Köln

Dr. med. Guido Engelmann
Universitätsklinikum Heidelberg
Zentrum für Kinder- und Jugendmedizin
Pädiatrische Gastroenterologie und Hepatologie
Im Neuenheimer Feld 430
69120 Heidelberg

Prof. Dr. med. Barbara Gärtner
Institut für Mikrobiologie und Hygiene
Gebäude 43
Kirrberger Straße
66421 Homburg/Saar

Prof. Dr. med. Ludwig Gortner
Universitätsklinikum des Saarlandes
Kliniken für Kinder- und Jugendmedizin
Klinik für Allgemeine Pädiatrie und Neonatologie
Gebäude 9
66421 Homburg/Saar

Prof. Dr. med. Norbert Graf
Universitätsklinikum des Saarlandes
Klinik für Pädiatrische Onkologie und Hämatologie
Gebäude 9
66421 Homburg/Saar

Dr. med. Hartmut Grasemann
Assistant Professor
Division of Respiratory Medicine
Hospital for Sick Children
555 University Avenue
Toronto, Ontario M5G1X8
Canada

Dr. med. Renate Häfner
Deutsches Zentrum für Kinder-
und Jugendrheumatologie
Gehfeldstr. 24
82467 Garmisch-Partenkirchen

Prof. Dr. med. Werner Handrick
Institut für Medizinische Diagnostik
Oderland
Am Kleistpark 1
15230 Frankfurt/Oder

Prof. Dr. med. Ulrich Heininger
Universitäts-Kinderspital beider Basel (UKBB)
Pädiatrische Infektiologie und Vakzinologie
Spitalstr. 33
4031 Basel
Schweiz

Prof. Dr. med. Wolfram Henn
Universitätsklinikum des Saarlandes
Institut für Humangenetik
Genetische Beratungsstelle
66421 Homburg/Saar

Anschriften

PD Dr. med. Sabine Hofer
Medizinische Universität Innsbruck
Department für Kinder- und Jugendheilkunde
Anichstr. 35
6020 Innsbruck
Österreich

Prof. Dr. med. Walter Hoffmann
ehem. Universitätsklinikum des Saarlandes
Klinik für Pädiatrische Kardiologie
Gebäude 9
66421 Homburg/Saar

Prof. Dr. med. Hans-Iko Huppertz
Klinikum Bremen-Mitte
Prof.-Hess-Kinderklinik
St.-Jürgen-Str. 1
28205 Bremen

Prof. Dr. med. Barbara Käsmann-Kellner
Universitätsklinikum des Saarlandes
Klinik für Augenheilkunde
Kirrberger Straße
66421 Homburg/Saar

Prof. Dr. med. Daniela Karall
Medizinische Universität Innsbruck
Department für Kinder- und Jugendheilkunde
Anichstr. 35
6020 Innsbruck
Österreich

Prof. Dr. med. Reinhold Kerbl
LKH Leoben
Abteilung für Kinder- und Jugendmedizin
Vordernbergerstraße 42
8700 Leoben
Österreich

Prof. Dr. med. Rainer König
Johann-Wolfgang Goethe-Universität
Institut für Humangenetik
Theodor-Stern-Kai 7
60590 Frankfurt am Main

PD Dr. med. Assen Koitschev
Klinikum Stuttgart – Olgahospital
HNO-Abteilung
Bismarckstraße 8
70176 Stuttgart

Prof. Dr. med. Ronald Kurz
ehem. Universitätsklinik für Kinder-
und Jugendheilkunde
Auenbrugger Platz 30
8036 Graz
Österreich

PD Dr. med. Bea Latal
Abteilung Entwicklungspädiatrie
Universitäts-Kinderkliniken Zürich
Growth and Developement Center
Steinwiesstr. 75
8032 Zürich
Schweiz

Dr. med. Hans-Gerhard Limbach
Universitätsklinikum des Saarlandes
Gebäude 9
66421 Homburg/Saar

Prof. Dr. med. Angelika Lindinger
Universitätsklinikum des Saarlandes
Kliniken für Kinder- und Jugendmedizin
Klinik für Pädiatrische Kardiologie
Gebäude 9
66421 Homburg/Saar

PD Dr. med. Sascha Meyer
Universitätsklinikum des Saarlandes
Kliniken für Kinder- und Jugendmedizin
Klinik für Allgemeine Pädiatrie und Neonatologie
Gebäude 9
66421 Homburg/Saar

Prof. Dr. med. Dietrich Michalk
ehem. Universitätsklinikum Köln
Klinik und Poliklinik für
allgemeine Kinderheilkunde
Kerpener Str. 62
50937 Köln

Prof. Dr. med. Wolfgang Muntean
Universitätsklinik für Kinder- und Jugendheilkunde
Klinische Abteilung für Allgemeine Pädiatrie
Auenbruggerplatz 30
8036 Graz
Österreich

Prof. Dr. med. Bernd Axel Neubauer
Universitätsklinkum Gießen und Marburg GmbH
Zentrum für Kinderheilkunde und Jugendmedizin
Abteilung für Neuropädiatrie, Sozialpädiatrie
und Epileptologie
Feulgenstr. 12
35385 Gießen

Prof. Dr. med. Gerhard Neuhäuser
ehem. Universitätsklinikum Gießen
Zentrum für Kinderheilkunde und Jugendmedizin
Abteilung Neuropädiatrie und Sozialpädiatrie
Feulgenstr.12
35385 Gießen

Prof. Dr. med. Fritz Niethard
ehem. Orthopädische Universitätsklinik der RWTH Aachen
Pauwelsstr. 30
52074 Aachen
jetzt: Rote-Haag-Weg II 32d
52076 Aachen

PD Dr. med. Claudia Pföhler
Universitätsklinikum des Saarlandes
Klinik für Dermatologie, Venerologie und Allergologie
Kirrberger Straße
66421 Homburg/Saar

Dipl.-Psych. Kurt Quaschner
Universitätsklinikum Marburg
Klinik für Kinder- und Jugendpsychiatrie und –psychotherapie
Hans-Sachs-Str. 4
35039 Marburg

Prof. Dr. med. Felix Ratjen
MD PhD FRCPC
Head, Division of Respiratory Medicine
Sellers Chair of Cystic Fibrosis
Hospital for Sick Children
555 University Avenue
M5G1X8 Toronto, Ontario
Canada

Prof. em. Dr. phil. Dr. med. Helmut Remschmidt
jetzt: Schützenstraße 49
35039 Marburg

Prof. Dr. med. Tilman Rohrer
Universitätsklinikum des Saarlandes
Kliniken für Kinder- und Jugendmedizin
Klinik für Allgemeine Pädiatrie und Neonatologie
Gebäude 9
66421 Homburg/Saar

Prof. Dr. med. Reinhard Roos
ehem. Klinikum Harlaching der StkM
Klinik für Kinder- und Jugendmedizin
Sanatoriumsplatz 2
81545 München
jetzt: Nadistr. 43
80809 München

PD Dr. med. Ulrike Schara
Universitätsklinikum Essen
Zentrum für Kinder- und Jugendmedizin
Hufelandstr. 55
45122 Essen

PD Dr. med. Sabine Scholl-Bürgi
Medizinische Universität Innsbruck
Department für Kinder- und Jugendheilkunde
Anichstr. 35
6020 Innsbruck
Österreich

PD Dr. med. Horst Scholz
ehem. Institut für Infektiologie, Mikrobiologie und Hygiene
Berlin-Buch
jetzt: Straße 6, Nr. 23
13125 Berlin

Prof. Dr. med. Berthold Seitz
Universitätsklinikum des Saarlandes
Klinik für Augenheilkunde
Kirrberger Straße
66421 Homburg/Saar

Dr. med. Astrid Shamdeen
ehem. Universitätsklinikum des Saarlandes
Kliniken für Kinder- und Jugendmedizin
Klinik für Allgemeine Pädiatrie und Neonatologie
Gebäude 9
66421 Homburg/Saar

Prof. Dr. med. Christian Sittel
Klinikum Stuttgart - Katharinenhospital
Klinik für Hals-, Nasen-, Ohrenkrankheiten,
Plastische Operationen
Kriegsbergstraße 60
70174 Stuttgart

Prof. Dr. med. Dres. h.c.
Friedrich Carl Sitzmann †
ehem. Universitätsklinikum des Saarlandes
Kliniken für Kinder- und Jugendmedizin
Gebäude 9
66421 Homburg/Saar

Prof. Dr. Dr. med. Robert Steinfeld
Universitätsmedizin Göttingen
Zentrum Kinderheilkunde
Robert-Koch-Str. 40
37075 Göttingen

Prof. Dr. med. Brigitte Stöver
ehem. Charité - Universitätsmedizin Berlin
Abteilung für Pädiatrische Radiologie
Augustenburger Platz 1
13353 Berlin
jetzt: Sonnenschein 62
42719 Solingen

Prof. Dr. med. Hans-Michael Straßburg
ehem. Universitätskinderklinik Würzburg
Emil von Behringweg 8
97218 Gerbrunn

Prof. Dr. med. Anton Sutor †
ehem. Universitäts-Kinderklinik
Sektion Hämatologie und Hämostaseologie
Mathildenstr. 1
79106 Freiburg

PD Dr. med. Frank M. Theisen
Herz-Jesu-KH Fulda gGmbH
Abteilung für Kinder- und Jugendpsychiatrie
und –psychotherapie
Buttlarstr. 74
36039 Fulda

Prof. Dr. med. Wolfgang Tilgen
ehem. Universitätsklinikum des Saarlandes
Klinik für Dermatologie, Venerologie und Allergologie
jetzt: Im Schulzengarten 21
69151 Neckargemünd

Prof. Dr. med. Hans Truckenbrodt
ehem. Deutsches Zentrum für Kinder-
und Jugendrheumatologie
Gehfeldstr. 24
82467 Garmisch-Partenkirchen
jetzt: Husarenweg 30
82467 Garmisch-Partenkirchen

PD Dr. med. Peter M. Wehmeier
Sozialpsychiatrisches Zentrum
für Kinder und Jugendliche
Wolfsgangstr. 68
60322 Frankfurt

Prof. Dr. med. Siegfried Zabransky
IPEP, Institut f. Päd. Endokrinologie und Präventivmedizin
Im Fuchstal 8
66424 Homburg

Prof. Dr. med. Hansotto Zaun
ehem.: Universitätsklinikum des Saarlandes
Dermatologische Universitätsklinik
Kirrberger Straße
66421 Homburg/Saar

Prof. Dr. med. Stefan Zielen
Klinikum der Johann-Wolfgang-Goethe-Universität
Zentrum für Kinder- und Jugendmedizin
Allergologie, Pneumologie und Mukoviszidose
Theodor-Stern-Kai 7
60590 Frankfurt

Inhaltsverzeichnis

1	**Diagnostik**	1
	S. Meyer, A. Shamdeen, B. Stöver	
1.1	**Anamnese** (S. Meyer)	1
1.2	**Klinische Untersuchung** (A. Shamdeen)	3
1.2.1	Grundprinzipien	3
1.2.2	Allgemeinzustand	3
1.2.3	Thorax und Lunge	4
1.2.4	Herz und Kreislauf	4
1.2.5	Abdomen	5
1.2.6	Haut	6
1.2.7	Kopf	7
1.2.8	Lymphknoten	8
1.2.9	Hals, Schilddrüse, Wirbelsäule und Extremitäten	8
1.2.10	HNO	8
1.2.11	Genitalien	10
1.2.12	Neurologische Untersuchung	10
1.3	**Arbeitstechniken** (A. Shamdeen)	11
1.3.1	Blutentnahme	11
1.3.2	Uringewinnung und -diagnostik	13
1.3.3	Lumbalpunktion	14
1.3.4	Knochenmarkpunktion	15
1.4	**Bildgebende Diagnostik** (B. Stöver)	15
1.4.1	Untersuchungsverfahren	15
	Verfahren mit ionisierenden Strahlen	15
	Verfahren ohne ionisierende Strahlen	18
1.4.2	Klinische Fragestellung und Aussage der Bildgebung	19
	Thorax	19
	Abdomen	21
	Urogenitaltrakt	23
	Muskuloskelettales System	24
	Zentrales Nervensystem	26

2	**Wachstum und Entwicklung**	29
	(B. Latal, G. Neuhäuser*)	
2.1	**Grundlagen der Entwicklung**	29
2.2	**Somatische Entwicklung**	29
2.2.1	Körpergröße und Körpergewicht	29
2.2.2	Körperproportionen und Wachstumsgeschwindigkeit	30
2.2.3	Kopfwachstum (Kopfumfang)	31
2.2.4	Zahnentwicklung	31
2.2.5	Knochenalter	32
2.2.6	Geschlechtsentwicklung	33
2.3	**Neuromotorische Entwicklung**	34
2.3.1	Pränatale Bewegungsentwicklung	34
2.3.2	Motorik des neugeborenen Kindes	34
2.3.3	Motorische Entwicklung im Säuglingsalter	35
2.3.4	Motorische Entwicklung im Kindesalter	37
2.4	**Soziale, sprachliche und kognitive Entwicklung**	38
2.5	**Schlafverhalten**	40
2.6	**Entwicklung in der Adoleszenz**	40

3	**Allgemeine und spezielle Prävention**	42
	U. Heininger, F. C. Sitzmann, H.-M. Straßburg	
3.1	**Früherkennungsuntersuchungen** (H.-M. Straßburg, F. C. Sitzmann)	42
3.1.1	Allgemeine Vorbemerkungen	42
3.1.2	Besonderheiten der einzelnen Früherkennungsuntersuchungen (U1–J1)	44
	U1 (1. Lebenstag)	44
	U2 (3.–10. Lebenstag)	45
	U3 (4.–6. Lebenswoche)	46
	U4 (3.–4. Lebensmonat)	49
	U5 (6.–7. Lebensmonat)	50
	U6 (10.–12. Lebensmonat)	50
	U7 (21.–24. Lebensmonat)	50
	U7a (34.–36. Lebensmonat)	51
	U8 (43.–48. Lebensmonat)	51
	U9 (60.–64. Lebensmonat)	51
	J1 (13.–14. Lebensjahr)	52
3.2	**Infektionsprophylaxe** (U. Heininger, F. C. Sitzmann)	52
3.2.1	Möglichkeiten der Infektionsprophylaxe	52
	Aktive Immunisierung	53
	Passive Immunisierung	53
3.2.2	Praktisches Vorgehen	53
3.2.3	Impfkalender	55
3.2.4	Öffentlich empfohlene Impfungen (Standardimpfungen)	55
	Diphtherieschutzimpfung	55
	Tetanusschutzimpfung	56
	Keuchhustenschutzimpfung (Pertussis)	56
	Haemophilus-influenzae-b-Schutzimpfung (Hib)	57
	Poliomyelitisschutzimpfung	57
	Hepatitis-B-Schutzimpfung	57
	Pneumokokkenschutzimpfung	58
	Meningokokkenschutzimpfung	58
	Masern-, Mumps-, Rötelnschutzimpfung	59
	Varizellenimpfung	60
	HPV-Impfung (humanpathogene Papillomaviren)	60
3.2.5	Indikationsimpfungen	61

4	**Ernährung und Ernährungsstörungen**	62
	G. Dockter, G. Engelmann, F.C. Sitzmann, H. Böhles*	
4.1	**Natürliche Ernährung in der Neugeborenen- und frühen Säuglingsperiode** (G. Dockter, G. Engelmann)	62
	Laktation	62
	Stillen	62
	Zusammensetzung der Muttermilch	63
	Ernährung der Stillenden	64
	Verdauung der Muttermilch	65
	Stillhindernisse	65
	Zusätze	66
	Abstillen	66
4.2	**Ernährung mit Formelnahrungen** (G. Dockter, G. Engelmann)	66
	Normale Säuglingsnahrungen	66

*Mitarbeiter früherer Auflagen

	Antigenreduzierte Milchen	67
	Spezialprodukte zur Säuglings- und Kinderernährung	67
4.3	**Ernährung des Klein- und Schulkindes** *(G. Dockter, G. Engelmann)*	**67**
4.4	**Parenterale Ernährung** *(G. Engelmann, H. Böhles*)*	**68**
4.4.1	Totale parenterale Ernährung (TPE)	68
	Zugangswege für eine totale parenterale Ernährung	69
	Bedarf der einzelnen Substrate	70
	Komplikationen der parenteralen Ernährung	71
4.5	**Ernährungsstörungen** *(G. Dockter, G. Engelmann)*	**71**
4.5.1	Akute Ernährungsstörungen	71
4.5.2	Chronische Ernährungsstörungen	72
	Unterernährung (Malnutrition)	72
	Übergewicht und Adipositas	73
4.6	**Störungen des Vitaminstoffwechsels** *(G. Engelmann, F. C. Sitzmann)*	**76**
4.6.1	Grundlagen	76
4.6.2	Wasserlösliche Vitamine	77
4.6.3	Fettlösliche Vitamine	77
	Vitamin D	78
	Vitamin K	83

5 Wasser-, Elektrolyt- und Säure-Basen-Haushalt ... 85
H. Böhles

5.1	**Wasser- und Elektrolythaushalt**	**85**
5.1.1	Physiologie des Wasser- und Elektrolythaushaltes	85
	Verteilungsräume der Körperflüssigkeit	85
	Flüssigkeitsumsatz und Regulation des Elektrolyt- und Wasserhaushaltes	86
	Bedeutung der Elektrolyte in den Kompartimenten	86
5.1.2	Störungen des Wasser- und Elektrolythaushaltes	87
	Dehydratationszustände	87
	Hyperhydratationszustände	89
5.2	**Säure-Basen-Haushalt (SBH)**	**90**
5.2.1	Physiologie des Säure-Basen-Haushaltes	90
	Puffersysteme	90
	Physiologische Anpassungsvorgänge	91
5.2.2	Störungen des Säure-Basen-Haushaltes	91
	Metabolische Azidose	91
	Respiratorische Azidose	92
	Metabolische Alkalose	92
	Respiratorische Alkalose	93

6 Erkrankungen in der Neugeborenenperiode 94
P. Bartmann, R. Berner, L. Gortner, R. Roos

6.1	**Besonderheiten während der Neugeborenenperiode** *(P. Bartmann)*	**94**
6.1.1	Definitionen	94
6.1.2	Perinatalperiode und perinatale Mortalität	94
6.1.3	Postnatale Adaptation	95
6.1.4	Besonderheiten des Frühgeborenen	100
6.1.5	Beurteilung des Neugeborenen nach der Geburt	100
	Beurteilung der Reife – Gestationsalter	100
6.1.6	Perinatale Asphyxie	102
6.1.7	Verlegung und Transport von Risikoneugeborenen	104
6.2	**Fehlbildungen** *(P. Bartmann)*	**105**
6.2.1	Choanalatresie	105
6.2.2	Lippen-Kiefer-Gaumen-Spalte	105
6.2.3	Ösophagusatresie	105
6.2.4	Omphalozele (Nabelschnurbruch)	107
6.2.5	Gastroschisis	108
6.2.6	Neugeborenenileus	108
6.2.7	Malrotationen	110
6.2.8	Megacolon congenitum (Morbus Hirschsprung)	110
6.2.9	Mekoniumileus	110
6.2.10	Intra- und extrahepatische Cholestase	111
6.2.11	Fehlbildungen des Urogenitaltraktes	112
6.2.12	Dysrhaphien	112
6.3	**Geburtstraumatische Schädigungen** *(P. Bartmann)*	**112**
6.3.1	Caput succedaneum (Geburtsgeschwulst)	112
6.3.2	Kephalhämatom (Kopfblutgeschwulst)	113
6.3.3	Adiponecrosis subcutanea (subkutane Fettgewebsnekrose)	113
6.3.4	Muskelverletzungen	114
	Tortikollis (Schiefhals)	114
6.3.5	Verletzungen des Extremitätenskeletts	114
	Klavikulafraktur	114
6.3.6	Verletzung peripherer Nerven	114
	Fazialisparese	114
	Lähmung des Plexus brachialis	115
6.3.7	Verletzungen innerer Organe	116
6.4	**Neurologische Erkrankungen** *(P. Bartmann)*	**116**
6.4.1	Intrakranielle Blutungen	116
	Intrakranielle Blutungen bei reifen Neugeborenen	116
	Intrakranielle Blutungen bei Frühgeborenen	117
6.4.2	Neugeborenenkrämpfe	118
6.5	**Krankheiten der Atmungsorgane** *(L. Gortner, P. Bartmann)*	**119**
6.5.1	Allgemeine Vorbemerkungen	119
6.5.2	Neonatale Atemstörungen	119
	Atemnotsyndrom (Respiratory Distress Syndrome, RDS)	120
	Pneumonie des Neugeborenen	122
	Mekoniumaspirationssyndrom	122
	Pneumothorax	123
	Chylothorax	124
	Kongenitales lobäres Emphysem	124
	Transiente Tachypnoe des Neugeborenen (TTN)	124
	Atemstörungen des Neugeborenen durch extrapulmonale Erkrankungen	125
	Bronchopulmonale Dysplasie	126
6.6	**Anpassungskrankheiten** *(L. Gortner, P. Bartmann)*	**127**
6.6.1	Morbus haemorrhagicus neonatorum	127
6.6.2	Icterus neonatorum (Hyperbilirubinämie)	127
	Morbus haemolyticus neonatorum	130
6.6.3	Metabolische Störungen	132
	Neonatale Hypoglykämie	132
	Hypokalzämie	134
6.6.4	Weitere Anpassungsstörungen	135
	Gewichtsabnahme	135
	Ödeme	135

* Mitarbeiter früherer Auflagen

6.6.5	Nabelanomalien und Erkrankungen	135
	Nabelgranulom	135
	Omphalitis (Nabelinfektion)	135
	Nabelanomalien	135
6.7	**Bakterielle Infektionskrankheiten**	
	(R. Berner, R. Roos)	**135**
6.7.1	Allgemeines	135
6.7.2	Klinische Symptomatik	137
	SER und Sepsis	137
	Meningitis	138
	Osteomyelitis	138
	Infektionen der Haut und der Weichteile	139
	Harnwegsinfektionen	139
	Pneumonie	139
	Bakterielle nosokomiale Infektionen	139
6.7.3	Diagnostik	140
6.7.4	Therapie	141
6.7.5	Prophylaxe	142
6.7.6	Nekrotisierende Enterokolitis (NEK)	142

7 Der plötzliche Kindstod (SIDS) 144
R. Kerbl, R. Kurz*

8 Genetik 148
W. Henn, R. König

8.1	**Grundlagen**	**148**
8.1.1	Angeborene morphologische Anomalien	148
	Embryofetales Alkoholsyndrom	153
8.2	**Chromosomenaberrationen**	**154**
8.2.1	Allgemeines	154
8.2.2	Autosomale Chromosomenaberrationen	156
	Numerische Aberrationen der Autosomen	156
	Strukturelle Aberrationen der Autosomen	159
	Mikrodeletionssyndrome	160
8.2.3	Gonosomale Chromosomenaberrationen	160
	Numerische Aberrationen der Gonosomen	160
8.3	**Monogen erbliche Erkrankungen**	**162**
8.3.1	Autosomale Erbgänge	163
	Autosomal-dominant erbliche Erkrankungen	163
	Autosomal-rezessiv erbliche Erkrankungen	163
8.3.2	Geschlechtsgebundene (gonosomale) Erbgänge	163
	X-chromosomal-rezessiv erbliche Erkrankungen	164
	X-chromosomal-dominant erbliche Erkrankungen	164
8.3.3	Mitochondriale Vererbung	165
8.4	**Polygen erbliche Erkrankungen und multifaktorielle Vererbung**	**165**
8.5	**Genetische Beratung**	**166**
8.6	**Pränatale Diagnostik**	**166**
8.6.1	Pränatal erkennbare Erkrankungen	166
8.6.2	Untersuchungsmethoden der pränatalen Diagnostik	166
8.6.3	Voraussetzungen für die Anwendung der pränatalen Diagnostik, Indikationen	167

9 Stoffwechselstörungen 168
D. Karall, S. Scholl-Bürgi, F. C. Sitzmann

9.1	**Grundlagen**	**168**
9.2	**Kohlenhydratstoffwechsel**	**170**
9.2.1	Hypoglykämien	170
	Sonderformen der Hypoglykämie	171
	Weitere Formen der Hypoglykämie	172
9.2.2	Störungen des Galaktosestoffwechsels	174
	Galaktokinasedefekt	174
	Klassische Galaktosämie	174
	Uridindiphosphat-Galaktose-4-Epimerasemangel	176
9.2.3	Störungen des Fruktosestoffwechsels	176
	Hereditäre Fruktoseintoleranz (HFI)	176
	Fruktose-1,6-Biphosphatasemangel	177
	Benigne (essenzielle) Fruktosurie	177
9.2.4	Glykogenosen	177
	Glykogenose Typ I (von Gierke)	178
	Glykogenose Typ II (Pompe)	179
	Weitere Glykogenosen	180
9.2.5	Störungen im Stoffwechsel komplexer Kohlenhydrate (Heteroglykanosen)	180
	Mukopolysaccharidosen	180
9.2.6	Carbohydrate-Deficient-Glycoprotein-Syndrome (CDG-Syndrome)	183
9.3	**Lipidstoffwechsel**	**183**
9.3.1	Hypolipoproteinämien	183
9.3.2	Hyperlipoproteinämien	184
9.3.3	Neurolipidosen, Sphingolipidosen, Lipidspeicherkrankheiten	185
	GM_1-Gangliosidosen	185
	Morbus Fabry	186
	Morbus Gaucher	186
	Morbus Niemann-Pick	187
9.4	**Eiweißstoffwechsel**	**189**
9.4.1	Störungen des Stoffwechsels aromatischer Aminosäuren	189
	Phenylketonurie (PKU)	189
	Tyrosinämie	190
9.4.2	Störungen des Stoffwechsels verzweigtkettiger Aminosäuren	191
	Ahornsirupkrankheit	191
	Organoazidopathien	192
9.4.3	Störungen des Stoffwechsels schwefelhaltiger Aminosäuren	193
	Homozystinurie (Hyperhomozysteinämie)	193
	Zystinose	194
9.4.4	Weitere Störungen des Aminosäurestoffwechsels	195
	Nichtketotische Hyperglyzinämie (NKH)	195
	Glutarazidurie Typ I	196
9.4.5	Störungen des Harnstoffzyklus und Hyperammonämien	197
9.4.6	Störungen im Purin- und Pyrimidinstoffwechsel	199
	Lesch-Nyhan-Syndrom	199
9.4.7	Störungen im Hämpigmentstoffwechsel – Porphyrien im Kindesalter	200
	Akute hepatische Porphyrien	200
	Kongenitale erythropoetische Porphyrie (Morbus Günther)	201
9.5	**Kupferstoffwechsel**	**202**
9.5.1	Morbus Wilson	202

* Mitarbeiter früherer Auflagen

10 Endokrinologie, Wachstumsstörungen und Diabetologie ... 203
H.-G. Dörr, S. Hofer, T. Rohrer, F. C. Sitzmann, S. Zabransky*

10.1 Erkrankungen der Schilddrüse
(H.-G. Dörr, T. Rohrer, S. Zabransky*) ... 203

- 10.1.1 Funktionelle Entwicklung und diaplazentare Wechselbeziehungen ... 203
- 10.1.2 Hypothyreose ... 204
  - Primäre Hypothyreose ... 204
  - Sekundäre (hypophysäre) und tertiäre (hypothalamische) Hypothyreose ... 207
- 10.1.3 Hyperthyreose ... 207
  - Morbus Basedow ... 208
  - Neugeborenenhyperthyreose ... 210
- 10.1.4 Autoimmunthyreopathie (Thyreoiditis) ... 210
  - Chronische lymphozytäre Autoimmunthyreoiditis Hashimoto ... 210
  - Autonomes Adenom ... 211
- 10.1.5 Euthyreote blande Struma ... 212
- 10.1.6 Tumoren der Schilddrüse ... 212

10.2 Erkrankungen der Nebenschilddrüsen
(H.-G. Dörr, T. Rohrer, S. Zabransky*) ... 213

- 10.2.1 Hypoparathyreoidismus ... 213
  - Pseudohypoparathyreoidismus (PHP) ... 214
- 10.2.2 Hyperparathyreoidismus ... 214

10.3 Pubertät *(H.-G. Dörr, T. Rohrer, S. Zabransky*)* ... 215

- 10.3.1 Normaler Pubertätsablauf ... 215
- 10.3.2 Normvarianten des normalen Pubertätsablaufs ... 216
  - Isolierte prämature Thelarche ... 216
  - Isolierte prämature Pubarche ... 217
  - Pubertätsgynäkomastie ... 217
- 10.3.3 Pathologische Pubertätsentwicklung ... 218
  - Vorzeitige Pubertätsentwicklung: Pubertas praecox und Pseudopubertas praecox ... 218
  - Verspätete Pubertätsentwicklung: Pubertas tarda ... 219

10.4 Störungen der Geschlechtsentwicklung
(H.-G. Dörr, T. Rohrer, S. Zabransky*) ... 220

- 10.4.1 46-XY-DSD ... 221
- 10.4.2 46-XX-DSD ... 222

10.5 Erkrankungen der Nebennierenrinde
(H.-G. Dörr, T. Rohrer, S. Zabransky*) ... 222

- 10.5.1 Adrenogenitales Syndrom (AGS) ... 222
  - AGS mit 21-Hydroxylase-Defekt ... 222
  - AGS mit 11-Hydroxylase-Defekt ... 225
  - AGS mit 17-Hydroxylase-Defekt ... 225
  - AGS mit 3β-Hydroxysteroid-Dehydrogenase-Defekt ... 225
  - Weitere seltene AGS-Formen ... 226
- 10.5.2 Unterfunktion der Nebennierenrinde ... 226
  - Morbus Addison ... 227
- 10.5.3 Überfunktion der Nebennierenrinde ... 227
  - Überproduktion von Mineralokortikoiden ... 229

10.6 Hypophyse – Folgeerkrankungen bei gestörter Hormonproduktion
(H.-G. Dörr, T. Rohrer, S. Zabransky*) ... 229

- 10.6.1 Hypophysenvorderlappeninsuffizienz ... 229
- 10.6.2 Diabetes insipidus neurohormonalis ... 230

10.7 Leitsymptom Wachstumsstörung
(H.-G. Dörr, T. Rohrer, S. Zabransky*) ... 231

- 10.7.1 Kleinwuchs ... 231
  - Normvarianten ... 231
  - Hypothalamohypophysärer Kleinwuchs ... 232
- 10.7.2 Hochwuchs ... 233

10.8 Diabetes mellitus
(T. Rohrer, S. Hofer, H.-G. Dörr, F. C. Sitzmann) ... 234
- Ketoazidose ... 239
- Seltene Formen eines Diabetes im Kindesalter ... 241

11 Gastroenterologie und Hepatologie ... 242
G. Dockter, G. Engelmann, F.C. Sitzmann

11.1 Gastroenterologische Leitsymptome
(G. Engelmann, F. C. Sitzmann) ... 242

- 11.1.1 Bauchschmerzen ... 242
- 11.1.2 Erbrechen ... 245
- 11.1.3 Obstipation ... 248
- 11.1.4 Diarrhö ... 249
- 11.1.5 Gastrointestinale Blutung ... 251

11.2 Erkrankungen der Mundhöhle
(G. Engelmann, F. C. Sitzmann) ... 253

- 11.2.1 Stomatitis und Gingivitis ... 253
- 11.2.2 Zahnerkrankungen und Anomalien ... 254
  - Zahndurchbruch- und Zahnentwicklungsstörungen ... 254
  - Stellungs- und Bissanomalien ... 255
  - Karies ... 255
- 11.2.3 Lippen-Kiefer-Gaumen-Spalten ... 255
  - (Pierre-)Robin-Sequenz ... 256
- 11.2.4 Geschwülste im Mund-Kiefer-Hals-Bereich ... 257

11.3 Erkrankungen des Ösophagus
(G. Dockter, G. Engelmann, F. C. Sitzmann) ... 257

- 11.3.1 Ösophagusatresie ... 257
- 11.3.2 Ösophagitis ... 257
- 11.3.3 Fremdkörper im Ösophagus ... 258
- 11.3.4 Verätzungen ... 259

11.4 Erkrankungen des Magens
(G. Dockter, G. Engelmann) ... 260

- 11.4.1 Kardia ... 260
  - Achalasie (Kardiospasmus; Megaösophagus) ... 260
  - Gastroösophagealer Reflux (Kardiainsuffizienz) ... 261
- 11.4.2 Magen ... 262
  - Gastritis und Ulkuskrankheit (Ulcus ventriculi und duodeni) ... 262
  - Hypertrophische Pylorusstenose (Pylorospasmus) ... 264

11.5 Erkrankungen des Darms
(G. Dockter, G. Engelmann) ... 265

- 11.5.1 Ileus ... 265
  - Spezielle Ursachen des mechanischen Ileus ... 267
- 11.5.2 Motilitätsstörungen des Darms ... 269
- 11.5.3 Chronische nichtentzündliche Darmerkrankungen (Malabsorptionssyndrom) ... 271
  - Grundlagen ... 272
  - Kuhmilchproteinallergie (KMPA) ... 273
  - Zöliakie (glutensensitive Enteropathie, einheimische Sprue) ... 274

* Mitarbeiter früherer Auflagen

		Primäre Enzymdefekte der Darmschleimhaut ...	277
		Andere chronische nichtentzündliche Enteropathien	278
11.5.4		Akute entzündliche Darmerkrankungen	279
		Akute Gastroenteritis – Enterokolitis	279
		Appendizitis	281
		Lymphadenitis mesenterialis	282
11.5.5		Weitere Erkrankungen des Bauchraumes	282
		Peritonealabszesse und Peritonitis	282
		Meckel-Divertikel	282
		Darmpolypen	283
		Erkrankungen von Rektum und Anus	284
		Hernien	284
		Aszites	285
11.5.6		Chronisch-entzündliche Darmerkrankungen	286
		Colitis ulcerosa	286
		Morbus Crohn	288
11.6		**Erkrankungen der Leber und der Gallenwege** (G. Engelmann, G. Dockter)	**292**
11.6.1		Hepatitis	292
11.6.2		Leberzirrhose	292
11.6.3		Coma hepaticum	293
11.6.4		Akutes Leberversagen	293
11.6.5		Portale Hypertension	294
11.6.6		Cholangitis, Cholezystitis, Cholelithiasis	295
11.6.7		Cholestase	295
11.6.8		Hereditäre, nicht hämolytische Hyperbilirubinämien	297
11.7		**Erkrankungen des Pankreas** (G. Engelmann, G. Dockter)	**298**
11.7.1		Pankreatitis	298
12		**Pneumologie** .... H. Grasemann, F. Ratjen, G. Dockter	**300**
12.1		**Leitsymptom Husten** (F. Ratjen, H. Grasemann)......	**300**
12.2		**Leitsymptom akute Atemnot** (F. Ratjen, H. Grasemann)...........................	**302**
12.3		**Fehlbildungen des unteren Respirationstrakts** (H. Grasemann, F. Ratjen)...........................	**302**
12.3.1		Bronchialsystem	302
12.3.2		Lunge	303
		Kongenitales lobäres Emphysem	303
		Zystische Lungenfehlbildungen	303
		Lungensequester	303
12.3.3		Zwerchfell und Thoraxwand	304
		Zwerchfellhernie	304
		Trichterbrust	305
12.4		**Spezielle pneumologische Krankheitsbilder**......	**305**
12.4.1		Erkrankungen der Trachea und Bronchien	305
		Akute Tracheitis (H. Grasemann, F. Ratjen)	305
		Obstruktive Bronchitis (H. Grasemann, F. Ratjen) ...	306
		Chronische Bronchitis (H. Grasemann, F. Ratjen)....	306
		Akute Bronchiolitis (H. Grasemann, F. Ratjen)	307
		Bronchiektasen (H. Grasemann, F. Ratjen)	308
		Primäre Ziliendyskinesie (H. Grasemann, F. Ratjen) .	308
		Asthma bronchiale (H. Grasemann, F. Ratjen).......	309
		Mukoviszidose (G. Dockter, H. Grasemann, F. Ratjen).	314
12.4.2		Pneumonien (F. Ratjen, H. Grasemann)	320
		Viruspneumonien	322
		Bakterielle Pneumonien	323
		Weitere Formen	326
12.4.3		Weitere spezielle Erkrankungen von Lunge und Pleura (F. Ratjen, H. Grasemann)	326
		Interstielle Lungenerkrankungen	326
		Tuberkulose	328
		Pleuritis	328
12.4.4		Aspiration (F. Ratjen, H. Grasemann)................	329
		Aspiration von Fremdkörpern	329
		Aspiration von Flüssigkeiten	330
13		**Herz-Kreislauf-Erkrankungen** .... H.-G. Limbach, A. Lindinger, W. Hoffmann*	**331**
13.1		**Angeborene Herzfehler** (A. Lindinger, W. Hoffmann*)	**331**
13.1.1		Allgemeines	331
		Ätiologie und Prävalenz	331
		Präpartale Entwicklung des Herz-Kreislauf-Systems	332
		Fetaler und neonataler Kreislauf	332
13.1.2		Untersuchungsmethoden	333
		Klinische Untersuchung	333
		Apparative Diagnostik	334
13.1.3		Lageanomalien des Herzens	334
13.1.4		Angeborene Herzfehler mit Links-rechts-Shunt ..	335
		Persistierender Ductus arteriosus (PDA)	335
		Vorhofseptumdefekt (ASD).....................	337
		Totale Lungenvenenfehlmündung	338
		Ventrikelseptumdefekt (VSD)	339
		Partieller und kompletter atrioventrikuloseptaler Defekt (AVSD)	341
13.1.5		Vitien mit Rechtsherzobstruktion	342
		Valvuläre Pulmonalstenose	342
		Fallot-Tetralogie	343
		Pulmonalatresie mit Ventrikelseptumdefekt	345
		Pulmonalatresie mit intaktem Ventrikelseptum .	347
		Trikuspidalatresie	348
13.1.6		Vitien mit Linksherzobstruktion	349
		Angeborene valvuläre Aortenstenose	349
		Aortenisthmusstenose	350
		Hypoplastisches Linksherzsyndrom	352
13.1.7		Komplexe Vitien	353
		Komplette Transposition der großen Arterien (D-TGA)	353
		Angeboren-korrigierte Transposition der großen Arterien (L-TGA)	355
		Truncus arteriosus communis	356
13.2		**Entzündliche Herzerkrankungen** (A. Lindinger, W. Hoffmann*)........................	**356**
13.2.1		Myokarditis	356
13.2.2		Infektiöse Endokarditis	358
13.2.3		Perikarditis	360
13.3		**Herztumoren** (A. Lindinger)	**361**
13.4		**Kardiomyopathien** (A. Lindinger)...................	**362**
13.4.1		Hypertrophe Kardiomyopathien	362
13.4.2		Dilatative Kardiomyopathien	363
13.4.3		Restriktive Kardiomyopathie	365

* Mitarbeiter früherer Auflagen

13.5	**Herzinsuffizienz** *(A. Lindinger, W. Hoffmann*)*	**365**
13.6	**Akzidentelle und funktionelle Herzgeräusche** *(A. Lindinger, W. Hoffmann*)*	**367**
13.7	**Arterielle Hypertonie** *(A. Lindinger, W. Hoffmann*)*	**367**
13.8	**Orthostatische Kreislaufdysregulation** *(A. Lindinger, W. Hoffmann*)*	**371**
13.9	**Herzrhythmusstörungen** *(A. Lindinger)*	**372**
13.9.1	Störungen der Reizbildung	372
	Sinustachykardie und Sinusbradykardie	372
	Sinusarrhythmie	373
	Atriale und junktionale Ersatzrhythmen	373
	Extrasystolen	374
	Supraventrikuläre Tachykardien	375
	QT-Verlängerungs-Syndrome	379
13.9.2	Störungen der Erregungsleitung	380
	Sinuatriale Leitungsstörungen (SA-Block)	380
	Atrioventrikuläre Leitungsstörungen (AV-Block)	381
	Sinusknotendysfunktion	382
13.10	**Schock und kardiopulmonale Reanimation** *(H.-G. Limbach, A. Lindinger)*	**382**
13.10.1	Schock	382
13.10.2	Kardiopulmonale Reanimation	384

14 Erkrankungen von Niere und Urogenitalsystem 390
J. Dötsch, D. Michalk*

14.1	**Glomeruläre Erkrankungen**	**390**
14.1.1	Nephritisches Syndrom	390
	Akute postinfektiöse Glomerulonephritis	390
	IgA-Glomerulonephritis	392
	Glomerulonephritis bei systemischem Lupus erythematodes	393
	Goodpasture-Syndrom	393
	Benigne familiäre Hämaturie	393
	Progressive hereditäre Nephritis (Alport-Syndrom)	394
14.1.2	Nephrotisches Syndrom	394
	Minimale Glomerulusläsionen	396
	Fokal segmentale Glomerulosklerose	398
14.2	**Vaskuläre Erkrankungen der Niere**	**399**
14.2.1	Hämolytisch-urämisches Syndrom (HUS)	399
14.2.2	Weitere Vaskulitiden mit Nierenbeteiligung	400
14.3	**Fehlbildungen der Nieren und ableitenden Harnwege**	**400**
14.3.1	Fehlbildungen der Nieren mit schwerster, z.T. intrauteriner Niereninsuffizienz und Pottersequenz	401
14.3.2	Nierenfehlbildungen mit milderer Einschränkung der Nierenfunktion	401
14.3.3	Zystische Nierenerkrankungen	402
	Erbliche zystische Nierenerkrankungen	402
	Nichterbliche zystische Nierenerkrankungen	404
14.3.4	Harnabflussstörungen	404
	Vesikoureteraler Reflux (VUR)	405
	Urethralklappen	407
	Neurogene Blasenentleerungsstörung	408
14.4	**Harnwegsinfektionen**	**409**
14.5	**Niereninsuffizienz**	**412**
14.5.1	Akutes Nierenversagen	412
14.5.2	Chronische Niereninsuffizienz	414
14.6	**Tubulopathien**	**418**
14.6.1	Primäre Tubulopathien	418
	Phosphatdiabetes	418
	Zystinurie	418
	Renal-tubuläre Azidose (RTA)	419
	Diabetes insipidus renalis	419
	Bartter-Syndrom	420
14.6.2	Vorwiegend sekundäre Tubulopathien	421
	DeToni-Debré-Fanconi-Sequenz	421
14.7	**Interstitielle Nephritis**	**421**
14.8	**Urolithiasis**	**422**
14.9	**Renovaskuläre Erkrankungen**	**423**
14.10	**Nierentumoren (Nephroblastom)**	**423**
14.11	**Erkrankungen der äußeren Genitalorgane**	**423**
14.11.1	Erkrankungen der äußeren Genitalien bei Mädchen	423
	Fehlbildungen	423
	Entzündungen (Vulvovaginitis)	423
14.11.2	Erkrankungen der äußeren Genitalien bei Jungen	424
	Fehlbildungen	424
	Entzündungen	428

15 Hämatologische und onkologische Erkrankungen 429
N. Graf, W. Muntean, A. Sutor*

15.1	**Erkrankungen des erythrozytären Systems** *(N. Graf, A.Sutor*)*	**429**
15.1.1	Anämie – Grundlagen	429
15.1.2	Mikrozytäre Anämie	434
	Eisenmangelanämie	435
	Eisenverteilungs- oder Eisenverwertungsstörung	436
	Thalassämie	437
15.1.3	Normozytäre Anämie	440
	Blutungs- oder Verlustanämie	440
	Hämolytische Anämien	441
	Hypoplastische Anämien	445
	Dyserythropoese	446
	Aplastische Anämie (Panzytopenie)	446
15.1.4	Makrozytäre (megaloblastäre) Anämie	447
	Vitamin-B_{12}- und Folsäuremangelanämie	447
15.1.5	Methämoglobinämie	449
15.1.6	Polyglobulie	449
15.2	**Erkrankungen des leukozytären Systems** *(N. Graf, A.Sutor*)*	**450**
15.2.1	Anomalien der Granulozyten	450
	Anomalien der neutrophilen Granulozyten	450
	Eosinophilie	453
	Basophilie	453
15.2.2	Anomalien der Lymphozyten	454
	Morphologische Besonderheiten	454
	Lymphozytose	454
	Lymphozytopenie	455
15.2.3	Monozytose	455

* Mitarbeiter früherer Auflagen

Inhaltsverzeichnis

15.3	**Erkrankungen des thrombozytären Systems** (N. Graf, A. Sutor*)	455
15.3.1	Thrombozytose	455
15.3.2	Thrombozytopenie	456
15.3.3	Thrombozytopathien	456
15.4	**Blutungskrankheiten** (W. Muntean, A. Sutor*)	456
15.4.1	Diagnostik	456
	Anamnese	456
	Körperliche Untersuchung	456
	Labordiagnostik	458
15.4.2	Störungen der primären Hämostase	460
	Thrombozytopenien	460
	Thrombozytopathien	461
	Vaskuläre Blutungskrankheiten (Vasopathien)	463
15.4.3	Störungen der sekundären Hämostase	464
	Hereditäre Koagulopathien	465
	Erworbene Koagulopathien	467
15.5	**Thrombosen** (W. Muntean, A. Sutor*)	469
15.6	**Tumorerkrankungen** (N. Graf)	471
15.6.1	Leukämien	473
	Akute lymphatische Leukämie (ALL)	477
	Akute myeloische Leukämie (AML)	478
	Chronisch myeloische Leukämie (CML)	480
15.6.2	Myelodysplastische Syndrome (MDS) und juvenile myelomonozytäre Leukämie (JMML)	481
15.6.3	Maligne Lymphome	481
	Non-Hodgkin-Lymphome (NHL)	482
	Morbus Hodgkin	484
15.6.4	Histiozytosen	486
	Langerhans-Zell-Histiozytose	486
	Maligne Histiozytose	488
15.6.5	Solide Tumoren	488
	Neuroblastom	489
	Nephroblastom	491
	Maligne Knochentumoren	493
	Weichteilsarkome	496
	Keimzelltumoren	497
	Retinoblastom	499
	Lebertumoren	500
	Hirntumoren	502
	Rückenmarktumoren	509
	Sonstige Tumoren	510
15.6.6	Spätfolgen maligner Erkrankungen	510
15.6.7	Psychosoziale Gesichtspunkte	511
15.7	**Transplantation hämatopoetischer Stammzellen** (N. Graf)	513

16	**Immunologie**	**515**
	S. Zielen, C.-P. Bauer	
16.1	**Das Immunsystem**	515
16.1.1	Unspezifisches Abwehrsystem	515
	Komplementsystem	515
	Phagozyten	516
	Natürliche Killerzellen	516
16.1.2	Spezifisches Abwehrsystem	516
	T-Lymphozyten	516
	B-Lymphozyten	517
	Antikörper	518
	Zytokine	519
16.1.3	HLA-(Human-leucocyte-antigen-)System	520
16.2	**Immunologische Erkrankungen**	521
16.2.1	Immundefekterkrankungen	521
	Primäre Komplementdefekte	521
	Primäre Granulozytendefekte	522
	Primäre T-Zell-Defekte	522
	Primäre B-Zell-Defekte	524
	Primäre B- und T-Zell-Defekte (kombinierte Immundefekte)	527
	Sekundäre (erworbene) Immundefekte	529
16.2.2	Allergien	529
16.2.3	Autoimmunerkrankungen	529

17	**Allergologie**	**530**
	C.-P. Bauer	
17.1	**Grundlagen**	530
17.1.1	Diagnostische Prinzipien und Differenzialdiagnose	531
	Diagnostische Prinzipien	531
	Differenzialdiagnose	533
17.2	**Allergische Erkrankungen**	530
17.2.1	Atopische Krankheitsbilder	533
	Überblick	533
	Prinzipien der Therapie und Prävention	535

18	**Rheumatologie**	**538**
	R. Häfner, H. Truckenbrodt	
18.1	**Einleitung**	538
18.2	**Rheumatische Erkrankungen**	540
18.2.1	Reaktive Arthritis	540
18.2.2	Rheumatisches Fieber	541
18.2.3	Lyme-Arthritis	543
18.2.4	Juvenile idiopathische Arthritis (JIA)	543
18.2.5	Kindliche Kollagenosen	550
	Systemischer Lupus erythematodes (SLE)	551
	Juvenile Dermatomyositis	553
	Sklerodermie	554
	Mischkollagenosen und undifferenzierte Kollagenosen	556
	Sjögren-Syndrom	557
18.2.6	Vaskulitis-Syndrome im Kindesalter	557
	Purpura-Schoenlein-Henoch	558
	Kawasaki-Syndrom (Mukokutanes Lymphknotensyndrom)	558
18.2.7	Periodische Fiebersyndrome	560
18.2.8	Rheumatische Erkrankungen unklarer nosologischer Zuordnung	561
	Chronisch rekurrierende multifokale Osteomyelitis (CRMO)	561
	Infantile Sarkoidose	563
	Makrophagen-Aktivierungssyndrom (MAS)	563
18.2.9	Schmerzverstärkende Syndrome (Schmerzsyndrome)	564

* Mitarbeiter früherer Auflagen

19 Infektionskrankheiten ... 566
R. Bialek, B. Gärtner, W. Handrick, H.-I. Huppertz, S. Meyer, H. Scholz, F. C. Sitzmann

19.1	**Begriffsbestimmungen** *(H. Scholz, B. Gärtner)*	566
19.2	**Leitsymptom Fieber** *(S. Meyer, F. C. Sitzmann)*	567
19.3	**Virale Krankheiten** *(H. Scholz, B. Gärtner)*	569
19.3.1	Atemwegsinfektionen	570
19.3.2	Enterovirus-Infektionen	571
19.3.3	Erythema infectiosum	572
19.3.4	Exanthema subitum	575
19.3.5	Frühsommer-Meningoenzephalitis (FSME)	576
19.3.6	Hepatitis	577
	Hepatitis A	577
	Hepatitis B	578
	Hepatitis C	580
19.3.7	Herpes-simplex-Virus-Infektionen	580
19.3.8	HIV-Infektion	583
19.3.9	Infektiöse Mononukleose	585
19.3.10	Influenza	587
19.3.11	Masern	588
19.3.12	Mumps	590
19.3.13	Respiratory-Syncytial-Virus-(RSV-)Infektionen	591
19.3.14	Röteln	592
19.3.15	Varizellen/Zoster	595
19.3.16	Zytomegalie	598
19.4	**Bakterielle Infektionen** *(W. Handrick, H.-I. Huppertz)*	599
19.4.1	Sepsis	599
19.4.2	Bakterielle Meningitis	602
19.4.3	Infektionen durch grampositive Kokken	605
	Infektionen durch Staphylococcus aureus	605
	Staphylokokken-Toxin-Syndrome	606
	Infektionen durch koagulasenegative Staphylokokken (KNS)	607
	Infektionen durch A-Streptokokken	608
	Infektionen durch Pneumokokken (Streptococcus pneumoniae)	611
19.4.4	Infektionen durch gramnegative Kokken	611
	Infektionen durch Meningokokken	611
19.4.5	Infektionen durch grampositive Stäbchenbakterien	613
	Diphtherie	613
	Listeriose	614
	Tetanus	615
	Botulismus	616
	Clostridium-difficile-assoziierte Enterokolitis	617
19.4.6	Infektionen durch gramnegative Stäbchenbakterien	618
	Infektionen durch Haemophilus influenzae	618
	Infektionen durch Bordetella pertussis (Keuchhusten)	619
	Infektionen durch Enterobacteriaceae	620
	Infektionen durch Pseudomonas	624
	Infektionen durch Yersinien	625
	Infektionen durch Campylobacter jejuni	626
	Infektionen durch Legionellen	626
	Infektionen durch Bartonella henselae (Katzenkratzkrankheit)	627
19.4.7	Infektionen durch Borrelien, Treponemen, Leptospiren	628
	Infektionen durch Borrelia burgdorferi (Lyme-Borreliose)	628
	Infektionen durch Treponemen (Syphilis)	629
	Infektionen durch Leptospiren	631
19.4.8	Infektionen durch Mykoplasmen	632
	Infektionen durch Mycoplasma pneumoniae	632
	Infektionen durch genitale Mykoplasmen	632
19.4.9	Infektionen durch Chlamydien	632
	Infektionen durch Chlamydia trachomatis	632
	Infektionen durch Chlamydophila	633
19.4.10	Infektionen durch Mykobakterien	633
	Tuberkulose	633
	Infektionen durch andere Mykobakterien	637
19.5	**Pilzinfektionen** *(W. Handrick, H.-I. Huppertz)*	638
19.5.1	Candida-Infektionen	638
19.5.2	Aspergillus-Infektionen	641
19.5.3	Cryptococcus-Infektionen	641
19.5.4	Infektionen durch Dermatophyten	642
19.6	**Parasitosen** *(R. Bialek)*	642
19.6.1	Intestinale Parasitosen	642
	Intestinale Helmintheninfektionen	642
	Intestinale Protozoeninfektionen	644
19.6.2	Extraintestinale Parasitosen	646
	Extraintestinale Helmintheninfektionen	646
	Extraintestinale Protozoeninfektionen	647
19.6.3	Ektoparasitosen	650

20 Erkrankungen der Bewegungsorgane ... 651
F. U. Niethard, U. Schara

20.1	**Erkrankungen und Verletzungen der Haltungs- und Bewegungsorgane** *(F. U. Niethard)*	651
20.1.1	Wachstum und Wachstumsstörungen	651
	Anatomie, Physiologie und Pathophysiologie der Wachstumszone	651
	Ätiologie und Klassifikation von Wachstumsstörungen	653
	Prävention von Wachstumsstörungen	655
20.1.2	Angeborene Anomalien von Skelett- und Bindegewebe	655
	Skelettdysplasien	656
	Dysostosen	659
	Dystrophien	659
	Fehlentwicklungen des Skeletts	659
	Angeborene Entwicklungsstörungen des Bindegewebes	659
	Angeborene Muskelerkrankungen	660
20.1.3	Erworbene Wachstumsstörungen	660
	Aseptische Osteochondrosen	661
	Beinlängendifferenz	661
20.1.4	Gelenkdeformitäten	662
20.1.5	Verletzungen von Knochen und Gelenken	663
	Spezielle kindliche Frakturen	664
	Verletzungen am Kapsel-Band-Apparat	664
	Verletzungsfolgen	664
20.1.6	Infektionen von Knochen und Gelenken	665
	Osteomyelitis	666
	Eitrige Arthritis	669
20.1.7	Benigne Knochentumoren	669
	Allgemeine Diagnostik	669

* Mitarbeiter früherer Auflagen

	Osteochondrom	669
	Enchondrom	670
	Osteoidosteom und Osteoblastom	670
	Histiozytäres Fibrom	671
	Solitäre juvenile Knochenzyste	671
20.1.8	Spezielle Erkrankungen an Wirbelsäule und Rumpf	672
	Funktionelle Anatomie der Wirbelsäule	672
	Fehlhaltung, Fehlform	672
	Kyphose	673
	Skoliose	674
	Spondylolyse und Spondylolisthese	675
	Muskulärer Schiefhals	676
	Trichterbrust (Pectus excavatum)	676
20.1.9	Spezielle Erkrankungen der unteren Extremität	676
	Fußdeformitäten	676
	Achsenfehlstellungen	679
	Torsionsfehler	679
	Osteochondrosis dissecans	680
	Patellaluxation	681
	Morbus Osgood-Schlatter	681
	Hüftgelenkdysplasie und -luxation	681
	Morbus Perthes	684
	Coxitis fugax	686
	Epiphyseolysis capitis femoris	686
20.1.10	Spezielle Erkrankungen der oberen Extremität	687
	Geburtstraumatische Plexusläsionen	687
	Pronatio dolorosa	687
20.2	**Neuromuskuläre Erkrankungen** *(U. Schara)*	**688**
20.2.1	Spinale Muskelatrophien	692
20.2.2	Erkrankungen peripherer Nerven	696
	Neurale Muskelatrophien	696
	Guillain-Barré-Syndrom	697
	Friedreich-Ataxie	697
20.2.3	Störungen der neuromuskulären Überleitung	697
	Myasthenia gravis pseudoparalytica	698
	Hereditäre kongenitale myasthenische Syndrome	699
20.2.4	Myopathien	700
	Kongenitale Myopathien	701
	Muskeldystrophien	703
	Nicht dystrophe Myotonien und periodische Paralysen (Ionenkanalkrankheiten)	709
	Metabolische Myopathien	710
21	**Neuropädiatrie**	**713**
	*B. A. Neubauer, R. Steinfeld, G. Neuhäuser**	
21.1	**Allgemeine Grundlagen** *(B. A. Neubauer, G. Neuhäuser*)*	**713**
21.2	**Leitsymptom Kopfschmerz** *(B. A. Neubauer, G. Neuhäuser*)*	**714**
21.2.1	Migräne	716
21.3	**Fehlbildungen und Entwicklungsstörungen des Nervensystems** *(B. A. Neubauer, G. Neuhäuser*)*	**717**
21.3.1	Dysrhaphische Fehlbildungen (Neuralrohrdefekte)	718
	Anenzephalie	719
	Enzephalozele	719
	Spina bifida	719
21.3.2	Dysgenesien des ZNS	722
	Holoprosenzephalie	722
	Anomalien der Medianstrukturen des Gehirns	722
	Störungen der Hirnrindenentwicklung	722
	Störung der Massenentwicklung des Gehirns	724
21.3.3	Hydrozephalus	725
21.3.4	Fehlbildungen von Strukturen der hinteren Schädelgrube	726
21.3.5	Fehlbildungen der Hirnnerven	727
21.3.6	Schädelanomalien	727
21.3.7	Phakomatosen (neurokutane Syndrome)	728
	Neurofibromatose	729
	Tuberöse Sklerose (Bourneville-Pringle-Syndrom)	730
	Sturge-Weber-Syndrom	731
	Weitere Phakomatosen	731
21.4	**Neurometabolische und erbliche neurodegenerative Erkrankungen** *(R. Steinfeld)*	**731**
21.4.1	Allgemeine Grundlagen	731
21.4.2	Neurometabolische Erkrankungen	732
	Lysosomale Erkrankungen	733
	Peroxisomale Erkrankungen	737
	Mitochondriopathien	739
	Kongenitale Defekte der Glykosylierung (CDG)	741
	Störungen der Neurotransmission	743
	Zerebraler Kreatinmangel	744
	Zerebrale Transportdefekte	744
	Störungen des renal-tubulären Transportsystems	746
	Andere neurometabolische Erkrankungen	746
21.4.3	Erbliche neurodegenerative Erkrankungen	747
	Erkrankungen der Basalganglien	747
	Erbliche Ataxien (Heredoataxien)	747
	Degenerative Erkrankungen des spinalen Systems	748
	Degenerative Erkrankungen peripherer Nerven	749
21.5	**Entzündliche Erkrankungen des Nervensystems** *(B. A. Neubauer, G. Neuhäuser*)*	**749**
21.5.1	Meningitiden	749
21.5.2	Enzephalitiden	750
	Herpesenzephalitis	752
	Reye-Syndrom	752
	Zerebellitis	752
21.5.3	Parainfektiöse bzw. immunologisch bedingte Entzündungen	753
	Subakute sklerosierende Panenzephalitis (SSPE)	753
	Encephalomyelitis disseminata	754
	Enzephalitis bei HIV-Infektion	755
21.5.4	Hirnabszess	755
21.5.5	Myelitis	756
21.5.6	Idiopathische Polyradikuloneuritis (Guillain-Barré-Syndrom, GBS)	756
21.5.7	Fazialisparese	757
21.6	**Verletzungen des Nervensystems** *(B. A. Neubauer, G. Neuhäuser*)*	**758**
21.6.1	Schädel-Hirn-Trauma und Komplikationen	758
21.6.2	Spinale Verletzungen	763
21.6.3	Verletzung peripherer Nerven	763
21.7	**Durchblutungsstörungen des Nervensystems** *(B. A. Neubauer, G. Neuhäuser*)*	**763**
21.7.1	Akute Subarachnoidalblutung	764

* Mitarbeiter früherer Auflagen

21.7.2	Akute Hemiparese im Kindesalter	765
21.7.3	Sinusvenenthrombose	766
21.8	**Zerebrale Anfälle (Epilepsien)** (B. A. Neubauer, G. Neuhäuser*)	**766**
21.9	**Zerebrale Bewegungsstörungen (infantile Zerebralparesen)** (B. A. Neubauer, G. Neuhäuser*)	**772**
21.10	**ZNS-Tumoren**	**774**

22 Kinder- und Jugendpsychiatrie 775
H. Remschmidt, F.M. Theisen, K. Quaschner*, P.M. Wehmeier*

22.1	**Aufgaben der Kinder- und Jugendpsychiatrie**	**775**
22.2	**Die kinder- und jugendpsychiatrische Untersuchung**	**775**
22.3	**Psychische Störungen im Kindes- und Jugendalter**	**776**
22.3.1	Intelligenzminderungen	776
22.3.2	Störungen der Nahrungsaufnahme	778
	Ess- und Appetitstörungen bevorzugt im Kleinkind- bzw. Kindesalter	778
22.3.3	Störungen der Ausscheidungsfunktionen	779
	Enuresis	779
	Enkopresis	780
22.3.4	Teilleistungsstörungen	782
	Lese-Rechtschreib-Störung	782
22.3.5	Hyperkinetische Störungen	783
22.3.6	Ticstörungen und Gilles-de-la-Tourette-Syndrom	784
22.3.7	Alterstypische, habituelle Verhaltensauffälligkeiten	786
	Jaktationen	786
	Motorische Stereotypien	786
	Schlafstörungen	787
22.3.8	Störungen der Sprache und des Sprechens	788
	Sprachentwicklungsstörungen	788
	Sprechstörungen (Redeflussstörungen)	788
22.3.9	Sprachabbau- und Sprachverlustsyndrome	789
22.3.10	Tiefgreifende Entwicklungsstörungen	790
	Frühkindlicher Autismus	790
	Asperger-Syndrom	791
22.3.11	Schizophrenie	792
22.3.12	Affektive Störungen	795
22.3.13	Selbstverletzendes Verhalten und Suizidalität	796
22.3.14	Angststörungen	797
	Monosymptomatische (spezifische) und soziale Phobien	798
	Panikattacken und Agoraphobie	799
	Generalisierte Angststörung	800
	Trennungsangst	800
22.3.15	Zwangsstörungen	801
22.3.16	Ess-Störungen: Anorexia nervosa und Bulimia nervosa	802
22.3.17	Körperliche Misshandlung und Vernachlässigung	804
22.3.18	Sexueller Missbrauch und sexuelle Misshandlung	807
22.3.19	Psychische Störungen bei chronischen Erkrankungen und Behinderungen	810

23 Erkrankungen des HNO-Bereichs 812
Ch. Sittel, A. Koitschev

23.1	**Erkrankungen der oberen Atemwege und der Halsweichteile**	**812**
23.1.1	Leitsymptom Nasenatmungsbehinderung	812
23.1.2	Leitsymptom zervikale Lymphknotenvergrößerung	812
23.1.3	Leitsymptom inspiratorischer Stridor	813
23.1.4	Nase und Nasennebenhöhlen	814
	Choanalatresie	814
	Chronische Rhinitis und Sinusitis	814
	Akute Rhinitis und Sinusitis	815
23.1.5	Nasenrachen und Mundrachen	815
	Adenoide Hyperplasie	815
	Tonsillenhyperplasie	815
	Tonsillopharyngitis	815
23.1.6	Kehlkopf und Trachea	816
	Epiglottomalazie	816
	Laryngotracheale Stenosen	817
	Respiratorische rezidivierende Papillomatose	817
	Laryngitis	817
23.1.7	Halsweichteile	818
	Lymphadenitis colli	818
	Halszysten und Halsfisteln	819
23.2	**Erkrankungen des Ohrs**	**819**
23.2.1	Leitsymptom Schwindel	819
23.2.2	Grundlagen	820
23.2.3	Hörstörungen	821
23.2.4	Ohrfehlbildungen	823
23.2.5	Äußeres Ohr	823
	Cerumen obturans	823
23.2.6	Mittelohr	823
	Akute Tubenbelüftungsstörung	823
	Akute Mittelohrentzündung	824
	Chronische Mittelohrentzündung	826
23.2.7	Innenohr	828

24 Augenerkrankungen 829
B. Käsmann-Kellner, B. Seitz

24.1	**Visuelle Entwicklung und klinische Untersuchung**	**829**
24.1.1	Visuelle Entwicklung	829
24.1.2	Klinische Untersuchung	830
24.2	**Amblyopie**	**831**
24.3	**Strabismus**	**831**
24.3.1	Begleitschielen (Strabismus concomitans)	831
24.3.2	Lähmungsschielen (Strabismus paralyticus oder incomitans)	833
24.4	**Erkrankungen der Orbita**	**833**
24.4.1	Entzündliche Orbitaerkrankungen	833
24.4.2	Tumoren der Orbita	834
24.5	**Erkrankungen der Lider**	**834**
24.5.1	Fehlstellungen und Fehlbildungen der Lider	834
24.5.2	Entzündliche Liderkrankungen	834
24.5.3	Lidtumoren	835
24.6	**Erkrankungen der Tränenwege**	**835**
24.6.1	Kongenitale Tränenwegsstenose	835
24.6.2	Akute Dakryozystitis	835

* Mitarbeiter früherer Auflagen

24.7	**Erkrankungen der Bindehaut**	836
24.7.1	Ophthalmia neonatorum	836
24.7.2	Konjunktivitis	837
24.8	**Erkrankungen der Linse**	837
24.8.1	Kongenitale Katarakt	837
24.9	**Glaukome im Kindesalter**	838
24.9.1	Kongenitales Glaukom (Buphthalmus)	838
24.10	**Erkrankungen der Netzhaut**	839
24.10.1	Retinopathia praematurorum	839
	Retinopathia praematurorum – akute Stadien	840
	Retinopathia praematurorum – Narbenstadien	841
24.11	**Erkrankungen des Sehnervs**	842
24.11.1	Optikusatrophie	842
24.11.2	Entzündliche Sehnervenerkrankungen und Stauungspapille	843
	Papillitis und Retrobulbärneuritis	843
	Stauungspapille	843

25 Hauterkrankungen ... 844
W. Tilgen, C. Pföhler, H. Zaun*

25.1	**Leitsymptom Pruritus**	844
25.2	**Genodermatosen**	845
25.2.1	Ichthyosen	845
	Vulgäre Ichthyosen	846
	Kongenitale Ichthyosen	847
25.2.2	Hereditäre Epidermolysen	847
25.2.3	Xeroderma pigmentosum	849
25.3	**Nävi**	849
25.3.1	Melanozytäre Nävi	849
25.3.2	Epitheliale (epidermale) und Bindegewebe-Nävi	851
25.3.3	Vaskuläre (Gefäß-)Nävi und Hämangiome	851
	Naevus flammeus (Feuermal)	851
	Naevus araneus (Spidernävus)	852
	Hämangiom (Blutschwamm)	852
25.4	**Infektiöse Hauterkrankungen**	853
25.4.1	Bakterielle Infektionen der Haut (Pyodermien)	853
	Staphylodermien	853
	Streptodermien	855
25.4.2	Pilzinfektionen der Haut	856
	Dermatophytosen	856
	Kandidosen	858
25.4.3	Virusinfektionen der Haut	858
	Molluscum contagiosum (Dellwarze)	858
	Infektionen mit humanpathogenen Papillomviren	859
25.4.4	Parasitäre Hauterkrankungen	860
	Pedikulosen	860
	Skabies (Krätze)	861
	Strophulus infantum (Prurigo simplex acuta infantum)	862
25.5	**Ekzemkrankheiten/Dermatitis**	862
25.5.1	Seborrhoisches Säuglingsekzem	862
25.5.2	Atopisches Ekzem	863
25.5.3	Kontaktdermatitis/Kontaktekzem	866
25.5.4	Miliaria	868
25.6	**Allergische Hauterkrankungen**	868
25.6.1	Allergisches Kontaktekzem	868
25.6.2	Urtikaria und Angioödem	868
25.6.3	Arzneimittelexantheme und infektallergische Exantheme	870
	Exanthematische Arzneimittelreaktionen	870
	Multiforme und erythematobullöse Exantheme	871
	Erythema nodosum	872
25.7	**Psoriasis**	873
25.8	**Acne vulgaris**	876

26 Unfälle und Vergiftungen ... 878
S. Meyer, F. C. Sitzmann

26.1	**Allgemeines**	878
26.1.1	Allgemeine Therapiemaßnahmen	878
26.2	**Häufige Unfälle**	879
26.2.1	Verbrühungen und Verbrennungen	879
26.2.2	Hitzekollaps/Hitzschlag	881
26.2.3	Ertrinkungsunfall	882
26.2.4	Elektrounfall	883
26.2.5	Hundebissverletzungen	883
26.3	**Vergiftungen**	884
26.3.1	Allgemeiner Teil	884
	Erste-Hilfe-Maßnahmen	885
	Primäre Giftentfernung	886
	Sekundäre Giftentfernung	887
26.3.2	Spezifische Vergiftungen und ihre Behandlung	888

27 Anhang ... 896

27.1	**Referenzwerte für das Kindesalter** (S. Meyer, F. C. Sitzmann)	896
27.2	**Perzentilenkurven**	902

Sachverzeichnis ... 908

---

* Mitarbeiter früherer Auflagen

1 Diagnostik

1.1 Anamnese 1
1.2 Klinische Untersuchung 3
1.3 Arbeitstechniken 11
1.4 Bildgebende Diagnostik 15

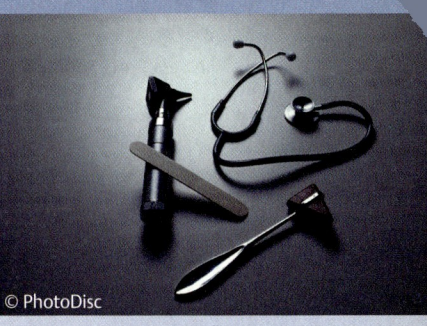

1.1 Anamnese

„Listen to your patient, he is telling you the diagnosis" (Sir William Osler, 1849–1919)

Im Rahmen der **Anamnese** (altgriech. ανάμνησις, anámnēsis, „Erinnerung") wird die Krankengeschichte des Säuglings/Kindes/Jugendlichen erhoben. Diese sollte **gründlich und umfassend** sein (Tab. **1.1**), da auch im heutigen Zeitalter einer sehr stark technik-orientierten Medizin Anamnese und körperliche Untersuchung wesentlich für die Diagnosefindung und somit letztendlich auch für die Therapie sind. Eine unzureichend erhobene Anamnese kann schnell zu falschen differenzialdiagnostischen Überlegungen und zur Durchführung unnötiger Untersuchungen führen, welche nicht nur einen erheblichen finanziellen Mehraufwand bedeuten

Die **Anamnese** sollte **gründlich und umfassend** erhoben werden (Tab. **1.1**), da sie zusammen mit der körperlichen Untersuchung wesentlich zur Diagnosefindung (und somit auch zur Therapie) beiträgt.

1.1 Inhalte einer kompletten Anamnese im Kindesalter

persönliche Angaben	Name, Geburtsdatum, Wohnort, Kinder-/Hausarzt, Sorgeberechtigter, Telefonnummer und Erreichbarkeit der Eltern, Name und Adresse des niedergelassenen Kinderarztes, Krankenversicherung
aktuelle Beschwerden/Erkrankung	Seit wann? Wie stark ausgeprägt? Verlauf, bisherige Maßnahmen bzw. Untersuchungen (bereits in ärztlicher bzw. nichtärztlicher Behandlung [Komplementärmedizin]) etc.
frühere Erkrankungen	chronische Erkrankungen, stationäre Krankenhausaufenthalte, Operationen, Unfälle
Medikamenteneinnahme/Allergien	aktuelle Medikation (Präparat/Wirkstoff, Dosis, Verabreichungsform, Verträglichkeit, Nebenwirkungen), Medikamentenallergien, sonstige Allergien
Impfstatus	immer Impfausweis vorlegen lassen, über mögliche fehlende Impfungen informieren
Schwangerschaft und Perinatalzeit, Entwicklungsanamnese	Besonderheiten in der Schwangerschaft, perinatale Komplikationen, Geburtsmodus (Spontangeburt, Kaiserschnitt, Vakuumextraktion, Forceps), Gestationsalter (Frühgeburt), APGAR-Werte, Nabelarterien-pH-Wert, Behandlung in Kinderklinik postnatal erforderlich Auxologie mittels des U-Heftes erfassen (Perzentilenkurven für Gewicht, Körpergröße und Kopfumfang); motorische, kognitive und sprachliche Entwicklung erheben (gezielt nach Meilensteinen der Entwicklung fragen: wann Sitzen, Laufen, Sprechen, Dentition etc.)
vegetative Anamnese	B-Symptomatik (Schwitzen, Nachtschweiß, ungewollter Gewichtsverlust), Miktio/Stuhlgang, Enuresis/Enkopresis, Schlafverhalten, Geschlechts-/Pubertätsentwicklung
Ernährung	aktuelle Ernährungsgewohnheiten, Stillen, Flaschennahrung, Nahrungsunverträglichkeiten, Nahrungsmittelallergien, Übergewicht
Sozialanamnese/Familienanamnese	Familienverhältnisse, Patchworkfamilie, Konsanguinität der Eltern, Berufstätigkeit der Eltern, Migrationshintergrund (ggf. ein Dolmetscher), Geschwisterkinder, soziale Kontakte/Freundeskreis, Hobbys/Freizeitaktivitäten, Medienkonsum, Kindergarten, Schulklasse, Schulart, schulische Leistungen, (unerwartete) Todesfälle in der Familie, plötzlicher Kindstod, familiäre Häufung von Erkrankungen, psychische Erkrankungen der Eltern

1 Diagnostik

können, sondern meist auch wenig richtungsweisende Ergebnisse liefern und im Einzelfall auch eine Gefährdung des Patienten darstellen können.

Bei der Erhebung der Anamnese sind in der Pädiatrie einige Besonderheiten zu beachten, insbesondere was das **Alter** der Patienten betrifft. So erfolgt beim Neugeborenen, Säugling und Kleinkind die Erhebung der Krankengeschichte mit den Eltern in Form einer Fremdanamnese; es handelt sich also immer um eine Interpretation der Symptome durch die Eltern. Ein Kindergartenkind kann eingeschränkt am Gespräch teilnehmen und die Fremdanamnese punktuell ergänzen. Beim Schulkind und Jugendlichen erfolgt meist eine aktive Teilnahme des jungen Patienten; in Einzelfällen kann es sogar sinnvoll sein, die Anamnese in Anwesenheit einer medizinischen Hilfsperson ohne die Eltern zu erheben.

Die Anamnese sollte in einem **ruhigen** und **entspannten Umfeld** erfolgen, in welchem sich das Kind und die Bezugsperson wohlfühlen. Störende Unterbrechungen durch Telefonate oder weitere Personen sind zu vermeiden. Es sollte zudem auf eine **kindgerechte Ausstattung** (z. B. Spielecke, freundliche Raumfarben etc.) des Untersuchungszimmers geachtet werden.

Es ist sinnvoll, die erste **Frage** zur jetzigen Erkrankung **offen zu stellen** (beispielsweise: Was führt dich/Sie zu mir? Erzähl mir von deinen/Erzählen Sie mir von seinen/ihren Problemen/Beschwerden). Dabei ist es stets hilfreich, den Namen des Patienten/Kindes zu nennen. Im weiteren Verlauf der Anamnese kann in Abhängigkeit von den geschilderten Beschwerden/Symptomen dann gezielt nachgefragt werden, um wichtige Informationen für die Diagnosestellung und weitere Differenzialdiagnostik einzuholen. Dabei sollte auf für das Kind und seine Familie unverständliche Fachtermini und Abkürzungen sowie auf Suggestivfragen verzichtet werden.

Bei der erstmaligen Erhebung der Krankengeschichte geht es allerdings nicht nur darum, wichtige Informationen bezüglich der aktuellen Beschwerden des Patienten zu erhalten, sondern das Erstgespräch stellt auch eine wichtige Gelegenheit dar, ein tragendes **Vertrauensverhältnis** zum Patienten und zu seinem familiären Umfeld aufzubauen. Dies ist insbesondere bei Kindern mit schweren chronischen Erkrankungen sehr wichtig.

Besonderheiten und wichtige Rahmenbedingungen bei der pädiatrischen Anamnese:
- **altersentsprechende** Anamneseerhebung (Fremdanamnese bei Säugling, ab Kindergartenalter zunehmende Gesprächsteilnahme durch das Kind möglich)
- ruhiges und **entspanntes Umfeld** schaffen (keine Telefonate oder Unterbrechungen)
- **kindgerechte Ausstattung** der Praxis (Spielecke, Raumgestaltung)
- **offene Fragen** stellen, keine unverständlichen Fachtermini verwenden
- **Vertrauensverhältnis** aufbauen
- Beobachtung der **Interaktion des Kindes mit seiner Umwelt bzw. Bezugsperson** (motorische, soziale und kognitive Fähigkeiten, Entwicklungsstand).

▶ **Merke.**

▶ **Merke.** Der erste Eindruck ist oft von entscheidender Bedeutung.

Des Weiteren kann der erfahrene Kinderarzt bereits während der (Fremd-)Anamneseerhebung aus der **Beobachtung des Kindes und der Interaktion mit seiner Umwelt/Bezugsperson** wichtige Informationen erhalten (motorische und soziale Fähigkeiten, grobe Einschätzung der Funktion der Sinnesorgane, kognitive Fähigkeiten, Entwicklungsstand etc.).

▶ **Merke.**

▶ **Merke.** Neben der Möglichkeit primär organischer oder funktioneller Störungen sollte bei widersprüchlichen und nur schwer nachvollziehbaren Angaben der Eltern zum Krankheitsverlauf bzw. Unfallgeschehen auch differenzialdiagnostisch an eine **Kindesmisshandlung** gedacht werden. Dieses Verdachtsmoment kann u. a. durch Einholen weiterer Angaben (häufiger Arztwechsel, Versäumen von Vorsorgeuntersuchungen) gestützt werden (s. a. S. 804).

Im klinischen Alltag muss im Einzelfall bei der Erhebung der Krankengeschichte auf die aktuellen Beschwerden fokussiert werden, um rasch zu einer Diagnose zu gelangen.

Allerdings lassen sich im hektischen klinischen Alltag – sowohl in einer kinderärztlichen Praxis als auch in einer Notfallambulanz einer Kinderklinik – nicht immer sämtliche Gesichtspunkte einer kompletten Anamnese erheben. Hierbei muss im Einzelfall auf die aktuellen Beschwerden/Symptome fokussiert werden, um rasch zu einer Diagnosestellung zu gelangen. Dem niedergelassen Kinderarzt kommt insbesondere bei der frühzeitigen Erkennung angeborener oder erworbener Erkrankungen und Abweichungen von der normalen Entwicklung eine wichtige Rolle zu (Meilensteine der Entwicklung, s. Tab. **1.1**, S. 1).

1.2 Klinische Untersuchung

1.2.1 Grundprinzipien

Bei der pädiatrischen Untersuchung – gleich welcher Altersgruppe – sollte eine **angenehme Atmosphäre** geschaffen werden. Die **Anwesenheit der Eltern** ist besonders bei kleineren Kindern wichtig. Für die Untersuchung Neugeborener sowie die von Säuglingen sollten 2 grundlegende Voraussetzungen erfüllt sein: satt (ideal sind 2 h postprandial) und warm (Wärmelampe). Zu achten ist auch auf **ausreichende Beleuchtung** und Zimmertemperatur (geschlossene Fenster). Die Hände sollten **desinfiziert und gewärmt** werden. Dies gilt auch für das Stethoskop.

Bevor mit der Untersuchung begonnen wird, sollte der Untersucher ein **Vertrauensverhältnis** zu dem kleinen Patienten aufbauen. **Beruhigende, freundliche Worte** und **Anlächeln** des Kindes erleichtern den Untersuchungsgang. Bei Säuglingen im Alter von etwa 8–9 Monaten beginnt die Fremdelphase und daher sollte das Kind ggf. auf dem Schoß der Mutter untersucht werden. Kinder dieser Altersgruppe kann man gut mit einem Schnuller oder interessanten Spielsachen zur Mitarbeit anregen. Wichtig ist, die Untersuchungsschritte zu erklären und an den Entwicklungsstand und die Situation zu adaptieren. Im Kleinkindalter kann die Untersuchung mit einem Gespräch oder einem Spiel begonnen werden. Das Zeigen der Untersuchungsschritte an der (mitgebrachten) Puppe oder einem Teddy kann helfen, Ängste zu nehmen. Ab etwa 18–24 Monaten werden einfache Anweisungen verstanden. Schon Kleinkinder freuen sich sehr über **Anerkennung**, deshalb sollte nicht mit **Lob** gespart werden.

> ▶ **Merke.** Erst Vertrauensverhältnis aufbauen, dann mit der klinischen Untersuchung beginnen.

Der gesamte Körper sollte **unbekleidet** beurteilt werden, dabei muss der Patient aber nicht für die Dauer der ganzen Untersuchung nackt sein. Insbesondere bei älteren Kindern sollte auf das Schamgefühl Rücksicht genommen werden. **Untersuchungsschritte**, die nur bei einem ruhigen Patienten verwertbare Befunde liefern, wie Auskultation des Herzens, der Lunge sowie Palpation des Abdomens, sollten v. a. bei kleinen Patienten zu Beginn vorgenommen werden. Unangenehme oder schmerzhafte Untersuchungen (z. B. Rachen- und Ohrinspektion) werden am Schluss durchgeführt und sollten dem Kind angekündigt werden.

1.2.2 Allgemeinzustand

Zunächst muss sich der Untersucher einen Gesamteindruck vom Zustand des Patienten verschaffen. Dabei sollten folgende Punkte beurteilt werden:
- **Vitalparameter** (Atemfrequenz, Herzfrequenz, Blutdruck, Körpertemperatur)
- **Bewusstseinszustand** (wach, somnolent, komatös), **Aktivität** und **Verhalten** (will spielen, lacht, ängstlich, weinerlich, Bewegungsmuster)
- **Hautkolorit** (rosig, blass, zyanotisch), **Hautturgor** (Hautfalte)
- **Muskeltonus** (hyperton, hypoton, normoton)
- **Körpermaße** (Länge, Gewicht und Kopfumfang in die Perzentilenkurve eintragen; s. S. 902).

> ▶ **Merke.** **Alarmsignale** sind: Wimmern, Apathie, Teilnahmslosigkeit und Mattigkeit, geringe oder fehlende Spontanmotorik, Saug- oder Trinkschwäche beim Säugling, Tachypnoe oder Tachykardie in Ruhe, Einziehungen (s. u.), halonierte Augen, blassgraues Hautkolorit, Zentralisation, kalt-schweißige Haut, Petechien.

1.2.3 Thorax und Lunge

Inspektion: Inspektorisch sollte auf Habitus, **bestimmte Thoraxformen** (z. B. Trichterbrust) und **Deformierungen** sowie rachitische Zeichen (s. S. 80) geachtet werden. Bis zum 2. Lebensjahr ist ein Fassthorax physiologisch. Die **Mamillen** sollten hinsichtlich Anzahl, Größe, Form, Lage und Pubertätsstadium beurteilt werden. Beim Neugeborenen sind diese oft innerhalb der ersten Lebenstage infolge mütterlicher Hormonwirkung vergrößert und angeschwollen. Es kann auch eine leichte Absonderung von milchigem Sekret vorkommen.
Bei der Beurteilung der **Thorax-** und **Bauchexkursion** ist zu beachten, dass bis zum Schulalter bei Kindern die Zwerchfellatmung (→ Bauchbewegungen) überwiegt und daher die Thoraxexkursion beim Neugeborenen und Säugling sehr gering sein kann. Weiterhin ist zu achten auf den **Einsatz der Atemhilfsmuskulatur**, die **Atemfrequenz** (s. S. 61), **Nasenflügeln, pathologische Geräusche** (exspiratorisches Stöhnen, Knorksen, Stridor) sowie **Einziehungen**. Postnatal kann beim Neugeborenen vorübergehend Nasenflügeln oder leichtes Stöhnen beobachtet werden, die sich aber spätestens innerhalb der nächsten 2 Stunden unter Überwachung zurückbilden sollten. Die Zeichen eines Atemnotsyndroms müssen frühzeitig erkannt werden (s. S. 120).

▶ **Merke.** Einziehungen und Nasenflügeln zählen neben Husten, Tachypnoe, Dyspnoe und Fieber zu den **pneumonischen Zeichen**.

Auskultation: Bei der Auskultation des Thorax sollten folgende Kriterien berücksichtigt werden:
- seitengleiche **Belüftung**
- **Atemgeräusch**: seitengleich oder einseitig gedämpft/verschärft, beim Neugeborenen physiologisch scharf
- **pathologische Geräusche** (Stridor, Knorksen)
- **feuchte** (grob-, mittel-, feinblasig) und **trockene Rasselgeräusche** (Giemen, Brummen und Pfeifen)
- **Verhältnis In- zu Exspiration** (z. B. gesundes Neugeborenes 1:1 bis 1:2).

Eine verlängerte Inspiration tritt bei Behinderung der oberen Atemwege auf, ein verlängertes Exspirium bei tiefer gelegener Obstruktion (z. B. bei Bronchitiden). Ein Stridor findet sich z. B. im Rahmen einer Fremdkörperaspiration im Bereich der oberen Atemwege oder bei Pseudokrupp.

Perkussion: Sie ist ab dem Schulalter sinnvoll. Zu achten ist auf die seitengleiche **Atemverschieblichkeit**, die **Lungengrenzen** sowie den **Klopfschall** (sonor, hypersonor, gedämpft). Einseitig hypersonorer Klopfschall kann auf eine Überblähung (z. B. bei Fremdkörperaspiration) hinweisen, eine Dämpfung auf einen Pleuraerguss oder eine Infiltration im Lungengewebe (z. B. bei Pneumonie).

1.2.4 Herz und Kreislauf

Inspektion und Palpation: Blässe und Schwitzen können beim Neugeborenen und Säugling Zeichen einer Herzinsuffizienz darstellen. Ein **Herzbuckel** (asymmetrische Vorwölbung einer Thoraxhälfte) weist auf eine ventrikuläre Herzbelastung hin. Zudem sollte auf die Lage des **Herzspitzenstoßes** (zu sehen bei linksventrikulärer Belastung, physiologisch nur zu tasten bei vorgeneigten Sitzen im 4.–5. ICR der linken MCL) sowie auf präkordiales (z. B. 2.–3. ICR links parasternal bei Pulmonalstenose) oder juguläres **Schwirren** (z. B. bei Aortenstenose) geachtet werden. Wichtig ist die Palpation der **peripheren Pulse** im Vergleich (Regelmäßigkeit der Herzaktion, Qualität, Amplitude, an allen Extremitäten fühlbar, abgeschwächte Leisten- oder Fußpulse); ein abgeschwächter Femoralispuls kann z. B. bei Aortenisthmusstenose vorliegen. Bei Neugeborenen und jungen Säuglingen kann physiologisch über der Fontanelle häufig ein leichter Pulsschlag zu sehen und zu tasten sein. Bei einem ausgeprägten Befund ist differenzialdiagnostisch an einen persistierenden Ductus arteriosus (PDA) zu denken.

1.2 Klinische Untersuchung

Abb. 1.1 Auskultationspunkte beim Säugling und Kleinkind

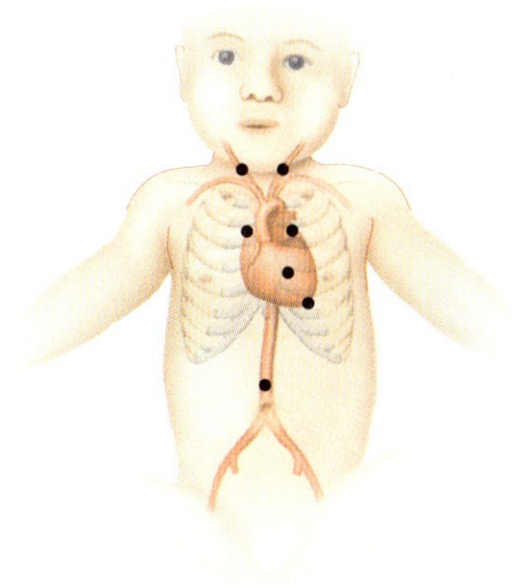

(aus: Füeßl H, Middeke M. Duale Reihe Anamnese und Klinische Untersuchung. Thieme; 2007)

Auskultation: Die Auskultationspunkte des Herzens entsprechen denen der Erwachsenen (s. Abb. **1.1**).

> ▶ **Merke.** **Zusätzlich** sollte zum Ausschluss einer Aortenisthmusstenose stets **dorsal** auskultiert werden (systolisches Geräusch paravertebral links).

Systolische Herzgeräusche finden sich häufig und können im Rahmen eines Herzfehlers, bei Anämie oder Fieber auftreten. Im Neugeborenenalter ist das Vorliegen eines offenen Ductus arteriosus botalli (systolisch-diastolisches Herzgeräusch) charakteristisch. Geräusche mit **Fortleitung** in die hintere obere Thoraxapertur deuten auf arterielle Stenosen des Herzens hin. Häufig findet sich ein **akzidentelles Herzgeräusch** im linken 4. ICR mit musikalischem Klangcharakter; die Lautstärke ändert sich typischerweise nach Lageänderung des Körpers. Ein ebenfalls häufiger Auskultationsbefund ohne Krankheitswert ist das sog. **Nonnensausen**, ein kontinuierliches Geräusch, welches sich am oberen Sternalrand auskultieren lässt. Beide Geräusche sind stets leiser als 3/6. Bei zweifelhaften Befunden sollte zur Sicherheit eine Echokardiografie durchgeführt werden.

Diastolische Geräusche sind immer als pathologisch zu bewerten und müssen stets abgeklärt werden. Weitere Details s. S. 367.

1.2.5 Abdomen

Inspektion: Die Ausprägung des **Unterhautfettgewebes** kann Hinweise auf Ernährungs- und Resorptionsstörungen liefern. **Narben** geben Informationen über Voroperationen. Ein **vorgewölbtes** Abdomen kann Zeichen eines Meteorismus, eines Aszites, eines abdominellen Tumors oder vergrößerter innerer Organe (z. B. bei Speichererkrankungen) sein. Bei Neugeborenen und insbesondere Frühgeborenen mit **prallem** Abdomen sollte an eine nekrotisierende Enterokolitis gedacht werden, v. a. wenn Darmschlingen durch die Bauchdecke durchscheinen. Ein **eingefallenes** Abdomen zeigt sich z. B. bei einer Exsikkose. Ausladende Flanken und ein verstrichener Nabel treten infolge eines Aszites auf.

Auskultation: Alle 4 Quadranten werden untersucht. Eine sehr lebhafte Peristaltik findet sich bei Gastroenteritiden. Hochgestellte, klingende Darmgeräusche kommen bei einem mechanischen Ileus vor. Das Fehlen von Darmgeräuschen ist typisch für einen paralytischen Ileus.

Palpation und Perkussion: Kinder sind in diesem Bereich oft berührungsempfindlich und kitzlig. Zur Entspannung der Bauchdecke können beim Säugling die Beine leicht angewinkelt und zur Beugung im Hüftgelenk angehoben werden. Bei älteren Kindern kann dies durch Anstellen der Beine und Palpation in der Inspirationsphase erreicht werden.

Auskultation: Systolische Herzgeräusche können sowohl Zeichen einer kardialen Erkrankung (z. B. Vitium cordis) oder Begleitsymptom einer anderen Erkrankung (z. B. bei Fieber infolge Infektion) sein als auch ohne Krankheitswert (**Nonnensausen**) bestehen. **Diastolische Geräusche** hingegen sind immer als pathologisch zu bewerten und bedürfen einer Abklärung.

1.2.5 Abdomen

Inspektion: Auf die Ausprägung des Unterhautfettgewebes, Narben, Vorwölbung oder Einfallen des Abdomens ist zu achten.

Auskultation: Lokalisation, Lautstärke, Klangqualität und Intensität der Peristaltik sind zu berücksichtigen.

Palpation und Perkussion: Zu beachten sind:
- Abwehrspannung
- Resistenzen
- Lokalisation von Druckschmerzen sowie Loslassschmerz

- Lage, Größe, Konsistenz und Verschieblichkeit von Leber und Milz
- Tastbefund der Niere, Klopfschmerzhaftigkeit des Nierenlagers
- Klopfschall des Abdomens (hypersonor, gedämpft)
- bei rektaler Untersuchung: Verletzungen, Sphinktertonus, Raumforderungen, Druckschmerz mit Lokalisation, Stuhlmenge und Konsistenz, Stuhlfarbe, Blut am Handschuh.

▶ **Merke.**

Bei der Palpation ist insbesondere auf die **Bauchdeckenspannung** (normal, erhöht, Abwehrspannung), **Resistenzen** und die Lokalisation von **Druckschmerz** sowie **Loslassschmerz** zu achten. Bei Gastroenteritiden ist der Druckschmerz häufig im Mittelbauch, bei Appendizitis typischerweise im rechten Unterbauch und bei Obstipation meist im linken Unterbauch lokalisiert. Walzenförmige Resistenzen können Zeichen einer Invagination, einer chronisch-entzündlichen Darmkrankung oder im linken Unterbauch am häufigsten einer Obstipation sein.

Wichtig ist außerdem die Bestimmung der **Lage, Größe, Verschieblichkeit** und **Konsistenz von Leber und Milz**. Bei der Palpation in der Medioklavikularlinie ragt die Leber ca. 2 cm unter dem Rippenbogen hervor, bei Neugeborenen bis zu 3 cm. Da es z. B. bei Speichererkrankungen zu massiver Vergrößerung der **Leber** kommen kann, sollte man die Palpation im Unterbauch beginnen und nach oben tastend den unteren Leberrand aufsuchen. Dieser sollte sich glatt und weich anfühlen. Knotige Veränderungen deuten auf eine Zirrhose hin.

▶ **Merke.** Zu beachten ist, dass bei einer Überblähung der Lunge (z. B. infolge bronchialer Obstruktion) die Leber tiefer stehen und fälschlicherweise vergrößert erscheinen kann.

Die **Milz** ist im Kindesalter häufig nicht oder nur bei tiefer Inspiration tastbar. Eine Vergrößerung kommt bei Infektionen, Speichererkrankungen, Störungen des portalen Blutflusses oder malignen Systemerkrankungen vor.

Die **Nieren** sind behutsam und mit Vorsicht zu palpieren (Rupturgefahr bei Zysten). Sie sind physiologisch bei kleinen und schlanken Kindern in Rückenlage mit glatter, weicher Oberfläche zu tasten. Bei einer Hydronephrose sind die Nieren aufgrund der Dilatation des Nierenbeckens vergrößert als glatte, weiche, rundliche Raumforderung zu tasten. Bei multizystischer Nierendysplasie kommt es infolge Störung der Differenzierung im Parenchym zu multiplen kleineren Zysten unterschiedlicher Größe, die Oberfläche fühlt sich uneben und höckerig an. Tumoren von Niere (z. B. Wilms-Tumor) und Nebenniere (z. B. Neuroblastom) sind als solide und derbe Raumforderung palpabel. Bei verdächtigem Tastbefund vorsichtige weitere klinische Untersuchung (Cave: Rupturgefahr der Raumforderung). Es sollte sich eine weitere bildgebende Diagnostik, z. B. Sonografie, anschließen. Die Nierenlager sind außerdem auf Klopfschmerzhaftigkeit (z. B. Pyelonephritis) zu untersuchen.

Die **Perkussion** des Abdomens ermöglicht die Abgrenzung eines Meteorismus, welcher durch hypersonoren Klopfschall charakterisiert ist, vom Aszites, welcher zu einer Dämpfung führt.

Zur abdominellen Untersuchung gehört auch die **rektale Untersuchung**, welche bei bestimmten Indikationen (z. B. bei unklaren Bauchschmerzen, V. a. Appendizitis oder Invagination) unerlässlich ist. Sie sollte zuletzt durchgeführt werden, da sie für die Kinder unangenehm und schmerzhaft sein kann. Bei Säuglingen und kleineren Kindern wird der kleine Finger benutzt (Handschuhe + Gleitcreme). Zu achten ist auf Verletzungen, Fremdkörper, Sphinktertonus, Raumforderungen, Druckschmerz und dessen Lokalisation, Stuhlmenge und Konsistenz in der Ampulle sowie Stuhlfarbe (Teerstuhl) oder Blut am Handschuh (z. B. Invagination).

1.2.6 Haut

1.2.6 Haut

Das **Hautkolorit** kann Hinweise auf die Kreislauffunktion und verschiedene Erkrankungen geben (Tab. **1.2**). Die periphere Durchblutung wird durch Bestimmung der **Rekapillarisierungszeit** überprüft.

Charakteristische **Pigmentierungen** (Café-au-lait-Flecken, Nävi, dunkle Hautpigmentierung) sowie Ausprägungen des **Unterhautfettgewebes** (Tabaksbeutelgesäß, atypische Verteilung, Adipositas) können auf verschiedene Erkrankungen hinweisen.

Das **Hautkolorit** kann wertvolle Hinweise auf die Funktion des Kreislaufs und auf das Vorliegen verschiedener Erkrankungen liefern (Tab. **1.2**).

Die **Rekapillarisierungszeit** gibt Auskunft über die periphere Durchblutung. Sie wird ermittelt, indem mit dem Finger ein leichter Druck auf die Fingerkuppe des Patienten ausgeübt wird. Nach dem Loslassen ist diese zunächst weiß, wird aber beim gesunden Neugeborenen nach weniger als 2 s wieder rosig.

Zu achten ist außerdem auf auffällige **Pigmentierungen**, wie Café-au-lait-Flecken (> 5 Flecken mit einem Durchmesser > 5 mm präpubertal bzw. > 15 mm postpubertal: Ausschluss einer Neurofibromatose notwendig) oder Nävi (z. B. Nävus flammeus, bei Sturge-Weber-Syndrom im Gesicht lokalisiert). Striae rubrae sind bei Morbus Cushing typisch, eine vermehrte dunkle Hautpigmentierung kommt bei Nebenniereninsuffizienz vor. Der sog. Storchenbiss bei Neugeborenen ist eine durch kleine

1.2 Klinische Untersuchung

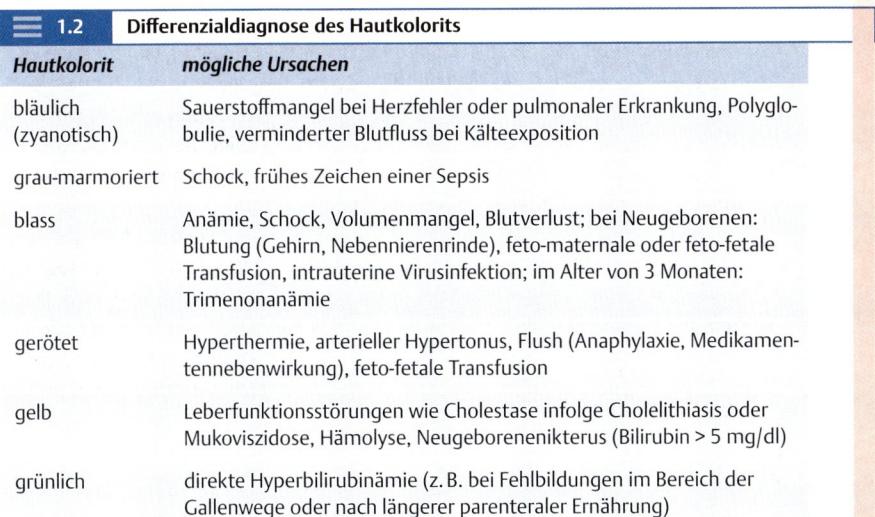

Tabelle 1.2 Differenzialdiagnose des Hautkolorits

Hautkolorit	mögliche Ursachen
bläulich (zyanotisch)	Sauerstoffmangel bei Herzfehler oder pulmonaler Erkrankung, Polyglobulie, verminderter Blutfluss bei Kälteexposition
grau-marmoriert	Schock, frühes Zeichen einer Sepsis
blass	Anämie, Schock, Volumenmangel, Blutverlust; bei Neugeborenen: Blutung (Gehirn, Nebennierenrinde), feto-maternale oder feto-fetale Transfusion, intrauterine Virusinfektion; im Alter von 3 Monaten: Trimenonanämie
gerötet	Hyperthermie, arterieller Hypertonus, Flush (Anaphylaxie, Medikamentennebenwirkung), feto-fetale Transfusion
gelb	Leberfunktionsstörungen wie Cholestase infolge Cholelithiasis oder Mukoviszidose, Hämolyse, Neugeborenenikterus (Bilirubin > 5 mg/dl)
grünlich	direkte Hyperbilirubinämie (z. B. bei Fehlbildungen im Bereich der Gallenwege oder nach längerer parenteraler Ernährung)

Gefäße hervorgerufene harmlose Hautrötung an Stirn und Nacken. Davon abzugrenzen sind Hämangiome, welche stecknadelkopfgroß beginnen und mehrere Zentimeter groß werden können. Bei ungünstiger Lage (mechanische Beanspruchung, Blutungsgefahr) und/oder starker Wachstumstendenz ist eine Therapie erforderlich. Des Weiteren ist die Ausprägung des **Unterhautfettgewebes** zu berücksichtigen, z. B. Tabaksbeutelgesäß (typisch für Dystrophie, z. B. bei Zöliakie), atypische Fettpolsterverteilung (bei CDG-Syndrom, CDG = Congenital Disorders of Glycosylation), Adipositas bis hin zu Adiposogigantismus oder Stammfettsucht.

Der **Hautturgor** gibt Hinweise auf den Hydratationszustand und wird durch Anheben einer Hautfalte überprüft, die im Normalfall sofort zurückgeht. Bei einem Flüssigkeitsmangel ist der Hautturgor reduziert, d. h. die Hautfalte verstreicht langsamer oder kann bei Exsikkose sogar längere Zeit bestehen bleiben. Ein **reduzierter** Turgor wird bei Säuglingen und Kleinkindern z. B. häufig durch Erbrechen, Durchfälle und Fieber ausgelöst, ein **gesteigerter** Turgor findet sich bei Ödemen (z. B. an Hand- und Fußrücken beim Ullrich-Turner-Syndrom).

1.2.7 Kopf

Eine **Makrozephalie** (Kopfumfang > 97. Perzentile) kann konstitutionell bedingt (familiäre Makrozephalie) oder durch eine intrakranielle Drucksteigerung verursacht sein. Zeichen einer pathologischen Makrozephalie sind rasches perzentilenkreuzendes Kopfwachstum, klaffende Schädelnähte, vergrößerte und hervorgetretene Fontanelle sowie das Sonnenuntergangsphänomen (vertikale Blickparese). Typisch ist außerdem eine starke Venenzeichnung des Kopfes.

Bei einer **Mikrozephalie** (Kopfumfang < 3. Perzentile) muss an genetische Syndrome (z. B. Down-Syndrom), Fehlbildungen, vorzeitigen Verschluss der Schädelnähte oder Zustand nach Hirnschädigung (z. B. Hirnblutung) gedacht werden. Eine Mikrozephalie ist häufig mit geistiger Retardierung assoziiert.

Beim Neugeborenen und Säugling haben Palpation und Auskultation der **Fontanelle** eine besondere Bedeutung. Die Palpation sollte beim ruhigen Kind nicht in flacher Rückenlage, sondern bei leicht angehobenem Oberkörper (45°-Winkel) durchgeführt werden. Zum Verschluss der hinteren kleinen Fontanelle kommt es bereits in den ersten Lebensmonaten, die vordere große Fontanelle schließt sich im Laufe des 2. Lebensjahres (meist zwischen dem 12. und 18. Lebensmonat). Eine **eingesunkene** Fontanelle ist typisch für eine Exsikkose, eine **vorgewölbte** für eine Steigerung des intrakraniellen Drucks (z. B. bei einer Blutung oder Meningitis – ein Fehlen schließt eine Meningitis jedoch nicht aus!). **Strömungsgeräusche** kommen bei intrakraniellen Gefäßmalformationen vor (z. B. Vena-Galeni-Malformation).

▶ **Merke.** Eine Vorwölbung der Fontanelle bei heftigem Schreien ist physiologisch.

Eine auffällige **Schädel**konfiguration kann bei prämaturer Nahtsynosthose (vorzeitige Verknöcherung der Schädelnähte) entstehen. Eine Weichheit der Schädelknochen (vergleichbar mit dem Druck auf einen Tennisball) bzw. der Lambdanaht beim Eindrücken bezeichnet man als Kraniotabes und ist ein typisches Zeichen für Rachitis.

Bei der Untersuchung der **Augen** werden Lidschluss, entzündliche Veränderungen der Konjunktiva, Bulbusmotilität, Lichtreaktion und Sehvermögen beurteilt. Mitunter findet sich als Normvariante eine Seitendifferenz der Pupillen mit regelrechter Lichtreaktion (physiologische Anisokorie). Ursache tränender Augen bei Neugeborenen und kleinen Säuglingen ist häufig eine Tränenwegsstenose.

1.2.8 Lymphknoten

Die Lymphknoten werden an Hals und Nacken (aurikulär, nuchal, submandibulär), im Kieferwinkelbereich, supra- und infraklavikulär, axillär sowie inguinal palpiert. Dabei ist auf Druckdolenz, Schwellungen, Verschieblichkeit, Größe und Konsistenz zu achten. Bei Infekten sind die Lymphknoten **klein und verschieblich** sowie beidseitig auffindbar. **Große, derbe** Schwellungen können auf eine Tuberkulose, einen Abszess (Rötung) oder eine maligne Erkrankung hindeuten. Bei **einseitiger** Rötung und Schwellung ist an eine Lymphadenitis zu denken. Kleine inguinale Lymphknotenschwellungen kommen häufig auch bei gesunden Kindern vor.

1.2.9 Hals, Schilddrüse, Wirbelsäule und Extremitäten

Die Inspektion der **Schilddrüse** erfolgt bei leicht zurückgebeugtem Kopf. Dabei steht der Untersucher hinter dem Patienten und umfasst mit beiden Händen den Hals. Bei der Palpation wird auf Größe (beide Schilddrüsenlappen sowie Isthmus), Konsistenz, Druckempfindlichkeit, Schluckverschieblichkeit, knotige Veränderungen sowie Schwirren geachtet. Der Halsumfang sollte zusätzlich ermittelt und zum späteren Vergleich dokumentiert werden.

Schwellungen am Hals können durch vergrößerte Lymphknoten oder auch laterale und mediane Halszysten (embryonale Fehlbildung) hervorgerufen werden. Laterale Halszysten sind typischerweise am Vorderrand des M. sternocleidomastoideus lokalisiert. Beim Turnersyndrom findet sich das sog. **Pterygium colli**, eine auffällige Faltenbildung am Hals.

Bei der Beurteilung der **Wirbelsäule** sollte neben der Beweglichkeit besonders auf das Vorliegen einer Skoliose geachtet werden. Bei Neugeborenen muss im Bereich der Dornfortsätze eine Spina bifida ausgeschlossen werden.

Bei der Untersuchung der **Extremitäten** muss auf Symmetrie, Beweglichkeit, Verletzungen, Fehlbildungen und Gelenkschwellungen geachtet werden. Bewegungseinschränkungen des Arms bei Neugeborenen können durch eine Armplexusparese oder einer Klavikulafraktur verursacht sein. Das Vorliegen einer Hüftgelenksdysplasie kann mit dem Ortolanitest überprüft werden (s. S. 683). Die häufigste Fußdeformität ist der Klumpfuß, der häufiger bei Jungen vorkommt. Fehlende Finger oder Fingerglieder beim Neugeborenen können durch intrauterine Abschnürungen mit amniotischen Bändern entstehen. Fehlbildungen der Hände kommen bei genetischen Syndromen vor. Eine Verschmelzung von 2. und 3. Zeh kann eine Normvariante sein, tritt jedoch auch beim Smith-Lemli-Opitz-Syndrom auf.

1.2.10 HNO

 Merke. Die HNO-Untersuchung sollte immer am Schluss einer pädiatrischen Untersuchung durchgeführt werden.

1.2 Klinische Untersuchung

Bei der **Ohrinspektion** ist darauf zu achten, dass kleine Kinder gut gehalten werden, um Schmerzen und Verletzungen durch mögliches Abwehrverhalten zu vermeiden. Idealerweise sitzt das Kind dabei auf dem Schoß der Mutter (Abb. **1.2**); sehr wehrhafte Kinder können im flachen Liegen besser gehalten werden. Bei Säuglingen wird die Ohrmuschel vorsichtig nach hinten oder hinten-unten, bei älteren Kindern nach hinten-oben gezogen. Die Verwendung eines großen Ohrtrichters (der gerade noch passt) ist dem kleinerer vorzuziehen, um ein zu tiefes Eindringen zu vermeiden (im knöchernen Bereich ist der Gehörgang sehr schmerzempfindlich!). Zu achten ist auf **Fremdkörper**, **Entzündungen** des Gehörgangs oder Trommelfells, **Vorwölbungen** und **Verdickungen** (Tab. **1.3**).

Bei der **Ohrinspektion** sollten kleine Kinder gut gehalten werden (Abb. **1.2**). Bei Säuglingen wird die Ohrmuschel vorsichtig nach hinten oder hinten-unten, bei älteren Kindern nach hinten-oben gezogen. Die Verwendung eines großen Ohrtrichters (der gerade noch passt) ist dem kleinerer vorzuziehen. Zu achten ist auf **Fremdkörper**, **Entzündungen** des Gehörgangs oder Trommelfells, **Vorwölbungen** und **Verdickungen** (Tab. **1.3**).

1.3 Befunde des Trommelfells und mögliche Ursachen

Trommelfellbefund	Ursachen
rosa oder hellgrau, spiegelnd	gesund
leicht gerötet	Aufregung, längeres Weinen
stark gerötet, vorgewölbt	Otitis media
gelblich, matt, Flüssigkeitsspiegel oder Luftbläschen	Paukenhöhlenerguss
bläulich schimmernd	Einblutung in Paukenhöhle
retrahiert	Belüftungsstörung (Adenoide, Infekt), chronische Otitis

▶ **Merke.** Eine **retroaurikuläre Rötung** mit **Schwellung** deutet auf eine Mastoiditis hin und bedarf dringend weiterer Abklärung (Bildgebung)!

Bei der Inspektion des **Mundes** ist auf Farbe (blass, zyanotisch, rosig) und Feuchtigkeit der Schleimhäute, Beläge auf Zunge und Zahnfleisch, entzündliche Veränderungen und den Zahnstatus zu achten. Beim Neugeborenen sollte der Kiefer nach Spaltbildung abgetastet werden. Ältere Kinder kooperieren bei der Racheninspektion meist sehr gut (Zunge raus und „Aaaa" sagen). Kleinere Kinder öffnen beim Schreien den Mund häufig weit genug, sodass die Mundhöhle ohne Zuhilfenahme eines Spatels inspiziert werden kann. Ist dies nicht oder nur unzureichend der Fall, kann mit dem Mundspatel untersucht werden. Häufige Befunde s. Tab. **1.4**.

Bei der Inspektion des **Mundes** ist auf Farbe (blass, zyanotisch, rosig) und Feuchtigkeit der Schleimhäute, Beläge auf Zunge und Zahnfleisch, entzündliche Veränderungen und den Zahnstatus sowie Fehlbildungen zu achten.

1.2 Ohrinspektion

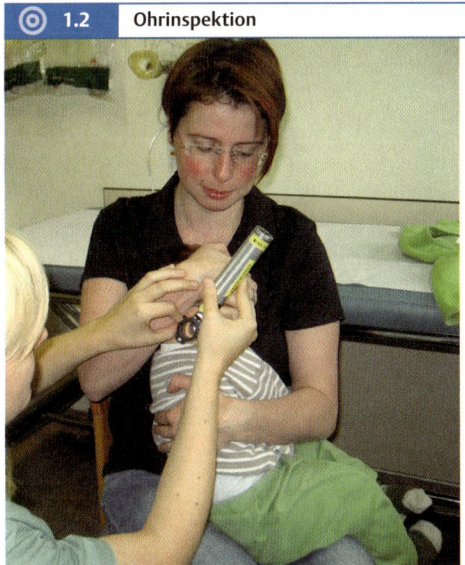

1.4 Befunde bei Racheninspektion und mögliche Ursachen

Befund	Ursachen
starke Rötung des Rachens	virale Infekte, beginnende Angina tonsillaris, Kawasaki-Syndrom
starke Rötung und Schwellung der Tonsillen, später Stippchen	Angina tonsillaris
Entzündung mit Rötung, Schwellung und grauen pseudomembranösen Belägen	EBV, Diphtherie (süßlicher Mundgeruch)
weiße Beläge der Mundschleimhaut, nicht abwischbar (abwischbar = Milchreste)	Mundsoor
bläschenförmige oder flächige Läsionen mit umgebenden roten Hof an den Gaumenbögen	Herpangina
zahlreiche Aphthen an Mundschleimhaut, Zahnfleisch und Zunge	Stomatitis aphthosa, Varizellen, Hand-Fuß-Mund-Krankheit, Morbus Crohn, zyklische Neutropenie, Immundefekte, HIV
Papillenhyperplasie und Enanthem der Zunge (Himbeerzunge)	Scharlach
starke Zungenrötung (Erdbeerzunge)	Kawasaki-Syndrom

1.2.11 Genitalien

Die Untersuchung der Genitalien gehört zu jeder pädiatrischen Untersuchung. Zu achten ist auf Fehlbildungen, Verletzungen, Fremdkörper, entzündliche Veränderungen und Pubertätsstadium.
Beim **Jungen** werden die Hoden beidseits palpiert, um einen Maldescensus auszuschließen. Eine Schwellung des Skrotums kann z.B. durch eine Hydrozele hervorgerufen werden. Die Diaphanoskopie (Durchleuchtungstest mit Taschenlampe) ist bei einer Hydrozele positiv, d.h., das Licht scheint hindurch; bei einer soliden Raumforderung, z.B. am Hoden selbst (maligne Infiltration, z.B. bei Leukämie), durchdringt dagegen das Licht nicht die Schwellung. Die physiologische Phimose des Säuglings und Kleinkindes löst sich innerhalb der ersten Lebensjahre allein.
Beim **Mädchen** sollte u.a. auf das Vorliegen einer Klitorishypertrophie geachtet werden. Gelegentlich findet sich eine Labiensynechie, die durch Auftragen östrogenhaltiger Salben gelöst werden kann. Beim neugeborenen Mädchen kann es physiologisch innerhalb der ersten Lebenstage infolge mütterlicher Hormone zu einer vorübergehenden vaginalen Schmierblutung kommen; ein weiterer Handlungsbedarf besteht aber nicht.

1.2.12 Neurologische Untersuchung

Die neurologische Untersuchung des Klein- und Schulkindes entspricht im Wesentlichen der des Erwachsenen. Sie erfordert allerdings eine altersgerechte Anpassung. Bereits beim Betreten des Untersuchungszimmers kann man sich einen ersten Eindruck vom Allgemeinzustand verschaffen, indem man auf Bewusstseinszustand, Körperhaltung, Muskeltonus und Gangbild achtet. Hilfreich ist außerdem ein einleitendes Spiel mit angebotenem Spielzeug (Säuglinge: Rassel, Kleinkinder: Steck- und Bausteine, Ball, Autos). Dabei beobachtet man in einer ungezwungenen Situation das Verhalten, die Konzentrationsfähigkeit sowie die Benutzung der Hände und achtet auf Koordination und Feinmotorik.
Beim **Säugling** beobachtet man die Bewegungsmuster und achtet auf Symmetrie. Bei der Prüfung der Muskeleigenreflexe hat es sich in der Praxis bewährt, die Sehne mit dem Finger zu tasten und den Reflex durch Klopfen auf den aufliegenden Finger auszulösen. Das Verschwinden oder das Fortbestehen von Neugeborenenreflexen (s. S. 35) hilft, Störungen weiter einzugrenzen und Entwicklungsretardierungen zu erkennen. Die **Lagereaktionen** nach Vojta geben Hinweise auf die Entwicklung der kindlichen Koordination und verändern sich mit fortschreitender Entwicklung (Traktionsreaktion, Landau-Reaktion, axilläre Hängereaktion, Seitkippreaktion,

Seithänge- und vertikale Hängereaktion, einseitige Hängereaktion). Sie werden am Ende durchgeführt, da die Kinder dies häufig als unangenehm empfinden und weinen. Sehvermögen und Gehör werden altersgerecht geprüft, z. B. durch Verfolgen einer Lichtquelle bzw. mit einer Hochtonrassel.

Bei **kleineren Kindern** können die Untersuchungsgänge mit ein paar Tricks erleichtert werden: Die Prüfung des N. olfactorius lässt sich durchführen, indem man zuvor in einem anderen Raum eine Mandarine schält und das Kind anschließend fragt, wonach die Hände riechen. Zur Untersuchung des N. facialis kann das Kind aufgefordert werden, Gesichter zu schneiden oder eine Feder zu pusten. Prüfungen von Gleichgewicht und Koordination können durch Sinnbilder vereinfacht werden: laufen „wie ein Storch" für den Zehengang, „wie ein Pinguin" für den Fersengang, „wie ein Seiltänzer" für den Liniengang etc.

Die Folgen **perinataler Hirnschädigungen** – wie spastische Para- oder Tetraparese bei Leukomalazie oder Lähmungen bei Z. n. Infarkt – machen sich meist erst im 1. Lebenshalbjahr bemerkbar. Für die weitere Einordnung ist die Dynamik der Krankheitserscheinungen entscheidend; dabei ist eine progrediente Symptomatik gegenüber einem Residualzustand abzugrenzen.

Neu aufgetretene neurologische Ausfälle, Krampfanfälle oder Entwicklungsrückschritte bedürfen einer umgehenden Abklärung. Insbesondere bei akuten neurologischen Auffälligkeiten im Rahmen eines Infektes (z. B. Somnolenz) sollte an das Vorliegen einer Stoffwechselerkrankung gedacht werden (z. B. MCAD-Defekt, MCAD = Medium-Chain-Acyl-CoA-Dehydrogenase-Mangel).

Bei **Fieber** ist an die Prüfung der **meningitischen Zeichen** zu denken (z. B. Kniekuss).

1.3 Arbeitstechniken

Bei Kindern und Eltern werden invasive diagnostische Eingriffe häufig von Ängsten begleitet. Alle Maßnahmen sollten mit den Eltern und je nach Alter mit dem Patienten besprochen werden. Für bestimmte Eingriffe sind im Vorfeld eine Aufklärung und eine schriftliche Zustimmung der Eltern erforderlich.

1.3.1 Blutentnahme

Venöse Blutentnahme

Die venöse Blutentnahme beim Kind sollte nach strenger Indikationsstellung erfolgen und sehr sparsam geplant werden (insbesondere bei Frühgeborenen). Sie kann entweder mit einer **Kanüle**, einem **Butterfly** oder durch einen venösen Zugang erfolgen. Sind eine stationäre Aufnahme und die Anlage einer Venenverweilkanüle geplant, sollte die Blutabnahme bei der Anlage direkt aus dieser erfolgen. Bei sehr ängstlichen Kindern kann durch die Anwendung von Pflaster mit lokal betäubenden Salben der Schmerz bei der Punktion gemindert werden (Einwirkzeit beachten!). Säuglinge und kleinere Kinder sollten von einer Schwester gehalten werden.

Je nach Alter des Kindes erfolgt die Punktion an Kopf, Armen und Beinen (Tab. 1.5). Der Punktionsort sollte am Arm **so distal wie möglich** gewählt werden, um die **Kubitalvenen** zu **schonen**. Das Venennetz an der Innenseite des Handgelenks sollte nur im Ausnahmefall punktiert werden, da dieser Eingriff sehr schmerzhaft ist und die venöse Zugänge hier aufgrund der zarten Gefäße nur kurze Zeit halten. Bei kalten Extremitäten (provoziert durch Angst) kann durch Anwärmen, mit z. B. warmem Wasser oder einem angewärmten Tuch, eine Dilatation der Gefäße erreicht werden. Eltern haben bei der **Punktion der Kopfvenen** häufig Bedenken. Die Vorteile dieser Punktionsstelle sind eine verminderte Dichte der Schmerzrezeptoren (z. B. im Vergleich zur Hand) sowie ein starkes Anschwellen der Vene beim Schreien und damit ein besserer Blutfluss. Ein venöser Zugang am Kopf stört zudem das Kind beim Spielen weniger als an der Hand.

> ▶ **Merke.** Vor der Punktion am Kopf sollte das Gefäß auf das Vorliegen eines Pulses palpiert werden, um eine versehentliche Punktion der A. temporalis superficialis und deren Äste zu vermeiden (erkennbar an hellrotem, stark fließendem Blut).

1 Diagnostik

1.5 Lokalisation von Blutentnahmen (BE) und peripheren Venenverweilkanülen (PVK) in Abhängigkeit vom Alter

Lokalisation	Säugling BE	Säugling PVK	Kleinkind BE	Kleinkind PVK	Schulkind BE	Schulkind PVK
Kopf (Stirnvene, temporal)	X	X	–	–	–	–
Handrücken (Rete venosum dorsale manus)	X	X	X	X	X	X
Handgelenk (Venennetz der Innenseite)	(X)	–	(X)	–	(X)	–
Handgelenk (V. cephalica)	–	–	X	X	X	X
Ellenbeuge (V. mediana cubiti, V. cephalica)	(X)	(X)	(X)	(X)	(X)	(X)
Fußrücken (V. marginalis lateralis)	X	X	X	–	–	–
Knöchel (V. saphena magna und parva)	X	X	X	–	–	–

X = empfehlenswert; (X) = im Ausnahmefall (nach erfolglosen Punktionsversuchen an anderen Stellen; Notfälle); – = nicht empfehlenswert

Im Ausnahmefall müssen venöse Blutentnahmen und Zugänge manchmal auch an ungewöhnlichen Stellen angelegt werden (z. B. Oberarm, Fuß). Für dauerhaft erforderliche venöse Medikamentengaben ist die Anlage eines **Ports** oder eines **Broviac-Katheters** zu überlegen.

Als Notfallzugang hat sich aufgrund der reichen Gefäßversorgung die **Punktion der Tibia** mit einer speziellen Knochenmarkskanüle bewährt. Über diesen intraossären Zugang kann sowohl eine Blutentnahme als auch die Applikation von Infusionen und Medikamenten erfolgen.

Im Ausnahmefall müssen venöse Blutentnahmen und Zugänge manchmal auch an ungewöhnlichen Stellen angelegt werden (Oberarm, Innenseite des Unterarms, Fuß bei älteren Kindern). Dies trifft z. B. für Patienten mit chronischen Erkrankungen zu, da die bevorzugt verwendeten Venen oft schon vernarbt sind. Für dauerhaft erforderliche venöse Medikamentengaben ist die Anlage eines **Ports** (subkutan implantierte membranbedeckte Kammer mit angeschlossenem Schlauch, z. B. in V. subclavia) oder eines **Broviac-Katheters** (subkutan liegender zentraler, meist in V. cephalica, s. S. 69) zu überlegen. Über diese Systeme können ebenfalls venöse Blutentnahmen erfolgen.

Arterielle Blutentnahme

Die arterielle Blutentnahme wird selten und bei sehr schlechten Venenverhältnissen eingesetzt. Ansonsten ist sie meist intensivmedizinischen Maßnahmen (z. B. arterielle Blutgasanalyse) vorbehalten. Am häufigsten wird die **A. radialis** punktiert. Vor Beginn der Punktion muss mit dem **Allan-Test** die funktionelle Gefäßverbindung zwischen A. radialis und ulnaris überprüft werden, damit im Falle einer Thrombosierung die arterielle Versorgung der Hand gewährleistet ist. Prinzipiell sollte auch eine normale Blutgerinnung (Gerinnungstest, Thrombozytenzahl) gesichert sein.
Sind für die Überwachung einer Beatmung häufige Blutgasanalysen erforderlich, wird ein **arterieller Zugang** gelegt. Gleichzeitig kann darüber der Blutdruck kontinuierlich überwacht werden. Nach Punktion bzw. Entfernung des Zugangs ist ein Druckverband anzulegen.

▶ **Merke.** Über einen arteriellen Zugang dürfen nie Medikamente, sondern nur physiologische Kochsalzlösung verabreicht werden (Embolisationsgefahr!). Luftbläschen sind gründlich zu entfernen (Luftembolie!).

Kapilläre Blutentnahme

Sie ermöglicht vielfältige Untersuchungen: Abnahme eines Blutbildes, Bestimmung des Blutzuckers, CRP, Bilirubin, Blutgasanalyse oder Stoffwechseldiagnostik. Durch die Vermischung von venösem und arteriellem Blut gewinnt man Aussagen zur peripheren Sauerstoffversorgung. Sie ist allerdings nicht weniger schmerzhaft als eine venöse Blutentnahme.
Entnahmestellen sind beim Neugeborenen **Fuß** oder **Fingerbeere**, bei älteren Kindern Fingerbeere (3., 4., 5. Finger) oder **Ohrläppchen**. Dabei sollte bevorzugt der laterale Rand der Fingerbeere oder der hintere laterale Bereich der Fußsohle für die Entnahme genutzt werden, da hier die Dichte der Schmerzrezeptoren geringer ist. Nach dem Einstich wird der erste Tropfen abgewischt, da er mit Gewebeflüssigkeit vermischt ist. Im Rahmen des Neugeborenen-Screenings wird das Blut auf Filterpapier aufgebracht, ansonsten entweder in einer Glaskapillare oder einem Röhrchen mit Kapillaransatz aufgefangen.

▶ **Merke.** Die kapilläre Blutentnahme sollte nur bei warmen Händen bzw. Füßen durchgeführt werden, da bei kalten Extremitäten die Gewinnung des Blutes schwierig ist und darüber hinaus verfälschte Werte (Säure-Basen-Haushalt) entstehen können.

1.3.2 Uringewinnung und -diagnostik

Die Analyse des Urins wird u. a. zur Diagnostik bei Fieber, zur Stoffwechselkontrolle und -diagnostik und bei Nierenerkrankungen durchgeführt. Bei V. a. Harnwegsinfektion ist die Anlage einer Urinkultur notwendig (die Abnahme muss vor der Antibiotikagabe erfolgen!).

▶ **Merke.** Mischkulturen oder Wachstum von Keimen, die nicht typisch für Infektionen im Urogenitalsystem sind, sprechen für eine Kontamination des Materials bei der Gewinnung.

Die einfachste und für das Kind am wenigsten belastende Form ist die Gewinnung des **Spontanurins**. Nach Reinigung des Genitalbereiches mit Desinfektionsmittel wird bei Säuglingen und Kleinkindern ein selbstklebender Plastikbeutel angebracht. Eine Kontamination mit Haut- und Darmkeimen ist dabei nicht sicher auszuschließen und daher wird diese Methode vorwiegend als Screeningmethode genutzt. Die Gewinnung von **Mittelstrahlurin** erfordert die Mitarbeit des Patienten und ist eher bei älteren Kindern sinnvoll. Mit etwas Geduld kann sie jedoch auch schon bei Säuglingen erfolgen. Nach entsprechender Reinigung wird der Urin mit Bechern in mehreren Portionen aufgefangen; die erste Portion wird verworfen und die mittlere analysiert. Auch hier kann eine Kontamination nicht sicher ausgeschlossen werden.

1 Diagnostik

▶ Merke. Bei Keimzahlen > 10^5/ml im Spontanurin besteht eine signifikante Bakteriurie.

Die Gewinnung von **Katheterurin** ist für Kinder belastend und unangenehm. Sie wird durchgeführt, um verdächtige Befunde, die im Spontanurin-Screening aufgefallen sind, abzuklären wie auch zur Uringewinnung bei Notfällen, in denen eine rasche Diagnosestellung erforderlich ist (z. B. bei V. a. Sepsis). Nach Reinigung des Genitalbereichs mit einem Desinfektionsmittel und Verwendung eines anästhesierenden Gels wird der Katheter unter sterilen Bedingungen in Rückenlage eingeführt. Beim Jungen wird dabei der Penis zunächst senkrecht gehalten. Wenn beim weiteren Vorschieben ein Widerstand spürbar ist, muss der Penis vorsichtig nach vorn gestreckt werden und der Katheter weiter vorgeschoben werden, bis Urin fließt (niemals sollte der Katheter mit Gewalt vorgeschoben werden!).
Auch hier besteht die Möglichkeit einer Kontamination, das Risiko ist jedoch geringer. Signifikant sind Keimzahlen in der Kultur von > 10^4/ml.

Die Uringewinnung durch **Blasenpunktion** wird überwiegend bei Neugeborenen und Säuglingen durchgeführt, wenn in der zuvor genommenen Urinprobe (z. B. „Beutelurin") der V. a. einen Harnwegsinfekt weder eindeutig belegt noch ausgeräumt werden konnte. Die Punktion erfolgt nach bzw. unter Ultraschallkontrolle bei voller (!) Blase. Dabei wird die Punktionsnadel unter sterilen Bedingungen senkrecht zur Hautoberfläche 1 cm oberhalb der Symphyse eingeführt (Abb. **1.3**). Zur lokalen Betäubung können anästhesierende Salben verwendet werden. Diese Methode ist zwar belastend für den Patienten, das Kontaminationsrisiko (Hautkeime, z. B. Staph. epidermidis) aber dafür am geringsten.

▶ Merke. Urin aus einer Blasenpunktion ist steril, jedes bakterielle Wachstum ist als pathologisch einzuordnen.

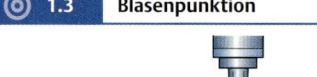

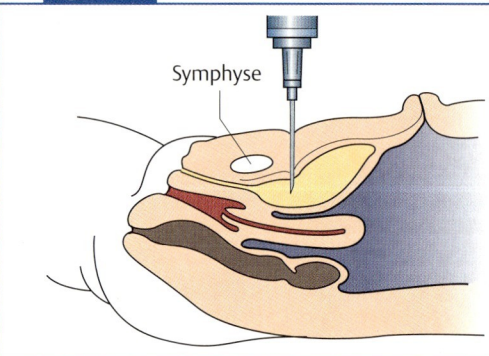

(aus: Kerbl R. et al. Checkliste Pädiatrie. Thieme; 2007)

1.3.3 Lumbalpunktion

Bei V. a. Meningitis und Enzephalitis ist die Gewinnung von Liquor für die Diagnosestellung essenziell. Sie wird aber auch bei V. a. Stoffwechselerkrankungen oder zur Messung des Liquordrucks durchgeführt. In der Kinderonkologie kommt sie einerseits diagnostisch (meningealer Befall bei Leukämie) und andererseits auch therapeutisch (intrathekale Applikation von Zytostatika) zum Einsatz.

▶ Merke. Vor Durchführung der Lumbalpunktion muss eine **Erhöhung des Hirndrucks** entweder durch Bildgebung (Schädelsonografie, MRT) oder durch Spiegelung des Augenhintergrundes (Stauungspapille?) **ausgeschlossen** werden, um die Gefahr einer Einklemmung zu vermeiden.

Die Lumbalpunktion erfolgt unter sterilen Bedingungen und meist in Sedierung. Während Neugeborene und Säugling in **Seitenlage** punktiert werden (Abb. **1.4a**), wird bei Kleinkindern und älteren Kindern die **sitzende Position** bevorzugt (Abb. **1.4b**). Wichtig ist dabei ein gekrümmter Rücken, sodass sich die Dornfortsätze leicht entfalten. Zunächst wird die Punktionsstelle markiert (Kreuzpunkt zw. Ver-

1.4 Lumbalpunktion

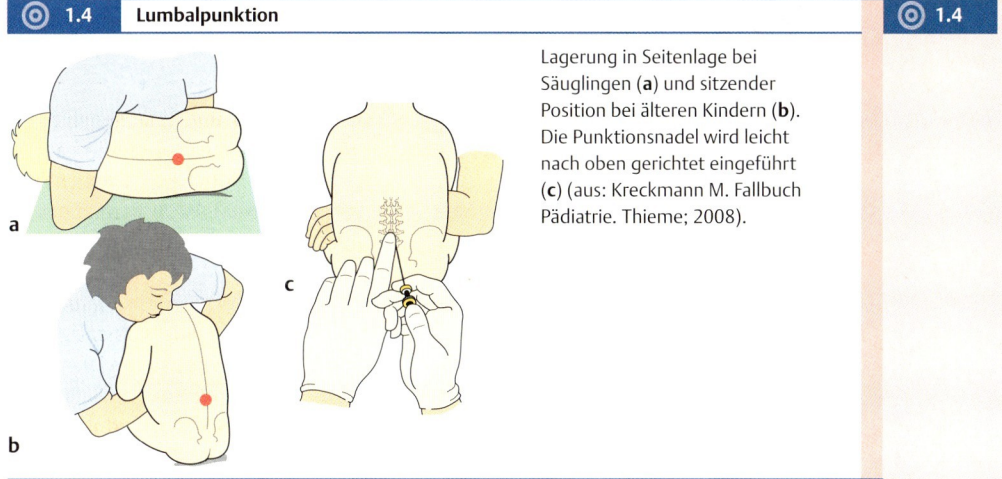

Lagerung in Seitenlage bei Säuglingen (**a**) und sitzender Position bei älteren Kindern (**b**). Die Punktionsnadel wird leicht nach oben gerichtet eingeführt (**c**) (aus: Kreckmann M. Fallbuch Pädiatrie. Thieme; 2008).

bindungslinie der dorsalen Beckenkämme und Wirbelsäule + 1 Zwischenwirbelraum tiefer), nach Hautdesinfektion die Punktionsnadel leicht nach oben gerichtet eingeführt und der abtropfende Liquor in Röhrchen gesammelt. Durch Anschließen eines (leeren) Infusionsschlauchs direkt nach der Punktion kann beim liegenden Patienten der **Liquordruck** orientierend gemessen werden (Höhe der Flüssigkeitssäule in cm).

1.3.4 Knochenmarkpunktion

Die Knochenmarkpunktion ist indiziert bei V. a. maligne hämatologische Erkrankungen, Stadieneinteilung bzw. Staging bei Tumorerkrankungen sowie selten bei V. a. Stoffwechselerkrankungen (z. B. Nachweis von Speicherzellen).

Bei der Entnahme von Knochenmark unterscheidet man 2 Methoden: die Knochenmarkaspiration und die Ausstanzung eines Markzylinders. Bei der **Knochenmarkaspiration** wird das entnommene Blut durchflusszytometrisch und mikroskopisch auf die Zellzusammensetzung und das Vorliegen maligner Zellen untersucht. Bei der **Ausstanzung eines Markzylinders** erhält man zusätzlich Aussagen über die Zellstruktur eines Tumors. Die Entnahme (in Narkose) erfolgt unter sterilen Bedingungen entweder aus dem Beckenkamm oder bei kleinen Säuglingen aus der Tibia.

1.3.4 Knochenmarkpunktion

Indikationen sind: V. a. maligne hämatologische Erkrankungen, Stadieneinteilung/ Staging bei Tumorerkrankungen, V. a. Stoffwechselerkrankungen.
Es gibt 2 Methoden: Die **Knochenmarkaspiration** (Zellzusammensetzung und Vorliegen maligner Zellen) und die **Ausstanzung eines Markzylinders** (Zellstruktur des Tumors).

1.4 Bildgebende Diagnostik

1.4.1 Untersuchungsverfahren

Die bildgebende Diagnostik, d. h. die Darstellung von Organen und Organsystemen, bedient sich unterschiedlicher Verfahren:
- Verfahren **mit ionisierenden Strahlen:** Röntgendiagnostik (einschließlich Durchleuchtung), Computertomografie (CT) und nuklearmedizinische Verfahren
- Verfahren **ohne ionisierende Strahlen:** Ultraschall (Sonografie) und Magnetresonanztomografie (MRT).

▶ **Merke.** In der bildgebenden Diagnostik des Kindesalters sind die Untersuchungsverfahren ohne ionisierende Strahlen stets vorrangig anzuwenden; diese können Untersuchungen mit ionisierenden Strahlen teilweise vollständig ersetzen.

1.4 Bildgebende Diagnostik

1.4.1 Untersuchungsverfahren

▶ **Merke.**

Verfahren mit ionisierenden Strahlen

Grundlagen

Strahlenexposition: Jede Untersuchung mit ionisierenden Strahlen ist mit einem Risiko verbunden. Das Risiko, nach Jahren eine letale (d. h. tödlich endende) Krebserkrankung zu erleiden, ist umso größer, je jünger der Patient zum Zeitpunkt der Strahlenexposition ist.

Verfahren mit ionisierenden Strahlen

Grundlagen

Strahlenexposition: Je geringer das Lebensalter, desto höher das Risiko einer letalen Krebserkrankung.

1 Diagnostik

Strahlenschutz: Der Radiologe ist durch die Röntgenverordnung verpflichtet zu prüfen, ob die angeforderte Untersuchung die gewünschte Information liefern kann und ob alternativ ein Verfahren ohne ionisierende Strahlen mit gleicher diagnostischer Aussage einsetzbar ist.

Zudem gilt stets das sog. **ALARA-Prinzip** (**a**s **l**ow **a**s **r**easonably **a**chievable), das durch folgende Strahlenschutzmaßnahmen gewährleistet wird:
- hochempfindliche **Film-Folien-Kombination**
- **Anzahl der Aufnahmen** möglichst minimieren, keine Seitenvergleichsaufnahmen
- kein **Streustrahlenraster** bis zum 10. Lj. bzw. 25 kg
- **Gonadenschutz**
- **Einblendung** streng auf Untersuchungsorgan begrenzen
- **Zusatzfilterung** des Röntgenstrahlers
- **Röntgenstrahler** müssen so ausgerüstet sein, dass sie für jede Untersuchung das Dosisflächenprodukt unmittelbar messen können. Dieses ist jeweils für jeden Patienten und jede seiner Aufnahmen dokumentationspflichtig.

▶ Merke.

Strahlenschutz: Jede Untersuchung beim Kind unterliegt – wie auch beim Erwachsenen – der strengen Anwendung der **rechtfertigenden Indikation** entsprechend § 23 der Röntgenverordnung. Diese verpflichtet den Radiologen zu überprüfen, ob die angeforderte Untersuchung die gewünschte Information liefern kann oder ob ein Verfahren ohne ionisierende Strahlen mit gleicher diagnostischer Aussage alternativ einsetzbar ist.

Zudem gilt stets das sog. **ALARA-Prinzip** (**a**s **l**ow **a**s **r**easonably **a**chievable). Um die Strahlenexposition so niedrig wie diagnostisch möglich zu halten, sind folgende Strahlenschutzmaßnahmen in der Kinderradiologie obligat:
- Verwendung von **Film-Folien-Kombination** der Empfindlichkeitsklasse 400 oder höher. Die digitale Radiografie ist diesen Werten anzupassen.
- Die **Anzahl der Aufnahmen** ist, wo immer möglich, zu limitieren (s. Thorax). Seitenvergleichsaufnahmen sind obsolet.
- Bis zum Alter von 8–10 Jahren bzw. 25 kg ist kein **Streustrahlenraster** einzusetzen.
- **Gonadenschutz**
- Die **Einblendung** ist streng auf das zu untersuchende Organ zu begrenzen.
- **Zusatzfilterung** des Röntgenstrahlers mit Aluminium und Kupfer.
- Die **Röntgenstrahler** müssen so ausgerüstet sein, dass sie für jede Untersuchung das Dosisflächenprodukt unmittelbar messen können. Dieses ist für jeden Patienten und jede seiner Aufnahmen dokumentationspflichtig.

Werden diese Vorgaben eingehalten, können die für den Erwachsenen effektiven Dosen weit unterschritten werden, dies gilt insbesondere bei CT-Untersuchungen (Tab. **1.6**). Dosisprotokolle für das Kind erreichen eine Reduktion um 50–70 %.

▶ Merke. CT-Untersuchungen sind im Vergleich zu Röntgenaufnahmen der gleichen Körperregion mit einer wesentlich höheren Strahlenexposition verbunden (Tab. **1.6**). Auch **Durchleuchtung**suntersuchungen sind strahlenbelastender als Nativaufnahmen und erfordern – wie die CT – eine besonders strenge Indikationsstellung.

1.6 Effektive Dosen durch medizinische Strahlenexposition beim Erwachsenen

Untersuchung	typische effektive Dosis (mSv)	Anzahl Thorax-Röntgenaufnahmen bis zur vergleichbaren Exposition	approximativer Zeitraum natürlicher Exposition bis zur vergleichbaren Exposition
Röntgenaufnahme			
Thorax p.–a. (einzelne Aufnahme)	0,04	0,4	7 Tage
BWS	0,7	7	4 Monate
LWS	1,3	13	7 Monate
Becken	0,7	7	4 Monate
Abdomen	1,0	10	6 Monate
CT			
Kopf	2,3	23	1,1 Jahr
Thorax	8	80	3,8 Jahre
Abdomen/Becken	10	100	4,8 Jahre
Nuklearmedizin			
Skelettszintigramm (^{99m}Tc-Phophonat)	2,9	29	1,4 Jahre
PET (200 MBq ^{18}F-FDG)	3,8	38	1,8 Jahre

(Tc = Technetium, FDG = Fluorodesoxyglukose, MBq = Megabecquerel, mSv = Millisievert)
(nach Strahlenschutzkommission [SSK]: Orientierungshilfen für bildgebende Untersuchungen. 2. Aufl. Hoffmann; 2011)

Röntgendiagnostik

Indikationen: Röntgenuntersuchungen haben trotz Verfügbarkeit anderer Verfahren ohne Strahlenbelastung weiterhin einen wichtigen Stellenwert bei der initialen Diagnostik insbesondere von Erkrankungen des **Thorax** bzw. der **Lungen** und des **Skeletts**, aber auch von Erkrankungen des unteren Harntrakts und Gastrointestinaltrakts (zunehmend seltener). Obwohl die Bildqualität der konventionellen Diagnostik durch die digitale Radiografie noch nicht erreicht werden kann, ist die digitale Radiografie wegen der Einbindung aller Daten in den Netzwerken inzwischen unabdingbar geworden.

Durchleuchtungsuntersuchungen

Strahlenexposition und Strahlenschutz: Eine Durchleuchtungsuntersuchung ist beim Kind an Geräten mit **digitaler** und **gepulster** Durchleuchtung durchzuführen. Die Strahlenexposition kann hiermit auf etwa 30% und darunter gesenkt werden. Wichtig sind weiterhin kurze Durchleuchtungszeiten, strenge Einblendungen und wenn möglich ein Rundum-Bleischutz am Körperstamm aller Organe, die nicht im Strahlenfeld liegen werden. Elektronische Vergrößerungen während der Durchleuchtung sollten möglichst vermieden werden, da diese die Dosis erheblich erhöhen. Das Streustrahlenraster ist auch bei der Durchleuchtung nur bei Kindern über 30 kg Köpergewicht oder bei speziellen Fragestellungen (z.B. Fisteldarstellung) einzusetzen.

Indikationen: Durchleuchtungsuntersuchungen werden bei der Diagnostik einer **vesikoureteralen Refluxkrankheit** (MCU = Miktionszystourethrografie) und bei speziellen gastrointestinalen Fragestellungen durchgeführt.

Computertomografie (CT)

Strahlenexposition und Strahlenschutz: Für Kinder sind aufgrund der hohen Strahlenexposition der CT spezielle Untersuchungsprotokolle entwickelt worden, die eine gute Bildqualität bei möglichst geringer Strahlendosis gewährleisten. Sind kontrastmittelgestützte Untersuchungen erforderlich, so muss vor der Untersuchung geklärt werden, ob eine Nativuntersuchung (ohne Kontrastmittel), die eine zusätzliche Strahlenexposition bedeuten würde, überhaupt notwendig ist. Wegen der unterschiedlichen Kreislaufzeiten beim Kind müssen hinsichtlich der Kontrastmittelgabe ebenfalls spezielle Protokolle berücksichtigt werden.

Indikationen: Aufgrund der hohen Strahlenexposition ist die Niedrigdosis-CT beim Kind nur bei speziellen Fragenstellungen im Rahmen der **Traumadiagnostik** (Schädel-Hirn-Trauma, Gesichtsschädelfrakturen, Polytrauma mit Wirbelsäulen- und Beckenbeteiligung, komplexe Frakturen) sowie bei speziellen **Lungenerkrankungen** (interstitiell/alveolär) indiziert.

Nuklearmedizinische Untersuchung

Die nuklearmedizinischen Untersuchungen bedienen sich der Messung der Aktivitätsverteilung eines i.v. injizierten Radionuklids, dessen Aktivität im Körper mittels Gammakamera gemessen wird. Die Menge des applizierten Nuklids richtet sich nach dem Körpergewicht des Kindes (ist also geringer als beim Erwachsenen).

Methoden und Indikationen:
- **Skelettszintigrafie:** Die Messung der Osteoblastenaktivität mittels ^{99m}Tc-MDP (Methylendiphosphonat) ist insbesondere bei malignen Knochentumoren und seltener bei entzündlichen Knochenerkrankungen indiziert.
- **MIBG-Szintigrafie:** ^{123}J-Meta-iodo-benzyl-guanidin, ein Katecholamin-Analogon, kommt als initiale und Verlaufsdiagnostik bei Patienten mit **Neuroblastom** und **Phäochromozytom** zum Einsatz.
- **Meckel-Divertikel-Szinitigrafie:** ^{99m}Tc-Pertechnetat wird zum Nachweis eines **Meckel-Divertikels** bzw. seines Anteils ektoper Magenschleimhaut dann eingesetzt, wenn das Meckel-Divertikel sonografisch nicht zweifelsfrei nachweisbar ist.
- **Choleszintigrafie:** ^{99m}Tc-Iminodiacetat dient der Differenzialdiagnose von **Gallengangsatresie** und **neonataler Hepatitis**: Ist nach Stimulation der Gallenexkretion

nach 24 h kein Austritt in das Gastrointestinalsystem nachweisbar, ist die Gallengangsatresie bewiesen.
- **Nierenfunktionsszintigrafie:** ^{99m}Tc Mercapto-Acetyl-Triglycin (MAG3) wird bei V. a. Einschränkung der Nierenfunktion jenseits der 6. Lebenswoche eingesetzt. Gemessen werden Anflutungsphase (30 s), Sekretionsphase und Exkretionsphase (nach 120 s).
- **Positronenemissionsszintigrafie (PET):** ^{18}F-FDG (Fluorodesoxyglukose) ist ein Glukoseanalogon und macht die erhöhte Glukoseaufnahme in Tumoren sichtbar. Wichtigste Indikationen sind **Morbus Hodgkin** und das **Non-Hodgkin-Lymphom**. In der Kombination mit der CT (sog. PET-CT) kann eine bessere Lokalisation des Tumors oder der Metastase erfolgen. Die hohe Strahlenexposition ist deshalb auch beim Kind zu rechtfertigen, weil im Rahmen des Therapiemonitorings ein nicht mehr vitaler Tumor erkannt und das Therapieregime ggf. geändert werden kann (u. U. einschließlich der Strahlentherapie).

Verfahren ohne ionisierende Strahlen

Ultraschall (Sonografie)

Die Sonografie hat heute einen **großen diagnostischen Stellenwert** bei Kindern, mit einer inzwischen hohen diagnostischen Information bei fehlender Strahlenbelastung. Die Untersuchung ist zudem schnell verfügbar und durchzuführen und kann bereits pränatal sowie im Früh- und Neugeborenenalter eingesetzt werden. Zahlreiche Diagnosen benötigen zusätzlich zur Sonografie keine weitere Bildgebung. Entscheidend ist jedoch, dass der durchführende Untersucher über eine erhebliche **Erfahrung** verfügen muss, um die Pathologie aller Organsysteme erfassen zu können.

Indikationen: Die Sonografie ist vielfältig einsetzbar. Sie eignet sich zur Untersuchung der Weichteile, der Schilddrüse und des gesamten Abdomens. Im Neugeborenenalter und beim jungen Säugling ist aufgrund der noch offenen großen Fontanelle auch eine Untersuchung des ZNS möglich. Darüber hinaus wird die Sonografie als Screening-Untersuchung zum Ausschluss einer Hüftgelenkdysplasie bis zur 6. Lebenswoche eingesetzt.

Die **farbkodierte Duplex-Sonografie (FKDS)** stellt die Perfusion von parenchymatösen Organen und Organtumoren dar. Auch Fehlbildungen im Gefäßsystem sind damit gut zu erkennen. Die FKDS ist in der Transplantationsmedizin (v. a. Nierentransplantationen) ein wichtiger Bestandteil der Verlaufsdiagnostik. Eine breite Anwendung findet sie auch in der Herzdiagnostik (Echokardiografie).

Kernspintomografie (MRT)

Die Vorteile der MRT sind zum einen die fehlende Strahlenexposition und zum anderen die Möglichkeit, Bilder in allen 3 Raumebenen insbesondere in frei wählbaren Schnittebenen anzufertigen. Einziger Nachteil der MRT ist Anfälligkeit für **Bewegungsartefakte**. Daher ist bei Kindern in den ersten Lebensjahren eine **Sedierung** oder eine Anästhesie notwendig.

Indikationen: Die MRT ist ein vielfälig einsetzbares Verfahren. Sie wird insbesondere zur Untersuchung des gesamten ZNS eingesetzt, ist aber auch gut zur Darstellung des Mediastinums, des Herzens, des Abdomens sowie des muskuloskeletalen System geeignet. Zusätzliche Möglichkeiten sind die **MR-Angiografie** (arteriell und venös) sowie **MR-Spektroskopie**.

Wird der Einsatz mehrerer Methoden mit oder ohne ionisierende Strahlen erforderlich, so ist deren **Reihenfolge** entsprechend der zu erwartenden Diagnose festzulegen, um die diagnostische Information optimal zu erweitern (Abb. **1.5**).

1.4 Bildgebende Diagnostik

1.5 2-jähriges Mädchen mit Neuroblastom

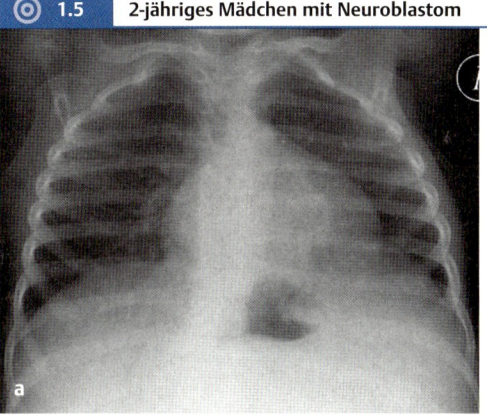
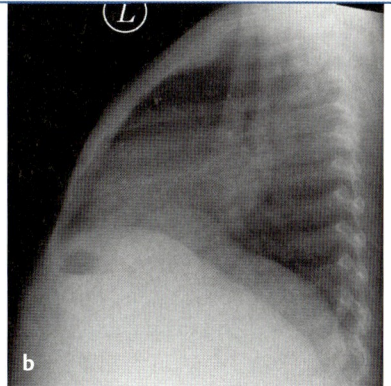
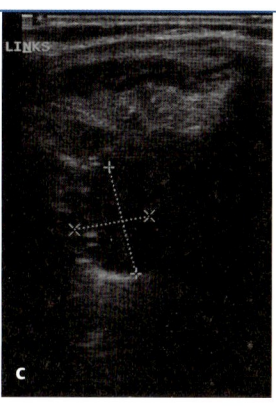
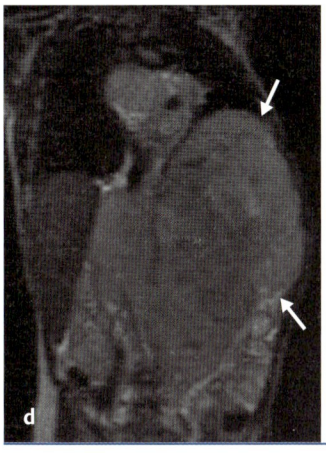
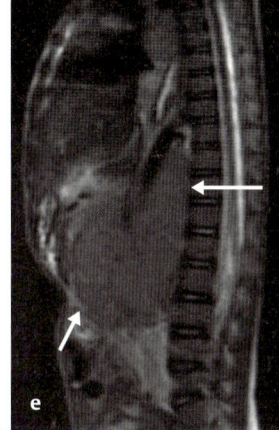

a **Thoraxröntgenaufnahme a.–p.:** In Projektion auf den Herzschatten links paravertebral irregulär begrenzte Verdichtung als Hinweis auf eine Raumforderung dorsal.
b **Thoraxröntgenaufnahme seitlich:** Hier liegt die Raumforderung zwar dorsal, jedoch nicht eindeutig intrapulmonal.
c **Sonografie** thorakal links: Der Tumor enthält solide ebenso wie zystische Areale und ist in seiner Größe nur partiell dargestellt.
d **MRT**, koronare HASTE-Sequenz (T2w): Der intrathorakal gelegene Anteil ist gering, verglichen mit dem ausgedehnten intraabdominellen Tumor, der die Mittellinie überschreitet und verdrängend wächst.
e **MRT**, sagittale HASTE-Sequenz: Die überwiegend solide Raumforderung verdrängt die Gefäße und wächst dorsal nach intrathorakal ein.

1.4.2 Klinische Fragestellung und Aussage der Bildgebung

Thorax

Methodenwahl

Nativ-Röntgenaufnahme: Sie ist **Methode der 1. Wahl** zur Darstellung der Thoraxorgane und wird heute vorwiegend digital erstellt. Die Nativaufnahme erfasst die Belüftungs- bzw. Ventilationsstörungen der Lunge. Zudem können in der a.-p.-Projektion auch das Mediastinum, das Zwerchfell, der Schultergürtel, das Thoraxskelett einschließlich der Wirbelsäule beurteilt werden. In Abhängigkeit vom Alter des Kindes finden verschiedene Aufnahmetechniken Anwendung. Die Thoraxübersichtsaufnahme beim jungen Säugling erfolgt im Hängen in a.-p.-Projektion. Wegen der besseren Kooperation des Kindes erfolgt die Thoraxübersichtsaufnahme bis zum 4. Lebensjahr in aufrechter (ggf. sitzender) Position in **a.-p.-Projektion**, ab dem 4. Lebensjahr wird sie in **p.-a.-Projektion** durchgeführt. Schwer kranke Kinder werden im Liegen geröntgt (a.-p.-Projektion).
Bei V. a. **Fremdkörperaspiration** erfolgt ggf. eine Aufnahme **in In-** und **Exspiration**, um eine Mediastinalverlagerung bzw. den Ventilmechanismus erkennen zu können (s. S. 329).
Bei der häufigen klinischen Verdachtsdiagnose **Pneumonie** wird zunächst nur in **einer Ebene** (a.-p./p.-a.) geröntgt und auf eine seitliche Thoraxaufnahme verzichtet; in den meisten Fällen reicht dies zur Diagnosestellung aus (Abb. **1.6a**). Aufnahmen in **zwei Ebenen** sind erforderlich zum Ausschluss von **Metastasen**, zur Darstellung der **Lungenblähung** (z. B. Asthma, Mukoviszidose) sowie bei unklaren Befunden auf a.-p.-/p.-a.-Aufnahme.

1 Diagnostik

1.6 6-jähriger Junge mit Pleuropneumonie

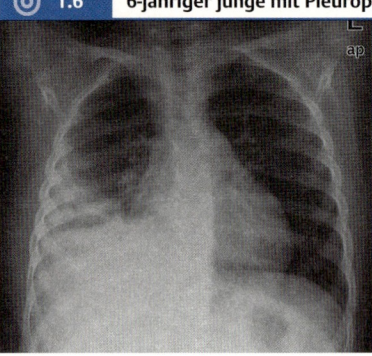
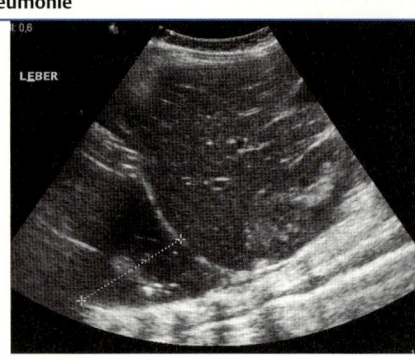

a Thorax a.-p. im Liegen: Das rechte Zwerchfell ist nicht abgrenzbar aufgrund einer vorwiegend homogenen Verschattung rechts basal mit ansteigender Ergussformation.

b Sonografie: Angrenzend an den Erguss ist ein zusätzliches pneumonisches Infiltrat nachweisbar.

1.7 12-jähriges Mädchen mit Morbus Hodgkin

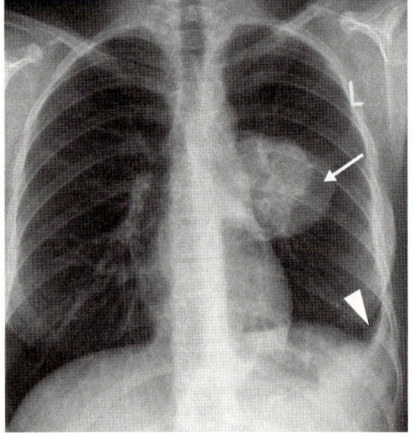
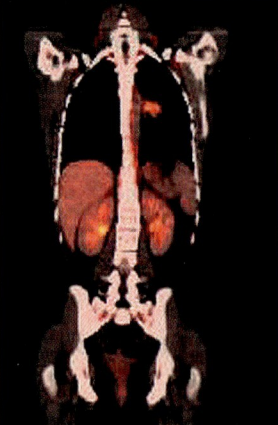

a Thorax p.–a.: Vom Hilus links nicht abgrenzbare, runde weichteildichte Formation (Pfeile), zentral dichter als peripher. Zusätzlich geringer Erguss basal links (Pfeilspitze).

b FDG-PET-CT: Gesteigerter Glukosestoffwechsel in der bekannten Raumforderung. Basal links ebenfalls weniger stoffwechselaktive Areale (fraglich entzündlicher Genese). Keine Glukosestoffwechselsteigerung in thorakalen oder abdominalen Lymphknoten.

CT: Sie ist bei **onkologischen Erkrankungen** mit möglicher Lungenmetastasierung erforderlich. Bei Morbus Hodgkin bzw. anderen Lymphomen wird sie mit einer PET-Untersuchung kombiniert (**PET-CT**, Abb. **1.7**). Im Einzelfall kann die CT auch bei **Parenchym-** bzw. **Lungengerüsterkrankungen indiziert** sein.

Sonografie: Durchführung bei speziellen Fragestellungen: z. B. **Pleuraerguss** (Abb. **1.6b**), angrenzende **Pneumonie** oder Abszess, Beurteilung der **Zwerchfellbeweglichkeit**; kardiologische Indikationen s. S. 334.

MRT: Sie ist bei **mediastinalen Raumforderungen** zur Verlaufskontrolle indiziert.

CT: CT-Untersuchungen sind bei **onkologischen Erkrankungen** mit möglicher Metastasierung in die Lunge erforderlich. Bei bestimmten Erkrankungen, wie z. B. Morbus Hodgkin bzw. anderen Lymphomen, wird die PET-Untersuchung ergänzend zur CT zur Ausbreitungsdiagnostik eingesetzt (sog. **PET-CT**, Abb. **1.7**). Auch bei **Parenchym-** bzw. **Lungengerüsterkrankungen** sowie beim Lungenumbau kann im Einzelfall eine CT notwendig werden.

Sonografie: Die thorakale Sonografie wird außerhalb der kardiologischen Indikationen (s. S. 334) bei speziellen Fragestellungen durchgeführt wie **Pleuraerguss** (Abb. **1.6b**), angrenzende **Pneumonien** oder Abszesse, die auf der Thoraxübersichtsaufnahme erkennbar sind, sowie Beurteilung der **Zwerchfellbeweglichkeit**. Auch Prozesse der Thoraxwand können erfasst werden, bedürfen jedoch in der Regel zusätzlicher Untersuchungen (z. B. CT oder MRT).

MRT: Der Einsatz der MRT im Thorakalbereich ist abgesehen von kardiologischen Fragestellungen (s. S. 334) begrenzt und derzeit bei **mediastinalen Prozessen** oder Raumforderungen zur Verlaufskontrolle indiziert. Das unzureichende Signal-zu-Rausch-Verhältnis im Bereich der Lungen erlaubt noch keinen zuverlässigen Einsatz bei Metastasensuche.

Erkrankungen

Lungenfehlbildungen (z. B. zystische Fehlbildungen oder Lungensequester, s. S. 303) werden häufig bereits intrauterin festgestellt und postnatal mittels Sonografie und Röntgenuntersuchungen sowie evtl. MRT bestätigt. Die Differenzierung des Lungensequesters bzw. dessen arterielle Versorgung/venöse Dränage gelingt mittels MRT mit MR-Angiografie.

Mediastinale Fehlbildungen und **Tumoren** (Tab. 1.7) werden initial durch die Röntgenuntersuchung detektiert und durch die MRT bzw. PET-CT weiter diagnostiziert.

Vaskuläre Fehlbildungen werden mit Sonografie, MR-Angiografie sowie evtl. KM-CT dargestellt. Die Herzkatheteruntersuchung ist insbesondere dann die Methode der Wahl, wenn interventionelle Korrekturen möglich sind.

Postoperative Kontrollen eines angeborenen und korrigierten **Herzfehlers** lassen sich mittels MRT durchführen. Zur Diagnostik von Herzfehlern s. S. 334.

Bei V. a. **Frakturen des Thoraxskeletts** wird zunächst eine Nativ-Röntgenuntersuchung angefertigt. Dabei ist jedoch zu beachten, dass frische Rippenfrakturen ohne Dislokation der Übersichtsaufnahme entgehen können.

Auch bei V. a. **Tumoren, die vom knöchernen Thorax ausgehen** (z. B. Askin-Tumor, Ewing-Sarkom), wird primär eine Röntgenuntersuchung und zur weiterführenden Diagnostik eine CT durchgeführt.

1.7 Typische Lokalisationen von mediastinalen Fehlbildungen und Tumoren

vorderes Mediastinum	Thymustumoren, dysontogenetische Tumoren, Herztumoren (Myxome oder Rhabdomyosarkome)
mittleres Mediastinum	bronchogene Zysten, Lymphome
hinteres Mediastinum	Neuroblastome, Magen-Darm-Duplikaturen

Abdomen

Methodenwahl

Sonografie: Die Sonografie ist **Methode der ersten Wahl** bei der Untersuchung des kindlichen Abdomens. Sie erkennt Fehlbildungen, entzündliche Erkrankungen, Leberläsionen und Tumoren der parenchymatösen Organe sowie Lymphome oder Neuroblastome.

Nativ-Röntgenaufnahme: Bei der Fragestellung **Ileus mit Perforation** ist eine Abdomennativaufnahme erforderlich. Sie wird *entweder* nur a.–p. in aufrechter Position (Abb. 1.8) *oder* a.–p. im Liegen und dann zusätzlich a.–p. in linker Seitenlage durchgeführt.

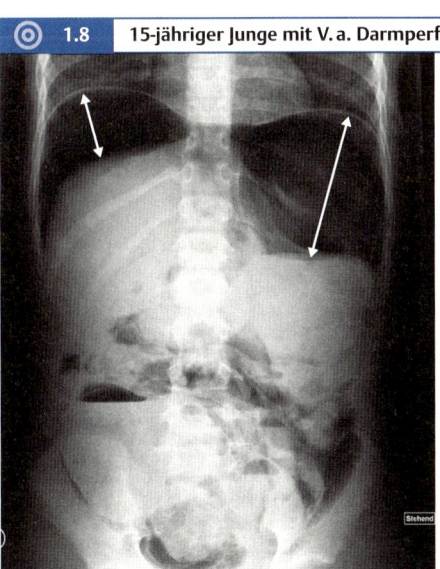

1.8 15-jähriger Junge mit V. a. Darmperforation bei Morbus Crohn

Nativaufnahme des Abdomen im Stehen: Ausgedehnte freie Luft subdiaphragmal beidseits (links ausgeprägter als rechts, Pfeile), zusätzlich intraperitoneal. Spiegelbildungen im Mittelbauch. Eine zusätzliche Aufnahme in Seitenlage ist aufgrund der eindeutigen Diagnose (freie Luft) nicht erforderlich.

Erkrankungen

Gastrointestinaltrakt

Fehlbildungen des Gastrointestinaltraktes sind mit Ausnahme der Analatresie intrauterin im Ultraschall erkennbar. So fällt z. B. eine **Ösophagusatresie** pränatal durch ein Polyhydramnion (pathologische Vermehrung des Fruchtwassers) auf. Die angeborene **Zwerchfellhernie** ist an einer Verlagerung der abdominellen Organe in den Thoraxbereich erkennbar und muss zusätzlich pränatal mittels MRT untersucht werden, um mithilfe der errechneten Lungenvolumina ggf. notwendige spezielle postnatale Behandlungen in die Wege leiten zu können. Postnatal wird die Diagnose dieser Fehlbildungen mittels einer Thorax- und Abdomenübersichtsaufnahme gesichert (s. S. 19 und 21).

> ▶ **Merke.** Die pränatale Diagnose einer Fehlbildung ist für die Prognose des Kindes bedeutsam, da rechtzeitig postnatale therapeutische Strategien festgelegt werden können.

Die **Analatresien** sind intrauterin nicht darzustellen. Die Kinder fallen erst postnatal durch das Fehlen des Anus auf und können dann mittels Sonografie weiter diagnostiziert werden. Häufig vorliegende rektovesikale Fisteln müssen mittles Miktionszysturethrografie (MCU) ausgeschlossen werden (s. S. 407).

Bei erworbenen Erkrankungen mit V. a. das Vorliegen eines **Ileus** ist die Sonografie die primäre Untersuchungsmethode. Sie kann zwischen mechanischem und paralytischem Ileus differenzieren. Zum Ausschluss einer Perforation sollte präoperativ zusätzlich eine Abdomenübersichtsaufnahme entweder a.–p. aufrecht oder a.–p. liegend und zusätzlich a.–p. in linker Seitenlage durchgeführt werden (s. S. 21). Bei unklarem Passagehindernis (z. B. V. a. ein Mekonium-Pfropf-Syndrom) oder nach Anlage einer Ableitung infolge eines Passagehindernisses erfolgt eine Durchleuchtungsuntersuchung mit Kontrastmittel.

Entzündliche Veränderungen wie **Morbus Crohn** oder **Colitis ulcerosa** werden endoskopisch diagnostiziert und im Verlauf mithilfe der Sonografie kontrolliert. Eine Sellink-MRT des Dünndarms oder eine Hydro-MRT des Kolons mit KM erfassen das Ausmaß der befallenen Darmabschnitte sowie Stenosen. Entstehen Komplikationen wie Fisteln, Abszesse oder Stenosen, ist eine MRT unbedingt erforderlich.

Abdomentumoren werden mittels Sonografie und zusätzlich in größeren Intervallen mit der MRT, die insbesondere das Ansprechen auf die Therapie erfasst, untersucht.

Stumpfes Bauchtrauma

Im Gegensatz zu Erwachsenen werden Kinder mit Polytrauma, bei denen keine Wirbelsäulen- oder Beckenverletzung zu vermuten ist, primär mittels Sonografie untersucht. Diese Methode ist einschließlich der Doppler-Sonografie zur Beurteilung der parenchymatösen Organe initial und im Verlauf ausreichend. Ziel dieser Untersuchung ist die Erfassung bzw. der Ausschluss freier Flüssigkeit und einer Ruptur parenchymatöser Organe. Nur im Zweifelsfall wird zusätzlich eine CT durchgeführt (Abb. **1.9**).

Gefäßfehlbildungen

Ausgedehnte **Hämangiome** oder **Lymphangiome** im Bereich des Abdomens werden sonografisch vermutet und hinsichtlich ihrer Ausdehnung mithilfe der MRT dargestellt.

Bestehen klinische Zeichen einer **abdominellen Thrombose**, erfolgt die Untersuchung sonografisch bzw. duplexsonografisch. Eine MR-Angiografie kann angeschlossen werden.

Eine klinisch und sonografisch vermutete **Nierenarterienstenose** wird nur dann angiografisch untersucht, wenn gleichzeitig eine interventionelle Maßnahme geplant ist.

1.9 10-jähriges Mädchen mit Milzruptur

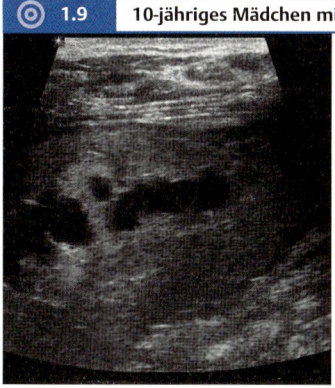
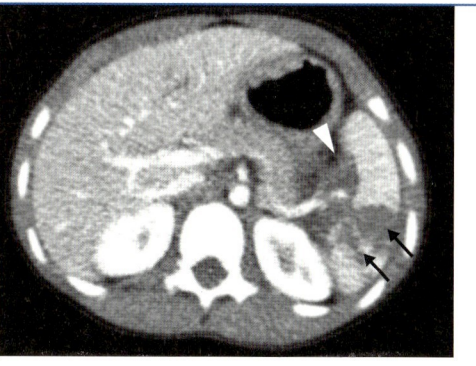

a Sonografie: Überwiegend zentral nachweisbare echofreie Areale innerhalb der Milz.

b Low-dose-CT nach KM bei klinischer Verschlechterung: Multiple Einrisse (hypodense Blutungen) innerhalb der Milz, dorsal sehr ausgeprägt (Pfeile). Noch wenig freie Flüssigkeit intraabdominell (Pfeilspitzen).

1.10 12-jähriges Mädchen mit Pankreatitis

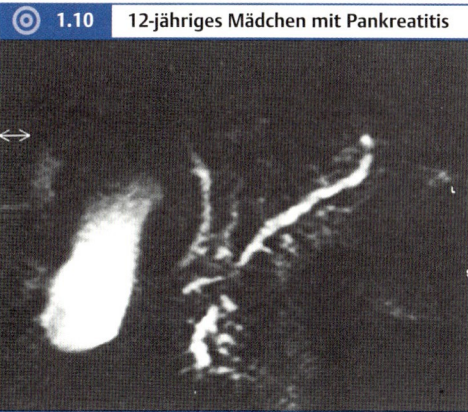

MRCP: Irreguläre Weite des Ductus pancreaticus, die Pankreasgänge 1. Ordnung sind ebenfalls erkennbar, kein Konkrementnachweis.

Hepatobiliäres System

Angeborene **Malformationen der Gallenwege** sind in der Mehrzahl der Fälle mit der Sonografie ausreichend abzuklären. Bei fraglichem Befund wird die MR-Cholangiopankreatikografie (MRCP) angeschlossen, die das gesamte Gallenwegssystem einschließlich des Ductus pancreaticus darstellen kann.

Bestehen klinisch die Zeichen einer **akuten Pankreatitis**, ist zunächst die Sonografie ausreichend. Im Verlauf, bei Komplikationen und zum Steinnachweis wird die MRT einschließlich MRCP angeschlossen (Abb. **1.10**).

Alle **Pankreastumoren** erfordern zusätzlich zur Sonografie die Durchführung einer MRT.

Urogenitaltrakt

Methodenwahl

Methode der 1. Wahl ist die **Sonografie** zum Nachweis von Harntransportstörungen, Nierenparenchymerkrankungen oder Tumoren. Blasenveränderungen sind ebenso erkennbar wie solche der Ovarien oder des Uterus

Ein **Miktionszystourethrogramm (MCU)** erfolgt zum Ausschluss eines vesikoureteralen Refluxes (VUR). Tumoren des Urogenitaltraktes werden zusätzlich mittels **MRT** untersucht.

Erkrankungen

Angeborene Fehlbildungen und **Tumoren** des Urogenitaltraktes werden in der Mehrzahl der Fälle bereits pränatal vermutet und postnatal durch die Sonografie bestätigt. Der Wilms-Tumor (Nephroblastom), die häufigste Nierenneoplasie im Kindesalter, wird primär sonografisch und ergänzend mittels MRT untersucht (s. S. 423).

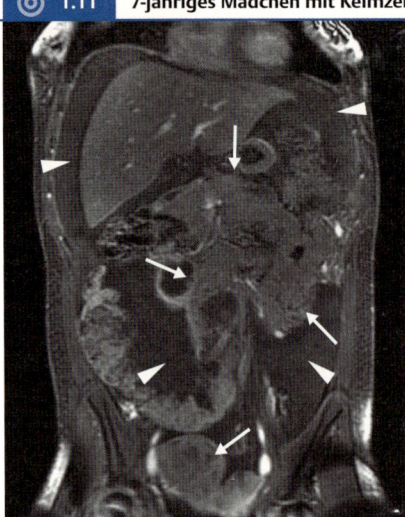

1.11 7-jähriges Mädchen mit Keimzelltumor

MRT (koronar T1w, fettgesättigt nach KM): Tumoröse Raumforderung, die das gesamte Abdomen ausfüllt (Pfeile), von den Darmschlingen kaum abgrenzbar ist, vorwiegend solide das kleine Becken ausfüllt und nur wenig KM aufnimmt. Ausgedehnter Aszites (Pfeilspitzen).

Die Diagnose muss durch die Bildgebung sichergestellt werden, da die präoperative Chemotherapie ohne Biopsie erfolgt.

Bei **Refluxnephropathie** wird der Grad des vesikoureteralen Refluxes (VUR) mittels Miktionszystourethrogramm (MCU) bestimmt. Eine bereits eingetretene Nierenschädigung (Verkleinerung oder Narbe) erkennt die Sonografie (s. S. 18). Die Kontrastmittel-Sonografie wird zunehmend eingesetzt; sie ist insbesondere für Kontrolluntersuchungen geeignet.

Für komplexe präoperative Fragestellungen, insbesondere bei postoperativen Komplikationen, ist das sonografische MCU mit Kontrastmittel nicht ausreichend, da es nicht alle morphologischen Veränderungen, sondern nur die Tatsache des Refluxes beschreibt.

Nur in den Fällen, in denen eine morphologische und u. U. funktionelle Untersuchung der **Harntransportstörung des oberen Harntraktes** erforderlich ist, wird die MRT eingesetzt, ggf. erweitert durch die dynamische MRT, die eine kombinierte Analyse von Morphologie und Funktion darstellen kann und ebenfalls ohne ionisierende Strahlen erfolgt.

Fehlbildungen und **Tumoren des Genitaltraktes**, die teilweise eine erheblich Größe erreichen können (Abb. **1.11**), werden sonografisch detektiert und anschließend mittels MRT hinsichtlich der Gesamtausdehnung erfasst.

Ein **Hodenhochstand** wird sonografisch abgeklärt. Ist der Hoden nicht abdominell oder im Leistenkanal darstellbar, erfolgt eine MRT. Deren Ergebnis ist jedoch in einem Großteil der Fälle negativ, da ein nicht deszendierter Hoden einerseits in seiner Größe erheblich reduziert ist, andererseits sein normales Signalverhalten (signalintens in der T2-Gewichtung) ändert, wenn er längere Zeit intraabdominell gelegen ist.

Muskuloskelettales System

Methodenwahl

Skelettveränderungen werden primär mittels **Röntgenaufnahmen in 2 Ebenen** untersucht. Besteht der V. a. eine Knochenmarkbeteiligung bei Tumor oder Entzündung, erfolgt zusätzlich eine **MRT**. Ausnahme: In der Frühphase der Osteomyelitis ist eine Röntgenuntersuchung immer negativ, daher eine MRT erforderlich. Komplizierte Frakturen erfordern eine **CT**.

Erkrankungen

In der **Traumatologie** ist die **Röntgenaufnahme** im Kindesalter weiterhin unverzichtbar und wird in aller Regel digital durchgeführt. Sie muss stets **in 2 Ebenen** angefertigt werden und bei initial unklarer Verletzung den betroffenen Skelettabschnitt mit angrenzenden Gelenken vollständig darstellen. Nur bei komplizierten Frakturen (Gesichtsschädel, Wirbelsäule, Becken) ist die CT erforderlich. Unklare

Traumata (ohne erkennbare Ursache) können zusätzlich auch mittels **MRT** weiter abgeklärt werden (Abb. **1.12**).

Entzündliche Gelenkveränderungen, wie septische Arthritis, Erguss sowie Veränderungen im Rahmen einer juvenilen Arthritis, werden primär **sonografisch** untersucht. Die Ausdehnung der Entzündung innerhalb und außerhalb der Knochen bzw. Gelenke wird durch die **MRT** erfasst. Röntgenaufnahmen sind u. U. im Verlauf sinnvoll.

Bei vermuteten **knorpeligen Skelettveränderungen** werden diese zunächst **sonografisch** untersucht und u. U. in der Folge mittels **Röntgenuntersuchung** verifiziert. Bei vermuteter Exostosenkrankheit ist die radiologische Darstellung des gesamten Skeletts allerdings nicht erforderlich, da Exostosen nur dann chirurgisch therapiert werden, wenn erhebliche funktionelle Einschränkungen oder neurologische Komplikationen auftreten.

Der **Morbus Perthes**, eine der häufigsten aseptischen Knochennekrosen im Kindesalter (s. S. 684), wird initial mit der **Sonografie** vermutet, erfordert aber eine weitere Abklärung mittels **MRT** (Abb. **1.13**). Der langfristige Verlauf wird mittels Röntgenübersichtsaufnahme dargestellt, um die Restitutio ad integrum oder aber eingetretene Fehlstellungen zu erfassen.

> **Entzündliche Gelenkveränderungen** werden primär **sonografisch** untersucht; das gesamte Ausmaß bzw. die Ausdehnung der Entzündung wird durch die **MRT** erfasst.
>
> Vermutete **knorpelige Skelettveränderungen** werden zunächst **sonografisch** untersucht und u. U. in der Folge mittels **Röntgenuntersuchung** verifiziert.
>
> Der **Morbus Perthes** wird initial **sonografisch** vermutet, erfordert aber eine weitere Abklärung mittels **MRT** (Abb. **1.13**)

Abb. 1.12 12-jähriges Mädchen mit Stressfraktur

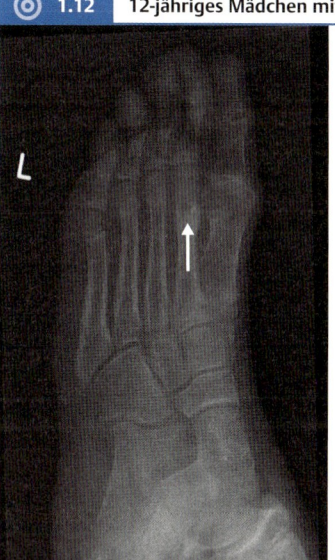
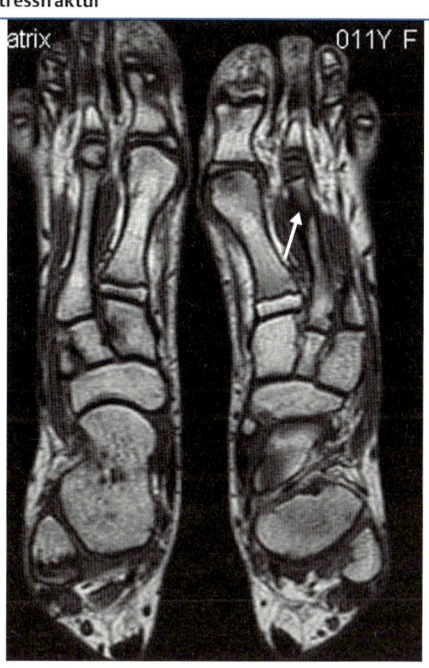

a Röntgenaufnahme a.–p. linker Fuß: Ältere, bereits Kallus aufweisende Fraktur des Metatarsale II distal (Pfeil). Sklerosierung des MT I in gleicher Höhe medial.

b MRT (koronar, T1w): MT II weist ein Ödem auf, d. h. ein hypointenses Signal einschließlich der Gelenkregion (Pfeil). Kein Ödem in dieser Höhe bei MT I, jedoch irreguläres Signal im Köpfchen.

Abb. 1.13 6-jähriger Junge mit Morbus Perthes

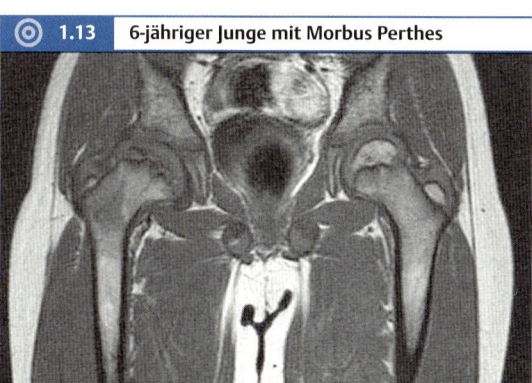

MRT (koronar T1w): Abgeflachte, verbreiterte Femurepiphyse rechts, kleine Fragmentationen nahe der Wachstumsfuge. Im Vergleich zur Gegenseite hypointenses Signal. Abgeflachtes Azetabulum, Femurhals verkürzt und verbreitert.

1.14

1.14 16-jähriges Mädchen mit Osteosarkom (rechter Oberschenkel)

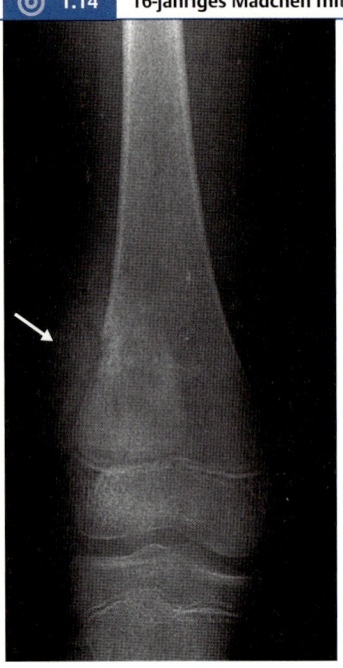
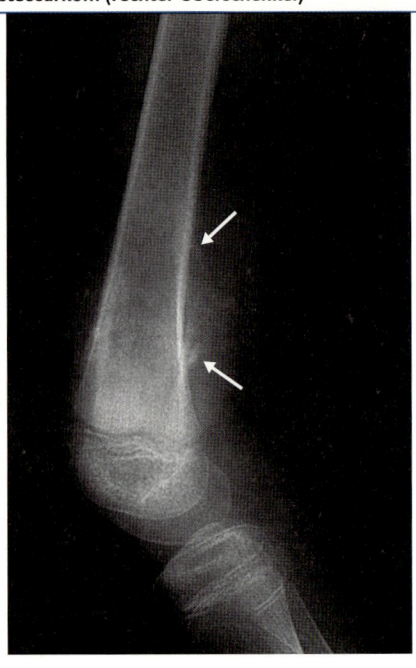

a Röntgenübersicht a.–p.: Epiphysennah wechseln kleine Sklerosen mit Osteolysen ab („Mottenfrass"), Cortex destruiert, deutlicher Weichteilanteil.

b Röntgenübersicht seitlich: Lammelläre Abhebung des destruierten Cortex, dorsal ausgeprägter und langstreckiger als ventral.

Weichteilveränderungen werden primär **sonografisch** untersucht und bei Bedarf mittels **MRT** weiter abgeklärt.

Skelettale Tumoren werden mittels **Nativaufnahmen** detektiert; zur weiteren Abklärung muss eine **MRT** angefertigt werden (Abb. **1.14**).

Zentrales Nervensystem

Methodenwahl

Sonografie: Die **Methode der ersten Wahl** ist bei offener Fontanelle die Sonografie in koronarer und sagittaler Ebene. Ergänzend kann die **farbkodierte Doppler-Sonografie** eingesetzt werden.

MRT: Durch die MRT können **die meisten Erkrankungen** des ZNS und Spinalkanals diagnostiziert werden. Ergänzende Untersuchungen sind die MR-Angiografie, die funktionelle MRT sowie die MR-Spektroskopie.

Veränderungen im Bereich der **Weichteile** werden primär **sonografisch** abgeklärt. Ist eine weitere Differenzierung gewebespezifischer Veränderungen erforderlich, wird die **MRT** eingesetzt.

Skelettale Tumoren werden mittels **Nativaufnahmen** detektiert, zur weiteren Abklärung (Ausmaß des Tumors, Beurteilung der angrenzenden Weichteile) muss eine **MRT** angefertigt werden (Abb. **1.14**). Die MRT ist zudem Methode der Wahl zur Verlaufs- und Therapiekontrolle. Im PET-CT sind die Stoffwechselaktivität des Tumors und auch Metastasierungen zu erkennen, im Verlauf ist deren Rückgang zu erfassen.

Zentrales Nervensystem

Methodenwahl

Die Röntgenaufnahme des Schädels ist durch die Verfügbarkeit der Schnittbildverfahren inzwischen fast vollständig entbehrlich geworden.

Sonografie: Die **Methode der ersten Wahl** zur Untersuchung des ZNS – sowohl pränatal als auch unmittelbar postnatal – ist die Sonografie. Die Schnittführungen erfolgen koronar und sagittal, selten axial. Ergänzt wird die Untersuchung durch die **farbkodierte Doppler-Sonografie**, die ebenfalls sagittal und koronar sowie temporal durchgeführt werden kann. Sie erfasst z. B. intraventrikuläre und parenchymatöse Veränderungen und Blutungen, einen Hydrozephalus und ausgedehntere Fehlbildungen. Die Sonografie eignet sich für kurzfristige Kontrollen bei offener Fontanelle, u. U. auch bei weiten Schädelnähten und Schädeldefekten. Die transkranielle Sonografie zur Perfusionseinschätzung hat beim Kind nur eine begrenzte Bedeutung.

MRT: Bei der **Mehrzahl aller Erkrankungen** des ZNS und Spinalkanals kommt im Kindesalter die MRT zum Einsatz, ergänzt durch die MR-Angiografie, das funktionelle MRT sowie die MR-Spektroskopie. Folgende Erkrankungen können mittels MRT diagnostiziert werden:
- Hypoxie und deren Folgen
- intrazerebrale Blutungen und deren Folge (periventrikuläre Leukomalazie)
- Fehlbildungen
- Myelinisierungsstörungen
- Hydrozephalus

- Tumoren des ZNS
- Infektionen des ZNS
- Liquorzirkulationsstörung
- Trauma, einschließlich Battered-Child
- vaskuläre Prozesse
- Neuralrohrdefekte.

Der Vorteil der MRT als Ergänzung zur Sonografieuntersuchung im 1. Lebensjahr besteht in der die Methode charakterisierenden Möglichkeit der Gewebekontrastdarstellung sowie in der räumlichen Auflösung.

Erkrankungen

Fehlbildungen, die mittels Ultraschall und MRT abgeklärt werden können, sind u. a. Gyrierungsstörung (z. B. Lissenzephalie, s. S. 723), Hydrozephalus (s. S. 725), Neuralrohrdefekte (z. B. Spina bifida, Diastematomyelie), Phakomatosen (z. B. Neurofibromatose, tuberöse Sklerose, s. S. 730). Die CT ist nur dann erforderlich, wenn zusätzlich knöcherne Veränderungen (wie bei der Diastematomyelie) vermutet werden und die Veränderungen präoperativ eingegrenzt werden müssen.

Bei **Hirntumoren** kann innerhalb des 1. Lebensjahres, in dem diese Tumoren im Kindesalter aber eher selten sind, die Sonografie einen ersten Hinweis geben. Eine weitere Abklärung durch die MRT ist unerlässlich. Gewebedifferenzierung, Lokalisation und Verhalten nach Kontrastmittelgabe lassen bereits Rückschlüsse auf die Tumorart zu. Für die Verlaufsbeobachtung ist die MRT ebenfalls Methode der Wahl.

Entzündliche Prozesse des Gehirns sind im Rahmen der Bildgebung ausschließlich mit Hilfe der MRT abzuklären.

Die **Meningitis** lässt sich nur dann kernspintomografisch vermuten, wenn das Kind nicht unmittelbar zuvor einer Lumbalpunktion unterzogen wurde, da nach einer Lumbalpunktion ebenfalls eine vermehrte KM-Aufnahme der Meningen erfolgt und dieses Kriterium zur Diagnose „Meningitis" nicht mehr verwendet werden kann.

Häufiger treten entzündliche Veränderungen bei Kindern unter Immunsuppression auf, bei denen zahlreiche Erreger zur **Enzephalitis** führen können. Typische Veränderungen finden sich bei der Tuberkulose (basale Zisternen) und der Herpes-Enzephalitis (v. a. temporale Signalveränderungen). Die Toxoplasmose lässt sich an der KM-Aufnahme vermuten, ein Erregernachweis ist in jedem Fall unabdingbar (Abb. **1.15**). Im Verlauf kann die MRT den Therapieerfolg nachweisen oder aber z. B. eine Abszedierung erkennen.

Erkrankungen

Nahezu alle **Fehlbildungen** des ZNS können postnatal mittels Ultraschall und MRT abgeklärt werden. Die CT ist nur bei zusätzlich knöchernen Veränderungen (wie bei der Diastematomyelie) indiziert.

Hirntumoren werden mittels MRT diagnostiziert und im Verlauf kontrolliert.

Bei **entzündlichen Prozessen** des Gehirns ist die MRT Methode der Wahl (Abb. **1.15**).

1.15 7-jähriges Mädchen mit Toxoplasmose bei Z. n. ALL und Knochenmarktransplantation. MRT (T1w nach KM-Gabe)

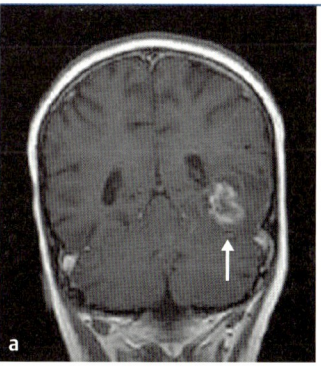 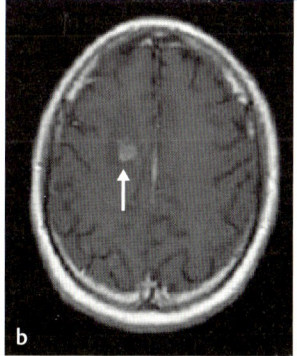

a Ringförmig KM-aufnehmender Herd supratentoriell links.

b Zusätzlicher flächig KM-aufnehmender Herd hochparietal rechts mit umgebendem Ödem. Mäßiges meningeales Enhancement.

Vaskuläre Prozesse wie intraluminale Veränderungen (Embolie, Thrombose) oder angeborene Veränderungen (Angiom, Aneurysma) können mittels MR-Angiografie arteriell oder venös dargestellt werden. Handelt es sich um einen Hirninfarkt, kann die Diffusionssequenz das Ausfallsgebiet des Infarktes sehr viel präziser erfassen als die übrigen Sequenzen.

Vaskuläre Prozesse können mittels MR-Angiografie dargestellt werden.

1 Diagnostik

Nur mittelschwere und schwere **Schädel-Hirn-Traumata** mit entsprechender Neurologie erfordern zum Ausschluss einer **Hirnblutung** initial bei instabilem Kreislauf eine CT. Bei klinisch stabilem Kind wird eine MRT durchgeführt (Abb. **1.16**).

Ein **Schädel-Hirn-Trauma** ohne neurologische Symptomatik benötigt keine Bildgebung. Mittelschwere und schwere Schädel-Hirn-Traumata mit entsprechender Neurologie erfordern im Falle der vitalen Bedrohung des Kindes die notfallmäßige CT, da mit diesem Verfahren die **Hirnblutung** in wenigen Sekunden erkennbar wird. Bei klinisch stabilem Kind wird eine MRT durchgeführt (Abb. **1.16**); damit lässt sich eine Blutung (einschließlich deren Alter), ergänzt durch die diffusionsgewichtete Sequenz, sehr gut nachweisen. Handelt es sich um Blutungen unterschiedlichen Alters, sind diese am besten in der FLAIR-gewichteten Sequenz oder aber in den blutungssensiblen Gradientenecho-Sequenzen nachweisbar.

▶ **Merke.** ZNS-Blutungen unterschiedlichen Alters sprechen für ein mehrzeitiges Geschehen und in aller Regel für eine Kindesmisshandlung (Abb. **1.16**).

1.16 3 Monate alter männlicher Säugling nach Misshandlung (MRT-Aufnahmen)

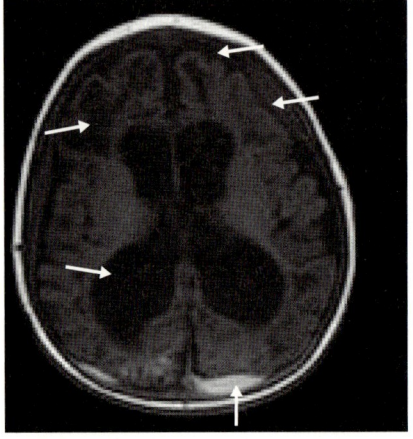 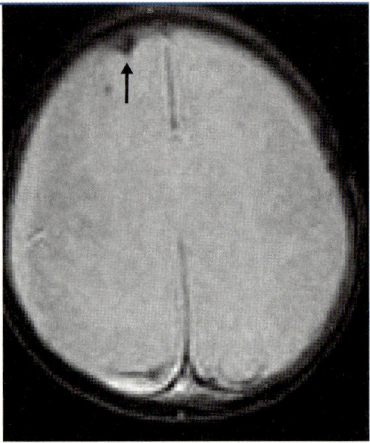

a **FLAIR-Sequenz** axial: Hygrom frontal betont, frontoparietal ältere Blutungsreste beidseits, frische Blutung okzipital. Frontale Parenchymdefekte, beidseitiger Hydrozephalus (Pfeile).

b **GRE-Sequenz** axial (blutungssensibel): Zusätzlicher Nachweis einer frischen parenychymatösen Einblutung frontal links.

Die älteren Blutungen, Hygrom und Hydrozephalus weisen zusammen mit der frischen Blutung auf ein mehrzeitiges Geschehen hin.

2 Wachstum und Entwicklung

2.1 Grundlagen der Entwicklung 29
2.2 Somatische Entwicklung 29
2.3 Neuromotorische Entwicklung 34
2.4 Soziale, sprachliche und kognitive Entwicklung 38
2.5 Schlafverhalten 40
2.6 Entwicklung in der Adoleszenz 40

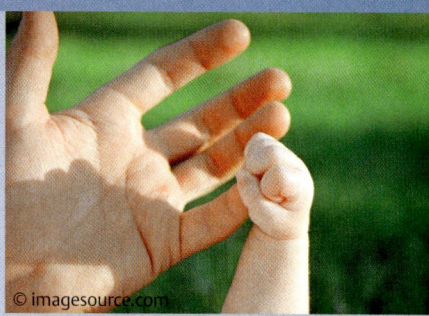

2.1 Grundlagen der Entwicklung

Da sich der Kinderarzt mit einem wachsenden und sich entwickelnden Organismus beschäftigt, muss er in allen Bereichen des ärztlichen Handelns den Entwicklungsverlauf und den Entwicklungsstand eines Kindes berücksichtigen, da nur dann eine korrekte Erhebung von relevanten Befunden möglich ist.

▶ **Definition.** Als Entwicklung bezeichnet man alle Veränderungen, die innerhalb eines bestimmten Zeitraums zu **struktureller** und **funktioneller Differenzierung** führen. Entwicklung beinhaltet somit **Reifung**, bei der einerseits die Entwicklung eine **zunehmende Komplexität** erfährt und es andererseits zur **Entfaltung von Fähigkeiten** kommt, die durch Anlagen vorgegeben sind und von Umwelteinflüssen modifiziert werden. Entwicklung zeigt sich in somatischen wie in psychischen Merkmalen und vollzieht sich als quantitative und qualitative Veränderung.

Die Entwicklung wird von genetischen Faktoren und Umweltfaktoren bestimmt. Die individuelle genetische **Anlage**, die **Eigenaktivität** des Individuums (Selbststeuerung) und vielfältige Bedingungen aus der **Umwelt** wirken dabei in komplexer Weise zusammen.

Abfolge und Geschwindigkeit einzelner Entwicklungsschritte zeigen eine große **interindividuelle Variabilität**. Und auch innerhalb eines Individuums kann der Entwicklungsstand der verschiedenen Bereiche (z. B. Motorik, Sprache) variieren (**intraindividuelle Variabilität**). Um eine Abweichung korrekt beurteilen zu können, muss der Pädiater die Variabilität eines Merkmals oder Verhaltens genau kennen.

Die Beobachtung des Kindes bereits während des Anamnesegesprächs stellt einen wichtigen Bestandteil der ärztlichen Untersuchung dar, da hier ein erster Eindruck von Allgemein- und Ernährungszustand sowie dem Verhalten und der Kind-Eltern-Interaktion gewonnen werden kann (s. a. S. 38).

Für bestimmte Entwicklungsmerkmale (z. B. Körperlänge, Gewicht, BMI) existieren sog. **Perzentilenkurven**, die als Orientierungshilfe für die Erfassung und Dokumentation der kindlichen Entwicklung dienen. Perzentilen stellen die Variabilität der jeweiligen Normwerte für ein entsprechendes Alter dar (s. u.).

2.1 Grundlagen der Entwicklung

▶ **Definition.**

Die Entwicklung wird von **Anlage** und **Umwelt** sowie von **Eigenaktivität** (Selbststeuerung) des Individuums bestimmt.
Es besteht eine große **inter-** und **intraindividuelle** Variabilität für verschiedene Aspekte der Entwicklung. Nur die Kenntnis und genaue Erfassung eines Merkmals oder Verhaltens erlauben es, eine Abweichung korrekt zu beurteilen.

2.2 Somatische Entwicklung

2.2.1 Körpergröße und Körpergewicht

An der altersabhängigen Zunahme von Körpergröße und -gewicht ist zu erkennen, ob die Entwicklung des Kindes normal verläuft. Die Proportionen verschieben sich, weil Größe und Gewicht einzelner Körperteile und Organe unterschiedlich zunehmen.

2.2 Somatische Entwicklung

2.2.1 Körpergröße und Körpergewicht

Die Proportionen verschieben sich, weil Größe und Gewicht einzelner Körperteile und Organe unterschiedlich zunehmen.

▶ **Merke.** Die Beurteilung des Wachstums anhand der Körpermaße ist ein unverzichtbarer Bestandteil jeder kinderärztlichen Untersuchung.

▶ **Merke.**

Beim Säugling und Kleinkind wird die Länge im Liegen durch Verwendung einer Messmulde festgestellt, die Körpergröße älterer Kinder wird im Stehen bestimmt (auf 1 mm genau). Das Gewicht wird beim nackten Kind gemessen (auf 100 g genau)

Die Werte werden zum Normvergleich in **Perzentilenkurven** (s. Anhang, S. 902) eingetragen.
In Perzentilenkurven werden Größe und Gewicht in Bezug auf das Normkollektiv dargestellt. Entsprechen die Maße eines Kindes z. B. der 60. Perzentile, bedeutet dies, dass 60 % aller Kinder gleichen Alters und Geschlechts gleich groß bzw. kleiner und 40 % größer sind.

Die Perzentilenkurven liefern auch wichtige Aussagen über den **Entwicklungsverlauf**. Definitionsgemäß wird die Norm durch die 3. und 97. Perzentile festgelegt. So sind Groß- bzw. Kleinwuchs, Über- oder Untergewicht feststellbar.

▶ Merke.

Der **Body-Mass-Index** (BMI) gibt wertvolle Hinweise auf den Ernährungszustand (s. Anhang, S. 906). Ein BMI über der 90. Perzentile wird als **Übergewicht**, ein BMI über der 97. Perzentile als **Adipositas** definiert.

2.2.2 Körperproportionen und Wachstumsgeschwindigkeit

Durch die unterschiedliche Wachstumsgeschwindigkeit während der kindlichen Entwicklung verändern sich die **Proportionen** des kindlichen Körpers (Abb. **2.1**). So beträgt z. B. das Verhältnis von Körperlänge zu Kopfhöhe bei Neugeborenen 4 : 1, beim Erwachsenen 8 : 1.

Die **Wachstumsgeschwindigkeit** nimmt im ersten Lebensjahr ab, bleibt dann weitgehend konstant, um in der Pubertät noch einmal anzusteigen (s. Anhang, S. 907).

oder die getragenen Kleidungsstücke vom Messwert abgezogen. Falls das Wiegen Schwierigkeiten bereitet, kann es auf dem Arm der Mutter erfolgen, deren Eigengewicht dann vom ermittelten Wert abgezogen wird.
Die erhaltenen Werte für Größe und Gewicht werden zum Normvergleich in **Perzentilenkurven** eingetragen (s. Anhang, S. 902).
In diesen Kurven ist jeweils der Mittelwert (50. Perzentile) des Normkollektivs als Gipfel der Gauß-Verteilung angegeben, außerdem die 25. und 75. Perzentile sowie die Normgrenzen mit der 3. und 97. Perzentile. Auf diese Weise kann einfach verfolgt werden, welchen Prozentrang ein Kind im Vergleich zu seinen Altersgenossen einnimmt. Entsprechen die Maße eines Kindes beispielsweise der 60. Perzentile, bedeutet dies, dass 40 % der Kinder gleichen Alters größer und 60 % gleich groß bzw. kleiner sind.
Die Beurteilung des **Entwicklungsverlaufs** ist in der Pädiatrie besonders wichtig. Unzureichendes Wachstum wird z. B. signalisiert, wenn die individuelle Kurve den Perzentilenverlauf kreuzt (d. h., wenn beispielsweise der Wert zunächst im Bereich der 50., später auf der 25. und schließlich unter der 10. Perzentile liegt). Dabei muss zusätzlich auf gastrointestinale oder allgemeine Symptome geachtet werden. Auch das Alter des Kindes spielt eine Rolle. Im ersten Lebensjahr kann z. B. ein Kreuzen der Perzentilen bei fehlenden Allgemeinsymptomen normal sein. Immer muss auch die Größe der Eltern in Betracht gezogen werden.

▶ Merke. Bei der Beurteilung des Wachstums spielt nicht nur der absolute Wert eines Körpermaßes eine Rolle, sondern besonders auch der Verlauf. Zur Interpretation müssen zusätzlich auch klinische Symptome, ein dysproportionales Wachstum, das Alter des Kindes und die Größe der Eltern berücksichtigt werden.

Definitionsgemäß spricht man von **Kleinwuchs**, wenn die Körpergröße unter der **3. Perzentile** liegt. Allerdings muss dabei berücksichtigt werden, dass es sich nicht immer um einen krankhaften Befund handeln muss, da 6 % der Normalpopulation außerhalb der definierten Grenzen (unter der 3. Perzentile bzw. über der 97. Perzentile) liegen.
Für das Körpergewicht gelten im Grundsatz die gleichen Definitionen wie für die Körpergröße, jedoch muss auch hier – wie bereits erwähnt – auf den Gewichtsverlauf wie auch auf den **Body-Mass-Index** geachtet werden. Der Body-Mass-Index setzt das Körpergewicht ins Verhältnis zur Körpergröße (s. Formel). Er gibt einen Hinweis auf den Ernährungszustand und ist ein Maß für eine proportionierte oder dysproportionierte Gewichtsabweichung (s. Anhang, S. 906). Ein BMI über der 90. Perzentile wird als **Übergewicht** und ein BMI über der 97. Perzentile als **Adipositas** definiert. Beim Untergewicht gilt in der Regel die 5. Perzentile als Grenze, zum Teil wird aber auch bei Essstörungen die 10. Perzentile als Grenze genommen.
Der Body-Mass-Index (BMI) wird nach der Formel

$$BMI = \frac{Gewicht\ (kg)}{Körpergröße\ (m)^2}$$

berechnet.

2.2.2 Körperproportionen und Wachstumsgeschwindigkeit

Bei der Beurteilung der **Proportionen des kindlichen Körpers** (Abb. **2.1**) wird die unterschiedliche Wachstumsgeschwindigkeit von Kopf, Rumpf und Extremitäten deutlich. Das Verhältnis von Körperlänge zu Kopfhöhe beträgt beim Neugeborenen 4 : 1, beim Erwachsenen 8 : 1, die Beine machen beim Neugeborenen ein Drittel, beim Erwachsenen die Hälfte der Gesamtlänge aus. Bei manchen Wachstumsstörungen ist es wichtig, das Verhältnis von Oberkörper- zu Extremitätenlänge genau zu verfolgen (z. B. Achondroplasie).
Deutliche Veränderungen ergeben sich in Zeiten des „Gestaltwandels", z. B. am Ende des Kleinkindalters oder in der Pubertät. Dies wird auch darin deutlich, dass die **Wachstumsgeschwindigkeit** (s. Anhang, S. 907) im Verlauf der Entwicklung unterschiedlich ist. Sie nimmt im Säuglingsalter rasch ab, ist zwischen 3 und 11 Jahren annähernd gleichmäßig (pro Jahr Zunahme um 5–7 cm und 2–3 kg), um in der Pubertät noch einmal anzusteigen.

2.1 Gestaltwandel (nach Stratz)

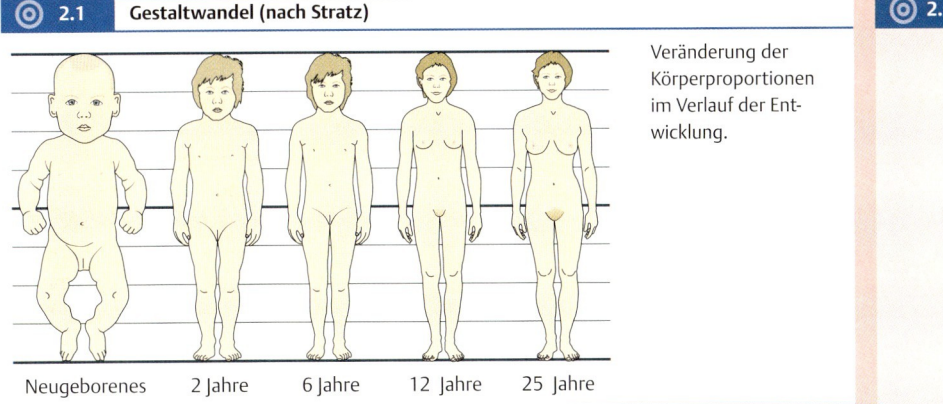

Neugeborenes — 2 Jahre — 6 Jahre — 12 Jahre — 25 Jahre

Veränderung der Körperproportionen im Verlauf der Entwicklung.

Seit Beginn des 20. Jahrhunderts haben in den hoch zivilisierten Ländern Wachstumsgeschwindigkeit und Endgröße stetig zugenommen (Größenzunahme mit 1 Jahr um 5 cm, mit 6 Jahren um 8 cm, bei Schulkindern um 8–16 cm), dieses Phänomen wurde als **säkulare Akzeleration** bezeichnet. Verantwortlich dafür waren die bessere Ernährung und der hohe allgemeine Lebensstandard; aktuell kann eine solche Akzeleration in hoch zivilisierten Ländern nicht mehr beobachtet werden.

Seit etwa 100 Jahren beobachtet man in hoch zivilisierten Ländern eine **Akzeleration** – eine Beschleunigung – des Wachstums bei Zunahme der Endgröße, welche in den letzten Jahren aber stagniert.

2.2.3 Kopfwachstum (Kopfumfang)

In der kinderärztlichen Praxis gehört die Messung des Kopfumfangs zur Beurteilung des kindlichen Wachstums. Der Umfang wird analog zu Gewicht und Länge auf Normwerte bezogen.
Das **Kopfwachstum** entspricht normalerweise der Massenzunahme des Gehirns, da der Schädel bei Vorliegen eines gewissen Wachstumsdrucks durch Apposition von Knochengewebe im Bereich der Nähte größer wird. Die Bestimmung des Kopfumfangs ist deshalb ein guter **Indikator für das Wachstum des Gehirns**. Das Kopfwachstum korreliert eher mit dem Alter des Kindes (besonders rasches Wachstum in den ersten beiden Lebensjahren) als mit dessen Größe und Gewicht. Man bestimmt den frontookzipitalen Umfang am besten mit einem Maßband, das über Glabella und Protuberantia occipitalis gelegt wird. Die Messung sollte dreimal wiederholt und der größte Wert genommen werden. Die Beurteilung des Kopfumfangs erfolgt anhand der Perzentilen (s. Anhang, S. 902), wobei der absolute Wert und besonders der Verlauf von Bedeutung sind.

Der Kopfumfang wird mit einem Maßband ermittelt und auf Normwerte bezogen.

Die Beurteilung des **Kopfumfangs** erfolgt ebenfalls anhand von Perzentilen (s. Anhang, S. 902), wobei wiederum der absolute Wert und auch der Verlauf von Bedeutung sind.

▶ **Merke.** Bei Frühgeborenen (< 37. SSW) ist eine dem Gestationsalter entsprechende Korrektur aller Körpermaße bis mindestens zum 2. Geburtstag vorzunehmen; dies gilt auch für die allgemeine Entwicklung. *Beispiel:* Wird ein Kind mit 28. SSW geboren, so werden die Körpermaße so eingetragen, dass dem chronologischen Alter 12 Wochen (ca. 3 Monate) abgezogen werden. Ist das Kind also 24 Monate alt, so werden die Maße bei 21 Monaten eingetragen.

▶ **Merke.**

Die kleine Fontanelle und die Schädelnähte sind schon bald nach der Geburt nicht mehr tastbar. Die große Fontanelle schließt sich im Allgemeinen nach 12 Monaten (50 %), die Variationsbreite ist jedoch enorm groß (zwischen 6 und 24 Monaten).

Die kleine Fontanelle und die Schädelnähte sind bald nach der Geburt, die große Fontanelle ist meist mit 12 Monaten geschlossen (6–24 Monate).

2.2.4 Zahnentwicklung

Die **Zahnentwicklung** (Abb. **2.2**) ist ein weiterer, variabler Wachstumsparameter, der von verschiedenen Faktoren beeinflusst wird (s. S. 254 ff). Die ersten Zähne erscheinen meist im Alter von 6 Monaten (Variationsbreite: 3.–12. Monat). Typischerweise brechen zunächst die unteren Schneidezähne durch, denen die oberen Schneidezähne und im Anschluss die Mahl- und Eckzähne folgen. Mit etwa 3 Jahren ist das Milchgebiss mit 20 Zähnen vollständig. Da die Zahnkeime bereits in der 12. Schwangerschaftswoche zu verkalken beginnen, können pränatale Störungen zu Schmelzdefekten oder anderen Anomalien führen; auch eine Verfärbung der Zähne,

Die **Zahnentwicklung** (Abb. **2.2**) folgt einem in gewissen Grenzen variablen Plan. Mit 6 Monaten brechen in der Regel zuerst die unteren Schneidezähne durch (Variationsbreite: 3.–12. Monat). Das Milchgebiss besteht aus 20 Zähnen und ist mit etwa 3 Jahren vollständig. Der Zahnwechsel beginnt im Alter von etwa 6 Jahren mit den oberen Molaren.

2.2

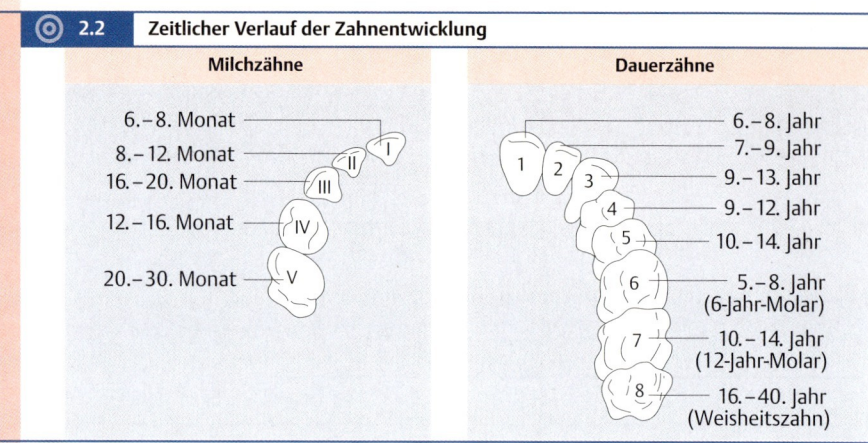

2.2 Zeitlicher Verlauf der Zahnentwicklung

Milchzähne	Dauerzähne
6.–8. Monat (I)	6.–8. Jahr (1)
8.–12. Monat (II)	7.–9. Jahr (2)
16.–20. Monat (III)	9.–13. Jahr (3)
12.–16. Monat (IV)	9.–12. Jahr (4)
20.–30. Monat (V)	10.–14. Jahr (5)
	5.–8. Jahr (6-Jahr-Molar) (6)
	10.–14. Jahr (12-Jahr-Molar) (7)
	16.–40. Jahr (Weisheitszahn) (8)

Veränderungen im Milchgebiss können Folge pränataler Entwicklungsstörungen sein (s. S. 254ff).

zum Beispiel durch Tetrazykline, kann lange vor dem Durchbruch entstanden sein. Der Zahnwechsel beginnt im Alter von etwa 6 Jahren, zuerst mit den oberen Molaren, und ist mit etwa 12 Jahren abgeschlossen. Die dritten Molaren (sog. Weisheitszähne) brechen allerdings nicht selten erst nach dem 18. Lebensjahr durch.

2.2.5 Knochenalter

Das **Knochenalter** wird am besten anhand der Verknöcherung von Handwurzel und Hand beurteilt (Röntgenaufnahme, Abb. **2.3**). Die Zuordnung erfolgt durch den Vergleich mit Bildern zur Normalentwicklung.

Das **Knochenalter** kann am besten an Zahl, Form und Größe der Knochenkerne beurteilt werden, die man im Röntgenbild gut erkennen kann. Die Bestimmungsmethode nach Greulich und Pyle (1959) oder Tanner et al. (1983) benutzt die Knochen der Hand zur Beurteilung des Knochenalters (Abb. **2.3**). Sie eignen sich am besten zur Knochenalterbestimmung. Durch Vergleich mit Bildern zur Normalentwicklung (spezielle Atlanten) ist eine Zuordnung möglich, die die Entscheidung erlaubt, ob das Knochenalter beschleunigt oder verzögert ist.

Nach dem 7. bzw. 8. Lebensjahr kann eine **Wachstumsprognose** gestellt werden. Gleichzeitig ist die Bestimmung einer **Zielgröße** mithilfe der elterlichen Größe möglich.

Nach dem 7. bzw. 8. Lebensjahr kann aufgrund der Handwurzelentwicklung und der Körpergröße eine **Wachstumsprognose** gestellt werden. Dabei ist anzugeben, wie viel Prozent der Endgröße bereits erreicht sind. Gleichzeitig kann wegen der statistischen Beziehungen zwischen der Größe des Kindes und derjenigen der Eltern eine **Zielgröße** bestimmt werden, die nach folgender Formel ermittelt wird:

2.3 Radiologische Darstellung der Knochenkerne der Hand

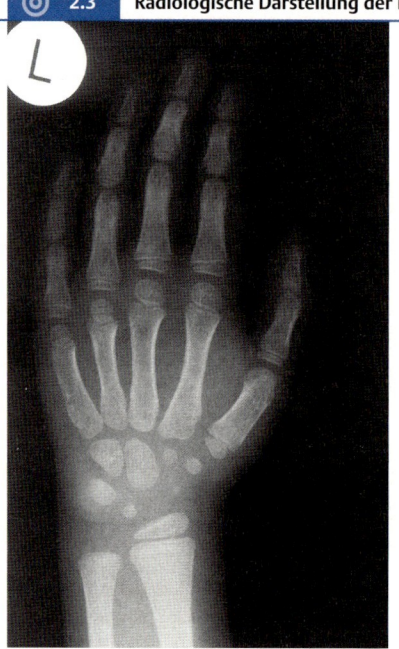
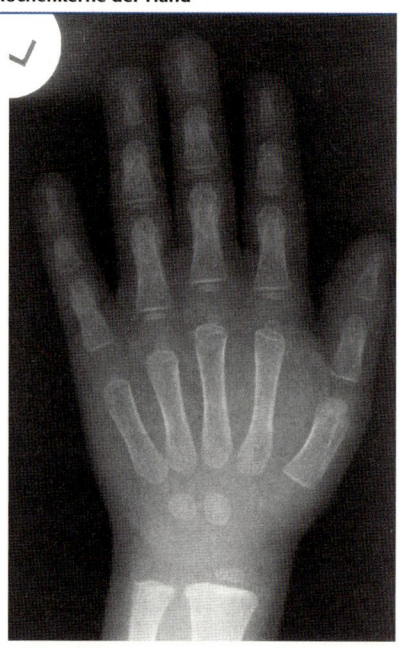

a Normale Entwicklung der Knochenkerne bei einem 4-jährigen Mädchen.

b Verzögerte Knochenkernentwicklung bei einem 4-jährigen Jungen.

(aus: Keller W, Wiskott A. Lehrbuch der Kinderheilkunde. Thieme; 1991)

$$\text{Zielgröße} = \frac{(\text{Größe Vater} + \text{Größe Mutter})}{2}$$

+6,5 cm (Jungen) bzw. −6,5 cm (Mädchen)
90 % der Erwachsenengrößen liegen innerhalb des Streubereichs von ± 8,5 cm.

2.2.6 Geschlechtsentwicklung

Mit dem Beginn der Pubertät (s. auch S. 215 ff) kommt es zu **Veränderungen der Genitalorgane** sowie zur **Ausbildung der sekundären Geschlechtsmerkmale**. Die Entwicklung der Pubesbehaarung wie auch die Entwicklung der Brustdrüsen wird nach Tanner in verschiedene Stadien eingeteilt (Abb. **2.4**). Die Größe der Hoden (Volumen in ml) kann mit einem Orchidometer bestimmt werden.

2.2.6 Geschlechtsentwicklung

In der Pubertät (s. auch S. 215 ff) kommt es zu **Veränderungen der Genitalorgane** (Wachstum der Hoden) und zur **Ausbildung sekundärer Geschlechtsmerkmale** (Pubes, Mammae) (Abb. **2.4**). Die Hodengröße wird mit einem Orchidometer bestimmt.

Abb. 2.4 Pubertätsstadien (nach Tanner und Whitehouse)

Entwicklung der Schambehaarung bei Jungen und Mädchen

- Ph 1 kindliche Verhältnisse, keine Schambehaarung
- Ph 2 wenige, gering pigmentierte Haare an der Peniswurzel bzw. an den großen Labien
- Ph 3 kräftigere, dunklere gekräuselte Haare, bis über die Symphyse ausgedehnt
- Ph 4 ähnlich wie bei Erwachsenen, aber nicht auf die Oberschenkel übergehend
- Ph 5 Ausdehnung und Dichte wie bei Erwachsenen, auf die Oberschenkel übergehend
- Ph 6 auf der Linea alba in Richtung Nabel weiterreichende Behaarung, in 80 % bei Männern, in 10 % bei Frauen

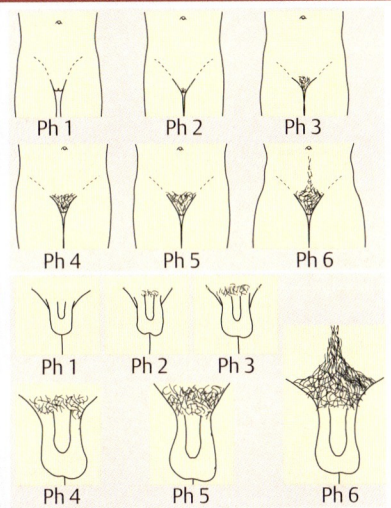

Brustentwicklung bei Mädchen

- B 1 kindliche Verhältnisse, lediglich Erhebung der Brustwarze
- B 2 Brustdrüse vergrößert. Vorwölbung des Warzenhofs. Areola im Durchmesser größer
- B 3 weitere Vergrößerung, Volumen des Drüsenkörpers größer als das der Areola
- B 4 Brustwarze und Areola bilden jetzt über dem Drüsenkörper eine zweite Vorwölbung
- B 5 vollentwickelte Brust mit kontinuierlichem Übergang vom Drüsenkörper zu Areola und prominenter Mamille

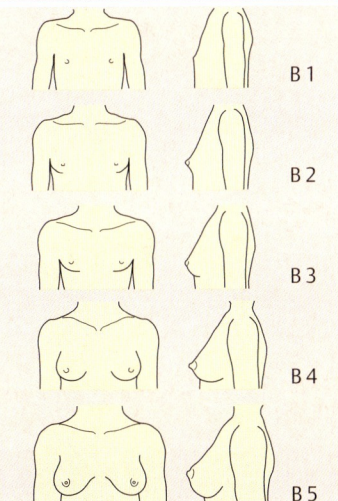

Genitalstadien bei Jungen

- G 1 Hoden, Skrotum und Penis wie in der Kindheit
- G 2 Hodenvolumen ca. 4 ml, Skrotum größer, Penis noch wie in der Kindheit
- G 3 Hodenvolumen und Skrotum größer, Penis länger
- G 4 Hodenvolumen ca. 12 ml, Skrotum dunkler pigmentiert, Penis länger und dicker
- G 5 Hoden, Skrotum und Penis in Größe und Aussehen wie beim Erwachsenen

2.3 Neuromotorische Entwicklung

Die Reifung der komplexen Funktionen des Nervensystems findet ihren sichtbaren Ausdruck vor allem in der Bewegungsentwicklung. Sie beginnt bereits in der frühen Schwangerschaft und vollzieht sich in stetem Wechselspiel zwischen genetisch-konstitutionellen Faktoren und jeweils vorhandenen Umweltbedingungen. In der motorischen Entwicklung wie auch in anderen Entwicklungsbereichen kann eine typische Abfolge von Entwicklungsschritten beobachtet werden; sie werden als **Meilensteine** bezeichnet. Zu beachten ist jedoch, dass für bestimmte Meilensteine (beispielsweise freies Gehen) eine große interindividuelle Variabilität vorliegt. So liegt das mittlere Alter bei Gehbeginn bei 13 Monaten, er kann aber auch bereits mit 10 Monaten oder erst mit 18 Monaten (noch normal) erfolgen.

Zudem muss auch immer die Qualität des Entwicklungsmerkmals berücksichtigt werden, da Kinder mit qualitativen Auffälligkeiten später motorische Entwicklungsprobleme aufweisen können. Ebenfalls können Kinder mit zerebralen Schädigungen (z. B. zerebrale Bewegungsstörung) mitunter motorische Meilensteine altersgerecht erreichen, jedoch qualitative Auffälligkeiten (Dysmetrie, Spitzfußhaltung) aufweisen.

Eine verzögerte Entwicklung kann auf eine Störung hinweisen. Andererseits kann auch eine **Normvariante** vorliegen, da die Vielzahl der Einflussfaktoren auf die Bewegungsentwicklung zu einer ausgeprägten Variabilität führt. Abweichende Entwicklungswege sind nicht zwangsläufig als abnorm oder pathologisch anzusehen, wenn sie zum gleichen Ziel führen und keine Behinderung zur Folge haben.

2.3.1 Pränatale Bewegungsentwicklung

Die motorische Entwicklung, der Bewegungsapparat und die neurologische Steuerung entwickeln sich bereits in der Frühschwangerschaft. Erste Bewegungen können in der 8. Schwangerschaftswoche (SSW) nachgewiesen werden. Diese Bewegungen differenzieren sich zwischen der 9. und 14. SSW von allgemeinen Körperbewegungen über isolierte Extremitäten- und Kopfbewegungen zu komplexen Bewegungsmustern wie Mundöffnen, Gähnen und Trinken. Dieses Bewegungsrepertoire entspricht im Wesentlichen demjenigen von Neugeborenen am Geburtstermin. Die Mutter verspürt die ersten Kindsbewegungen zwischen der 16. und 20. SSW. Die Bewegungen werden spontan generiert, d. h., sie sind Ausdruck einer eigenständigen motorischen Aktivität. Sie erfüllen u. a. folgende Aufgaben: Einüben von Bewegungsmustern und Organfunktionen (z. B. Trinken von Fruchtwasser), Modellierung der Gliedmaßen sowie Einstellung in den Geburtskanal.

Bei einer Störung des Nervensystems können die pränatalen Bewegungen verändert sein. Der Ultraschalluntersuchung, später auch der genaueren Analyse des Verhaltens vegetativer Funktionen (Herzaktion, Atmung), kommt eine wichtige diagnostische Bedeutung bei der Erkennung pränatal entstandener Funktionsstörungen zu.

2.3.2 Motorik des neugeborenen Kindes

(s. auch S. 47 ff)

Die kindlichen Bewegungen im 1. Lebensmonat sind stark von Reflexen und Reaktionen bestimmt, es können aber auch bereits beabsichtigte und koordinierte Aktionen beobachtet werden (z. B. Kopfdrehen, visuelles Verfolgen). Obgleich das neugeborene Kind überwiegend ungezielte, wenig koordinierte Bewegungen mit Armen, Händen, Beinen und Füßen ausführt, sind bereits erste Ansätze eines Zusammenspiels von Auge und Hand bzw. Hand und Mund zu erkennen. Das Kind hat sowohl in der Rücken- wie auch in der Bauchlage eine bevorzugte Körperhaltung, die durch ein **Überwiegen des Beugetonus** bedingt ist. In der Bauchlage kann das Neugeborene den Kopf kurz heben, zur Seite drehen und damit seine Atemwege freihalten.

Bei der neurologischen Untersuchung des Neugeborenen ist der **Verhaltenszustand** unbedingt zu berücksichtigen, da dieser die neurologische Befunderhebung beeinflusst. Der Verhaltenszustand beschreibt, ob sich ein Kind im Schlaf- oder Wachzu-

2.3 Neuromotorische Entwicklung

stand befindet. Zudem wird der **Schlafzustand** in Non-REM- (rapid eye movement) und REM-Schlaf eingeteilt. Der **Wachzustand** umfasst 3 Formen: wach und ruhig, wach und bewegend, wach und schreiend. Die neurologische Untersuchung muss beim wachen, zufriedenen Kind stattfinden. Einzig im REM-Schlaf können visuelle und auditive Reflexreaktionen geprüft werden. Die Spontanmotorik, welche eine große Aussagekraft für spätere motorische Störungen hat, muss beim wachen und sich bewegenden Kind beurteilt werden.

Die neurologische Untersuchung liefert Hinweise auf den **Reifezustand des Zentralnervensystems** (ZNS) und kann auf pränatal oder während der Geburt entstandene ZNS-Störungen hinweisen. Symptome können sein: stereotype Bewegungsmuster, Hyperexzitabilität, Hypertonie oder Hypotonie, Krämpfe, Bewusstseinsstörung und Trinkschwäche. Die prognostische Bedeutung ist unterschiedlich und hängt von der zugrunde liegenden Ursache ab.

Symptome einer Störung sind stereotypes Bewegungsmuster, Hyperexzitabilität, Tonusveränderungen, Krämpfe oder Bewusstseinsstörungen. Die prognostische Bedeutung hängt von der Ursache ab.

2.3.3 Motorische Entwicklung im Säuglingsalter

Während der ersten Lebensjahre vollziehen sich im ZNS viele Entwicklungsvorgänge. Es kommt zu einer zunehmenden Differenzierung, nicht zuletzt als Folge der Ausbildung von Verbindungen (Synapsen) zwischen den Neuronen sowie durch eine fortschreitende Myelinisierung der Nervenbahnen. Entsprechend nimmt das Hirngewicht bereits pränatal, aber dann vor allem im Säuglingsalter deutlich zu. Analog zur Reifung des ZNS ändert sich das Verhalten stark. Im 1. Lebensjahr passt sich das Kind auf vielerlei Weise an die neue Umwelt an. Dabei geht es um Nahrungsaufnahme, Rhythmisierung (Tag-/Nachtrhythmus), Anpassung an Schwerkraft und Raum sowie die damit verbundenen motorischen Entwicklungsschritte. Während das Neugeborene kaum in der Lage ist, seine Körperlage zu verändern, entwickelt sich das Kind im 1. Lebensjahr zu einem motorisch unabhängigen Wesen.

In der frühen motorischen Entwicklung können die folgenden Bereiche unterschieden werden: Mundmotorik, Reflexverhalten, Haltung, Lokomotion und Greifverhalten.

Die **Mundmotorik** ist zu Beginn ganz auf das Saugen eingestellt. Sie muss eine bestimmte Reifung erreicht haben, damit der Säugling Nahrung aufnehmen und hinunterschlucken kann. Im Verlauf ändert sich das Saugverhalten und differenziert sich. Mit der Differenzierung der Mundmotorik entwickelt sich auch die Lautproduktion und somit die sprachliche Entwicklung.

Durch bestimmte Reize können zahlreiche Reflexantworten bzw. komplexe Reaktionen hervorgerufen werden. Diese dienen z.T. der Sicherung der Nahrungszufuhr (orale Einstellmechanismen, Saugen, Schlucken), z.T. sind sie als Schutzreflexe oder phylogenetisch zu verstehen (z.B. Greifreflexe und Moro-Reaktion als Hinweis auf das Anklammern des Kindes bei der Mutter, wie dies bei Primaten gut zu beobachten ist). **Primitivreflexe** verschwinden innerhalb der ersten Lebensmonate; **komplexere Reflexreaktionen** wie Körperstellreflexe oder Stützreaktionen treten im Verlauf des ersten Jahres auf, haben eine lebenslange Funktion (z.B. Auffangen von Körper und Kopf bei Sturz nach vorne) und werden vollständig in die Motorik integriert.

Eine ausreichende **Kopf-** und **Körperhaltung** entwickelt sich in den ersten 6 Monaten (Abb. **2.5**). Die Ausbildung der Kopfkontrolle beim Sitzen, die deutliche Flexionshaltung in Rückenlage, die Entwicklung einer Flexions- zu einer Extensionshaltung in Bauchlage und der Erwerb des freien Sitzens sind die Grundlagen für die Entwicklung der Lokomotion.

Die **Lokomotion** setzt im 6. Monat ein und hat folgenden Ablauf: Drehen vom Bauch auf den Rücken und umgekehrt, Robben, Kriechen auf Händen und Knien, Fortbewegen im Vierfüßlergang, Aufstehen und Gehen. Dieser Entwicklungsverlauf ist nicht bei allen Kindern gleich zu beobachten. 13% aller Kinder bewegen sich auf eine andere Art und Weise fort. Einige Kinder lassen sogar Stadien der Lokomotion aus. Andere zeigen auch eher seltenere Fortbewegungsarten wie z.B. das Sitzrutschen oder das „Shuffeln".

2.3.3 Motorische Entwicklung im Säuglingsalter

Im 1. Lebensjahr passt sich das Kind an die neue Umwelt an. Dabei geht es um Nahrungsaufnahme, Rhythmisierung (Tag-/Nachtrhythmus), Anpassung an Schwerkraft und Raum sowie die damit verbundenen motorischen Entwicklungsschritte.
In der frühen motorischen Entwicklung unterscheidet man: Mundmotorik, Reflexverhalten, Haltung, Lokomotion und Greifverhalten.

Die Differenzierung der **Mundmotorik** dient nicht nur der Nahrungsaufnahme, sondern bildet auch die Grundlage der Lautproduktion.

Primitives Reflexverhalten hat unterschiedliche Bedeutungen (Sicherung der Nahrungszufuhr, Schutzreflex, phylogenetisch) und verschwindet innerhalb der ersten Lebensmonate.

Die **Haltungsentwicklung** zeigt einen typischen Verlauf: von einer Flexionshaltung hin zu einer Extensionshaltung (Abb. **2.5**).

Die **Lokomotion** hat folgenden Ablauf: Drehen, Sitzen, Robben, Kriechen, Aufstehen und Gehen. Dieser Ablauf ist nicht für alle Kinder gleich und es gibt Fortbewegungsvarianten, die zu einer normalen Entwicklung gehören.

▶ **Merke.** Der Säugling sollte mit etwa 4–5 Monaten gut greifen und den Kopf in Bauchlage sicher halten können. Mit etwa 9 Monaten sollte freies, selbstständiges Sitzen möglich sein. Die meisten Kinder können mit 18 Monaten sicher laufen.

▶ **Merke.**

2.5 Entwicklung der Körperhaltung in den ersten 6 Monaten

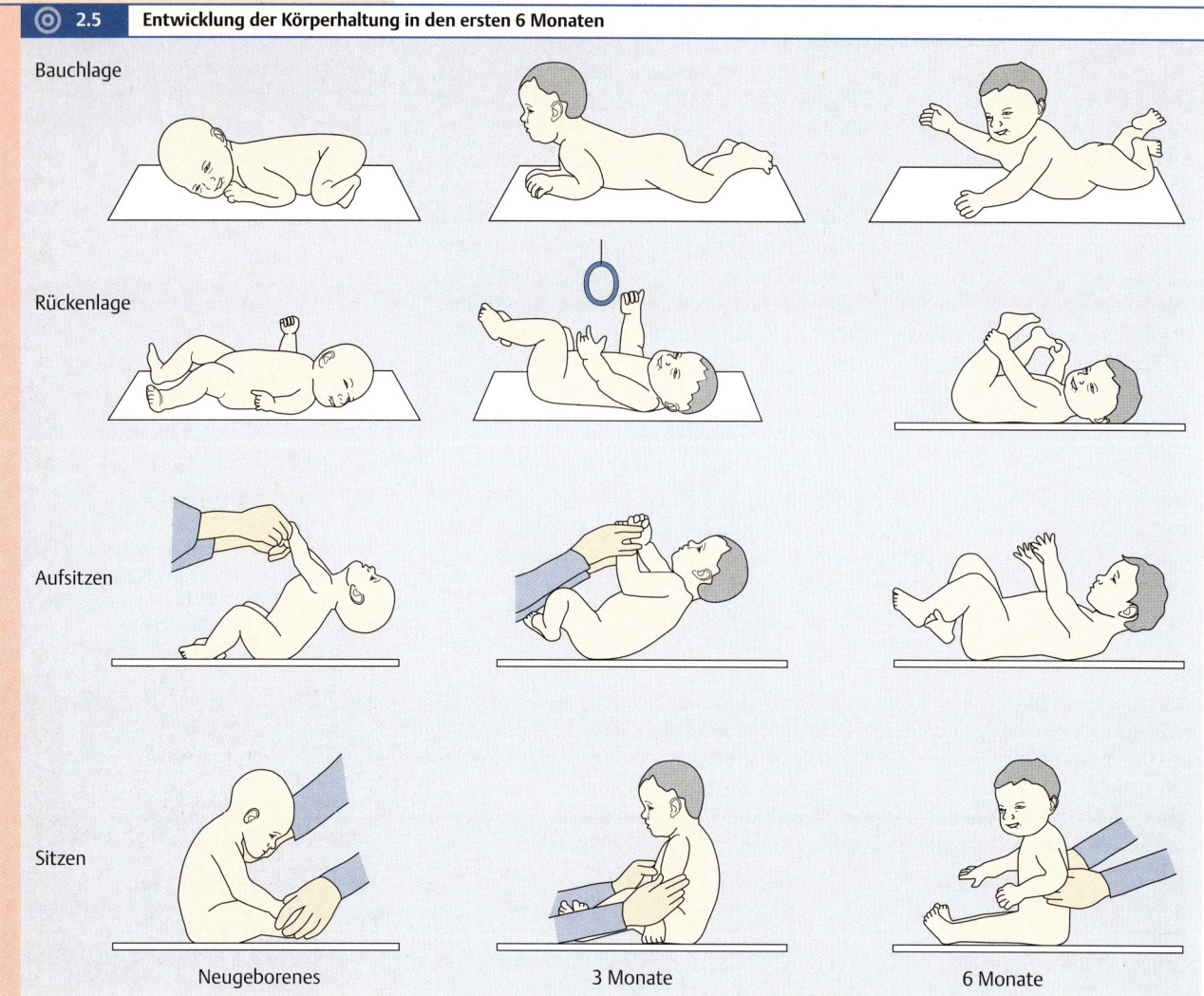

Das gezielte **Greifen** mit der ganzen Hand beginnt im 3.–4. Monat und endet mit dem Pinzettengriff im 10.–12. Monat.

Das **Greifverhalten** macht eine differenzierte, variable Entwicklung durch. Im Alter von 3–4 Monaten beginnt das Kind gezielt nach Gegenständen zu greifen. Parallel dazu schwächt sich der Greifreflex der Hände zunehmend ab. Im Verlauf kann der Säugling Gegenstände von einer Hand in die andere geben und die Mittellinie des Körpers überkreuzen. Die Hand-Augen-Bewegungen sowie Hand-Mund-Bewegungen werden zunehmend koordiniert. Im 2. Lebenshalbjahr wird der Daumen zunehmend mehr in die Greiffunktion einbezogen, zuerst mit Flexion und Adduktion (**Zangengriff**, 8–9 Monate), dann auch mit Opposition (**Pinzettengriff**, 10–12 Monate). So kann das Kind mit etwa 1 Jahr kleine Gegenstände greifen.

Die **neurologische Untersuchung** des Säuglings beinhaltet die Beurteilung von Spontanmotorik, Körperhaltung, Kraft, Muskeltonus, visuellem und auditivem Verhalten, Reaktivität und allgemeines Verhalten.

Die **neurologische Untersuchung** eines Säuglings beinhaltet die Beurteilung von Spontanmotorik, Körperhaltung, visuellem und auditivem Verhalten, Kraft, Muskeltonus, Muskeleigenreflexe, Reaktivität sowie allgemeines Verhalten. Unter Reaktivität versteht man die Reaktion und Anpassungsfähigkeit des Kindes auf Umgebungsreize, die allgemeine Reizbarkeit und die Reaktion auf fremde und bekannte Personen. Beim allgemeinen Verhalten werden das Interesse an Gegenständen, die Stabilität des Verhaltens, Schreien und Beruhigbarkeit untersucht. Die Aussagekraft von Spontanmotorik, Körperhaltung und Tonus sowie visuellem und auditivem Verhalten sind bezüglich deren prognostischer Bedeutung in der Regel wichtiger als die von Muskeleigenreflexen und von Primitivreflexen. Bei der Frage nach zentral oder peripher bedingter muskulärer Hypotonie beim Neugeborenen und Säugling („floppy infant") ist die Beurteilung von Kraft und Muskeleigenreflexen jedoch wichtig (s. S. 48).

In **Entwicklungstests** (z. B. Denver Developmental Screening Test, Abb. **2.6**) werden Fähigkeiten in verschiedenen Entwicklungsbereichen erfasst und in Relation zu Normangaben gesetzt.

Verschiedene Testverfahren sind geeignet, bestimmte motorische Fähigkeiten vergleichbar zu prüfen (**Entwicklungstests**). Dabei wird letztlich immer eine genaue, standardisierte Beobachtung durchgeführt, deren Ergebnisse mit Normwerten vergli-

2.6 Dokumentationsblatt für den Denver Developmental Screening Test

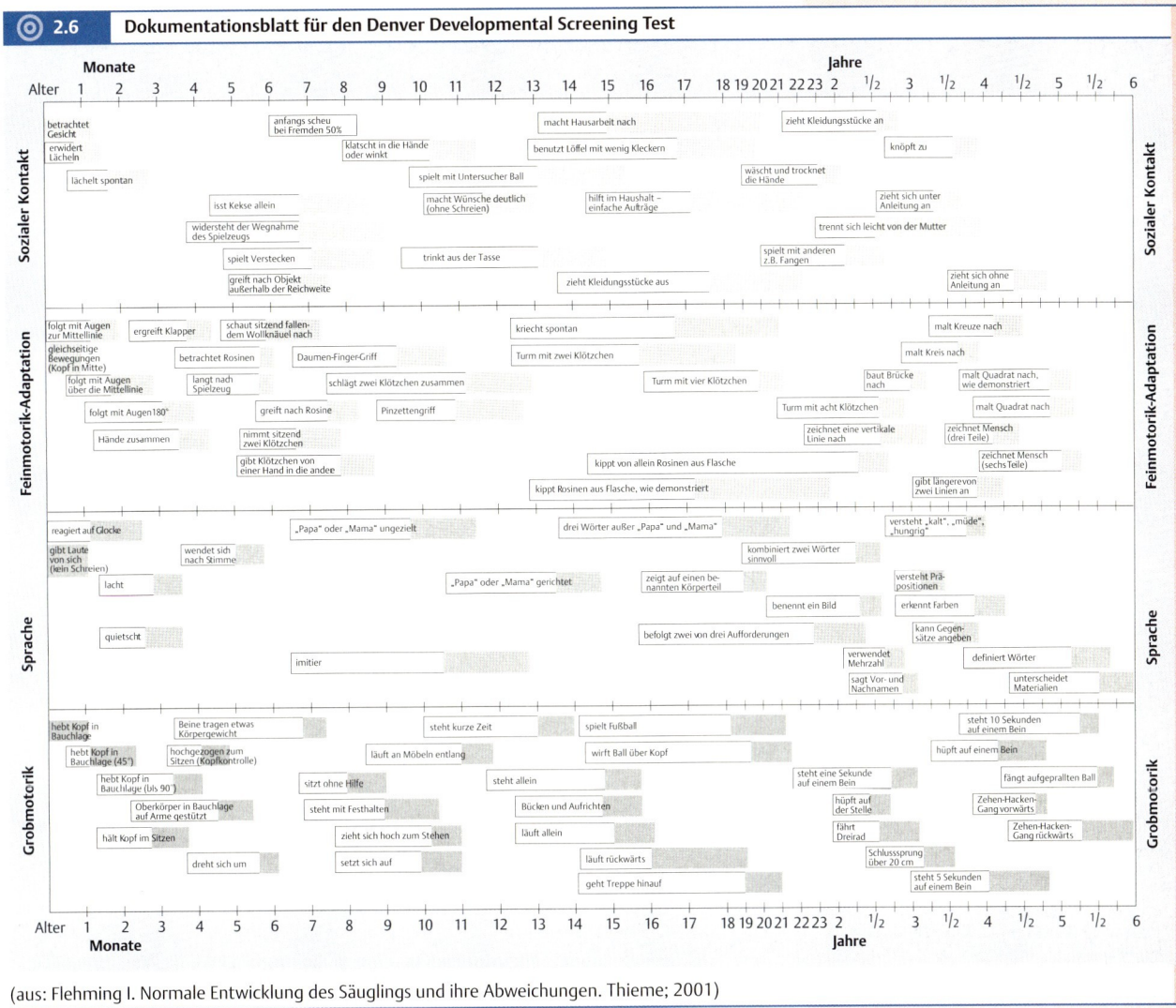

(aus: Flehming I. Normale Entwicklung des Säuglings und ihre Abweichungen. Thieme; 2001)

chen werden. Entwicklungstests enthalten viele motorische Kategorien (Items), erfassen vor allem fein- und grobmotorische, aber auch perzeptive, sprachliche, kognitive und soziale Fähigkeiten. Für eine grobe Einschätzung (Screening) ist der Denver Developmental Screening Test geeignet (Abb. **2.6**), der für einzelne Entwicklungsbereiche angibt, in welchem Alter sie von 25, 50 oder 90 % der Kinder erreicht sind.

2.3.4 Motorische Entwicklung im Kindesalter

Nach dem Erwerb des aufrechten Gehens und der Handfunktion wird in der Folgezeit die Bewegungskoordination weiter verbessert. Afferente Informationen und deren zentralnervöse Verarbeitung werden zunehmend feiner aufeinander abgestimmt (sensorische Integration). Je älter das Kind wird, desto differenzierter sind die neuromotorischen Fähigkeiten und desto geringer fällt die Intensität der Mitbewegungen aus. Die entwicklungsabhängigen Fortschritte sind für verschiedene motorische Fertigkeiten beschrieben worden, z. B. für Hüpfen, Fangen oder Ballwerfen. Zu Beginn des Schulalters verfügt das Kind über einen stabilen Gleichgewichtssinn und eine differenzierte manuelle Geschicklichkeit. Hirnfunktionsstörungen führen vielfach zu einer Schwäche in diesen Bereichen.

Motorische Fähigkeiten und deren Störungen lassen sich nur zuverlässig durch standardisierte Testverfahren prüfen. Dabei muss das Testverfahren normiert sein, um die motorischen Leistungen in Relation zu einem Normkollektiv zu setzen. Dies geschieht analog zur Beurteilung des Wachstums anhand von Perzentilen. Dabei kann sowohl die motorische Leistung als auch die Qualität beurteilt werden. Diese Tests müssen altersgerechte motorische Aufgaben enthalten.

2.3.4 Motorische Entwicklung im Kindesalter

Nach dem Erwerb des Gehens und der Handfunktion folgt eine zunehmend bessere Koordination der damit verbundenen Fähigkeiten.

Motorische Fähigkeiten und deren Störungen lassen sich nur zuverlässig durch standardisierte Testverfahren prüfen.

2.4 Soziale, sprachliche und kognitive Entwicklung

Das Sozialverhalten beginnt bereits kurz nach der Geburt. Das Kind nimmt **Blickkontakt** auf – es sucht damit die Nähe der vertrauten Person, meist der Mutter. Die visuelle Fixation und Informationsaufnahme sowie andere Wahrnehmungsfunktionen sind wichtige Voraussetzungen für die soziale Entwicklung. Das **Imitationsvermögen** gibt weitere Anreize, schon früh wird durch Nachahmung gelernt. Der Erwachsene geht beim Kontakt mit dem Säugling intuitiv auf bestimmte Signale ein und sendet auch selbst solche aus, die vom Kind nachahmend beantwortet werden. So entsteht ein inniger Dialog zwischen Mutter bzw. Vater und Kind (Bindung). Durch gegenseitiges Verstärken (Konditionieren) wird die Kompetenz der sozialen Interaktionen zunehmend verbessert und gefestigt. Das Kind macht so die Erfahrung, dass seine Bedürfnisse erfüllt werden.

Für eine optimale emotionale Entwicklung des Kindes muss die **Bezugsperson** 3 Eigenschaften aufweisen: **Verfügbarkeit, Verlässlichkeit** und **Vertrautheit**. Dies gilt für die gesamte Zeit der kindlichen Entwicklung. Ist eine Betreuungsperson beispielsweise nicht verlässlich oder nicht immer verfügbar, so wie dies bei Personen mit Sucht- oder psychischen Erkrankungen möglich ist, können die emotionale Entwicklung und das Bindungsverhalten beim Kind gestört sein. Dies tritt auch bei der Deprivation auf. Muss ein Kind wegen einer chronischen Erkrankung länger im Krankenhaus bleiben und sind die Eltern oder andere Bezugspersonen wenig anwesend, muss unbedingt darauf geachtet werden, dass Betreuungspersonen möglichst konstant verfügbar sind.

Das **soziale Lächeln** tritt meist im Alter von 4–6 Wochen auf. Es handelt sich offenbar um eine angeborene Reaktion auf bestimmte Reize. Vor allem die Stirn-Augen-Partie des Gegenübers ist von Bedeutung, insbesondere wenn sie sich in einer gewissen Distanz rhythmisch bewegt. Auch Töne und Stimmen können die soziale Antwort auslösen, die sich im Entwicklungsverlauf weiter differenziert. Im Laufe der Zeit wird zunehmend zwischen bekannten und fremden Personen unterschieden, was sich um den 8./9. Lebensmonat im **Fremdeln** äußert: Das Kind zeigt nicht vertrauten Personen gegenüber Angstreaktionen. Die Ausprägung dieses Verhaltens kann aber sehr unterschiedlich sein. Fremdeln ist die erste Form von Trennungsangst.

Beim Kleinkind kann die **Trennungsangst** noch stark ausgeprägt sein. Sie hängt mit der Entwicklung von Autonomie und Selbstständigkeit zusammen und wird stark von Außeneinflüssen bestimmt. Die Autonomieentwicklung spiegelt sich danach auch im **Trotzverhalten** wider, das 3. Lebensjahr am stärksten ausgeprägt ist. Parallel dazu entwickelt sich die Selbstwahrnehmung mit der Fähigkeit, sich im Spiegel zu erkennen, den eigenen Namen zu nennen und die Ich-Form zu benützen. Die Stärke des Trotzverhaltens ist sehr unterschiedlich. Sowohl die Trennungsangst wie auch das Trotzverhalten sind **Reifungsphänomene** der kindlichen Entwicklung und deshalb Teil der normalen Entwicklung.

Die **Autonomieentwicklung** reift im Verlauf weiter, sodass im Alter von 3–4 Jahren der Besuch eines Kindergartens möglich wird. Die soziale Orientierung richtet sich mit zunehmendem Alter mehr auf Altersgenossen und auf die Erzieher. Das Kind kann sich einer Gruppe zunehmend besser anpassen, eine gewisse Zeit still sitzen, an gemeinsamen Aktivitäten teilnehmen und auch Rollenspiele durchführen. In der Pubertät lässt dann die Bedeutung der Eltern als Bezugspersonen zunehmend nach und Freundschaften mit Gleichaltrigen („peer groups") werden wichtiger.

Die **emotionale Entwicklung** des Kindes ist eng mit seinen sozialen und kognitiven Fähigkeiten verbunden. Affektive Reaktionen und Gemütsäußerungen können gut durch die Beobachtung des Verhaltens oder durch eine detaillierte Befragung von Eltern und Betreuungspersonen erfasst werden. Eine differenzierte Beurteilung

2.4 Soziale, sprachliche und kognitive Entwicklung

der emotionalen Entwicklung und des Verhaltens ist mit verschiedenen Fragebögen und Testverfahren möglich, die allerdings nur mit entsprechenden vertieften Kenntnissen interpretiert werden dürfen.

Auch die **sprachliche Entwicklung** ist eng mit der sozialen Entwicklung verbunden und wird stark von Außeneinflüssen bestimmt. Wichtige Voraussetzung für das Sprechen ist ein gutes **Hörvermögen**. Kann ein Säugling nicht hören, verliert sich seine Laut- und Silbenproduktion im Verlauf des 2. Lebenshalbjahres und die akustische Orientierungsreaktion bleibt aus. Normalerweise wird das Plappern des Säuglings zunehmend differenziert. Gegen Ende des 1. Lebensjahres erscheinen Doppellaute und bald die ersten Wörter. Nachahmung und Rückkoppelung durch akustische Wahrnehmung spielen dabei eine wichtige Rolle. Im 2. Lebensjahr vergrößert das Kind rasch seinen Wortschatz. Dabei geht das Wort- oder Sprachverständnis (rezeptive Sprache) der Sprachproduktion (expressive Sprache) voraus. Wichtige Vorbedingung ist neben dem Hörvermögen auch eine ungestörte kognitive und soziale Entwicklung. Störungen der Sprachentwicklung können die rezeptive oder expressive Sprache betreffen und auch kombiniert (globale Sprachstörung, meist verbunden mit einer kognitiven Beeinträchtigung) auftreten.

Auch die **Sprachentwicklung** ist eng mit der sozialen Entwicklung verbunden. Voraussetzung ist ein gutes **Hörvermögen**. Verlust des Plapperns im 2. Lebenshalbjahr und mangelnde akustische Orientierungsreaktion deuten auf eine mögliche Hörstörung hin. Die perzeptive Sprachfunktion geht der expressiven voraus. Wichtige Vorbedingung ist eine ungestörte kognitive Entwicklung.

▶ **Merke.** Mit etwa 2 Jahren sollte ein Kind mindestens 50 Wörter sprechen und diese zu Zwei-Wort-Sätzen verbinden können. Mit 3 Jahren machen sich die meisten Kinder verbal gut verständlich und kennen bereits ihren Namen.

▶ **Merke.**

Im Alter von 3–4 Jahren kann **physiologisches Stottern** auftreten, wenn die Sprachproduktion und das Sprechen nicht die Geschwindigkeit erreichen können, mit der Gedanken und Wünsche ausgedrückt werden sollen. Auch Stammelfehler (z.B. Sigmatismus) und Schwierigkeiten mit der Grammatik (Dysgrammatismus) sind im Kleinkindesalter häufig. Diese Zeichen können auf eine **Sprachentwicklungsverzögerung** oder **-störung** hinweisen. Wichtig ist hier, das Sprachverständnis und den kognitiven Entwicklungsstand zu prüfen und bei Unsicherheit das Kind frühzeitig an eine Fachstelle zu überweisen.

Physiologisches Stottern kann im Alter von 3–4 Jahren auftreten. Dyslalie und Dysgrammatismus können Ausdruck einer **Sprachentwicklungsverzögerung** oder **-störung** sein.

Die **Sauberkeitsgewöhnung** ist ein wichtiger Bereich der Sozialentwicklung. Es kommt zu einem engen Wechselspiel zwischen biologischen Funktionen und Umwelteinflüssen (z.B. erzieherische Maßnahmen). Beim Säugling wird die Blase, wenn sie gefüllt ist, reflektorisch entleert; manche Mütter bemerken dies am Verhalten des Kindes und können so den rechten Moment abpassen. Im Allgemeinen muss das Kind aber über bestimmte zentralnervöse Funktionen und davon abhängige Fähigkeiten verfügen, die es ermöglichen, den Harnstrahl anzuhalten bzw. die Blase willentlich zu entleeren. Bei den meisten Kindern ist dies im 3. bis 4. Lebensjahr der Fall, dann haben auch erzieherische Bemühungen die größte Aussicht auf Erfolg. In der Regel wird die Kontrolle der Darmfunktion gleichzeitig wie die der Blasenfunktion erreicht, zunächst tagsüber, danach auch nachts (s. auch S. 779 ff).

Die **Sauberkeitsgewöhnung** setzt einen funktionsreifen biologischen Apparat voraus. Die unwillkürliche Funktion der Ausscheidungsorgane muss willentlich beherrscht werden. Erziehungsmaßnahmen sind am besten im 3.–4. Lebensjahr zu beginnen.

Die **kognitive Entwicklung** (Entwicklung der Intelligenz) kann nach den Beobachtungen von Jean Piaget in verschiedene Stufen eingeteilt werden (Tab. **2.1**).

Einen Eindruck der kognitiven Entwicklung im frühen Kindesalter vermittelt die Beurteilung des **Spielverhaltens**. Dabei lassen sich verschiedene Funktionen beobachten, z.B. das räumlich-figurale Denken, das sich in einer charakteristischen Abfolge äußert. Zuerst wird das Inhalt-Behälter-Konzept erfasst (Einfüllen und

Die **kognitive Entwicklung** vollzieht sich in verschiedenen Perioden (Tab. **2.1**).

Das **Spielverhalten** des Kindes vermittelt einen Eindruck über seine kognitive Entwicklung und hat eine charakteristische Abfolge.

≡ **2.1** Die Entwicklung der kognitiven Funktionen (nach Jean Piaget) ≡ **2.1**

1. **sensomotorische Periode** (Geburt bis 2 Jahre)
   - Zweck-Mittel-Verknüpfung (Hantieren mit Gegenständen)
   - aktives Experimentieren (Veränderung der Umwelt)
2. **präoperationale Periode** (2–7 Jahre)
   - Wahrnehmung, Konstanz, Kausalität (sensomotorische Erfahrungen)
   - symbolisches, vorbegriffliches, begriffliches Denken, logisch schlussfolgernde Denkprozesse (als Voraussetzung für den Schulbesuch)
3. **konkrete Denkoperationen** (7–11 Jahre)
   - Erkennen von Kategorien, Zeit, Raum, Logik
   - Anpassung aufgrund von Erfahrungen
4. **formale Denkoperationen** (ab etwa 11 Jahren)
   - kausales Denken, induktives Schlussfolgern
   - Bewältigung abstrakter Operationen (wissenschaftliche Experimente)

Ausräumen), anschließend das Verständnis für die vertikale räumliche Orientierung (Turm bauen), gefolgt von horizontalen räumlichen Ausrichtung (Zug bauen). Andere Bereiche wie Kategorisieren und Spielverhalten mit Symbolcharakter können ebenfalls durch das Spielverhalten beurteilt werden und zeigen analog eine vorgegebene Abfolge, welche eine Beurteilung des Entwicklungsalters ermöglicht. Der Denver Developmental Screening Test (Abb. **2.6**) beinhaltet die kognitive Entwicklung nicht als eigenen Entwicklungsbereich, obwohl manche Elemente der kognitiven Entwicklung – z. B. in der feinmotorischen Entwicklung – enthalten sind („Turm mit 2 Klötzchen").

Ab dem Schulalter können Intelligenzfunktionen erfasst werden. Verschiedene Testverfahren sind dazu geeignet. Dabei werden unterschiedliche Aspekte berücksichtigt, wie z.B. sprachliche, visuomotorische, perzeptive oder abstrahierende Fähigkeiten. Die Aussagekraft der Tests ist unterschiedlich und hängt u.a. von den erhobenen Testbereichen ab. Zudem ist zu berücksichtigen, ob Normwerte vorliegen und wie aktuell diese sind.

Im Rahmen einer Entwicklungsbeurteilung sollen immer motorische, soziale, sprachliche **und** kognitive Fähigkeiten erfragt oder geprüft sowie das Verhalten und die Größe des Kindes berücksichtigt werden. Als erprobtes Verfahren zum Erfassen mehrerer Intelligenzfunktionen sind der Hamburg-Wechsler-Test für das Vorschulalter oder der **Hamburg-Wechsler-Test für Kinder** (in vierter revidierter Form) sowie die **Kaufman-Assessment Battery for Children** zu empfehlen. Sprachfreie Intelligenztests wie der **Snijders-Oomen Nicht-verbale Intelligenztest** (revidierte Form) oder der **progressive Matritzentest nach Raven** erfassen hauptsächlich logisch-abstraktes Denken.

Falls der Kinderarzt eine Störung der sozialen, sprachlichen, kognitiven und/oder emotionalen Entwicklung eines Kindes feststellt, sollte er fachkundige Hilfe in Anspruch nehmen.

2.5 Schlafverhalten

Wie andere Entwicklungsbereiche zeigt auch das Schlafverhalten eine Entwicklungsdynamik und eine große interindividuelle Variabilität. Die Vorstellung, dass ein Kind eine fixe Anzahl Stunden an Schlaf braucht, die durch das Alter festgelegt sind (z. B. 12 Stunden mit 2 Jahren), ist falsch. Wie für das Wachstum gibt es auch für den Schlafbedarf Perzentilen (Abb. **2.7**).

Schlafstörungen in der frühen Kindheit betreffen oft Durchschlafstörungen. Sie können durch Bestimmung des effektiven Schlafbedarfs und andere Maßnahmen wie Rhythmisierung des Tagesablaufes, Anpassung der Bettzeit an die Schlafzeit und Einschlafhilfen erfolgreich angegangen werden. Eine medikamentöse Behandlung von Schlafstörungen ist beim gesunden Kind nicht sinnvoll.

2.6 Entwicklung in der Adoleszenz

Als Lebensabschnitt mit tief greifenden Veränderungen ist die Zeit der **Pubertät** und **Adoleszenz** sowohl für das heranwachsende Kind als auch für die gesamte Familie von besonderer Bedeutung. Es kommt zu körperlichen und seelischen Umstellungen, die einige Zeit beanspruchen, keineswegs immer koordiniert verlaufen und zu krisenhaften Situationen Anlass geben können. Die Jugendmedizin ist für diesen Altersbereich verantwortlich.

Die Pubertät beginnt mit Veränderungen an den Genitalien und mit dem Auftreten sekundärer Geschlechtsmerkmale (s. Abb. **2.4** und S. 215), sie endet mit dem Abschluss des körperlichen Wachstums. Dies ist beim Jungen mit ca. 18 Jahren, beim Mädchen mit ca. 16 Jahren der Fall. Durch die säkulare Akzeleration (s.S. 31) hat sich dieser individuell recht variable Zeitabschnitt vorverlagert. Es erwacht die Sexualität, was nicht selten zu autoerotischen und homosexuellen Tendenzen führt. Selbstbefriedigung (Masturbation, Onanie) ist ein normales Phänomen, auch enge gleichgeschlechtliche Freundschaften sind in dieser Zeit nicht ungewöhnlich.

2.7 Schlafperzentilen

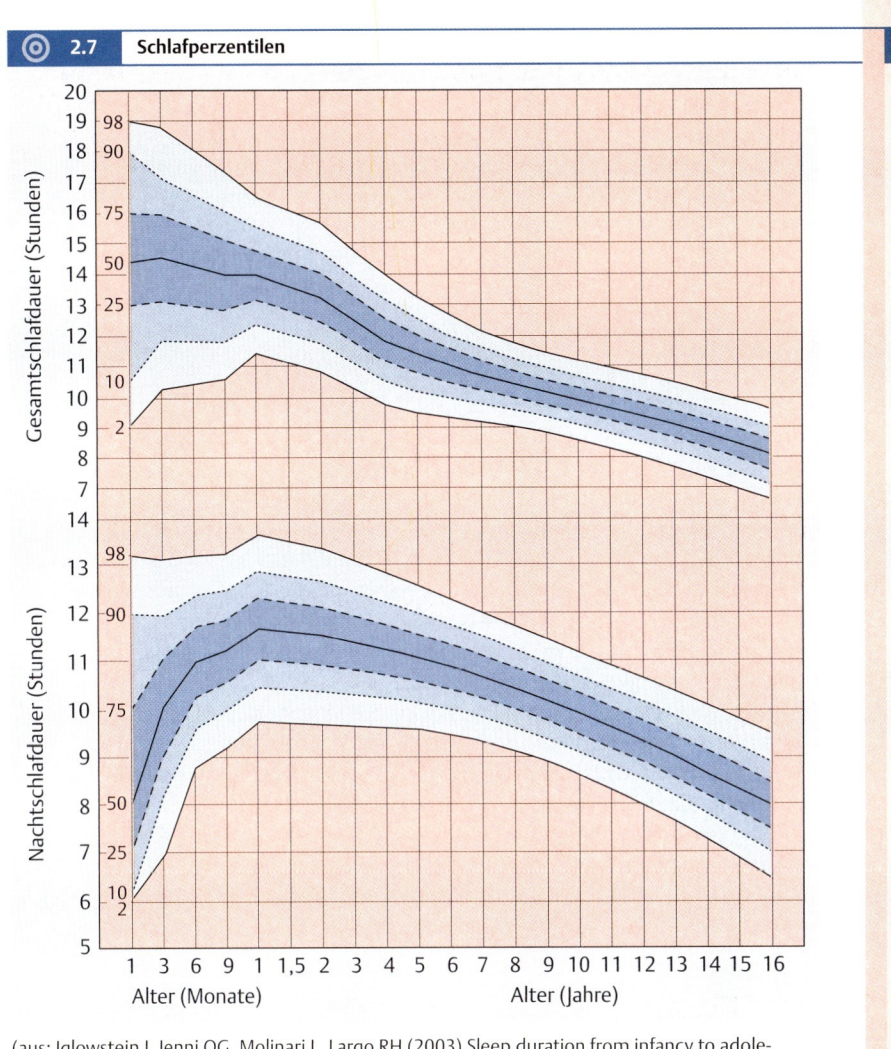

(aus: Iglowstein I, Jenni OG, Molinari L, Largo RH (2003) Sleep duration from infancy to adolescence: reference values and generational trends. Pediatrics, 111 (2); 302-307)

Im Allgemeinen kommt es bald zu heterosexuellen Kontakten, die heute recht früh erfolgen.
Ein wichtiger Aspekt der Pubertät ist die erforderliche Ablösung von Elternhaus und Familie. Dies kann zu Konfliktsituationen mit Autoritätsprotest und starken Auseinandersetzungen Anlass geben. Jugendliche suchen nach Vorbildern und kommen in den Einfluss von **Peer-Gruppen** (gleichaltrige Gruppe), brauchen Selbstbestätigung und Erfolg. Bei der emotionalen Labilität, die nicht zuletzt auch durch hormonelle Faktoren bedingt ist, kann dies Krisensituationen heraufbeschwören. Diese können durch den Kontakt mit **Drogen** und **Jugendsekten** zusätzlich begünstigt werden. Extreme Reaktionen und Kurzschlusshandlungen treten auf; mitunter wird es schwierig, eine Pubertätskrise von einer beginnenden Psychose abzugrenzen. Da der Kinder- bzw. Jugendarzt die bisherige Entwicklung verfolgt hat und die familiäre Situation kennt, kann auch er in dieser Zeit der Krise Unterstützung geben.

Bei der Ablösung von Elternhaus und Familie können Konflikte entstehen. Jugendliche suchen ihre Identität. Sie kommen in den Einfluss von **Peer-Gruppen**. Krisensituationen werden auch durch Kontakt mit **Drogen** und **Sekten** begünstigt. Pubertätskrisen können schwer von einer beginnenden Psychose zu unterscheiden sein. Wichtig ist es, das Vertrauen der Jugendlichen zu erhalten. Der Kinder- bzw. Jugendarzt hat hier eine wichtige Aufgabe.

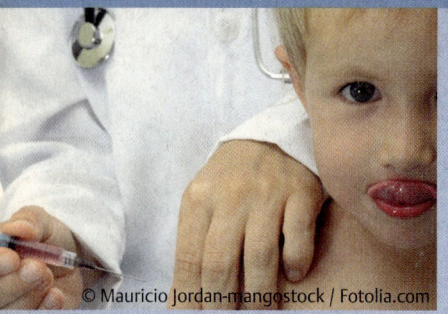

3 Allgemeine und spezielle Prävention

3.1 Früherkennungsuntersuchungen 42
3.2 Infektionsprophylaxe 52

3.1 Früherkennungsuntersuchungen

3.1.1 Allgemeine Vorbemerkungen

Die **Krankheitsfrüherkennung** im Kindesalter zählt zu den wichtigsten sozialpädiatrischen Aufgaben. Grundlage hierfür ist § 26 des Sozialgesetzbuches V, der besagt: „Versicherte Kinder haben bis zur Vollendung des 6. Lebensjahrs Anspruch auf Untersuchungen sowie nach Vollendung des 10. Lebensjahrs auf eine Untersuchung zur Früherkennung von Krankheiten, die ihre körperliche oder geistige Entwicklung in nicht geringfügigem Maße gefährden …"

Heute werden von den gesetzlichen Krankenversicherungen mind. 11 Früherkennungsuntersuchungstermine finanziert. Die Inanspruchnahme der U2–U7 liegt bei über 95 %. Es ist ein großes Anliegen der pädiatrischen Interessenvertretungen, diese Termine im Sinne einer echten Vorsorge **zusätzlich** auch mit einer ausführlichen **Beratung der Eltern** zu den jeweiligen **Präventionsthemen** (Tab. 3.1) zu verbinden. Schwangerschaftsvorsorge, Mutterschutz, Früherkennungsuntersuchungen und Impfungen für Kinder (s. S. 53) tragen gemeinsam dazu bei, die Säuglingssterblichkeit und die Morbidität im Kindes- und Jugendalter in Deutschland zu senken.

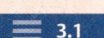

3.1 Präventionsthemen zur Beratung der Eltern im Rahmen von Früherkennungsuntersuchungen

U	Präventionsthemen (Auswahl)
U2–U5	Ernährung, Impfungen, Lagerung, Hautpflege, Verhalten bei: Fieber, Infekten, Erbrechen und Durchfall
U6	Impfungen, Unfallverhütung, Gewaltprävention, Förderung der motorischen Entwicklung, Allergieprävention, Zahnpflege
U7	Unfallverhütung (inkl. Vermeidung von giftigen und gefährlichen Substanzen), Förderung der Sprachentwicklung, Ernährung (Vermeidung von Übergewicht)
U7a, U8	Unfallverhütung, Förderung der Sprachentwicklung, Verhaltensförderung (z. B. Sozialverhalten), Medienkonsum
ab U9	Sport und Bewegung, Unfallverhütung, Allergieprävention, Hautschutz, Schule, Medienkonsum
J1 und J2	HPV-Impfung, Partnerschaft und Familie, Sexualität, Antikonzeption, Suchtmittel (Nikotin, Alkohol, Drogen), Medienkonsum, Berufsberatung

Man unterscheidet verschiedene Arten der Prävention:
- **Primäre Prävention:** Krankheiten sollen primär verhütet werden, die entsprechenden Vorsorgemaßnahmen werden bei Gesunden getroffen (z. B. vorbeugende Beratung, Vermeidung perinataler Risikofaktoren, Änderungen der Lebensführung, Rachitis- und Kariesprophylaxe, Impfungen).
- **Sekundäre Prävention:** Bestehende Krankheiten sollen frühestmöglich erkannt werden mit evtl. noch erfolgversprechender Behandlungsmöglichkeit (z. B. Screening-Untersuchungen auf angeborene Stoffwechselstörungen wie PKU, Galaktosämie und Hypothyreose).

3.1 Früherkennungsuntersuchungen

- **Tertiäre Prävention:** Folgezustände von Erkrankungen sollen beseitigt oder gemildert werden (z.B. im Sinne der Rehabilitation nach schweren Krankheiten und Unfällen).

Der Zeitpunkt der Früherkennungsuntersuchungen ist festgelegt (Tab. **3.2**).

- **Tertiäre Prävention:** = Beseitigung von Krankheitsfolgen (z.B. durch Rehabilitationsmaßnahmen).

Zeitpunkte der Früherkennungsuntersuchungen zeigt Tab. **3.2**.

Tab. 3.2 Zeitpunkt der Früherkennungsuntersuchung im Kindesalter

U1	unmittelbar nach der Geburt im Kreißsaal (APGAR-Score, Nabelschnurarterien-pH-Wert, s. S. 100)
U2	3.–10. Lebenstag (Basisuntersuchung)
U3	4.–6. Lebenswoche
U4	3.–4. Lebensmonat
U5	5.–7. Lebensmonat
U6	10.–12. Lebensmonat
U7	21.–24. Lebensmonat
U7a	33.–39. Lebensmonat
U8	43.–48. Lebensmonat (3½–4 Jahre)
U9	60.–64. Lebensmonat (5–5¼ Jahre)
J1	13.–14. Lebensjahr

Zusätzlich werden von immer mehr Krankenkassen* finanziert:

U10	mit 7–8 Jahren und eine
U11	mit 9–10 Jahren sowie eine
J2	mit 16–17 Jahren

* Einige Krankenkassen finanzieren auch einen jährlichen „Check-up" ab dem 6. Lebensjahr

> ▶ **Merke.** Bei allen Früherkennungsuntersuchungen müssen **Körpergewicht, Körperlänge** und **Kopfumfang** bestimmt und eine **vollständige körperliche Untersuchung** durchgeführt werden.

▶ **Merke.**

Diese oben genannten einfachen Parameter ergeben einen zuverlässigen Einblick in die körperliche Entwicklung. Werden diese Maße, mit den entsprechenden oberen und unteren Perzentilen (meist 3. und 97. Perzentile), in **Somatogramme** eingetragen (s. S. 904), kann z.B. sofort Stellung genommen werden zur Frage der Über- oder Unterernährung, des Groß- oder Kleinwuchses eines Kindes bzw. zu einer Störung im Schädelwachstum und damit zur Gehirnentwicklung.

Gerade in den ersten 4 Lebensjahren ist die Entwicklung des Kindes für die spätere körperliche und seelische Gesundheit von allergrößter Bedeutung, daher sollten **alle Untersuchungstermine** wahrgenommen werden.

In zunehmend mehr Bundesländern (z.B. Hessen, Saarland, Nordrhein-Westfalen) wird die Teilnahme an den Untersuchungsterminen zentral registriert. Werden die vorgesehenen Termine von den Eltern nicht wahrgenommen, wird unter Umständen das Gesundheits- und/oder das Jugendamt eingeschaltet.

Ist die normale körperliche und geistige Entwicklung eines Kindes durch einen bestimmten Befund gefährdet, werden entsprechende **Kennziffern** in das Untersuchungsheft eingetragen. Der Befund bedarf entweder der sofortigen weiteren Klärung (z.B. Herzgeräusch/V.a. Vitium cordis) oder muss bei der nachfolgenden Untersuchung kontrolliert werden.

Zusammenfassend gilt für alle Früherkennungsuntersuchungen Folgendes (Tab. **3.3**):

Werden die oben genannten Parameter in **Somatogramme** eingetragen (s. S. 904), geben Sie einen guten Überblick über die körperliche Entwicklung eines Kindes.

Da die ersten 4 Lebensjahre für die Entwicklung des Kindes besonders entscheidend sind, sollten **alle Untersuchungstermine** wahrgenommen werden.

Im **Kennziffernkatalog** werden auffällige Befunde in das jeweilige Untersuchungsheft eingetragen.

Für alle Früherkennungsuntersuchungen gilt (s. Tab. **3.3**):

3.3 Grund- und Merkregeln für alle Früherkennungsuntersuchungen

Grundregeln	Merkregeln
• Im Raum, in dem die Untersuchung durchgeführt wird, sollte Ruhe herrschen, außerdem solle es warm sein (≈ 21 °C) • Jede Untersuchung besteht aus erfragten und erhobenen Befunden sowie aus ergänzenden Angaben, die jeweils im gelben U-Heft eingetragen werden. • Die **Körpermaße** (Länge – Säuglinge und junge Kleinkinder im Liegen messen –, Gewicht, Kopfumfang) sind festzustellen und in die Somatogramme einzutragen. • Die Kennziffern sollen bei den entsprechenden Untersuchungen in die vorgesehenen Rubriken eingetragen werden. • Impfungen sind nicht Bestandteil der Untersuchungen, bei jedem Termin sollte sich der Arzt aber den **Impfausweis** vorlegen lassen, den Impfstatus überprüfen und fehlende Impfungen nachholen. • Im Säuglingsalter ist stets nach der Vitamin-D-/Fluoridprophylaxe (inklusive Verabreichungsform – darf nicht in der Flasche gegeben werden) zu fragen. • Bedeutsame erhobene Befunde müssen behutsam mit den Eltern besprochen werden; sie müssen vorsichtig an schwerwiegende Diagnosen herangeführt werden.	• **Gewicht:** Ende des 1. Lebensjahrs ist das Geburtsgewicht verdreifacht (etwa 10 kg), Ende des 6. Lebensjahres versechsfacht, mit 12 Jahren etwa verzwölffacht. • **Körperlänge:** Geburt etwa 50 cm, Endes des 1. Lebensjahres etwa 75 cm, 12. Lebensjahr etwa 150 cm. Die im Liegen gemessene Gesamtkörperlänge ist etwas größer als die im Stehen. Bei Mädchen setzt der Wachstumsschub vor der Pubertät früher ein, ist aber geringer als bei Jungen. • **frontookzipitale Kopflänge:** Bei Neugeborenen etwa ¼ der Körperlänge, bei Erwachsenen etwa ⅛ der Körperlänge. • **Kinderfüße:** Wachstum bei Laufanfängern ca. 1,5 mm/Monat, bei älteren Kindern 1 mm/Monat.

3.1.2 Besonderheiten der einzelnen Früherkennungsuntersuchungen (U1–J1)

U1 (1. Lebenstag)

Sie wird 1, 5 und 10 Minuten nach der Geburt nach dem **APGAR-Schema** (s. S. 103) vorgenommen und dient der Beurteilung des Vitalzustandes des Kindes. Außerdem wird der Nabelschnurarterien-pH-Wert bestimmt. Bei der U1, U2 und U3 wird zudem eine **Vitamin-K-Prophylaxe** (2 mg oral) durchgeführt.

▶ Merke.

3.1.2 Besonderheiten der einzelnen Früherkennungsuntersuchungen (U1–J1)

U1 (1. Lebenstag)

Diese Untersuchung wird 1, 5 und 10 Minuten nach der Geburt nach dem sog. **APGAR-Schema** (s. S. 103, Tab. **6.6**) vorgenommen und dient der Beurteilung des Vitalzustandes des Kindes. Vorrangig soll hierbei die Frage geklärt werden, ob eine sofortige Intensivtherapie (z. B. Intubation und Beatmung) oder Intensivüberwachung notwendig wird, um eine Gefährdung des Kindes zu vermeiden. Die eigentliche Untersuchung wird dabei ohne apparativen Aufwand durchgeführt und beinhaltet das Zählen der Herz- und Atemfrequenz, die Beurteilung von Hautkolorit, Muskeltonus und Reflexverhalten (z. B. beim Absaugen). Bei unreifen Kindern (Reifezeichen s. u.) wird der Reifegrad (Gestationsalter) festgestellt (s. auch Tab. **6.3**, S. 101). Zudem erhalten alle gesunden Neugeborenen zur **Blutungsprophylaxe** je 2 mg **Vitamin K oral** (auch bei der U2 und U3). Zur Prophylaxe einer Bindehautentzündung (z. B. durch Gonokokken) wird nur bei Infektionsverdacht eine Makrolid-Salbe appliziert. Außerdem werden der Nabelschnurarterien-pH-Wert bestimmt und Angaben zu Schwangerschaft und Geburt in das Untersuchungsheft eingetragen.

▶ Merke. Zeichen der **Reife** des Neugeborenen sind:
- geringe Lanugohaare mit haarlosen Bezirken, Haut rosig
- feste Ohrmuscheln mit Knorpel bis zur Peripherie
- Plantarlinien reichen über die vorderen zwei Drittel der Fußsohle
- mind. ein Hoden ist vollständig deszendiert
- große Labien bedecken die kleinen Labien
- Fingernägel überragen Fingerkuppen
- Durchmesser der Brustdrüsen etwa 10 mm
- Spontanhaltung: Extremitäten gebeugt, physiologischer Muskeltonus

U2 (3.–10. Lebenstag)

Hierbei handelt es sich um eine umfassende zeitaufwendige **Basisuntersuchung**, bei der vor allem jene Krankheiten bzw. Befunde festgestellt werden, die sofort behandlungsbedürftig und zumindest in kurzen Zeitabständen überwacht werden müssen (z. B. Herzfehler, großer Kopfumfang).

Zwischen dem 2. und 3. Lebenstag wird Kapillarblut der Ferse für **Screening-Untersuchungen**, zumindest auf Hypothyreose, Phenylketonurie (PKU) und Galaktosämie, abgenommen (sog. Filterpapiertest, Abb. **3.1**). In manchen Untersuchungszentren werden auch Biotinidasemangel und AGS (21-Hydroxylase-Mangel: adrenogenitales Syndrom) und andere Stoffwechselerkrankungen erfasst. Mit der heute überwiegend eingesetzten **ESI-Tandem-Massenspektroskopie** (ESI = Elektrosprayionisierung) können weitere metabolische Erkrankungen festgestellt werden, z. B. Homozystinämie, Methylmalonazidämie und viele andere Organoazidurien sowie Störungen der Fettsäureoxidation, des Aminosäurestoffwechsels und Harnstoffzyklus.

3.1 Neugeborenen-Screening

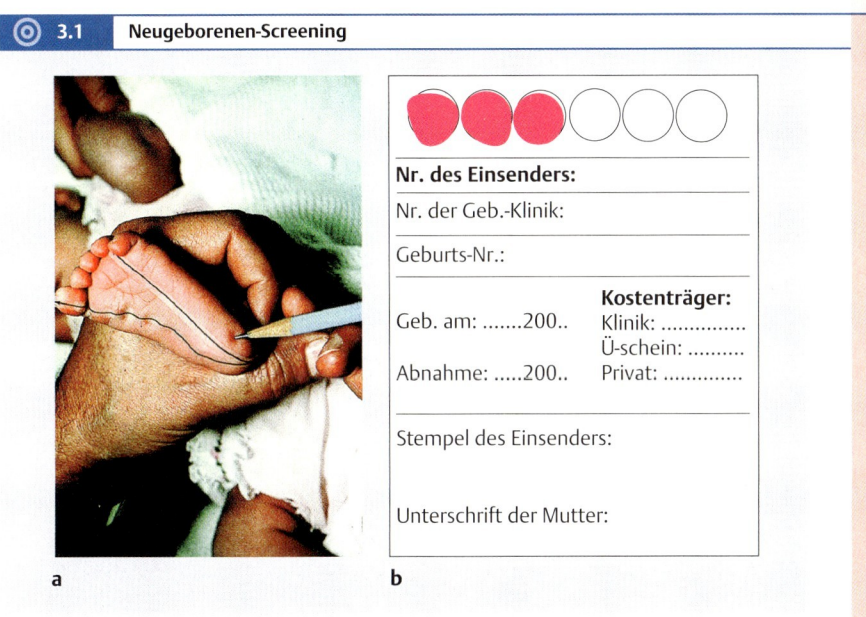

a Kapillare Blutentnahme aus der Ferse.
b Vorderseite eines Screening-Test-Kärtchens (Filterpapiertest) mit 3 Blutproben. Die Kreise müssen ganz mit Blut durchtränkt sein.

Außerdem sollte zum Zeitpunkt der U2 eine **Screening-Untersuchung des Hörens** erfolgen, meist durch Messung der **otoakustischen Emissionen (OAE)** oder durch eine vereinfachte BERA-Untersuchung (Näheres s. S. 822).

Die klinische Untersuchung von Augen, Gehörgängen, Mund- und Rachenraum sollte, wie dies auch für alle nachfolgenden Untersuchungen gilt, am Ende des Untersuchungsgangs stehen, da sie für das Kind unangenehm sind und es sich evtl. wehrt und schreit (vgl. auch S. 8). Auskultation und abdominelle Untersuchung können dann Schwierigkeiten bereiten.

Bei **Kindern mit Risikofaktoren** sollte bereits im Rahmen der U2 eine **Hüftgelenkssonografie** erfolgen (Näheres s. S. 681). Weiterhin sind Fehlstellungen der Füße zu beachten, da ggf. schon jetzt mit den entsprechenden orthopädischen bzw. physiotherapeutischen Behandlungsmaßnahmen begonnen werden muss.

Darüber hinaus werden die Vitamin-D-, Fluorid- und ggf. Jodidprophylaxe (Tab. **3.4**, Tab. **3.5**) sowie die bevorstehenden Impfungen ab dem 2. Lebensmonat mit den Eltern besprochen.

3.4 Empfehlungen zur Fluorid- und Vitamin-D-Prophylaxe

Alter	Fluoridmenge
Fluoridkonzentration im Trinkwasser < 0,3 mg/l:	
1.–3. Lebensjahr	> 0,25 mg/d
4.–6. Lebensjahr	0,50 mg/d
> 7. Lebensjahr	1 mg/d
Fluoridkonzentration im Trinkwasser 0,3–0,7 mg/l:	
1.–4. Lebensjahr	kein Fluorid
ab 4. Lebensjahr	0,25 mg/d
ab 7. Lebensjahr	0,5 mg/d

beachte:
- Bei Fluoridkonzentrationen im Trinkwasser > 0,7 mg/l ist keine Fluoridprophylaxe erforderlich.
- Die prophylaktische Gabe von Fluorid zur Verbesserung des Zahnschmelzes wird von Kinder- und Zahnärzten kontrovers gehandhabt. Zwischen dem 6. Lebensmonat und dem 2. Lebensjahr ist eine Fluoridgabe mit 0,25 mg/d sinnvoll. Nach dem 2. Lebensjahr sollten die Zähne mit einer fluoridhaltigen Zahnpasta gereinigt werden.
- Im 1. Lebensjahr sollten nach dem 10. Lebenstag zusätzlich 500 IE Vit. D/d Rachitisprophylaxe verabreicht werden.
- Zur Jodprophylaxe sollte grundsätzlich in jedem Haushalt jodiertes Speisesalz verwendet werden, stillenden Müttern wird empfohlen, täglich mindestens 150–200 µg Jod aufzunehmen.

3.5 Empfehlungen zur Jodprophylaxe

	Alter	Jodid µg/d
Säuglinge	0–4 Monate	50
	4–12 Monate	80
Kinder	1–4 Jahre	100
	4–7 Jahre	120
	7–10 Jahre	140
	10–<13 Jahre	180
Jugendliche	13–18 Jahre	200

U3 (4.–6. Lebenswoche)

Bei dieser **erweiterten Basisuntersuchung** werden die **ersten Verhaltensmuster** im Sozial- und Spielverhalten (Tab. **3.7**) wie auch die motorische und Sprachentwicklung (Tab. **3.6**) kontrolliert.

U3 (4.–6. Lebenswoche)

Die U3 stellt eine **erweiterte Basisuntersuchung** dar. Kontrollbedürftige Befunde aus der U2 werden überprüft. Zudem ist an diese Früherkennungsuntersuchung ein **hüftsonografisches Screening** gebunden (s. auch S. 681).
Wie auch bei der U1 und U2 wird Vitamin K (2 mg) oral verabreicht. Die Vitamin-D-, Fluorid- und ggf. Jodidprophylaxe (s. S. 46) sowie bevorstehende Impfungen sind zu besprechen.
Die ersten **Verhaltensmuster** im Sozialverhalten (Antwort mit Lächeln, wenn der Säugling angelächelt wird) (Tab. **3.7**), im Spielverhalten (fixiert und verfolgt Gegenstände) (Tab. **3.7**) und in der Sprache (seufzende, stöhnende, zufriedene Laute und Lallen) (Tab. **3.6**) können auf einfache Weise beurteilt werden und sind sehr aussagekräftig. Dies gilt auch für die Beurteilungskriterien zur normalen **motorischen Entwicklung** (Tab. **3.6**). Die **Reflexe und Reaktionen (motorisches Verhalten)** sind in Tab. **3.8** dargestellt. Diese Tabellen sollte jeder Arzt, der Untersuchungen bei Kindern vornimmt, zur Verfügung haben.

▶ **Merke.**

▶ **Merke.** Die Beobachtung der spontanen Bewegung des Säuglings, v. a. von Drehbewegungen der Hände und Füße, ist das wichtigste Kriterium für die Beurteilung der motorischen Entwicklung.

3.6 Kriterien für die normale Sprachentwicklung und die motorische Entwicklung des Säuglings und Kleinkindes (nach Largo et al.)

	Alter	Kriterium zur Sprachentwicklung	Kriterien zur motorischen Entwicklung
U3	1 Monat	seufzende und stöhnende Laute in zufriedenem und gesättigtem Zustand	- dreht in Bauchlage den Kopf zur Seite - kann in Rückenlage den Kopf inkonstant hin- und herdrehen - bei ca. 30 % der Säuglinge besteht eine Asymmetrie von Rumpf, Hals oder Kopf
U4	3 Monate	vokalisiert spontan	- kann den Kopf in Bauchlage sicher ca. 45° von der Unterseite abheben
U5	6 Monate	antwortet vokalisierend, wenn er angesprochen wird	- sichere Kopfkontrolle in jeder Körperhaltung - aktive Mitarbeit beim Hochziehen des Kindes zum Sitzen (Traktionsversuch) und aufrechtes Sitzen mit Unterstützung möglich - Bewegungen sind v. a. an Händen und Füßen vielfältig und harmonisch
	9 Monate	bildet Silbenketten, wie wawawa …, rarara …	- setzt sich selbstständig auf
U6	12 Monate	imitiert Sprachlaute, bildet Doppelsilben, wie mamam, papap …	- selbstständiges Hochziehen zum Stehen - steht mit Festhalten
	18 Monate	gebraucht „Mama" und „Papa" sinngemäß, zusätzlich mindestens ein Wort	- geht frei und sicher - bückt sich nach Gegenständen - hantiert mit Spielzeugen
U7	2 Jahre	gebraucht mind. 50 Worte sinngemäß (z. T. Symbolworte wie wau-wau), versteht und befolgt einfache Aufträge	- läuft sicher, umgeht Hindernisse und kann Treppen steigen - setzt sich zum Spiel hin und steht freihändig auf - kann sich Schuhe ausziehen
U7a	3 Jahre	benutzt Personalpronomen, Singular und Plural richtig	- hüpft beidbeinig eine Stufe hinunter - kann kurz (ca. 1 sec), auf einem Bein stehen
U8	4 Jahre	erzählt Erlebnisse, kann sich mit anderen unterhalten	- kann Treppen freihändig mit Beinwechsel hinauf- und hinuntergehen - kann mind. 3 sec auf einem Bein stehen
U9	5 Jahre	Aussprache praktisch fehlerfrei, lediglich noch geringe grammatikalische Fehler	- kann mind. 5 sec auf einem Bein stehen und mind. 3-mal auf einem Bein hüpfen, jeweils links und rechts - kann auf einer Linie gehen (Ferse zu Zehe) mit weniger als 3 Abweichungen - kann Kreis, Quadrat und Dreieck zügig und fast fehlerfrei abzeichnen

3.7 Kriterien für altersentsprechendes Spiel- und Sozialverhalten beim Säugling bzw. Kleinkind (nach Largo et al.)

	Alter	Kriterium für Spielverhalten	Kriterium für Sozialverhalten
U3	1 Monat	fixiert und verfolgt Gegenstände, die in seinem Gesichtsfeld bewegt werden	antwortet mit einem Lächeln, wenn es angelächelt wird (inkonstant)
U4	3 Monate	schaut sich die eigenen Finger an, spielt mit ihnen	lächelt spontan
U5	6 Monate	greift nach Gegenständen (sowohl mit der rechten als auch der linken Hand), transferiert sie von einer Hand in die andere	freut sich über Zuwendung
	9 Monate	untersucht Gegenstände intensiv mit Händen, Mund und Augen (Hand-Augen-Mund-Exploration)	fremdelt
U6	12 Monate	schüttelt Gegenstände, klopft und wirft mit Gegenständen	zeigt Zuneigung gegenüber vertrauten Personen
	18 Monate	versteckt Gegenstände, holt sie wieder, räumt ein und aus, untersucht intensiv die Umgebung	
U7	2 Jahre	imitiert alltägliche Handlungen und Tätigkeiten Erwachsener, einfaches Rollenspiel	teilt seinen „Besitz", versucht sich durchzusetzen
U7a	3 Jahre	andauerndes und konzentriertes Rollenspiel und Illusionsspiel („So tun, als ob")	teilt mit anderen, zumindest nach Aufforderung
U8	4 Jahre	detailliertes Rollenspiel mit anderen Kindern, einfaches konstruktives Spiel	sucht Kooperation und Freundschaft mit Gleichaltrigen
U9	5 Jahre	aufwendiges und ausdauerndes konstruktives Spiel und Regelspiele	kooperiert mit Spielgefährten, hält sich meist an Spielregeln

3.8 Neurologische Untersuchung/Reflexe im Säuglingsalter

Phänomen	Erklärung des Ablaufs	Zeitraum des Auftretens
Fluchtreaktion	Beugebewegung der Extremitäten bei schmerzhaften Reizen	ab der 8. Gestationswoche nachweisbar
Such-, Saug- und Schluckreaktion	einheitliche Verhaltensweise des Fetus und jüngeren Säuglings, um mit dem Mund die Nahrung zu erlangen und aufzunehmen	ist bereits intrauterin nachweisbar, verschwindet nach dem 3. LM
Greifreaktion	palmares Greifen bei Berührung der Hand- bzw. Fußinnenfläche	intrauterin nachweisbar, verschwindet nach dem 2. LM
Moro-Reaktion 1. Phase	durch ruckartige Änderung der Kopfposition, laute Geräusche, Licht und ähnliche Reizauslösung mit plötzlichem Abspreizen der Arme, Öffnen der Hände und Strecken der Beine, oft verbunden mit Zeichen des Unwohlseins	intrauterin nicht nachweisbar, verschwindet nach dem 4. LM
Moro-Reaktion 2. Phase	anschließende, z. T. repetitive Beugung der Arme im Sinne einer Umklammerung	verschwindet nach dem 2. LM
asymmetrischer tonischer Nackenreflex (ATNR)	Kopfwendung zur Seite aus der Rückenlage durch den Untersucher führt zur Streckung der Extremitäten auf der „Gesichtsseite" und Beugung auf der Gegenseite	bis zum 6. LM physiologisch, bei Persistenz pathologisch, wenn dadurch andere Bewegungen blockiert werden (= imperativ)
symmetrischer tonischer Nackenreflex (STNR)	passive Beugung des Kopfes aus der Rückenlage führt zur Beugung der Arme und Streckung der Beine, Überstreckung des Kopfes zu umgekehrten Bewegungen	bis 5. LM physiologisch (sonst wie ATNR)

3.8 Neurologische Untersuchung/Reflexe im Säuglingsalter (Fortsetzung)

Phänomen	Erklärung des Ablaufs	Zeitraum des Auftretens
Galant-Reaktion	Bestreichen des Rückens seitlich der Dornfortsätze von oben nach unten löst eine Biegung der Wirbelsäule zur gleichen Seite aus	verschwindet nach dem 4. LM
suprapubischer Streckreflex	Druck auf Symphyse führt zur Streckung der Beine und Füße	verschwindet nach dem 4. LM
Landau-Reaktion	zunehmende Aufrichtung des Kopfes und Streckung von Rumpf und Beinen in horizontaler Schwebelage	ab dem 5. LM nachweisbar
seitliches Abstützen	zunehmend prompte Abstützbewegung der Hand bei seitlichen Kippbewegungen des Rumpfes im Sitzen	ab dem 3. LM nachweisbar
Seitlagereaktion	beim Abkippen aus der vertikalen in die horizontale Schwebelage Geradstellung des Rumpfes und zunehmende Ausrichtung gegen die Schwerkraft bei lockerer Beugung von Armen und Beinen	ab dem 4. LM nachweisbar
Sprungbereitschaft (Parachute-Reaktion) 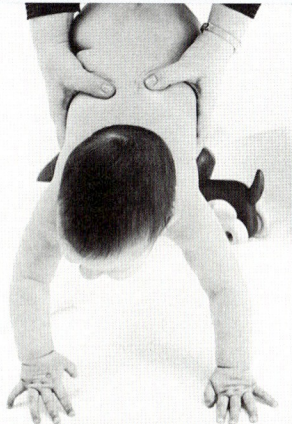	Auffangen mit beiden Händen bei rascher Annäherung des Gesichtes an die Unterlage	ab dem 5. LM nachweisbar
optische Stehbereitschaft	Streckung der Füße in Achselhängelage vor Erreichen der Unterlage	ab dem 5. LM nachweisbar

LM = Lebensmonat
(Abbildung „Landau-Reaktion" und „Sprungbereitschaft" aus: Flehmig I. Normale Entwicklung des Säuglings und ihre Abweichungen. Thieme; 2001)

U4 (3.–4. Lebensmonat)

Bei dieser Untersuchung muss besonders auf **zentrale Tonus- und Koordinationsstörungen** geachtet werden, um eine Einschätzung der Entwicklung und ggf. die Indikation zur Einleitung von spezifischen Fördermaßnahmen (z. B. Physiotherapie) stellen zu können. Die zu erhebenden Befunde (einschl. der Körpermaße) gehen aus der Anleitung zur U4 im gelben Kinder-Untersuchungsheft hervor. Die Varianz der Normalbefunde ist gerade in diesem Lebensabschnitt – und auch noch bei der U5 – recht groß, was bei der Beurteilung zu berücksichtigen ist.

U4 (3.–4. Lebensmonat)

Bei der U4 ist besonders auf **zentrale Tonus- und Koordinationsstörungen** zu achten, um diese ggf. sofort einer Frühtherapie zuführen zu können. Zudem Überprüfung des Hörens (s. auch S. 822) und Sehens.

Zudem werden das Seh- (Fixieren von Gegenständen oder Personen und Blickfolge nach beiden Seiten, optokinetischer Nystagmus) und Hörvermögen (Klatschen, Hochtonrassel) überprüft. Bei Bedarf sollte eine Ernährungsberatung angeboten werden. Daneben sind die Vitamin-D-, Fluorid- und ggf. Jodidprophylaxe (s. S. 46) sowie bevorstehende Impfungen zu besprechen.

U5 (6.–7. Lebensmonat)

Die U5 ist eine schwierige Untersuchung, da sich das Kind meist heftig dagegen wehrt.

Die Feststellung vorhandener **zerebraler Bewegungsstörungen** und die Beurteilung der **geistigen Entwicklung** stehen bei dieser Untersuchung im Vordergrund. Schon beim Anamnesegespräch mit der Mutter kann man die Reaktionen des Kindes wie Blickkontakt und Reaktionen auf akustische Reize (z. B. Klingeln, Zuruf) beobachten. Interesse an der Umgebung, Greifen nach Gegenständen und deren aufmerksames Betrachten, Körperhaltung und stimmhaftes Lallen sind weitere zu beachtende und aufschlussreiche Befunde. Von besonderer Bedeutung ist die **Beobachtung der spontanen Bewegungen** des Kindes, dessen **Verhalten** sowie der **Interaktion mit den Eltern**.

Ausdruck der **Kopfkontrolle** ist die Fähigkeit, bei jeder Änderung der Körperhaltung den Kopf aufrecht zu halten. Der Säugling **dreht sich** von der Rücken- in die Bauchlage und umgekehrt, er stützt sich mit geöffneten Händen ab (achte auf symmetrische Abstützreaktionen) und kann **gezielt greifen**.

Als einfaches und orientierendes Untersuchungsverfahren zur Diagnose einer **Schielerkrankung** dient der sog. **Brückner-Test**. Die Untersuchung wird mit einem Ophthalmoskop (in einem Abstand > 1 m) durchgeführt: Liegt kein Schielen vor, ist die Farbe des Pupillenleuchtens seitengleich, bei manifestem Strabismus imponiert die Pupille des schielenden Auges mehr hellrot. Bei einer Asymmetrie des Lichtreflexes → Überweisung zum Augenarzt.

Die Vitamin-D-, Fluorid- und ggf. Jodidprophylaxe (s. S. 46) sowie bevorstehende Impfungen sind zu besprechen.

U6 (10.–12. Lebensmonat)

Zu den vorgegebenen zu erfragenden Befunden (s. Kinder-Untersuchungsheft) sollte bei dieser Untersuchung auch nach dem „**Fremdeln**" gefragt werden, einem wichtigen Grenzstein in der Sozialentwicklung. Die Beurteilung der **Sinnes- und Sprachentwicklung** ist bei dieser Untersuchung von großer Bedeutung (Silbenverdopplung, Reaktion auch auf leise Geräusche, interessierte Untersuchungen von Einzelheiten an Spielsachen mit dem Zeigefinger, z. B. das Bohren in Vertiefungen unter konzentrierter Beobachtung und mit Ausdauer).

Das Kind zeigt eine **Stehbereitschaft** bei Annäherung der Füße an den Boden und greift mit dem sog. **Pinzettengriff** (gestreckter Zeigefinger und opponierter Daumen).

Auch nach Einführung des Hör-Screenings bei Neugeborenen sollte während der ersten Lebensjahre an die Möglichkeit des Vorliegens einer **Hörstörung** gedacht werden, die in den meisten Fällen durch eine Schallleitungsstörung bedingt ist (meist infolge einer Flüssigkeitsansammlung im Mittelohr). Die hierfür geeignetste Untersuchung ist die Tympanometrie (Näheres s. S. 822).

Ein bestehendes **Schielen** (Strabismus) muss abgeklärt werden (Überweisung zum Augenarzt). Eine Visusprüfung kann bereits in diesem Alter mit reflektorischen Tests, z. B. dem sog. Preferential-looking-Testverfahren (Näheres s. S. 830) erfolgen.

U7 (21.–24. Lebensmonat)

Auch bei der U7 ist besonderer Wert auf die Beurteilung der **Sinnes- und weiteren körperlichen Entwicklung** zu legen. Deformierungen der Wirbelsäule, ein evtl. Beckenschiefstand, X- oder O-Beine und Fußgewölbeanomalien sind zu beachten. Das Schuhwerk des Kindes sollte beurteilt werden (der gut passende Schuh in diesem Alter sollte 15 mm länger als der Fuß sein und muss diesem insgesamt gut anliegen).

3.1 Früherkennungsuntersuchungen

▶ **Merke.** Der Fuß des Kleinkindes liegt breit mit der gesamten Fußsohle auf, das Fußgewölbe ist aber beim Vorfußstand deutlich sichtbar. Dies ist normal und hat nichts mit einem krankhaften Senk- oder Plattfuß zu tun.

▶ **Merke.**

Darüber hinaus sind das freie Vor- und Rückwärtsgehen, Treppensteigen, Bücken, das Aufrichten aus der Hocke und das schnelle Laufen zu kontrollieren. Die Anzahl der zu erfragenden Befunde bei der U7 ist groß (s. Kinder-Untersuchungsheft).
Bei 3–4 % aller Kinder kommt es zwischen dem 8. Lebensmonat und dem 5. Lebensjahr zu **zerebralen Anfällen bei Fieber** oder zu Krampfanfällen anderer Ursache. Weiterhin ist nach **Verhaltensauffälligkeiten** (z. B. Schlafstörungen, Schreiattacken, Wutanfällen und Verhaltensstörungen bei den Mahlzeiten) zu fragen, die in diesem Alter häufig sind.
Die Fluorid- und Jodidprophylaxe sind zu erfragen, der Impfstatus sollte überprüft werden.
Sprachentwicklungsstörungen (s. auch Tab. **3.6**) sind vor allem zwischen dem 21. und 24. Lebensmonat schwierig festzustellen, da die Kinder im Rahmen der Untersuchung oft nicht bereit sind, aktiv zu sprechen, und gerade in dieser Zeit eine große Variabilität bei dem aktiven Spracherwerb besteht.

Krampfanfälle z. B. bei Fieber und **Verhaltensauffälligkeiten** (z. B. Schlafstörungen, Schreiattacken) sind zu erfragen.

Die Beurteilung einer **Sprachentwicklungsstörung** (s. auch Tab. **3.6**) in diesem Alter ist schwierig.

U7a (34.–36. Lebensmonat)

Dieser Untersuchungstermin wurde zusätzlich eingeführt, um v. a. die **aktive Sprachentwicklung** und die **Sinnesorgane** nochmals zu überprüfen.
Zur Beurteilung der Sprachentwicklung können standardisierte Elternfragebogen eingesetzt werden. Darüber hinaus sollte zunehmend auf die Formulierung ganzer Sätze und die Anwendung grammatikalischer Grundregeln (einfacher Satzbau, Pluralbildung) geachtet werden (s. auch Tab. **3.6**). In diesem Alter sind Aussprachestörung, z. B. beim „Sch", und Redeflussstörungen häufig (s. S. 788).
Zur Überprüfung der **Sehschärfe** und des **räumliches Sehen** werden standardisierte Tests eingesetzt (Näheres s. S. 830). Eine **Hörprüfung** kann jetzt mit einem Kleinaudiometer durchgeführt und die Trommelfellbeweglichkeit mittels Tympanometrie überprüft werden. Vor einer Gehörprüfung sollte der Gehörgang inspiziert, ggf. gereinigt und das Trommelfell beurteilt werden.

U7a (34.–36. Lebensmonat)

Bei der U7a sollen v. a. die **aktive Sprachentwicklung** und die **Sinnesorgane** (s. S. 830) nochmals überprüft werden.

U8 (43.–48. Lebensmonat)

Neben den Kriterien der Entwicklungsbeurteilung wird jetzt noch mehr Wert auf die Erfassung von evtl. bestehenden **Verhaltensstörungen** gelegt: Einnässen, Einkoten, massive Trotzreaktion, Stereotypien, unkonzentriertes Spielen, Umtriebigkeit, Aggressivität, Durchschlafstörung, Verzögerung der Sprachentwicklung bei Hörstörung, eine nicht altersentsprechende Sprache, Sprechstörungen wie Stammeln (Dyslalie), Stottern (kann zwischen dem 3. und 5. Lebensjahr physiologisch sein, s. S. 788), Poltern (s. S. 789) und Dysarthrie (als zentrale Sprachstörung).
Eine orientierende **Sehprüfung** wird als monokulare Prüfung mit einem Sehtestgerät, dessen Testplatten für die Kinder leicht identifizierbare standardisierte Symbole enthalten, durchgeführt.
Die **Hörprüfung** erfolgt mit dem Kleinaudiometer, die Trommelfell-Beweglichkeit wird mittels Tympanometrie überprüft. Vor einer Gehörprüfung sollte der Gehörgang inspiziert, ggf. gereinigt und das Trommelfell beurteilt werden.
Bei der **körperlichen Untersuchung** ist besonders auf den Muskeltonus (Hypo- oder Hypertonie), Koordinationsstörungen, Tremor und Hirnnervenausfälle zu achten.
Die **Urinuntersuchung** mittels Teststreifen gehört routinemäßig zur U8.

U8 (43.–48. Lebensmonat)

Neben den Kriterien der Entwicklungsbeurteilung wird bei der U8 noch mehr Wert auf die Erfassung von **Verhaltensstörungen** gelegt (z. B. Einnässen, Einkoten, Stereotypien, Sprechstörungen wie Stottern [s. S. 788] und Poltern [s. S. 789]).

Eine orientierende **Sehprüfung** wird als monokulare Prüfung mit einem Sehtestgerät durchgeführt.

Die **Hörprüfung** erfolgt mit dem Kleinaudiometer, die Trommelfell-Beweglichkeit wird mittels Tympanometrie überprüft.

Bei der **körperlichen Untersuchung** ist besonders zu achten auf: Muskeltonus, Koordinationsstörungen, Tremor, Hirnnervenausfälle.
Die **Urinuntersuchung** gehört zur U8.

U9 (60.–64. Lebensmonat)

Diese Untersuchung beinhaltet eine **ausführliche Anamnese** (Einzelheiten s. Kinder-Untersuchungsheft). Daneben sind eine orientierende monokulare **Sehprüfung** sowie eine einfache **Hörprüfung** (Umgangs-, Flüstersprache, Tympanometrie) durchzuführen.

U9 (60.–64. Lebensmonat)

Neben einer **ausführlichen Anamnese** sind eine orientierende monokulare **Sehprüfung** sowie eine einfache **Hörprüfung** durchzuführen.

3 Allgemeine und spezielle Prävention

Die **Motorik** wird kontrolliert und die **Hand-Augen-Koordination** überprüft (Abb. **3.2**). Die **Sprach- und Sprechfähigkeit** wird mit der Benennung bestimmter Bilder erfasst. Es wird ein **Urinstatus** erhoben.

Die **Kontrolle der Motorik** beinhaltet unter anderem das sichere Hüpfen auf einem Bein, den Seiltänzergang (über etwa 2 m), die Prüfung der groben Kraft der Arme und Beine sowie die Körperhaltung. Zur Überprüfung der **Hand-Augen-Koordination** soll das Kind einen Kreis, ein Dreieck und ein Quadrat abzeichnen (Abb. **3.2**). Die **Sprach- und Sprechfähigkeit** werden mit der Benennung bestimmter Bilder und dem Nacherzählen einer einfachen Geschichte erfasst. Wie bei der U8 ist ein Urinstatus zu erheben. Auch der **Blutdruck** sollte gemessen werden.

In manchen Bundesländern wird die U9-Untersuchung auch anstelle der sonst vom Amtsarzt durchzuführenden Schuleingangsuntersuchung eingesetzt.

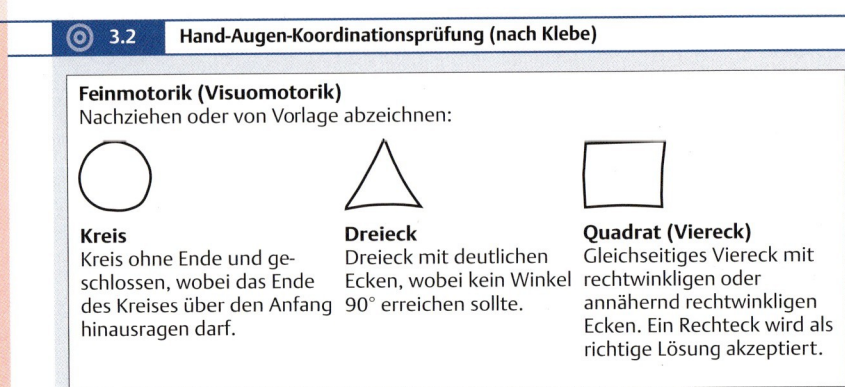

Abb. 3.2 Hand-Augen-Koordinationsprüfung (nach Klebe)

J1 (13.–14. Lebensjahr)

Die J1 umfasst eine **ausführliche Anamnese** (u. a. Fragen nach chronischen Krankheiten, Behinderungen, seelischen Störungen, schulischer Entwicklung, Familiensituation) und eine **körperliche Untersuchung** mit Beurteilung der **Pubertätsentwicklung** und **Messung des Blutdrucks**. Bei familiärer Belastung erfolgt die Bestimmung des **Gesamtcholesterins**.

J1 (13.–14. Lebensjahr)

Diese ausführliche Untersuchung, die evtl. mit dem Jugendlichen allein ohne Beisein der Eltern stattfindet, umfasst eine **umfangreiche Anamnese**, die Fragen nach chronischen Erkrankungen, körperlichen Behinderungen, seelischen Störungen (auch hinsichtlich der Eingliederung des Jugendlichen in die Gesellschaft), der schulischen Entwicklung, der Familiensituation und auch sexualhygienische Fragen beinhaltet. Zudem sollte eine Urinuntesuchung durchgeführt und der Blutdruck gemessen werden.

Daneben erfolgt die **körperliche Untersuchung** mit Beurteilung der **Pubertätsentwicklung**. Bei entsprechender familiärer Belastung wird der **Cholesterinspiegel** im Blut bestimmt. Der **Blutdruck** sollte gemessen und der Impfstatus überprüft werden. Leider beträgt die Teilnahme an der J1 derzeit nur etwa 30 % der Gesamtzahl der Anspruchsberechtigten.

3.2 Infektionsprophylaxe

3.2.1 Möglichkeiten der Infektionsprophylaxe

Expositionsprophylaxe: Verhindern einer Übertragung von Infektionserregern durch Isolierung der Erkrankten, der Infizierten bzw. möglicherweise Infizierten, durch Desinfektion und Sterilisation sowie Meidung des Krankenkontaktes.

Dispositionsprophylaxe: Reduktion der Krankheitsanfälligkeit als unspezifische, aktive und passive Immunisierung als spezifische Maßnahme.

Infektionen können durch die **Expositions-** und **Dispositionsprophylaxe** verhütet werden.

Die **Expositionsprophylaxe** besteht aus Maßnahmen, die eine Übertragung von Infektionserregern auf das Individuum verhindern z. B. durch Isolierung des Erkrankten (Quarantäne), durch Desinfektion und Sterilisation, aber auch durch Meidung des Kontaktes mit einem Kranken.

Die **Dispositionsprophylaxe** soll die Krankheitsanfälligkeit reduzieren. Sie kann aus unspezifischen Maßnahmen bestehen (z. B. ausreichende kaloriengerechte Ernährung, gute Wohn- und Sozialverhältnisse, gute Umweltbedingungen), aber auch aus gezielten spezifischen Maßnahmen wie der aktiven und passiven Immunisierung.

Aktive Immunisierung

▶ **Definition.** Durch Zufuhr von Antigenen (Toxoide, abgetötete Erreger, abgeschwächte lebende Erreger, gentechnologisch hergestellte Antigene) werden bei intaktem Immunsystem vom Körper spezifische Schutzstoffe (Antikörper) und eine T-Zell-Immunantwort gebildet, die zu einer belastbaren Immunität führen. Diese kann unterschiedlich lange (Monate bis Jahrzehnte) bestehen bleiben und durch erneute Antigenexposition (Boosterung) in vielen Fällen rasch angehoben werden. Ziel der aktiven Immunisierung ist es, den Impfling so zu schützen, als ob er die entsprechende Infektionskrankheit bereits selbst durchgemacht hätte.

Impfstoffe für aktive Immunisierungen (= Impfungen) zeigt Tab. **3.9**. Impfstoffe können einzeln (**monovalente** Impfstoffe) oder als Kombinationsimpfstoffe (**polyvalent**) verabreicht werden, z. B. Diphtherie/Tetanus/Pertussis (azellulär) (DTPa), Masern/Mumps/Röteln (MMR), ohne dass dadurch die antigene Wirksamkeit verringert wird. Es gibt zahlreiche Kombinationsimpfstoffe, z. B. DTPa-Hib-IPV, DTPa-Hib-HB, DTPa-Hib-HB-IPV (hexavalent). Viele Impfstoffe können gleichzeitig an kontralateralen Körperstellen injiziert werden, z. B. MMR und VZV.

3.9 Impfstoffarten

Impfstoffe aus Bakterien	Impfstoffe aus Viren
▪ **Toxoide** (entgiftete Toxine): Diphtherie, Tetanus ▪ **Polysaccharid-Impfstoffe** (Antigene aus der Erregerkapsel): Meningokokken, Pneumokokken ▪ **Ganzkeimvakzine** lebend oder inaktiviert (nicht mehr krankheitsauslösend): BCG, Typhoral (Typ 21 a) ▪ **azellulärer Pertussisimpfstoff** (aP, nur 2–5 Bestandteile des Erregers s. S. 56)	▪ **inaktivierte Viren bzw. Bestandteile:** Poliomyelitis (IPV), Tollwut, FSME, Influenza, Hepatitis A, Hepatitis B (HB, gentechnisch hergestellt), Gebärmutterhalskrebs (humanpathogene Papillomaviren, HPV) ▪ **attenuierte Viren** (Abschwächung der Virulenz = „Lebendimpfstoffe"): Masern, Mumps, Röteln, Poliomyelitis (Sabin), Varicella-Zoster-Virus, Gelbfieber, Rotavirus

Passive Immunisierung

▶ **Definition.** Übertragung spezifischer IgG-Antikörper, die ein Spender (Tier: heterologes Serum; Mensch: homologes Serum) bereits gebildet hat, wodurch bei einem Nichtimmunen **sofort** eine Immunität gegen die entsprechende Infektionskrankheit besteht. Die Wirkung hält aber nur wenige Wochen bis Monate an; ein immunologisches Gedächtnis wird nicht aufgebaut.

Tierische Seren enthalten artfremdes Eiweiß, wodurch die Gefahr einer Überempfindlichkeitsreaktion besonders bei wiederholter Gabe möglich ist (anaphylaktische Reaktion bis Schock).

Indikation: Die passive Immunisierung ist indiziert bei Impflingen mit gestörter Immunreaktion (AIDS, klinisch-symptomatisch, immunsuppressive Behandlung) und akuter Gefährdung durch eine Infektion, bei der Lebendimpfungen kontraindiziert sind, oder im Rahmen einer Simultanimpfung (aktive und gleichzeitig passive Immunisierung), z. B. gegen Tetanus, Tollwut, Hepatitis B.

3.2.2 Praktisches Vorgehen

▶ **Merke.** Vor einer Impfung muss die Impffähigkeit des Impflings überprüft und über Nutzen und Nebenwirkungen der Impfung aufgeklärt werden.

Im Impfausweis sind **Chargennummer**, **Name des Impfstoffs**, **Impfstoffdosis**, **Applikationsart** und **Datum** zu dokumentieren. Die Impfstoffe müssen bei 2–8 °C gelagert werden. Auf die Einhaltung der Kühlkette ist, vor allem bei Lebendimpfstoffen, zu achten und der Inhalt der geöffneten Ampulle sofort zu verbrauchen.

> **Merke.** Alle **Totimpfstoffe** werden i. m., **Lebendimpfstoffe** meist s. c. (oft auch i. m. möglich) verabreicht.

Bei Patienten mit Gerinnungshemmung können die i.m.-Impfstoffe auch s.c. appliziert werden.

Oft unterbleiben indizierte Impfungen aus der irrtümlichen Meinung heraus, es bestehe eine Kontraindikation zur Impfung (Tab. **3.10**).

Tab. 3.10 Beispiele falscher Kontraindikationen für Impfungen (nach STIKO 2011)

- banale Infekte, auch wenn sie mit subfebrilen Temperaturen (< 38 °C) einhergehen
- möglicher Kontakt des Impflings zu Personen mit ansteckenden Krankheiten
- Krampfanfälle in der Familie
- Fieberkrämpfe in der Anamnese des Impflings
- Ekzeme u. a. Dermatosen, lokalisierte Hautinfektionen
- Behandlung mit Antibiotika oder niedrigen Dosen von Kortikoiden oder lokal angewendeten steroidhaltigen Präparaten
- Schwangerschaft der Mutter des Impflings (Varizellenimpfung nach Risikoabwägung)
- angeborene oder erworbene Immundefekte bei Impfungen mit Totimpfstoffen
- Frühgeburtlichkeit
- chronische Krankheiten sowie nicht progrediente Krankheiten des ZNS
- Neugeborenenikterus

Allgemeine Impfreaktionen (Rötung und Schwellung der Injektionsstelle) treten meist in den ersten 72 Stunden nach der Impfung auf.

Zeigen sich **allgemeine Impfreaktionen** wie Infiltration, Rötung, Schwellung und Schmerzen im Bereich der Injektionsstelle, treten diese in der Regel in den ersten 72 Stunden nach der Impfung auf. Lebendimpfungen können nach entsprechender Inkubationszeit milde Symptome gemäß der Wildvirusinfektion auslösen. Es besteht i. d. R. keine Infektionsgefahr für Kontaktpersonen.

Schon der Verdacht auf **Impfschaden** muss gemäß Infektionsschutzgesetz gemeldet werden.

Bei Verdacht auf einen **Impfschaden** (gemäß Infektionsschutzgesetz § 6 Abs. I Nr. 3) muss eine Meldung an das zuständige Gesundheitsamt mit personenbezogenen Daten erfolgen. Nach Berufsrecht soll auch die Arzneimittelkommission der deutschen Ärzteschaft (Internet: www.akdae.de) informiert werden.

Impfabstände

Der erforderliche Mindestzeitraum zwischen vorletzter und letzter Impfung soll nicht unterschritten werden.

Für einen lang andauernden Impfschutz ist von besonderer Bedeutung, dass bei der Grundimmunisierung der erforderliche Mindestzeitraum zwischen vorletzter und letzter Impfung nicht unterschritten wird. Impfreaktionen vorausgegangener Impfungen müssen vor erneuter Impfung vollständig abgeklungen sein.

> **Merke.** Es gibt keine unzulässig großen Abstände zwischen Impfungen. Jede Impfung gilt. Auch eine für viele Jahre unterbrochene Grundimmunisierung muss nicht neu begonnen werden.

Bei Impfungen mit vermehrungsfähigen, abgeschwächten Krankheitserregern (z. B. Varizellen, MMR, Gelbfieber) wird zwischen den Impfungen ein **Mindestabstand von einem Monat** empfohlen (unter der Voraussetzung, dass die Impfreaktion vollständig abgeklungen ist und keine Komplikationen aufgetreten sind). Ausnahme: Nach einer Gelbfieberschutzimpfung kann bereits nach 2 Wochen eine andere Schutzimpfung mit vermehrungsfähigen Krankheitserregern vorgenommen werden. Bei Schutzimpfungen mit Impfstoffen aus **inaktivierten Krankheitserregern** (z. B. Pertussis, Meningokokken, Pneumokokken, Influenza, Poliomyelitis [IPV], FSME, Tollwut), mit Toxoiden (Diphtherie, Tetanus) oder mit entsprechenden Kombinationsimpfstoffen sind **keine Zeitabstände** zu beachten, auch nicht zu Impfungen mit vermehrungsfähigen abgeschwächten Krankheitserregern.

> **Merke.** Kombinierte Totimpfstoffe können ohne Bedenken mit einem Lebendimpfstoff verabreicht werden. Zwischen 2 Lebendimpfungen mit vermehrungsfähigen Erregern sollte jedoch mindestens ein Zeitabstand von 4 Wochen liegen, falls sie nicht simultan verabreicht werden.

3.2.3 Impfkalender

Abb. 3.3 Impfkalender (Standardimpfungen) für Säuglinge, Kleinkinder, Kinder, Jugendliche und Erwachsene (nach STIKO 2011)

Impfstoff	Alter (Monate)					Alter (Jahre)				
	2	3	4	11–14	15–23	5–6	9–11	12–17	ab 18	ab 60
T*	G1	G2	G3	G4		A1		A2	A (ggf. N)***	
D/d *	G1	G2	G3	G4		A1		A2	A (ggf. N)***	
aP/ap*	G1	G2	G3	G4		A1		A2	A (ggf. N)***	
Hib*	G1	G2a)	G3	G4						
IPV*	G1	G2a)	G3	G4			A1		ggf. N	
HB*	G1	G2a)	G3	G4			N			
Pneumokokken	G1	G2	G3	G4						S
Meningokokken				G1 (ab 12 Monaten)			N			
MMR**				G1	G2		N		S****	
Varizellen**				G1	G2		N			
Influenza										S
HPV								G1–G3		

T: Tetanus; D/d: Diphtherie; aP/ap: Pertussis; Hib: Haemophilus influenzae Typ b; IPV: Poliomyelitis; HB: Hepatitis B; MMR: Masern, Mumps, Röteln; HPV: humane Papillomaviren

G: Grundimmunisierung (in bis zu 4 Teilimpfungen G1–G4)
A: Auffrischimpfung
S: Standardimpfung
N: Nachholimpfung (Grundimmunisierung aller noch nicht Geimpften bzw. Komplettierung einer unvollständigen Impfserie)

(jährliche Impfung)

a) Bei Anwendung eines monovalenten Impfstoffes kann diese Dosis entfallen.

* Abstände zwischen den Impfungen mind. 4 Wochen; Abstand zwischen vorletzter und letzter Impfung der Grundimmunisierung mind. 6 Monate

** Mindestabstand zwischen den Impfungen 4–6 Wochen

*** Auffrischung jeweils 10 Jahre nach der letzten vorangegangenen Dosis. Die nächste fällige Td-Impfung einmalig als Tdap- bzw. bei entsprechender Indikation als Tdap-IPV-Kombinationsimpfung

**** gilt nur für Masern; Einmalige Impfung für alle nach 1970 geborenen Personen ≥ 18 Jahre mit unklarem Impfstatus, ohne Impfung oder mit nur einer Impfung in der Kindheit, vorzugsweise mit einem MMR-Impfstoff.

(nach Empfehlungen der STIKO, Stand: Juli 2011; detaillierte Informationen unter www.rki.de)

3.2.4 Öffentlich empfohlene Impfungen (Standardimpfungen)

Empfohlen werden Impfungen zum Schutz vor Tetanus (T), Diphtherie (D/d), Pertussis azellulär (aP/ap), Haemophilus influenzae Typ b (Hib), Poliomyelitis (IPV), Hepatitis B (HB), Pneumokokken, Meningokokken; Masern, Mumps und Röteln (MMR); Varizellen, humanpathogene Papillomaviren (HPV).

Diphtherieschutzimpfung

Impfstoff: Das mit Formalin entgiftete Toxin (Formoltoxoid) der Diphtheriebakterien dient in unterschiedlicher Konzentration als Impfstoff und ist an Aluminiumverbindungen adsorbiert: D-Impfstoff für Kinder bis Ende des 5. Lebensjahres (mind. 30 IE/0,5 ml), d-Impfstoff für Erwachsene, der auch Kindern ab dem 6. Lebensjahr gegeben wird (mind. 2 IE/0,5 ml); DT- oder DPT-Kombinationsimpfstoffe (50 IE/0,5 ml), dT(ap)-Impfstoff (5 IE/0,5 ml).

Verabreichung: Das Toxoid wird ab dem Alter von 2 Monaten als Kombinationsimpfstoff (z. B. DTPa-Hib-HB-IPV) durch 3 i.m.-Injektionen im Abstand von 4 Wochen verabreicht. Die Auffrischimpfung erfolgt im Alter von 11–14 Monaten.

Nebenwirkungen: Gelegentlich Lokal- und Allgemeinreaktionen.

Postexpositionsprophylaxe: Bei Ungeimpften mit Kontakt zu Diphtheriekranken muss (auch bei Verdacht!) als Prophylaxe eine **passive Diphtherieimmunisierung** mit 1000–3000 IE Diphtherieserum, bei bestehender Erkrankung eine mit 500–1000 IE/kg (nur unter klinischer Beobachtung) vorgenommen werden. Das Serum ist in Deutschland nicht mehr erhältlich (Auslandsapotheke!).

Diphtherieschutzimpfung

Impfstoff: Toxoidimpfstoff in unterschiedlicher Konzentration (30 IE, 2 IE/Dosis) als mono-, bi- (DT bzw. Td) oder multivalente (z. B. DTPa-Hib-HB-IPV) Impfstoffe.

Verabreichung: Ab dem Alter von 2 Monaten 3 Injektionen i. m. im 4-Wochen-Abstand und Auffrischung mit etwa 1 Jahr.

Nebenwirkungen: Selten Lokalreaktionen.

Postexpositionsprophylaxe: Passive Immunisierung bei nicht oder nicht sicher Geimpften 1000–3000 IE Diphtherieserum als Prophylaxe, 500–1000 IE/kg bei Diphtherieerkrankung.

Tetanusschutzimpfung

Impfstoff: Formoltoxoidimpfstoff, der sehr gut vertragen wird und an $AL(OH)_3$ als Adjuvans adsorbiert ist. Er wird meist in Kombination mit DTPa-Hib-HB-IPV für die Grundimmunisierung verabreicht, spätere Auffrischimpfungen meist nur als dT(ap)-Impfstoff (40 IE/0,5 ml, als Kombination 20 IE/0,5 ml und 2 IE Diphtherietoxoid).

Verabreichung: Ab dem Alter von 2 Monaten 3 i.m.-Injektionen (z.B. DTPa-Hib-HB-IPV) im gleichen Abstand wie unter Diphtherie angeführt (s.o.) und eine 3. bzw. 4. Injektion mit 11–14 Monaten. Auffrischungen (dTap im 6. Lebensjahr) erfolgen dann mit 5–6 Jahren und alle 10 Jahre.

Schutzdauer: Der zuverlässige und gute Impfschutz (bei über 99% der Geimpften) macht Auffrischungen nur alle 10 Jahre erforderlich. Antitoxische Antikörper werden diaplazentar auf das Kind übertragen und schützen den Säugling etwa bis zum Alter von 3 Monaten. Die Auffrischung führt innerhalb von 2–4 Tagen zu einem starken Titeranstieg (Boostereffekt).

Nebenwirkungen: Vor allem bei zu häufigen Injektionen treten Begleitreaktionen (selten bedrohlich) auf, insbesondere Lokalreaktionen mit starker Schwellung, Rötung und Schmerzen an der Injektionsstelle.

Postexpositionsprophylaxe: Die **passive Tetanusimmunisierung** erfolgt im Verletzungsfall bei bislang fehlendem bzw. inkomplettem Impfschutz mit 250 IE Tetanusimmunglobulin **und** gleichzeitig an kontralateraler Injektionsstelle mit 0,5 ml monovalentem Formoltoxoid (**Simultanimpfung**). Komplettierung s. Abb. **3.3**.

Keuchhustenschutzimpfung (Pertussis)

Impfstoff: Er enthält gereinigte Antigene des Pertussisbakteriums Bordetella pertussis (aP/ap), z.B. Pertussistoxoid, filamentöses Hämagglutinin, Pertactin (69 kD) oder Fimbriae.

Verabreichung: Ab dem Alter von 2 Monaten 3 × im Abstand von 4 Wochen i.m.-Injektion zusammen mit der Grundimmunisierung gegen Diphtherie und Tetanus (sowie Hib, Hepatitis B und Polio = DTPa-Hib-HB-IPV). Eine 4. Impfung erfolgt ab dem Alter von 11 Monaten, frühestens jedoch 6 Monate nach der 3. Impfung. Wurde früher keine Pertussisimpfung durchgeführt, so wird diese in jedem Lebensalter nachgeholt oder vervollständigt. Für bereits gegen Pertussis geimpfte Kinder bzw. Jugendliche wird zwischen dem 5. und 6. bzw. dem 9. und 17. Lebensjahr jeweils eine weitere Dosis empfohlen, ebenso einmal im Erwachsenenalter.

Schutzwirkung: Sie beginnt nach der 2. Pertussisimpfung und erreicht ihr Maximum erst etwa 4–8 Wochen nach der 3. Impfung. Dann fallen die Antikörper wieder ab. Der Impfschutz hält ca. 6–12 Jahre an. Die Schutzrate liegt bei ca. 85%.

Nebenwirkungen: Lokalreaktionen, gelegentlich Fieberanstieg am selben oder folgenden Tag und in seltenen Fällen durch den Fieberanstieg bedingte Krämpfe, die aber nicht zu zerebralen Schäden führen.

Kontraindikationen: Kinder, die innerhalb von 7 Tagen nach einer früheren Impfung mit einem Impfstoff mit Pertussiskomponente an einer Enzephalopathie unbekannter Ätiologie gelitten haben, sollen nicht gegen Keuchhusten geimpft werden. War nach einer Pertussisimpfung ein schockähnlicher Zustand oder starke Unruhe über mehr als 3 Std. innerhalb von 48 Std. nach der Impfung festzustellen, sollten weitere Pertussisimpfungen nach Abwägung von Nutzen und Risiko vorgenommen werden. **Keine Kontraindikationen** sind Fieberkrämpfe und Krampfanfälle in der Familie (s.o). Da fieberhafte Reaktionen einen Anfall provozieren können, ist bei Kindern mit Neigung zu Krampfanfällen der Einsatz von Antipyretika zu erwägen; dies gilt auch für andere Impfungen.

Haemophilus-influenzae-b-Schutzimpfung (Hib)

Ein Monoimpfstoff steht nicht mehr zur Verfügung. Die Hib-Schutzimpfung wird nur noch als Kombinationsimpfung (z. B. DTPa-Hib-HBV-IPV) durchgeführt. Ab dem Alter von 5 Jahren sind auch ungeimpfte Kinder durch Kontakt mit Hib-Bakterien nicht mehr gefährdet („Stille Feiung").

Poliomyelitisschutzimpfung

Impfstoffe:

- **trivalenter** (Polio Typ I–III) **inaktivierter Polioimpfstoff** (nach Salk): Zum Schutz vor der Poliomyelitis wird heute der zu injizierende Impfstoff (inaktivierte Polio-Vakzine [**IPV**]) empfohlen. Dieser Impfstoff ist sehr gut verträglich und steht heute als Einzelimpfstoff, aber auch in Kombination mit anderen Impfstoffen zur Verfügung.
- **Poliolebendimpfstoff** (nach Sabin; Schluckimpfung): Dieser enthält vermehrungsfähige abgeschwächte (attenuierte) Polioviren aller drei Typen. Wegen des – wenn auch sehr geringen – Risikos einer vakzineassoziierten paralytischen Poliomyelitis (VAPP) wird dieser Impfstoff heute nicht mehr verwendet.

Verabreichung: Die Poliomyelitis-Injektionsimpfung wird im Kindesalter in einer Kombinationsimpfung vorgenommen (3 × im Abstand von etwa 4 Wochen). Im Alter von 11–14 Monaten wird eine 4. Kombinationsimpfung angeschlossen. Ausstehende Impfungen werden mit IPV nachgeholt, auch wenn der Impfschutz im Vorfeld mit Lebendimpfstoff (Schluckimpfung) durchgeführt wurde. Ab dem Alter von 9 Jahren wird für Jugendliche eine Auffrischimpfung mit einem Impfstoff, der IPV enthält (oder auch dem IPV-Einzelimpfstoff) empfohlen. Eine Impfung mit IPV wird auch dann vorgenommen, wenn die Impfungen der Grundimmunisierung nicht vollständig dokumentiert sind oder die letzte Impfung der Grundimmunisierung bzw. die letzte Auffrischimpfung länger als 10 Jahre zurückliegen. Eine routinemäßige Auffrischung nach dem vollendeten 18. Lebensjahr wird nicht empfohlen.

Schutzdauer: Nach 5 Kombinationsimpfungen besteht wahrscheinlich ein lebenslanger Schutz.

Nebenwirkungen: In seltenen Fällen kann an der Injektionsstelle eine leichte Lokalreaktion beobachtet werden.

Kontraindikationen: Akute fieberhafte Erkrankungen zum Zeitpunkt der vorgesehenen Impfung, wie bei jeder anderen Impfung auch.

Hepatitis-B-Schutzimpfung

Impfstoff: Heute werden ausschließlich rekombinante Hepatitis-B-Vakzine verwendet (Hepatitis-B-Oberflächenantigen gentechnisch in Hefezellen hergestellt). Es existieren Impfstoffe mit unterschiedlichem Antigengehalt für Erwachsene und Kinder (Kinder erhalten die Hälfte des Antigens der Erwachsenendosis).

Verabreichung: Hepatitis-B-Impfstoffe werden i.m. (M. deltoideus, beim Säugling anterolateraler Oberschenkel), bei medizinischen Indikationen (z. B. bei Hämophilie) auch subkutan injiziert. Die Impfung wird meistens als Kombinationsimpfung (DTPa-Hib-HB-IPV) im Säuglings- und Kleinkindesalter mit 3 Impfungen (im Abstand von 4 Wochen) beginnend im Alter von 2 Monaten verabreicht und mit einer Auffrischimpfung im 2. Lebensjahr. Bei Impfung mit monovalentem Hepatitis-Impfstoff wird je 1 Dosis im Abstand von 4 Wochen und eine 3. Dosis 6 Monate nach der 1. Injektion gegeben; bei hohem Expositionsrisiko sind auch 3 Dosen im Mindestabstand von 4 Wochen möglich, gefolgt von einer 4. Dosis nach 12 Monaten. Vor- bzw. Nachtestungen zur Kontrolle des Antikörperspiegels (anti-HbsAg) sind bei den Regelimpfungen nicht erforderlich. Je jünger der Impfling, desto höher die Schutzrate.

Schutzdauer: Als geschützt gilt, wer Anti-HBsAg Werte ≥ 10 E/l (Langzeitschutz: ≥ 100 E/l) entwickelt. Dies ist bei etwa 95–99 % der geimpften Kinder und Jugendlichen der Fall. Es gibt aber auch „Low-" und „Non-Responder", die aus genetischen Gründen trotz mehrfacher Vakzinierung keine für Langzeitschutz ausreichend hohen Antikörper entwickeln. Ansonsten besteht nach Grundimmunisierung ein dauerhafter Schutz, weshalb keine generelle Auffrischimpfung erforderlich ist. Lediglich bei Personen aus Risikogruppen wird aus Sicherheitsgründen eine postvakzinale Titerkontrolle durchgeführt. Es existieren entsprechende Empfehlungen der STIKO, ab welchem Titer eine Nachimpfung zu empfehlen ist.

Nebenwirkungen: Hepatitis-B-Impfstoffe werden sehr gut vertragen.

Nebenwirkungen: Die Hepatitis-B-Impfstoffe werden sehr gut vertragen. Gelegentlich können lokale Nebenwirkungen auftreten, in seltenen Fällen kann es zu Gelenkschmerzen kommen. Im zeitlichen Zusammenhang zur Hepatitis-B-Impfung bekannt gewordene Erkrankungen (wie z. B. multiple Sklerose) haben sich als zufällig koinzidierend und nicht als Nebenwirkung der Impfung erwiesen.

Kontraindikationen: Es gelten die allgemeinen Kontraindikationen.

Kontraindikationen: Wie bei jeder anderen Impfung stellen akute, mit Fieber einhergehende Erkrankungen oder schwere allergische Reaktionen auf Bestandteile des Impfstoffes eine Kontraindikation dar.

Postexpositionsprophylaxe bei Neugeborenen: Unmittelbar postnatal Simultanimmunisierung mit einer Dosis Hepatitis-B-Impfstoff (für Kinder) und 1 ml Hepatitis-B-Immunglobulin. Die zweite Hepatitis-Impfung erfolgt nach 1 Monat, die dritte 6 Monate nach der ersten Impfung. Bei nicht bekanntem HBsAg-Status der Mutter und ohne die Möglichkeit der sofortigen serologischen Kontrolle bei der Mutter: Hepatitis-Impfung sofort und innerhalb von 7 Tagen bei Bedarf Hepatitis-B-Immunglobulin.

Postexpositionelle Hepatitis-B-Prophylaxe bei Neugeborenen: Bei Neugeborenen von HBsAg-positiven Müttern bzw. von Müttern mit unbekanntem HBsAg-Status (ohne sofortige serologische Kontrollmöglichkeit) wird unmittelbar postnatal (d. h. innerhalb von 12 Stunden) mit der Immunisierung gegen Hepatitis B begonnen. Bei positivem HBsAg wird simultan Hepatitis-B-Immunglobulin verabreicht. Bei nachträglicher Feststellung einer HBsAg-Positivität der Mutter kann beim Neugeborenen die passive Immunisierung in den ersten 7 Tagen postnatal nachgeholt werden. Nach Abschluss der Grundimmunisierung von Neugeborenen ist eine serologische Erfolgskontrolle (anti-HBsAg) erforderlich. Die begonnene HB-Grundimmunisierung wird 1 Monat nach der ersten Impfung durch eine zweite und 6 Monate nach der ersten Impfung durch eine dritte vervollständigt.

Pneumokokkenschutzimpfung

Impfstoff: Kapselpolysaccharid- und Konjugatimpfstoff.

Impfstoff: Der Kapselpolysaccharidimpfstoff enthält 23 Pneumokokkenserotypen, welche in unseren Breiten am häufigsten schwere, invasive Infektionskrankheiten mit hoher Letalität hervorrufen. Konjugierte Impfstoffe enthalten 10–13 Serotypen, die für etwa 70–85 % der schweren Krankheitsformen in den ersten Lebensjahren verantwortlich sind. Die Impfung schützt auch vor Lungenentzündungen und eitriger Otitis media durch die im Impfstoff erhaltenen Serotypen.

Verabreichung: Konjugatimpfstoff 1 × 0,5 ml im Alter von 2, 3 und 4 Monaten i. m., Auffrischung mit 11–14 Monaten. Konjugatimpfstoff (13-valent) im Alter von 2–4 Jahren bzw. Polysaccharidimpfstoff (ab dem Alter von 5 Jahren) 1 × 0,5 ml i. m./s. c., Auffrischung nach 6 Jahren, falls Indikation besteht.

Verabreichung: Von einem Konjugatimpfstoff werden 1 × 0,5 ml jeweils im Alter von 2, 3 und 4 Monaten i. m. verabreicht, eine Auffrischung sollte mit 11–14 Monaten erfolgen. Die STIKO hat die generelle Impfung mit einem Konjugatimpfstoff im Alter von 2–24 Monaten empfohlen. Konjugatimpfstoff (13-valent) im Alter von 2–4 Jahren bzw. Polysaccharidimpfstoff (ab dem Alter von 5 Jahren) wird 1 × 0,5 ml i. m./s. c. gegeben, eine Auffrischung (mit Polysaccharidimpfstoff) erfolgt nach 6 Jahren, falls eine Indikation besteht (Näheres s. unter www.rki.de). Dieser Impfstoff wird aber erst **nach** dem 2. Lebensjahr verwendet. Der Mindestabstand zu einer vorausgegangenen Konjugatimpfstoffgabe sollte wenigstens 2 Monate betragen.

Nebenwirkungen: Eventuelle lokale Reaktionen an der Impfstelle (Rötung, Schwellung) oder Fieber.

Nebenwirkungen: Häufig treten lokale Reaktionen an der Impfstelle (Rötung, Schwellung) oder Fieber auf. Bei synchroner Verabreichung mit dem hexavalenten Impfstoff wird eine Zunahme von Fieberreaktionen (> 39 °C) in zwei Studien beschrieben.

Meningokokkenschutzimpfung

Impfstoffe: Polysaccharidimpfstoffe gegen die Serogruppen A, C, W135 und Y oder nur A und C (s. Rote Liste) sowie Konjugatimpfstoffe gegen die Meningokokken-Gruppe C bzw. die Serogruppen A, C, W135 und Y.

Impfstoff: Polysaccharidimpfstoffe gegen die Serogruppen A, C, W135 und Y oder nur A und C (s. Rote Liste) sowie Konjugatimpfstoffe gegen die Meningokokken-Gruppe C (MenC) bzw. A, C, W135 und Y. Die Impfstoffe sind auch für Erwachsene zugelassen. Impfstoffe gegen Meningokokken der Serogruppe B sind im Zulassungsverfahren.

Verabreichung: Die Grundimmunisierung von Kindern ab dem Alter von 1 Jahr erfolgt mit **einer** Impfdosis MenC i. m./s. c.

Verabreichung: Die Grundimmunisierung von Kindern ab dem Alter von 1 Jahr erfolgt mit **einer** Impfdosis MenC i. m./s. c. Eine ausreichende Immunität kann bei bestehender Indikation bereits ab dem Alter von 2 Monaten (2 Impfdosen) erreicht werden.

Schutzdauer: Konjugatimpfstoffe bewirken eine lang dauernde Immunität. Notwendigkeit und Zeitpunkt einer Auffrischung werden Langzeitbeobachtungen ergeben. Bei erhöhtem Infektionsrisiko (z. B. Asplenie, Komplementdefekt, gewisse Auslandsreisen) ist bei Verwendung eines Polysacharidimpfstoffs (bis zum Alter von 10 Jahren) eine Auffrischung alle 3 Jahre empfohlen; ab dem Alter von 11 Jahren: Einzeldosis des quadrivalenten A-, C-, W135- und Y-Konjugatimpfstoffs. Die Impfstoffe zeigen eine sehr gute Immunität.

Nebenwirkungen: Sehr gute Verträglichkeit.

Bemerkungen: Die synchrone Verabreichung mit anderen Impfstoffen ist möglich.

Masern-, Mumps-, Rötelnschutzimpfung

Impfstoff: Dieser Kombinationsimpfstoff enthält vermehrungsfähige attenuierte Masern-, Mumps- bzw. Rötelnviren mit guter Immunogenität für alle drei Komponenten.

Verabreichung: Der frisch resuspendierte und lyophilisierte Impfstoff (Kühlkette beachten!) wird s.c. oder i.m. verabreicht. Nach Bluttransfusion oder Gabe von Immunglobulinen muss mindestens ein dreimonatiger Abstand zur MMR-Impfung eingehalten werden. Geimpft werden Mädchen und Jungen im Alter von 11–14 Monaten (vorher können noch Antikörper von der Mutter vorliegen, die die Antikörperbildung durch die Impfung einschränken würden). Die Impfung darf aber, wenn nötig, auch früher erfolgen. Soll das Kind z. B. in eine Kindereinrichtung aufgenommen werden, ist die MMR-Impfung ab einem Alter von 9 Monaten möglich. Die MMR-Impfung ist zur Schließung von Immunitätslücken zweimal durchzuführen. Die 2. Impfung kann bereits 4 Wochen nach der ersten erfolgen, aber nicht vor dem 12. Lebensmonat. Sie sollte so früh wie möglich eingesetzt werden und wird als Nachholimpfung für alle unvollständig geimpften Kinder, Jugendlichen und Erwachsenen (ab Geburtsjahrgang 1970) empfohlen. Ein Kombinationsimpfstoff MMRV (mit Varizellenimpfstoff-Komponente) steht zur Verfügung.

> ▶ **Merke.** MMR wird als Nachholimpfung für alle unvollständig geimpften Kinder, Jugendliche und Erwachsene (ab Geburtsjahrgang 1970) empfohlen (siehe www.rki.de).

Schutzdauer: Die Serokonversionsrate liegt nach 1 Dosis bei 85 (Mumps) bis 95% (Masern, Röteln), nach 2 Dosen bei 95 (Mumps) bis 99,9% (Masern, Röteln). Die Schutzraten vor den entsprechenden Krankheiten betragen nach 2 Dosen ca. 90 (Mumps) bis knapp 100% (Masern, Röteln) und bleiben für mindestens 30 Jahre, möglicherweise lebenslang bestehen.

Nebenwirkungen: 5–10% der Impflinge entwickeln um den 5.–12. Tag postvakzinal (p.v.) Fieber und bei entsprechender Veranlagung selten (< 1 auf 1000) einen Fieberkrampf; ferner auch gelegentlich ein kleinfleckiges morbilliformes Exanthem, eine leichte einseitige Schwellung der Parotisdrüse, bei Jugendlichen und Erwachsenen auch flüchtige Arthralgien und Myalgien (bedingt durch die Rötelnkomponente). An der Impfstelle selbst kann es zu einer leichten Rötung und Schwellung kommen. Die Impfviren werden nicht von Mensch zu Mensch übertragen. Die Tuberkulinprobe kann bis zu 6 Wochen p.v. negativ ausfallen (wegen der durch das Masernvirus bedingten Anergie). Ein ursächlicher Zusammenhang zwischen der MMR-Impfung und Diabetes mellitus Typ I bzw. Autismus, wie früher aufgrund von Fallbeobachtungen postuliert wurde, besteht nachweislich nicht.

Kontraindikationen: Zu ihnen zählen: Immunsuppression, Immundefekte; Überempfindlichkeit gegen Hühnereiweiß (nur wenn diese mit anaphylaktischen Symptomen einhergeht), Neomycin/Kanamycin (Substanzen werden bei der Herstellung des Impfstoffes verwendet), Schwangerschaft (obgleich durch die Rötelnimpfung in der Gravidität keine Embryopathien nachgewiesen wurden).

> ▶ **Merke.** Kinder mit bekanntem Anfallsleiden bzw. positiver Familienanamnese für Epilepsien können und sollen geimpft werden.

Schutzdauer: Konjugatimpfstoffe bewirken eine lang dauernde Immunität. Bei erhöhtem Infektionsrisiko ist bei Verwendung eines Polysacharidimpfstoffs ein 3-Jahres-Abstand empfohlen.

Nebenwirkungen: Sehr gute Verträglichkeit.

Masern-, Mumps-, Rötelnschutzimpfung

Impfstoffe: Mono- und Kombinationsimpfstoffe enthalten attenuierte vermehrungsfähige Erreger.

Verabreichung: Der Impfstoff sollte s.c. oder i.m. gegeben werden. Mädchen und Jungen werden im Alter von 11–14 Monaten erstmals gegen Masern, Mumps und Röteln geimpft (vorher sind beim Kind evtl. noch Antikörper durch die Mutter vorhanden, die die Antikörperbildung durch die Impfung einschränken würden). Die 2. Impfung kann bereits 4 Wochen nach der 1. Impfung erfolgen.

▶ **Merke.**

Schutzdauer: Mindestens 30 Jahre, möglicherweise lebenslang.

Nebenwirkungen: In 5–10% können ein kleinfleckiges morbilliformes Exanthem entstehen und Rötung an der Impfstelle. Die Tuberkulinprobe ist bis zu 6 Wochen postvakzinal negativ. Zwischen MMR-Impfung und Diabetes mellitus Typ I bzw. Autismus besteht kein ursächlicher Zusammenhang; eine Schwellung der Parotis kann in seltenen Fällen auftreten.

Kontraindikationen: Immunsuppression; Immundefekte; Überempfindlichkeit gegen Hühnereiweiß, Neomycin, Kanamycin; Schwangerschaft. Kinder mit Anfallsleiden können und sollen geimpft werden.

▶ **Merke.**

3 Allgemeine und spezielle Prävention

▶ **Merke.** Ungeimpfte oder nur 1-mal gegen Röteln geimpfte Frauen sollten im Wochenbett oder danach unter Konzeptionsschutz 1 oder 2 Röteln-Nachholimpfungen erhalten, ggf. als MMR-Kombinationsimpfung.

Verhalten nach Exposition mit Masern, Mumps oder Röteln: Nach Gabe von Standardimmunglobulin (bis spätestens 6 Tage nach Exposition) verlaufen die Masern mitigiert. Lebendimpfungen können erst 5–6 Monate danach erfolgreich eingesetzt werden.
In den ersten 3 Tagen nach Exposition kann aktiv gegen Masern geimpft werden (nicht bei Immunsupprimierten). Nach Rötelninfektion einer ungeschützten Schwangeren wird sofort der Rötelnantikörpertiter gemessen (evtl. doch Antikörper von früherer nicht erkannter Krankheit vorhanden); sind keine Antikörper nachweisbar, gibt man ein Immunglobulin, jedoch ohne gesicherten Schutz für die Frucht. Bei einer mit Röteln infizierten geimpften Schwangeren entsteht keine Virämie.

Verhalten nach Exposition mit Masern, Mumps oder Röteln: Die passive Immunisierung wird mit Standardimmunglobulin (0,25 ml/kgKG einmalig i.m.) so früh wie möglich nach Exposition durchgeführt. Bei verzögerter Gabe (ab dem 4. Tag postexpositionell) treten mitigierte (abgeschwächte) Masern auf, ab dem 7. Tag ist keine Wirkung mehr zu erwarten. Das Gleiche gilt für die Mumpsinfektion. Der Infektionszeitpunkt kann oft nur sehr schwer festgestellt werden, sodass man mit der passiven Immunisierung meist zu spät kommt. Nach passiver Immunisierung muss ein Abstand von ca. 5–6 Monaten zu nachfolgenden Lebendimpfungen eingehalten werden. Nach stattgehabter Exposition zu einem Masernerkrankten kann innerhalb der ersten 3 Tage auch die aktive Immunisierung (MMR) als „Inkubationsimpfung" eingesetzt werden; bei Immunsupprimierten ist sie kontraindiziert. Deren Erfolg ist jedoch unsicher.
Gegen Röteln steht kein spezifisches Immunglobulin zur Verfügung; der Schutz von Standardimmunglobulinen ist unbekannt, ebenso der einer postexpositionellen aktiven Immunisierung.

Varizellenimpfung

Impfstoff: abgeschwächte Varicella-Zoster-Viren des Stammes OKA.

Impfstoff: Abgeschwächte Varicella-Zoster-Viren des Stammes OKA, gezüchtet in Kulturen menschlicher diploider Zellen. Der Impfstoff muss kühl gelagert werden. Ein Kombinationsimpfstoff MMRV steht zur Verfügung.

Verabreichung: Ab dem Alter von 11 Monaten, subkutan injiziert.

Verabreichung: Subkutane Impfung. Der Trockenimpfstoff wird in 0,5 ml Aqua ad injec. (in der mitgelieferten Fertigspritze enthalten) gelöst und s.c. injiziert (ab dem 11. Lebensmonat). Grundsätzlich werden sowohl bei monovalentem Impfstoff als auch bei MMRV 2 Impfdosen im 4-(6-)Wochen-Abstand benötigt. Eine Boosterimpfung wie auch eine postvakzinale Titerkontrolle sind nicht erforderlich.

Schutzdauer: noch unbekannt.

Schutzdauer: Nach 1 Dosis ca. 5–10 Jahre, nach 2 Dosen unbekannt.

Weitere Empfehlungen: Neben den genannten Altersgruppen ist die Impfung auch für Ungeimpfte zwischen 9 und 17 Jahren ohne Varizellenamnese empfohlen, für seronegative Frauen mit Kinderwunsch (Infektion während der Schwangerschaft kann beim Kind zu Fehlbildungen führen!), seronegatives Klinikpersonal, das mit Immunsupprimierten und Neugeborenen engen Kontakt hat, sowie bei seronegativen Patienten mit Leukämie und schwerer Neurodermitis.

Postexpositionelle Varizellen-Prophylaxe: innerhalb von 5 Tagen nach Exposition oder von 3 Tagen nach Beginn des Exanthems beim Indexfall.

Postexpositionelle Varizellen-Prophylaxe: Sie ist durch die Inkubationszeit innerhalb von 5 Tagen nach Exposition oder innerhalb von 3 Tagen nach Beginn des Exanthems beim Indexfall möglich. Exposition heißt: 1 Stunde oder länger mit einer infektiösen Person in einem Raum bzw. Face-to-Face- und Haushaltskontakt.

HPV-Impfung (humanpathogene Papillomaviren)

Impfstoff: bivalent (Cervarix: HPV 16, 18) bzw. quadrivalent (Gardasil: HPV 6, 11, 16, 18).

Impfstoff: Synthetisches Virion (Kapsid von Papillomaviren), „papilloma-virus like particles" (VLPs), die weder infektiös, toxisch noch kanzerogen wirken. HPV 16 und 18 sind am häufigsten für maligne Läsionen in der Cervix uteri verantwortlich, HPV 6 und 11 für Genitalwarzen. Zurzeit stehen 2 Impfstoffe zur Verfügung (Cervarix: HPV 16, 18; Gardasil: HPV 6, 11, 16, 18).

Verabreichung: 3 Dosen i.m. für Mädchen und Frauen im Alter von 12–17 Jahren als Standardimpfung.

Verabreichung: Die Impfung mit insgesamt 3 Einzeldosen i.m. (0, 1 und 6 Monate bzw. 0, 2 und 6 Monate; Angaben des Herstellers beachten!) ist für Mädchen und Frauen im Alter von 12–17 Jahren empfohlen und kann mit der J1-Untersuchung verbunden werden. Ob später eine Auffrischimpfung notwendig wird, ist derzeit noch nicht bekannt. Die gleichzeitige Gabe des Hepatitis-B-Impfstoffes wie auch von dtpa-Kombinationsimpfstoffen ist möglich (kontralaterale Stellen).

Schutzdauer: mindestens 8 Jahre.

Schutzdauer: Die Serokonversionsrate beträgt 1 Monat nach der 3. Impfung 99,1–100% für alle Impfstofftypen. Die genaue Dauer der Immunität nach Gabe aller

3 Impfdosen ist derzeit noch nicht bekannt (laufenden Studien zufolge mindestens 8 Jahre).

Nebenwirkungen: Lokalreaktionen, gelegentlich Fieber (≥ 38 °C), Kopfschmerzen, gastrointestinale Symptome; selten Urtikaria, Juckreiz.

Kontraindikationen: Überempfindlichkeit gegen die Wirkstoffe im Impfstoff (soweit dies überhaupt bekannt ist) oder andere Bestandteile; akute fieberhafte Erkrankungen.
Eine therapeutische Wirkung für diese Impfung ist nicht nachgewiesen. Trotz Impfung sind die empfohlenen gynäkologischen Vorsorgeuntersuchungen einschließlich Gebärmutterkrebs-Vorsorge wahrzunehmen.

Nebenwirkungen: v. a. Lokalreaktionen.

Kontraindikationen: Überempfindlichkeit gegen die Wirkstoffe, akute Erkrankungen.

▶ **Exkurs.** In Deutschland gibt es, mit Ausnahme Sachsens, für die **Rotavirus-Impfung** noch keine generelle Impfempfehlung, sie wird aber zunehmend von vielen Krankenkassen vergütet und in Arztpraxen eingesetzt. Derzeit stehen 2 **orale** Lebendimpfstoffe (Rotarix und Rotateq) zur Verfügung und sind für Säuglinge bis zur 24. bzw. 26. Lebenswoche zugelassen. Ab einem Alter von 6 Wochen wird Rotarix 2-mal und Rotateq 3-mal verabreicht (die Folgeimpfungen im 4-Wochen-Abstand). Durch die Impfung können schwere akute Rotavirus-Gastroenteritiden in 98 % der Fälle vermieden werden. Die Schutzdauer beträgt ca. 2 Jahre. Beide Impfstoffe können mit anderen in diesem Alter empfohlenen Impfungen (5- oder 6-fach-Impfstoffe, Pneumokokken-Konjugatimpfstoffe) kombiniert werden. Eine Auffrischimpfung ist nicht erforderlich. Gelegentlich treten Nebenwirkungen wie Durchfall, Erbrechen und Bauchschmerzen auf.

▶ **Exkurs.**

3.2.5 Indikationsimpfungen

Hierbei handelt es sich um Impfungen, die nur bei bestimmten Indikationen verabreicht werden (z. B. Gefahr der Tollwut-, FSME- u. a. Infektionen) (Tab. **3.11**).

3.2.5 Indikationsimpfungen

Es handelt sich um Impfungen, die nur bei bestimmten Indikationen verabreicht werden (Tab. **3.11**).

Tab. 3.11 Indikationsimpfungen

Impfung gegen	Impfstoff und Verabreichung	Indikation und Bemerkung
Frühsommer-Meningo-Enzephalitis (FSME)	**FSME-Impfstoff** (Tot-Vakzine) 3 Injektionen i. m.: 2 Injektionen im Abstand von 1–3 Monaten, 3. Injektion nach 5–12 Monaten; Auffrischimpfungen in 3- bis 5-jährlichem Abstand. **Schnellimmunisierung:** 3 × 0,5 ml an den Tagen 0, 7 und 21. Erste Auffrischung nach 12–18 Monaten.	Personen, die in **FSME-Risikogebieten** Zecken exponiert sind (zu erfragen bei den Gesundheitsämtern oder auf den Internetseiten des Robert-Koch-Instituts zum Thema Impfen mit Empfehlungen der STIKO unter www.rki.de), oder Personen, die durch FSME **beruflich gefährdet** sind (z. B. im Labor, als Forstarbeiter oder Exponierte in der Landwirtschaft). Zugelassen für Kinder ab 1 Jahr.
Hepatitis A	Totimpfstoff; **präexpositionell** 2 Impfungen im Abstand von 6–12 Monaten. **Postexpositionell** alternativ passive Immunisierung mit 16 %igem Standardimmunglobulin 0,02 ml/kgKG bis spätestens 14 Tage nach stattgehabter Exposition.	Bei Reisen in **Länder mit gehäuftem Vorkommen von Hepatitis A** (Südtalien, Türkei, Vorderer Orient, Südostasien, Indien, Mittel- u. Südamerika, Afrika). Effektivität der passiven Immunisierung ca. 90 %, Schutzdauer 2–4 Monate. Aktive Immunisierung (2 Impfungen!) schützt zu > 95 % für mindestens 20 Jahre. Zugelassen für Kinder ab 1 Jahr.
Influenza („Grippe-Impfung")	Spaltimpfstoff; Subunitimpfstoff (Tot-Vakzine); WHO empfiehlt für **jede Impfsaison** die aktuelle Zusammensetzung. 1 Dosis (0,5 ml) jeweils im Herbst. Kinder (bis 9 Jahre) 2 Dosen mit je 0,25 ml im Abstand von 4–6 Wochen bei der Erstimmunisierung.	**Kinder mit chronischen Krankheiten,** v. a. der Atmungs- und Kreislauforgane (z. B. Mukoviszidose; Asthma, Herzfehler); **Diabetes mellitus, chronische Nierenkrankheiten, Immundefizienz, medizinisches Personal.** Jährlich impfen!
Tollwut	HDC-Totimpfstoff; für Simultanimpfung Tollwutimmunglobulin; **postexpositionelle** Injektionen: an den Tagen 0–3–7–14–30, simultan mit Tollwut-Immunglobulin 1 × 20 IE/kgKG i. m. einmalig (so viel wie möglich davon in und um die Wunde). Die **präexpositionelle** Impfung erfordert 3 Impfdosen an den Tagen 0, 7, 21 (oder 28).	**Biss/Verletzung durch tollwütiges oder tollwutverdächtiges Tier;** auch nach Berühren infizierten Materials besteht über kleine Hautläsionen Infektionsgefahr. Serokonversion 100 %! Impfstoff gut verträglich.

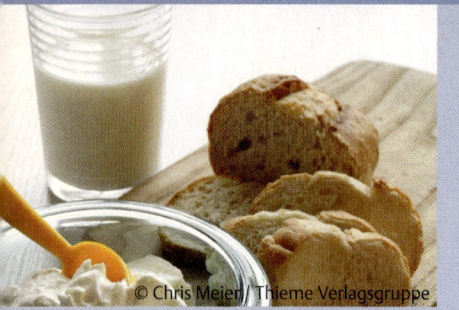

4 Ernährung und Ernährungsstörungen

4.1 Natürliche Ernährung in der Neugeborenen- und frühen Säuglingsperiode 62
4.2 Ernährung mit Formelnahrungen 66
4.3 Ernährung des Klein- und Schulkindes 67
4.4 Parenterale Ernährung 68
4.5 Ernährungsstörungen 71
4.6 Störungen des Vitaminstoffwechsels 76

4.1 Natürliche Ernährung in der Neugeborenen- und frühen Säuglingsperiode

▶ **Definition.** Unter natürlicher Ernährung versteht man die ausschließliche Verabreichung von Muttermilch durch Anlegen des Kindes an die mütterliche Brust.

Laktation

Unter dem Einfluss der plazentaren Östrogene, des Progesterons und des Prolaktins, wird die Laktation bereits während der Schwangerschaft vorbereitet. Die **Galaktogenese** (Auslösen der Milchsekretion) setzt unmittelbar nach der Plazentalösung ein, wenn – bei unveränderter Prolaktinsekretion – die Östrogen- und Progesteronspiegel abfallen. Am 3./4. Wochenbetttag erreichen diese ihr Minimum, die Milch „schießt" ein. Die kontinuierliche Milchsekretion (**Galaktopoese**) wird reflektorisch-hormonell gesteuert. Da das Saugen des Kindes an der Brust die Milchbildung entscheidend fördert, sollte das Neugeborene möglichst frühzeitig nach der Geburt und häufig wiederkehrend angelegt werden.

Stillen

Das Stillen stellt in den ersten Lebensmonaten die optimale Ernährung für den Säugling dar und fördert zudem die Mutter-Kind-Beziehung. Die Bereitschaft der Mutter zum Stillen, eine einfühlsame und informative Stillberatung, Hinwendung zum Kind und Geduld bei anfänglichen Schwierigkeiten sind wesentliche Faktoren für den Erfolg des Stillens. Der Stillvorgang sollte außerdem nie unter zeitlichem Druck erfolgen.

Das Anlegen des Kindes richtet sich nach dessen Verlangen, wobei sich nach einigen Wochen meist ein konstanter Stillrhythmus eingespielt hat (z. B. 4-stündlicher Abstand). Die Dauer einer Brustmahlzeit beträgt 10–40 Minuten. Säuglinge wollen in den ersten Lebenswochen 6–12-mal innerhalb von 24 Stunden gestillt werden. Nach dem Trinken – bei gierig trinkenden Kindern auch schon während des Stillens – muss die mitgeschluckte Luft entweichen können. Zu heftiges Mitschlucken von Luft – **Aerophagie** – führt zum Aufschäumen der Milch im Magen und dadurch zum vorzeitigen Sättigungsgefühl, eventuell auch zum Aufstoßen der Nahrung. Letzteres kann mit einem gastroösophagealen Reflux verwechselt werden.

Die tägliche Milchmenge beträgt in den ersten 10 Lebenstagen ca. 500–600 ml. Als Anhaltspunkt kann die sog. **Finkelstein-Regel** dienen:

$$\text{Trinkmenge (in ml)} = (\text{Lebenstage} - 1) \times 50 - 70$$

▶ **Merke.** Die Finkelsteinregel gilt nur für eutrophe Reifgeborene. Hypo- und hypertrophe Neugeborene sowie Frühgeborene und Kinder diabetischer Mütter benötigen zur Vermeidung von Hypoglykämien bereits am ersten Lebenstag mindestens 20 ml Milch/kgKG.

Ab der 3. Woche trinkt der Säugling 160–200 ml/kgKG am Tag und deckt damit den Energiebedarf von 110–130 kcal/kgKG und Tag im 1. Halbjahr. Die **Stilldauer** sollte **möglichst 6 Monate** betragen, danach reicht der Energie- und Substratgehalt von Muttermilch alleine nicht mehr für ein befriedigendes Gedeihen des Kindes aus. Aber auch nach Einführung von Beikost kann so lange weiter gestillt werden, wie

4.1 Natürliche Ernährung in der Neugeborenen- und frühen Säuglingsperiode

dies Mutter und Kind wünschen. Die **Ernährung von Frühgeborenen**, insbesondere von sehr kleinen Frühgeborenen, stellt besondere Anforderungen an die Nahrungsqualität. Zu früh geborene Kinder sollen ähnliche Wachstumsraten erzielen wie Feten der gleichen Entwicklungsperiode bei gleichzeitiger Berücksichtigung ihrer noch unreifen Verdauungs-, Stoffwechsel- und Ausscheidungssysteme. Ihnen wird deshalb abgepumpte und mit Energieträgern, Protein, Mineralien und Spurenelementen angereicherte Muttermilch angeboten (s. auch S. 66).

Zusammensetzung der Muttermilch

Die Zusammensetzung der Muttermilch (Tab. **4.1**) wechselt in den ersten beiden Wochen nach der Geburt des Kindes. Sie passt sich in ihren nutritiven und immunologischen Komponenten den physiologischen Bedürfnissen des Neugeborenen an. Zunächst wird die fettarme, aber an Funktionsproteinen und aktiven immunkompetenten Zellen reiche **Vormilch (Kolostrum)** sezerniert. Die **Übergangsmilch (transitorische Milch)** vom 5. bis 8. Lebenstag und die im Weiteren sezernierte **reife Frauenmilch** enthalten zunehmend Energieträger wie Fett und Laktose, während der Gehalt an nicht verdaulichen Funktionsproteinen zurückgeht.

Zusammensetzung der Muttermilch

Die Zusammensetzung der Muttermilch (Tab. **4.1**) passt sich in den ersten beiden Wochen nach der Geburt den physiologischen Bedürfnissen an: **Vormilch (Kolostrum)** bis 5. Tag; **Übergangsmilch (transitorische Milch)** bis 8. Tag; danach **reife Frauenmilch**.

4.1 Zusammensetzung von Frauenmilch und Kuhmilch

	Protein* g/100 ml	Lipide g/100 ml	Kohlenhydrate g/100 ml	Mineralstoffe g/100 ml	Energie kcal (kJ)/100 ml
Frauenmilch	0,9–1,0	3,5–4,0	7,0	0,2	67–70 (280–292)
Kuhmilch	3,3	3,5	4,8	0,7	66 (276)

Verhältnis Kasein/Molkenprotein in Frauenmilch 40 : 60, in Kuhmilch 80 : 20; *ohne „Nicht-Protein-Stickstoff"

Proteine

Frauenmilch hat einen, im Vergleich zu Kuhmilch, niedrigen Protein- und Mineralstoffgehalt (Tab. **4.1**). Hauptkomponenten der Muttermilchproteine sind das grob ausfallende Kasein und das α-Laktalbumin. Der Gehalt dieser **nutritiven (verdaulichen) Proteine** ist während der gesamten Laktation annähernd gleich, insgesamt relativ niedrig und der Stoffwechselkapazität des Säuglings angepasst. Er reicht dennoch zu einem gesunden Gedeihen aus, da der Säugling – im Vergleich zum Tier – langsam wächst. **Funktionelle (nicht verdauliche) Proteine,** wie Laktoferrin, sekretorisches IgA oder Lysozyme im Kolostrum und in der Übergangsmilch, aber auch der hohe Harnstoff- und Tauringehalt kompensieren passagere Defizite im kindlichen Organismus bzw. helfen bei der Adaptation an das postpartale Milieu.

Proteine

Der Eiweiß- und Mineralstoffgehalt von Frauenmilch ist niedriger als der von Kuhmilch. Frauenmilch enthält zu Beginn der Laktation aber reichlich **funktionelle Proteine**.

Kohlenhydrate

In der Frauenmilch ist **Laktose** das wesentliche Kohlenhydrat. Der Milchzuckergehalt steigt mit der Reifung der Milch auf 7% an und liefert etwa 40% der Energie. Oligo- und Polysaccharide, Aminozucker und Glykokonjugate unterstützen die lokale intestinale Immunantwort auf bakterielle Infektionen.

Kohlenhydrate

Laktose ist wichtigstes Kohlenhydrat und liefert ca. 40% der Energie. Komplexe Zuckerverbindungen unterstützen die lokale Immunabwehr im Darm.

Lipide

Auch der Fettgehalt der Milch steigt zu Beginn der Laktation noch an, unterliegt aber später, abhängig von der Nahrungsfettaufnahme der Mutter, erheblichen Schwankungen. Das Milchfett deckt ebenfalls ca. 40% des kindlichen Energiebedarfes ab. Fast die Hälfte des Frauenmilchfettes besteht aus **ungesättigten Fettsäuren**, davon wiederum ein hoher Anteil aus **mehrfach ungesättigten Fettsäuren**. Letztere sind essenziell bei der Bildung von Prostaglandinen, Thromboxanen und Leukotrienen sowie beim Aufbau von struktureller Hirnsubstanz bzw. der Retina beteiligt. Fettbegleitstoffe wie Cholesterin, Phospholipide und fettlösliche Vitamine haben einen günstigen Einfluss auf die Fettverdauung und -utilisation. Auch die Ausnutzung des angebotenen Fettes ist im Vergleich zu künstlicher Ernährung verbessert.

Lipide

Das Milchfett deckt ebenfalls ca. 40% des kindlichen Energiebedarfes ab. Die Hälfte des Fettes besteht aus **ungesättigten Fettsäuren**, mit einem hohen Anteil **mehrfach ungesättigter, essenzieller Fettsäuren**. Die Ausnutzung des angebotenen Fettes ist im Vergleich zu künstlicher Ernährung verbessert.

4 Ernährung und Ernährungsstörungen

Mineralstoffe

Der Mineralstoffgehalt der Frauenmilch ist niedrig. Die besondere Bindung der Mineralien und Spurenelemente an „Transport"-Proteine bewirkt aber eine gute Bioverfügbarkeit, insbesondere von Kalzium, Eisen, Zink, Kupfer und Mangan. Das Baby benötigt – wie bei Eiweiß – aufgrund des relativ „langsamen" Wachstums, bedeutend weniger Mineralien zum Skelettaufbau als der tierische Organismus.

Antiinfektiöse und immunologische Faktoren

Sekretorisches Immunglobulin A (sIgA), Lysozym und funktionstüchtige Leukozyten schützen den Säugling vor bakteriellen und viralen Darminfektionen. Laktoferrin entzieht Enterobakterien Eisen und wirkt so bakteriostatisch. Lysozym lysiert gramnegative und -positive Bakterien durch Spaltung der Mukopolysaccharide ihrer Zellwand. Neuraminsäure hemmt die Adhäsion von Viren an die Darmmukosa. Muttermilchlipase hydrolysiert die Zellwand von Protozoen. Die kindliche Immunabwehr toleriert die arteigenen Proteine der Frauenmilch ohne allergische oder sonstige pathologische Reaktionen.

Der Gehalt an **sekretorischem IgA**, **Lysozym** und **Makrophagen** ist **höher** als bei künstlicher Ernährung.

Schadstoffe

Auch Muttermilch ist schadstoffbelastet. Schadstoffe, Genussgifte und Medikamente treten in messbaren Mengen in die Muttermilch über. Das gestillte Kind steht am Ende der Nahrungskette. **Polychlorierte Biphenyle, Dioxine** und auch noch **DDT** werden in der Stillzeit verstärkt aus den mütterlichen Fettdepots freigesetzt und gelangen mit der Muttermilch in den kindlichen Organismus. Damit diese Fettdepots nicht abgebaut werden, sollte die Mutter in der Stillzeit genügend Kalorien zu sich nehmen. Rauchen Mütter in der Stillzeit, muss ihnen bewusst sein, dass **Nikotin**, seine Metaboliten und andere Tabakinhaltsstoffe in bedenklicher Menge vom Säugling mit der Muttermilch und der Atemluft aufgenommen werden.

Rauchen unterdrückt bei der Mutter durch eine Senkung des Prolaktinspiegels die Milchbildung und führt dadurch zu einer verkürzten Stilldauer. Zigarettenrauch irritiert die Bronchialschleimhaut des Kindes und begünstigt dadurch Infekte der Luftwege wie Pseudokrupp oder Asthma. Zudem sind eindeutige Zusammenhänge zwischen Passivrauchen in Schwangerschaft und Stillzeit und dem Auftreten von plötzlichem Kindstod festgestellt worden. **Alkohol** ist in der Milch ähnlich konzentriert wie im Blut der alkoholtrinkenden Mutter. Bei zu starkem Alkoholkonsum (mehr als ein Glas Bier oder Wein täglich) wird die Milchbildung gestört und Beeinträchtigungen der motorischen Entwicklung und des Gedeihens beim Kind sind nicht auszuschließen. Alle gängigen **Drogen** gehen in die Muttermilch über oder werden wie Cannabinol über den Rauch aufgenommen. Da diese Suchtgifte meist auch schon während der Schwangerschaft konsumiert wurden, ist es vordringlich, die Mutter durch Entwöhnungsprogramme zu resozialisieren und eventuelle Suchtsymptome beim Kind zu therapieren. Mütter dürfen, so lange sie stillen, selbst nur solche **Medikamente** einnehmen, deren Unbedenklichkeit für das Kind bekannt ist, bzw. für die nachgewiesen wurde, dass sie nicht in die Milch übertreten. (Kontraindikationen und eingeschränkte Indikationen s. „Rote Liste").

Ernährung der Stillenden

Eine stillende Mutter soll sich gesund und ausgewogen ernähren. Dem Energie-, Flüssigkeits- und Nährstoffmehrbedarf während des Stillens sollte allerdings Rechnung getragen werden. **Intakte Proteine** z.B. aus Kuhmilch und Ei sowie sehr selten auch aus pflanzlicher Nahrung oder Fisch können intestinal resorbiert werden, in die Muttermilch übergehen und insbesondere bei atopiebelasteten Müttern allergische Reaktionen beim Kind hervorrufen. Dies heißt nicht, dass solche Nahrungsmittel generell gemieden werden müssen, aber bei Beschwerden des Kindes wie Blähungen oder Hautausschlägen ist ein möglicher Zusammenhang zu bedenken. Bei einseitigen Ernährungsweisen der Mütter ist mit Defiziten in deren Vitamin- und Mineralhaushalt und daraus resultierenden Mangelzuständen der Kinder zu rechnen. Hier sollten die Mütter ihre Ernährungsweise rechtzeitig dem speziellen Bedarf ihres Kindes anpassen. Dies gilt auch für Frauen, die in Jodmangelgebieten leben, für die eine zusätzliche Jodsupplementation empfohlen wird.

Verdauung der Muttermilch

Muttermilch wird optimal verdaut – **linguale, gastrale** und **pankreatische Lipasen** sowie die im Dünndarm durch Gallensäuren aktivierte **Frauenmilchlipase** gewährleisten eine besonders gute Aufnahme und Utilisation der energiereichen Lipide. Während die Sekretion der **Pankreasproteasen** bereits bei der Geburt voll aktiviert ist, **benötigt** die **Amylase**bildung eine **Anpassungszeit** bis zum 4. bis 6. Monat (Stärkezusätze in Flaschenmilch werden deshalb nicht gut verdaut). Dagegen stimuliert sofortiges Anlegen post partum die **Laktase**aktivität der **Dünndarmmukosa**, sodass bereits nach kurzer Adaptation die relativ großen Milchzuckermengen in Frauenmilch hydrolysiert werden können. Der hohe Laktosegehalt begünstigt das Wachstum von Bacterium bifidum im Dickdarm. Eine vorherrschende Bifidusflora supprimiert das Wachstum pathogener Darmkeime und unterstützt damit die natürliche Infektresistenz des Säuglings.

Muttermilchstühle sind rückstandsarm und können durch ihre salbenartige Konsistenz leicht abgesetzt werden. Die Stuhlfrequenz beträgt zu Beginn der Stillzeit oft 4–6 pro Tag und reduziert sich im zweiten Lebenstrimenon auf 2–3 Stühle in der Woche (**Muttermilchpseudoobstipation**).

▶ **Merke.** Gestillte Kinder können – sofern die Kinder wachsen und Gedeihen – zwischen 7- bis 10-mal pro Tag und alle 7–10 Tage Stuhl absetzen, ohne dass dies pathologisch ist.

Stillhindernisse

Die **funktionelle Hypogalaktie** bei zu geringer Milchbildung ist ein seltenes Stillhindernis und häufig Ursache fehlender Unterstützung oder Anleitung der Mutter beim Stillen. Die **passagere Hypogalaktie** kann Folge einer komplizierten Schwangerschaft oder Geburt sein. Seitens der Mutter stellen **Flach- oder Hohlwarzen** Stillerschwernisse dar. Brustentzündungen, Milchstau oder blutende Brustwarzen (Rhagaden) können ebenfalls das Stillen erschweren, stellen aber keinen generellen Grund zum Abstillen dar. Bei Brustentzündung kann weitergestillt werden, wenn die Mutter ein „stillfreundliches" Antibiotikum (z. B. Penicillin, Ampicillin) erhält.

Früh- und Mangelgeborene und Kinder mit kardialen **Fehlbildungen** oder **respiratorischer Insuffizienz** sind zum kräftigen Saugen oft noch zu schwach. Hier sollte die abgepumpte Muttermilch so lange gefüttert (sondiert) werden, bis das Kind an der Brust saugen kann. Faziale **Spaltbildungen** behindern eher selten das Saugen; hier kann eine Silikondeckplatte für den Gaumen helfen.

Kontraindiziert ist das Stillen bei schweren infektiösen Krankheiten seitens der Mutter, bei denen mit einer Übertragung der Erreger durch die Milch oder den Stillvorgang zu rechnen ist (z. B. Zytomegalie bei FG unter 32. SSW, Hepatitis B, wenn die Kinder noch nicht geimpft sind, mütterliche HIV-Infektion). Bei konsumierenden Erkrankungen der Mutter (Malignome, Herzfehler, chronische Nierenerkrankungen) sollte ebenfalls nicht gestillt werden. Muss die Mutter Medikamente einnehmen, muss in jedem Fall geklärt werden, ob diese in die Muttermilch übergehen und ggf. ein Wechsel zu „stillverträglichen" Medikamenten erfolgen.

▶ **Merke.** Streng kontraindiziert ist das Stillen bei Verdacht auf einige Stoffwechselkrankheiten, v. a. bei Störungen des Galaktosemetabolismus. Erlaubt die Verlaufsform einer metabolischen Störung dennoch ein passageres (limitiertes) Stillen, sind Kontrollen biochemischer Parameter (z. B. Phenylalanin bei Phenylketonurie) notwendig.

Zusätze

Muttermilch enthält alle für ein ausreichendes Gedeihen **notwendigen Mineralien, Spurenelemente** und **Vitamine**. Die oft geringe Konzentration dieser Stoffe in der Milch wird durch ihre hohe Bioverfügbarkeit ausgeglichen. Ob der Gehalt von ca. 400 IE **Vitamin D** in einer Tagesportion Muttermilch in unseren Regionen ausreicht, Rachitis zu verhindern, wird kontrovers diskutiert. Daher lauten die aktuellen Empfehlungen **500 IE Vitamin D täglich zusätzlich zu geben.** Bewährt hat sich die vorbeugende orale Gabe von Vitamin K (s. S. 83). Die Gabe von Vitamin C durch Fütterung von Obstsäften ist beim vollgestillten oder dem mit einer Formelmilch ernährten Kind vor dem 5. bis 6. Lebensmonat überflüssig. Die Gabe von **Fluorid** schützt nachweislich vor Karies.

Abstillen

▶ **Merke.** Wegen des niedrigen Protein- und Mineralstoffgehaltes der Frauenmilch bringt ausschließliches Stillen ab dem 2. Lebenshalbjahr keine Vorteile mehr.

Abstillen heißt langsames Entwöhnen von der Mutterbrust und Ersatz der Muttermilch durch Gemüse-, Obst-, Getreidebreie bzw. Kuhmilchformeln (s.u. und Abb. 4.1). Sobald die Brust nicht vollständig geleert wird, z. B. bei Zufütterung von Beikost, setzt eine Rückbildung der milchsezernierenden Drüsenzellen ein. Ein medikamentöses Abstillen ist nur bei schweren Erkrankungen der Mutter oder des Kindes notwendig.

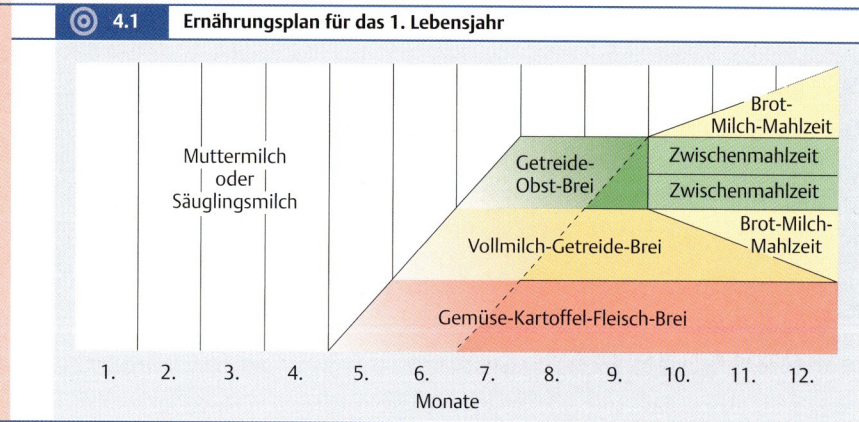

4.1 Ernährungsplan für das 1. Lebensjahr

4.2 Ernährung mit Formelnahrungen

▶ **Definition.** Formelnahrungen sind flüssige Säuglingsnahrungen, basierend auf Kuhmilch, Soja oder Proteinhydrolysaten unter Zusatz von Fetten, Kohlenhydraten, Vitaminen und Spurenelementen.

Normale Säuglingsnahrungen

Ist Stillen nicht möglich oder die Muttermilchmenge zu gering, kann der Säugling mit einer **Säuglingsmilchnahrung** auf Kuhmilchbasis oder in besonderen Fällen mit einer Formel auf Sojaproteinbasis ernährt werden. Nur Nahrungen, die **ausschließlich auf Kuhmilchproteinbasis** hergestellt wurden, dürfen die Bezeichnung „Milch" führen. Eine Selbstherstellung von Säuglingsnahrung aus pasteurisierter Kuhmilch, H-Milch oder gar nativer Kuhmilch ist aus hygienischen und ernährungsphysiologischen Gründen nicht empfehlenswert, da diese Milchen relativ häufig Unverträglichkeitsreaktionen hervorrufen können. Entsprechend den Richtlinien der Europäischen Union werden von der Industrie **Säuglingsanfangsnahrungen** für die ersten 4–6 Lebensmonate und **Folgenahrungen** für Säuglinge älter als 4 Monate angeboten.

Mit diesen handelsüblichen Nahrungen können Neugeborene gut und sicher ernährt werden. EG-Richtlinien legen Unter- und Obergrenzen des Proteingehaltes der verzehrfertigen Milch durch detaillierte Bestimmungen fest. Die Eignung sonstiger Zutaten für die Ernährung von Säuglingen muss durch anerkannte wissenschaftliche Untersuchungen nachgewiesen sein.
Pre-Nahrungen enthalten nur Laktose als Kohlenhydrat. Nahrungen der Stufe 1–3 sind weitere Kohlenhydrate, meist Stärke oder Dextrinmaltose, beigemischt. Der Energiegehalt entspricht dem der Frauenmilch. **Säuglingsanfangsnahrungen** kann man die ersten 6 Monate wie Muttermilch ohne Zusatz ad libitum füttern. Die **Folgenahrungen** der höheren Stufen sind durch den Zusatz von Stärke sämiger und sättigen dadurch mehr. Sie können ab dem 5. Lebensmonat gegeben werden, ernährungsphysiologisch sind sie nicht notwendig. Die Milchmenge entspricht der Brustfütterung, eine Überfütterung ist allerdings durch höherstufige Milch möglich. Nahrungen für Kinder unter 1 Jahr sollten keinen Frucht- oder Kristallzucker enthalten, um bedrohliche Ausprägungen einer eventuell vorliegenden hereditären Fruktoseintoleranz zu vermeiden. Die Vitamin-D- und Fluoridprophylaxe ist wie beim Stillen zu handhaben.

Antigenreduzierte Milchen

Für Kinder atopiebelasteter Eltern, die nicht gestillt werden können, wird in der Regel eine Ernährung mit **hypoallergener Milch** (HA-Milch) empfohlen. In diesen Formeln werden die natürlichen Milchproteine durch ein **mittelgradig hydrolysiertes Oligopeptidgemisch** ersetzt. Allergien können durch Fütterung dieser Milch **nicht** verhindert werden.
Milchformeln mit **extensiv hydrolysiertem Proteinanteil** oder **Aminosäuren-Formelnahrungen** werden bei Säuglingen mit gesicherter schwerer **Kuhmilchproteinallergie** eingesetzt.

Spezialprodukte zur Säuglings- und Kinderernährung

Von der Industrie werden **Spezialerzeugnisse zur Ernährung stoffwechselkranker** Säuglinge und Kinder hergestellt und kommerziell oder unter dem Aspekt der Forschung angeboten. In den letzten Jahren haben sich hier neue erfolgversprechende Behandlungsoptionen eröffnet. Besonders bei erblich bedingten **Störungen des Aminosäurestoffwechsels** gelingt es immer häufiger, durch eine frühe diätetische Therapie eine fatale Symptomatik zu vermeiden oder aufzuschieben. Aktuelle weiterführende Informationen sind z. B. über das Internet zu finden (z. B. www.aps-med.de).

4.3 Ernährung des Klein- und Schulkindes

Die erste **Beikost** in Form von Obst-, Gemüse oder Getreidebreien einschließlich erster Fleischzusätze (**Eisen**zufuhr) wird mit Beginn des 2. Lebenshalbjahres stufenweise zugefüttert (Abb. **4.1**). Ob diese Beikost selbst hergestellt wird oder Industrieprodukte verwendet werden, ist nicht entscheidend. Die Mundsensorik wird in dieser Phase langsam an gröbere Nahrungsbestandteile gewöhnt. Kinder nehmen ab diesem Alter die Umgebung besser wahr (**Vertikalisierungsphase**), beobachten und ahmen das Essverhalten von Eltern und Geschwistern nach. Die damit verbundenen Lernprozesse sind für das zukünftige Essverhalten des Kindes enorm wichtig. Die **Nahrung muss** aber den noch reifenden Stoffwechselfunktionen, den Strukturveränderungen des Körpers, den hohen Wachstumsraten und der Zunahme der Mobilität **angepasst werden**. Nahrungsauswahl, Nahrungsaufnahme und -zerkleinerung (Kauen) sind wichtige Lernprozesse im Kleinkindalter. Die **Anzahl** der Mahlzeiten richtet sich nach der Aufnahmekapazität und dem Energiebedarf des Kindes. So benötigt z. B. ein männlicher Säugling im Alter von 1 Monat durchschnittlich 500 kcal/d, ein Kleinkind mit 1 Jahr ca. 1100 kcal/d und ein Teenager mit 10 Jahren ca. 2300 kcal/d. 5 bis 6 Mahlzeiten kommen dem kindlichen Bedarf eher entgegen als der etablierte Modus der 3 Hauptmahlzeiten der Erwachsenen. Der **Proteinbedarf** und **Wasserbedarf nimmt** mit zunehmendem Alter **relativ** (d. h. pro kgKG) **ab**, während die Gesamtzufuhr steigt (z. B. 1-monatiger Säugling ca. 680 ml/d, 4-jähriges

Kind ca. 1600 ml/d). Die tägliche Milchmenge (einschließlich Milchprodukte) für das Kindergarten- und Schulkind sollte bei 300–500 ml liegen. Etwas mehr als die **Hälfte des Energiebedarfs** wird **durch Kohlenhydrate** gedeckt, 15 % durch Proteine, 30–35 % durch Fette. Die Energiezufuhr muss dem Bedarf (Schule, Spiel, Schlaf) des Kindes angepasst sein. Das Ernährungsverhalten wird durch „Vorbilder" wie Eltern und Geschwister sowie durch Spiel und Schulkameraden geprägt.

Der **Fettgehalt** der Nahrung sollte **niedrig** gehalten werden. Ernährungsphysiologisch sind biologisch hochwertige **Fette** mit einem hohen Anteil an **mehrfach ungesättigten Fettsäuren (Keimöle) zu bevorzugen.** Fette sind wichtige Geschmacksträger und machen Kauen und Schlucken angenehm. Das **Nahrungseiweiß** des Kindes setzt sich aus **tierischen** (Fleisch, Fisch, Eier, Milch) **und pflanzlichen** (Gemüse, Brot, Kartoffeln) **Anteilen** zusammen. Ballaststoffreiche **Kohlenhydrate** aus Gemüse, Obst und Getreide vermitteln, verbunden mit Fetten, ein frühes Sättigungsgefühl und wirken so präventiv gegen Übergewicht und Obstipation. Wichtig ist auch eine ausreichende Flüssigkeitszufuhr, wobei Limonaden, gezuckerte Obstsäfte und Softdrinks nicht zu früh und insgesamt restriktiv gegeben werden sollten, da sie wiederum die Entwicklung der **„Wohlstandskrankheiten"** Karies, Adipositas und Obstipation begünstigen.

Richtwerte für Protein-, Wasser- und Fettzufuhr nach Empfehlungen der Deutschen Gesellschaft für Ernährungsmedizin (DGEM) finden Sie im Internet unter www.dgem.de.

▶ **Merke.** Einseitige Kostformen und Modediäten, wie rein vegetarische (nur pflanzlich), laktovegetabile (pflanzlich, Milch, eventuell Eier), makrobiotische (nur Getreide und Saaten) oder strenge Vollwertkost (Getreide und Saaten, Nüsse, Gemüse, Obst, Milchprodukte, Honig – meist im rohen oder nur mechanisch zerkleinerten Zustand) sind für Kinder vor Abschluss des Wachstums nicht geeignet und können sogar Mangelerscheinungen verursachen.

Eine gemischte, ausgewogene Kost mit reichlich Obst und Gemüse macht eine zusätzliche Gabe von Vitaminprodukten, Mineralien oder Appetitanregern überflüssig.

Beachte: Da kleine Kinder unzureichend kauen, können Nahrungsreste (Karottenstückchen, Erbsen) im Stuhl auftauchen, die kein Hinweis für eine Fehlverdauung sind.

Die **phantasievolle Darreichung der Speisen**, das **Vermeiden eintöniger Speisensequenzen** und die **Teilnahme an gewissen Esszeremonien** (gemeinsames Essen mit der Familie) sind von ähnlich **großer Bedeutung** wie die Nahrungsinhaltsstoffe selbst.

4.4 Parenterale Ernährung

▶ **Definition.** Parenterale Ernährung bedeutet die intravenöse Nährstoffzufuhr. Die Nährstoffe werden in Form der Grundsubstrate Glukose, Aminosäuren und Fett zugeführt.

Indikationen: Angeborene Fehlbildung des Gastrointestinaltraktes, Kurzdarmsyndrom, chronische Durchfallerkrankungen und Malabsorptionssyndrome sind typische Indikationen. Zudem ist bei Frühgeborenen eine parenterale Ernährung in den ersten Lebenstagen (bis Lebenswochen) notwendig.

4.4.1 Totale parenterale Ernährung (TPE)

Da Nährlösungen (Tab. **4.2**) für eine totale parenterale Ernährung eine Osmolarität von ca. 1800 mosm/l haben, müssen sie über einen **zentralen Venenkatheter** (ZVK) zugeführt werden.

4.2 Mengenangaben zur totalen parenteralen Basisernährung und zur additiven Gabe von Elektrolyten, Spurenelementen und Vitaminen im Kindesalter (nach ESPGHAN)

Basisernährung mit Glukose, Aminosäuren und Lipiden (in g/kgKG/d)				Vitaminbedarf		
Altersgruppe	Glukose*	Lipide	Aminosäuren	Vitamine (geschätzter Bedarf)	Neugeborene (pro kgKG/d)	Kinder jenseits der Neugeborenenperiode (täglich)
Früh- und Neugeborene	20–25	0,5–3	2–3	Vitamin A (µg) ***	150–300	150
Säuglinge und Kleinkinder	16–20	1–4	2,5–3	Vitamin D (µg)	0,8 (32 IE)	10 (400 IE)
größere Kinder und Jugendliche	12–16	1–3	1,5–2,5	Vitamin E (mg)	2,8–3,5	7
kcal/g Nährstoff	4	9,3	4	Vitamin K (µg)	10	200
				Vitamin B_1 (mg)	0,35–0,50	1,2
Additive Gabe von Elektrolyten und Spurenelementen				Vitamin B_6 (mg)	0,15–0,2	1,0
Elektrolyte (Erhaltungsbedarf)	mmol/kgKG/d	Spurenelemente** (geschätzter Bedarf)	µg/kgKG/d	Vitamin B_{12} (µg)	0,3	1
				Vitamin C (mg)	15–25	80
Natrium	2–5	Eisen	65–130	Folsäure (µg)	56	140
Kalium	2–3	Kupfer	20–50	Niacin (mg)	4,0–6,8	17
Chlorid	3–5	Zink	100–300	Riboflavin (mg)	0,15–0,2	1,4
Kalzium	0,5–1,5	Jod	5–8	Pantothensäure (mg)	1,0–2,0	5
Magnesium	0,1–0,5	Fluor	50	Biotin (µg)	5,0–8,0	20
Phosphat	0,5–2	Chrom	0,1–0,3			
		Mangan	2–10			
		Selen	4			

* Die Glukosezufuhr sollte mindestens der endogenen Glukoseproduktionsrate entsprechen und die maximale Glukoseoxidationsrate (= RQ 1,0) nicht überschreiten. Die endogene Glukoseproduktionsrate korreliert mit dem Anteil der Gehirnmasse an der Körpermasse, die beim Säugling wesentlich größer ist als beim älteren Kind.
** Auswahl einiger Spurenelemente
*** 1 µg Retinoläquivalent = 1 µg all-trans-Retinol = 3.33 IE Vitamin A

Zugangswege für eine totale parenterale Ernährung

Als Zugangswege für eine TPE bieten sich die **V. subclavia** und die **V. jugularis interna** an. Für eine langfristige parenterale Ernährung stehen Kathetersysteme vom Typ des Broviac- oder Hickman-Katheters zur Verfügung (Abb. **4.2**). Diese werden getunnelt, d. h. mit einem Verlauf über mehrere Zentimeter unter der Haut vor Einführen in die Vene gelegt. Hierdurch erreicht man, dass die Katheter bis zu mehrere Jahre

Zugangswege für eine totale parenterale Ernährung

Als Zugangswege für eine TPE sind die **V. subclavia** und die **V. jugularis interna** geeignet. Zur **Kathetertechnik** s. Abb. **4.2**.

4.2 Kathetertechnik nach Broviac

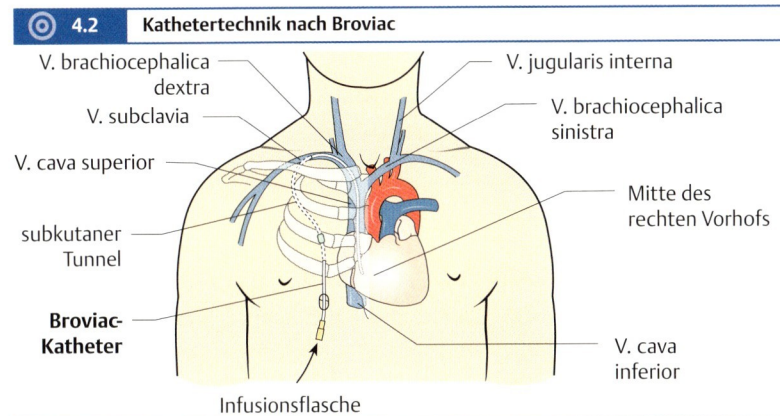

Dieser Katheter ist besonders für die langfristige TPE geeignet. Er verläuft zunächst mehrere cm in der Subkutis, bevor er in die V. jugularis interna eintritt. Die mögliche Liegedauer ist länger als bei einfachen V.-jugularis-Kathetern. Entzündungen und Thrombosen sind seltener.

im Patienten verbleiben können, ohne sich zu infizieren. Da es Krankheiten gibt, bei denen eine lebenslange TPE erforderlich und gleichzeitig die Anzahl der verwendbaren Venen begrenzt ist, kommt dieser Eigenschaft eine sehr hohe Bedeutung zu. Das Leben der Patienten hängt an der möglichst langen Lebensdauer der Katheter. Kommt es dennoch zu einer Katheterinfektion, hilft neben dem Versuch der antibiotischen Sanierung oft nur die Katheterneuanlage.

Bedarf der einzelnen Substrate

Sinn einer TPE ist die möglichst vollständige Deckung des Gesamtnährstoffbedarfs über einen längeren Zeitraum. Der Bedarf der einzelnen Substrate ist folgendermaßen anzusetzen:
Die Energiezufuhr bei der TPR erfolgt über Fette und Kohlenhydrate. Die zugeführten Aminosäuren sollen nicht verbrannt, sondern in der Eiweißbiosynthese verwendet werden. Daher ist es wichtig, dass die hierfür notwendige Energie als Kohlenhydrat und Fett zugeführt wird. Als Faustregel gilt: Für jedes Gramm Eiweiß, das der Körper parenteral erhält, müssen ca. 25–30 kcal in Form von Fett und Kohlenhydraten zugeführt werden.

Aminosäuren

Der Aminosäurebedarf junger Säuglinge ist im Gegensatz zu dem des ausgereiften Organismus uneinheitlich. Ursachen hierfür sind:
- ausgeprägtes Wachstum des Gehirns
- unterschiedliche Organproportionen und damit Aminosäureumsatzzahlen
- noch unausgereifte Enzymsysteme.

▶ **Merke.** Bis zum 3. Lebensjahr sind daher spezielle pädiatrische Aminosäuremischungen zu verwenden. Die Aminosäurezufuhr muss schrittweise in 3–5 Tagen aufgebaut werden.

Zu Beginn werden 0,5–1,0 g/kgKG/d verabreicht, nachfolgend wird die Dosis um 0,5 g/kgKG/d gesteigert. Die Enddosierung liegt bei Säuglingen bei 2,5, bei älteren Kindern bei ca. 1,5–2,0 g/kgKG/d.

Kohlenhydrate (Glukose)

Glukose ist das primär geeignete Kohlenhydrat zur parenteralen Zufuhr im Kindesalter. Die Glukoseapplikation orientiert sich an zwei physiologischen Kohlenhydratstoffwechsel-Vorgängen.
- **endogene Glukoseproduktionsrate:** Sie beschreibt die Glukoseproduktion des Körpers bei fehlender Nahrungszufuhr. Sie liegt bei **2–4 mg/kgKG/min**, wobei Säuglinge gegenüber älteren Kindern höhere Produktionsraten aufweisen. Diese Menge wird als Glukosezufuhrrate metabolisch in den meisten Fällen gut toleriert.
- **maximale Glukoseoxidationsrate:** Sie gibt die maximale, im Energiestoffechsel unmittelbar umsetzbare Glukosemenge an, die bei ca. **15 mg/kgKG/min** liegt. Höhere Glukosedosierungen führen aufgrund der massiv gesteigerten Lipogenese zu einer ausgeprägten Fetteinlagerung insbesondere in der Leber. Die Glukosezufuhrrate sollte somit die maximale Glukoseoxidationskapazität nicht wesentlich überschreiten.

▶ **Merke.** Wegen der Gefahr reaktiver Hypoglykämien darf die parenterale Glukosezufuhr nicht plötzlich abgesetzt werden.

Fette

Fettsäuren spielen nicht nur für den Energiestoffwechsel, sondern auch für Membranstrukturen und Systeme der Signalübertragung eine wesentliche Rolle. Fettsäuren der ω-6- und der ω-3-Reihe sind essenziell und müssen gesondert zugeführt werden. Insbesondere über die mehrfach ungesättigten ω-3-Fettsäuren erfolgt eine Beeinflussung des zerebralen Strukturaufbaus wie auch grundlegender Richtungen zwischen inflammatorischen und antiinflammatorischen Abläufen. Dosierung von Fettemulsionen: Beginn mit 0,5 g/kgKG/d und Steigerung auf 1,5–2,0 g/kgKG/d. Die bislang verwendeten Sojaöl-basierten Emulsionen werden heute durch Mischungen aus Oliven-, Fisch- und Sojaöl ersetzt. Hierunter ist die Rate der schweren TPE-assoziierten Cholestase-Syndrome deutlich geringer.

Komplikationen der parenteralen Ernährung

Bei Einhaltung der erwähnten Richtlinien ist die Komplikationsrate niedrig. Zu den häufigsten Komplikationen s. Tab. **4.3**.

Tab. 4.3 Komplikationen bei parenteraler Ernährung und deren Prophylaxe

metabolische Komplikationen	Prophylaxe
Hyperglykämien	Beachtung der Zufuhrmengen von Glukose und Fett
Hypoglykämien	nur langsame Reduktion der Glukosezufuhr
Elektrolytstörungen	Beachtung der Zufuhrmengen
Aminosäureimbalanz	Auswahl des Aminosäuremusters Beachtung der Zufuhrmengen rechtzeitige Reduktion der Zufuhr bei Erhöhung von Harnstoff und Ammoniak i. S.
Hypertriglyzeridämie	Beachtung der Zufuhrmengen Beachtung der Kontraindikationen
Cholestase	regelmäßige Kontrolle von: Transaminasen, alkalischer Phosphatase (AP) und γ-Glutamyltransferase (γ-GT) Verwendung von Fisch- und Olivenöl-basierten Fettemulsionen
katheterbedingte Komplikationen	
Dislokation, Perforation, Chylothorax	Röntgenkontrolle der Katheterposition
Thrombosen	Auswahl des richtigen Gefäßzugangs Vermeidung von Infektionen
Infektionen	Vermeidung von Blutentnahmen aus dem Katheter strenge Asepsis beim Verbandswechsel

4.5 Ernährungsstörungen

▶ **Definition.** Ernährungsstörungen entstehen durch quantitative oder qualitative Fehlernährung und äußern sich beim Kind durch Störungen im **Gedeihverhalten**. Eine **Hypalimentation** (Unterernährung) führt zu Dystrophie oder Atrophie (Marasmus), eine **Hyperalimentation** (Überernährung) zu Übergewicht bzw. Adipositas.

▶ **Merke.** Akute und v. a. chronische Gedeihstörungen sind gut zu erkennen, wenn man frühere und aktuelle somatische Daten, wie Gewicht und Körperlänge, in Perzentilenkurven einträgt und mit den alters- und geschlechtsspezifischen Normaldaten vergleicht (Längensollgewicht und Body-Mass-Index).

Essstörungen sind gekennzeichnet durch eine gestörte Einstellung zur Nahrungsaufnahme, die sich als erhebliche Beeinträchtigung des Essverhaltens äußert. Zu den Essstörungen werden Anorexia nervosa, Bulimia nervosa und die Adipositas gezählt (s. S. 73).

4.5.1 Akute Ernährungsstörungen

Akute Ernährungsstörungen entstehen in der Regel durch **qualitative** (z. B. zu viel zuckerhaltige Speisen und Getränke, verdorbene Lebensmittel, Alkohol), zuneh-

Bauchschmerz, Übelkeit, Völlegefühl, Erbrechen und Durchfall.

mend auch durch **quantitative Fehlernährung** (Limonadengetränke, „junk food") bzw. eine Kombination von beiden. Die typische **Symptomatik** mit **Bauchschmerz, Übelkeit, Völlegefühl, Erbrechen** und **Durchfall** wird durch enterale und zentralnervöse Fehlregulationen ausgelöst. Virale oder bakterielle Darminfekte (Schmierinfektion, kontaminierte Lebensmittel) können mitauslösend oder begleitend das Krankheitsbild komplizieren.

Die **Therapie** besteht aus Nahrungskarenz, Flüssigkeits- und Elektrolytersatz (ggf. lokale Therapie, z. B. Wärmflasche). Bei kleinen Kindern muss auf **Dehydratation** (s. S. 87 ff) und **Elektrolytverluste** geachtet werden.

Die **Therapie** besteht aus Nahrungskarenz, Flüssigkeits- und Elektrolytersatz und eventuell einer zusätzlich schmerzlindernden lokalen Therapie (warme Bauchwickel, Wärmflasche). Bei kleinen Kindern sowie bei akuten infektiösen Enteritiden müssen eine **Dehydratation** (s. S. 87 ff) und **Elektrolytverluste** vermieden werden.

4.5.2 Chronische Ernährungsstörungen

4.5.2 Chronische Ernährungsstörungen

Zur Einschätzung des Schweregrades einer Unter- oder Überernährung hat sich die Berechnung des **Längensollgewichts (LSG)** und des **Body-Mass-Index** (**BMI**, Quetelet-Index) bewährt. Das LSG ist das auf die reale aktuelle Körpergröße bezogene (Relativ-) Gewicht in Prozent. Da der BMI im Verlauf der kindlichen Entwicklung sehr stark altersabhängig schwankt, wird heute zumeist der BMI-SDS (BMI standard deviation score) verwendet. Dieser gibt an, um wie viele Standardabweichungen der BMI von der 50er Perzentile abweicht. Die Berechnung des **LSG** wird bevorzugt bei **Kindern unter 10 Jahre** (Berechnung durch Normalwerttabelle, Perzentilkurven oder Somatogramm, s. S. 906), die des **BMI** bei **Kindern über 10 Jahre** angewendet (Normalwerte s. Tab. **4.4**).

▶ **Definition.**

▶ **Definition.** **Längensollgewicht (LSG):**
relatives Körpergewicht bezogen auf die aktuelle Körperlänge
- Normalgewicht 90–110 %
- Untergewicht < 90 %
- Übergewicht 110–120 %
- Adipositas > 120 %

Body-Mass-Index (BMI); Quetelet-Index:
Gewicht (kg) geteilt durch Länge (m)²
- Übergewicht: BMI > der 90. Alters- u. Geschlechtsperzentile
- Adipositas: BMI > der 97. Alters- u. Geschlechtsperzentile

(Arbeitsgemeinschaft für Adipositas im Kindesalter (AGA) 2010; www.a-g-a.de)

4.4	BMI-Normalwerte – 50er Perzentile (nach AGA-Leitlinie, 2010)					
	8 Jahre	10 Jahre	12 Jahre	14 Jahre	16 Jahre	18 Jahre
weiblich	16	17	18	19,6	20,6	21,2
männlich	16	17	18	19,3	20,5	21,6

Beispiele:
Anorexie bei einem 16-jährigen Mädchen: BMI-Perzentile < 5 = < 17 kg/(m)²
Adipositas bei einem 16-jährigen Jungen: BMI-Perzentile > 97 = > 23 kg/(m)²

Unterernährung (Malnutrition)

Atrophie oder **Marasmus** entsteht bei isoliert hypokalorischer Ernährung (Abb. **4.3**), **Kwashiorkor** bei zusätzlichem Eiweißmangel (Abb. **4.4**).

Unterernährung (Malnutrition)

Länger andauernde mangelnde Zufuhr von Energie und/oder Protein führt zur **Unterernährung**, die bei Kindern immer mit einer **Gedeihstörung** einhergeht. Fortbestehendes erhebliches Untergewicht unterdrückt auch das Längenwachstum und kann die Hirnreifung beeinträchtigen, was wiederum am zu geringen Kopfumfang erkennbar ist. Das Abweichen der **somatometrischen Daten** von der Altersnorm lässt sich gut an **Perzentilenkurven** erkennen. **Dystrophie** bzw. **Atrophie** (LSG unter 85–80 % der Altersnorm) stellen schwerste Formen der **Protein-Energie-Malnutrition** dar. Eine Atrophie (Abb. **4.3**), bei Kindern der 3. Welt als **Marasmus** bezeichnet, ist Folge einer extrem unterkalorischen Ernährung bei noch weitgehend bilanzierter Zusammensetzung der Makro- und Mikronährstoffe. Beim Erwachsenen spricht man bei diesem Zustand von **Kachexie**. Ist bei normaler Energiezufuhr vornehmlich

4.5 Ernährungsstörungen

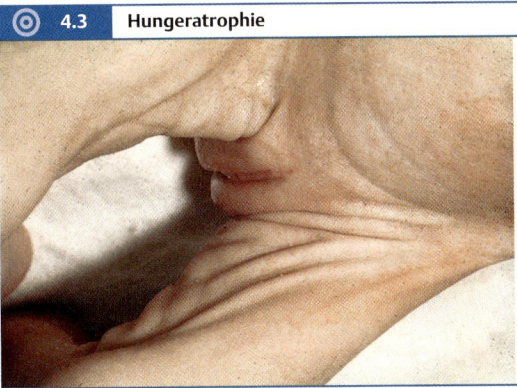

4.3 Hungeratrophie

Hungeratrophie bei 9 Monate altem Mädchen. Perigenital „tabaksbeutel"-ähnliche Hautfalten (vgl. auch mit Abb. **11.19**, Zöliakie, S. 274).

4.4 Kwashiorkor

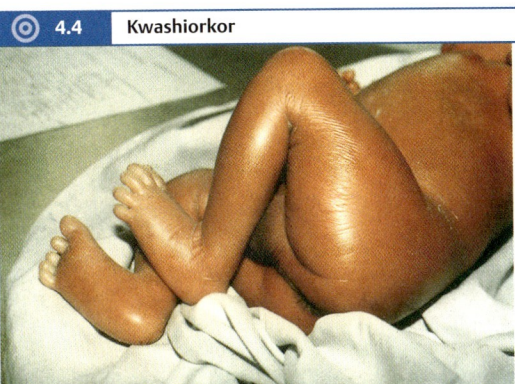
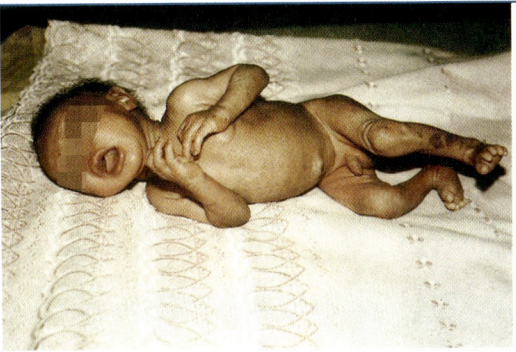

a Etwa 1-jähriger Junge mit deutlichen Ödemen durch Kwashiorkor (mit freundl. Genehmigung von Dr. Cellou Balde, Guinea).

b Knapp 2-jähriger Junge aus Guinea mit den fur Kwashiorkor typlschen Pigmentstörungen (vgl. auch mit Abb. **11.19**, Zöliakie, S. 274) (mit freundl. Genehmigung von Dr. Cellou Balde, Guinea).

der Proteingehalt der Nahrung reduziert (nach dem Abstillen vorwiegend Ernährung mit Mais- oder Bohnenmehlbreien), entwickelt sich das Krankheitsbild des **Kwashiorkor** (Abb. **4.4**). Während bei Atrophie/Marasmus ein Verlust des subkutanen Fettgewebes und der Muskulatur vorherrscht, findet man beim Kwashiorkor zusätzlich Eiweißmangelödeme, eine Fettleber (Hepatomegalie), Hautatrophien, Haarausfall, Pigmentverluste und Neuropathien.

Ursachen der Unterernährung sind Maldigestionssyndrome (Mukoviszidose), schwere Malabsorption (Zöliakie, Kuhmilchproteinallergie, Autoimmunenteropathie), chronische Erkrankungen bzw. Entzündungen (Morbus Crohn, Kurzdarmsyndrom, schwere Herz- oder Nierenfehlbildungen) und Störungen des psychosozialen Umfeldes (Vernachlässigung und Misshandlung, Modediäten, Anorexia nervosa).

> ▶ **Merke.** Eine symptomatische Malnutrition, verbunden mit einer Gedeihstörung ist Leitsymptom bei Maldigestion, Malabsorption, chronischen Darmentzündungen, Hepatopathien und vielen Stoffwechselkrankheiten (s. jeweils dort).

Bei der **Therapie** steht die Behandlung der Grundkrankheit im Vordergrund. Ein der Grundkrankheit angepasstes Ernährungskonzept hilft, die Gedeihstörung schneller zu kompensieren. In vielen Fällen ist eine spezielle Schulung oder auch eine psychiatrische bzw. heilpädagogische Begleitung notwendig.

Übergewicht und Adipositas

> ▶ **Definition.** Obwohl Übergewicht und Adipositas im Alltag synonym verwendet werden, ist Übergewicht eher durch ein kritisches Überschreiten des Längensollgewichts (LSG), die Adipositas aber durch das Übersteigen des relativen Fettgewebeanteils an der gesamten Körpermasse definiert. **Übergewicht** liegt bei einem LSG von 110–120% oder bei einem Body-Mass-Index (BMI) zwischen der 90. und 97. Perzentile vor. Von **Adipositas** spricht man, wenn das Gewicht 120% der LSG bzw. die 97. Perzentile des BMI oder einen BMI von $30 kg/(m)^2$ überschreitet.

Ätiologie: Die **primäre Adipositas** resultiert meist aus fehlerhaftem Essverhalten und reduzierter körperlicher Aktivität. Auch genetische Faktoren spielen eine Rolle. Daneben gibt es eine Vielzahl von Syndromen, die mit einer **sekundären Adipositas** einhergehen (Abb. **4.5b**).

Ätiologie: Die Entwicklung von Übergewicht und Adipositas setzen eine positive Energiebilanz voraus. Am häufigsten kommt die **primär** alimentär bedingte **Adipositas** vor. Neben fehlerhaftem Essverhalten, oft im Zusammenhang mit familiären oder sozialen Konfliktsituationen, und reduzierter körperlicher Aktivität (Fernseh-, Video, Computerkonsum!) spielen genetische und metabolische Faktoren eine Rolle. Zudem hat Übergewicht der Eltern erheblichen Einfluss auf eine übermäßige Gewichtsentwicklung ihres Kindes.

Daneben gibt es eine Vielzahl von Syndromen, die mit einer **sekundären Adipositas** einhergehen (z. B. Prader-Willi-Syndrom, Laurence-Moon-Biedl-Syndrom, Cushing-Syndrom; Abb. **4.5b**).

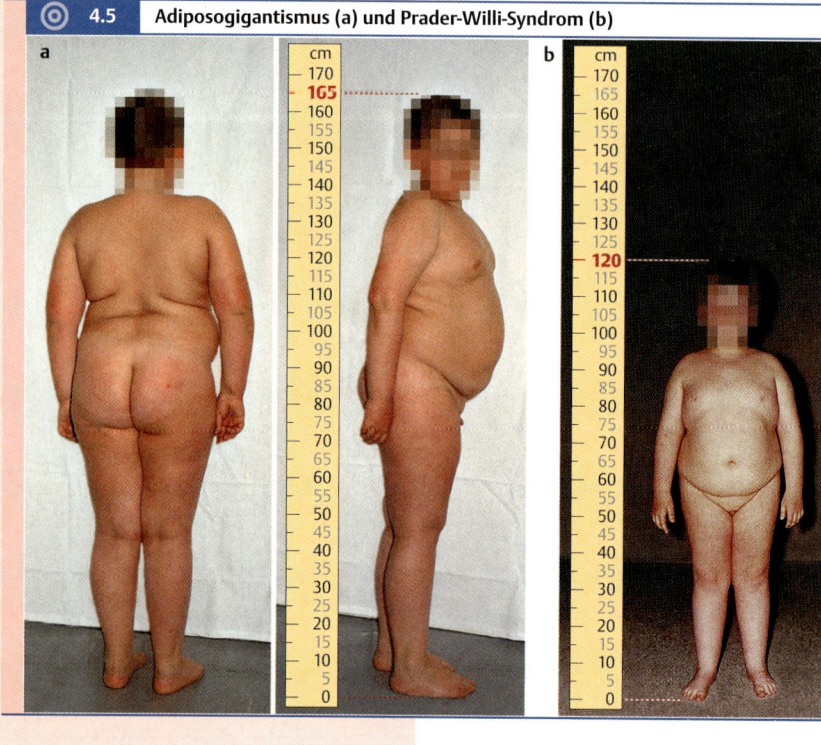

4.5 Adiposogigantismus (a) und Prader-Willi-Syndrom (b)

a Adipositas, Hochwuchs, Pseudogynäkomastie und Mikropenis (12-jähriger Junge).
b Adipositas, Kleinwuchs und Muskelschlaffheit (7-jähriger Junge mit Prader-Labhart-Willi-Syndrom) (s. auch S. 150).

Klinik: Bei alimentär bedingter Adipositas sind die Kinder typischerweise hochwüchsig (Adiposogigantismus [Abb. **4.5a**]).

Bei Jungen kann es zur **Pseudogynäkomastie** (Fettmammae) kommen, der meist eher kleine Penis (**Mikropenis**) verschwindet im Fettpolster, sodass ein Hypogonadismus vorgetäuscht wird. Striae findet man bei ausgeprägter Fettsucht fast immer.

Klinik: Bei alimentär bedingter Adipositas ist das Fett auf den ganzen Körper verteilt. Stamm, Extremitäten und Gesicht sind gleichermaßen betroffen. Typischerweise sind die Kinder hochwüchsig. Man spricht daher auch vom **Adiposogigantismus** (Abb. **4.5a**).

Bei starker Ausprägung kommt es bei Jungen zur **Pseudogynäkomastie** durch Fettgewebe (Fettmammae), die bei älteren Jungen die psychischen Probleme zusätzlich verstärken. Dies trifft auch für das häufig unterentwickelt erscheinende Genitale zu. Der meist eher kleine Penis verschwindet im Fettpolster, sodass ein **Mikropenis** vorgetäuscht wird. Die Abgrenzung gegenüber einem echten Hypogonadismus kann durch die Beurteilung der Hodenvolumina erfolgen. Bei der Palpation des Abdomens tastet man häufig die Leber vergrößert. Striae findet man bei ausgeprägter Adipositas fast immer.

Diagnostik: Die Bestimmung des **Knochenalters** und der **Trizeps-Hautfaltendicke** vermittelt mit geringem Aufwand verlässliche Information über den Fettanteil an der Körpermasse.
Blutdruckmessung und **Abdominal-Ultraschall** sind weitere wichtige Untersuchungen bei Adipositas.

Diagnostik: Gezielte Anamnese (Familienanamnese, bisherige Gewichts- und Größenentwicklung, Hinweise auf neurologische Symptome etc.) sowie präzise Messung von Größe und Gewicht sind grundlegende Untersuchungen. Mit der Bestimmung des **Knochenalters** (Röntgen linke Hand) sowie des Körperfetts und der fettfreien Körpermasse durch Messung der **Trizeps-Hautfaltendicke** hat man weitere einfache Methoden, den Gewichtsstatus festzulegen. Für wissenschaftliche Fragestellungen sind genauere Bestimmungen der Körperzusammensetzung, wie die bioelektrische Impedanzanalyse (BIA) oder Knochendichtemessungen mittels Computertomografie notwendig. Bei der Beurteilung des BMI bei Adipositas muss berücksichtigt werden, dass übergewichtige Kinder in der Entwicklung oft akzeleriert sind und sich der BMI eher auf das biologische Knochenalter als auf das chronologische Alter beziehen muss.

Die **Blutdruckmessung** mit entsprechend breiter Manschette gehört obligatorisch zur klinischen Untersuchung. Eine **Ultraschalluntersuchung der Bauchorgane** lässt nicht selten eine Fettleber erkennen, was sich dann auch in einer leichten bis mäßigen Erhöhung der Transaminasen widerspiegelt.

Komplikation: Zunehmend weisen Kinder mit Adipositas Symptome der peripheren Insulinresistenz, Dyslipidämie, Hyperurikämie und Hypertonie – Zeichen des sog. **metabolischen Syndroms** – auf. Es besteht die Gefahr, dass sich daraus im weiteren Verlauf ein Typ-II-Diabetes (s. S. 241) und bedrohliche kardiovaskuläre Erkrankungen entwickeln. Darüber hinaus führt das übermäßige Gewicht zu einer inadäquaten Belastung der Wirbelsäule und der Gelenke der unteren Extremität (Arthropathien).

Komplikation: Metabolisches Syndrom mit Diabetes mellitus Typ II, Dyslipidämie, Hyperurikämie und kardiovaskulärer Erkrankung.

Differenzialdiagnose: Anamnestisch und anhand der klinischen Befunde (Somatogramm: Adipositas kombiniert mit Kleinwuchs oder Hochwuchs; Genitalstatus, Knochenalter) lassen sich bereits verschiedene differenzialdiagnostische Möglichkeiten unterscheiden (Tab. **4.5**). In der endokrinologischen Ambulanz werden adipöse Kinder nicht selten mit der Verdachtsdiagnose **Morbus Fröhlich** (Syn. Dystrophia adiposogenitalis) vorgestellt. Der Morbus Fröhlich zeigt eine Adipositas bei weiblichem Fettverteilungstyp, häufig Hypogenitalismus bei gleichzeitigem Minderwuchs. Ursache dieser sehr seltenen Erkrankung ist ein Hypophysen- oder Hypothalamustumor.

Differenzialdiagnose: s. Tab. **4.5**.

4.5 Differenzialdiagnose der Adipositas

Adipositas und Kleinwuchs	**Syndrome:** • Prader-Willi-Syndrom (Abb. **4.5**, s. auch S. 150) • Laurence-Moon-Biedl-Syndrom • Ullrich-Turner-Syndrom (s. S. 160) • Stoffwechselerkrankungen – Glykogenosen (s. S. 177 ff) **endokrine Ursachen:** • Hypothyreose (s. S. 204 ff) • Morbus Cushing (s. S. 227) • Morbus Fröhlich (s. S. 75)
Adipositas und Hochwuchs	**alimentär bedingt** • Adiposogigantismus • metabolisches Syndrom **Klinefelter-Syndrom** (s. S. 161)

Therapie: Bei alimentär bedingter Adipositas ist eine konsequent durchgeführte kalorienreduzierte Ernährung in Verbindung mit körperlicher Aktivität entscheidend. Noch wichtiger ist jedoch die Erkennung der Ursachen des abnormen Essverhaltens und eine langdauernde und intensive psychologische Unterstützung. Die alleinige Kalorienreduktion ist ohne ein psychotherapeutisches und pädagogisches Begleitprogramm (Adipositas-Schulung, auch gemeinsam mit den Eltern) wenig erfolgversprechend.

Therapie: Bei alimentär bedingter Adipositas ist eine konsequent kalorienreduzierte Ernährung und körperliche Aktivität, begleitet von Psychotherapie und Schulung, entscheidend für eine erfolgreiche Gewichtsreduktion.

▶ **Merke.** Adipositas spielt in unserer Gesellschaft bereits bei Kindern und Jugendlichen eine zunehmende Rolle. Die Folgen hinsichtlich Morbidität und Mortalität, bei bereits in der Kindheit beginnender Adipositas, sind heute noch nicht endgültig abzuschätzen. Erste Zahlen deuten aber auf eine äußerst bedrohliche Entwicklung hin. Die Relevanz der Adipositas-Prävention (z. B. Ernährungsberatung im Rahmen von Früherkennungsuntersuchungen) kann vor diesem Hintergrund nicht oft genug betont werden.

▶ **Merke.**

4.6 Störungen des Vitaminstoffwechsels

4.6.1 Grundlagen

Vitamine sind wichtige **essenzielle Nährstoffe,** die dem Körper in bestimmten Mengen zugeführt werden müssen. Sie können im Fettgewebe und in der Leber gespeichert werden.

Latente Vitaminmangelzustände werden als **Hypovitaminosen** bezeichnet und sind zunächst nur laborchemisch nachweisbar. Sie zeigen aber bei Fortbestehen des Vitaminmangels und zusätzlichen negativen Einflüssen (länger bestehendes Fieber, schwere bakterielle bzw. virale Infekte) auch klinische Symptome.

Die häufigste Ursache einer Hypovitaminose ist die **unzureichende Zufuhr** bei Fehlernährung. Auch eine **gestörte Resorption** im Dünndarm (chronische Enteritis, Zöliakie, Kurzdarmsyndrom) kann zur Verarmung des Organismus an wasserlöslichen Vitaminen führen (Tab. **4.6**), das Fehlen von Gallenflüssigkeit (Gallengangsatresie, schwerer Leberschaden) oder eine Störung der exogenen Pankreasfunktion zum Mangel an fettlöslichen Vitaminen (s. auch Tab. **4.7**).

Tab. 4.6 Wasserlösliche Vitamine (hier Folsäure, Vitamin B_{12} und Vitamin C)

Vitamin- und Krankheitsbezeichnung	Funktion des Vitamins	Ursachen des Vitaminmangels	Mangelerscheinungen	Vorkommen, Bedarf und Therapie
Folsäure (Folat; Vitamin B_9)	Die Pteridinverbindung ist für die Erythro-, Leuko- und Thrombopoese erforderlich; wesentlich an der Biosynthese der Purinbasen im Stoffwechsel der 1-C-Kohlenstoffe (Formaldehyd, Ameisensäure, Methionin) beteiligt; Folsäure kann von Darmbakterien gebildet werden und ist für die normale Funktion der Magendarmschleimhaut wichtig.	unzureichende Nahrungszufuhr (Frauen- und Kuhmilch enthalten wenig Folsäure); Resorptionsstörungen; mangelhafte Bildung durch Darmbakterien bei langdauernder Behandlung mit Antibiotika, Sulfonamiden, Diphenylhydantoin und Methotrexat; in der Schwangerschaft und im Alter erniedrigt	Polyneuropathie; Blutbildveränderungen: makrozytäre hyperchrome Anämie, Granulozytopenie mit Hypersegmentierung, ineffektive Hämatopoese; erniedrigter Folsäuregehalt im Blut; Schleimhautveränderungen im Mund; Durchfälle	Folsäure ist in hohen Konzentrationen in grünem Gemüse, Niere und Leber enthalten **Bedarf**: der minimale Bedarf liegt bei 5 mg/d; empfohlen sind etwa 100–300 μg/d, perikonzeptionell zusätzlich 0,5 mg/d oral zur Verhütung von Neuralrohrdefekten, u. a. Fehlbildungen **Therapie**: 1–3 g/d Folsan oral
Vitamin-B_{12} (Cobalamin)	gehört zu den Cobalaminen und ist wichtig für die Erythropoese und normale Funktion der Nervenzelle; verbindet sich im Magen mit einem Glykoprotein (Intrinsic-Faktor), Absorption dieser Verbindung im Ileum	unzureichende Nahrungszufuhr (vegetarische Kost!); fehlender Intrinsic-Faktor; Malabsorption aus verschiedenen Ursachen; Träger eines Fischbandwurms, „Blind-loop-Syndrom"; Störung des Cobalamintransports	makrozytäre hyperchrome Anämie (megaloblastische perniziöse); bei stark ausgeprägtem Krankheitsbild (selten): funikuläre Myelose, Gedächtnisschwäche und Apathie (durch die Anämie)	Vitamin B_{12} ist in frischer Leber, Eigelb, Fleisch, Nieren und Hering enthalten **Bedarf**: 3–5 μg/d **Therapie**: Cyanocobalamin parenteral 0,1–1,0 mg/d und täglich 0,1 mg Vitamin B_{12} (über 1–2 Wochen)
Vitamin C (Askorbinsäure)	beteiligt am Redoxsystem/Elektronentransport sowie oxidativen Abbau von Tyrosin; Stimulation von Fibro-, Chondro-, Osteoblasten; Förderung der Eisenresorption aus dem Darm und der Fe-Aufnahme in die Erythrozyten; wichtig für Kollagensynthese (Epithel, Endothel), Einwirkung auf das Immunsystem? (Interferonstimulierung); Kofaktor vieler enzymatischer Reaktionen	unzureichende Nahrungszufuhr; erhöhter Bedarf (ca. 100 mg/d) bei langanhaltendem Fieber, starker körperlicher Belastung, beim Frühgeborenen und in der Gravidität; durch Erhitzen von Milchen (FM, KM) geht Vit. C verloren; Milchverdünnungen müssen mit Vit. C angereichert werden	infantiler Skorbut (Möller-Barlow-Krankheit), skorbutischer Rosenkranz; Störungen der enchondralen Ossifikation; bei Belastung metaphysäre Frakturen („Trümmerfeldzone"); Osteoporose; Gliederschmerzen; Blutungsneigung durch Kapillarfragilität; schmerzhafte subperiostale Hämatome im Kniegelenksbereich; Makro-/Mikrohämaturie; Blutungen im Zahnfleisch; petechiale Blutungen (Purpura); hypochrome (selten megaloblastische) Anämie	Vitamin C ist in relativ hoher Konzentration in frischen Früchten (schwarze Johannisbeeren, Kiwi, Mango, Paprika, Erdbeeren, in sehr hohen Mengen v. a. Hagebutten, Zitrusfrüchte), Gemüse (Grün-, Rosen- und Blumenkohl, Petersilie u. a.) enthalten; Fleisch enthält wenig Vitamin C; ist hitzelabil **Bedarf**: Säuglinge: 30–50 mg/d, Kinder und Erwachsene: 60–70 mg/d **Therapie**: 200–500 mg/d i. m. oder i. v., dann 100 mg/d oral. Ernährung korrigieren!

4.7 Fettlösliche Vitamine (hier A und E)

Vitamin- und Krankheitsbezeichnung	Funktion des Vitamins	Ursachen des Vitaminmangels	Mangelerscheinungen	Vorkommen, Bedarf und Therapie
Vitamin A (Retinol)	Vitamin A und seine Provitamine gehören zu den Isoprenoidlipiden; die biologische Funktion ist noch nicht voll geklärt; 11-cis-Retinaldehyd ist am Sehvorgang beteiligt; die Leber speichert Vitamin A; Resorption aus dem Darm nur unter Anwesenheit von Gallensäure	Unterernährung: Folge gestörter Fettresorption aus verschiedenen Ursachen (Malabsorption, Maldigestion, Gallengangsatresie); Lebererkrankungen (dann mangelhafte Speicherung!); Alkoholismus; Darm-(Wurm-)infektionen; 1 U Vit. A = 0,3 µg Retinol	trockene, rauhe Haut; metaplastische Xerophthalmie; Keratomalazie; weißlich schuppige Verdickungen in der Kornea (Bitot-Flecken); Störungen der Dunkeladaptation; Nachtblindheit (Hemeralopie); Beeinträchtigung des Farbsehens; Ossifikations- und Wachstumsstörungen; Störungen der Hämatopoese	Vitamin A ist in hoher Konzentration in Eigelb, Milchfett (auch Muttermilch), Karotten, Melonen, Mango, Brokkoli, Endivien, Petersilie und Grünkohl enthalten **Bedarf:** je nach Alter 0,6–1,0 mg/d **Therapie:** 2–4 mg/d Vitamin A oral über mehrere Wochen; bei Malabsorption 20–30 mg/d i. m.; bei Augenbefall 30–50 mg (auch lokal als ölige Lösung), unter regelmäßiger Kontrolle des Retinolblutspiegels!
Vitamin E (α-, β-, γ-, σ- Tocopherole)	eigentlicher Wirkungsmechanismus noch nicht exakt geklärt; Stabilisierung biologischer Membranen? Schutz der Lipide vor Peroxidation und antioxidative Wirkung im Glutathion-Peroxidasesystem; Tocopherole fangen Radikale ab; zwischen Selen und Vitamin E besteht ein Synergismus	unzureichende Nahrungszufuhr, Malabsorption, Cholestase (Gallengangsatresie), Abetalipoproteinämie; zystische Fibrose; Frühgeburt, Thalassämie; Muskeldystrophien	sehr selten klinische Manifestation: abhängig von der zugrunde liegenden Krankheit; spinozerebelläre Symptome, Ataxie, Hyporeflexie, Hirnnervenlähmungen (Schluckstörungen), Muskelschwäche (Myopathien), Hämolyseneigung bei Frühgeborenen gesteigert	in hoher Konzentration in Getreide (v. a. Gerste und Weizen), Erdnüssen, Mais, Pflanzenölen (Sojabohnenöl), Spinat und Krabben enthalten **Bedarf:** Säuglinge 0,5 mg/kgKG/d; ältere Kinder und Erwachsene 6–15 mg/d. Bei Fettresorptionsstörungen ca. 100–300 mg/d **Therapie:** Vitamin-E-Substitution in Höhe des täglichen Bedarfs (s. o.), ggf. bis zu 100 mg/d

Daneben können bestimmte Krankheiten (z. B. besondere Formen der Rachitis, durch einen Vitamin-B_6-Mangel bedingte Krämpfe im Säuglingsalter) oder die lang dauernde Einnahme von Medikamenten (z. B. Tuberkulostatika, bestimmte Antikonvulsiva, Antirheumatika und Kontrazeptiva) eine **zusätzliche Vitaminzufuhr** erfordern.

Die durch einen **völligen Vitaminmangel (Avitaminosen)** bedingten Krankheiten wie Beri-Beri (Vit. B_1), Pellagra (Niazin), Skorbut (Vit. C) und schwere Rachitis (Vit. D) kommen heute in ausgeprägter Form in Europa nicht mehr vor.

Eine **Hypervitaminose** kann durch eine medikamentöse Überdosierung der **Vitamine A, D und K** ausgelöst werden und zu typischen, z. T. lebensgefährlichen Krankheitsbildern führen.

4.6.2 Wasserlösliche Vitamine

Die Funktion einiger wasserlöslicher Vitamine sowie Ursachen, Symptome und Therapiemaßnahmen bei entsprechenden Vitaminmangelzuständen zeigt Tab. **4.6**.

4.6.3 Fettlösliche Vitamine

Zu den fettlöslichen Vitaminen zählen die Vitamine A, D, E und K. Ihre Resorption erfolgt über eine Lipoidresorption. Die Vitamine A und E sind in Tab. **4.7** besprochen. Zu Vitamin D und K s. S. 78ff.

Vitamin D

Vitamin D₃ (Cholecalciferol, Calcitriol) wird durch UV-Einstrahlung auf die Haut aus Vorstufen gebildet (Abb. **4.6**).

Vitamin D

Wichtigstes Vitamin für den Menschen sind das **Vitamin D₃** (Cholecalciferol und Calcitriol) und das **Vitamin D₂** (Ergocalciferol).

Cholecalciferol wird durch Sonnen-(UVB-)einstrahlung auf die Haut in den tiefen Schichten aus einer Vorstufe (7-Dehydrocholesterin) gebildet (Abb. **4.6**). Wird die Sonneneinstrahlung behindert (Winterhalbjahr, Fensterglas, unzweckmäßige Kleidung, Staub und Dunst über den Städten oder die Kinderarbeit in den Bergwerken – daher die frühere Bezeichnung als „englische Krankheit"), entsteht ein Vitamin-D₃-Mangel.

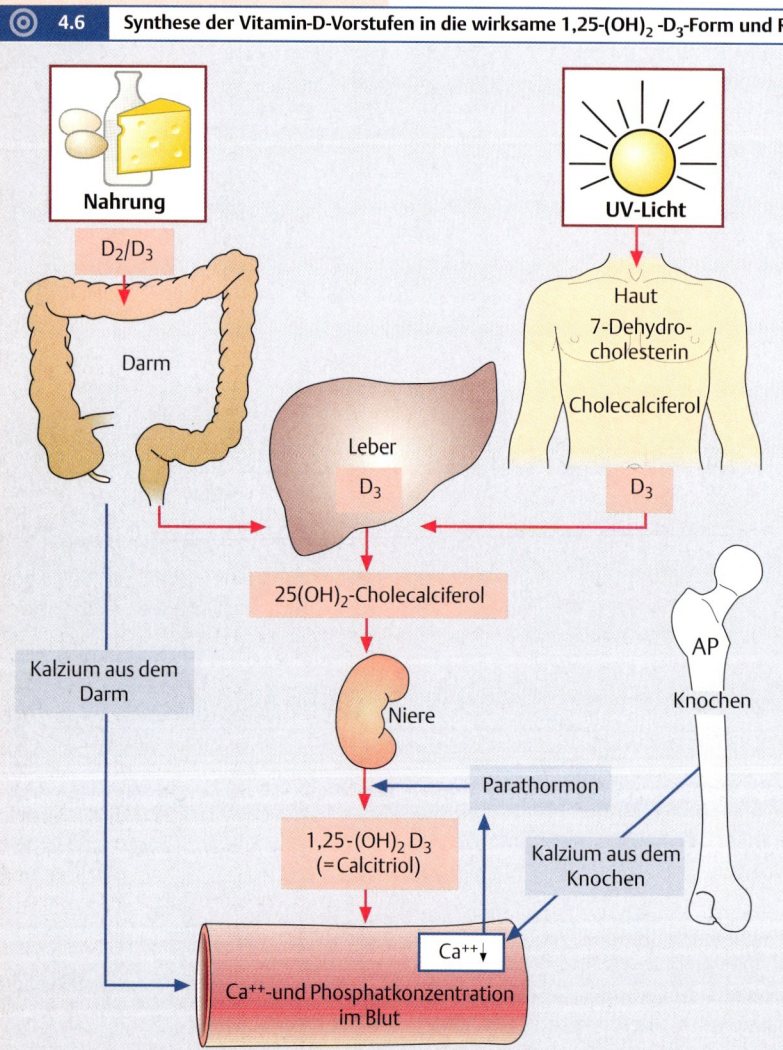

4.6 Synthese der Vitamin-D-Vorstufen in die wirksame 1,25-(OH)₂-D₃-Form und Regulation des Kalzium- und Phosphatstoffwechsels

Kalzium- und Phosphatstoffwechsel werden durch Vitamin D und Parathormon reguliert. Die Synthese der Vitamin-D-Vorstufen in die wirksame 1,25-(OH)₂-D₃-Stufe wird hier dargestellt. Der letzte und wichtigste Schritt der Umwandlung in den aktiven Metaboliten erfolgt im Nierentubulus; er wird durch Parathormon gesteuert. Fällt Kalzium im Blutspiegel ab (z. B. zu geringe Resorption aus dem Darm oder zu geringe Zufuhr), wird Parathormon vermehrt ausgeschüttet. Durch die Aktivierung von Vitamin D wird vermehrt Kalzium aus dem Darm aufgenommen.

Vitamin D₂ und D₃ werden auch über die Nahrung ergänzt. Mutter- und Kuhmilch enthalten nicht genügend Vitamin D₃ (Substitution, s. S. 46).

Vitamin D wird im Dünndarm resorbiert und in Leber (25-[OH]-D₃) und Niere hydroxyliert. Erst in der Niere entsteht die eigentliche wirksame Substanz 1,25(OH)₂-D₃ (= **Calcitriol**). Es spielt für den Kalzium- und Phosphatstoffwechsel sowie auch für die Immunregulation eine Rolle und wird durch PTH stimuliert (Abb. **4.6**).

Vitamin D₂ und D₃ werden dem Körper auch über die Nahrung zugeführt. Vitamin D₃ kommt in Butter, Eiern und Milch vor; der Vitamingehalt in Frauen- und Kuhmilch reicht allerdings nicht aus, um den täglichen Bedarf von 400–600 IE zu decken (Vitamin-D-Prophylaxe, s. S. 46). Vitamin D₂ wird in Form von pflanzlichen Nahrungsmitteln aufgenommen.

Vitamin D wird im oberen Dünndarm resorbiert, in der Leber zu 25-Hydroxycholecalciferol (25-[OH]-D₃) und anschließend im proximalen Nierentubulus zu 1,25-(OH)₂-D₃ (= **Calcitriol**) hydroxyliert. Calcitriol ist das eigentlich wirksame Vitamin D₃. Es wirkt nicht nur am Darm (Transport von Kalzium und Phosphat ins Blut) und Knochen (Mineralisation im Knochen), sondern hat sehr wahrscheinlich auch eine wichtige Funktion in der Immunregulation. Das in der Niere gebildete Calcitriol wird durch Parathormon (PTH) stimuliert, welches Kalzium aus dem Knochen mobilisiert und die Rückresorption in der Niere verstärkt (Abb. **4.6**).

4.6 Störungen des Vitaminstoffwechsels

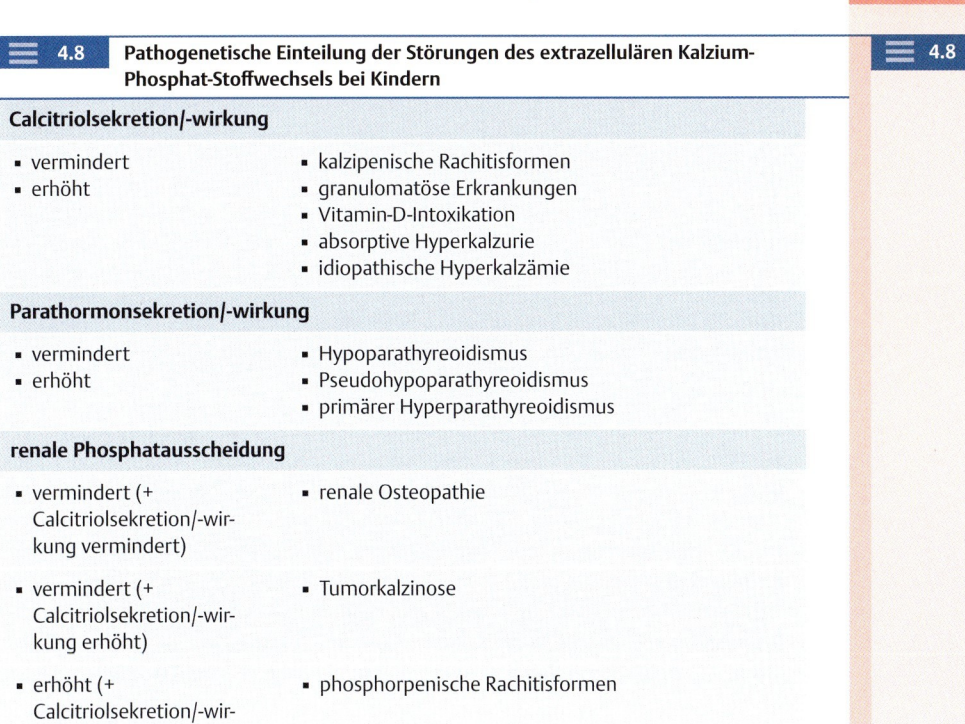

Tab. 4.8 Pathogenetische Einteilung der Störungen des extrazellulären Kalzium-Phosphat-Stoffwechsels bei Kindern

Das **Ca-P-Produkt** spielt eine wichtige Rolle in der Ätiopathogenese der verschiedenen Rachitisformen (Tab. **4.8**). Kalziummangel als Folge einer verminderten Calcitriolsekretion (oder -wirkung) führt zur **kalzipenischen Rachitis**. Bei der **phosphorpenischen Rachitis** steht der Phosphatmangel im Vordergrund (renaler Phosphatverlust, Phosphatmangel bei Frühgeborenen, Tumorrachitis, De-Toni-Fanconi-Debré-Sequenz). Bei **erhöhter Calcitriolsekretion** entsteht eine Hyperkalzämie (z. B. bei Sarkoidose).

Eine **Vitamin-D-Intoxikation** führt zu Erbrechen, Polyurie, Polydipsie, Obstipation, Inappetenz und Dystrophie.

Bei der **angeborenen idiopathischen infantilen Hyperkalzämie** kommt es zu Dystrophie, kardiovaskulären Anomalien (z. B. supravalvuläre Aortenstenose und periphere Pulmonalstenose), Minderwuchs, Mikrozephalie und hypoplastischen Zähnen (Williams-Beuren-Syndrom, s. S. 150 und Abb. **8.2**, S. 151), auffällige Gesichtszüge, mäßige geistige Behinderung.

Vitamin-D-Mangelrachitis

▶ **Definition.** Eine eingeschränkte Vitamin-D-Bildung bzw. die verminderte Zufuhr von Vitamin D durch die Nahrung führen über eine Störung des Kalzium- und Phosphatstoffwechsels, vorwiegend zu einer defekten Mineralisierung der Wachstumsfugen und Osteomalazie.

Ätiologie und Pathogenese: Durch einen Mangel an Calcitriol (z. B. Lichtmangel, Mangelernährung, fehlende Vitamin-D-Prophylaxe), ist die Kalziumabsorption vermindert. Dadurch wird vermehrt Parathormon sezerniert (sekundärer Hyperparathyreoidismus), das Kalzium aus dem Knochen freisetzt (dadurch zunächst keine Hypokalzämie) und eine vermehrte Phosphatausscheidung bedingt (Hypophosphatämie). Im fortgeschrittenen Stadium kann kein weiteres Kalzium aus dem Knochen mobilisiert werden, sodass zusätzlich eine Hypokalzämie entsteht. Unzureichende Kalziumeinlagerung in die Metaphysen, Spongiosa und Kortikalis führen zur Rachitis bzw. Osteomalazie. Die Erkrankung kann angeboren oder erworben sein.

Das **Ca-P-Produkt** spielt eine wichtige Rolle in der Ätiopathogenese der verschiedenen Rachitisformen (Tab. **4.8**). Man unterscheidet die **kalzipenische** und **phosphorpenische Rachitis** (oft renaler Phosphatverlust!). **Erhöhte Calcitriolsekretion** führt zur Hyperkalzämie.

Eine **Vitamin-D-Intoxikation** führt zu Dystrophie, Erbrechen, Inappetenz. Das Williams-Beuren-Syndrom (**idiopathische infantile Hyperkalzämie**) geht mit kardiovaskulären Anomalien, Minderwuchs, Mikrozephalie und hypoplastischen Zähnen einher.

Vitamin-D-Mangelrachitis

▶ **Definition.**

Ätiologie und Pathogenese: Ein Calcitriolmangel verschiedener Ursachen führt zur Hypokalzämie, die eine vermehrte PTH-Sekretion und Kalziumfreisetzung aus dem Knochen bewirkt, aber nur bis zu einem gewissen Grad, dann folgt die Hypokalzämie mit unzureichender Kalziumeinlagerung in den Knochen mit Osteomalazie bzw. Rachitis.

4 Ernährung und Ernährungsstörungen

Häufigkeit: Die Erkrankung wird vorwiegend zwischen dem 3.–5. Lebensmonat klinisch manifest. Sie ist bei uns durch die Rachitisprophylaxe selten geworden (Ausnahmen: "alternative Ernährungsweisen", Immigranten aus sonnenreichen Gegenden, vernachlässigte Rachitisprophylaxe, Krankheiten mit Fettresorptionsstörungen, z.B. Mukoviszidose, Gallengangsatresie, Kurzdarmsyndrom).

Klinik: Prädilektionszeitpunkt für das Auftreten der Erkrankung sind die ersten beiden Lebensjahre.

Allgemeine Symptome: Unruhe, Trinkunlust, mangelnde Gewichtszunahme, Schwitzen (besonders am Hinterkopf), Bewegungsarmut, gelegentlich Schreckhaftigkeit (niedriges Kalzium, latente Tetanie), erhöhte Infektanfälligkeit.

Skelettveränderungen:
- **Kraniotabes:** ungenügende Verkalkung der Parietal- und Okzipitalknochen, die mit den Fingerkuppen "tischtennisballartig" eindrückbar sind; schmerzhaft; kommt gelegentlich auch bei Frühgeborenen vor und hat dann nichts mit Rachitis zu tun!
- **rachitischer Rosenkranz:** Auftreibung durch vermehrtes Osteoidgewebe an den Knochenknorpelgrenzen im Bereich der vorderen Rippenenden und an den Enden der Röhrenknochen, z.B. äußere Knöchel mit Doppelhöckerbildung (**Marfanzeichen**, Abb. **4.7**, nicht identisch mit Marfan-Syndrom!)
- **Caput quadratum:** entsteht durch Osteoidanlagerung an Stirn- und Scheitelbeinhöckern, noch begünstigt durch die Abplattung des Hinterhauptes bedingt durch die bevorzugte Rückenlage der rachitisch **hypotonen Kinder**.

4.7 Typische Skelettveränderungen der Vitamin-D-Mangel-Rachitis

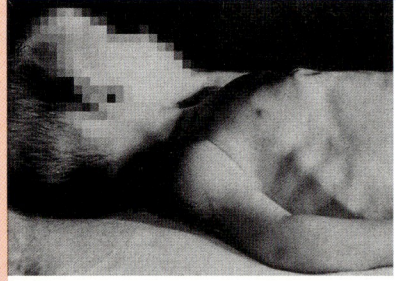 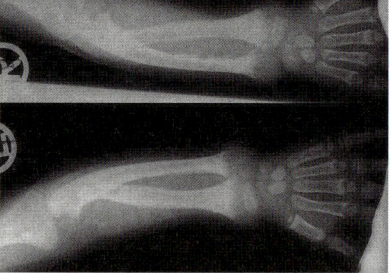 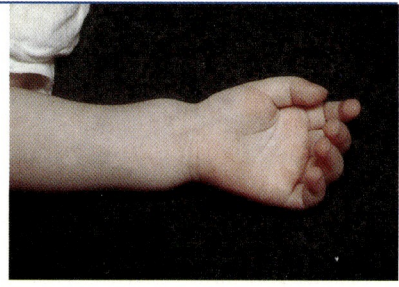

a Stark ausgeprägter **rachitischer Rosenkranz** (Auftreibung der Knorpelknochengrenze an den Rippen); verläuft **nicht** parallel mit dem Sternum.

b **Epiphysäre Auftreibung**, unscharfe Begrenzung und Becherung der distalen Ulna- und Radiusmetaphyse; zudem leichte Osteoporose.

c **Marfanzeichen** am Handgelenk bei einem bereits 2-jährigen Kind mit nicht behandelter Rachitis.

Spätsymptome: Sie werden am Ende des 1. Lebensjahres sichtbar. Zu ihnen zählen: verzögerter Fontanellenschluss, klaffende Scheitelnähte, **Harrison-Furche** (horizontale Einbuchtung der seitlichen weichen Thoraxpartien bei inspiratorischer Einziehung), die zum **Glockenthorax** führen kann; gelegentlich Hühnerbrust, **Froschbauch** durch hypotone Bauchmuskulatur, Blähungen; **Schmelzhypoplasien** am bleibenden Gebiss. Durch die Kalziumverminderung im Spätstadium besteht eine Nervenübererregbarkeit mit **latenter oder manifester Tetanie**, positivem **Chvostek-Zeichen** (alle 3 Fazialisäste zucken bei Beklopfen des Fazialis an der Austrittsstelle unterhalb des Jochbeins); **Trousseau-Zeichen**: "Pfötchenstellung der Hand" (nach Stauung am Oberarm); **Peroneusphänomen**: durch Beklopfen des Fibulaköpfchens folgt eine Anhebung des lateralen Fußrandes.

Komplikationen: Das Auftreten **tonisch-klonischer Krämpfe** ist möglich und v.a. zu befürchten, wenn die latente Tetanie in eine manifeste übergeht, was bereits durch Infekte oder starkes Schreien (Alkalose!) der Fall sein kann. Lebensbedrohlich ist ein **Laryngospasmus**. Die **rachitogene Tetanie** tritt bevorzugt im Frühjahr und Winter auf.

Diagnostik: Das Serumkalzium ist meist normal (sekundärer Hyperparathyreoidismus), das Serumphosphat erniedrigt. Die alkalische Phosphatase ist erhöht (je nach Schwere der Rachitis), auch die Phosphatausscheidung im Urin. 25-(OH)D$_3$ im

Blut ist stark erniedrigt, cAMP im Urin erhöht. Die Röntgenaufnahme der Hand inkl. Handgelenk zeigt charakteristischerweise eine deutliche Auftreibung des distalen Radius sowie der distalen Ulna, häufig mit einer sog. Becherung. Die Epiphysenfuge stellt sich vorgetäuscht verbreitert dar. Die klinischen Symptome sind jedoch meist so charakteristisch, sodass Röntgenuntersuchungen nicht erforderlich erscheinen (Abb. **4.7**).

Differenzialdiagnose: Andere **kalzipenische Rachitisformen**, z.B. bei hepatobiliären, gastrointestinalen Erkrankungen und im Rahmen einer antikonvulsiven Therapie (Phenobarbital und Phenytoin hemmen direkt die intestinale Kalziumaufnahme). Meist fehlen aber die genannten klinischen Symptome im Frühstadium. Die **renale Osteopathie** durch Störung der renalen Calcitriolsynthese führt zu einer verminderten renalen Phosphatausscheidung und daher zu einer Hyperphosphatämie. Die klinischen Symptome sind von der Schwere der Grunderkrankung abhängig.

Differenzialdiagnose: Kalzipenische Rachitis bei hepatobiliären oder gastrointestinalen Erkrankungen, unter Therapie mit manchen Antikonvulsiva, **renale Osteopathie** mit Hyperphosphatämie.

Therapie: Initial stationär wegen Tetaniegefahr und Herzrhythmusstörungen mit oraler Vitamin-D_3-Substitution von 5000 IE (= 1/8 mg)/d und 0,5–1 g Kalzium/d (z.B. Kalziumgluconat 5–10 g/d, 1 g enthält 89 mg Ca^{2+}) über 3 Wochen. Unter der Therapie kann die alkalische Phosphatase zunächst kurzfristig ansteigen. Dann weitere Therapie bzw. Prophylaxe mit Vit. D 1000 IE für 3 Wochen, anschließend 500 IE bis Ende des 1. Lebensjahres.

Therapie: Vitamin-D_3: 5000 IE/d für 3 Wochen und 0,5–1 g Kalzium/d.

Prognose: Skelettveränderungen und Hyperphosphatasie normalisieren sich oft erst nach Monaten. Die Kraniotabes bildet sich am schnellsten zurück. Schwere Schäden am Skelett – z.B. starke Genua vara, Rachitisbecken, Kyphoskoliose und Thoraxdeformitäten (heute extrem selten) – sind nicht mehr rückbildungsfähig und bedürfen daher der orthopädischen Versorgung.

Prognose: Die Kraniotabes verschwindet rasch. Schwere Skelettdeformitäten (heute selten) bleiben bestehen und müssen frühzeitig orthopädisch versorgt werden.

Prophylaxe: Der tägliche Bedarf im 1. Lebensjahr liegt bei ehemals reifen Neugeborenen um 400–500 IE/d, bei Frühgeborenen um 1000 IE/d. Die Vitamintabletten sollen vor oder während der Mahlzeit auf einem Löffel in Wasser aufgelöst gegeben werden (nicht in die Flasche geben!). Weiterhin ist auf eine ausreichende Sonnenexposition der Kinder zu achten.

Prophylaxe: 400–500 IE/d bei reifen, 1000 IE/d bei unreifen Neugeborenen für ein Jahr. Vitamintablette nicht mit der Nahrung in die Flasche geben, sondern aufgelöst vor oder während des Trinkens.

Vitamin-D-abhängige Rachitis

▶ **Synonym.** hereditäre Pseudo-Vitamin-D-Mangel-Rachitis

Vitamin-D-abhängige Rachitis

▶ **Synonym.**

▶ **Definition.** Seltene, autosomal-rezessiv vererbte Störung in der Bildung von 1,25-$(OH)_2$-D_3 (**Typ I**), durch einen im proximalen Nierentubulus lokalisierten Enzymdefekt (1α-Hydroxylase), bzw. vererbter Rezeptordefekt für 1,25-$(OH)_2$-D_3 (**Typ II**). Es liegt eine sog. Endorganresistenz von Darm und Skelett gegenüber Calcitriol vor.

▶ **Definition.**

Klinik und Diagnostik: Manifestation klinisch in den ersten beiden Lebensjahren (Typ I mit etwa 3–6 Monaten, Typ II 3.–14. Lebensjahr!). Die radiologischen Befunde gleichen denen der Vitamin-D-Mangel-Rachitis (Ausnahme: Kraniotabes). Die Rezeptoren können in Hautfibroblasten bestimmt werden; ebenso die calcitriolstimulierte 25-OHD-24-Hydroxylaseaktivität (Aussage über das Ausmaß des Enzymdefektes). Beim Typ II ist die 1,25-$(OH)_2$-D_3-Konzentration im Serum um das 8–10fache der Norm erhöht.

Klinik und Diagnostik: Ähnliche Symptome (außer Kraniotabes) wie bei der Rachitis, aber spätere Manifestation, gleiche radiologische Befunde. Die Rezeptorenmessung in den Hautfibroblasten gibt Auskunft über der Erkrankungsgrad.

Therapie: Bei **Typ I** lebenslange Therapie mit Calcitriol 0,5–2 µg/d (Rocatrol) und Kalzium, beim **Typ II** höhere Dosen Calcitriol (bis 50 µg/d) oder – bei Nichtansprechen auf die Vitamin-D-Therapie – Vitamin D_3 bis zu 5 Mio. IE/d bzw. mehrere Gramm Kalzium (i.v. oder oral).

Therapie: Bei **Typ I** lebenslang 0,5–2 µg/d Calcitriol und Kalzium; bei **Typ II** höhere Dosen Calcitriol (bis 50 µg/d) oder Vitamin D_3 bis zu 5 Mio. IE/d oder hochdosiert Kalzium.

Prognose: Die Prognose ist v.a. beim Typ II schlecht. Die Kinder versterben nicht selten in den ersten Lebensjahren an den Folgen einer Pneumonie. In seltenen Fällen gibt es aber auch eine Spontanheilung.

Prognose: Sie ist v.a. beim Typ II schlecht.

Familiäre hypophosphatämische Rachitis

▶ **Synonym.** Phosphatdiabetes

▶ **Definition.** X-chromosomal dominant vererbte Störung des Phosphattransports im proximalen Nierentubulus (verminderte Phosphat-Rückresorption).

Ätiologie und Häufigkeit: Das Gen liegt auf dem kurzen Arm des X-Chromosoms (Xp22.1-Mutation des PHEX-Gens [phosphat-regulating gene with homologies to endopeptidase located on the X-chromosome]) und kodiert für ein Membranprotein. Dieses Protein soll ein Hormon aktivieren, das die renale Phosphatausscheidung reguliert („Phosphatonin"). Die Erkrankung tritt mit einer Häufigkeit von 1 : 20 000 Fällen auf. Mädchen sind doppelt so häufig wie Jungen betroffen, zeigen aber leichtere Verläufe.

Pathogenese: Der renale Phosphatverlust führt zur Hypophosphatämie und durch die Verminderung des Kalzium-Phosphat-Produktes zur Störung der Knochenmineralisation. Neben der Störung der Phosphatrückresorption ist auch die Regulation der Calcitriolsekretion betroffen, da trotz erniedrigter Serumphosphatspiegel kein adäquater Anstieg von $1,25(OH)_2$-D_3 nachzuweisen ist.

Klinik: Die Erkrankung manifestiert sich meist im 2. Lebensjahr in Form von Skelettdeformierungen mit starken Genua und Coxa vara, breitbeinigem Watschelgang, Minderwuchs, gestörter Zahnentwicklung sowie einer Innenohrschwerhörigkeit (falls nicht behandelt wird).

Diagnostik: Klinisches Bild, Manifestationsalter und die Familienanamnese sind hinweisend. Im Blut zeigt sich eine Hypophosphatämie und eine unterschiedlich erhöhte alkalische Phosphatase bei normalem Kalzium, PTH und 25-(OH)-Vit. D_3 im Serum, cAMP im Urin ist normal. Röntgenologisch finden sich rachitische Veränderungen der Metaphysen der Unterarme, später auch der Knie- und Sprunggelenke und Zeichen der Osteomalazie.

Differenzialdiagnose: Vitamin-D-Mangel- oder Pseudomangelrachitis, De-Toni-Debre-Fanconi-Sequenz (s. S. 421 f), renale Osteodystrophie, hereditäre Hyperphosphatasie.

Therapie: Phosphor 50–70 mg/kgKG/d, also etwa 2–4 g (z. B. Reducto special) über den Tag verteilt, und Calcitriol 20–40 ng/kgKG/d, unter ständiger Kontrolle der Kalziumausscheidung im Urin, die nicht > 6 mg/kgKG/d ansteigen darf. Wegen der Gefahr des Auftretens einer Nephrokalzinose und Hyperkalzämie unter Calcitriol-Therapie sind regelmäßige Ultraschallkontrollen erforderlich. Die Therapie sollte frühestmöglich einsetzen, um schwere Skelettveränderungen zu verhüten. Operative Eingriffe werden jedoch erst nach dem Abschluss des Wachstums vorgenommen.

Komplikationen: Im Rahmen der angeführten Therapiekonzepte kann eine **Vitamin-D-Überdosierung** mit folgenden **klinischen Symptomen** auftreten: Inappetenz bis Anorexie, Übelkeit, Erbrechen, hartnäckige Obstipation, Polyurie, Schlafstörungen; die Kinder sind verstimmt und weinerlich. Später treten extraossäre Verkalkungen, bandförmige Verbreiterungen der Epiphysenlinien, Nephrokalzinosis und Niereninsuffizienz, auf.

Typische **Laborbefunde bei Vitamin-D-Überdosierung** sind: Hyperkalzämie (> 4 mmol/l), AP normal oder erniedrigt, niedriges Serum-PTH, Hyperkalzurie, Erythro- und Leukozyturie, gelegentlich Proteinurie und BSG-Beschleunigung. Bei akuter Intoxikation auch Erhöhung von 25-OHD im Serum.

Die **Therapie** besteht in diesem Fall aus dem sofortigen Absetzen des Vitamin D, kalziumarmer Ernährung, eventuell mehrtägiger Kortisontherapie (1,5–2 mg/kgKG/d).

Prognose: Bei rechtzeitiger Behandlung sind schwere Knochendeformierungen vermeidbar. Bei spätem Behandlungsbeginn sind oft orthopädische Korrekturen der Fehlstellungen notwendig.

Hyperphosphatasie

▶ **Definition.** Sofern eine hepatobiliäre Erkrankung und Rachitis (oder andere seltene Osteopathien) ausgeschlossen sind, handelt es sich um ein biochemisches Symptom, das transitorisch und persistierend auftreten kann und bei isoliertem Erscheinen keiner weiteren Diagnostik (wie Knochenszintigramm, -biopsie, Skelettröntgenaufnahmen, Fibroblastenkulturen o. a.) bedarf.

Formen: Die **transitorische Form** betrifft bevorzugt Säuglinge und Kleinkinder – häufig in Verbindung mit Infekten der Luftwege oder des Darms – und hält ca. 6–12 Wochen an. Die Diagnose wird über eine Isoenzymbestimmung gestellt (Knochen- und Leberphosphatase gleichmäßig erhöht).
Die **persistierende Form** ist selten, kann familiär gehäuft auftreten und gelegentlich mit einer psychomotorischen Retardierung und zerebralen Anfällen einhergehen. Die Isoenzymbestimmung zeigt vorwiegend eine erhöhte Leberphosphatase. Bei Familienangehörigen die alkalische Phosphatase untersuchen!

Kongenitale Hypophosphatasie

▶ **Definition.** Seltene (1 : 100 000) autosomal-rezessiv vererbte Erkrankung, der ein Mangel an alkalischer Phosphatase v. a. in Serum und Skelett zugrunde liegt. Sie geht mit gestörter Knochenmineralisation und rachitisähnlichem Krankheitsbild einher.

Klinik: Die schwere **infantile Form** zeigt eine fehlende oder unzureichende Verkalkung des Hirnschädels (Caput membranaceum), Deformation der Röhrenknochen, Weichheit der Rippen und damit des Brustkorbes und Gedeihstörungen. In manchen Fällen treten die Symptome erst im Laufe des 1. Lebenshalbjahres oder später auf, dann kann eine Kraniostenose im Vordergrund stehen. Daneben gibt es **Spätmanifestationen** mit Knochenschmerzen (Osteoporose), Minderwuchs, ektopen Verkalkungen, Obstipation und vorzeitigem Ausfall der Milchzähne.

Diagnostik: Die Röntgenbefunde sind ähnlich wie bei der Vitamin-D-Mangel-Rachitis (s. S. 79 ff). Die Phosphatasewerte i. S. sind stark erniedrigt, Phosphoäthanolamin im Urin ist bei allen Formen stark erhöht, Hyperkalzämie und Hyperkalziurie. Differenzialdiagnose zur Osteogenesis imperfecta, v. a. postnatal, klinisch schwierig.

Therapie: Es gibt keine kausale Therapie. Vitamin D ist wegen der Hyperkalzämie kontraindiziert. Calcitonin kann versucht werden.

Prognose: Infaust; manche Kinder sterben bereits intrauterin oder kurz nach Geburt an zerebralen oder pulmonalen Komplikationen.

Vitamin K

Vitamin K ist bevorzugt in Blattgemüsen und Schweineleber, in nennenswerten Konzentrationen auch in Eiern und Milchfetten enthalten und liegt als Vitamin K_1 (Phyllochinon in grünen Pflanzen) oder Vitamin K_2 (Menachinon bildet Bakterien) vor. Im Darm wird es aktiv resorbiert, kann aber zu einem geringen Anteil auch durch Darmbakterien – zu Vitamin K_3 (Menadion) – synthetisiert werden. Das resorbierte Vitamin K wird an Lipoprotein gebunden. Für die Resorption im Darm sind Fett und Gallenflüssigkeit erforderlich. Nach Aufnahme in die Leber ist es an der Bildung der Gerinnungsfaktoren II, VII, IX und X, an der Protein-C- und -S-Synthese (Blutgerinnungsinhibitoren) und an der Bildung des Osteocalcins (wird in den Osteoblasten gebildet und ist für die Knochenmineralisation wichtig) beteiligt.
Der Bedarf des gesunden Säuglings liegt bei etwa 1 µg/kgKG/d und kann v. a. durch Kuhmilch (enthält 55–58 ng/ml) und künstliche Milchnahrungen gedeckt werden. Der spätere Bedarf beträgt 15–60 µg/d. Kuhmilch und Säuglingsmilchnahrungen enthalten 5–10-mal mehr Vitamin K als Muttermilch, nämlich 5–10 µg/ml (Muttermilch nur 0,5–2,5 µg/ml).

Hyperphosphatasie

▶ **Definition.**

Formen: Man unterscheidet eine **transitorische** und eine **persistierende Form**, die auch familiär auftritt, mit z. T. sehr hohen alkalischen Phosphatasewerten.

Kongenitale Hypophosphatasie

▶ **Definition.**

Klinik: Caput membranaceum, Deformation der Röhrenknochen und Rippen, frühzeitiger Milchzahnausfall, Gedeihstörungen. Daneben kennt man noch Spätmanifestationen mit Osteoporose, Knochenschmerzen und ektopen Verkalkungen.

Diagnostik: Röntgenbefunde ähnlich wie bei Rachitis, Phosphoäthanolamin im Urin stark erhöht.

Therapie: Keine kausale Therapie möglich. Vitamin D ist kontraindiziert.

Prognose: Infaust.

Vitamin K

Vitamin K (K_1 = Phyllochinon; K_2 = Menachinon) wird im Darm resorbiert, an Lipoproteine gebunden, in die Leber aufgenommen, wo es an der Bildung der Gerinnungsfaktoren II, VII, IX, X und an der Protein-C- und -S-Synthese beteiligt ist.

Der Bedarf des gesunden Säuglings liegt bei 1 µg/kgKG/d, später bei 15–60 µg/d.

Vitamin-K-Mangel

Ätiologie: Durch Fehl- und Mangelernährung, lang dauernde parenterale Ernährung ohne Vitamin-K-Substitution und Malabsorptionssyndrome bedingt.

Klinik:
- **frühe Vitamin-K-Mangel-Blutungen:** 2.–4. Lebenstag bei nicht gestillten Neugeborenen, die kein Vitamin K erhielten. Haut-, Schleimhaut-, Nabel- und Gastrointestinalblutungen stehen im Vordergrund.
- **spätmanifeste Blutungen:** 2.–6. (bis 10.) Woche bei ausschließlich gestillten Kindern bzw. solchen ohne Vitamin-K-Prophylaxe; gefürchtet sind die zerebralen Blutungen! Blutungen treten nach Aufbrauch der Vitamin-K-Reserven des Neugeborenen auf (daher Spätblutung).

Therapie: Vitamin K i.v. (z.B. Konakion).

Prophylaxe: Generelle Vitamin-K-Prophylaxe 2 mg oral nach Geburt. Weitere orale Gaben bei der U2 und U3 (je 2 mg). Frühgeborene und kranke reife oder unreife Neugeborene, bei denen eine orale Therapie nicht möglich ist, erhalten 200 µg Vitamin K parenteral (i.v.).

4 Ernährung und Ernährungsstörungen

Vitamin-K-Mangel

Ätiologie: Fehl- und Mangelernährung (bei uns sehr selten), lang dauernde parenterale Ernährung (bei fehlender Vitamin-K-Substitution), Malabsorptionssyndrome (z.B. Zöliakie, Kurzdarmsyndrom, Gallengangsatresie), geringe Konzentrationen von Transportlipiden bei Neugeborenen (v.a. bei unreifen Neugeborenen!), unzureichende oder verzögerte Darmbakterienbesiedlung.

Klinik:
- **frühe Vitamin-K-Mangel-Blutungen** um den 2.–4. Lebenstag (Morbus haemorrhagicus neonatorum) bei Neugeborenen, die nicht gestillt wurden und keine Vitamin-K-Prophylaxe erhalten haben. Es kommt zu Haut-, Schleimhaut-, Nabel- und Gastrointestinalblutungen (Meläna) (s. S. 127 f).
- **spätmanifeste Blutungen** in der 2.–6. (bis 10.) Woche bei ausschließlich gestillten Kindern bzw. solchen ohne neonatale Vitamin-K-Prophylaxe mit bedrohlichen, prognostisch ungünstigen, wenn auch seltenen, zerebralen Blutungen. Besonders prädestiniert sind auch Säuglinge mit Fettresorptionsstörungen, wobei schon geringe Cholestasen die Absorption von Vitamin K beeinträchtigen. Diese späten Blutungen manifestieren sich erst, wenn die Vitamin-K-Reserven des Neugeborenen aufgebraucht sind. Die Thromboplastinzeit ist verlängert.

Therapie: Verabreichung von Vitamin K i.v. (z.B. Konakion). Bluttransfusionen oder Prothrombinkomplex sind nur selten erforderlich.

Prophylaxe: Generelle Vitamin-K-Prophylaxe bevorzugt oral: 2 mg Vitamin K. Die parenterale (i.v.) Verabreichung von 200 µg Vitamin K (0,05–0,1 ml Konakion MM für Neugeborene) ist bei Frühgeborenen, kranken reifen oder unreifen Neugeborenen indiziert, bei denen eine orale Therapie nicht möglich bzw. nicht erfolgversprechend ist. Weitere orale Vitamin-K-Gaben (2 mg) erfolgen bei der U2 und U3 zur Verhütung einer Spätblutung. Muss der Säugling über längere Zeit milchfrei oder parenteral ernährt werden, ist 1-mal wöchentlich 0,5 mg/kgKG Vitamin K i.v. oder oral zu geben.

5 Wasser-, Elektrolyt- und Säure-Basen-Haushalt

5.1 Wasser- und Elektrolythaushalt 85
5.2 Säure-Basen-Haushalt (SBH) 90

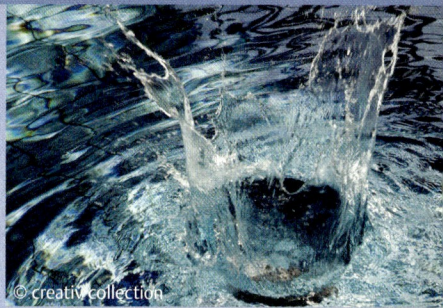

5.1 Wasser- und Elektrolythaushalt

5.1.1 Physiologie des Wasser- und Elektrolythaushaltes

Hinsichtlich der Physiologie und Pathophysiologie des Wasser- und Elektrolythaushaltes gilt für das Kind qualitativ das Gleiche wie für den Erwachsenen. Wegen des höheren Wasserumsatzes besteht jedoch beim Kind eine größere Störanfälligkeit. So beträgt die tägliche Flüssigkeitsaufnahme und -abgabe beim Säugling 10–20 %, beim Erwachsenen dagegen nur 3–4 % des Körpergewichts. Besonders störanfällig ist der extrazelluläre (= interstitielle + intravasale) Flüssigkeitsraum, in dem sich beim Säugling etwa die Hälfte, beim Erwachsenen nur ein Drittel des gesamten Körperwassers befindet.

Verteilungsräume der Körperflüssigkeit

Die Körperflüssigkeit ist in voneinander unabhängigen, jedoch in enger Beziehung stehenden Räumen verteilt. Das Gesamtkörperwasser ist zwischen diesen Räumen frei diffundibel. Es werden der **Extra-** und der **Intrazellularraum** unterschieden. Flüssigkeit in Körperräumen, die nicht direkt zum Austausch mit anderen Räumen zur Verfügung stehen, wird als **transzelluläre Flüssigkeit** in einem **dritten Raum** bezeichnet. Von pathophysiologischer Bedeutung ist diese transzelluläre Flüssigkeit z. B. bei Aszites, Pleuraerguss oder Ileus.

Der Wassergehalt des Körpers ist altersabhängig. Im Verlauf der Kindheit erfolgt in den ersten Lebensmonaten zunächst ein rascher, dann ein langsamer Abfall des Körperwassers. Beträgt das Verhältnis von extra- zu intrazellulärer Flüssigkeit im Säuglingsalter ca. 1 : 1, so verschiebt es sich mit zunehmendem Alter auf ca. 1 : 2, was v. a. auf eine **Abnahme der extrazellulären Flüssigkeit** zurückzuführen ist.

Die damit in den ersten Lebenstagen verbundene Gewichtsminderung beträgt 5–7 %, bei sehr unreifen Frühgeborenen bis zu 10 % des Körpergewichts. Die Zusammensetzung der Körperflüssigkeiten sowie die entwicklungsbedingten Veränderungen der Flüssigkeitsräume sind in Abb. **5.1** dargestellt.

Verteilungsräume der Körperflüssigkeit

Die Körperflüssigkeit ist zwischen den Kompartimenten frei diffundibel. Unterschieden werden der **Extra- und Intrazellularraum**. In pathologischen Situationen ist transzelluläre Flüssigkeit in einem **dritten Raum** von Bedeutung (z. B. Aszites).

Das Verhältnis extra- zu intrazellulärer Flüssigkeit ist im Säuglingsalter ca. 1 : 1 und verschiebt sich im Alter auf ca. 1 : 2, was v. a. auf eine **Abnahme der extrazellulären Flüssigkeit** zurückzuführen ist.

Die damit verbundene Gewichtsabnahme in den ersten Lebenstagen beträgt 5–7 % (Abb. **5.1**).

5.1 Veränderungen der Flüssigkeitsräume

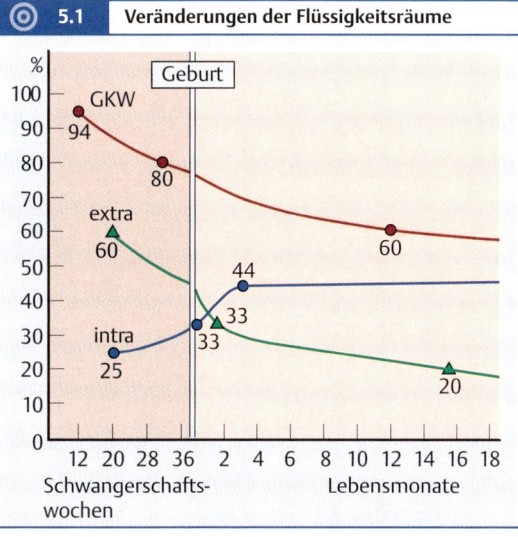

Die obere Kurve zeigt die entwicklungsbedingten Veränderungen der Körperflüssigkeiten bezogen auf das Gesamtkörperwasser (GKW). Die beiden unteren Kurven zeigen diese Entwicklung aufgeschlüsselt in Extra- (Δ) bzw. Intrazellularraum (O). Das GKW eines gesunden Neugeborenen macht ca. 75 % des Gesamtgewichts aus. Durchschnittlich beträgt die postnatale Abnahme des GKW 4 %. Da der Gesamtkörpergewichtsverlust zusätzlich noch durch Festbestandteile bedingt ist, liegt er bei ca. 5–7 %. (nach Emmerich P, Sitzmann FC, Truckenbrodt H, Hrsg. Kinderärztliche Notfälle. Thieme; 1989)

Osmolarität = gelöste Teilchen/l
Osmolalität = gelöste Teilchen/kg Wasser
Die Osmolarität kann näherungsweise aus der Summe der Anionen, Kationen + Glukose berechnet werden.

Die Summe der gelösten **Kationen** und **Anionen** bedingt die **Osmolarität** (normal: 275–295 mOsm/l). Wird die molare Konzentration/kg Wasser ausgedrückt, spricht man von der **Osmolalität.** Eine näherungsweise Berechnung der Osmolarität ist unter Kenntnis der Serumnatrium- und Serumglukosekonzentrationen möglich:

$$mOsm/l = 2 \times Na\ (mmol/l) + \frac{Glukose\ (mg/dl)}{18} \quad (Molekulargewicht\ Glukose = 180)$$

Flüssigkeitsumsatz und Regulation des Elektrolyt- und Wasserhaushaltes

Je jünger das Kind, desto größer ist der Flüssigkeitsumsatz (Tab. **5.1**).

Flüssigkeitsumsatz und Regulation des Elektrolyt- und Wasserhaushaltes

Der tägliche Flüssigkeitsumsatz ist umso höher, je jünger das Kind ist. Er beträgt beim Säugling ca. 10%, beim Jugendlichen nur noch ca. 5% des Körpergewichtes (Tab. **5.1**).

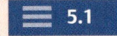

5.1	Flüssigkeitsbedarf in Abhängigkeit von Alter und Körpergewicht	
Alter	**Gewicht (kg)**	**Flüssigkeitsbedarf (ml/kgKG/d)**
▪ Neugeborenes	3	80–120
▪ Säugling	3–10	90–140
▪ Kleinkind	14	90–110
▪ Schulkind	50	60–80
▪ Jugendlicher	50	40–60

Bei der Oxidation der Nahrungsmittel entsteht Wasser (**versteckte Wasserzufuhr**).

Für den täglichen Wasserumsatz ist zu beachten, dass bei der Oxidation der Nahrungsmittel Wasser entsteht (**versteckte Wasserzufuhr**); hierfür gelten folgende Durchschnittswerte:
- 1 g Kohlenhydrate: 0,6 ml Wasser
- 1 g Eiweiß: 0,4 ml Wasser
- 1 g Fett: 1,0 ml Wasser.

Die an der Regulation des Flüssigkeitshaushaltes beteiligten Hormone sind: **ADH, Aldosteron, ANP**, deren Ausschüttung über Volumen- und Osmorezeptoren gesteuert wird.

Die Regulation des Flüssigkeitshaushaltes erfolgt nicht nur über die **Wasser-** und **Natriumzufuhr**, sondern auch über die **Ausscheidung**, welche hauptsächlich über die Niere (Effektororgan) geregelt wird. Die an dieser Regulation beteiligten Hormone werden über **Osmo-, Baro- und Volumenrezeptoren** gesteuert. Änderungen der Osmolalität bewirken über Osmorezeptoren eine Anpassung der Sekretion des **antidiuretischen Hormons (ADH)**, das die Wasserrückresorption im distalen Tubulusapparat und den Sammelrohren steuert.

Über Volumenrezeptoren wird das **Renin-Angiotensin-Aldosteron-System (RAAS)** bei Volumenmangel aktiviert und führt zur tubulären Natriumrückresorption. Besteht eine Hypervolämie wird das **atriale natriuretische Peptid (ANP)** freigesetzt, das eine Natriurese einleitet (s. a. Lehrbücher der Physiologie, Innere Medizin).

Die täglichen **Wasser- und Elektrolytverluste** ergeben sich aus Verlusten über Urin, Stuhl, Schweiß und **Perspiratio insensibilis**. Letztere bezeichnet Wasserverluste über Atemluft und Haut (ca. 1–2 ml/kgKG/h) und ist von der KOF abhängig.

Die täglichen **Wasser- und Elektrolytverluste** ergeben sich aus Einzelverlusten über Urin, Stuhl, Schweiß und die **Perspiratio insensibilis**. Letztere steht für Wasserverluste über die Atemluft und die Haut (durchschnittlich 1–2 ml/kgKG/h) und ist wesentlich von der Körperoberfläche (KOF) abhängig. Mit zunehmender Atemfrequenz steigen die Verluste über die Atemluft, was im Rahmen einer Beatmung durch Anfeuchten der Luft berücksichtigt werden muss.

Bedeutung der Elektrolyte in den Kompartimenten

Der **Hydratationszustand** des Extrazellularraums wird durch die **Serumnatriumkonzentration** bestimmt.

Bedeutung der Elektrolyte in den Kompartimenten

Natrium ist das Hauptkation des Extrazellularraumes (EZR). Die Serumnatriumkonzentration (normal ca. 140 mmol/l) definiert den **Hydratationszustand** des EZR. Neben Natrium werden die osmotischen Verhältnisse des EZR noch durch Chlorid und Bikarbonat bestimmt.

Kalium wird bei Zellzerstörung freigesetzt. Seine Regulation erfolgt über Mineralokortikoide, den Säure-Basen-Haushalt (s. u.) und die Niere.

Kalium ist das wichtigste intrazelluläre Kation. Es wird bei Zellzerstörung freigesetzt und ist wesentlich an der **zellulären Glukoseaufnahme,** der **Eiweißsynthese** und der **neuromuskulären Erregbarkeit** beteiligt. Die Regulation des Kaliumhaushaltes erfolgt überwiegend durch renale Mechanismen, die Mineralokortikoidwirkung (Aldosteron) und den Säure-Basen-Haushalt (s. u.).

5.1.2 Störungen des Wasser- und Elektrolythaushaltes

Dehydratationszustände

Zur Beurteilung eines Dehydratationszustandes müssen v. a. Ausmaß und Form der Dehydratation geklärt werden. Das **Ausmaß** lässt sich am besten durch den Vergleich des Körpergewichtes vor und nach Erkrankungsbeginn abschätzen. Der akute **Gewichtsverlust** entspricht dabei dem Wasserverlust, der in Verbindung mit der Ausprägung der klinischen Parameter eine Einteilung des Schweregrades zulässt (Tab. **5.2**).

Tab. 5.2 Klinische Zeichen einer Dehydratation in Abhängigkeit vom Schweregrad

	leicht	mittel	schwer
Gewichtsverlust			
Säugling	≤ 5 %	5–10 %	10–15 %
Kleinkind	≤ 3 %	3–6 %	6–9 %
Haut			
Turgor	↓	↓↓	↓↓↓
Farbe	blass	grau-blass	marmoriert
Schleimhaut	trocken	spröde	brüchig
Blutdruck	normal	fast normal	↓
Puls	(↓)	↑	tachykard
Urin	niedriges Volumen	Oligurie	Oligo-Anurie, Azotämie
Tränen	Tränen	keine Tränen	keine Tränen

Der Hautturgor wird durch Abheben einer Hautfalte beurteilt; bei schlechtem Turgor verstreicht die Hautfalte nur langsam oder bleibt stehen (sog. „stehende Hautfalte").

Die **Dehydratationsform** kann schnell über die **Serumnatriumkonzentration** beurteilt werden:
- isotone Dehydratation: Natrium < 135–145 mmol/l
- hypotone Dehydratation: Natrium < 135–130 mmol/l
- hypertone Dehydratation: Natrium > 145–150 mmol/l.

Eine **Ausnahme** besteht bei der **diabetischen Ketoazidose**, bei der häufig eine hypertone Dehydratation bei erniedrigter Serumnatriumkonzentration vorliegt. Die Erhöhung der Osmolarität ist in diesem Fall durch die hohen Blutzuckerkonzentrationen bedingt.

Isotone Dehydratation

Sie ist die häufigste Exsikkoseform und macht ca. 70 % aller Störungen des Flüssigkeitshaushaltes im Kindesalter aus. Wasser und Elektrolyte gehen zu gleichen Anteilen verloren. Der Flüssigkeitsverlust betrifft nur den extrazellulären Raum, da die Isotonie keine interne Flüssigkeitsumverteilung bewirkt. **Ursachen** sind meist virale **Gastroenteritiden** des Säuglings und Kleinkindes (Rotavirusinfektion) sowie Blutverluste (Traumen, gastrointestinale Blutungen, Operationen). Das **klinische Bild** wird durch die Kreislaufsymptome bestimmt.

Hypotone, hyponatriämische Dehydratation

Hier überwiegen die **Salzverluste**. Da intrazellular die normale osmotische Konzentration bestehen bleibt, kommt es zu einer Nettowasserbewegung aus dem Extra- in den Intrazellularraum und damit zum intrazellulären Ödem.
Ursachen sind Erkrankungen mit erhöhtem Salzverlust:
- **Mukoviszidose** (kutane Salzverluste)
- **präterminale Niereninsuffizienz** (renale Salzverluste)
- **adrenogenitales Syndrom** (renale Salzverluste).

Patienten mit hypotoner Dehydratation neigen zum **Schock**.

Das Auftreten von **Symptomen** (z. B. Erbrechen im Schwall, Krampfanfall) korreliert mit der Geschwindigkeit der Entwicklung einer Hyponatriämie. Die betroffenen Patienten neigen zum **Schock**. Klinische Symptome sind meist bei Serumnatriumkonzentrationen < 120 mmol/l zu erwarten.

Hypertone, hypernatriämische Dehydratation (hyperosmolares Syndrom)

Sie entsteht durch überproportionale Wasserverluste und betrifft besonders pastöse Säuglinge.

Ursache ist v. a. eine inadäquate, hyperosmolare Fütterung bei elektrolytarmen Flüssigkeitsverlusten. Das Vollbild der Erkrankung tritt meist plötzlich auf.
Die charakteristischen Dehydratationszeichen können fehlen.

Sie entsteht durch überproportionale Wasserverluste. Da die Osmolarität im Extrazellularraum in der Folge erhöht ist, kommt es zu einer Nettowasserbewegung aus dem Intra- in den Extrazellularraum. Dieses Problem tritt v. a. im **1. Lebensjahr** bei ehemaligen Frühgeborenen und **pastösen** (schwammig-adipösen) **Kindern** auf.
Die **Ursache** ist v. a. die inadäquate Fütterung hyperosmolarer Milchnahrung (Milchzufuhr ohne ausreichende Wasserzufuhr) bei überwiegend elektrolytarmen Flüssigkeitsverlusten. Das Vollbild der Erkrankung tritt meist spät und schlagartig auf. Zentralnervöse Störungen wie Sopor, Koma, Bewusstlosigkeit, Krampfanfälle sowie halonierte Augen und seltener Lidschlag sind typisch (hyperosmolares Koma). Die klassischen Dehydratationszeichen fehlen oft, die Haut ist eher teigig und blass. Als klinische **Komplikation** der hypertonen Dehydratation ist v. a. die **Nierenvenenthrombose** gefürchtet.

▶ **Klinischer Fall.**

▶ **Klinischer Fall.** Ein 7-monatiger Säugling ist an einer fieberhaften Enteritis erkrankt. Er wird von der Mutter weiterhin mit Milch und Beikost gefüttert. Nach einem Krampfanfall wird das Kind in die Klinik gebracht. Es zeigt sich folgende Laborkonstellation: Na^+ 158 mmol/l; K^+ 5,5 mmol/l, Cl^- 115 mmol/l; Ca^{++} 2,0 mmol/l; pH 7,25, Harnstoff 60 mg/dl. Die Konstellation ist typisch für eine hypertone Dehydratation. Die Rehydrierung stellt die kritische Therapiephase dar und muss nach den unten angeführten Grundsätzen erfolgen. Ein unter Therapie auftretender Krampfanfall würde ein zu schnelles Einströmen von Wasser in den Intrazellularraum anzeigen.

Allgemeine Grundsätze der Therapie von Dehydratationszuständen

Die Rehydrierungsmenge orientiert sich an der Summe aus Basisbedarf, Defizit (s. Tab. 5.2) und anhaltenden Verlusten.

Berechnung des Flüssigkeitsbedarfes

- **Basisbedarf: 1500 ml/m²KOF/d** (bei Kindern < 10 kg: 100 ml/kgKG/d).

- **Defizit:** prozentuales Ausmaß der Dehydratation (s. auch Tab. 5.2).

- **Anhaltende Flüssigkeitsverluste:** z. B. bei Durchfallerkrankungen (Windel wiegen!).

Grundsätze zur Rehydrierung

Die meisten Rehydrierungsprobleme können durch Mischung einer 5%igen Glukose- mit einer 0,9%igen NaCl-Lösung gelöst werden (1:1). Diese **Halblösung** enthält 77 mmol Na^+/l.

Orale Rehydrierungslösungen können bei einer Dehydratation <10% versucht werden (Tab. 5.3).

Allgemeine Grundsätze der Therapie von Dehydratationszuständen

Die Rehydrierungsmenge orientiert sich an der Summe aus Basisbedarf, Defizit (s. Tab. 5.2) und anhaltenden Verlusten.

Berechnung des Flüssigkeitsbedarfes

Basisbedarf: 1500 ml/m²KOF/d (bei Kindern < 10 kg: 100 ml/kgKG/d). Die Körperoberfläche (KOF) wird nach Kenntnis von Körpergewicht und Körperlänge einem Normogramm entnommen.
Defizit: Prozentuales Ausmaß der Dehydratation, das idealerweise durch den Vergleich mit dem Körpergewicht des Kindes vor der Erkrankung festgelegt wird. Üblicherweise wird es durch den Vergleich der klinisch erkennbaren Auffälligkeiten (s. auch Tab. 5.2) abgeschätzt. Eine 5%ige Dehydratation bedeutet somit einen Flüssigkeitsverlust von 50 ml/kgKG.
Anhaltende Verluste: Bei Durchfallerkrankungen im Säuglingsalter können Flüssigkeitsverluste durch das Nachwiegen der Windeln abgeschätzt werden.

Grundsätze zur Rehydrierung

1. langsam (Normalisierung nicht schneller als in 48 h): Erfolgt die Rehydrierung zu schnell, kommt es zu einem schnellen Einstrom von Wasser in die Gehirnzellen, es entsteht ein Hirnödem mit Bewusstseinsverlust und Krampfanfall.
2. mit einer Lösung mit einem Natriumgehalt von mindestens 70–80 mmol/l: Dafür ist eine 1:1-Mischung aus Glukose 5% und NaCl 0,9% geeignet (**Halblösung**). Sie enthält 77 mmol Na^+/l.
Bei einer Dehydratation < 10% kann primär eine **orale Rehydrierung** versucht werden. Hierfür stehen Glukose-Elektrolyt-Mischungen zur Verfügung (Tab. 5.3).
Eine bestehende Azidose bei gleichzeitig erhöhter Serumharnstoffkonzentration gilt als Hinweis auf eine stark erhöhte **Gefahr von Krampfanfällen** in der frühen Rehydrierungsphase.

5.1 Wasser- und Elektrolythaushalt

Tabelle 5.3 Zusammensetzung der Glukose-Elektrolyt-Lösung zur oralen Rehydrierung (nach WHO und ESPGAN)

	WHO-Lösung*	ESPGAN-Empfehlung**
Na^+ (mmol/l)	90	60
K^+ (mmol/l)	21	20
Cl^- (mmol/l)	80	> 20
Glukose (g/l)	20	13,4–20
HCO_3^- Bikarbonat (mmol/l)	30	0
Zitrat (mmol/l)	0	10

* **WHO-Lösung:** Diese Lösung leitet sich ursprünglich von einer von der WHO zur Behandlung der Cholera entwickelten Lösung ab.
** **ESPGAN** (**E**uropean **S**ociety for **P**ediatric **G**astroenterology **a**nd **N**utrition): Die Zusammensetzung wurde für die Pädiatrie in dieser Weise von ESPGAN empfohlen.

▶ **Klinischer Fall.** Ein 5 Monate alter Säugling hat im Rahmen einer fieberhaften Otitis media wässrigen Durchfall entwickelt. Der Mutter ist eine zunehmende Apathie des Kindes aufgefallen und sie bringt es zur stationären Aufnahme. Bei der Untersuchung zeigt der Säugling ein grau-blasses Hautkolorit, die Schleimhäute sind trocken, die nur langsam verstreichenden Hautfalten weisen auf einen reduzierten Turgor hin. Die Mutter gibt an, dass das Gewicht vor einer Woche bei 6600 g lag, jetzt: 6153 g. Die Natriumkonzentration im Serum liegt bei 138 mmol/l. Bei dem Säugling besteht somit eine isotone Dehydratation. Klinik und Gewichtsangaben lassen auf ein Volumendefizit von ca. 7–8 % schließen. Die Zusammensetzung der Rehydrierungsmenge ergibt sich aus: Basisbedarf: 100 ml/kgKG/d = ca. 620 ml. Defizit: ca. 80 ml/kgKG = ca. 496 ml. Anhaltende Verluste: Nachwiegen der Windeln. Die Gesamtflüssigkeitszufuhr/d liegt somit bei ca. 1200 ml.

Hyperhydratationszustände

Überwässerungszustände entstehen zum größten Teil **iatrogen**. **Ursache** kann eine überhöhte absolute Flüssigkeitsmenge (z.B. bei Schwartz-Bartter-Syndrom, s.u.) oder eine zu geringe Elektrolytzufuhr sein. **Klinisch** fallen sie insbesondere durch ödematöse Flüssigkeitseinlagerung und auffällige Gewichtszunahme auf. Um eine Hyperhydratation im Rahmen einer **perioperativen Volumensubstitution** zu vermeiden, gilt der Grundsatz, die Flüssigkeitsdosierung im unteren Normbereich und die Elektrolytdosierung im oberen Normbereich anzusiedeln.

Schwartz-Bartter-Syndrom

Eine klinisch bedeutsame Störung des Wasser- und Elektrolythaushaltes ist das **Syndrom der unangemessen hohen ADH-Sekretion** (Schwartz-Bartter-Syndrom). Es kann durch zahlreiche Grunderkrankungen wie Störungen des ZNS (Meningitis, Schädel-Hirn-Trauma, Tumor) und der Lunge hervorgerufen werden. Dabei liegen niedrige Serumnatrium- und regelrechte Serumkaliumkonzentrationen vor. Die Natriumausscheidung im Urin ist mit > 20 mmol/l stark erhöht. Die Therapie besteht in der Behandlung der Grunderkrankung, einer Flüssigkeitsrestriktion und der vorsichtigen Gabe von Diuretika.

Störungen der Kaliumhomöostase

Die normale Serumkaliumkonzentration liegt bei 3,5–5,5 mmol/l.
Nur **2% des Gesamtkörperkaliumbestandes** sind im **Extrazellularraum** lokalisiert. Störungen der Kaliumhomöostase korrelieren mit Störungen der neuromuskulären Erregbarkeit und können daher gut im EKG dargestellt werden. Bei normalem Kaliumbestand des Körpers führt jede pH-Änderung um 0,1 zu einer gegensinnigen Änderung der Serumkaliumkonzentration um ca. 0,6 mmol/l.

Hypokaliämie (Serumkalium < 3,5 mmol/l)

Ätiologie: Klinisch haben **gastrointestinale Verluste** (Diarrhö, Erbrechen) sowie die **Umverteilung** von Kalium aus dem Extra- in den Intrazellularraum bei **Alkalose** die größte Bedeutung.

Klinik und Befunde: Die klinischen Symptome sind **Hyporeflexie, schlaffe Lähmung** und **paralytischer Ileus**. Die kardiale Funktionsstörung ist durch **Tachykardie, Rhythmusstörungen** und **EKG-Veränderungen** (ST-Senkung und T-Abflachung) gekennzeichnet.

Therapie: Außer bei einer diabetischen Ketoazidose sollte Kalium parenteral zurückhaltend verabreicht werden. Intravenös darf Kalium nur als verdünnte Infusion (3–4 mmol/kgKG/d) gegeben werden. Getrocknete Früchte, Bananen und Obstsäfte sind für Patienten, die oral ernährbar sind, eine gute Möglichkeit zur Kaliumsubstitution.

Hyperkaliämie (Serumkalium > 5,5 mmol/l)

Ätiologie: Die häufigsten Ursachen einer Hyperkaliämie sind eine gestörte Ausscheidung infolge **Niereninsuffizienz** und **Hypoaldosteronismus** (adrenogenitales Syndrom, Morbus Addison, Pseudohypoaldosteronismus). Bei einer **Azidose** steigt die Serumkaliumkonzentration durch Umverteilung von Kalium aus dem Intra- in den Extrazellularraum.

▶ **Merke.** Eine normale Serumkaliumkonzentration kann also bei metabolischer Azidose bereits auf einen intrazellulären Kaliummangel hinweisen.

Klinik und Befunde: Die klinischen Zeichen sind v. a. **Störungen der neuromuskulären Erregbarkeit**, die sich oft in Muskelschwäche, Paresen und Herzrhythmusstörungen äußern. **Typische EKG-Veränderungen** sind eine verkürzte QT-Zeit und eine hohe T-Welle (zeltförmige T-Anhebung).

Therapie: Eine Hyperkaliämie > 6,5 mmol/l, die immer mit EKG-Veränderungen einhergeht, erfordert regelmäßig eine Notfallbehandlung, die u. a. in der i. v.-Applikation von Glukose plus Insulin (auf 3–4 g Glukose 1 IE Insulin) sowie von β2-Sympathomimetika besteht. Spricht diese Therapie nicht ausreichend an, wird zusätzlich ein Kationenaustauscherharz (Resonium A) rektal verabreicht. Außerdem (langsame) Kalziumgabe i. v.

▶ **Klinischer Fall.** Ein 6-jähriger Junge wird im Rahmen der Erstmanifestation eines Diabetes mellitus Typ I mit einer Ketoazidose in die Klinik aufgenommen. Elektrolyte und Säure-Basen-Haushalt ergeben folgende Wertekonstellation im Serum: Na$^+$ 130 mmol/l; K$^+$ 4,5 mmol/l; pH 7,25; BE −14. Nach Rehydrierung mit NaCl 0,9 % und Insulintherapie zeigt sich nach 3 Stunden folgende Konstellation der Elektrolyte im Serum: Na$^+$ 140 mmol/l; K$^+$ 3,4 mmol/l; pH 7,35; BE −6. Erklärung: pH-Anstieg und Insulinwirkung führten zu einer Absenkung der Serumkaliumkonzentration. Von der Änderung um 1,1 mmol sind ca. 0,6 mmol durch die pH-Anhebung verursacht.

5.2 Säure-Basen-Haushalt (SBH)

5.2.1 Physiologie des Säure-Basen-Haushaltes

Der pH-Wert der Körperflüssigkeiten muss streng in einem Bereich zwischen pH 7,35 und 7,45 gehalten werden. Um diesen Wert aufrechtzuerhalten, stehen dem Körper **Puffermechanismen (sofortige Wirkung)** und **physiologische Anpassungsmechanismen (langsame Wirkung)** zur Verfügung. Der noch mit dem Leben vereinbare pH-Bereich liegt in der Regel zwischen 7,0 und 7,8. pH-Abweichungen **unter pH 7,35** werden als **Azidose** und **über 7,45** als **Alkalose** bezeichnet.

Puffersysteme

Sie können in **Bikarbonat-** und **Nichtbikarbonatpuffersysteme** unterteilt werden, die im Plasma und in den Erythrozyten lokalisiert sind. Ihre prozentualen Anteile am Gesamtpuffersystem verteilen sich wie in Tab. **5.4** dargestellt.

5.2 Säure-Basen-Haushalt (SBH)

5.4	Aufteilung des Gesamtpuffersystems			
Nichtbikarbonatpuffersystem	**47 %**	**Bikarbonatpuffer**		**53 %**
Hämoglobin und Oxyhämoglobin	35 %	Plasmabikarbonat		35 %
organische Phosphate	3 %	Erythrozytenbikarbonat		18 %
anorganische Phosphate	2 %			
Plasmaproteine	7 %			

Physiologische Anpassungsvorgänge

Die physiologischen Anpassungsvorgänge laufen in der **Lunge** (kurzfristige Kompensation) und der **Niere** (langfristige Korrektur) ab. Das Atemzentrum wird durch einen pCO_2-Anstieg wie auch durch einen pH-Abfall stimuliert (Abatmung von CO_2). Bei chronischer Ateminsuffizienz wird dieser Effekt auch durch einen pO_2-Abfall erreicht. Der Einfluss der Niere auf den Säure-Basen-Haushalt ist an der Ansäuerung bzw. Alkalisierung des Urins ablesbar. Die **H^+-Ionenausscheidung** erfolgt in Form saurer Phosphate (**titrierbare Säure**) und **Ammoniumionen (NH_4^+)**.

5.2.2 Störungen des Säure-Basen-Haushaltes

Metabolische Azidose

Ätiologie und Pathogenese: Eine **metabolische Azidose** kann durch den Zugewinn von H^+-Ionen (Additionsazidose) aus dem Intermediärstoffwechsel (z. B. Diabetes mellitus), einer Insuffizienz der renalen H^+-Ionenausscheidung (Retentionsazidose) oder einen Basenverlust (Subtraktionsazidose) über Niere (z. B. renal tubuläre Azidose Typ I) oder Darm (Durchfallerkrankungen) bedingt sein. Metabolische Azidosen führen über die Bikarbonatpufferreaktion zu einem **Bikarbonatverbrauch** (HCO_3^--Konzentration < 22 mmol/l).

Klinik: Es gibt keine typischen Symptome. Allgemeine klinische Zeichen sind die beschleunigte und vertiefte Atmung (**Kußmaul-Atmung**) als Ausdruck des respiratorischen Kompensationsversuches, abdominelle und thorakale **Schmerzen** sowie **zentralnervöse Auffälligkeiten** bis zum **Koma**.

Diagnostik: Durch die reaktive Abatmung von CO_2 (respiratorischer Anpassungsvorgang) fällt die pCO_2-Konzentration ab und erreicht Werte < 35 mmHg. Zur Differenzierung, ob es sich bei der Azidose um eine Subtraktions- oder Additionsazidose handelt, ist die Bestimmung der **Anionenlücke** hilfreich.

$$\text{Anionenlücke} = Na^+ - (Cl^- + HCO_3^-); \text{ Normbereich} < 15 \text{ mmol/l}$$

Bei einer **Subtraktionsazidose** (Verlust von Bikarbonat über Niere oder Darm) wird kompensatorisch NaCl retiniert, sodass die Summe von HCO_3^- und Cl^- konstant bleibt. Es entsteht eine hyperchlorämische Azidose **ohne vergrößerte Anionenlücke**. Ein klassischer Vertreter dieses Problembildes ist die renal tubuläre Azidose vom proximalen Typ (Typ I).
Bei einer **Additionsazidose** reagiert Bikarbonat mit H^+ zu H_2O und CO_2, die **Anionenlücke vergrößert** sich.
Eine Reihe von Krankheitsbildern kann eine Vergrößerung der Anionenlücke bewirken, wie z. B.:
- diabetische Ketoazidose (β-OH-Buttersäure)
- Niereninsuffizienz
- Organoazidurien (s. S. 192 f)

▶ **Klinischer Fall.** *Situation 1:* Ein 4 Monate alter Säugling wird mit einer Dehydratation bei einer Durchfallerkrankung mit wässrigen Stühlen in die Klinik aufgenommen. Die Serumchemie ergibt folgende Konstellation von Elektrolyten und Säure-Basen-Haushalt: Na^+ 138 mmol/l; K^+ 4,3 mmol/l; Cl^- 110 mmol/l; pH 7,29; Bikarbonat 19 mmol/l; Anionenlücke: 10 mmol/l. Beurteilung: hyperchlorämische metabolische Azidose, die durch den im Rahmen der Durchfallerkrankung erlittenen Basenverlust bedingt ist.

Situation 2: Bei einer gleichartigen anamnestischen Konstellation ergibt die Serumchemie folgende Konstellation von Elektrolyten und Säure-Basen-Haushalt: Na^+ 138 mmol/l; K^+ 4,3 mmol/l; Cl^- 101 mmol/l; pH 7,29, Bikarbonat 19 mmol/l; Anionenlücke: 19 mmol/l. Beurteilung: normochlorämische metabolische Azidose mit vergrößerter Anionenlücke. Sie ist am wahrscheinlichsten Ursache eines Laktatanstiegs (H^+-Zugewinn) bedingt durch eine periphere Minderperfusion.

Therapie: Die Pufferung einer metabolischen Azidose erfolgt mit $NaHCO_3$ 8,4 % (1 mmol/ml) oder mit Salzen organischer Säuren (z. B. Na-Zitrat; Na-Azetat; Na-Malat).

Therapie: Die Therapie einer metabolischen Azidose muss bei einer wesentlichen Absenkung des pH-Wertes unter den Normbereich erfolgen. Sie besteht neben der Behandlung der zugrunde liegenden Störung in der **parenteralen Pufferung** mit 8,4%igem (1 mmol/ml) Natrium-Bikarbonat nach der Formel:

$$ml\ NaHCO_3 = Basendefizit\ (mmol/l) \times kgKG \times 0,3$$

Eine Ausnahme stellt die diabetische Ketoazidose dar, bei der wegen der Möglichkeit einer reaktiven Übersäuerung des Liquorraumes nur sehr zurückhaltend therapiert werden sollte.

▶ **Merke.**

▶ **Merke.** Eine Pufferung mit $NaHCO_3$ führt zu einer Anflutung von CO_2 und setzt daher immer eine ungestörte ventilatorische Funktion voraus.

Da die 8,4%ige $NaHCO_3$-Lösung eine Osmolarität von 1800 mosm/l hat, darf sie nur in Verdünnung auf 300–600 mosm/l eingesetzt werden.
Grundsätzlich können metabolische Azidosen auch mit Salzen organischer Säuren behandelt werden (z. B. mit Na-Zitrat; Na-Azetat; Na-Malat), da bei der Oxidation zu $CO_2 + H_2O$ pro Mol Carboxylgruppe der Umgebung 1 Mol H^+ entzogen werden. Salze der Zitronensäure als Tricarbonsäure sind besonders effektiv, da 1 Mol Zitrat 3 Mol H^+ verbraucht.

Respiratorische Azidose

Respiratorische Azidose

Ätiologie: Die respiratorische Azidose ist Folge einer verminderten alveolären Ventilation.

Ätiologie: Eine respiratorische Azidose ist Folge einer verminderten alveolären Ventilation. Ursachen sind Atemwegsobstruktionen (z. B. Asthma bronchiale), restriktive Lungenerkrankungen (z. B. Pneumonie), Störungen des Atemzentrums (z. B. Enzephalitis, Tumoren) oder Erkrankungen der Atemmuskulatur (z. B. Zwerchfellparese).

Klinik: Abhängig von der Grunderkrankung.

Klinik: Die Symptome sind von der Grunderkrankung abhängig.

Diagnostik und Therapie: Es liegt eine **Erhöhung der Serumbikarbonatkonzentration** vor. Die Therapie besteht in der Behandlung der Grundkrankheit.

Diagnostik und Therapie: Diese Azidose ist, wenn lange bestehend, mit einer **Erhöhung der Serumbikarbonatkonzentration** verbunden. Ihre Behandlung erfolgt durch Behebung der respiratorischen Störung; als Ultima Ratio Beatmung. Ist dadurch keine Besserung zu erzielen, ist eine Pufferung mit **THAM** (**T**ris**h**ydroxymethyl**a**mino**m**ethan), das nicht zu einer CO_2-Belastung führt, möglich.

Metabolische Alkalose

Metabolische Alkalose

▶ **Definition.**

▶ **Definition.** Eine **metabolische Alkalose** liegt vor bei einer Anhebung der Serumbikarbonatkonzentration > 28 mmol/l und einem pH > 7,45.

Ätiologie: Ursache ist ein Säureverlust oder ein Basenzugewinn. Das Erbrechen bei hypertrophischer **Pylorusstenose** ist die häufigste Ursache im Kindesalter.

Ätiologie: Die Ursache ist entweder ein **H^+-Ionenverlust** oder ein **HCO_3^--Zugewinn**. Die größte klinische Bedeutung hat der H^+-Ionenverlust durch Erbrechen im Rahmen einer **Pylorusstenose**. Die häufigsten Ursachen eines Basenzugewinns sind zu starke Pufferung bzw. eine vermehrte renale Bikarbonatrückresorption bei ausgeprägtem Kaliummangel (Hyperaldosteronismus [s. S. 229 f], Bartter-Syndrom [s. S. 420 f], hochdosierte Kortikoidbehandlung).

Klinik: Typisch ist die flache und verlangsamte Atmung.

Klinik: Charakteristisch ist die flache und verlangsamte Atmung. Weitere Symptome sind von der Grunderkrankung abhängig.

Therapie: Die Beseitigung der Grundproblematik steht im Vordergrund. In schweren Fällen (pH > 7,55) Gabe von Argininhydrochlorid 21,4 %.

Therapie: Die Therapie der metabolischen Alkalose besteht in der Beseitigung der Grundproblematik. Dabei haben Cl^-- und K^+-Substitution eine ursächliche Bedeutung. Bei schwerer Alkalose (pH > 7,55) und eventuell gleichzeitig auftretenden tetanischen Krämpfen werden Säureäquivalente in Form von z. B. Argininhydrochlorid 21,4% zugeführt. Die Menge wird individuell festgelegt. **Cave:** Durch Arginin-HCl kann eine Hyperkaliämie ausgelöst werden.

Respiratorische Alkalose

▶ **Definition.** Die **respiratorische Alkalose** ist durch eine Erniedrigung des pCO_2 < 35 mmHg und eine pH-Erhöhung > 7,45 gekennzeichnet.

Ätiologie: Häufige Ursache ist die **psychisch bedingte Hyperventilation**.

Klinik: Es zeigt sich eine erhöhte neuromuskuläre Erregbarkeit.
Die Hyperventilation kann zur Behandlung des Hirnödems mit akuter Einklemmungssymptomatik für einen kurzen Zeitraum eingesetzt werden, da hierdurch die Hirndurchblutung durch Vasokonstriktion in den gesunden Arealen zugunsten einer verbesserten Perfusion geschädigter Areale herabgesetzt wird.

Therapie: Es wird die Möglichkeit der **CO_2-Rückatmung** der Eigenluft (Plastikbeutel!) eingesetzt.

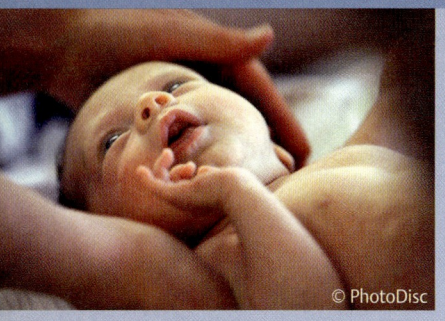

6 Erkrankungen in der Neugeborenenperiode

6.1	Besonderheiten während der Neugeborenenperiode	94
6.2	Fehlbildungen	105
6.3	Geburtstraumatische Schädigungen	112
6.4	Neurologische Erkrankungen	116
6.5	Krankheiten der Atmungsorgane	119
6.6	Anpassungskrankheiten	127
6.7	Bakterielle Infektionskrankheiten	135

6.1 Besonderheiten während der Neugeborenenperiode

6.1.1 Definitionen

Entsprechend den Empfehlungen der WHO haben derzeit folgende Definitionen Gültigkeit:

▶ **Definition.**

Neugeborenenperiode: die ersten 4 Wochen extrauterinen Lebens.
Perinatalperiode: Beginn der 29. SSW bis zum vollendeten 7. Lebenstag.
Lebendgeburt (life-birth): Vorhandensein von Zeichen des Lebens wie Atmung, Herzschlag, Pulsation der Nabelschnur oder Bewegungen der willkürlichen Muskulatur (unabhängig von der Schwangerschaftsdauer).
Totgeburt (still-birth): Fetus mit einem Mindestgewicht von 500 g ohne Zeichen des Lebens.
Perinatale Mortalität (perinatal mortality): Totgeborene und in der 1. Lebenswoche Verstorbene bezogen auf 1000 Lebendgeborene.
Gestationsalter (gestational age): Dauer der Schwangerschaft berechnet vom 1. Tag der letzten Menstruation.
Reifes Neugeborenes (term neonate): Gestationsalter 259–294 Tage (37–42 Wochen).
Frühgeborenes (preterm baby): Gestationsalter < 259 Tage (< 37 Wochen).
Übertragenes Neugeborenes (postterm baby): Gestationsalter > 294 Tage (> 42 Wochen).
Übergewichtiges Neugeborenes (large for gestational age): Geburtsgewicht > 90. Perzentile.
Neugeborenes mit in der Norm liegendem Geburtsgewicht (appropriate for gestational age): Gewicht zwischen der 10.–90. Perzentile.
Untergewichtiges Neugeborenes, Mangelgeburt (SGA, small for gestational age): Geburtsgewicht < 10. Perzentile.
Neugeborenes mit niedrigem Geburtsgewicht (low-birth-weight infant): Geburtsgewicht < 2500 g.
Neugeborenes mit sehr niedrigem Geburtsgewicht (VLBW, very low birth weight): Geburtsgewicht < 1500 g oder ELBW, extremely low birth weight: Geburtsgewicht < 1000 g.

6.1.2 Perinatalperiode und perinatale Mortalität

Die **Perinatalperiode** ist der Zeitraum mit der höchsten Morbidität (Erkrankungsrate) und Mortalität (Sterblichkeit) in der gesamten Lebensperiode. Die **perinatale Mortalität** wird als wichtiger Gradmesser für die Qualität der Schwangerenbetreuung angesehen. Ihre vielfältigen Ursachen beruhen neben rein medizinischen v. a. auf sozioökonomischen Gegebenheiten einer Gesellschaft. Aufgrund der medizinischen Fortschritte hat die perinatale Mortalität in den letzten 50 Jahren **stark abgenommen** und liegt heute bei unter 5‰. Dabei macht die Anzahl tot geborener Kinder fast zwei Drittel der perinatalen Mortalität aus.

Mangelgeborene Früh- und dystrophe reife Neugeborene

Mangelgeborene Früh- und dystrophe reife Neugeborene bedürfen während der Perinatalperiode der besonderen Aufmerksamkeit. Bereits unter der Geburt neigen diese Kinder häufig vermehrt zu einer **fetalen Azidose**. Wegen der Verminderung des subkutanen braunen Fettgewebes sind sie für eine **Hypothermie** (< 36 °C) anfälliger, weswegen die Kinder häufig im Inkubator versorgt werden müssen. Ein erhöhter Energiebedarf bei gleichzeitig kleinerem Energiespeicher führt zudem zu einem etwa 10-fach häufigeren Auftreten therapiebedürftiger postnataler **Hypoglykämien** (s. S. 99), die regelmäßige Blutzuckerkontrollen notwendig machen. Aufgrund chronischer intrauteriner Hypoxien entwickeln diese Kinder im Vergleich zu eutrophen Neugeborenen ca. 10-mal häufiger eine **Polyzythämie**. Diese kann zu respiratorischen Störungen und zur Entwicklung einer zerebralen Minderperfusion mit der Gefahr einer Hypoxie führen. Gelegentlich treten Krampfanfälle auf. Eine rasche und effektive Behandlung ist durch Hämodilution auf einen Hämatokrit unter 60 % möglich.

6.1.3 Postnatale Adaptation

Unmittelbar nach der Geburt muss das Neugeborene alle Funktionen übernehmen, die zuvor weitgehend von der Mutter über die Plazenta erfüllt wurden (s. u.). Die eingehende Untersuchung des Neugeborenen unmittelbar nach der Geburt ist obligat, um eventuelle Störungen der Adaptation rechtzeitig zu erfassen.

Wärmeregulation

Die Fähigkeit zur Homöothermie (Körpertemperatur wird bei wechselnder Umgebungstemperatur gleichmäßig gehalten) ist bei Neugeborenen noch nicht voll entwickelt. Daher sind Wärmeverluste beim Neugeborenen unter allen Umständen zu vermeiden (z. B. Abtrocknen des Kindes und Versorgung unter der Wärmelampe). Die optimale oder auch neutrale Umgebungstemperatur für **reife Neugeborene** liegt **bei 32 °C**, für **unreife Frühgeborene bei etwa 35 °C**. Bei diesen Temperaturen braucht das Baby am wenigsten Energie zur Wärmeproduktion.
Auf Kälte reagiert der Organismus mit einer Steigerung des Stoffwechsels. Geschieht dies verzögert und nicht im erforderlichen Ausmaß, sinkt die Körpertemperatur. Dies ist besonders bei Frühgeborenen der Fall. Der mit dem gesteigerten Metabolismus erhöhte O_2-Bedarf stellt unreife Kinder mit pulmonalen Erkrankungen vor zusätzliche Probleme.

Kardiorespiratorische Adaptation

Bereits in der frühen Fetalzeit um die 11. Woche kann man regelmäßige Atembewegungen beim Fetus registrieren. Die Lunge des Fetus ist mit Flüssigkeit gefüllt, welche in die Alveolen sezerniert wird. Bei der Geburt wird der Thorax komprimiert, die Flüssigkeit ausgepresst und die darauffolgende Ausdehnung durch das Atmen bringt Luft in die Alveolen und Atemwege. Die verbleibende Flüssigkeit wird rasch über Lymph- und Blutgefäße abtransportiert.
Eine Störung der Adaptationsmechanismen führt zur neonatalen Hypoxie.
Die Stimulation von Lungendehnungsrezeptoren und zahlreiche exogene Faktoren wie Kälte, Schmerz, Licht und Lärm regen den **Beginn der Atmung** 15–30 Sekunden **nach der Geburt** an. Mit dem Einsetzen der Lungenatmung kommt es zum Absinken des pCO_2 und zu einem Anstieg von pH und pO_2. Durch den Anstieg des O_2-Druckes im Blut sinkt der pulmonale Gefäßwiderstand und die Lungendurchblutung nimmt rasch zu. Die normale Atemfrequenz des Neugeborenen liegt bei **40–60 Atemzügen/ Minute**. Die häufigen Schwankungen der Atemfrequenz sind vom Aktivitätszustand des Kindes abhängig. Störungen der kardiorespiratorischen Adaptation führen zu Hypoventilation und/oder Hypoperfusion und damit zur Hypoxie.
Ein besonderes Problem ergibt sich bei **Kindern drogenabhängiger Mütter**, die nach der Geburt Atemstörungen, später auch Entzugserscheinungen (Unruhe, Muskelhypertonie, Reizbarkeit, Tremor, schrilles Schreien) entwickeln können. Diese Kinder müssen engmaschig beobachtet und ggf. medikamentös behandelt werden.

Nach der Geburt erfolgt der funktionelle Verschluss von Ductus Botalli und Foramen ovale, endgültig jedoch erst nach Tagen oder Wochen (s. S. 335). Eine Persistenz des Ductus Botalli kann bei Frühgeborenen, besonders solchen mit Atemnotsyndrom, zu einem Links-rechts-Shunt führen. **Die Herzfrequenz fällt von 200/min auf 120–140/min ab** (Näheres s. Tab. **13.15**, S. 373). Der Blutdruck des Neugeborenen liegt bei etwa 70/50 mmHg (Tab. **6.1**).

Die Entfaltung der Lungen und die Umstellung des Kreislaufs sind zwei voneinander abhängige Vorgänge. Mit der Eröffnung der Lungenstrombahn fällt der Druck in der Pulmonalarterie und steigt in der linken Herzhälfte. Dies führt zunächst zum funktionellen und nach einigen Tagen oder Wochen zum anatomischen Verschluss des Foramen ovale und des Ductus arteriosus Botalli (s. S. 335). **Die Herzfrequenz beträgt nach der Geburt bis 200/min und fällt nach einigen Stunden auf etwa 120–140/min ab** (Näheres s. Tab. **13.15**, S. 373). Bei Frühgeborenen, insbesondere solchen mit Atemnotsyndrom (s. S. 120 ff), kann der Ductus Botalli persistieren und zu einem hämodynamisch ungünstigen Links-rechts-Shunt führen. Der Blutdruck ist stark vom Körpergewicht abhängig. Reifgeborene haben nach der Geburt einen Blutdruck von etwa 70/50 mmHg, Frühgeborene unter 1000 g nur von etwa 50/25 mmHg (Mitteldruck ca. 35 mmHg) (Tab. **6.1**).

6.1 Blutdruckwerte, Atmung und Urinsekretion bei Kindern

Alter	Blutdruck (mmHg)* systolisch/diastolisch	Atmung (Züge/min)	Urinsekretion (ml/24 h)	ml/h
Neugeborenes	74/51	bis 55	30–60	2
3–10 Tage	74/51		100–300	8
10 Tage – 2 Monate	74/51	36–42	250–450	15
2–6 Monate	85/64	24–34	400–500	18
6–12 Monate	87/64	23–29	400–500	18
1–3 Jahre	91/63	19–26	500–600	22
3–5 Jahre	95/59		600–700	27
5–7 Jahre	95/58			
7–9 Jahre	97/58	18–22	650–1000	34
9–10 Jahre	100/61			
11–13 Jahre	104/66			
13–14 Jahre	109/70	16–20	800–1400	46

* 1 mmHg ≙ 0,13 kPa

Verdauungstrakt

Mekonium (Kindspech) wird meist innerhalb der ersten 48 Stunden abgesetzt. Übergangsstuhl (4.–5. Tag) nach Fütterungsbeginn.

Verdauungstrakt

Im Darm des Neugeborenen findet sich eine schwarz-grünliche, zähe, geruchlose Masse, das **Mekonium** (Kindspech). Es besteht aus Lanugohaaren, zelligem Detritus, Epithelien, Darmsekret und Gallenfarbstoffen. Nach Fütterung von Milch erscheinen sog. Übergangsstühle (bis 4.–5. Tag). Die erste Entleerung von Mekonium erfolgt gelegentlich vor, oft während, meist aber innerhalb von 48 Stunden nach der Geburt.

▶ **Merke.**

▶ **Merke.** Ist nach 48 Stunden noch kein Mekonium abgesetzt worden und auch eine Klysmagabe erfolglos geblieben, ist eine weitere Abklärung notwendig.

Bei Ernährung mit Muttermilch wird der Darm rasch mit Bacterium bifidum, bei Ernährung mit Kuhmilch mit E. coli besiedelt.

Bei Ernährung mit Muttermilch wird der Darm rasch mit Bacterium bifidum, bei Kuhmilchernährung hauptsächlich mit Escherichia coli besiedelt. Wenige Stunden nach der Geburt ist der gesamte Darm lufthaltig. Muttermilch erfordert die geringste Verdauungsarbeit und ist für das Neugeborene die beste Nahrung (s. S. 63).

Niere

Die fetale Niere nimmt in der 12. SSW die Urinproduktion auf. Bis zur Geburt ist ihr Beitrag zur Homöostase gering, da die plazentare Funktion genügt.

Niere

Die fetale Niere nimmt in der 12. SSW die Urinproduktion auf. Bis zur Geburt ist ihr Beitrag zur Homöostase gering (auch bei Feten mit beidseitiger Nierenagenesie reicht die plazentare Funktion zur Aufrechterhaltung der Flüssigkeits- und Elektrolytbilanz aus). Die Entwicklung glomerulärer Filtration und tubulärer Rückresorption ist strikt vom Gestationsalter abhängig und auch zum Geburtszeitpunkt noch nicht vollständig abgeschlossen. Dies ist auch bei der Dosierung von Medikamenten und im Rahmen einer kompletten parenteralen Ernährung zu berücksichtigen. Die

6.1 Besonderheiten während der Neugeborenenperiode

Fruchtwassermenge hängt entscheidend von der fetalen Urinproduktion ab. Bei Feten mit Nierenfunktionsstörungen oder Nierenagenesie zeigt sich die fehlende fetale Urinproduktion ca. im 3. Trimenon an der Ausbildung eines Oligo- bzw. Anhydramnions (s. S. 400).

Das Neugeborene sollte innerhalb des ersten Lebenstages die erste Urinportion absetzen. Häufig geschieht dies direkt nach der Geburt und bleibt deshalb u. U. unbemerkt. Die renale Ausscheidung von Glukose, Eiweiß und hyalinen Zylindern in der ersten Lebenswoche ist physiologisch.

> Das Neugeborene sollte innerhalb des ersten Lebenstages die erste Urinportion absetzen.

Blut

Bereits ab dem 2. Schwangerschaftsmonat werden in Milz und Leber Erythroblasten gebildet, ab dem 7. Monat wird die Blutbildung zunehmend vom Knochenmark übernommen. Unmittelbar nach der Geburt kommt es beim Neugeborenen zu markanten Veränderungen des Blutbildes. Die Zahl der roten Blutkörperchen steigt auf etwa 4–7 Millionen/mm^3, der Hämatokrit auf 50–60 %, das Hämoglobin bis auf 20 g/dl (s. auch Tab. 6.2). Dies ist zum Teil bedingt durch Übertritt von Blut aus der

> **Blut**
>
> Der Zeitpunkt des Abnabelns hat großen Einfluss auf Blutmenge und Hämatokrit. Häufig findet sich – besonders nach Spätabnabelung – eine **Polyglobulie**.

6.2 Altersabhängige Entwicklung der zellulären Elemente des Blutes

Rotes Blutbild

Alter	Erythroz. T/L ·10^{12}/l	Hb mmol/l	Hb g/dl	Hkt. l/l	Retikulozyten	MCV Vol. fl	MCD Durchmesser mm	MCH HBc fmol	MCH pg	MCHC Hb. Konz. mmol/l	kernh. Erythz. %	Meta-Hb (nach Künzer u. Savelsberg) % Hb	Hb F (nach Betke) % d. Hb
1. Tag	4,1–7,5	12,1	16–22	0,54±0,1	0,02–08	106	8,6	0,48		4,6	0–10	0,75±0,06	75 (61–84)
2. Tag	4,0–7,3	11,79	–	–	0,02–10			–0,57		–5,6	0–2		
3. Tag	3,9–6,8	11,36	15–20	0,52	0,005–0,5	101			35–37		0–0,3		
14. Tag	4,5–5,5	10,24	13–18	0,49	0–0,02	96	8,1			4,3	0		73 (64–77)
1. Mon.	4,2–5,2	8,69	11–15	0,44	0–0,05	91				–5,9	0		67 (46–78)
2. Mon.	3,6–4,6	7,45	11–13	0,38	0,002–02	85			dann		0	2,12±0,27	42 (29–74)
3. Mon.	3,4–4,5	6,83	11–12	0,37	0,005–04	80	7,7	0,36	25–35	4,6	0		13 (13–44)
6. Mon.	4,0–5,0	7,14	11–13	0,36	0,002–015	78	7,4	–0,48	ab 2. Mt.	–5,5	0	0,89±0,06	4
1 Jahr	4,1–5,1	7,45	12±0,8	0,35	0,004–018	77	7,3				0		2,5
2 Jahre	4,2–5,2	7,76	12,3±0,7	0,35	0,004–018	78					0		
5 Jahre	4,2–5,2	8,07	12,7±0,8	0,37	0,004–018	80	7,4				0	0,78±0,04	
12 Jahre	4,5–5,4	8,69	13,4±0,8	0,37	0,004–018	81					0		
Erw. ♀	4,8 ♀	8,69	14±2	0,42	0,005–02	86	7,5	0,39		4,8	0	0,74±0,04	
Erw. ♂	5,4 ♂	9,93	16±2	0,42	0,005–02	86	7,5	–0,54		–5,7	0	0,74±0,04	
					♀ > ♂								

Hb A$_2$: 1,5–3,0 % des Hb;
Osmot. Erythr.-Resistenz: 0,55 % NaCl → 15–70 % hämolys. Erythr.
0,4 % NaCl → 65–100 % hämolys. Erythr.

Leukozyten und Differenzialblutbild

Alter	Gesamt-Leukozyten	Neutrophile Total	Eosinophile	Basophile	Lymphozyten	Monozyten
Neugeborene	18,1 (8,0–30,0)	11,0 (6,0–26,0)	0,40 (0,02–0,85)	0,10 (0–0,64)	5,5 (2,0–11,0)	1,05 (0,40–3,9)
1 Tag	18,9 (9,4–34,0)	11,5 (5,0–21,0)	0,45 (0,05–1,00)	0,10 (0–0,30)	5,8 (2,0–11,5)	1,10 (0,20–3,1)
1 Woche	12,2 (5,0–21,0)	5,5 (1,5–10,0)	0,50 (0,07–1,10)	0,05 (0–0,25)	5,0 (2,0–17,0)	1,10 (0,30–2,7)
1 Monat	10,8 (5,0–19,5)	3,8 (1,0–9,0)	0,30 (0,07–0,90)	0,05 (0–0,20)	6,0 (2,5–16,5)	0,70 (0,15–2,0)
12 Monate	11,4 (6,0–17,5)	3,5 (1,5–8,5)	0,30 (0,05–0,70)	0,05 (0–0,20)	7,0 (4,0–10,5)	0,55 (0,05–1,1)
6 Jahre	8,5 (5,0–14,5)	4,3 (1,5–8,0)	0,23 (0–0,65)	0,05 (0–0,20)	3,5 (1,5–7,0)	0,40 (0–0,8)
14 Jahre	7,9 (4,5–13,0)	4,4 (1,8–8,0)	0,04 (0–0,20)	0,04 (0–0,20)	2,9 (1,2–5,8)	0,38 (0–0,8)

Angaben in 10^9/l, Median und 95 % Referenzbereich

Thrombozyten

Alter	Thrombozyten G/l = 10^9/l
Geburt	140–190
1. Woche (Ende)	150–320
2. Woche (Ende)	163–340
3. Woche (Ende)	177–367
4. Woche (Ende)	185–390
2. Monat (Ende)	200–428
4. Monat (Ende)	205–462
6. Monat (Ende)	205–470
8. Monat (Ende)	210–473
10. Monat (Ende)	212–470
12. Monat (Ende)	218–470

Beim Neugeborenen besteht der rote Blutfarbstoff zu 80 % aus fetalem Hämoglobin (**HbF**). Es liegt eine **neutrophile Leukozytose** mit Linksverschiebung vor.

Postnatal sistiert die Erythropoese, es entsteht eine physiologische Anämie (Eisenprophylaxe beim Frügeborenen zu empfehlen), die ihr Maximum im 3. Monat erreicht (**Trimenon-Reduktion**).

Mit zunehmender Unreife besteht eine erhöhte Blutungsbereitschaft, die z.T. durch eine erhöhte Kapillarfragilität verursacht wird. Von besonderer Bedeutung ist die nachgeburtliche Entwicklung eines Vitamin-K-Mangels.

Zur Prophylaxe eines **Morbus haemorrhagicus neonatorum** s. S. 84.

Nervensystem

Prüfung von Haltung, Muskeltonus, Motorik und Reflexen (s. S. 48, Tab. **3.8**).

Haut

Beim reifen Kind findet sich als natürlicher Hautschutz **Vernix caseosa**, diese fehlt beim unreifen und übertragenen Kind (s.S. 100). Typische Hautveränderungen des Neugeborenen sind Milien, Komedonen und das **Erythema toxicum neonatorum** (Abb. **6.1**). Sie haben nur geringe Bedeutung und bedürfen kaum einer Behandlung.

 6.1

Hormoneller Einfluss

Unter dem Einfluss mütterlicher Hormone treten gelegentlich eine Brustdrüsenschwellung (Abb. **6.2**), Milchsekretion (Hexenmilch), vaginale Blutung oder Neugeborenenakne auf.

6 Erkrankungen in der Neugeborenenperiode

Plazenta (je nach Zeitpunkt des Abnabelns bis zu 100 ml [!] bei einer Gesamtblutmenge von etwa 300 ml), aber auch durch eine Volumenreduktion durch raschen Übertritt von Plasma ins Gewebe (**Polyglobulie des Neugeborenen**).

Beim Neugeborenen besteht der rote Blutfarbstoff zu 80 % aus fetalem Hämoglobin (**HbF**) mit einer erhöhten O_2-Affinität und zu etwa 20 % aus HbA_1. Die Leukozyten steigen im Mittel bis auf etwa 20 000/µl an, mit **neutrophiler Leukozytose** und Linksverschiebung.

Nach der Neugeburtsperiode sistiert die Erythropoese, die Zahl der Erythrozyten und das Hämoglobin nehmen bis zum 3. Monat kontinuierlich ab (**Trimenon-Reduktion**). Da diese sog. physiologische Anämie bei Frühgeborenen noch ausgeprägter ist, sollten sie ab dem 2. Monat eine Eisenprophylaxe erhalten. Die Blutungs- und Gerinnungszeit entspricht beim gesunden Neugeborenen den Werten im Kindes- und Erwachsenenalter. Die z.T. deutlich verminderten Werte gerinnungsfördernder wie auch gerinnungshemmender Faktoren sind physiologisch und bedingen keine erhöhte Blutungsbereitschaft.

Mit zunehmender Unreife nehmen die bestehenden Unterschiede jedoch zu. Darüber hinaus besteht eine erhöhte Kapillarfragilität, so dass bei prämaturen Kindern eine erhöhte Blutungsneigung resultiert. Von besonderer Bedeutung ist die nachgeburtliche Entwicklung eines Vitamin-K-Mangels. Dieser führt zu einer Verminderung der Konzentration der Gerinnungsfaktoren II, VII, IX und X sowie von Protein C und S und damit zu einer erhöhten Blutungsneigung beim Neugeborenen.

Um einem **Morbus haemorrhagicus neonatorum** vorzubeugen, erhalten alle Neugeborenen eine **Vitamin-K-Prophylaxe** (s. S. 84).

Nervensystem

Zur Beurteilung des Neugeborenen gehört die Prüfung von Haltung, Muskeltonus, Motorik (s. S. 34) und Reflexen (s. S. 48, Tab. **3.8**).

Haut

Die Haut des reifen Neugeborenen ist bei der Geburt mehr oder weniger mit **Käseschmiere (Vernix caseosa)** überzogen, die einen natürlichen Hautschutz darstellt. Bei unreifen und übertragenen Kindern fehlt sie (s. S. 100).

Durch den Gewichts- und Flüssigkeitsverlust innerhalb der ersten Lebenstage (bis zu 10 % des Geburtsgewichts), nimmt der Hautturgor des Neugeborenen ab. Die oberflächlichen Hautschichten trocknen ein. Dadurch kann es gelegentlich zu einer Schuppung der Haut (Neugeborenenschuppung), zum Auftreten einer fleckigen Rötung oder eines urtikariellen Exanthems (**Erythema toxicum neonatorum**) kommen (Abb. **6.1**). Diesen Veränderungen kommt keine besondere Bedeutung zu und bedarf in der Regel keiner Behandlung.

 6.1 Typisches multiformes Neugeborenenexanthem (Erythema toxicum neonatorum)

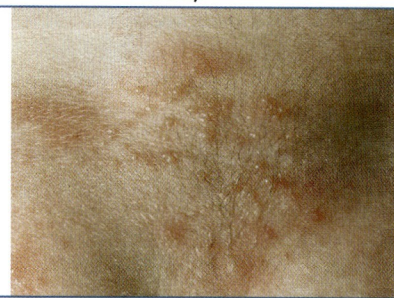

Hormoneller Einfluss

Unter dem Einfluss mütterlicher Hormone tritt gelegentlich eine Brustdrüsenschwellung auf, die mit einer geringen Milchsekretion (sog. Hexenmilch) verbunden sein kann (Abb. **6.2**). Bei neugeborenen Mädchen können vereinzelt vaginale Blutungen vorkommen. Eine vorübergehende Neugeborenenakne kann durch die Wirkung der Plazentahormone hervorgerufen werden und findet sich bevorzugt im Gesicht.

6.2 Ausgeprägte beidseitige Brustdrüsenschwellung beim Neugeborenen

Brustdrüsenschwellung mit geringer Milchsekretion.

Immunsystem

Die Entwicklung des fetalen Immunsystems erfolgt über zahlreiche Schritte, die zu einer zunehmenden Kompetenz des Abwehrsystems führen. Bereits in der 4. SSW lassen sich Makrophagen im Dottersack nachweisen, ca. 2 Wochen später beginnt die Komplementsynthese. In der 7.–9. SSW sind erstmals Lymphozyten in Blut und Thymus zu finden. Der Beginn spezifischer Immunreaktion geht mit dem Auftreten von T-Zellen im Thymus und der Bildung von IgM-Antikörpern einher. In der Folgezeit werden nicht identische Transplantate bereits durch den fetalen Organismus abgestoßen. In der 14.–16. SSW finden sich reife Granulozyten, periphere Lymphozyten teilen sich nach Stimulation mit Mitogenen. Intrauterine Virusinfektionen in den ersten 10–12 SSW führen in der Regel zum Absterben des Embryos. Ab der ca. 16. SSW kann das fetale T-Zellsystem die Infektion jedoch so kontrollieren, dass es weder zum intrauterinen Tod noch zur Entwicklung von Organdefekten beim Fetus kommt (z. B. nach Rötelninfektion).

Der **diaplazentare Transfer** mütterlicher IgG-Antikörper beginnt ca. ab der 14. SSW. Bis zum Ende des zweiten Trimenons erreicht der fetale IgG-Spiegel maximal 25 % des mütterlichen Spiegels. Der Antikörpertransfer kann bereits in dieser Zeit Ursache fetaler Erkrankungen sein (z. B. Morbus haemolyticus durch antierythrozytäre Antikörper). Etwa in der 36. SSW ist der Antikörpertransfer weitgehend abgeschlossen. Bei der Geburt ist die Antikörperkonzentration des Neugeborenen gleich oder geringfügig höher als bei der Mutter. Die mütterlichen Antikörper stellen für das Kind eine **humorale Leihimmunität** dar. Ihr Fortbestand ist von Anfangshöhe und Abbaukinetik abhängig und für die einzelnen Krankheitserreger unterschiedlich. So besteht für Enteroviren nur eine wenige Wochen anhaltende Leihimmunität, während sie für das Masernvirus über ein Jahr persistieren kann.

Die **endogene fetale IgG-Bildung** beginnt ca. mit der 17. SSW, die **IgA-Bildung** ab der 30. SSW. Bei der Geburt ist die T-Zellfraktion gekennzeichnet durch eine Verminderung von T-Helferzellen (CD4) und einem Überwiegen von sog. TH2-Reaktionen (Bildung von Il-4/5).

Der CD4/CD8-Quotient ist zugunsten der Suppressorzellen verschoben. Frühe fetale Virusinfektionen (Röteln, CMV) können zu einer langfristigen Störung der Entwicklung des Immunsystems führen.

Energiestoffwechsel

Der Energiebedarf des Neugeborenen stützt sich nach Durchtrennung der Nabelschnur auf vorhandene Glykogenreserven. In Notsituationen wird braunes Fett mobilisiert. Frühe Fütterung bzw. Glukosezufuhr verhindern einen zu starken Abfall der nach der Geburt physiologisch niedrigen Blutzuckerwerte. Die **Plasmaglukosewerte** sollten > 2,5 mmol/l (**> 45 mg/dl**) betragen. Werte darunter gelten als hypoglykämisch. Leichtgradige und kurz dauernde Hypoglykämien sind bei Neugeborenen häufig und meist ohne klinische Relevanz. Ausgeprägte und lang andauernde Hypoglykämien können allerdings schwere zerebrale Schäden verursachen.

Immunsystem

Der Beginn spezifischer Immunreaktion ist durch das Auftreten von T-Zellen im Thymus und die Bildung von IgM-Antikörpern gekennzeichnet.
Intrauterine Virusinfektionen in den ersten 3 Monaten führen in der Regel zum Absterben des Embryos, ab der 16. SSW kann die Infektion meist kontrolliert werden.

Der **diaplazentare Transfer** mütterlicher IgG-Antikörper beginnt etwa ab der 14. SSW. Dieser Antikörpertransfer gewährt dem Kind in den ersten Lebensmonaten Schutz vor Infektionen (**humorale Leihimmunität**).

Die **endogene fetale IgG-Bildung** beginnt ca. mit der 17. SSW, die **IgA-Bildung** ab der 30. SSW.

Energiestoffwechsel

Der Energiebedarf des Neugeborenen wird durch Glykogen und braunes Fett gedeckt. Der **Blutzucker** sollte beim Neugeborenen **> 45 mg/dl** betragen. Frühzeitige Fütterung bzw. Glukosezufuhr verhindern die Entstehung einer Hypoglykämie.

6 Erkrankungen in der Neugeborenenperiode

Pharmakokinetik

Vor der Verabreichung von Medikamenten sind pharmakokinetische Besonderheiten bei Neugeborenen zu berücksichtigen. Die **Absorptionsgeschwindigkeit** ist beim Neugeborenen gegenüber älteren Kindern deutlich **verlangsamt**. Deshalb sollten in diesem Alter Pharmaka zumindest initial in der Regel intravenös verabreicht werden.

Auch die **Eiweißbindung** zahlreicher Pharmaka ist in diesem Alter **geringer**. Zudem werden manche Pharmaka durch Bilirubin, freie Fettsäuren oder andere endogene Substanzen aus ihrer Eiweißbindung verdrängt. Medikamente mit hoher Affinität zu Albumin sind dagegen in der Lage, Bilirubin aus der Albuminbindung zu verdrängen. Dadurch kommt es zu einem Anstieg der Serumkonzentration an freiem Bilirubin und einer erhöhten Gefahr der Entwicklung eines Kernikterus. Die **Eliminationsfähigkeit** ist bei Neu- und insbesondere bei Frühgeborenen **eingeschränkt**, was zu unerwünschten oder gefährlichen Kumulationen führen kann (z. B. Chloramphenicol-Intoxikation des Neugeborenen [Grey-Syndrom] oder Nephro- und Ototoxizität der Aminoglykoside).

6.1.4 Besonderheiten des Frühgeborenen

Einige typische Erkrankungen treten fast ausschließlich bei Frühgeborenen auf. Sie verlaufen häufig klinisch schwerer mit einer erhöhten Morbiditäts- und Mortalitätsrate. Häufigkeit des Auftretens und Schwere des Verlaufs nehmen mit abnehmender Schwangerschaftsdauer zu. Ab der 32. SSW treten sie nur noch selten auf. Diese Krankheitsgruppe umfasst als häufigste Erkrankungen: Atemnotsyndrom des Frühgeborenen (s. S. 120), bronchopulmonale Dysplasie (s. S. 126), Apnoe-/Bradykardiesyndrom, offener Ductus Botalli (s. S. 335), intraventrikuläre Hirnblutungen (s. S. 116), periventrikuläre Leukomalazie (s. S. 117), nekrotisierende Enterokolitis (s. S. 142) und die Retinopathia praematurorum (s. S. 839).

6.1.5 Beurteilung des Neugeborenen nach der Geburt

▶ **Merke.** Bei jedem Neugeborenen sind unmittelbar nach der Geburt die vitalen Funktionen zu prüfen.

Nach dem Abnabeln wird das Baby an einen reanimationsgeeigneten Platz gebracht, abgetrocknet und unter Wärmeschutz untersucht. Wenn erforderlich wird das Neugeborene abgesaugt. Die Beurteilung erfolgt dann mittels **Apgar-Score** (s. Tab. **6.6**, S. 103), exakt nach 1, 5 und 10 Minuten. Ergänzt wird die klinische Beurteilung durch die Bestimmung des Nabelarterien-pH-Werts (Normalwerte: Nabelarterien-pH: 7,12–7,42; Nabelvenen-pH: 7,20–7,46; kapillarer Fersenblut-pH: > 7,10). Die Befunde werden in das gelbe Untersuchungsheft eingetragen.

Beurteilung der Reife – Gestationsalter

Nur bei 3 von 4 Neugeborenen korrelieren Geburtsgewicht und Gestationsalter. Die **Bestimmung des Gestationsalters** ist deshalb von Bedeutung für die Unterscheidung Früh- und Mangelgeburt. Folgende Parameter werden zur Berechnung des Gestationsalters herangezogen:

1. **Schwangerschaftsdauer:** errechnet sich aus den Tagen bzw. Wochen nach dem 1. Tag der letzten Regelblutung.
2. **Morphologische Reifezeichen:** Mithilfe von Scores können klinisch erfassbare Parameter bewertet und über eine vorgegebene Tabelle das Gestationsalter mit einer Genauigkeit von ca. ± 2 Wochen bestimmt werden (Tab. **6.3**). **Zeichen der Übertragung** sind spärliches subkutanes Fettgewebe, faltenreiche, tief gefurchte Haut, pergamentartig schuppende Haut (Waschfrauenhände), fehlende Vernix caseosa.
3. **Neurologischer Entwicklungsgrad:** Reflexmuster können zur Abschätzung des Gestationsalters herangezogen werden (Tab. **6.4**). Auch komplexe Scoresysteme (z. B. nach Ballard) sind dazu geeignet.

4. Gewicht, Länge und Kopfumfang: nur bedingt verwendbar, da eine intrauterine Mangelernährung zu einer proportionalen *oder* dysproportionalen Wachstumsverzögerung führen kann (Abb. **6.3**).

4. Gewicht, Länge, Kopfumfang: (unsicher; cave: Wachstumsretardierung, s. Abb. **6.3**).

6.3 Klinische Kriterien zur Reifebestimmung des Neugeborenen (nach Lubchenko)

Wochen	24	26	28	30	32	34	36	38	40	42	44
Brustdrüsenkörper	fehlt							1–2 mm	4 mm	7 mm und größer	
Brustwarzen	kaum erkennbar					gut erkennbar					
Warzenhof	fehlt					flach			erhaben		
Fußsohlenrelief	fehlt				1 Querfalte		2 Querfalten	vordere ²/₃	Übergang auf die Ferse		
Ohrmuschelelastizität	fehlt						Aufrichtung langsam	Aufrichtung schnell	bleibt aufgerichtet		
Ohrmuschelform	flach ohne Relief						beginnende Randfaltung		Helix vollständig ausgeformt		
Testes und	nicht deszendiert			hoch im Leistenkanal				tiefer	deszendiert		
Skrotum	klein und glatt			Fältelung gering				stärker	ausgeprägt		
Labien und	große Labien schwach entwickelt								kleine Labien unsichtbar		
Klitoris	prominent								bedeckt		
Kopfhaar	fein und wollig								kräftig, seidig		
Lanugo	überall				Gesicht frei, Schultern wenig				fehlt		

6.3 Mangelgeborenes im Vergleich zu normalgewichtigem Neugeborenen

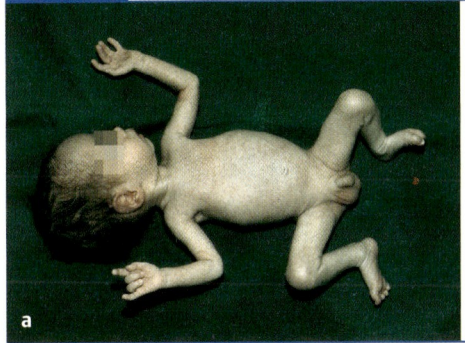
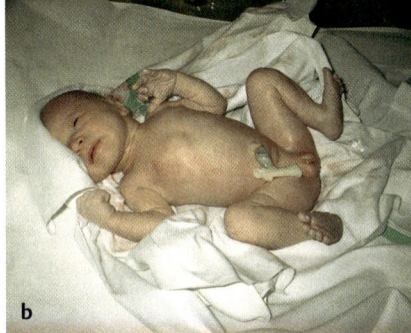

a Extremes Mangelgeborenes mit ausgeprägt dysproportioniertem Wachstum.
b Neugeborenes mit normalem Geburtsgewicht und proportioniertem Wachstum.

6.4 Abschätzung des Gestationsalters über den neurologischen Entwicklungsgrad anhand einiger ausgewählter Reflexe

	Beginn	konstant vorhanden
Pupillenreaktion (auf plötzlichen Lichteinfall/Miosis)	29 Wochen	ab 31 Wochen
Glabella-Klopfreflex (Fingerschlag auf Stirnmitte führt zu Lidschluss)	32 Wochen	ab 34 Wochen
Schulterreflex (in Rückenlage an Händen zum Sitzen aufziehen; Antwort: Beugen der Ellenbogen, Spannung der Schultern, Heben des Kopfes)	33 Wochen	ab 36 Wochen

Bei Neugeborenen mit niedrigem Geburtsgewicht muss eine Unterteilung zwischen eutrophen oder dystrophen Frühgeborenen und dystrophen reifen Neugeborenen vorgenommen werden. Diese ist bezüglich der postnatalen Überwachung und Langzeitprognose von Bedeutung. Bei identischem Geburtsgewicht nimmt die Mortalität mit steigendem Ausmaß der Frühgeburtlichkeit zu. Somit hat ein reifes Kind mit niedrigem Geburtsgewicht bessere Überlebenschancen als ein gleich schweres eutrophes Frühgeborenes.

Die meisten wachstumsretardierten Neugeborenen weisen eine **asymmetrische Wachstumsverminderung** auf, bei der überwiegend das Körpergewicht und weniger das Längenwachstum oder der Kopfumfang betroffen sind. Diese meist erst im letzten Trimenon beobachtete Form der Retardierung hat überwiegend maternale, plazentare oder durch die Umwelt bedingte Ursachen. Bei **symmetrischer Wachstumsverminderung** sind alle drei Körpermaße in gleicher Weise betroffen. In dieser Patientengruppe ist die Retardierung meist schon früh in der Schwangerschaft zu beobachten und macht das Vorliegen genetischer oder erworbener fetaler Erkrankungen wahrscheinlicher als in der Gruppe mit asymmetrischer Wachstumsretardierung.

6.1.6 Perinatale Asphyxie

▶ **Definition.** Asphyxie bedeutet wörtlich Pulslosigkeit. Der Begriff steht für kardiale und respiratorische Störungen, die zu einer Hypoxie (metabolische Azidose) und Hyperkapnie (respiratorische Azidose) führen. Das asphyktische Neugeborene ist durch eine **Hypoxie** und **gemischte Azidose** gekennzeichnet.

Ätiologie: Die Asphyxie kann intrauterin, intranatal und postnatal auftreten. Zu beachten sind anamnestische Hinweise auf **belastende Faktoren**, die vor der Schwangerschaft bestanden haben (z. B. soziale Umstände, Krankheiten der Mutter) oder Risikofaktoren, die während der Schwangerschaft (z. B. Infektionen oder Hypertension) auftraten (Tab. 6.5). Wichtig sind ferner Informationen bezüglich Risiken während der Geburt (Tab. 6.5) und Hinweise auf eine subpartale Asphyxie (pathologisches Kardiotokogramm [CTG], Mikroblutgaswerte mit einem pH < 7,20, Mekoniumabgang vor der Geburt [grünliches Fruchtwasser], Brady- oder Tachykardie bei der Auskultation).

6.5 Risikofaktoren einer perinatalen Asphyxie

Risikofaktoren vor Eintritt der Schwangerschaft	Risikofaktoren während der Schwangerschaft	Risikofaktoren während der Geburt

▪ schlechte sozioökonomische Situation
▪ präexistierende mütterliche Krankheiten:
  Herz/Kreislauf (z. B. Herzinsuffizienz)
  Stoffwechsel (z. B. Diabetes, Hypothyreose)
  Nierenkrankheiten
  Hypertonie
  Epilepsie
  Erbkrankheiten (z. B. Taubheit, PKU, Muskeldystrophie)
▪ Zustand nach Abortus, Totgeburt, Frühgeburt
▪ Zustand nach Sterilitätsbehandlung
▪ Alter (< 14 Jahre, > 35 Jahre)
	▪ virale Infektionen: Röteln, Zytomegalie, Herpes, Varizellen
	▪ bakterielle Infektionen: E. coli, Klebsiellen, Proteus, Mykoplasmen, Chlamydien, Toxoplasmose, B-Streptokokken, Lues, Tuberkulose, Listeriose
	▪ EPH-Gestose
	▪ Diabetes mellitus
	▪ akute und chronische Krankheiten
	▪ vaginale Blutungen
	▪ Blutgruppeninkompatibilität
	▪ Plazentainsuffizienz
	▪ Medikamente, Drogen
	▪ Alkohol, Nikotin
		▪ operative Geburt (Sectio, Forzeps, Vakuum, Manualhilfe)
		▪ Lageanomalien (Beckenendlage, Querlage, abnorme Schädellagen)
		▪ Fruchtwasseranomalien (Poly-, Oligohydramnion)
		▪ mekoniumhaltiges oder putrides Fruchtwasser
		▪ vorzeitiger Blasensprung > 24 h
		▪ Placenta praevia, Nabelschnurvorfall
		▪ Hinweis auf intrauterine Asphyxie (z. B. pathologisches CTG, fetale Azidose)
		▪ Fieber der Mutter (z. B. Amnioninfektionssyndrom)
		▪ Mehrlinge
		▪ Frühgeburt

▶ **Merke.** Auch bei normaler Schwangerschaftsanamnese und scheinbar blandem Geburtsverlauf kann das Neugeborene hochgradig asphyktisch sein.

Klinik: Die Schwere der Asphyxie ist von Ausmaß und Dauer des O_2-Mangels abhängig. Die Folgen reichen von leichter Depression bis zu irreversiblen Organschäden. Der O_2-Mangel beeinträchtigt das Atem- und Kreislaufzentrum, die Anpassungsvorgänge werden gestört, die Hypoxämie nimmt zu, die Herzfrequenz sinkt (Bradykardie), der pulmonale Gefäßwiderstand bleibt bestehen, die Haut wird zyanotisch (**blaue Asphyxie**). Wird der O_2-Mangel nicht behoben, werden die zerebralen Funktionen zunehmend beeinträchtigt. Es kommt zur Schockreaktion, insuffizienter Mikrozirkulation mit Blässe, Hypotonie der Muskulatur und Verlust der Reflexe (**weiße Asphyxie**).

Diagnostik und Therapie: In jeder Entbindungsklinik müssen alle diagnostischen und therapeutischen Voraussetzungen für die Betreuung eines asphyktischen Kindes vorhanden und jederzeit verfügbar sein. Dazu gehören ein Reanimationsplatz mit Wärmelampe, ein elektrisches Absauggerät mit Druckregulierung, Beatmungsbeutel mit passenden Masken, Intubationsbesteck und Endotrachealtuben sowie die für die Reanimation notwendigen Medikamente (Tab. **6.7**). Wird ein sog. „**Risikokind**" erwartet, muss ein erfahrener und mit der Technik der Reanimation und Intubation vertrauter Arzt bereitstehen (z. B. bei bekannter Risikoschwangerschaft). Alle Maßnahmen müssen ruhig und schonend durchgeführt werden. Primäres Ziel ist es, lebenswichtige Organe wie Gehirn und Kreislauf möglichst schnell mit Sauerstoff zu versorgen. Wärmeverluste sind dabei zu vermeiden, da Unterkühlungen zu einem erhöhtem O_2-Bedarf, Azidose, Hypoglykämie, Rechts-links-Shunt und Atemnotsyndrom führen können.

Diagnostik und Therapie: Auch nach ungestörter Gravidität und blandem Geburtsverlauf kann das Kind asphyktisch sein. Daher müssen in allen Entbindungskliniken die Voraussetzungen für eine Reanimation gegeben und die erforderlichen Medikamente verfügbar sein (Tab. **6.7**).

6.6 Apgar-Score zur Klassifizierung des Schweregrades einer Adaptationsstörung (nach Virginia Apgar)

Punktzahl	0	1	2
Kolorit	blau oder weiß	Stamm rosig Extremitäten blau	rosig
Herzschläge	keine	< 100/min	> 100/min
Reflexe	keine	Verziehen des Gesichts, Grimassieren	Husten bzw. Niesen, Würgen, Schreien
Tonus	schlaff	mittel, träge Flexionsbewegungen	gut, normale Spontanbewegung
Atmung	keine	Schnappatmung oder unregelmäßige, langsame Atmung, Tachydyspnoe, Einziehungen	regelmäßig, kräftig schreiend

Die Beurteilung des Neugeborenen erfolgt **1, 5 und 10 Minuten** nach der Geburt.

6.7 Medikamente für die Reanimation

Medikament	Indikation	Dosierung
Adrenalin (Suprarenin)	Asystolie	10 µg/kgKG i. v. 100 µg/kgKG endotracheal (bei fehlendem i. v.-Zugang)
Ringer-Lösung	schwerer Volumenmangel	10 ml/kgKG als Kurzinfusion
Naloxon (Narcanti Neonatal)	opiatbedingte Atemdepression (durch mütterliche Medikamente)	10–100 µg/kgKG i. v.
Kalziumglukonat 10 %	Hypokalzämie, Hyperkaliämie	1 ml/kgKG langsam i. v.

▶ **Merke.** Die Erstversorgung eines Neugeborenen darf niemals improvisiert werden! Durch unsachgemäßes und grobes Vorgehen können unerwünschte Nebenwirkungen wie Laryngospasmus, Blutdruckschwankungen oder Bradykardie ausgelöst werden. Hierdurch kann die Asphyxie verstärkt oder bei sehr kleinen Frühgeborenen (< 1500 g Geburtsgewicht) die Gefahr einer intrakraniellen Blutung erhöht werden.

▶ **Merke.**

Die Erstversorgung erfolgt entsprechend dem allgemeinen Zustand und nach dem **Apgar-Score** (Tab. **6.6**). Der Apgar-Score erlaubt eine orientierende Klassifizierung des Schweregrades der Adaptationsstörung und die Entscheidung über das weitere Vorgehen, wobei drei Patientengruppen entsprechend der erreichten Punktzahl unterschieden werden können.
- **Gruppe I** (Apgar 8–10 = lebensfrische Kinder): Diese Kinder werden abgetrocknet, Mundhöhle, Nase und eventuell Magen werden, sofern erforderlich, abgesaugt, anschließend werden die Kinder gemessen und gewogen. Nach der physiologischen Adaptationsphase von ca. 2 Stunden (immer unter Beobachtung!) kann das Baby mit der Mutter auf die Wochenbettstation verlegt werden.

Die Erstversorgung richtet sich nach dem Allgemeinzustand und nach dem **Apgar-Score** (s. Tab. **6.6**), mit dem sich der Schweregrad der Adaptationsstörung in drei Gruppen zuordnen lässt:

Gruppe I (Apgar 8–10 = lebensfrische Kinder): Abtrocknen, Absaugen (wenn erforderlich), Messen, Wiegen und nach ca. 2 Stunden auf die Wochenbettstation verlegen.

- **Gruppe II** (Apgar 4–7 = mittelgradige Depression): Nach dem Absaugen erhält das Kind Sauerstoff bzw. bei unzureichender Atmung eine Maskenbeatmung (Ambu-Beutel, Penlon). Ist das Kind nach ca. 60–90 Sekunden nicht rosig und die Atmung weiter unzureichend, wird intubiert und endotracheal beatmet. Kinder mit einem Apgar < 6 gehören auf eine Überwachungsstation.
- **Gruppe III** (Apgar 0–3 = schwergradige Depression): Diese Kinder werden sofort intubiert und mit Ambu-Beutel oder Beatmungsgerät beatmet. Bei einer Herzfrequenz < 60/Minute ist eine Herzmassage indiziert. Notfallmedikamente sind in Tab. 6.7 zusammengestellt.

Die **pulmonale Reanimation** (s. auch S. 384 ff) kann mit druckkontrollierten Beatmungssystemen erfolgen, bei schwerer Depression sind jedoch die **Intubation** und mechanische Ventilation vorzuziehen. Zur Entfaltung der Lungen können anfängliche Inspirationsdrücke von 25–30 cm H_2O (gelegentlich bis 40 cm H_2O) notwendig sein, nach Entfaltung der Lungen wird der Druck auf 15–20 cm H_2O reduziert. Ein endexspiratorischer Druck von 2–4 cm H_2O sollte stets beibehalten werden (PEEP). Die O_2-Sättigung wird transkutan (Pulsoxymeter) überwacht und sollte 94 % nicht übersteigen, da zu hohe Sauerstoffkonzentrationen über mehrere Stunden zu Gewebsschäden (bronchopulmonale Dysplasie, retrolentale Fibroplasie) führen können (s. S. 126). Die **Atemfrequenz** wird auf 60–80/min, das Inspirations-Exspirations-Verhältnis meist auf 1 : 2 eingestellt.

Bei fehlenden Herztönen oder Bradykardie unter 60 Herzschlägen/Minute muss eine **kardiale Reanimation (Herzmassage)** mit einer **Frequenz von 100–120/min** durchgeführt werden. Alternierend zur Herzmassage wird mit Tubus oder Maske in einem Verhältnis von 3 : 1 **beatmet** (**Frequenz ca. 30/min**). (Näheres s. S. 384 f und Abb. 13.34 sowie Abb. 13.35). Bleibt trotz suffizienter Reanimation und Beatmung der Erfolg aus (blasses Hautkolorit, Herzfrequenz < 60, keine Spontanatmung), muss an einen **Volumenmangel** oder **Pneumothorax** gedacht werden.

▶ **Merke.** Bei klinischen Zeichen eines Volumenmangels muss mit der sofortigen Infusion von 5–10 ml/kgKG Ringerlösung begonnen werden. Bis zur Verfügbarkeit geeigneter Erythrozytenkonzentrate gilt dies auch für kritische, akute Blutverluste (Hämatokrit unter 35 %).

Jede Asphyxie geht mit einer Azidose einher, die je nach Schwere und Dauer anfänglich mehr respiratorisch (durch CO_2-Retention), später durch Gewebshypoxie mehr metabolisch bedingt ist. Die Azidosekorrektur erfolgt durch Therapie der zugrunde liegenden Störung. Die routinemäßige/„blinde" Gabe von Natriumbikarbonat im Rahmen der Reanimation wird nicht mehr empfohlen.

▶ **Merke.** Im Allgemeinen ist große Zurückhaltung bei der Applikation von Natriumbikarbonat geboten, weil die Lösung hyperosmolar ist und damit zerebrale Blutungen auslösen kann. Bei respiratorischer Azidose ist die Verabreichung kontraindiziert, da sie zu einem weiteren CO_2-Anstieg führen würde.

Weitere Betreuung: Alle Kinder nach perinataler Asphyxie sowie Risikoneugeborene müssen genauestens überwacht werden. Kinder mit verzögerter Adaptation und Zeichen beginnender kardiorespiratorischer Insuffizienz und Frühgeborene werden in einem Inkubator oder im Wärmebettchen versorgt und erhalten unter Überwachung mit dem Pulsoxymeter bei Bedarf Sauerstoff (angestrebte präduktale O_2-Sättigung 86–94 %). Blutzucker, Hämatokrit und pH, p_aCO_2 (40–60 mmHg) sowie Blutdruck sind regelmäßig zu kontrollieren. Bei schwerer Asphyxie bietet die Hypothermiebehandlung eine neue Therapieoption.

6.1.7 Verlegung und Transport von Risikoneugeborenen

Die Notwendigkeit einer Verlegung in eine Neugeborenenintensivstation besteht, wenn eine Weiterbehandlung oder Diagnostik nach der Erstversorgung geboten ist, eine klinische Symptomatik weiterbesteht bzw. progredient ist und die eigenen Behandlungsmöglichkeiten erschöpft sind (Tab. 6.8).

6.8 Indikation zur Verlegung auf die Neugeborenenintensivstation (Auswahl)

- Neugeborene nach primärer Reanimation und Intubation
- Früh- und Neugeborene mit gestörter Anpassung, z. B. Atemstörung, Zyanose, Herzinsuffizienz
- sehr unreife Frühgeborene (< 34. SSW oder < 2000 g)
- Kinder mit diabetischer Fetopathie
- Kinder nach schwerer Gestose mit Morbus haemolyticus neonatorum
- Früh- und Neugeborene mit Fehlbildungen mit dringlicher Operationsindikation, z. B. Zwerchfellhernie, Myelomeningozele, Ösophagusatresie, Duodenalatresie
- hochgradig dystrophe Kinder mit einem Geburtsgewicht < 1500 g

Während des Transports müssen intensive ärztliche Überwachung und Behandlung gewährleistet sein.

Transport nur unter ärztlicher Überwachung.

▶ **Merke.** Der Transport ist eine pädiatrisch-intensivmedizinische Maßnahme!

▶ **Merke.**

6.2 Fehlbildungen

Mithilfe von Ultraschall, Amniozentese, Chorionzottenbiopsie, Chromosomenanalyse sowie der Magnetresonanztomografie können Fehlbildungen des Fetus erkannt und auch weitgehend differenziert werden. Die rechtzeitige (frühestmögliche) Diagnose und entsprechende Beratung haben große medizinische, aber auch menschliche und forensische Bedeutung. Nach genauer Abklärung muss mit den Eltern der Sachverhalt besprochen und das weitere Vorgehen gemeinsam beschlossen werden (weitere Führung, Planung eines nötigen Eingriffs oder Abbruch der Schwangerschaft).

Eine pränatale Diagnose mithilfe von Ultraschall, Amniozentese, Chorionzottenbiopsie, Fruchtwasser- und Chromosomenanalyse sowie MRT ermöglicht die frühe Erkennung vieler Fehlbildungen. Die Entscheidung über das weitere Vorgehen sollte nach dem Gespräch mit den Eltern stattfinden.

6.2.1 Choanalatresie

s. S. 814

6.2.2 Lippen-Kiefer-Gaumen-Spalte

s. S. 255 f

6.2.3 Ösophagusatresie

▶ **Definition.** Fibrotische Obliteration meist im mittleren Drittel des Ösophagus; häufig besteht eine Fistel zur Trachea.

▶ **Definition.**

Klassifikation: Es gibt verschiedene pathologisch-anatomische Formen, die nach Vogt eingeteilt werden (Abb. **6.4a**). In 90 % liegt eine untere Fistel (**Typ III b**) vor.

Klassifikation: Sie erfolgt nach Vogt (Abb. **6.4a**). In 90 % liegt **Typ III b** vor.

Ätiologie: In der 4.–6. Schwangerschaftswoche kommt es zu einer Entwicklungsstörung des Septum oesophagotracheale, die zu einer unvollständigen Trennung von Respirations- und Digestionstrakt führt.

Ätiologie: Unvollständige Trennung von Respirations- und Digestionstrakt.

Häufigkeit: Die Häufigkeit beträgt im Durchschnitt 1 : 2500 Geburten. Etwa 20 % der Kinder sind untergewichtig, bei etwa 50 % bestehen weitere Fehlbildungen (Duodenal-/Analatresie, Vitium cordis, urogenitale Fehlbildungen u. a.).

Häufigkeit: Beträgt 1 : 2500 Geburten, häufig liegen assoziierte Fehlbildungen vor.

Klinik: Da der Fetus – bedingt durch die Atresie – das Fruchtwasser nicht schlucken kann, resultiert ein Hydramnion, welches unbehandelt zur übermäßigen mechanischen Belastung des Uterus und damit zu einer vorzeitigen Wehentätigkeit und

Klinik: Die Unfähigkeit, Fruchtwasser zu schlucken, führt zum Polyhydramnion. Es kommt zu rezidivierenden **Zyanoseanfällen mit rasselnder Atmung** und **Herauswürgen schaumiger Flüssigkeit** (Abb. **6.4b**).

Wegen der Aspirationgefahr ist bis zur Abklärung mit der Verabreichung von Nahrung zu warten.

Frühgeburt führen kann. Postnatal fallen die Kinder durch rezidivierende **Zyanoseanfälle** mit **rasselnder Atmung, Hustenattacken** (Überlaufen von Speichel und Sekret aus dem Ösophagusblindsack in die Trachea) und **Herauswürgen schaumiger Flüssigkeit** auf (Abb. **6.4b**). Fütterungsversuche führen zur Aspiration der Nahrung mit nachfolgender Pneumonie, welche ihrerseits das Operationsrisiko erhöht.

▶ Merke.

▶ Merke. Kinder mit V. a. Vorliegen einer Ösophagusatresie dürfen nicht gefüttert werden.

6.4 Einteilung der Ösophagusatresien (Klassifikation nach Vogt)

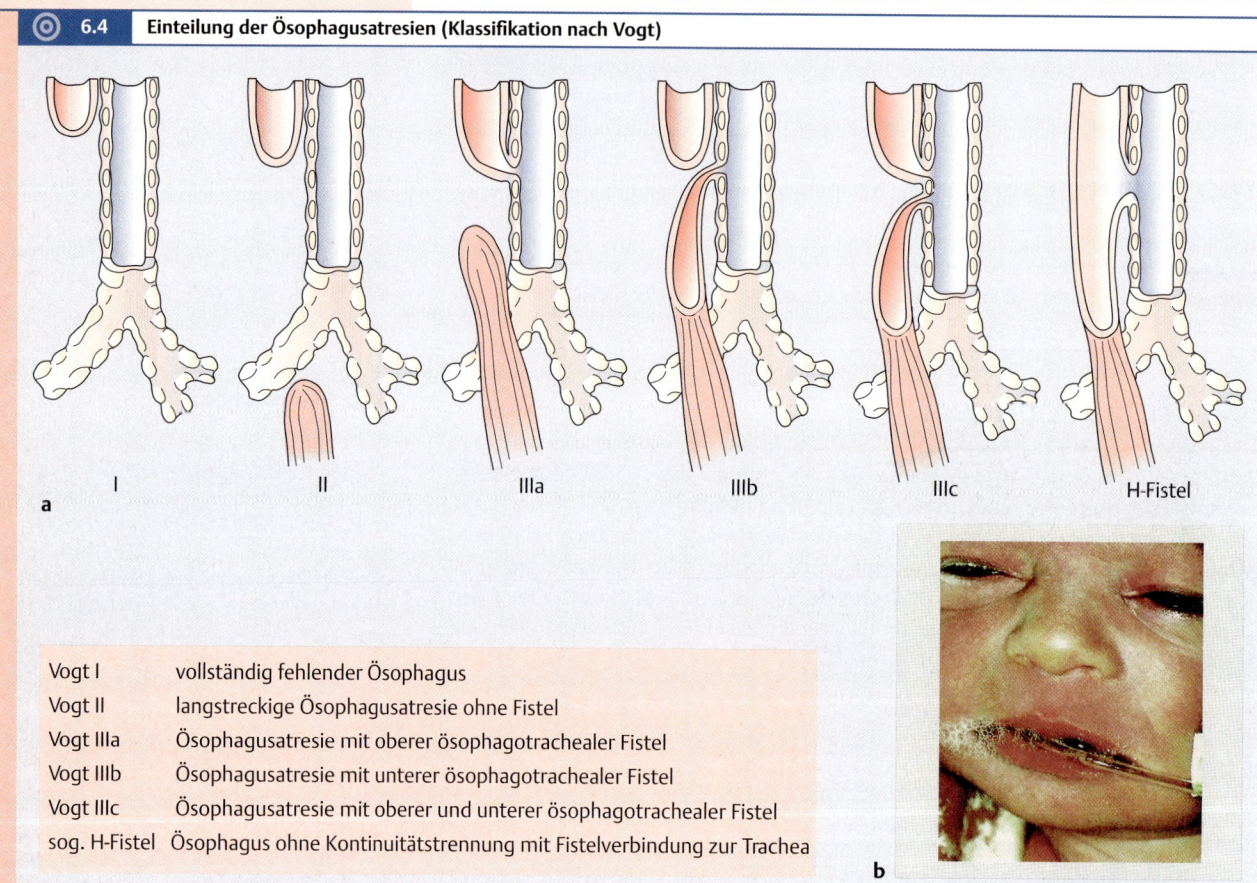

Vogt I	vollständig fehlender Ösophagus
Vogt II	langstreckige Ösophagusatresie ohne Fistel
Vogt IIIa	Ösophagusatresie mit oberer ösophagotrachealer Fistel
Vogt IIIb	Ösophagusatresie mit unterer ösophagotrachealer Fistel
Vogt IIIc	Ösophagusatresie mit oberer und unterer ösophagotrachealer Fistel
sog. H-Fistel	Ösophagus ohne Kontinuitätstrennung mit Fistelverbindung zur Trachea

a Pathologisch-anatomische Formen der Ösophagusatresien (aus: Henne-Bruns D. Dürig M. Kremer B. Duale Reihe Chirurgie. Thieme; 2003).
b Neugeborenes mit Ösophagusatresie. Auffälliges Speicheln trotz Absaugens und liegender Sonde.

Diagnostik: Die Diagnose wird durch Sondierung der Speiseröhre erhärtet. Kontrastmittel ist in der Regel nicht nötig.

Diagnostik: Die Sondierung der Speiseröhre mit einer weichen Magensonde ist obligat, wobei ein Stopp bei etwa 11–12 cm festzustellen ist (Cave: Ein Aufrollen der Sonde im Blindsack ist möglich). Bei der Ösophagusluftprobe werden 5 ml Luft über die Sonde insuffliert. Liegt eine Atresie vor, lässt sich ein zischendes oder gurgelndes Geräusch interskapulär oder über dem Jugulum auskultieren, jedoch nicht über der Magenblase.
Die radiologische Darstellung nach Luftfüllung zeigt in der Regel einen Blindsack in Höhe des 3. BWK.

Differenzialdiagnose:
- vermehrtes Speicheln nach Sectio (durch fehlendes Auspressen von Flüssigkeit)
- Fruchtwasseraspiration
- gestörter Schluckreflex
- Choanalatresie
- Ösophagusdivertikel, Ösophagusstenose, Achalasie.

Differenzialdiagnose:
- Neugeborene nach Kaiserschnittentbindung (sie zeigen oft vermehrte Flüssigkeits- und Schleimmengen in den oberen Luftwegen, da das Auspressen durch den normalen Geburtsakt unterblieben ist)
- Fruchtwasseraspiration
- gestörter Schluckreflex durch angeborene zerebrale Schädigungen oder geburtstraumatisch bedingte Läsionen mit Regurgitieren von Schleim und Flüssigkeit
- Choanalstenose und -atresie
- Ösophagusdivertikel, Ösophagusstenose, Achalasie.

Therapie: Wichtig sind die **präoperativen Maßnahmen:** häufiges Absaugen, evtl. Dauerabsaugung mit Replogle-Sonde, Lagerung in halbaufrechter Position zur Verhinderung der Aspiration von Magensaft. Parenteraler Ausgleich der Exsikkose, Korrektur der Azidose oder evtl. bereits vorhandener Elektrolytverschiebungen, antibiotische Behandlung der häufig schon existierenden Aspirationspneumonie. Eine **operative Versorgung** wird in der Regel **innerhalb der ersten 24 Lebensstunden** durchgeführt. Angestrebt wird eine primäre Anastomosierung der Ösophagusenden. Ist diese nicht möglich, erfolgt eine Bougierungsbehandlung und zunächst die Anlage einer Gastrostomie zur frühzeitigen enteralen Ernährung.

Prognose: Die Prognose wird wesentlich vom Reifezustand des Kindes (s. S. 100 f), von bestehenden Begleitfehlbildungen und vom Vorhandensein einer Pneumonie beeinflusst.

6.2.4 Omphalozele (Nabelschnurbruch)

▶ **Definition.** Kirsch- bis kindskopfgroße Nabelschnurhernie, die mit Peritoneum und Amnion bedeckt ist. Im Bruchsack sind Abdominalorgane (z. B. Darmschlingen, Leber) enthalten (Abb. **6.5**).

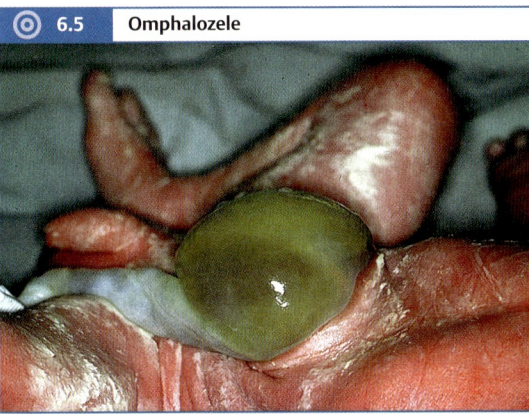

6.5 Omphalozele

Neugeborener Junge mit Nabelschnurbruch (Omphalozele). Durch den Bruchsack (Peritoneum und Amnion) sieht man die Leber schimmern.

Ätiologie und Häufigkeit: Mittelliniendefekt durch fehlende Rückbildung der Nabelschleife zwischen dem 32. und 70. Tag der Schwangerschaft. Die Häufigkeit beträgt ca. 1 : 5000 Geburten.

Komplikationen: Durch Ruptur des Bruchsackes vor, während oder nach der Geburt können eine Infektion und Peritonitis entstehen. Verletzungen können eine sekundäre Darmatresie verursachen.

▶ **Merke.** Bei etwa 50 % aller Patienten mit Omphalozele liegen begleitende Fehlbildungen wie z. B. Herzfehler und gastrointestinale Erkrankungen vor. Gehäuftes Vorkommen auch bei Trisomien und vielen Syndromen (> 30 %).

Therapie: Sofortiges Abdecken des Bruches mit feuchten sterilen Kompressen, Zugang intravenös und Verlegung in eine kinderchirurgische Klinik. Nach primärer Stabilisierung und Ausschluss weiterer Fehlbildungen besteht eine dringliche Operationsindikation! Ziel sind die Reposition der Abdominalorgane und der primäre Verschluss der Bauchdecke. Das Amnion der Plazenta des Neugeborenen kann ggf. als Peritonealersatz dienen. Bei der operativen Korrektur größerer Defekte ist eine zu starke intraabdominelle Druckerhöhung zu vermeiden, da diese zu Leber- und Darmnekrosen führen kann. Außerdem kann die Zwerchfellbeweglichkeit erheblich eingeschränkt werden. Deshalb muss in einigen Fällen die Erstkorrektur unter Zuhilfenahme von Interponaten aus prosthetischem Material durchgeführt werden.

Prognose: Sie hängt von Art und Größe des Defekts, vor allem aber von zusätzlichen Fehlbildungen (Herzfehler!) und vom Geburtsgewicht ab.

6.2.5 Gastroschisis

▶ **Synonym.** Laparoschisis

▶ **Definition.** Mediane Bauchspalte meist rechts vom Ansatz der Nabelschnur, mit offenem Vorfall von Darmanteilen bei fehlendem Bruchsack.

Ätiologie: Intrauterine vaskuläre Disruption.

Klinik: Bei Gastroschisis besteht nie ein Bruchsack, die Darmschlingen liegen frei, außerhalb des Körpers, sind ödematös verdickt und durch Fibrinauflagerungen miteinander verklebt. Im Gegensatz zur Omphalozele bestehen selten zusätzliche Fehlbildungen (Abb. **6.6**).

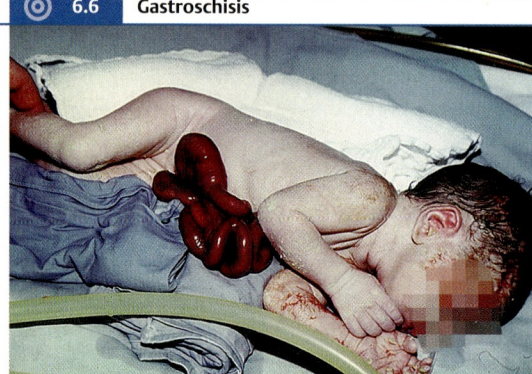

◉ **6.6 Gastroschisis**

Bei medianer Bauchspalte sind Dünn- und Dickdarm vorgefallen (kein Bruchsack).

Therapie: Abdecken mit feuchten, sterilen Kompressen, Legen einer i.v.-Infusion und Transport im Inkubator in eine kinderchirurgische Klinik. Es besteht eine absolute dringliche Operationsindikation mit Ziel der Reposition und Verschluss der Bauchdecke.

Prognose: Getrübt durch Gefahr der Peritonitis sowie in der Folge sich entwickelnde Darmstenosen und Rezidivileus. Es besteht ein hohes Risiko (ca. 7–15 %) für die Entwicklung einer nekrotisierenden Enterokolitis (NEK, s. S. 142 ff).

6.2.6 Neugeborenenileus

Allgemeines

Passagehindernisse sind durch Fehlbildungen des Darmes oder durch Einengung des Darmlumens von außen bedingt. Sie können in allen Darmabschnitten beobachtet werden. **Kardinalsymptome** des Ileus sind: **Erbrechen, Meteorismus** und **Stuhl-(Mekonium-)Verhalt**. Je höher das Hindernis, um so früher kommt es zum Erbrechen, je tiefer das Hindernis, desto ausgeprägter sind Meteorismus und Stuhlverhalt. Es lassen sich drei große Gruppen unterscheiden:
- **hoher** Ileus mit Hindernis in der Höhe des Duodenums und der Flexura duodenojejunalis
- **mittlerer** Ileus im Bereich des Jejunum und Ileum
- **tiefer** Ileus mit Hindernis an der Ileozökalklappe oder distal davon (Kolon, Rektum, Anus).

▶ **Merke.** Der Ileus beim Neugeborenen bedarf der frühestmöglichen Diagnose und Therapie (Operation).

Duodenalstenose/-atresie

▶ **Definition.** Komplette oder inkomplette Passagestörung des Duodenallumens.

Ätiologie und Häufigkeit: Vorkommen bei ca. 1 : 3000–5000 Geburten. Diese Hemmungsfehlbildung ist auf eine fehlende bzw. unvollständige Rekanalisation des in der Embryonalzeit obliterierten Duodenalkanals zurückzuführen. Intraluminale Membranen, Atresien oder Stenosen sind die Folge. Oft ist auch ein Pancreas anulare Ursache der Stenose (Entwicklungsstörung mit kompletter Pankreasringbildung).

Klinik: In der Schwangerschaft besteht oft ein Hydramnion. Postnatal kommt es zu frühzeitigem Erbrechen, das bei einem Verschluss distal der Papilla Vateri auch gallig sein kann. Der Oberbauch ist meist gebläht, der Unterbauch eingefallen. Der Mekoniumabgang kann normal bis verzögert sein.

Begleitfehlbildungen: Ösophagusatresie, Analatresie, Vitium cordis. Die membranöse Duodenalatresie ist häufig mit einer Trisomie 21 kombiniert.

Diagnostik: Neben dem klinischen Bild zeigt die Abdomenübersichtsaufnahme im Hängen typischerweise eine Dilatation von Magen und Duodenum und das **Double-Bubble-Phänomen** (doppelter Luft-Flüssigkeits-Spiegel in Magen und Duodenum). In den distalen Darmabschnitten findet sich keinerlei Luft (Abb. **6.7**). Alternativ ist eine Ultraschalldiagnostik möglich.

Ätiologie und Häufigkeit: Sie ist auf eine fehlende bzw. unvollständige Rekanalisation des in der Embryonalzeit obliterierten Duodenalkanals zurückzuführen (1 : 5000).

Klinik: Hydramnion, Kardinalsymptome (s.o.), frühzeitiges Erbrechen, das, wenn der Verschluss distal der Papilla Vateri liegt, oft gallig ist.

Begleitfehlbildungen: Ösophagusatresie, Analatresie, Morbus Down, Vitium cordis.

Diagnostik: Die Abdomenübersicht zeigt 2 Luftblasen in Magen und Duodenum (**Double-Bubble-Phänomen**, Abb. **6.7**).

6.7 Dünndarmatresie (Double-Bubble-Phänomen)

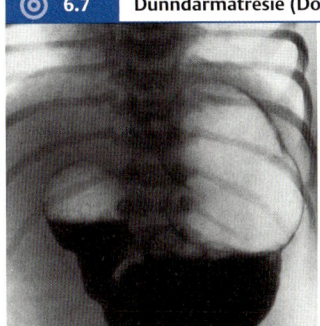
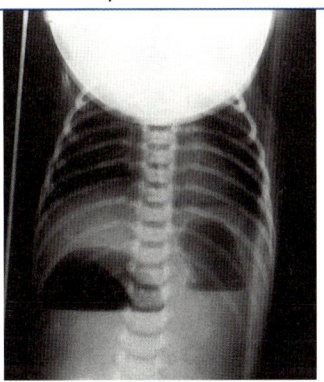

a Röntgenologische Darstellung (mit Kontrastmittel) des Double-Bubble-Phänomens bei hoher Dünndarmatresie.

b Typischer Röntgenbefund (ohne Kontrastmittel) bei Duodenalatresie mit Double-Bubble-Phänomen.

6.7

Differenzialdiagnose: Hiatushernie, Pylorusstenose, Malrotation, Darmatresien, Salzverlustsyndrom, zerebrales Erbrechen.

Therapie: Bei hohem Ileus ist die Frühoperation am 1. oder 2. Lebenstag indiziert. Das Vorgehen richtet sich nach dem Befund.

Prognose: Nach kompletter chirurgischer Korrektur ist die Prognose in der Regel gut.

Differenzialdiagnose: s. Haupttext.

Therapie: Operation am 1. oder 2. Lebenstag.

Prognose: In der Regel gut.

Analatresie

▶ **Definition.** Äußerer Verschluss des Enddarms. Ein Durchtritt des Stuhls nach außen ist dadurch nicht möglich.

Klinik: Die postnatale rektale Temperaturmessung ist nicht möglich. Bei vorhandener urethraler oder vaginaler Fistel kann der Stuhl auf atypischem Weg entleert werden. Bei fehlender Fistel kommt es rasch zu einer Ileussymptomatik.

Diagnostik: Röntgen-Abdomenleeraufnahme im seitlichen Strahlengang in Bauchhängelage. Durch äußere Markierung des Analringes kann die Länge der Atresie dargestellt werden. Die Fisteldarstellung erfolgt mit Kontrastmittel. Eine zuverlässige Diagnosestellung der Analatresie ist meist auch mittels Sonografie möglich.

Therapie: Die chirurgische Korrektur mit Durchzug des Enddarms nach außen erfolgt meist über den Zwischenschritt der Anlage eines doppelläufigen Anus praeter für ein Jahr.

Analatresie

▶ **Definition.**

Klinik: Bei vorhandener urethraler oder vaginaler Fistel atypische Stuhlentleerung, sonst rasche Entwicklung eines Ileus.

Diagnostik: Röntgen-Abdomenleeraufnahme in Bauchhängelage mit Markierung des Analringes. Fisteldarstellung mit Kontrast; Sonografie.

Therapie: Chirurgische Korrektur mit dem Ziel der Stuhlkontinenz.

6.2.7 Malrotationen

▶ **Definition.** Störung der Darmdrehung während der Embryonalentwicklung und mangelhafte Befestigung des Mesenteriums an der hinteren Bauchwand.

Klassifikation:
- **Nonrotation:** Entwicklungsstillstand nach 90°-Drehung der Nabelschleife (häufig zusätzliche Fehlbildungen wie Omphalozele oder Zwerchfellhernie).
- **Malrotation I:** Stillstand der Drehung nach 180°. Das Zökum liegt im rechten Oberbauch vor dem Dünndarm.
- **Malrotation II:** nach normaler 90°-Drehung Rück- bzw. Fehldrehung um 90° oder 180°. Der Dünndarm liegt vor dem Kolon.

Klinik: Die Symptome variieren stark und können von Erbrechen über Dystrophie, rezidivierenden Ikterus bis zum Bild des akuten Abdomens durch Darmwandgangrän infolge **Volvulus** (Drehung der Darmschlingen um die Mesenterialwurzel) reichen. Dieser tritt in der Regel bereits in der Neugeborenenperiode auf. Die Malrotation kann auch völlig symptomlos verlaufen.

Diagnostik und Therapie: Gegebenenfalls klinisches Bild des Ileus; die Röntgenaufnahme vom Abdomen im Hängen kann eine Doppelspiegelbildung zeigen, bei Kontrastmitteleinlauf abnormale Lage des Zökums. Operative Intervention erforderlich.

6.2.8 Megacolon congenitum (Morbus Hirschsprung)

s. S. 269f

6.2.9 Mekoniumileus

▶ **Definition.** Das Lumen des unteren Ileums ist durch zähes eingedicktes Mekonium verlegt.

Ätiologie und Pathogenese: In über 95% der Fälle ist der Mekoniumileus Ausdruck einer **Mukoviszidose** (s. S. 314). Etwa 10–20% der Kinder mit Mukoviszidose sind betroffen. Durch einen hohen Gehalt an Albumin und Mukoprotein ist das Mekonium besonders zäh bzw. die Proteine aus intestinalen Sekreten und verschluckter Amnionflüssigkeit werden durch die verminderte exokrine Pankreasfunktion nicht ausreichend abgebaut.

Klinik und Diagnostik: Das klinische Bild entspricht einem tiefen Dünndarmileus und ist charakterisiert durch **fehlenden Mekoniumabgang, stark geblähtes Abdomen, galliges Erbrechen** und **Ikterus**. Die Symptome treten mitunter erst nach Tagen auf, da der Verschluss relativ tief liegt.
Charakteristisch sind die tastbaren, perlschnurartig angeordneten festen, zähen Mekoniumballen im stark kontrahierten Dünndarm. Im Röntgenbild fehlen, bedingt durch die klebrige Eigenschaft des Mekoniums, häufig die Spiegelbildungen. Proximal vom Verschluss ist der Darm erweitert, distal hypoplastisch (**Mikrokolon**, [Abb. **6.8**]). Gelegentlich finden sich intraabdominale Verkalkungen nach Perforation. Eine Ultraschalldiagnostik ist ebenfalls möglich.

Therapie: Besteht zum Zeitpunkt der Diagnose keine Perforation, so kann durch einen Kontrastmitteleinlauf (Gastrografin), eventuell auch durch Gabe von Pankreasfermenten versucht werden, die Ausscheidung des Mekoniums zu erreichen. Das Kontrastmittel bewirkt einen Flüssigkeitseinstrom in den Darm und regt die Peristaltik an (Cave: Mukosaschädigung). Bei akuter Symptomatik ist die Operation jedoch nicht zu umgehen, da mit dem gleichzeitigen Vorliegen einer Atresie, eines Volvulus, einer Minderperfusion des Darmes oder einer Perforation mit Mekoniumperitonitis gerechnet werden muss.

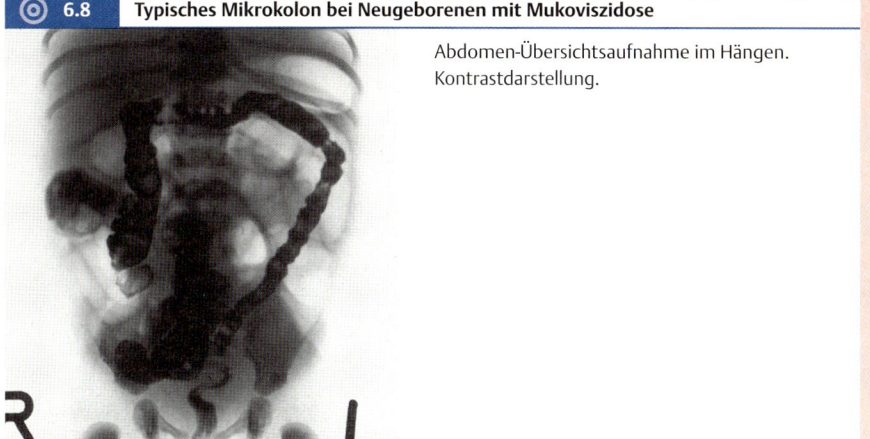

6.8 Typisches Mikrokolon bei Neugeborenen mit Mukoviszidose

Abdomen-Übersichtsaufnahme im Hängen. Kontrastdarstellung.

6.2.10 Intra- und extrahepatische Cholestase

Pathogenese: Grundsätzlich kann man zwischen intra- und extrahepatischer Cholestase unterscheiden, deren gemeinsames Merkmal der **gestörte Abfluss der Galle** ist. Eine intrahepatische Cholestase kann durch hepatozelluläre Störungen (z.B. Stoffwechselerkrankungen, Infektionen, toxische und genetische Faktoren) oder intrahepatische Gallengangsatresien, -dysplasien hervorgerufen werden. Bei der extrahepatischen Cholestase sind ausschließlich die extrahepatischen Gallengangswege betroffen. Durch den Gallerückstau kommt es zu Veränderungen der Leber mit Bildung von Gallethromben, Schädigung der Hepatozyten und zu einer überwiegend konjugierten Hyperbilirubinämie.

Ätiologie: Die Ätiologie der **extrahepatischen Gallengangsatresie** ist uneinheitlich, z.T. werden embryonale Fehlbildungen angenommen, z.T. dürfte es sich um erworbene Cholangiopathien infektiöser und toxischer Genese handeln.
Bei der **intrahepatischen Cholestase** spielen neben der neonatalen Hepatitis angeborene Stoffwechselkrankheiten eine wichtige Rolle (Galaktosämie, Fruktoseintoleranz, Tyrosinose, α_1-Antitrypsin-Mangel, zystische Fibrose). Die selteneren intrahepatischen Atresien oder Dysplasien der Gallenwege sind z.T. vererbbar oder aber auch durch prä- und postnatale Infektionen und Entzündungen (Sepsis, Rubeolen, Zytomegalie, Hepatitis) ausgelöst. Ähnliche Krankheitsbilder können bei Mukoviszidose, Atresien im Magen-Darm-Kanal, Hypothyreose und Morbus Down gesehen werden. Auch zahlreiche Medikamente können Leberzellschäden und eine Cholestase verursachen.
Bei übermäßigem Anfall von Bilirubin durch Hämolyse bei Rh- oder AB0-Inkompatibilität kann es ebenfalls zum intrahepatischen Gallenstau mit Ausbildung von Gallethromben kommen. Unter Anstieg von konjugiertem und unkonjugiertem Bilirubin entwickelt sich das klinische Bild eines Verschlussikterus, früher auch „**Syndrom der eingedickten Galle**" genannt (klingt in der Regel nach mehreren Wochen wieder ab).

Klinik: Trotz der sehr unterschiedlichen Grundkrankheiten ist das klinische Bild beim Neugeborenen recht uniform. Wichtigstes Frühsymptom ist der **Ikterus**, der im Lauf der ersten beiden Lebenswochen auftritt und langsam zunimmt (bis zur Geburt erfolgt die Ausscheidung des Gallenfarbstoffes über die mütterliche Leber). Die Leber ist vergrößert, die Stühle sind meist acholisch, der Harn dunkel und die Kinder gedeihen schlecht. Die vollständige Atresie oder Agenesie der extrahepatischen Gallenwege führt zu **Verschlussikterus** mit anfänglich vorwiegend direktem, später auch indirekt reagierendem Bilirubin. Schon frühzeitig (nach ca. 2–3 Monaten) entwickelt sich eine **biliäre Zirrhose** mit Hepatosplenomegalie und Aszites.

Diagnostik: Neben Klinik und Verlauf erlauben die **Laborbefunde** meist eine Zuordnung (Tab. 6.9), eine Differenzierung mithilfe von Ultraschall und Szintigrafie oder MR-Cholangiografie kann jedoch äußerst schwierig sein. Der Nachweis einer Gallengangsobstruktion gelingt nicht immer, sodass mitunter eine Biopsie notwendig ist. Bei der extrahepatischen Form findet man histologisch neben gestauten Gallekapillaren Riesenzellen, womit die Unterscheidung von der neonatalen Riesenzellhepatitis mit Cholestase schwierig wird. In seltenen Fällen ist eine Cholangiografie und ggf. eine Laparotomie notwendig.

Tab. 6.9 Labordiagnostik bei Erkrankungen der Leber und Gallenwege

Ursache	wegweisende Laborparameter
hepatozelluläre Schädigung	erhöht: GOT, GPT, GLDH, γ-GT erniedrigt: Cholinesterase, Albumin, Quick
Cholestase	erhöht: Bilirubin konjugiert und unkonjugiert, LAP, γ-GT
bei Infektionsverdacht	IgM-Antikörpernachweis oder direkter Antigennachweis mit PCR bei: Zytomegalie, Röteln, Herpes simplex, Hepatitis B, Hepatitis C, Lues, Toxoplasmose, Listeriose

Therapie: Therapie der Wahl ist bei extrahepatischer Gallengangsatresie die Hepato-Porto-Jejunostomie nach Kasai, die bereits in den ersten 2 Lebensmonaten erfolgen sollte, um einen frühen Leberschaden zu vermeiden. Die Operation verbessert bei ca. 80 % der Patienten den Gallenabfluss. Bei intrahepatischen Cholestasen ist eine kausale Behandlung durch eine Transplantation möglich, häufig bleibt lediglich die symptomatische Therapie.

Prognose: Je nach Genese und Schwere der Erkrankung ist die Prognose sehr unterschiedlich und reicht von Heilungen über protrahierte Verlaufsformen bis zur Entwicklung einer Zirrhose mit geringer Lebenserwartung bei nicht korrigierbarem Verschluss.

6.2.11 Fehlbildungen des Urogenitaltraktes

Viele Fehlbildungssyndrome und chromosomal bedingte Fehlbildungen sind mit Malformationen des ableitenden Harnsystems vergesellschaftet. Insgesamt betreffen **30–40 % aller Organfehlbildungen** den Urogenitaltrakt. Bleiben Fehlbildungen, insbesondere solche mit obstruktiven Veränderungen im Bereich der ableitenden Harnwege unerkannt, können irreversible Schäden resultieren. Die Früherfassung ist daher auch für die genetische Beratung der Eltern wichtig, da für viele Fehlbildungen das Wiederholungsrisiko erhöht ist (s. S. 400 ff).

6.2.12 Dysrhaphien

s. S. 718 ff.

6.3 Geburtstraumatische Schädigungen

6.3.1 Caput succedaneum (Geburtsgeschwulst)

Am vorangehenden Kindesteil entsteht durch Druck und Stauung von Blut- und Lymphgefäßen eine ödematöse Schwellung, häufig verbunden mit petechialen Hautblutungen. Die Kopfgeschwulst ist zwischen Galea aponeurotica und Periost lokalisiert. Knochengrenzen und Mittellinie werden überschritten und bilden sich ohne Behandlung innerhalb von Stunden oder wenigen Tagen zurück (Abb. **6.9a**).

6.3 Geburtstraumatische Schädigungen

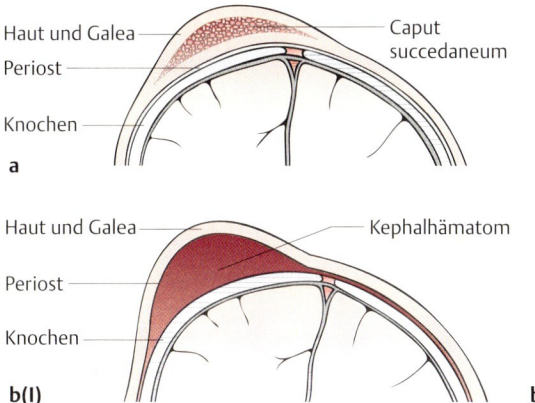
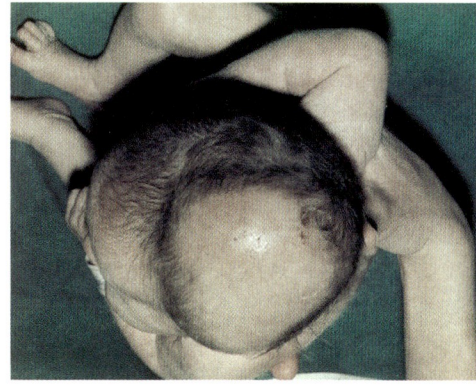

6.9 Caput succedaneum (a) und Kephalhämatom (b)

Besonders gut ist hier die Begrenzung des Hämatoms durch Sagittal- und Stirnnaht zu sehen (aus: Stauber M, Weyerstahl T. Duale Reihe Gynäkologie und Geburtshilfe. Thieme; 2005).

6.3.2 Kephalhämatom (Kopfblutgeschwulst)

▶ **Definition.** Durch tangential einwirkende Kräfte kommt es zur Verschiebung **zwischen Knochen und äußerem Periost** mit Zerreißung kleiner Gefäße und Blutung in diesem Bereich. Gelegentlich besteht eine kleine Fissur oder Infraktion (unvollständige Fraktur) der Schädelknochen.

Häufigkeit: 0,5–3 % aller Neugeborenen.

Klinik: Das Kephalhämatom ist meist im Bereich der Ossa parietalia lokalisiert. Es ist anfänglich schlaff, füllt sich aber rasch mit Blut und imponiert dann als prallelastische Schwellung. Gewöhnlich ist es einseitig, kann aber auch beidseitig auftreten und ist **immer durch die Schädelnähte begrenzt** (Abb. **6.9b**). Ausgeprägte Kephalhämatome können zu einer transfusionsbedürftigen Anämie oder zum akuten Blutungsschock führen. Die Resorption des Hämatoms erfolgt im Verlauf einiger Wochen.

Differenzialdiagnose:
- **Caput succedaneum:** teigig, nicht fluktuierend, nicht an Schädelnähte gebunden.
- **subaponeurotische Blutung** (Kopfschwartenhämatom): erstreckt sich über Knochengrenzen und kann zu erheblichem Blutverlust führen (cave: erhöhte Blutungsneigung!).
- **Enzephalozele:** Lage im Bereich der Nähte oder der Fontanelle, leichte Pulsation, Größenzunahme bei Pressen und Schreien.

Therapie: In der Regel keine. Eine Punktion sollte wegen der Gefahr der Sekundärinfektion vermieden werden.

6.3.3 Adiponecrosis subcutanea (subkutane Fettgewebsnekrose)

▶ **Definition.** Subkutane Verhärtung von unterschiedlicher Größe und relativ scharfrandiger Begrenzung, die mit der darüber gelegenen normalen oder leicht geröteten Haut verbacken und auf der Unterlage gut verschieblich ist.

Ätiologie und Pathogenese: Die selten auftretende subkutane Fettgewebsnekrose kann durch Druck oder Kälte, bevorzugt bei makrosomen Kindern oder nach Zangenentbindung entstehen (Pannikulitis?) und entwickelt sich meist erst während der 1. oder 2. Lebenswoche.

Differenzialdiagnose: Phlegmone, Erysipel, Sklerem.

Therapie: Neigung zur spontanen Rückbildung, keine Therapie erforderlich.

6.3.4 Muskelverletzungen

Tortikollis (Schiefhals)

Er entsteht durch **Verletzungen des M. sternocleidomastoideus während der Geburt**, meist bei Beckenendlage. In Folge einer Hämatomausbildung kommt es zur narbigen Verkürzung des Muskels und innerhalb einiger Wochen zum Schiefhals. Dieser ist vom angeborenen, durch **intrauterine Störungen** entstandenen Schiefhals abzugrenzen. Die einseitige Verkürzung des Muskels führt zur typischen, mehr oder weniger fixierten Schräghaltung des Kopfes zur kranken, mit Wendung des Kinns zur gesunden Seite.

Therapie: Regelmäßige krankengymnastische Übungen und korrigierende Lagerungen fördern den Heilungsprozess. Nur in Ausnahmefällen ist eine operative Korrektur notwendig.

6.3.5 Verletzungen des Extremitätenskeletts

Klavikulafraktur

Ätiologie und Häufigkeit: Bei der Geburt übergewichtiger Kinder bzw. bei unsachgemäßer Entwicklung der Schulter kann es zur Fraktur des Schlüsselbeins kommen. 1–2 % aller Kinder sind betroffen.

Klinik und Diagnostik: In der Regel symptomarmer Verlauf, oft zeigt sich eine **Schonhaltung** des Armes. Der Moro-Reflex ist am betroffenen Arm abgeschwächt oder aufgehoben. Im Bereich des Schlüsselbeins bemerkt man eine **Schwellung** und bei der Palpation eine **Krepitation**. Die Fraktur wird oft erst an der Kallusbildung durch Entwicklung eines derben Knotens erkannt. Eine beweisende Röntgenaufnahme ist nur in seltenen Ausnahmefällen erforderlich.

Differenzialdiagnose: Plexuslähmung, Frakturen im Bereich des Oberarms und der Schulter.

Therapie und Prognose: Die Prognose ist gut, in der Regel ist keine spezielle Therapie notwendig.

6.3.6 Verletzung peripherer Nerven

Fazialisparese

▶ **Definition.** Geburtstraumatisch hervorgerufene Lähmung aller vom N. facialis (N. VII) innervierten Muskeln.

Ätiologie und Häufigkeit: Sie ist die **häufigste geburtstraumatische Schädigung** peripherer Nerven und wird bei etwa 1–2 ‰ aller Neugeborenen beobachtet. Die Lähmung entsteht gewöhnlich bei **Zangengeburt** durch Kompression der peripheren Äste des N. facialis, besonders wenn der Zangenlöffel schräg angelegt wurde, oder durch Aufpressen des Kopfes auf das mütterliche Promontorium bei prolongierter Geburt.

Klinik: Augenfällig ist der fehlende Lidschluss in Ruhe auf der betroffenen Seite, beim Schreien wird der Mund zur gesunden Seite verzogen, auf der erkrankten Seite fehlt die Nasolabialfalte (Abb. 6.10). Gelegentlich ist auch der Stirnast des N. facialis betroffen.

Differenzialdiagnose: Differenzialdiagnostisch ist das schiefe Schreigesicht, das durch eine angeborene Hypoplasie/Agenesie des M. depressor anguli oris bedingt ist, zu unterscheiden, bei dem in 45 % der Fälle weitere angeborene Fehlbildungen zu finden sind.

Therapie und Prognose: Das Auge muss ggf. mit Salben vor Austrocknung geschützt werden. Die Prognose ist gut, die Symptome bilden sich bei ca. 90 % der Betroffenen innerhalb weniger Wochen vollständig zurück. Bei Kernaplasie ist keine Änderung des Befundes zu erwarten.

6.3 Geburtstraumatische Schädigungen

6.10 Neugeborenes mit Fazialisparese

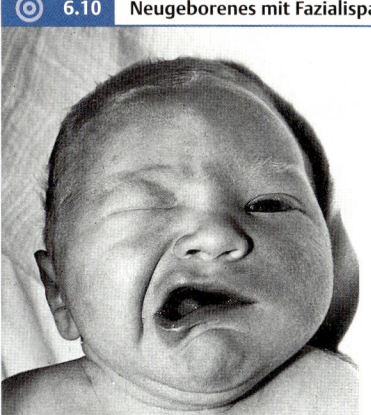

Fazialisparese links, 2. und 3. Ast betroffen. Fehlender Lidschluss links, Verziehen des Mundwinkels auf die gesunde Seite (hier also nach rechts unten), die Nasolabialfalte links fehlt.

Lähmung des Plexus brachialis

Obere Plexuslähmung (Erb-Duchenne)

▶ **Definition.** Geburtstraumatisch bedingte Schädigung der Nervenfasern der Segmente C5 und C6 mit Lähmung der entsprechenden Muskeln sowie Sensibilitäts- und Schweißsekretionsstörungen der betroffenen Regionen (Abb. **6.11a**).

6.11 Lähmung des Plexus brachialis

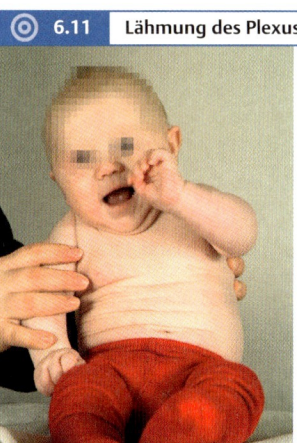
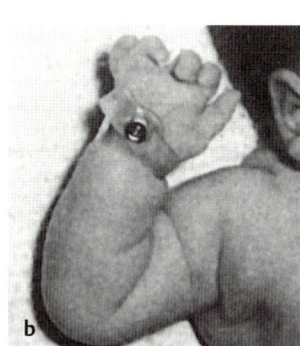

a Obere Plexuslähmung (Erb-Lähmung): Rechter Arm hängt adduziert und innenrotiert herab (aus: Rath W, Gembruch U, Schmidt S, Hrsg. Geburtshilfe und Perinatalmedizin. Thieme; 2010)
b Untere Plexuslähmung (Klumpke-Lähmung): charakteristische Pfötchenstellung (aus: Niessen KH. Pädiatrie. Thieme; 2001).

Ätiologie: Zerrung des Plexus durch starke Lateralflexion des Kopfes oder durch starken Zug am Arm während der Geburt. Bevorzugt tritt die Lähmung nach Zangenentbindungen oder bei kindlichen Missverhältnissen auf. Betroffen sind die Mm. rhomboideus major, teres major, pectoralis, deltoideus, biceps brachii, brachialis und brachioradialis.

Klinik und Diagnostik: Die Symptomatik ist charakterisiert durch **Adduktion und Innenrotation** des Armes sowie **Streckung im Ellbogengelenk.** Die Finger können bewegt werden. Hebt man den Arm, so fällt er schlaff auf die Unterlage zurück. Moro-, Bizeps- und Radialisreflexe können nicht ausgelöst werden. Sind die vorderen Wurzeln der Segmente C4 bzw. C7 miteinbezogen, resultiert eine Zwerchfelllähmung (Dyspnoe möglich!) bzw. eine Parese des M. triceps brachii. Folge der oberen Plexuslähmung kann ein Wachstumsrückstand des Armes sein.

Therapie und Prognose: Entsprechen der unteren Plexuslähmung (s. u.).

Untere Plexuslähmung (Klumpke)

▶ **Definition.** Geburtstraumatisch bedingte Schädigung der Segmente C7, C8 und Th1 mit Lähmung der entsprechenden Muskeln sowie Sensibilitäts- und Schweißsekretionsstörungen der betroffenen Regionen.

Ätiologie: Entspricht der bei oberer Plexuslähmung (s. o.), betroffen sind jedoch der N. medianus und N. ulnaris mit Parese des M. flexor ulnaris, des M. flexor digitorum und der kleinen Handmuskeln, häufig sind auch die Strecker betroffen.

Klinik: Handgelenk und Finger können nicht bewegt werden, der Greifreflex fehlt. Die Hand befindet sich in charakteristischer „**Pfötchenstellung**" (Abb. **6.11b**). Bei gleichzeitiger Schädigung des Ramus communicans der zervikalen Sympathikusfasern kommt es zur ipsilateralen Lähmung von Augenmuskeln mit Ptosis, Miosis und Enophthalmus (**Horner-Syndrom**).

Differenzialdiagnose: Parrot-Scheinlähmung (bei Lues), Epiphysenlösung oder Fraktur des Humerus.

Therapie: Lagerung in Mittelstellung, um einer Überdehnung von Muskeln und Gelenkkapsel vorzubeugen. Nach 2–3 Wochen Beginn mit Physiotherapie und Bewegungsmassage (ggf. Elektrotherapie). In seltenen Fällen ist eine neurochirurgische Behandlung nötig.

Prognose: Im Allgemeinen günstig, abgesehen von schweren Schäden der Nervenwurzeln.

6.3.7 Verletzungen innerer Organe

Verletzungen innerer Organe (z. B. Leber-/Milzruptur, Nebennierenblutung) sind selten. Neben einer **geburtstraumatischen Genese** sind ursächlich **Gerinnungsstörungen, Asphyxie** und **Schock** in Erwägung zu ziehen.

6.4 Neurologische Erkrankungen

6.4.1 Intrakranielle Blutungen

▶ **Merke.** Intrakranielle Blutungen bei reifen Neugeborenen unterscheiden sich ganz wesentlich in Entstehung und Morphologie von denen bei unreifen Kindern.

Intrakranielle Blutungen bei reifen Neugeborenen

Ätiologie: Sie sind meist **geburtstraumatisch** bedingt und entstehen durch mechanische Einwirkung (bei Zangengeburt, übermäßiger Deformierung und Verschiebung der Schädelknochen, schwerer Entwicklung aus Beckenendlage oder bei engem Becken). Die Blutungen entstehen durch Einrisse im Tentorium, der Falx cerebri, des Sinus sagittalis, Sinus rectus, Sinus transversus oder der V. Galeni (V. magna cerebri) und breiten sich hauptsächlich im Subdural- oder Subarachnoidalraum aus. Sie sind heute meist vermeidbar und daher selten geworden. Daneben kommen Thrombopenien (z. B. bei der neonatalen Alloimmunthrombopenie) oder Störungen der plasmatischen Gerinnung als Ursache einer Hirnblutung beim reifen Neugeborenen infrage.

Klinik: **Leichte Blutungen** können symptomlos bleiben oder zu uncharakteristischen Zeichen wie: blasses Aussehen, Apathie, Übererregbarkeit, schrilles Schreien, Fäusteln (Apathie-Hyperexzitabilitäts-Syndrom) oder Atemstörungen (z. B. transitorische Tachypnoe), führen. Ausgeprägte Symptome mit Rigidität der Muskulatur, Streckhypertonie, Anisokorie und Pupillenstarre, Krämpfe und Koma weisen auf eine **schwere Blutung** hin, die bis zum Tod führen kann.

Diagnostik: Bei neurologisch auffälligen Reifgeborenen mit V. a. eine intrakranielle Blutung kann die Diagnose in der Regel durch Schädelsonografie gestellt werden. Gelegentlich ist eine Schnittbildgebung, meist eine Kernspintomografie, notwendig.

Therapie: Schockbekämpfung, Ruhigstellung und Substitution von Blut und Gerinnungsfaktoren können den Zustand stabilisieren. Bei ausgedehnten Blutungen kann eine Operationsindikation bestehen.

6.4 Neurologische Erkrankungen

Komplikationen und Prognose: Geringe subdurale Blutungen aus oberflächlichen zerebralen Venen werden meist resorbiert und hinterlassen keine bleibenden Schäden. Bei ausgedehnteren Blutungen bilden sich gelegentlich Membranen mit Entwicklung eines chronisch subduralen Hämatoms oder Hygroms, es können ein Hydrozephalus oder neurologische Spätfolgen (Residualsyndrom) mit ungünstiger Prognose entstehen.

Intrakranielle Blutungen bei Frühgeborenen

Beim Frühgeborenen stehen die periventrikuläre Leukomalazie, subependymale bzw. peri- und intraventrikuläre Blutungen im Vordergrund.

Klassifikation: Die Blutungen werden aufgrund ihrer Schwere verschiedenen Stadien zugeteilt (Abb. **6.12**).

6.12 Schematische und sonografische Darstellung der Hirnblutung beim Frühgeborenen

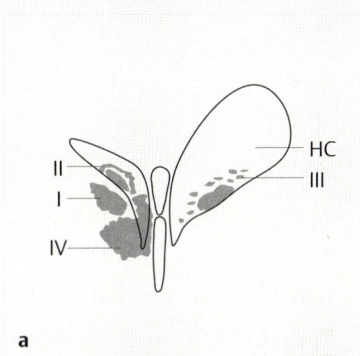
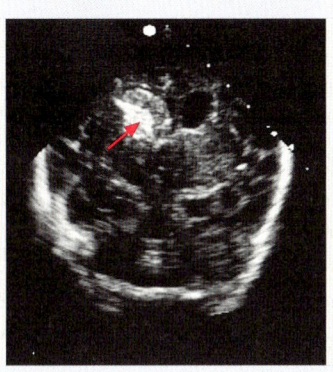

a Schematische Darstellung der 4 Stadien der Hirnblutung beim Frühgeborenen (HC = Hydrocephalus). Die Stadien werden nach L. A. Papile wie folgt eingeteilt:
- Stadium I: isolierte Blutung in die germinale Matrix
- Stadium II: intraventrikuläre Blutung ohne Ventrikeldilatation
- Stadium III: intraventrikuläre Blutung mit akuter Ventrikeldilatation
- Stadium IV: intraventrikuläre und intraparenchymatöse Blutung

Nach DEGUM (seit 1998 Klassifikation in Deutschland) werden die Hirnblutungen beim Frühgeborenen wie folgt eingeteilt:
- Grad I: subependymale Blutung
- Grad II: intraventrikuläre Blutung < 50 % des Ventrikelvolumens
- Grad III: intraventrikuläre Blutung > 50 % des Ventrikelvolumens
- Hämorrhagische Infarzierung des Hirnparenchyms: eigene Identität.

b Sonografische Darstellung einer intraventrikulären Blutung im Stadium III nach Papile.

Ätiologie und Pathogenese: Bei den zu früh geborenen Kindern sind die Unreife des Gewebes, eine gestörte Autoregulation der zerebralen Durchblutung sowie eine erhöhte Fragilität der Kapillaren von Bedeutung. Ursächlich stehen Hypoxie, Hypo- und Hyperkapnie im Vordergrund. Zusätzlich können belastende Faktoren wie Hypothermie, Blutdruckschwankungen, Beatmung, Verabreichung von Bikarbonat, Transport und grobe Handhabung (s. S. 804 f), eine subependymale Blutung ohne oder mit Ventrikeleinbruch oder auch eine Zellschädigung und Nekrose in der periventrikulären weißen Substanz (= periventrikuläre Leukomalazie) auslösen oder fördern.

Häufigkeit: Betrifft bis zu 25 % der Kinder mit einem Geburtsgewicht < 1500 g.

Klinik: Geringe Blutungen (Stadium I und II) und Leukomalazien sind meist symptomlos. Ausgeprägtere Hämorrhagien (Stadium III und IV) können hingegen zu vielfältigen Störungen führen: unregelmäßige Atmung, Apnoe, Bradykardie, Blässe oder Zyanose, Blutdruckabfall, Bewusstseinstrübung, muskuläre Hypotonie oder Krämpfe. Infolge einer intraventrikulären Blutung kann es zu Temperaturlabilität, Hämatokritabfall, aber auch zu einer Hyperglykämie und Hyperkaliämie kommen.

Diagnostik: Ultraschall und Kernspintomografie (MRT) lassen Zeitpunkt, Ausdehnung und Verlauf einer intraventrikulären Hämorrhagie (IVH) erkennen (Abb. **6.12**).

Therapie: Symptomatisch: Vermeidung jeglicher Belastung und intensive Überwachung. Regelmäßige Kontrolle von BB, RR, BZ, Blutgasen, Gerinnung und Elektrolyten.

Prognose und Nachsorge: Bei leichten Blutungen gut, bei schweren Blutungen zerebrale Schäden möglich und Zunahme der Letalität. Die periventrikuläre Malazie mit Zysten führt oft zur Zerebralparese.

Nachuntersuchungen sind erforderlich.

6.4.2 Neugeborenenkrämpfe

Ätiologie und Häufigkeit: Stoffwechselstörungen, Hypoxie, Infektionen und Traumen können bei 0,2–1 % aller Neugeborenen zu Krämpfen führen.

Klinik: Muskelzuckungen, Apnoe, Apathie und Koma sind wesentlich häufiger als generalisierte Krampfanfälle. Klonische Krämpfe treten häufiger bei reifen Kindern, Streckkrämpfe eher bei Frühgeborenen auf. Krampfanfälle können sich auch subtil durch Gähnen, Schmatzen oder feine Zuckungen äußern.

▶ **Merke.**

Diagnostik: Obligate Untersuchungen sind: Blutzucker, Kalzium, Natrium, Magnesium, Blutbild, Liquor, Ultraschall, evtl. Schnittbilddiagnostik (MRT), Ausschluss von Stoffwechselkrankheiten.

Therapie: Sofortige Behandlung entsprechend der Häufigkeit der Ursachen:

I. Glukose 10 % Bolus, 1,5–2,5 ml/kgKG i.v.
II. Kalziumglukonat 10 %, 1 ml/kgKG i.v.

Bei Anhalten der Krämpfe **Phenobarbital** 10–20 mg/kgKG i.v. Wenn ohne Effekt **Phenytoin** 10 mg/kgKG (unter Kontrolle von Blutdruck und Herzfrequenz). Bei Therapieresistenz und V.a. Vitamin-B$_6$-Mangel gibt man unter EEG-Kontrolle **50–100 mg Vitamin B$_6$** i.v.

6 Erkrankungen in der Neugeborenenperiode

Bei V.a. subdurale oder subarachnoidale Blutungen ist mit der MRT eine bessere Beurteilung als mit dem Ultraschall möglich.

Therapie: Die Möglichkeiten einer Behandlung sind gering. Neben der Vermeidung von Belastungen jeglicher Art und der behutsamen Pflege sind intensive Überwachung, engmaschige Kontrollen von Blutdruck, Blutgasen, Blutbild und Blutgerinnung sowie von Blutzucker und Elektrolyten zu beachten.

Prognose und Nachsorge: Leichte Blutungen haben eine gute Prognose, schwere Blutungen mit Zerstörung von Hirngewebe können zu bleibenden zerebralen Schäden führen oder letal enden. Die periventrikuläre Leukomalazie mit Zystenbildung führt mit großer Wahrscheinlichkeit zur Zerebralparese. Bei raschem und aggressiv wachsendem Hydrozephalus muss eine Entlastung erfolgen (Shunt-Operation). Alle Kinder nach Hirnblutung sind einer Nachuntersuchung zuzuführen.

6.4.2 Neugeborenenkrämpfe

Neugeborenenkrämpfe unterscheiden sich erheblich von Krampfanfällen im Kindes- und Erwachsenenalter. Generalisierte tonisch-klonische Anfälle sind aufgrund des noch relativ unreifen Gehirns beim Neugeborenen äußerst selten, häufiger werden diskrete neurologische Symptome den V.a. ein Krampfgeschehen lenken.

Ätiologie und Häufigkeit: Bei 0,2–1 % aller Lebendgeborenen treten Krampfanfälle auf (Zunahme der Häufigkeit bei Frühgeborenen). Ursache können **Stoffwechselstörungen** (Hypoglykämien, Elektrolytstörungen), **hypoxische Hirnschäden**, aber auch **Traumata** und **Infektionen** (in der Schwangerschaft oder Perinatalperiode) sein.

Klinik: Bei unreifen Kindern sind die Symptome meist weniger deutlich und daher schwerer zu erkennen. Bei reifen Neugeborenen sieht man häufig klonische Extremitätenbewegungen, bei Frühgeborenen eher tonische Extensionen (Streckkrämpfe). Generalisierte Anfälle sind selten.
Oftmals offenbart sich ein zerebraler Anfall auch lediglich als Apnoe mit eventuell folgenden feinen Zuckungen der Augen-, Hand- oder Fußmuskulatur. Auf subtile Zeichen wie Nystagmus, Mundautomatismen, Schmatzen, Gähnen und eine vermehrte Salivation ist zu achten. Auch eine auffallende Apathie oder ein Koma können (einziger) Hinweis auf einen zerebralen Anfall sein.

▶ **Merke.** Je unreifer das Kind, desto diskreter die Symptomatik der Krämpfe.

Diagnostik: Jeder Anfall in der Neugeborenenperiode muss abgeklärt werden. Obligate Untersuchungen sind: Blutzucker, Kalzium, Natrium, Magnesium, Blutgase, Blutbild und Thrombozyten, Liquordiagnostik, Schädelsonografie, evtl. Schnittbilddiagnostik (MRT) und der Ausschluss metabolischer Erkrankungen.

Therapie: Zerebrale Anfälle können bei längerer Dauer und wiederholtem Auftreten zu Schäden des Gehirns führen. Daher ist eine frühzeitige Behandlung angezeigt.
Da Laborergebnisse oft nicht abgewartet werden können, erfolgt der Versuch einer Behandlung entsprechend der Häufigkeit der Ursachen:
I. Glukose 10 % (1,5–2,5 ml/kgKG i.v., anschließend Dauertropfinfusion mit 0,3–0,5 g Glukose/kgKG/h)
II. Kalziumglukonat 10 % (1 ml/kgKG i.v.)
Die Gabe von Magnesiumsulfat 20 % (0,1 ml/kgKG i.m.) sollte nur bei erfolgloser Therapie mit Kalziumglukonat erwogen werden.
Bei Fortbestehen der Krämpfe **Phenobarbital** 10–20 mg/kgKG i.v. Wenn sich kein Therapieeffekt zeigt, gibt man **Phenytoin** 10 mg/kgKG langsam über 30 Minuten i.v. oder **Diazepam** unter Kontrolle von Blutdruck und Herzfrequenz. Bei Therapieresistenz und V.a. Vitamin-B$_6$-Mangel als Ursache des Krampfgeschehens werden unter EEG-Kontrolle **50–100 mg Vitamin B$_6$** i.v. verabreicht. Meist ist keine Dauertherapie nötig.

6.5 Krankheiten der Atmungsorgane

6.5.1 Allgemeine Vorbemerkungen

Störungen des Gasaustauschs gehören zu den häufigsten Erkrankungen des Neugeborenen. Die Etablierung einer stabilen Eigenatmung mit adäquatem Gasaustausch (**respiratorische Adaptation**) kann durch zahlreiche perinatal wirksame Faktoren gestört werden, z.B. Unreife, Asphyxie, Hypoxie, verzögerte Aufnahme der fetalen Lungenflüssigkeit, Mekoniumaspiration und Infektionen. Da die respiratorische Adaptation nach der Geburt auch die Lungendurchblutung umfasst, sind deren Störungen mit Auftreten eines Rechts-links-Shunts über den offenen Ductus Botalli sowie das Foramen ovale gefürchtete Komplikationen.

Beeinträchtigung der alveolären Ventilation: Hierbei sind zentrale und pulmonale Ursachen zu unterscheiden. Während bei reifen Neugeborenen **Blutungen** und **Infektionen** des Zentralnervensystems führend sind, stellt bei Frühgeborenen eine unreifebedingte **zentrale Atemregulationsstörung** die häufigste Ursache dar. Zu den pulmonalen Faktoren zählen Störungen der Lungenbelüftung infolge einer verzögerten Resorption der fetalen Lungenflüssigkeit, Atelektasen, Pneumothorax sowie Lungenfehlbildungen.

Diffusionsstörungen: Störungen des Gasaustausches bedingt durch Unreife der Lungensepten mit verlängerter Diffusionsstrecke, hyaline Membranen im Rahmen eines Atemnotsyndroms (RDS) sowie, als dessen Konsequenz, einer bronchopulmonalen Dysplasie.

Perfusionsstörungen: persistierende pulmonale Hypertension im Wesentlichen bedingt durch Asphyxie, Hypoxie und Infektion.

Störungen des Sauerstofftransports: Anämie, hämolytische Erkrankungen oder Störungen der O_2-Affinität des fetalen Hämoglobins können neben einer kritischen Verminderung des Herzzeitvolumens die O_2-Versorgung beeinträchtigen.

6.5.2 Neonatale Atemstörungen

▶ **Definition.** Der Begriff steht für verschiedene zugrunde liegende Erkrankungen des Neugeborenen, welche sich mit dem **Leitsymptom Atemnot** manifestieren.

Ätiologie: Die Ursachen neonataler Atemstörungen sind in Abhängigkeit vom Gestationsalter vielfältig (Tab. **6.10**). Das **Atemnotsyndrom** (Respiratory Distress

6.10	Zustände oder Krankheiten, bei denen das klinische Bilder einer neonatalen Atemstörung auftreten kann	
Störung	**Ursache**	**prozentualer Anteil**
Atemnotsyndrom (Respiratory Distress Syndrom, RDS) (s. S. 120)	Unreife bei Frühgeburt < 32–34 Wochen perinatale Hypoxie Schock	ca. 50–60
Pneumonie (s. S. 122)	Infektion in utero, während oder nach der Geburt durch Bakterien oder Viren	ca. 20
Mekoniumaspirationssyndrom (s. S. 122)	Verlegung der Atemwege durch Mekonium oder andere nicht resorbierbare Fruchtwasserbestandteile chemische Pneumonitis	ca. 10–12
bronchopulmonale Dysplasie (s. S. 126)	chronische Inflammation, Volu-Barotrauma als Folge eines Atemnotsyndroms	ca. 15 (bei FG < 32 SSW)
transiente Tachypnoe (s. S. 124)	verzögerter Abtransport der Lungenflüssigkeit (Sectio als Risikofaktor!)	ca. 8–10
Fehlbildungen (s. S. 105)	Choanalatresie Zwerchfellhernie kongenitales lobäres Emphysem u. a. Lungenfehlbildungen angeborene Herzfehler	ca. 1–2
Pneumothorax (s. S. 123)	spontan bei Lungenerkrankung durch Beatmung	ca. 1
Chylothorax (s. S. 124)	anatomische Fehlbildung der Lymphwege oder Trauma venöse Thrombose	ca. < 0,1

Syndrom, RDS) ist insgesamt die häufigste Ursache und durch einen primären Surfactantmangel in einer anatomisch unreifen Lunge charakterisiert.

Klinik: Das klinische Bild kann sich nach einem mehrstündigen klinisch freien Intervall entwickeln und ist gekennzeichnet durch:
- **Tachypnoe über 60/min**, wobei das Ziel die Aufrechterhaltung eines normalen Atemzeitvolumens ist.
- **inspiratorische Einziehungen** (Retraktion) im jugulären, interkostalen sowie epigastrischen Bereich bei pathologischer Compliance der Lunge und weichem Thoraxskelett
- **exspiratorisches Stöhnen** zur Aufrechterhaltung eines positiven endexspiratorischen Drucks
- **Nasenflügeln** zur Verminderung des Atemwegswiderstands
- **Einsatz der Atemhilfsmuskulatur**
- pathologisches Kolorit mit **Blässe, Gräue** oder **Zyanose**.

Da die Symptomatik der einzelnen Krankheitsbilder uneinheitlich ist, muss eine entsprechende Differenzialdiagnostik betrieben werden.

Klinik: Typische Zeichen sind:
- Tachypnoe über 60/min
- inspiratorische Einziehungen
- exspiratorisches Stöhnen
- Nasenflügeln
- Einsatz der Atemhilfsmuskulatur
- Zyanose.

▶ **Klinischer Fall.**

▶ **Klinischer Fall.** Ein Frühgeborenes (29. SSW) zeigt nach der Geburt eine rasche und stabile kardiorespiratorische Anpassung. Im Alter von 12 h ist die Atemfrequenz von nachgeburtlich 58 auf 76/min gestiegen. Um eine Sauerstoffsättigung von > 90 % zu erreichen, ist die Gabe von 27 % Sauerstoff über einen kontinuierlichen positiven Atemwegsdruck (Continous positive airway pressure = CPAP) notwendig. In den folgenden Stunden steigt die Herzfrequenz von 152 auf 184/min an, die Blutgasanalyse zeigt eine Hyperkapnie mit pCO_2 64 mmHg und der Sauerstoffbedarf steigt weiter an. Zunehmende sternale Einziehungen sind zu sehen. Diagnose: Atemnotsyndrom des Frühgeborenen. Ein Röntgenbild bestätigt den Verdacht. Nach Intubation und Surfactantgabe rasche Normalisierung der Atmung.

Atemnotsyndrom (Respiratory Distress Syndrome, RDS)

▶ **Synonym.**

Atemnotsyndrom (Respiratory Distress Syndrome, RDS)

▶ **Synonym.** hyaline Membrankrankheit

▶ **Definition.**

▶ **Definition.** Das Atemnotsyndrom ist charakterisiert durch einen **primären Surfactantmangel** in einer **anatomisch unreifen Lunge** mit dem klinischen Bild einer neonatalen Atemstörung bei Frügeborenen.

Ätiologie und Häufigkeit: Surfactantmangel durch
- **verminderte Produktion:** bei Unreife (< 32–34 Wochen ca. 40–50 %), intrauterinen oder postnatalen Komplikationen
- **beeinträchtigte Wirkung:** bei erhöhter fetaler Lungenflüssigkeit.

Ätiologie und Häufigkeit: Der Surfactantmangel betrifft in der Regel sehr **unreife Frühgeborene** mit einem Gestationsalter von **< 32–34 Wochen** und tritt bei 40–50 % dieser Gruppe auf. Mit zunehmender Unreife nimmt die Häufigkeit zu (> 80 % bei Frühgeborenen unter 26 SSW). Neben der physiologischen Unreife kann eine **verminderte Surfactantproduktion** durch intrauterine Komplikationen wie Wachstumsretardierung mit Hypoxie und Azidose, mütterliche diabetische Grunderkrankung sowie postnatal durch einen gestörten Gasaustausch, Hypothermie sowie eine pulmonale Hämorrhagie entstehen. Bei einer Geburt mittels Sectio caesarea kann durch erhöhte Volumina der fetalen Lungenflüssigkeit und deren verminderte Resorption die **Surfactantwirkung beeinträchtigt** werden.

Pathogenese: Surfactant kleidet die Innenflächen der Gasaustauschräume aus und setzt die **Oberflächenspannung** herab.
Er wird erst ab 36 SSW ausreichend gebildet. Der Surfactantmangel bewirkt eine **Störung des Gasaustausches** mit Hypoxie und respiratorischer Azidose. Durch eine erhöhte alveokapilläre Permeabilität kommt es zum Übertritt von eiweißreichen Serumbestandteilen in die Gasaustauschräume und zur Bildung sog. **hyaliner Membranen**.

Pathogenese: Surfactant ist ein Gemisch aus Phospholipiden und spezifischen Proteinen, das die Innenflächen der Gasaustauschräume (terminale Sakkuli und Alveolen) auskleidet und die **Oberflächenspannung** herabsetzt. Dadurch wird die Belüftung der Gasaustauscheinheiten erleichtert und die Lunge am Ende der Exspiration offengehalten. Surfactant wird etwa ab 22 SSW gebildet, physiologische Konzentrationen bestehen etwa ab 36 SSW. Bei Surfactantmangel kommt es zu einer **Störung des Gasaustausches** mit Hypoxie und respiratorischer Azidose, wodurch eine pulmonale Hypertension (Euler-Liljestrand-Reflex) provoziert werden kann. Dies bedingt eine weitere Verschlechterung der Sauerstoffaufnahme mit dem Resultat einer Gewebehypoxie und noch stärker eingeschränkter Surfactantproduktion im Sinne eines Circulus vitiosus. Darüber hinaus entwickelt sich eine pathologisch erhöhte alveokapilläre Permeabilität mit Übertritt von eiweißreichen Serumbestandteilen in die Gasaustauschräume und Bildung sog. **hyaliner Membranen**.

6.5 Krankheiten der Atmungsorgane

Klinik: Die Kinder werden häufig nach einem mehrstündigen Intervall mit kompensiertem Gasaustausch durch eine zunehmende **Tachypnoe** und **Dyspnoe** auffällig. Die Atemfrequenz kann bis zu 100 Atemzüge/min erhöht sein. Sternale und interkostale **Einziehungen**, **Nasenflügeln** und exspiratorisches Stöhnen vervollständigen das Bild. Das Atemgeräusch ist meist abgeschwächt.

Diagnostik: Die Diagnosestellung erfolgt durch die Zusammenschau der klinischen Symptomatik, der Blutgasanalysen (Hypoxämie und Normo- bis Hyperkapnie) und einer Röntgenaufnahme des Thorax (Abb. **6.13**). Zur Einteilung des Schweregrads des RDS hat sich die radiologische Stadieneinteilung nach Couchard und Giedion bewährt (Tab. **6.11**).

Klinik: **Tachypnoe** (bis zu > 100/min), interkostale **Einziehungen**, **Nasenflügeln**, exspiratorisches Stöhnen.

Diagnostik: Sie wird durch das klinische Bild, Blutgasanalyse und Röntgenbefund gesichert (Abb. **6.13**). Die Schweregradeinteilung des RDS zeigt Tab. **6.11**.

6.13 Atemnotsyndrom (RDS)

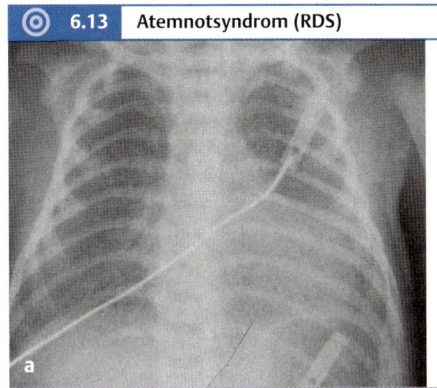
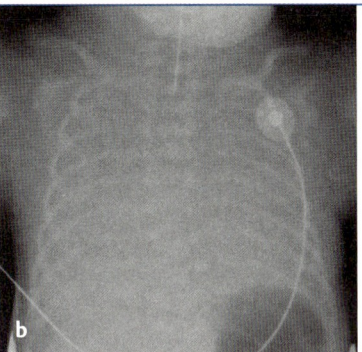

a RDS im Stadium II: feingranuläre Lungenzeichnung.
b RDS im Stadium IV: komplette Atelektase mit „weißer Lunge" eines intubierten Frühgeborenen.
(aus: Jorch G, Hübler A, Hrsg. Neonatologie. Thieme; 2010)

6.11 Radiologische Stadieneinteilung des RDS (nach Couchard und Giedion)

Stadium	radiologisches Korrelat
I	feingranuläre Lungenzeichnung
II	wie bei I + über den Herzrand reichendes Luftbronchogramm
III	wie II bei Auslöschung der Herz-/Zwerchfellkonturen
IV	„weiße Lunge" (im Sinne einer kompletten Atelektase)

Therapie: Frühgeborene werden in der Regel in spezialisierten Zentren betreut. Das primäre Ziel der Therapie ist die Aufrechterhaltung eines adäquaten Gasaustausches bei physiologischer Hämodynamik.
Initial erfolgt die **Sauerstoffgabe**. Wird dadurch keine Stabilisierung erreicht, ist die Applikation einer CPAP-Atemhilfe (CPAP = Continuous Positive Airway Pressure) erforderlich sowie bei Erfolglosigkeit die Intubation und maschinelle Beatmung. Das Kind muss dabei eine engmaschig überwacht werden: Es sind Blutgasanalysen sowie transkutane Messungen des PaO_2 sowie $PaCO_2$ ergänzt durch die arterielle Sauerstoffsättigung (SaO_2) durchzuführen. Zur Vermeidung von Störungen der retinalen Vaskularisierung sollte eine SaO_2 von rund 86–94 % erzielt werden.
Bei extrem unreifen Frühgeborenen wird in der Regel primär intubiert und **Surfactant** über den endotracheal liegenden Tubus appliziert. Die Surfactantpräparationen werden durch Lipidextraktion aus Tierlungenspülflüssigkeit bzw. homogenisiertem Gewebe gewonnen. Durch die Einführung der Surfactantsubstitution konnte die Mortalität sehr unreifer Frühgeborener gesenkt werden.

Komplikationen: Neben **pulmonalen** Komplikationen mit Ausbildung extraalveolärer Luftansammlungen (z.B. Pneumothorax oder Pneumoperikard) besteht das Risiko **extrapulmonaler** Komplikationen während der Akutphase (z.B. intrazerebrale Blutungen). Gelingt die rasche Entwöhnung von der Beatmung nicht, droht die Entwicklung einer bronchopulmonalen Dysplasie (bei ca. 15 % der Frühgeborenen < 32 SSW; s. S. 126).

Prophylaxe: Wesentlich ist die **Verhütung einer Frühgeburt**. Lässt sich die vorzeitige Geburt nicht vermeiden, sind eine Wehenhemmung und die Gabe von **Betamethason** (2-malige i.m.-Gabe im Abstand von 12–24 h) an die Schwangere indiziert. Dieses plazentagängige Steroid beschleunigt die Surfactantsynthese und die anatomische Lungenreifung.

Therapie: Initial **Sauerstoffgabe**. Bei Erfolglosigkeit Versuch mit CPAP, ggf. Intubation und maschinelle Beatmung. Dabei muss das Kind engmaschig überwacht werden (Blutgasanalysen!).
Bei extrem unreifen Frühgeborenen wird in der Regel primär intubiert und **Surfactant** endotracheal appliziert.

Komplikationen:
- **pulmonal:** Pneumothorax, Pneumoperikard, bronchopulmonale Dysplasie
- **extrapulmonal:** intrazerebrale Blutungen.

Prophylaxe: Wesentlich ist die **Verhütung einer Frühgeburt**. Durch Verabreichung von **Betamethason** (2-malige i.m.-Gabe im Abstand von 12–24 h) vor der Geburt an die Mutter kann die Surfactantsynthese des Fetus beschleunigt werden.

Pneumonie des Neugeborenen

Ätiologie: Die angeborene (konnatale) Pneumonie des Früh- und Neugeborenen wird durch bakterielle oder virale Infektionen des Fetus auf **transplazentarem** Weg oder durch **aszendierende** Infektionen aus dem Geburtskanal (begünstigt durch einen vorzeitigen Blasensprung) hervorgerufen. Bei intrauterinem Beginn kommt es zu charakteristischen histologischen Veränderungen der Plazenta mit granulozytären Infiltrationen im Sinne eines Amnioninfektionssyndroms (Chorioamnionitis). Als Erreger finden sich sowohl grampositive als auch gramnegative Erreger des Vaginaltrakts, am häufigsten **B-Streptokokken** und **E. coli**. Weitere Erreger: Hospitalkeime aus dem grampositiven und gramnegativen Bereich bei antibiotischer Vorbehandlung der Schwangeren, Viruserreger (z. B. Zytomegalievirus, Herpes-simplex-Virus), atypische Erreger sowie Pilzpneumonien bei sehr unreifen Frühgeborenen.

Klinik und Diagnostik: Die klinischen Zeichen entsprechen denen der neonatalen Atemstörungen (s.S. 119). Besonders bei septischen Verläufen sind hämodynamische Störungen (klinisch: verlängerte Kapillarfüllzeit) wegweisend. Im Röntgenbild des Thorax können fleckig-streifige Infiltrate imponieren, jedoch kann sich auch ein RDS-ähnliches Bild, v.a. bei B-Streptokokken-Pneumonien, zeigen. Laborchemisch finden sich Zeichen der bakteriellen Infektion in Form einer Leukozytose mit Linksverschiebung. Darüber hinaus sind proinflammatorische Zytokine und das C-reaktive Protein erhöht.

▶ **Merke.** Bei jeder neonatalen Atemstörung muss eine infektiöse Genese ausgeschlossen werden.

Therapie: Kombinierte antibiotische Therapie, nach Erregeridentifikation möglichst gezielt. Aufrechterhaltung eines adäquaten Gasaustausches und der Kreislauffunktion.

Mekoniumaspirationssyndrom

▶ **Definition.** Verlegung der Atemwege mit konsekutiver inflammatorischer Reaktion durch Aspiration von Mekonium vor oder während der Geburt.

Ätiologie und Häufigkeit: Typische Risikogruppen für ein Mekoniumaspirationssyndrom sind übertragene Neugeborene, Kinder nach intrauteriner Wachstumsretardierung bei Plazentainsuffizienz sowie nach intranataler Asphyxie mit Absetzen von Mekonium in das Fruchtwasser. Die Häufigkeit liegt bei 0,5–2 %.

Pathophysiologie: Fetale Atembewegungen kommen intrauterin etwa ab 12 SSW vor (ab 24 SSW zunehmend regelmäßiger) und sind essenziell für die Lungenentwicklung. Sie sind Folge rhythmischer Schwankungen des intrapulmonalen Drucks zum Amniondruck. Die hierbei geförderten Volumina liegen bei rund 2 ml/kg Körpergewicht. Postnatal wird der größte Teil der fetalen Lungenflüssigkeit über die Lungensepten abtransportiert. Dieser Prozess des aktiven Flüssigkeitstransports wird durch Mekonium und andere Bestandteile des Fruchtwassers gestört. Es kommt zur Ausbildung von Atelektasen in den durch Mekonium verlegten, nachgeschalteten Gasaustauscheinheiten mit kompensatorischer Überblähung nicht betroffener Lungenabschnitte. Dies bedingt eine **pathologische Ventilation und Perfusion**, da regelmäßig eine **pulmonale Hypertension** bei schweren Formen des Mekoniumaspirationssyndroms auftritt. Das Krankheitsbild wird weiter kompliziert durch eine **chemische Pneumonitis**.

Klinik und Diagnostik: Postnatal zeigen sich bei mekoniumhaltigem Fruchtwasser gelblich-grünliche Mekoniumreste an der Haut, die Nabelschnur und Nägel können grünlich verfärbt sein. Daneben bestehen die klinischen Zeichen der neonatalen Atemstörung (s.S. 119) in Abhängigkeit vom Schweregrad der Mekoniumaspiration. Im Röntgenbild sind dystelektatische Veränderungen mit Infiltraten und überblähten Lungenabschnitten erkennbar.

6.5 Krankheiten der Atmungsorgane

Komplikationen: Bei schweren Formen entwickelt sich in der Regel eine persistierende pulmonale Hypertension, als Folge der Überblähung kann es zu einem Pneumothorax kommen (s. u.).

Therapie: Bei bekannter Anamnese ist ein möglichst frühes Absaugen des Nasen-Rachen-Raums indiziert. Bei bestehender Atemnot muss der Larynx inspiziert und mekoniumhaltiges Material abgesaugt werden. Liegt eine schwere Gasaustauschstörung vor, sind Intubation und maschinelle Beatmung erforderlich. Gelingt es nicht, den Gasaustausch zu stabilisieren, ist eine Therapie mittels extrakorporaler Membranoxygenierung (ECMO) zu erwägen.

Komplikationen: persistierende pulmonale Hypertension, Pneumothorax.

Therapie: Sofortiges Absaugen des Nasen-Rachen-Raums, Larynxinspektion und Absaugen des mekoniumhaltigen Materials; ggf. Intubation und maschinelle Beatmung oder ECMO.

Pneumothorax

▶ **Definition.** Ansammlung von Luft im Pleuraraum. In Abhängigkeit von der Raumforderung können Belüftungsstörungen der Lunge entstehen.

▶ **Definition.**

Ätiologie und Häufigkeit: Der Pneumothorax ist die häufigste Form der extraalveolären Luftansammlung in der Neonatalperiode und kann bei Spontanatmung, CPAP oder auch maschineller Beatmung auftreten. Beim Spannungspneumothorax resultiert eine akute Verschlechterung des Gasaustausches mit Blutdruckabfall. Ein hohes Pneumothorax-Risiko haben Früh- und Neugeborene mit RDS und Mekoniumaspiration unter maschineller Beatmung. Das Krankheitsbild entsteht hier durch einen Einriss pleuranaher überdehnter Gasaustauscheinheiten. Betroffen sind etwa 5–10 % der sehr unreifen Frühgeborenen und < 1 % der reifen Neugeborenen.

Ätiologie und Häufigkeit: Der Pneumothorax kann bei Spontanatmung, CPAP oder auch maschineller Beatmung auftreten. Etwa 1 % der reifen Neugeborenen ist betroffen.

Pathogenese: Ein Pneumothorax entsteht infolge einer Ruptur der Pleura visceralis, häufig bei einem vorbestehenden pulmonalen interstitiellen Emphysem. Bei Ruptur der Pleura mediastinalis kann ein Pneumomediastinum bzw. ein Pneumoperikard resultieren.

Pathogenese: Ein Pneumothorax entsteht infolge einer Ruptur der Pleura visceralis.

Klinik: Akut einsetzende Verschlechterung des Gasaustausches mit Dyspnoe, Tachypnoe und Zyanose sowie Schocksymptomatik. Häufig ist bei einseitigem Pneumothorax eine Asymmetrie mit verminderten Thoraxbewegungen auf der betroffenen Seite zu beobachten.

Klinik: Dyspnoe, Tachypnoe und Zyanose sowie Schocksymptomatik. Eine Asymmetrie der Thoraxexkursion tritt bei einseitigem Pneumothorax auf.

▶ **Merke.** Das rechtzeitige Erkennen und die Therapie eines Spannungspneumothorax sind lebensrettend.

▶ **Merke.**

Diagnostik: Bei Auskultation kann ein vermindertes Atemgeräusch der erkrankten Seite auffallen. Die definitive Diagnose lässt sich durch ein Röntgenbild des Thorax (Abb. 6.14) oder Diaphanoskopie mittels Kaltlichtquelle sichern.

Diagnostik: Vermindertes Atemgeräusch auf der betroffenen Seite. Röntgenaufnahme des Thorax (Abb. 6.14) und Diaphanoskopie sichern die Diagnose.

Therapie: Ein asymptomatischer Mantelpneumothorax bedarf keiner Therapie. Ein raumfordernder Pneumothorax, insbesondere ein Spannungspneumothorax, muss umgehend mittels Punktion und Einlegen einer Pleuradränage mit Dauersog therapiert werden.

Therapie: Keine Therapie bei asymptomatischem Mantelpneumothorax. Ein Spannungspneumothorax muss sofort punktiert und dräniert werden.

6.14 Pneumothorax

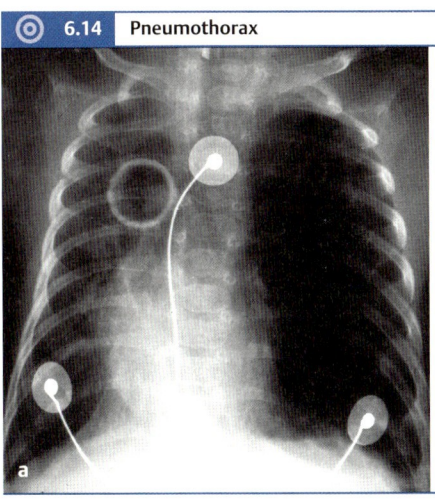
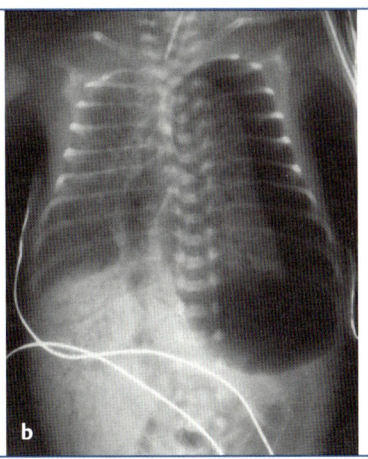

a Spannungspneumothorax links bei beatmetem Neugeborenen.
b Spannungspneumothorax links mit systemischer Luftembolie (erkennbar an dem Gas in den großen Gefäßen und in den Lebergefäßen) (aus: Klinische Pädiatrie; 1984).

Chylothorax

▶ **Definition.** Es handelt sich um eine angeborene oder erworbene Ansammlung von Lymphe im Pleuraspalt. Bei kritischer Kompression der Lunge kann dies pränatal zu einer Lungenhypoplasie und postnatal zu einer ausgeprägten Atemstörung führen.

Pathogenese: Bei der intrauterin manifesten (angeborenen) Form liegt eine strukturelle Anomalie des thorakalen Lymphgefäßsystems zugrunde. Postoperativ erworbene Formen des Chylothorax resultieren in aller Regel aus chirurgischen Maßnahmen mit Traumatisierung des Ductus thoracicus.

Klinik: Unterschiedlich ausgeprägte Atemnot (s. S. 120) oder Ateminsuffizienz in Abhängigkeit von der Lungenentwicklung und der raumfordernden Wirkung des Chylothorax.

Diagnostik: Häufig wird die Diagnose bereits intrauterin sonografisch gestellt. Die postnatale Diagnostik umfasst ein Thorax-Röntgenbild, die Sonografie sowie die laborchemische Untersuchung des Pleurapunktats (nach enteraler Ernährung des Kindes Nachweis von Lymphozyten, einem hohen Triglyzeridgehalt und milchigtrübem Aspekt des Punktats; DD zu Hydrothorax).

Therapie: In aller Regel handelt es sich um einen selbstlimitierenden Krankheitsverlauf, z. T. sind aber mehrwöchige Behandlungen mittels Pleuradränage erforderlich. Bei Erfolglosigkeit ist eine Ligatur des Ductus thoracicus indiziert.

Kongenitales lobäres Emphysem

▶ **Definition.** Das Krankheitsbild ist charakterisiert durch eine Überblähung eines Lungenlappens oder -segments. Am häufigsten ist der linke Oberlappen betroffen, gefolgt vom rechten Oberlappen.

Ätiologie: Durch Störungen der Bronchusentwicklung kommt es zu einem Ventilmechanismus mit Überblähung des Lungenlappens, wodurch das benachbarte Lungengewebe komprimiert und verdrängt wird. Diese Störung lässt sich häufig schon pränatal im Ultraschall beobachten, wobei häufig im letzten Trimenon eine Regression beobachtet werden kann.

Klinik: In Abhängigkeit von der raumfordernden Wirkung reicht das klinische Bild von milden Atemstörungen bis zu einer schweren intubations- und beatmungsbedürftigen Gasaustauschstörung.

Diagnostik: Die Diagnose wird radiologisch gestellt. Im Röntgenbild findet sich ein definiertes überblähtes Lungenareal.

Differenzialdiagnose: Die Differenzialdiagnose umfasst alle Formen der neonatalen Atemstörung, insbesondere zystische Lungenerkrankungen sowie Pneumothorax.

Therapie: Bei fehlender Klinik ist derzeit eine zuwartende Haltung vertretbar. Bei kritisch gestörtem Gasaustausch ist eine Resektion der betroffenen Lungenabschnitte nach Stabilisierung des Patienten indiziert.

Transiente Tachypnoe des Neugeborenen (TTN)

▶ **Synonyme.** Wet lung disease, nasse Lunge, Flüssigkeitslunge

▶ **Definition.** Es handelt sich um eine beim Neugeborenen auftretende passagere Tachypnoe, die sich postnatal nach einem teilweise kurzzeitig freien Intervall entwickelt und z. T. mit einem zusätzlichen Sauerstoffbedarf über Raumluft einhergeht. Die Häufigkeit beträgt beim reifen Neugeborenen 1:100.

Ätiologie: Die Atemstörung resultiert aus einer verzögerten Resorption der fetalen Lungenflüssigkeit und tritt in Abhängigkeit von der Unreife des Neugeborenen 2- bis 3-mal häufiger nach einer Sectio caesarea ohne vorherige Wehentätigkeit auf, v. a. wenn diese vor dem errechneten Geburtstermin erforderlich ist.

Klinik: Tachypnoe sowie weitere Zeichen der Atemnot (Stöhnen, Nasenflügeln, Einziehungen etc.).

Diagnostik: Eine Röntgenaufnahme (Abb. **6.15**) ist nur bei anhaltender Sauerstoffbedürftigkeit zur Differenzialdiagnostik indiziert. Charakteristisch sind bilaterale Streifenzeichnungen, die von kleinen Pleuraergüssen begleitet sein können.

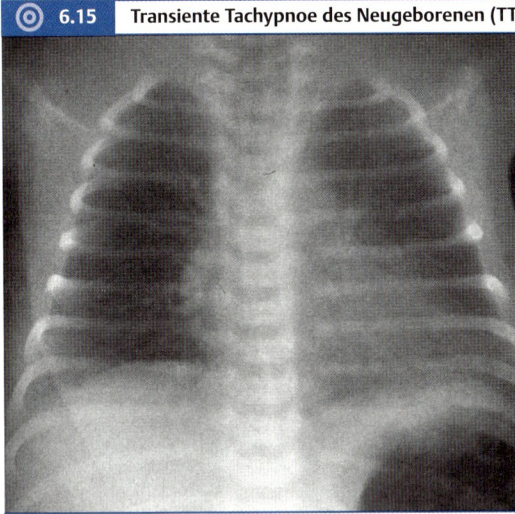

6.15 Transiente Tachypnoe des Neugeborenen (TTN)
Diffuse Transparenzminderung beider Lungen bei einer TTN.

Differenzialdiagnose: Es kommen sämtliche neonatale Atemstörungen infrage; insbesondere sind infektiöse Ursachen der Atemstörungen auszuschließen.

Therapie: Die Therapie erfolgt symptomatisch und liegt insbesondere in der Aufrechterhaltung eines ausreichenden Gasaustausches (Sauerstoffgabe, ggf. CPAP) und einer adäquaten Hämodynamik.

▶ **Merke.** Bei unklarer Ätiologie einer schweren Atemstörung beim reifen Neugeborenen müssen genetisch bedingte Erkrankungen der Surfactant-Protein-Synthese ausgeschlossen werden (biochemische Untersuchung des Trachealaspirats, molekulargenetische Analysen).

▶ **Klinischer Fall.** Ein reifes Neugeborenes (40. SSW, 3700 g) wurde wegen Beckenendlage durch primären Kaiserschnitt geboren. 10 min nach der Geburt zeigt es Nasenflügeln und eine milde Tachypnoe mit 72 Atemzügen/min. Da die O_2-Sättigung nur 88 % beträgt, wird Sauerstoff in einer Konzentration von 25 % vorgelegt. Der Zustand des Kindes bleibt in den nächsten Stunden stabil. Blutgase und Infektionsparameter sind unauffällig. Am Ende des 1. Lebenstages verschwinden Nasenflügeln, Tachypnoe und O_2-Bedarf. In den folgenden Tagen bleibt das Neugeborene unauffällig. Die Diagnosen lauten Flüssigkeitslunge und protrahierte Anpassung der Lungenfunktion durch verzögerte Resorption der fetalen Lungenflüssigkeit.

Atemstörungen des Neugeborenen durch extrapulmonale Erkrankungen

Choanalatresie

s. S. 814 f

Zwerchfellhernie

s. S. 304 f

Bronchopulmonale Dysplasie

▶ **Synonym.** Beatmungslunge

▶ **Definition.** Die bronchopulmonale Dysplasie (BPD) ist eine chronische Erkrankung, die regelhaft bei Frühgeborenen nach einem Atemnotsyndrom auftritt, verbunden mit der Notwendigkeit einer Sauerstofftherapie bei mittelschweren Verlaufsformen über 36 SSW hinaus.

Häufigkeit: Die Häufigkeit der bronchopulmonalen Dysplasie war in den vergangenen 20 Jahren deutlich rückläufig; derzeit sind 15 % der Frühgeborenen mit einem Gestationsalter < 32 SSW betroffen.

Ätiologie und Pathogenese: Die bronchopulmonale Dysplasie entsteht in einer **unreifen Lunge** und ist insbesondere bedingt durch ein physikalisches Trauma infolge der **maschinellen Beatmung** sowie der Toxizität des inspiratorisch zugeführten **erhöhten Sauerstoffangebots**. Prä- und postnatale **Infektionen** erhöhen ebenso wie eine intrauterine Wachstumsstörung das Risiko einer bronchopulmonalen Dysplasie. Es kommt zu einer verminderten Alveolenbildung und einer Rarefizierung des pulmonalen Gefäßbetts.

Klinik: Während der ersten Lebenswochen kommt es zu einem protrahierten Verlauf eines RDS (s. S. 120) mit prolongiertem Sauerstoffbedarf. Im Säuglings- und Kleinkindesalter zeigt sich eine erhöhte Neigung zu bronchopulmonalen Infektionen, einer Rechtsherzbelastung im Rahmen einer pulmonalen Hypertension sowie Gedeih- und Entwicklungsstörungen.

Diagnostik: Klinisch imponiert ein protrahierter Beatmungs- und Sauerstoffbedarf. Im Röntgenbild des Thorax findet sich eine verminderte Strahlentransparenz, einhergehend mit dystelektatischen, aber z. T. auch überblähten Lungenarealen (Abb. **6.16**).

6.16 Bronchopulmonale Dysplasie (BPD)

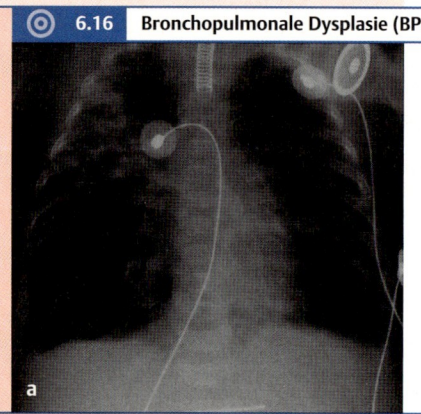
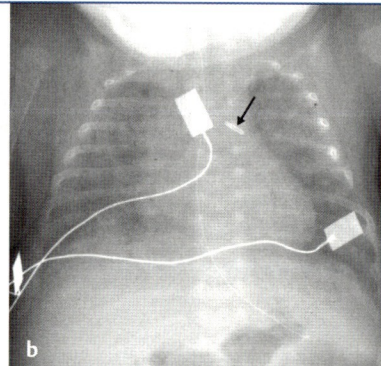

a BPD des alten Typs (Vor-Surfactantära): interstitielle Zeichnungsvermehrung und zystische Überblähungen.
b BPD des neuen Typs (Surfactantära): Transparenzminderung der Lunge; Metallclip (Pfeil) nach operativer Ligatur des PDA (persistierender Ductus arteriosus).

Therapie: Bei manifester BPD sind eine adäquate Ernährung, Flüssigkeitsreduktion und diuretische Therapie sinnvoll. Nur in schweren Fällen kann eine systemische Therapie mit Kortikosteroiden erwogen werden. Wichtig sind außerdem eine adäquate Therapie der pulmonalen Hypertension sowie die Vermeidung schwerwiegender Virusinfektionen (RSV!), besonders in den ersten beiden Lebensjahren.

Prognose: Diese richtet sich nach dem Schweregrad. In aller Regel heilt die Erkrankung aufgrund der bis zum 2. Lebensjahr anhaltenden Alveogenese aus. Die Mortalität liegt im 1. Lebensjahr nach Entlassung aus stationärer Betreuung bei ca. 1 % und ist meist auf Virusinfektionen der Lunge zurückzuführen.

Prophylaxe: Vermeidung von Risikofaktoren, kritische Indikationsstellung zur Sauerstofftherapie/maschinellen Beatmung (Tab. **6.12**) und rasche Entwöhnung mit rechtzeitiger Surfactantsubstitution.

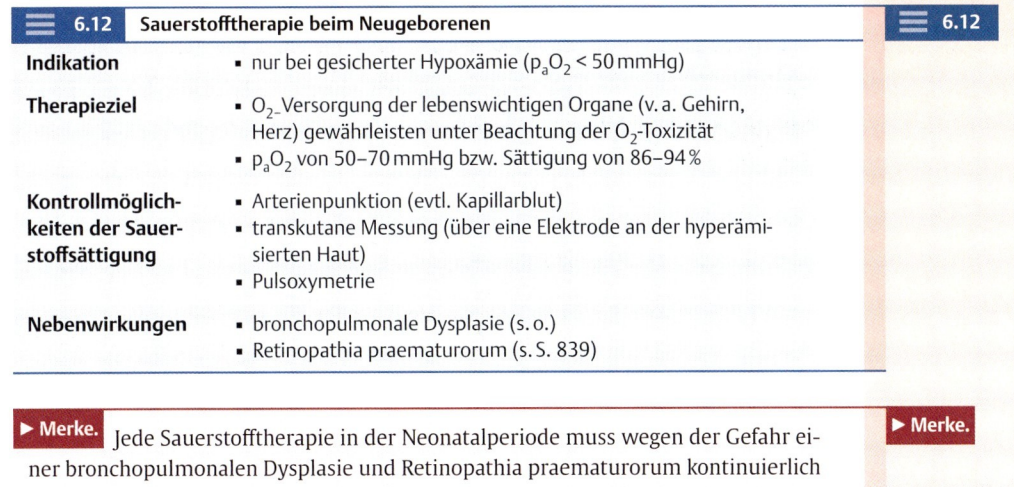

6.12	Sauerstofftherapie beim Neugeborenen
Indikation	• nur bei gesicherter Hypoxämie ($p_aO_2 < 50$ mmHg)
Therapieziel	• O_2-Versorgung der lebenswichtigen Organe (v. a. Gehirn, Herz) gewährleisten unter Beachtung der O_2-Toxizität • p_aO_2 von 50–70 mmHg bzw. Sättigung von 86–94 %
Kontrollmöglichkeiten der Sauerstoffsättigung	• Arterienpunktion (evtl. Kapillarblut) • transkutane Messung (über eine Elektrode an der hyperämisierten Haut) • Pulsoxymetrie
Nebenwirkungen	• bronchopulmonale Dysplasie (s. o.) • Retinopathia praematurorum (s. S. 839)

▶ Merke. Jede Sauerstofftherapie in der Neonatalperiode muss wegen der Gefahr einer bronchopulmonalen Dysplasie und Retinopathia praematurorum kontinuierlich kontrolliert werden.

6.6 Anpassungskrankheiten

6.6.1 Morbus haemorrhagicus neonatorum

▶ Definition. Erhöhte Blutungsneigung bei Vitamin-K-Mangel. Durch Vitamin-K-Mangel bedingte Blutungen treten meist bei sonst gesunden und reifen Neugeborenen auf.

Ätiologie: Anamnestisch findet man gelegentlich Hinweise wie Mangelernährung in der Gravidität, antikonvulsive Therapie mit Hydantoin, Primidon oder bei Neugeborenen länger dauernde parenterale Ernährung oder Antibiotikabehandlung. Weiterhin kommen protrahierte Diarrhöen und cholestatische Lebererkrankungen ursächlich infrage.

Klinik: Der Aktivitätsverlust der Faktoren II, VII, IX und X führt zu allgemeiner Blutungsneigung. Am 3.–7. Lebenstag kann es zu akuten Blutungen kommen (**Frühmanifestation**). Hautblutungen, Kephalhämatome, intrakranielle Blutungen sowie gastrointestinale Blutungen mit Meläna sind für die **Frühform** charakteristisch. Da Frauenmilch wesentlich weniger Vitamin K als Kuhmilch enthält, kann es auch zu einer **Spätmanifestation** im ersten Vierteljahr in Form von intrakraniellen Blutungen kommen.

Diagnostik: Blutungs- und Gerinnungszeit (PTT), Thrombozyten und Fibrinogen entsprechen der Norm. Die Prothrombinzeit (Quick) ist verlängert.

Differenzialdiagnose: Verschlucktes mütterliches Blut (bei Geburt oder aus Rhagaden der Brust) kann zu Bluterbrechen und Meläna führen (**Melaena spuria**) im Gegensatz zur echten Darmblutung (**Melaena vera**).

Prophylaxe: Orale Gabe von 2 mg Vitamin K direkt nach der Geburt (U1), am 3.–10. (U2) und 28. (U3) Lebenstag. Extrem unreife Frühgeborene oder Patienten mit Cholestase sollten die ersten Dosen parenteral (0,3–0,5 mg/kgKG) erhalten.

Therapie: Vitamin K 1–2 mg i. v., bei lebensbedrohlicher Hämorrhagie Bluttransfusion.

6.6.2 Icterus neonatorum (Hyperbilirubinämie)

▶ Definition.

• **physiologischer Ikterus:** Anstieg des Gesamtbilirubins im Serum am 3.–6. Lebenstag auf max. 15 mg/dl beim reifen Neugeborenen und Rückbildung bis zum 10. Lebenstag.

- **Icterus gravis:** Gesamtbilirubin > 15 mg/dl beim reifen Neugeborenen, > 10 mg/dl beim Frühgeborenen.
- **Icterus praecox:** Nachweis eines Gesamtbilirubins > 12 mg/dl innerhalb der ersten 24 Lebensstunden.
- **Icterus prolongatus:** Der Ikterus persistiert über die 2. Lebenswoche hinaus.

Ätiologie des physiologischen Ikterus: Vermehrt gebildetes unkonjugiertes Bilirubin innerhalb der ersten Lebenstage kann aufgrund verminderter Enzymaktivität nicht entsprechend schnell glukuroniert werden (→ unkonjugierte Hyperbilirubinämie).

Ätiologie des physiologischen Ikterus: Beim Neugeborenen kommt es innerhalb der ersten Lebenstage zu einer vermehrten Hämolyse. Unter dem Einfluss der Hämoglobinoxygenase kommt es zur Bildung von unkonjugiertem Bilirubin, das aufgrund der verminderten Aktivität der hepatischen Glukuronyltransferase nicht entsprechend schnell glukuroniert und damit in konjugiertes ausscheidungsfähiges Bilirubin metabolisiert werden kann (→ unkonjugierte Hyperbilirubinämie).

Ätiologie des unphysiologischen Ikterus: s. Tab. **6.13** und Tab. **6.14**.

Ätiologie des unphysiologischen Ikterus: Die Ursachen dieser neonatalen Komplikation sind vielfältig (s. Tab. **6.13** und Tab. **6.14**).

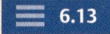

6.13	Faktoren, die beim Neugeborenen zu Hyperbilirubinämie führen können	
- Frühgeburtlichkeit - Atemnotsyndrom - Azidose (pH < 7,0)	- Hypothermie - Blutungsereignisse mit Hämatombildung - Schock	- Hypalbuminämie - Medikamenteninteraktion - kalorisches Defizit

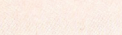

6.14	Ursachen des Neugeborenenikterus
unkonjugierte Hyperbilirubinämie	**konjugierte Hyperbilirubinämie**

vermehrte Bilirubinbildung:
- Morbus haemolyticus neonatorum (Rh, AB0), Polyzythämie, Spätabnabelung
- Hämatom, Hautblutungen
- Infektion, Sepsis
- gestörter enterohepatischer Kreislauf (Mekoniumileus, Darmatresie)
- Enzymdefekt der Erythrozyten (z. B. Glukose-6-P-Dehydrogenase)
- strukturelle Erythrozytendefekte (z. B. Sphärozytose)
	Leberzellschaden:
	- Riesenzellhepatitis
	- Hepatitis durch:
	  – Viren (Hepatitis B, Zytomegalie)
	  – infektiös-toxisch (Sepsis durch E. coli und B-Streptokokken)
	  – Protozoen (z. B. Toxoplasmose)
	- metabolische Störungen (z. B. Galaktosämie)

Veränderungen des Stoffwechsels: - Glukuronyltransferasemangel (Crigler-Najjar-Syndrom) - Hypoxie - Hypothyreose - ungenügende Kalorienzufuhr - Diabetes der Mutter - Muttermilchikterus	**Cholestase anderer Ursachen:** - Gallengangsatresie: intra- und extrahepatisch - Cholestase bei Blutgruppeninkompatibilität (inspissated bile syndrome)

Diagnostik: Bestimmung von konjugiertem und unkonjugiertem Bilirubin sowie der Retikulozyten; ggf. Transaminasen, TORCHES-Serologie und weitergehende Diagnostik zum Ausschluss zugrunde liegender Erkrankungen (Tab. **6.14**).

Diagnostik: Bei jedem unphysiologischen Ikterus sollten das Gesamtbilirubin mit Differenzierung des konjugierten und unkonjugierten Anteils sowie ein Blutbild mit Retikulozytenzahl bestimmt werden. Bei Nachweis eines erhöhten unkonjugierten Bilirubins sollten die Transaminasen sowie eine TORCHES-Serologie überprüft werden (s. S. 594). Beim Ikterus prolongatus und bei Nachweis eines erhöhten Anteils des konjugierten Bilirubins ist eine weitergehende Diagnostik erforderlich, um zugrunde liegende Störungen (Tab. **6.14**) zu identifizieren.

Komplikationen des unphysiologischen Ikterus: Unkonjugiertes Bilirubin kann sich (insbesondere bei Hypalbuminämie) im ZNS abgelagern und zu einem **Kernikterus** führen. Die ausgelöste Zellschädigung reicht von minimalen zerebralen Läsionen bis hin zu schweren Schäden mit Choreoathetosen, Intelligenzminderung und Taubheit.

Komplikationen des unphysiologischen Ikterus: Da unkonjugiertes Bilirubin ausgeprägt lipophil ist, kann es die Blut-Hirn-Schranke überwinden und im ZNS abgelagert werden. Dies wird insbesondere zum Risiko, wenn eine Hypalbuminämie besteht und damit der Anteil der Bindungsstellen für unkonjugiertes Bilirubin vermindert ist. Nur der nicht an Albumin gebundene Anteil des freien Bilirubins ist toxisch und kann bei entsprechenden Serumkonzentrationen (> 20 mg/dl) zu einem **Kernikterus** führen. Bilirubin wird dabei in die Zellen der Hirnrinde, des Rückenmarks, v. a. aber in den Stammganglien und Hirnnervenkernen eingelagert. Die dadurch bedingte Inhibition mitochondrialer Enzyme kann zu einer irreversiblen

Zellschädigung führen. Die Bilirubin-induzierte Neuropathie reicht von minimalen zerebralen Läsionen hin bis zu sehr schweren Schädigungen mit Choreoathetose, Intelligenzminderung und Taubheit, in schwersten Fällen kann sie letal verlaufen. Charakteristische Symptome sind weiterhin Trinkschwäche, Hypo- bzw. Hypertonie, Opisthotonus, schrilles Schreien sowie Krampfanfälle. Beim Frühgeborenen können schon Konzentrationen des Gesamtbilirubins > 10 mg/dl zu einer Bilirubin-induzierten Neuropathie führen.

▶ **Merke.** Die **kritische Grenze** der Serumbilirubinkonzentration beim reifen Neugeborenen beginnt bei etwa **20 mg/dl**, beim weiteren Ansteigen der Serumkonzentration nimmt insbesondere beim Vorliegen von Risikofaktoren die Gefahr eines Kernikterus zu.

Therapie: Ziel der Behandlung des unphysiologischen Ikterus ist die Vermeidung eines Kernikterus oder anderer Formen der Bilirubin-induzierten Neuropathie durch Fototherapie oder – in seltenen Fällen mit sehr schwerem Verlauf und Bilirubuinkonzentrationen im Serum > 25 mg/dl – durch Austauschtransfusionen.

Fototherapie: Die Bestrahlung mit Blaulicht (Abb. **6.17**) bewirkt eine fotochemisch induzierte Umwandlung von Bilirubin in wasserlösliche Bilirubinoide. Diese Behandlung sollte bei reifen Neugeborenen bei Serumbilirubinkonzentrationen > 15 mg/dl (bei unreifen Frühgeborenen > 10 mg/dl) begonnen und bis zur Verminderung der Serumbilirubinkonzentration auf 10 mg/dl (8 mg/dl) durchgeführt werden (Behandlung entsprechend den etablierten Leitlinien, siehe www.awmf.org). Während der Fototherapie liegen die Neugeborenen im Inkubator, die Augen werden zur Vermeidung von retinalen Schäden durch eine Augenklappe abgedeckt. Durch die Behandlung entsteht ein erhöhter Flüssigkeitsbedarf, welcher durch enterale oder parenterale Zufuhr ersetzt werden sollte.

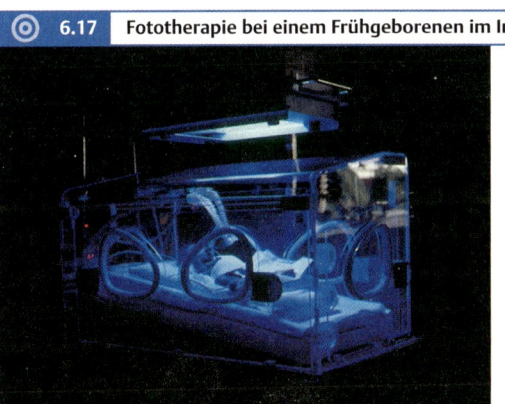

6.17 Fototherapie bei einem Frühgeborenen im Inkubator

Das Kind liegt mit Augenschutz (Vermeidung von Netzhautschäden) im Inkubator. Zur Fototherapie werden Therapielampen mit blauem Licht (Wellenlänge 420–480 nm) verwendet.

Austauschtransfusion: Sie ist bei einem Anstieg des Serumbilirubins bei reifen Neugeborenen auf rund 25 mg/dl indiziert; beim Frühgeborenen sind die Bilirubingrenzwerte für Austauschtransfusionen vom Gestationsalter sowie von weiteren Risikofaktoren abhängig. Der Blutaustausch erfolgt über einen Nabelvenenkatheter oder andere Zentralvenenkatheter (alternativ arteriovenös über einen peripher-arteriellen und zentral-venösen Gefäßzugang). Die Austauschvolumina berechnen sich aus dem 2–2,5-Fachen des Blutvolumens des Neugeborenen (rund 85 ml/kgKG). Es wird AB0-blutgruppengleiches, rh-negatives Erythrozytenkonzentrat eingesetzt, das mit Frischplasma auf einen gewünschten Hämatokritwert von 40–50 % gebracht wird.

▶ **Merke.** Bei erhöhten Konzentrationen an **konjugiertem Bilirubin > 5 mg/dl** kann es durch fotochemisch induzierte Modifikation von Porphyrin zu einem bräunlich-grünlichen Hautkolorit (sog. **Bronzebaby-Syndrom**) kommen. Die Fototherapie sollte daher in diesen Fällen nicht durchgeführt werden.

▶ **Klinischer Fall.**

▶ **Klinischer Fall.** Ein Neugeborenes (38 SSW) von Eltern aus dem mediterranen Raum, Geburtsgewicht 3130 g, wird am 3. Lebenstag nach Hause entlassen. Es wird ausschließlich gestillt. Wiedervorstellung am 5. Lebenstag aufgrund eines ausgeprägten Ikterus. Das Körpergewicht beträgt 2750 g, der Serumbilirubinspiegel 24 mg/dl. Unter intensiver Fototherapie und einer Infusionstherapie zum Ausgleich des Flüssigkeitsverlusts während der gleichzeitg laufenden Vorbereitung der Austauschtransfusion lässt sich der Bilirubinspiegel auf 22,5 mg/dl senken. Das Ergebnis des am 3. Lebenstag abgenommenen Neugeborenen-Screenings zeigt einen Glukose-6-Phosphat-Dehydrogenese-Mangel. Nach kurzer Unterbrechung der Fototherapie kommt es zu einem erneuten Anstieg der Bilirubinkonzentration (28,5 mg/dl). Eine Austauschtransfusion wird durchgeführt. Diagnose: Icterus gravis beim Frühgeborenen, Verstärkung des Ikterus durch unzureichende Muttermilchernährung und Vorliegen eines Glukose-6-Phosphat-Dehydrogenese-Mangels.

Morbus haemolyticus neonatorum

Morbus haemolyticus neonatorum

▶ **Definition.**

▶ **Definition.** Durch Sensibilisierung des mütterlichen Immunsystems gegen fetale Erythrozytenantigene kommt es nach dem diaplazentaren Übertritt von Antikörpern der Mutter zu einer Schädigung und Hämolyse der fetalen Erythrozyten. Klinisch bedeutsam sind die Rhesus-Inkompatibilität (i.d.R. D) und seltener eine AB0-Inkompatibilität.

Rhesus-Inkompatibilität

Rhesus-Inkompatibilität

▶ **Synonym.**

▶ **Synonym.** Rhesus-Erythroblastose

Ätiologie: Sie tritt bei Rhesus-Unverträglichkeit zwischen kindlichem und mütterlichem Blut auf. Typische Konstellation: **Mutter rh-negativ** (d), **Kind Rh-positiv** (D).

Ätiologie: Zugrunde liegt eine Unverträglichkeit zwischen mütterlichen und kindlichen Erythrozyten im Rhesussystem. Typisch ist eine Rhesus-Inkompatibilität bei **rh-negativer Mutter** (d) und **rh-positivem Fetus** (D). In selteneren Fällen können andere Faktoren des Rhesussystems (Anti-C/-c/-E/-e), Anti-Kell, Anti-Duffy zu einer Sensibilisierung führen.

Häufigkeit: Seit der Anti-D-Prophylaxe nur noch vereinzelte Fälle.

Häufigkeit: Vor Einführung der Anti-D-Prophylaxe für Schwangere bzw. Mütter (s.u.) erkrankten rund 0,5% aller Neugeborenen an einer Rhesus-Inkompatibilität, nach deren Einführung wurde das Krankheitsbild nur noch in Einzelfällen beobachtet.

Pathogenese: Der Übertritt kindlicher (fetaler) Erythrozyten in den mütterlichen Kreislauf löst dort die Produktion von Anti-D-Antikörpern aus. Dieser Antigenübertritt geschieht i.d.R. bei der Geburt, aber auch im Rahmen eines Aborts, einer Interruptio oder Amniozentese. Bei erneuter Gravidität passieren inkomplette Antikörper die Plazenta und binden an die fetalen Erythrozyten. Die Folgen sind: Hämolyse und vermehrte Erythropoese (Erythroblastose), Anämie, Gewebshypoxie und verminderte Albuminsynthese (→ **Hydrops fetalis**).

Pathogenese: Durch den diaplazentaren Übertritt fetaler Erythrozyten (< 1 ml fetalen Bluts reicht aus) in den Kreislauf der Schwangeren wird häufig die Synthese spezifischer erythrozytärer Antikörper im Rhesussystem induziert. Dies ist in der Regel während der Geburt des 1. Kindes der Fall, kann aber auch im Rahmen eines Aborts, einer Interruptio oder Amniozentese eintreten. Bei einer Folgeschwangerschaft kommt es zum plazentaren Übertritt inkompletter Antikörper und beim Vorliegen einer entsprechenden Konstellation binden diese an fetale Erythrozyten mit dem Resultat einer unphysiologischen **Hämolyse**. Die fetale Reaktion besteht in einer vermehrten Erythropoese mit Ausschüttung kernhaltiger Erythrozyten (Erythroblasten), weshalb das Krankheitsbild auch fetale Erythroblastose genannt wird. Besteht ein Ungleichgewicht von Hämolyse zur Regeneration, entwickelt sich eine fetale Anämie. Beim Absinken des Hämoglobinwertes im Serum unter 8 g/dl kommt es zu einer Gewebehypoxie mit Kapillarschädigung und einer verminderten hepatischen Albuminsynthese mit konsekutivem **Hydrops fetalis** (→ vermehrter Flüssigkeitsansammlung in Körperhöhlen und/oder Haut).

Klinik:
- Anaemia neonatorum (Hb < 14 g/dl)
- Icterus praecox und gravis
- Hydrops fetalis (Abb. **6.18**).

Oft sind die Kinder aber auffallend **blass**, zeigen eine **Hepatosplenomegalie** und im Blutbild vermehrt Erythroblasten und Retikulozyten. Die **Hyperbilirubinämie** ist bei Geburt meist mäßig, steigt aber postnatal rasch an und kann bis zum **Kernikterus** führen.

Klinik: In Abhängigkeit vom Schweregrad lassen sich folgende Verlaufsformen differenzieren:
- Anaemia neonatorum (Hb < 14 g/dl)
- Icterus praecox et gravis
- Hydrops fetalis (Abb. **6.18**).

Betroffene Neugeborene zeigen eine hochgradige **Blässe**, wobei die Anämie initial durch eine relative Polyzythämie kompensiert sein kann. Die extramedulläre Blutbildung führt zu einer **Hepatosplenomegalie** mit erhöhten Konzentrationen von Erythroblasten und Retikulozyten, was als diagnostisch wegweisend gilt. Die **Hyperbilirubinämie** ist zum Zeitpunkt der Geburt selten klinisch relevant, da das durch

6.6 Anpassungskrankheiten

6.18 Schwerer Hydrops fetalis bei einem Frühgeborenen mit Morbus haemolyticus neonatorum

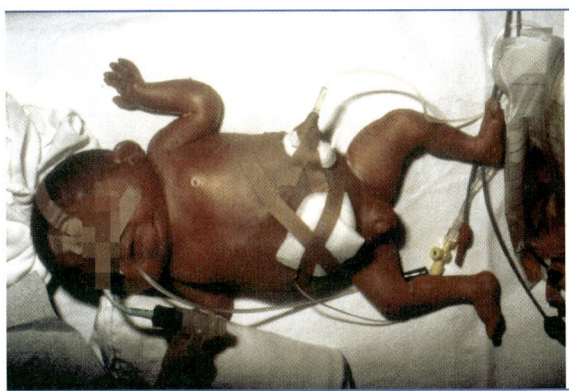

die Hämolyse vermehrt anfallende unkonjugierte Bilirubin vor der Geburt über die Plazenta eliminiert wird. Postnatal kommt es jedoch zu einem raschen Anstieg des Serumbilirubins, was bei einer verminderten Albuminbindungskapazität für Bilirubin zu einem **Kernikterus** führen kann (s. S. 128). Die schwerste Form der Morbus haemolyticus neonatorum ist der Hydrops fetalis.

Diagnostik: Zur pränatalen Prävention eines Hydrops fetalis wird im Rahmen der Schwangerenvorsorge eine Blutgruppenbestimmung vorgenommen und darüber hinaus nach irregulären Blutgruppenantikörpern gesucht. Mit dem **indirekten Coombs-Test** (s. S. 441) können inkomplette und damit plazentagängige IgG-Antikörper nachgewiesen werden.

Die weitere pränatale Diagnostik erfolgt mittels der pränatalen **Sonografie**: Charakteristisch sind Störungen der fetalen Hämodynamik, eine Hepatomegalie sowie Höhlenergüsse; mittels Messung der fetalen Hämodynamik lässt sich das Ausmaß der Anämie abschätzen. Zur exakten Beurteilung des fetalen Zustandes kann eine **Amniozentese** mit Bilirubin- und Hämoglobinbestimmung durchgeführt werden.

Bei entsprechender Rhesuskonstellation sollten zum Zeitpunkt der Geburt die Blutgruppe und Rhesusfaktoren von Mutter und Kind bestimmt werden. Zudem sollte ein direkter Coombs-Test mit Nachweis von Antikörpern auf fetalen Erythrozyten sowie ein indirekter Coombs-Test zum Nachweis von Antikörpern im mütterlichen Serum durchgeführt werden. Postnatal sind Bilirubinbestimmungen in kurzen Abständen erforderlich, da es zu einem raschen Anstieg der Bilirubinkonzentrationen mit den geschilderten Konsequenzen kommen kann.

Therapie: Primäres Ziel sind die Verhütung eines Kernikterus und die Behandlung der Anämie. Diese kann in schweren Fällen bei früher fetaler Bedrohung bereits vor 20 SSW durch eine **intrauterine Transfusionsbehandlung** (meist über Nabelvene) begonnen werden. Die postnatal auftretende Hyperbilirubinämie wird durch intensive Fototherapie bzw. durch eine Austauschtransfusion behandelt.

Prophylaxe: Nach der Geburt erhält die Mutter innerhalb von 24–72 Stunden 200 µg IgG-Anti-D (parenteral). Damit werden fetale Rhesus-positive Erythrozyten hämolysiert und somit die drohende maternale Immunantwort unterbunden. Eine Sensibilisierung kann in mehr als 90 % der Fälle damit verhindert werden. Die Wirksamkeit der Prophylaxe sollte mittels des Nachweises fetaler Erythrozyten im mütterlichen Blut, z. B. mittels des Kleihauer-Betke-Tests, überprüft werden.

AB0-Inkompatibilität (AB0-Erythroblastose)

▶ **Definition.** Eine unterschiedliche Blutgruppenkonstellation zwischen der Schwangeren und dem Fetus im AB0-System kann zur Sensibilisierung der Schwangeren und zur Erythroblastose beim Fetus führen.

Pathogenese: Die Sensibilisierung der Mutter erfolgt in der Regel während der 1. Schwangerschaft, wobei schon geringe Mengen des fetalen Blutes ausreichend sind. Es kommt zur Bildung von plazentagängigen Antikörpern der Klasse IgG des AB-Sys-

Diagnostik: Im Rahmen der Schwangerenvorsorge wird die Blutgruppe bestimmt und nach irregulären Antikörpern (**indirekter Coombs-Test**) gesucht.

Mithilfe der pränatalen **Sonografie** kann das Ausmaß der Anämie abgeschätzt werden. Die exakte Beurteilung des fetalen Zustandes gelingt mittels **Amniozentese**.

Folgende Befunde sollten bei der Geburt bereits vorliegen: Blutgruppe und Rhesusfaktoren von Mutter und Kind, direkter Coombs-Test mit Nachweis von Antikörpern auf fetalen Erythrozyten sowie indirekter Coombs-Test mit Nachweis von Antikörpern im mütterlichen Serum. Postnatal muss das Bilirubin engmaschig kontrolliert werden.

Therapie: Intrauterine Transfusionsbehandlung bei schweren Fällen. Die postnatale Hyperbilirubinämie wird mit Fototherapie bzw. Austauschtransfusion behandelt.

Prophylaxe: Innerhalb 24–72 h nach der Geburt erhält die Mutter 200 µg IgG-Anti-D. Damit wird in > 90 % eine Sensibilisierung verhindert.

AB0-Inkompatibilität (AB0-Erythroblastose)

▶ **Definition.**

Pathogenese: Nach Sensibilisierung der Mutter in der ersten Schwangerschaft, kommt es in der zweiten zu einem Übertritt von Antikörper des AB-Systems in den fetalen Kreislauf.

6 Erkrankungen in der Neugeborenenperiode

Dort binden die Antikörper an extraerythrozytäre Rezeptoren (daher milder Verlauf).

tems, welche bei einer erneuten Schwangerschaft in die fetale Zirkulation übertreten können. Dort erfolgt eine Bindung teilweise an extraerythrozytäre Rezeptoren der Blutgruppenmerkmale A und B, was den eher milden Verlauf der Erkrankung erklärt. IgM-Isoantikörper (Anti-A und Anti-B), die bei Müttern mit Blutgruppe 0 auftreten, sind nicht plazentagängig. Da die A- und B-Rezeptoren der fetalen Erythrozyten später als die Rh-Rezeptoren reifen, erkranken Neugeborene sehr selten an einer AB-Erythroblastose. Hier ist eine Schädigung vor der Geburt nicht zu erwarten.

▶ **Merke.** Die AB0-Erythroblastose bedarf keiner pränatalen Behandlung und betrifft postnatal meist reife Neugeborene, nur sehr selten Frühgeborene.

Häufigkeit: 15 % der Neugeborenen sind von AB0-Konstellationen betroffen, manifeste Erkrankungen finden sich aber nur bei unter 1 %. In etwa 90 % findet sich die Konstellation Mutter Blutgruppe 0 und Kind Blutgruppe A oder B.

Klinik: Zunehmender **Ikterus** postnatal (Icterus praecox), selten Hepatosplenomegalie und Anämie, kein Hydrops.

Klinik: Postnatal fällt ein rasch zunehmender **Ikterus** im Sinne eines Icterus praecox auf. Hepatosplenomegalie und Anämie sind im Vergleich zur Rhesus-Inkompatibilität eher selten, ein Hydrops wird nicht beobachtet.

Diagnostik: Hinweisend sind Sphärozytose, Retikulozytose sowie rasche Zunahme des unkonjugierten Bilirubins.

Diagnostik: Die serologische Untersuchung ist schwierig: Fetale Erythrozyten sind mit nur geringen Mengen von IgG-Antikörpern besetzt, sodass der direkte Coombs-Test meist negativ ist. Als Hinweise dienen Sphärozytose und Retikulozytose im Blutbild sowie eine rasche Zunahme des unkonjugierten Bilirubins im Serum.

Therapie: Fototherapie, selten ist ein Blutaustausch erforderlich.

Therapie: In aller Regel genügt eine Fototherapie (s. S. 129), nur in seltenen Fällen sind Austauschtransfusionen erforderlich. Man verwendet A2- oder A-lysinfreies Blut bei 0/A-Inkompatibilität und B-lysinfreies Blut bei 0/B-Inkompatibilität.

6.6.3 Metabolische Störungen

Neonatale Hypoglykämie

(s. auch S. 170)

▶ **Definition.** Der Glukosegehalt im Nabelvenenblut beträgt beim Menschen etwa 70 % des Glukosegehaltes im mütterlichen Blut. Postnatal fällt der Blutzucker aufgrund der sistierenden umbilikalen Zirkulation auf rund 50–60 mg/dl ab und steigt bis zum 3. Lebenstag auf physiologische Werte an. Bei Absinken des Blutzuckers **unter 45 mg/dl** spricht man von einer neonatalen Hypoglykämie.

Ätiologie und Pathogenese: Die Hypglykämie kann durch eine **verminderte Glukosezufuhr** oder einen **erhöhten Glukoseumsatz** bedingt sein. Ursachen s. Tab. **6.15**.

Ätiologie und Pathogenese: Für die Entstehung sind zwei verschiedene Mechanismen verantwortlich: Zum einen kann die **Glukosezufuhr** kritisch **vermindert** sein, zum anderen kann bei adäquater Glukosezufuhr ein **erhöhter Glukoseumsatz** die Hypoglykämie bedingen. Ein Glukosemangel durch unzureichende Zufuhr wird besonders bei reduzierten Glykogenreserven, wie z. B. bei Frühgeborenen und intrauteriner Wachstumsretardierung, wirksam. Perinatale Stress-Situationen, wie z. B. Adrenalinausschüttung, können zu einem erhöhten Glukoseverbrauch führen. Auch bei Hypoxie (→ anaerobe Glykolyse) und angeborenen Stoffwechseldefekten kann eine Hypoglykämie resultieren. Ein erhöhter Verbrauch von Glukose findet sich außerdem bei Hyperinsulinismus, Rhesus-Inkompatibilität sowie verschiedenen neonatalen Adaptationsstörungen mit erhöhtem Glukosebedarf. Eine Übersicht über mögliche Ursachen der neonatalen Hypoglykämie bietet Tab. **6.15**.

Häufigkeit: Betroffen sind ca. 2–5 % der reifen Neugeborenen, 20 % der Frühgeborenen mit intrauteriner Wachstumsretardierung.

Häufigkeit: Die Häufigkeit der Hypoglykämie ist in Abhängigkeit vom Gestationsalter, von den Glykogenreserven und dem Beginn der Nahrungszufuhr sehr unterschiedlich. Bei reifen Neugeborenen sind etwa 2–5 %, bei Frühgeborenen, besonders mit intrauteriner Wachstumsretardierung, über 20 % betroffen.

Klinik: Initial häufig asymptomatisch, später Unruhe, erhöhte Zittrigkeit bis Krampfanfälle. Im weiteren Verlauf Bewusstseinstrübung bis Koma.

Klinik: Hypoglykämien zeigen sich innerhalb der ersten 72 Stunden postnatal, selten jenseits dieser Altersgrenze. Initial verläuft die Hypoglykämie asymptomatisch, bei länger anhaltender Hypoglykämie zeigen sich Symptome wie Unruhe, Zittrigkeit und muskuläre Hypertonie bis hin zu neonatalen Krampfanfällen. Im weiteren unbehandelten Verlauf kann eine Bewusstseinstrübung bis zum Koma eintreten.

6.15 Mögliche Ursachen der neonatalen Hypoglykämie

- **asymptomatische frühe transiente Hypoglykämie**
- **symptomatische idiopathische transiente Hypoglykämie**
- **rezidivierende und persistierende Hypoglykämie mit speziellen Ursachen**
  - **Hyperinsulinismus:** Diabetes mellitus der Mutter, Fetopathia diabetica, Erythroblastose, Rebound nach Bolusgabe, Medikamente
  - **hormonelle Insuffizienz:** STH-Defizienz, ACTH-Resistenz, Adrenalin (Nebennierenblutung), AGS (adrenogenitales Syndrom), Glukagon-Defizienz, Hypothyreose
  - **angeborene Störungen des Kohlenhydratstoffwechsels:** Galaktosämie, Glykogenspeicherkrankheiten Typ I (III, IV)
  - **angeborene Störungen des Aminosäurestoffwechsels:** Ahornsirupkrankheit, Tyrosinose, multipler Carboxylasemangel
  - **Störungen im Fettsäureabbau**
- **perinatale Störungen**
  - Infektion, Sepsis
  - Hypothermie
  - Hypoxie/Azidose/Atemnotsyndrom
  - Austauschtransfusionen
  - Hyperviskositätssyndrom
  - Abbruch der Glukoseinfusion

Diagnostik: Aufgrund der initial blanden Klinik sollten bei Risikokindern in der ersten Lebensstunde und ggf. darüber hinaus (je nach den Ergebnissen der Voruntersuchungen) **Glukosebestimmungen** durchgeführt und durch entsprechende therapeutische Maßnahmen Hypoglykämien verhindert werden.

Therapie: Bei symptomatischer oder klinisch blander Hypoglykämie erfolgt eine **Glukosezufuhr**. Dies ist insbesondere bei Risikogruppen durch eine i. v.-Applikation von 0,5 g/kgKG Glukose, gefolgt von einer Erhaltungsinfusion, notwendig; ansonsten perorale Gabe von Dextrinlösungen. Gleichzeitig sollten die Serumelektrolyte kontrolliert und bei Hypokalzämie Kalzium verabreicht werden (s. S. 134).

▶ **Merke.** Nach Bolusinjektion von hochprozentigen Glukoselösungen muss die parenterale Zufuhr fortgesetzt werden, um eine Hypoglykämie nach reaktiver Insulinausschüttung zu vermeiden.

Prognose: Sie ist nach asymptomatischen Hypoglykämien weitgehend unbeeinträchtigt, nach symptomatischen Hypoglykämien drohen Hirnschäden, besonders im frontalen und okzipitalen Kortex.

Prophylaxe: Regelmäßige Blutzuckerkontrollen sollten bei allen Risikokindern durchgeführt werden. Diese können initial durch Schnelltests ausgeführt werden. Bei Werten < 50 mg/dl sollten eine enzymatische Blutzuckerbestimmung und eine Glukosezufuhr erfolgen, um symptomatische Hypoglykämien zu vermeiden.

▶ **Merke.** Wird eine Hypoglykämie frühzeitig diagnostiziert und behandelt, können bleibende Hirnschäden verhütet werden!

Fetopathia diabetica

Pathogenese: Beim mütterlichen Typ-1- oder Gestationsdiabetes mit Hyperglykämien kommt es nachfolgend auch zu Hyperglykämien beim Fetus. Diese provozieren ab Schwangerschaftsmitte eine **vermehrte fetale Insulinfreisetzung** bei Hyperplasie der Beta-Zellen. Es kommt zu einer Makrosomie, da Insulin und die insulinartigen Wachstumsfaktoren die wichtigsten Regulatoren des fetalen Wachstums sind. Zur Vermeidung der fetalen Makrosomie (Geburtsgewicht > 4500 g) muss daher die diabetische Stoffwechsellage in der Schwangerschaft adäquat eingestellt werden.

Klinik: Neugeborene diabetischer Mütter zeigen in Abhängigkeit von deren Stoffwechseleinstellung eine deutliche Makrosomie mit **Vollmondgesicht, Stammfettsucht** und **Hepatomegalie** (Abb. 6.19a). Aufgrund der metabolischen Risiken müssen diese Kinder engmaschig überwacht werden. Neben der Kontrolle der Glukosehomöostase muss insbesondere auch auf das Risiko einer Hypokalzämie geachtet werden. Darüber hinaus neigen diese Kinder zu Atemstörungen.

Diagnostik: Bei Risikokindern engmaschige **Blutzuckerkontrolle** in den ersten Lebensstunden.

Therapie: Bei nachgewiesener Hypoglykämie erfolgt eine **Glukosezufuhr** (0,5 g/kgKG Glukose i.v. bei Risikokindern, ansonsten perorale Gabe von Dextrinen) mit nachfolgender Erhaltungsinfusion. Elektrolytkontrollen.

▶ **Merke.**

Prognose: Gut nach asymptomatischer Hypoglykämie. Nach symptomatischer Hypoglykämie drohen Hirnschäden.

Prophylaxe: Regelmäßige Blutzuckerkontrollen. Frühzeitiges Füttern. Bei Risikokindern Glukoseinfusion.

▶ **Merke.**

Fetopathia diabetica

Pathogenese: Ein schlecht eingestellter Diabetes mellitus der Mutter führt zu Hyperglykämien beim Fetus, was eine **vermehrte fetale Insulinproduktion** (Hyperplasie der Beta-Zellen) mit Entwicklung einer Makrosomie zur Folge hat.

Klinik: Vollmondgesicht, Stammfettsucht und **Hepatomegalie** sind typische Symptome (Abb. 6.19a). Neben der Glukosehomöostase muss insbesondere auch das Serumkalzium engmaschig kontrolliert werden (Cave: Hypokalzämie).

6.19 Beispiele makroskopischer Aspekte von Kindern diabetischer Mütter

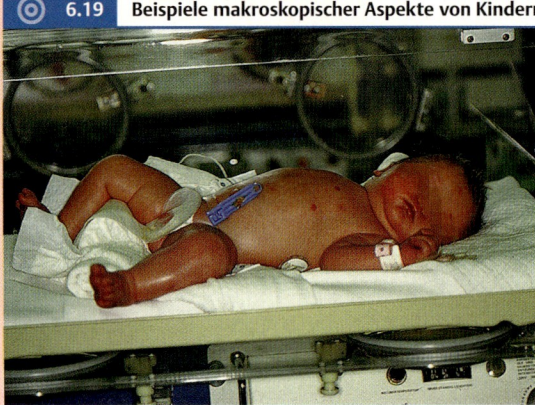 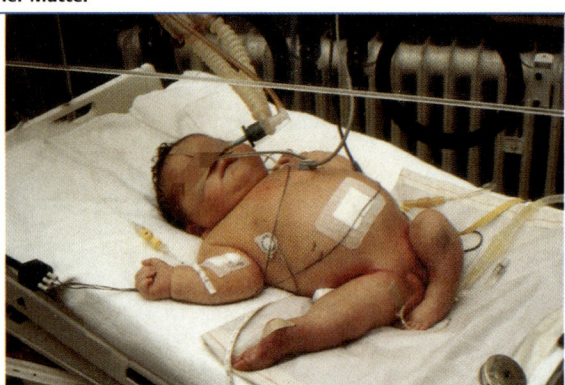

a Geburtsgewicht 4500 g. Man beachte die ödematöse Haut, das plethorische Aussehen und den kräftigen Haarwuchs.

b Typische Fehlbildung eines kaudalen Regressionssyndroms.

Das **Fehlbildungsrisiko** (Herz) ist erhöht (Abb. **6.19b**).

Bei einem vor der Schwangerschaft bestehenden und in der Frühschwangerschaft unzureichend therapierten Diabetes ist das Risiko von kardialen und zentralnervösen **Fehlbildungen** (Abb. **6.19b**) um den Faktor 4–8 erhöht. Daneben besteht das Risiko des kaudalen Regressionssyndroms.

Diagnostik: Engmaschige Blutzuckerkontrollen.

Diagnostik und Therapie: Bei Kindern diabetischer Mütter sollten engmaschige Blutzuckerbestimmungen nach 30, 60 und 120 Minuten erfolgen, die danach notwendigen Intervalle richten sich nach den Laborergebnissen. Bei Hypoglykämien Glukosezufuhr wie oben dargestellt.

Prophylaxe: Adäquate Blutzuckereinstellung während der Schwangerschaft.

Prophylaxe: Präkonzeptionell und während der Schwangerschaft diabetischer Mütter wird ein nah-normaler Blutzuckerverlauf angestrebt, um Fehlbildungen und Makrosomien zu vermeiden.

Hypokalzämie

▶ **Definition.**

▶ **Definition.** Eine Hypokalzämie mit einem Serumkalziumwert < 7 mg/dl (< 1,75 mmol/l) wird bei etwa 5–10 % aller Neugeborenen beobachtet.

Pathogenese:
Frühform: bei Frühgeborenen, nach perinataler Asphyxie, Kindern diabetischer Mütter, intrauteriner Wachstumsretardierung
Spätform: bei Hypoparathyreoidismus oder konnataler Hypomagnesiämie.

Pathogenese: Man unterscheidet zwischen einer frühen Form innerhalb der ersten 3 Lebenstage sowie einer Spätform, die sich zwischen der 1. und 2. Lebenswoche manifestiert. In Abhängigkeit von der zeitlichen Manifestation finden sich verschiedene Risikofaktoren:
Die **Frühform** wird in der Regel bei Frühgeborenen, nach perinataler Asphyxie, bei Kindern diabetischer Mütter sowie nach intrauteriner Wachstumsretardierung beobachtet.
Bei der **Spätform** können ein transienter oder permanenter Hypoparathyreoidismus, z. T. im Rahmen syndromaler Erkrankungen, oder eine konnatale Hypomagnesiämie mit sekundärer Hypokalzämie zugrunde liegen. Nur noch selten wird sie bei Intensivierung des Stillens sowie Fütterung mit adaptierter Nahrung beobachtet.

Klinik: Primär Hyperexzitabilität, Kloni und überschießende Reaktionen auf Stimuli.

Klinik: Die Symptome sind primär Hyperexzitabilität, Kloni und überschießende Reaktionen auf Stimuli. Die klassischen Zeichen der Hypokalzämie im späteren Kindes- und Erwachsenenalter mit Karpopedalspasmen (tonische Krämpfe im Bereich der Hände und Füße) und Stridor treten selten auf.

Diagnostik: Regelmäßig Laborkontrollen von Kalzium, Phosphor und Magnesium; ggf. Bestimmung des Parathormons, EKG-Kontrollen.

Diagnostik: Zur Vermeidung der Hypokalzämie sind regelmäßige Kontrollen von Kalzium (Serumkalzium inkl. ionisierten Kalziums), Phosphor und Magnesium notwendig. Bei persistierender Hypokalzämie sollte der Parathormonspiegel bestimmt werden. EKG-Kontrollen sind zum Ausschluss einer QT-Verlängerung indiziert.

Therapie: Frühform: nur Therapie bei symptomatischer Form mit Kalziumglukonat 10 % 2 ml/kgKG langsam i.v.

Therapie: Bei früher asymptomatischer Hypokalzämie ist keine Therapie notwendig. Bei symptomatischer Hypokalzämie und in Risikogruppen werden 2 ml 10%ige Kalziumglukonatlösung/kgKG langsam i. v. verabreicht; bei zu schneller Applikation droht das Risiko einer Bradykardie bis hin zur Asystolie.

Bei später Hypokalzämie sowie bei Hypomagnesiämie ist eine entsprechende Substitution von Kalzium und Magnesium nach vorheriger endokriner Diagnostik durchzuführen.

6.6.4 Weitere Anpassungsstörungen

Gewichtsabnahme

s. S. 85

Ödeme

Ödeme können bei Neugeborenen und häufiger bei Frühgeborenen innerhalb der ersten Lebenstage auftreten. Neben mechanischen geburtstraumatischen Ursachen mit erhöhter Gefäßpermeabilität werden Ödeme auch bei Hypoproteinämien beobachtet, die über eine Verminderung des kolloid-osmotischen Drucks zu einer verstärkten diffusen Ödembildung führen. Beim Turner-Syndrom sind der intrauterine Minderwuchs und die ausgeprägten Fußrückenödeme für die Diagnosestellung wegweisend.

6.6.5 Nabelanomalien und Erkrankungen

Nach Abnabelung mit einer Nabelklemme wird postnatal eine trockene Pflege des Nabelschnurrestes durchgeführt. Der Nabelschnurrest mumifiziert und fällt meist in der 2.–3. Lebenswoche spontan ab.

Nabelgranulom

Nach Abfallen des Nabelschnurrests kann Granulationsgewebe am Nabelgrund entstehen, was eine komplette Abheilung verhindern kann. Bei anhaltender Sekretion aus dem Nabel muss eine Urachusfistel oder ein persistierender Ductus omphaloentericus differenzialdiagnostisch erwogen werden.

Omphalitis (Nabelinfektion)

Die Omphalitis ist eine vom Nabelgrund ausgehende Infektion mit periumbilikaler Rötung und Überwärmung. Bei adäquater Nabelschnurpflege tritt sie selten auf. Als Erreger werden grampositive Keime wie Staphylococcus aureus oder Streptokokken nachgewiesen, selten finden sich in den Abstrichen gramnegative Erreger. Unbehandelt droht eine Sepsis aufgrund der Nähe des Nabels zum Gefäßsystem. Bis zum Erregernachweis ist eine ungezielte antibiotische Therapie indiziert.

Nabelanomalien

Neben sekundären Nabelanomalien durch einen Ductus omphaloentericus und eine Urachusfistel findet man bei 1 % aller Neugeborenen nur eine Nabelarterien (physiologisch: zwei Nabelartieren). Bei der singulären Nabelarterie sollten kardiale und renale Fehlbildungen ausgeschlossen werden.

6.7 Bakterielle Infektionskrankheiten

6.7.1 Allgemeines

▶ **Definition.** Bakterielle Infektionen des Neugeborenen lassen sich unterteilen in:
Systemische Entzündungsreaktionen (SER, „klinische Sepsis", engl. systemic inflammatory response syndrome/SIRS): Der Erreger ist in der Blutkultur nicht nachweisbar, es liegt die klinische Symptomatik einer Sepsis vor (s. u.).
Sepsis: Der Erreger kann in einer Blutkultur isoliert werden, das Kind zeigt klinische Symptome einer SER (s. u.).

Schwere Sepsis: Sepsis plus Blutdruckabfall, ARDS oder Organbeteiligung wie Somnolenz, Thrombozytopenie, Nieren- oder Leberversagen.
Septischer Schock: Der Blutdruckabfall ist Volumen- oder Katecholamin-refraktär; grau-blasses Kind, metabolische Azidose, Nierenversagen.
Lokal- oder Organinfektionen: z. B. Harnwegsinfektionen, Meningitis, Nabelinfektion, Osteomyelitis.
Zwischen den einzelnen Formen sind fließende Übergänge möglich.

Virale Infektionen und Pilzinfektionen des Neugeborenen werden auf S. 569 ff abgehandelt.

Häufigkeit: 1,1–2,7 % der Lebendgeborenen.

Verlauf:
Frühsepsis: Beginn in den ersten 3(–7) Lebenstagen. Der Erreger stammt aus mütterlicher Rektovaginalflora meist bei geburtshilflichen Komplikationen (z.B. nach vorzeitigem Blasensprung oder Amnioninfektionssyndrom der Mutter).
Spätsepsis: Beginn nach Ende der 1. Lebenswoche. Erreger meist aus Umgebungsflora (nosokomiale Infektion) oder endogene Infektion.

Inkubationszeit nicht definierbar.

Erreger: Typische Erreger zeigt Tab. **6.16**.

Risikofaktoren für Infektionen des Neugeborenen sind Tab. **6.17** zu entnehmen.

Häufigkeit: Bakterielle Infektionen sind mit 1,1–2,7 % der Lebendgeborenen die häufigsten Erkrankungen des Neugeborenen.
Verlauf: Bei Beginn der Sepsis in der ersten Lebenswoche spricht man von der **Frühsepsis** („early-onset"), wobei die Symptome in über 90 % der Fälle in den ersten 48–72 Lebensstunden beginnen. Die Erreger entstammen der mütterlichen Rektovaginalflora. Die Frühsepsis tritt meist bei geburtshilflichen Komplikationen auf (z. B. bei ca. 3–5 % der Neugeborenen nach einem vorzeitigen Blasensprung oder einem Amnioninfektionssyndrom der Mutter mit vorzeitigen Wehen, Fieber unter der Geburt, erhöhten Entzündungszeichen [CRP, Leukozyten]).
Bei Infektionen nach Ende der 1. Lebenswoche spricht man von einer **Spätsepsis** („late-onset"). Die Erreger entstammen meist der Umgebungsflora (nosokomiale Infektionen) und werden u. U. über die Hände des Personals auf das Neugeborene übertragen. Alternativ handelt es sich um endogene Infektionen durch Erreger aus der bakteriellen Besiedelung des Kindes.
Die **Inkubationszeit** einer bakteriellen Infektion des Neugeborenen ist nicht definierbar, da die Infektion in vielen Fällen bereits in utero mit unklarer Zeitdauer begonnen hat.

Erreger: Das Spektrum von **Infektionserregern** eines Neugeborenen ist altersabhängig (Tab. **6.16**).

Risikofaktoren: Unterschieden werden mütterlich-geburtshilfliche, kindliche und erregerbedingte Risikofaktoren, die die Entstehung einer neonatalen Infektion begünstigen (Tab. **6.17**).

6.16 Häufige Erreger einer bakteriellen Neugeboreneninfektion

Frühsepsis (1.–7. Lebenstag)	Spätsepsis (> 7. Lebenstag)
• β-hämolysierende Streptokokken der Gruppe B • Escherichia coli • Staphylococcus aureus • Klebsiellen • Enterokokken • Streptokokken anderer Gruppen • Listeria monocytogenes • Anaerobier, wie Bacteroides fragilis	• Koagulase-negative Staphylokokken (Staphylococcus haemolyticus und epidermidis) • Pseudomonas aeruginosa • Enterobacter spp. • Serratia spp. • Klebsiella spp. • Staphylococcus aureus • DD: Candida spp., Herpes simplex Typ 1 und 2, Enteroviren

6.17 Risikofaktoren für neonatale Infektionen

mütterlich-geburtshilfliche	kindliche	erregerbedingte
• Amnioninfektionssyndrom • Fieber sub partu • vorzeitiger Blasensprung • vorzeitige Wehen • protrahierte Geburt • grünes Fruchtwasser • mütterliche Infektionen: Sepsis (z. B. Listerien) • Harnwegsinfektionen	• Unreife • Atemnotsyndrom • Beatmung • parenterale Ernährung • intravasale Katheter • Mangel humoraler Antikörper • Wunden der Haut, Defekte der Schleimhaut	• Kapsel-Polysaccharide • Oberflächenproteine • Adhäsine • Neuraminidase • Endotoxin • extrazelluläre Toxine • Fähigkeit zur Induktion von Entzündungsmediatoren wie TNFα, Interleukin-1, IL-6 etc.

6.7 Bakterielle Infektionskrankheiten

Die Hälfte der neonatalen Infektionen ist mit einem **vorzeitigen Blasensprung** assoziiert. Dieser ist häufig Hinweis auf ein **Amnioninfektionssyndrom** (mütterliches Fieber sub partu > 38,5 °C bzw. C-reaktives Protein > 1,0 mg/dl [10 mg/l] müssen daran denken lassen). Ein hohes Infektionsrisiko haben **Frühgeborene** unter der 32. SSW, zumal **vorzeitige Wehen** häufig durch ein Amnioninfektionssyndrom der Mutter ausgelöst werden. Es kommt dann besonders leicht zur Keimaszension aus der mütterlichen Rektovaginalflora, dies ist aber auch bei intakter Fruchtblase möglich. Sind Schwangere mit z. B. **B-Streptokokken** besiedelt, erkranken ca. 0,5/1000 Neugeborene, sofern keine geburtshilflichen Risiken bestehen. Besteht zusätzlich ein Amnioninfektionssyndrom, steigt das Risiko um den Faktor 5–10.

Die **Inhalation** (z. B. bei Asphyxie) oder **Ingestion** von infiziertem Fruchtwasser begünstigt eine Atemwegsinfektion oder Sepsis des Neugeborenen. Via Bakteriämie oder über eine fokale Ausbreitung kann es zur Absiedelung der Erreger kommen, die Organinfektionen wie z. B. Meningitis, Pneumonie, Osteomyelitis und Harnwegsinfektion auslösen können.

Anmerkung: Der Begriff Bakteriämie wird unterschiedlich gebraucht. Im Deutschen wird darunter das Auftreten von Bakterien im Blut ohne klinische Symptomatik verstanden, im Englischen ist dieser Begriff synonym zu Sepsis.

Pathogenese: Frühgeborene haben diaplazentar nur unzureichend humorale Antikörper übertragen bekommen. Die Opsonisierung von Erregern als Voraussetzung zur Phagozytose ist also reduziert. Die Erreger induzieren die Ausschüttung von Mediatoren der Entzündungsreaktion (z. B. die Zytokine TNFα, Il-1, Il-6 u. a.). Es wird eine Entzündungsreaktion mit Permeabilitätsstörungen der Kapillaren, Exsudation von Eiweißen ins Gewebe oder die Alveolen der Lunge, Blutdruckabfall, Kardiotoxizität etc. ausgelöst (systemische Entzündungsreaktion [SER]). Zytokine werden aber infolge einer Vielzahl verschiedener Noxen – so u. U. durch den Geburtsstress allein – ausgeschüttet. Deswegen sind erhöhte Spiegel von Zytokinen ebenso wie die klinischen Symptome des SER nicht spezifisch und beweisen nicht unbedingt eine Infektion.

Häufig kommt es im Rahmen eines **Amnioninfektionssyndroms** der Mutter zur neonatalen Infektion. Hinweise auf ein Amnioninfektionssyndrom sind:
- Fieber der Mutter > 38,5 °C
- C-reaktives Protein (CRP) > 1,0 mg/dl (10 mg/l)
- vorzeitiger Blasensprung
- vorzeitige Wehen.

Die **Inhalation** oder **Ingestion** infizierten Fruchtwassers kann eine intrauterine Infektion des Fetus zur Folge haben.

Pathogenese: Die eingedrungenen Erreger können die Bildung von Mediatoren der Entzündungsreaktion (Zytokine) induzieren, die aber auch durch eine Vielzahl anderer Noxen (z. B. auch durch Geburtsstress) ausgeschüttet werden können. Die klinischen Zeichen der Entzündungsreaktion (SER) sind deswegen nicht spezifisch für eine Sepsis.

6.7.2 Klinische Symptomatik

SER und Sepsis

Klinisch fällt häufig nur auf, dass das Kind hypoton und weniger reaktiv ist (Tab. **6.18**). Der sehr undifferenzierte Eindruck „Das Kind sieht nicht gut aus" oder „Das Kind gefällt mir heute gar nicht" hat zwar eine sehr geringe Spezifität, aber eine hohe Sensitivität in der Diagnostik einer beginnenden Infektion. Meist beruht dieser Eindruck auf einer Störung der Hautperfusion (verlängerte Rekapillarisierungszeit > 3 s) (Abb. **6.20**) oder einer auffälligen Atmung wie Tachypnoe, Dyspnoe, Stöhnen oder apnoischen Pausen.

6.7.2 Klinische Symptomatik

SER und Sepsis

Klinische Zeichen einer Infektion (Tab. **6.18**) haben eine hohe Sensitivität, aber eine geringe Spezifität (Abb. **6.20**).

▶ **Merke.** Bevor bei einem reifen Neugeborenen die Diagnose eines idiopathischen Atemnotsyndroms gestellt wird, muss immer erst eine bakterielle Infektion ausgeschlossen werden.

▶ **Merke.**

6.18	Klinische Hinweise auf eine systemische bakterielle Infektion des Neugeborenen
Allgemeinzustand	„Das Kind sieht nicht gut aus", „Das Kind gefällt mir heute gar nicht", Trinkschwäche, Hypothermie oder Fieber, Berührungsempfindlichkeit
Herz, Kreislauf	Tachykardie > 180/min, Blässe, Zentralisation mit schlechter Hautperfusion, Rekapillarisierungszeit > 3 s
Atmung	thorakale Einziehungen, Stöhnen, Apnoe, Dyspnoe, Tachypnoe; erhöhter Sauerstoffbedarf beim reifen Neugeborenen
Haut, Weichteile	Blässe, Zyanose (Hautfarbe von rosig nach blass bzw. von rosig-ikterisch nach grün-ikterisch wechselnd), Petechien, Pusteln, Abszesse, Omphalitis, Paronychie, Ikterus, Ödeme
Magen-Darm-Trakt	geblähtes Abdomen, Trinkschwäche, Erbrechen, verzögerte Magenentleerung, Obstipation, Diarrhö, Nahrungsverweigerung, fehlende Darmgeräusche
ZNS	Lethargie oder Irritabilität, Muskelhypotonie oder -hypertonie, Krampfanfälle, gespannte Fontanelle

6.20 Frühgeborenes mit septischem Schock und Zentralisation

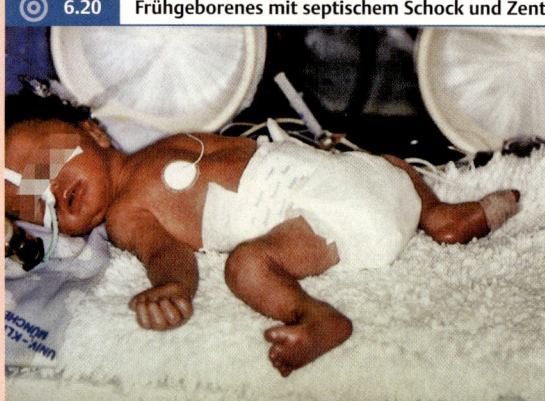
a Blau-graue Extremitäten als Hinweis auf die schlechte Perfusion.

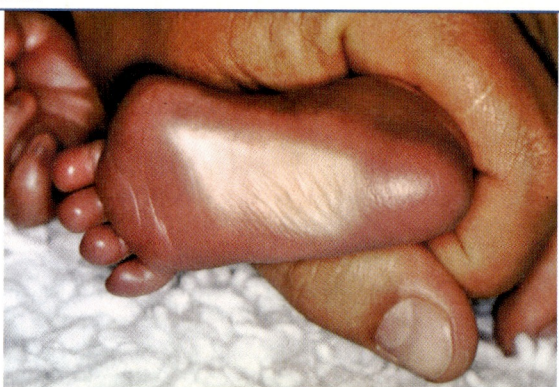
b Verlängerte Rekapillarisierungszeit nach Druck auf Fußsohle.

Keines dieser Symptome, abgesehen von Hauteffloreszenzen wie Pusteln, Abszessen oder Omphalitis, beweisen eine Infektion. Keines dieser Symptome ist also ein spezifischer, wohl aber ein sehr sensitiver Hinweis auf eine Infektion.

Spätzeichen einer Infektion sind: Ikterus, Thrombozytopenie, Petechien, Verbrauchskoagulopathie. **Finalzeichen** ist der manifeste septische Schock.

Spätsymptome einer bakteriellen Infektion können sein: Ikterus (> 10% konjugiertes Bilirubin), Lebervergrößerung, Thrombozytopenie, Petechien und die Zeichen einer Verbrauchskoagulopathie. **Finalzeichen** sind ein manifester septischer Schock mit Blutdruckabfall, grau-blassem Aussehen und metabolischer Azidose.

Meningitis

Die klinischen Zeichen einer Meningitis sind unspezifisch.
Meningismus (Nackensteifigkeit) **fehlt** bei Neugeborenen.
Hinweisend sind eine gespannte Fontanelle, Erbrechen, Apnoen, Krampfanfälle, Somnolenz bis Koma.
Im **Liquor** finden sich oft überwältigend viele Erreger (Abb. **6.21**).

Meningitis

Die klinischen Zeichen einer Meningitis beim Neugeborenen sind unspezifisch und entsprechen denen einer Sepsis. Nicht selten ist eine Meningitis Folge einer spät erkannten bzw. spät behandelten Sepsis. Sie ist heute sehr selten. Die **klassischen Zeichen des Meningismus** wie Nackensteifigkeit **fehlen meist**. Hinweisend können eine gespannte Fontanelle, Erbrechen, ausgeprägte Apnoen, Krampfanfälle, Hemiparese, Hirnnervenausfälle oder Somnolenz bis Koma sein.
Im **Liquor** finden sich oft überwältigend viele Erreger (z. B. Steptokokken der Gruppe B, Abb. **6.21**), aber eine geringe zelluläre Reaktion.

6.21 Grampräparat eines Kindes mit B-Streptokokken-Meningitis

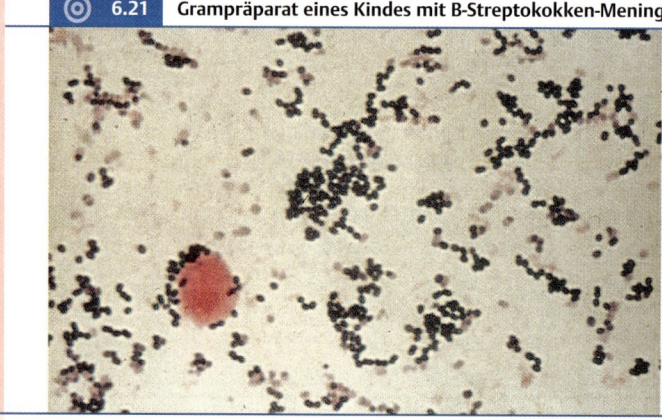

Zahlreiche grampositive Kokken und geringe Zellzahlvermehrung.

Folge einer Meningitis ist in 30 % eine Defektheilung mit neurologischen Befunden, Krampfanfällen und Schwerhörigkeit.

Folge einer Meningitis ist in 30% eine Defektheilung mit neurologischen Befunden, Krampfanfällen und Schwerhörigkeit. Letztere kann mit dem Ausfall otoakustischer Emissionen früh diagnostiziert werden. Häufig sind auch Hydrozephalus oder subdurale Ergüsse.

Osteomyelitis

Die klinischen Zeichen der Osteomyelitis sind sehr subtil: schmerzbedingte Schonhaltung bzw. Rötung, Schwellung, Funktionseinschränkung.

Osteomyelitis

Eine Osteomyelitis beim Neugeborenen ist schwierig zu erfassen, da die klinischen Zeichen zu Beginn oft subtil sind. Klinisch fällt häufig nur eine schmerzbedingte Schonhaltung bzw. Schmerzen bei passiver Bewegung einer Extremität z. B. beim Wechseln der Windeln auf (Pseudoparalyse). Sonst dominieren die Symptome der

Infektion wie Rötung, Schwellung und Funktionseinschränkung. Befallen sind häufig die **Metaphysen** der langen Röhrenknochen. Sehr häufig bricht eine in der Metaphyse der langen Röhrenknochen beginnende Osteomyelitis ins benachbarte Gelenk ein und führt zu Schwellung und Rötung, schmerzhafter Bewegungseinschränkung und eitrigem Erguss des Gelenks. In ca. 10 % der Fälle finden sich klinisch stumme Zweitherde.

Infektionen der Haut und der Weichteile

Jede zu Beginn lokalisiert und blande erscheinende Infektion der Haut kann rasch zu einer Sepsis fortschreiten. Infektionen der Haut manifestieren sich als Pusteln oder Abszesse (Rötung und Schwellung) der Haut, Kopfhaut (z. B. nach Verwendung von Skalpelektroden sub partu), der Brustdrüse oder Omphalitis (s. S. 135). Differenzialdiagnostisch zu berücksichtigen ist das gänzlich ungefährliche und nicht therapiebedürftige sog. **Neugeborenenexanthem**, das gelegentlich mit einer Staphylokokkeninfektion verwechselt werden kann. Diagnostisch entscheidend ist, dass der Wundgrund eines Bläschens beim Neugeborenenexanthem trocken, bei der Staphylodermie aber nässend ist. Beim Neugeborenenexanthem lassen sich zudem eosinophile Granulozyten im Bläscheninhalt nachweisen.

Bei der **Impetigo bullosa** (Neugeborenenpemphigoid) entwickeln sich Blasen unterschiedlicher Größen mit rotem Hof v. a. am Stamm oder an den Oberschenkeln. Der Blaseninhalt ist zunächst serös, später trüb-eitrig. Nach Platzen der Blasen liegt eine oberflächliche nässende und rote Wundfläche frei. Erreger sind in der Regel Staphylococcus aureus, seltener Streptokokken.

Das **staphylogene Lyell-Syndrom** (Näheres s. S. 854) führt zur großblasigen Hautablösung. Die Erkrankung ist durch das exfoliative Toxin von Staphylokokken bedingt.

Harnwegsinfektionen

Die klinischen Symptome unterscheiden sich nicht von einer Sepsis. Eine Harnwegsinfektion kann deswegen nur durch die Untersuchung des Urins bestätigt oder ausgeschlossen werden. Die Kinder sind irritabel, das Abdomen ist häufig gebläht, es kann zur Diarrhö mit wässrigen Durchfällen kommen. Unter Umständen fallen Schreien bei Miktion (Dysurie) oder ein übel riechender Urin als wegleitende Symptome auf.

Pneumonie

Die klinischen Zeichen einer Pneumonie sind identisch mit der einer Sepsis. Dies ist verständlich, da Ausgangspunkt einer Sepsis des Neugeborenen oft Infektionen der Atemwege sind. Wegleitend sind Symptome der Ateminsuffizienz wie Dyspnoe, Nasenflügeln, lautes Stöhnen, thorakale Einziehungen, Zyanose und Hyperkapnie. Auskultatorisch fallen zu Beginn in den seltensten Fällen feuchte oder trockene Rasselgeräusche auf.

Bakterielle nosokomiale Infektionen

Nosokomiale Infektionen werden definitionsgemäß im zeitlichen Zusammenhang mit einem Krankenhausaufenthalt erworben und werden ab dem 4.–7. Lebenstag diagnostiziert. Vor allem Katheterinfektionen und Pneumonien infolge Beatmung haben bei der Intensivpflege von Frühgeborenen eine große Bedeutung.

Erreger einer **katheterassoziierten Infektion** sind zu ca. 80–90 % koagulasenegative Staphylokokken, seltener S. aureus, gramnegative Keime wie Serratia, Enterobakter oder Pseudomonas, in Ausnahmen Pilze, v. a. Candida-Spezies. Die Symptome einer Katheterinfektion beginnen meist schleichend und sind in der Regel blande. Nur selten ist eine bei Palpation schmerzhafte Rötung der Haut im Verlauf des Katheters zu sehen.

Eine **nosokomiale Pneumonie** bei Beatmung kündigt sich mit einer Verschlechterung der Beatmungsparameter an (höherer Sauerstoffbedarf, der erforderliche Beatmungsdruck steigt, das Trachealsekret wird reichlicher, trüber oder gelblich gefärbt). Radiologisch finden sich neue Infiltrationen.

6.7.3 Diagnostik

Wichtig ist, aus der großen Zahl **unspezifisch symptomatischer Kinder** diejenigen herauszufinden, die tatsächlich an einer Infektion erkrankt sind, um die Gabe von Antibiotika im Hinblick auf die Kosten und die Resistenzentwicklung von Bakterien möglichst zu reduzieren. Dafür werden Blutbild mit Differenzialblutbild (I/T-Quotient = Immature/total-Quotient neutrophiler Granulozyten), Thrombozytenzahl, CRP und evtl. die Bestimmung der Interleukine IL-6 oder IL-8 sowie Procalcitonin bei Beginn der Symptomatik und einen Tag später eingesetzt. Die Wertigkeiten dieser Laboruntersuchungen für die Diagnose „Infektion" sind unterschiedlich:

- Ein **I/T-Quotient < 0,25** spricht eher gegen eine Infektion, hat aber wegen einer niedrigen Spezifität v.a. kurz nach Geburt eine geringe diagnostische Wertigkeit. Bei nosokomialen Infektionen sind Sensitivität und Spezifität dieses Zeichens wesentlich besser. Es besteht der Nachteil, von verschiedenen Definitionen abhängig zu sein, d.h. stabkernige Granulozyten morphologisch von segmentkernigen zu unterscheiden.
- Das **CRP** steigt erst 12–24 Stunden nach Beginn einer Infektion im Plasma an. Bei Beginn einer Infektion hat das CRP deshalb nur eine sehr niedrige Sensitivität bei hoher Spezifität. Daraus folgt, dass erstens ein erhöhtes CRP bei der ersten Untersuchung eines Neugeborenen mit klinischen Zeichen einer Infektion einen hohen positiven prädiktiven Wert für das Vorliegen einer Infektion hat und zweitens ein negatives CRP bei der ersten Untersuchung eine Infektion nicht ausschließt.
- **Interleukine** werden im Verlauf einer bakteriellen Infektion sehr früh im Plasma messbar und haben deshalb die höchste Sensitivität (ca 80%) zu Beginn einer Infektion, die bereits 24 Stunden später abnimmt. Die Spezifität erhöhter Interleukinwerte ist aber bei Frühsepsis gering (ca. 50%).
- **Procalcitonin** ergibt keine besseren Informationen als das CRP, steigt aber etwas früher an.

Für alle Parameter – Interleukine, Procalcitonin und CRP – gilt, dass sie nur Ausdruck einer Entzündungsreaktion sind, also auch bei nichtbakteriellen Entzündungsreaktionen, z. B. nach traumatischer Geburt, erhöht sein können.

Weitere **unspezifische Laborwerte** für eine bakterielle Infektion sind eine Hypo- oder Hyperglykämie, Glukosurie, Hyponatriämie, Hypokalzämie, Hypophosphatämie und v.a. eine metabolische Azidose.

Um eine gezielte antibiotische Therapie durchführen zu können, ist es wichtig, alle Möglichkeiten der **Erregeridentifikation** auszuschöpfen. Liegen Zeichen eines Amnioninfektionssyndroms (s.o.) vor (Gefahr der Keimaszension), ist pränatal ein **Rektovaginalabstrich der Mutter** wichtig.

Beim **Neugeborenen** finden sich die Keime der mütterlichen Rektovaginalflora im Gehörgang bzw. im Magensaft. Es ist deshalb sinnvoll, bei Infektionsverdacht unmittelbar nach Geburt **Ohrabstriche** oder **Magensaft**, bei Beatmung auch **Trachealsekret** zu untersuchen.

▶ **Merke.** Keimnachweise in diesen Abstrichen sind nur bei entsprechender klinischer Symptomatik, Laborbefunden oder der Anamnese eines Amnioninfektionssyndroms zu bewerten und erleichtern dann die kalkulierte antibiotische Therapie.

Unabdingbar bei V.a. eine Infektion sind eine **aerobe und bei entsprechendem Verdacht eine anaerobe Blutkultur**. Auch bei optimaler Technik findet sich nur bei höchstens 20% der „Infektionen" (SER) ein Keimnachweis in der Blutkultur.

Urin sollte möglichst durch eine **suprapubische Blasenpunktion** gewonnen werden, um eine Kontamination zu vermeiden. Bei einer Harnwegsinfektion besteht eine Leukozyturie > 50/mm³.

Eine Meningitis kann bei einem Neugeborenen nur durch eine **Lumbalpunktion** ausgeschlossen oder bewiesen werden. Die Liquordiagnostik bei Meningitisverdacht umfasst: Zellzahl mit Differenzierung, Eiweiß-, Glukose- und evtl. Laktatkonzentration sowie Blutzucker. Hinweisend auf eine Meningitis sind > 10 Zellen/μl, davon meist > 90% Granulozyten, ein Liquorglukosegehalt von < 40% der Blutglukose und eine Eiweißerhöhung von > 100 mg/dl.

6.7.4 Therapie

Entscheidend für eine erfolgreiche Therapie ist der **frühzeitige Beginn** beim ersten klinischen Verdacht. Die Prognose ist wesentlich schlechter, wenn die Therapie erst beginnt, wenn das Neugeborene im septischen Schock ist. Zum Zeitpunkt des Therapiebeginns einer Sepsis ist der Erreger noch nicht bekannt – die Wahl des Antibiotikums erfolgt also empirisch (Tab. **6.19**).

Tab. 6.19 Empirische Antibiotikatherapie in den ersten 3 Lebenstagen und Dosierungen

Alternative 1	Ampicillin 150–200 mg/kgKG/d i.v. in 3 ED + Cefotaxim 100 mg/kgKG/d i.v. in 3 ED
Alternative 2	Ampicillin 150–200 mg/kgKG/d i.v. in 3 ED + Aminoglykosid
bei Meningitis oder -verdacht	Ampicillin 200–300 mg/kgKG/d i.v. in 3 ED oder Piperacillin + Cefotaxim 150–200 mg/kgKG/d i.v. in 2–3 ED + Aminoglykosid
bei Versagen der initialen Therapie am ersten Tag	Cave: Anaerobierinfektion: Standardtherapie ergänzen: Metronidazol 20 mg/kgKG/d in 3 ED

Dabei ist Folgendes zu berücksichtigen:
- Das Erregerspektrum ist altersabhängig (s.o.).
- Listerien und Enterokokken sind resistent gegen Cephalosporine.
- Sowohl Aminopenicillin/Aminoglykosid - als auch Cephalosporin/Aminopenicillin-Kombinationen erfassen meist nicht Anaerobier wie B. fragilis, Koagulase-negative Staphylokokken, Enterobacter spp. oder Pseudomonas spp.
- E. coli ist bis zu 40 % ampicillinresistent.
- Aminoglykoside penetrieren schlecht in Liquor und Gewebe und sind deshalb bei der Therapie, z.B. einer Meningitis, als Monotherapie nicht ausreichend sicher wirksam.
- Der Einfluss der mütterlichen antibiotischen Therapie auf die bakterielle Besiedelung der Neugeborenen.

Diese Gesichtspunkte sind je nach Situation unterschiedlich zu werten, sodass es keine einheitliche Empfehlung für eine empirische Antibiotikakombination geben kann.

Die Therapie **nosokomialer Infektionen** unterscheidet sich von der Initialtherapie (Tab. **6.20**).

Tab. 6.20 Empirische Therapie bei nosokomialen Infektionen

Erreger unbekannt	Therapie	Erreger bekannt	Therapie
	Ceftazidim 100 mg/kgKG/d i.v. in 3 Einzeldosen (ED)	Staphylococcus epidermidis	Vancomycin
	+ Aminoglykosid oder Vancomycin in altersentsprechender Dosierung	Pseudomonas aeruginosa	Ceftazidim + Tobramycin
mögliche Alternativen	Meropenem 60 mg/kgKG/d in 3 ED + Vancomycin	Enterobacter spp.	Meropenem + Aminoglykosid
bei V.a. Pilzinfektion	Amphotericin B alternative: Fluconazol	E. coli, Klebsiellen, Serratia, Proteus, H. influenzae, Pneumokokken	Cefotaxim (+ Aminoglykosid)
		A- und B-Streptokokken	Penicillin G (evtl. + Aminoglykosid)
		Staphylococcus aureus	Cefuroxim oder Cefotiam + Aminoglykosid
		Enterokokken	Ampicillin (+ Aminoglykosid)
		B. fragilis u.a. Anaerobier	Metronidazol (oder Meropenem)

Die Dauer der antibiotischen Therapie sollte möglichst kurz sein, um möglichst eine geringe Keimselektion in der patienteneigenen Flora zu induzieren. Sobald der klinische V. a. eine Infektion aufgrund fehlender Entzündungszeichen und/oder negativen Kulturen entfällt, müssen Antibiotika deswegen sofort (spätestens 2 Tage nach Beginn) abgesetzt werden.

Bei klinisch blandem Verlauf ohne Erregernachweis reicht meist eine Therapiedauer von 5–7 Tagen aus. Eine Meningitis bedarf in der Regel einer intravenösen Therapie von 2–3 Wochen, eine Osteomyelitis einer von mindestens 3 Wochen. Keine Indikation zur Antibiotikatherapie stellen positive Abstrichkulturen von Haut- oder Schleimhäuten ohne klinische Symptomatik dar.

Genauso wichtig wie die antibiotische Therapie ist die **adjuvante Therapie** zur Stabilisierung der Vitalfunktionen (Tab. **6.21**).

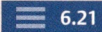 6.21	Adjuvante Therapie bei Sepsis des Neugeborenen
	• frühzeitige Beatmung bei respiratorisch instabilem Kind, im Weiteren Stabilisierung des Gasaustauschs
	• Stabilisierung des Blutdrucks: Volumengabe (NaCl 0,9 %) bis zu 20 ml/kgKG in 30–120 min, evtl. Gabe von Katecholaminen (Dopamin, bei Persistenz: Noradrenalin)
	• exakte Flüssigkeitsbilanzierung: Gewichtszunahme um 10 % anfangs tolerabel
	• bei Verbrauchskoagulopathie (DIC): Vitamin K, AT III, evtl. Fresh Frozen Plasma
	• bei Thrombozytopenie < 25 000 bzw. < 50 000/mm³ und Blutung Thrombozytenkonzentrat
	• Ausgleich von Hypoglykämie, metabolischer Azidose, Elektrolytverschiebungen, Anämie

6.7.5 Prophylaxe

Es gibt nur wenige Möglichkeiten einer Infektionsprophylaxe bei Neugeborenen. Es ist sicher, dass die intrapartale Gabe von **Penicillin G (oder Ampicillin)** an Schwangere, die mit B-Streptokokken besiedelt sind, und/oder zusätzliche Risikofaktoren aufweisen (z. B. Frühgeburt, vorzeitige Wehen, vorzeitiger Blasensprung, Fieber) eine Infektion des Neugeborenen verhindern, bzw. deren Häufigkeit um etwa zwei Drittel reduzieren kann. Diese Vorgehensweise wird bei vorzeitigem Blasensprung (> 24 Stunden) auch **ohne** Vorliegen anderer Risikofaktoren empfohlen.

6.7.6 Nekrotisierende Enterokolitis (NEK)

▶ **Definition.** Es handelt sich um eine transmurale nekrotisierende Entzündung der Darmwand eines Früh- oder Neugeborenen.

Ätiologie und Pathogenese: Die Pathogenese der nekrotisierenden Enterokolitis ist letztlich nicht geklärt. Es sind aber begünstigende Risikofaktoren wie Perfusionsstörungen der Darmwand infolge eines hypovolämischen Schocks, offener Ductus arteriosus, Hypotension, Herzvitien mit Linksobstruktion (z. B. Aortenisthmusstenose), Polyglobulie, Hypoglykämie und Hypoxämie bekannt. Ein früher enteraler Nahrungsaufbau – insbesondere mit Muttermilch – scheint bei Frühgeborenen eine NEK eher zu verhindern; andererseits weiß man, dass eine zu rasche Nahrungssteigerung – v. a. mit hyperosmolaren Lösungen – oder Medikamente das Risiko einer NEK erhöhen. Eine Sepsis ist Folge, nicht Ursache der NEK. Ob die Gabe von Probiotika bei Frühgeborenen einen präventiven Effekt auf die Entstehung einer NEK haben kann, ist in Diskussion.

Betroffen ist meist das terminale Ileum und Colon ascendens, der Befall des gesamten Darms ist jedoch möglich.

Häufigkeit: Eine NEK ist die häufigste Ursache für ein akutes Abdomen beim Frühgeborenen. Meist tritt sie bei sehr unreifen Frühgeborenen in der 2.–3. Lebenswoche auf. Selten sind sporadische Häufungen einiger befallener Frühgeborener, was auf eine infektiöse Genese dieser Fälle hinweist.

6.7 Bakterielle Infektionskrankheiten

Klinik: **Leitsymptome** sind ein geblähtes Abdomen mit fehlender Peristaltik und durch die Bauchdecke sichtbare und erweiterte Darmschlingen. Es kommt zur Nahrungsunverträglichkeit mit Erbrechen und gallig-blutigem Magensekret. In der Regel wird kein Stuhl abgesetzt; geschieht dies dennoch, so ist der Stuhl meist blutig tingiert. Sekundär kommt es zum septischen Krankheitsbild wohl infolge einer Durchwanderungsperitonitis.
Spätsymptome sind eine abdominelle Abwehrspannung und Schmerzen bei der Palpation. Eine Rötung der Flanken ist immer Spätsymptom einer Peritonitis und deutet oft auf eine Perforation des nekrotischen Darms hin (Abb. **6.22a**).

Diagnostik: Entscheidend ist die **kontinuierliche klinische Kontrolle** des abdominellen Befundes (s. o.), weiterhin auch Blutbild, CRP, Blutkultur und eine Gerinnungsanalyse zum Ausschluss einer Verbrauchskoagulopathie. **Radiologisch** zeigt die Abdomenübersicht dilatierte Darmschlingen, verdickte Darmwände und häufig (ca. 50 %) die pathognomonische **Pneumatosis intestinalis** (perlschnurartige oder blasenförmige intramurale Lufteinschlüsse), ggf. auch Luft in den Portalvenen. Im Falle einer Perforation lässt sich freie Luft im Abdomen (Abb. **6.22b**) nachweisen. **Sonografisch** lassen sich ebenfalls verdickte Darmwände und evtl. – als Spätzeichen – „fließende" Gasblasen in den Portalvenen nachweisen.

Therapie: Bei NEK-Verdacht wird sofort auf parenterale Ernährung umgestellt, alle oralen Medikamente abgesetzt, eine Magenablaufsonde gelegt und eine Infusionstherapie begonnen. Da eine NEK immer zur Sepsis führt, wird antibiotisch wie bei nosokomialer Sepsis (z. B. mit Meropenem und Vancomycin) behandelt.
Ziel der Therapie ist es, die Perfusion des Darms zu verbessern (z. B. Duktusligatur bei PDA, Bluttransfusion, Bekämpfung des Schocks). Eine Beatmung ist regelmäßig erforderlich. Eine operative Intervention ist bei Perforation, aber auch im fortgeschrittenen Stadium der Erkrankung indiziert und soll die weitere Darmdistension verhindern und damit die Perfusion der Darmwand verbessern. Nekrotisch aussehender Darm soll möglichst belassen und endgültig erst in einer Zweitoperation reseziert werden, da sich große Darmanteile erholen können (Abb. **6.22c**). In der Regel muss vorübergehend ein Anus praeter angelegt werden.

Prognose: Die Prognose einer NEK ist nicht schlecht, wenn es gelingt, die Sepsis zu beherrschen. Die Letalität beträgt maximal 5–10 %. Bei ausgedehnten Nekrosen droht ein Kurzdarmsyndrom. Allerdings scheint die NEC das neurologische Outcome von Frühgeborenen nachhaltig negativ zu beeinflussen.

Klinik: Leitsymptome einer NEK sind ein geblähtes Abdomen mit erweiterten Darmschlingen und fehlender Peristaltik.

Spätsymptome sind Peritonitiszeichen, Abwehrspannung und gerötete Flanken (Abb. **6.22a**).

Diagnostik: Zur Diagnostik gehören die fortlaufende **Kontrolle klinischer Symptome** (s. o.), der **radiologische** oder **sonografische** Nachweis einer **Pneumatosis intestinalis** oder einer Perforation mit freier Luft im Abdomen (Abb. **6.22b**).

Therapie: Jegliche orale Nahrungszufuhr wird beendet, zudem Magensonde, Infusionstherapie und antibiotische Therapie. Ziel ist, die Verbesserung der Perfusion des Darms.

Eine Operation (Abb. **6.22c**) ist bei fortgeschrittener NEK, Peritonitis und Darmperforation indiziert. Ziel ist die distendierten Darmschlingen zu entlasten und möglichst wenig Darm zu resezieren.

Prognose: Die Letalität einer NEK liegt bei 5–10 %.

6.22 Nekrotisierende Enterokolitis

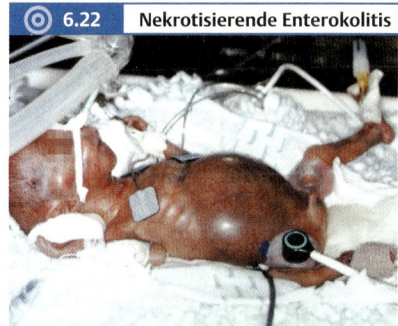
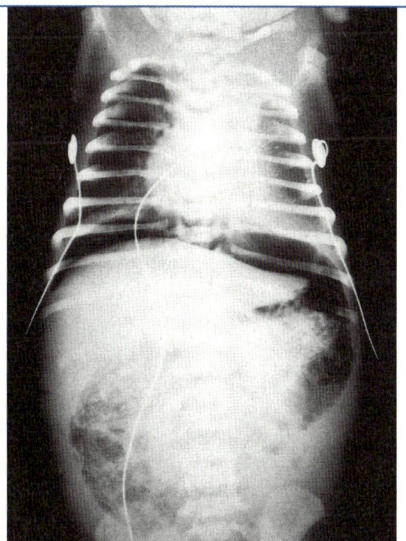
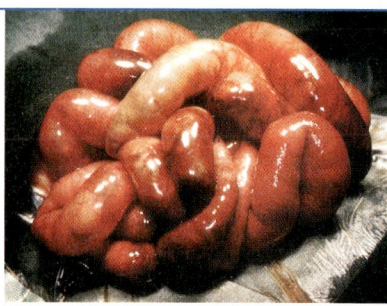

a NEK bei einem Frühgeborenen: Distension des Abdomens mit blaugrauer Verfärbung der Bauchwand mit V. a. fortgeschrittene lebensbedrohliche Gangrän.

b Röntgenbild eines Kindes mit nekrotisierender Enterokolitis und Perforation mit freier Luft im Abdomen.

c Distendierte und teilweise nekrotische Darmwände bei NEK. Intraoperativer Situs.

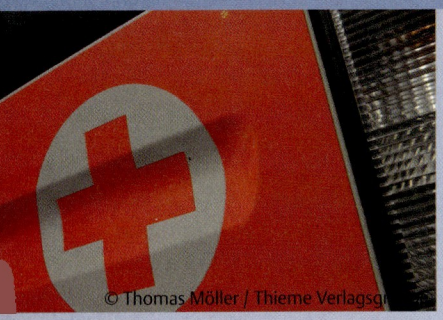

7 Der plötzliche Kindstod (SIDS)

▶ **Synonym.** sudden infant death syndrome (SIDS), plötzlicher Säuglingstod, sudden infant death (SID), sudden and unexpected death of infants (SUDI), Krippentod, crib death, mors subita infantum

▶ **Definition.** Plötzlicher Tod eines Säuglings oder Kleinkindes, der unerwartet eintritt und bei der Obduktion keine adäquate Todesursache erkennen lässt.

Häufigkeit: Durch gezielte Präventionskampagnen sank die SIDS-Rate innerhalb Europas in vielen Ländern von 1–3‰ auf unter 0,5‰ ab. Der Altersgipfel liegt zwischen dem 2. und 4. Lebensmonat, im Neugeborenenalter und nach dem 1. Lebensjahr kommt der plötzliche Kindstod selten vor. Der früher vorhandene Wintergipfel verschwindet allmählich. Das Verhältnis Jungen zu Mädchen beträgt ca. 60 : 40.

Ätiologie und Pathogenese: Bis heute konnte keine sichere und einheitliche Ursache bewiesen werden. Derzeit gilt die **multifaktorielle Hypothese** bzw. **Triple-Hypothese** als am wahrscheinlichsten. Sie besagt, dass Säuglinge in einer bestimmten Lebensphase durch Instabilität vitaler, autonomer, zentraler Regulationen (endogenes Risiko), unter dem Einfluss von destabilisierenden Triggerfaktoren (exogenes Risiko), dekompensieren können (Abb. **7.1**).
Es gibt eine Vielzahl von **Risikofaktoren**, die in der Vorgeschichte von Säuglingen mit SIDS-Ereignissen signifikant häufiger gefunden wurden als bei Kontrollsäuglingen (Tab. **7.1**).

▶ **Merke.** Über 90 % der SIDS-Fälle ereignen sich im Schlaf. Die Mehrzahl der Kinder wird in Bauchlage aufgefunden, die als wichtigster Risikofaktor gilt (Abb. **7.1**).

Pathologische Befunde: Wenn auch bei der Obduktion keine eigentliche Todesursache gefunden werden kann, lassen sich bei der Mehrzahl der SIDS-Opfer doch zahlreiche subtile Veränderungen wie z. B. Petechien auf Pleura und Thymus, Vermeh-

7.1 In Bauchlage aufgefundene tote Säuglinge mit Aussparung der Totenflecken an der ventralen Körperseite

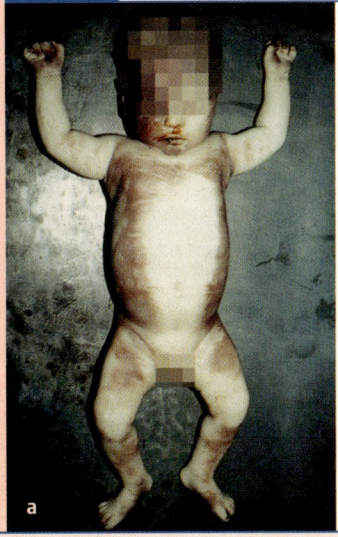
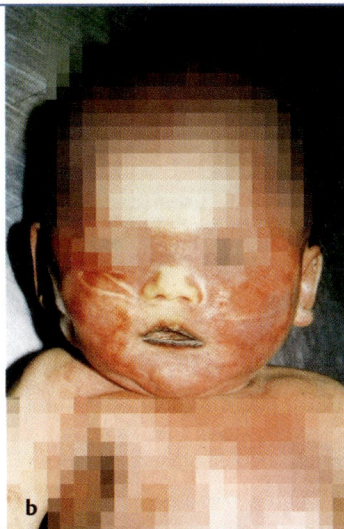

Die Aussparung der Totenflecke um die Atemöffnungen deutet auf eine mögliche Behinderung der Atmung hin.

7.1 Risikofaktoren für den plötzlichen Kindstod

endogene Risikofaktoren	exogene Risikofaktoren
- Säuglinge nach Frühgeburt oder Mangelgeborene, vor allem mit bronchopulmonaler Dysplasie (BPD) - Säuglinge nach schwerer perinataler Asphyxie - Säuglinge drogenabhängiger Mütter - Geschwister, besonders Zwillinge von SIDS-Opfern (genetische Komponente?) - Säuglinge nach Sterbeanfall (ALTE = apparent life threatening event), der als mögliche Vorstufe des SIDS gilt - Säuglinge mit nachweisbaren, klinisch relevanten obstruktiven Schlafapnoen (Kollaps des Hypopharynx mit Hypoxämie und/oder Bradykardie) - autonome Regulationsschwächen: vermehrte Schweißsekretion, kardiale Reizleitungsveränderung (QT-Verlängerung), gestörte Saug-Schluck-Atemkoordination, auffallende Bewegungsarmut, schrilles Schreien - erschwerte Erweckbarkeit (arousal) des Säuglings	- Bauchlage im Schlaf (höchste Priorität) - Überwärmung im Schlaf - weiche Bettunterlage - Tabakrauchexposition prä- und postnatal (führt u. a. zur Lungenhypoplasie und beeinträchtigt die Atemregulation) - psychosoziale Faktoren: vermehrter Stress, verminderte Zuwendung, vernachlässigte Pflege- und Gesundheitsmaßnahmen, schlechter sozioökonomischer Status - junge Mutter, kurze Schwangerschaftsintervalle - gefährliche Schlafsituation: Atembehinderung durch Einklemmen, Eindrehen in Bettdecken, Überdecken, Cosleeping u. a.

rung von braunem Fett, Gliareaktionen im Gehirn sowie Abweichungen der Konzentrationen der Neurotransmitter und Neuromodulatoren im Gehirn nachweisen.

Diagnostik: Neben der Erhebung der Vorgeschichte und Beurteilung der „Death Scene" (Auffindesituation) ist die Obduktion nach standardisierten Richtlinien notwendig. Nur dadurch ist eine sichere Abgrenzung von plötzlichen Todesfällen mit erklärbarer Todesursache möglich.

Differenzialdiagnose: Es kommen alle Ursachen in Betracht, die bei genauer Obduktion den plötzlichen Tod des Säuglings erklären lassen. Bekannte Ursachen für einen plötzlichen Tod („explained SID") zeigt Tab. **7.2**.

Diagnostik: Eine Obduktion nach standardisierten Richtlinien ist zu fordern.

Differenzialdiagnose: Es gibt viele bekannte Ursachen, die einen plötzlichen Kindstod herbeiführen können (Tab. **7.2**).

7.2 Differenzialdiagnosen des plötzlichen Kindstodes (erklärbare Ursachen)

- zerebrale Erkrankungen	- Blutungen, Fehlbildungen, Meningoenzephalitis, Tumoren u. a.
- Atemwegserkrankungen	- Bronchiolitis, besonders RSV-Infektionen, Pneumonie, Fehlbildungen
- kardiovaskuläre Erkrankungen	- Vitium cordis, Myokarditis, QT-Verlängerungssyndrom u. a.
- gastrointestinale Erkrankungen	- schwere Enteritis (besonders Rotaviren)
- Infektionen	- v. a. Septikämien
- angeborene Störungen des Energiestoffwechsels	- Fettsäureoxidationsdefekte, Organoazidopathien u. a.
- Unfall im Schlaf	- Ersticken, Strangulation (Schnüre im Bett)
- Kindestötung	- Ersticken, Vergiften, Schütteltrauma u. a.

Prophylaxe: Tab. **7.3** zeigt jene Maßnahmen, die als präventiv wirksam gelten.

Weitere Aspekte: Impfen erhöht das Risiko für SIDS nicht, sondern ist sogar protektiv wirksam. **Stillen** führt nach neuester Metaanalyse zur Reduktion des SIDS-Risikos und ist insgesamt bis zum 6. Lebensmonat zu empfehlen. **„Billigmonitore"**, die im Handel erhältlich sind, können SIDS nicht verhindern, Monitoring ohne ärztliche Betreuung ist abzulehnen (Pseudosicherheit). **Schnuller** haben einen protektiven Effekt, allerdings ist der Wirkmechanismus noch unbekannt. **Schaffelle**, insbesondere langhaarige, sind als Schlafunterlage abzulehnen (Risiko für CO_2-Rückatmung und Überwärmung). Ein **Schlafsack** ist ideal für den Babyschlaf (Temperaturkonstanz, verhindert Drehen in Bauchlage, Armfreiheit).

Prophylaxe: Tab. **7.3** zeigt präventive Maßnahmen.
Weitere Aspekte: Monitoring ohne ärztliche Kontrolle ist abzulehnen (Pseudosicherheit); Schnuller haben einen vorbeugenden Effekt; günstig ist ein Schlafsack (Temperaturkonstanz, verhindert Drehen in Bauchlage, Armfreiheit).

▶ **Merke.** Durch gezielte Präventionsmaßnahmen kann die Zahl der SIDS-Opfer signifikant vermindert werden.

▶ **Merke.**

7.3 Präventive Maßnahmen gegen SIDS

Verminderung des endogenen Risikos und Vermeidung von Risikofaktoren

- Optimierung der Schwangerschafts- und Geburtsbegleitung sowie der Gesundheitsvorsorge im Säuglingsalter (Tabakrauchkarenz!)
- rechtzeitige Behandlung erkennbarer Krankheitssymptome, z. B. Infekte
- Vermeidung der Bauchlage im Schlaf (wirksamste Präventionsmaßnahme), der Überwärmung, weicher Schlafunterlagen, des passiven Mitrauchens (s. o.)
- Säuglinge im Schlaf nicht allein lassen (Schlafen im Zimmer der Eltern, aber im eigenen Bett)
- Verwendung eines Schnullers im Schlaf
- Optimierung der Pflegemaßnahmen (Stillen u. a.) und regelmäßige Vorsorgeuntersuchungen
- Information der Eltern durch Gespräche im Wochenbett und in ärztlichen Praxen
- Aufklärungsbroschüren und Pflegeanleitungen (z. B. Informationskampagnen durch engagierte Elternselbsthilfegruppen), Videofilme

Erkennen von Kindern mit wahrscheinlich erhöhtem Risiko:

- Erfragen der Risikofaktoren, z. B. mittels Risikofragebogenaktionen (allerdings begrenzte Sensitivität und Spezifität!)
- bei Säuglingen mit ALTE: polysomnografische (s. Abb. **7.2**), evtl. bronchopulmonologische Untersuchung, EKG, EEG und Abklärung auf Erkrankungen (s. Differenzialdiagnose) in Abhängigkeit von den klinischen Symptomen

Überwachung von Kindern mit wahrscheinlich erhöhtem Risiko:

- regelmäßige ärztliche Kontrollen
- besondere Beachtung der Pflege- und Gesundheitsmaßnahmen (s. o.)
- Heimmonitoring bei Säuglingen nach ALTE und objektivierter Neigung zu Apnoen mit Hypoxämie (z. B. Frühgeborene mit bronchopulmonaler Dysplasie). Der präventive Effekt ist jedoch nicht bewiesen. Die Eltern müssen darüber aufgeklärt, gut geschult und mit Wiederbelebungsmaßnahmen vertraut gemacht werden.

7.2 Polysomnografie (elektrophysiologische Untersuchung im Schlaflabor) bei einem Säugling nach ALTE

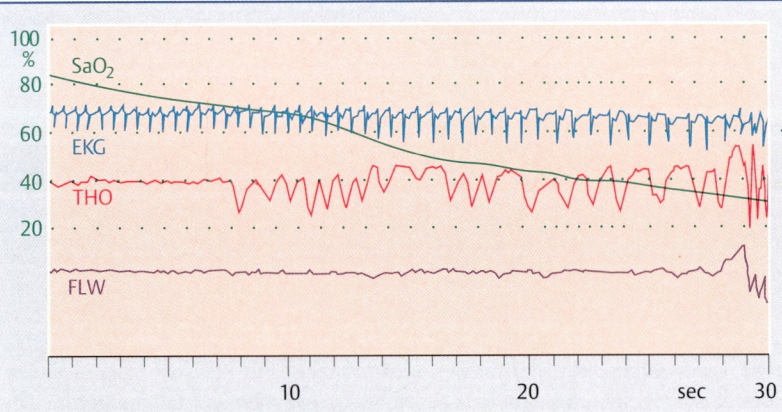

Vorwiegend obstruktive Apnoe (kein nasaler Luftstrom [FLW]), partiell kombiniert mit zentraler Apnoe (keine Thoraxbewegungen [THO]), Verlangsamung der Herzfrequenz (EKG) und Absinken der Sauerstoffsättigung (SaO_2) < 40 %.

Maßnahmen bei Verdacht auf Atemstillstand: Zuerst Versuch des Aufweckens, ohne zu traumatisieren (kein heftiges Schütteln → Gefahr einer Subduralblutung!). Bei Erfolglosigkeit Wiederbelebungsmaßnahmen (s. S. 384).

Elternbegleitung: Der plötzliche Kindstod belastet Eltern über den Verlust hinaus mit einer Reihe von folgenschweren Problemen. Schuldsuche und elterliche Selbstvorwürfe sind die Regel, wozu auch Ermittlungen zum Ausschluss einer Kindstötung beitragen. Häufige Folge ist die soziale Isolierung durch Rückzug von Verwandten und Bekannten. Die Verarbeitung von Schmerz, Trauer, Störung des Selbstwertgefühls, Hilflosigkeit, Einsamkeit, Kommunikationsproblemen und psychosomatischen Beschwerden dauert Jahre. Partnerschaftskrisen treten ca. 6 Monate nach dem Tod des Kindes am häufigsten auf.

Elternbegleitung: Die häufigsten Langzeitprobleme der Eltern sind:
- anhaltende Trauer
- Schuldgefühle
- Vereinsamung.

Hilfreiche Internetadressen:
Deutschland: www.sids.de, www.babyhilfe-deutschland.de,
 www.schlafumgebung.de
Österreich: www.sids.at
Schweiz: www.sids.ch

▶ **Klinischer Fall.** Eine 18-jährige junge Frau lebt mit ihrem Partner in einer Kleinwohnung, beide sind starke Raucher. Das 3 Monate alte Baby der beiden wurde am errechneten Termin geboren (Geburtsgewicht 2850 Gramm), die ersten Lebenswochen waren weitgehend unauffällig. An diesem Abend ist der männliche Säugling etwas unruhig, hat Schnupfen und leicht erhöhte Temperatur (37,8 °C). Er wird in Bauchlage zu Bett gebracht und mit einer dicken Decke zugedeckt. Als die Mutter morgens nach dem Baby sieht, findet sie dieses schweißnass und leblos in seinem Bettchen. Sie ruft nach ihrem Partner, der sofort mit Laienreanimation beginnt, die Mutter verständigt den Notarzt. Die Reanimationsmaßnahmen (in weiterer Folge durch den Notarzt) bleiben erfolglos, es wird der „Tod aus ungeklärter Ursache" festgestellt. Es folgen kriminalpolizeiliche Erhebungen sowie eine rechtsmedizinische Obduktion. Schließlich werden die Eltern darüber aufgeklärt, dass ihr Kind am **„plötzlichen Kindstod"** verstorben ist.

▶ **Klinischer Fall.**

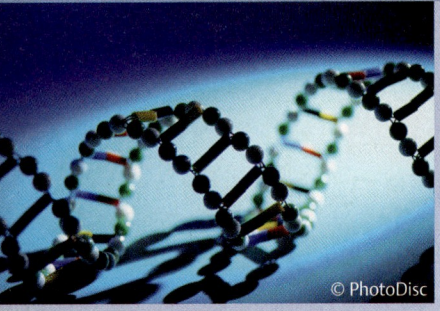

8 Genetik

8.1	Grundlagen	148
8.2	Chromosomenaberrationen	154
8.3	Monogen erbliche Erkrankungen	162
8.4	Polygen erbliche Erkrankungen und multifaktorielle Vererbung	165
8.5	Genetische Beratung	166
8.6	Pränatale Diagnostik	166

8.1 Grundlagen

8.1 Grundlagen

8.1.1 Angeborene morphologische Anomalien

8.1.1 Angeborene morphologische Anomalien

▶ Definition.

▶ **Definition.** Als angeborene morphologische Anomalien bezeichnet man Form- und Strukturabweichungen des Körpers oder von Körperteilen, die über die normale Variationsbreite hinausgehen.

Klassifikation: Einzeldefekte:
- **Fehlbildung:** Anomalie eines Organs, Organ- oder Körperteils durch eine primäre Anlagestörung
- **Disruption:** Anomalie infolge sekundärer exogener Entwicklungsstörung in einer primär normalen Anlage
- **Deformation:** Form- oder Lageanomalie durch mechanische Einflüsse auf Organe oder Körperteile, deren Entwicklung bereits abgeschlossen war
- **Dysplasie:** fehlerhafte Gewebedifferenzierungen, oft mit Anomalien mehrerer Körperteile (Abb. **8.1**).

Klassifikation: Bei **Einzeldefekten** sind die morphologischen Anomalien auf eine einzelne, entwicklungsgeschichtlich (Entwicklungsfeld) oder räumlich umschriebene Körperregion oder ein Gewebe beschränkt. Wenn Anomalien eines Organs, Organ- oder Körperteils durch eine primäre Anlagestörung in dieser Region entstehen, spricht man von **Fehlbildung**. Entsteht die Anomalie infolge einer sekundär eintretenden exogenen Störung in der Entwicklung einer ursprünglich normalen Anlage, nennt man dies **Disruption** (z.B. intrauterine amniogene Amputationen, Hydrozephalus nach intrauteriner Infektion). Mechanische Einflüsse auf Organe oder Körperteile, deren Entwicklung bereits abgeschlossen ist, können zu Form- oder Lageanomalien führen; diese werden als **Deformation** bezeichnet (z.B. Klumpfuß bei Oligohydramnion). **Dysplasien** sind fehlerhafte Gewebedifferenzierungen, die zu einer pathologischen Histologie führen. Dabei sind oft mehrere Körperteile beteiligt, der zugrunde liegende Defekt betrifft aber nur ein Gewebe (z.B. Osteogenesis imperfecta, ektodermale Dysplasie, Achondroplasie, kleidokraniale Dysplasie, Abb. **8.1**).

 8.1

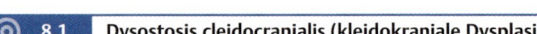 8.1 **Dysostosis cleidocranialis (kleidokraniale Dysplasie)**

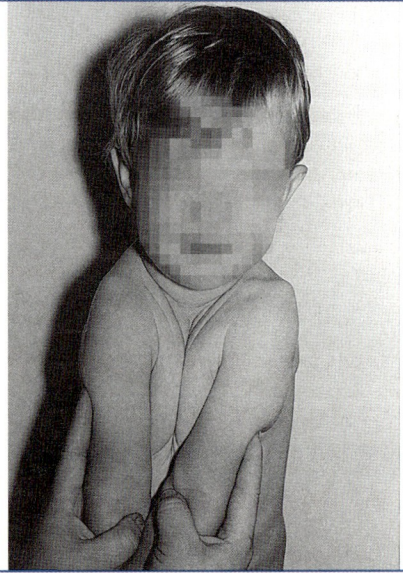

Hypo- oder Aplasie der Claviculae; die Schultern können vor dem Sternum „zusammengeklappt" werden. Weiterhin: kraniale Dysostose mit Brachyzephalie und überzähligen Zahnanlagen.

Multiple Defekte:
- **Sequenz:** Als Folge einer Anomalie entstehen weitere Anomalien.

Bei **multiplen Defekten** bestehen nebeneinander mehrere morphologische Anomalien an Körperregionen, die entwicklungsgeschichtlich räumlich getrennt sind. Ist eine dieser multiplen morphologischen Anomalien Folge einer anderen, spricht man von **Sequenz** (z. B. Pierre-Robin-Sequenz bei Mikrogenie). Haben multiple morphologische Anomalien eine einheitliche ätiopathogenetische Grundlage, bezeichnet man sie als **Syndrome**. Beispiele hierfür sind das Down-Syndrom (s. Abb. 8.7, S. 157) und das embryofetale Alkoholsyndrom (s. Abb. 8.4, S. 154). Treten bestimmte Anomalien überzufällig häufig gemeinsam auf, ohne dass eine pathogenetische Beziehung vermutet werden kann, spricht man von **Assoziationen** (z. B. VACTERL-Assoziation (Tab. **8.1**).

- **Syndrom:** multiple Anomalien mit einheitlicher ätiopathogenetischer Grundlage (s. Abb. **8.7**, S. 157 und s. Abb. **8.4**, S. 154)
- **Assoziation:** überzufällig häufiges Zusammentreffen bestimmter Anomalien ohne erkennbare pathogenetische Beziehung.

8.1 Häufigere Syndrome und Assoziationen (Auswahl)

	Klinik	geistige Entwicklung	Vererbung, Gen	Häufigkeit
monogen:				
Achondroplasie	dysproportionierter Minderwuchs mit kurzen Extremitäten, großem Kopf, verstärkter Lendenlordose, typischen Röntgenbefunden	normal	AD, FGFR3	1 : 20 000
Apert-Syndrom (Akrozephalosyndaktylie)	Kraniosynostose, hohe Stirn, flacher Hinterkopf, Syndaktylie	häufig retardiert	AD, FGFR2	1 : 100 000
Crouzon-Syndrom (kraniofaziale Dysostose)	Kraniosynostose, Proptose, Hypertelorismus, Strabismus divergens, Oberkieferhypoplasie, vorstehende Unterlippe	meist normal	AD, FGFR2	1 : 25 000
Wiedemann-Beckwith-Syndrom (EMG-Syndrom = **E**xomphalos-**M**akroglossie-**G**igantismus)	Makrosomie, Makroglossie, großer Nabelbruch bzw. Omphalozele, Hyperplasie innerer Organe, charakteristische Einkerbungen an den Ohren, häufig neonatale Hypoglykämien	selten retardiert	AD überwiegend Imprintingstörungen im Bereich 11p15.5: ~ 5 %: IC1-Defekt > 50 %: IC2-Defekt 20 %: pat UPD (Mosaik) ~ 5 %: CDKN1C-Mutation	1 : 13 000
Franceschetti-(Treacher Collins-)Syndrom (mandibulofaziale Dysostose, Abb. **8.3a**)	ausgeprägte Jochbeinhypoplasie, nach außen abfallende Lidachsen, Unterlidkolobom, Ohrmuschelfehlbildungen	meist normal	AD, TCOF1	1 : 10 000
Holt-Oram-Syndrom	tief angesetzte Daumen, Daumenhypoplasie, gelegentlich Radiushypoplasie; Herzfehler (v. a. ASD, VSD)	normal	AD, TBX5	1 : 100 000
kleidokraniale Dysplasie (s. Abb. **8.1**, S. 148)	stark verzögerter Fontanellenschluss, Makrozephalus mit vorgewölbter Stirn, verzögerter Zahnwechsel, Schlüsselbeindefekt (abnorme Beweglichkeit der Schultern nach vorn)	normal	AD, RUNX2	1 : 50 000 ?
Marfan-Syndrom (s. Abb. **20.7**, S. 660)	extremitätenbetonter Hochwuchs, Arachnodaktylie, Trichterbrust, Kyphoskoliose, Linsenluxation, Aortenerweiterung	normal	AD, Fibrillin-1	1 : 30 000
Ellis-van-Creveld-Syndrom (chondroektodermale Dysplasie)	kurze Extremitäten, schmaler Thorax, postaxiale Polydaktylie, häufig Herzfehler (meist Septumdefekte)	manchmal retardiert	AR, EVC	1 : 100 000 ?
Smith-Lemli-Opitz-Syndrom	Mikrozephalie, Kleinwuchs, Ptose, kurze Nase mit antevertierten Nasenlöchern, Syndaktylie der Zehen 2 und 3, Hypospadie oder Genitalanomalien	retardiert	AR, DHCR7	1 : 20 000
hypohidrotische ektodermale Dysplasie	spärliche Haare, Wimpern und Augenbrauen, Hypodontie und konische Zähne, Nagelhypoplasie, Fehlen der Schweißdrüsen (zur Gruppe der ektodermalen Dysplasien gehören mehr als 160 Syndrome mit sehr unterschiedlichen Symptomen)	normal	zumeist XR, ED1 AD, EDAR/EDARRAD AR, EDAR/EDARRAD	1 : 20 000
Cornelia-de-Lange-Syndrom	Kleinwuchs, Mikrobrachyzephalie, buschige zusammengewachsene Augenbrauen, Nase mit aufgerichteten Nasenlöchern, vermehrte Körperbehaarung, evtl. Reduktionsanomalien der Extremitäten	schwer retardiert	AD, zumeist sporadisch NIPBL (häufigste Mutation) SMC1L1 (selten, XR)	1 : 20 000

8.1 Häufigere Syndrome und Assoziationen (Auswahl) (Fortsetzung)

	Klinik	geistige Entwicklung	Vererbung, Gen	Häufigkeit
Noonan-Syndrom	Kleinwuchs, Ptosis, Hypertelorismus, abfallende Lidachse, tiefsitzende Ohren, kurzer Hals, selten Pterygium colli; Herzfehler (bes. Pulmonalstenose, Kardiomyopathie), Hypogenitalismus, Gerinnungsstörungen	manchmal retardiert	AD, etwa 60% familiär 50%: PTPN11 20%: SOS1 < 5%: KRAS < 1%: RAF1	1 : 2000
Silver-Russell-Syndrom	prä- und postnataler Kleinwuchs, relativ großer Hirnschädel mit kleinem dreieckigem Gesicht, abfallende Mundwinkel, Café-au-lait-Flecken, Klinodaktylie V, Körperasymmetrie	~ 30% Lernstörungen	meist sporadisch; Imprintingstörung im Bereich 11p15.5: > 50%: Hypomethylierung von ICR1 mat UPD-7 oder 7p-Duplikationen	1 : 30 000
Rett-Syndrom (Abb. 8.3b)	bis im Säuglingsalter unauffällig, dann progredienter Verlust psychomotorischer Fähigkeiten, stereotype Bewegungsmuster („Händewaschen"), Mikrozephalie, Anfallsleiden, Skoliose, Kleinwuchs	schwer retardiert	praktisch nur bei Mädchen, meist dominante Neumutation im X-chromosomalen MECP2-Gen	1 : 15 000
Mikrodeletionen:				
Langer-Giedion-Syndrom (Tricho-rhino-phalangeales Syndrom II)	spärliches Kopfhaar, abstehende große Ohren, breite Augenbrauen, knollige Nase, Kleinwuchs; multiple kartilaginäre Exostosen, Zapfenepiphysen	leicht retardiert	Deletion 8 q24	1 : 20 000?
Prader-Willi-Syndrom (s. Abb. 4.5, S. 74)	Muskelhypotonie („floppy infant") kleines Genitale, Adipositas mit fehlendem Sättigungsgefühl (ab 3–6 Jahren), Stimmungsschwankungen	meist retardiert	Chromosomenbereich 15q11–12: 70%: pat Deletion 28%: mat UPD 2%: IC-Mutationen < 1%: Translokationen	1 : 15 000
Angelman-Syndrom	schwere Sprachentwicklungsstörung (< 6 Worte), Mikrozephalie, Ataxie, Epilepsie, typisches EEG, oft lachend	schwer retardiert	Chromosomenbereich 15q11–13: 70%: mat Deletion 2%: pat UPD 3%: IC-Mutation 5–10%: UBE3A-Mutation	1 : 15 000
Williams-Beuren-Syndrom (Abb. 8.2b, S. 151)	supravalvuläre Aortenstenose, Hyperkalzämie, Kleinwuchs, Mittelgesichtshypoplasie, volle Lippen, kleine Zähne	retardiert	Deletion 7 q11	1 : 10 000
Mikrodeletion 1p36	Mikrozephalie, Epilepsie, Seh- und Hörstörungen, Mittelgesichtshypoplasie, Verhaltensstörungen	schwer retardiert	Deletion 1p36	1 : 10 000
DiGeorge-Syndrom (s. S. 523)	vermehrte Infektneigung bei T-Zell-Mangel (Thymushypoplasie), Hypoparathyreoidismus, Herzfehler, mediane Gaumenspalte, hypernasale Sprache	Lernstörung, leicht retardiert	Deletion 22 q11	1 : 4000
WAGR-Syndrom	**W**ilms-Tumor, **A**niridie, **G**enitalanomalien, mentale **R**etardierung	retardiert	Deletion 11 p13	1 : 150 000
Smith-Magenis-Syndrom	Sprachentwicklungsverzögerung, Schwerhörigkeit, Autoaggressivität, Schlafstörungen, Brachyzephalie, Skoliose	retardiert	Deletion 17 p11	1 : 25 000
unklar:				
Goldenhar-Sequenz (okulo-aurikulo-vertebrales Spektrum, Abb. 8.2a)	hemifaziale Mikrosomie, epibulbäres Dermoid, Lidkolobom, Ohrmuschelfehlbildungen, Hypoplasie der Jochbögen, Unterkieferhypoplasie, Wirbelanomalien	meist normal	meist sporadisch	1 : 4000
VACTERL-Assoziation	Akronym für: **V**ertebrale Anomalien, **A**nal-atresie, **C**ardiale Fehlbildungen, **T**racheo-**E**sophageale Fistel, **R**enale Anomalien, Extremitäten (**L**imb)-Fehlbildungen	meist normal	meist sporadisch	1 : 6000

8.1 Häufigere Syndrome und Assoziationen (Auswahl) (Fortsetzung)

	Klinik	geistige Entwicklung	Vererbung, Gen	Häufigkeit
exogen:				
embryofetales Alkoholsyndrom (s. Abb. 8.4, S. 154)	Untergewicht und Unterlänge bei Geburt, Kleinwuchs, kleiner Kopf, Epikanthus, kurze Lidspalten, verstrichenes Philtrum, dünne Oberlippe, kleines Kinn, Skelettanomalien, Genitalanomalien, Herzfehler (ASD, VSD)	meist retardiert	exogen	1 : 365
Rötelnembryopathie	Katarakt, Chorioretinitis, Taubheit, Herzfehler, gelegentlich Mikrozephalus (Embryopathie in etwa 50 % bei Rötelninfektion der Mutter im 1. Monat, 10 % im 3. Monat)	leicht bis schwer retardiert	exogen	1 : 5000

Anmerkung: Bei einigen Erkrankungen wurde der traditionelle Begriff „Syndrom" beibehalten, obwohl nach der pathogenetischen Klassifizierung die Bezeichnung „Dysplasie" zutreffend wäre (z. B. Marfan-Syndrom).
AD: autosomal-dominant, AR: autosomal-rezessiv, XR: X-chromosomal-rezessiv, mat: maternal, pat: paternal, UPD: uniparentale Disomie

8.2 Goldenhar-Sequenz (a) und Williams-Beuren-Syndrom (b)

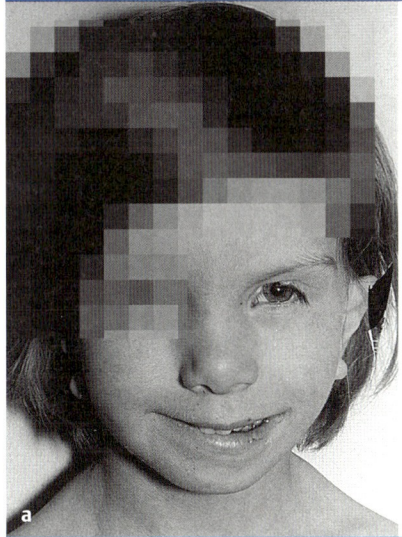 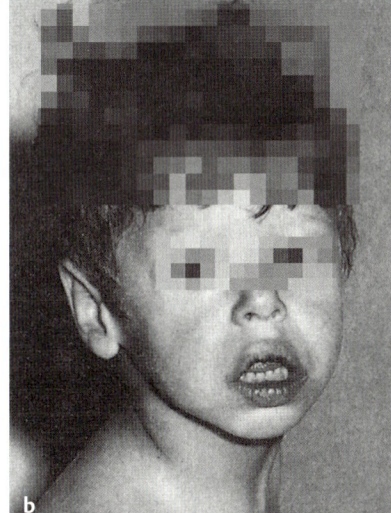

a Porträtaufnahme eines Kindes mit Goldenhar-Sequenz: epibulbäres Dermoid, Oberlidkolobom links, Makrostomie, Ohrmuschelfehlbildung.
b Facies eines Kindes mit Williams-Beuren-Syndrom: Mittelgesichtshypoplasie, volle Lippen, kleine Zähne (aus: Rossi E. Pädiatrie. Thieme; 1997).

8.3 Franceschetti-(Treacher Collins-)Syndrom (a) und Rett-Syndrom (b)

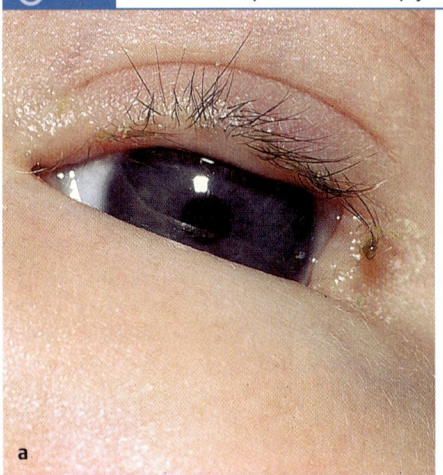 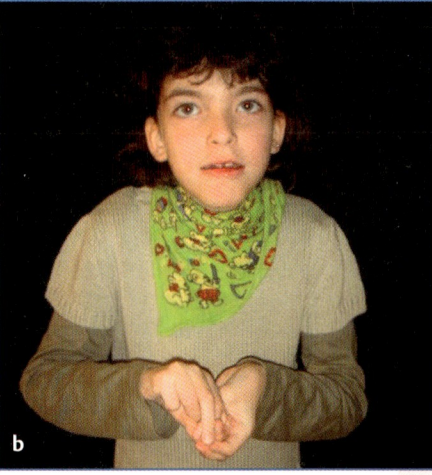

a Linkes Auge mit typischem Lidkolobom bei Franceschetti-Syndrom (mit freundl. Genehmigung von Prof. Ruprecht, Homburg/Saar).
b Gesamtaspekt eines Kindes mit Rett-Syndrom: Stereotypes Bewegungsmuster (hier „Händewaschen").

Häufigkeit: Bei etwa 2 % der Neugeborenen kann eine größere, funktionell oder kosmetisch bedeutsame morphologische Anomalie festgestellt werden. Zählt man Anomalien der inneren Organe hinzu, die sich erst später manifestieren, ergibt sich eine Gesamthäufigkeit von etwa 4–5 %.

Häufigkeit: Circa 2 % der Neugeborenen zeigen größere Anomalien, zusammen mit sich später erst manifestierenden Organfehlbildungen liegt die Gesamthäufigkeit bei ca. 4–5 %.

Die **häufigsten Einzeldefekte** sind: Herzfehler (knapp 1 %), Hüftdysplasie und -luxation (0,3 %), Hydrozephalus, Neuralrohrspalten wie Myelomeningo- und Meningozele, Lippen-Kiefer-Gaumen-Spalten, Fehlbildungen des Urogenitalsystems, Klumpfuß (je ca. 0,1 %). In 10–20 % finden sich bei einem Patienten gleichzeitig mehrere größere Anomalien. Kleinere Anomalien (z. B. fehlgebildete Ohren, schräge Lidachsen, überzählige Mamillen, Vierfingerfurchen, Klinodaktylie, Fuß- und Zehenstellungsanomalien) können auf das Vorliegen von größeren Anomalien anderer Organe hinweisen.

Eine ausgewählte Übersicht bekannter Muster morphologischer Anomalien gibt Tab. **8.1**.

Ätiologie: Ursachen angeborener morphologischer Anomalien sind:
- chromosomal (s. S. 154)
- monogen erblich (s. S. 162)
- polygen, multifaktoriell (s. S. 165)
- rein exogen (s. u.).

Der Anteil der auf **Chromosomenstörungen** beruhenden morphologischen Anomalien beträgt etwa 6 %. **Monogen** erblich, d. h. auf pathologische Veränderungen einzelner Gene zurückzuführen, sind etwa 2–4 % aller morphologischen Anomalien. In etwa 90 % ist als Ursache ein Zusammenwirken mehrerer Gene (**polygene** Vererbung) anzunehmen oder ein **multifaktorielles** Geschehen, d. h., dass neben einer ungünstigen Konstellation mehrerer Erbanlagen noch exogene Faktoren bei der Manifestation mitwirken. Der Anteil der rein exogen bedingten angeborenen Anomalien ist mit etwa 1 % relativ klein.

Exogene Störeinflüsse: Ein kausaler Zusammenhang zwischen dem Einwirken von exogenen Störeinflüssen in der Schwangerschaft und dem Auftreten von morphologischen Anomalien beim Kind (teratogene Fruchtschädigung) ist bisher nachgewiesen worden für:
- Infektionskrankheiten der Mutter: Röteln, Zytomegalie, Toxoplasmose (Einzelfälle auch berichtet bei Varizellen, Herpes, Masern) (s. S. 566 ff u. Tab. **19.10**, S. 594)
- ionisierende Strahlen (bei der üblichen Röntgendiagnostik Strahlenbelastung des Uterus unter 10 mSv, kritische Dosis ab 100 mSv)
- Medikamente: Thalidomid, Zytostatika, Antikonvulsiva, Kumarinderivate, Retinoide
- Alkohol oder Drogen (insbesondere Kokain)
- Stoffwechselkrankheiten der Mutter: Diabetes mellitus, Phenylketonurie.

Faktoren, die mit einer Versorgungsstörung der Frucht einhergehen können, wie Nidationsstörungen, Zwillingsschwangerschaften oder erhöhtes Gebäralter, erhöhen das Risiko für die Entstehung von morphologischen Anomalien. Schweregrad und Art der morphologischen Anomalie durch teratogene Fruchtschädigung hängen von Art und Ausmaß der Noxe sowie vom Zeitpunkt und von der Dauer ihres Einwirkens ab. Während der **Blastogenese** (1.–14. Tag) einwirkende Noxen führen entweder zum Abort oder eingetretene Schäden werden in der Regel vollständig regeneriert. Die sensibelste Phase ist die Zeit der Organogenese (15.–90. Tag); betroffen sind jeweils Organe, die sich gerade in entscheidenden Differenzierungsstadien befinden (**Embryopathien**). Danach, in der **Fetalzeit**, einwirkende Störfaktoren können zu morphologischen Anomalien im Sinne sekundärer Organveränderungen (z. B. Hydrozephalus, Mikrozephalie) führen, eine allgemeine Wachstumsverzögerung bewirken oder es können Organmanifestationen auftreten, wie sie auch bei entsprechenden postnatalen Erkrankungen vorkommen (z. B. Hepatitis, Enzephalitis, Thrombozytopenie). Diese Veränderungen werden **Fetopathien** genannt.

Diagnostik: Die an pathogenetischen Gesichtspunkten orientierte Einteilung morphologischer Anomalien hilft bei der Auswahl diagnostischer Maßnahmen, bei der genetischen Beratung und der prognostischen Beurteilung (s. u.). So sind z. B. **Chromosomenuntersuchungen** nicht sinnvoll bei Einzelfehlbildungen, Dysplasien, Disruptionen und Deformationen. Sie sollten aber **bei multiplen morphologischen Anomalien** erwogen werden, sofern diese nicht eindeutig einem Syndrom nichtchromosomaler Ätiologie zugeordnet werden können. **Stoffwechseluntersuchungen** sind nur bei **Dysplasien** sinnvoll.

Therapie: In der symptomatischen Behandlung angeborener morphologischer Anomalien durch chirurgische und kieferorthopädische Maßnahmen sind große Fortschritte erzielt worden. Die Betreuung und Förderung behinderter Kinder durch Frühförderung zu Hause, später in speziellen Kindergärten, Schulen und berufsfördernden Einrichtungen, sofern erforderlich, soll Defizite ausgleichen und die soziale Eingliederung erleichtern. Hilfreich ist auch die Arbeit von Selbsthilfegruppen betroffener Familien, zu denen möglichst frühzeitig Kontakt hergestellt werden sollte.

Prognose: Disruptionen und Deformationen haben im Allgemeinen kein erhöhtes Wiederholungsrisiko. Bei Einzelfehlbildungen ist das Wiederholungsrisiko meist gering (1–5 %), bei Dysplasien dagegen häufig erhöht, weil sie monogen erblich sein können. Deformationen haben in der Regel eine gute Prognose.

▶ **Merke.** Man sollte stets zurückhaltend sein mit negativen Äußerungen bezüglich der geistigen Entwicklungschancen bei Neugeborenen und Säuglingen mit morphologischen Anomalien. Solange sich nicht aus der Ätiologie der Erkrankung (z. B. bei autosomalen Chromosomenstörungen) oder aus den Erfahrungen bei Patienten mit gleicher Diagnose zwingende Hinweise ergeben, ist eine Störung der geistigen Entwicklung nicht vorauszusagen (s. Tab. **8.1**).

Prophylaxe: Prophylaktische Maßnahmen sind auf die Ausschaltung der Noxen ausgerichtet, z. B. Vermeidung der Rötelnembryopathie durch Impfung vor der Schwangerschaft (noch haben 10 % aller Schwangeren keine Antikörper gegen Röteln!), Vermeidung des embryofetalen Alkoholsyndroms durch Verzicht auf Alkohol, nötigenfalls Alkoholentwöhnung abhängiger Frauen, bei Schwangeren mit Phenylketonurie phenylalaninarme Diät vor der Konzeption. Auch der Verzicht auf potenziell schädliche Medikamente stellt eine Möglichkeit der Prophylaxe dar (z. B. keine Retinoide in der Aknebehandlung bei Frauen im gebärfähigen Alter). Ist eine medikamentöse Behandlung der Schwangeren unvermeidbar (z. B. Antikonvulsiva), sollte vor der Konzeption die Einstellung auf eine möglichst schwangerschaftsverträgliche Therapie erfolgen.

Durch die perikonzeptionelle Gabe von **Folsäure** (0,4 mg/d, 4 Wochen vor bis 8 Wochen nach Konzeption) lässt sich das Auftreten von Neuralrohrdefekten um 70 % verringern. Wurde bereits ein Kind mit Neuralrohrdefekt geboren, ist die prophylaktische Dosis auf 4 mg/d zu erhöhen.

Embryofetales Alkoholsyndrom

▶ **Definition.** Das **embryofetale Alkoholsyndrom** ist eine durch Alkoholexposition in der Embryonal- und Fetalzeit teratogen verursachte Schädigung, die den gesamten Organismus, insbesondere das Gehirn, betrifft und mit einer prä- und postnatalen Wachstumshemmung, einem typischen Muster morphologischer Anomalien und statomotorischen, geistigen und psychischen Entwicklungsstörungen einhergeht.
Als **Alkoholeffekte** bezeichnet man Störungen der psychisch-geistigen Entwicklung und des Verhaltens, morphologische Anomalien fehlen.

Ätiologie und Einteilung: Es kann kein Schwellenwert für die Alkoholexposition angegeben werden, ab dem mit Schädigungen zu rechnen ist. Besonders gravierend wirken sich aus: Alkoholkrankheit der Mutter, exzessives Trinken und Exposition in der Embryonalzeit. Neben dem Vollbild in variabler Ausprägungsstärke (Schweregrade I–III, nach dem Punkte-Bewertungs-Score von Majewski) kommen Schwachformen vor.

Häufigkeit: 1:365 Neugeborene für das Vollbild des embryofetalen Alkoholsyndroms (Schweregrad I–III). Schwachformen und Alkoholeffekte sind um ein Mehrfaches häufiger.

Klinik: Bei Kindern mit einem embryofetalen Alkoholsyndrom kommt es zum intrauterinen Kleinwuchs und Untergewicht sowie postnatal zu **Wachstumsverzögerungen** mit folgenden Symptomen:

sowie zu einer **kraniofazialen Dysmorphie** (Mikrozephalie, flaches Philtrum, schmales Lippenrot; Abb. **8.4**) und größeren **Anomalien** (Herz, Genitale). Außerdem treten psychische, geistige und sprachliche **Entwicklungsstörungen** sowie **Verhaltensstörungen** auf.

- **kraniofaziale Dysmorphie:** Mikrozephalie, Philtrum fehlend oder flach und verlängert mit schmalem Lippenrot, vertiefte Nasolabialfalten, kleines Kinn, Ohren dysplastisch, tiefsitzend, Epikanthus, Ptosis, abfallende Lidachsen, Strabismus (Abb. **8.4**)
- **Klinodaktylie** und Verkürzung der Kleinfinger
- **größere Anomalien**, insbesondere an Herz und Genitale (je etwa 30%)
- **geistige** und **sprachliche Entwicklungsstörung**
- **Störungen von Psyche und Verhalten:** emotionale Instabilität, Impulsivität, Aufmerksamkeits- und Konzentrationsstörungen.

Therapie: Wichtig sind entwicklungsfördernde Maßnahmen, bei ausgeprägter ADHS-Symptomatik (s. S. 783) Stimulanzientherapie.

Therapie: Wichtig sind entwicklungsfördernde Maßnahmen, evtl. Erziehung bei Pflegeeltern oder auch Heimerziehung. Bei ausgeprägten Symptomen im Sinne einer Aufmerksamkeits-Defizit-Hyperaktivitäts-Störung (ADHS, s. S. 783) kann eine medikamentöse Behandlung mit Stimulanzien erforderlich sein. Größere Fehlbildungen werden operativ behandelt.

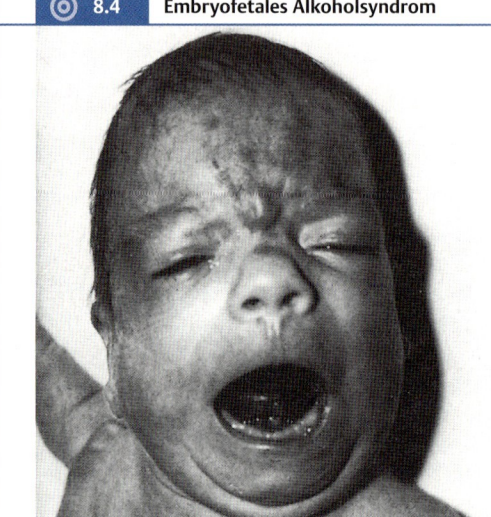

8.4 Embryofetales Alkoholsyndrom

(aus: Keller W, Wiskott A. Lehrbuch der Kinderheilkunde. Thieme; 1991)

▶ **Klinischer Fall.**

▶ **Klinischer Fall.** Säugling mit embryofetalem Alkoholsyndrom (s. Abb. **8.4**). Dystrophie (Geburt nach 40. SSW mit 48 cm Länge und 2400 g Gewicht), muskuläre Hypotonie. Typische dysmorphe Stigmata: enge Lidspalte, angedeuteter Epikanthus, kurze Nase mit nach vorne gerichteten Narinen, verstrichenes Philtrum, schmales Lippenrot. Älterer Bruder ist mental retardiert, mit gleichartigem Bild von Anomalien. Mutter ist chronische Alkoholikerin. In diesem Zusammenhang sei darauf hingewiesen, dass Fälle von angeborenen Anomalien bei Geschwistern auch durch in mehreren Schwangerschaften der Mutter wirkende exogene Noxen wie Alkoholabusus oder Antiepileptikatherapie verursacht werden können; neben der Familienanamnese ist auch die Expositions- und Sozialanamnese wichtig!

8.2 Chromosomenaberrationen

8.2.1 Allgemeines

Ätiologie und Pathogenese: Numerische Chromosomenaberrationen entstehen durch Nondisjunction (meiotisch oder postzygotisch, dann oft Mosaike), strukturelle Aberrationen durch Chromosomenbrüche.

Als Auslöser kommen z. B. ionisierende Strahlen, chemische Agenzien, Virusinfektionen in Betracht. Meist lässt sich die Ursache nicht klären.

Ätiologie und Pathogenese: Veränderungen der Chromosomenzahl (numerische Aberrationen) sind formal auf eine Fehlverteilung der Chromosomen (Nondisjunction) während der meiotischen Teilungen oder den ersten postzygotischen, mitotischen Teilungen zurückzuführen. Veränderungen der Chromosomenstruktur (Chromosomenmutationen) liegen Brüche an einem oder mehreren Chromosomen zugrunde. Mosaikbefunde sind in der Regel postzygotisch entstanden.

Exogene Einflüsse wie ionisierende Strahlen, chemische Agenzien oder Virusinfektionen sind als Auslöser dieser Störungen in Betracht zu ziehen. Andererseits lassen sich aneuploide Keimzellen auch bei unbelasteten Männern und Frauen nachweisen. Die kausale Genese einer Chromosomenaberration lässt sich zumeist nicht klären.

Ein pathogenetisch bedeutsamer Faktor für eine Nondisjunction ist ein **erhöhtes mütterliches Alter**. So steigt z. B. das Risiko für die Geburt eines Kindes mit Trisomie mit zunehmendem Alter der Mutter erheblich an.

Häufigkeit: Chromosomenuntersuchungen bei konsekutiv erfassten lebend geborenen Neugeborenen ergaben bei 0,6 % eine numerische oder strukturelle Chromosomenaberration. Demgegenüber ist anzunehmen, dass während Frühschwangerschaften in etwa 6 % eine Chromosomenaberration der Frucht vorliegt (berechnet aus der Häufigkeit von Chromosomenaberrationen bei Spontanaborten [ca. 30 %] und der allgemeinen Häufigkeit von Aborten [ca. 15–20 % aller Schwangerschaften]). Somit ist nur in einem kleinen Teil der Schwangerschaften, die mit einer Chromosomenaberration der Frucht beginnen, die Geburt eines lebenden Kindes möglich.

Diagnostik:
Chromosomenanalyse: Aus Zellkulturen von teilungsfähigen Zellen (z. B. aus Blut, Hautbiopsien oder Fruchtwasser) lässt sich das gesamte Erbgut in der Übersicht mikroskopisch darstellen. Neben numerischen Aberrationen können durch die Bänderungsfärbungen (Abb. **8.5**) auch strukturelle Chromosomenanomalien erfasst werden. Die Auflösung liegt bei durchschnittlich etwa 500 unterscheidbaren Chromosomenbanden (entspricht etwa 10 Millionen Basenpaaren der DNA).

Pathogenetisch bedeutsam für Nondisjunction ist ein **erhöhtes Alter** bei der **Mutter** (bei allen Trisomien!).

Häufigkeit: 0,6 % der lebend geborenen Neugeborenen haben eine numerische oder strukturelle Chromosomenaberration.

Diagnostik:
Chromosomenanalyse: Mikroskopische Darstellung aus Zellkulturen von teilungsfähigen Zellen (z. B. aus Blut oder Fruchtwasser). Erfassung numerischer und (durch Bänderungsfärbung) struktureller Aberrationen (Abb. **8.5**).

8.5 Bandenkaryogramm mit freier Trisomie 21

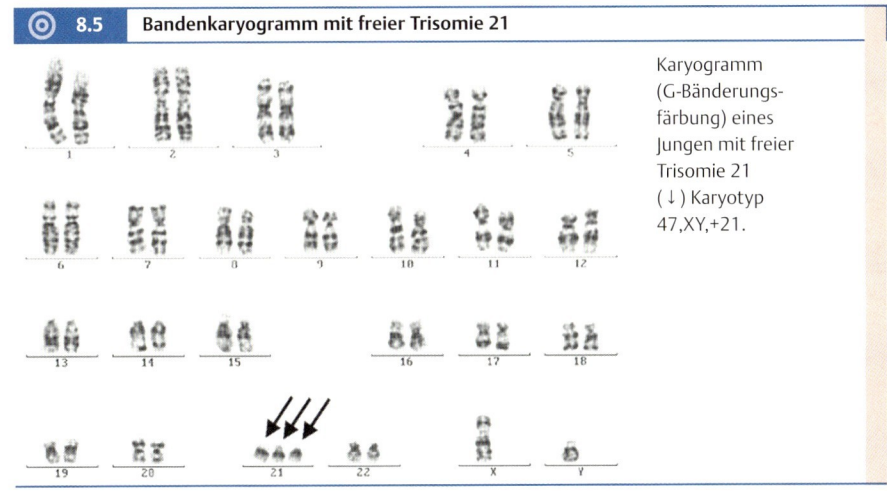

Karyogramm (G-Bänderungsfärbung) eines Jungen mit freier Trisomie 21 (↓) Karyotyp 47,XY,+21.

Fluoreszenz-in-situ-Hybridisierung (FISH): Für bestimmte Chromosomenabschnitte spezifische fluoreszenzmarkierte DNA-Sequenzen (DNA-Sonden) können durch Hybridisierung an die komplementären Sequenzen von Chromosomenpräparaten oder Interphasezellen angelagert und damit das Vorhandensein und die Lokalisation dieser Sequenzen in den Chromosomen des Patienten überprüft werden. Die Auflösung liegt hier bei bis zu unter 1000 Basenpaaren, sodass z. B. auch **Mikrodeletionen** erfassbar sind, die mit der Chromosomenanalyse nicht erkennbar wären (Abb. **8.6**). Voraussetzung für den Einsatz von FISH ist ein konkreter Verdacht auf

Fluoreszenz-in-situ-Hybridisierung (FISH): Anlagerung fluoreszenzmarkierter DNA-Sequenzen (Sonden) an die komplementären Sequenzen von Chromosomenpräparaten oder Interphasezellen. Dadurch Überprüfung des Vorhandenseins und der Lokalisation dieser Sequenzen in den Chromosomen des Patienten. Auch **Mikrodeletionen** können so erfasst werden (Abb. **8.6**).

8.6 Fluoreszenz-in-situ-Hybridisierung (FISH) bei DiGeorge-Syndrom

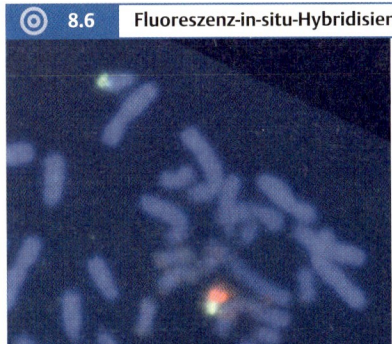

Nachweis einer Mikrodeletion auf einem Chromosom 22 bei DiGeorge-Syndrom durch FISH: Hybridisierung zweier für Chromosom 22 spezifischer, grün fluoreszenzmarkierter DNA-Sonden, die jeweils 1 Signalpaar erzeugen (Markierung beider Chromatiden). Die rot markierte Sonde für die kritische DiGeorge-Region ist dagegen nur auf einem Chromosom sichtbar, während sie im Bereich der Deletion auf dem homologen Chromosom nicht hybridisieren konnte.

eine Veränderung eines bestimmten DNA-Abschnitts, für den eine DNA-Sonde zur Verfügung steht.

Subtelomerscreening: Mit dem Subtelomerscreening ist die Suche nach Mikrodeletionen und Translokationen mit Beteiligung der Endabschnitte (Telomere) für alle Chromosomen in einem simultanen mikroskopischen Untersuchungsansatz möglich.

Array-CGH: In einem molekulargenetischen Ansatz (**c**omparative **g**enomische **H**ybridisierung) wird aus einer Blutprobe extrahierte DNA quantitativ mit mehreren Tausend, auf einem Chip (Microarray) aufgebrachten Referenzproben verglichen, die überlappende Abschnitte sämtlicher Chromosomen repräsentieren. Damit können in einem Ansatz Mikrodeletionen, Mikroduplikationen und unbalancierte Translokationen auf allen Chromosomen mit hoher Auflösung erkannt werden, nicht aber balancierte Translokationen oder Inversionen.

8.2.2 Autosomale Chromosomenaberrationen

Numerische Aberrationen der Autosomen

Down-Syndrom (Trisomie 21)

Häufigkeit: Das Down-Syndrom ist mit 1:700 Lebendgeborene die häufigste autosomale Chromosomenaberration. Das Risiko steigt mit dem Alter der Mutter (unter 30: weniger als 1 auf 1000; 30–34: 1–2 auf 1000; 35–39: 2–10 auf 1000; 40–44: 10–20 auf 1000; über 44: 20–40 auf 1000). Inwieweit erhöhtes väterliches Alter eine Rolle spielt, ist noch umstritten.

Zytogenetik: Es gibt verschiedene Formen:
- **freie Trisomie 21** (bei über 90% der Patienten mit Down-Syndrom): Die Chromosomenzahl beträgt 47, das Chromosom 21 ist 3-fach vorhanden. Das Wiederholungsrisiko beträgt 1–2%.
- **Translokationstrisomie 21** (bei ca. 5%): Dabei liegen zwei freie Chromosomen 21 vor, das überzählige Chromosom 21 ist in Form der **zentrischen Fusion** mit einem anderen akrozentrischen Chromosom verschmolzen, sodass die Gesamtchromosomenzahl 46 beträgt. Bei etwa 3% liegt eine D/G-Translokation zwischen einem großen akrozentrischen Chromosom (Gruppe D: Chromosomen 13, 14 und 15) und Chromosom 21 als kleinem akrozentrischem Chromosom (Gruppe G: Chromosomen 21 und 22) vor, meist 14/21, bei etwa 2% eine G/G-Translokation, 21/21 oder 21/22. Trägt die Mutter des Kindes diese zentrische Fusion in balancierter Form, liegt das Wiederholungsrisiko bei 10–15%; trägt der Vater die Fusion, bei 3–5%. Hat ein Elternteil eine balancierte 21/21-Translokation, so sind nur Nachkommen mit Down-Syndrom oder Aborte möglich.
- **Mosaiktrisomie 21** (ca. 2%): Hierbei liegt neben einer Zelllinie mit Trisomie 21 noch eine Zelllinie mit normalem Chromosomenbefund vor.

Klinik: Bei Mosaiken kann die klinische Symptomatik des Down-Syndroms schwächer ausgeprägt sein, wenn der Anteil trisomer Zellen relativ gering ist. Patienten mit freier Trisomie 21 und Translokationstrisomie 21 zeigen aber keine Unterschiede in Schweregrad und Anzahl der klinischen Symptome.
Das Geburtsgewicht ist im Allgemeinen vermindert bei normaler oder leicht verkürzter Schwangerschaftsdauer. **Typischer Phänotyp** (Abb. **8.7a**): multiple kleinere Anomalien: Brachyzephalus, Ohrmuschelanomalien (gefaltete Helix), nach oben außen ansteigende Lidachsen, Epikanthus, Brushfield-Flecken (weißliche Verdichtungen des Irisstromas), gelegentlich Katarakt und Strabismus, breite und flache Nasenwurzel, gefurchte Lippen und große Zunge, hoher Gaumen, Zahnstellungsanomalien, kleines Kinn, überschüssige Nackenhaut, kurzer Hals, kurze breite Hände und Füße, Einwärtskrümmung (Klinodaktylie) und Verkürzung der Kleinfinger, Vierfingerfurche (Abb. **8.7b**), weiter Abstand zwischen 1. und 2. Zehe, Sandalenfurche (tiefe Furche auf der Fußsohle, ausgehend vom 1. Zwischenzehenraum). Allgemeine muskuläre Hypotonie mit Überstreck- und Überbeugbarkeit der Gelenke; raue, trockene, häufig marmorierte Haut; Nabelbruch. Gelegentlich besteht eine Hypothyreose (mit zunehmendem Alter bei etwa 3%), bei Knaben häufig Kryptor-

8.7 Down-Syndrom (Trisomie 21)

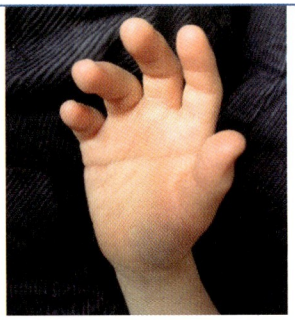

a Typisches Gesicht.   **b** Vierfingerfurche.

chismus. Männliche Patienten sind, anders als Frauen mit Down-Syndrom, in der Regel infertil.

Fehlbildungen der inneren Organe kommen häufig vor. Bei fast 50% Herzfehler (besonders Vorhof- und Ventrikelseptumdefekte, AV-Kanal); aber auch andere Fehlbildungen kommen häufiger vor (u. a. Duodenalstenose, Morbus Hirschsprung). Die Leukämiehäufigkeit ist auf das 10–20-Fache erhöht.

Typische **Skelettveränderungen** sind Becken mit flachem Iliakal- und Azetabularwinkel, Rippenanomalien und Brachymesophalangie V.

Die **geistige Retardierung** kann unterschiedliche Schweregrade haben. Meist können Lesen und Schreiben erlernt und eine gewisse Selbstständigkeit im lebenspraktischen Bereich erreicht werden.

▶ **Merke.** Wie bei allen Chromosomenaberrationen ist auch beim Down-Syndrom keines der Symptome allein spezifisch. Diese Anomalien kommen auch in der Normalbevölkerung, wenn auch in viel geringerer Häufigkeit, und bei Syndromen anderer Ursache vor. Entscheidend ist das **Kombinationsmuster der Anomalien**. Schweregrad der Ausprägung und Anzahl der Symptome variieren beträchtlich. Die Sicherung der Diagnose kann nur durch die **Chromosomenanalyse** erfolgen.

Therapie: Bei behandlungsbedürftigen Fehlbildungen ist eine entsprechende symptomatische Therapie erforderlich. Zur Förderung der psychisch-geistigen, sprachlichen und statomotorischen Entwicklung der Kinder werden entsprechende Therapien (wie Physio,- Ergo- und Sprachtherapie) eingesetzt. Die sehr häufige Schallleitungsschwerhörigkeit (> 60%) muss konsequent behandelt werden. Keine der zahlreichen für das Down-Syndrom propagierten medikamentösen Therapien hat bislang eine positive Wirkung nachweisen können, ausgenommen die Schilddrüsenhormongabe bei nachgewiesener Hypothyreose.

Grundvoraussetzung für eine optimale Entwicklung der Kinder mit Down-Syndrom ist die liebevolle Akzeptanz in der Familie, ergänzt durch Förderung in speziellen Einrichtungen oder integrativen Erziehungsstrukturen bis ins Erwachsenenalter. Die berufliche Integration hat in den vergangenen Jahren wesentliche Fortschritte gemacht.

Prognose: Die Lebenserwartung ist im Durchschnitt deutlich vermindert. Die Ursachen dafür sind gesteigerte Infektanfälligkeit und das häufige Vorkommen von Organfehlbildungen (insbesondere Herzfehler).

Edwards-Syndrom (Trisomie 18)

Häufigkeit: Bei 1 von 6000 Neugeborenen findet sich eine Trisomie 18, bei Mädchen etwa 4-mal häufiger als bei Jungen. Das Alter der Mütter ist meist erhöht. In etwa 20% handelt es sich um Translokationstrisomien oder Mosaike (1–2%).

Klinik: Es handelt sich meist um Mangelgeborene. Neben **kleineren Anomalien** (ausladendes Hinterhaupt, tiefsitzende Ohren mit ausgeprägten Ohrmuschelfehlbildungen in Form zipfelig ausgezogener Ohren, Mikrotie bis Anotie, breite Nasenwurzel, hoher Gaumen, kleines Kinn, Vierfingerfurche, typische Beugekontrakturen und Überlagerungen der Finger, Abduktionshemmung der Hüften, Pes calcaneovarus

Fehlbildungen der inneren Organe sind häufig (z. B. Herzfehler, Ösophagusatresie) (Abb. **8.8**).

[„Tintenlöscherfüße"]) kommen **Lippen-Kiefer-Gaumenspalten** und sehr häufig **Fehlbildungen der inneren Organe** vor (Herz, Nieren, Magen-Darm-Trakt wie Ösophagusatresie, Mesenterium commune, Zwerchfelldefekte). Typische Skelettveränderungen sind fehlende Rippen, zarte Rippen, Wirbelfehlbildungen und schmale Beckenschaufeln (Abb. **8.8**).

8.8 Edwards-Syndrom (Trisomie 18)

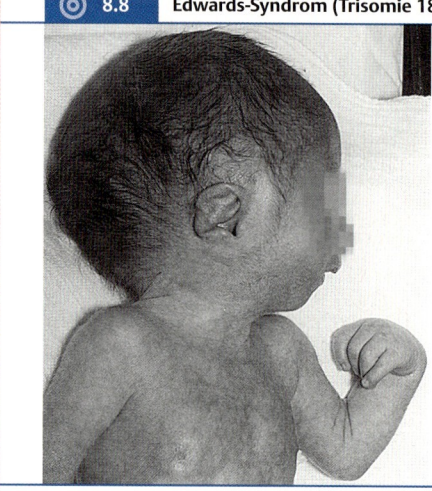

Ausladendes Hinterhaupt, Ohrmuschelfehlbildung, kleines Kinn, typische Beugekontrakturen der Finger.

Prognose: Lebenserwartung im Durchschnitt 1 Woche.

Prognose: Die Lebenserwartung beträgt im Durchschnitt 1 Woche, in Einzelfällen wird aber auch das Erwachsenenalter erreicht.

Pätau-Syndrom (Trisomie 13)

Häufigkeit: Bei 1 von 10 000 Neugeborenen. Meistens (80%) als freie Trisomie 13, aber auch Translokationsformen und Mosaike werden beobachtet.

Pätau-Syndrom (Trisomie 13)

Häufigkeit: Bei 1 von 10 000 Neugeborenen findet sich eine Trisomie 13. Das Alter der Mütter bei Geburt der Patienten ist im Durchschnitt erhöht. Die D-Chromosomen, zu denen das Chromosom 13 gehört, sind – wie die G-Chromosomen – akrozentrisch. Daher kommen – wie beim Down-Syndrom – neben der häufigsten (80%) freien Trisomie 13 auch Translokationsformen vor (meist durch zentrische Fusion zwischen 13 und 14). Mosaikformen wurden ebenfalls beobachtet.

Klinik: Charakteristische **Trias**: An- oder Mikrophthalmie, Lippen-Kiefer-Gaumenspalte und ulnare Polydaktylie. Fehlbildungen der inneren Organe sind häufig (Herz, Nieren, Gehirn) (Abb. **8.9**). Meist Mangelgeborene.

Klinik: Die charakteristische **Symptomentrias** besteht aus An- oder Mikrophthalmie, beidseitiger Lippen-Kiefer-Gaumenspalte und postaxialer (ulnarer) Hexadaktylie. Daneben ist fakultativ noch eine Reihe kleinerer Anomalien wie tiefsitzende fehlgebildete Ohren, kleines Kinn, parietookzipitale Skalpdefekte möglich. Schwere Fehlbildungen der inneren Organe (Herz, Nieren, Gehirn [Holoprosenzephalie]) sind sehr häufig (Abb. **8.9**). Meist sind die Kinder Mangelgeborene.

Prognose: Lebenserwartung ca. 1 Woche.

Prognose: Die Lebenserwartung beträgt im Durchschnitt 1 Woche, fast kein Kind überlebt das 3. Lebensjahr.

8.9 Pätau-Syndrom (Trisomie 13)

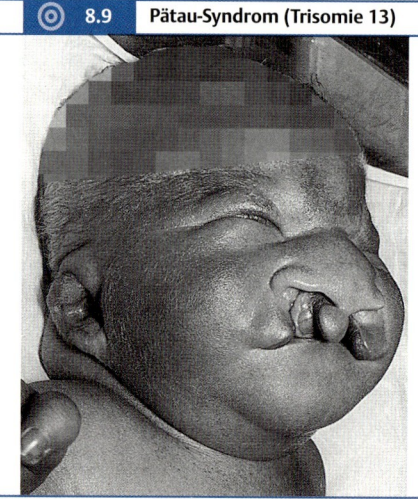

Doppelseitige Lippen-Kiefer-Gaumen-Spalte, Mikrophthalmie, Ohrmuschelfehlbildung, kleines Kinn.

Sonstige numerische autosomale Chromosomenaberrationen

Sonstige autosomale Trisomien oder Monosomien sind bei lebendgeborenen Kindern sehr selten. Meist handelt es sich dabei um Mosaikformen, bei denen sehr unterschiedliche Muster von Symptomen vorliegen können.

Strukturelle Aberrationen der Autosomen

Im Vergleich zu den klinischen Veränderungen bei den Trisomie-Syndromen sind die Anomaliemuster bei Syndromen infolge struktureller Chromosomenaberrationen weniger charakteristisch und zeigen eine noch **größere individuelle Variabilität**. Das durchschnittliche Alter der Mutter ist bei strukturellen autosomalen Chromosomenaberrationen meist nicht erhöht.

Bei strukturellen Chromosomenaberrationen sollten auch bei den Eltern der Patienten die Chromosomen untersucht werden, da solche Störungen Folge einer **balancierten reziproken Translokation** bei einem Elternteil sein können. In diesem Fall beträgt das Wiederholungsrisiko bis zu 30 %. Abgesehen davon, dass der Nachweis einer familiären Chromosomenstörung für die genetische Beratung wichtig ist, ermöglicht in vielen Fällen erst die Untersuchung der elterlichen Chromosomen eine Identifizierung des atypischen Chromosomenmaterials beim Kind.

Beispiele für Syndrome infolge einer strukturellen Chromosomenaberration sind das Katzenschrei- und Wolf-Hirschhorn-Syndrom (s. u.).

Katzenschrei-Syndrom (Cri-du-Chat-Syndrom)

Seltene partielle Monosomie des kurzen Arms von Chromosom 5 (5 p-); in 20 % liegt bei einem Elternteil eine balancierte Translokation vor. Das Geburtsgewicht der Kinder ist stark vermindert. Es liegt eine ausgeprägte geistige und statomotorische Retardierung vor. Phänotypisch fallen ein kleiner Kopf, breite Nasenwurzel, kleines Kinn und eine Vierfingerfurche auf. Das auffallendste Merkmal ist das hohe monotone Schreien im Säuglingsalter (**Katzenschrei**) (Abb. **8.10**).

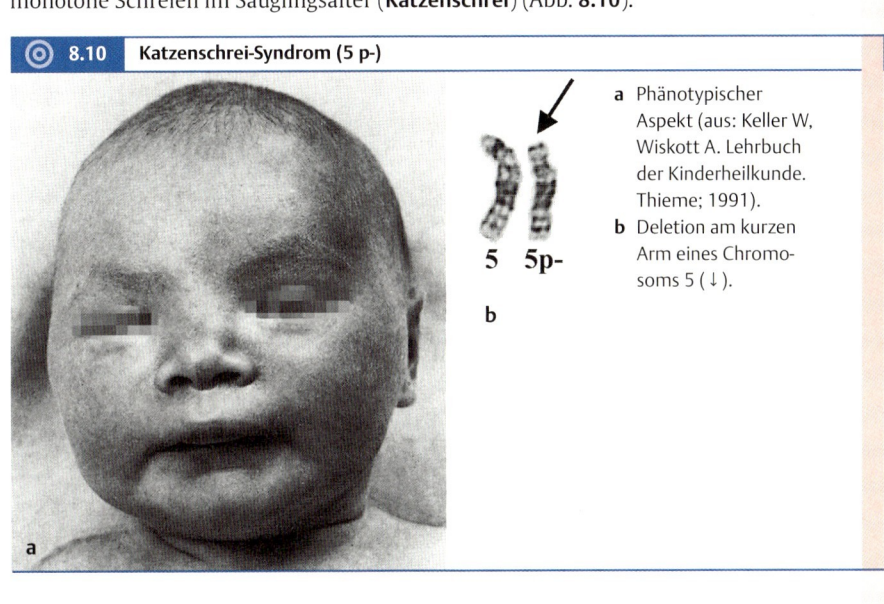

8.10 Katzenschrei-Syndrom (5 p-)
a Phänotypischer Aspekt (aus: Keller W, Wiskott A. Lehrbuch der Kinderheilkunde. Thieme; 1991).
b Deletion am kurzen Arm eines Chromosoms 5 (↓).

Wolf-Hirschhorn-Syndrom

Ursache ist eine partielle Monosomie 4 (4 p-); in 10 % liegt bei einem Elternteil eine balancierte Translokation vor.
Die Kinder sind bei der Geburt deutlich untergewichtig. Neben einer ausgeprägten geistigen und statomotorischen Retardierung ist das Syndrom gekennzeichnet durch: kleiner Kopf, vorspringende und breite Nasenwurzel, nach außen ansteigende Lidachsen, Hypertelorismus („Greek helmet"), Strabismus, Iriskolobom, Gaumenspalte, abfallende Mundwinkel, kleines Kinn, Hypospadie, Kryptorchismus, Herzfehler und zerebrale Anfälle (Abb. **8.11**).

8.11 Wolf-Hirschhorn-Syndrom (4 p-)

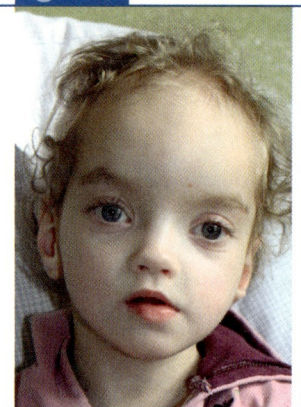

Mikrodeletionssyndrome

Dank der Verfeinerung der strukturanalytischen Methoden, insbesondere durch die FISH (s. S. 155), konnte für einige schon länger bekannte Syndrome gezeigt werden, dass sie auf heterozygoten Verlusten kleiner Chromosomenabschnitte beruhen. Diese Mikrodeletionen können, je nach ihrer individuellen Größe, auch mehrere benachbarte Gene umfassen und zu Varianten von Syndromen (sog. „contiguous gene syndromes") führen. So können unterschiedlich große Deletionen in der Chromosomenbande 11p13 zum erblichen Wilms-Tumor, aber auch zu Aniridie und/oder Genitalanomalien führen („WAGR-Syndrom") (s. Tab. **8.1**).

8.2.3 Gonosomale Chromosomenaberrationen

Numerische Aberrationen der Gonosomen

Ullrich-Turner-Syndrom (45,X; Monosomie X)

Häufigkeit: Bei 1 : 2000 weiblichen Neugeborenen findet sich eine Monosomie X. Das Gebäralter der Mütter ist nicht erhöht. Es besteht kein erhöhtes Wiederholungsrisiko.

Klinik: Länge und Gewicht sind bei Geburt im Durchschnitt vermindert. Es kommt zur Störung der Geschlechtsentwicklung mit Kleinwuchs bei phänotypisch weiblichen Individuen. Häufig sind weitere morphologische und funktionelle Anomalien zu finden (s. Abb. **10.10**, S. 220).
Typische klinische Befunde sind: periphere Lymphödeme (kissenartige Vorwölbung der Hand- und Fußrücken) besonders bei Neugeborenen, tiefer Haaransatz im Nacken, Pterygium colli (Flügelfell), abfallende Mundwinkel, hoher Gaumen, Schildthorax mit weit auseinanderstehenden hypoplastischen Mamillen, Cubitus valgus, verkürztes Metakarpale IV, multiple Pigmentnävi, gedrungener Körperbau. Herzfehler (besonders Aortenisthmusstenose), Nierenanomalien. Die Gonaden sind nur rudimentär angelegt (streak gonads), die Östrogene sind erniedrigt, die Gonadotropine erhöht (hypergonadotroper Hypogonadismus). Die Folgen sind fehlende Ausbildung sekundärer Geschlechtsmerkmale, primäre Amenorrhö, Infertilität. Die geistige Entwicklung ist meist normal. Die Patientinnen erreichen unbehandelt im Durchschnitt eine Körpergröße von 145 cm.

Therapie: Die Ausbildung sekundärer Geschlechtsmerkmale, die Vergrößerung von Scheide und Uterus und die Menstruation lassen sich durch Behandlung mit weiblichen Geschlechtshormonen erzielen (Beginn bei einem Knochenalter von 12–13 Jahren). Durch eine Therapie mit Wachstumshormon lässt sich meist eine Endgröße im unteren Normbereich für Frauen erreichen.

Zytogenetische Sonderformen: Das Turner-Syndrom geht zumeist auf den postzygotischen Verlust eines Geschlechtschromosoms, ausgehend von einer XX- oder XY-Zygote, zurück. Daher kommen sehr häufig neben den reinen 45,X-Fällen (etwa 55%) Mosaike (X/XX; X/XY; X/andere numerische oder strukturelle Gonosomenaberrationen) vor. Auch X-Strukturstörungen (Isochromosomen des langen Armes, Deletion des kurzen Armes, Ring-X) können der klinischen Ausprägung eines Turner-Syndroms zugrunde liegen. Dabei hängt es vom Ausmaß der Deletion des kurzen Armes ab, inwieweit es zum typischen klinischen Erscheinungsbild des Turner-Syndroms kommt.

Triplo-X und andere Polysomien X ohne Y-Chromosom

Numerische Gonosomenaberrationen mit 3 und mehr X-Chromosomen ohne Y sind in der Pädiatrie von geringer Bedeutung. Der relativ häufige Triplo-X-Karyotyp (bei 1 von 850 weiblichen Neugeborenen) tritt im Kindesalter kaum phänotypisch in Erscheinung, da hierbei eher selten uncharakteristische, meist kleinere morphologische Anomalien auftreten und diese Patientinnen in der Regel erst im Erwachsenenalter durch sekundäre Amenorrhö auffallen. Eine leichte geistige Retardierung ist aber beim Triplo-X-Karyotyp nicht selten und kann die einzige phänotypische Auffälligkeit dieser Chromosomenanomalie darstellen. Die Polysomien X mit mehr als 3 X-Chromosomen, wobei ausgeprägtere morphologische Anomalien und schwerere geistige Retardierung vorhanden sind, sind sehr selten.

Klinefelter-Syndrom (47,XXY)

Häufigkeit: Das Klinefelter-Syndrom kommt bei 1 von 900 männlichen Neugeborenen vor (Karyotyp meist 47,XXY; in 20 % Mosaike). Das Gebäralter der Mütter ist dabei oft erhöht.

Klinik und Diagnostik: Die Patienten sind phänotypisch männlich. Es besteht ein **primärer (hypergonadotroper) Hypogonadismus**, dessen Symptome in der Regel erst in und nach der Pubertät deutlich werden. In der Kindheit zeigen sich meist nur geringe klinische Auffälligkeiten. Körperlänge über dem Altersdurchschnitt, Unterlänge (Fußsohle bis Symphyse) im Verhältnis zur Oberlänge (Scheitel bis Symphyse) relativ groß; die Spannweite der Arme übertrifft die Körperlänge. Hoden derb und wie der Penis unterdurchschnittlich klein. Herzfehler, Kryptorchismus, Diabetes mellitus kommen etwas häufiger vor. Mitunter leichte psychische Veränderungen: ängstlich, affektlabil. Nur selten milde geistige Retardierung (s. Abb. **10.15**, S. 233). Die Pubertät ist verzögert und unvollständig; femininer Körperbau, weiblicher Schambehaarungstyp bzw. verminderte Schambehaarung, Gynäkomastie. Später zeigt sich eine Sterilität (diese ist in vielen Fällen erst Anlass zu entsprechender Diagnostik), Libido oft vermindert oder fehlend. Laborchemisch finden sich niedrige Androgenspiegel bei hohen FSH-Spiegeln.

Therapie: Mit einer zu Beginn der Pubertät einsetzenden Testosterontherapie kann die sexuelle Entwicklung positiv beeinflusst, aber keine Fertilität erreicht werden. Von langfristiger Bedeutung ist die protektive Wirkung des Testosterons gegen die bei erwachsenen Klinefelter-Patienten häufige Osteoporose.

Weitere Polysomien X mit Y-Chromosom

XXYY, XXXY, XXXXY und andere sind als weitere X-Polysomien mit Y bekannt („Klinefelter-Gruppe"). Insgesamt selten vorkommend. Diese Patienten zeigen häufig deutliche klinische Auffälligkeiten: meist hochgradige geistige Retardierung, Kleinwuchs, ausgeprägter Hypogenitalismus, multiple morphologische Anomalien (am Skelettsystem insbesondere radioulnare Synostosen) und häufig innere Fehlbildungen.

XYY-Konstitution

Kommt bei 1 von 1000 männlichen Neugeborenen vor, in 20 % finden sich Mosaike. In der Regel Großwuchs bei unauffälligem männlichem Phänotyp und meist normaler Fertilität. Etwa 50 % der Patienten haben Lernprobleme. Daneben treten auch Verhaltensauffälligkeiten häufiger auf.

Triplo-X und andere Polysomien X ohne Y-Chromosom

Bei 1 von 850 weiblichen Neugeborenen. Im Kindesalter meist asymptomatisch; später sekundäre Amenorrhö, oft leichte geistige Retardierung. Bei den sehr seltenen Polysomien X mit mehr als 3 X-Chromosomen sind ausgeprägtere morphologische Anomalien und schwerere Retardierung vorhanden.

Klinefelter-Syndrom (47,XXY)

Häufigkeit: Bei 1 von 900 männlichen Neugeborenen. Karyotyp 47,XXY; in 20 % Mosaike.

Klinik und Diagnostik: Phänotyp männlich. Auffälligkeiten erst in oder nach der Pubertät: **primärer (hypergonadotroper) Hypogonadismus**; Hoden und Penis klein; femininer Körperbau, weiblicher Schambehaarungstyp bzw. verminderte Schambehaarung, Gynäkomastie; später Sterilität, verminderte Libido. Körperlänge überdurchschnittlich. Geistige Entwicklung meist normal (s. Abb. **10.15**, S. 233).

Laborchemisch finden sich niedrige Androgenspiegel bei hohen FSH-Spiegeln.

Therapie: Mit einer Testosterontherapie kann die sexuelle Entwicklung positiv beeinflusst, aber keine Fertilität erreicht werden.

Weitere Polysomien X mit Y-Chromosom

Diese Patienten sind oft hochgradig retardiert, zeigen multiple morphologische Anomalien und haben häufig innere Fehlbildungen.

XYY-Konstitution

Bei 1 von 1000 männlichen Neugeborenen; in 20 % Mosaike. Außer Großwuchs phänotypisch unauffällig. Lernprobleme und Verhaltensauffälligkeiten sind häufiger.

8.3 Monogen erbliche Erkrankungen

▶ **Definition.** Monogen erblich nennt man Erkrankungen, die durch pathologische Veränderungen an einem Gen bedingt sind (Genmutation).

Entstehungsmechanismen: Die Störung der Funktion eines Gens kann verursacht werden durch verschiedene molekulare Formen von Mutationen:

- **Deletion:** Verlust des kompletten Gens, z.B. als Mikrodeletion, oder eines für die Funktion erforderlichen Abschnitts des Gens. Beispiele: Elastin-Gen beim Williams-Beuren-Syndrom (s. Tab. **8.1**), Teile des DMD-Gens bei der progressiven Muskeldystrophie Typ Duchenne.
- **Punktmutation:** Austausch, Verlust oder Einfügung einzelner Basenpaare, die zu Veränderungen der codierten Proteinsequenz oder zur Verschiebung des Leserasters der Transkription führen. Beispiele: zystische Fibrose (über 1000 verschiedene Mutationen im CFTR-Gen), Sichelzellanämie.
- **Imprinting:** Funktionelle Prägung eines Gens oder Chromosomenabschnitts in der elterlichen Keimbahn. Je nach elterlicher Abstammung können bei Imprinting Verluste oder Mutationen desselben Gens unterschiedliche Symptome hervorrufen. Beispiel: Verlust der väterlich geprägten Region 15 q11 führt zum Prader-Willi-Syndrom (s.S. 74, Abb. **4.5**), Verlust derselben mütterlich geprägten Region zum Angelman-Syndrom. Dieselbe Symptomatik ergibt sich bei Abstammung beider homologer Chromosomen vom gleichen Elternteil (uniparentale Disomie).
- **Repeatexpansionen:** Pathologische tandemartige Vervielfachung innerhalb eines Gens gelegener kurzer DNA-Basenfolgen (Trinukleotide) führen über eine Störung der Transkription zum Funktionsverlust des Gens (fragiles X-Syndrom) oder zu einer veränderten mRNA (myotone Dystrophie). Instabilität!

Bei den meisten monogenen Erbleiden sind Mutationen an verschiedenen Stellen des verantwortlichen Gens möglich. Eine **DNA-Sequenzierung** der entsprechenden Genabschnitte im Abgleich mit in Datenbanken zugänglichen Normalsequenzen ermöglicht den umfassendsten Überblick über mögliche Mutationen. Problematisch kann aber die Beurteilung genetischer Polymorphismen ohne Krankheitswert sein. Außerdem können Mutationen in nichtcodierenden Genabschnitten, z.B. Promotorsequenzen, damit nicht erfasst werden. Weiterhin kann man synthetische Oligonukleotide als DNA-Sonden einsetzen, deren Basensequenz komplementär zum Normalgen bzw. zum mutierten Gen ist. Der Nachweis erfolgt durch die Polymerase-Kettenreaktion (**PCR**), bei der nur dann eine messbare Vermehrung (Amplifikation) der Proben-DNA erfolgt, wenn die Sequenz der eingesetzten synthetischen Oligonukleotid-„Primer" genau komplementär zur Proben-DNA ist.

- **direkte Genotypdiagnostik:** Die Deletion eines Gens oder Genabschnittes führt dazu, dass die entsprechende DNA-Sequenz nicht mehr darstellbar ist. Der Nachweis heterozygoter Deletionen kann schwierig sein. Punktmutationen können durch Sequenzierung oder mutationsspezifische PCR nachgewiesen werden. DNA-Repeatverlängerungen führen zu einer Verlängerung des Genfragments, in dem das Repeat lokalisiert ist. Grundvoraussetzung für eine sinnvolle Genotypdiagnostik ist eine abgeschlossene klinische Diagnostik, die klar auf ein bestimmtes zu analysierendes Gen hinweist.
- **indirekte Genotypdiagnostik:** Lässt sich das Gen für eine Erbkrankheit nicht direkt untersuchen, so kann man über den Nachweis möglichst dicht benachbart liegender DNA-Abschnitte versuchen, im Sinne einer Wahrscheinlichkeitsdiagnose Rückschlüsse auf den Vererbungsweg des Defektgens im Vergleich betroffener und nichtbetroffener Mitglieder der belasteten Familie zu ziehen. Da heute viele Genmutationen direkt nachgewiesen werden können, wird auf diese Methode nur noch selten zurückgegriffen.

8.3.1 Autosomale Erbgänge

Autosomal-dominant erbliche Erkrankungen

Das pathologische Gen liegt auf einem Autosom. Manifestation und Weitergabe sind demnach unabhängig vom Geschlecht. Weibliche und männliche Familienmitglieder erkranken etwa gleich häufig; die Übertragung erfolgt gleichermaßen durch kranke Mütter oder Väter. Der Begriff dominant bedeutet, dass **Heterozygote** bereits das volle Erscheinungsbild der Erkrankung zeigen.

Wiederholungsrisiko: Wenn ein Elternteil betroffen ist, ist damit zu rechnen, dass die Hälfte der Kinder betroffen sein wird (Abb. **8.12a**). Personen, die selbst nicht betroffen sind, können die Erkrankung auch nicht weitervererben. Sind bei einem an einem dominanten Krankheitsbild leidenden Kind beide Eltern unauffällig, handelt es sich wahrscheinlich um eine in der elterlichen Keimzellbildung entstandene Neumutation; das Wiederholungsrisiko für weitere Nachkommen des Elternpaares ist gering.

8.3.1 Autosomale Erbgänge

Autosomal-dominant erbliche Erkrankungen

Weil das pathologische Gen auf einem Autosom liegt, sind Manifestation und Weitergabe unabhängig vom Geschlecht. Dominant bedeutet, dass **Heterozygote** das Vollbild der Erkrankung zeigen.

Wiederholungsrisiko: 50 % der Kinder eines Merkmalsträgers erben das Merkmal (Abb. **8.12a**).

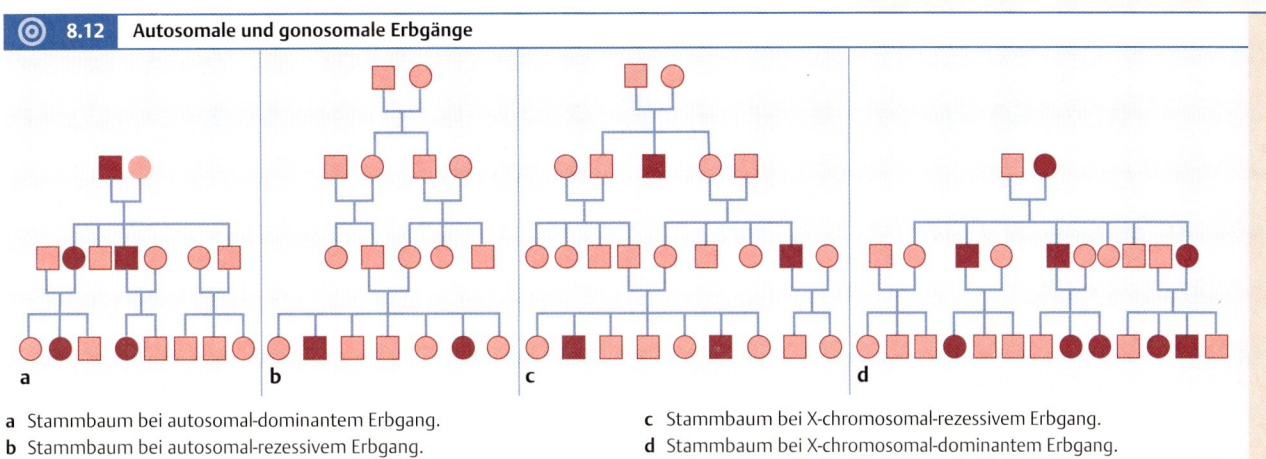

8.12 Autosomale und gonosomale Erbgänge

a Stammbaum bei autosomal-dominantem Erbgang.
b Stammbaum bei autosomal-rezessivem Erbgang.
c Stammbaum bei X-chromosomal-rezessivem Erbgang.
d Stammbaum bei X-chromosomal-dominantem Erbgang.

Beispiele: Achondroplasie, Marfan-Syndrom, myotone Dystrophie, Neurofibromatose, tuberöse Sklerose, Kugelzellanämie.

Autosomal-rezessiv erbliche Erkrankungen

Da die entsprechenden Gene auf einem Autosom lokalisiert sind, sind die Erkrankungswahrscheinlichkeit und die Weitergabe der Erkrankung unabhängig vom Geschlecht. Der Begriff rezessiv bedeutet, dass nur **Homozygote** das volle Erscheinungsbild der Erkrankung zeigen.

Wiederholungsrisiko: Bei klinisch gesunden Eltern ist damit zu rechnen, dass ein Viertel der Kinder betroffen ist. Die anderen Kinder sind klinisch gesund; die Hälfte der Kinder ist aber auch wieder heterozygot wie die Eltern.
Bei rezessiv vererbten Erkrankungen ist es besonders schwer, aus dem Stammbaum (Abb. **8.12b**) die Erblichkeit des Leidens zu erkennen, da beide Eltern klinisch gesund sind und man bei geringer Kinderzahl häufig nur ein krankes Kind findet. Ein Hinweis auf das Vorliegen eines rezessiv erblichen Leidens ist Blutsverwandtschaft der Eltern.
Beispiele: zystische Fibrose, adrenogenitales Syndrom, spinale Muskelatrophie, Phenylketonurie, Tay-Sachs-Krankheit, metachromatische Leukodystrophie, Mukopolysaccharidosen (Typ I, III, IV, VI), Galaktosämie. Eventuell mit milder Symptomatik bei Heterozygoten: Sichelzellanämie, Thalassämien.

Beispiele: Achondroplasie, Neurofibromatose, Kugelzellanämie.

Autosomal-rezessiv erbliche Erkrankungen

Das pathologische Gen liegt auf einem Autosom, Manifestation und Weitergabe sind geschlechtsunabhängig. Nur **Homozygote** zeigen das Vollbild der Erkrankung.

Wiederholungsrisiko: Bei heterozygoten Eltern erkranken 25 % der Kinder.

Blutsverwandtschaft der Eltern ist ein besonderer Hinweis auf ein rezessiv erbliches Leiden (Abb. **8.12b**).

Beispiele: zystische Fibrose, spinale Muskelatrophie, Phenylketonurie.

8.3.2 Geschlechtsgebundene (gonosomale) Erbgänge

Sie sind dadurch gekennzeichnet, dass sich in den betroffenen Familien eine erbliche Erkrankung nicht gleichmäßig auf beide Geschlechter verteilt. Da weibliche Personen zwei X-Chromosomen haben, wird bei ihnen – ähnlich wie bei den auto-

8.3.2 Geschlechtsgebundene (gonosomale) Erbgänge

Hierbei ist eine erbliche Erkrankung nicht gleichmäßig auf die Geschlechter verteilt.

somalen Erbgängen – ein Merkmal durch zwei allele Gene kontrolliert, während bei männlichen Personen die Manifestation eines Merkmals nur von einem Gen abhängt, da nur ein X-Chromosom und damit auch nur ein Genort vorhanden ist (**Hemizygotie**). Die Mutation eines auf dem X-Chromosom liegenden Gens kommt daher bei männlichen Individuen immer zur Ausprägung, sodass Hemizygote phänotypisch erkennbar sind. Anders bei weiblichen Individuen: Ob bei ihnen ein gonosomal erbliches Leiden phänotypisch in Erscheinung tritt, hängt davon ab, ob sich das entsprechende Gen erst im homozygoten oder bereits im heterozygoten Zustand manifestiert. In diesem Sinne kann man also auch bei gonosomal erblichen Leiden von dominantem bzw. rezessivem Erbgang sprechen.

Erkrankungen durch eine an das Y-Chromosom gebundene Vererbung sind bisher nicht sicher bekannt.

X-chromosomal-rezessiv erbliche Erkrankungen

Wiederholungsrisiko: Falls die Mutter eine phänotypisch gesunde heterozygote Konduktorin ist, erkranken nur die Söhne, und zwar zu 50%, da die Hälfte der Söhne das „kranke" X-Chromosom von der Mutter erhält. Die Töchter sind phänotypisch gesund, können aber zur Hälfte als heterozygote Konduktorinnen die Erkrankung auf ihre Söhne weitervererben. Auch hier kommen Neumutationen vor. Hat ein erkrankter Mann Kinder, so sind alle Söhne genotypisch und phänotypisch gesund; die Töchter sind zwar phänotypisch gesund, tragen aber alle das kranke X-Chromosom (Abb. **8.12c**). Die Krankheit manifestiert sich nur bei Hemi- oder Homozygoten.

Beispiele: Hämophilie A und B, Muskeldystrophie Duchenne und Becker, Mukopolysaccharidose Typ II, anhidrotische ektodermale Dysplasie.

Fragiles X-Syndrom

Mit einem Vorkommen von 1 auf 2000 männliche Neugeborene ist das fragile X-Syndrom die häufigste Form erblicher geistiger Retardierung (X-chromosomal-rezessiv erblich). Dem fragilen X-Syndrom liegt eine Expansion des DNA-Trinukleotidrepeats „CGG" im auf dem X-Chromosom lokalisierten FMR1-Gen zugrunde. Eine geringgradige, als „Prämutation" bezeichnete Repeatexpansion ist ohne klinische Auswirkung. Bei Frauen, die auf einem X-Chromosom eine Prämutation tragen, kann es aber in der Keimzellbildung zur weiteren Verlängerung des DNA-Repeats (zur „Vollmutation") kommen, die dann bei bis zu 50% der Söhne vorliegt und zur Manifestation der Krankheit führt. Die Labordiagnostik des fragilen X-Syndroms erfolgt heute nicht mehr auf Chromosomenebene, sondern molekulargenetisch durch Sequenzierung der CGG-Repeats.

Auch heterozygote Trägerinnen der Vollmutation können Krankheitssymptome aufweisen, meist in Form leichterer geistiger Behinderung oder psychischer Störungen ohne wesentliche Auffälligkeiten im äußeren Erscheinungsbild.

Klinik: Geistige Behinderung unterschiedlichen Schweregrades; Sprachentwicklungsverzögerung mit Artikulationsstörung; Verhaltensauffälligkeiten: Hyperaktivität, stereotype Bewegungen, autistische Züge. Kleine morphologische Anomalien: Makrozephalus, langes Gesicht, große abstehende Ohren; postpubertär abnorme Hodenvergrößerung, Bindegewebsschwäche.

X-chromosomal-dominant erbliche Erkrankungen

Wie beim autosomal-dominanten Erbgang sind auch hier die Heterozygoten bereits krank: Neben den hemizygoten männlichen Individuen sind auch die heterozygoten weiblichen Individuen betroffen. Alle Töchter männlicher Merkmalsträger sind krank, während alle Söhne männlicher Merkmalsträger gesund sind. Weibliche Merkmalsträger dagegen haben zu 50% kranke Kinder gleichmäßig auf die Geschlechter verteilt (Abb. **8.12d**). Bei kleinen Stammbäumen wird der X-chromosomal dominante Vererbungsmodus leicht verkannt, da er nur schwer vom autosomal-dominanten Erbgang abzugrenzen ist. Männliche Hemizygote sind meist schwerer betroffen als weibliche Heterozygote.

Beispiel: Familiäre hypophosphatämische Rachitis (Phosphatdiabetes, s. S. 82)

Sonderfall eines X-chromosomal-dominanten Erbgangs: Wenn die Hemizygotie ein Letalfaktor ist (intrauteriner Fruchttod), erkranken nur weibliche Personen (und zwar die Hälfte der Töchter von Merkmalsträgerinnen). Die Söhne sind alle gesund (weil die kranken männlichen Nachkommen schon intrauterin absterben). Eventuell wird eine vermehrte Aborthäufigkeit gefunden. Beispiel: Incontinentia pigmenti Bloch-Sulzberger.

8.3.3 Mitochondriale Vererbung

Menschliche Zellen enthalten DNA nicht nur in den Chromosomen, sondern auch in den Mitochondrien. Auch Mutationen in den mitochondrialen, hauptsächlich im Energiestoffwechsel aktiven Genen können zu Erbleiden führen. Diese werden nur über die mütterliche Linie vererbt, da Spermien bei der Befruchtung fast keine Mitochondrien in die Eizelle einbringen.
Wiederholungsrisiko: Betroffene Mütter geben die Erkrankung an alle Nachkommen weiter, während die Nachkommen betroffener Männer nicht erkranken.
Oft trägt nur ein Teil der Mitochondrien einer Zelle die Mutation (Heteroplasmie). Bei der Weitervererbung kann es dann zu Veränderungen des Anteils mutationstragender Mitochondrien kommen, weshalb der Schweregrad der Symptomatik auch innerhalb einer betroffenen Familie stark variieren kann.
Beispiele: Leber'sche-Optikus-Neuropathie (LHON), Myoclonus Epilepsy with ragged red Fibers (MERRF), Kearns-Sayre-Syndrom.

8.4 Polygen erbliche Erkrankungen und multifaktorielle Vererbung

> ▶ **Definition.** Erbleiden, an deren Manifestation mehrere Gene mitwirken, nennt man polygen. Wenn neben mehreren Genen auch noch Umwelteinflüsse für die Manifestation der Erkrankung eine Rolle spielen, spricht man von multifaktorieller Vererbung.

Beispiele: Die meisten häufigen Fehlbildungen wie Klumpfuß, Hüftluxation, der größte Teil der angeborenen Herzfehler, aber auch Allergien, Typ-I-Diabetes mellitus. **Wiederholungsrisiko:** Es wird nach empirischen Studien an Familien entsprechender Patienten angegeben. In Tab. **8.2** sind die Daten für einige häufigere Fehlbildungen angegeben. Im Allgemeinen liegt das Wiederholungsrisiko für die meisten Fehlbildungen nach Ausschluss eines monogenen Erbgangs, einer Chromosomenaberration oder einer exogenen Ursache unter 5 %, wenn beide Eltern gesund sind und bisher nur ein Kind betroffen ist.

8.2 Empirische Risikoziffern für das Wiederholungsrisiko einiger Fehlbildungen

Art der Fehlbildung	Wiederholungsrisiko
• Herzfehler* (je nach Art des Herzfehlers)	1,0–4,4 %
– Trikuspidalatresie	1,0 %
– Ventrikelseptumdefekt	4,4 %
– falls bereits 2 Kinder oder beide Eltern betroffen sind	8 %
• Lippen-Kiefer-Gaumenspalte	4 %
• Hypospadie	10 %
• Klumpfuß	3 %
– falls Mädchen betroffen sind	5,9 %
– falls Knaben betroffen sind	2 %
• Spina bifida aperta	5 %

* falls nicht Teil eines Syndroms oder einer der seltenen monogen erblichen Herzfehler

8.5 Genetische Beratung

Aufgabe der genetischen Beratung ist es, den Ratsuchenden eine Entscheidungsgrundlage dafür zu vermitteln, ob sie bei vermuteter oder bestehender Belastung mit einer erblichen Erkrankung das Risiko einer Schwangerschaft eingehen oder nicht. Liegt ein schweres angeborenes Leiden mit hohem Wiederholungsrisiko vor, muss neben der Erläuterung des Wiederholungsrisikos auch die Aufklärung über Verlauf und Prognose der Erkrankung Bestandteil der genetischen Beratung sein, damit die Eltern das Ausmaß der Belastung durch und für weitere kranke Kinder erkennen können. Zunehmend mehr Erkrankungen lassen sich pränatal bereits feststellen. Dies und die Tatsache, dass in vielen Fällen von den Eltern das Risiko für weitere kranke Kinder überschätzt wird, führen dazu, dass die genetische Beratung die Entscheidung zu weiteren Kindern eher erleichtert.

Grundvoraussetzung für die Beurteilung der Frage, ob eine erbliche Erkrankung vorliegt, ist die genaue Ermittlung der Diagnose. Zudem sollte so weit wie möglich eine Klärung der Ätiologie angestrebt werden.

Die genetische Beratung erfordert spezielle Kenntnisse und in vielen Fällen den Einsatz spezieller Untersuchungsmethoden. Gerade bei erblichen Erkrankungen kann die Diagnose Auswirkungen auch auf andere Familienmitglieder haben und für betroffene Familien zu schwerwiegenden psychosozialen Problemen führen. Es ist daher notwendig, eine humangenetische Diagnostik mit einer genetischen Beratung zu verbinden. Deshalb sollte der Pädiater die ratsuchenden Eltern an eine medizinisch-genetische Beratungsstelle – in der Regel ein humangenetisches Institut – verweisen. Dies gilt insbesondere, wenn eine pränatale Diagnostik in Betracht kommt.

8.6 Pränatale Diagnostik

8.6.1 Pränatal erkennbare Erkrankungen

Unter anderem können folgende Erkrankungen pränatal erkannt werden:
- Chromosomenaberrationen
- Neuralrohrdefekte
- andere gröbere morphologische Anomalien, z. B. Hydrozephalus und Herz- und Nierenfehlbildungen
- eine größere Zahl von Stoffwechselstörungen (biochemische Analysen)
- zunehmend mehr monogene Erbleiden (durch DNA-Analyse).

▶ Merke. Ob und mit welcher Untersuchungstechnik eine Pränataldiagnostik für eine bestimmte Krankheit möglich ist, hängt zum einen vom sich schnell erweiternden Angebot an genetischer Diagnostik, zum anderen von der individuellen Konstellation der ratsuchenden Familie ab. Dies kann nur im Rahmen einer genetischen Beratung beurteilt werden, die gemäß dem Gendiagnostikgesetz vor jeder Pränataldiagnostik erfolgen muss.

8.6.2 Untersuchungsmethoden der pränatalen Diagnostik

Folgende Untersuchungsmethoden stehen zur Verfügung:
nichtinvasiv:
- Ultraschalluntersuchung des Feten zur Fehlbildungsdiagnostik
- Ersttrimester-Screening aus mütterlichem Blut oder mittels Ultraschall

invasiv:
- Chromosomenanalyse an Fruchtwasserzellkulturen (nach Amniozentese in der 15.–17. Schwangerschaftswoche) oder Chorionzottengewebe (nach Biopsie in der 10.–11. Schwangerschaftswoche)
- biochemische Untersuchungen an Fruchtwasser und/oder Fruchtwasserzellkulturen oder Chorionzottengewebe

- α₁-Fetoproteinbestimmung im Fruchtwasser
- DNA-Analysen, zumeist aus Chorionzottengewebe
- Nabelschnurpunktion zur Gewinnung von fetalem Blut, z. B. zur Infektionsserologie.

8.6.3 Voraussetzungen für die Anwendung der pränatalen Diagnostik, Indikationen

Folgende Voraussetzungen müssen gegeben sein:
- Im Vorfeld muss eine genetische Beratung erfolgen.
- Es muss ein erhöhtes Risiko für eine pränatal diagnostizierbare Erkrankung bestehen (z. B. durch höheres mütterliches Alter [> 35 Jahre] oder hinweisende Familienanamnese).
- Die Eltern müssen – am besten vor Beginn einer Gravidität – ausführlich über Ablauf und Risiken des Verfahrens informiert worden sein. Die Gefahr, dass es infolge der Amniozentese zu einem Abort kommt, beträgt etwa 0,5 %, bei der Chorionzottenbiopsie etwa 1 %. Die Befunde der Chromosomenanalyse aus Chorionzotten sind etwas weniger zuverlässig als aus Fruchtwasserzellen, weshalb die Chorionzottenbiopsie hauptsächlich für DNA-Analysen eingesetzt wird.

Hilfreiche Internetadressen:
- **Online Mendelian Inheritance in Man (OMIM)**
  mit ständig aktualisierten Übersichten und Literaturhinweisen über genetische Krankheiten, Gene und ihre Varianten sowie Mutationen: www.omim.org
- **Berufsverband Deutscher Humangenetiker e. V. (BVDH)**
  mit aktuellen Adressenlisten genetischer Beratungsstellen und Datenbanken: www.hgqn.org
- **Orphanet:** Internetportal zu seltenen Krankheiten: www.orpha.net

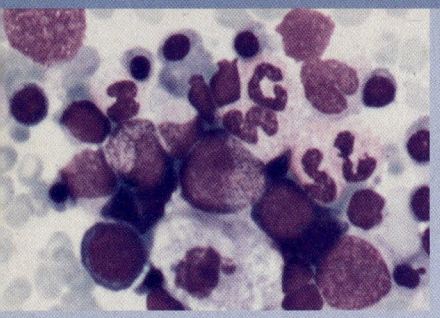

9 Stoffwechselstörungen

9.1	Grundlagen	168
9.2	Kohlenhydratstoffwechsel	170
9.3	Lipidstoffwechsel	183
9.4	Eiweißstoffwechsel	189
9.5	Kupferstoffwechsel	202

9.1 Grundlagen

Einleitung: Stoffwechselstörungen werden meist autosomal-rezessiv vererbt. Die Inaktivität eines Enzyms kann auf Strukturveränderungen des Enzymmoleküls, Enzymmangel, Verminderung der Enzymrezeptoren oder Transportstörungen beruhen. Unbehandelt kommt es meist zur **Beeinträchtigung der körperlichen und/oder geistigen Entwicklung**. Symptome (Tab. 9.1) zeigen sich oft schon in der Neugeborenenperiode, bei manchen Verlaufsformen später. Einige Störungen werden im **Neugeborenen-Screening** oder bereits durch die **pränatale Diagnostik** erfasst.

9.1 Grundlagen

Einleitung: Sir Archibald Garrod hat 1923 den Begriff „inborn errors of metabolism" geprägt. Die meisten angeborenen Stoffwechselstörungen werden autosomal-rezessiv vererbt; für viele ist der Genlokus bekannt. Daraus folgt die Inaktivität eines Enzyms, die durch eine primäre Strukturveränderung oder erhebliche Reduktion der Proteinmenge und -aktivität bedingt ist oder auch durch Störung des Enzymrezeptors bzw. aufgrund einer Transportstörung des Enzyms durch die Zellmembran entsteht. Die meisten angeborenen Stoffwechselstörungen gehen mit einer **Beeinträchtigung der körperlichen und/oder geistigen Entwicklung** einher, vor allem jene, die durch einen Defekt im Abbau von Makromolekülen bedingt sind und zu den sog. Speicherkrankheiten führen. Symptome zeigen sich oft (in etwa 50%) schon in der Neugeborenenperiode oder wenige Wochen später; es gibt aber auch Verlaufsformen, die sich erst im Kleinkindes-, jugendlichen oder Erwachsenenalter bemerkbar machen. Die Palette der **klinischen Symptome** ist breit gefächert (Tab. 9.1). Einige Stoffwechselstörungen werden heute durch das **Neugeborenen-Screening** erfasst. In vielen Fällen ist auch die **pränatale Diagnostik** möglich.

Tab. 9.1 Häufige, aber unspezifische Symptome und Befunde bei Stoffwechselstörungen

- Nahrungsverweigerung
- Erbrechen
- Gedeihstörung
- Hepato(spleno)megalie
- Ikterus (wie bei Sepsis!)
- Lethargie (Koma)
- auffallender Körpergeruch (bei Organoazidopathien)
- Hypoglykämie
- metabolische Azidose
- muskuläre Hypotonie
- zerebrale Krampfanfälle
- Apnoen
- Familienanamnese: ungeklärte Todesfälle in der Neugeborenenperiode oder frühen Kindheit

Diagnostik: s. Tab. 9.2, Abb. 9.1. Die Differenzialdiagnose kann schwierig sein.

Diagnostik: Die Diagnostik angeborener Stoffwechselstörungen baut sich schrittweise auf (Tab. 9.2 und Abb. 9.1). Die **Differenzialdiagnose** ist oft schwierig. Die biochemischen Untersuchungen sind häufig aufwendig und nur in Speziallabors mög-

Abb. 9.1 Vorgehen bei Verdacht auf Stoffwechselstörung (nach Sperl und Rezvani)

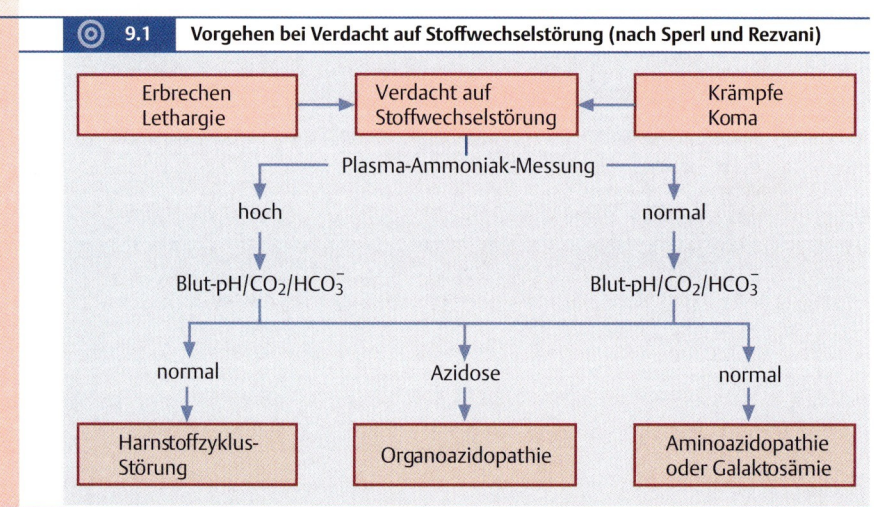

9.2 Untersuchungen, die bei Verdacht auf metabolische Erkrankungen vorgenommen werden sollten – bei metabolischer Entgleisung als Akutdiagnostik unmittelbar (innerhalb von max. 24h)

Blut:
- Glukose
- Blutgasanalyse
- Elektrolyte (Anionenlücke)
- Laktat/Pyruvat
- Ammoniak
- Aminosäuren
- Carnitinstatus und Acylcarnitinprofil
- Blutbild mit Thrombozyten
- GOT, GPT, LDH, GLDH, Kreatinkinase
- Bilirubin
- Harnstoff
- Harnsäure
- Ketonkörper
- Osmolalität
- Enzyme in Erythrozyten und Leukozyten

pränatale Untersuchungen (14.–20. SSW):
- Ultraschall
- Amnion- bzw. Nabelschnurpunktion, Chorionzottenbiopsie
- Blutuntersuchungen bei der Mutter

Urin:
- Glukose
- Ketonkörper
- Reduktionsprobe (z. B. Nachweis von Galaktose)
- pH-Wert
- Osmolalität (oder spezifisches Gewicht)
- Aminosäuren
- organische Säuren
- Ketonkörper

Biopsiematerial:
- Leber
- Muskel, Nerven
- Haut (→ Fibroblastenkultur)
- Chorionzotten, Amnionflüssigkeit (→ Zellkultur)
- biochemische, molekulargenetische Untersuchungen

---

lich. Störungen des Kohlenhydrat-, Fett- und Eiweißstoffwechsels, an die der Kinderarzt differenzialdiagnostisch am ehesten denken muss und die in vielen Fällen mit einfachen Screeninguntersuchungen erfasst werden können, sind im Folgenden beschrieben.

Klinische Bilder: Für die Zuordnung eines Symptomenkomplexes zu einem zugrundeliegenden Stoffwechseldefekt, ist es sinnvoll, die Patienten in 4 klinische Bilder einzuordnen: Intoxikation, Energiedefizienz, Speicherung, Neurodegeneration.
Das Paar **„Energiedefizienz – Intoxikation"** betrifft den Abbau von kleinen biochemisch aktiven Molekülen im Intermediärstoffwechsel, das Paar **„Neurodegeneration – Speicherung"** den Abbau von großen Molekülen, die z. B. für den Aufbau von Membranen essenziell, aber biochemisch nicht sehr aktiv sind – als Folge staut sich vor dem Enzymdefekt das entsprechende Substrat an, hinter dem Enzymdefekt fehlt es (Tab. **9.3**).
Erkrankungen mit überwiegend neurologischer Symptomatik (u.a. GM$_2$-Gangliosidose, metachromatische Leukodystrophie, Globoidzell-Leukodystrophie, neuronale Zeroid-Lipofuszinosen, viele Mitochondriopathien, peroxisomale Erkrankungen) werden in Kap. 21.4.2 „Neurometabolische Erkrankungen" besprochen.

Therapie: Eine Heilung bzw. eine kausale Therapie ist in den meisten Fällen heute noch **nicht möglich**. Bei etwa der Hälfte der Erkrankungen kann durch eine **Ernährungstherapie** (= „Diät") die Zufuhr der Vorstufen an den Bedarf des Kindes (Wachstum!) angepasst werden und so verhindern, dass sich toxische Vorstufen anstauen, die aufgrund des Enzymdefektes vermehrt anfallen. Bei manchen angeborenen Stoffwechselstörungen werden Organtransplantationen vorgenommen (z. B. bei Harnstoffzyklusdefekten, Organazidurien und lysosomalen Speichererkrankungen). Auch Enzymersatztherapien stehen aktuell für etwa 15 Krankheiten zur Verfügung. Die Gentherapie ist bisher noch nicht erfolgreich.

Prognose: Die **frühe Diagnose und symptomatische Behandlung** ist von größter Bedeutung. Eine Schädigung des Gehirns durch pathologische Stoffwechselzwischenprodukte ist meist nicht mehr rückgängig zu machen. Folge ist nicht selten eine mehr oder minder schwere Beeinträchtigung der körperlichen und geistigen Entwicklung des betroffenen Kindes.

Klinische Bilder: Es ist sinnvoll, die Patienten in 4 klinische Bilder einzuordnen: Intoxikation, Energiedefizienz, Speicherung, Neurodegeneration (Tab. **9.3**).

Therapie: Die **Heilung** bzw. eine kausale Therapie ist meist **nicht möglich**. Zum Teil wird eine „Diät" frei von bzw. arm an Substanzen, die sich aufgrund des Stoffwechseldefektes anstauen, bei einigen Störungen auch Organtransplantationen, eingesetzt.

Prognose: Sie ist abhängig von früher Diagnose und Therapie. Bereits eingetretene Gehirnschäden sind meist irreversibel.

9.3 Klinische Bilder „Energiedefizienz – Intoxikation" und „Neurodegeneration – Speicherung"

vermindertes Substrat für Energiestoffwechselwege
→ **Energiedefizienz**
- muskuläre Hypotonie
- allgemeine Schwäche
- Gedeihstörung
- Sudden Death
- Hypoglykämie
- Hypoketonämie

Beispiele:
Mitochondriopathien (z. B. Pyruvatdehydrogenasekomplex-Defizienz, Mangel einzelner Atmungskettenenzyme), Fettsäurenoxidationsstörungen (z. B. LCHAD, MCAD)

Energiedefizienz–Intoxikation

Glukose, Aminosäuren, Fettsäuren

↓

Zitratzyklus, Atmungskette

Akkumulation organischer Säuren
→ **Intoxikation**
- Ernährungsprobleme
- Erbrechen
- Bewusstseinsstörung, Koma
- zerebrale Krampfanfälle
- Atemregulationsstörung
- Anämie, Neutropenie, Thrombopenie
- Immunabwehr ↓

Beispiele:
Aminoazidopathien (z. B. Ahornsirupkrankheit), Organoazidopathien (z. B. Propionazidämie, Methylmalonazidämie), Fettsäurenoxidationsstörungen (z. B. LCHAD, MCAD)

Mangel an neuronalen Membranlipiden
→ **Neurodegeneration**
- Leukodystrophie
- Hypo-/Hyperreflexie
- Spastik
- Seh- und Hörverlust
- Demenz
- Ataxie
- zerebrale Krampfanfälle

Beispiele:
peroxisomale Erkrankungen (z. B. Zellweger-Syndrom, Adrenoleukodystrophie), lysosomale Erkrankungen (z. B. metachromatische Leukodystrophie, neuronale Zeroid-Lipofuszinose)

Neurodegeneration–Speicherung

Sphingomyelin, Glc-Zeramid, Gal-Zeramid

↓

Zeramid

Akkumulation von Glykokonjugaten
→ **Speicherung**
- Viszeromegalie
- Fundusveränderungen
- Skelettveränderungen
- Speichervakuolen in peripheren Blutzellen
- Speicherzellen im Knochenmark
- Organdysfunktionen (Niere, Herz, u. a.)

Beispiele:
Glykogenosen, lysosomale Speichererkrankungen (z. B. Mukopolysaccharidosen Typ I–VII, Morbus Gaucher)

9.2 Kohlenhydratstoffwechsel

Diabetes mellitus s. S. 234.

9.2.1 Hypoglykämien

▶ **Definition.** Abfall der Blutglukose unter die Norm. Man geht heute in der Regel von einer behandlungsbedürftigen Hypoglykämie bei Werten < 45 mg/dl (< 2.5 mmol/l) aus.

Pathogenese: Zwischen Glukoseangebot und -verbrauch besteht ein Missverhältnis aus vielerlei Ursachen:
- **vermehrter Verbrauch:** Hyperinsulinismus bei Inselzelladenom oder Nesidioblastose, Neugeborene diabetischer Mütter, Erythroblastose, Wachstumshormonmangel, Insulinüberdosierung
- **vermindertes Angebot:** ungenügende Kohlenhydrataufnahme, Frühgeburtlichkeit (Hypoglykämierisiko 5–15 %!), Malabsorption
- **Stoffwechselstörungen:**
  - verminderte hepatische Gluconeogenese: Glykogenosen, Galaktosämie, Fruktoseintoleranz, Fruktose-Diphosphatasemangel, Gluconeogenesestörungen, Leberzirrhose, hormonale Störungen, u. a.
  - Aminosäurestoffwechselstörungen und Organoazidopathien: Ahornsiruperkrankung, Methylmalonazidämie, Propionazidämie, Störungen des Harnstoffzyklus u. a.

9.2 Kohlenhydratstoffwechsel

9.2.1 Hypoglykämien

▶ **Definition.**

Pathogenese: Ursachen der Hypoglykämie sind:
- vermehrter Glukoseverbrauch (z. B. bei Hyperinsulinismus)
- vermindertes Glukoseangebot (ungenügende Kohlenhydrataufnahme oder Malabsorption, Frühgeburtlichkeit)
- Stoffwechselstörungen mit Verminderung der hepatischen Gluconeogenese oder im Aminosäurestoffwechsel und Fettsäurenoxidationsstörungen
- zentralnervöse Regulationsstörungen
- idiopathische Formen

- **Fettsäureoxidationsstörung:** Oxidationsdefekte mittel- und langkettiger Fettsäuren; Carnitinmangel u. a.
- **zentralnervöse Regulationsstörungen:** Enzephalitis, Schädel-Hirn-Trauma, Hirnblutungen u. a.
- **idiopathische** Formen.

Die Fastentoleranz ist bei Kindern < 8 Jahren gering. Kinder werden **leicht hypoglykämisch** und ketotisch, obgleich die Glukoneogenese mit 6–8 mg/kgKG/min deutlich stärker ausgeprägt ist als im Erwachsenenalter mit nur 1–3 mg/kgKG/min. Ursache dafür ist, dass die verfügbaren Substrate für die Glukoneogenese (v. a. Alanin) in verminderter Konzentration vorhanden sind. Das Neugeborene verfügt nur über einen geringen Glykogenvorrat (~ 1 % des Körpergewichtes), sodass es eher zu Hypoglykämien neigt.

Bei Kindern < 8 Jahren muss mit verminderter Fastentoleranz und **Neigung zu Hypoglykämien** gerechnet werden.

Klinik: Die leichte bis mittelgradige Hypoglykämie geht mit Hungergefühl, Zittrigkeit, Kopf- und Bauchschmerzen, feuchter, kalter Haut, Unruhe und insbesondere bei Kleinkindern oft unbegründeter „Aggressivität" einher. Wird keine Glukose zugeführt, tritt schließlich eine Bewusstseinsstörung bis zum Koma mit zerebralen Krampfanfällen auf. Bei Säuglingen und jüngeren Kleinkindern sind die Symptome minimal ausgeprägt, variabel und/oder uncharakteristisch. Bei **Neugeborenen** beobachtet man unregelmäßige Atmung, Apnoeanfälle, Zyanose, Trinkschwäche und Hypothermie, im **Säuglingsalter** oft Schreiattacken, Tachykardie, Ataxie, Tremor, Muskelzuckungen und schließlich generalisierte oder fokale zerebrale Krampfanfälle. Die Schwere der Hypoglykämiesymptome hängt wahrscheinlich auch von der Geschwindigkeit des Blutzuckerabfalls ab. **Nächtliche Hypoglykämien** bleiben oft **lange unerkannt**. Die **Gefahr neurologischer Spätfolgen** durch Hypoglykämien ist **groß**. Sie manifestieren sich umso früher, je länger die Hypoglykämien dauern.

Klinik: Hypoglykämiesymptome sind Hunger, Zittrigkeit, Kopf- und Bauchschmerzen, feuchte, kalte Haut, Unruhe und bei weiterem Blutzuckerabfall Bewusstseinstrübung bis zum Koma mit zerebralen Krampfanfällen. Beim **Neugeborenen** beobachtet man unregelmäßige Atmung, Apnoe, Zyanose, Trinkschwäche und Hypothermie, bei älteren **Säuglingen** Schreiattacken, Tachykardie, Ataxie, Tremor, Muskelzuckungen und generalisierte Anfälle. **Gefährlich** sind lange Zeit nicht erkannte **nächtliche Hypoglykämien** (zerebrale Schäden!).

Diagnostik: Folgende Fragen tragen zur Klärung bei:
- In welchem Alter tritt die Hypoglykämie auf?
- Ist sie Hauptsymptom oder ein Nebenbefund?
- Liegt eine Ketose vor?
- Besteht dabei eine Hepatomegalie?
- Ist die Hypoglykämie zeitlich festgelegt (z. B. nüchtern, nach Fastenperiode, postprandial)?

Diagnostik: Fragen, die zur Klärung beitragen, sind:
- Alter des Kindes?
- Ketose vorhanden?
- Hepatomegalie?
- Zeitpunkt der Hypoglykämie (z. B. nüchtern)?

Soforttherapie bei Hypoglykämie: Bei leichteren Formen gibt man Dextrose (10–15 %ige Lösung) in Tee gelöst, Apfel, Banane, also schnell verfügbare Kohlenhydrate. Bei schweren Formen wird Glukose 10 %ig i. v. (in einer Dosierung von 6–8 mg/kgKG/min) verabreicht, bis der Patient wieder reagiert. Auch nach Glukagon 0,5–1 mg i. m. steigt der Blutzucker langsam an und kann im Notfall durch die Eltern nach entsprechender Unterweisung injiziert werden. Länger anhaltende Hypoglykämien müssen unbedingt vermieden werden.

Soforttherapie bei Hypoglykämie: Bei schweren Formen wird Glukose 10 %ig i. v. verabreicht, sonst wird Dextrose in Tee gegeben, Apfel oder Banane. Nach Glukagon steigt der Blutzucker nur langsam an.

▶ **Merke.** Bestehen Schwierigkeiten in der Differenzialdiagnose zwischen hyper- und hypoglykämischem Koma, soll **im Zweifelsfall** stets **Glukose**, nie Insulin verabreicht werden.

▶ **Merke.**

Sonderformen der Hypoglykämie

Neugeborenenhypoglykämie

s. S. 132

Sonderformen der Hypoglykämie

Neugeborenenhypoglykämie

s. S. 132

Hyperinsulinismus durch β-Zell-Hyperplasie (persistierender Hyperinsulinismus)

„Nesidioblastose" (Mikroadenome, „Inselzelldysplasie"): Dieser Begriff wird heute nur noch selten verwendet, stattdessen wird von „persistent hyperinsulinemic hypoglycemia of infancy" (PHHI) gesprochen, um die Regulationsstörung der Insulinsekretion darzustellen. Diese seltene Erkrankung kann schon in den ersten Lebenstagen schwere bedrohliche Hypoglykämien verursachen. Es besteht **keine Ketose**. Die Erkrankung wird mit Glukose als i. v. Infusion bzw. Infusion über eine Duodenalsonde behandelt (bis 20 mg/kgKG/min!) sowie Diazoxid 10–20 mg/kgKG/d (gelegentlich sind höhere Dosen erforderlich) und/oder Somatostatin. Nebenwir-

Hyperinsulinismus durch β-Zell-Hyperplasie (persistierender Hyperinsulinismus)

„Nesidioblastose" (Mikroadenome): Schwere Hypoglykämien, die oft schon in den ersten Lebenstagen auftreten. Es besteht **keine Ketose**. Die Erkrankung wird mit Glukose sowie Diazoxid und/oder Somatostatin behandelt (z. T. hoch dosiert). Bei Therapieresistenz: subtotale Pankreasresektion.

kungen von Diazoxid-Langzeittherapie sind eine reversible Hypertrichose, allergische Hautreaktionen, Leuko- und Thrombopenie, Ödeme durch Natriumretention und Hyperurikämie. Bei Therapieresistenz erfolgt eine subtotale ⅞-Resektion des Pankreas.

Inselzelladenom (fokale Form des Hyperinsulinismus): Die Symptomatik beginnt meist erst im 2. Lebenshalbjahr, im Nüchternzustand oder bei körperlichen Belastungen. Es besteht **keine Ketose**, nach Glukagongabe steigt der Blutzucker an, Insulin und C-Peptid bleiben trotz Blutzuckerabfall nachweisbar; die verzweigtkettigen Aminosäuren sind vermindert. Weitere endokrinologische Anomalien (Hypophysentumoren, Hyperparathyreoidismus) sind auszuschließen. Die Diagnose kann heute durch das 18-Fluoro-L-Dopa-PET-Scan oder eine selektive intravenöse Insulin- und Glukosebestimmung in den verschiedenen Segmenten des Pankreas gestellt werden. Eine molekulargenetische Diagnostik ist nicht möglich. Die von Adenomen betroffene Pankreasregion kann operativ entfernt werden.

Hypoglykämie bei Neugeborenen diabetischer Mütter: Sie wird verursacht durch Hyperinsulinismus bei normalem Kortisol- und Wachstumshormonspiegel, kann mehrere Tage bestehen bleiben und mit Hypokalzämie und -magnesiämie verbunden sein. Die Kinder sind meist makrosom, sie zeigen ein plethorisches, cushingoides Aussehen. Angeborene Fehlbildungen kommen bei schlechter Einstellung des mütterlichen Diabetes häufig vor (z.B. kaudale Regression = Hypo- oder Aplasie des Steißbeins und des Beckens). Therapie: häufiges Füttern, dazu bei Bedarf Glukosezufuhr i.v., wobei die Dosierung über dem altersentsprechendem Bedarf (6–8 mg/kgKG/min) liegen kann und entsprechend angehoben werden muss.

Weitere Sonderformen: Hypoglykämien treten auch bei **Polyzythämie** (Ätiopathogenese unbekannt), Erythroblastosis fetalis (heute selten) und **Beckwith-Wiedemann-Syndrom** auf.

Weitere Formen der Hypoglykämie

Zu den **nichtketotischen Hypoglykämien** gehören auch die Störungen der Fettsäurenoxidation (kurz-, mittel-, langkettige Acyl-CoA-Dehydrogenase-Defizienzen, s. auch S. 196), das „Reye-Syndrom", die Glykogenose Typ I mit Hepatomegalie (s.S. 178) sowie Hypoglykämien durch Wachstumshormonmangel und Carnitinmangel.

Zu den **ketotischen Hypoglykämien** zählen zahlreiche Störungen der Glukoneogenese und der Glykogenolyse. Die funktionelle Nüchternhypoglykämie ist die häufigste Ursache für eine ketotische Hypoglykämie, die nach Nahrungskarenz und im Rahmen von Infekten mit verstärkter Azetonausscheidung im Urin auftritt. Knaben sind doppelt so häufig betroffen wie Mädchen. Dabei sind morgendliche Nüchternhypoglykämien mit Apathie bis hin zu Krämpfen möglich. Es handelt sich meist um zarte, untergewichtige und „psychisch labile" Kinder im Alter von 18 Monaten bis zu etwa 5 Jahren. Therapie: Orale Kohlenhydratzufuhr, falls kein Erbrechen besteht, ansonsten Glukose i.v. in Dosen von max. 15 mg/kg/min zur Erreichung einer Normoglykämie. Längere Fastenperioden müssen vermieden werden; häufige kohlenhydrat- und eiweißreiche Mahlzeiten werden empfohlen (evtl. nachts zu essen geben, z.B. ungekochte Maisstärke). Mit zunehmendem Lebensalter nimmt die Hypoglykämie-Neigung ab.

Störungen der Fettsäurenoxidation

▶ **Definition.** Autosomal-rezessiv vererbte Störungen der mitochondrialen Fettsäurenoxidation durch Defekt einer Acyl-Coenzym-A-Dehydrogenase (spezifisch für Abbau kurz-, mittel- langkettiger Fettsäuren). Am häufigsten (1:10 000 Neugeborene) ist der **MCAD-Mangel** (= Medium-Chain-Acyl-CoA-Dehydrogenase-Mangel).

Pathogenese: Azetyl-CoA, eine Schlüsselverbindung des Stoffwechsels, wird nicht ausreichend gebildet, da die Oxidation von Fettsäuren gestört ist. Lang-, mittel- oder kurzkettige Fettsäuren stauen sich an und werden im Urin als entsprechende Dikarbonylverbindungen ausgeschieden (Dikarboxylazidurie). Die Glukoneogenese ist erheblich beeinträchtigt, dadurch kommt es zu Hypoglykämien und sekundär zu einem Carnitinmangel.

Klinik: Die klinische Manifestation erfolgt oft postnatal bzw. in einer katabolen Situation (z. B. längeres Fasten, Infekte; manchmal auch erst im Erwachsenenalter) mit Stoffwechselkrisen, die durch Fasten und/oder im Rahmen eines Infektes ausgelöst werden. Sie gehen einher mit Fieber (falls ein Infekt vorliegt), Durchfall, Erbrechen und Nahrungsverweigerung, zunehmender Eintrübung des Bewusstseins, zerebralen Krampfanfällen, schwerer **Hypoglykämie** mit **Hypoketonurie** (hypoketotische Hypoglykämie, > 90 % der Fälle). Es besteht eine Hyperurikämie (v. a. in der akuten Episode), eine metabolische Azidose (mit Laktaterhöhung), eine Ammoniak- und Harnstofferhöhung, außerdem sind die Transaminasen, Kreatinkinase und Glutamatdehydrogenase erhöht; es kann eine Myoglobinurie bestehen. Das freie Carnitin ist vermindert. Die Leber ist manchmal vergrößert. In der akuten Phase kann das Kind plötzlich versterben (eine mögliche Ursache des plötzlichen Kindstodes?). Das Krankheitsbild hat große Ähnlichkeit mit dem Reye-Syndrom (s. S. 294). Die ersten schweren Stoffwechselkrisen mit foudroyantem Verlauf führen bei etwa 25 % der betroffenen Kinder zum Tod. Daher sind der MCAD-Mangel und andere Fettsäurenoxidationsstörungen in den meisten Ländern im Neugeborenen-Screening-Programm aufgenommen worden, was die Prognose deutlich verbessert hat.

Klinik: Die Krankheiten aus dieser Gruppe manifestieren sich oft postnatal bzw. in einer katabolen Situation (z. B. längeres Fasten, Infekte) mit krisenartigem Auftreten schwerer **Hypoglykämien**. Erbrechen, Bewusstseinsstörung, Koma, Krämpfe, Hepatomegalie, Hyperurikämie, **Hypoketonurie** und Harnstofferhöhung sind weitere Symptome. Die Kinder können rasch versterben. Viele Länder haben daher die Fettsäurenoxidationsstörungen in ihre Neugeborenen-Screening-Programme aufgenommen.

▶ **Merke.** Eine Hypoketonämie in Verbindung mit schwerer Hypoglykämie ist stets verdächtig auf eine Fettsäurenoxidationsstörung.

▶ **Merke.**

Diagnostik: Beim MCAD-Mangel, der häufigsten Fettsäurenoxidationsstörung (1 : 10 000), sind die mittelkettigen **Acylcarnitine** im Trockenblut und Plasma auch außerhalb einer Stoffwechselkrise im klinisch stabilen Zustand **erhöht**. Die entsprechenden Dikarboxylsäuren sind meist nur sicher in einer Stoffwechselkrise erhöht und können im Urin mittels Gaschromatografie und Massenspektrometrie nachgewiesen werden. Der orale Phenylpropionsäure-Belastungstest (25 mg/kgKG) fällt pathologisch aus, ist aber nicht mehr Standard in der Diagnostik. Auch die orale Carnitinbelastung (100 mg/kgKG) mit Messung der Oktanoyl-Carnitin-Konzentration im Urin ist in der Diagnosestellung heute obsolet. Zur Bestätigung ist der **Nachweis des Enzymdefekts in Fibroblasten oder Leukozyten** und eine **molekulare Diagnostik** sinnvoll. In manchen Fällen ist die molekulare Diagnostik Mittel der 1. Wahl. Beim LCHAD-Mangel (Long-Chain-3-Hydroxy-Acyl-CoA-Dehydrogenase-Mangel) sind z. B. 95 % der betroffenen Patienten homozygot für eine häufige Mutation.

Diagnostik: Nachweis **erhöhter** mittelkettiger **Acylcarnitine** im Trockenblut (= Neugeborenen-Screening) oder Plasma sowie der Dikarboxylsäuren im Urin tragen zur Diagnose bei. Der Enzymdefekt wird in Fibroblasten oder Leukozyten nachgewiesen, eine molekulare Diagnostik ist möglich und bei manchen Erkrankungen dieser Gruppe Untersuchung 1. Wahl.

Post-mortem-Diagnose (insbesondere beim plötzlichen Kindstod): Im Trockenblut oder Plasma Acylcarnitinprofil und im Urin Ausscheidungsmuster der organischen Säuren bestimmen. Im Trockenblut oder Plasma kann im Acylcarnitinprofil das typische Muster für die jeweilige Fettsäurenoxidationsstörung nachgewiesen werden (Speziallabors!). Bei plötzlichem Tod ist die Asservierung von DNA bzw. die Anlage einer Fibroblastenkultur für eine weitere Bestätigungsdiagnostik in jedem Fall sinnvoll.

Therapie: Während der akuten Krise muss vor allem die schwere Hypoglykämie mit Glukose 10 % i. v. behoben werden. Lange Fastenperioden (maximal 8 Std.) müssen durch Verabreichung kleinerer kohlenhydratreicher Mahlzeiten (auch nachts) verhindert werden. Die Gabe von L-Carnitin (oral und i. v.) und von Riboflavin (oral) werden mancherorts durchgeführt, sind aber nicht generell empfohlen; bei manchen Erkrankungen aus diesem Formenkreis ist die Gabe von L-Carnitin (z. B. bei LCHAD-Mangel) eher kontraindiziert. Infektionen und operative Eingriffe (vorherige Nüchtern- bzw. Fastenperiode!) können schwere lebensbedrohliche Episoden auslösen und müssen gezielt vorbereitet bzw. abgefangen werden.

Therapie: Bei Krisen muss vor allem die schwere Hypoglykämie durch Glukose 10 % i. v. behoben werden. Fastenperioden sind durch häufige kohlenhydratreiche Mahlzeiten zu vermeiden. Carnitin als orale oder i. v. Gabe ist nicht generell empfohlen.

Prognose: Bei jeder akuten Stoffwechselkrise kann das Kind versterben, wenn nicht sofort Hypoglykämie, Krampfanfälle und metabolische Azidose behoben werden. Krampfanfälle verschlechtern eindeutig die Prognose (Hirnödem!). Etwa 25 % der betroffenen Kinder starben vor der Einführung des Neugeborenen-Screenings während der ersten Stoffwechselentgleisung. Mit dem Alter nimmt die Fastentoleranz zu. Die psychomotorische Entwicklung ist bei MCAD-Mangel meist unbeeinträchtigt.

Prognose: Jede akute Stoffwechselkrise ist prognostisch ungünstig, wenn nicht sofort Hypoglykämiekrämpfe und Azidose behoben werden.

9.2.2 Störungen des Galaktosestoffwechsels

▶ **Merke.** Alle Störungen des Galaktosestoffwechsels werden autosomal-rezessiv vererbt.

Galaktokinasedefekt

Pathogenese: Der Enzymdefekt kommt in Erythrozyten, Fibroblasten, wahrscheinlich auch in der Leber vor. Durch die hohe Aldosereduktaseaktivität in der Augenlinse entsteht aus Galaktose reichlich Galaktitol (Dulcit). Dieser Zuckeralkohol ist osmotisch wirksam, sodass die Linse quillt, die Folge sind **Katarakte**, die unter Ernährungstherapie meist reversibel sind. **Andere Symptome** (hepatische oder zerebrale Störungen) entstehen im Gegensatz zur klassischen Galaktosämie **nicht!**

Häufigkeit: Häufigkeit des Enzymdefekts ca. 1:40 000 – 1:100 000.

Klinik: Die einzigen Symptome der Erkrankung sind (nukleäre) Katarakte, die sich bereits um die 3.–5. Lebenswoche entwickeln.

Diagnostik: Die Blutgalaktose ist auf > 10 mg/dl erhöht; im Urin werden Galaktose und Galaktitol (im Verhältnis etwa 4:1) ausgeschieden. Die Urinuntersuchung auf reduzierende Substanzen ist daher positiv. Der Enzymdefekt kann in Erythrozyten nachgewiesen werden. Wichtig ist die Früherkennung im **Neugeborenen-Screening**-Programm. Heterozygote weisen eine um etwa 50 % verminderte Galaktokinaseaktivität in den Erythrozyten auf.

Therapie: Eine lebenslange galaktosearme Ernährung ist ausreichend (= Meiden von exzessivem Milch- und Milchproduktekonsum), um die Linsentrübung zu reversieren und eine neuerliche Schädigung zu vermeiden.

Prognose: Bei frühzeitiger Diagnose, Behandlung und ophthalmologischer Überwachung etwa im Abstand von einem Jahr gut. Die psychomotorische Entwicklung ist nicht beeinträchtigt.

Klassische Galaktosämie

▶ **Definition.** Inaktivität der Galaktose-1-Phosphat-Uridyltransferase (Gal-1-P-UT = GALT) bedingt einen Anstau von Galaktose-1-Phosphat und Galaktose.

Pathogenese: Die Aktivität der GALT ist erheblich reduziert oder fehlt. Galaktose-1-Phosphat kann daher nicht in Glukose-1-Phosphat umgewandelt werden, der Anschluss an die Glykolyse findet nicht statt. Der Phosphatzucker schädigt Leber, Niere, Gehirn und Augenlinse; die Ursache für die Organschäden ist noch nicht eindeutig geklärt (Hemmung anderer Enzymaktivitäten? Probleme beim Aufbau von Membranen?). Es gibt viele Varianten dieses Enzymdefektes, die klinisch unbedeutend sind (z. B. Duarte-Galaktosämie mit nur instabilem Enzym mit hoher Restaktivität; bei diesen ist keine Therapie notwendig).

Häufigkeit: ca. 1:40 000 mit regionalen Unterschieden.

Klinik: Die **schwere, foudroyant verlaufende** Form beginnt unter (Mutter-)milchernährung in den ersten Lebenstagen mit hoher Letalität durch akutes Leberversagen. Zunehmende Trinkunlust, Erbrechen, **Hepato-**, später **Splenomegalie** (Abb. **9.2**), schwere Hypoglykämie, Krämpfe und Lethargie sowie verstärkter Ikterus sind die typischen Symptome. Die Zeichen des akuten Leberversagens mit Gerinnungsstörung, Hautblutungen (auch Purpura), Hepatosplenomegalie und Ikterus täuschen das Bild einer Sepsis vor.

Beim **protrahierten Verlauf** entwickeln sich die Symptome langsam: zerebrale Entwicklungsverzögerung, Leberzirrhose, Katarakte, portaler Hochdruck mit zunehmender Milzvergrößerung. Die psychomotorische Entwicklung, vor allem die Sprachentwicklung, ist unterschiedlich stark retardiert. Bei **Abortivformen** besteht lediglich eine Abneigung gegen Milch und Milchprodukte. Neben diesen verschiedenen Verlaufsformen gibt es noch viele Varianten bei Homozygoten und Heterozy-

9.2 4 Tage altes Neugeborenes mit klassischer Galaktosämie

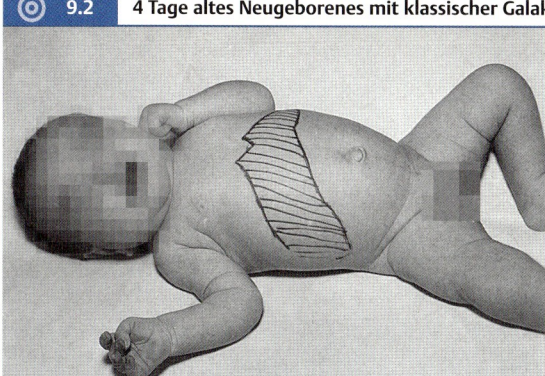

Typisch ist die ausgeprägte Hepato(spleno)megalie.

goten, sowie Compoundheterozygotien (z. B. klassische Galaktosämie und Duarte-Variante) mit partiellem Transferasemangel.

Diagnostik: Der Galaktosespiegel steigt beim Neugeborenen und beim älteren Kind nach Genuss von Milch bis auf über 10 mg/dl (0,6 mmol/l) an, es kommt zur Ausscheidung von Galaktose im Urin (positive Reduktionsprobe). Methionin kann wegen des Leberschadens erhöht sein. Durch die tubuläre Nierenschädigung besteht eine Hyperaminoazidurie, Glukosurie und Proteinurie, durch Bikarbonatverlust eine metabolische Azidose. Die Diagnose wird durch die **Messung der GALT-Aktivität** in den Erythrozyten und Nachweis des erhöhten Galaktosespiegels (evtl. auch Gal-1-Phosphat) gesichert (wichtig: Blut für die Messung der GALT **vor** einem evtl. Blutaustausch entnehmen). Die Erkrankung wird im Neugeborenen-Screening (3. Lebenstag) erfasst. **Spaltlampenuntersuchungen der Augen** sollten bis zum 3. Lebensjahr alle 6 Monate, danach jährlich durchgeführt werden, im Verlauf ist Gal-1-P in Erythrozyten zu messen, das trotz Einhaltung der Diät mäßig erhöht ist, ebenso Galaktitol im Urin.

Therapie: Auch schon bei Verdacht sollte sofort auf eine **laktosefreie, galaktosearme Ernährung** umgestellt werden. Bei Bestätigung weiterhin lebenslang milchzuckerfreie Ernährung. Man beachte, dass Milchzucker „versteckt" sehr verbreitet ist (z. B. in Fertigsoßen, Drageeüberzug von Medikamenten, Bindemitteln usw.). Laktosefreie Milcharten sind auf Sojabasis aufgebaut. Hydrolysierte Nahrungen (z. B. Pregistimil, Nutramigen u. a.) sind ebenfalls laktosefrei. Auf eine ausreichende Kalziumaufnahme zur Verhinderung einer Osteoporose ist zu achten. Bei den meisten Mädchen mit Galaktosämie stellt sich jenseits des 14. Lebensjahres ein hypergonadotroper Hypogonadismus mit Infertilität ein. Die Pubertätsentwicklung und Fertilität bei Jungen ist dagegen meist normal. Es wird empfohlen, ab dem 12. Lebensjahr bei erhöhten basalen Gonadotropin- und erniedrigten Östradiolwerten Östradiol zu substituieren (evtl. auch Progesteron, falls Blutungen auftreten). Mütter eines bereits an Galaktosämie erkrankten Kindes sind heterozygot für den Enzymdefekt (Enzymaktivität um ca. 50 % reduziert). Eine Enzymersatztherapie gibt es bisher nicht.

Prognose: Sie ist abhängig vom Zeitpunkt der Diagnose und des Beginns der milchzuckerfreien Ernährung. Galaktose-1-Phosphat wird auch endogen gebildet (Selbstintoxikation); insbesondere zerebrale Schäden, Sprachentwicklungsverzögerungen und Störungen der Feinmotorik sind (trotz Diät!) wahrscheinlich darauf zurückzuführen, ebenso der hypergonadotrope Hypogonadismus. Möglicherweise spielt der Mangel an UDP-Galaktose eine wesentliche Rolle. Die Langzeitprognose ist nicht so gut wie früher angenommen. Es besteht außerdem ein erhöhtes Risiko für schwere neonatale E.-coli-Infektionen (z. B. E.-coli-Meningitis)!

Diagnostik: Die Reduktionsprobe im Urin ist positiv. Der Galaktosespiegel im Blut steigt nach einer Milchmahlzeit auf über 10 mg/dl an.
Die Diagnose wird durch **Messung der Aktivität der GALT** in den Erythrozyten gesichert. Im Screeningtest für Neugeborene (3. Lebenstag) wird auch diese Erkrankung erfasst. Regelmäßige **Spaltlampenuntersuchungen der Augen** sind wichtig.

Therapie: Bei Verdacht erfolgt sofort eine Umstellung auf **laktosefreie, galaktosearme Ernährung**, die lebenslang eingehalten werden muss. Bei Mädchen entwickelt sich häufig ein hypergonadotroper Hypogonadismus, sodass eine Östrogensubstitution erforderlich ist.

Prognose: Die Prognose hängt davon ab, ob mit der Therapie früh begonnen wird. Spätfolgen (zerebrale Schäden, hypergonadotroper Hypogonadismus bei Mädchen) lassen sich wahrscheinlich nicht völlig verhindern.

▶ **Klinischer Fall.** Ein 4 Tage altes Neugeborenes trinkt schlecht, erbricht, ist zittrig (Blutzucker 30 mg/dl postprandial). Die Urinuntersuchung auf reduzierende Substanzen fällt positiv aus, die Blutgalaktose beträgt postprandial 100 mg/dl. Die GALT-Messung ergibt keine nachweisbare Aktivität. Im Neugeborenen-Screening positiver Test! Es handelt sich um eine klassische Galaktosämie. Die sofortige Ernährung mit Milch auf Sojabasis bringt eine rasche Besserung, Hypoglykämien treten nicht mehr auf, die vergrößerte Leber normalisiert sich wieder, und das Kind gedeiht auch in der Folgezeit normal.

▶ **Klinischer Fall.**

Uridindiphosphat-Galaktose-4-Epimerasemangel

Dieser seltene Enzymdefekt kann im Neugeborenen-Galaktosämie-Screening (Galaktoseerhöhung) erfasst werden. Die Aktivität des Enzyms ist in der Leber und in Hautfibroblasten normal, der klinische Verlauf meist leicht, eine Therapie nicht erforderlich. Auch hier werden verschiedene Manifestationen beschrieben (Mutationen, Compound-Heterozygoten). Der Galaktose-1-Phosphatspiegel in den Erythrozyten ist erhöht. Es gibt auch einen **generalisierten** Epimerasedefekt mit Verminderung des Enzyms auf < 10 % in Fibroblasten. Neurosensorische Taubheit kann auftreten. Beim **peripheren** Epimerasedefekt (Defekt nur in Erythrozyten ausgeprägt) ist keine Therapie notwendig.

9.2.3 Störungen des Fruktosestoffwechsels

▶ **Merke.** Alle Störungen des Fruktosestoffwechsels werden autosomal-rezessiv vererbt.

Hereditäre Fruktoseintoleranz (HFI)

▶ **Definition.** Die Aktivität der Fruktose-1-Phosphataldolase B beträgt weniger als 10 % der Norm, auch die Aktivität der Fruktose-1,6-Diphosphataldolase ist mäßig verringert.

Pathogenese: Fruktose und Sorbit können nicht verstoffwechselt werden, sodass sich in der Zelle Fruktose-1-Phosphat anstaut. Leber, Dünndarm und Niere sind besonders betroffen. In der Leber wird die Phosphorylase A gehemmt und damit die Glykogenolyse blockiert. Der ATP-Gehalt der Leberzellen fällt beträchtlich ab, es kommt zur Leberschädigung. Glykolyse und Gluconeogenese sind nicht messbar beeinträchtigt. Heterozygote sind klinisch gesund. Mutation des Gens für Fruktaldolase B (langer Arm des Chromosoms 9, 14 500 Basenpaare lang).

Häufigkeit: 1 : 20 000.

Klinik: Symptome treten erst nach Fütterung von saccharosehaltiger Milch, Brei oder dem ersten Fruchtsaft auf: Etwa 30 Miuten später kommt es zu einer **Hypoglykämie** mit Schwitzen, Zittern, Erbrechen, Unruhe, Krämpfen und Bewusstseinstrübung. Bei fortgeschrittener Leberzellschädigung besteht eine **Hepato(spleno)megalie** mit Ikterus sowie Gerinnungsstörungen mit Hautblutungen. Bei weiterer Fruktosezufuhr (ohne Diagnosestellung) können alle bekannten Symptome der Fettleber, Leberfibrose bzw. -zirrhose auftreten. Häufig haben die Kinder bzw. Erwachsenen eine Abneigung gegen fruktose- und saccharosehaltige Speisen (z. B. Süßigkeiten). Stets liegt eine renal-tubuläre Schädigung vor mit Hyperaminoazidurie, Hypophosphatämie und gelegentlich renaler Azidose.

Diagnostik: Die i. v. Fruktosebelastung wird nicht mehr routinemäßig empfohlen; sie wurde früher nur unter klinischer Überwachung mit 0,20 g/kgKG durchgeführt. Glukose und Phosphat fallen innerhalb von 30–60 Minuten stark ab, Magnesium und Harnsäure steigen erheblich an (ATP-Verbrauch). Reduktionsproben im Urin sind unzuverlässig. Die Sicherung der Diagnose erfolgt durch Enzymmessung in Biopsaten aus der Leber oder der Dünndarmmukosa. Ein Screeningtest auf Fruktoseintoleranz in der Neugeborenenperiode ist nicht möglich. Mittels MRT kann auch ^{31}P in der Leber nach Fruktosebelastung gemessen werden. Molekulargenetische Untersuchungen bestätigen die Diagnose.

Therapie: Die Behandlung besteht in fruktosearmer Ernährung bzw. Begrenzung der Zufuhr von Fruktose meist auf unter 1 g/d. Früchte sind großteils verboten, da sie mehr als 1 g Fruktose/100 g enthalten (15–20 mg Fruktose/kgKG werden vertragen) – Notfallausweis!

Prognose: Die Entstehung einer Leberzirrhose oder -steatose kann trotz Einhaltung der „fruktosefreien Diät" nicht immer verhindert werden.

▶ **Merke.** Infusionslösungen, die Fruktose (Lävulose) oder Sorbit enthalten, sind kontraindiziert!

Fruktose-1,6-Biphosphatasemangel

▶ **Definition.** Der Defekt dieses Schlüsselenzyms der Glukoneogenese verursacht eine starke Laktatazidose und schwere Nüchternhypoglykämien. Die Erkrankung kommt seltener als die HFI vor.

Pathogenese: Die Glukoneogenese aus Pyruvat und seinen Vorläufern ist nicht oder nur unzureichend möglich. Laktat, Pyruvat, freie Fettsäuren und Ketonkörper verursachen eine **metabolische Azidose**. Fruktose-1,6-Diphosphat hemmt die Phosphorylase A und führt somit zur **Hypoglykämie** mit allen Komplikationen. Zur Aufrechterhaltung des normalen Blutzuckerspiegels muss Glukose (oder Galaktose) zugeführt werden.

Klinik: Nüchtern und nach Fruktosezufuhr entwickeln sich schwere Hypoglykämien mit Laktatazidose, Krämpfen und Muskelhypotonie. Die Hepatomegalie ist Ausdruck einer Fettleber. Eine Abneigung gegen Süßigkeiten besteht nicht. Die hypoglykämischen Symptome treten nach einer Hungerperiode von mehr als 12 h (bei Neugeborenen früher) unabhängig von Fruktosezufuhr auf und sind bei interkurrenten Infekten besonders ausgeprägt. Hypoglykämische Krisen können zum Tode führen.

Diagnostik: Durch den Nachweis des Enzymdefekts im Leberbiopsat wird die Diagnose gesichert. Die i. v. Fruktosebelastung ist nicht mehr Standard. Die molekulargenetische Analyse (FBP1-Gen) bestätigt die Diagnose. Bei Hypoglykämie < 20 mg/dl besteht zudem eine Glukagonresistenz. Laktat, Alanin, Glycerin und Ketonkörper sowie Harnsäure steigen im Serum erheblich an.

Therapie: Besonders in den ersten Lebensjahren sollte eine fruktosefreie Ernährung eingehalten werden, d. h. 55 % Kohlenhydrate (keine Saccharose!), 33 % Fett und 12 % Protein in mehreren Mahlzeiten über den Tag verteilt. Längere Fastenperioden müssen vermieden werden. Eine strenge Stoffwechselüberwachung ist bei Infekten notwendig, bei Hypoglykämie sind intravenöse Glukosezufuhr und Azidoseausgleich erforderlich. (Die Verabreichung von Folsäure in einer Dosierung von 20–50 mg/d soll schwerere Hypoglykämien verhindern.)

Prognose: Bei strenger Diät, vor allem sorgfältiger Überwachung bei interkurrenten Infekten mit vermehrter Azidose- und Hypoglykämieneigung, ist die Prognose gut. Die unerkannte und damit nicht behandelte Erkrankung hat eine schlechte Prognose (Leberzirrhose), insbesondere durch schwerste Hypoglykämien.

Benigne (essenzielle) Fruktosurie

Die benigne autosomal-rezessiv vererbte Fruktosurie infolge Fruktokinasemangel (Häufigkeit 1 : 50 000 – 1 : 200 000) verläuft im Gegensatz zum Galaktokinasedefekt (s. S. 174) klinisch inapparent, und ist meist eine Zufallsdiagnose (positive Reduktionsprobe im Urin). Etwa 20 % der zugeführten Fruktose wird mit dem Urin ausgeschieden und kann z. B. mit dem Clinitest nachgewiesen werden. Eine Therapie ist nicht erforderlich.

9.2.4 Glykogenosen

▶ **Definition.** Es handelt sich um angeborene Störungen der Synthese bzw. des Abbaus von Glykogen, verbunden mit einer Störung der Glukosehomöostase. In der Leber und/oder anderen Organen (Zytoplasma und/oder Lysosomen) wird normales oder pathologisch aufgebautes Glykogen gespeichert.

Allgemeines: Es sind etwa 13 Typen bekannt, davon sind die häufigsten in Tab. 9.4 angeführt.

9.4 Die häufigsten Glykogenosen

Typ (nach Cori)	Häufigkeit	Enzymdefekt	Hypoglykämie	Speicherorgane
I (von Gierke)	26 %	Glukose-6-Phosphatase (Typ Ia)	++ (bes. Typ Ia u. Ib)	Leber, Niere, Thrombozyten, Dünndarmschleimhaut
II (Pompe)	15 %	lysosomale α-1,4-Glukosidase (saure Maltase)	∅	Muskel, Herz, Leber, Gehirn, Lunge
III (Cori)	20 %	Amylo-1,6-trans-Glukosidase (debranching-enzyme)	∅ (+)	Leber, Herz, Skelettmuskel
IV (Anderson)	0,5 %	Amylo-1,4–1,6-Glukosidase (branching-enzyme)	∅	Leber, Milz
V (McArdle)	5 %	Muskelphosphorylase	∅	Muskel
VI (Hers)	34 %	Leberphosphorylase/ Phosphorylase-b-Kinase	∅	Leber
VII (Tarui)	5 %	Phosphofruktokinase	∅	Muskel

Bis auf den X-chromosomal-rezessiv vererbten Leberphosphorylasemangel werden die Glykogenosen autosomal-rezessiv vererbt. Die klinisch unauffälligen Heterozygoten sind nicht sicher erfassbar. Häufigkeit ca. 1 : 25 000. Symptome (je nach Speicherort) v. a. **Hepatomegalie, Kardiomegalie**.

Am häufigsten werden Typ I und VI diagnostiziert. Mit Ausnahme des Leberphosphorylasemangels, (Typ VIIIa; X-chromosomal-rezessiv) werden die Glykogenosen autosomal-rezessiv vererbt. Heterozygote können nicht sicher erfasst werden. Sie sind klinisch unauffällig. Je nach dem Ort der stärksten Glykogenspeicherung stehen **Hepatomegalie, Kardiomegalie**, manchmal auch eine **Myopathie** klinisch im Vordergrund. Die Häufigkeit aller Glykogenosen in Mitteleuropa beträgt etwa 1 : 25 000 mit starken regionalen Unterschieden, auch in der Verteilung der verschiedenen Typen. Die entsprechenden Gene für die Enzymdefekte konnten für einen Großteil der Erkrankungen identifiziert werden. Eine pränatale Diagnostik ist für die meisten Glykogenosen möglich (Amnionzellen, Chorionvillizellen).

Glykogenose Typ I (von Gierke)

Pathogenese: Der Mangel an Glukose-6-Phosphatase führt zu **Hypoglykämien** mit verstärkter Lipolyse.

Pathogenese: In Leber, Niere, Dünndarmschleimhaut und Thrombozyten fehlt Glukose-6-Phosphatase. Glukose kann weder aus Glykogen, noch aus Fruktose, Galaktose oder Glyzerin gewonnen werden, sodass sich schwere **Hypoglykämien** (unter 40 mg/ml ≙ 2,22 mmol/l) entwickeln. Die hierdurch verminderte Insulinstimulation hat eine verstärkte Lipolyse zur Folge, jedoch keine Ketoazidose. Harnsäure und Laktat im Blut sind erhöht (u. a. wegen erniedrigter Harnsäureclearance bei starker Laktaterhöhung und verstärktem Nukleotidabbau).

Klinik und Diagnostik: Die Kinder zeigen eine **Leber- und Nierenvergrößerung** (Abb. 9.3), ein „Puppengesicht", es kommt zu Hypoglykämien mit **Krampfanfällen**, z. T. besteht auch eine Thrombopathie mit Blutungsneigung und Infektneigung durch

Klinik und Diagnostik: Charakteristisch sind eine erhebliche **Leber- und Nierenvergrößerung** schon beim jungen Säugling (Ultraschall!) (Abb. 9.3) und das „Puppengesicht"; Hypoglykämien (besonders nach Fastenperioden) führen zu **Krampfanfällen**. Sie treten meist zwischen dem 3.–6. Lebensmonat auf. Gelegentlich besteht eine Blutungsneigung infolge einer Thrombozytopathie mit verlängerter Blutungszeit, aber normaler (oder sogar erhöhter) Thrombozytenzahl. Im späteren Alter bilden

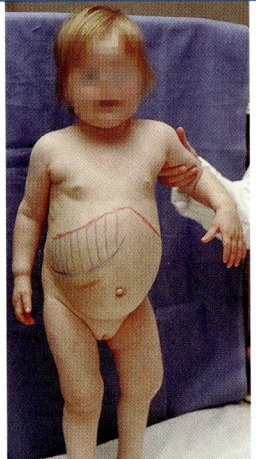

9.3 Klinisches Bild bei einem 6-jährigen Mädchen mit Glykogenose Typ I

Diese proximale Tubulopathie ist bei insuffizienter Therapie anzutreffen. Sie kann auch bei anderen Stoffwechselerkrankungen auftreten (Galaktosämie, Mitochondriopathien, hereditärer Fruktoseintoleranz, Lowe-Syndrom u. a.). Die hypophosphatämische Rachitis und Muskelschwäche sowie eine ausgeprägte Hepatomegalie sind typische Symptome der Glykogenose.

sich Xanthelasmen und Gichttophi sowie Läsionen an der Retina. Minderwuchs und eine z.T. ausgeprägte Osteopenie und Nephropathie (Pathomechanismus hierfür nicht genau bekannt) sowie polyzystische Ovarien (bei >60% der Betroffenen) sind in vielen Fällen bei der Glykogenose Typ I (aber auch bei Typ III und VI) bekannt. Eine Granulozytopenie (bei Typ Ib mit Glukose-6-P-Translokasedefekt) führt gehäuft zu bakteriellen Infektionen, bei denen wiederum azidotische Krisen auftreten können. Laktat, Pyruvat, Triglyzeride, Harnsäure, Cholesterin, freie Fettsäuren und Phospholipide im Serum sind erhöht, anorganisches Phosphat und Insulin erniedrigt. Unter oraler Glukosebelastung (2 g/kgKG in 10%iger Lösung) beim nüchternen Kind fallen Laktat und freie Fettsäuren erheblich ab, während Glukose ansteigt. Die Diagnose lässt sich durch den Nachweis des Enzymdefektes und der Glykogenspeicherung im Leberbiopsat sichern bzw. molekulargenetisch in Blut.

Granulozytopenie. Unter oraler Glukosebelastung fallen Laktat und freie Fettsäuren sowie Phosphat ab. Der Nachweis des Enzymdefekts und der Glykogenspeicherung im Leberbiopsat sichert die Diagnose.

▶ **Merke.** Hepatomegalie, Myopathie und Kardiomegalie sollten differenzialdiagnostisch immer an eine Glykogenose denken lassen.

▶ **Merke.**

Therapie: Zur Vermeidung der Hypoglykämie werden alle 3–4 Stunden (bei Säuglingen alle 2–3 Stunden) Mahlzeiten mit einem Kohlenhydratgehalt von 12–18 g/kgKG verabreicht. Der Glukosebedarf liegt zwischen 0,4–0,5 g/kgKG/h bis zum 6. Lebensjahr. Über Nacht hat sich die nasogastrale Dauerinfusion mit 6–7 mg (später 3–5 mg) Kohlenhydrate/kgKG/min bewährt. Orale Zufuhr ungekochter Maisstärke (Mondamin kalt angerührt, ~2 g/kgKG) reduziert ebenfalls das Risiko nächtlicher Hypoglykämien. Bei Hyperurikämie wird Allopurinol 10 mg/kgKG/d in 3 Dosen eingesetzt. Bei Glykogenose Ib kann eine Behandlung mit G-CSF (Granulocyte-Colony Stimulating Factor) (~5 µg/kgKG/d) das Infektionsrisiko vor allem bei Neutropenie verringern.

Therapie: Alle 3–4 Stunden ist die Zufuhr von (bevorzugt komplexen = schwer resorbierbaren) Kohlenhydraten notwendig, auch nachts mit nasogastraler Dauerinfusion. Nächtliche Hypoglykämien lassen sich auch durch orale Zufuhr ungekochter Maisstärke vermeiden.

Prognose: Unter guter Einstellung und Überwachung der Ernährung (besonders bei Infekten) ist die Prognose gut. Mit zunehmendem Alter treten hypoglykämische und azidotische Krisen seltener auf. Bei einem kleinen Teil der Patienten entwickeln sich später Lebertumoren (Adenome, selten Karzinome) und dem Morbus Crohn ähnliche Erkrankungen. Leberadenome, die sich eventuell ab dem 2. Lebensjahrzehnt entwickeln, können durch ethylierte Östrogene gefördert werden. Rein gestagenhaltige Kontrazeptiva sind erlaubt.

Prognose: Bei sorgfältiger Überwachung der Ernährung ist die Prognose gut. In seltenen Fällen können später Lebertumoren auftreten.

Glykogenose Typ II (Pompe)

Pathogenese: Der generalisierte Mangel an lysosomaler/zytoplasmatischer α-1,4-Glukosidase führt bei dieser seltenen Erkrankung zu einer intralysosomalen Speicherung eines normal strukturierten Glykogens in der Leber, vor allem aber im Herz- und Skelettmuskel, in Lymphozyten und anderen Organen, ausgenommen Niere. Die Störung betrifft auch das zentrale und periphere Nervensystem. Neben der Synthesestörung sind auch die Phosphorylierung und Stabilität des Enzymproteins („Transportdefekt") beeinträchtigt.

Glykogenose Typ II (Pompe)

Pathogenese: Durch Mangel an α-1,4-Glukosidase kommt es zu Speicherung von normal strukturiertem Glykogen in Lysosomen, v. a. in Leber, Herz- und Skelettmuskel, Lymphozyten.

Klinik: Die **frühinfantile Form** zeichnet sich durch Muskelhypotonie „floppy infant" (etwa ab 2.–3. Lebensmonat), auffallende Bewegungsarmut, Trinkschwäche, mäßige Hepatomegalie, ausgeprägte hypertrophe Kardiomyopathie mit systolischem Austreibungsgeräusch und große Zunge aus. **Hypoglykämie und Azidose fehlen**. Der Tod tritt durch periphere Ateminsuffizienz und Herzversagen meist noch im 1. Lebensjahr ein.
Bei der **spätinfantilen** Form mit protrahiertem Verlauf erreichen die Patienten das Kleinkindalter, bei der **adulten** Form mit **Muskelhypotonie** als führendem klinischen Symptom ohne wesentliche Herzbeteiligung das Erwachsenenalter.

Klinik: Bei der **frühinfantilen Form** mit ausgeprägter Kardiomyopathie sterben die Kinder im 1. Lebensjahr an Herz- und Ateminsuffizienz. **Hypoglykämie und Azidose fehlen**.

Bei der **spätinfantilen** Form ist der Verlauf protrahiert, bei der **adulten** Form mit **Muskelhypotonie** ist der Herzmuskel kaum beteiligt.

Diagnostik: In Leber, Muskel, Leukozyten oder Fibroblasten lassen sich der Enzymdefekt sowie der hohe Glykogengehalt nachweisen. Die elektronenoptischen Befunde mit glykogengefüllten Lysosomen im Zytosol bzw. Sarkoplasma sind typisch. Die Diagnose wird heutzutage auch molekulargenetisch bestätigt. Die **pränatale Diagnose ist möglich** (Amnionzellen, Chorionzotten). Die Kreatinkinase ist mäßig erhöht.

Diagnostik: Der Enzymdefekt und der hohe Glykogengehalt können in Leber, Muskel, Leukozyten oder Fibroblasten nachgewiesen bzw. die Diagnose molekulargenetisch bestätigt werden. **Pränatale Diagnose ist möglich**.

Differenzialdiagnose: Auszuschließen sind kongenitale Vitien und Kardiomyopathien anderer Ursachen. Das Erscheinungsbild kann an Morbus Down oder Hypo-

Differenzialdiagnose: Kongenitale Vitien, Kardiomyopathien anderer Ursachen; Werdnig-Hoffmann-Muskelatrophie.

Therapie und Prognose: Rekombinante Enzymersatztherapie verbessert die Prognose. Außer bei der adulten Form ist die Prognose ernst.

thyreose erinnern, wegen der Muskelhypotonie ist die Abgrenzung gegenüber der spinalen Muskelatrophie vom Typ Werdnig-Hoffmann (s. S. 694) wichtig.

Therapie und Prognose: Außer einer Digitalistherapie ist keine kausale oder symptomatische Therapie möglich. Die Prognose ist, außer bei der adulten Form, durch Fortschreiten der Glykogenspeicherung sehr schlecht. Eine Therapie mit rekombinanter lysosomaler α-Glucosidase steht seit 2006 zur Verfügung; die Prognose ist umso günstiger, je jünger die Patienten bei Behandlungsbeginn sind, Langzeitergebnisse sind noch ausständig.

Weitere Glykogenosen

s. Tab. **9.4**.

Weitere Glykogenosen

s. Tab. **9.4**, S. 178.

9.2.5 Störungen im Stoffwechsel komplexer Kohlenhydrate (Heteroglykanosen)

▶ **Definition.**

▶ **Definition.** Heteroglykane bestehen aus Neutral- und Aminozuckern (Hexosamine) sowie Zuckersäuren (Uronsäuren), die an Proteine oder Lipide gebunden sind (Glucosaminglykane). Sie stellen einen bedeutenden Teil der Bindegewebsgrundsubstanz und der Zellmembranen dar. Zu den Heteroglykanosen (Gesamthäufigkeit ca. 1 : 20 000) gehören neben den **Mukopolysaccharidosen** auch die **Sialidosen**, **Mukolipidosen**, die **Mannosidose** und **Fukosidose** (s. S. 737). Heteroglykanosen zählen zu den **lysosomalen Speicherkrankheiten:** Fehlen die entsprechenden abbauenden Enzyme in den Lysosomen, so werden Heteroglykane (Glucosaminoglykane) in den Zellen verschiedener Organe gespeichert und führen zu einer Störung der Zellfunktion.

Genetik: Der Erbgang ist autosomal-rezessiv (Ausnahme: Mukopolysaccharidose II, diese wird X-chromosomal-rezessiv vererbt).

Genetik: Die Mukopolysaccharidose II wird X-chromosomal-rezessiv vererbt, d. h., ist die Mutter die Überträgerin, liegt das Wiederholungsrisiko für Jungen bei 50 %. Alle anderen Mukopolysaccharidosen werden autosomal-rezessiv vererbt; somit sind Jungen und Mädchen gleich häufig betroffen.

Pathogenese: Durch das Fehlen saurer Hydrolasen werden Heteroglykane in Organen, in Leukozyten und Knochenmarkzellen gespeichert. Je nach Ort der Speicherung treten unterschiedliche klinische Bilder auf (z. B. Dysostosis multiplex, Kardiomyopathie).

Pathogenese: Die genannten Makromoleküle werden in den Lysosomen durch saure Hydrolasen abgebaut. Fehlen diese, so werden Heteroglykane oder deren unvollständige Abbauprodukte in vielen Organen und Geweben gespeichert, auch in Leukozyten und Knochenmarkzellen. Sie sind im Gewebe an Proteine gebunden (Proteoglykane). Allele Mutationen führen zu verschiedenen Krankheitsformen. Durch die Speicherung verdicken sich Leptomeningen, Dura (Hydrozephalus), Herzklappen und die Intima der Koronararterien (Kardiomyopathie, Herzinsuffizienz). Auch im ZNS (Neuronen), in Knorpel und Knochen ist Speichermaterial zu sehen, sodass unterschiedliche Phänotypen mit Skelettveränderungen resultieren.

Mukopolysaccharidosen

Klinik: Die **Skelettveränderungen** bei Mukopolysaccharidosen (Tab. **9.5**) werden unter dem Begriff „**Dysostosis multiplex**" zusammengefasst.

Mukopolysaccharidosen

Klinik: Allen Mukopolysaccharidosen gemeinsam (Tab. **9.5**) sind mehr oder minder starke **Skelettveränderungen (Dysostosis multiplex)**. Betroffen sind vor allem die Schädelkalotte mit deutlicher Verdickung und erweiterter Sella; typisch sind auch abgeflachte und ausgezogene Beckenschaufeln mit einem hypoplastischen Azetabulum und verlängerten Schenkelhälsen (in Valgusstellung). Die Wirbelkörper sind charakteristisch verändert, meist mit einer ovoiden Deformierung und Ossifikationsdefekten. Die Metakarpalia sind proximal verschmälert und deutlich verkürzt. Auffallend sind auch eine typische Facies mit oft **groben Gesichtszügen** (Differenzialdiagnose: Morbus Down bzw. Hypothyreose), eine Hepato(spleno)megalie, z. T. schwere **geistige Retardierung** (bei Typ IV und VI bleibt die Intelligenz normal) sowie neurologische Störungen (z. B. auch Bulbärparalyse bei Typ III) mit Krampfanfällen. Unterschiedlich stark ausgeprägte Entwicklungsverzögerung, Muskelhypo-, aber auch -hypertonie (bis zur Tetraspastik) sowie sekundäre Symptome durch die Störung im Bindegewebsaufbau treten hinzu. Bei einigen Formen bestehen auch Korneatrübungen (Typ I, IV, VI), Schwerhörigkeit (Typ I, II, III, IV) sowie Störungen der Liquorzirkulation mit Hydrozephalus bzw. Makrozephalus (Verdickung der Leptomeningen).

Bei vielen Typen liegt eine **geistige Retardierung** vor. Eine typische Facies mit **groben Gesichtszügen**, Hepato(spleno)megalie, Muskelhypotonie, später auch Spastik, Hornhauttrübungen, Schwerhörigkeit und bei manchen Typen auch Hydrozephalus (Makrozephalus) sind häufige Symptome der Mukopolysaccharidosen.

9.5 Mukopolysaccharidosen

Typ	Enzymdefekte	Klinik		Diagnostik	
		geistige Retardierung	Skelettveränderungen	im Urin nachweisbar	Enzymdefekt nachweisbar in
I Pfaundler-Hurler (I–H)	α-L-Iduronidase	+	schwer	Heparansulfat, Dermatansulfat	Leukozyten, Fibroblasten, Serum
I Scheie (I–S)		normal	leicht		
II Hunter	Sulfoiduronatsulfatase	∅ (+)	mittel	Dermatansulfat, Heparansulfat	Leukozyten, Serum, Fibroblasten
IIIA Sanfilippo A	Sulfamatsulfatase	++	leicht	Heparansulfat	
IIIB Sanfilippo B	α-N-Acetylglukosaminidase	++	leicht	Heparansulfat	
IIIC Sanfilippo C	Acetyl-CoA-Glukosamin-N-Acetyltransferase	fortschreitende Demenz	leicht	Heparansulfat	Leukozyten, Hautfibroblasten
IIID Sanfilippo D	N-Acetylglukosamin-6-Sulfatase (spezifisch für Heparansulfat)	++	leicht	Heparansulfat	
IVA Morquio A	Galaktosamin-6-Sulfatsulfatase	normal	mittel bis schwer	Keratansulfat, Chondroitinsulfat	Fibroblasten
IVB Morquio B	β-Galaktosidase	normal	schwer	Keratansulfat, Chondroitinsulfat	Serum, Leukozyten, Fibroblasten
VI Maroteaux-Lamy	Galaktosamin-4-Sulfatsulfatase = Arylsulfatase B	normal	mittel bis schwer	Dermatansulfat	Leukozyten, Fibroblasten
VII Sly	β-Glukuronidase	+	mittel bis schwer	Dermatan-, Heparansulfat (Chondroitinsulfat)	Leukozyten, Fibroblasten

Diagnostik: Die klinische Verdachtsdiagnose wird durch den Nachweis der einzelnen Metaboliten im Urin und vor allem durch Nachweis des Enzymdefekts im Serum, in Leukozyten, Fibroblasten (oder im Nervengewebe [Suralisbiopsie]) gesichert. Den Röntgenaufnahmen des Schädels, der Wirbelsäule, des Beckens und der Hand kommt differenzialdiagnostisch eine wesentliche Aussagekraft zu. Eine molekulargenetische Diagnose ist wichtig (für die genetische und familiäre Beratung).

Therapie: Bisher gibt es keine kausale Therapie, jedoch ist die Enzymersatztherapie für einige Typen klinisch erprobt, z. B. bei Vorliegen einer Mukopolysaccharidose Typ VI kann Galsulfase (Naglazyme) als langfristige Enzymersatztherapie eingesetzt werden. Ansonsten ist die Behandlung symptomatisch: Shuntoperation bei Hydrozephalus, Sedativa bei sehr unruhigen Patienten, Antiepileptika bei Krampfanfällen, Herniotomie, Adenotonsillektomie, Digitalisierung bei Herzinsuffizienz, evtl. Herzklappenersatz bei MPS I oder VI, Antibiotikatherapie bei Infektionen und evtl. orthopädische Maßnahmen. Bei einzelnen Patienten wurden begrenzte Fortschritte durch die allogene Knochenmarktransplantation (KMT) erzielt; das Fortschreiten der Hepatosplenomegalie, der Hornhauttrübungen und der Kardiomyopathie sowie die zunehmende Einschränkung des Hörvermögens und die morphologischen Veränderungen im Gesicht können damit verhindert werden. Die KMT sollte frühzeitig vorgenommen werden (v. a. beim Morbus Hunter). Eine Heilung ist jedoch nicht möglich.

Prognose: Sie ist ungünstig, die Patienten sterben im Kindes- oder Jugendalter an den schweren Komplikationen vonseiten des Skeletts, an Herzversagen, an Aspirationspneumonie bei Bulbärparalyse oder durch Infektionen. Eine genetische Beratung ist unbedingt empfehlenswert.

Diagnostik: Nachweis der Metaboliten im Urin und Enzymdefektnachweis (Leukozyten, Fibroblasten) sichern die Diagnose. Eine molekulargenetische Diagnose ist wichtig.

Therapie: Eine kausale Therapie ist nicht möglich, nur die symptomatische Behandlung sekundärer Störungen (z. B. Shuntoperation bei Hydrozephalus). In Einzelfällen wurden durch die allogene Knochenmarktransplantation und bei manchen durch Enzymersatztherapie Teilerfolge erzielt (bei Mukopolysaccharidose Typ VI wird Galsulfase eingesetzt), jedoch keine Heilungen.

Prognose: Sie ist ungünstig; die Patienten sterben im Kindes- oder Jugendalter meist an Herzinsuffizienz oder Aspirationspneumonie bei Bulbärparalyse.

▶ **Klinischer Fall.** Bei der Vorsorgeuntersuchung fiel dem Kinderarzt das Aussehen des 6 Monate alten Jungen auf. Er veranlasste einen Mukopolysaccharid-Schnelltest, der positiv war. Bei genauer Analyse (Urinausscheidung, später auch Fibroblastenkultur) wurde die Diagnose einer Mukopolysaccharidose vom Typ III (Sanfilippo-Syndrom) bestätigt. Den Eltern fiel es zunächst schwer, diese zu akzeptieren. Mit etwa 3 Jahren aber wurde die Entwicklungsstörung recht

▶ **Klinischer Fall.**

Mukopolysaccharidose Typ I (Morbus Hurler)

▶ **Synonym.**

Klinik: Das Vollbild der Erkrankung zeigt sich zwischen dem 1.–4. Lebensjahr: vergröberte Gesichtszüge, teigige Haut, wulstige Oberlippe, große Zunge, Makrozephalus, struppiges Haar, zunehmende Kyphoskoliose,

Gelenkversteifungen, Wachstumsretardierung und progredienter geistiger Abbau bis zur Demenz mit Seh- (Hornhauttrübung) und Hörschwäche (Abb. **9.4**). Die Kinder sterben an kardialen Komplikationen oder pulmonalen Infektionen. Weitere Komplikation: Hirndrucksteigerung durch Liquorzirkulationsstörung.

Diagnostik und Therapie: s. S. 181.

---

deutlich. Der Junge verlernte das Gehen, seine Sprachentwicklung stagnierte, er nahm immer weniger Anteil an seiner Umgebung. Mit 10 Jahren ist er nun voll pflegebedürftig. Immer wieder treten generalisierte Krampfanfälle auf, die eine antikonvulsive Therapie erfordern.

Stellvertretend für die Vielzahl von Mukopolysaccharidosen und anderen Heteroglykanosen soll der am längsten bekannte Typ I der Mukopolysaccharidose dargestellt werden.

Mukopolysaccharidose Typ I (Morbus Hurler)

▶ **Synonym.** Pfaundler-Hurler-Erkrankung vom Typ I-H

Klinik: Der Prototyp des von Pfaundler und Hurler beschriebenen „Gargoylismus" („Fratzen-" oder „Wasserspeiergesicht") ist seit langem bekannt: teigige, verdickte Haut, struppige Haare, vergröberte Gesichtszüge, wulstige Lippen, große, aus dem Mund herausstehende Zunge, Makrozephalus mit Hepatosplenomegalie und eine mit dem Alter zunehmende Kyphoskoliose mit Gibbusbildung, Wachstumsretardierung, Gelenkversteifungen, Leistenhernien und progredienter geistiger Abbau bis zur Demenz mit Seh- und Hörschwäche (Abb. **9.4**). Das voll ausgeprägte klinische Bild liegt bei einem Alter von 12–42 Monaten vor. Chronisch rezidivierende Atemwegsinfektionen und Herzinsuffizienz infolge Klappenveränderung durch Mukopolysaccharideinlagerung, vor allem an den Mitralklappen, sowie Intimaverdickungen der Koronararterien führen meist zwischen dem 11. und 14. Lebensjahr zum Tod. Weitere Komplikationen sind Liquorzirkulations- und Resorptionsstörungen mit Hirndrucksteigerung durch Verdickung der Meningen und Ausbildung von Subarachnoidalzysten.

Diagnostik und Therapie: s. S. 181. Bei diesem MPS-Typ durch Iduronidasedefekt (Typ Hurler-Scheie) sind klinische Versuche mit Enzymersatztherapie (rekombi-

---

9.4 Typische Merkmale der Mukopolysaccharidose I

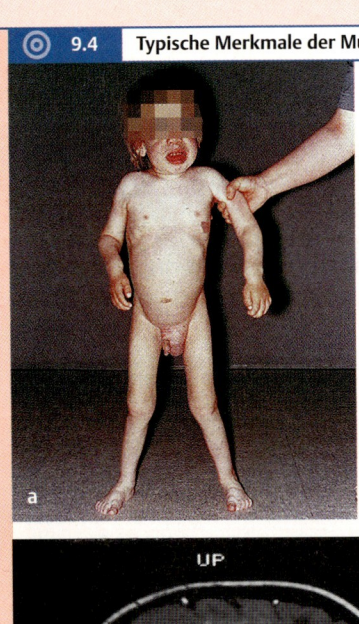
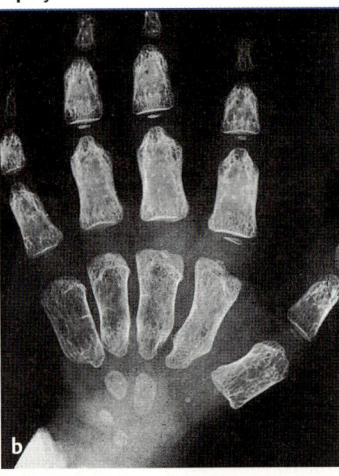
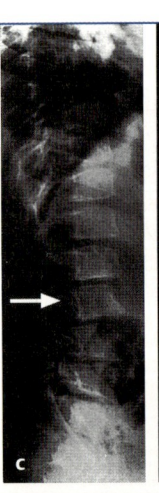
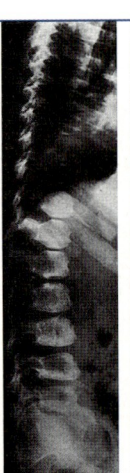
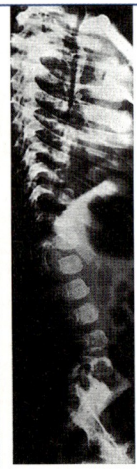
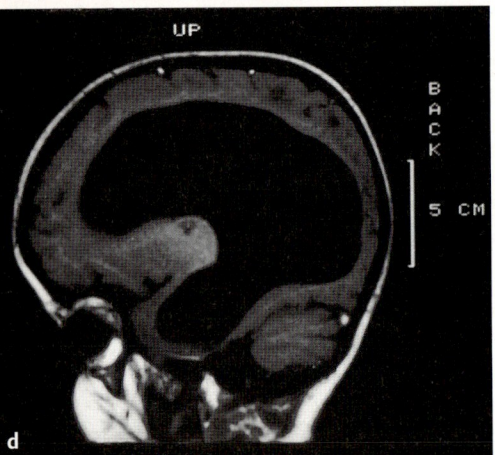
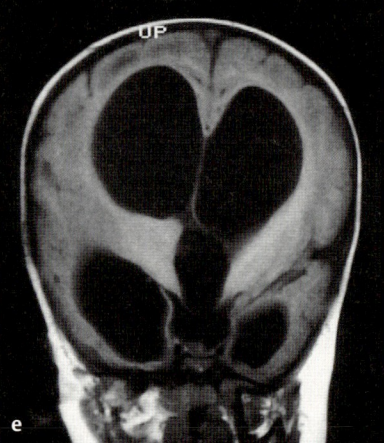

a 6-jähriges Kind mit vergröberten Gesichtszügen, großer Zunge, Makrozephalus, Hernien, Genua recurvata, Wachstumsretardierung.
b Die Röntgenaufnahme der Hand zeigt verkürzte und plumpe Knochen (Zuckerhutphalangen) mit proximaler Zuspitzung der Metakarpalia und Retardierung des Knochenalters.
c Die Wirbelkörper sind bikonvex; einige zeigen die sog. Hakenform (→).
d + e Eine häufige Komplikation ist der Makrozephalus bzw. Hydrozephalus.

nante Iduronidase) mit gewissem Erfolg für Gelenkbeweglichkeit und Herzfunktion unternommen worden. Versuche, die Synthese der Speichersubstanzen durch Inhibitoren zu hemmen, sind in Erprobung.

Es gibt eine große Zahl weiterer Heteroglykanosen, die pränatal in den meisten Fällen diagnostiziert werden können; eine wirksame kausale Therapie ist (noch) nicht möglich; Ansätze hierfür sind aber vielversprechend, auch die Gentherapie.

9.2.6 Carbohydrate-Deficient-Glycoprotein-Syndrome (CDG-Syndrome)

s. S. 741.

9.3 Lipidstoffwechsel

Die wasserunlöslichen Lipide im Blut werden in Form von Lipoproteinen, also Verbindungen aus Lipiden und Proteinen (= Apolipoproteine), transportiert; sie sind dann wasserlöslich. Die Einteilung erfolgt in verschiedene Klassen.

9.3.1 Hypolipoproteinämien

Die **Abetalipoproteinämie** (Apolipoprotein-**B**-Mangel) und die **Analphalipoproteinämie** (Apolipoprotein-**A**-Mangel) sind seltene Erkrankungen (Tab. **9.6**), ebenso die weiteren Hypolipoproteinämien.

Sie können angeboren sein oder im Gefolge anderer Erkrankungen auftreten (z.B. Hyperthyreose, Mangelernährung, schwere Lebererkrankungen). Eine spezifische Therapie gibt es nicht.

9.2.6 Carbohydrate-Deficient-Glycoprotein-Syndrome (CDG-Syndrome)

s. S. 741.

9.3 Lipidstoffwechsel

Die wasserunlöslichen Lipide werden nach Bindung an Apolipoproteine als Lipoproteine transportiert (wasserlöslich).

9.3.1 Hypolipoproteinämien

Abetalipoproteinämie und **Analphalipoproteinämie** sind selten (Tab. **9.6**).

9.6	Hypo- und Hyperlipoproteinämien				
	Ätiopathogenese	Klinik	Diagnose	Therapie	Prognose
Hypolipoproteinämien					
Apolipoprotein-B-Mangel (Abetalipoproteinämie)	mikrosomaler Triglyzerid-Transportmechanismus gestört	Steatorrhö, Diarrhö, Muskelhypotonie, Hyporeflexie, distale Sensibilitätsstörungen, Ataxie; Nystagmus; Wachstumsretardierung; später Retinitis pigmentosa	LDL und VLDL extrem erniedrigt, Chylomikronen fehlen; klares Serum; Akanthozyten im Blutausstrich; Mukosazellen der Darmschleimhaut speichern stark Triglyzerid	fettarme, MCT-angereicherte Nahrung; hohe Dosen Vitamin A, D, K und E	progrediente spinozerebelläre Degeneration nach etwa 10.–12. Lebensjahr
Apolipoprotein-A-Mangel (Tangier-Krankheit)	Fehlen von Apolipoprotein A bzw. Lezithin-Cholesterin-Acyl-Transferase; HDL-Bildung gestört (autosomal-rezessiv vererbt)	Hepatosplenomegalie, große orangegelbe Tonsillen; Lymphknotenschwellungen; periphere Neuropathie; Korneatrübung	Apolipoprotein I/II, HDL und Cholesterin stark vermindert, Triglyzeride normal (oder leicht erhöht)	keine kausale Therapie; Fettreduktion	bei familiärer Form gehäuft kardiovaskuläre Erkrankungen: Atherosklerose
primäre Hyperlipoproteinämien					
familiärer Lipoproteinlipasemangel (Typ I Hyperlipoproteinämie bzw. Hyperchylomikronämie)	extrahepatischer, autosomal-rezessiv vererbter Lipoproteinlipase- bzw. Co-Faktor-Apo-C-II-Mangel. Triglyzeridester werden nicht gespalten (Häufigkeit < 1 : 100 000)	Bauchschmerzen, Hepatosplenomegalie, Lipaemia retinalis, Xanthome (Augenlider, Gesäß, Extremitäten, Rücken, harter Gaumen); rezidivierende Pankreatitiden, Cholesterin mäßig erhöht	Chylomikronen und Triglyzeride stark vermehrt, VLDL normal (oder leicht erniedrigt), Serum milchig trüb, HDL und LDL erniedrigt, Messung der Enzymaktivität (Lipoproteinlipase) im Plasma nach Heparingabe	Fett reduzieren (20–30 g/d als mittelkettige Triglyzeride); Polysaccharide statt Saccharose; Stärke, Vitamin A, D, E, K	rezidivierende Pankreatitiden können lebensbedrohlich verlaufen

9.6 Hypo- und Hyperlipoproteinämien (Fortsetzung)

	Ätiopathogenese	Klinik	Diagnose	Therapie	Prognose
familiäre Hypercholesterinämie (Typ II Hyperlipoproteinämie, FH)	intrazellulärer Rezeptordefekt für cholesterintransportierende Proteine, dadurch Störung im LDL-Abbau, Heterozygotenfrequenz 1:500; Homozygote 1:250 000 – 1:1 Mio.	plane oder tuberöse Xanthome (Ellenbeugen, Knie, Augenlider, später Arcus lipoides), frühzeitig Angina pectoris, Infarkte oder Apoplex; Heterozygote bis ~ 30. Lebensjahr klinisch unauffällig	LDL stark erhöht, ebenso VLDL; Serum ist klar (erhöhte LDL-Cholesterin-Werte müssen in 3 Generationen nachweisbar sein für die Diagnose einer FH)	fett- und cholesterinarme, polyensäurereiche Diät (< 200 mg/dl); Cholestyramin; „Lipidsenker" (?); Plasmapherese oder Ileum-Bypassoperation	frühzeitige Atherosklerose; Homozygote sterben früh! LDL-Rezeptor kann in Amnionzellen für die pränatale Diagnose erfasst werden

9.3.2 Hyperlipoproteinämien

Es gibt **primäre** Hyperlipoproteinämien (Tab. **9.6**) sowie **sekundäre** Formen im Rahmen anderer Erkrankungen (z. B. Diabetes, Hypothyreose, Leber- und Nierenerkrankungen, Glykogenose I) und nach fettreichen Mahlzeiten. Klinische Erscheinungsbilder zeigen Abb. **9.5** und Abb. **9.6**)

9.3.2 Hyperlipoproteinämien

Eine Erhöhung der Triglyzeride und/oder des Cholesterins kann Ausdruck einer **primären** Fettstoffwechselstörung sein (primäre oder familiäre Hyperlipoproteinämie, Tab. **9.6**). Außerdem gibt es **sekundäre** Hyperlipoproteinämien, z. B. bei Diabetes mellitus, Glykogenose Typ I, Hypothyreose, nephrotischem Syndrom, Urämie, Lebererkrankungen, systemischem Lupus erythematodes, Glukokortikoidtherapie, Hypopituitarismus, Dysglobulinämie und nach fettreichen Mahlzeiten. Klinische Erscheinungsbilder bei familiären Hyperlipoproteinämien zeigen Abb. **9.5** und Abb. **9.6**.

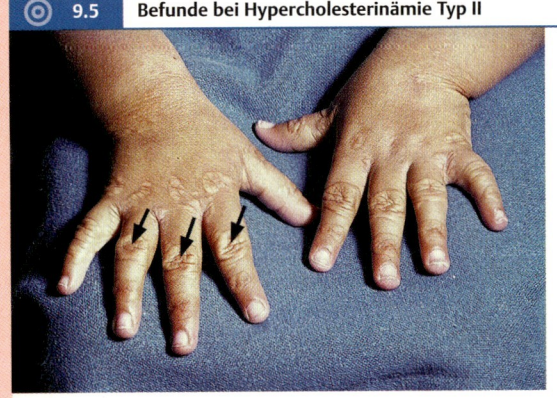

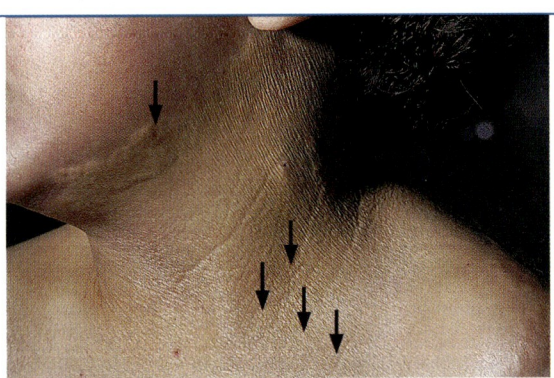

9.5 Befunde bei Hypercholesterinämie Typ II

a Flache Xanthelasmen (Xanthelasma planum) im Bereich der Streckseite der Hand und der Finger, bei einem Kind mit Hypercholesterinämie Typ II.

b Flache Xanthelasmen im Hals- bzw. Kieferwinkelbereich bei einem Kind mit Hypercholesterinämie Typ II.

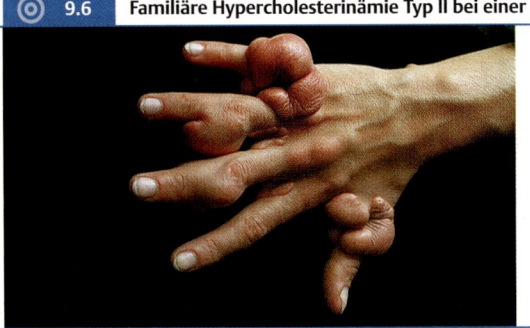

9.6 Familiäre Hypercholesterinämie Typ II bei einer 18-jährigen syrischen Patientin

Die Patientin ist durch die großen tuberöse Xanthome nicht nur in der Motorik der Hand, sondern auch psychisch sehr beeinträchtigt. Die familiäre Hypercholesterinämie besteht seit 2 Generationen.

Klinik: Tab. **9.6**, Abb. **9.5**, Abb. **9.6**.

Diagnostik: Als Screening eignet sich die Cholesterinbestimmung.

Klinik: Tab. **9.6**, Abb. **9.5** und Abb. **9.6**.

Diagnostik: Als Screeninguntersuchung zur Früherkennung von Hyperlipoproteinämien bei Kindern eignet sich zunächst die Messung des Gesamtcholesterins (Cholesterinkonzentration nicht nahrungsabhängig). Bei **erhöhten Cholesterinwerten** (Gesamtcholesterinwert > 220 mg/dl) empfiehlt sich folgendes Vorgehen:

- eingehende Familienanamnese (nach Herz- und Gefäßkrankheiten bis zum Alter von 55 Jahren und Hypercholesterinämien fragen)
- Nüchternblutentnahme für die Messung von Triglyzeriden und HDL-Cholesterin indiziert. LDL-Cholesterin wird nach der Friedewaldformel berechnet: LDL (mg/dl) = Gesamtcholesterin − HDL-Cholesterin − (Triglyzeride/5).
- bei pathologischen Ergebnissen Wiederholung der gleichen Untersuchungen nach 4 Wochen und auch bei Eltern und Geschwistern
- Bestätigen sich die pathologischen Werte, muss eine spezifische Therapie eingeleitet werden.

9.3.3 Neurolipidosen, Sphingolipidosen, Lipidspeicherkrankheiten

Es handelt sich um Erkrankungen mit Speicherung komplex aufgebauter **Makromoleküle**, die Fettsäuren enthalten, z. B. Verbindungen aus **Sphingosin** (mit einer Fettsäure veresterter Alkohol), **Zeramid**, **Hexosen** und **N-Acetylneuraminsäuren**. Diese Lipide sind u. a. Bestandteil biologischer Membranen, vor allem im Zentralnervensystem. Ist ihr Auf- und Umbau durch Fehlen oder Aktivitätsminderung entsprechender lysosomaler Enzyme gestört, so werden die Makromoleküle in Ganglienzellen, Markscheiden und Schwann-Zellen peripherer Nerven gespeichert; daher spricht man auch von „neurometabolischen Speicherkrankheiten". Lipidosen können die **Nervenzellen** (**Poliodystrophien**, dazu gehören Gangliosidosen, Lipofuszinosen, Sphingomyelinosen) oder das **Myelin** (**Leukodystrophien**) betreffen.
Gemeinsam ist diesen Erkrankungen ein **Entwicklungsrückstand** (**Entwicklungsknick**) mit Verschwinden bereits erlernter Fähigkeiten.
- Bei primär **neuronalem Befall** findet man als Frühsymptome Demenz, Anfälle und Visusverlust, als Spätsymptome vor allem motorische Störungen.
- Bei primär **myelinärem Befall** stehen als Frühsymptome spastische Paresen bis zur Tetraspastik und Ataxie, erst später Anfälle und zunehmende Demenz im Vordergrund.

Augenhintergrundveränderungen und Hepatosplenomegalie sind bei vielen Lipidosen nachweisbar. Der Erbgang ist bis auf wenige Ausnahmen autosomal-rezessiv. Man kennt bei fast allen Erkrankungen infantile, spätinfantile und juvenile Formen, je nach Restaktivität des Enzyms. Nur einige dieser neurometabolischen Speicherkrankheiten sollen hier besprochen werden. Stoffwechselstörungen mit überwiegend neurologischer Symptomatik sind in Kap. 21.4.2 (s. S. 732) zu finden.

GM$_1$-Gangliosidosen

▶ **Definition.** Autosomal-rezessiv vererbter lysosomaler β-Galaktosidasemangel mit GM$_1$-Gangliosidspeicherung in den Nervenzellen und sehr heterogenem klinischem Bild.

Klinik: Die **infantile, generalisierte Form** wird schon in den ersten Lebenswochen mit Trinkschwäche, Muskelhypotonie, abnormer Schreckhaftigkeit, Hyperakusis, zerebralen Anfällen (auch als BNS-Anfälle) und Hepatosplenomegalie manifest. Bei etwa 50 % der Patienten findet sich am Augenhintergrund der sog. „kirschrote Fleck" (bedingt durch Gangliosidspeicherung von grau-gelber bis weißlicher Farbe in der Retina, sodass die eigentliche Makulagegend hellrot absticht). Die Kinder erblinden und werden taub. Man findet ossäre Veränderungen wie bei den Mukopolysaccharidosen (klinischer Aspekt oft ähnlich wie bei Morbus Hurler (s. S. 182), gelegentlich auch Makroglossie („Pseudo-Hurler").
Die **juvenile Form** tritt erst nach dem 1. Lebensjahr mit geringgradiger Hepatosplenomegalie in Erscheinung.

Diagnostik: Nachweis der fehlenden Aktivität der sauren β-Galaktosidase in Leukozyten, Fibroblasten und Organbiopsaten sowie molekulargenetische Analysen sichern die Diagnose; die pränatale Diagnostik aus Chorionzottenbiopsat ist möglich.

Therapie und Prognose: Eine kausale Therapie ist nicht möglich. Die Patienten sterben meist vor dem 2. Lebensjahr.

Morbus Fabry

▶ **Definition.** X-chromosomal-rezessiv (Xq22) vererbter Defekt der α-Galaktosidase A mit intrazellulärer Speicherung von Zeramidtrihexosid im gesamten Organismus (Inzidenz: 1:40000).

Klinik: Die führenden Symptome treten meist erst im späten Kindesalter auf: starke Parästhesien und Schmerzattacken in Händen und Füßen (Akroparästhesien), teleangiektasieartige Veränderungen der Haut (**Angiokeratoma corporis diffusum**) mit rot-blauen, hyperkeratotischen Papeln, auch bei Konduktorinnen; später Hornhauttrübungen, Kardiomyo- und Nephropathien. Auch Störungen im Bereich des sympathischen Nervensystems wie der Temperaturregulation mit Hypohidrose sind bekannt. Durch Einlagerung der Zeramidhexoside in Gefäße können sich Infarkte im Gehirn ("Hirnschlag"), im Herzen und den Nieren bilden. Hornhauteinlagerungen (Cornea verticillata) treten bei 70–80 % aller Fabry-Patienten auf.

Diagnostik: Die fehlende oder verminderte Aktivität der α-Galaktosidase lässt sich in Serum, Plasma, in Leukozyten- und Fibroblastenkulturen sowie in Organbiopsaten (auch in der Dünndarmschleimhaut) nachweisen. Im Urin findet sich vermehrt Zeramidtrihexosid. Die pränatale Diagnose (Amnionzellkultur, Chorionzotten) ist möglich.

Therapie: Als kausale Therapie wird heute rekombinante α-Galaktosidase (Agalsidase Beta bzw. Algalsidase Alpha) mit 1 mg/kg bzw. 0,2 mg/kg i. v. alle 2 Wochen eingesetzt. Die Therapie wird mit Auftreten der Schmerzen (meist im späten Kindesalter) begonnen. Bei Niereninsuffizienz muss eine Nierentransplantation in Erwägung gezogen werden. Im transplantierten Organ kommt es nicht zu einer Zeramidtrihexosidablagerung, da hier die α-Galaktosidase-Aktivität normal ist. Gegen die oft unerträglichen Schmerzen in Beinen und Armen haben sich neben nichtsteroidalen Antirheumatika, Diphenylhydantoin, Carbamazepin oder Gabapentin bewährt.

Prognose: Gefäßkomplikationen wie progressive Niereninsuffizienz, Herzinsuffizienz und (seltener) zerebrovaskuläre Blutungen führen zu einer eingeschränkten Lebenserwartung. Je früher die Enzymersatztherapie beginnt, desto besser ist die Prognose. Dies gilt auch für Frauen als Trägerinnen des Fabry-Gens.

Morbus Gaucher

▶ **Definition.** Autosomal-rezessiv (Genlocus 1q21–q31) vererbter Glukozerebrosid-β-Glukosidasedefekt bzw. -mangel mit Glukosylzeramidspeicherung im retikuloendothelialen System (Leber, Milz, Knochenmark).

Klassifikation und Klinik: Tab. 9.7.

Diagnostik: Im Knochenmarkpunktat finden sich die charakteristischen "**Gaucherzellen**" (große, mehrkernige Schaumzellen, Abb. 9.7). Der Enzymdefekt kann in Leukozyten, Fibroblasten und Organbiopsaten (auch im Urin; pH soll unter 6,0 liegen!) nachgewiesen werden. Wichtig ist die Bestimmung der Chitotriosidase im Plasma (Enzym, dessen physiologische Funktion nicht bekannt ist), die um das 100–1000fache der Norm erhöht ist. Röntgen und MRT des Skeletts gehören ebenso zur Diagnostik. Die pränatale Diagnose und Heterozygotennachweise sind möglich, ebenso Genanalyse.

Therapie: Heute steht die Enzymersatztherapie im Vordergrund, die mit rekombinanter β-Glukozerebrosidase (z. B. Imiglucerase) erfolgt, aber Zentren mit entsprechender Erfahrung vorbehalten sein sollte. Das Präparat muss lebenslang alle 2 Wochen intravenös injiziert werden. Die Organvergrößerungen sprechen gut an, Schäden am Skelettsystem weniger gut. Die Therapie ist kostenaufwändig. An einer Gen-Therapie wird geforscht. Beim akut neuropathischen Verlauf hat die Enzymtherapie keinen Erfolg. Alternativ zur Enzymersatztherapie kann eine Substratreduktionstherapie mit Miglustat versucht werden.
Vor kurzem wurde eine orale Therapie mit Miglustat eingeführt, das die Glukosylzeramid-Synthese (auch als Glukosyltransferase bezeichnet) hemmt und die Wiederherstellung des metabolischen Gleichgewichtes zwischen Glukose-Zeramid

9.3 Lipidstoffwechsel

9.7 Klinische Klassifikation des Morbus Gaucher (nach Leilinien der APS)

	nicht neuropathisch	neuropathisch	
		akut	chronisch
Inzidenz	1:40 000 – 1:60 000 ca. 1:1000 bei Ashkenasi Juden	1:100 000	1:50 000 – 1:100 000
Alter bei Manifestation	jedes Alter	Säuglingsalter	Kindheit (auch noch im Erwachsenenalter)
Klinik und Befunde			
▪ ZNS-Symptome	–	+++ (2.–3. Monat) Dysphagie, zunehmende Spastik, Krampfanfälle (selten), Augenmuskellähmungen	+ Verlust psychomotorischer Fähigkeiten, zunehmende Spastik, Krampfanfälle, Blickapraxie, Choreoathetosen, Myoklonien
▪ weitere klinische Symptome und Befunde	Hepatosplenomegalie, Hypersplenismus, Knochendeformitäten, Lungeninfiltrate, Minderwuchs	Gelenkkontrakturen, therapieresistente Infektionen, Hepatosplenomegalie, Hypersplenismus, schwere Kachexie	Gelenkkontrakturen, therapieresistente Infektionen, aber sehr heterogene Symptomatik, Fieberschübe, Hepatosplenomegalie, Hypersplenismus
▪ hämatologische Befunde	Anämie, Leuko- und Thrombozytopenie, Änderungen im Gerinnungsstatus, saure Phosphatase und Azetylcholinesterase erhöht	Panzytopenie	Panzytopenie
Prognose	abhängig von der Enzymrestaktivität und den auftretenden Komplikationen, unter Enzymersatztherapie verbessert	schlecht (Auftreten von Plasmozytomen, Lymphomen möglich), Knochen- und Gelenkveränderungen, Hüftgelenksnekrosen, Blutungskomplikationen, erhöhte Empfänglichkeit für Morbus Parkinson)	

9.7 Knochenmarkausstriche bei Morbus Gaucher

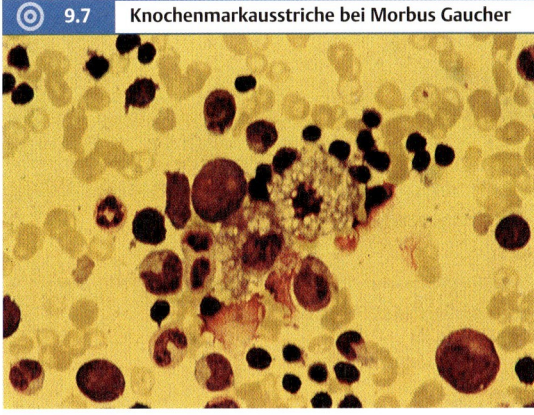
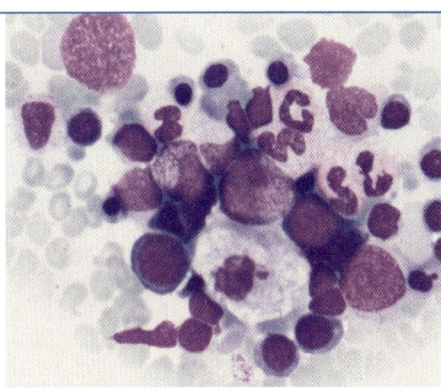

a **Gaucherzellen** im Knochenmark, Glukosyl-Zerebrosid wird in Makrophagen gespeichert (Schaumzellen mit Granula).

b Vergrößerte „Gaucherzelle" (Knochenmarkbiopsat) als ballonierte Zelle; sie ist nicht spezifisch für das Vorliegen eines Morbus Gaucher, da auch ähnliche Zellen beim Morbus Niemann-Pick (A, B, C) zu finden sind.

und Glukozerebrosid (Substratreduktionstherapie) bewirkt. Die Therapie sollte aber erst nach abgeschlossenem Längenwachstum eingesetzt werden. Eine genetische Beratung ist empfehlenswert.

Morbus Niemann-Pick

▶ **Definition.** Die autosomal-rezessiv vererbte Sphingomyelinlipidose kommt in 4 verschiedenen klinischen Formen vor (A–D). Typ A + B sind durch einen Sphingomyelinasedefekt (Genlocus 11 p15.4–15.1) verursacht, bei Typ C + D (= Typ II) liegt eine Störung des Cholesterolstoffwechsels vor (Genlocus 18 q11 –q12).

Einteilung: Morbus Niemann-Pick **Typ A und B** (Typ I) gehören zu den **Sphingolipidosen**, während **Typ C und D** (Typ II) zu den **Lipidspeicherkrankheiten** zählen. Beide Arten unterscheiden sich jedoch klinisch kaum von den Sphingolipidosen. Typ D

Morbus Niemann-Pick

▶ **Definition.**

Einteilung: Morbus Niemann-Pick **Typ A und B** gehören zu den **Sphingolipidosen**, Typ C und D zu den **Lipidspeicherkrankheiten**, unterscheiden sich jedoch klinisch jedoch kaum.

Klinik: Abhängig vom Typ stehen **psychomotorischer Abbau** und **Hepatosplenomegalie** im Vordergrund (Abb. 9.8). Später kommt es auch zu Tetraspastik, myoklonischen Anfällen sowie Gehörminderung. Ein kirschroter Fleck der Makula findet sich bei 50 % der Kinder. Im Vordergrund stehen der Stillstand und schließlich der Rückgang der psychomotorischen Fähigkeiten. Krämpfe sind selten.

Klinik: Hepatosplenomegalie (Abb. 9.8) und rascher **psychomotorischer Abbau** (bei Typ A) stehen im Vordergrund. Der Grad der viszeralen Lipidspeicherung ist abhängig vom Typ (stark bei Typ C und D). Die Symptome beginnen bei Typ A im 1. Lebenshalbjahr (meist vor dem 6. Lebensmonat!) mit Reizbarkeit, Erbrechen, Gedeihstörung, Hypotonie, später Tetraspastik sowie myoklonischen Anfällen und Gehörminderung. Bei Typ B (benigne Form) fehlt die zerebrale Beteiligung. Etwa die Hälfte der Kinder weist einen **kirschroten Fleck am Augenhintergrund** auf. Im Vordergrund stehen der Stillstand und schließlich der Rückgang der psychomotorischen Fähigkeiten. Krämpfe sind selten. Bei Typ C kann schon ein pathologischer Neugeborenenikterus auftreten, dann folgen neurologische Symptome mit Tremor, Krämpfen, extrapyramidalen Störungen (vertikale Blickparese) und zunehmende Atrophie von Groß- und Kleinhirn. Schluckstörungen tragen zur Aspirationspneumonie bei. Der Krankheitsverlauf kann sich über viele Jahre erstrecken.

unterscheidet sich wiederum kaum vom Typ C (kommt in der kanadischen Provinz Nova Scotia vor).

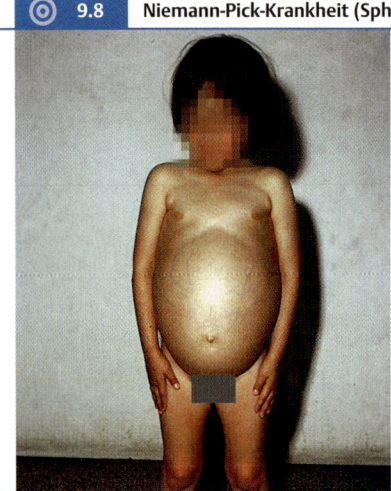

9.8 Niemann-Pick-Krankheit (Sphingomyelinose Typ B)

4-jähriges Mädchen mit exzessiver Hepatosplenomegalie. Man beachte die starke Venenzeichnung im Abdominalbereich. Im Vordergrund steht die Lebermanifestation.

▶ **Merke.** Bei folgenden Lipidosen findet man einen **kirschroten Fleck der Makula**:
- Morbus Tay-Sachs (β-Hexosaminidase-A-Mangel)
- Morbus Sandhoff (β-Hexosaminidase-A- und -B-Mangel)
- Morbus Niemann-Pick (Sphingomyelinasemangel)
- GM_1-Gangliosidose (β-Galaktosidasemangel)
- Sialidose I und II (Sialidase/Neuraminidase-Mangel).

Diagnostik: Nachweis vakuolisierter Lymphozyten und großer Schaumzellen („Sea-blue-Histiozytose") im Blut- bzw. Knochenmarkausstrich und Nachweis der verminderten Sphingomyelinase-Aktivität tragen zur Diagnose bei. Gesichert wird die Diagnose enzymatisch bzw. molekulargenetisch.

Diagnostik: Im Blutausstrich bzw. im Knochenmark findet man vakuolisierte Lymphozyten und große vakuolisierte Schaumzellen („Sea-blue-Histiozytose"), ähnlich wie beim Morbus Gaucher. Die Diagnose des Typ A und Typ B wird durch den Nachweis der reduzierten oder fehlenden Aktivität der Sphingomyelinase in Leukozyten- und Fibroblastenkulturen bzw. molekulargenetisch gesichert. Zur Diagnose der Typen C und D sind aufwendige Untersuchungen im Cholesterolstoffwechsel oder molekulargenetische Analysen erforderlich. Eine pränatale Diagnose und Heterozygotentest sind möglich.

Therapie und Prognose: Es gibt keine kausale Therapie. Je nach Typ sterben die Patienten im Kindes- oder Erwachsenenalter.

Therapie und Prognose: Es gibt keine kausale Therapie. Bei Typ A ist der Verlauf rasch progredient, die Kinder sterben früh (< 2 Jahre). Typ B hat eine Überlebenszeit von vielen Jahren (Entstehung einer Atherosklerose oft frühzeitig!). Bei Typ C und D tritt der Tod meist erst im Erwachsenenalter ein.

▶ **Klinischer Fall.**

▶ **Klinischer Fall.** Bei einem 10 Monate alten Säugling werden in einem Krankenhaus im Blut- und Knochenmarksausstrich „eigenartige große Zellen" festgestellt. Der Säugling wurde wegen erheblicher statomotorischer Retardierung mit Muskelhypotonie, Schreiattacken, Erbrechen und vor allem Leber- und Milzvergrößerung sowie Anämie (Hb 7,6 g/dl) eingewiesen. In dem zu beurteilenden Ausstrich zeigten sich stark vakuolisierte Lymphozyten und im Knochenmark waren Schaumzellen nachweisbar. Die gestellte Verdachtsdiagnose einer Niemann-Pick-Erkrankung (aufgrund der Klinik und des Blutausstrichs) konnte durch Nachweis eines Sphingomyelinasedefekts in Leukozyten gesichert werden. Dem Verlauf nach (zunehmende Spastik in den folgenden Monaten und zerebrale Anfälle) handelte es sich um den Typ A der Erkrankung.

9.4 Eiweißstoffwechsel

9.4.1 Störungen des Stoffwechsels aromatischer Aminosäuren

Phenylketonurie (PKU)

▶ **Synonym.** Fölling-Krankheit

▶ **Definition.** Bekannteste angeborene Stoffwechselstörung. Ein autosomal-rezessiv vererbter Phenylalaninhydroxylasemangel (Häufigkeit etwa 1 : 8000) oder Mangel des Cofaktors Tetrahydrobiopterin (BH_4), allerdings nur bei 1–2 % aller Hyperphenylalaninämien, führt zum Anstieg des Phenylalaninspiegels auf > 4 mg/dl (240 µmol/l). Im Phenylalaninhydroxylase-Gen sind bislang über 500 Mutationen bekannt (allelische Heterogenität), deren Häufigkeit sehr variiert.

Pathogenese: Die essenzielle Aminosäure Phenylalanin kann infolge des Defektes der Phenylalaninhydroxylase nicht zu Tyrosin umgewandelt werden, sodass der Phenylalaninspiegel im Blut in Abhängigkeit von der Eiweißzufuhr meist über 20 mg/dl innerhalb von 10–14 Tagen postnatal ansteigt. Dadurch werden schwere, irreversible Gehirnschäden verursacht mit lokalen und diffusen Myelinisierungsstörungen. Zudem ist die Synthese von Katecholaminen als Neurotransmitter gehemmt.

Klinik (klassische Form – unbehandelt): Neugeborene und junge Säuglinge sind noch unauffällig, dann treten Erbrechen und Gedeihstörung auf (2.–4. Monat), progrediente geistige und motorische Entwicklungsverzögerung mit Unruhe, Übererregbarkeit und zerebrale Krampfanfälle. Ekzemartige Hautveränderungen und ein **auffallender Geruch** (durch Ausscheiden von Metaboliten des Phenylalanin über die Haut) können erste klinische Symptome darstellen. Helle Haut und „blondes" Haar sind Folge der Melaninsynthesestörung. Mit zunehmendem Alter entwickelt sich ein deutlicher Mikrozephalus, es kommt zu Hyperkinesien, extrapyramidalen Symptomen, Reizbarkeit, muskulärer Hypertonie mit Hyperreflexie, Krampfanfällen (gelegentlich auch Schluckstörungen) und progredienter Demenz. Auch Autoaggressionen sind bekannt.

Sonderformen: Neben der PKU gibt es mildere Erhöhungen des Phenylalanins bis 600 µmol/l (= 10 mg/dl). Sie sind nicht behandlungsbedürftig. Seit 2010 ist die Erkennung Tetrahydrobiopterin-responsiver Formen wichtig, da dieser Kofaktor der Phenylalaninhydroxylase als Medikament zur Verfügung steht.

Diagnostik: Die **Hyperphenylalaninämie** wird im Neugeborenen-Screening am 3. Lebenstag erfasst. Die quantitative Aminosäurebestimmung zeigt einen deutlich erhöhten Phenylalaninspiegel > 20 mg/dl (≙ 1200 µmol/l). Der physiologische Anstieg des Phenylalanins in den ersten Lebenstagen beläuft sich auf etwa 3 mg/dl (≙ 180 µmol/l).
Bei pathologischem Screeningtest werden Phenylalanin und Tyrosin quantitativ im Plasma gemessen. Durch den **Tetrahydrobiopterin-Belastungstest** (20 mg/kgKG), die Messung der Aktivität der Dihydropterinreduktase und die Messung der Pteridine im Urin lässt sich die biopterinabhängige Variante diagnostizieren (Coenzym der Phenylalaninhydroxylase). Bei jeder Hyperphenylalaninämie muss ein BH_4-Mangel ausgeschlossen werden (s.a. S. 743). Mutationsanalysen können einen Einblick in den Schweregrad geben.
Kriterien für die Diagnose der **klassischen PKU** sind:
- Plasma:
  - Phenylalaninspiegel > 20 mg/dl
  - normaler Tyrosinspiegel
  - normale Konzentration von Tetrahydrobiopterinmetaboliten

9 Stoffwechselstörungen

- vermehrte Ausscheidung von Stoffwechselprodukten des Phenylalanins im Urin (7-β-Phenylbrenztraubensäure, Hydroxyphenylessigsäure).

Die DNA-Analyse ist ebenfalls eine Möglichkeit zur Absicherung der Diagnose Phenylketonurie. Die Mutationsanalyse kann die verschiedenen Schweregrade und eine Tetrahydrobiopterinresponsivität differenzieren (prognostisch wichtig). Diese Methode eignet sich auch für die Pränataldiagnostik (Amniozentese, Chorionzottenbiopsie).

Durch DNA-Analyse kann die Diagnose (auch pränatal) bestätigt werden.

Therapie: Bei Phenylalaninwerten > 20 mg/dl (1200 μmol/l) wird sofort **Phenylalanin in der Ernährung erheblich reduziert** oder vorübergehend eliminiert, damit der Blutspiegel rasch abfällt. Hierfür stehen spezielle Phe-freie Milchzubereitungen zur Verfügung, die mit Tyrosin, Kohlenhydraten und Öl angereichert sind. Der regelmäßig zu messende Phenylalaninspiegel soll etwa bis zum Alter von 10 Jahren zwischen 1–4 mg/dl liegen, danach kann er bis 10 mg/dl und später sogar bis 20 mg/dl ansteigen. Werte **< 1 mg/dl** führen zu **Mangelsymptomen** (essenzielle Aminosäure!) mit Inappetenz, Erbrechen, ekzemartigen Hautveränderungen, Hypoglykämien und Gedeihstörungen. Der Phenylalaninspiegel ist im 1. Lebensjahr im 2–3-Wochenabstand zu kontrollieren; die klinische Untersuchung erfolgt etwa alle 3 Monate. Blutspiegelkontrollen sind auch im 2.–10. Lebensjahr im Abstand von 4 Wochen angezeigt. Der **Phenylalaninbedarf** ist individuell verschieden. Es gelten folgende Anhaltszahlen: Säuglinge 40–60 mg/kgKG/d, Kleinkinder 25–40 und ältere Kinder 20–30 mg/kgKG/d.

Therapie: Liegt der Phenylalaninspiegel > 20 mg/dl, so muss **Phenylalanin in der Ernährung reduziert** werden. Spezialmilchen stehen zur Verfügung. Die Phenylalaninwerte dürfen aber **nicht < 1 mg/dl** liegen, da sonst **Mangelerscheinungen** und **Gedeihstörungen** auftreten (essenzielle Aminosäure).

Die phenylalaninarme Diät wird ohne Altersbegrenzung eingehalten (die Rolle erhöhter Phenylalaninspiegel im Erwachsenenalter ist noch umstritten).

Die Diät wird ohne Altersbegrenzung eingehalten.

Prognose: Bei Frühdiagnose und guter diätetischer Einstellung ist die Prognose gut. Eine Ausnahme stellen die Tetrahydrobiopterin-Synthese-Defekte dar, die oft selbst bei früher Diagnose und Therapie zu progressiven neurologischen Störungen mit schweren Krämpfen führen.

Prognose: Bei konsequenter Diät gute Prognose (Ausnahme: Tetrahydrobiopterin-Synthese-Defekte, s. u.).

Maternale Hyperphenylalaninämie

Bei Schwangeren mit PKU, bei denen infolge nicht streng eingehaltener Diät der Phenylalaninspiegel hoch ist, kann es zum Spontanabort kommen. Die Neugeborenen weisen häufig eine erhebliche Retardierung bei Mikrozephalus auf, außerdem findet man gehäuft angeborene Herzfehler und Dysmorphien wie Augen-(Katarakte) und Skelettfehlbildungen (z.B. Syndaktylien, Gaumenspalten, Meningomyelozele), Epikanthus, breiter Nasenrücken, gering modellierte Ohren; Fehlbildungen am Magen-Darm-Trakt. Das Geburtsgewicht liegt meist unter 2500 g (**Phenylalanin-Embryopathie**). Frauen mit PKU müssen daher schon **vor** der **Konzeption** und **während** der **Schwangerschaft** eine streng phenylalaninarme Diät einhalten. Der Phenylalaninspiegel soll unter 6 mg/dl (360 μmol/l) während der gesamten Schwangerschaft liegen. Fehlbildungen und Intelligenzdefekte der Kinder sind abhängig von der Höhe des Phenylalaninspiegels bei der Mutter; ein bestimmter Grenzwert konnte aber bislang nicht eruiert werden.

Maternale Hyperphenylalaninämie

Bei hohen Phenylalaninspiegeln der Mutter kann eine **Phenylalanin-Embryopathie** entstehen (Mikrozephalus, geistige Retardierung, Augen- und Skelettmissbildungen, Epikanthus, angeborene Herzfehler, Geburtsgewicht < 2500 g). Frauen mit PKU müssen schon **vor** und **während** der Gravidität eine phenylalaninarme Diät einhalten.

Tyrosinämie Typ I (hepatorenal)

▶ **Definition.** Durch einen autosomal-rezessiv (Chromosom 15 q23 –q25) vererbten Defekt der Fumarylazetoazetase ist der Abbau von Tyrosin gestört, dadurch kommt es zum Anstau von Tyrosin und toxischen Metaboliten (z.B. Sukzinylazeton).

Tyrosinämie Typ I (hepatorenal)

▶ **Definition.**

Häufigkeit: Etwa 1 : 150 000 (?) (regional sehr unterschiedlich), z.B. Quebec (französische Bevölkerung) ca. 1 : 1900.

Häufigkeit: 1 : 150 000 (?).

Klinik: In den ersten Lebensmonaten kommt es zu progredienten Leberzellschäden mit Hepatosplenomegalie (Leberzirrhose), Hyperbilirubinämie, Anämie, Erbrechen, Diarrhö, krisenartigen Neuropathien bedingt durch eine Hemmung der Porphobilinogensynthese und einer Erhöhung von δ-Aminolävulinsäure sowie Tubulusfunktionsschäden mit Glukosurie, Hypoglykämie, Hyperaminoazidurie, erhöhter Phosphatausscheidung und schließlich renaler hypophosphatämischer Rachitis.

Klinik: Leberschäden entstehen schon im Säuglingsalter. Es kommt zu Erbrechen, Diarrhö, Tubulusfunktionsstörungen mit renaler Rachitis und Hypoglykämie.

Diagnostik: Die Blutspiegel von Tyrosin, Methionin und Phenylalanin sind erhöht. Im Urin werden Sukzinylazeton (auch im Blut), Phenylbrenztraubensäure und vermehrt phenolische Säuren ausgeschieden. Die Leberenzyme sind erhöht, ebenso das α-Fetoprotein. Die Blutgerinnung kann beeinträchtigt sein. Der Enzymdefekt ist im Leberbiopsat oder in Fibroblasten nachweisbar bzw. eine molekulargenetische Diagnose möglich. Eine pränatale Diagnose ist ebenfalls möglich.

Differenzialdiagnose: Erhöhte Tyrosinspiegel findet man auch bei Galaktosämie, Fruktoseintoleranz, Alkaptonurie und bei floriden Leberzellschäden aus anderer Ursache.

Therapie und Prognose: Eine kausale Therapie durch phenylalanin- und tyrosindefinierte Diät alleine ist nicht möglich, da die toxischen Metaboliten (v.a. Sukzinylazeton) weiterhin gebildet werden und zur Leberzellschädigung und -entartung führen (evtl. Lebertransplantation). Die Kinder verstarben im Alter von etwa 10 Jahren an Leberversagen oder hepatozellulären Karzinomen. Seit Anfang der 90er Jahre ist eine Therapie mit 2-(2-Nitro-4-Trifluoromethyl-Benzoyl)-1,3-Cyclohexadion (**NTBC**) möglich, wodurch die Entstehung der sehr toxischen pathologischen Stoffwechselprodukte (Fumarylazetoazetat, Sukzinylazetoazetat u.a.) gehemmt wird. Damit hat sich die Prognose verbessert.

9.4.2 Störungen des Stoffwechsels verzweigtkettiger Aminosäuren

Ahornsirupkrankheit

▶ **Synonym.** Maple syrup urine disease (MSUD), Leuzinose

▶ **Definition.** Leuzin, Isoleuzin und Valin werden durch den Defekt eines Multienzymkomplexes (Dehydrogenasen, Dekarboxylasen, Transalkylasen) nicht abgebaut. Es gibt viele Varianten in Manifestation und Verlauf der Erkrankung.

Pathogenese: Die oxidative Dekarboxylierung der verzweigten Ketonsäuren (diese entstehen nach Desaminierung aus Valin, Leuzin, Isoleuzin) ist unterschiedlich stark gestört. Die sich anstauenden Aminosäuren, Ketosäuren und ihre zahlreichen Zwischenprodukte hemmen andere Enzyme, sodass **Hypoglykämie, metabolische Azidose** und auch Störungen der Harnsäureausscheidung entstehen. Die Entwicklung des Zentralnervensystems ist beeinträchtigt. Auch viele andere Metaboliten der verzweigtkettigen Aminosäuren liegen erhöht vor (organische Azidurie s.S. 192), werden aber wegen meist fehlender Aminogruppen im Aminosäure-Screening nicht erfasst (gaschromatografische Methoden anwenden).

Häufigkeit: Etwa 1:150 000.

Klinik: Die Symptome treten schon in der 1. Lebenswoche auf, da die altersgemäße Proteinzufuhr nicht vertragen wird. Bei dieser **perakuten foudroyanten Verlaufsform** stehen zunehmende Apathie und Trinkschwäche, Opisthotonus, Wechsel zwischen Muskelhypotonie und -rigor, schrilles Aufschreien, Krampfanfälle und schließlich Koma im Vordergrund. Typisch ist ein würzig-süßlicher Uringeruch nach Maggi oder Curry. Wird die Diagnose nicht gestellt, sterben die Kinder in der 2.–3. Lebenswoche bzw. bei nichtfoudroyanten Verläufen innerhalb des 1. Lebensjahres. Die **intermediäre Variante** verläuft milder, es kommt zu einer z.T. schweren Entwicklungsverzögerung; vor allem bei gesteigertem Katabolismus oder nach Proteinzufuhr von über 1,5–2,0 g/kgKG/d kann es zu Stoffwechselentgleisungen mit Ketoazidose kommen. Die **intermittierende Variante** tritt nur bei starkem Katabolismus bzw. nach erheblicher Eiweißzufuhr in Erscheinung mit Ataxie, Krämpfen und Koma. In den akuten Phasen kann das Kind versterben. Außerhalb der Krisen sind die Patienten unauffällig. Die Eiweißzufuhr sollte bei diesen Kindern nicht über 1–1,5 g/kg/d (bzw. 25–40 mg/kg/Leuzinzufuhr) ansteigen. Die Differenzialdiagnose zum „azetonämischen Erbrechen" ist schwierig.

Diagnostik: Die verzweigtkettigen Aminosäuren und deren Hydroxy- und Ketosäuren sind im Plasma und im Urin erhöht. Es besteht eine metabolische Azidose mit großer Anionenlücke und Hypoglykämie. Die Enzymdefekte sind in Leukozyten, Fibroblasten sowie im Lebergewebe nachzuweisen. Die molekulargenetische Analyse bestätigt die Diagnose. Die pränatale Diagnose in Amnionzellen ist möglich. Bei der intermittierenden Verlaufsform liegen die verzweigtkettigen Aminosäuren außerhalb der Krisen im Normbereich.

Randnotiz: **Diagnostik:** Verzweigtkettige Aminosäuren, in Plasma und Urin erhöht, metabolische Azidose mit großer Anionenlücke und Hypoglykämie. Die Enzymdefekte sind in Leukozyten, Fibroblasten und Lebergewebe nachweisbar; die molekulargenetische Analyse bestätigt die Diagnose. Pränataldiagnostik möglich.

Therapie: Beim geringsten Verdacht ist **sofort** eine **klinische Einweisung** notwendig, jegliche Proteinzufuhr muss für 12–24 Stunden eingestellt werden. Weitere Sofortmaßnahmen bestehen im Ausgleich der Azidose und Behandlung der Hypoglykämie mit hohen Glukosedosen (evtl. mit Insulin 1 E / 3 g Glukose). Eine akute Entgiftung durch kontinuierliche arteriovenöse Hämofiltration kann notwendig sein. Die Leuzinkonzentration soll auf **<** 0,5 mmol/l gesenkt werden und in diesem Bereich konstant bleiben. Für die Langzeitbehandlung gibt es Aminosäurengemische, die keine verzweigtkettigen Aminosäuren enthalten. Die **Diät** muss **lebenslang** unter Überwachung der Blutspiegel dieser 3 Aminosäuren und ihrer Metaboliten eingehalten werden. Ein Therapieversuch mit Thiamin 5 mg/kg/d (Cofaktor) wird empfohlen.

Randnotiz: **Therapie:** Bei Verdacht wird jegliche Proteinzufuhr eingestellt, Azidoseausgleich sowie Hypoglykämiebehandlung mit hohen Glukosedosen sind erforderlich. Evtl. ist eine Hämofiltration notwendig, um den Leuzinwert rasch zu senken. Anschließend muss **lebenslange Diät** eingehalten werden unter Kontrolle der Blutspiegel der 3 Aminosäuren und ihrer Metaboliten.

Prognose: Bei früher Diagnose und Therapie überleben die Kinder und können sich psychomotorisch normal entwickeln, eine zerebrale Schädigung ist aber auch bei früher Diagnose möglich. Im Rahmen von Infekten kommt es oft rasch zu lebensbedrohlichen Stoffwechselentgleisungen (gilt auch für die intermittierende Form).

Randnotiz: **Prognose:** Auch bei früher Diagnose sind zerebrale Schäden möglich. Infekte lösen oft bedrohliche Stoffwechselentgleisungen aus.

▶ **Klinischer Fall.** Ein 4 Tage altes Neugeborenes (2650 g) wurde wegen Sepsisverdacht in die Klinik eingewiesen. Geburt und Schwangerschaft waren unauffällig. In den ersten 24 Stunden waren keine Besonderheiten zu beobachten, das Neugeborene wurde gestillt, trank aber zunehmend schlechter, wurde hypoton und „krampfbereit" auf Berührung. Zwischendurch fiel schrilles Schreien auf. Eine Lumbalpunktion ergab einen normalen Liquor cerebrospinalis. Bei Aufnahme bestand eine starke metabolische Azidose (pH = 7,15; pCO$_2$ = 20 mmHg; Basenexzess = -12,5 mmol/l), der Blutzucker lag bei 20 mg/dl. Nach Glukosegabe i. v., Ausgleich der Azidose und weiterer parenteraler Ernährung besserte sich der Zustand des Kindes, die Muskelhypotonie war jedoch noch ausgeprägt. Mit Beginn erneuter Milchernährung kam es wieder zu einer deutlichen Verschlechterung mit Azidose. Der Kinderkrankenschwester fiel ein eigenartiger Geruch aus dem Inkubator auf. Im Serum waren Leuzin und Valin stark erhöht. Noch bevor das Untersuchungsergebnis vorlag, wurde der Säugling (inzwischen 14 Tage alt) mit einer synthetischen Aminosäuremischung (ohne Leuzin/Valin/Isoleuzin) ernährt. Der heute 22 Jahre alte Patient ist zerebral geschädigt. (In Deutschland existierte kein generelles Screening auf MSUD in der Neugeborenenperiode.)

Organoazidopathien

▶ **Definition.** Organoazidurien resultieren u. a. aus einem gestörten Abbau der verzweigtkettigen Aminosäuren, nach deren irreversibler oxidativer Dekarboxylierung zahlreiche organische Säuren (Karbonsäuren) entstehen, die im Zitronensäurezyklus verstoffwechselt werden. Azetyl-CoA-Ester akkumulieren in den Mitochondrien.

Randnotiz: **Organoazidopathien** ▶ **Definition.**

Pathogenese: Neben der Störung im Aminosäuremetabolismus sind auch lang- und mittelkettige Fettsäuren sowie der Harnstoffzyklus betroffen. CoA-Derivate häufen sich an. Ketose und Hyperammonämie, gestörte Glukoneogenese durch Mangel an Azetyl-CoA, vermehrte Ausscheidung von Acylcarnitinen und damit sekundärer Carnitinmangel sowie gelegentlich Hyperurikämie lassen sich auf die verschiedenen Enzymdefekte zurückführen. Auch durch Coenzymmangel (z. B. Biotin) wird die Aktivität multipler Karboxylasen gehemmt, wodurch u. a. eine Laktatazidose entsteht. Diese organischen Säuren (metabolische Azidose) schädigen das ZNS direkt oder über die Hyperammonämie. **Propion-**, **Methylmalon-** und **Isovalerianazidämie** gehören zu den häufigsten Störungen, die rasch erkannt werden müssen.

Randnotiz: **Pathogenese:** Durch verschiedene Enzym- und Coenzymdefekte ist der Abbau von Aminosäuren gestört; auch lang- und mittelkettige Fettsäuren und der Harnstoffzyklus können betroffen sein, sodass sich CoA-Derivate anhäufen. Ketose, Hyperammonämie, sekundärer Carnitinmangel und Laktatazidämie sind die Folgen, die zu Schädigungen des ZNS und anderer Organe führen.

Häufigkeit: > 1 : 6000 Lebendgeborene.

Klinik: Man kann 3 Formen unterscheiden:
- die **neonatale Form** (mit metabolischer Enzephalopathie bis zum Koma)
- die **chronisch intermittierende Form**, die sich bis ins junge Erwachsenenalter manifestieren kann mit rezidivierendem ketoazidotischem Koma und Krampfan-

Randnotiz: **Häufigkeit:** > 1 : 6000 Lebendgeborene. **Klinik:** Man unterscheidet 3 Formen:
- die **neonatale Form**
- die **chronisch intermittierende Form**
- die **chronisch progrediente Form.**

fällen sowie Erbrechen, ausgelöst durch proteinreiche Nahrung oder verstärkten Katabolismus
- die **chronisch progrediente Form** mit Gedeihstörung, progredienten neurologischen Symptomen, Anfällen und rezidivierenden Infekten und Erbrechen.

Das klinische Bild zeigt sich bei fast all diesen Verläufen ähnlich. Die Erkrankung beginnt in ca. 70 % der Fälle akut in der Neugeborenenperiode (später intermittierende sowie neurodegenerative Verläufe sind seltener). Den meisten dieser Störungen ist eine Vielzahl von Symptomen gemeinsam: Trinkunlust, intermittierendes oder rezidivierendes Erbrechen (gelegentlich schwallartig wie bei Pylorospasmus), Somnolenz, Apathie und Muskelhypotonie treten nach einem freien Intervall von einigen Tagen (gelegentlich auch Wochen) nach der Geburt auf. Es folgen eine schwere metabolische Azidose (und Ketose), Elektrolytentgleisung, Hypoglykämie, Leuko- und Thrombozytopenie, megaloblastische Anämie, Neutropenie, bei **Isovalerianazidämie** und **Propionazidämie** auch eigenartiger stechender Geruch nach Schweiß, schließlich Krampfanfälle und Koma. Die Ausprägung der klinischen Symptomatik hängt auch von der noch vorhandenen Restaktivität der Enzyme und Kofaktoren (Vitamin B_1, B_{12}, Biotin u.a.) ab. Wenn die akut gefährdeten jungen Säuglinge nur mit Glukoseinfusionen behandelt werden, also ohne Eiweiß, tritt Besserung ein. Nach Umsetzen auf Milch kehren die gleichen Symptome wieder. Häufig sind auch erythemartige Hautveränderungen oder solche wie bei Acrodermatitis enteropathica zu sehen, manchmal auch eine Alopezie – diese sind allerdings oft iatrogen durch zu lange bzw. zu strenge Eiweißrestriktion bedingt. Staphylokokken- und Soorinfektionen treten infolge einer gestörten Immunabwehr bei einem Teil der Patienten gehäuft auf. Die ohne Therapie Überlebenden sind oft minderwüchsig sowie psychomotorisch retardiert und können an einer Osteoporose leiden.

Diagnostik: Sie umfasst folgende Untersuchungen: Blutgasanalyse, Elektrolyte, Glukose, Ammoniak, Laktat, Pyruvat, Alanin, Ketonkörper im Urin, Berechnung der Anionenlücke, dazu Bestimmung der Aminosäuren im Urin und Blut; Blutbild; Acylcarnitinprofil im Plasma/Trockenblut, gaschromatografisch-massenspektrometrische Untersuchungen des Urins zur Identifizierung der organischen Säuren (Karbonsäuren mit den Hauptmetaboliten). Die Diagnose wird enzymatisch und/oder molekulargenetisch gesichert. Die pränatale Diagnose aus Fruchtwasser und Chorionzotten (Enzymbestimmung) und/oder Molekulargenetik ist möglich.

Therapie: Schon beim Verdacht muss die Milchernährung sofort abgesetzt werden (nicht länger als 12–24 h); wenn sich das Kind von der metabolischen Entgleisung erholt hat, folgt ein langsamer Wiederaufbau der Milchnahrung unter Ermittlung der individuellen Eiweißtoleranz. Der restliche Eiweißbedarf wird mit speziellen Aminosäuremischungen, frei von Vorläufersubstanzen, gedeckt. In schweren Fällen ist eine Austauschtransfusion (oder Plasmapherese, kontinuierliche arteriovenöse Hämofiltration) erforderlich. Ein Behandlungsversuch mit Kofaktoren Biotin, Vitamin B_{12} (bei Methylmalonazidurie in hohen Dosen), Vitamin B_1 sowie Carnitin ist angezeigt.

Prognose: Sie ist vom Zeitpunkt des Therapiebeginns abhängig und insgesamt eher ernst, aber auch abhängig von der Art des Enzymdefektes bzw. des Verlaufs.

9.4.3 Störungen des Stoffwechsels schwefelhaltiger Aminosäuren

Homozystinurie (Hyperhomozysteinämie)

▶ **Definition.** Autosomal-rezessiv vererbter Zystathionin-β-Synthasedefekt (Chromosom 21 q22.3); Homozystein, ein Zwischenprodukt im Abbau des Methionins zu Zystein, kann nicht zu Zystathionin abgebaut werden und staut sich an. Homozystin ist das Disulfid von Homozystein, das vermehrt zu Methionin remethyliert wird.

Pathogenese: Man unterscheidet verschiedene Typen dieser Erkrankung, u.a. auch eine Vitamin-B_6-abhängige Form (etwa die Hälfte der Fälle). Der hohe Homozystinspiegel führt zu Endothelschäden mit früh einsetzender Arteriosklerose und Thromboembolien in Gehirn, Herz, Lungen und Nieren (Hypertonie!) sowie zu Stö-

---

Meist manifestiert sich die Störung akut schon in der Neugeborenenperiode. Den verschiedenen Störungen sind viele klinische Symptome gemeinsam: Trinkunlust, rezidivierendes Erbrechen, Somnolenz, Apathie, Muskelhypotonie, metabolische Azidose und Ketose, Elektrolyt- und Blutzuckerentgleisung (Hypoglykämie), Leuko- und Thrombopenien (bei **Isovalerian-** und **Propionazidämie** mit stechendem Schweißgeruch), schließlich Krampfanfälle und Koma. Die Ausprägung des klinischen Bildes hängt von der noch vorhandenen Restaktivität des Enzyms bzw. Co-enzyms ab. Häufig finden sich erythemartige Hautveränderungen. Auch die Immunabwehr kann gestört sein (gehäuft Staphylokokken- und Soorinfektionen).

Diagnostik: Analyse der Karbonsäuren und Aminosäuren im Urin sowie Blutgasanalyse, Elektrolyt-, Laktat-, Pyruvat-, Alanin-, Ammoniak- und Glukosebestimmung. Die Diagnose wird enzymatisch und/oder molekulargenetisch gesichert.

Therapie: Jegliche Proteinzufuhr ist zunächst einzustellen (nicht länger als 12–24 h), dann folgt ein langsamer Aufbau der Milchnahrung unter Ermittlung der Eiweißtoleranz. Die Behandlung mit Kofaktoren und Carnitin hat sich bei einigen Organoazidurien bewährt. In schweren Fällen ist evtl. eine Austauschtransfusion notwendig.

Prognose: Sie ist insgesamt eher ernst.

9.4.3 Störungen des Stoffwechsels schwefelhaltiger Aminosäuren

Homozystinurie (Hyperhomozysteinämie)

▶ **Definition.**

Pathogenese: Hohe Homozystinspiegel bewirken Endothelschädigungen mit Arteriosklerose und Thromboembolien, außerdem Hochwuchs durch Somatomedin-Aktivierung.

9 Stoffwechselstörungen

rungen im Kollagenaufbau und in Strukturproteinen. Zudem wird Somatomedin aktiviert, das zu Hochwuchs führt.

Häufigkeit: Etwa 1 : 50 000 bis 1 : 300 000 (regionale Schwankungen).

Klinik: Das Aussehen der Patienten ist ähnlich wie beim Marfan-Syndrom: Linsenektopie (Kugellinse), Arachnodaktylie, Trichter- oder Hühnerbrust, Hochwuchs. Weitere typische Befunde: Osteoporose mit Abflachung der Wirbelkörper, Verhaltensstörungen bei etwa 50–75 % der Betroffenen (schizophrenieähnlich), psychomotorischer Entwicklungsrückstand, livid gerötete Wangen, feines blondes Haar und vor allem **arterielle Thromboembolieneigung** (Beinvenenthrombosen). Zerebrale Anfälle können später hinzutreten.

Diagnostik: Der Nachweis des erhöhten Homozysteins (normal < 10 µmol/l) und Methionins im Serum (letzteres ist aber auch bei Leberkrankheiten, Fruktoseintoleranz, Galaktosämie und Tyrosinämie Typ I vermehrt) sowie eines Aktivitätsmangels des Enzyms Zystathionin-β-Synthase und eine Mutationsanalyse sichern die Diagnose. Die Schnellprobe nach Brand (Natriumnitroprussidprobe) zur Erfassung von Disulfiden ist positiv, aber nicht spezifisch auf Homozystinurie. Heterozygote können erfasst werden. Ein Schlüsselenzym des Methionin-Homozysteinstoffwechsels ist die 5,10-Methylentetrahydrofolatreduktase (MTHFR), dessen Polymorphismus molekulargenetisch analysiert werden kann (Risikoaussage für spätere kardiovaskuläre Krankheiten und ischämische Insulte schon im Kindesalter).
Pränatale Diagnose aus Chorionzotten auf Enzymbasis ist möglich.

Therapie: Patienten mit einer Restenzymaktivität sprechen auf individuelle Dosen (bis 1000 mg pro Tag!) von **Vitamin B$_6$** an (Pyridoxinhydrochlorid). Nach 8–10 Tagen fällt der hohe Homozysteinspiegel ab. Nicht auf Vitamin B$_6$ ansprechende Patienten werden mit methioninarmer Kost behandelt. Auch Betain und Folsäure (10 mg/d) werden eingesetzt, zur Thromboembolieprophylaxe Azetylsalizylsäure. Die Therapie muss bei beiden Homozystinurieformen lebenslang eingehalten werden, insbesondere um Thromboembolien zu vermeiden. Der Homozystinspiegel soll < 30 µmol/l liegen.

Prognose: Durch Normalisierung des Homozysteinspiegels wird die Thromboseneigung verringert. Auch bei späterer Diagnosestellung sollte die Therapie noch eingeleitet werden.

▶ **Klinischer Fall.** Ein 9-jähriger Junge mit asthenischem Habitus, hellblondem zartem Haar, Trichterbrust, „Krampfadern" und Hochwuchs von 143 cm (+ 8–9 cm), wurde wegen eines blutigen Urins eingewiesen. Er hatte zudem in seiner geistigen Leistungsfähigkeit (Schule) nachgelassen. Die Makrohämaturie gab Anlass zu einer umfangreichen Diagnostik, dabei fand sich ein thrombotischer Verschluss der rechten Nierenarterie mit schweren Veränderungen dieser Niere, sodass eine Nephrektomie notwendig war. Die weitere Untersuchung zeigte eine Linsenluxation beidseits. Die Befunde ließen den V. a. eine Homozystinurie aufkommen. Die Urinprobe nach Brand fiel positiv aus. Die quantitative Untersuchung von Homozystein und Methionin im Serum ergab stark erhöhte Werte. Nach einer hochdosierten Vitamin-B$_6$-Therapie sank der Homozysteinspiegel rasch ab (Vitamin-B$_6$-abhängige Form). Zur Thromboembolieprophylaxe nahm der Junge 1 Jahr lang Azetylsalizylsäure ein. Schon nach etwa 2 Monaten gaben die Eltern erfreut an, dass die schulischen Leistungen sich deutlich verbesserten. Thromboembolien traten nicht mehr auf. Der Junge hat später das Abitur abgelegt. Er steht auch als junger Mann noch in ambulanter Überwachung. Seine Endgröße beträgt 190 cm. Die Therapie wird fortgesetzt.

Zystinose

▶ **Definition.** Das schwerlösliche Zystin (Disulfid), das vor allem durch den Abbau von körpereigenem Protein entsteht, wird durch eine autosomal-rezessiv vererbte Membrantransportstörung lysosomaler Enzyme im RES gespeichert.

Pathogenese: Durch die Transportstörung staut sich Zystin in den Lysosomen an. Besonders betroffen sind Leber, Milz, Niere, Lymphknoten sowie Knochenmark, Kornea und Konjunktiven. Auch Leukozyten im peripheren Blut und Fibroblasten speichern Zystin. Durch die Nierenbeteiligung steht klinisch die **Fanconi-Debré-DeToni-Sequenz** (proximal tubuläres Syndrom, s. S. 421) im Vordergrund, später ist auch der distale Tubulus betroffen. Durch Störung der Rückresorption werden vermehrt

Wasser, Kalium, Bikarbonat, Aminosäuren, Glukose und Phosphat ausgeschieden; eine Vitamin-D-resistente Rachitis, ein ausgeprägter Minderwuchs und eine renale Azidose sind die Folgen. Im Verlauf der Erkrankung werden auch die Glomeruli zerstört. Eine **irreversible Nierenschädigung** mit interstitieller Fibrose und Sklerose führt schließlich zur Urämie. Die Pathogenese der Zystinose ist weiter unklar.

▶ **Merke.** Die Zystinose steht in keiner Beziehung zur Zystinurie (klinisch und pathogenetisch verschiedene Erkrankungen!).

Häufigkeit: 1 : 60 000. Die Inzidenz ist in Israel und in der Bretagne mit 1 : 20 000 am höchsten.

Klinik: Es gibt unterschiedliche Verlaufsformen. Die Symptome der **infantilen, nephrotischen Form** mit tubulärem Syndrom treten zwischen dem 3. und 6. Lebensmonat auf. Trinkunlust, Erbrechen, Gewichtsabnahme, Hepatosplenomegalie, Polydipsie und Polyurie (verminderte Wasserrückresorption im Tubulus), Dehydratation und Hypokaliämie sowie Pigmentmangel, der sich in auffallend hellblondem Haar zeigt und auch in der Retina findet (feinfleckige Pigmentierung), sind typisch. Die Kinder zeigen eine Photophobie durch Kornealäsionen, manchmal besteht auch eine Hypothyreose. Es gibt **milder verlaufende Formen**, bei denen die Patienten jahrelang unauffällig sind und das Wachstum nicht beeinträchtigt ist. Die Erkrankung schreitet dennoch langsam bis zur terminalen Niereninsuffizienz fort, während die **adulte** Verlaufsform (Zufallsdiagnose i. R. einer ophthalmologischen Untersuchung) benigne verläuft.

Diagnostik: Die Spaltlampenuntersuchung der Kornea zeigt kristalline Einschlüsse (Zystinkristalle), bei der Augenhintergrundspiegelung findet man eine Retinopathie bei Pigmentmangel. In Leukozyten, Fibroblasten, Knochenmark, Lymphknoten und Rektumschleimhaut lässt sich die starke Zystinspeicherung nachweisen. Außerdem sind die typischen biochemischen Befunde der Debré-DeToni-Fanconi-Sequenz vorhanden (s. S. 421). Die pränatale Diagnose ist möglich (Zystinmessung in Amnionzellen oder Chorionzotten).

Therapie und Prognose: Nur eine symptomatische Behandlung ist möglich. Hohe Vitamin-D-Dosen und Phosphat sind wegen der Vitamin-D-refraktären Rachitis erforderlich. Zysteamin, ein Sulfhydrylfänger, soll intrazelluläres Zystin vermindern und das Fortschreiten der Nierenschädigung bremsen. Zysteamin wird oral verabreicht, außerdem als Augentropfen gegen die kornealen Zystinablagerungen. Bei terminaler Niereninsuffizienz ist eine Hämodialysebehandlung bzw. Nierentransplantation erforderlich. Auch nach Transplantation ist eine Weiterbehandlung mit Zysteamin erforderlich. Die schwere infantile Form führt schon im 1. Lebensjahrzehnt zum Tod im terminalen Nierenversagen.

9.4.4 Weitere Störungen des Aminosäurestoffwechsels

Nichtketotische Hyperglyzinämie (NKH)

▶ **Definition.** Autosomal-rezessiv vererbter Stoffwechseldefekt mit Erhöhung der nichtessenziellen Aminosäure Glyzin im Blut, vor allem im Liquor cerebrospinalis (im Gegensatz zu Organazidurien ohne Ketose).

Häufigkeit: Die Erkrankung kommt in Nordfinnland (1:12 000) häufiger vor als in anderen Ländern der Welt.

Pathogenese: Der Umbau von Glyzin zu Serin und CO_2 ist in der Leber durch Ausfall eines komplexen mitochondrialen Enzymsystems gestört (Glyzin-Cleavage-System an der inneren Mitochondrienmembran). Die Erkrankung wird autosomal-rezessiv vererbt. Das im ZNS gebildete Glyzin gilt als Neurotransmitter bei hemmenden Synapsen. Hyperglyzinämie führt daher zu muskulärer Hypotonie und Hyporeflexie.

Klinik: Man kennt foudroyante Formen in der Neugeborenenperiode und protrahierte Verläufe. Trinkschwäche, Muskelhypotonie, die auch die Atemmuskulatur betrifft, schwere therapieresistente myoklonische Anfälle mit Singultus und zunehmende geistige Retardierung (Mikrozephalie) sind zu beobachten. Im EEG zeigt sich ein charakteristisches „Burst-Suppression"-Muster sowie später eine Hypsarrhythmie.

Diagnostik: Glyzin ist im Plasma, Urin und vor allem im Liquor erhöht (Serin dagegen meist erniedrigt). Die pränatale Diagnose ist nicht sicher möglich. (Cave: Erhöhte Glyzinkonzentrationen in Urin und Plasma findet man auch bei Methylmalonazidurie und Propionazidämie, gelegentlich unter Therapie mit Valproinsäure und im Neugeborenenalter.) Der **Glyzinquotient** Liquor/Plasma >0,06 (normal: < 0,04) ist ein wichtiger diagnostischer Befund.

Therapie und Prognose: Es gibt keine kausale Therapie. Glyzinfreie Ernährung ist erfolglos, da Glyzin rasch endogen aus Glukose gebildet wird. Versuche mit Benzoat, Diazepam und Strychnin als Inhibitoren der Glyzinrezeptoren an den Synapsen bringen bei leichteren Verlaufsformen Besserung. Der N-methyl-D-Aspartat-(NMDA-)Glutamatrezeptor kann durch Dextrometorphan geblockt werden; die Therapie befindet sich im experimentellen Stadium. Die Prognose hängt von der Verlaufsform ab. Die neonatale Form hat eine infauste Prognose mit kurzer Lebenserwartung.

Glutarazidurie Typ I

▶ **Definition.** Angeborene Störung im Abbau des Lysins, Hydroxylysins und Tryptophans aufgrund eines autosomal-rezessiv vererbten Defekts der Glutaryl-CoA-Dehydrogenase (Genlokus: 19 p13.2).

Pathogenese: Die genannten Aminosäuren verursachen durch ihre toxische Wirkung eine frontotemporale Gehirnatrophie und Schädigung der Basalganglien, vor allem des Striatums. Durch die Erweiterung des Subduralraums können schon Bagatelltraumen Brückenveneneinrisse verursachen und zu subduralen (und retinalen!) Hämatomen und später Hygromen führen.

Häufigkeit: 1 : 40 000. In der Bevölkerungsgruppe der Amish 1 : 480.

Klinik: Bei Geburt sind die Kinder unauffällig und entwickeln sich bis zum 2. Lebensjahr meist normal, jedoch fällt oft schon ein beschleunigtes Wachstum des Kopfumfanges auf (Makrozephalus bzw. perzentilenkreuzendes Kopfwachstum als führendes Symptom mit ungeklärter Pathogenese!). Im Alter zwischen 5 Monaten und 6 Jahren treten im Rahmen eines meist banalen Infektes schwere progrediente irreversible Dystonien, Schluck-, Sprach- und Sehstörungen sowie Dyskinesien, Krampfanfälle (in 20% der Fälle) und Muskelhypotonie auf (enzephalitische Krise). Akute Episoden (enzephalopathische Krise) mit Erbrechen, Ketose, Krampfanfällen (bis zum Koma) und Hepatosplenomegalie erinnern an das Reye-Syndrom; sie können tödlich enden. Retinablutungen bei 20–30% der Patienten. Sie zählen zu den schweren enzephalopathischen Stoffwechselkrankheiten.

Diagnostik: Episoden mit metabolischer Azidose, Ketose, Hypoglykämie sowie seltener auch Transaminasenerhöhung, verbunden mit den klinischen Symptomen, führen zur Verdachtsdiagnose. Im MRT sieht man eine frontotemporale Hirnatrophie mit Substanzverlust in den Stammganglien (Globus pallidus und Nucleus caudatus). Teilweise zeigen sich subdurale Hämatome oder Hygrome. Im Serum und Urin sind die Glutarsäurewerte und 3-Hydroxy-Glutarsäure erhöht (im Gegensatz zu Typ 2 mit 2-Hydroxy-Glutarsäureerhöhung). Diese Veränderungen lassen sich nur während der geschilderten Attacken nachweisen. Enzymmessungen in Leukozyten und Fibroblasten sowie Mutationsanalysen sichern die Diagnose. Die pränatale Diagnose (Chorionzottenbiopsie) ist möglich. Geschwister erkrankter Kinder sollten untersucht werden.

Differenzialdiagnose: Wegen der subduralen Hämatome oder Hygrome muss ein Schütteltrauma ausgeschlossen werden (hier findet man aber meist multifokale intrazerebrale Läsionen und ein Hirnödem).

Therapie: Die Notfalltherapie muss so rasch wie möglich einsetzen. Eine Diät mit niedrigem Eiweißgehalt (lysin- und tryptophanarm) wird empfohlen, außerdem

---

Diagnostik: Glyzinerhöhung im Plasma, Urin und Liquor cerebrospinalis. Der **Glyzinquotient** Liquor/Plasma > 0,06 (normal: < 0,04) ist ein wichtiger diagnostischer Befund.

Therapie und Prognose: Versuch mit Strychnin und Diazepam als Inhibitoren der Glyzinrezeptoren der Synapsen ist bei leichten Formen sinnvoll. Die neonatale Form hat eine infauste Prognose.

Glutarazidurie Typ I

▶ **Definition.**

Pathogenese: Durch toxische Wirkung der Aminosäuren kommt es zur frontotemporalen Hirnatrophie. Es besteht eine Neigung zu subduralen Hämatomen durch Erweiterung des Subduralraums.

Häufigkeit: 1 : 40 000.

Klinik: Bei Geburt sind die Kinder oft unauffällig. Erstes Symptom ist oft ein Makrozephalus, später entwickeln sich schwere Dystonien, Schluck-, Sprach-, Sehstörungen, Dyskinesien, Krampfanfälle und Muskelhypotonie. Nach Infekten oft akute Verschlechterungen mit Krämpfen, Erbrechen, Ketose, Koma (ähnlich dem Reye-Syndrom).

Diagnostik: Im MRT zeigt sich eine frontotemporale Atrophie mit Substanzverlust der Stammganglien, z. T. sieht man subdurale Hämatome/Hygrome. Hohe Glutarsäure in Serum und Urin (während akuter Episoden). Enzymbestimmung in Leukozyten und Fibroblasten sowie Mutationsanalysen sichern die Diagnose. Die pränatale Diagnose ist möglich. Geschwister erkrankter Kinder sollten untersucht werden.

Differenzialdiagnose: Wichtig ist die Abgrenzung vom Schütteltrauma (wegen der subduralen Hämatome).

Therapie: Eiweißarme Diät, hochdosiert Riboflavin und Carnitin (sekundärer Carnitinmangel) sowie GABA-Analogagabe.

9.4.5 Störungen des Harnstoffzyklus und Hyperammonämien

Allgemeines: Durch den Katabolismus der Aminosäuren und Purine/Pyrimidine entsteht freies, für das ZNS hochtoxisches Ammoniak, das im Harnstoffzyklus zu Stickstoff umgebaut und ausgeschieden wird. Hierfür sind 6 enzymatische Reaktionen erforderlich. Die Schlüsselsubstanz für den 1. Schritt ist Karbamylphosphat. Sind diese Enzyme unwirksam oder liegen Störungen des Transportmechanismus für Intermediärprodukte des Harnstoffzyklus oder für organische Säuren vor (s. S. 192), entsteht eine Hyperammonämie mit Serumspiegeln > 250 µg/dl (normal: < 75 µmol/l bzw. 130 µg/dl, im 1. Lebensmonat 80–120 µmol/l).

Häufigkeit: Etwa 1 : 20 000.

Ätiologie: Eine **Hyperammonämie** kann hervorgerufen werden durch:
- angeborene erbliche Störungen des Harnstoffzyklus
- Transportstörungen von Metaboliten aus dem Harnstoffzyklus
- organische Azidurien/Azidopathien (Mangel an Acetyl-CoA)
- transitorische Hyperammonämie des Neugeborenen (1.–5. Tag: 150 µmol/l (≙ 255 µg/dl)
- Reye-Syndrom und Medium-Chain-Acyl-CoA-Dehydrogenase-Mangel (MCAD)
- exzessive Eiweißzufuhr, gastrointestinale Blutungen (Ösophagusvarizen)
- Leberzirrhose im Terminalstadium, Coma hepaticum (z. B. Vergiftungen mit Knollenblätterpilz, Tetrachlorkohlenstoff, Aspirin, Infektionen)
- Behandlung mit Valproat (Propylpentansäure) oder Asparaginase
- kapillare Blutentnahmen führen häufig zu falsch hohen Werten (Gewebskonzentration 3- bis 10-mal höher als im Plasma!).

Bei jeder Hyperammonämie werden Glutaminsäure, Glutamin und Alanin als „NH_4-Fänger" vermehrt gebildet, ihre Kapazität ist aber begrenzt.

Klinik: Den verschiedenen Enzymdefekten sind viele Symptome gemeinsam. Bei den **neonatalen Manifestationen** fallen schon in den ersten Lebenstagen Trinkunlust, Erbrechen, Hyperpnoe, muskuläre Hypotonie (später Hypertonie) und Hyperreflexie auf, oft auch eine Lebervergrößerung. Ohne Behandlung kann es zu Krampfanfällen (Hirnödem) und schließlich zum Koma kommen. **Chronische Verlaufsformen**, die sich klinisch später manifestieren, gehen mit psychomotorischer Retardierung, Mikrozephalie, Schlaf-Wach-Umkehr und Spastizität einher. Die Hyperammonämie ist unterschiedlich stark ausgeprägt und auch abhängig von der Eiweißaufnahme. Bei der **Argininbernsteinsäurekrankheit** sind Tremor und Ataxie sowie Trichorrhexie (Knötchenbildung am Haarschaft mit verstärkter Haarbrüchigkeit) typische Symptome. Bei **OTC-Mangel** (Ornithintranskarbamylase, X-chromosomal vererbt, häufigster Harnstoffzyklusdefekt 1 : 14 000) findet sich vor allem eine Erhöhung der Orotsäure im Urin. Männliche Genträger erkranken schon in der Neugeborenenperiode schwer (mit Blutungen, auch Lungenblutungen aufgrund von Gerinnungsstörungen), heterozygote Mädchen zeigen unterschiedliche, meist leicht ausgeprägte Symptome. Sie verfügen entsprechend der Lyon-Hypothese über zwei Populationen von Leberzellen, nämlich eine mit normalem und eine mit defektem Enzym. Bei unreifen Neugeborenen kennt man die **transitorische Hyperammonämie** (Ammoniak > 250 µg/dl ≙ 147 µmol/l), die bei schneller Behandlung prognostisch günstig ist. Gefürchtet sind hyperammonische Krisen mit Somnolenz bis zum Koma, zerebralen Krämpfen, Hirnödem und Schockzeichen. Bei Neugeborenen und jungen Säuglingen werden starke Temperaturschwankungen beobachtet, sodass die Differenzialdiagnose zur Sepsis schwierig sein kann.

hohe Dosen von Riboflavin (200–300 mg/24 Std.) sowie Carnitin (20–100 mg/kgKG/24 Std.) wegen des sekundären Carnitinmangels. GABA-Analoga (z. B. Baclofen) sind wahrscheinlich wirksam. Vermeidung kataboler Stoffwechselkrisen!

Prognose: Wenn die Erkrankung vor der ersten klinischen Manifestation erkannt und behandelt wird, entwickeln sich die Kinder meist normal. Ist es bereits zu einer enzephalopathischen Krise gekommen, bleiben schwere neurologische Schäden zurück (Striatumnekrosen).

Diagnostik: Erhöhtes Blutammoniak, Ausscheidungsmuster der Aminosäuren und organischen Säuren sowie die erhöhte Orotsäure im Harn und die Blutgasanalyse (Azidose) tragen zur Diagnose bei (Abb. 9.9). Eine Störung im Harnstoffzyklus liegt wahrscheinlich vor, wenn bei normalem pH- und CO_2-Wert NH_4 erhöht ist. Einige Enzymdefekte (**Argininbernsteinsäurekrankheit, Argininämie**) können in Erythrozyten nachgewiesen werden, andere nur im Leberbiopsat.

Diagnostik: Sie umfasst Messungen des Blutammoniaks, der Aminosäuren (Blut und Urin) und organischen Säuren, der Orotsäure (Urin) sowie des Blutharnstoff-N (meist erniedrigt). Liegt eine Azidose vor, muss an eine Organoazidopathie gedacht werden; sind Blut-pH und -CO_2 bei erhöhtem NH_4 jedoch normal, handelt es sich wahrscheinlich um eine Störung im Harnstoffzyklus (Abb. 9.9). Karbamylphosphatsynthetasemangel und N-Azetylglutamat-Synthetasemangel sind nur im Leberbiopsat zu diagnostizieren, **Argininbernsteinsäurekrankheit** und **Argininämie** kann man auch durch Enzymmessungen in den Erythrozyten erfassen. Bei allen akuten Formen findet man eine Erhöhung der Transaminasen und Gerinnungsstörungen. Bei einigen Harnstoffzyklusstörungen ist die pränatale Diagnose (mit molekulargenetischen Methoden) möglich (z. B. OTC-Mangel, Zitrullinämie, Argininbernsteinsäurekrankheit).

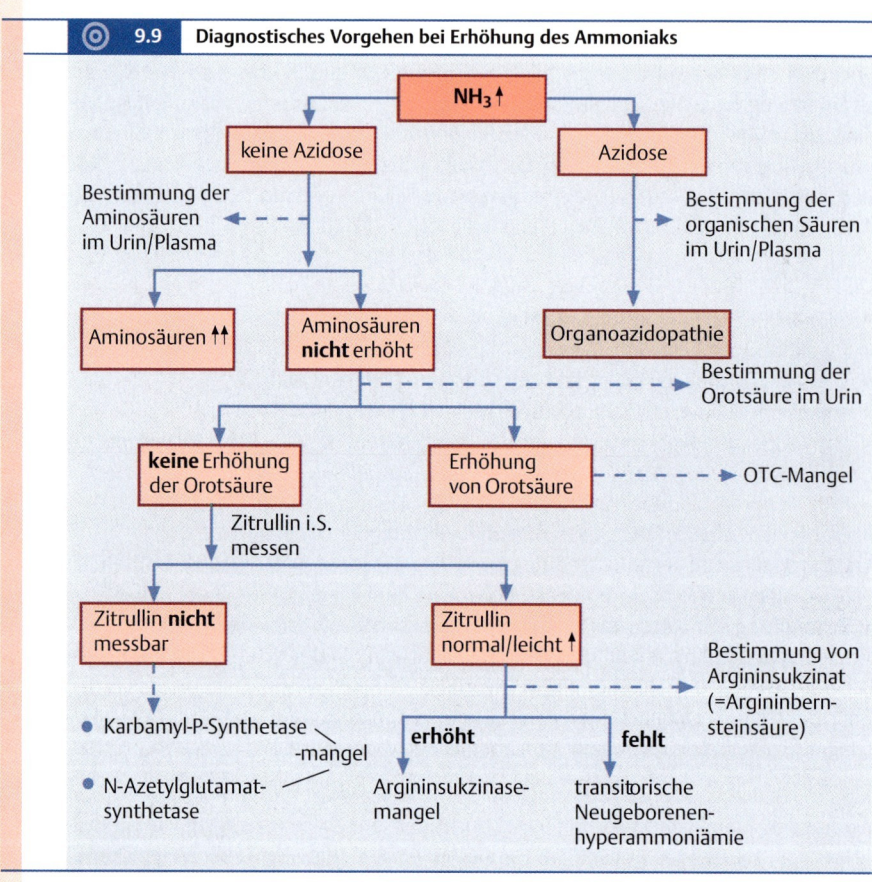

9.9 Diagnostisches Vorgehen bei Erhöhung des Ammoniaks

▶ **Merke.** Bei jeder unklaren Bewusstseinsstörung, jeder intermittierend auftretenden Ataxie sowie bei chronischem Erbrechen unklarer Ätiolgie muss Ammoniak im Blut gemessen werden. Bei jedem psychomotorischen Entwicklungsrückstand sind die Aminosäuren im Urin und Blut zu bestimmen!

Therapie: Sofortbehandlung: Liegt der Ammoniakwert > 500 µg/dl, darf kein Protein zugeführt werden, sondern nur 20%ige Glukose, L-Carnitin und Argininhydrochlorid zur Ammoniaksenkung; evtl. ist auch eine Peritoneal- bzw. Hämodialyse zur Entgiftung notwendig.

Zur **Langzeittherapie** dient Natriumbenzoat (ermöglicht die Ausscheidung von NH_3 über Hippuran). Die Proteinzufuhr ist zu beschränken. Spezielle Milchpräparate stehen zur Verfügung. Die diätetische Einstellung ist schwierig.

Therapie: Sofortbehandlung: Bei Ammoniakwerten > 500 µg/dl (≙ 290 µmol/l) wird sofort die Proteinzufuhr unterbrochen, die Kinder erhalten eine hochkalorische Ernährung durch Infusionen von Glukose 20 % (10 mg/kg/min), evtl. mit Insulin und Lipiden (1 g/kgKG/24 h), außerdem Infusionen von L-Carnitin und 1-Argininhydrochlorid (1–3 mmol/kgKG). Durch diese Maßnahmen soll der Ammoniakspiegel schnell gesenkt werden. Häufig ist auch eine Peritoneal- bzw. Hämodialyse zur extrakorporalen Entgiftung angezeigt, außerdem wird eine forcierte Diurese durchgeführt. Blutaustauschtransfusionen sind meist ineffektiv.

Zur **Langzeittherapie** wird Natriumbenzoat 250–500 mg/kgKG/d oral gegeben (auch Phenylbutyrat hat sich bewährt). Dadurch kann NH_3 über Hippuranbildung ausgeschieden werden; außerdem erfolgt eine Substitution von L-Arginin (200–400 mg/kgKG/d) oder L-Zitrullin und L-Carnitin (50–100 mg/kg/d). Die Proteinzufuhr ist mit 0,5–1,0 g/kgKG/d als natürliches Protein individuell limitiert, während essenzielle

Aminosäuren mittels spezieller Milchpräparate mit Spurenelementen und Vitaminen zugeführt werden. Die diätetische Einstellung ist schwierig. Patienten sollen einen Notfallausweis bei sich tragen! Interkurrente Infekte können zu schweren Stoffwechselentgleisungen führen (katabole Stoffwechsellage).

Prognose: Sie hängt ab von einer eventuell vorhandenen Restaktivität der Enzyme und damit auch von der Höhe und Dauer der Hyperammonämie. Bei einem mehrere Tage anhaltenden Koma, vor allem in der Neonatalperiode, ist die Prognose sehr ungünstig. Hier muss mit schweren neurologischen Schäden gerechnet werden. Mortalität 30–40% in den ersten Lebenstagen.

Prognose: Sie ist abhängig von der Höhe und Dauer der Hyperammonämie. Bei Hyperammonämie in der Neonatalperiode ist die Prognose ernst.

9.4.6 Störungen im Purin- und Pyrimidinstoffwechsel

Allgemeines: Zu den Purinderivaten zählen Adenin, Guanin, Hypoxanthin (Purinbasen) und die entsprechenden Nukleoside (Adenosin, Guanosin, Inosin). Pyrimidinbasen (Sechsring mit 2 N-Atomen) sind Zytosin, Uracil und Thymin, die entsprechenden Nukleoside Zytidin, Uridin und Thymidin. Die meisten Purinderivate werden über Hypoxanthin und Xanthin zu Harnsäure abgebaut. Stoffwechselstörungen in diesem System können zu einer **Hyperurikämie** mit Harnsäurewerten > 6,5 mg/dl (390 µmol/l) führen (z. B. Lesch-Nyhan-Syndrom, s. u.). Störungen im Purinstoffwechsel können aber auch zu **verminderten Harnsäurewerten** führen (z. B. die sehr seltene, autosomal-rezessiv vererbte **Xanthinurie** durch Nukleosidphosphorylasemangel). Erhöhte Harnsäurewerte sind auch durch eine Überproduktion von Harnsäure verursacht (zytostatische Therapie mit vermehrtem Zelluntergang, Hypoxie, Fruktoseintoleranz, Galaktosämie, Glykogenosen u. a.) sowie durch verminderte renale Ausscheidung (Gicht, diabetische Azidose, Alkoholgenuss, Laktatanstieg). Harnsäure ist im sauren Milieu schwer löslich und fällt in den Nierentubuli aus, sodass eine **obstruktive Uropathie** entsteht. Auch Arthropathien durch Kristallablagerungen in Gelenken werden beobachtet.

9.4.6 Störungen im Purin- und Pyrimidinstoffwechsel

Allgemeines: Purinderivate und deren Nukleoside werden über Hypoxanthin und Xanthin zur Harnsäure abgebaut. Störungen in diesem System können zu einer **Hyperurikämie** führen mit Harnsäurewerten > 6,5 mg/dl (z. B. Lesch-Nyhan-Syndrom, s. u.) oder mit **verminderten Harnsäurewerten** einhergehen (z. B. **Xanthinurie**). Eine Hyperurikämie kann auch durch Überproduktion (vermehrter Zelluntergang unter Zytostatikatherapie, Hypoxie u. a.) bzw. durch verminderte Ausscheidung von Harnsäure entstehen. Die Folge ist eine **obstruktive Uropathie**. Auch Arthropathien durch Kristallablagerungen in Gelenken werden beobachtet.

Lesch-Nyhan-Syndrom

▶ **Definition.** X-chromosomal-rezessiv vererbte Störung (Xq26 q-27.2) im Purinstoffwechsel durch unzureichende Funktion des Enzyms Hypoxanthin-Guanin-Phosphoribosyl-Transferase (HGPRT): Hyperurikämie und zentralnervöse Störungen (harnsäureinduzierte Enzephalopathie) sind die Folgen. Mutanten des Enzyms sind bekannt. Der Stoffwechseldefekt tritt nur bei Jungen (hemizygot) klinisch in Erscheinung, heterozygote Mädchen sind gesund, biochemisch jedoch zu erfassen. Auch ein partieller Enzymmangel (Kelley-Seegmiller-Syndrom) mit arthritischen Symptomen (leichte Form) ist bekannt.

Lesch-Nyhan-Syndrom

▶ **Definition.**

Pathogenese: Purinbasen, die aus Nukleosiden entstehen, werden reutilisiert. Beim HGPRT-Defekt ist die Bildung von GMP und Inosin-5-P aus Nukleosiden aber gehemmt. Die hemmende Wirkung dieser beiden Substrate auf die Purin-de-novo-Synthese entfällt, und es entstehen vermehrt Hypoxanthin, Xanthin und die schlecht lösliche Harnsäure. Die Funktionsstörungen des ZNS sind bislang nicht zu erklären (Störung der Nukleotidsynthese?).

Pathogenese: Beim HGPRT-Defekt führt die beschleunigte De-novo-Synthese von Purinen zur Hyperurikämie. Die Ursache der zentralnervösen Störungen ist bislang ungeklärt.

Häufigkeit: 1 : 300 000 Geburten.

Häufigkeit: 1 : 300 000 Geburten.

Klinik: Nach den ersten Lebensmonaten fallen zunehmend Ataxie und extrapyramidal choreoathetotische Bewegungsmuster mit Spastizität, Hyperreflexie und Retardierung der geistigen Entwicklung auf. Die Symptome verstärken sich besonders nach dem 1. Lebensjahr. Hinzu kommen Dysarthrie, manchmal Dysphagie und ein charakteristischer Drang zur **Automutilation**. Das selbstverstümmelnde Verhalten äußert sich durch Beißen in die Finger, Lippen, Wangenschleimhaut sowie Zerkratzen der Ohren und Nase. Die Patienten verspüren den Schmerz bei dieser Automutilation, später entwickelt sich auch eine Aggressivität gegenüber anderen (Abb. **9.10**). Die Patienten sind aber außerhalb ihrer aggressiven Phasen freundlich und angepasst. Bei älteren Kindern treten auch zerebrale Anfälle auf. Bei unzureichender Behandlung können Komplikationen der Hyperurikämie hinzukommen,

Klinik: Ataxie, Choreoathetosen, Spastizität und Dysarthrie treten vor allem nach dem 1. Lebensjahr deutlich hervor, typisch sind **Automutilation** und Aggressivität (Abb. **9.10**). Die geistige Entwicklung ist retardiert, später können zerebrale Anfälle auftreten.

Durch die Hyperurikämie bedingte Komplikationen können bei unzureichender Behandlung hinzukommen wie Gichtarthritis und Nephropathie mit Harnsteinen.

9.10 Lesch-Nyhan-Syndrom

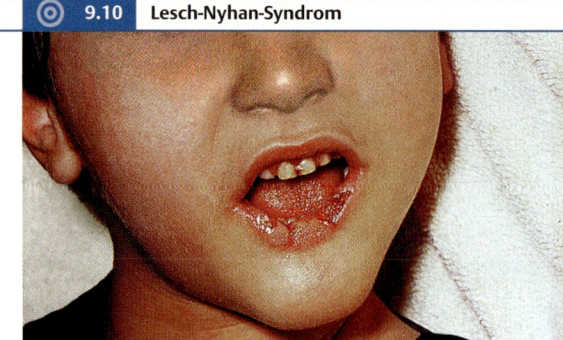

Im Kleinkindesalter beginnt der typische zwanghafte Drang zur Selbstverstümmelung (Automutilation) mit Beißen in die Finger, Lippen und Wangenschleimhaut. Das Bild zeigt die stark zerbissene Unterlippe des Patienten.

wie **Gichttophi**, schmerzhafte Gichtarthritis, fortschreitende Nephropathie mit Harnsteinen (bei älteren Kindern) und schließlich Nierenversagen.

Diagnostik: Der Harnsäurespiegel ist schon im Nabelschnurblut mit 10–12 mg/dl deutlich erhöht. Auch die Harnsäureausscheidung im Urin ist stark vermehrt, mit > 40 mg/kgKG/d (und die des Hypoxanthins). Bei einem Teil der Patienten besteht eine **megaloblastische Anämie** durch Folsäuremangel. HGPRT kann nicht oder nur mit einer Restaktivität in Fibroblasten, Erythrozyten und Gewebezellen nachgewiesen werden. Die molekulargenetische und pränatale Diagnose ist möglich.

Differenzialdiagnose: Die Differenzialdiagnose der **Hyperurikämie** umfasst neben primären Hyperurikämien (Lesch-Nyhan-Syndrom, Gicht) auch die **sekundären Formen**. Unter anderem **muss an folgende Ursachen der Harnsäureerhöhung gedacht werden**:
- Chemo-/Strahlentherapie maligner Tumoren (vermehrte Produktion von Harnsäure durch massive Zell-Lyse)
- Hungerzustände
- metabolisches Syndrom
- starke Gastroenteritis
- Morbus Down (gering ausgeprägte Hyperurikämie)
- diabetische Ketoazidose
- Alkoholintoxikation (Laktatanstieg hemmt die Harnsäureausscheidung, Bier enthält Purine)
- Glykogenose Typ I (verminderte Harnsäureausscheidung durch Laktatanstieg)

Therapie: Alle unternommenen Therapieversuche verhindern nicht die Progredienz und zerebrale Retardierung. Allopurinol (Xanthinoxidasehemmer; Dosierung 10 mg/kgKG/d in 3 Einzeldosen) verhindert die Nieren- und Gelenkkomplikationen. Es können unter der Therapie Xanthinsteine entstehen. Der Urin-pH soll im Neutralbereich liegen, dadurch ist die Harnsäure um das 10- bis 15fache besser löslich als im sauren Urin. Die Kinder sollen deshalb viel trinken. Um die Selbstverstümmelungen in Grenzen zu halten, müssen die Kinder oft an Armen und Händen fixiert und die Zahnreihen mit einer Kunststoffschutzkappe, die zum Essen herausgenommen wird, geschützt werden. Anfälle sind antikonvulsiv zu behandeln. Die neurologische Symptomatik kann versuchsweise mit Benzodiazepinen, Imipramin oder Levodopa behandelt werden. Eine purinarme Diät wird empfohlen.

9.4.7 Störungen im Hämpigmentstoffwechsel – Porphyrien im Kindesalter

▶ **Definition.** Es handelt sich um erbliche Erkrankungen durch Störungen im Pyrrolstoffwechsel (Hämbiosynthese), die klinisch mit Photodermatitis, viszeralen, neuropsychiatrischen und kardiovaskulären Störungen einhergehen.

Akute hepatische Porphyrien

Klinik: Es gibt verschiedene Typen mit klinisch ähnlichen Verläufen. Bei der seltenen autosomal-dominant vererbten **hereditären Koproporphyrie** wird vermehrt Koproporphyrin III im Stuhl und Urin ausgeschieden. Die Erkrankung verläuft ähnlich wie die akute **intermittierende Porphyrie**, die allerdings im Kindesalter nicht auftritt, sondern erst nach dem 18.–20. Lebensjahr. Symptome sind kolikartige Bauchschmerzen von wechselnder Dauer und Intensität, erhöhter Blutdruck, Kopfschmerzen, Tachykardie und Leukozytose (Differenzialdiagnose zur Appendizitis ist oft schwierig!), jedoch keine Hautveränderungen, aber evtl. mit Erbrechen. Neurologische Symptome sind uncharakteristisch, z. B. Schwächegefühl in den Gliedmaßen und „Nervosität", die Ursachen hierfür sind nicht bekannt.

Das sog. **Bronzebabysyndrom** (tritt bei Neugeborenen unter Lichtbestrahlung bei Hyperbilirubinämie auf) ist auch mit einer Störung des Porphyrinstoffwechsels verbunden; es handelt sich hier aber um eine sekundäre Porphyrie bei einer Cholestase mit erhöhtem Serumkupferspiegel.

Diagnostik: Die Ausscheidung von δ-Aminolävulinsäure und Porphobilinogen im Urin zwischen den Attacken oder auch zu Beginn einer akuten Krise ist erhöht. Die Enzymaktivitäten der Hämsynthese können in den Erythrozyten gemessen, die Diagnose molekulargenetisch bestätigt werden. Die Messung der Stuhlporphyrine ergibt vermehrt Koproporphyrin III.

Therapie: Eine kausale Therapie gibt es nicht. Glukokortikoide und Chlorpromazin sollen günstig wirken. Bei Erbrechen können Antiemetika verabreicht werden. Medikamente, die einen Schub auslösen können (z. B. auch Phenobarbital), müssen gemieden werden. Intravenöse Dextrosegabe (bis 300 g/24 h) in schweren Krisen wird empfohlen, auch Hämarginat (ca. 5 mg/kg/d) als Kurzinfusion über einige Tage.

Prognose: Sie ist abhängig von eventuell bestehenden Komplikationen. Neurologische Ausfallerscheinungen bilden sich oft nur langsam zurück.

Kongenitale erythropoetische Porphyrie (Morbus Günther)

Vererbung: Autosomal-rezessiv; umfasst ca. 1 % aller Porphyrien.

Klinik: Hautstellen, die der Sonne ausgesetzt sind, entwickeln intermittierend eine Urtikaria bzw. ein Erythem mit mäßigem Ödem und Blasen (**Photodermatose**). Die Hautsymptome erinnern an die Epidermolysis bullosa bzw. das Pemphigoid (s. S. 139). Hinzu kommt eine Anämie durch Hämolyse mit Splenomegalie. Im Verlauf der Erkrankung verfärben sich die Zähne rötlich. Chronische Hautveränderungen können im Abheilungsstadium Narben hinterlassen (vor allem an Fingern und Ohren). Die klinischen Symptome finden sich schon bei Kleinkindern; Neugeborene und Säuglinge entleeren evtl. roten Urin.

Diagnostik: Im Stuhl und Urin ist die Ausscheidung von Uroporphyrin I und Koproporphyrin I erhöht. Porphobilinogen und δ-Aminolävulinsäure (ALS) sind nicht erhöht. Der Urin färbt sich nach Lichteinwirkung rot bis violett.

Therapie: Bei akuten Attacken ist der Ausgleich eventueller Elektrolyt- und Wasserhaushaltsstörungen wichtig. Die Ernährung soll kohlenhydratreich und fettarm sein. **Infusionen mit Hämatin** (4 mg/kg alle 12 Std.) sollen sich bewährt haben; sie unterdrücken die ALS-Synthese. Bei photokutanen Symptomen ist Sonnenlicht zu meiden (Lichtschutzsalbe, β-Karotin, Retinolsäure). Die Behandlung muss möglichst früh einsetzen. Bei massiver Hämolyse ist die Splenektomie zu empfehlen!

Prognose: Der Tod tritt im jugendlichen Alter ein.

Leukozytose (DD: Appendizitis) stehen im Vordergrund. Uncharakteristische neurologische Symptome, Hautveränderungen fehlen.

Das sog. **Bronzebabysyndrom** ist durch eine sekundäre Porphyrie bei Cholestase mit erhöhtem Kupferspiegel bedingt.

Diagnostik: δ-Aminolävulinsäure und Porphobilinogen im Urin sind erhöht. Molekulargenetische Diagnose möglich. Im Stuhl ist Koproporphyrin III vermehrt.

Therapie: Glukokortikoide und Chlorpromazin sollen günstig wirken; es gibt keine kausale Therapie. Schubauslösende Medikamente müssen gemieden werden.

Prognose: Sie ist abhängig von bestehenden Komplikationen.

Kongenitale erythropoetische Porphyrie (Morbus Günther)

Vererbung: Autosomal-rezessiv.

Klinik: Auf sonnenexponierten Hautstellen entstehen Urtikaria mit Ödem, Erythem und Blasen. Hinzu kommt eine hämolytische Anämie mit Splenomegalie. Eine Rotfärbung der Zähne tritt später auf.

Diagnostik: Uroporphyrin I und Koproporphyrin I sind im Urin und Stuhl erhöht; der Urin färbt sich unter Licht rot.

Therapie: Im Schub sind Wasser- und Elektrolytverschiebungen auszugleichen; **Hämatin-Infusionen** sollen die ALS-Synthese unterdrücken. Lichtschutz ist wegen der Photodermatose erforderlich.

Prognose: Tod im jugendlichen Alter.

9.4 Kupferstoffwechsel

9.4.1 Morbus Wilson

▶ **Synonym.**

▶ **Definition.**

Klinik und Diagnostik: Bei Kindern treten meist zuerst **Symptome einer „chronischen Hepatitis"** auf, erst später **extrapyramidal-motorische Symptome**.

▶ **Merke.**

Diagnostische Hinweise sind der **Kayser-Fleischer-Kornealring** (Abb. **9.11**), vermindertes Coeruloplasmin und Kupfer im Serum und eine erhöhte Kupferausscheidung im Urin. Beweisend ist ein erhöhter Kupfergehalt in der Leber (**Biopsie**).

 9.11

Therapie: Mittel der Wahl ist **D-Penicillamin**. Alternativen sind Triethylentetraminhydrochlorid und Zinkazetat. Zusätzlich kupferarme Diät.

Prognose: Bei adäquater Therapie günstig.

9.5 Kupferstoffwechsel

9.5.1 Morbus Wilson

▶ **Synonym.** hepatolentikuläre Degeneration

▶ **Definition.** Eine autosomal-rezessiv vererbte Störung des Kupferstoffwechsels mit verminderter biliärer Kupferausscheidung und pathologischer **Kupferspeicherung in Leber**, **Stammganglien** und **Kornea** (Kayser-Fleischer-Kornealring). Zugrunde liegt ein Defekt des Kupfertransportproteins **ATPase 7B** der Leberzellmembran (Gendefekt auf Chromosom 13).

Klinik und Diagnostik: Eine Manifestation vor dem 6. Lebensjahr ist selten. Bei Kindern kommt es zuerst zu **Symptomen der „chronischen Hepatitis"** mit Hepatosplenomegalie und Ösophagusvarizen, zu unklaren Fieberschüben mit Ikterus (Hämolyse) und Koliken. Erst später (nach dem 10. Lj.) treten **extrapyramidal-motorische Bewegungsstörungen** (Choreoathetose, Dystonie, Tremor, Rigor) und psychopathologische Symptome (Verwirrtheit, Wesensänderung, Demenz) in den Vordergrund, bei rascher Progredienz kommen auch zerebrale Anfälle vor.

▶ **Merke.** Bei unklarer Lebersymptomatik im Kindesalter sollte ein Morbus Wilson ausgeschlossen werden.

Hinweise auf die Diagnose sind der **Kayser-Fleischer-Kornealring**, der am besten mittels Spaltlampe nachgewiesen wird (Abb. **9.11**), verminderte Serumwerte von Coeruloplasmin und Kupfer sowie eine erhöhte Kupferausscheidung im Urin. Beweisend ist ein **erhöhter Kupfergehalt in der Leber (Biopsie)**.

9.11 **Kayser-Fleischer-Kornealring (Pfeil) bei Morbus Wilson**

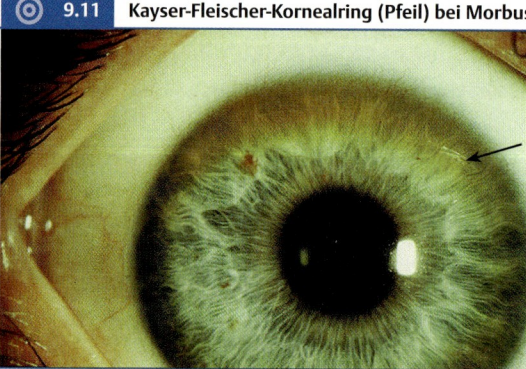

(mit freundl. Genehmigung von Prof. Ruprecht, Homburg/Saar)

Therapie: Mittel der Wahl ist **D-Penicillamin**, das als Chelatbildner freies Kupfer im Serum bindet und die renale Kupferausscheidung fördert. Bei Unverträglichkeit kann alternativ das nebenwirkungsärmere Triethylentetraminhydrochlorid (Trientine) eingesetzt werden. Zinkazetat bewirkt ebenfalls eine erhöhte Kupferausscheidung (vermindert die intestinale Kupferresorption), ist aber aufgrund des langsamen Wirkungseintritts für die schnelle Entkupferung intial nicht geeignet. Eine zusätzliche kupferarme Diät (keine Innereien, Nüsse, Kakao, Schalentiere) unterstützt die medikamentöse Behandlung.

Prognose: Bei erfolgreicher (lebenslanger) Therapie ist die Lebenserwartung kaum beeinträchtigt. Bei fortgeschrittener Leberzellschädigung kann eine Lebertransplantation notwendig werden. ZNS-Symptome sind meist nur schlecht reversibel.

10 Endokrinologie, Wachstumsstörungen und Diabetologie

10.1 Erkrankungen der Schilddrüse 203
10.2 Erkrankungen der Nebenschilddrüsen 213
10.3 Pubertät 215
10.4 Störungen der Geschlechtsentwicklung 220
10.5 Erkrankungen der Nebennierenrinde 222
10.6 Hypophyse – Folgeerkrankungen bei gestörter Hormonproduktion 229
10.7 Leitsymptom Wachstumsstörung 231
10.8 Diabetes mellitus 234

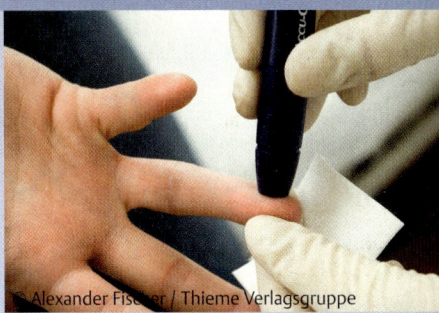

10.1 Erkrankungen der Schilddrüse

10.1.1 Funktionelle Entwicklung und diaplazentare Wechselbeziehungen

Fetale Schilddrüsenfunktion: Physiologischerweise steigt die Thyroxinkonzentration im fetalen Blut ab 20. SSW bis zur Geburt stetig an. Frühgeborene haben daher niedrigere Thyroxinblutspiegel als Reifgeborene. TSH steigt bis zur 20. SSW konstant an und fällt am Ende der Schwangerschaft leicht ab. Im TSH-Screening (s. u.) gelten demnach für Früh- und Reifgeborene gleiche Normwerte.

Die fetale Achse Hypothalamus–Hypophyse–Schilddrüse funktioniert autonom und völlig unabhängig von der mütterlichen Schilddrüsenfunktion. In keiner Phase der Schwangerschaft besteht eine Korrelation zwischen mütterlichen und fetalen Serumkonzentrationen von TSH oder Schilddrüsenhormonen.

Die fetale Schilddrüsenfunktion unterliegt erst ab der 2. Schwangerschaftshälfte den hypophysären und hypothalamischen Steuermechanismen.

▶ **Merke.** Der Fetus ist auf seine eigene Hormonproduktion angewiesen. Schilddrüsenhormone passieren nur in geringen Mengen die Plazenta. Nur bei Hypothyreose ist der Transfer von mütterlichen Hormonen zum Fetus erhöht.

Schilddrüsenhormone passieren nur in geringen Mengen die Plazenta. Es ist nicht möglich, durch Verabreichung von Thyroxin (L-T_4) an die Mutter eine Hypothyreose des Fetus zu verhindern oder zu behandeln. Andererseits führt eine Hyperthyroxinämie der Mutter, z. B. bei Überdosierung von L-T_4, nicht zur Hyperthyreose des Fetus. Ein guter **diaplazentarer Transfer** besteht aber für Jod, Thyreostatika, Propranolol und Schilddrüsenantikörper.

Fetale Schilddrüsenfunktion: Die T_4-Konzentration ist vom Gestationsalter abhängig und steigt physiologischerweise bis zur Geburt stetig an.

Fetale und mütterliche Schilddrüsenfunktion sind voneinander unabhängig.

▶ **Merke.**

Plazentarer Tansfer besteht für Jod, Thyreostatika, Propranolol und Schilddrüsenantikörper, nicht aber für TSH und nur in geringen Mengen für Schilddrüsenhormone.

10.1 Neugeborenes mit Jodmangelstruma

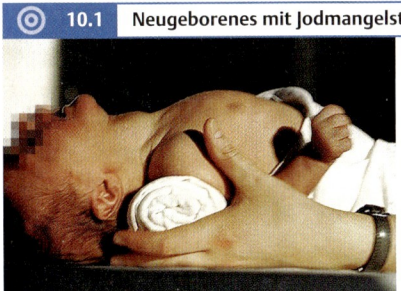

Neugeborenes mit stark ausgeprägter diffuser hypothyreoter Jodmangelstruma, die infolge trachealer Einengung zu Atemnot führte. Muskelhypotonie, Apathie und Trinkschwierigkeiten waren Hinweise auf die hypothyreote Stoffwechsellage.

10.1

Jodmangel der Mutter bedeutet daher auch Jodmangel des Fetus mit Gefahr der Entwicklung einer **Jodmangelstruma** (Abb. **10.1**). **Schwangere müssen daher ausreichend Jod erhalten** (200 μg/d als Jodid). Diese physiologischen Joddosen sind für das Kind notwendig und absolut ungefährlich. Die Behandlung der Schwangeren bei vorzeitigem Blasensprung mit jodhaltigen Vaginalspüllösungen oder die Verwendung jodhaltiger Kontrastmittel kann jedoch infolge der zu großen Jodmengen zur Hemmung der kindlichen Schilddrüsenfunktion und damit zur Hypothyreose führen (**Wolff-Chaikoff-Effekt**). Dieser Effekt ist auch bei äußerlicher Anwendung jod-

Jodmangel der Mutter bedeutet auch Jodmangel des Fetus mit der Gefahr einer **Jodmangelstruma** (Abb. **10.1**). Um diese zu vermeiden, ist eine ausreichende **Jodsubstitution an die Schwangere** (200 μg/d als Jodid) erforderlich.

haltiger Antiseptika bei Neugeborenen und Säuglingen zu bedenken (z. B. reichen bei einem 1000 g schweren Frühgeborenen 12,5 μg Jod zur Blockade der Schilddrüse aus).

Thyreostatika überschreiten die Plazenta und können dosisabhängig auch zur Hemmung der fetalen Schilddrüsenfunktion führen. Die niedrig dosierte thyreostatische Therapie einer Mutter mit Morbus Basedow kann aber ohne Gefahr für das Kind fortgeführt werden.

Eine niedrig dosierte **thyreostatische Therapie** bei Hyperthyreose der Mutter kann ohne Risiken für das Kind fortgeführt werden.

10.1.2 Hypothyreose

▶ Definition.

▶ Definition. Unter Hypothyreose versteht man – unabhängig von der Ursache – jeden Zustand, bei dem der Organismus nicht in der Lage ist, den Bedarf an Schilddrüsenhormonen zu decken.

Einteilung: primäre, sekundäre und tertiäre Formen.

Häufigkeit: Die primäre angeborene Hypothyreose ist mit 1 : 3000 Neugeborenen sehr häufig.

Einteilung: Die Hypothyreosen werden eingeteilt in primäre (thyreogene), sekundäre (hypophysäre) und tertiäre (hypothalamische) Formen.

Häufigkeit: Die primäre Hypothyreose ist nach dem Diabetes mellitus die häufigste endokrine Störung (1 : 3000). Die sekundäre oder tertiäre Hypothyreose ist selten (1 : 100 000).

Primäre Hypothyreose

Ätiologie: Ca. 80 % aller Fälle beruhen auf einer **angeborenen anatomischen Dysgenesie** (Ektopie, Athyreose, Dysplasie). Sie tritt sporadisch auf. Bei ca. 20 % liegt die Ursache in einer durch Enzymmangel verursachten **Synthesestörung** (= gestörte Funktion). Diese kann z. B. die Jodaufnahme, den Jodeinbau (**Pendred-Syndrom**) oder die Dejodierung betreffen und geht meist mit einer Kropfbildung einher. Bei den Synthesestörungen gelingt häufig der Nachweis des molekularen Defekts.
Die **erworbene** Hypothyreose entsteht bei **Autoimmunthyreopathie**, durch **schweren Jodmangel, Jodexzess**, jodhaltige Kontrastmittel oder diaplazentare Einflüsse (z. B. Thyreostatika, Schilddrüsenantikörper).

Primäre Hypothyreose

Ätiologie: Bei der primären (thyreogenen) Hypothyreose werden **angeborene** von **erworbenen Formen** unterschieden.
Bei ca. 80 % aller Fälle liegt eine **angeborene anatomische Dysgenesie** vor (Ektopie, Athyreose und Dysplasie). Die ektope Schilddrüse (z. B. am Zungengrund) als Folge eines gestörten Descensus thyreoideae bildet meist schon bei Geburt, gelegentlich auch erst im Kleinkind- oder Schuldkindalter, zu wenig Schilddrüsenhormon. Bei Athyreose bzw. Dysplasie der Schilddrüse fehlt die Schilddrüse ganz oder liegt nur rudimentär vor. Bei den Störungen der Schilddrüsenanlage konnten verschiedene Kandidatengene (z. B. TSHR, TTF1, PAX8) identifiziert werden. So führen unterschiedliche inaktivierende Mutationen des TSH-Rezeptor-Gens (TSHR) auf dem Chromosom 14q31 zu einer Hypothyreose, wobei die Schilddrüse sehr klein ist oder nicht angelegt erscheint. Bei rund 20 % liegt die Ursache in **Synthesestörungen** infolge Mangels an Enzymen, die den Aufbau der Schilddrüsenhormone aus Tyrosin und Jod bewerkstelligen. Sie werden autosomal-rezessiv vererbt und gehen i. d. R. mit einer Strumabildung einher. Bei den Synthesestörungen gelingt häufig der Nachweis des molekularen Defekts. Das **Pendred-Syndrom** ist durch den gestörten Jodeinbau in das Tyrosin und eine Innenohrschwerhörigkeit gekennzeichnet (Mutation im Pendrin-Gen).
Die häufigste **erworbene** primäre Hypothyreose ist heute die **Autoimmunthyreopathie**. Weitere Ursachen sind: Einnahme strumigener Substanzen (s. S. 212), **schwerer Jodmangel, Jodexzess** nach Gabe von jodhaltigen Antiseptika, jodhaltigen Kontrastmitteln oder **transplazentarem Übertritt** von Thyreostatika oder Schilddrüsenantikörpern. Nach Radiotherapie oder bei Krankheiten wie Zystinose oder Thalassämie kann die Schilddrüsenfunktion ebenfalls gestört sein.

Laborchemisch unterscheidet man noch eine **latente (subklinische) Hypothyreose** (TSH↑, fT_4 normal), deren Ursache sorgfältig geklärt werden muss.

Laborchemisch unterscheidet man noch eine **latente (subklinische) Hypothyreose** (TSH↑, fT_4 normal), deren Ursache sorgfältig geklärt werden muss (ca. 8 % aller übergewichtigen Kinder haben erhöhte TSH-Werte).

▶ Merke.

▶ Merke. Häufigste Ursache der primären angeborenen Hypothyreose ist die anatomische Dysgenesie, häufigste Ursache der primären erworbenen Hypothyreose ist die Autoimmunthyreopathie.

Klinik: Symptome des herabgesetzten Stoffwechsels zeigt Tab. **10.1**. Zunächst zeigen sich unspezifische Frühzeichen, bei allmählich progressivem Verlauf.

Klinik: Die Klinik der Hypothyreose (Tab. **10.1**) wird entscheidend von Zeitpunkt und Ausmaß des einsetzenden Hormonmangels geprägt. Abgesehen von der Athyreose, bei der bereits zum Zeitpunkt der Geburt Symptome vorliegen können, sind die Kinder in den ersten Tagen, manchmal auch in den ersten Wochen noch unauf-

10.1 Klinik der angeborenen Hypothyreose

Neugeborenes und Säugling

- verspäteter Geburtstermin, hohes Geburtsgewicht
- offene kleine Fontanelle (> 5 mm), Nabelhernie
- Makroglossie, tief sitzende Nasenwurzel (Abb. **10.3**)
- trockene und teigige Haut, spröde Haare
- krächzende Stimme

- Allgemeinsymptome durch den darniederliegenden Stoffwechsel:
- Trinkunlust, Erbrechen, Obstipation, dickes Abdomen
- Icterus prolongatus (> 14 Tage)
- marmorierte kühle Haut
- Hypotonie, Bradykardie
- ZNS: Muskelhypotonie, verlangsamte Reflexe, Bewegungsarmut, verlangsamte Psychomotorik, Apathie

Kleinkind und Schulkind, Pubertät*

- unbehandelt: psychomotorische und intellektuelle Retardierung (Abb. **10.3**)
- Sprachstörungen (gestörtes Wortverständnis, Agrammatismus, fehlende Sprachflüssigkeit)
- Perzeptionsstörungen (Störungen der Raumorientierung und der visomotorischen Koordination)
- hypodyname Antriebslage mit Stimmungslabilität und Störungen der sozialen Reifung mit Schwierigkeiten der Anpassung im Sozialverband
- neurologische Auffälligkeiten zeigen sich in einer allgemeinen Ungeschicklichkeit mit Störungen der Koordination, Feinmotorik und Ataxie, Intentionstremor als Ausdruck der bei fast allen Kindern vorhandenen Kleinhirnfunktionsausfälle
- Wachstumsstörungen (Kleinwuchs, Pubertas tarda, s. S. 219) und Skelettveränderungen (s. S. 206)

* typische Spätfolgen bei verspätet behandelter angeborener Hypothyreose (> 4 Wochen postnatal)

fällig und zeigen zunächst nur unspezifische Frühzeichen. Diese sind jedoch selbst für den erfahrenen Kinderarzt oft schwierig zu deuten.

Das ZNS reagiert in seiner kritischen Ausreifungsperiode (Fetalzeit und erste 3 Lebensmonate) besonders empfindlich auf Mangelzustände. Wird die Hypothyreose nicht innerhalb der ersten Lebenswochen erkannt und behandelt, kommt es zu einer schweren **psychomotorischen Retardierung** (Abb. **10.2**) mit neurologischen Befunden und Wachstumsstörungen.

Das **Skelett** reagiert sehr empfindlich auf Schilddrüsenhormon-Mangel-Zustände. Typisch, aber unspezifisch ist die verzögerte Knochenreifung (Abb. **10.4**).

Diagnostik: Um möglichst frühzeitig eine bestehende Hypothyreose diagnostizieren zu können, wird im Alter von 48–72 Stunden eine **Screening-Untersuchung** vorgenommen, die neben anderen Laborwerten TSH im Vollblut analysiert (s. S. 45).

Wird die Hypothyreose nicht innerhalb der ersten Lebenswochen erkannt und behandelt, kommt es zur schweren **psychomotorischen Retardierung** (Abb. **10.2**).

Mögliche **Skelettveränderungen** zeigt Abb. **10.4**.

Diagnostik: Screeningtest im Alter von 48–72 Stunden mit TSH-Bestimmung im Vollblut (s. S. 45).

10.2 Säugling mit angeborener Hypothyreose

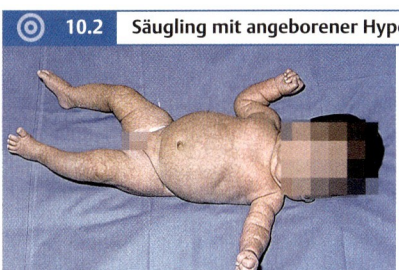

Bei dem 6 Monate alten Säugling imponiert eine verzögerte psychomotorische und statomotorische Entwicklung.

10.3 Hypothyreose bei Schilddrüsenektopie

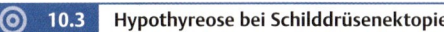

3-jähriger Junge mit typischer Fazies: ausdruckslose Mimik, Makroglossie, tief sitzende Nasenwurzel. Zudem Kleinwuchs, psychomotorische und statomotorische Retardierung.

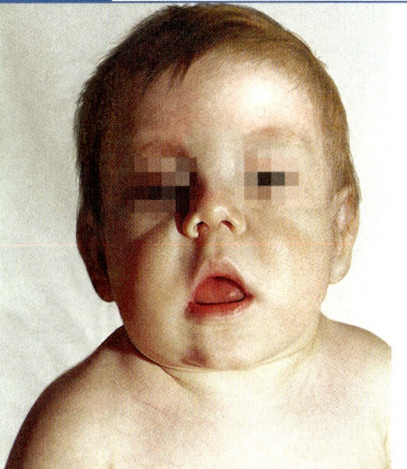

10.4 Skelettveränderungen bei Hypothyreose

- Handskelett, Knie- und Fußgelenk
- Hüftköpfe
- Wirbelkörper
- Schädel

verzögerte Knochenentwicklung (Abb. 10.4a)
epiphysäre Dysplasie (Abb. 10.4b; DD: Perthes)
Keilwirbel im LWS-Bereich
Sellavergrößerung, Schädelbasis verkürzt

a **Retardierte Skelettentwicklung** bei einem Neugeborenen mit Hypothyreose: Die proximale Tibiaepiphyse ist noch nicht angelegt.
b **Hüftgelenkveränderungen** bei Hypothyreose: Kleine, multizentrisch ossifizierte Epiphysen beidseits bei einem 2 Jahre alten Mädchen mit angeborener, spät behandelter Hypothyreose. Länger andauernder Mangel an Schilddrüsenhormon führt zu unregelmäßiger multizentrischer Verknöcherung der Hüftköpfe („Kretinhüfte" mit Watschelgang). Im Gegensatz zum Morbus Perthes sind beide Seiten betroffen.

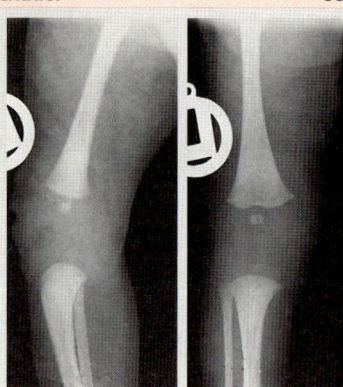
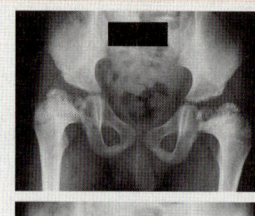
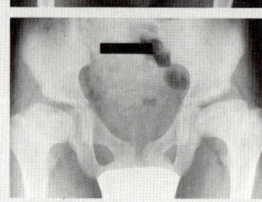

a
b

Vorgehen bei auffälligen Befunden: Im von Alter 3–7 Tagen Kontrollen bei TSH > 20 µU/ml.
- TSH **20–50 µU/ml:** zweite Probe mit Bestimmung von TSH
- TSH **> 50 µU/ml:** Serumanalyse (fT_4, fT_3, TSH, SD-Antikörper) und sofortige Therapie (50 µg L-Thyroxin).

Die TSH-Bestimmung ist auch schon im Nabelschnurblut möglich und aussagekräftig. Es gelten folgende Normalwerte: Nabelschnurblut < 50 µU/ml, 3.–7. Lebenstag < 20 µU/ml und ab 7. Lebenstag < 10 µU/ml.

Vorgehen bei auffälligen Befunden: Bei Kindern im Alter von 3–7 Tagen müssen Befunde ab 20 µU/ml kontrolliert werden.
Bei TSH-Werten im Bereich **20–50 µU/ml** wird eine zweite Probe angefordert. Liegt der Kontrollwert im Normbereich, hat das Kind keine primäre Hypothyreose.
Bei TSH-Werten in der ersten Probe über **50 µU/ml** wird eine Serumanalyse mit Bestimmung von TSH, fT_4, fT_3 und Antikörpern veranlasst. Liegen die Befunde bereits am nächsten Tag vor, kann bis dahin abgewartet werden, andernfalls muss sofort mit der Behandlung begonnen werden (50 µg $L-T_4$ als einmalige Morgendosis; Dosis bei Früh- und Mangelgeborenen ca. 10 µg $L-T_4$ pro kgKG/d)

▶ **Merke.**

▶ **Merke.** Die primäre Hypothyreose ist durch **erhöhtes TSH** und **erniedrigte Schilddrüsenhormone** (T_3, T_4 bzw. fT_3, fT_4) definiert, wobei auf die Altersabhängigkeit der Normbereiche zu achten ist.

Der TRH-Test ist nicht erforderlich.

Der TRH-Test (Stimulierung mit 1 µg TRH/kgKG i. v.) ist zur Diagnosesicherung der primären Hypothyreose nicht erforderlich. Er kann aber zur Differenzierung hypophysärer und hypothalamischer Ursachen herangezogen werden.

Die **isolierte TSH-Erhöhung** wird nicht behandelt, Verlaufskontrollen sind jedoch wichtig.

Bei einer **isolierten TSH-Erhöhung** und normalen Schilddrüsen-Hormonkonzentrationen muss nicht behandelt werden. Notwendig sind aber wöchentliche Verlaufskontrollen innerhalb des 1. Lebensmonats, um den Übergang in eine Hypothyreose nicht zu übersehen.

Die **Ursachenklärung** erfolgt mittels Labor, Röntgen und Sonografie (Tab. **10.2**).

Zur **Klärung der Ursache** können Laborbefunde in Verbindung mit bildgebenden Untersuchungen beitragen (Tab. **10.2**).

10.2 Ursachenklärung einer angeborenen primären Hypothyreose

Thyreoglobulin (Tg) i. S.	• **erniedrigt** bzw. fehlend: Hinweis auf Dysplasie oder Athyreose • **normal:** spricht gegen Dysplasie oder Athyreose • **erhöht:** spricht für Synthesestörung
Jodanalyse im Urin	• Jodkontamination? (bei jodinduzierter Hypothyreose kann schon nach 8–12 Wochen ein Auslassversuch zur Reevaluierung der Schilddrüsenfunktion erfolgen)
Schilddrüsenantikörper bei Mutter und Kind	• Autoimmunthyreopathie der Mutter • (plazentare Übertragung von Schilddrüsenantikörpern)
Sonogramm der Schilddrüse	• orthotope oder ektope Schilddrüse? Struma? Echomuster?
Bestimmung des Knochenalters	• radiologisch: Einschätzung der pränatalen Auswirkungen des Hormonmangels durch Röntgenaufnahme des linken Kniegelenkes, Handaufnahmen werden erst ab dem 6. Lebensmonat aussagekräftig • (s. Abb. **10.4**, S. 206)
Molekulargenetik	• Anlagestörung (z. B. inaktivierende Mutation des TSHR-Gens)

Therapie der angeborenen Hypothyreose: Unabhängig von der Ursache erhalten Reifgeborene als **1-malige Tagesdosis** 50 µg L-Thyroxin. Bei Früh- und Mangelgeborenen beträgt die Initialdosis 25 µg L-Thyroxin pro Tag. Die weitere Dosierung richtet sich nach der klinischen Symptomatik und den Laborbefunden (wöchentliche Blutabnahmen bis TSH < 10 µU/ml). **Ziel der Therapie** ist die rasche Normalisierung der erhöhten TSH-Werte. Die Schilddrüsenhormonspiegel sollen in den oberen altersentsprechenden Normbereich gebracht werden.

Eine **stationäre Behandlung** ist nur bei Trinkschwierigkeiten, Erbrechen, Icterus prolongatus sowie bei Compliance- und Verständigungsschwierigkeiten der Eltern notwendig; ansonsten sind ambulante Kontrollen ausreichend.

Verlaufsparameter sind neben den klinischen Befunden (Körperlänge, Gewicht, Kopfumfang), Laborbefunde (TSH, fT_4), Begleiterkrankungen, Anomalien, Hörprüfungen (im Alter von 3 und 12 Monaten) und psychometrische Tests (Entwicklungstest im Alter von 2 Jahren; Intelligenztests mit 5 und 8 Jahren). Eine enge Zusammenarbeit mit einem pädiatrischen Endokrinologen (erste Vorstellung des Säuglings und Gespräch mit den Eltern innerhalb der ersten 3 Monate) ist notwendig. Im 1. und 2. Lebensjahr muss die Therapie alle 3 Monate kontrolliert werden.

Konnte die Diagnose primär nicht ausreichend gesichert werden, kann im Alter von 2 Jahren ein sog. **Auslassversuch** durchgeführt werden. Dabei wird $L\text{-}T_4$ abgesetzt und stattdessen für 3 Wochen auf $L\text{-}T_3$ (Thybon 20–40 µg/m^2) umgestellt. Danach erfolgt eine 1-wöchige Therapiepause und anschließend werden die Laborparameter kontrolliert (TSH, fT_4, fT_3). Zu diesem Zeitpunkt kann auch eine Schilddrüsenszintigrafie (vorzugsweise mit ^{123}Jod) zur Lokalisierung bzw. Typisierung des Defekts (DD: Athyreose, Zungengrundschilddrüse) durchgeführt werden. Sprechen die Untersuchungsergebnisse für eine eindeutige Hypothyreose, muss die Substitutionstherapie lebenslang fortgesetzt werden.

Prognose: Beginnt die Substitutionstherapie frühzeitig innerhalb der ersten Lebenswochen, kann mit einer normalen Entwicklung gerechnet werden. Bei späterem Therapiebeginn sind Spätfolgen (s. Tab. **10.1**) wahrscheinlich.

Therapie der erworbenen Hypothyreose: $L\text{-}T_4$ wird je nach Lebensalter substituiert, z. B. 3.–5. Lebensjahr: 50–75 µg/d; 6.–12. Lebensjahr: 75–100 µg/d; > 12. Lebensjahr: 150 µg/d.

Bei **latenter Hypothyreose** sollte eine Therapie mit $L\text{-}T_4$ erst bei TSH-Werten von > 10 µU/ml eingeleitet werden.

Sekundäre (hypophysäre) und tertiäre (hypothalamische) Hypothyreose

Den **angeborenen Formen** liegen genetisch bedingte Störungen zugrunde, die mit **isoliertem TSH- bzw. TRH-Mangel** einhergehen oder mit weiteren Hormonausfällen kombiniert sein können. Molekulargenetische Analysen zur Diagnosesicherung sind möglich. Kinder mit angeborenem TSH-Mangel infolge einer Mutation im β-TSH-Gen entwickeln in der Regel klinische Symptome wie bei einer primären Hypothyreose. Ein fehlender TSH-Nachweis im TSH-Screening sollte daher immer auch an diese Störung denken lassen. Die klinischen Symptome bei angeborenem TRH-Mangel sind leichter als bei angeborenem TSH-Mangel. Ursachen der **erworbenen** zentralen Hypothyreose sind Tumoren, Traumen oder Entzündungen.

Im TRH-Test kommt es bei der sekundären Form zu keinem, bei der tertiären Form zu einem normalen TSH-Anstieg.

10.1.3 Hyperthyreose

▶ **Definition.** Unter Hyperthyreose versteht man – unabhängig von den Ursachen – die klinischen Auswirkungen einer gesteigerten Produktion von Schilddrüsenhormonen.

Einteilung und Ätiologie: Häufigste Ursache einer Hyperthyreose im Kindesalter ist der **Morbus Basedow** mit ca. 1 : 5000 (s. u.), daneben kommen weitere seltenere Ursachen infrage (Tab. **10.3**).

Klinik: s. Tab. **10.4**.

10.3 Ursachen der Hyperthyreose

primäre (thyreoidale) Hyperthyreose	- **Autoimmunerkrankungen**
	  – Morbus Basedow
	  – Sonderform: Neugeborenenhyperthyreose
	  – Immunthyreoiditis Hashimoto
	- **nicht immunogene Ursachen**
	  – autonomes Adenom
	  – subakute De-Quervain-Thyreoiditis
	  – aktivierende TSH-Rezeptor-Mutation

sekundäre (hypophysäre) Hyperthyreose	- **HVL-Adenom** (chromophobe und basophile Zellen) mit TSH-Bildung - **T_3-Rezeptordefekt** (Schilddrüsenhormonresistenz)
ektope TSH-Bildung	- **Malignome** (z. B. Bronchial-, Chorion- oder Ovarialkarzinome)
Hyperthyreosis factitia	- **Jodid** (jodhaltige Medikamente), **Thyroxin**

10.4 Symptome und klinische Befunde der Hyperthyreose

Allgemeinsymptome durch gesteigerten Stoffwechsel	- Gewichtsabnahme - Haarausfall - Wärmeintoleranz - warme, feuchte Hände - beschleunigtes Längenwachstum
Psyche (häufig Frühsymptom)	- Verhaltensstörungen (Schule!) - Stimmungslabilität, Nervosität, Unruhe - Schlafstörungen
Muskulatur (häufig Frühsymptom)	- Muskelschwäche - leichte Ermüdbarkeit
ZNS	- feinschlägiger Tremor – gesteigerte Sehnenreflexe
Herz, Kreislauf	- Tachykardie, Herzklopfen - Rhythmusstörungen - Bluthochdruck mit hoher Amplitude - systolisches Herzgeräusch, Strömungsgeräusch über der Struma - sekundäre Enuresis nocturna
Verdauungstrakt	- Neigung zu Durchfällen (eher selten)

Diagnostik und Therapie: Tab. **10.5**.

Diagnostik und Therapie: Die wichtigsten Laborbefunde zur Differenzierung möglicher Ursachen und die jeweils erforderliche Therapie zeigt Tab. **10.5**.

10.5 Laborbefunde und Therapie bei Hyperthyreose

Ursache	Antikörper	T_3, T_4	TSH	TSH stimuliert	Therapie
Morbus Basedow	TRAK positiv	erhöht	supprimiert	supprimiert	Thyreostatika
autonomes Adenom	negativ	erhöht	supprimiert	supprimiert	Enukleation
TSH-produzierender HVL-Tumor	negativ	erhöht	erhöht	nicht stimulierbar TSH-α-Subunit erhöht	Operation
Schilddrüsenhormonresistenz	negativ	erhöht	erhöht	stimulierbar	β-Blocker, hochdosiert L-T_4, D-T_4
aktivierende Mutation des TSH-Rezeptors	negativ	erhöht	supprimiert	supprimiert	Thyreoidektomie

Morbus Basedow

Ätiologie und Pathogenese: Eine HLA-Assoziation ist bekannt. Viren und Stress gelten als Auslöser. Es kommt zu einer Störung der Suppressorzellen der Lymphozyten und **autonomen unkontrollierten Hormonproduktion.**

Morbus Basedow

Ätiologie und Pathogenese: Bekannt ist eine genetische Prädisposition: Assoziation mit HLA-B8, -A1, -DR3 sowie Assoziation mit CTLA-4-Gen (zytotoxisches T-Lymphozyten-Antigen 4) und PTPN22-Gen (Lymphoid-Tyrosin-Phosphatase). Virusinfektionen oder andere exogene Faktoren (Stress) können als Auslöser wirken und

10.1 Erkrankungen der Schilddrüse

zum Versagen der Lymphozyten-Suppressorzellen führen. Die gesteigerte Stimulation des Schilddrüsengewebes durch Immunglobuline (IgG) führt zu einer autonom unkontrollierten Schilddrüsenhormonproduktion.
Eine Sonderform stellt die seltene Neugeborenen-Hyperthyreose dar (s.u.).

Häufigkeit: Der Morbus Basedow tritt in jedem Alter auf, wobei der Häufigkeitsgipfel in der Pubertät liegt. Mädchen sind 3–5-mal häufiger betroffen als Jungen.

Klinik: Obligat sind **Struma** und **Tachykardie**, eher selten ist ein **Exophthalmus** (**Merseburger Trias**). Frühsymptome der Hyperthyreose werden oft verkannt und äußern sich in unspezifischen Zeichen wie Unruhe, allgemeiner Mattigkeit mit Muskelschwäche, Schlafstörungen, sekundäres nächtliches Einnässen. Die Kinder fallen in der Schule wegen Verhaltensstörungen, Leistungsabfall, Verschlechterung des Schriftbildes (feinschlägiger Tremor) und Stimmungslabilität auf. Typisch ist eine Gewichtsabnahme trotz guten Appetits (s. auch Tab. **10.4**). Die Schilddrüse ist diffus vergrößert. Auskultatorisch hört man Strömungsgeräusche über der Struma. Tachykardie, erhöhte Blutdruckamplitude, manchmal auch Rhythmusstörungen, sind typische kardiale Befunde. Der **Exophthalmus** (Abb. **10.5**) ist bei Kindern, im Gegensatz zu Erwachsenen, meist nur leicht ausgeprägt und immer beidseitig (DD retrobulbärer Tumor mit einseitigem Exophthalmus). Durch Augenmuskelparesen können folgende Zeichen positiv werden: Dalrymple (Lidretraktion mit erweiterter Lidspalte), Graefe (Oberlid folgt Bulbus nicht beim Blick nach unten), Stellwag (seltener Lidschlag), Moebius (Konvergenzschwäche).

Häufigkeit: Mädchen sind ca. 3–5-mal häufiger betroffen. Häufigkeitsgipfel: Pubertät.

Klinik: Obligat sind: Struma, Tachykardie, eher selten Exophthalmus (**Merseburger Trias**).
Frühsymptome sind unspezifisch: Unruhe, Muskelschwäche, Verhaltensstörungen, Stimmungslabilität, Tremor (s. auch Tab. **10.4**).
Der beidseitige **Exophthalmus** (Abb. **10.5**) ist bei Kindern meist nur leicht ausgeprägt. Durch Augenmuskelparesen können Dalrymple-, Graefe-, Stellwag- und Moebius-Zeichen positiv werden.

10.5 Morbus Basedow

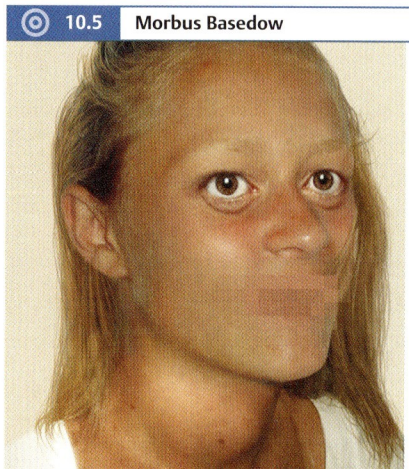

14-jähriges Mädchen mit Exophthalmus und Struma bei Morbus Basedow.

Diagnostik: TSH ist supprimiert und mit TRH nicht stimulierbar. **T$_4$** (fT$_4$) **und T$_3$** (fT$_3$) sind wie auch das **Thyreoglobulin** i.S. erhöht. Es gibt aber auch die isolierte T$_4$- bzw. T$_3$-Hyperthyreose. **Schilddrüsenantikörper** sind erhöht nachweisbar (TSH-Rezeptor-AK = TRAK; AK gegen thyreoidale Peroxidase = TPO-AK).

Therapie: Symptomatische Therapie mit **Thyreostatika**. Am häufigsten werden die **Thionamide** Thiamazol und Carbimazol verordnet, welche die thyreoidale Peroxidase und damit die Schilddrüsenhormonsynthese hemmen. **Na-Perchlorat** (Irenat) blockiert dagegen bereits die Jodaufnahme. Die Initialbehandlung erfolgt als Monotherapie.
Die **Kombinationstherapie mit Thyroxin** kann indiziert sein, wenn in schwereren Fällen höhere Dosen des Thyreostatikums zur vollständigen Blockierung der Schilddrüsenfunktion notwendig werden und dem Übergang in eine Hypothyreose vorgebeugt werden muss.
Bei sehr schwerem Bild mit ausgeprägter kardiovaskulärer Manifestation kann bis zum Wirkungseintritt der thyreostatischen Therapie ein **β-Blocker** wie Propranolol (1–2 mg/kgKG/d p.o.) eingesetzt werden.
Die **Initialdosis** von Thiamazol beträgt 0,3–0,5 mg/kgKG; bei Carbimazol ist sie mit 0,5–0,7 mg/kgKG etwas höher, da es in Thiamazol umgewandelt wird. Bei Erreichen einer euthyreoten Stoffwechsellage nach 4 Wochen erfolgt eine schrittweise Dosisreduktion, bis die individuelle **Erhaltungsdosis** erreicht ist (Carbimazol: 0,3–0,5 mg/kgKG, Thiamazol: 0,2–0,4 mg/kgKG).

Therapie: Thyreostatikagabe (Thiamazol oder Carbimazol). Die Monotherapie wird bevorzugt, da eine niedrigere Dosierung möglich ist.

Die **Kombinationstherapie mit Thyroxin** ermöglicht eine vollständige Blockierung der Hormonsynthese und soll die Entwicklung einer TSH-induzierten Struma vorbeugen. Zusätzliche Gabe eines **β-Blockers** wie Propranolol (1–2 mg/kgKG/d p.o.) bei ausgeprägter kardiovaskulärer Manifestation bis zum Wirkungseintritt der thyreostatischen Therapie.

Initialdosis: Carbimazol: 0,5–0,7 mg/kgKG, Thiamazol: 0,3–0,5 mg/kgKG. Schrittweise Reduktion nach 4 Wochen bis zur **Erhaltungsdosis**.

Die **Therapiedauer** sollte mindestens 1 Jahr betragen, danach kann ein Auslassversuch unternommen werden. Im Falle eines Rezidivs kann eine erneute medikamentöse Behandlung versucht werden.

Nebenwirkungen der Thyreostatika treten dosisabhängig auf (insgesamt in < 5 % der Fälle) und zeigen sich schon in den ersten Therapiemonaten. Am häufigsten sind Hautreaktionen, Arthralgien, Ödeme und gastrointestinale Symptome. Am folgenschwersten ist die Agranulozytose, die dosisunabhängig auftritt. Agranulozytose oder Neutropenie (< 1000/mm³) erfordern einen sofortigen Stopp der Medikation.

Eine **Operation (Strumektomie)** ist bei Kindern und Jugendlichen dann indiziert, wenn es zu Rezidiven kommt bzw. bei Unverträglichkeit der Medikamente oder mangelnder Compliance.

Eine Radiojodbehandlung (¹³¹J) wird bei Kindern und Jugendlichen in Deutschland nicht durchgeführt.

Prognose: Der Verlauf ist nicht vorhersehbar. Etwa ⅔ der Patienten entwickeln ein Rezidiv, insbesondere bei bereits präpubertärer Manifestation. Der Verlauf der AK-Titer ist prognostisch nicht aussagekräftig.

Neugeborenenhyperthyreose

Ätiologie und Häufigkeit: Es handelt sich fast immer um Kinder von **Müttern, die an Morbus Basedow erkrankt sind**. Die Funktionslage der Mutter kann dabei zum Zeitpunkt der Geburt und in der Schwangerschaft euthyreot sein. Entscheidend ist das Vorhandensein **plazentagängiger Immunglobuline**, welche von der Mutter auf den Fetus übergehen und die kindliche Schilddrüse übermäßig stimulieren. Allerdings ist nur ca. 1 % der Kinder betroffen.

Klinik: Bereits intrauterin können Tachykardien und eine Dystrophie auftreten. Beim Neugeborenen sind Tachykardie, Tachypnoe, Durchfälle, Übererregbarkeit, Gedeihstörung, Struma und Exophthalmus typisch.

Diagnostik: Die Laborparameter entsprechen denen bei Morbus Basedow (s. o.).

Therapie: Meist genügt die symptomatische Therapie mit Sedierung oder β-Blockern.

Prognose: In der Regel kommt es innerhalb einiger Monate – durch die HWZ der übertragenen Antikörper – zur Spontanheilung. In seltenen Fällen kann die Hyperthyreose auch persistieren.

10.1.4 Autoimmunthyreopathie (Thyreoiditis)

Chronische lymphozytäre Autoimmunthyreoiditis Hashimoto

Ätiologie und Pathogenese: Die Ätiologie der Autoimmunthyreopathien ist multifaktoriell (z. B. Umwelt, virale Infekte, Selenmangel, Stress) und folgt keinem spezifischen Vererbungsmuster. Für eine genetische Ursache sprechen die familiäre Häufung der Erkrankung, die Assoziation mit bestimmten HLA-Typen sowie das gehäufte Auftreten gemeinsam mit Autoimmunendokrinopathien wie dem Diabetes mellitus Typ I (s. S. 234).

Klinik: Bei vielen Patienten (42–90 %) findet man eine **Struma**. Ist die Stoffwechsellage hypothyreot (15–40 %), sind Zeichen einer **Hypothyreose** wie Müdigkeit, Obstipation, Antriebsarmut, Verschlechterung der schulischen Leistungen, Gewichtszunahme, Haarausfall und/oder Muskelschwäche vorhanden. Ein wichtiges Symptom der Hypothyreose ist ein **vermindertes Längenwachstum** bei Kindern. Bei der sehr seltenen Form mit einer Überfunktion der Schilddrüse stehen klinische Zeichen wie Unruhe, vermehrtes Schwitzen oder Gewichtsabnahme im Vordergrund.

Diagnostik: Abhängig vom Stadium sind laborchemisch alle Funktionszustände möglich. Es finden sich hohe Schilddrüsenantikörpertiter; TPO-AK sind meist höher als Tg-AK (Thyreoglobulin-AK). BSG, CRP und Leukozyten sind normal. Sonografisch zeigt sich ein diffuses echoarmes fleckiges Muster.

Therapie: Abhängig vom Funktionszustand gilt Tab. **10.6**.

10.1 Erkrankungen der Schilddrüse

10.6 Therapie der Hashimoto-Thyreoiditis

Funktionszustand	medikamentöse Therapie
Hyperthyreose	β-Blocker, selten Thyreostatika
Hypothyreose	L-Thyroxin
Euthyreose mit/ohne Struma	keine Therapie (keine Evidenz, ob L-T_4 die Struma beeinflusst)

▶ **Merke.** Jodapplikation in größeren Mengen kann den Prozess anheizen. Kortikoide sind nicht indiziert.

Subakute, nicht eitrige Thyreoiditis de Quervain

Ätiologie: Virusinfektionen (Mumps-, Coxsackie-, Adenoviren).

Klinik: Meist nach einer Virusinfektion (häufig Mumps) allgemeine Abgeschlagenheit, leichtes Fieber. Sehr schmerzhafte Vergrößerung der Schilddrüse mit Ausstrahlung in die Hals-, Ohren-, Zahn- und Hinterhauptregion. Initiale Hyperthyreose möglich, Augensymptome fehlen.

Diagnostik: BSG und CRP sind stark erhöht, keine Leukozytose, Antikörper sind nicht nachweisbar. T_3 und T_4 können anfangs erhöht sein, TSH ist dann supprimiert. Im **Szintigramm** stark verminderte Jodaufnahme.

Therapie: Antiphlogistische Medikamente und in schweren Fällen Kortikoide (hochdosiert) bringen rasche Schmerzlinderung.

Prognose: Meist völlige Ausheilung, mitunter aber wochenlanger Verlauf. Übergang in Morbus Basedow ist möglich.

Autonomes Adenom

Ätiologie: Einzelne Follikel entwickeln allmählich eine TSH-unabhängige autonome Funktion mit ungezügelter Bildung von T_3 und T_4. Immunologische Prozesse spielen keine Rolle.

Klinik: Als Lokalbefund imponiert entweder nur ein Solitärknoten oder eine diffuse Struma mit knotigen Veränderungen (Abb. **10.6a**). Keine Augenbefunde. Das klinische Bild variiert von Euthyreose bis zur schweren Hyperthyreose (toxisches Adenom).

Diagnostik: T_3 (evtl. isoliert) und T_4 erhöht, TSH supprimiert und mit TRH nicht stimulierbar. Kein Antikörpernachweis. Sonografisch und szintigrafisch lassen sich Knoten (warme bis heiße) nachweisen (Abb. **10.6b**).

Therapie: Chirurgische Entfernung des Adenoms.

Subakute, nicht eitrige Thyreoiditis de Quervain

Ätiologie: Virusinfektionen.

Klinik: Sehr schmerzhafte Struma mit Ausstrahlung in den HNO-Bereich.

Diagnostik: Entzündungsparameter (BSG, CRP) stark erhöht, T_3/T_4 evtl. anfangs erhöht, kein Antikörpernachweis.

Therapie: Antiphlogistika, Kortikoide.

Prognose: Meist völlige Ausheilung.

Autonomes Adenom

Ätiologie: Gutartiges, autonom funktionierendes Adenom mit ungezügelter Bildung von T_3 und T_4.

Klinik: Solitärknoten oder diffuse Struma mit knotigen Veränderungen (Abb. **10.6**).

Diagnostik: T_3/T_4 erhöht, TSH supprimiert.

Therapie: Resektion.

10.6 Knotenstruma bei autonomem Adenom

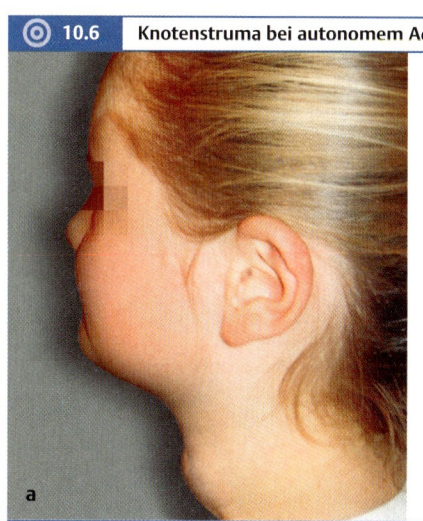
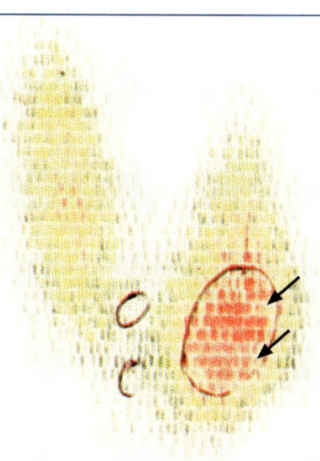

a   b

Sichtbarer Knoten (**a**) der insgesamt nur leicht vergrößerten Schilddrüse. Das Mädchen zeigt klinische Zeichen einer Hyperthyreose. Im Szintigramm (**b**) Darstellung eines heißen Knotens (Pfeile) (b aus: Reiser M, Kuhn FP, Debus J. Duale Reihe Radiologie. Thieme; 2011).

10.1.5 Euthyreote blande Struma

▶ **Definition.** Die über die Norm vergrößerte Schilddrüse wird als Struma (Kropf) bezeichnet. Es handelt sich um ein Symptom und keine Diagnose. Man unterscheidet die **diffuse** und die **knotige** Struma (Solitärknoten, multiple Knoten) sowie nach ihrer Funktion die **euthyreote**, **hypothyreote** und **hyperthyreote** Struma. Die nicht entzündete, nicht maligne, euthyreote, diffuse, nicht knotige Struma wird als **blande** Struma bezeichnet.

Ätiologie und Häufigkeit: Mehr als 90 % aller Schilddrüsenerkrankungen sind euthyreote Strumen, in Endemiegebieten sind bis zu 5 % der Kinder betroffen. Die häufigste Ursache ist heute wahrscheinlich bei uns die **Autoimmunthyreopathie** und nicht mehr der alimentäre **Jodmangel**. Des Weiteren kommen **strumigene Substanzen** (Goitrogene) wie z.B. Thiozyanate, Flavonoide, Phenolderivate, PCB (polychlorierte Biphenyle) und Sojamilch infrage.

Pathogenese: Das Wachstum der Schilddrüse wird durch TSH, Immunglobuline und lokale Wachstumsfaktoren stimuliert. TSH stimuliert die einzelnen Schritte der Schilddrüsenhormonsynthese und verursacht bei Hypothyreose eine Zellhypertrophie. Der intrathyreoidale Jodgehalt steuert in den Zellen der Schilddrüse Faktoren, die das Zellwachstum bei Jodmangel fördern (Hyperplasie) und bei ausreichender Jodversorgung im Gleichgewicht halten.

Klinik: Die Kinder sind klinisch unauffällig, bis auf eine Struma (s. Tab. **10.7**).

10.7	Klinische Gradeinteilung der Struma (nach WHO)
Stadium	**klinischer Befund**
0	keine Struma
I	tastbare Struma
Ia	auch bei zurückgebeugtem Hals ist keine Struma sichtbar, sondern nur zu tasten
Ib	tastbare Struma, die nur bei voll zurückgebeugtem Hals sichtbar ist
II	sichtbare Struma
III	sehr große Struma, mit klinischen Symptomen (z. B. Gefäßstauung)

Diagnostik: Sonografische Schilddrüsenvolumenbestimmung, Ausschluss von Knoten und Beurteilung des Echomusters (Hinweis für Thyreoiditis?). Die Laborparameter fT_4 und TSH liegen im Normbereich, Antikörper sind nicht nachweisbar.

Differenzialdiagnose: Hashimoto-Autoimmunthyreoiditis (s.S. 210). Hier ist sonografisch das Schilddrüsengewebe inhomogen mit verminderter Echogenität; laborchemisch hohe TPO-AK.

Therapie: Die Therapie erfolgt mit **Jodid**. Säuglinge und Kleinkinder erhalten 100 µg/d, Schulkinder 200 µg/d und Jugendliche 200–300 µg/d. Falls die Struma nach 6 Monaten nicht kleiner geworden ist (sonografische Kontrolle) zusätzliche Gabe von L-Thyroxin. Ist die Schilddrüse normal groß, wird Jodid in der prophylaktischen Dosis weitergegeben (50–100 µg/d).

10.1.6 Tumoren der Schilddrüse

Zu den **benignen** Tumoren zählen Zysten und Adenome. Sie werden primär enukleiert. Zu **malignen** Tumoren im Kindesalter s.S. 510.

▶ **Merke.** Im Kindesalter wird jeder verdächtige (kalte) Knoten operativ entfernt.

10.2 Erkrankungen der Nebenschilddrüsen

Physiologie: Parathormon (PTH) wird in den 4 Epithelkörperchen der Schilddrüse gebildet und ist neben **Kalzitonin** und **Vitamin D** wesentlich an der Regulation des Kalziumstoffwechsels beteiligt. Biologisch wirksam ist nur das freie, ionisierte Kalzium; fällt seine Konzentration im Blut ab, wird vermehrt PTH sezerniert. PTH mobilisiert Kalzium aus dem Skelett, fördert die Kalziumresorption aus dem Tubulusapparat und die Bildung von 1,25-Dihydroxycholecalciferol und verstärkt die Phosphatausscheidung über die Nieren. Die Kalziumkonzentration im Serum wird so auf einem sehr konstanten Niveau gehalten. Im Blut lassen sich verschiedene PTH-Formen nachweisen, für die Routinediagnostik ist nur das intakte PTH (84 Aminosäuren) von Bedeutung.

10.2.1 Hypoparathyreoidismus

Ätiologie und Häufigkeit: Eine Nebenschilddrüsenunterfunktion (Hypoparathyreoidismus) ist im Kindesalter **selten**. Der PTH-Mangel kann isoliert – meist durch Mangel an Nebenschilddrüsengewebe (Aplasie oder Hypoplasie) – oder komplex in Verbindung mit anderen Fehlbildungen auftreten. Assoziierte Syndrome können dabei z.B. im Rahmen von vererbbaren Autoimmun-Polyendokrinopathien beobachtet werden oder als nicht hereditäre Syndrome (z.B. Di-George, s.S. 523) in Erscheinung treten. Gelegentlich findet sich ein transitorischer Hypoparathyreoidismus des Neugeborenen bei Müttern mit primärem Hyperparathyreoidismus. Auch nach Operationen, Traumen oder Bestrahlung kann sich ein Hypoparathyreoidismus entwickeln.

10.8	Symptome der Hypokalzämie
Lokalisation	**klinisches Bild**
zentralnervös (Übererregbarkeit)	• manifeste Form: tonische schmerzhafte Muskelkrämpfe, Parästhesien • latente Form: positives Chvostek- und Trousseau-Zeichen
zerebral	• Krampfleiden, psychische Veränderungen • selten: Pseudotumor cerebri (im CT sichtbare intrazerebrale Verkalkungen)
ophthalmologisch	• Katarakt (Linsentrübung)
ektodermal	• Zahnanomalien, Alopezie, Nagelbrüchigkeit
kardial	• EKG: QT-Verlängerung

Klinik: Die Symptome der Hypokalzämie (weniger stark die der Hyperphosphatämie) prägen das klinische Bild des isolierten PTH-Mangels (Tab. **10.8**). Tritt der PTH-Mangel bei Syndromen auf, kommen deren Auffälligkeiten hinzu. Zu den Besonderheiten der Neugeborenenhypokalzämie s.S. 134.

Diagnostik: Die Diagnose wird laborchemisch gestellt, Leitbefund ist die **Hypokalzämie**. Weitere Befunde: **PTH** ist **erniedrigt** bis nicht nachweisbar (intaktes PTH < 10 pg/ml), Hyperphosphatämie, Magnesium normal, Ca^{2+} im Urin vermindert. Wegen der möglichen Komplexität des Krankheitsbildes sind ggf. **Zusatzuntersuchungen** erforderlich (z.B. Nierensonografie, Audiometrie, Echokardiografie).

Differenzialdiagnose: Die **Hyperventilationstetanie** führt bei primär normokalzämischen (psychisch oft auffälligen) Kindern zur Alkalose und zum Absinken des ionisierten Kalziums. Bei der **autosomal-dominanten Hypokalzämie** (aktivierende Mutationen im Kalzium-Sensing-Rezeptor/CaSR) bestehen klinisch häufig keine oder nur wenige Symptome (u.a. Krampfanfälle, Parästhesien, Muskelkrämpfe). Charakteristisch sind niedrige Serum-Kalziumspiegel zusammen mit niedrigen (!) PTH-Werten, während die Kalzium/Kreatinin-Ausscheidung im Harn normal oder erhöht ist. **Pseudo-** und **Pseudo-Pseudo-Hypoparathyreoidismus** (s.u.).

Therapie: Die symptomatische Hypokalzämie erfordert eine **Akutbehandlung** mit 1–2 ml/kgKG einer 10%igen Kalzium-Glukose-Lösung. Zur **Dauerbehandlung** werden **Kalzium** (0,5–1,0 g/d) und **Vitamin D₃** (50μg/kgKG bzw. 2000 I.E.) oder

1,25(OH)$_2$ D$_3$ (50 ng/kgKG/d) oral gegeben; bei zu starker Hyperkalziurie zusätzlich Hydrochlorthiazid (1–2 mg/kgKG/d) in 2–3 Einzeldosen. Vitamin D$_3$ ist schlechter steuerbar, da es eine längere Halbwertszeit (HWZ) als 1,25(OH)$_2$ D$_3$ hat.

▶ **Merke.** Wegen der **Gefahr einer Hyperkalziurie** (Nierensteine, Nephrokalzinose!) soll der Serum-Kalziumwert beim Hypoparathyreoidismus nur im unteren Normbereich liegen (Ca^{2+} im Urin < 4 mg/kgKG/24-h-Sammelurin bzw. < 0,1 mmol/kgKG oder bei Kindern älter 6 Jahre < 0,25 mg Ca^{2+}/mg Kreatinin im 24-h-Sammelurin).

Pseudohypoparathyreoidismus (PHP)

PTH-Bildung und PTH-Sekretion sind normal, die Wirksamkeit an den Nierentubuli ist jedoch gestört. Es entsteht ein funktioneller Hypoparathyreoidismus infolge **Endorganresistenz**. Je nach Sitz des Defektes unterscheidet man Typ I (autosomal-dominant) und Typ II (kein familiäres Vorkommen). Beim Typ I erfolgt nach Gabe von PTH kein Anstieg des cAMP im Urin, beim sehr selten vorkommenden Typ II ist nur die Phosphatausscheidung gestört.

Die Patienten weisen neben den Symptomen der Hypokalzämie (s. Tab. **10.8**) besondere Stigmata auf: Skelettveränderungen (Kleinwuchs, gedrungener Körperbau mit kurzem Hals, Brachydaktylie, verdickte Kalotte), geistige Retardierung (50–85 % der Fälle), Linsentrübung, subkutane Verkalkungen, Verkalkungen der Basalganglien, Übergewicht (Defekt der Adenylzyklase in Fettzellen). Beim PHP besteht keine Neigung zur Hyperkalziurie. Ca^{2+} im Serum ist erniedrigt, PTH reaktiv erhöht. Therapie wie beim Hypoparathyreoidismus (s.o.). Der Serumkalziumwert soll therapeutisch im oberen Normbereich liegen, um den erhöhten PTH-Spiegel zu senken.

Der **Pseudo-Pseudo-Hypoparathyreoidismus** (P-PHP) zeigt bei ähnlicher Klinik unauffällige Laborbefunde. Eine Therapie erübrigt sich.

10.2.2 Hyperparathyreoidismus

Einteilung und Ätiologie: s. Tab. **10.9**.

Häufigkeit: Im Kindesalter sehr selten (2–5/100 000). Die Erkrankung manifestiert sich meist erst nach dem 10. Lebensjahr.

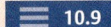

10.9 Einteilung und Ätiologie des Hyperparathyreoidismus

primärer Hyperparathyreoidismus		
	▪ isoliertes Auftreten	▪ Tumoren (solitäres Adenom 80 %, Hyperplasie der NSD 20 %, Karzinom < 20 %) ▪ familiäres Vorkommen der Hyperplasie (autosomal-dominant oder -rezessiv)
	▪ bei multiplen endokrinen Neoplasien (MEN)	▪ **MEN I**: Tumoren der Nebenschilddrüse (Hyperparathyreoidismus ca. 85 %), des Pankreas/Darm, des HVL (ca. 45 %) und anderer Organe (z. B. Nebenniere) ▪ **MEN II**: Hyperparathyreoidismus (10–20 %), medulläres Schilddrüsenkarzinom, bilaterales Phäochromozytom
▪ sekundärer Hyperparathyreoidismus		▪ reaktive Hypersekretion von PTH bei chronischer Niereninsuffizienz, Rachitis
▪ tertiärer Hyperparathyreoidismus		▪ Folge des sekundären Hyperparathyreoidismus (lange reaktive Überfunktion der Nebenschilddrüse kann zu deren autonomer Überfunktion führen).

Klinik: Leitbefund ist die **Hyperkalzämie** (Ca > 2,65 mmol/l; ionisiertes Ca > 1,4 mmol/l). Sie führt zu Anorexie, Übelkeit, Erbrechen, Hypertonie, psychischen Veränderungen, Polydipsie und Polyurie (ADH resistent), Nephrolithiasis, Nephrokalzinose, Knochenschmerzen.

 Merke. Der Hyperparathyreoidismus bei Neugeborenen ist lebensbedrohlich!

Diagnostik: Hyperkalzämie (Ca^{2+} erhöht), Phosphat erniedrigt, **PTH erhöht**, cAMP im Urin erhöht, Hyperkalziurie. Röntgenbefunde: subperiostale Defekte der Mittelphalangen II/III.

Differenzialdiagnose: s. Tab. **10.10**.

10.10	Differenzialdiagnosen der Hyperkalzämie
PTH erniedrigt	nebenschilddrüsenunabhängige Erkrankung: Vitamin-D-Intoxikation, idiopathische infantile Hyperkalzämie
PTH erhöht und Hyperkalziurie	primärer Hyperparathyreoidismus: familiär oder sporadisch auftretend
PTH erhöht und Ca^{2+} im Urin normal/erniedrigt	familiäre hypokalziurische Hyperkalzämie (FHH) (inaktivierende Mutationen im CaSR)

Therapie: Die Therapie ist abhängig von der Ursache. Solitärtumoren werden operativ entfernt.

10.3 Pubertät

10.3.1 Normaler Pubertätsablauf

Physiologie: Der eigentliche Auslöser für das Einsetzen der Pubertät ist nicht bekannt. Man nimmt an, dass bestimmte Gene ein interaktives Netzwerk bilden und bei Beginn der Pubertät inhibitorische Impulse (GABA-Neurone) abnehmen und stimulierende Impulse wie z. B. Glutamat, NPY (Neuropeptid Y) oder NO zunehmen. Eine wichtige Rolle spielen auch Astrogliazellen und ependymale Zellen. Dadurch wird das zentrale Regelzentrum (sog. „Gonadostat") im Nucleus arcuatus des Hypothalamus aktiviert. Die dort pulsatil verlaufende LHRH-Sekretion (= **GnRH**: Gonadotropin-Releasing-Hormon) nimmt zu und induziert eine gesteigerte Bildung der Gonadotropine **LH** und **FSH** in der Hypophyse (LH: luteinisierendes Hormon, FSH: follikelstimulierendes Hormon). Die **gesteigerte hypothalamisch-hypophysäre Aktivität** bewirkt eine vermehrte Stimulation der Gonaden, wodurch die Pubertät in Gang gesetzt wird (Abb. **10.7**).

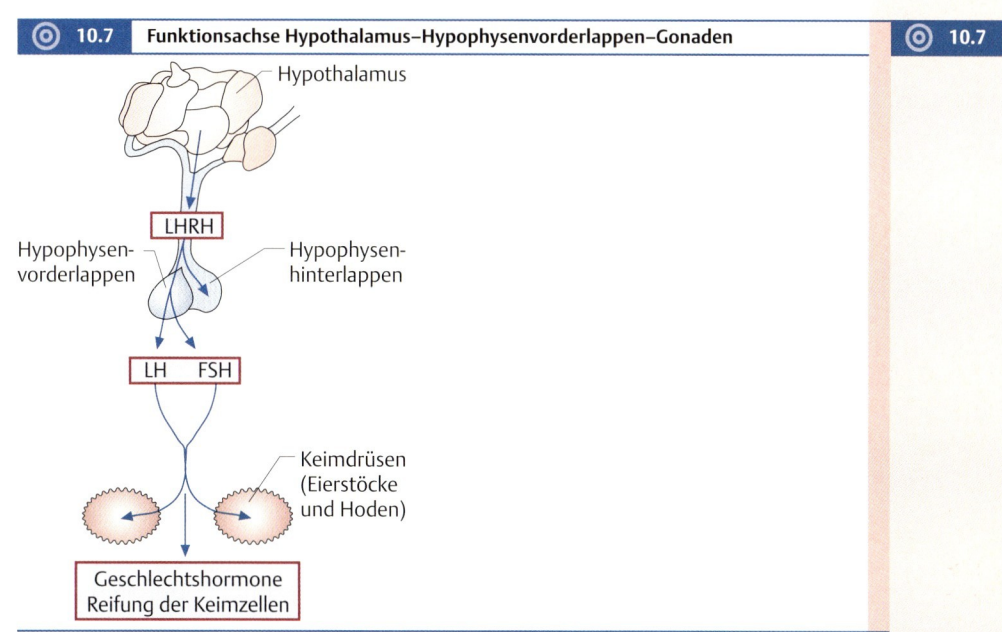

10.7 Funktionsachse Hypothalamus–Hypophysenvorderlappen–Gonaden

Das **Knochenalter** spielt eine große Rolle für den Zeitpunkt des Pubertätsbeginns. Das röntgenologische Auftreten des Sesambeins der Hand kennzeichnet den Beginn der Pubertät. Dies entspricht einem Knochenalter von 11 Jahren bei Mädchen und

Skelettentwicklung beschleunigen oder verzögern, verschieben auch den Beginn der Pubertät.

▶ **Merke.**

Hormonbefunde: Die Verschiebung des LH-/FSH-Quotienten zugunsten der LH-Sekretion ist typisch für die hypothalamisch bedingte echte Pubertätsentwicklung (Pubertas vera).

▶ **Merke.**

Körperliche Entwicklung: Erstes Pubertätszeichen bei Mädchen ist die **Thelarche**, die auch einseitig beginnen und im Bereich der Mamille druckschmerzhaft sein kann. Nach einem halben Jahr folgt die **Pubarche** und im Alter von ca. 13 Jahren die **Menarche**. Der **Pubertätswachstumsschub** tritt bei Mädchen mit 12 Jahren und damit **vor** Einsetzen der Menarche, bei Jungen mit 14 Jahren vor Einsetzen des Stimmbruchs auf.

10.3.2 Normvarianten des normalen Pubertätsablaufs

Normvarianten der **vorzeitigen Pubertätsentwicklung** ohne Krankheitswert und ohne Einfluss auf die weitere Entwicklung sind die isolierte prämature Thelarche und Pubarche.

Isolierte prämature Thelarche

Bevorzugtes Auftreten bei Mädchen in den ersten Lebensjahren (Abb. **10.8**) mit spontaner Rückbildungstendenz. Daher keine Therapie.

10.8

---

13 Jahren bei Jungen. Erkrankungen, die mit einer Retardierung des Skelettwachstums einhergehen, haben eine verzögerte bzw. ausbleibende Pubertätsentwicklung zur Folge. Umgekehrt führt ein beschleunigtes Skelettwachstum auch zur Frühreife.

▶ **Merke.** Die Pubertät beginnt normalerweise bei Mädchen bei einem Knochenalter von 11 Jahren und bei Jungen bei einem Knochenalter von 13 Jahren.

Hormonbefunde: Die Basalwerte für LH, FSH, Testosteron bzw. Östradiol steigen im Vergleich zur Vorpubertät deutlich an. Der HVL spricht in der Pubertät auf Stimulierung mit GnRH stärker an. Typisch sind die gesteigerte Gonadotropinsekretion während des Tiefschlafes und die Verschiebung des LH-/FSH-Quotienten zugunsten der LH-Sekretion.

▶ **Merke.** Mit Beginn der Pubertät verschiebt sich das Verhältnis der GnRH-induzierten Gonadotropinsekretion zugunsten der LH-Sekretion. Präpubertär überwiegt dagegen die FSH-Sekretion.

Körperliche Entwicklung: Die vermehrte Ausschüttung der Sexualsteroide bewirken die mit der Pubertät einhergehenden typischen phänotypischen Veränderungen. Erstes **Pubertätszeichen bei Mädchen** ist die **Thelarche** (Einsetzen der Brustentwicklung). Sie kann einseitig beginnen und als druckschmerzhafter Knoten im Bereich der Mamille imponieren. Nach einem halben Jahr folgt die **Pubarche** (Einsetzen der Entwicklung der Schambehaarung). Sie ist sichtbarer Ausdruck der **Adrenarche** (Beginn der gesteigerten Bildung adrenaler Sexualsteroide). Das mittlere **Menarchealter** (Einsetzen der ersten Menstruation) beträgt etwa 13 Jahre. Der **Pubertätswachstumsschub** (7 cm/Jahr) tritt bei Mädchen im Alter von 12 Jahren (s. S. 907, Abb. **27.6**) und damit **vor** Einsetzen der Menarche auf. Bei **Jungen** ist die Vergrößerung der **Hodenvolumina** über 3 ml als erster Befund zu erheben, es treten Pollutionen (nächtliche Samenergüsse) auf. Es folgen **Schambehaarung, Peniswachstum** und **Zunahme der Muskelmasse**. Der **Pubertätswachstumsschub** (9 cm/Jahr) erfolgt im Alter von 14 Jahren **vor** Einsetzen des Stimmbruchs, der mit ca. 14,5 Jahren beginnt (s. S. 907, Abb. **27.6**).

10.3.2 Normvarianten des normalen Pubertätsablaufs

Normvarianten des physiologischen Pubertätsablaufs sind das isolierte Auftreten einer vorzeitigen Mamma- bzw. Pubesentwicklung. Diese **vorzeitige Pubertätsentwicklung** ist ohne Krankheitswert und ohne Einfluss auf die weitere Entwicklung (Knochenentwicklung und Längenwachstum normal). Die Hormonbefunde (LH/FSH vor und nach GnRH-Stimulierung; Östradiol; Testosteron) sind präpubertär altersgerecht.

Isolierte prämature Thelarche

Diese tritt bevorzugt bei Mädchen in den ersten 3 Lebensjahren auf (Abb. **10.8**). Die spontane Rückbildung erfolgt meist innerhalb eines Jahres, daher ist keine Therapie notwendig. Wichtig sind Verlaufskontrollen, um den Übergang in eine echte Pubertas praecox nicht zu übersehen.

10.8 **Isolierte prämature Thelarche bei einem 3-jährigen Mädchen**

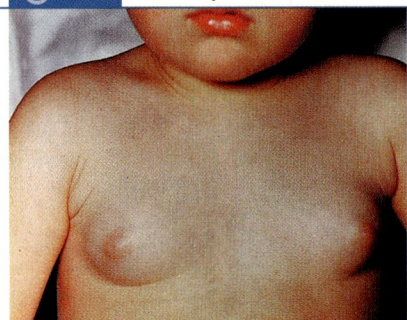

Differenzialdiagnose: Östrogenproduzierender gonadaler oder adrenaler Tumor: Pubertas praecox vera und Pseudopubertas praecox.

Isolierte prämature Pubarche

Das verfrühte Auftreten von Schambehaarung (Jungen < 9 Jahre; Mädchen < 8 Jahre) ist immer eine Ausschlussdiagnose. Sie tritt häufiger bei adipösen Kindern auf. Zugrunde liegt eine frühzeitige Aktivierung der adrenalen Androgenproduktion (v. a. DHEAS = Dehydroepiandrosteronsulfat). Charakteristisch sind ein normales Längenwachstum des Kindes, eine normale bis leicht beschleunigte Skelettreifung sowie erhöhte Serumspiegel von DHEA, DHEAS und Androstendion.

Differenzialdiagnose: Funktionsstörungen der NNR (AGS, Nebennierentumoren) bzw. der Gonaden müssen ausgeschlossen werden.

▶ **Merke.** Eine vorzeitige Pubarche muss differenzialdiagnostisch immer auch an das Vorliegen einer nichtklassischen AGS (21-Hydroxylasemangel) bzw. an einen NNR-Tumor denken lassen oder kann Vorbote einer echten Pubertas praecox sein.

Pubertätsgynäkomastie

▶ **Definition.** Die Brustentwicklung beim Jungen wird als Gynäkomastie bezeichnet (Abb. 10.9). Sie tritt im Rahmen der Pubertät bei bis zu 70 % aller Jungen auf.

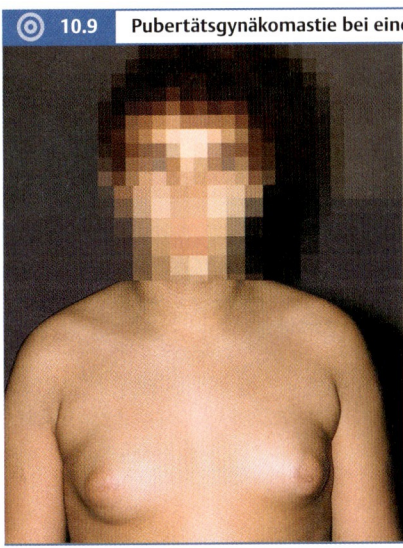

◎ 10.9 Pubertätsgynäkomastie bei einem 14-jährigen Jungen

Ätiologie: Ursache der Pubertätsgynäkomastie ist die in dieser Entwicklungsperiode relativ höhere Wirksamkeit weiblicher Sexualsteroide am Brustdrüsengewebe.

Differenzialdiagnose: Auszuschließen ist die Gynäkomastie als Symptom einer anderen Grundstörung (z. B. Klinefelter-Syndrom, Testosteronsynthesestörungen, feminisierende Tumoren, lymphatische Infiltrate) oder als Folge exogener Faktoren (z. B. Einnahme bestimmter Medikamente wie z. B. Östrogene oder Phenytoin oder Verwendung von Haargels). Bei adipösen Jungen kann eine **Pseudogynäkomastie** vorgetäuscht werden.

Therapie: Man wird immer zuerst die Spontanentwicklung abwarten. In Einzelfällen kann diese allerdings mehrere Jahre dauern, sodass erhebliche psychische Probleme entstehen können. In diesen Fällen ist eine medikamentöse Therapie mit Danazol oder Tamoxifen oder sogar, nach Abschluss der Pubertätsentwicklung, die chirurgische Entfernung der Mammae (Mastektomie) in Erwägung zu ziehen.

10.3.3 Pathologische Pubertätsentwicklung

Vorzeitige Pubertätsentwicklung: Pubertas praecox und Pseudopubertas praecox

▶ **Definitionen.** Beide Erkrankungen äußern sich in einer vorzeitigen Entwicklung sekundärer Geschlechtsmerkmale. Während die **echte Pubertas praecox** durch hypothalamische und hypophysäre Aktivitäten ausgelöst wird, liegen der **Pseudopubertas praecox** adrenale, gonadale oder ektope Ursachen zugrunde.

Ätiologie und Häufigkeit: Die Pubertas praecox vera tritt mit einer Häufigkeit von 1 : 5000–10 000 auf, Mädchen sind 5-mal häufiger als Jungen betroffen. Die Ursachen der Pubertas praecox vera und der Pseudopubertas praecox sind Tab. **10.11** zu entnehmen.

Tab. 10.11 Ursachen der Pubertas praecox vera und der Pseudopubertas praecox

Pubertas praecox vera		Pseudopubertas praecox	
idiopathisch	• sporadisch, familiär	adrenal	• AGS (21-, 11β-Hydroxylase-Defekt) • NNR-Tumoren
symptomatisch	• Hirntumoren (Hamartome am Boden des III. Ventrikels) • Hirnfehlbildungen • Neurofibromatose • tuberöse Hirnsklerose • zerebrale Traumen oder Entzündungen • Hydrozephalus • primäre Hypothyreose (unbehandelt)	gonadal	• endokrin aktive Gonadentumoren • McCune-Albright-Syndrom (aktivierende somatische Mutationen im Gsα-Protein, Café-au-lait-Flecken, mono- oder polyostotische Fibrodysplasie)
		ektop	• paraneoplastische LH-FSH-Bildung (z. B. HCG-produzierendes Chorionkarzinom der Leber oder des Gehirns)

▶ **Merke.** Besteht der V. a. Pubertas praecox, ist zuerst eine Pathologie des ZNS, z. B. Hirntumor, auszuschließen (→ MRT mit Kontrastmittel).

Klinik: Der Entwicklungsbeginn pubertärer Zeichen der **Pubertas praecox** liegt bei Mädchen vor dem 8. und bei Jungen vor dem 9. Geburtstag. Die **Pubertätsmerkmale** treten zwar vorzeitig, aber in richtiger Reihenfolge auf (entsprechend der bei zeitgerechter Pubertät).
Bei einer **Pseudopubertas praecox** lassen sich phänotypisch die isosexuelle und heterosexuelle Form unterscheiden. So führt z. B. das AGS bei Mädchen zur heterosexuellen, bei Jungen zur isosexuellen Pseudopubertät. Die **Reifemerkmale** treten isoliert auf und zeigen nicht die bei regulärer Pubertätsentwicklung typische Reihenfolge.

Diagnostik: Bei der **Pubertas praecox** zeigen LH und FSH ein pulsatiles Sekretionsmuster und lassen sich im GnRH-Test stimulieren. Bei **Pseudopubertas praecox** mit Vorliegen adrenaler oder gonadaler Ursachen sind Östradiol bzw. Testosteron im Serum erhöht und die Gonadotropine supprimiert, der GnRH-Test fällt negativ aus (Gonadotropine lassen sich nicht stimulieren).

▶ **Merke.** Bei der Pubertas praecox vera entsprechen die klinischen Abläufe und Hormonbefunde der Pubertätsentwicklung der normalen Pubertät. Beide werden durch hypothalamohypophysäre Stimulation hervorgerufen. Im Gegensatz dazu entsprechen bei der Pseudopubertas praecox nur die klinischen Befunde der sekundären Geschlechtsorgane denen der normalen Pubertät. Die hypothalamohypophysären Stimuli (LH-FSH-Sekretion) fehlen.

Therapie: Neben der Ursachenbehandlung (s. o.) muss bei der **Pubertas praecox** eine weitere Pubertätsentwicklung (z. B. Stopp der Menses) verhindert werden, damit sich die Kinder altersgerecht entwickeln können. Daneben soll auch die Akzeleration der Knochenentwicklung aufgehalten werden. Therapie der Wahl ist die Gabe von **GnRH-Analoga**, z. B. Decapeptyl oder Enantone (3,75 mg alle 4 Wochen s. c.). Sie unterdrücken die pulsatile Gonadotropinsekretion und damit die Produktion der Sexualsteroide. Die Therapie der Pseudopubertas praecox richtet sich nach der Grunderkrankung.

Verspätete Pubertätsentwicklung: Pubertas tarda

▶ **Definition.** Eine verspätete Pubertätsentwicklung liegt vor, wenn bei Mädchen nicht bis zum 13. und bei Jungen nicht bis zum 14. Geburtstag Zeichen der beginnenden Pubertät auftreten. Daneben ist auch ein Stillstand der einmal begonnenen Pubertätsentwicklung um mehr als 18 Monate oder ein Überschreiten des Zeitbedarfs von Stadium B2 (s. S. 33) bis zur Menarche um 5 Jahre bei Mädchen pathologisch. Die Pubertas tarda betrifft etwa 0,3 % aller Adoleszenten.

Ätiologie: Meist handelt es sich um eine Normvariante der physiologischen Pubertätsentwicklung im Rahmen einer **konstitutionellen Entwicklungsverzögerung**. Auch alle **chronischen Erkrankungen**, die mit einer verzögerten Skelettentwicklung einhergehen (z.B. zystische Fibrose, Morbus Crohn, Anorexia nervosa), führen zu einer verspäteten Geschlechtsentwicklung, da der Pubertätsbeginn u. a. vom Knochenalter abhängt. Bezogen auf das Knochenalter ist die Gonadenfunktion normal. Einteilung und Ursachen einer eher selten vorliegenden **echten endokrinen Störung** zeigt Tab. **10.12**.

10.12	Endokrine Ursachen der Pubertas tarda

primäre Gonadeninsuffizienz (Funktion der Gonaden selbst ist gestört)	*Mädchen:*
	• Ullrich-Turner-Syndrom (in ca. 50 % Karyotyp 45,X)
	• Gonadendysgenesie anderer Genese
	• Gonadenschaden nach Noxen
	  – Chemotherapie/Strahlentherapie
	  – Trauma
	  – Oophoritis
	• Stoffwechseldefekte (z. B. Galaktosämie)
	• genetische Ursachen
	  – inaktivierende Mutationen des FSH-Rezeptor-Gens
	  – inaktivierende Mutationen des LH-Rezeptor-Gens
	
	Jungen:
	• Klinefelter-Syndrom (Karyotyp 47,XXY; normal großer Penis, normale Pubesentwicklung, kleine Hoden)
	• Hodeninsuffizienz nach Entzündungen (z. B. Mumpsorchitis) oder Traumen (Hodenhochstand, postoperativ)
	• Anorchie

sekundäre Gonadeninsuffizienz (hypophysäre Stimulierung der Gonaden bleibt aus)	• Tumoren des HVL (z. B. Kraniopharyngeom)
tertiäre Gonadeninsuffizienz (Ausfall der Gonadotropin-Releasing-Hormone)	• hypothalamische Prozesse • Kallmann-Syndrom (Mangel an GnRH und Anosmie) • Hypothyreose (unbehandelt)

▶ **Merke.** Bleibt die Pubertätsentwicklung trotz normaler Skelettreifung aus, muss eine Gonadenfunktionsstörung vermutet werden.

Diagnostik: Testosteron bzw. **Östradiol** sind **in allen Fällen erniedrigt**. Bei primärer Gonadenfunktionsstörung sind die Gonadotropine erhöht, bei sekundärer (hypophysärer) und tertiärer (hypothalamischer) Gonadenfunktionsstörung sind sie erniedrigt. Bei hypophysärer Schädigung fällt der GnRH-Test negativ aus, bei endogenem GnRH-Mangel (hypothalamische Schädigung) kommt es zum Anstieg von LH und FSH nach pulsatiler GnRH-Stimulation. Bei primärer Gonadeninsuffizienz erfolgt nach β-HCG-Stimulation kein Anstieg der Sexualsteroide.

▶ **Merke.** Mädchen mit primärer Gonadeninsuffizienz haben meist ein Ullrich-Turner-Syndrom (Abb. 10.10), Jungen ein Klinefelter-Syndrom (s. Abb. 10.15, S. 233). Bei sekundärer bzw. tertiärer Gonadeninsuffizienz muss ein zerebrales Geschehen (z. B. Tumor, Entzündung) ausgeschlossen werden.

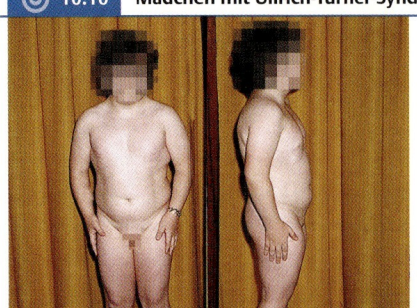

10.10 Mädchen mit Ullrich-Turner-Syndrom (45,X)

12-jähriges Mädchen mit Ullrich-Turner-Syndrom: Kleinwuchs mit proportioniertem, gedrungenem Körperbau, breiter Schildthorax, Flügelfell.

Therapie: Substitutionstherapie der fehlenden Hormone mit dem Ziel eines normalen Pubertätsablaufs.

Therapie: Die Festlegung des Therapiebeginns wird individuell getroffen (bei bekanntem Hypogonadismus seit Kindesalter bereits ab dem 11.–12. Lj.). Bei **Jungen** kann zunächst mit einer oralen Therapie (z. B. Testosteronundecanoat 3 × 40 mg/Woche) begonnen und danach auf i. m. Depotpräparate umgestellt werden. Bei **Mädchen** gibt man zunächst niedrig dosiert Östradiolvalerat (z. B. 0,2 mg/d) in den ersten 6 Monaten und steigert dann für die nächsten 6 Monate auf 0,5 mg/d. Nach 1 Jahr wird auf eine zyklische Östrogen-Gestagen-Therapie umgestellt (z. B. 1 mg Östradiolvalerat + 2 mg Chlormadinonacetat).

10.4 Störungen der Geschlechtsentwicklung

▶ **Synonym.** Disorders of sex development (DSD)

▶ **Definition.** Störungen der Geschlechtsentwicklung (DSD) umfassen chromosomale und monogen vererbte Störungen, die primär genetisch oder sekundär über endokrine Mechanismen zu einer Abweichung von der normalen Geschlechtsentwicklung führen. Der Begriff „Intersexualität" sollte nicht mehr verwendet werden. Eine DSD liegt klinisch bei fehlender Übereinstimmung von chromosomalem, gonadalem und phänotypischem Geschlecht vor.

Grundlagen: Man unterscheidet 3 Geschlechtsformen:
1. Genetisches (chromosomales) Geschlecht: Der Chromosomensatz **46,XX** bestimmt das weibliche, der Chromosomensatz **46,XY** das männliche Geschlecht.

2. Gonadales Geschlecht: Vorhandensein von **Ovarien** bzw. **Testes**.

3. Phänotypisches Geschlecht: Es wird von der Einwirkung männlicher Geschlechtshormone während der Fetalzeit geprägt.

Grundlagen: Es lassen sich 3 Geschlechtsformen unterscheiden:
1. Genetisches (chromosomales) Geschlecht: Der Chromosomensatz **46,XX** bestimmt das weibliche, der Chromosomensatz **46,XY** das männliche Geschlecht. Zur Ausbildung des männlichen Geschlechts muss mindestens ein Y-Chromosom vorhanden sein. Zum Überleben der befruchteten Zelle bedarf es mindestens eines X-Chromosoms. DSD durch nummerische Aberrationen der Geschlechtschromosomen entstehen u. a. durch Teilungsstörungen (non-disjunction). Es ergeben sich Karyotypen wie 47,XXY (Klinefelter-Syndrom) und 45,X (Ullrich-Turner-Syndrom).
2. Gonadales Geschlecht: Vorhandensein von **Ovarien** bzw. **Testes**. Beispiel: Bei 46-XY-DSD (früher auch testikuläre Feminisierung; s. u.) liegen funktionstüchtige Hoden bei phänotypischen Frauen vor.
3. Phänotypisches Geschlecht (genitaler Aspekt): Es ist davon abhängig, ob in der Fetalzeit Androgene einwirken oder nicht. Bei fehlender Androgeneinwirkung kommt es immer zu einem phänotypisch weiblichen Individuum, unabhängig davon, ob funktionstüchtige Ovarien vorliegen oder nicht (z. B. Ullrich-Turner-Syndrom).

10.4 Störungen der Geschlechtsentwicklung

Klassifikation der DSD:
- **DSD mit Aberrationen der Geschlechtschromosomen:** z. B. Klinefelter-Syndrom, Ullrich-Turner-Syndrom
- **46-XY-DSD** (früher: männlicher Pseudohermaphroditismus), s. u.
- **46-XX-DSD** (früher: weiblicher Pseudohermaphroditismus), s. u.

▶ **Exkurs.** Eine isolierte **Abweichung der Geschlechtsidentität** bei Übereinstimmung der chromosomalen, gonadalen und phänotypischen Merkmale wird als **Transsexualität** bezeichnet. Das „subjektiv" erlebte Geschlecht steht hier im Gegensatz zum biologisch eindeutigen Geschlecht, d. h. es gibt Männer, die als Frau leben möchten, aber auch Frauen, die sich als Männer verstehen. Die Ursachen sind nicht bekannt und es liegen auch keine hormonellen Störungen vor.

10.4.1 46-XY-DSD

▶ **Definition.** Das gonadale Geschlecht ist männlich (Testes vorhanden), der Phänotyp (genitaler Aspekt) weiblich.

Ätiologie und Pathogenese: Der weibliche Phänotyp wird durch eine **mangelnde fetale Androgenfunktion** oder **-wirkung** verursacht, die folgende Ursachen haben kann:
- **Störungen der Testosteronsynthese** (Abb. **10.11**)
- **Störungen der Testosteronumwandlung** in das biologisch wirksame Dihydrotestosteron (DHT) durch Mangel an **5α-Reduktase**
- **Androgenresistenz** (partiell oder komplett) durch Endorganresistenz gegenüber normal gebildetem Testosteron
  Androgenrezeptordefekt: Häufigste DSD-Ursache bei Neugeborenen mit 46-XY-Karyotyp (ca. 1 : 20000), X-chromosomal-rezessiv vererbt. Klinik variabel. Zum

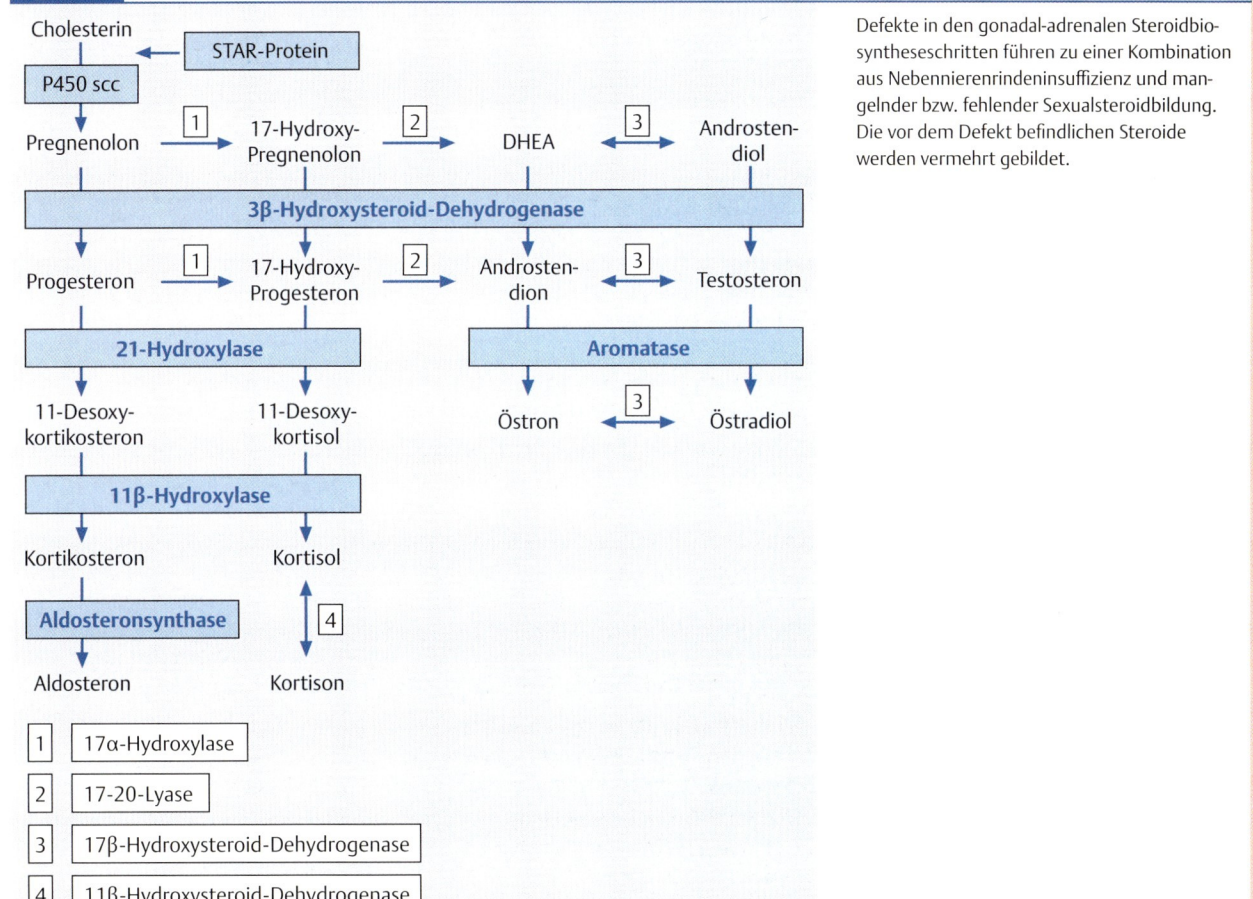

10.11 Steroidbiosynthese in Nebenniere und Gonaden

Defekte in den gonadal-adrenalen Steroidbiosyntheseschritten führen zu einer Kombination aus Nebennierenrindeninsuffizienz und mangelnder bzw. fehlender Sexualsteroidbildung. Die vor dem Defekt befindlichen Steroide werden vermehrt gebildet.

1. 17α-Hydroxylase
2. 17-20-Lyase
3. 17β-Hydroxysteroid-Dehydrogenase
4. 11β-Hydroxysteroid-Dehydrogenase

Zeitpunkt der Pubertät kommt es zu einer Feminisierung (Brust, weibliche Körperformen) durch Aromatisierung von Testosteron zu Östradiol.
- **Gonadendysgenesie** (partiell oder komplett)
  Swyer-Syndrom (komplette 46-XY-Gonadendysgenesie) durch SRY-Mutationen oder Deletionen des kurzen Arms des Y-Chromosoms. Betroffene haben ein äußerlich weibliches Genitale mit blind endender Vagina und Streak-Gonaden (Gonaden sind nur als bindegewebige Stränge angelegt).

10.4.2 46-XX-DSD

▶ **Definition.** Das gonadale Geschlecht ist weiblich (Ovarien vorhanden), der Phänotyp (genitaler Aspekt) männlich.

Ätiologie und Pathogenese: Der männliche Phänotyp entsteht durch die **fetale Androgeneinwirkung**. Mögliche Ursachen sind:
- **AGS** (virilisierendes) infolge angeborener Enzymstörung (v. a. 21-Hydroxylase-Defekt; s. u.)
- **diaplazentare Androgeneinwirkung** durch androgenproduzierenden Prozess der Mutter oder durch androgenhaltige Medikamente.

10.5 Erkrankungen der Nebennierenrinde

10.5.1 Adrenogenitales Syndrom (AGS)

▶ **Synonym.** kongenitale adrenale Nebennierenrindenhyperplasie, Congenital adrenal Hyperplasia (CAH)

▶ **Definition.** Das kongenitale AGS umfasst mehrere autosomal-rezessiv vererbte **Defekte der Kortisolbiosynthese** der Nebenniere. In über 95 % der Fälle ist die 21-Hydroxylase betroffen (Abb. **10.11**).

Physiologie und Pathophysiologie: Die Nebennierenrinde (NNR) produziert 3 Hormongruppen: Mineralokortikoide, Glukokortikoide und Androgene. Die Steuerung erfolgt durch ACTH, das wiederum durch das hypothalamische Kortikotropin-Releasing-Hormon (CRH) zur Sekretion und Synthese angeregt wird. Die Aldosteronproduktion wird primär über das Renin-Angiotensin-System gesteuert.

▶ **Merke.** Stellglied der hypothalamisch-hypophysären NNR-Achse ist allein der **Kortisolplasmaspiegel**.

Der Kortisolmangel (z. B. beim AGS durch 21- oder 11-Hydroxylase-Mangel) führt reaktiv zur Mehrsekretion von ACTH und damit zur NNR-Hyperplasie und zur gesteigerten Bildung und Sekretion von Steroiden vor dem jeweiligen Enzymblock (Abb. **10.11**).

AGS mit 21-Hydroxylase-Defekt

Einteilung: s. Tab. **10.13**

Häufigkeit: In 95 % aller klassischen AGS-Fälle liegt ein 21-Hydroxylase-Defekt vor. Die Inzidenz beträgt etwa 1 : 12 000. Beide Geschlechter werden gleich häufig betroffen. Das **komplizierte** AGS ist **3-mal häufiger** als das unkomplizierte. Die Heterozygotenfrequenz des 21-Hydroxylase-Defekts beträgt 1 : 55, d. h. jeder 55. der Bevölkerung ist Überträger des AGS, ohne selbst krank zu sein.

10.13	Einteilung des 21-Hydroxylase-Defektes
klassische Formen	- AGS ohne Salzverlust (**unkompliziertes** AGS) - AGS mit Salzverlust (**kompliziertes** AGS)
nicht klassische Formen	- Late-Onset-AGS

10.5 Erkrankungen der Nebennierenrinde

Genetik: Das für die Bildung der 21-Hydroxylase verantwortliche Gen (**CYP21A2**) ist auf dem kurzen Arm des **Chromosoms 6** lokalisiert. Auf dem gleichen Chromosom befinden sich auch die Genorte des **HLA-Systems**. Zwischen dem HLA-System und dem 21-Hydroxylase-Defekt besteht eine Genkopplung (genetic linkage). Derzeit sind über 94 verschiedene Mutationen beim 21-Hydroxylase-Defekt bekannt. CYP21A2-Mutationen ohne Restaktivität der 21-Hydroxylase sind mit einem schweren Verlauf assoziiert (Salzverlustform), während Mutationen mit Restaktivität milder verlaufen (häufig Patienten mit der einfach virilisierenden Form). Mutationen mit einer Restaktivität > 20 % führen zu einem nicht klassischen AGS (s. u.).

Genetik: Das für den 21-Hydroxylase-Defekt verantwortliche Gen (**CYP21A2**) ist auf dem kurzen Arm des **Chromosoms 6** lokalisiert. Es besteht eine signifikante Assoziation zum **HLA-System**.

Klinik der klassischen Form: Weibliche Neugeborene fallen in der Regel bereits bei Geburt durch das vermännlichte äußere Genitale auf (Abb. **10.12**). Der Schweregrad der Virilisierung wird nach Prader (Grad I–V) eingeteilt (Abb. **10.13**). Das innere Genitale ist immer weiblich. Das Genitale der **männlichen** Neugeborenen ist bei der Geburt unauffällig (gelegentlich vermehrte Pigmentierung des Skrotums).

Klinik der klassischen Form: Mädchen haben bei Geburt ein vermännlichtes äußeres Genitale (Abb. **10.12**). Der Virilisierungsgrad wird nach Prader eingeteilt (Abb. **10.13**). Das Genitale der **männlichen** Neugeborenen ist in der Regel unauffällig (evtl. skrotale Hyperpigmentierung).

▶ **Merke.** Der Grad der Virilisierung hängt davon ab, wann und in welchem Ausmaß vermehrt Androgene einwirken. Die kritische Phase für die Virilisierung weiblicher Feten liegt zwischen Woche 8–12 post menstruationem.

▶ **Merke.**

Ca. **75 %** haben eine verminderte Aldosteronsynthese (**kompliziertes** AGS), weshalb es postnatal zu einer **Salzverlustkrise** kommt; sie äußert sich durch Trinkschwäche, Erbrechen, Elektrolytveränderungen wie Hyperkaliämie und Hyponatriämie, Exsikkose, metabolische Azidose, zunehmende Apathie. Unbehandelt würde die Androgenisierung fortschreiten, d. h. **Pseudopubertas praecox** mit frühem Auftreten von Pubesbehaarung, Penis- bzw. Klitoriswachstum, anfangs gesteigertes Längenwachstum, aber durch den frühen Schluss der Epiphysenfugen dann Kleinwuchs (Patienten sind als Kinder groß und als Erwachsene klein). Beim **unkomplizierten** AGS ist die Aldosteronsynthese dagegen intakt.

Häufig kommt es postnatal aufgrund der verminderten Aldosteronsynthese (**kompliziertes** AGS) zu einer lebensbedrohlichen **Salzverlustkrise** (Trinkschwäche, Erbrechen, Exsikkose) und unbehandelt zu einer **Pseudopubertas praecox**. Beim **unkomplizierten** AGS ist die Aldosteronsynthese dagegen intakt.

▶ **Merke.** Die klinischen Symptome des unkomplizierten AGS werden bei Jungen in den ersten Lebensmonaten meist verkannt.

▶ **Merke.**

10.12 46-XX-DSD bei einem 6 Wochen alten Mädchen mit AGS bei 21-Hydroxylase-Defekt (Genitalstatus Prader III)

10.12

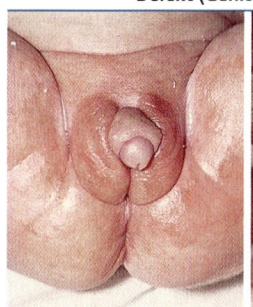
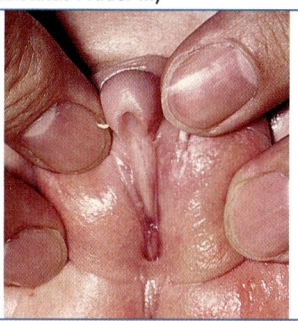

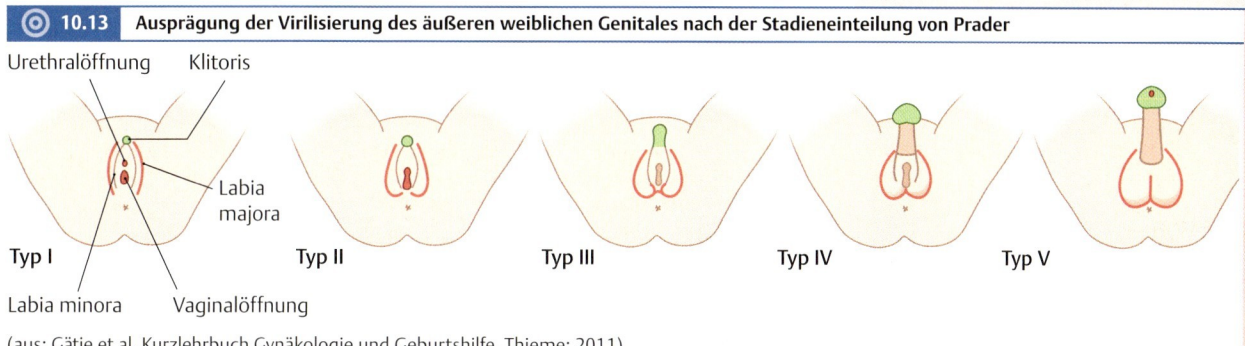

10.13 Ausprägung der Virilisierung des äußeren weiblichen Genitales nach der Stadieneinteilung von Prader

Urethralöffnung, Klitoris, Labia majora, Labia minora, Vaginalöffnung

Typ I   Typ II   Typ III   Typ IV   Typ V

(aus: Gätje et al. Kurzlehrbuch Gynäkologie und Geburtshilfe. Thieme; 2011)

Klinik der nicht klassischen Form: Die vermehrte Androgenbildung führt vor der Pubertät zur **prämaturen Pubarche**, Mädchen haben eine leichte **Klitorishypertrophie**. **Längenwachstum** und Knochenreifung sind beschleunigt. Jugendliche und erwachsene Frauen werden vor allem wegen **Hirsutismus** und **Zyklusstörungen** vorgestellt.

Klinik der nicht klassischen Form: Die Klinik ist bei beiden Geschlechtern durch die vermehrte Androgensekretion charakterisiert, wobei die typischen Symptome des klassischen AGS, wie z. B. die pränatale Virilisierung des äußeren Genitales weiblicher AGS-Feten, fehlen. Das klinische Bild ist sehr variabel und der Krankheitsbeginn ist theoretisch in jedem Lebensalter möglich. Die ersten Symptome treten aber meist kurz vor oder während der Pubertät auf. Da die Zeichen der vermehrten Androgenproduktion bei Knaben oft mit dem Beginn der normalen Pubertät zusammenfallen, ist die Diagnose bei ihnen klinisch nicht möglich. Die wichtigsten Symptome der Androgenwirkung vor der Pubertät sind: **prämature Pubarche**, Axillarbehaarung, **vermehrtes Längenwachstum** mit vorzeitigem Epiphysenschluss, Akne sowie eine geringe **Klitorishypertrophie**. Jugendliche und erwachsene Frauen werden vor allem wegen **Hirsutismus** und **Zyklusstörungen** vorgestellt.

Diagnostik: 17-OH-Progesteron und Testosteron sind im Serum, **Pregnantriol** (Abbauprodukt von 17-OH-P) im Urin erhöht. Beim **Salzverlustsyndrom** findet man Hyponatriämie, Hyperkaliämie und eine metabolische Azidose.

Diagnostik: Beim **klassischen** AGS ist **17-OH-Progesteron** i. S. deutlich **erhöht** mit Werten > 90 nmol/l (Normbereich bei gesunden Neugeborenen am 3. Lebenstag < 30 nmol/l). **Pregnantriol** wird als Metabolit des 17-OH-Progesterons im Urin vermehrt ausgeschieden. Testosteron ist im Serum erhöht. Die **Elektrolyte** sind beim unkomplizierten AGS im Normbereich. Beim Salzverlustsyndrom (kompliziertes AGS) findet man infolge des Aldosteronmangels eine Hyponatriämie, Hyperkaliämie und eine metabolische Azidose. Die Reninkonzentration ist deutlich erhöht.

▶ **Exkurs.**

▶ **Exkurs.** Eine **pränatale Diagnostik** ist möglich. Wenn in einer Familie bereits ein Kind mit dieser Diagnose bekannt ist (sog. Indexfall), kann bei erneuter Schwangerschaft eine Diagnostik mittels **Chorionzottenbiopsie** und DNA-Analyse durchgeführt werden. Auch eine **Amniozentese** mit Hormonanalysen (17-OH-Progesteron; Androstendion) ist möglich. Bei Familien ohne Indexfall kann nur eine Amniozentese mit Fruchtwasseranalyse zur Diagnose führen.

Beim **nicht klassischen** AGS sind die basalen Konzentrationen von 17-OH-Progesteron (17OHP) im Plasma/Serum normal bzw. nur leicht erhöht. Daher kann die laborchemische Diagnose nur mit dem **ACTH-Test** gestellt werden. Erst nach ACTH-Stimulation kommt es zu einem erhöhten Anstieg von 17OHP.

Neugeborenen-Screening auf AGS: Im Rahmen des generellen Neugeborenen-Screenings (s. S. 45) wird 17-OH-Progesteron zum Ausschluss eines AGS bestimmt.

Neugeborenen-Screening auf AGS: Geeignet ist die Bestimmung des 17-OH-Progesterons, das neben weiteren Parametern im Rahmen des generellen Neugeborenen-Screenings zum Ausschluss eines AGS bestimmt wird (s. S. 45). Die Werte sind altersabhängig, Frühgeborene haben höhere Werte. Cave: bei Kindern auf Intensivstationen (Stress-Situation) findet man häufiger stressbedingt erhöhte 17-OH-Progesteron-Werte.

Therapie: Dauersubstitution mit einem **Glukokortikoid** und beim Salzverlustsyndrom zusätzlich mit einem **Mineralokortikoid**.

Therapie: Dauersubstitution mit einem **Glukokortikoid** (z. B. Hydrokortison in einer Dosis von 10–15 mg/m² KOF/d) und beim Salzverlustsyndrom zusätzlich mit einem **Mineralokortikoid** (z. B. 9-α-Fludro-Cortison, Astonin H; Dosis ca. 0,1–0,15 mg/d). Wichtig ist die Verteilung der Hydrokortison-Tagesdosis auf 3 Dosen (50 % morgens).

▶ **Merke.**

▶ **Merke.** Ziele der Therapie sind: normales Gedeihen, keine Salzverlustkrisen, keine Hyperandrogenämie, normales Längenwachstum mit einer Endgröße im genetischen Zielbereich, normale Pubertätsentwicklung, normale Sexualentwicklung.

Die **chirurgische Korrektur** wird frühzeitig angestrebt.

Chirurgische Korrekturen, wie Klitorisreduktions-, Labien- und Vaginalerweiterungsplastik, werden in der Regel in Deutschland um den 1. Geburtstag durchgeführt.

Die **pränatale Therapie** soll die Vermännlichung des äußeren Genitales bei weiblichen Feten verhindern. Bei allen Risikoschwangerschaften muss die Behandlung mit **Dexamethason** frühzeitig begonnen werden.

Eine **pränatale Therapie** mit **Dexamethason** (Gabe an die Schwangere) ist möglich. Sie ist experimentell und soll die Vermännlichung des äußeren Genitales bei weiblichen Feten verhindern. Da die zytogenetischen und hormonellen Analysen nicht früh genug die Diagnose sichern, muss bei allen Risikoschwangerschaften die Behandlung bereits nach 5–6 SSW „blind" begonnen werden (von 8 Feten werden 7 umsonst behandelt). Wurde durch die pränatale Diagnostik ein homozygot erkrankter weiblicher Fetus diagnostiziert, wird die Therapie kontinuierlich bis zum Ende der Schwangerschaft fortgeführt, ansonsten wird die Therapie beendet.

AGS mit 11-Hydroxylase-Defekt

Ätiopathogenese und Klinik: Der 11-Hydroxylase-Defekt entsteht durch Mutationen im CYP11B1-Gen (auf Chromosom 8 q; ca. 30 verschiedene Mutationen beschrieben). Der Syntheseschritt von 11-Desoxykortisol zu Kortisol und von 11-Desoxykortikosteron (DOC) zu Aldosteron ist gehemmt. Aufgrund des Kortisolmangels kommt es zur reaktiven Steigerung der ACTH-Sekretion mit nachfolgender Hyperandrogenämie. Aufgrund der hohen DOC-Konzentrationen (Mineralokortikoid) entwickelt sich aber kein Salzverlust, sondern ein **arterieller Bluthochdruck**. Mädchen zeigen eine **Virilisierung** des äußeren Genitales. Bei beiden Geschlechtern kommt es postnatal zur **Pseudopubertas praecox**. Knaben entwickeln präpubertär häufig eine **Gynäkomastie**.

Diagnostik und Therapie: Die Konzentrationen von 11-Desoxykortisol (S) und 11-Desoxykortikosteron (DOC) sind im Plasma/Serum erhöht. Nach ACTH-Gabe kommt es zu einem überschießenden Anstieg von S und DOC, während der Anstieg von Kortisol normal ist. Im Harn sind die Abbauprodukte Tetrahydro-S und Tetrahydro-DOC erhöht. Aufgrund der erhöhten DOC-Konzentration und einiger Metabolite, die als Mineralokortikoid-Agonisten wirken, sind die Plasma-Renin-Aktivität bzw. die Reninkonzentration supprimiert und die Aldosteronkonzentration niedrig. Die Therapie entspricht der beim 21-Hydroxylase-Defekt (s. S. 224).

Prognose: Patienten mit gut eingestelltem AGS haben eine normale Lebenserwartung. Die Therapie muss lebenslang beibehalten werden.

AGS mit 17-Hydroxylase-Defekt

Ätiopathogenese: Der 17-Hydroxylase-Defekt (s. Abb. **10.11**, S. 221) führt zu einer Störung der **Kortisolsynthese** und aufgrund des gleichzeitigen 17-20-Lyase-Defekts zu einer Störung der **Androgen-** und **Östrogensynthese**, während die Mineralokortikoidproduktion intakt ist. Klinisch ist kein Glukokortikoidmangel vorhanden, da das vermehrt gebildete Kortikosteron durch seine Glukokortikoidaktivität den Kortisolmangel kompensiert. 17-Hydroxylase und die 17-20-Lyase werden vom selben Gen auf Chromosom 10 kodiert (CYP17). Bei den Patienten wurden bisher ca. 50 verschiedene molekulare Defekte innerhalb des CYP17-Gens gefunden.

Klinik: Es kommt es zur **arteriellen Hypertonie**. Da weder genügend Östrogene noch Androgene gebildet werden können, ist die Entwicklung der sekundären Geschlechtsmerkmale ungenügend. Bei Mädchen ist das äußere Genitale unauffällig, das Krankheitsbild wird aufgrund der Hypertonie und/oder der ausbleibenden Pubertät (**primäre Amenorrhö**) diagnostiziert. Bei männlichen Neugeborenen findet man ein intersexuelles oder weibliches Genitale (46-XY-DSD).

Diagnostik: Die gesteigerte ACTH-Sekretion führt zu einer vermehrten Produktion von 11-Desoxykortikosteron (DOC) und Kortikosteron (B). Es bestehen eine hypokaliämische Alkalose, Hypernatriämie, Hypokaliämie und unterdrückte Reninbildung. Im Urin sind die Metabolite der Mineralokortikoide Tetrahydro-B und Tetrahydro-DOC vermehrt. Der 17-20-Lyase-Defekt bewirkt, dass die Androgen- und Östrogenbiosynthese gestört sind; laborchemisch findet man einen hypergonadotropen Hypogonadismus.

Therapie: Substitution von Glukokortikoiden und Sexualsteroiden. Operative Entfernung der männlichen Gonaden bei 46-XY-DSD.

AGS mit 3β-Hydroxysteroid-Dehydrogenase-Defekt

Bisher konnten ca. 34 verschiedene Mutationen im 3β-HSD-Gen (Genlokus 1p13.1) gefunden werden. Im Vordergrund steht das **Salzverlustsyndrom**, es sind aber auch Fälle ohne Salzverlust beschrieben. Bei Mädchen ist das äußere Genitale in der Regel unauffällig, gelegentlich findet sich eine leichte Klitorishypertrophie. Bei Knaben kommt es zu einer Hypospadie, da die Testosteronsynthese in den Gonaden mitbetroffen ist. Im Plasma/Serum sind bereits unter basalen Bedingungen Dehydroepiandrosteron (DHEA), Pregnenolon und 17-Hydroxy-Pregnenolon erhöht und im ACTH-Test weiter stimulierbar. Therapie wie bei AGS mit 21-Hydroxylase-Defekt.

AGS mit 11-Hydroxylase-Defekt

Ätiopathogenese und Klinik: Das verantwortliche Gen liegt auf Chromosom 8q. Der 11-Hydroxylase-Defekt führt – bis auf den Salzverlust – zur gleichen klinischen Symptomatik wie der 21-Hydroxylase-Defekt. Hinzu kommt der **Bluthochdruck**.

Diagnostik und Therapie: Beim 11-Hydroxylase-Defekt sind 11-Desoxykortisol (S) und 11-Desoxykortikosteron (DOC) im Plasma und seine Abbauprodukte Tetrahydro-S und Tetrahydro-DOC im Urin erhöht. Therapie wie bei 21-Hydroxylase-Defekt.

Prognose: Bei guter Einstellung normale Lebenserwartung.

AGS mit 17-Hydroxylase-Defekt

Ätiopathogenese: Zugrunde liegt eine Störung der **Kortisolsynthese** (s. Abb. **10.11**, S. 221) und aufgrund des gleichzeitigen 17-20-Lyase-Defekts eine Störung der **Androgen-** und **Östrogensynthese**.

Klinik: Es kommt es zur **arteriellen Hypertonie**. Der Androgenmangel führt zur Untervirilisierung (Hypospadie) männlicher Patienten (46-XY-DSD). Das Krankheitsbild wird bei Mädchen aufgrund der Hypertonie und/oder der ausbleibenden Pubertät (**primäre Amenorrhö**) diagnostiziert.

Diagnostik: Die gesteigerte ACTH-Sekretion hat eine vermehrte Produktion von 11-Desoxykortikosteron (DOC) und Kortikosteron zur Folge. Zudem bestehen eine hypokaliämische Alkalose und eine Hypernatriämie.

Therapie: Glukokortikoid- und Sexualsteroid-Substitution.

AGS mit 3β-Hydroxysteroid-Dehydrogenase-Defekt

Häufig **Salzverlustsyndrom**. Bei Mädchen findet sich gelegentlich eine leichte Klitorishypertrophie, bei Knaben eine Hypospadie.

Weitere seltene AGS-Formen

Die **kongenitale Lipoidhyperplasie** ist die schwerste klassische AGS-Form. Betroffene Neugeborene entwickeln früh Zeichen der akuten NNR-Insuffizienz mit schwerem Salzverlustsyndrom. Knaben haben eine DSD mit einem phänotypisch weiblichen oder intersexuellen Genitale, während Mädchen ein normales Genitale aufweisen. Wird die Diagnose in der Neugeborenenperiode gestellt und eine rasche Substitution eingeleitet, können die Kinder überleben.

Kinder mit **P_{450}-Oxidoreduktase-Defekt** zeigen einen sehr variablen klinischen Phänotyp. Bei männlichen Neugeborenen finden sich ein unterentwickeltes Genitale, ein kleiner Penis, nicht deszendierte Hoden. Mädchen haben eine Klitorishypertrophie, hypoplastische Labien, u. U. eine Vaginalatresie. Die Virilisierung der Mädchen schreitet postnatal nicht fort. Der Kortisolmangel kann klinisch keine Rolle spielen oder lebensbedrohlich sein.

10.5.2 Unterfunktion der Nebennierenrinde

▶ **Definition.** Die Unterfunktion der Nebennierenrinde (NNR) geht mit einem vollständigen oder partiellen Ausfall der NNR-Hormone einher. Die Insuffizienz kann primär, sekundär oder tertiär verursacht sein. Bei der primären Form liegt ein Mangel aller Steroidhormone vor, bei der sekundären bzw. tertiären Form ist die Mineralokortikoidsynthese erhalten.

Einteilung und Ätiologie: s. Tab. **10.14**.

10.14	Einteilung und Ursachen der NNR-Insuffizienz
Einteilung	*Ursachen*
primäre NNR-Insuffizienz (Nebennierendefekt)	

angeboren	▪ konnatale NNR-Hypoplasie (1 : 12 500)
	  – Miniaturform
	  – zytomegale Form
	▪ familiäre Glukokortikoidinsuffizienz
	▪ familiäre Glukokortikoidresistenz
	▪ Mineralokortikoidmangel
	  – Aldosteronsynthasemangel
	  – Störung des Aldosteronrezeptorsystems
	▪ Pseudohypoaldosteronismus
	▪ Algrove-Syndrom: **A**ddison + **A**chalasie der Kardia + **A**lakrimie (= Triple A)

erworben (chronische NNR-Insuffizienz = Morbus Addison)	▪ Autoimmunadrenalitis
	  – isoliert
	  – assoziiert mit anderen Erkrankungen (z. B. Adrenoleukodystrophie, Adrenomyeloneuropathie, Zellweger-Syndrom)
	▪ Infektionen (Pilze, Zytomegalie, Tbc)
	▪ AIDS
	▪ Speicherkrankheiten (z. B. Morbus Wolman)

sekundäre NNR-Insuffizienz (hypophysär)	
angeboren	▪ HVL-Hypoplasie
erworben	▪ Hirntumoren, Traumen (isoliert oder assoziiert mit anderen HVL-Hormonausfällen)
tertiäre NNR-Insuffizienz (hypothalamisch)	
angeboren	▪ Fehlbildungen des Hypothalamus
erworben	▪ Tumoren des Hypothalamus ▪ Langzeitbehandlung mit Kortikosteroiden

10.15 Laborchemische Differenzierungsmöglichkeit bei Nebennierenunterfunktion

	ACTH	Kortisol	Aldosteron	Antikörper	Salzverlust
angeborene NNR-Hypoplasie	↑	↓	↓	–	+
Adrenalitis (Morbus Addison)	↑	↓	↓	+	+
Mineralokortikoid-Mangel: Aldosteronsynthasedefekt	normal	normal	↓	–	+
Pseudohypoaldosteronismus (s. S. 229)	normal	normal	↑; Renin ↑	–	+
hypophysäre/hypothalamische Störung	↓	↓	↓	(+)	+

Morbus Addison

Klinik: Die Erkrankung nimmt meist einen schleichenden Verlauf (späte Diagnosestellung) mit Ermüdung, Adynamie, Leistungsabfall, Appetitlosigkeit, Gewichtsverlust, Erbrechen, Übelkeit, Durchfall, niedrigem Blutdruck, bronzefarbener Haut und Hyperpigmentierung (z. B. Achsel, Genitale, Handlinien) durch vermehrte Produktion von MSH (= melanozytenstimulierendes Hormon).

Komplikation: Bei Stress und akuten Erkrankungen (z. B. Infekten) kann sich eine lebensgefährliche Kreislaufinsuffizienz entwickeln (**Addison-Krise**).

Diagnostik: Laborchemisch finden sich eine Hyponatriämie, Hypochlorämie, Hyperkaliämie und metabolische Azidose. Der Nüchternblutzucker ist erniedrigt; bei Dehydratation sind Harnstoff und Kreatinin erhöht. Meist zusätzliche Eosinophilie und leichte Lymphozytose. **ACTH** im Plasma ist **stark erhöht, Kortisol** und **Aldosteron** sind **erniedrigt**, die Reninaktivität ist im Plasma erhöht. Der **ACTH-Test** ist pathologisch (kein Anstieg von Kortisol).

Therapie: Lebenslange Substitution mit Hydrokortison (initial 15–20 mg/m² KOF/d peroral in 3 Einzeldosen) und Mineralokortikoiden (9-α-Fludrokortison [Astonin-H] 0,05–0,20 mg in 2–3 Einzeldosen). Bei Auftreten einer Addison-Krise (Notfallsituation) wird Hydrokortison i. v. verabreicht (100 mg/m² KOF/d), zusätzlich Ersatz von Flüssigkeit und Elektrolyten.

Parameter der Langzeitbetreuung: Serumelektrolyte; Kortisol im 24-h-Sammelurin, ACTH im Plasma; klinischer Befund.

▶ **Merke.** Notfallausweis aushändigen! Dosiserhöhung bei Infekten, Stress und Operationen notwendig.

10.5.3 Überfunktion der Nebennierenrinde

Einteilung und Ätiologie: Ursachen der NNR-Überfunktion mit Hyperkortisolismus zeigt Tab. 10.16.

10.16 Einteilung und Ätiologie der NNR-Überfunktion

primäre Überfunktion (Ursache liegt in der NNR selbst)	• autonome, bilaterale mikronoduläre oder unilaterale makronoduläre NNR-Hyperplasie • Adenom oder Karzinom der NNR
sekundäre Überfunktion (hypophysäre Ursachen)	• Morbus Cushing (Hypophysenadenom mit ACTH-Hypersekretion) • Nelson-Tumor: reaktiver Hypophysentumor bei lang andauernder ACTH-Hypersekretion
tertiäre Überfunktion (hypothalamische Ursachen)	• gesteigerte CRH-Sekretion (Tumoren)
ektope ACTH- bzw. CRH-Bildung	• maligne Tumoren (z. B. Bronchialkarzinom)
iatrogen bzw. artefiziell	• Glukokortikoideinnahme

▶ **Merke.** Das **Cushing-Syndrom** bezeichnet alle klinischen Zustände, die mit einem Glukokortikoidexzess einhergehen. Von **Morbus Cushing** spricht man bei Vorliegen eines HVL-Tumors mit ACTH-Hypersekretion.

Klinik: Das typische klinische Bild geht mit Stammfettsucht, Büffelnacken, Vollmondgesicht (runde, gerötete Wangen), Striae rubrae distensae, Akne, Myopathie mit Muskelschwäche, Bluthochdruck, Osteoporose (v. a. der Wirbelsäule) und Wachstumsstillstand einher (Abb. **10.14**). Psychische Veränderungen sind sehr selten. Eine zusätzlich verstärkte Behaarung deutet auf eine sekundäre oder tertiäre Genese hin (neben Kortikosteroiden werden auch Androgene verstärkt sezerniert).

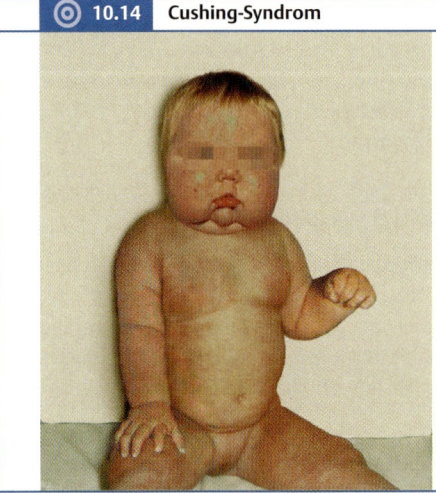

10.14 Cushing-Syndrom

Typische Fazies mit Vollmondgesicht, Akne, Stammfettsucht und Striae rubrae bei einem 3 Jahre alten Kind mit Cushing-Syndrom.

Diagnostik und Therapie: Laborchemisch finden sich eine Lympho- und Eosinopenie sowie eine gestörte Glukosetoleranz.
Spezifische Tests erlauben die Unterscheidung möglicher Ursachen (Tab. **10.17**).
Freies Kortisol im 24-h-Urin: beim Morbus Cushing und Cushing-Syndrom erhöht (> 100 µg/24 h).
Dexamethason-Hemmtest: Im **Kurzzeittest** werden um 23 Uhr 1,5 mg Dexamethason/m² KOF (maximal 1,5 mg) oral verabreicht, am nächsten Morgen um 8 Uhr wird Kortisol bestimmt. Normal: Suppression unter 2 µg/dl Kortisol im Plasma.
Langzeittest (bei nicht eindeutigem Kurzzeittest): 2 mg Dexamethason (0,5 mg alle 6 Stunden oral) an 2 Tagen oder 1 × 8 mg oral. Bestimmung des freien Kortisols im Urin und Kortisol im Serum.
CRH-Test: Gabe von 1 µg CRH/kgKG i. v.; Bestimmung von ACTH und Kortisol (7-mal im Abstand von je 15 Minuten). Beim Morbus Cushing kommt es zu einem ACTH-Anstieg.
Harnsteroidprofil: kapillargaschromatische Auftrennung: zur Differenzierung maligner Prozesse.

10.17 Testverfahren zur differenzialdiagnostischen Unterscheidung einer Hyperkortisolämie

Ursache	ACTH im Plasma	CRH-Test	Hochdosis Dexamethason-Hemmtest (8 mg)	Therapie
zentrales Cushing-Syndrom (Morbus Cushing)	↑	ACTH ↑↑	Kortisolabfall	transsphenoidale Tumorentfernung
ektopes Cushing-Syndrom	↑↑	meistens kein Anstieg	kein Kortisolabfall	Tumorentfernung
iatrogenes Cushing-Syndrom (Glukokortikoidsubstitution)	↓	kein Anstieg	kein Kortisolabfall	Dosisreduzierung des Glukokortikoids
adrenales Cushing-Syndrom	↓	kein Anstieg	kein Kortisolabfall	bilaterale Hyperplasie: bilaterale Adrenalektomie NNR-Tumoren: Tumor-Enukleation

Überproduktion von Mineralokortikoiden

Primärer Hyperaldosteronismus (Conn-Syndrom)

▶ **Definition.** Autonome Hypersekretion von Aldosteron bei meist einseitigem Adenom der NNR, bilateraler Hyperplasie oder Karzinom.

Klinik: Hypertonie (100%), Muskelschwäche (73%), Kopfschmerzen (51%), Polydipsie (46%), Parästhesien (24%). Keine Adipositas wie beim Cushing-Syndrom!

Diagnostik: Hypokaliämische Alkalose, Hypernatriämie, Aldosteronerhöhung in Plasma und Urin, Reninaktivität supprimiert (auch nach salzarmer Diät). Adenomnachweis durch CT/MRT. Zur Lokalisationsdiagnostik: bilaterale Katheterisierung der Nebennierenvenen mit seitengetrennter Hormonanalyse (Aldosteron, Kortisol) bei unklarem Befund.

Differenzialdiagnose:
Sekundärer Hyperaldosteronismus (Aldosteron und Renin erhöht) bei Nierenerkrankungen.
Pseudohyperaldosteronismus: klinische Symptome des Hyperaldosteronismus bei erniedrigten Aldosteron- und Reninwerten. Hochdruck, Hypokaliämie, fakultativ Nephrokalzinose. Therapie: Spironolacton zur Hemmung des Mineralokortikoidrezeptors.

Therapie: Bei Tumoren operative Tumorentfernung, bei bilateraler Hyperplasie Adrenalektomie und Spironolacton.

10.6 Hypophyse – Folgeerkrankungen bei gestörter Hormonproduktion

Die Hypophyse besteht aus zwei ontogenetisch unterschiedlichen Teilen, dem Hypophysenvorderlappen (HVL) und dem Hypophysenhinterlappen (HHL). Obwohl die Hypophyse nur erbsengroß ist, stellt sie zusammen mit dem Hypothalamus das zentrale Regulationsorgan des Endokriniums dar (Tab. **10.18**).

10.18	Hormone der Hypophyse
Hormone des HVL	somatotropes Hormon (STH, auch GH = growth hormone), luteinisierendes Hormon (LH), follikelstimulierendes Hormon (FSH), (LH und FSH = Gonadotropine [Gn]), thyreoideastimulierendes Hormon (TSH), adrenokortikotropes Hormon (ACTH), Prolaktin
Hormone des HHL	antidiuretisches Hormon (ADH = Vasopressin) wird im HHL gespeichert, Oxytozin

10.6.1 Hypophysenvorderlappeninsuffizienz

▶ **Synonym.** Hypopituitarismus

▶ **Definition.** Insuffizienz einzelner oder sämtlicher endokriner Funktionen des HVL.

Ätiologie: Hormonausfälle des HVL können isoliert oder kombiniert (auch bereits angeboren) auftreten und sind bedingt durch Tumoren (z. B. Kraniopharyngeom, Dysgerminom), Schädel-Hirn-Traumen oder Entzündungen. Häufig bleibt die Ursache auch unerkannt (idiopathische Formen).

Klinik: Das klinische Bild einer HVL-Unterfunktion kann von der Symptomatik der Grundkrankheit (z. B. bei Hirntumoren: Hirndrucksymptomatik, Sehstörungen u. a.) bestimmt sein. Da diese Tumoren aber meist langsam wachsen, sind Folgen der Hormonausfälle nicht selten die ersten Symptome. So führt ein Mangel an STH beim Kind zum hypophysären Kleinwuchs. Bei Mangel an LH/FSH, TSH bzw. ACTH kommt es zu den sekundären (hypophysären) Formen von Hypogonadismus, Hypothyreose bzw. Nebennierenrindenunterfunktion. Beim isolierten angeborenen Gonadotropinmangel findet sich bei Jungen ein Hodenhochstand beidseits, bei beiden Geschlechtern bleibt die Pubertätsentwicklung aus. Ein Prolaktinmangel macht sich nur in der Stillzeit durch das Sistieren des Milchflusses bemerkbar.

Diagnostik: Neben der Bestimmung der **Basalwerte der Hormone** des HVL (s. o.) werden die Hormone der untergeordneten Drüsen bestimmt: Nebennierenrinde (Kortisol), Schilddrüse (fT$_4$, fT$_3$), Gonaden (Testosteron, Östrogen) und IGF-1 bzw. IGF-BP3.

Die Differenzierung zwischen primären und sekundären (hypophysären) Formen der Unterfunktion erfolgt durch **Hypophysenfunktionstests** (Tab. 10.19). Im Falle einer Hypophyseninsuffizienz zeigt sich eine ungenügende Stimulierbarkeit der Hormone nach Applikation der hypothalamischen Releasing-Hormone. Wurde der Verdacht einer Hypophysenunterfunktion bestätigt, ist die bildgebende Diagnostik (MRT) zum Ausschluss bzw. Nachweis eines raumfordernden Prozesses indiziert.

10.19 HVL-Funktionstests

Stimulus mit Releasing-Hormon	Überprüfung
CRH	kortikotrope Funktion: ACTH-Sekretion
TRH	thyreotrope und laktotrope Funktion: TSH- und Prolaktinsekretion
GnRH (= LHRH)	gonadotrope Funktion: LH- und FSH-Sekretion
GHRH	STH (GH)-Sekretion

Therapie: Neben einer kausalen Therapie (z. B. Behandlung eines Hypophysentumors) müssen die verminderten Hormone substituiert werden, wobei sich die Dosierung der Substitutionstherapie nach dem klinischen Befund und den Ergebnissen der Kontrollwerte der substituierten peripheren Hormone zu richten hat.

10.6.2 Diabetes insipidus neurohormonalis

▶ **Synonym.** Diabetes insipidus centralis

▶ **Definition.** Mangel an antidiuretischem Hormon (ADH), der mit einer verminderten Fähigkeit der Nieren einhergeht, Harn zu konzentrieren (Asthenurie).

Ätiologie: Ein ADH-Mangel kann durch einen Hirntumor (z. B. Kraniopharyngeom) oder ein Schädel-Hirn-Trauma (erworben), familiär (autosomal-dominante Mutationen im Neurophysin-II-Gen) oder idiopathisch bedingt sein.

Klinik: Typische Symptome sind Polydipsie, Nykturie und Polyurie.

Diagnostik: Die Laborbefunde sind wegweisend. Die Bestimmung von ADH im Plasma ist kompliziert und in der Diagnostik nicht hilfreich. Serum-Natrium und die Serumosmolalität sind erhöht, die Urinosmolalität (spez. Gewicht) ist erniedrigt. Im Durstversuch (unter stationären Bedingungen) werden weiterhin hohe Harnmengen ausgeschieden, Serumosmolalität und Natrium steigen an. Erst nach Gabe von Desmopressin (DDAVP = synthetisches ADH) kommt es zum Anstieg der Urinosmolalität.

Differenzialdiagnose: Diabetes insipidus renalis (fehlende Wirkung des ADH an den Nierentubuli, s. S. 419, psychogene Polydipsie, Diabetes mellitus).

Therapie: Behandlung der Ursache (z. B. Tumoroperation) und symptomatische Therapie durch Substitution von ADH. Je nach klinischer Symptomatik muss die Tagesdosis individuell ausgetestet werden. Intranasal oder oral werden Vasopressinanaloga verabreicht (DDAVP = 1-Desamino-8-D-Arginin-Vasopressin).

10.7 Leitsymptom Wachstumsstörung

10.7.1 Kleinwuchs

▶ **Definition.** Von Kleinwuchs spricht man bei einer Körpergröße unter der 3. Perzentile. Aber auch eine pathologische Wachstumsgeschwindigkeit (cm/Jahr) unter der 25. Perzentile kann auf eine schwere Wachstumsstörung hinweisen.

Ätiologie: Es gibt viele Faktoren, welche das Wachstum beeinflussen. Jeder davon kommt als Ursache infrage (Tab. **10.20**).

10.20	Ursachen des Kleinwuchses

genetische Faktoren	▪ Die Zielgröße wird von den Elterngrößen bestimmt.
	▪ Normvarianten:
	  – konstitutionelle Entwicklungsverzögerung von Wachstum und Pubertät
	  – familiärer Kleinwuchs

chromosomale Anomalien	▪ Down-Syndrom ▪ Ullrich-Turner-Syndrom
pränatale Störungen (primordialer Minderwuchs)	▪ Mangel-, Fehlernährung der Schwangeren ▪ gestörte Funktion der Plazenta ▪ toxische Substanzen (Alkohol, Nikotin, Drogen) ▪ Infektionen
Organ- und Stoffwechselerkrankungen	▪ Herzfehler ▪ chronische Erkrankungen (z. B. der Lungen, Nieren, Leber, des Darmtraktes, blutbildenden Systems) ▪ Diabetes mellitus, Glykogenspeicherkrankheit
Hormonstörungen	▪ Mangel an Wachstumshormon ▪ Hypothyreose ▪ Überschuss an Kortisol (Cushing-Syndrom)
Kleinwuchs bei Syndromen	▪ Silver-Russell-Syndrom ▪ Prader-Willi-Labhart-Syndrom ▪ Pseudohypoparathyreoidismus ▪ Bloom-Syndrom
psychosozialer Minderwuchs	▪ psychische/soziale Vernachlässigung

Um eine Aussage über auffälliges Wachstum treffen zu können, muss neben der **aktuellen Körpergröße** (Körperlänge im Liegen, Körperhöhe im Stehen) die **Wachstumsrate** über einen Zeitraum von mindestens 6 Monaten bekannt sein (normal > 25. Perzentile).

▶ **Merke.** Die Wachstumskurven von Kindern mit normalem Wachstum zeichnen sich dadurch aus, dass sie parallel zum Normbereich verlaufen. Abnehmende Wachstumsraten müssen immer an pathologisches Wachstum bei krankhaften Störungen denken lassen.

Normvarianten

Familiärer Kleinwuchs

Beim familiären Kleinwuchs ist mindestens ein Elternteil des betroffenen Kindes ebenfalls kleinwüchsig. Die Pubertät tritt zeitgerecht ein. Die Knochenentwicklung verläuft nicht verzögert. Die Endgröße der Kinder liegt im genetischen Zielbereich: Mittelwert = (Größe der Mutter + Größe des Vaters) : 2 – 6,5 cm (für Mädchen) bzw. + 6,5 cm (für Jungen). Als Standard-Abweichungs-Score (SDS = Standard Deviation Score) bezeichnet man das Abweichen eines Wertes (hier: Körperhöhe/-länge) vom alters- und geschlechtsentsprechenden Mittelwert. Als Maß der Abweichung wird

10 Endokrinologie, Wachstumsstörungen und Diabetologie

das Vielfache der alters- und geschlechtsentsprechenden Standardabweichung verwendet. Die Berechnung erfolgt nach der Formel:

$$SDS = \frac{\text{aktueller Wert} - \text{Mittelwert}}{\text{Standardabweichung}}$$

Konstitutionelle Entwicklungsverzögerung (KEV)

Konstitutionelle Entwicklungsverzögerung (KEV)

Es besteht eine familiäre Belastung. Die Skelettentwicklung ist verzögert, die Kinder kommen später in die Pubertät. Die Erwachsenenendgröße kann (abhängig von den Größen der Eltern) im Normbereich liegen.

Bei Kindern mit KEV besteht eine familiäre Belastung, Vater und/oder Mutter waren ebenfalls Spätentwickler. Die Endgröße liegt im (meist unteren) Normbereich. Die Pubertät tritt entsprechend der retardierten Skelettentwicklung typischerweise verzögert ein. Die Wachstumskurve weicht daher in der Pubertätsphase weiter vom Normbereich ab. Der Pubertätswachstumsschub stellt sich später ein. Echte hormonale oder Organerkrankungen müssen abgegrenzt werden (s. Tab. **10.20**).

Therapie: Nur bei psychischer Belastung können vorübergehend (z.B. 3 Monate) niedrig dosiert Estradiol oder Testosteron verabreicht werden.

Hypothalamohypophysärer Kleinwuchs

Hypothalamohypophysärer Kleinwuchs

▶ **Definition.**

▶ **Definition.** Als hypothalamohypophysären Kleinwuchs bezeichnet man den durch Wachstumshormonmangel bedingten Kleinwuchs. In etwa 80 % der Fälle liegt eine verminderte Produktion von GHRH, also eine hypothalamische Ursache vor. Die Häufigkeit beträgt ca. 1 : 5000–10 000.

Ätiologie: Meist hypothalamische oder hypophysäre Störungen.

Ätiologie: Ursachen für eine unzureichende Wirkung an Wachstumshormon können hypothalamische oder hypophysäre Störungen sein (Tumoren, Traumen, Entzündungen, angeborene Anomalien).

▶ **Merke.**

▶ **Merke.** Da das Wachstumshormon seine wachstumsfördernde Wirkung nicht primär direkt ausübt, sondern vor allem durch Vermittlung der insulinähnlichen Wachstumsfaktoren (IGF-1), die v. a. in der Leber gebildet werden, kommt es bei gestörter IGF-Bildung ebenfalls zum klinischen Bild eines Wachstumshormonmangels.

Seltene Ursachen für die Unwirksamkeit des endogenen Wachstumshormons sind Rezeptorstörungen für STH (GH) oder IGF-1 sowie strukturelle Anomalien des STH selbst.

Klinik: Bei Geburt sind die Kinder normal groß, die Wachstumsrate weicht ab dem 2. Lebensjahr aber immer mehr von der Norm ab. Auffallend sind ein **puppenhaftes Gesicht** und eine bestimmte Art der **Fettsucht** im Stammbereich.

Klinik: Bei der Geburt sind die Kinder normal groß und zeigen auch in den ersten beiden Lebensjahren eine normale Wachstumsrate. Nach dem 2. Lebensjahr weicht diese aber immer mehr von der Norm ab. Das Knochenalter ist retardiert und entspricht meist dem Längenalter. Von Kindern mit konstitutioneller Entwicklungsverzögerung (KEV; s.o.) sind sie nicht ohne Weiteres zu unterscheiden. Bei genauerer Betrachtung fällt jedoch ein **puppenhaftes Gesicht** und eine bestimmte Art der **Fettsucht im Stammbereich** auf. Hypoglykämie und verlängerter Ikterus bei Neugeborenen können ebenfalls auf einen STH-Mangel hinweisen.

Diagnostik: Zur Bestimmung des Knochenalters wird die **linke Hand geröntgt**. Die Serumkonzentrationen des STH schwanken sehr stark, deshalb sind zum Nachweis des Wachstumshormonmangels **pharmakologische Stimulationstests** erforderlich (mit Arginin, Clonidin, Insulin, L-Dopa und Glukagon).

Diagnostik: Zur Bestimmung des Knochenalters wird zunächst obligatorisch die **linke Hand geröntgt**. Die Serumkonzentrationen von STH sind starken Schwankungen unterworfen (nach einer Mahlzeit immer niedrige Werte), daher ist eine 1-malige Bestimmung nicht sinnvoll. Man erfasst dafür im Serum IGF-1 und das Bindungsprotein IGF-BP3 (für Kinder gibt es eigene alters- und geschlechtsbezogene Referenzwerte). Das Releasing-Hormon GHRH stimuliert die Hypophyse pulsatil. Die nächtliche Mehrsekretion von STH ist an das Auftreten des Tiefschlafes gebunden. Zur Überprüfung einer ausreichenden STH-Sekretion sind **pharmakologische Stimulationstests** erforderlich. Arginin, Clonidin, Insulin, L-Dopa und Glukagon sind die am häufigsten eingesetzten Substanzen. Zwei Tests müssen pathologisch sein (max. STH-Anstieg < 8 ng/ml), um einen Mangel zu beweisen. Bei niedrigem IGF-1 und normalem Anstieg von STH im Stimulationstest kann auch die Messung der spontanen STH-Sekretion (Blutabnahmen über 10–12 h) hilfreich sein.

▶ **Merke.**

▶ **Merke.** Bei Hypothyreose und Adipositas kann die STH-Sekretion eingeschränkt sein.

▶ **Merke.** Bei nachgewiesenem Mangel an Wachstumshormon muss ein pathologischer Prozess des ZNS, v.a. ein Hirntumor, mittels MRT ausgeschlossen werden.

Therapie: Bei hypothalamohypophysärem STH-Mangel bzw. gestörter spontaner STH-Sekretion wird rekombinantes humanes Wachstumshormon (1-mal täglich abends, subkutan) appliziert. Die Dosis muss der Klinik (Wachstum, IGF-1-Konzentrationen) und den Gewichtsveränderungen angepasst werden. Die Therapie wird bei Erfolg bis zum Ende des Längenwachstums durchgeführt. Regelmäßige Verlaufskontrollen beim pädiatrischen Endokrinologen sind notwendig.

▶ **Exkurs.** Darüber hinaus kann eine Therapie mit Wachstumshormon derzeit auch bei folgenden Indikationen durchgeführt werden: Ullrich-Turner-Syndrom, Prader-Willi-Syndrom, Kinder mit einer Mutation im SHOX-Gen, chronische Niereninsuffizienz, ehemals SGA-Neugeborene (= small for gestational age; Geburtsgewicht/Länge ≤ 2 SDS) mit fehlendem postnatalen Aufholwachstum.

10.7.2 Hochwuchs

▶ **Definition.** Von Hochwuchs spricht man bei einer Körpergröße über der 97. Perzentile.

Ätiologie: s. Tab. **10.21**.

10.21 Ursachen des Hochwuchses

Normvariante	• konstitutioneller Hochwuchs (familiär bedingt)
Syndrome	• Marfan-Syndrom (s. S. 659) • Wiedemann-Beckwith-Syndrom (Tab. **8.1**, S. 149) • Klinefelter-Syndrom (Abb. **10.15**) • Sotos-Syndrom (zerebraler Gigantismus)
stoffwechselbedingt	• Homozystinurie
hormonell bedingter Hochwuchs	• Pubertas praecox (s. S. 218) • Pseudopubertas praecox (s. S. 218) • STH-produzierender HVL-Tumor

10.15 Klinefelter-Syndrom

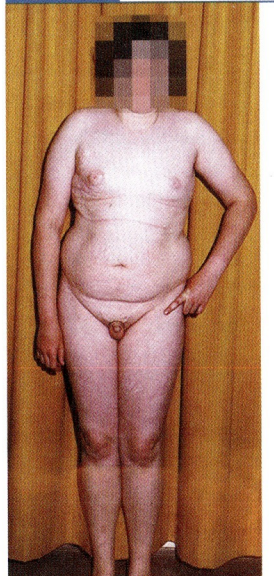

14-jähriger Junge, Karyotyp 47,XXY. Leitsymptome: Hochwuchs (180 cm), Gynäkomastie, Adipositas, kleine Hoden.

Diagnostik: Für die differenzialdiagnostische Einschätzung eines hochwüchsigen Kindes sind folgende **anamnestische Angaben** unerlässlich: Die Größe der Eltern und Geschwister, bisherige Längenentwicklung, Frage nach normaler oder beschleunigter Wachstumsgeschwindigkeit, vorzeitiger Pubertätsentwicklung und neurologischen Auffälligkeiten.

Als **bildgebendes Verfahren** wird obligatorisch die **linke Hand** zur Bestimmung des Knochenalters geröntgt. Fakultativ wird bei V. a. einen zerebralen Prozess eine kraniale MRT angefertigt.

Hormonanalysen lassen weitere Unterscheidungen der möglichen Ursache zu: Zum Ausschluss eines STH-produzierenden Tumors werden IGF-1 und STH (nach oraler Glukosebelastung), bei V. a. ein AGS 17-OH-Progesteron i. S. bestimmt (s. S. 222).

Therapie: Bei einer zu erwartenden Endgröße von > 185 cm bei Mädchen und > 200 (205) cm bei Jungen kann **auf Wunsch der Eltern und Kinder** die Behandlung mit **Sexualsteroiden** (Off-Label-Use) zur Reduzierung der prospektiven Erwachsenen-Endgröße durchgeführt werden. Mädchen erhalten kontinuierlich Ethinylöstradiol oral (0,3 mg/d) oder konjugierte Östrogene (7,5 mg/d) und jeweils zyklusgerecht (Tag 14–23) ein Gestagen für mindestens 1 Jahr. Jungen bekommen alle 2 Wochen ein 500-mg-Testosteron-Depot intramuskulär für die Dauer von mindestens 6–12 Monaten. Die Therapie erfolgt als individueller Heilversuch (= Off Label Use).

Die Entscheidung zur Therapie sollte nach reiflicher Überlegung und schriftlicher Aufklärung (Nebenwirkungen, Tab. **10.22**) der Betroffenen und ihrer Eltern erfolgen. Bei familiärer Thromboseneigung muss eine Thrombophiliediagnostik erfolgen. Die Behandlung sollte beim Tanner-Stadium B2 bei Mädchen bzw. G2 bei Jungen begonnen werden.

▶ **Merke.** Sexualsteroide bewirken eine Akzeleration der Skelettreifung und damit einen vorzeitigen Epiphysenschluss. Sie können eine Größeneinsparung um ca. 7–10 cm ermöglichen.

10.22 Mögliche Nebenwirkungen der Hochwuchsreduktionstherapie

Mädchen	Jungen
▪ Gewichtszunahme	▪ Akne (Acne fulminans)
▪ Kopfschmerzen	▪ psychische Veränderungen
▪ Schwindel	▪ Ödeme
▪ Striae	▪ Gynäkomastie
▪ Wadenkrämpfe	▪ Gewichtszunahme
▪ Unwohlsein	▪ Knochen- und Gelenkschmerzen
▪ psychische Veränderungen	▪ geringere Zunahme der Hodenvolumina während der Therapie mit anschließendem „Aufholwachstum"
▪ eingeschränkte Fertilität	

10.8 Diabetes mellitus

▶ **Definition.** Diabetes mellitus ist eine Stoffwechselstörung, der ein Insulinmangel und/oder eine Insulinresistenz zugrunde liegt. Die typischen Merkmale sind Blutzuckererhöhung, Ausscheidung von Glukose mit dem Harn und ein überwiegend kataboler Stoffwechsel.

Klassifikation: Nach der WHO-Einteilung unterscheidet man verschiedene Typen des Diabetes mellitus (Tab. **10.23** u. Tab. **10.24**).

Ätiologie: Bekannt ist eine Beziehung zwischen einigen Histokompatibilitätsantigenen (HLA B8, B15 und B18 bzw. DR3 und DR4-Chromosom 6 p) und einem erhöhten Risiko, an Typ-1-Diabetes zu erkranken. Neben der genetischen Disposition scheinen Virusinfektionen (Mumps, aber nicht Mumpsimpfung, Varizellen, Zytomegalie, Mononucleosis infectiosa, Röteln, Coxsackie B_2, B_3 und v. a. B_4) eine Rolle zu spielen, aber auch Umwelteinflüsse, welche möglicherweise körpereigene Immunreaktionen auslösen (Inselzell- und Insulin-Autoantikörper und solche gegen Membranproteine der B-Zelle). Die Autoantikörper lassen sich zu Beginn der klinischen

Manifestation bei 60–80 % der Patienten nachweisen. Da zelluläre und plasmatische Immunreaktionen an der Zellzerstörung der B-Zellen des Pankreas beteiligt sind, kann man den Typ-1-Diabetes als **Autoimmunerkrankung bei genetisch hierfür prädisponierten Menschen** bezeichnen.

10.23 Diabetes-Klassifikation nach WHO

Diabetestyp	Merkmale
Typ-1-Diabetes	insulinabhängig, meist bei schlanken, jüngeren Menschen, Manifestation z. T. schon im Kleinkindalter möglich
Typ-2-Diabetes	nicht insulinabhängig, kann in jedem Lebensalter auftreten (meist bei älteren Menschen mit Übergewicht), schleichender Beginn und protrahierter Verlauf
andere spezifische Diabetestypen (ausgewählte Beispiele)	
▪ MODY (maturity-onset-diabetes of the young)	Manifestation im jungen Erwachsenenalter, positive Familienanamnese, autosomal-dominante Vererbung, meist nicht insulinbedürftig
▪ medikamentös-chemisch induzierter Diabetes (Chemotherapie, Kortisontherapie, immunsuppressive Therapie)	meist nach Beendigung der ursächlichen Medikation reversibel
Schwangerschaftsdiabetes (GDM = gestational diabetes mellitus)	Manifestation in der Schwangerschaft, meist reversibel
Sonderformen mit erhöhtem Risiko, an Diabetes zu erkranken	
▪ IGT (impaired glucose tolerance), gestörte Glukosetoleranz	pathologisches Ergebnis im oralen Glukosetoleranztest

10.24 Charakteristische Unterschiede zwischen MODY, Typ-1- und klassischem Typ-2-Diabetes-mellitus

	MODY	Typ-1-Diabetes-mellitus	Typ-2-Diabetes-mellitus
Häufigkeit	1–5 %	5–10 %	80–95 %
häufigstes Manifestationsalter	Jugend und frühes Erwachsenenalter	Kindheit bis Erwachsenenalter	Erwachsenenalter
Ätiologie	monogen	genetische Prädisposition, multifaktoriell	polygen, multifaktoriell
Vererbung	autosomal-dominant (Penetranz 80–90 %)	variabel	variabel
Autoimmunkomponente	nein	ja	nein
Habitus	Normalgewicht	Normalgewicht	häufig Übergewicht
Beginn	schleichend	rapid	schleichend
Schweregrad der Hyperglykämie	mild bis moderat	schwer	variabel
Neigung zu Ketoazidose	nein	ja	nein
Begleiterkrankungen	selten	andere Autoimmunerkrankungen (z. B. Zöliakie, Hashimoto-Thyreoiditis)	häufig Teil des metabolischen Syndroms mit Hypertonus, Fettstoffwechselstörung und Insulinresistenz
Insulinsekretion	gestört	vermindert bis fehlend	Hyperinsulinämie mit gestörter 1. Phase der Insulinfreisetzung
Insulinsensitivität	normal	normal	vermindert
Insulinabhängigkeit bei Diagnosestellung	nein	ja	nein

Pathogenese: Die Glukoseverwertung ist durch den vorliegenden Insulinmangel beeinträchtigt, verstärkte Glykogenolyse und Glukoneogenese aus Aminosäuren sind die Folge (wie im Hungerzustand). Auch Lipolyse und Ketogenese sind gesteigert, mitbedingt durch die Änderung des Gleichgewichtes zwischen Insulin und Glukagon. Die Muskulatur nimmt kaum mehr Glukose auf und bildet daher weniger Glykogen. Sie verstoffwechselt die durch die Lipolyse reichlich zur Verfügung stehenden Fettsäuren sowie Ketonkörper (β-Hydroxybuttersäure, Azetoazetat). Die

Pathogenese: Verminderte Glukoseverwertung durch Insulinmangel. Gesteigerte Glykogenolyse und Glukoneogenese. Die Muskulatur kann wegen Störung des Gleichgewichts zwischen Insulin und Glukagon kaum mehr Glykogen bilden und verstoffwechselt vermehrt Ketonkörper. Die Folgen sind **Azidose** und **Ketonämie** sowie **Ketonurie**.

Störungen im Elektrolythaushalt und Wasserverlust (**Dehydratation**) führen zu Hyperosmolalität mit den möglichen Folgen Bewusstseinstrübung und schließlich Koma.

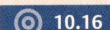

Folgen sind **Azidose** und **Ketonämie** sowie **Ketonurie**. Nicht verstoffwechselbare Glukose wird im Harn ausgeschieden (**Glukosurie**). Die **Polyurie** durch osmotische Diurese führt zu vermehrtem Wasser- und Elektrolytverlust mit Gefahr der Elektrolytentgleisung und **Dehydratation**. Die Störungen des Wasser- und Elektrolythaushaltes, die Hyperglykämie und Hyperosmolalität können zu Bewusstseinstrübung und schließlich zum Koma führen.

10.16 Pathogenese der diabetischen Stoffwechsellage

Häufigkeit: Inzidenz des Typ-1-Diabetes in Deutschland ca. 18/100 000/Jahr.

Häufigkeit: Die Manifestationsgipfel des Typ-1-Diabetes liegen zwischen dem 4.–6. und 9.–15. Lebensjahr. In Deutschland erkranken jährlich 18–20 von 100 000 Kindern unter 15 Jahren. In Europa besteht ein Nord-Süd-Gefälle mit der höchsten Inzidenz in Finnland (> 45/100 000/Jahr). Die Prävalenz des Typ-1-Diabetes im Alter < 20 Jahren wird für Deutschland mit 0,07–0,1 % geschätzt, Tendenz steigend.

Klinik: Polyurie (auch Enuresis), Durst (**Polydipsie**), **Gewichtsabnahme**, Nachlassen der körperlichen Leistungs- und Konzentrationsfähigkeit, Übelkeit, Erbrechen, trockene Haut, Kopfschmerzen, Azetongeruch der Atemluft, heftige Bauchschmerzen (**„Pseudoperitonitis diabetica"**) sind häufige Symptome.

Klinik: Polyurie auch nachts (Enuresis), starker Durst (**Polydipsie**) als Folge der Polyurie, **Gewichtsabnahme** trotz Heißhungers und ausreichender Nahrungsaufnahme, Abgeschlagenheit, Müdigkeit, Nachlassen der körperlichen Leistungskraft und der Konzentrationsfähigkeit sind führende Symptome. Übelkeit, Erbrechen, trockene Haut und Schleimhäute, Kopfschmerzen, weiche Bulbi, Azetongeruch in der Ausatemluft (süßlich wie Obst), heftige Bauchschmerzen (**„Pseudoperitonitis diabetica"**), Unruhe und Angstzustände sowie Kussmaul-Atmung (tiefe Atmung als Folge der metabolischen Azidose) können ebenfalls Erstmanifestationssymptome sein, vor allem beim jüngeren Kind, bei dem die Symptomatik heftiger sein kann.

Diagnostik:
- **Blut:** Blutzuckermessung (**Hyperglykämie**) und Blutgasanalyse (**Azidose**), HbA_{1c} ist **erhöht**.
- **Urin:** Urinzuckermessung (**Glukosurie**) und Azetonprobe im Urin (fast immer positiv).

Diagnostik:
- **Blutanalyse:** Man findet **hohe Blutzuckerwerte** (> 200 mg/dl), eine **Azidose** (pH < 7,3; Serumbikarbonat <15 mmol/l), ein **erhöhtes HbA_{1c}** und häufig auch eine Leukozytose (ohne Fieber). Das Serum-Na kann erhöht, normal oder erniedrigt sein, abhängig vom Verlust des freien Wassers. Die korrigierte Na-Konzentration kann nach folgender Formel errechnet werden:
  korrig. (Na^+) = gemessene (Na^+) + (1,6 × [(Glukose–150)/100)]
  Bei starker Dehydratation kann auch der Harnstoff-N erhöht sein (prärenale Azotämie).
- **Urinanalyse:** Typisch ist eine starke **Glukosurie** (200–3000 g/d). Die Azetonprobe (Streifentest) fällt bei Vorliegen einer Ketoazidose positiv aus.

Frühe Stadien des Diabetes werden durch die **orale Glukosebelastung** mit 1,75 g/kgKG erfasst. Normalerweise soll der Nüchternwert im Kapillarblut unter 100 mg/dl liegen, nach 2 Stunden nicht über 140 mg/dl ansteigen (18 mg/dl Blutzucker entspricht 1 mmol/l) (Tab. **10.25**).

Frühe Stadien des Diabetes werden durch **orale Glukosebelastung** mit 1,75 g/kgKG erfasst (oraler Glukosetoleranztest, OGTT). Blutzucker und Seruminsulin werden vor sowie 120 min nach der Glukoseaufnahme gemessen. Der normale Nüchternwert im Kapillarblut sollte unter 100 mg/dl (5,55 mmol/l) liegen, nach 2 Stunden nicht über 140 mg/dl (7,77 mmol/l) ansteigen und danach kontinuierlich auf den Ausgangswert abfallen. Für die klinische Routinediagnostik wird der OGTT nicht mehr generell empfohlen. Er kann erforderlich werden, wenn bei normalen Nüchternglukosewerten doch ein Diabetes vermutet wird (18 mg/dl Glukose entsprechen 1 mmol/l) (Tab. **10.25**).

10.25 Oraler Glukosetoleranztest (OGTT)

Glukosewerte im Kapillarblut

	normal		gestörte Glukosehomöostase	Diabetes mellitus	
	mg/dl	mmol/l		mg/dl	mmol/l
nüchtern (Fastenperiode mind. 8 h)	< 100	< 5,55	IFG (= impaired fasting glucose): 100 bis < 126	≥ 110 (od. ≥ 126 im venösen Plasma)	≥ 6,1 (od. ≥ 6,99 venös)
2-h-Wert	< 140	< 7,77	pathologische Glukosetoleranz: 140 bis < 200	≥ 200	≥ 11,10

▶ **Merke.** Beweisend für einen Diabetes mellitus sind folgende Befunde:
- **spontan gemessener Blutzucker** ≥ 200 mg/dl (11,1 mmol/l) bzw. **Nüchternblutzucker** ≥ 126 mg/dl (6,99 mmol/l) oder
- **2-h-Plasmaglukose** ≥ 200 mg/dl (11,1 mmol/l) während des Glukosetoleranztests (OGTT).

▶ **Merke.**

Differenzialdiagnose: Eine Glukosurie bei unreifen Neugeborenen kann durch **Kohlenhydratüberlastung** verursacht sein (dabei meist normaler Blutzucker).
Eine andere Ursache für eine Glukosurie bis zum 6. Lebensmonat ist der **transitorische oder permanente neonatale Diabetes**, der durch Abnormitäten am Chromosom 6 oder Mutationen des ATP-abhängigen Kaliumkanals bedingt ist. Die Glukosewerte können bis über 1000 mg/dl ansteigen, meist jedoch ohne Ketonurie. Eine genetische Abklärung ist sinnvoll, da bei Mutationen des Kaliumkanals eine Therapie mit oralen Sulfonylharnstoffen indiziert ist.
Eine Glukosurie kann auch **zentral** bedingt sein, z. B. bei Enzephalitis, Fieberkrämpfen, Schädel-Hirn-Traumen oder Hirntumoren (dadurch evtl. Auslösung eines zentralen Diabetes insipidus, s. S. 230). Außerdem gibt es **renale** sowie **hepatogene** Glukosurien (z. B. bei Leberzirrhose). Weitere Ursachen sind die Glukosurie im Rahmen einer Asparaginasetherapie (z. B. bei Leukämie) durch Abfall des Insulinspiegels und der Steroid-Diabetes (bei Langzeitbehandlung mit Kortison oder ACTH). Genetische Defekte der Insulinwirkung sind ebenfalls bekannt.

Differenzialdiagnose: Bei unreifen Neugeborenen kann eine Glukosurie durch **Kohlenhydratüberlastung** verursacht sein. **Transienter oder permanenter neonataler Diabetes** (genetisch bedingt) tritt in den ersten 6 Lebensmonaten auf.
Eine **zentral** verursachte Glukosurie entwickelt sich bei Enzephalitis, Schädel-Hirn-Traumen, Fieberkrämpfen oder Hirntumoren. Auch gibt es **renale** oder **hepatogene** Glukosurie sowie Glukosurie im Rahmen einer Asparaginase- oder Steroidtherapie.

Therapie: Das Ziel der Therapie ist eine weitgehende Normalisierung der Blutglukosekonzentration durch folgende Maßnahmen:
- Insulintherapie mit Blutzuckerkontrolle
- Diät
- Schulung
- körperliche Aktivität

Therapie: Ziel ist die Normalisierung der Blutglukose durch: Insulintherapie mit Blutzuckerkontrolle, Diät, Schulung und körperliche Aktivität.

Insulintherapie: Für den initialen Insulinbedarf bei Erstmanifestation wird eine Dosis von ca. 1 E/kgKG/d empfohlen. Die weitere Insulindosierung wird individuell dem Blutzuckerprofil, der Ernährung und der körperlichen Aktivität angeglichen. Dies ist mit der sog. **intensivierten Insulintherapie nach dem Basis-Bolus-Prinzip** möglich. Dabei wird täglich 1- bis 2-mal ein lang wirkendes Insulin als Basis (Basalinsulin) verabreicht und zu den Hauptmahlzeiten jeweils ein individuell dosiertes Kurzzeitinsulin je nach dem aktuellen Blutglukosewert subkutan injiziert. Hyperglykämien in den frühen Morgenstunden (**Dawn-Phänomen**) treten vor allem bei Jugendlichen durch die morgendliche Ausschüttung von Wachstumshormon und Kortisol auf. Insulininjektionsgeräte (z. B. Insulin-Pen, Insulinpumpe) erleichtern Kindern und Jugendlichen diese Therapie und ermöglichen einen flexiblen Zeit- und Ernährungsplan. Eine regelmäßige Überwachung des Kindes sowie **intensive Schulung** (auch der Eltern) ist eine unabdingbare Voraussetzung. Im Laufe von Wochen nach der Erstbehandlung kann der Insulinbedarf sinken; die Dauer dieser sog. Remissionsphase ist allerdings nicht vorhersehbar. Patienten und Eltern müssen über diese Phase aufgeklärt werden, um mit der Reduktion der Insulindosis umgehen zu kön-

Insulintherapie: Standard ist die **intensivierte Insulintherapie nach dem Basis-Bolus-Prinzip** mit mehreren subkutanen Insulininjektionen täglich. Als Basis wird täglich 1- bis 2-mal ein lang wirkendes Insulin und vor den Mahlzeiten ein individuell dosiertes Kurzzeitinsulin injiziert. Ein **Dawn-Phänomen** (Hyperglykämien in den frühen Morgenstunden) ist bei pubertierenden Jugendlichen häufig.
Die **subkutane kontinuierliche Insulintherapie** mit einer **Insulinpumpe** ist vor allem bei Kleinkindern mit geringem Insulinbedarf von Vorteil. Auch Jugendliche mit ausgeprägtem Dawn-Phänomen profitieren von der Insulinpumpentherapie.

nen. In seltenen Fällen kann vorübergehend eine ausreichende Insulineigenproduktion für wenige Wochen oder Monate bestehen.

Die **kontinuierliche subkutane Insulintherapie** mit einer **Insulinpumpe** (CIIS) ist für die Therapie bei Kleinkindern mit Diabetes sehr gut geeignet, da geringste Insulintagesmengen verteilt über 24 Stunden mit individuell programmierter Basalrate appliziert werden können. Auch Jugendliche mit ausgeprägtem Dawn-Phänomen profitieren von der Insulinpumpentherapie durch die Möglichkeit einer nächtlichen Basalratenanpassung.

Diät: Auch im Hinblick auf eine geeignete Ernährung ist eine intensive Schulung der Eltern und des Kindes notwendig. Das Kind mit Diabetes mellitus hat den gleichen Energiebedarf wie ein stoffwechselgesundes Kind, um eine altersentsprechende Entwicklung und Wachstum zu gewährleisten. Die Kost soll abwechslungsreich sein, d.h. Eiweiß soll ca. 15–20 % des Gesamttagesbedarfs an Energie ausmachen (mind. 1 g/kgKG/d), Fett ca. 30–35 % (davon etwa die Hälfte ungesättigte Fettsäuren) und Kohlenhydrate ca. 50 % (7–9 g/kgKG). Der gesamte Tagesbedarf wird auf mehrere Mahlzeiten pro Tag aufgeteilt. Als Bezugsgröße und Berechnungsgrundlage gilt die **Kohlenhydrateinheit (KE),** die 10–12 g resorbierbaren Kohlenhydraten entspricht. Historische Einheiten sind die **Broteinheiten (BE)** und die **Kohlenhydrateinheiten (KHE).** 1 BE entspricht **12 g Kohlenhydraten** (48 kcal), 1 KHE entspricht **10 g Kohlenhydraten** (40 kcal). Diese beiden Einheiten (BE und KHE) wurden zugunsten der KE aufgegeben. Nahrungstabellen helfen bei der Berechnung der KE.

Jedes Kind mit Diabetes mellitus soll 1–2 Traubenzuckertäfelchen mit sich führen, um Hypoglykämien (BZ < 70 mg/dl) schnell beheben zu können. **Symptome einer Hypoglykämie** sind Zittern, Blässe, Schwindel, Sehstörungen. Für eine gute Therapieeinstellung sind gelegentliche nächtliche Blutzuckerkontrollen notwendig. Die geregelte Kost ist bei akuten Erkrankungen kaum einzuhalten (z. B. Enteritis, Erbrechen). Meist ist dann eine stationäre Behandlung mit Infusionen erforderlich.

Körperliche Aktivität: Der Insulinbedarf ist bei körperlicher Arbeit vermindert, die Insulinwirkung verbessert. Sport ist daher diabetischen Kindern zu empfehlen. Eine entsprechende Aufklärung des Kindes und eventuell vorherige Verabreichung von Kohlenhydraten und Blutzuckermessungen vor, während und nach dem Sport sind aufgrund der Hypoglykämiegefahr erforderlich. Bei starker körperlicher Aktivität ist die Insulindosis vor und evtl. auch nach dem Sport auf 30–50 % zu reduzieren. Muskelarbeit stellt einen **wesentlichen Bestandteil der Diabetestherapie** dar.

▶ **Merke.** Das diabetische Kind soll **keinen Sport** betreiben, **wenn Azeton im Urin** nachgewiesen werden kann, da unter diesen Bedingungen ein hohes Risiko einer ketoazidotischen Entgleisung besteht. Schnell resorbierbare Kohlenhydrate (Saft, Traubenzucker, Obst) sind ideale Zusatz-BE bei sportlicher Betätigung. Blutzuckermessungen vor, während und nach dem Sport sind unbedingt notwendig.

Komplikationen der Therapie: Akute Komplikationen sind vor allem **Hypoglykämien** unterschiedlichen Schweregrades und **Hyperglykämien** mit **ketoazidotischen Entgleisungen** bis zum **Koma.** Lokale Veränderungen des subkutanen Fettgewebes an den Einstichstellen sind häufig (**Lipohypertrophie**) und durch regelmäßiges Wechseln der Einstichstellen zu verhindern. Seltener treten Lipatrophien mit z.T. vollständigem Schwund des subkutanen Fettgewebes auf. Allergische Hautreaktionen auf Pflaster- und Klebstoffe sind an Kathetereinstichstellen bei der Insulinpumpentherapie möglich. Aufgrund zu langer Liegedauer einer Katheternadel und/oder unsteriler Katheteranlage können lokale Abszesse auftreten. Chronische Komplikationen eines Diabetes mellitus Typ 1 sind die diabetische Retinopathie, Nephropathie und Neuropathie.

Diagnostik im Verlauf:

Stoffwechselkontrolle: Tägliche wiederholte **Blutzuckermessungen**, v. a. bei der intensivierten Insulintherapie, sowie gelegentliche Glukose- und Azetonkontrollen im **Harn** sind erforderlich. Ein **HbA$_{1c}$**-Wert von < 7,5 % ohne Auftreten von schweren Hypoglykämien wurde von der internationalen pädiatrischen Diabetesgesellschaft als Ziel für die metabolische Einstellung definiert. Das glukosylierte Hb spiegelt die Einstellung bzw. Höhe des **mittleren Glukosespiegels der vergangenen 8–10 Wochen**

Diät: Wichtig ist eine Diätschulung für Eltern und Kind. Der Energiebedarf des diabetischen Kindes ist mit dem des Stoffwechselgesunden identisch. Der gesamte Tagesbedarf wird auf mehrere Mahlzeiten aufgeteilt (Eiweiß 15–20 %, Fett 30–35 % [davon etwa die Hälfte ungesättigte Fettsäuren], Kohlenhydrate 50 % des Gesamtenergiebedarfs).

Zur raschen Behandlung von Hypoglykämien soll das Kind Traubenzucker mit sich führen.

Körperliche Aktivität: Sie ist ein **wichtiger Bestandteil der Therapie**. Der Hypoglykämiegefahr kann durch Verabreichung von Kohlenhydraten vor dem Sport oder durch Reduktion von Insulin vorgebeugt werden. Bei starker körperlicher Aktivität kann die Insulindosis auf 30–50 % reduziert werden.

▶ Merke.

Komplikationen der Therapie: Akut v. a. **Hypoglykämien**, seltener **Hyperglykämien**. Lokale Veränderungen an Haut und subkutanem Fettgewebe an den Einstichstellen sind häufig (**Lipohypertrophie**). Chronische Komplikationen des Typ-1-Diabetes sind: diabetische Retinopathie, Nephropathie und Neuropathie.

Diagnostik im Verlauf:
Stoffwechselkontrolle: Täglich regelmäßige **Blutzuckermessungen** sowie gelegentliche **Harnkontrollen** auf Azeton sind notwendig. Der **HbA$_{1c}$** sollte unter 7,5 % liegen, ohne dass dabei schwere Hypoglykämien auftreten.

wider und sollte 3-monatlich kontrolliert werden. Schwirige Therapiephasen sind die initiale Therapieeinstellung mit individueller Dosisanpassung, das Kleinkindalter und die Pubertät. Neben Desinteresse und Resignation (Compliance-Probleme) wird eine gute Stoffwechseleinstellung durch hormonelle Schwankungen und Insulinresistenz während der Pubertät erschwert. Eine gute Anbindung der Patienten und regelmäßige Kontrollen durch ein Diabetesteam an einem pädiatrischen und adoleszenten Diabeteszentrum sind besonders wichtig.

Risikofaktoren für die Entwicklung von diabetischen Spätschäden sind lange Diabetesdauer, schlechte metabolische Einstellung, Rauchen, Hypertonie, hoher BMI und Dyslipidämie. Regelmäßige **Screening-Untersuchungen** nach **diabetesassoziierten Erkrankungen** (Schilddrüsenerkrankungen, Zöliakie) und **mikrovaskulären Komplikationen** (Retinopathie → ophthalmologische Untersuchung, Nephropathie → Mikroalbuminurie-Screening) sollten nach dem 11. Lebensjahr und 2-jähriger Diabetesdauer bzw. ab dem 9. Lebensjahr und 5-jähriger Diabetesdauer begonnen und dann möglichst jährlich durchgeführt werden. Regelmäßige Messungen des Blutdrucks erfolgen vierteljährlich, Blutfettmessungen werden zusammen mit den Screening-Untersuchungen alle 2 Jahre durchgeführt.

> Eine 3-monatliche Kontrolle durch ein Diabetesteam und Bestimmung des HbA_{1c}-Wertes sind für eine gute Patientenführung empfehlenswert.

> Regelmäßige **Screening-Untersuchungen** auf das Vorliegen von **diabetesassoziierten Erkrankungen** (Hashimoto-Thyreoiditis, Zöliakie) und **mikrovaskulären Komplikationen** (Retinopathie, Nephropathie) sollten regelmäßig durchgeführt werden.

Ketoazidose

Diese gefürchtete Komplikation tritt bei über 20 % der Erstmanifestationen auf, aber auch nach Therapiefehlern bei bekanntem Diabetes (z. B. bei Infektionen oder bei absichtlicher Unterlassung der Insulininjektionen). Neben einer diabetischen Ketoazidose mit **moderater** (pH ≤ Wert 7,2; Plasmabikarbonat <10 mmol/l) bis **schwerer Azidose** (pH ≤ Wert 7,1; Plasmabikarbonat < 5 mmol/l, Azetonurie) ist ein **hyperglykämisches hyperosmolares Syndrom** im Kindesalter sehr selten. Der Blutzucker kann extrem erhöht sein (1000 mg/dl ≙ 55,5 mmol/l). Klinisch und laborchemisch sind bei beiden eine ausgeprägte Dehydratation mit durchschnittlichem Flüssigkeitsdefizit von > 100 ml/kgKG, evtl. Hypernatriämie > 150 mmol/l, evtl. Harnstofferhöhung und eine Erhöhung der Serumosmolalität > 300 mosmol/kg vorhanden. Die potenziell letale Komplikation eines **Hirnödems** ist in der Behandlung der Ketoazidose gefürchtet. Bei dieser lebensbedrohlichen Situation ist schnelles, aber reflektiertes therapeutisches Handeln dringend angezeigt.

> **Ketoazidose**
> Über 20 % der Diabeteserstmanifestationen erfolgen mit einer **Ketoazidose**. Seltener tritt ein **hyperglykämes hyperosmolares Syndrom** auf. Die Entwicklung eines **Hirnödems** ist eine potenziell letale Komplikation der diabetischen Ketoazidose.

Klinik und Diagnostik: Das diabetische Koma entwickelt sich meist langsam über Tage hinweg (Tab. **10.26**), kann sich aber beim Kleinkind innerhalb weniger Stunden entwickeln. Typisch sind die hohen Blutzuckerwerte sowie der Wasser- und Elektrolytverlust mit klinischen Zeichen der Exsikkose. Es kommt zur Bewusstseinstrübung, Krämpfe sind eher selten. Kussmaul-Atmung infolge der Azidose, rascher Puls, niedriger Blutdruck und weiche Bulbi sind weitere Merkmale.

> **Klinik und Diagnostik:** Typisch sind hoher Blutzucker, Wasser- und Elektrolytverlust, Exsikkose, Bewusstseinstrübung. Kußmaul-Atmung, rascher Puls, niedriger Blutdruck, weiche Bulbi. Krämpfe sind selten (Tab. **10.26**).

10.26	Differenzialdiagnose Ketoazidose und Hypoglykämie	
	Ketoazidose	*Hypoglykämie*
auslösende Ursachen (Anamnese)	Absetzen oder Vergessen der Insulininjektion, Infektionen	Erhöhung der Insulindosis, Überanstrengung, Reduzierung der vorgeschriebenen Kohlenhydrateinheiten
Klinik		
Bewusstseinsverlust	langsam	rasch
Atmung	vertieft	normal (oberflächlich)
Puls	rasch, weich	gut gefüllt
Haut	trocken, reduzierter Turgor	feucht, blass, schweißig
Krämpfe	selten	häufig
Urin	Glukose +++ Azeton ++	Glukose ± Azeton ∅
Blutzucker	stark erhöht	niedrig (bis normal)
Blutdruck	niedrig	erhöht (bis normal)

Therapie: Wichtig sind:
- Wasser- und Elektrolytausgleich
- Insulingabe

Sofortbehandlung:
- Rehydrierung durch Infusion von **NaCl-Lösung**, nach Absinken der Blutglukose mit Glukose-Kochsalz-Lösung
- langsame Blutzuckersenkung mit **Normalinsulin i. v.**
- **Kalium**substitution.

▶ Merke.

▶ Merke.

Prognose: Bei guter Diabeteseinstellung und -überwachung treten die mikrovaskulären und kardiovaskulären Komplikationen erst im späten Erwachsenenalter auf.

▶ Merke.

Therapie: Wichtig sind folgende 3 Ziele:
- Ausgleich des erheblichen Wasser- und Elektrolytverlustes
- Beseitigung der Hyperglykämie und Normalisierung des Energiestoffwechsels durch Insulin.

Sofortbehandlung:
- **Infusion von NaCl-Lösung:** 10–20 ml/kgKG über 60 min, bei schwerer Dehydratation und Schock im Bolus. Bei leichter und mittelschwerer Dehydratation kann auf den Flüssigkeitsbolus verzichtet werden. Die i.v.-Rehydrierung erfolgt mit **0,9%iger** Kochsalzlösung, bei zunehmendem Absinken der Blutglukose mit Glukose-Kochsalz-Lösung. Je nach Dehydratationsgrad werden zum täglichen Flüssigkeitsbedarf 5–10 % des Körpergewichts/24 h zusätzlich verabreicht. Die Rehydratationsphase sollte 24–48 Stunden dauern.
- **Infusion von Insulin:** 0,05–0,1 I.E. **Normalinsulin**/kgKG/h i. v. (eine langsame Senkung des Blutzuckers ist anzuraten: max. 70–90 mg/dl/h).

▶ **Merke.** Wichtigster Therapiefaktor ist die i.v.-Rehydrierung mit Ausgleich der Elektrolytveränderungen unter kontinuierlicher Insulinzugabe und dadurch Ausgleich der Azidose.

- **Kalium** sollte schon bei der Frühbehandlung eingesetzt werden, da das Gesamtkörperkalium meist erniedrigt ist, auch bei noch normalem Serumspiegel, und nach Beginn der Insulinzufuhr weiter sinkt. Eine Hypokaliämie entwickelt sich mit allmählicher Normalisierung des Blutzuckers, Kalium wird als K_2HPO_3 oder KCl mit 3–6 mmol/kgKG/24 h gegeben. Kalium im 2–4-stündigen Abstand messen! Auf Hypokalzämie achten!
- **Natriumbikarbonat** ist in der Behandlung einer diabetischen Ketoazidose **obsolet!** Ein Einsatz von Natriumbikarbonat ist nur unter Reanimationsbedingungen und verminderter Katecholaminwirkung indiziert. Die bei der diabetischen Ketoazidose vorliegende Azidose wird einerseits durch die Verbesserung der peripheren Perfusion durch Volumengabe, andererseits durch die Insulinzufuhr und damit Unterbrechung des Fettmetabolismus mit Ketonproduktion erreicht.

▶ **Merke.** Der **Blutzucker** und damit auch die hohe **Serumosmolalität** dürfen nur **langsam gesenkt** werden! Keine hypotonen Lösungen bei hypertoner Dehydratation infundieren: Gefahr des Hirnödems mit Bewusstseinstrübung und Krämpfen. Serumosmolalität nur um etwa 4 mosmol/l/h und Blutzucker um max. 70–90 mg/dl/h (3,9–4,95 mmol/l/h) senken.

Prognose: Bei guter Diabeteseinstellung ohne wesentliche Schwankungen mit Hyper- und Hypoglykämie und mit regelmäßiger Therapieüberwachung und Diabetesschulung (auch der Eltern) durch ein multidisziplinäres Diabetesteam kann das Risiko für die Entwicklung von diabetischen Komplikationen reduziert werden. Nephropathie, Retinopathie und autonome Neuropathie (Polyneuropathie) sind im Kindes- und Jugendalter selten ausgeprägt, dennoch spielt die initiale Therapieeinstellung in dieser dynamischen Lebensphase für die Langzeitprognose eine wichtige Rolle. Kinder und Jugendliche mit Diabetes mellitus erhalten die gleichen Impfungen (STIKO-Empfehlungen) wie Gesunde.

▶ **Merke.** Erstgradige Verwandte von Typ-1-Diabetikern sind eine Risikogruppe für die Entwicklung eines Typ-1-Diabetes (insbesondere eineiige Zwillinge und HLA-identische Geschwister). Geschwister eines diabetischen Kindes und Kinder eines diabetischen Vaters haben ein Risiko von 5–7 %. Ein Antikörper-Screening (Autoantikörper gegen Insulin, Membranproteine, Inselzellantikörper [Glutaminsäuredekarboxylase, GAD]) und ein i.v.-Glukosetoleranztest mit Feststellung der Insulinsekretion kann bei diesen Risikogruppen durchgeführt werden. Bei Kindern mit Typ-1-Diabetes besteht ein erhöhtes Risiko, an weiteren Autoimmunerkrankungen zu erkranken (häufig Hashimoto-Thyreoiditis und/oder Zöliakie).

10.8 Diabetes mellitus

> ▶ **Klinischer Fall.** Ein 5-jähriges Kleinkind wird wegen anhaltender Abgeschlagenheit, Spielunlust, Übelkeit bei gutem Appetit und vor allem wegen wiederholten Einnässens in der Nacht vorgestellt. Gelegentlich fielen auch diffuse Bauchschmerzen und eigenartige Unruhezustände auf. Die klinische Untersuchung zeigt ein Untergewicht von etwa 2,5 kg, das Abdomen ist unauffällig. Das Kind riecht nach Keton. Bei der Urinuntersuchung fallen die Glukose- und die Azetonprobe stark positiv aus. Der Blutzuckerwert beträgt 350 mg/dl, der HbA_{1c}-Wert liegt bei 10,5 %. Außerdem besteht eine metabolische Azidose. Unter Flüssigkeitstherapie und i.v. Insulingabe normalisiert sich der Blutzucker in den ersten 10 Stunden nach der stationären Aufnahme und die Azidose ist ausgeglichen; die weitere Therapie erfolgt mit einer kontinuierlichen subkutanen Insulinzufuhr mittels Insulinpumpe.

Seltene Formen eines Diabetes im Kindesalter

Neben dem Typ-1-Diabetes kann bei älteren Kindern und Jugendlichen der polygenetisch verursachte **Typ-2-Diabetes** vorkommen, dessen Prävalenz bei Jugendlichen in den letzten Jahren in anglo-amerikanischen Regionen zugenommen hat. Dieser nicht insulinabhängige Diabetes ist durch eine zeitlich verzögerte Insulinsekretion sowie durch eine Insulinresistenz charakterisiert und geht meist mit ausgeprägter Adipositas einher. Die Insulinkonzentration kann im Frühstadium dieser Erkrankung deutlich erhöht sein. Die Manifestation erfolgt meist schleichend; Polydipsie, Polyurie und auch Ketoazidose sind eher selten. Häufig besteht eine positive Familienanamnese für Diabetes. Klinisch ist neben z. T. stark ausgeprägter Adipositas eine Acanthosis nigricans ein gut sichtbares Zeichen für das Vorliegen einer Glukosestoffwechselstörung. In den USA wurde in den letzten Jahren eine deutliche Zunahme bei übergewichtigen dunkelhäutigen amerikanischen Jugendlichen festgestellt. In Deutschland und Österreich lag der Anteil der Kinder mit Typ-2-Diabetes in den letzten Jahren bei ca. 4–5 %.

„Maturity-Onset Diabetes of the Young" (MODY): Es handelt sich dabei um verschiedene monogenetisch autosomal-dominant vererbte Diabetesformen, die aufgrund eines primären Funktionsdefektes der β-Zellen zu einer gestörten Insulinsekretion führt. Die Erkrankung manifestiert sich meist vor dem 25. Lebensjahr und betrifft ca. 1–5 % aller Diabeteserkrankungen. Bekannte Mutationen finden sich u. a. an den Genen HNF-1α (hepatocyt nuclear factor 1α – MODY 3), Glukokinase-Gen (MODY 2), HNF-4α (hepatocyt nuclear factor 4α – MODY 1).

Diabetes als Folge von Erkrankungen: Diabetes kann sekundär bei Erkrankungen des exokrinen Pankreas (z. B. **zystische Fibrose**, CF-related diabetes) oder syndromalen Erkrankungen (Trisomie 21) auftreten.

Medikamenteninduzierter Diabetes: Nach Gabe von diabetogenen Medikamenten z. B. bei Tumorbehandlung (L-Asparaginase, Kortikoide bei Leukämiebehandlung) oder bei Organtransplantationen (Tacrolimus, Cyclosporin A, Glukokortikoide als immunsuppressive Therapie). Eine zumindest vorübergehende Therapie mit Insulin kann notwendig werden, meist ist der medikamenteninduzierte Diabetes nach Absetzen der diabetogenen Therapie reversibel.

Hypoglykämien

s. S. 170

11 Gastroenterologie und Hepatologie

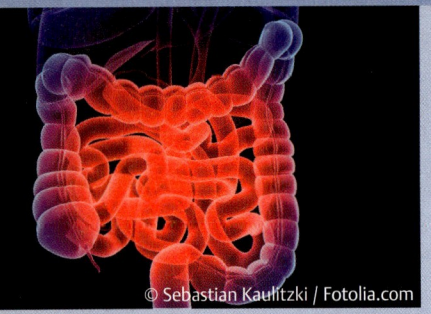
© Sebastian Kaulitzki / Fotolia.com

11.1	Gastroenterologische Leitsymptome	242
11.2	Erkrankungen der Mundhöhle	253
11.3	Erkrankungen des Ösophagus	257
11.4	Erkrankungen des Magens	260
11.5	Erkrankungen des Darms	265
11.6	Erkrankungen der Leber und der Gallenwege	292
11.7	Erkrankungen des Pankreas	298

11.1 Gastroenterologische Leitsymptome

11.1 Gastroenterologische Leitsymptome

Magen-Darm-Erkrankungen im Kindesalter zeigen sich oft durch das Vorliegen von Leitsymptomen. Neben den Leitsymptomen müssen in der Anamnese auch immer Alarmzeichen (Tab. **11.1**) abgefragt werden.
Die häufigsten gastroenterologischen Leitsymptome sind:

Häufige gastroenterologische Leitsymptome sind:
- Bauchschmerzen (s. S. 242)
- Erbrechen (s. S. 245)
- Obstipation (s. S. 248)
- Diarrhö (s. S. 249)
- gastrointestinale Blutungen (s. S. 251).

- Bauchschmerzen (s. S. 242)
- Erbrechen (s. S. 245)
- Obstipation (s. S. 248)
- Diarrhö (s. S. 249)
- gastrointestinale Blutungen (s. S. 251).

 11.1

11.1	Gastroenterologische Alarmzeichen
Symptom	**Hinweis auf**
galliges Erbrechen beim Neugeborenen	Volvulus, hochsitzende Atresie
nächtliches Erwachen bei Schmerzen	Koliken
nächtliche Stühle	chronische Entzündung, z. B. chronisch-entzündliche Darmerkrankungen
Gewichts- und Wachstumsstillstand, ungewollter Gewichtsverlust	chronische Entzündung, z. B. chronisch-entzündliche Darmerkrankungen
sekundäre Amenorrhö	chronische Entzündung, z. B. chronisch-entzündliche Darmerkrankungen
Hämatemesis	Ulkus
Durchfall bei Nahrungskarenz	sekretorische Diarrhö

11.1.1 Bauchschmerzen

11.1.1 Bauchschmerzen

Bauchschmerzen treten bevorzugt bei 5–10-jährigen Kindern auf.

Bauchschmerzen treten mit einer **Inzidenz** von etwa 15–20 % v. a. bei 5–10-jährigen Kindern auf.

Einteilung: akut oder **chronisch rezidivierend** (> 3 Monate).

Einteilung: Bauchschmerzen können **akut** oder **chronisch rezidivierend** (Dauer > 3 Monate) auftreten.

Ätiologie: Ursachen des **akuten Bauchschmerzes** zeigt Tab. **11.2**. **Chronische Bauchschmerzen** können ihre Ursache in vielen abdominellen oder extraabdominellen Erkrankungen haben, am häufigsten sind sie Ausdruch somatoformer Schmerzstörungen (Tab. **11.3**).

Ätiologie: Häufige Ursachen von **akuten Bauchschmerzen** bei **Neugeborenen** und **Säuglingen** sind: Dreimonatskoliken, Invagination, mechanischer Ileus, Volvulus, seltenere Ursachen Fehlbildungen (Tab. **11.2**). Bei **älteren Kindern** kommt eher eine Gastritis, eine Appendizitis oder auch eine Pneumonie in Betracht. Weitere Ursachen von akuten Bauchschmerzen zeigt Tab. **11.2**.
Chronische Bauchschmerzen können von vielen abdominellen und extraabdominellen Erkrankungen ausgelöst werden. Am häufigsten sind sie aber Ausdruck somatoformer Schmerzstörungen (funktionelle Bauchschmerzen, Tab. **11.3**).

▶ Merke.

▶ **Merke.** Bauchschmerzen können Ausdruck von harmlosen, gleichwohl quälenden, funktionellen Beschwerden sein, aber auch Symptom einer lebensbedrohlichen Erkrankung.

11.1 Gastroenterologische Leitsymptome

Tab. 11.2 Mögliche Ursachen von akuten Bauchschmerzen

	eher bei Neugeborenen und Säuglingen	eher bei älteren Kindern	altersunabhängig
häufige intraabdominelle Ursachen	- Volvulus - Invagination - Fehlbildungen (z. B. Duodenalatresie) - Leisten- und Nabelhernie - Dreimonatskoliken	- akute Appendizitis - Harnwegsinfekt - akute Pyelonephritis - Lymphadenitis mesenterialis - akute Pankreatitis - Gastritis - Zöliakie	- akute Gastroenteritis - Obstipation - Nahrungsmittelunverträglichkeit, Allergien, Lebensmittelvergiftung
eher seltene intraabdominelle Ursachen	- nekrotisierende Enterokolitis - Mekoniumileus - Kuhmilchproteinallergie	- Cholelithiasis, Cholezystitis - Magen- und Duodenalulzera - intraperitoneale Blutungen (z. B. nach Trauma)	- Hiatushernie - Morbus Hirschsprung - paralytischer Ileus (z. B. durch Hypokaliämie bzw. bei Peritonitis) - Nieren-, Gallensteinkolik
häufige extraabdominelle Ursachen	–	- Angina tonsillaris - Scharlach - somatoforme Schmerzempfindungsstörungen - azetonämisches Erbrechen - prämenstruelle und menstruelle Beschwerden - Bauchtraumata	- Otitis media - Pneumonie und Pleuritis - Harnwegsinfekte - Hypoglykämie - Meckel-Divertikel
seltene extraabdominelle Ursachen	- Embolien und Thrombosen des Mesenterial-, Nieren- und Milzgefäßsystems - große Hydrozelen	- orthostatische Dysregulation - Krampfäquivalente - Bornholm-Krankheit - hämolytisch-urämisches Syndrom - Purpura Schoenlein-Henoch - ektope Schwangerschaft - periodisches familiäres Mittelmeerfieber - Morbus Fabry	- Meningitis, Enzephalitis - Herpes zoster - hämolytische Krisen (z. B. Sichelzellanämie) - paroxysmale Hämoglobinurie (sehr selten) - Osteomyelitis - Hodentorsion - Stieltorsion einer Ovarialzyste - Pneumothorax - Rückenmarkstumoren

Tab. 11.3 Mögliche Ursachen von chronischen Bauchschmerzen

häufig	selten	sehr selten
- Tonsillitis mit Lymphadenitis mesenterialis - chronische Obstipation - Gastritis - somatoforme Schmerzempfindungsstörung - Fruktosemalabsorption - Laktoseintoleranz	- Ulcus duodeni et ventriculi - chronische Appendizitis - chronische Pankreatitis - Morbus Crohn - Colitis ulcerosa - Dysmenorrhö - Eierstockzysten - Tumoren - Hiatushernie - Harnwegserkrankungen - Nieren- und Harnleitersteine - Gallenblasen- und Gallengangssteine	- Morbus Meulengracht - Morbus Still - Migräne - „abdominelle Epilepsie," (Krampfäquivalente) - Dünndarmduplikaturen - chronische intestinale Pseudoobstruktion - Hämatokolpos - Porphyrie - Diszitis

Diagnostik: Wichtig ist eine **ausführliche Anamnese**. Die wesentlichsten Fragestellungen wie **Beginn, Lokalisation, Art** und **Dauer** der Bauchschmerzen sind in Tab. 11.4 zusammengefasst. Alarmzeichen sollten immer beachtet werden. Die **Intensität** lässt durchaus Rückschlüsse auf mögliche Differenzialdiagnosen zu (Tab. 11.4), andererseits finden sich auch bei Kindern immer häufiger somatoforme Störungen der Schmerzempfindung.

Je jünger ein Kind ist, desto weniger kann es Dauer, Art (z. B. akut, chronisch, kolikartig, spastisch) und Lokalisation des Schmerzes angeben. Bei Kleinkindern werden Bauchschmerzen fast stets in die Nabelregion projiziert.

Diagnostik: Wichtig ist eine **ausführliche Anamnese:** Beginn, Lokalisation und Art, Dauer der Bauchschmerzen; Beachten von Alarmzeichen (Tab. 11.4).

11.4 Diagnostisches Vorgehen bei Bauchschmerzen

diagnostischer Schritt	Fragestellung	wegweisende Symptome oder Befunde
Anamnese	**Schmerzanamnese:** Beginn, Intensität, Lokalisation, Art und Dauer des Schmerzes	• plötzlich anfallsweise auftretende, krampfartige Bauchschmerzen (z. B. Verdacht auf Bornholm-Krankheit, Abdominalkoliken) • Bauchschmerzen „nabelfern" (z. B. Verdacht auf basale Pneumonie und Pleuritis, Gleithernie) • Aufwachen aus dem Schlaf durch Schmerz (z. B. Verdacht auf gastroösophagealen Reflux)
	Stuhlverhalten: Frequenz, Konsistenz, Veränderung durch bestimmte Nahrungsmittel (z. B. Milch)	• blutige oder schleimige Stühle (z. B. Verdacht auf Colitis ulcerosa, Nahrungsmittelunverträglichkeiten [insbes. Kuhmilchproteinallergie], bakterielle Enteritis)
	Lokal- und Begleitsymptome	• Übelkeit, Erbrechen (z. B. Gastritis, Zöliakie, Appendizitis, Hepatitis A, EBV-Infektion) • Müdigkeit, Leistungsabfall (z. B. chronisch-entzündliche Darmerkrankungen, Diabetes mellitus) • Kopfschmerzen, Gelenkschmerzen, Erkrankungen aus dem rheumatischen Formenkreis • Husten, Fieber, Hauterscheinungen
	Vorerkrankungen: Bauchoperationen, Trauma	• auskultatorisch hochklingende Darmgeräusche, Abwehrspannung (V. a. Ileus) • blutiger Urin (V. a. Nierenschädigung)
	psychisches Befinden: Familie, Schule, Beruf, Freunde	• extremes Unter- oder Übergewicht (z. B. Essstörung, maligne Erkrankung)
	Familienanamnese	• Ulkus • Zöliakie • chronisch-entzündliche Darmerkrankungen
Inspektion und klinische Untersuchung	**Aussehen des Kindes**	• Blässe (z. B. Anämie, Eisenmangel) • stark rote Lippen bei Azidose (z. B. Pseudoappendicitis diabetica) • Dehydratation: stehende Hautfalten bei Exsikkose • perianale Veränderungen (Fissur, Fistel): z. B. Morbus Crohn • Hauterscheinungen wie Spider naevi, Palmarerythem, Purpura (z. B. Lebererkrankungen, Purpura Schoenlein-Henoch)
	Lage oder Gangbild des Kindes	• zusammengekauert bei starken Bauchschmerzen und Koliken • gebeugter Gang bei Appendizitis • Strecken der Beine: Zunahme der Bauchschmerzen, Provokation von Nackenschmerzen: z. B. bei Meningitis
	Verhalten vor und während der Untersuchung: z. B. Abwehr, Vermeidung von Lagewechsel (s. o.)	• apathisches Verhalten, gequälter Gesichtsausdruck (Facies abdominalis): V. a. akutes Abdomen
	abdomineller Tastbefund: z. B. Bauchdecke weich, hart vorgewölbt; Abwehrspannung	• Aufschreien bei Druckschmerzhaftigkeiten, Abwehrspannung: z. B. bei Appendizitis, Peritonitis • Aufschreien bei raschem Loslassen nach tiefer Palpation (Loslass-Schmerz bei Peritonitis)
	Beurteilung der Lokalisation des Druckschmerzes oder einer **Resistenz** durch wiederholtes Untersuchen des Abdomens (möglichst gleicher Untersucher, Kind ablenken)	• tastbare Resistenz: z. B. „Stuhlwalze" oder entzündlich verdicktes terminales Ileum • zerebrale Eintrübung: z. B. Verdacht auf schwere Elektrolytentgleisung bei Ileus, Erstmanifestation eines Diabetes mellitus, Meningitis

Laboruntersuchung
- **Urinanalyse:** Glukose, Eiweiß, pH-Wert, Ketonkörper, Nitrit, Leukozyten, Erythrozyten
- **Stuhluntersuchung:** Blut, Erreger, Entzündungsmarker (Calprotektin, Laktoferrin), fäkale Elastase, Helicobacter-Antigen
- **Blut:** CRP, Blutbild, Transaminasen, γ-GT, Lipase, Amylase, Bilirubin, Glukose, Elektrolyte, IgG, IgA, Transglutaminase-IgA

weiterführende apparative Diagnostik je nach klinischem Befund/Verdachtsdiagnose, z. B.:
- **Sonografie des Abdomens:** Invagination, Dicke und Durchblutung der Darmwände, Beurteilung Peristaltik, Lymphknoten, freie Flüssigkeit, Ovarien, Harnwege, Appendix)
- **Röntgen-Abdomen:** bei V. a. Ileus (Spiegelbildung, pathologische Luftverteilung im Darm, Luftperlen intramural sowie im Pfortadersystem [Pneumatosis venae portae]), Fremdkörper (heute nur noch selten erforderlich!)
- **Röntgen-Thorax:** bei V. a. Pneumonie, Pleuritis, Pneumothorax
- **Schnittbilduntersuchungen:** MRCP zur Darstellung der Gallen- und Pankreasgänge; MRT-Sellink (Hydro-MRT) zur Darstellung des Dünn- und Dickdarmes (Struktur und Dicke der Darmwände, Stenosen, Fisteln; Raumforderungen)

11.1 Gastroenterologische Leitsymptome

▶ **Merke.** Selbst Ohren- und Halsaffektionen können beim (Klein-)Kind in den Bauch lokalisiert werden.

Die anschließende **Inspektion** und **klinische Untersuchung** sind sorgfältig durchzuführen (s. Tab. **11.4**). Bei der manuellen Untersuchung des Abdomens ist es hilfreich, auf körperliche Reaktionen des Kindes zu achten. Schmerzen werden auch manchmal aus Angst unterdrückt, sind aber an Reaktionen wie Zurückzucken, Verkrampfen oder Tachykardie zu erkennen.
Halten **starke Bauchschmerzen** mehrere Stunden unverändert stark an oder treten immer wieder in kurzen Zeitabständen heftig auf, besteht der V. a. ein **akutes Abdomen** (zum diagnostischen Vorgehen s. Tab. **11.5**).

▶ **Merke.**

Inspektion und **klinische Untersuchung** sind sorgfältig durchzuführen (s. Tab. **11.4**).

Bei länger anhaltenden **starken Bauchschmerzen** besteht der V. a. ein **akutes Abdomen** (Tab. **11.5**).

11.5 Diagnostisches Vorgehen bei Verdacht auf ein akutes Abdomen

- stationäre Aufnahme und Beobachtung, evtl. Information an kinderchirurgischen Kollegen
- Sonografie des Abdomens
- Nahrungskarenz
- gesamter klinischer Status und Suche nach extraintestinalen Erkrankungen (z. B. Otitis, Pneumonie, s. Tab. **11.2**)
- Blutentnahme: BB, CRP, Blutgasanalyse, BZ, Elektrolyte, Kreatinin, GOT, GPT, γ-GT, LDH, AP, Lipase, Amylase, Bilirubin, Quick/INR, PTT, Blutgruppe, Kreuzblut
- weitergehende Untersuchungen abhängig von der Verdachtsdiagnose

11.5

▶ **Merke.** Ausdruck eines bedrohlichen **akuten Abdomens** ist die **Facies abdominalis**: Kinder zeigen ängstliche verfallene Züge mit leidendem Gesichtsausdruck, spitzer Nase, tiefliegenden Augen und oft weiten Pupillen sowie blasser Haut und trockenen Lippen.

▶ **Merke.**

Bei **Neugeborenen** und **Säuglingen** weisen galliges Erbrechen, vorgewölbtes Abdomen, blutige himbeergeleeartige Stühle oder evtl. Anzeichen von Schock und Sepsis auf einen **Volvulus** (s. S. 268) hin (dringliche Operationsindikation).
Bei Kindern mit einem gewölbten Abdomen und diffuser Abwehrspannung, Fieber, Leukozytose, erhöhtes CRP besteht der V. a. eine **Peritonitis** (dringliche Operationsindikation). Hier sollte immer unverzüglich ein Kinderchirurg hinzugezogen werden.
Chronische Bauchschmerzen (Dauer > 3 Monate) können in der Diagnostik erhebliche Schwierigkeiten bereiten, da eine Vielzahl abdomineller und extraabdomineller Erkrankungen differenzialdiagnostisch in Frage kommen (s. Tab. **11.3**, S. 243).

Therapie: Die Therapie richtet sich nach der Ursache (s. jeweiliges Krankheitsbild). Bei **funktionellen Störungen** kann bei Säuglingen und Kleinkindern eine Milderung der Symptome häufig durch Streicheln des Bauches im Uhrzeigersinn und Wärmeapplikation erreicht werden. Bei älteren Kindern und Jugendlichen sollte bei V. a. das Vorliegen eines somatoformen Schmerzsyndroms zunächst eine gründliche körperliche Abklärung erfolgen. Anschließend ist eine kinderpsychiatrische Evaluation, ggf. auch Therapie erfolgversprechend.

Bei **Neugeborenen** und **Säuglingen** mit galligem Erbrechen und vorgewölbtem Abdomen **Volvulus** ausschließen.

Peritonitiszeichen: gewölbtes Abdomen, Fieber, Leukozytose, erhöhtes CRP (→ Kinderchirurg hinzuziehen).

Chronische Bauchschmerzen (Dauer > 3 Monate) sind oft schwierig zu diagnostizieren (s. Tab. **11.3**, S. 243).

Therapie: Sie ist abhängig von der Grunderkrankung. **Funktionelle Beschwerden** sprechen oft auf Bauchmassagen und Wärme gut an.

11.1.2 Erbrechen

▶ **Definition.** Durch krampfartige Retroperistaltik entleert sich Magen-Darm-Inhalt (Nahrung oder Sekrete) durch Mund und/oder Nase.

▶ **Definition.**

Ätiologie und Pathogenese: Erbrechen ist v. a. im Säuglings- und Kleinkindalter ein häufiges Symptom, da das Brechzentrum in der Medulla oblongata in diesem Alter leicht irritierbar ist. Es kann harmlos, aber auch Leitsymptom für eine ernste Erkrankung im Abdominalbereich selbst oder von bauchfernen Organen (z. B. Meningitis, Hirntumor) sein. Bereits die gründliche Anamnese und eingehende körperliche Untersuchung ermöglicht in vielen Fällen die diagnostische Abgrenzung.

Ätiologie: Dieses im Kindesalter häufige Symptom kann belanglos sein, aber auch Leitsymptom verschiedener Krankheiten darstellen (Abb. **11.1**).

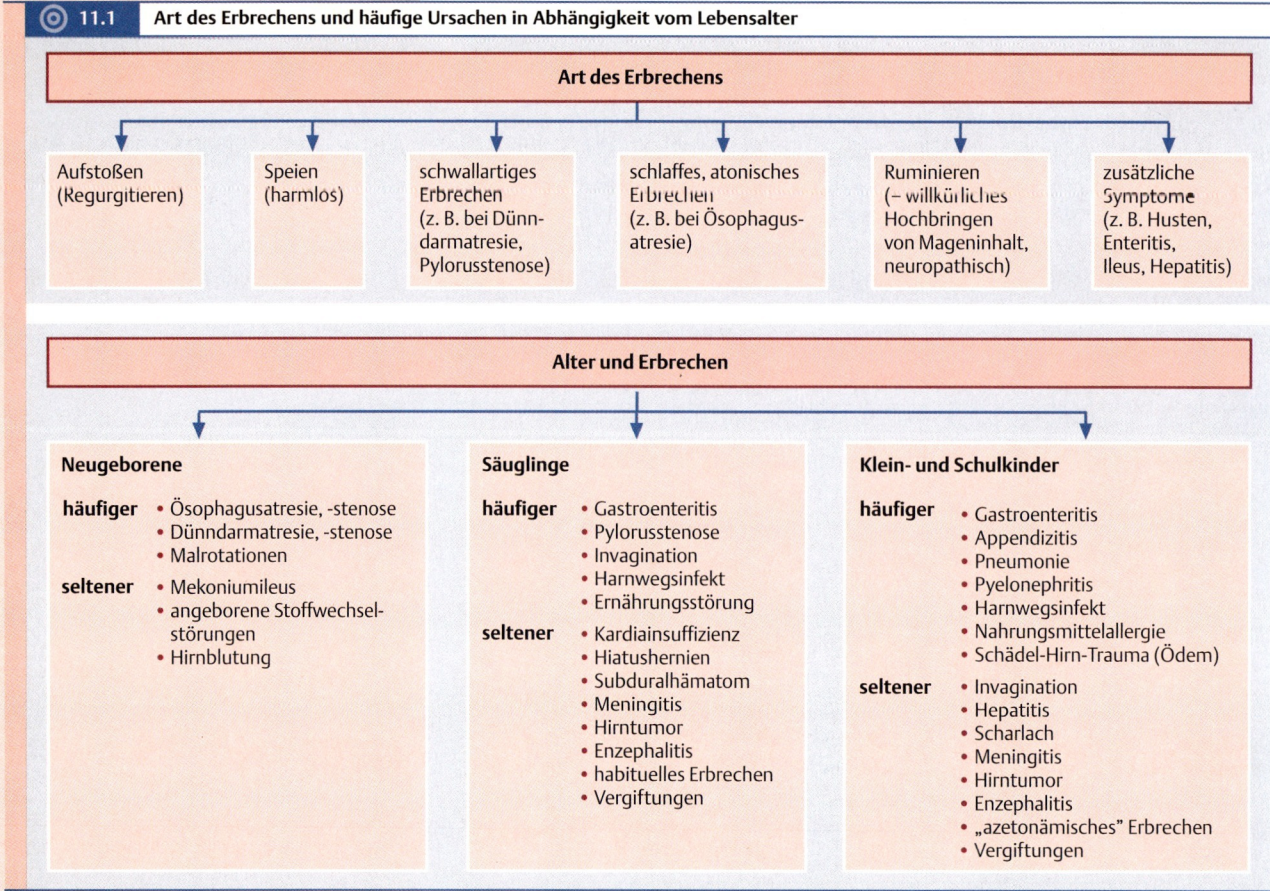

11.1 Art des Erbrechens und häufige Ursachen in Abhängigkeit vom Lebensalter

Im **Säuglingsalter** kann es zum **Speien** oder **Aufstoßen (Regurgitieren)** kommen; die Kinder sind dadurch nicht beeinträchtigt.

Diagnostik: Differenzialdiagnosen des Erbrechens in Abhängigkeit vom Lebensalter zeigt Abb. **11.1**. Symptome und diagnostische Maßnahmen beim **Säugling** s. Abb. **11.2**.

▶ Merke.

Das **zyklische Erbrechen** kommt bei 1–2 % der 2–15-jährigen Kinder vor, Ätiologie unbekannt.

Therapie: Ausreichende Flüssigkeitssubstitution, weitere Therapie entsprechend der Grunderkrankung.

Den vielfältigen Ursachen des Erbrechens lassen sich je nach Lebensalter unterschiedliche Erkrankungen zuordnen (Abb. **11.1**).
Im **Säuglingsalter** ist das sog. **Speien** oder **Aufstoßen (Regurgitieren)** mit Spucken nach oder zwischen den Mahlzeiten, bei dem die Säuglinge nicht beeinträchtigt sind, vom organbedingten Erbrechen zu unterscheiden. Regurgitieren tritt selten nach dem Ende des 2. Lebensjahres auf.

Diagnostik: Für die Differenzialdiagnose ist die Beurteilung des **Erbrechens in Abhängigkeit vom Lebensalter** sehr hilfreich (Abb. **11.1**).
Auf eine ernsthafte Erkrankung hinweisende Symptome bei **Säuglingen** und die entsprechenden diagnostische Maßnahmen zeigen Abb. **11.2**.

▶ Merke. Jedes anhaltende Erbrechen bedarf der zügigen Klärung, da Flüssigkeitsverlust und Elektrolytverschiebungen (hypo- und hypertone Dehydratation) beim Kleinkind innerhalb weniger Stunden zu einem lebensbedrohlichen Zustand führen können.

Das **zyklische Erbrechen** mit rezidivierenden Episoden von starker Übelkeit und heftigem Erbrechen beginnt plötzlich und erstreckt sich über Stunden (und Tage!). Typischerweise ist der Ablauf dieser Episoden stereotyp. Zwischenzeitlich sind die Kinder unauffällig. Ätiologie und Pathogenese sind unbekannt. Das zyklische Erbrechen tritt bei 1–2 % der 2- bis 15-jährigen Kinder auf und beginnt durchschnittlich im Alter von 5 Jahren.

Therapie: Neugeborene mit galligem Erbrechen stellen zunächst immer einen Notfall dar. Entscheidend ist nach überlegter und zügiger Diagnostik die rasche Therapieeinleitung, v. a. bei Sepsis, Ileus und Volvulus. Die Therapie richtet sich nach der Grunderkrankung. Grundsätzlich besteht sie aus ausreichender Flüssigkeitssubstitution (Glukose-Elektrolytlösung). Diese wird bei Gastroenteritis möglichst peroral oder über eine Magensonde und nur bei persistierendem Erbrechen parenteral appliziert. Bei Meningitis müssen Flüssigkeit und Elektrolyte bilanziert und restriktiv ersetzt werden. Antiemetika können diese Maßnahmen unterstützen. Cave: Sensorium! Die Behandlung des zyklischen Erbrechens besteht aus Prophylaxe (Amitryptilin) und Akutintervention.

11.2 Akutes Erbrechen bei Säuglingen und Kleinkindern

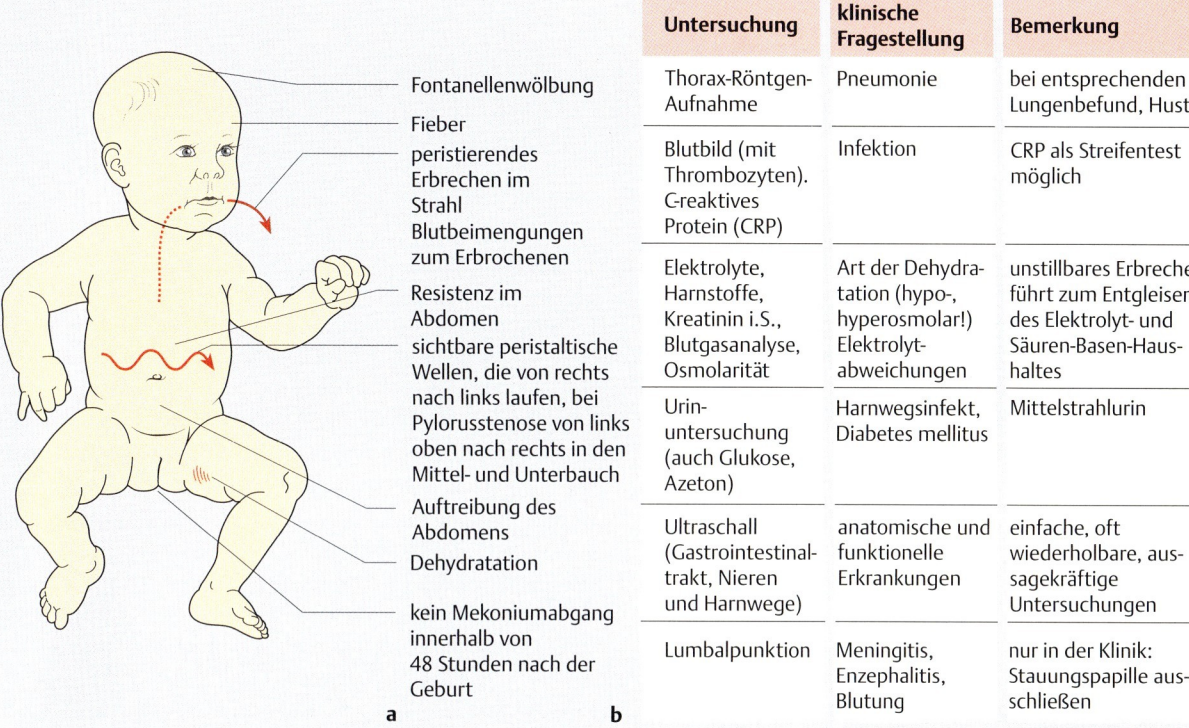

Untersuchung	klinische Fragestellung	Bemerkung
Thorax-Röntgen-Aufnahme	Pneumonie	bei entsprechenden Lungenbefund, Husten
Blutbild (mit Thrombozyten), C-reaktives Protein (CRP)	Infektion	CRP als Streifentest möglich
Elektrolyte, Harnstoffe, Kreatinin i.S., Blutgasanalyse, Osmolarität	Art der Dehydratation (hypo-, hyperosmolar!) Elektrolytabweichungen	unstillbares Erbrechen führt zum Entgleisen des Elektrolyt- und Säuren-Basen-Haushaltes
Urinuntersuchung (auch Glukose, Azeton)	Harnwegsinfekt, Diabetes mellitus	Mittelstrahlurin
Ultraschall (Gastrointestinaltrakt, Nieren und Harnwege)	anatomische und funktionelle Erkrankungen	einfache, oft wiederholbare, aussagekräftige Untersuchungen
Lumbalpunktion	Meningitis, Enzephalitis, Blutung	nur in der Klinik: Stauungspapille ausschließen

a Symptome, die eine ernsthafte Erkrankung vermuten lassen und eine stationäre Aufnahme erforderlich machen.
b Diagnostisches Vorgehen.

11.6 Diagnostisches Vorgehen bei Erbrechen

Anamnese

Fragestellung	alarmierende oder wegweisende Befunde (Beispiele)
▪ Art des Erbrechens (z. B. Speien, schlaffes oder schwallartiges Erbrechen)	▪ schlaffes Erbrechen beim Neugeborenen mit Herauslaufenlassen von Schaum und Schleim: V. a. Ösophagusatresie oder -stenose (s. Abb. 6.4, S. 106) ▪ schwallartiges Erbrechen beim Neugeborenen: V. a. Darmatresie oder -stenose, Volvulus, Malrotation, Mekoniumileus, AGS (adrenogenitales Syndrom) ▪ schwallartiges Erbrechen ab der 3./4. Lebenswoche: V. a. Pylorusstenose ▪ schlaffes Erbrechen bei sehr krank wirkendem blassen, apathischem Kind: V. a. Invagination (Ileus) oder Meningitis
▪ Beschaffenheit des Erbrochenen (gallig, blutig oder mit Hämatinbeimengungen, stark oder weniger stark sauer riechend)	▪ galliges Erbrechen: V. a. Malrotation, Volvulus (sofortige OP ist hier lebensrettend!) ▪ Erbrechen von Hämatin: V. a. gastroösophagealen Reflux, Ösophagitis, Ösophagusvarizen, Ulkus
▪ zeitlicher Ablauf (unmittelbar nach den Mahlzeiten oder unabhängig davon im Nüchternzustand, auch nachts)	▪ Nüchternerbrechen: V. a. Hirntumor oder Leukämie ▪ Erbrechen in Verbindung mit zentralnervösen Symptomen bzw. einer intrakraniellen Drucksteigerung: V. a. Meningitis, Enzephalitis, Migräne, Intoxikation, Schädel-Hirn-Trauma
▪ Begleitsymptome, z. B. Husten (Pertussis?), Diarrhö (Gastroenteritis?), Ikterus (Hepatitis?)	▪ Erbrechen in Verbindung mit akuten abdominellen Symptomen: V. a. Gastroenteritis, Appendizitis, Harnwegsinfekt, Pyelonephritis, Hepatitis A

Inspektion und klinische Untersuchung

- Ganzkörperstatus, Gewicht
- abdomineller Auskultations- und Tastbefund (z. B. Stenosegeräusche, tastbare Resistenzen)
- neurologischer Befund (z. B. meningitische Zeichen, bei V. a. zentralnervöse Ursachen weitere neurologische Abklärung)
- Hinweise auf Otitis media, Pharyngitis, Angina tonsillaris?
- Azetongeruch? (V. a. metabolische Azidose bei Diabetes mellitus oder verschiedenen Stoffwechselerkrankungen)
- Fieber, pneumonische Zeichen?

11.6	Diagnostisches Vorgehen bei Erbrechen (Fortsetzung)
Laboruntersuchung	
	- **Urinstatus** (Streifentest)
- **Blut:** Blutbild, CRP, Elektrolyte
- **Stuhluntersuchung:** Blut (okkultes Blut), pathogene Keime (z. B. Viren, Bakterien, Protozoen), fäkale Entzündungsmarker (Calprotektin, Laktoferrin)
- **Laboruntersuchungen** bei V. a. AGS, s. S. 222
weiterführende apparative Diagnostik je nach klinischem Befund/Verdachtsdiagnose, z. B.	
	- **Sonografie des Abdomens:** bei V. a. Invagination
- **Röntgen-Abdomen:** bei V. a. Ileus (Abdomenleeraufnahme im Hängen, pathologische Luftverteilung im Darm?)
- **Röntgen-Thorax:** bei V. a. Pneumonie, Pleuritis

11.1.3 Obstipation

▶ **Definition.** Stuhlverstopfung aufgrund eines verlängerten Verweilens der Fäzes im Kolon mit seltener Entleerung von meist verhärtetem Stuhl.

Einteilung: Es wird zwischen einer **akuten** und einer **chronischen** (> 3 Monate) Obstipation unterschieden.

Ätiologie: Obstipation ist bei Kindern und Jugendlichen in aller Regel ein **funktionelles Problem**. Durch Stuhlverhalt kommt es zu einem Ansammeln von Stuhl in der Ampulle. Durch dauernde Dehnung der Darmwand erlischt der Defäkationsreiz. Die Kinder retinieren immer mehr Stuhl, der zu gären beginnt. Überlaufstühle, Abgang von übelriechenden Winden und schmerzhafte Defäkation sind die Folge. Diese Symptome verstärken die Obstipation im Sinne eines Circulus vitiosus. Die funktionelle Obstipation tritt besonders häufig bei Kleinkindern auf. Begleitend kann es zu Enkopresis (Einkoten) und sekundärer Enuresis (Einnässen) kommen (Tab. **11.7**; s. S. 269 und S. 271). Körperliche Ursachen für eine Obstipation sind selten.

11.7	Mögliche körperliche Ursachen akuter und chronischer Obstipation	
	Form	**Ursachen**
	akute Obstipation	- schmerzhafte Stuhlverhaltung bei analen Erkrankungen, Analekzem oder Analfissuren
- einseitige Ernährung und zu geringe Flüssigkeitsaufnahme
- Flüssigkeitsentzug durch Fieber oder hohe Außentemperaturen, Flüssigkeitsverluste durch Gastroenteritis
- Änderung der Lebensgewohnheiten auf Reisen
	chronische Obstipation	
	- metabolisch	z. B. Hypothyreose, Hypoparathyreoidismus, Hypervitaminose (Vitamin-D-Intoxikation), Hypokaliämie, tubuläre Azidose, Diabetes insipidus, Myopathien
	- mechanisch	z. B. Ileus, Morbus Hirschsprung, Schmerzen bei Analfissuren
	- **Störungen des Defäkationsmechanismus** (Innervationsstörungen)	z. B. Meningomyelozele, Tethered-Cord-Syndrom; infantile Zerebralparese und andere zerebralnervöse Erkrankungen
	- **Störungen der Darmmotilität**	z. B. Morbus Hirschsprung, idiopathisches Megakolon, chronische intestinale Pseudoobstruktion, Zöliakie, medikamentös bedingt (Vincristin, Antikonvulsiva, Imipramin)

▶ **Merke.** Obstipation ist zumeist ein funktionelles Problem.

Klinik: Das Stuhlverhalten des Kindes ist individuell sehr verschieden und abhängig von Alter, Ernährung und Flüssigkeitszufuhr. Bei voll gestillten Säuglingen reichen die Stuhlfrequenzen von 3–6 Stühlen/d, bei älteren Säuglingen von 1–3 Stühlen/d, bei Klein- und Schulkindern von 1–2/d, aber auch Stuhlentleerungen nur alle 6–7 Tage sind bei voll gestillten Säuglingen möglich.

▶ **Merke.** Bei gestillten Säuglingen ist eine Stuhlfrequenz ohne Beschwerden von 7-mal am Tag bis zu alle 7 Tage normal.

Diagnostik: Bei der Diagnose Obstipation muss zunächst die Stuhlfrequenz und das Stuhlverhalten (Schmerzen, Trickbewegungen, Vermeiden von Stuhlgang) erfragt werden. Oft hilft ein Defäkationsprotokoll (Stuhl-Kalender). Ein Kind mit Obstipation muss gründlich untersucht werden, um z. B. einen Morbus Hirschsprung nicht zu übersehen (s. auch Tab. 11.15, S. 269). Neben der genauen **Anamnese** ist die **körperliche Untersuchung** und je nach Bedarf auch eine **Labor-** und **apparative Diagnostik** erforderlich (Tab. 11.8).

▶ **Merke.**

Diagnostik: s. Tab. 11.8.

11.8 Diagnostisches Vorgehen bei Obstipation

Anamnese – Fragestellung	• Beginn der Obstipation • Ernährung und Flüssigkeitszufuhr • Stuhlanamnese (evtl. Stuhlprotokoll mit Frequenz, Konsistenz, Blutbeimengungen, Überlaufenkopresis) • Defäkations- oder Bauchschmerzen • Grundkrankheiten
körperliche Untersuchung	• rektal-digitale Untersuchung: Sphinktertonus, stuhlgefüllte Ampulle • abdomineller Befund: Stuhlwalze tastbar, Druckschmerz? • perianale Fisteln/Fissuren bzw. Rhagaden? • Hämorrhoiden?
Laboruntersuchungen und apparative Diagnostik (Ausschluss von organischen Erkrankungen)	• Blutbild, Harnstatus (DD: Harnwegsinfekt), Transglutaminase-IgA, TSH, fT_3, fT_4 • Sonografie des Abdomens • Rektumschleimhautbiopsie (z. B. bei Verdacht auf Morbus Hirschsprung) • Rektal-Manometrie (z. B. bei Verdacht auf Morbus Hirschsprung) (s. auch Abb. 11.16)

Therapie: Die Therapie der Obstipation ist altersspezifisch. Bei **Säuglingen** ist mitunter Milchzucker bereits ausreichend; ansonsten steht Laktulose als Therapeutikum zur Verfügung. Bei **Kindern** jenseits des Säuglingsalters besteht die Therapie aus 3 Säulen: Aufklärung, Desimpaktion (also Entleeren des massiv stuhlgefüllten unteren Kolons) und Stuhlweichmachen zur Verhinderung einer erneuten Retention. Hierzu werden je nach Schema Einläufe zur Desimpaktion in Kombination mit oralen Makrogol-Lösungen zum Stuhlweichmachen verwendet. Eine Ernährungsberatung und begleitend diätetische Maßnahmen mit Meiden ballaststoffarmer Nahrungsmittel sowie eine Kontrolle (Protokolle) der eingeleiteten Maßnahmen erhöhen den Behandlungserfolg.

Therapie: Säuglinge und Kleinkinder: Milchzucker oder kleine Dosen Laktulose.
Ältere Kinder: ballaststoffreiche Kost und größere Trinkmengen, Klysmen und Makrogol-Lösung.

11.1.4 Diarrhö

▶ **Definition.** Gehäufte Stuhlentleerungen bzw. erhöhte Gesamtstuhlmenge (bei Kindern > 10 g/kgKG/d) bei in der Regel verminderter Stuhlkonsistenz.

▶ **Definition.**

Einteilung: Es werden **akute** und **chronische** (> 2 Wochen anhaltende) Durchfälle unterschieden.

Einteilung: akute und **chronische** (> 2 Wochen) Durchfälle.

Ätiologie und Pathogenese: Die **akute Diarrhö** tritt am häufigsten im Rahmen einer akuten viralen oder bakteriellen Gastroenteritis auf (Tab. 11.9, s. auch S. 279). In Abhängigkeit vom Erreger kommt es zur Schädigung der Bürstensaummembran bzw. der Darmmukosa und/oder durch eine Adhärenz oder Invasion enterotoxinproduzierender Erreger zur Aktivierung intrazellulärer Enzyme. Weitere mögliche Ursachen der akuten Diarrhö zeigt Tab. 11.9.

Ätiologie und Pathogenese: Bei der **akuten Diarrhö** werden vermehrt Wasser und Elektrolyte in den Darm sezerniert und/oder es bestehen Resorptionsstörungen. Mögliche Ursachen zeigt Tab. 11.9.

▶ **Merke.** Das Hauptproblem bei akuten Diarrhöen ist der Flüssigkeits- und Elektrolytverlust.

▶ **Merke.**

11 Gastroenterologie und Hepatologie

11.9 Mögliche Ursachen akuter Diarrhöen im Kindesalter

Ursache		wegweisende Symptome bzw. Befunde
infektiöse Gastroenteritis (s. auch S. 279)	**Viren:** z. B. Rota-, Adeno-, Noro- oder Echoviren	nach Erkrankungen im Umfeld des Kindes fragen, Auslandsaufenthalte
	Bakterien: Escherichia coli, Salmonellen, Shigellen, Yersinien, Campylobacter jejuni, Staphylokokken, Bacillus cereus	anamnestisch meist plötzlicher Beginn, häufig in Verbindung mit Bauchschmerzen, Fieber bei Salmonellen- und Shigelleninfektionen oft blutige Durchfälle (Enterokolitis)
	unter Antibiotikatherapie: Clostridium difficile	unter Antibiotikatherapie Entwicklung einer pseudomembranösen Kolitis möglich (Clostridientoxin im Stuhl)
	Protozoen: Lamblien, Amöben	Lamblieninfektionen: buntes Bild von abdominalen Beschwerden
Intoxikation (s. auch S. 884)	Nahrungsmittel: z. B. Staphylokokkentoxin, Pilzvergiftung	Nahrungsmittelintoxikation: meist begleitendes Erbrechen, nach Erkrankungen im Umfeld des Kindes fragen!
	Nikotin, Insektizide, Eisenintoxikation	Eisenintoxikation: schwärzliche Durchfälle
Nahrungsmittelunverträglichkeiten	Allergie, Kohlenhydratmalabsorption (s. S. 271)	anamnestische Hinweise der Eltern
Fehlernährung	z. B. zu viel Süßes, zu fett	anamnestische Hinweise der Eltern
hämolytisch-urämisches Syndrom (HUS, s. S. 399)	nach hämorrhagischer Gastroenteritis	Oligo-/Anurie und Blässe (Anämie), im Blutausstrich Fragmentozyten
Infektionen außerhalb des Magen-Darm-Traktes	z. B. Otitis media (s. S. 824), Pneumonie (s. S. 139), Harnwegsinfekt (s. S. 409), Pyelonephritis (s. S. 409)	

Chronische Diarrhöen sind durch funktionelle oder morphologische Defekte der Darmschleimhaut bedingt (Ursachen s. Tab. 11.10).
Diagnostik: Tab. 11.11.

Chronische Diarrhöen entstehen durch funktionelle oder morphologische Defekte der Darmschleimhaut. Zu möglichen Ursachen s. Tab. 11.10.

Diagnostik: Die Anamnese ist genau zu erheben, da diagnostisch häufig richtungsweisend. Zum weiteren diagnostischen Vorgehen s. Tab. 11.11.

11.10 Mögliche Ursachen chronischer Diarrhöen im Kindesalter

Ursache	wegweisende Symptome bzw. Befunde
chronische infektiöse Enterokolitis z. B. Salmonellen, Shigellen, Amöben	Umgebungserkrankungen Stuhluntersuchung
chronische nichtentzündliche Darmerkrankungen*	
▪ **Kuhmilchproteinallergie** (s. S. 273)	vorwiegend Säuglinge, Gedeihstörungen, Erbrechen, blutige Stühle radikales Meiden von Kuhmilch auch durch die noch stillende Mutter führt zum Sistieren der Beschwerden Rektumschleimhautbiopsie (Eosinophilie?)
▪ **Zöliakie** (s. S. 274)	Beginn oft jenseits, manchmal aber auch bereits Anfang des 2. Lebensjahres, Gedeihstörung, großes vorgewölbtes Abdomen, massige Stühle (ohne Blut) Anti-Transglutaminase-IgA mit Gesamt-IgA, desaminierte Anti-Gliadin-IgG-Antikörper, Goldstandard: Dünndarmbiopsie
▪ **primäre Enzymdefekte der Darmschleimhaut** (s. S. 277) (z. B. Laktase- oder Maltasemangel)	saurer Stuhl-pH, H_2-Atemtest positiv
▪ **Lamblisiasis** (s. S. 644)	Gedeihstörungen bzw. Gewichtsverlust ELISA im Stuhl, Duodenumbiopsie oder Duodenal-Aspirat
chronisch-entzündliche Darmerkrankungen	
▪ **Morbus Crohn** (s. S. 288)	Bauchschmerzen, Appetitlosigkeit, nächtliche Diarrhöen, Gewichtsabnahme, Anämie; Erythema nodosum, Uveitis Sonografie der Darmwand, Hydro-MRT; Panendoskopie mit Stufenbiopsien
▪ **Colitis ulcerosa** (s. S. 286)	blutige Diarrhöen mit häufigem Stuhldrang, eher am Morgen; Erythema nodosum, Uveitis Sonografie der Darmwand, Endoskopie mit Stufenbiopsien

11.10 Mögliche Ursachen chronischer Diarrhöen im Kindesalter (Fortsetzung)

Ursache	wegweisende Symptome bzw. Befunde
weitere Ursachen	
• **Mukoviszidose** (s. S. 314)	stinkende, voluminöse Diarrhöen, Gedeihstörungen, pulmonale Symptome Schweißtest
• **Reizdarmsyndrom** des Kleinkindes	Wechsel von Obstipation und Diarrhöen, guter AZ Ausschlussdiagnose!
• **Medikamentennebenwirkungen** (z. B. Antibiotika, Laxanzien, Chemotherapeutika)	Anamnese, Laxanzienmissbrauch (Teenager!)

* zu seltenen, chronischen nichtentzündlichen Darmerkrankungen, die häufig mit Diarrhöen einhergehen: s. S. 273, Tab. **11.16**

Therapie: In der Regel verläuft die akute Diarrhö selbstlimitierend. Wichtig ist zunächst die ausreichende Rehydratation (in den meisten Fällen oral, nur unter bestimmten Bedingungen parenteral). Zum detaillierten Vorgehen bei Vorliegen einer akuten Gastroenteritis s. Abb. **11.22**, S. 280. Im Gegensatz zur akuten bedarf die chronische Diarrhö oft einer speziellen Therapie entsprechend der jeweiligen Grunderkrankung (s. einzelne Krankheitsbilder).

Therapie: Rehydratation und Therapie der Grunderkrankung. Zum Vorgehen bei akuter Gastroenteritis s. Abb. **11.22**, S. 280.

11.11 Diagnostisches Vorgehen bei Diarrhö

Anamnese

Fragestellung:
- zeitlicher Ablauf der Diarrhö
  - **akut:** Nahrungsabhängigkeit, Umgebungserkrankungen, Medikamentenanamnese, Stress, Begleitsymptome (z. B. Fieber, Erbrechen)?
  - **chronisch:** Vorerkrankungen, Familienanamnese, Begleitsymptome?
- Beschaffenheit des Durchfalls (wässrig, fettig, schleimig, blutig)

Inspektion und klinische Untersuchung

- Ganzkörperstatus, Stuhlinspektion
- Gewichtskontrolle (Gewichtsabnahme?), Zeichen der Dehydratation (z. B. stehende Hautfalten, Fieber),
- abdomineller Befund (z. B. vorgewölbtes Abdomen, Resistenzen), rektaler Befund, Inspektion des Anus (Fisteln? Abszesse?)
- Hinweise auf fokale oder extraintestinale Infektionen (z. B. Otitis media, Pyelonephritis, ZNS-Affektionen)
- Begleitsymptome, Hinweise auf extraintestinale Erkrankungen (z. B. Bauchtrauma, Vergiftungen)

Laboruntersuchung

- Blutbild, CRP, Elektrolyte, Zöliakie-Diagnostik (s. S. 274)
- Stuhl auf Parasiten und okkultes Blut
- bakteriologische und virologische Stuhluntersuchung
- Stuhl auf Entzündungszeichen (Laktoferrin, Calprotektin)

weiterführende apparative Diagnostik (je nach klinischem Befund/Verdachtsdiagnose), z. B.

- Sonografie des Abdomens
- Koloskopie und Gastroduodenoskopie

11.1.5 Gastrointestinale Blutung

Einteilung: Blutungen aus dem Magen-Darm-Trakt werden unterteilt in **obere** (proximal der Flexura duodenojejunalis) und **untere gastrointestinale (GI) Blutungen** (distal der Flexura duodenojejunalis).
In Abhängigkeit von der Lokalisation der Blutung kann es klinisch zu folgenden sichtbaren Blutungsformen kommen:

Einteilung: Unterschieden werden **obere** und **untere gastrointestinale (GI) Blutungen.**

Klinisch kann es zu folgenden Blutungsformen kommen:

- **Hämatemesis** (Bluterbrechen): Meist Zeichen einer oberen GI-Blutung; **kaffeesatzbraunes** Blut (Hämatin) zeigt den Kontakt des Blutes mit Magensalzsäure an, frisches **hell- bis dunkelrotes** Blut stammt meist aus dem Mund- oder Ösophagusbereich.
- **Meläna** (Teerstuhl): Meist Zeichen einer oberen GI-Blutung, bei langsamer Stuhlpassage aber auch bei unterer GI-Blutung. Differenzialdiagnostisch sind Meläna neonatorum und Meläna spuria (s. u.) abzugrenzen.
  - **Meläna neonatorum:** Um den 2.–5. Tag durch Vitamin-K-Mangel (Morbus haemorrhagicus neonatorum), intestinale Allergie (Nahrungsprotein-induzierte Kolitis) oder im Rahmen einer Sepsis bzw. nekrotisierenden Enterokolitis
  - **Meläna spuria:** Während der Geburt vom Kind geschlucktes Blut der Mutter aus dem Geburtskanal.
- **Hämatochezie** (Blutstuhl): Austritt von frischem Blut aus dem Rektum bzw. frische Blutauflagerungen auf dem Stuhl. Im Kindesalter oft Folge von oberflächlichen Schleimhautläsionen, selten auch von Hämorrhoiden.

Ätiologie: Die häufigsten Ursachen zeigt Tab. **11.12**. Bei ca. ¼ der Patienten bleibt die Ursache unklar.

Ätiologie: Die häufigsten Ursachen gastrointestinaler Blutungen bei Kindern zeigt Tab. **11.12**. Bei etwa 25 % der Patienten mit gastrointestinaler Blutung lässt sich keine Ursache finden.

11.12 Mögliche Ursachen gastrointestinaler Blutungen bei Kindern

Alter	obere gastrointestinale Blutung	untere gastrointestinale Blutung
eher bei Neugeborenen oder Säuglingen	- Morbus haemorrhagicus neonatorum (s. S. 130) - intestinale Allergie - Magenvolvulus (s. S. 268) - Hiatusgleithernie (s. S. 261) - lange bestehende Pylorusstenose (s. S. 264) - Thrombozytopenie	- Volvulus (s. S. 268) - allergische Kolitis - nekrotisierende Enterokolitis (meist Frühgeborene, s. S. 142) - entzündliche Darmerkrankungen (s. S. 271, z. B. infektiöse Enteritis, pseudomembranöse Kolitis) - Thrombozytopenie
eher bei Kleinkindern oder älteren Kindern	- ösophagealer Reflux (s. S. 261) - Magen- oder Duodenalulkus/Stressulkus - hämorrhagische Gastritis - Fremdkörper - Gerinnungsstörungen (s. S. 456) - Ösophagitis (s. S. 257) - Ösophagusvarizen (s. S. 292) - Thrombozytopenie	- Invagination (s. S. 267) - entzündliche Darmerkrankungen, z. B. Morbus Crohn (s. S. 288), Colitis ulcerosa (s. S. 286), infektiöse Enteritis (s. S. 271), pseudomembranöse Kolitis (s. S. 617) - Purpura Schoenlein Henoch (s. S. 464) - Thrombozytopenie - Meckel-Divertikel (s. S. 282) - Darmpolypen (s. S. 283), juvenile Polyposis, - Tumor - Analfissuren, Hämorrhoiden - hämolytisch-urämisches Syndrom (s. S. 399)

Diagnostik: s. Tab. **11.13**.

Diagnostik: Neben einer ausführlichen Anamnese, körperlichen Untersuchung und Labordiagnostik ist die apparative Diagnostik zur Diagnosesicherung oft entscheidend (Tab. **11.13**).

▶ **Merke.**

▶ **Merke.** Bei massiver oberer GI-Blutung muss nach primärer Stabilisierung des Patienten eine Endoskopie erfolgen. Massive Blutverluste können zu schwerer Anämie und Schock führen.

Therapie: Sie richtet sich insbesondere nach dem endoskopischen Befund. Zur Abschätzung des Blutverlustes wird eine Magensonde gelegt.

Therapie: Je nach Vorgeschichte, Art der Blutung und v. a. endoskopischem Befund müssen unterschiedliche therapeutische Maßnahmen vorgenommen werden (s. einzelne Krankheitsbilder). Zur Abschätzung des Blutverlustes wird eine Magensonde gelegt (sowohl diagnostisch als auch therapeutische Maßnahme, z. B. Magenspülung). Nicht selten ist eine Bluttransfusion (Blutkonserven kreuzen lassen!) erforderlich und/oder der Einsatz von Gerinnungsfaktoren. Bei jeder gastrointestinalen Blutung sollte ein Kinderchirurg/Endoskopiker hinzugezogen werden.

11.13 Diagnostisches Vorgehen bei gastrointestinaler Blutung

Anamnese

- Vorerkrankungen (z. B. chronische Lebererkrankungen [Zirrhose], Koagulopathie, Blutungsneigung)
- Medikamentenanamnese (z. B. Marcumar)
- Familienanamnese
- Bauchtrauma, Fremdkörperingestion?
- Dauer und geschätzte Menge des Blutverlustes

Inspektion und klinische Untersuchung

- Inspektion des Mund-Rachen-Bereichs (Verletzungen?)
  Merke: Eine Hämatemesis kann auch durch geschlucktes Blut (z. B. Nasenbluten, Zahnextraktion) verursacht werden.
- Inspektion des Genitoanalbereichs und Rektaluntersuchung
- abdomineller Tastbefund: Bauchdecke weich, hart, vorgewölbt, Abwehrspannung (z. B. Hinweis auf Darmperforation, intraabdominelle Blutung)?

Laboruntersuchung

- Blutbild (Thrombozytenzahl beachten, Fragmentozyten?), Quick, pTT, AT III, ggf. auch Einzelfaktoren, CRP, Transaminasen, γ-GT, LDH, Ammoniak, Kreatinin, Verotoxin
- Stuhl auf Blut, Enterokolitiserreger, Salmonellen und Shigellen (Auslandsaufenthalt?), EHEC
- Urin (Streifentest)

apparative Diagnostik je nach klinischem Befund/Verdachtsdiagnose, evtl. auch mit kurativer Intervention

- obere Endoskopie, sobald der Patient stabil ist, Therapie dann je nach Befund
- bei Ösophagusvarizen und Blutung: Gummiband-Ligatur der Varizen
- Sonografie des Abdomens, einschließlich Leber, Gallenwege, Pfortader und Milz
- Röntgen-Abdomenübersicht, z. B. pathologische Luftverteilung bei Ileus, Luftperlen in der Darmwand bei NEC
- MR-Angiografie und MR-Cholangiopankreatikografie, z. B. bei V. a. hepatogene Ursache der Blutung
- Technetiumszintigrafie bei V. a. blutendes Ulkus in einem Meckel-Divertikel bzw. Blutung aus ektopischer Schleimhaut in einer Kolonduplikatur
- diagnostische Laparoskopie oder Laparotomie bei starken Blutverlusten

11.2 Erkrankungen der Mundhöhle

11.2.1 Stomatitis und Gingivitis

▶ **Definition.** Lokalisierte oder diffuse, schmerzhafte Entzündung der Mundschleimhaut (Stomatitis) und des Zahnfleisches (Gingivitis), die durch Tröpfchen- und Schmierinfektion leicht übertragbar ist.

Ätiologie und Pathogenese: Im Säuglingsalter wird die **Stomatitis** meist durch eine Soorinfektion (**Candidiasis**) ausgelöst, die sich das Neugeborene während der Geburt bei infizierten Geburtswegen der Mutter zuzieht. Beim Kleinkind handelt es sich meist um eine durch **Herpes-simplex-Virus** (Typ I) hervorgerufene sog. **Stomatitis herpetica oder aphthosa** (Abb. **11.3a**). Der Soor kann auch durch Schmierinfektion vom Anogenitalbereich auf den Mund übertragen werden. Bei älteren Kindern und Erwachsenen kennt man auch eine **habituelle rezidivierende Stomatitis aphthosa**.

Ätiologie und Pathogenese: Herpes-Typ-1-Viren sind beim Kleinkind, **Candidapilze** beim Säugling die häufigsten Erreger. Die Erkrankung kann sich aber auch im Rahmen anderer Infektionen manifestieren. Mechanische, thermische, toxische und allergische Faktoren wie auch Arzneimittelnebenwirkungen (Zytostatika, Hydantoine) stellen ein breites Spektrum weiterer Ursachen dar.

11.3 Stomatitis und Mundsoor

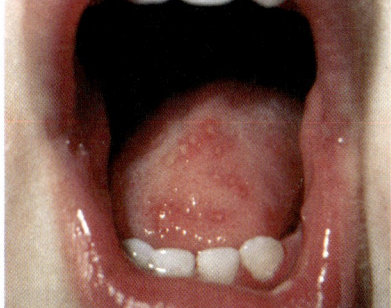
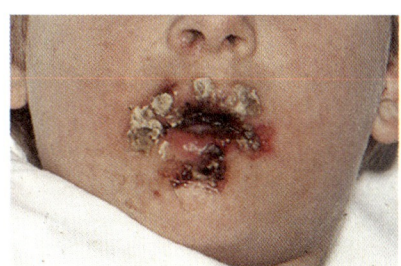
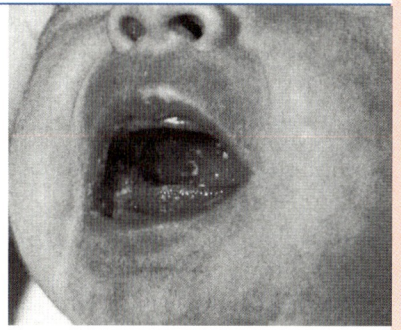

a Stomatitis aphthosa. b Dermatostomatitis. c Soorbefall des Mundes (aus: Härtl M. Kinderheilkunde und Pflege. Thieme; 1996).

Die **Stomatitis catarrhalis** kann als Begleitsymptom einer beginnenden Infektion der oberen Luftwege auftreten. Ursächlich kommen auch mechanische, thermische (zu heiße Speisen und Getränke, Trockeneiskontakt), toxische und allergische Einwirkungen und Arzneimittelnebenwirkungen (Zytostatika!) in Frage. Sehr stark betroffen sind die Mundschleimhäute beim Stevens-Johnson-Syndrom (s. S. 872) und bei der im Rahmen einer Immunsuppression auftretenden **ulzerösen Stomatitis**.

Im Gefolge einer Stomatitis, bei Karies und starkem bakteriellem Zahnbelag kann eine **Gingivitis** auftreten. Eine Langzeittherapie mit Hydantoinen kann eine Gingivahyperplasie (Makrulie) verursachen, die zu Gingivitis neigt.

Klinik: Nach einer Inkubationszeit von 2–7 Tagen treten Fieber, Abgeschlagenheit und starke Schmerzen im Mund auf. Die Gingiva ist angeschwollen, die Mundschleimhaut gerötet, die Zunge belegt. Schließlich entstehen Bläschen in der Mundhöhle, die rasch platzen (Abb. **11.3a**). Nach wenigen Tagen bilden sich weiße fibrinöse, schmierig blutige Beläge. Gelegentlich auch perioral impetiginisierte Effloreszenzen (Abb. **11.3b**). Eine Schmierinfektion ist möglich. Die Erkrankung dauert 1–2 Wochen.

Klinik: Nach einer Inkubationszeit von 2–7 Tagen tritt hohes Fieber und Abgeschlagenheit auf, die Kinder wirken sehr krank. Aufgrund der Schmerzen im Mundbereich wird die Flüssigkeits- und Nahrungsaufnahme verweigert. Das Zahnfleisch schwillt an, die gesamte Mundschleimhaut ist gerötet, die Zunge belegt, die zervikalen Lymphknoten geschwollen. Innerhalb weniger Stunden bilden sich charakteristische Bläschen bevorzugt in der vorderen Mundhöhle (auch Lippen, Gaumendach, Wangenschleimhäute betroffen), die eine erhebliche Blutungsbereitschaft zeigen und rasch perforieren (Abb. **11.3a**). Es entsteht ein grauweißes, fibrinöses Exsudat mit schmierig blutigen Belägen, starkem Speichelfluss und Foetor ex ore. Perioral können impetiginisierte Effloreszenzen (Dermatostomatitis [Abb. **11.3b**]) entstehen. Von hier aus kann eine Schmierinfektion in den Ohr-, Nasen- und Genitalbereich erfolgen. Die Erkrankung dauert meist 1–2 Wochen.

Bei **Soorbefall** sieht man neben weißen, kalkspritzerartigen Belägen (Abb. **11.3c**) auch große Plaques auf der gesamten Mundschleimhaut und Ulzera.

Bei **Soorbefall** entwickelt sich zunächst ein Schleimhauterythem, gefolgt von kalkspritzerartigen weißen, kaum abwischbaren Flecken auf der Mundschleimhaut und Zunge (Abb. **11.3c**). Aber auch große Plaques auf der gesamten Mundschleimhaut sind möglich. Schließlich entstehen schmerzhafte Ulzera.

Bei Immunsuppression können auch Speiseröhre, Magen-Darm-Trakt und Atemwege befallen werden.

Bei Immunsuppression kann sich die Soorinfektion ausbreiten mit Befall von Speiseröhre, Magen-Darm-Trakt und Atemwegen (auch Soormeningitis und -sepsis).

Diagnostik und Differenzialdiagnose: Klinisches Bild, ggf. Erregerbestimmung aus Bläscheninhalt bzw. Abstrich. DD: Hyperkeratose (Lingua villosatriga).

Diagnostik und Differenzialdiagnose: In der Regel kann die Diagnose aufgrund des klinischen Bildes gestellt werden, in Zweifelsfall Nachweis des Erregers aus Bläscheninhalt oder bei V. a. Soorbefall Abstrichuntersuchung. Ein weißer Zungenbelag ohne Nachweis von Candida kann auch eine Hyperkeratose (Lingua villosatriga) sein.

Therapie: Behandlung der Grundkrankheit, lokale Spülungen und Mundpflege. Nur in schweren Fällen ist eine virostatische und/oder antibiotische Therapie erforderlich (beim Stevens-Johnson-Syndrom zusätzlich Kortikoide). Bei Soorbefall Nystatin-Suspension.

Therapie: Neben der Behandlung der Grundkrankheit stehen lokale Mundspülungen z. B. mit Kamillentee, Salbeitropfen, Myrrhentinktur, Chlorhexidinlösung, bei älteren Kindern auch Hexoral (alle Medikamente auf pflanzlicher Grundlage, die Arnika, Salbei, Kamille u. a. enthalten) im Vordergrund. Bei einer Infektion mit Herpes simplex kann in schweren Fällen eine orale Behandlung mit einem Virostatikum erfolgen. In schweren Fällen ist manchmal eine parenterale Antibiotikatherapie unumgänglich, um bakterielle Superinfektionen zu verhindern. Beim Stevens-Johnson-Syndrom zusätzlich Kortikoidgabe für einige Tage. Bei nachgewiesener Soorinfektion 4-mal täglich Nystatin (orale Suspension), Miconazol (z. B. Candio-Hermal) oder Cotrimazol.

Prognose: Sofern keine Abwehrschwäche vorliegt, gut.

Prognose: Gut, falls die Entzündungen nicht auf dem Boden einer Abwehrschwäche oder einer Soorsepsis entstanden sind.

11.2.2 Zahnerkrankungen und Anomalien

Zur physiologischen Zahnentwicklung s. S. 31 und Abb. **2.2**.

Zahndurchbruch- und Zahnentwicklungsstörungen

Verzögert ist der **Zahndurchbruch** z. B. bei Down-Syndrom, Hypothyreose und einigen Skeletterkrankungen wie der Rachitis. **Zahnentwicklungsstörungen** sind meist mit angeborenen Erkrankungen verbunden und können sich ganz unterschiedlich manifestieren (Dentindysplasien, Schmelzdysplasien, Dentinogenesis imperfecta).

Zahndurchbruchsverzögerungen findet man bei Kindern mit Down-Syndrom, Hypothyreose, ektodermaler Dysplasie und bei einigen Skeletterkrankungen wie z. B. der Rachitis sowie Speicherkrankheiten.

Zahnentwicklungsstörungen manifestieren sich unterschiedlich und finden sich meist im Rahmen angeborener Erkrankungen, wie z. B. bei Epidermolysis bullosa, Mukopolysaccharidosen, Schmelzdysplasien, Hypophosphatasie und Hypophosphatämie sowie bei der Ehlers-Danlos-Erkrankung. **Dentindysplasien** mit graublau-

11.2 Erkrankungen der Mundhöhle

lichem Farbton (das Farbpigment des normal dicken Schmelzes fehlt), führen leicht zu Frakturen der Kronen. Bei der **Dentinogenesis imperfecta** (oft verbunden mit Osteogenesis imperfecta) erscheinen die Zähne transparent und bernsteinfarbig. Bei **verfärbten Zähnen** muss man stets an Stoffwechselkrankheiten denken. **Strukturanomalien** sind meist umschriebene **Schmelzhypoplasien** (Rachitis, Rötelnembryopathie, Fluoridüberdosierung, Lues connata tarda). Alle diese Veränderungen treten symmetrisch bilateral auf. Eine **Hypodontie** bzw. **Makrodontie** ist selten (z. B. bei Trisomie 21) und betrifft meist die oberen seitlichen Schneidezähne, die Weisheitszähne, die beiden unteren Molaren bzw. die mittleren beiden bleibenden Schneidezähne. Eine **Parodontitis** findet man ebenfalls gehäuft bei Trisomie 21 (bis zu 90 %), die bis zum Abbau des Alveolarknochens mit starker Gingivitis fortschreiten kann.

Schmelzhypoplasie findet man bei Rachitis, bei Rötelnembryopathie, Lues connata tarda, aber auch nach Fluoridüberdosierung. Hypodontie und Makrodontie sind selten (z. B. im Rahmen einer Trisomie 21).

Stellungs- und Bissanomalien

Der Kinderarzt muss frühzeitig derartige Anomalien erkennen, um eine kieferorthopädische Behandlung (ab dem 8.–9. Lebensjahr) veranlassen zu können. Bissanomalien (Malokklusionen) sind nicht selten erblich bedingt. Stellungsanomalien der Frontzähne am häufigsten durch intensives, dauerhaftes (> 2. Lebensjahr) Daumenlutschen. Es entsteht der **offene Biss**, wobei die oberen Schneidezähne nach vorne gerichtet sind und die vorderen oberen Zähne O-förmig auseinanderstehen. Bei offenem Biss, **Kreuzbiss** (umgekehrter Frontzahnüberbiss) und Deckbiss kann das Oberkieferwachstum gehemmt sein. Beim **Deckbiss** verdecken beim Zubeißen die oberen Schneidezähne die unteren (oft bis zu Gingiva). Liegt eine **Progenie** vor, beißen die unteren Schneidezähne vor die oberen, Unterlippe und Kinn stehen vor, der Kieferwinkel ist abgeflacht, der Gesichtsausdruck des Kindes typisch verändert. Ein tief ansetzendes und breites Frenulum verursacht ein **Diastema** (Lücke) zwischen den oberen Schneidezähnen. Hier ist gelegentlich eine operative Behandlung (ca. 3 Jahre nach Durchbruch der Schneidezähne) erforderlich.

Stellungs- und Bissanomalien

Sie müssen früh erkannt und kieferorthopädisch behandelt werden. Starkes Daumenlutschen über das 2. Lebensjahr hinaus trägt zu dieser Fehlbildung bei. Bei **offenem Biss, Kreuzbiss** und **Deckbiss** kann das Oberkieferwachstum gehemmt sein. Beißen die unteren Schneidezähne vor die oberen (**Progenie**), ist der gesamte Gesichtsausdruck nachteilig verändert. Eine Lücke (**Diastema**) der oberen Schneidezähne, bedingt durch ein breites Frenulum, muss ggf. operativ behandelt werden.

Karies

Ätiologie und Pathogenese: Organische Säuren werden durch Bakterien, insbesondere Streptokokken (Viridansgruppe), aber auch durch Laktobazillus und Candida albicans, gebildet und lösen den Zahnschmelz heraus. Hauptursache von Zahnproblemen stellt die Karies dar. Wesentliche Ursache ist der häufige Konsum von Süßigkeiten (z. B. Bonbons, gesüßte Tees, „nursing-bottle-syndrom").

Klinik: Plaques an den Zahnspitzen, -flächen und im Bereich des Zahnhalses. Die Zähne nehmen eine schmutzig-bräunliche Farbe an. Durch Fortschreiten der Karies, die dann mit Schmerzen einhergeht, entzündet sich der Markraum bis zur akuten Pulpitis, wodurch der Zahn abstirbt. Durch die Entzündung können Abszesse und eine Osteomyelitis entstehen.

Prophylaxe: Zahnpflege und richtige Ernährung sind neben der Fluoridprophylaxe (s. S. 46, Tab. **3.4**) die wichtigsten Kariespräventionsmaßnahmen.

Karies

Ätiologie und Pathogenese: Verschiedene Bakterien können organische Säuren bilden, die den Zahnschmelz herauslösen. Häufigste Ursache der Karies ist der übermäßige Konsum von Süßigkeiten.

Klinik: Plaques, gefolgt von bräunlicher Verfärbung und akuter Pulpitis (seltener mit Abszess und Osteomyelitis), führen schließlich zum Zahntod.

Prophylaxe: Zahnpflege und Fluoridgabe (s. S. 46, Tab. **3.4**).

11.2.3 Lippen-Kiefer-Gaumen-Spalten

▶ **Definition.** Angeborene ein- oder beidseitige Hemmungsfehlbildungen mit isolierter oder kombinierter Spaltbildung in Oberlippe, Oberkiefer sowie hartem und weichem Gaumen unterschiedlichen Ausmaßes.

11.2.3 Lippen-Kiefer-Gaumen-Spalten

▶ **Definition.**

Pathogenese und Häufigkeit: Genetische Faktoren sind bei de Spaltbildungen wahrscheinlich ursächlich beteiligt; ein Zusammenhang mit dem Folsäurestoffwechsel ist nicht gesichert. Mit ca. 1: 500–1000 Geburten (Zunahme in den letzten Jahrzehnten) zählen sie zu einer der häufigsten Fehlbildungen in Europa (11–15 %). Die Determination fällt in die 3.–8. Schwangerschaftswoche. In bis zu 10 % treten weitere Fehlbildungen auf. Die **einseitige, vollständige LKG-Spalte** (links doppelt so häufig) ist mit 45 % aller Spaltbildungen des Gesichtes am häufigsten (Abb. **11.4**). Ca. 15–20 % betreffen Lippe bzw. Lippe und Kiefer, bei 36 % liegt eine isolierte Gau-

Pathogenese und Häufigkeit: Eine der häufigsten Fehlbildungen (1: 500–1000 Geburten, Zunahme in den letzten Jahrzehnten), in bis zu 10 % weitere Fehlbildungen. Die **einseitige, vollständige LKG-Spalte** kommt am häufigsten vor (Abb. **11.4**); etwa 15–20 % betreffen Lippen und Kiefer, bei 36 % isolierte Gaumen- und Velumspalte, wobei auch die Uvula gespalten sein kann.

11.4 Lippen-Kiefer-Gaumen-Spalte

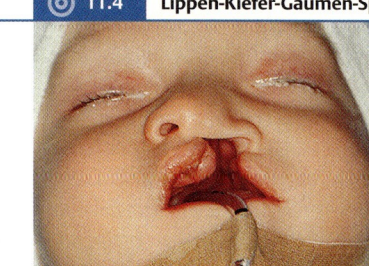

Einseitige, vollständige LKG-Spalte mit weit vorgezogenem linken Nasenflügel bei 3 Monate altem Säugling (Situs bei OP-Beginn) (aus: Henne-Bruns D, Dürig M, Kremer B. Duale Reihe Chirurgie. Thieme; 2008).

men- und Velumspalte (weicher Gaumen) vor. Auch die Uvula kann gespalten sein (Uvula bifida). Der isolierte Zwischenoberkieferanteil steht meist noch in der Nähe der beiden Kieferstümpfe weit vor (Bürzel) und kann Zähne enthalten. Kieferspalten treten nicht isoliert auf; ein Defekt im knöchernen Kieferbereich kann sich bis in den knöchernen Nasenboden erstrecken. Komplizierte Spaltbildungen treten v. a. bei Knaben auf.

Klinik: Die **okkulte Gaumenspalte** ist nur durch digitale Austastung des Gaumens festzustellen, wobei der Mittelteil des weichen und harten Gaumens nur mit einer dünnen membranartigen Haut überdeckt ist. Affektion des Mittelohrs sind Folge der Spaltbildung. So ist z. B. das **Seromukotympanon** typisches Symptom einer Gaumenspalte (Cave: Hörstörungen).
Spaltbildungen können je nach Ausprägung die Nahrungsaufnahme (Cave: Aspiration), die Zahn- und Sprachentwicklung und die Funktion der inneren Nase erheblich beeinträchtigen. Sie stellen stets eine enorme psychische Belastung, auch für die Eltern, dar.

Therapie: Schon in der ersten Lebenswoche wird heute eine individuell angepasste Oberkieferplatte eingelegt, die das Oberkieferwachstum anregt und zudem eine normale Ernährung ermöglicht (Trinkplatte). Die optimalen Operationspläne werden mit dem Kieferchirurgen, Kieferorthopäden und HNO-Ärzten abgesprochen. Der Verschluss der Lippenspalte steht zeitlich an erster Stelle (im ersten Lebenshalbjahr). Der Verschluss von weichem Gaumen, Alveolus und die Velumoperation folgen im Alter von 10–12 Monaten. Zwischen dem 11. und 14. Lebensjahr weitere osteoplastische Eingriffe am Kieferspalt mit Sprechplatte, wobei diese zeitlichen Angaben sehr variieren!

▶ **Merke.** Die Kinder müssen sofort nach der Geburt dem Kieferorthopäden und Kieferchirurgen vorgestellt werden. Nur durch eine optimale Zusammenarbeit von Kieferchirurgen, -orthopäden, Logopäden, Phoniater sowie HNO- und Kinderarzt in einem Behandlungszentrum mit großer Erfahrung werden gute Langzeiterfolge erzielt.

Später sind meist Korrekturoperationen (Nasenflügel, Nasensteig, Pseudoprogenie, sprachverbessernde Operationen) erforderlich. Bis zur Einschulung sollen alle operativen und logopädischen Maßnahmen abgeschlossen sein, sodass das Kind zu diesem Zeitpunkt nicht beeinträchtigt und damit nicht benachteiligt ist. Maßnahmen zur Beseitigung der Hör-, Sprach- und Sprechstörungen müssen schon ab dem 7.–12. Lebensmonat beginnen (Tubenfunktionsstörungen, Paukenergüsse). Auf eine sorgfältige Zahnpflege und Kariesprophylaxe ist zu achten.

(Pierre-)Robin-Sequenz

Es handelt sich um eine Fehlbildung mit **hypoplastischem, retroponiertem Unterkiefer** (Glossoptose!), medianer **Gaumenspalte**, weit dorsal liegender, **großer Zunge** und gelegentlich Trachealstenose. Die Zunge kann in die Gaumenspalte und in den Nasenrachenraum gleiten und bereits beim Neugeborenen zu einem bedrohlichen inspiratorischen Stridor und Atemnot bis hin zur vitalen Gefährdung führen. In diesem Fall muss die Zunge mit einer Klemme gefasst und vorgezogen werden, ggf. Versuch der Dauerintubation mit einem Guedel-Tubus und Bauch- bzw. Seitenlagerung. Bewährt haben sich die operative Fixierung der zurückfallenden Zunge am Kieferboden (Glossopexie) sowie die Anpassung einer Gaumen- bzw. Stimulationsplatte, wodurch das Unterkieferwachstum gefördert und die Zunge tonisiert wird. Etwa 20 % der Kinder sind mental retardiert und zeigen eine typische Fazies (retroponierter Unterkiefer, Mikrozephalie). Begleitanomalien finden sich in 26 % (Extremitäten, Herz, Hirnanomalien, Sprachverzögerung, Strabismus). Für therapeutische Maßnahmen ist eine enge Zusammenarbeit mit Kieferchirurgen und -orthopäden sehr wichtig. Die Prognose hängt u. a. von der Ausprägung der Begleitanomalien ab.

11.2.4 Geschwülste im Mund-Kiefer-Hals-Bereich

Halszysten und -fisteln s. S. 819
Der Mund-Kiefer-Hals-Bereich stellt eine Prädilektionstelle für **Hämangiome** (s. S. 852) und Lymphangiome, aber auch für Zysten, Fisteln und bösartige Tumoren dar.
Zystische Lymphangiome treten einkammrig, häufiger aber multizystisch auf. Sie liegen meist hinter dem M. sternocleidomastoideus, kommen aber auch im Mund- und Schleimhautbereich, den Lippen und am Gaumen vor. Ihr Füllungszustand kann von Tag zu Tag variieren. Sie können sich prall-elastisch, aber auch teigig tasten und sind nicht schmerzhaft. Die Tumoren sind gelegentlich nicht sicher abgrenzbar. Intrazystische Blutungen können auftreten und verursachen eine Vergrößerung und Verhärtung des Tumors. Bei Neugeborenen besteht die Gefahr der Tracheakompression mit Asphyxiegefahr. **Fibrome** und **Lipome** sind meist gut abgrenzbar.
Tumoren im Kieferbereich sind **Odontome**, die aus epithelialen und mesenchymalen Anteilen der Zahnanlage bestehen, sowie **Adamantinome**, epitheliale Kiefergeschwülste, die von den schmelzbildenden epitheloiden Zellen der Zahnanlage ausgehen; sie können maligne entarten.
Unter den bösartigen Tumoren gibt es auch im Kiefer-, Kopf- und Halsbereich die bei Kindern bekannten Geschwülste, die meist sehr rasch wachsen. Neben denen des lymphatischen Systems kommen maligne Teratome, Rhabdomyosarkome und Histiozytome, aber auch Neuroblastome in Betracht. Seltener sind maligne Hämangioendotheliome und Neurofibrosarkome, sehr selten ist ein Tumor im Halsbereich durch eine Ösophagusduplikatur bedingt.

11.3 Erkrankungen des Ösophagus

11.3.1 Ösophagusatresie

s. S. 105

11.3.2 Ösophagitis

▶ **Definition.** Unter einer Ösophagitis versteht man eine Entzündung der den Ösophagus auskleidenden Schleimhaut. Diese kann durch den wiederholten Kontakt der Magensäure mit der Ösophagusschleimhaut, aber auch durch Infektionen oder Traumen ausgelöst werden.

Ätiologie und Pathogenese: Eine Ösophagitis ist in aller Regel eine Komplikation anderer Erkrankungen, wie gastroösophagealer Reflux (s. S. 261), Sepsis oder Pneumonie, die mit einer Ösophagusatonie einhergehen können, aber auch gehirntraumatische Schäden, Z. n. operierter Ösophagusatresie, Candida- (Soor-, v. a. bei zytostatischer Therapie) oder Herpes-simplex-Infektionen können ursächlich sein. Hält die Entzündung an, können blutende Ulzera entstehen, bei lange fortdauernden Entzündungen bilden sich oft **Stenosen** aus (Narbenstrikturen), wie sie auch nach Verätzungen (s. S. 259) oder Verletzungen durch Fremdkörper nachweisbar sind. Stenosen des Ösophagus können aber auch verursacht werden durch Kompression bei anormal verlaufenden Blutgefäßen (z. B. doppelter Aortenbogen, Arcus aortae

---

11.2.4 Geschwülste im Mund-Kiefer-Hals-Bereich

Kavernöse Hämangiome (s. S. 852)

Lymphangiome variieren je nach Füllungszustand in ihrer Größe und sind nicht immer gut abgrenzbar. Bei Neugeborenen mit großen Angiomen besteht die Gefahr der Tracheakompression und Asphyxie. **Fibrome** und **Lipome** sind meist gut abgrenzbar.

Odontome und **Adamantinome** sind selten, können aber maligne entarten.

Im Halsbereich können auch andere maligne Tumoren auftreten wie Teratome, Rhabdomyosarkome und Histiozytome; an das Neuroblastom muss gedacht werden.

11.3 Erkrankungen des Ösophagus

11.3.1 Ösophagusatresie

s. S. 105

11.3.2 Ösophagitis

▶ **Definition.**

Ätiologie und Pathogenese: Bei gastroösophagealem Reflux (s. S. 261) oder im Rahmen einer Sepsis, Pneumonie, Schädeltrauma, Soor- bzw. Herpes-simplex-Infektion kann eine Ösophagitis auftreten. Anhaltende Entzündungen führen schließlich zu **Stenosen**. Stenosen können auch durch anormal verlaufende Blutgefäße (A. circumflexa o. a.) sowie bei Epidermolysis bullosa hereditaria, fortschreitender Sklerodermie, Morbus Crohn und Sarkoidose auftreten.

11 Gastroenterologie und Hepatologie

Klinik: Retrosternale Schmerzen, Nahrungsverweigerung, Unruhe, Dysphagie und gelegentlich vermehrter Speichelfluss sind typische Symptome der **Ösophagitis**.

Bei einer **Stenose** treten Dysphagiesymptome zunächst beim Schlucken fester Nahrung im weiteren Verlauf auch bei Flüssigkeiten auf.

Diagnostik: Durch **Ösophagoskopie** (Biopsie) und Röntgen sind Ösophagusstenose und -entzündung zu lokalisieren.

Therapie: Je nach Ursache der Ösophagitis bzw. der Stenosierung, wobei letztere meist operativ angegangen werden müssen. Zu den konservativen Maßnahmen bei Ösophagitis s. S. 262.

Prognose: Abhängig von der Ursache, meist jedoch gut.

11.3.3 Fremdkörper im Ösophagus

Ätiologie und Pathogenese: Vor allem Kinder zwischen dem 1. und 4. Lebensjahr schlucken oft in den Mund genommene Fremdkörper, die gelegentlich an den Engstellen des Ösophagus stecken bleiben, meist aber die Speiseröhre und den Magen-Darm-Kanal passieren.

Klinik: Heftiger Hustenreiz nach dem Schlucken, Atemnot, Zyanose, Hypersalivation, Weigerung, feste Speisen zu schlucken, sind typische Symptome, die bei Säuglingen aber fehlen können. Stecken gebliebene Fremdkörper führen zu Ösophagitis, Druckulkus und gelegentlich zur Perforation mit Mediastinitis und paraösophagealem Abszess.

Diagnostik: Röntgenthoraxaufnahme inklusive Darstellung des oberen Ösophagusanteils. Bei V. a. nicht schattengebendem Fremdkörper: Kontastmitteldarstellung, zusätzlich Abdomenübersicht, da mehrere Fremdkörper geschluckt sein können. Auch primäre Endoskopie ist oft sinnvoll.

---

dexter oder sinister, Arteria circumflexa; Dysphagia lusoria bei A. lusoria [dabei entspringt die A. subclavia dextra aus der Aorta descendens statt dem Truncus brachiocephalicus]), im Verlauf einer Epidermolysis bullosa hereditaria (hierbei mehr im oberen Drittel des Ösophagus), bei Sklerodermie, Morbus Crohn oder Sarkoidose. Angeborene Stenosen findet man am häufigsten im unteren Ösophagusdrittel.

Klinik: Symptome der **Ösophagitis** sind beim **Säugling** Unruhe, Trinkunlust und gelegentlich vermehrter Speichelfluss, **Kleinkinder** verweigern v. a. feste Nahrung, **größere Kinder** geben retrosternale Schmerzen, „Sodbrennen" und später Dysphagiesymptome an. Regurgitation blutiger, mit Hämatin vermengter Nahrung tritt bei Ulzeration des Ösophagus auf.

Bei einer **Stenose** treten Dysphagiezeichen zunächst beim Schlucken fester Nahrungsbestandteile auf, verbunden mit Würgreiz, Erbrechen und retrosternalen Schmerzen. Bei progredientem Verlauf bereiten schließlich auch Flüssigkeiten Schluckbeschwerden.

Diagnostik: Durch **Ösophagoskopie** (evtl. auch Biopsie) und Röntgendarstellung können Ösophagitis und Stenosen lokalisiert, diagnostiziert und mit multiplen Biopsien die entzündlichen Veränderungen auch in der Ausdehnung gut beurteilt werden. Röntgenologisch lassen sich die Schleimhautveränderungen bei Ösophagitis jedoch erst nachweisen, wenn der entzündliche Prozess bereits die Submukosa ergriffen hat.

Therapie: Sie richtet sich nach der auslösenden Ursache der Ösophagitis bzw. Stenosierung, die falls möglich beseitigt werden muss. Insbesondere Stenosen bei Gefäßanomalien sind operativ anzugehen. Operative Maßnahmen sind ansonsten nur bei Versagen der konservativen Therapie zu wählen. Zu den konservativen Maßnahmen bei Ösophagitis s. S. 262.

Prognose: Sie hängt von der Ursache der Ösophagitis bzw. der Stenose ab, ist jedoch meist gut.

11.3.3 Fremdkörper im Ösophagus

Ätiologie und Pathogenese: Vor allem Kinder zwischen dem 1. und 4. Lebensjahr und zerebral geschädigte Kinder schlucken oft in den Mund genommene Fremdkörper. An den physiologischen Engstellen des Ösophagus kann der Fremdkörper stecken bleiben, v. a. im krikopharyngealen Bereich. In den meisten Fällen passieren die geschluckten Fremdkörper (auch spitze Gegenstände) aber ohne wesentliche Behinderung die Speiseröhre und den Magen-Darm-Kanal und gehen nach 2–3 Tagen spontan mit dem Stuhl ab, sie können sich jedoch auch festsetzen. Prädisponierende Faktoren sind hier Stenosen, z. B. nach Ösophagusatresie.

Klinik: Mögliche Symptome sind Hypersalivation und die Weigerung, feste Speisen zu schlucken, während Flüssigkeiten und Breie angenommen werden. Bei manchen Kindern tritt nach dem Schlucken des Fremdkörpers **heftiger Hustenreiz** mit ängstlichem Gesichtsausdruck, Atemnot und Zyanose auf; bei Kleinkindern und älteren Säuglingen kann diese Symptomatik fehlen. Manchmal geben die Kinder Nackenschmerzen an. Scharfkantige Gegenstände, aber auch mehrere Tage oder gar Wochen im Ösophagus stecken gebliebene Fremdkörper können zu einer Ösophagitis, einem Druckulkus und schließlich zur Perforation führen (auch zum Zeitpunkt der Extraktion). Eine gefährliche Mediastinitis oder ein paraösophagealer Abszess sind dann die Folge. Verschluckte Knopfbatterien können sich bei Kontakt mit der Ösophagusschleimhaut elektrisch entladen und somit zu Verbrennungen und starken Schmerzen im Ösophagus führen.

Diagnostik: Mit der Röntgenthoraxuntersuchung kann die Lokalisation des Fremdkörpers meist festgestellt werden. Dabei ist darauf zu achten, dass die obersten Anteile des Ösophagus (also Halsbereich) bei der Aufnahme miterfasst werden. Da erfahrungsgemäß auch mehrere Fremdkörper geschluckt werden, sollte auch eine Röntgenaufnahme bzw. Durchleuchtung und Ultraschalluntersuchung des Abdomens erfolgen. Da nicht alle Fremdkörper schattendicht sind, ist im Zweifelsfall eine

Kontrastmitteldarstellung nötig. Unter Umständen ist auch eine primäre endoskopische Inspektion des Ösophagus sinnvoll.

Therapie: Die Therapie bei stecken gebliebenen Fremdkörpern besteht in der schnellstmöglichen Fremdkörperextraktion unter Ösophagoskopie. Nach längerer Verweildauer des Fremdkörpers im Ösophagus ist nach Extraktion gelegentlich eine Aussackung am Ösophagus und sogar eine Fistelbildung möglich. Hat der Fremdkörper den Ösophagus bereits passiert, geht er fast ausnahmslos auf natürlichem Weg ab, was durch Stuhluntersuchungen kontrolliert werden sollte.

▶ **Merke.** Unmittelbar vor der Anästhesie zur Ösophagoskopie sollte man nochmals durchleuchten, da der Fremdkörper zwischenzeitlich den Ösophagus passiert haben kann und dann die Ösophagoskopie in Narkose nicht mehr erforderlich wird.

Prognose: Bei frühzeitiger Diagnose und Extraktion des Fremdkörpers ist die Prognose gut. Perforation, Periösophagitis und Mediastinitis sind auch heute noch prognostisch ungünstig, die Letalität liegt bei 10–20 %.

11.3.4 Verätzungen

s. auch S. 886

▶ **Definition.** Schwerste Entzündungen des Ösophagus durch ätzende Substanzen, v. a. durch Säuren und Laugen mit bedrohlichen Früh- und Spätkomplikationen.

Pathophysiologie: Am häufigsten entstehen Verätzungen durch Säuren und Laugen bei Kleinkindern zwischen dem 1. und 4. Lebensjahr. **Laugenverätzungen** (tiefe Kolliquationsnekrose) sind, wegen der stark gewebsverflüssigenden Eigenschaften der Laugen, gefährlicher als solche mit Säuren (Koagulationsnekrose). Nach relativ kurzer Zeit kann der Ösophagus (und evtl. der Magen) perforieren. Auch noch 1- bis 2%ige Lösungen haben eine ausgesprochene Ätzwirkung. Sehr gefährlich sind v. a. **Granulate**, da sie in Schleimhauttaschen, im Ösophagus-, Larynx- und Trachealbereich lokal lange einwirken und schwerste Ätzungen hervorrufen. Jedoch besteht nicht immer ein Zusammenhang zwischen der Symptomatik und dem Grad der Ösophagusverätzung.

Klinik: Da der Kontakt mit Lippen, Gingiva, Zunge und Mundschleimhaut meist relativ kurz ist (das Kleinkind schluckt reflektorisch, das größere Kind spuckt aus), findet man an diesen Stellen nicht immer typische Spuren und kann auch nicht durch Inspektion der Lippen und des Mundes Rückschlüsse auf die Intensität des Schadens ziehen. Bei sichtbaren Symptomen finden sich glasige, schmerzhafte Schwellungen und Beläge. Daneben geben größere Kinder retrosternale Schmerzen an. Würgreiz, Regurgitieren, vermehrter Speichelfluss, Übelkeit und eventuell Erbrechen führen dazu, dass die Ösophagusschleimhaut mehrmals mit der Lauge oder Säure in Kontakt kommt, besonders im Bereich der physiologischen Engstellen. 2 bis 3 Tage später kann die nekrotische Schleimhaut in Streifen und großen Plaques abgestoßen und erbrochen werden. Tritt beim Würgen und Regurgitieren eine Aspiration auf, entsteht ein Larynx- und Trachealödem mit lebensbedrohlicher Atemnot. Auch die Epiglottis kann sehr geschädigt sein. Bei schweren Verätzungsfällen kann innerhalb weniger Stunden der Tod durch Kreislaufschock eintreten.

Diagnostik: Nach Mund- und Racheninspektion wird in Narkose eine Ösophagogastroduodenoskopie durchgeführt (zwischen 6 bis spätestens 24 h).

Therapie: s. S. 885 und Tab. **26.7**, S. 888

Prognose: Bei schweren ausgedehnten Verätzungen zweifelhaft, auch wenn anfangs erfolgreich behandelt wurde. Regelmäßige Kontrollen sind erforderlich, um auch später auftretende Stenosen zu erfassen (Ernährungsprobleme und erhöhtes Risiko für Ösophaguskarzinom mit Brachyösophagus).

11.4 Erkrankungen des Magens

11.4.1 Kardia

Achalasie (Kardiospasmus; Megaösophagus)

▶ **Definition.** Unfähigkeit des unteren Ösophagussphinkters (UÖS) – bei eingesetztem Schluckvorgang – zu relaxieren.

Ätiologie und Pathogenese: Es besteht eine Dysfunktion des autonomen enteralen Nervensystems mit unklarer Pathogenese. Licht- und elektronenoptisch sowie histochemisch liegen Hinweise sowohl auf primäre Defekte als auch auf sekundäre entzündliche Läsionen postganglionärer Neuronen vor. Die **Reduktion postganglionärer Zellen**, damit eine verminderte Freisetzung von gewebeaktiven Hormonen und von Stickoxid (NO), als auch ein **Mangel an NO-Synthase** sind im Endeffekt für eine gestörte Relaxation des unteren Ösophagussphinkters verantwortlich. Das Krankheitsbild wird bei Kindern unter 15 Jahren nur selten gesehen.

Klinik: Dysphagie, Regurgitation, retrosternale Schmerzen, Gedeihstörung, psychische Alteration und Aspirationspneumonien gehören zu den vorherrschenden Symptomen.

Diagnostik: Die Diagnose wird radiologisch (Abb. **11.5**), manometrisch, eventuell auch endoskopisch gestellt. **Differenzialdiagnostisch** sind eine chronische Refluxösophagitis und verätzende Verletzungen auszuschließen.

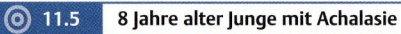

11.5　8 Jahre alter Junge mit Achalasie

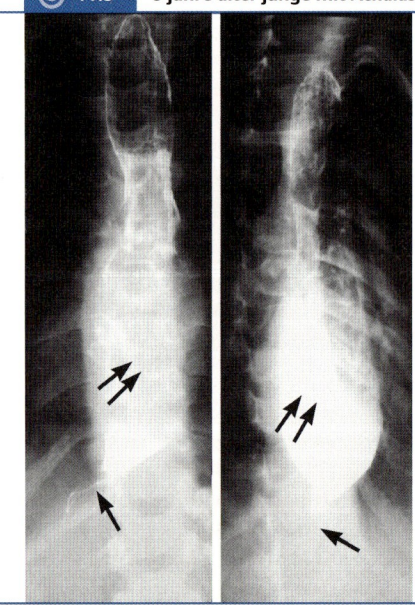

Ösophagusdarstellung in 2 Ebenen mit Bariumbreischluck. Es zeigen sich ein Megaösophagus (⇉) und eine Stenose am Übergang zur Kardia (→).

Therapie: Die Behandlung der Achalasie ist rein palliativ mit dem Ziel, Passagefreiheit zum Magen herzustellen. Bevorzugt findet die minimalinvasiv endoskopisch durchgeführte **Sphinktermyotomie** nach Heller, kombiniert mit einer **Thal-Fundoplikatio** Anwendung. Eine Aufdehnung der Stenose z. B. durch **Ballondilatation** kann eine Besserung bringen, die aber leider selten lange anhält. Die Behandlung der Achalasie mit **Botulinumtoxin** zeigte bislang nur in einigen Studien befriedigende Ergebnisse. Die geringen Fallzahlen bei Kindern erlauben keine Einschätzung. Dies gilt auch für medikamentöse Behandlungsversuche, z. B. mit Nifedipin. Anticholinergika sind unwirksam.

Gastroösophagealer Reflux (Kardiainsuffizienz)

Der gastroösophageale Reflux (GÖR) kann in jedem Lebensalter auftreten.

Ätiologie und Pathogenese: Eine geringe Anzahl von Refluxen (< 7/d) von meist nur leicht saurem Mageninhalt (pH > 4,5) und vorwiegend postprandial sind **physiologisch** (graduelle Ausreifung der neuromotorischen Steuerung des unteren Sphinkters). Säuglinge haben einen höheren Anteil physiologischer Reflux als größere Kinder.

Erst bei schweren Störungen der ösophagealen Peristaltik, bei anhaltender Relaxation des unteren Ösophagussphinkters, Fehlposition des Magens (zu großer His-Winkel), konstanter Druckerhöhung in Thorax (dauernder Husten) und Abdomen oder bei einem abnorm weiten Hiatus oesophageus, oft in Kombination, treten **pathologische gastroösophageale Reflux** auf. Bei diesen ist die Refluxzeit länger, die Anzahl der Reflux häufiger und der Refluxinhalt stark sauer. Letztlich besteht die Gefahr, dass sich eine **Refluxkrankheit** entwickelt (Abb. 11.6). Verlagert sich die Kardia durch den Zwerchfellschlitz in den Thorax, spricht man von einer **Gleithernie**, handelt es sich lediglich um einen mangelnden Kardiaschluss, liegt eine **Kardiainsuffizienz** vor.

Gastroösophagealer Reflux (Kardiainsuffizienz)

Ätiologie und Pathogenese: Bei Säuglingen sind kurze Refluxepisoden **physiologisch**. Längere Refluxzeiten, häufige und stark saure Refluxe bergen die Gefahr der Entstehung einer **Refluxkrankheit**. Ursächlich liegt eine komplexe Störung des Kardiaverschlusses vor (Abb. 11.6). Verlagert sich die Kardia dabei in den Thorax, handelt es sich um eine **Gleithernie**, liegt nur ein mangelnder Verschluss der Kardia vor, spricht man von einer **Kardiainsuffizienz**.

⊙ **11.6** Röntgenmorphologische Formen der Kardiainsuffizienz

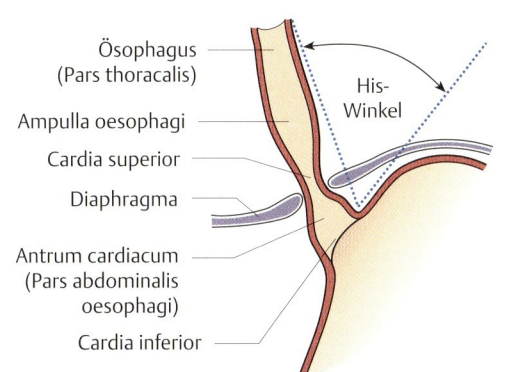
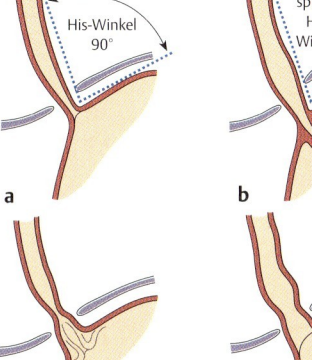
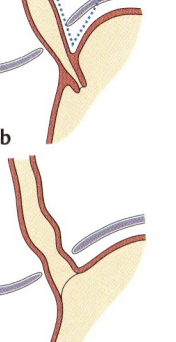
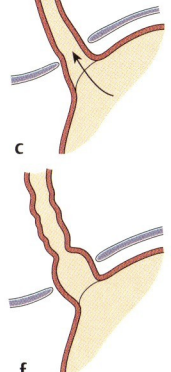

a Normalbefund bei Neugeborenen und Säuglingen: fehlende Pars abdominalis oesophagi. His-Winkel ca. 90°.
b Normalbefund bei Klein- und Schulkindern. His-Winkel spitz.
c Funktionelle Kardiastörung: vergrößertes Kaliber, Funktionsstörung (gastroösophagealer Reflux), inkonstante Kardiaweite.
d Cardia mobilis mit oder ohne Reflux.
e Primäre Kardiainsuffizienz: hochstehende, weitgestellte Kardia, schlaffer Ösophagus, „Chalasie".
f Epiphrenische Magentasche, Minorform der Hiatushernie, Refluxösophagitis.

Klinik: Atonisches Erbrechen in der Neugeborenenperiode, vorwiegend in flacher Rückenlage, beim Schreien oder nach zu hastigem Trinken. Wird der Nahrungsverlust nicht ersetzt, gedeiht der Säugling schlecht. Bei häufigen und langdauernden Refluxepisoden besteht **Aspirationsgefahr** mit Entwicklung einer Bronchopneumonie. Selten und eher bei gleichzeitiger Gleithernie kann eine **Refluxösophagitis** resultieren. Wenn zur Ösophagitis **peptische Ulzera** und **Stenosen** auftreten, spricht man von **Refluxkrankheit**. Der plötzliche Kindstod und auch das ALTE werden heute nicht mehr im Zusammenhang mit der Refluxaspiration gesehen. Bei einer Refluxösophagitis im Rahmen des sog. **Sandifer-Syndroms** kommt es zu einer durch sauren Reflux ausgelösten, anfallsartigen Überstreckung des Oberkörpers mit Tortikollis, weitere Symptome eines Refluxes müssen hier nicht vorkommen.

Klinik: Atonisches Erbrechen im Säuglingsalter mit Gedeihstörung, oft kompliziert durch **Aspiration**, kann Ursache rezidivierender Bronchopneumonien sein.

Diagnostik: Abhängig von der Fragestellung gibt es eine Vielzahl von Untersuchungsmethoden (Tab. 11.14). Man unterscheidet grundsätzlich statische (Endoskopie, Kontrastdarstellung) und dynamische (pH-Metrie und Sonografie) Verfahren. Die **Kontrastdarstellung** (Abb. 11.7) ist hinsichtlich der Frage nach anatomischen Anomalien am aussagekräftigsten. Die **Endoskopie** kann histologisch eine Ösophagitis nachweisen oder eine Soor-Ösophagitis. Die **pH-Metrie** erlaubt eine quantitative Beurteilung der Reflux (okkulte Reflux können damit am besten erfasst werden). Die pH-Metrie erkennt aber nur saure Reflux. Ihr Aussagewert lässt sich durch gleichzeitige Impedanzmessung, die alle Bolusbewegungen in der Speiseröhre registriert, steigern. Die Sonografie hat die geringste Aussagekraft in der Beurteilung

Diagnostik: Abhängig von der Fragestellung gibt es eine Vielzahl von Untersuchungsmethoden (Tab. 11.14). So ist z. B. die Kontrastdarstellung (Abb. 11.7) hinsichtlich der anatomischen Anomalien am aussagekräftigsten, während die pH-Metrie eine quantitative Aussage zum Refluat erlaubt.

11 Gastroenterologie und Hepatologie

11.14 Diagnostik bei gastroösophagealem Reflux

Untersuchung	Sensitivität	Spezifität	Vorteil	Nachteil
Bariumbreischluck	+/−	++	einfach; erkennt Strikturen	übersieht Ösophagitis
Endoskopie	++	+++	erkennt Läsionen	Narkose
Manometrie	+	++	Messung der Ösophagusmotorik	erkennt keine Läsion
pH-Monitoring	+++	+++	sehr präzise	dauert 12–24 Stunden

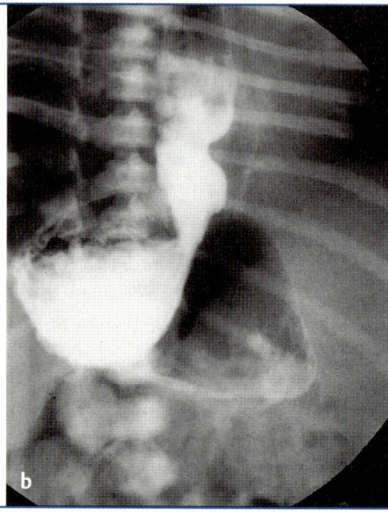

11.7 Gastroösophagealer Reflux (Gastrografin-Darstellung)

a 8 Tage alter Junge mit gastroösophagealem Reflux.
b 1 Tag alter Junge mit Megaösophagus, Gleithernie und Drehungsanomalie des Magens.

Differenzialdiagnose: Distal gelegene Stenosen, bei Säuglingen mit Refluxkrankheit an Kuhmilchproteinallergie denken.

Differenzialdiagnose: Rumination und habituelles Erbrechen finden sich häufiger bei gierig trinkenden oder sehr „sensiblen" Säuglingen. Bei weiteren klinischen Alarmzeichen (wie Gewichtsstillstand) müssen auch distal gelegene Stenosen (Pylorospasmus, Dünndarmstenosen) in Betracht gezogen werden. Bei Säuglingen mit Refluxkrankheit muss immer auch an eine Kuhmilchproteinallergie gedacht werden.

Therapie: Hochlagerung und Nahrungseindickung stellen konservative Therapiemöglichkeiten dar. Operative Korrektur bei Hiatushernie. Bei Ösophagitis mit Blutung und Ulzera zusätzlich **Säureblocker**.

Therapie: Hochlagerung des Kindes um ca. 40° (z. Z. jedoch umstritten), wiederholte Bauchlagerung nach den Mahlzeiten, Eindicken der Nahrung (Antirefluxnahrung) und ruhiges Füttern bei häufigen kleinen Mahlzeiten sind erste Therapieschritte, die Refluxsituation zu beherrschen. Versagt die konservative Therapie, liegt gleichzeitig eine Gleithernie vor oder haben sich bereits durch die Ösophagitis Ulzera und Strikturen gebildet, muss operiert werden (Fundoplikatio, Hiatusplastik mit Gastropexie). In vielen Fällen, z.B. bei chronischer Blutungsanämie oder bei Ulzera, ist es zusätzlich notwendig, mittels **Protonenpumpenblockern** (Omeprazol) oder **H_2-Antagonisten** (Ranitidin, Cimetidin) die Magensäureproduktion zu reduzieren.

Prognose: Meist spontanes Sistieren.

Prognose: Gut, da in vielen Fällen spontanes Sistieren des Refluxes durch Ausreifung der Ösophagusmotorik und Laufenlernen (Vertikalisierung).

11.4.2 Magen

Gastritis und Ulkuskrankheit (Ulcus ventriculi und duodeni)

▶ Definition.

▶ Definition. Lokale oder disseminierte, oberflächliche bis transmurale Läsion der Magen- oder Duodenalmukosa, wobei die Schleimhautdefekte bei Gastritis die Muscularis mucosae, im Gegensatz zum Ulkus, nicht durchbrechen und ohne Narben abheilen.

Ätiologie und Pathogenese: Häufigste Ursache der **infektiösen** Gastritis ist eine Infektion der Magen- bzw. Duodenalmukosa mit dem Bakterium **Helicobacter pylori**. Allerdings sind sehr viele Keimträger auch beschwerdefrei. Die Erstinfektion findet häufig bereits im Kleinkindalter durch Keimübertragung innerhalb der Familie statt. Die Prävalenz der Infektion variiert in Abhängigkeit von Alter und ethnischer Zugehörigkeit, z. B. zwischen 2 % bzw. 6 % bei deutschen Schulkindern bzw. Jugendlichen und 20–40 % bei jungen Türken. H. pylori bewirkt nach einer primären Entzündung der Mukosa eine chronische aktive Gastritis, die nur selten spontan ausheilt. Die Entstehung von Ulzera wird auf das zusätzliche Fehlen schleimhautprotektiver Faktoren bei normaler Säureproduktion im Verlauf der Infektion zurückgeführt.

Akute Magenulzera **nichtinfektiöser** Genese trifft man bereits bei übermäßig **stressbelasteten** (intensivmedizinischen Maßnahmen, nach Unfällen oder postoperativ) Säuglingen an.

Klinik: Epigastrischer **Druckschmerz**, **Inappetenz**, **Brechreiz** und **Sodbrennen** sind typisch für eine **Gastritis**. **Nächtliche Bauchschmerzen** sind ebenfalls auf eine H.-pylori-Gastritis verdächtig.

Ulzera und diffuse oberflächliche Läsionen fallen durch **Hämatinerbrechen** bzw. blutigen Abfluss aus der Magensonde, gespannten Bauch, kollaptisches Aussehen und Unruhe nach den Mahlzeiten auf. Multiple Ulzera lassen an Gastrin produzierende Zellkomplexe bzw. magenfern gelegene G-Zell-Hyperplasien (**Zollinger-Ellison-Syndrom**) denken.

Diagnostik: Die Besiedlung mit Helicobacter pylorii wird in **Stuhlproben** oder **Atemtests** nachgewiesen. Entzündungen des Magens und Duodenums werden meist **endoskopisch** diagnostiziert, wobei in Schleimhautbiopsaten Helicobacter direkt bakteriologisch oder mittels **Polymerasekettenreaktion (PCR)** nachgewiesen werden kann. In Biopsaten lässt sich H. pylori auch durch einen **Urease-Schnelltest** bzw. mikroskopisch nachweisen.

Bei der Endoskopie erkennt man die für diese Infektion im Kindesalter typische „**Gänsehaut**"-**Mukosa** durch noduläre Lymphfollikelhyperplasie (Abb. **11.8**). Helicobacter pylori produziert das Enzym Urease, das den in der Magenschleimhaut vorkommenden Harnstoff spaltet. Diesen Umstand nutzt man zum Nachweis der Infektion durch den **^{13}C-Harnstoff-Atemtest**, der aber heute weitgehend von den in jedem Alter durchführbaren Stuhltests abgelöst wird. Die Methode der Wahl zum Ausschluss eines Ulkus bzw. zur Abklärung ulkusverdächtiger Beschwerden bleibt die **Gastroduodenoskopie mit Biopsie**. Auch das Biopsat kann mittels Urease-Schnelltest histologisch und bakteriologisch auf das Vorhandensein von Helicobacter-Keimen untersucht werden. Wegen Zunahme der Resistenz gegen Makrolide (z. B. Clarithromycin) ist es zunehmend indiziert, im Biopsat nachgewiesene Keime zu kultivieren und ein **Resistogramm** zu erstellen.

Differenzialdiagnose: Ulzera anderer Genese (Kortikoide, Stress, Zollinger-Ellison-Syndrom).

Ätiologie und Pathogenese: Vorwiegende Ursache von Gastritis und Ulkuskrankheit sind **Infektionen** des Magens mit **Helicobacter pylori**.
Stressulzera können bereits bei Säuglingen, häufig unter intensivmedizinischen Maßnahmen oder postoperativ vorkommen.

Klinik: Epigastrischer **Druckschmerz**, **Inappetenz**, **Brechreiz** und **Sodbrennen** sind typisch für eine **Gastritis**. **Nächtliche Bauchschmerzen** sind ebenfalls auf eine H.-pylori-Gastritis verdächtig.
Ulzera fallen durch **Hämatinerbrechen** und kollaptisches Aussehen auf.

Diagnostik: Hinweisende Symptomatik, **Atem-** und **Stuhltests** sowie **Gastroduodenoskopie** (Abb. 11.8) mit Biopsie (Histologie, Bakteriologie, Urease-Schnelltest) helfen bei der Abklärung der Gastritis und Ulkuskrankheit, vornehmlich durch Ausschluss bzw. Nachweis einer H.-pylori-Infektion.

Differenzialdiagnose: Ulzera anderer Genese.

11.8 Magenschleimhaut (Gänsehautmagen)

(aus: Michalk D, Schönau E. Differentialdiagnose Pädiatrie. München: Urban&Fischer; 1999)

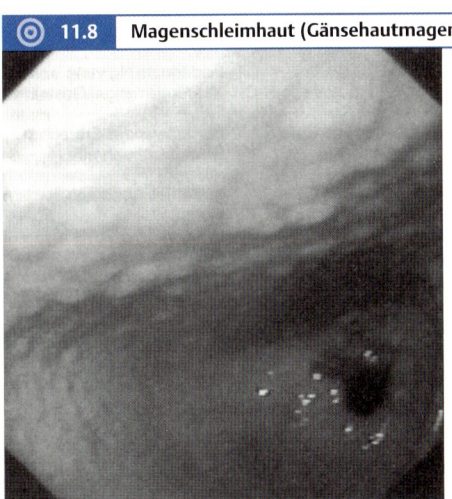

Therapie: Dreifach-Therapie der Helicobacter-Infektion bevorzugt mit Omeprazol, Amoxicillin und Clarithromycin für 1 Woche.

Therapie: H.-pylori-Infektionen werden durch eine Dreifach-Kombination von **2 Antibiotika** (bevorzugt Amoxicillin und Clarithromycin) mit **1 Protonenpumpenhemmer** (Omeprazol) über eine Woche behandelt. Ziel ist die Eradikation des Keimes, die sich durch einen normalen Stuhl- oder ^{13}C-Harnstoff-Atemtest bestätigen lässt.

Prognose: Gut, aber Rezidive möglich.

Prognose: Bei konsequenter Therapie ist die Prognose gut. Die natürliche Immunantwort auf H. pylori stellt keinen Schutz gegen eine Reinfektion dar. Rezidive und folglich auch Therapieresistenz sind nicht selten.

Prophylaxe: Ulkusprophylaxe bei prädisponierten Patienten.

Prophylaxe: Eine Ulkusprophylaxe (frühe orale Ernährung, Säureblockade, Schleimhautprotektiva) kann bei prädisponierten Patienten empfehlenswert sein.

Hypertrophische Pylorusstenose (Pylorospasmus)

▶ **Definition.**

▶ **Definition.** Muskuläre Hypertrophie des Pylorus und pylorusnahen Antrums im jungen Säuglingsalter (Abb. **11.9**).

Ätiologie und Pathogenese: Die Abflussbehinderung des Mageninhalts führt zur kompensatorischen Hyperperistaltik, gastroösophagealem Reflux und Erbrechen. Die Ätiologie ist unklar.

Ätiologie und Pathogenese: Diese typische Erkrankung des **1. Trimenons** manifestiert sich durch die Pylorushypertrophie mit Abflussbehinderung des Mageninhalts und kompensatorischer Hyperperistaltik, gastroösophagealem Reflux und schwallartigem Erbrechen. Die Pylorushypertrophie überdauert die klinische Manifestation über viele Monate. Die Ätiologie ist unklar, genetische Faktoren scheinen eine Rolle zu spielen, da eine familiäre Belastung besteht.

Häufigkeit: Jungen sind etwa 5-mal häufiger betroffen.

Häufigkeit: 3 : 1000 Lebendgeborene. Jungen sind etwa 5-mal häufiger betroffen als Mädchen.

Klinik: Zunehmend starkes, schwallartiges Erbrechen nach den Mahlzeiten, auffallend sauer riechend, mit Hämatin vermischt; auslösbare Hyperperistaltik des Magens (Abb. **11.9b**) und tastbarer Pylorustumor lassen die klinische Diagnose stellen. Die hypochlorämische Alkalose und Elektrolytverschiebung mit deutlicher Natriumverminderung i. S. sind zu beachten. Magenatonie im fortgeschrittenen Stadium mit Sistieren des Erbrechens.

Klinik: Beginn des an Intensität zunehmenden Erbrechens im Alter von (3 –) 5 Wochen, typischerweise explosionsartig, im Schwall (sog. spastisches Erbrechen) ca. eine halbe Stunde nach der Mahlzeit. Das Erbrochene riecht stark sauer, enthält keine Galle, jedoch Hämatin infolge einer bestehenden erosiven Gastritis, Ösophagitis oder durch Ulzera. Es kommt zu schmerzhaften Magenkontraktionen mit sichtbar gequältem Gesichtsausdruck. Die Magenperistaltik kann durch Beklopfen des Oberbauchs provoziert werden (bei etwa 75 % der jungen Säuglinge; Abb. **11.9b**). Der Pylorustumor ist manchmal als derbe, gut abgrenzbare, rechts von der Oberbauchmittellinie gelegene olivengroße Resistenz zu tasten. Gewichtsstagnation und

11.9 Hypertrophe Pylorusstenose

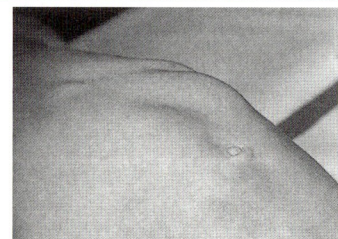
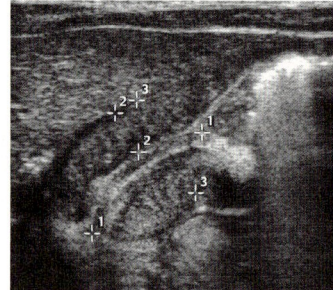

a Schematische Darstellung der hypertrophischen Pylorusstenose. Der hypertrophe Pylorusmuskel ragt in das Duodenum vor, der Pyloruskanal ist verlängert und stark eingeengt (nach: Michalk D, Schönau E. Differentialdiagnose Pädiatrie, München: Urban&Fischer; 1999).
b Peristaltische Wellen durch die Bauchdecke (aus: Michalk D, Schönau E. Differentialdiagnose Pädiatrie. München: Urban&Fischer; 1999).
c Sonografische Darstellung (1-1: verlängerter Canalis egestorius, 2-2: verdickte Pylorusmuskulatur, 3-3: verdickter Gesamtmuskel) (mit freundl. Genehmigung von PD Dr. Rohrer, Homburg/Saar).

-abnahme, Dehydratation, hypochlorämische Alkalose und Hyponatriämie i. S. stellen sich früh ein. Als Spätfolge ist eine Erschöpfungsatonie des Magens (Hypokaliämie) festzustellen, die Hyperperistaltik verschwindet.
In etwa 15 % besteht gleichzeitig eine Hiatushernie mit Refluxösophagitis (Roviralta-Syndrom).

▶ Merke. Erschöpfungsatonie und damit vermindertes Erbrechen dürfen nicht als Besserung fehlgedeutet werden.

▶ Merke.

Diagnostik: Die Diagnose wird **sonografisch** bestätigt (Abb. **11.9c**). Bei einem Durchmesser des Pylorus ≥ 3 mm und einer Länge ≥ 15 mm sowie fehlender Passage von Mageninhalt ist die OP-Indikation gegeben.

Diagnostik: Die Diagnose wird **sonografisch** bestätigt (Abb. **11.9c**).

Therapie: Die **operative Pylorotomie** nach Weber-Ramstedt mit anschließendem protrahierten Nahrungsaufbau (Muttermilch, adaptierte Milch) führt am raschesten zum Erfolg und verkürzt wesentlich den Klinikaufenthalt. Bei dieser Operation werden **alle** Muskelfasern des Muskelwulstes exakt längs durchtrennt, ohne die Schleimhaut zu verletzen. Eine konservative Therapie ist lediglich bei milden Verläufen mit gutem Gewichtsverlauf und fehlendem Erbrechen des Kindes gerechtfertigt (z. B. Zufallsbefund bei Ultraschalluntersuchung des Magens).

Therapie: Die **operative Pylorotomie** nach Weber-Ramstedt ist heute die Therapie der Wahl.

Prognose: Auch in schweren Fällen gut, v. a. bei frühzeitiger Pylorotomie, solange sich das Kind noch in einem guten Allgemeinzustand befindet. Rezidive treten bei exaktem operativen Vorgehen sehr selten auf. Die Letalitätsrate liegt weit unter 1 %.

Prognose: Sehr gut. Letalität weit unter 1 %.

▶ **Klinischer Fall.** Ein 4 Wochen alter männlicher Säugling erbricht seit 10 Tagen zunehmend verstärkt bogenförmig über eine Distanz von etwa 60 cm. Das Kind liege unruhig, mit gerunzelter Stirn im Bettchen und sei auch nach den Mahlzeiten nicht zu beruhigen. Bei der klinischen Untersuchung ist die hypertrophische Pylorusolive palpabel, die Hyperperistaltik auslösbar (s. Abb. **11.9b**). Im Ultraschall stellt sich der lange Canalis egestorius dar, sodass ohne konservativen Therapieversuch die Pylorotomie vorgenommen wird. 10 Tage später kann das Kind, nach langsamem postoperativem Nahrungsaufbau, geheilt entlassen werden.

▶ **Klinischer Fall.**

11.5 Erkrankungen des Darms

11.5.1 Ileus

11.5 Erkrankungen des Darms

11.5.1 Ileus

▶ **Definition.** Mechanisch oder funktionell bedingter Darmverschluss mit kompletter Unterbrechung der normalen Darmpassage. Je nach Lage des Verschlusses spricht man von einem **hohen** (Duodenum, Jejunum oder Ileum) oder einem **tiefen** (Dickdarm) Ileus. Akutes, chronisches und rezidivierendes Auftreten ist möglich.

▶ **Definition.**

Ätiologie: Mögliche Ursachen des Ileus zeigt Abb. **11.10**.

Ätiologie: s. Abb. **11.10**.

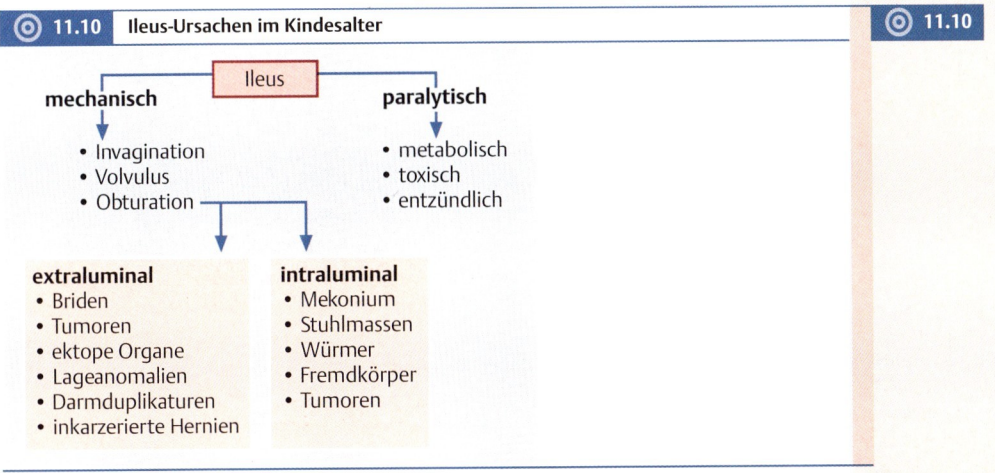

11.10 Ileus-Ursachen im Kindesalter

Pathogenese: Eine Passagestörung durch Verlegung des Darmlumens führt letztendlich zur Darmwandläsion mit Peritonitis (Abb. 11.11).

Pathogenese: Unabhängig von der Ätiologie führt jede länger andauernde oder rezidivierende Störung der Darmpassage zu einer Überdehnung des Darms mit Ausschüttung vasoaktiver Hormone, venöser Stase, Mikrozirkulationsstörung, Flüssigkeits- und Elektrolytverlusten, letztendlich Darmwandläsion mit Peritonitis und Perforation. Zytokine und bakterielle Toxine (Durchwanderungsperitonitis) beschleunigen ein Schockgeschehen, das zu irreversiblen Organschäden und zum Tod führt (Abb. 11.11).

11.11 Pathogenetische Vorgänge beim Ileus (vereinfacht) (nach Willital et al.)

Tumor, Mekonium, Fremdkörper, Briden
→ **mechanischer Ileus (73%)**
→ Lumen verlegt → intraluminale Druckerhöhung → lokale Peritonitis
→ Wasserinflux; Dilatation ↔ Mikrozirkulationsstörungen
→ Hyperperistaltik → Darmwandnekrose
→ Paralyse → Perforation, diffuse Peritonitis, Sepsis
→ **paralytischer Ileus (27%)**
Peritonitis, Stoffwechselentgleisungen, extraabdominale Entzündungen, Pharmaka

Klinik: Leitsymptome des mechanischen Ileus sind **Unruhe, kolikartiger Bauchschmerz, Erbrechen, Meteorismus** und druckschmerzhaftes Abdomen. Komplikationen sind Peritonitis, Perforation, Sepsis und Schock.

Beim **paralytischen Ileus** setzt die Symptomatik weniger dramatisch ein (initial oft nur **atonisches Erbrechen**).

Diagnostik: Die wichtigste Untersuchung ist die Röntgenaufnahme des Abdomens im Stehen (**Spiegelbildung**) (Abb. 11.12).

Differenzialdiagnose: Abdominalsymptomatik bei z. B. Purpura Schoenlein-Henoch, Morbus Still; Yersinien-Enterokolitis.

Therapie: Zunächst Magensonde zur Dekompression des Abdomens und zur Schmerzreduktion. Korrektur der Gerinnung und des Protein-, Elektrolyt- und Säure-Basen-Haushalts. Therapie der Wahl beim **mechanischen Ileus** ist, abgesehen von wenigen Ausnahmen, die **Operation**. Beim **paralytischen Ileus** primär konservative Therapie und Versuch der medikamentösen Stimulation der Darmmotilität, im Zweifel oder bei fortgeschrittenen Zuständen (Peritonitis, Sepsis) sofortige Operation.

Klinik: Zeichen des **mechanischen Ileus** sind Unruhe, Übelkeit, Meteorismus, **kolikartige Bauchschmerzen**, Erbrechen (Mageninhalt, Galle, bei tiefsitzendem Ileus auch Stuhlerbrechen) sowie Stuhl- und Windverhalt. In Verbindung mit einem lokal oder diffus **druckschmerzhaften** und oft **geblähten Abdomen** sind diese Zeichen als **Leitsymptome** zu werten. Ist die Temperatur erhöht, muss man mit einer **Peritonitis** mit Gefahr der **Darmwandperforation, Sepsis** und des protrahierten **Schocks** rechnen. Die Symptomatik bei der Invagination zeigt einen gesonderten, typischen Verlauf (s. S. 267).

Beim **paralytischen Ileus** setzt die Symptomatik weniger dramatisch ein. Initial fällt oft nur **atonisches Erbrechen**, Meteorismus und Stuhl- und Windverhalt auf, Schmerzen können fehlen. Eine Darmgangrän oder diffuse Darmwandperforationen werden erst nach Einsetzen septischer Symptome aufgrund der Peritonitis klinisch apparent.

Diagnostik: Beim mechanischen Ileus finden sich auskultatorisch klingende, hochgestellte Darmgeräusche. Die wichtigste Untersuchung ist die Röntgenaufnahme des Abdomens im Stehen (**Spiegelbildung**) (Abb. 11.12).

Differenzialdiagnose: Abdominalsymptomatik bei Purpura Schoenlein-Henoch, Morbus Still und anderen rheumatoid-vaskulären Syndromen; Yersinien-Enterokolitis.

Therapie: Zunächst müssen Protein-, Elektrolyt- und Säure-Basen-Haushalt sowie die Gerinnung korrigiert werden. Eine Dauersonde zur Ableitung der Magensekrete dekomprimiert das Abdomen und reduziert Erbrechen und Schmerzen. Nach Normalisierung der metabolischen und der Kreislaufsituation besteht die Therapie der Wahl beim **mechanischen Ileus** in der **operativen** Beseitigung des Passagehindernisses. Nur in besonderen Fällen (z. B. Frühstadium der Invagination, Koprostase) gelingt eine konservative Therapie. Beim **paralytischen Ileus** kann die Darmmotilität mit Pyridostigmin (Mestinon) oder Neostigmin (Prostigmin) stimuliert werden. Im Zweifel oder bei fortgeschrittenen Zuständen (Peritonitis, Sepsis) ist die sofortige operative Revision des Bauches mit Entlastung des Darmes (Anus praeternaturalis) unumgänglich.

11.5 Erkrankungen des Darms

11.12 Dringliche bildgebende Diagnostik mit ileustypischen Zeichen

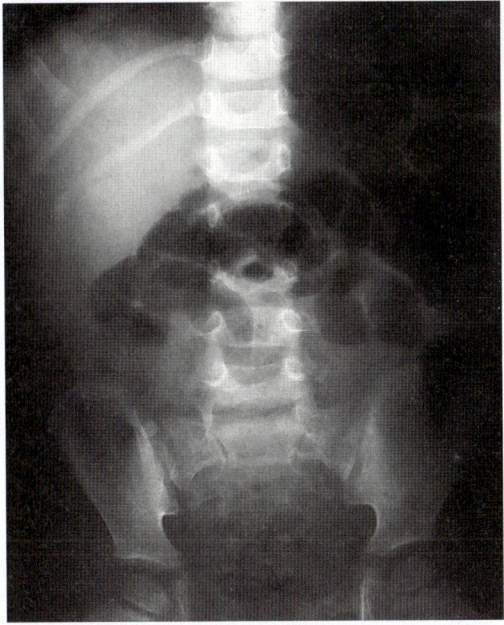

a Röntgen
Abdomenübersicht im Stehen bei Dünndarmileus (3½-jähriger Junge)

Röntgenologische Zeichen bei Ileus:
- Spiegelbildung
- überblähte Darmschlingen
- atypisch verteiltes Gas
- freie Luft subphrenisch

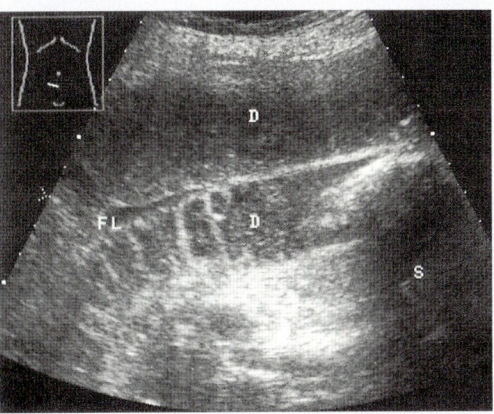

b Ultraschall
Mechanischer Ileus: flüssigkeitsgefüllte Dünndarmschlingen (D), freie Flüssigkeit (FL), abschnittsweise Leiterphänomen. Im bewegten Bild lässt sich eine deutliche Pendelperistaltik erkennen.

Sonografische Zeichen bei Ileus:
- Kokardenkonturen
- Aszites
- Pendelflotation von Stuhlmassen

(a aus: Benz-Bohm G, Hrsg. Kinderradiologie. Thieme; 2005, b aus: Schmidt G, Hrsg. Kursbuch Ultraschall. Thieme; 2004)

Spezielle Ursachen des mechanischen Ileus

Invagination

▶ **Definition.** Der proximale Darm stülpt sich in den distalen, der wiederum durch seine Eigenperistaltik das Invaginat weiter nach unten zieht (Abb. **11.13**). Am häufigsten ist eine ileozökale Invagination.

11.13 Radiologische, schematische und sonografische Darstellung einer Invagination

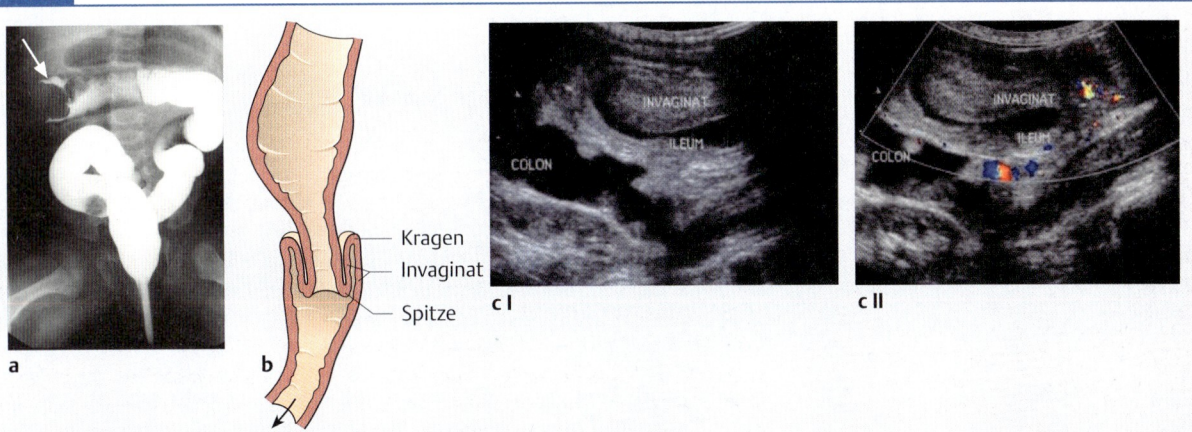

a 3 Monate alter Junge mit ileokolischer Invagination (→); Repositions-Kontrasteinlauf.
b Schematische Darstellung einer Invagination.
c I Ileoileale Invagination bei einem 4-jährigen Jungen; **c II** zeigt den Stopp der Durchblutung vor dem Invaginat (mit freundl. Genehmigung von PD Dr. Rohrer, Homburg/Saar)

11 Gastroenterologie und Hepatologie

Häufigkeit: Inzidenz mit 1 : 1000 Kindern hoch, 90 % der Fälle treten typischerweise nach dem 1. Trimenon bis Ende des 2. Lebensjahres auf. Die Invagination ist der häufigste Notfall im Abdomen im Keinkindesalter.

Ätiologie: Etwa 75 % der Invaginationen sind idiopathisch. Auslöser einer Invagination können sein: **virale Enteritiden** (Rotaviren, Adenoviren) mit starker mesenterialer Lymphombildung und Substratinvaginationen (**Polypen**, **Tumoren** und Stuhlsteine). Auch das Meckel-Divertikel und die Purpura Schoenlein-Henoch können eine Invagination fördern. Bei untypischem Alter für eine Invagination muss immer an ein Lymphom im Bereich des terminalen Ileums gedacht werden.

Klinik: Die Lokalisation bestimmt die Symptomatik. Die ileozäkale Invagination täuscht eine Appendizitis vor und kann im rechten Unterbauch palpiert werden (Druckschmerz!), die eher seltene kolosigmoidale Invagination lässt bei tastbarem Tumor im linken Unterbauch eher an eine Verstopfung (mit Stuhlwalze) denken. Initiale und oft dominierende Symptome sind plötzliches **schrilles Schreien** und **Anziehen der Beine**. Nach schwallartigem **Erbrechen** täuscht scheinbare Ruhe eine Besserung vor (symptomarme Intervalle). Wiederholt sich dieser Ablauf mehrfach, erschöpft sich das Kind und es verfällt zunehmend; peritonitische und septische Symptome treten in den Vordergrund. Blutige Stühle (bzw. Blut am Fingerling bei rektaler Untersuchung) deuten bereits auf eine stärker geschädigte Darmschleimhaut hin (Spätzeichen). Bei etwa 30 % der Patienten werden weder Blut noch Schleim abgesetzt.

▶ **Merke.** Eine „Appendizitis"-Symptomatik bei Säuglingen und Kleinkindern deutet auf Invagination.

Diagnostik: Im **Ultraschall** erkennt man das Invaginat an seiner **kokardenartigen Doppelkontur** (Abb. 11.13c). Aufgrund der einfachen Handhabung ist dies heute die Diagnostik der Wahl.

Therapie: Die **hydrostatische Reposition** des Invaginats wird heute bevorzugt unter Ultraschallkontrolle in Sedierung durchgeführt. Misslingt diese, ist eine **Laparotomie** notwendig; Darmresektionen sind nicht immer vermeidbar.

▶ **Klinischer Fall.** Der 3 Monate alte Marco schreit plötzlich am Abend auf, winkelt dabei die Beinchen an. Ein konsultierter Kinderarzt vermutet eine Obstipation, instilliert ein Klysma. Darauf erfolgt eine Entleerung von schleimig-blutigem Stuhl. Einweisung mit der Verdachtsdiagnose Invagination. Bei Aufnahme waren eine tastbare Walze im rechten Mittelbauch und nach der rektalen Untersuchung erneuter Blutabgang festzustellen. Der Kontrasteinlauf mit verdünntem Gastrografin zeigte in Höhe der rechten Kolonflexur das ileozökale Invaginat als dunkle Aussparung in der hellen Kontrastmittelsäule. Die Invagination konnte noch in gleicher Untersuchung hydrostatisch reponiert werden (Abb. 11.13a).

Volvulus

▶ **Definition.** Die Drehung einer mobilen Darmschlinge um die Achse des Mesenterialstiels (bei Rotationsanomalien, Mesenterium commune, Meckel-Divertikel, überlangem Sigma) führt zum Ileus mit Darmnekrose.

Pathogenese: Die Torsion der Mesenterien drosselt die venöse, später auch arterielle Durchblutung, sodass langstreckige gangränöse bzw. infarzierte Zerstörungen des Darmes resultieren. Häufig findet man eine inkomplette Rotation mit Zäkumhochstand, mit externer Duodenalkompression und Sigmavolvulus. Davon abzugrenzen ist der Pseudovolvulus des Magens beim Säugling mit Torsion des Magens um die eigene Achse und Ventralkippen des Antrums.

Klinik: Typische Ileussymptomatik (s. S. 266). Rezidivierende **inkomplette Volvuli** führen beim Säugling und Kleinkind zur **Verwechslung mit Trimenon- oder Nabelkoliken.**
Zur Differenzialdiagnose s. S. 266 unter Ileus.

> ▶ **Merke.** Bei jedem Neugeborenen mit galligem Erbrechen ist bis zum Beweis des Gegenteils ein Volvulus anzunehmen und daher muss entsprechend rasch diagnostiziert werden. Ist der Dünndarm erst einmal verloren, haben die Kinder eine sehr schlechte Prognose!

Diagnostik: **Abdomenleeraufnahme** im Stehen bzw. Hängen (typischerweise Spiegel) und **Gastrografin-Kontrasteinlauf** (hochstehendes Zäkum). Die Abgrenzung zu anderen Ileusursachen ist schwierig.

Therapie: Die Therapie der Wahl ist die Laparotomie mit Débridement und Fixation übermobiler Darmanteile.

11.5.2 Motilitätsstörungen des Darms

> ▶ **Definition.** Motilitätsstörungen durch viszerale Myo- und Neuropathien, die angeboren und erworben bzw. primär oder sekundär auftreten können.

Ätiologie und Pathogenese: Die propulsive Funktion der glatten Muskulatur des Magen-Darm-Traktes wird vom **intrinsischen enteralen Nervensystem** (Plexus myentericus und Plexus submucosus) über interstitielle Zellkomplexe vermittelt und gesteuert sowie vom **autonomen zentralen Nervensystem** und zahlreichen Neurotransmittern moduliert. Viszerale Myopathien treten sehr selten auf. Von größerer klinischer Bedeutung sind **angeborene Störungen** des viszeralen Nervensystems (**Dysganglionosen**), insbesondere das komplette Fehlen des enteralen Nervensystems (Aganglionose und **Morbus Hirschsprung**).

Die kongenitalen Fehlinnervationen des Darms, insbesondere der Morbus Hirschsprung (Megacolon congenitum), zeichnen sich durch **Motilitätsstörungen** und **Stenosen** der befallenen Darmabschnitte aus. Folgen sind **Stuhlretentionen** und eine **prästenotische Darmdilatation (Megakolon)**, Manometrische, histologische und histochemische (Biopsate) und z. T. auch radiologische Untersuchungsverfahren helfen Art und Ausmaß des Krankheitsbildes zu differenzieren (Tab. 11.15, Abb. 11.14).

≡ 11.15	Neuromuskuläre Erkrankungen mit Störung der Darmmotilität	
	Krankheiten durch Störungen der intestinalen glatten Muskulatur	*Krankheiten durch Störungen des enteralen Nervensystems*
primär	▪ familiäre viszerale Myopathien ▪ sporadische viszerale Myopathien	▪ familiäre viszerale Neuropathien ▪ sporadische viszerale Neuropathien ▪ Dysganglionosen
sekundär	▪ rheumatoide und autoimmune Myopathien	▪ Infektionen (z. B. Chagas-Krankheit) ▪ Bestrahlung ▪ toxische Medikamente (z. B. Opiate) ▪ Stoffwechselkrankheiten (z. B. Hypothyreose) ▪ Essstörungen (z. B. Anorexie)

Häufigkeit: Die Inzidenz beträgt 1 : 5000, Jungen sind 3–4-mal häufiger betroffen als Mädchen.

Klinik: Die oft ausgeprägte **Stuhlretention** führt beim **Morbus Hirschsprung** schon in den ersten Lebenstagen zur **Subileussymptomatik** mit aufgetriebenem Bauch, Erbrechen und Nahrungsverweigerung. Durch die Bauchdecke sind Stuhlmassen zu tasten, bei **rektaler Untersuchung** ist die **Ampulle dagegen leer und eng**. Selten haben die Kinder Stuhlschmieren. Das Kind gedeiht schlecht, auffallend ist die Diskrepanz zwischen großem Bauch und dünnen Extremitäten. Manchmal füllt das mit Stuhlmassen überladene **Megakolon** das kleine und große Becken aus und **komprimiert Harnblase und Ureteren** (evtl. Folgen sind Megaureter durch Harnabflussstörung und Pyelonephritis). Häufig kommt es nach bakterieller Zersetzung und Verflüssigung der gestauten Kotmassen zu plötzlich auftretenden Durchfällen, die explosionsartig entleert werden (**paradoxe Diarrhöen**). Der Morbus Hirschsprung kommt gehäuft bei Kindern mit Trisomie 21 vor.

11.14 Schematische Darstellung von Kolonmalformen bei Dysganglionosen

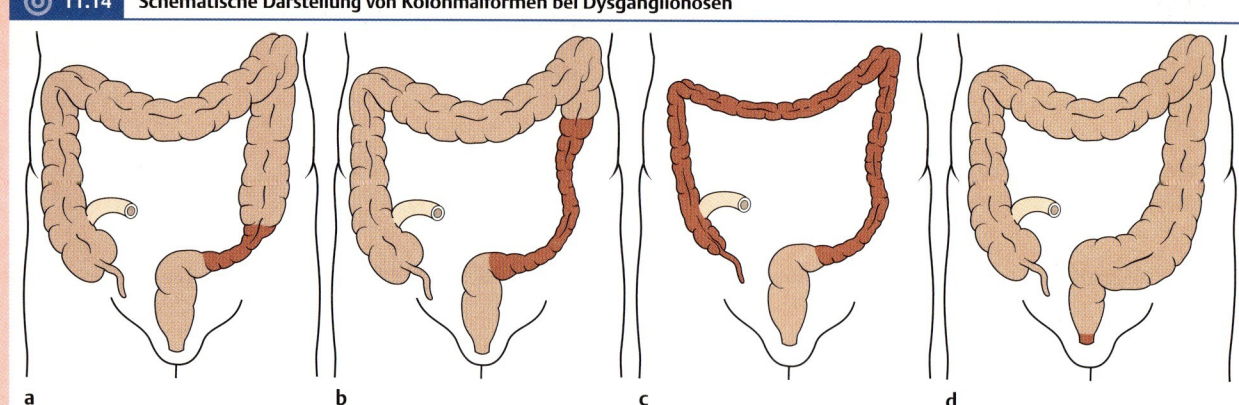

a Häufigste Lokalisation und Ausdehnung des aganglionären Segmentes, entspricht im engeren Sinne dem Morbus Hirschsprung.
b Überlanges aganglionäres Segment.
c Totale Kolonaganglionose, kein Megakolon, aber „Megalisierung" des Dünndarms möglich.
d Ultrakurzes aganglionäres Segment, Ausbildung des Megakolons verzögert und oft nicht so ausgeprägt.

Beim **ultrakurzen Segment** (Abb. **11.14d**) treten erst im späten Säuglings- bzw. Kleinkindalter obstipationsähnliche Beschwerden auf.

Komplikationen: Toxisches Megakolon.

Diagnostik: s. Abb. **11.15** und Abb. **11.16**.

Bei der **totalen Kolonaganglionose** (Abb. **11.14c**) fehlt das Megakolon, und die Patienten fallen früh durch heftiges Erbrechen (Ileus) auf. Beim **ultrakurzen Segment** ist nur der unmittelbar präsphinktere Bereich aganglionär (Abb. **11.14d**), obstipationsähnliche Beschwerden treten erst im späten Säuglings- bzw. Kleinkindalter auf.

Komplikationen: Toxisches Megakolon; häufig Begleitfehlbildungen der ableitenden Harnwege.

Diagnostik: s. Abb. **11.15** und Abb. **11.16**.

11.15 Diagnostik bei chronischem Stuhlverhalt und V. a. Motilitätsstörung des Dickdarms

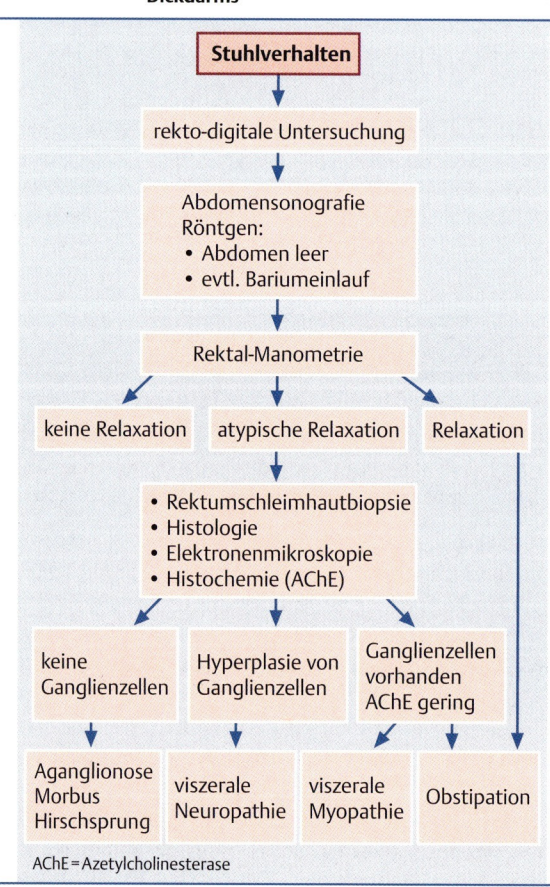

AChE = Azetylcholinesterase

11.16 Kolonkontrasteinlauf bei Morbus Hirschsprung

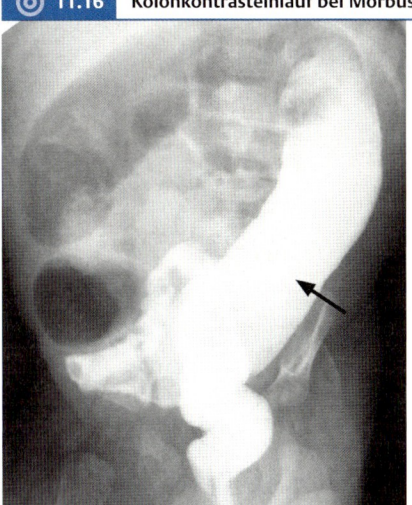

2 Wochen altes Neugeborenes mit Morbus Hirschsprung. Kolonkontrasteinlauf.
→ = aufgeweitetes Sigma (Megasigma)

▶ **Merke.** Das klinische Bild bestimmt den Untersuchungsgang beim Megakolon-Syndrom. Die rekto-digitale Untersuchung (leere, enge Ampulla recti) sollte immer der erste diagnostische Schritt sein. Danach lässt die Röntgen-Kontrastmittel-Untersuchung des Dickdarms die Ausdehnung der verengten bzw. dilatierten Kolonabschnitte erkennen (Kalibersprung). Durch die histologisch-histochemische Aufarbeitung eines Schleimhautbiopsates (Rektumsaugbiopsie; eventuell auch Operationspräparat) erfolgt die morphologische Zuordnung der Dysganglionose.

Die rektosigmoidale Durchzugsmanometrie zur Abklärung eines Megakolons ist trotz ihrer hohen Aussagekraft auf Grund des hohen technischen Aufwandes und der schweren Beurteilung nur in wenigen kinderchirurgischen bzw. -gastroenterologischen Zentren möglich.

Differenzialdiagnose: Obstipation; postinflammatorische Aganglionose nach nekrotisierender Enterokolitis oder Chagas-Krankheit (Trypanosomen-Infektion); Mekoniumileus und Mekoniumpfropf; angeborene Rektumstenose bzw. -atresie.

Therapie: Das **Ziel** einer Behandlung besteht zunächst darin, die **Passagestörung zu beseitigen**. Die **Kolostomie** proximal des aganglionären Segmentes gestattet sowohl die „Erholung" des dilatierten Dickdarms als auch die Kräftigung des meist dystrophen Kindes durch behutsamen Nahrungsaufbau. Nach ca. einem halben Jahr kann dann in einer zweiten Operation das **aganglionäre Segment reseziert** und durch eine **Anastomose** bzw. **Durchzugsplastik** die Kontinuität bei funktionstüchtigem Sphinkter wiederhergestellt werden. Eine **medikamentöse** (Laxanzien, Polyethylenglykollösung) und **diätetische** (schlackenreiche Kost) **Nachbehandlung** hilft, chronische Verstopfung und funktionelle Stuhlinkontinenz zu vermeiden.

Prognose: Bei weiter zunehmender Verbesserung der Operationstechniken ist die Prognose in den meisten Fällen, auch in Bezug auf die Defäkationsfunktion, gut. Mit einer postoperativen Morbidität von 10–15 % gilt die Enterokolitis als häufigste Komplikation. Besonders gefährdet sind hier Kinder mit Trisomie 21. Anastomoseninsuffizienzen und Stuhlinkontinenz treten nur noch selten auf.

11.5.3 Chronische nichtentzündliche Darmerkrankungen (Malabsorptionssyndrom)

▶ **Definitionen.** Unter einer **Malabsorption** versteht man die **fehlerhafte Resorption bereits verdauter Nahrung** aus dem Dünndarm. Sie tritt akut in Zusammenhang mit infektiösen Enteritiden, aber auch chronisch als Folge schwerer Dünndarmmukosaschäden auf.

Fehlen dagegen die Enzyme des exokrinen Pankreas, deren Aktivierungsenzym Enteropeptidase oder Gallensäuren, tritt eine **intraluminale Fehlverdauung**, eine **Maldigestion**, ein (s. auch Mukoviszidose [S. 314], Cholestasesyndrome [S. 295] und Lebererkrankungen [S. 292]).

Verdauung und Resorption sind durch Regulationsmechanismen (Enzyme, Gewebshormone, vegetatives Nervensystem) gekoppelt. Sind beide Vorgänge der Nahrungsutilisation gestört, spricht man von **Malassimilation.**

Grundlagen

Das Fehlen der intestinalen Mukosaenzyme führt zu Störungen der Zuckerhydrolyse und damit zu osmotischem Wasser- und Salzeinstrom in das Darmlumen. Folge der Volumenmehrbelastung ist eine Motilitätssteigerung mit Verkürzung der Passagezeit des Darminhaltes. Die Zucker werden im Kolon bakteriell zu Säuren, CO_2 und Wasserstoff fermentiert (Abb. **11.17**).

Grundlagen

Infektiöse oder immunogene äußere Faktoren (Viren, Bakterienantigene, Proteine, Toxine) führen direkt oder indirekt zur Läsion der **Dünndarmmukosa** und **Zottenatrophie** und zur funktionellen Beeinträchtigung der **Bürstensaumenzyme Laktase, Sukrase** und **Isomaltase** in der Mukosa. Bei zunächst noch normaler intraluminaler Verdauung ist die Hydrolyse der vorverdauten Zucker in der Enterozytenmembran gestört. Dies führt bereits im Duodenum zu einem osmotischen Einstrom von Wasser und Natrium in das Darmlumen. Hierdurch entsteht eine verstärkte Volumenbelastung des Jejunums und als deren Folge eine beschleunigte Passage des Darminhalts. Die in den Dickdarm zusammen mit der vermehrten Flüssigkeit übergetretenen Zucker werden bakteriell zu Säuren, CO_2 und Wasserstoff metabolisiert (Abb. **11.17**). Wasser- und Substratverlust zeigen sich klinisch als Durchfälle und führen auf Dauer zur Gedeihstörung. Davon abzugrenzen sind sehr seltene primäre intestinale Enzymopathien bei intakter Mukosa.

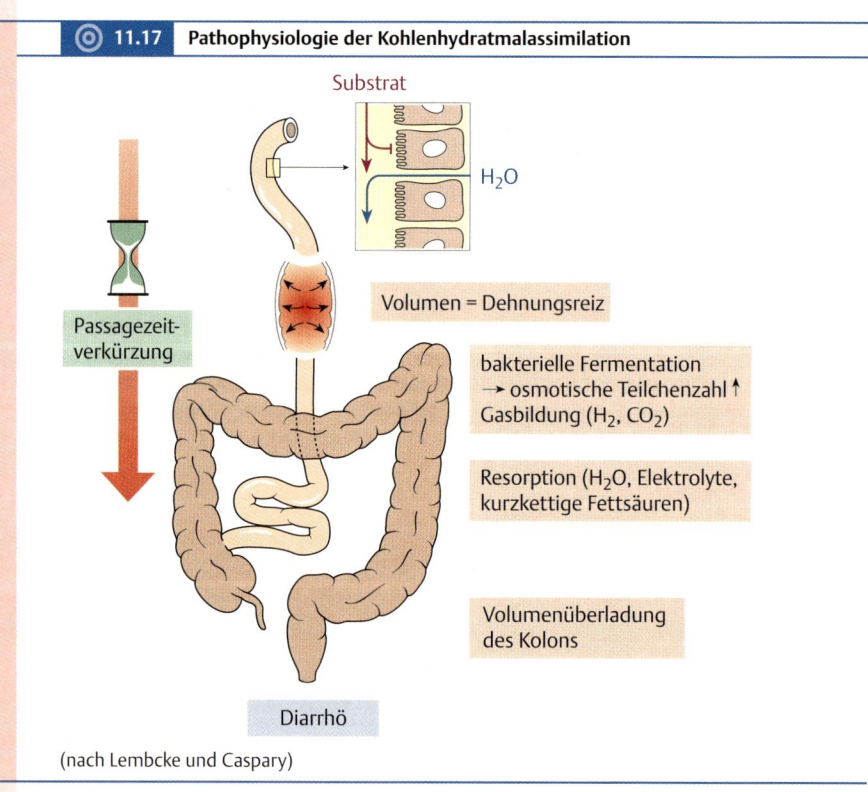

11.17 Pathophysiologie der Kohlenhydratmalassimilation
(nach Lembcke und Caspary)

Die spezielle Diagnostik zur Abklärung einer Malabsorption und Maldigestion zeigt Tab. **11.16**.

Spezielle differenzialdiagnostische Maßnahmen zur Abklärung einer Malabsorption und Maldigestion zeigt Tab. **11.16**.

11.5 Erkrankungen des Darms

11.16 Spezielle Diagnostik zur Abklärung einer Malabsorption und Maldigestion

Test	Methode	Aussage
Stuhl-pH (normal 6,7)	pH-Papier, pH-Metrie	Stuhl-pH < 5,5 spricht für Malabsorption
H_2-Exhalationstest (Laktose-Atemtest, Fruktose-Atemtest, Laktulose-Atemtest)	nicht resorbierte Kohlenhydrate werden von Kolonbakterien zu H_2 degradiert; Wasserstoff wird abgeatmet; Messwerte korrelieren mit Malabsorption oder sind Hinweis für bakterielle Fehlbesiedlung	obwohl nicht sehr spezifisch, gute semi-quantitative Suchmethode zur Abklärung von Zuckerintoleranzen oder Bauchschmerzen
endoskopische Biopsie	Saugbiopsie; Beurteilung der Zottenmorphologie; die endoskopische Biopsie erlaubt mehrfache und multilokale Gewebsentnahmen	hohe Aussagekraft; obligat bei V. a. Zöliakie oder schwerer Malabsorption
IgA-Antikörper gegen Gliadin, desaminiertes Gliadin, Gewebstransglutaminase	unterschiedliche Immuntests im Serum	Abklärung Zöliakie, Verlaufskontrolle bei Remission oder Re-Exposition
Nachweis von Lamblien im Mukosa-Smear	Smear von nativem Dünndarmbiopsat auf Objektträger, Giemsafärbung	guter direkter Lambliennachweis
Lamblien-Serologie	Immuntests im Serum	recht spezifischer und sensitiver Nachweis einer Lambliasis
intestinale α1-Antitrypsin-Clearance im Stuhl	quantitative immunologische Antitrypsinbestimmung aus Stuhl	positiv bei intestinalen Proteinverlusten
Stuhl-Elastase	Enzymimmunoassay	erniedrigt bei exokriner Pankreasinsuffizienz Suchtest bei der Abklärung einer chronischen Pankreatitis oder Mukoviszidose
Fettausscheidung im Stuhl	NIRA (Infrarotlichtreflexion)	die quantitative Bestimmung der Fettverluste erlaubt einen Rückschluss auf das Ausmaß und die therapeutische Einstellung der Maldigestion
Transitzeit mit Rö-Markern	röntgendichte Partikel werden mit einer Mahlzeit gegeben	eine verlängerte Passagezeit bei intestinaler Obstruktion, motorischen Störungen des Darms

Kuhmilchproteinallergie (KMPA)

▶ **Definition.** Transitorische allergische Reaktion gegen Kuhmilchproteine, die sich meist im 1. Lebensjahr bei der ersten Ingestion von Kuchmilch manifestiert, aber in den überwiegenden Fällen nach 1- bis 2-jähriger Diät wieder verschwindet.

Ätiologie und Pathogenese: Es handelt sich um eine IgE- oder T-Zell-vermittelte Reaktion der Dünndarmschleimhaut, die bei Kontakt mit Kuchmilchprotein auftritt und sich klinisch sehr variabel äußern kann (s. Klinik). Die Allergie manifestiert sich meist bei Umstellen von Muttermilch auf Flaschennahrung, kann aber auch bei Milchkonsum der stillenden Mutter auftreten. Selten tritt diese Krankheitsbild infolge einer viralen Gastroenteritis auf.

▶ **Merke.** Im Säuglingsalter sind Kuchmilch- und Hühnereiweiß die häufigsten Auslöser von Nahrungsmittelallergien.

Klinik: Die Symptome können sehr vielschichtig sein. In den meisten Fällen treten eher unspezifische gastrointestinale Symptome auf, wie **Erbrechen**, **Durchfälle** oder fehlende Gewichtszunahme. Bei intestinalem Eiweißverlust kann eine **Gedeihstörung** entstehen. Daneben kann es aber auch zu allergischen **Sofortreaktionen** (häufig IgE-vermittelt) kommen mit Hautreaktionen (Quaddeln), Schleimhautschwellung, bronchiale Obstruktionen bis zum anaphylaktischen Schock.

Diagnostik: Eine Enteropathie nach Einführung kuhmilchhaltiger Nahrung ist nahezu pathognomonisch für die KMPA. Bei begründetem Verdacht sollte eine **diagnostische Eliminationsdiät** (d.h. Weglassen von Milch und Milchprodukten) durchgeführt werden. Die Diät sollte, sofern darunter die Symptome binnen 4 Wochen verschwinden, in der Regel bis zum Abschluss des ersten Lebensjahres durchgeführt

---

Kuhmilchproteinallergie (KMPA)

▶ **Definition.**

Ätiologie und Pathogenese: IgE- oder T-Zell-vermittelte Reaktion der Dünndarmschleimhaut, die bei Kontakt mit Kuchmilchprotein meist bei Umstellen von Muttermilch auf Flaschennahrung auftritt.

▶ **Merke.**

Klinik: In den meisten Fällen treten **Erbrechen**, **Durchfälle**, fehlende Gewichtszunahme oder **Gedeihstörungen** auf. Seltener kommt es zu **Sofortreaktionen** mit Quaddeln, Schleimhautschwellung, bronchiale Obstruktionen bis zum anaphylaktischem Schock.

Diagnostik: Bei V. a. eine KMPA (Anamnese!) wird eine zeitlich limitierte **diagnostische Eliminationsdiät** durchgeführt. Kommt es während dieser Diät zur Remission und nach Wiedereinführen der Säuglingsmilch zum Rezidiv (positiver **Provokationstest**), ist eine KMPA im Grunde bewiesen.

werden. Bessert sich die Symptomatik während der Diät und kommt es nach Wiedereinführung der Säuglingsmilch zum Rezidiv innerhalb von 48 Stunden (positiver **Provokationstest**), ist das Vorliegen einer KMPA im Grunde bewiesen. Die probatorische Kuhmilchbelastung kann bei bestimmten akuten Verlaufsformen, insbesondere bei allergischem Sofortyp, jedoch zu akuten anaphylaktischen Reaktionen führen. Daher darf sie nur unter stationären Bedingungen erfolgen.

▶ **Merke.** Kuhmilchprovokationstests sollten nur unter klinischer Beobachtung durchgeführt werden. Schockgefahr!

Differenzialdiagnose: Familiäre protrahierte Diarrhö. Eine Sojaproteinallergie findet man bei der Hälfte aller KMPA-Fälle als Kreuzreaktion. Die Zöliakie (s. u.) tritt erst 2–3 Monate nach Einführung getreidehaltiger Nahrung auf.

Therapie: Absetzen der kuhmilcheiweißhaltigen Nahrung und diätetische Ernährung mit **Semielementar-** oder **Hydrolysatnahrung** bis zum Ende des 1. Lebensjahres bzw. für mindestens 6 Monate. In der Beikost muss auf versteckte Kuhmilchprodukte (Sahne, Butter) geachtet werden. Sojamilchnahrung ist wegen der hohen Kreuzreaktionsquote kontraindiziert.

Prognose: Nach entsprechender Diät werden Kuhmilch und ihre Produkte wieder gut vertragen.

▶ **Exkurs.** **Unverträglichkeitsreaktionen gegenüber Nahrungsbestandteilen** mit gastrointestinaler Symptomatik werden zunehmend beobachtet. Neben **echten Allergien** mit IgE-vermittelter Sofortreaktion und verzögerten Immunreaktionen (s. o.) findet man auch **Pseudoallergien** durch Histaminliberatoren (in Käse, Schokolade, Muscheln) und **Mischbilder.** Bei Allergien überwiegen bei älteren Kindern extraintestinale Symptome wie Hautausschläge, Migräne oder Asthma bronchiale, bei Säuglingen und Kleinkindern treten eher Bauchschmerzen, Durchfälle und Blähungen auf. Letztere werden auch schon bei Säuglingen nach dem Stillen beobachtet, wenn Mütter, die selbst durch Atopie belastet sind, viel Kuhmilch trinken. Histaminliberatoren bewirken oft recht schnell einsetzende gastrointestinale Reaktionen wie wässrige Diarrhöen oder heftige Bauchschmerzen, seltener Hautreaktionen wie Urtikaria oder plötzliche Gesichtsrötung.

Zöliakie (glutensensitive Enteropathie, einheimische Sprue)

▶ **Definition.** Die Zöliakie ist eine **Intoleranz** gegen die **Kleberproteine** (Gluten bzw. die alkohollösliche Komponente Gliadin) unserer einheimischen Getreidearten Weizen, Roggen, Gerste, Dinkel und Grünkern. Die immunogene Potenz von Hafer ist noch unklar.

Ätiologie und Pathogenese: Die Ätiologie ist noch nicht endgültig geklärt, jedoch scheint das Vorliegen einer genetisch determinierten Störung der lokalen Immunantwort auf Klebereiweiße gesichert. So besitzen mehr als 95 % der Zöliakiekranken die humanen Leukozytenantigene (HLA) DQ2 oder DQ8, was auch die hohe Koinzidenz mit Diabetes mellitus Typ I und Autoimmunopathien des Magendarmtraktes erklärt.
Bei glutensensitiven Menschen wird Gliadin durch das Enzym **Gewebstransglutaminase** mit Bindegewebsproteinen zu neuen antigenen Strukturen vernetzt. Diese leiten einen Autoimmunprozess ein, der zu einer gewebszerstörenden, chronischen Entzündung führt. **IgA-Antikörper gegen Gliadin** (AGA) und gegen **Gewebetransglutaminase** (tGA) können sensitiv und spezifisch zum Nachweis einer Zöliakie bestimmt werden (Abb. **11.18**).

▶ **Merke.** In 5 % geht die einheimische Sprue mit einem IgA-Mangel einher, in diesen Fällen sind die IgA-AK-Tests falsch negativ; daher misst man die IgG-Antikörper gegen desaminierte Gliadine.

Die Zerstörung der Dünndarmmukosa ist im Duodenum und oberen Jejunum am stärksten und nimmt nach distal ab.

11.18 Pathophysiologie der Zöliakie

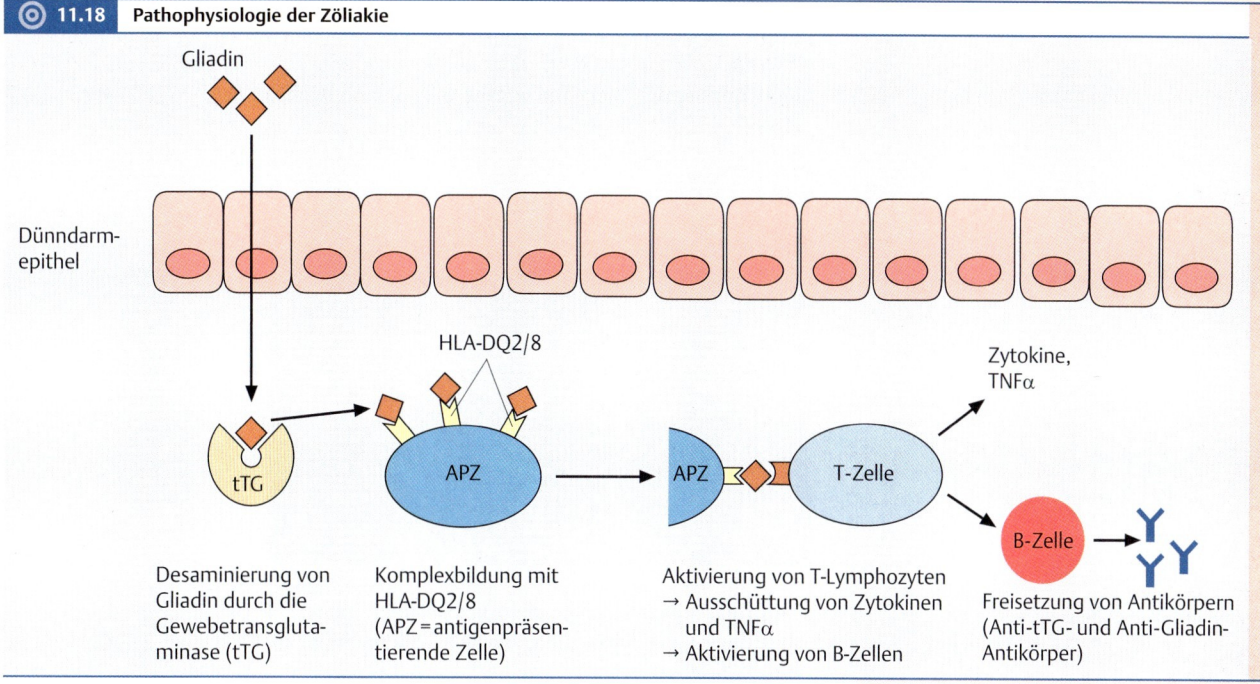

Morphologisches Merkmal ist eine Atrophie des resorptiven Epithels, des Bürstensaums mit seinen Hydrolasen, und eine entzündliche Infiltration der Lamina propria. Der Verlust an aktiven Mukosaenzymen hat eine Zuckerintoleranz (Laktasemangel) und Störungen der Gallesäuren-Pankreasenzym-Regulation (Enterokinasemangel) zur Folge.

▶ **Merke.** Die Verminderung der resorptiven Oberfläche, der hydrolytischen und resorptiven Aktivität und der lokal-regulatorischen Funktionen der Mukosa ist Ursache einer schweren **Malassimilation** (Malabsorption und Maldigestion) aller Nährstoffe.

▶ **Merke.**

Häufigkeit: Die Inzidenz der Zöliakie innerhalb einer Familie liegt bei 5–10%. Umfangreiche Reihenuntersuchungen mit Bestimmung der Antikörper gegen Gliadin oder der Transglutaminase lassen in Europa eine Prävalenz von 0,1–0,5% erkennen mit ansteigender Tendenz. Es muss mit einer hohen Anzahl silenter oder oligosymptomatischer bzw. verzögert (latent) auftretender Verlaufsformen gerechnet werden.

Häufigkeit: Inzidenz innerhalb einer Familie 5–10%, Prävalenz in Europa 0,1–0,5%, wobei von einer hohen Zahl stiller bzw. oligosymptomatischer Verläufe auszugehen ist.

Klinik: Die Erkrankung kann in jedem Alter in Erscheinung treten. Sie beginnt meist im Kleinkindalter nach Einführung getreidehaltiger Beikost (Schleime, Breie, Brot). Neben den **initialen** Symptomen finden sich in den folgenden Monaten charakteristische **Leitsymptome**; wird die Krankheit nicht erkannt, stellen sich **Folgesymptome** ein (Tab. **11.17**, Abb. **11.19**).

Klinik: Initiale Symptome meist im Kleinkindalter nach Einführung getreidehaltiger Beikost. Im Weiteren folgen typische **Leit-** und später evtl. **Folgesymptome** (Tab. **11.17**, Abb. **11.19**).

11.17 Symptome bei Zöliakie (jedes dieser Symptome kann als alleiniges Symptom auftreten)

Initialsymptome	• Inappetenz und fehlende Gewichtszunahme • allgemeine Reizbarkeit • voluminöse, saure und fetthaltige Durchfälle, die an Häufigkeit zunehmen
Leitsymptome	• großes vorgewölbtes Abdomen • magere Extremitäten mit Tabaksbeutelgesäß (Abb. **11.19**) • Muskelhypotonie • Misslaunigkeit • Eisenmangelanämie und hypoproteinämische Ödeme
Folgesymptome	• Kleinwuchs • Hypoproteinämie • Vitamin-D-Mangel-Rachitis • Gerinnungsstörungen durch Vitamin-K-Mangel • bei älteren Zöliakiepatienten: Knochenschmerzen, verzögerte Pubertät oder ausbleibende Menarche

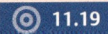

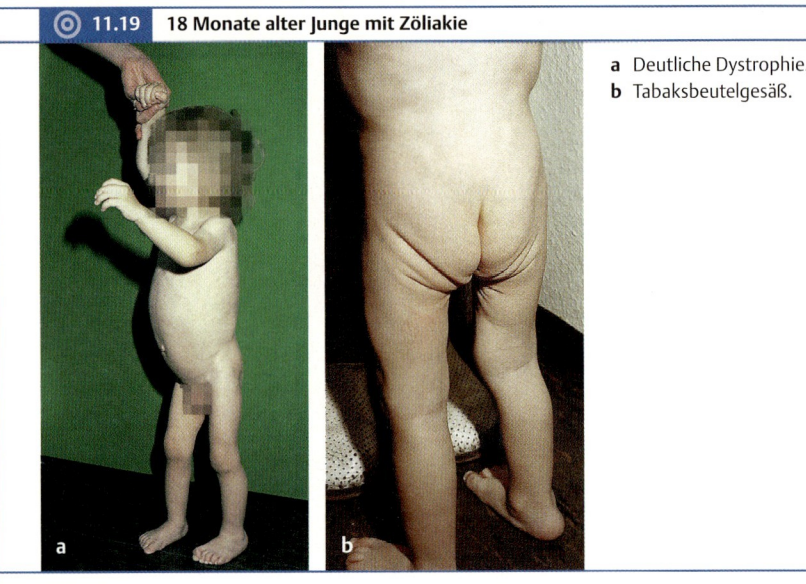

11.19 18 Monate alter Junge mit Zöliakie

a Deutliche Dystrophie.
b Tabaksbeutelgesäß.

Diagnostik: Die typischen Krankheitszeichen, im Vordergrund die Gedeihstörung mit Beginn im 2. Lebenshalbjahr (Abb. **11.20**), aber auch eine für das Alter ungewöhnliche, nahezu pathognomonische Misslaunigkeit und die schweren Durchfälle sollten immer an eine Zöliakie denken lassen.

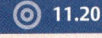

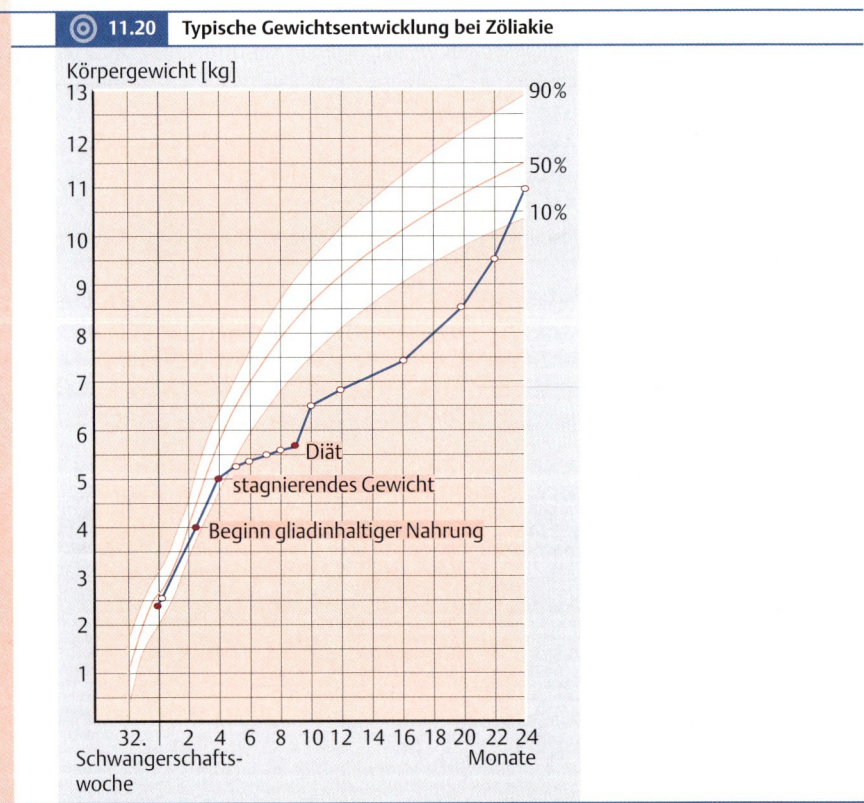

11.20 Typische Gewichtsentwicklung bei Zöliakie

Die Verdachtsdiagnose muss dann durch morphologische Begutachtung einer **Dünndarmbiopsie** bewiesen werden (Abb. **11.21**, s. Tab. **11.16**, S. 273).

Die Verdachtsdiagnose wird durch die morphologische Begutachtung endoskopisch gewonnenen **Biopsates** aus der **Duodenalschleimhaut** bestätigt (Abb. **11.21**, s. Tab. **11.16**, S. 273).
Zeigt sich bei nachgewiesener Glutenexposition eine **Zottenatrophie**, intraepitheliale Lymphozytose und Kryptenhyperplasie, gilt die Diagnose als gesichert. Kontrollbiopsien werden nicht durchgeführt. Ausnahme bilden Kinder, bei denen die Diagnose vor Ende des 2. Lebensjahres gestellt wurde. Hier besteht die Möglichkeit einer transienten Zöliakie, welche im späteren Leben nicht mehr evident ist.

11.21 Morphologie der Jejunalschleimhaut bei Zöliakie

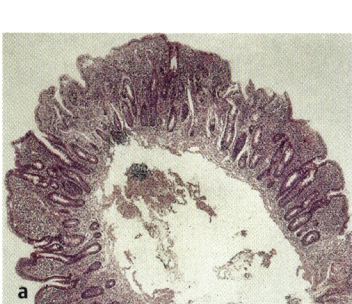
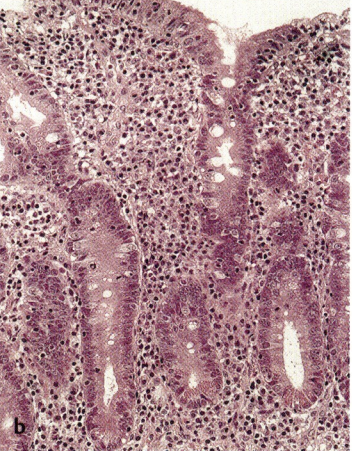

a Endoskopische Zangenbiopsie: totale Zottenatrophie und zelluläre Infiltration im Stroma (Übersicht).
b Komplette Zottenatrophie, hyperregeneratorische Kryptenhyperplasie, intraepitheliale Lymphozyteninfiltration und plasmazelluläres Stromainfiltrat (Ausschnitt, Vergrößerung 1:50).
(aus: Riede UN, Werner M, Schäfer HE, Hrsg. Allgemeine und spezielle Pathologie. Thieme; 2004)

Diagnosestellung, Verlaufskontrolle (auch während der Belastung) und Einschätzung der Behandlungscompliance werden erleichtert durch die **Bestimmung der IgA-Antikörper gegen Gliadin** (AGA) und **Transglutaminase** (tGA). Die tGA werden zum selektiven Screening bzw. bei Reihenuntersuchungen eingesetzt, um bei genetisch „belasteten Populationen" (z. B. Diabetikern) versteckte oder weniger symptomatische (silente) Zöliakien zu finden.

Differenzialdiagnose: Alle anderen Formen der Malabsorption, insbesondere die Kuhmilchproteinallergie (Zöliakie deutlich später!), postenteritisches Syndrom, Lambliasis, Dysgammaglobulinämie, auch Mukoviszidose.

Differenzialdiagnose: Kuhmilchproteinallergie, postenteritisches Syndrom, Lambliasis u. a.

Therapie: Zöliakie ist nicht heilbar, aber durch Diät sehr gut zu behandeln. Therapie der Wahl ist die **lebenslange gliadinfreie Diät.** Alle auf den Getreidearten Weizen, Roggen und Gerste basierenden Lebensmittel müssen gemieden werden. Produkte und Nahrungsmittel aus Reis, Mais, Soja, Kartoffeln, Nüssen, Kastanien und Johannisbrotmehl sind erlaubt. Auch Nahrungsmittel aus Hafer werden von den meisten Betroffenen gut vertragen.
Zu Beginn der Therapie nach Bedarf zusätzlich Vitamin- und Eisensubstitution. Unter Diät fällt zunächst die Stimmungsaufhellung auf, dann auch der zunehmende Appetit und nach einiger Zeit der Rückgang der Durchfälle.

Therapie: Therapie der Wahl ist die **lebenslange gliadinfreie Diät**.

▶ **Merke.** Diätfehler sind nicht unbedingt an typischen Symptomen wie Durchfall oder Bauchschmerz zu erkennen.

▶ **Merke.**

Prognose: Bei konsequenter Diät ist die Prognose gut und ein gesundes Leben möglich. Von besonderer Bedeutung sind versteckte und damit unbehandelte Zöliakien, die nicht nur die oben genannten Spätsymptome, sondern im Alter auch gehäuft **maligne Lymphome** auslösen können.

Prognose: Bei konsequenter Diät ist die Prognose gut und ein gesundes Leben möglich.

▶ **Merke.** Bei unbehandelter Zöliakie treten im Alter vermehrt maligne Lymphome auf (**Präkanzerose**).

▶ **Merke.**

Internet-Link: dzg-online.de (= Deutsche Zöliakie Gesellschaft e. V.)

Primäre Enzymdefekte der Darmschleimhaut

Primäre Enzymdefekte der Darmschleimhaut

▶ **Definition.** Angeborenes Fehlen der Zuckerhydrolasen im Bürstensaum der Dünndarmmukosa.

▶ **Definition.**

Ätiologie, Pathogenese und Klinik: Die Disaccharidasen Laktase, Maltase, Isomaltase, Sukrase und Trehalase spalten in der Bürstensaummembran Doppelzucker zu Monosacchariden. Bei dem seltenen, angeborenen Mangel oder Fehlen dieser Enzyme, verbleiben die Zucker im Darmlumen, sind osmotisch wirksam und wer-

Ätiologie, Pathogenese und Klinik: Bei einem Mangel an zuckerspaltenden Enzymen in der Bürstensaummembran verbleiben die Zucker im Darmlumen und verursachen osmotische Durchfälle nach den ersten Milchmahlzeiten.

Diagnostik: Saurer Stuhl-pH, Nachweis von Zuckern im Stuhl und quantitative Enzymanalyse im Schleimhautbiopsat.

Therapie: Vermeiden des betreffenden Zuckers durch Diät.

Andere chronische nichtentzündliche Enteropathien

Eine Reihe von Krankheiten manifestiert sich primär in Form von Störungen des Dünndarms bzw. weist neben systemischer auch eine gastrointestinale Symptomatik auf. Häufig geben charakteristische Leitsymptome wertvolle Hinweise (Tab. 11.18).

den bakteriell zu Säuren degradiert. Bei der A-Laktasie z.B. resultieren schon nach den ersten Milchmahlzeiten (Stillen, Flasche) wässrig saure Durchfälle.

Diagnostik: Nachweis eines sauren Stuhl-pH (< 5,5) und/oder von Zuckern im Stuhl (Kerry-Test, Chromatografie). Der Wasserstoff-Atem-Test ist positiv (s. Tab. 11.16, S. 273). Beweisend ist nur die quantitative Enzymanalyse im Dünndarmbiopsat.

Therapie: Die betreffenden Zucker müssen in der Nahrung gemieden werden. In der Säuglingszeit bei Laktasemangel Sojamilch.

Andere chronische nichtentzündliche Enteropathien

Eine Reihe von Krankheiten manifestiert sich primär in Form morphologischer und/oder funktioneller Störungen des Dünndarms bzw. weist neben systemischer auch eine gastrointestinale Symptomatik auf. Diese Krankheitsbilder sind sehr selten bzw. manifestieren sich nur in Einzelfällen im Kindesalter. Sie müssen aber bei der differenzialdiagnostischen Abklärung der Malabsorption berücksichtigt werden. Neben den Zeichen einer Enteropathie geben häufig charakteristische Leitsymptome wertvolle Hinweise (Tab. 11.18).

11.18 Seltene, nichtentzündliche Enteropathien

Erkrankung	Ätiologie und Pathogenese	Leitsymptome
Glukose-Galaktose-Malabsorption	Transportstörung beider Zucker durch die Dünndarmmukosa	schwere wässrig-saure Durchfälle, Glukosurie durch tubuläre Störung
Enteropeptidase-Mangel	Schlüsselenzym der Pankreasproteasenaktivierung fehlt in der Mukosa	Maldigestion mit Fettstühlen
Acrodermatitis enteropathica	intestinaler Absorptionsdefekt für Zink	Alopezie, impetiginöse Hautefloreszenzen an Händen, Füßen, perioral; perianal kombiniert mit „Zöliakie"
intestinale Lymphangiektasie	Erweiterung der Darmlymphgefäße, Dilatation der Mikrovilli durch Lymphe	proteinverlierende Enteropathie
Abetalipoproteinämie	Synthesestörung des β-Lipoproteins, fehlende Chylomikronenbildung; Fettretention in Enterozyten	Fettmalabsorption, Retinopathia pigmentosa, Ataxie, Stechapfelform der Erythrozyten (Akanthozytose)
Dysgammaglobulinämie	Malabsorption bei angeborenen Immundefekten	Infektanfälligkeit, Lambliasis
familiäre Chloriddiarrhö	Störung des Chlorid-Bikarbonat-Austausches im Ileum und Kolon	profuse, urinartige Durchfälle
Störungen der intestinalen Gewebshormone	pathologisch vermehrte Produktion von Gewebshormonen, zum Teil tumorös (vasoaktives intestinales Peptid, VIPom)	voluminöse, wässrige Diarrhöen; extraintestinale und intestinale Tumoren
Deprivationsdystrophie	verzögerte statomotorische, emotionale und intellektuelle Entwicklung kann Malabsorption mit Dystrophie zur Folge haben (Kindesmisshandlung)	klinische Zeichen der Deprivation, Verwahrlosung
intestinaler Wurmbefall	Die bei uns vorkommenden Rund- und Plattwürmer verursachen nur bei massivem Befall (sehr selten) gastrointestinale Symptome ähnlich einer mäßigen Enterokolitis. Askariden können das Darmlumen oder Gallengänge verlegen und zu Obstruktionssymptomen führen.	keine spezifischen Symptome, aber fäkaler Abgang von Würmern oder Wurmteilen

Therapie: Häufig müssen zunächst die sekundären Symptome beseitigt werden, z.B. Albuminsubstitution bei der intestinalen Lymphangiektasie, eine kausale Therapie ist anzustreben. Operative Eingriffe, sind allerdings nicht immer zu vermeiden.

Therapie: Obwohl eine ätiologisch orientierte Therapie anzustreben ist, muss bei der Behandlung dieser seltenen Enteropathien häufig zunächst an die Beseitigung sekundärer Symptome gedacht werden, z.B. Albuminsubstitution bei der intestinalen Lymphangiektasie.
Andererseits kann eine kausale Therapie, wie die Gabe von Zink bei der Akrodermatitis, auffallend rasch Besserung bewirken. Operative Eingriffe, auch Probelaparotomien sind allerdings nicht immer zu vermeiden.

Lambliasis (Giardia duodenalis)

s. S. 645

11.5.4 Akute entzündliche Darmerkrankungen

Akute Gastroenteritis – Enterokolitis

Ätiologie: Viren (Rota A, Noro, Adeno, Corona, Astro, Echo, Polio, Zytomegalie), **Bakterien** (Salmonella spec., Campylobacter jejuni, Escherichia coli, Yersinia spec., Shigellen, Vibrio cholerae, Staphylococcus aureus) und **Protozoen** (Entamoeba histolytica, Lamblia intestinalis) sind als Erreger akuter infektiöser Durchfallserkrankungen des Kindes bekannt. Der Anteil der Erreger ist abhängig von Jahreszeit, Lebensalter und epidemiologischer Situation. Dreiviertel aller Enteritiden im Säuglings- und Kleinkindalter werden durch Viren verursacht.

> ▶ **Merke.** **Rotaviren** sind in unseren Regionen mit 40 % die häufigsten Erreger akuter Darminfektionen im Säuglingsalter.

Pathogenese: Die biologischen Eigenarten des Erregers und das Alter des Kindes bestimmen Symptomatik und Krankheitsverlauf. Je jünger der Patient, desto eher muss mit gravierenden morphologischen und funktionellen Läsionen der Darmschleimhaut sowie mit Folgekrankheiten (sekundäre Zuckerintoleranz, Kuhmilchproteinallergie) gerechnet werden. **Enteropathogene Keime** (enteritische Salmonellen, Campylobacter jejuni, Shigellen, einige E. coli-Stämme) zerstören als **invasive Erreger** die Ileum- und Kolonmukosa bis zur Submukosa und verursachen blutig-schleimige Durchfälle. Andere Keime haften an der Darmzelle und **aktivieren durch Enterotoxine intrazelluläre Enzyme** (Adenylatzyklase). Durch Wasser- und Salzeinstrom in das Darmlumen entstehen profuse wässrige Durchfälle.
Virusenteritiden führen durch Interaktion mit dem Stoffwechsel der Enterozyten zu wässriger Diarrhö. Hierbei kann es zu schweren Elektrolytentgleisungen mit hypo-, hyper- oder isotoner Dehydratation kommen.
Da durch ihren zytopathogenen Effekt die Mukosabarriere für Fremdproteine durchlässig wird, werden häufig immunologisch noch labile Früh- oder Neugeborene und kleine Säuglinge nach Rota-Enteritiden immunsensitiv für Kuhmilchproteine. Lokale Immunreaktionen zerstören zusätzlich die Mukosa, chronische Durchfälle mit Dystrophie sind die Folge (s. auch S. 273).

Klinik: Die akute **Gastroenteritis/Enterokolitis** beginnt mit **Bauchschmerzen, Inappetenz, Erbrechen** und breiigen bis wässrigen **Durchfällen**. Die sauer oder faulig riechenden Stühle enthalten unverdaute Nahrungsreste (beschleunigte Passage), vereinzelt auch Blut oder Schleim. Quantität und Konsistenz der Stühle hängen vom befallenen Darmabschnitt und dem Pathogenitätsprinzip des Erregers ab. Salmonella typhimurium und Campylobacter jejuni bewirken z. B. eine milde bis mäßige Ileokolitis mit blutigen Stühlen, Rotaviren dagegen eher eine Enteritis mit Gärungsdyspepsie. Je jünger der Patient, umso gravierender wirken sich Wasser- und Elektrolytverluste (Durchfall, Erbrechen) auf den Gesamtorganismus aus (Prätoxikose; s. auch S. 88). Fieber tritt eher selten auf, meist nur bei Säuglingen forciert durch Dehydratation.

> ▶ **Merke.** Typische Zeichen einer längerdauernden schweren Durchfallserkrankung beim Säugling sind: **eingesunkene Fontanelle, schwacher Saugreflex, seltener Lidschlag, halonierte Augen, Oligurie** und eine **tiefe, pausenlose, thorakale Atmung** als Zeichen der metabolischen Azidose.

Diagnostik: Im Vordergrund stehen Anamnese und klinische Untersuchung. Entscheidungshilfen bei der Behandlung stellen die Bestimmung des Hämatokrits, des Säure-Basen-Haushalts und ggf. der Nachweis des Krankheitserregers dar.

Differenzialdiagnose: Andere bakterielle und protozoische Infektionen, alimentäre Ursachen (Abstill-Dyspepsie) und antibiotikabedingte Störungen des intestinalen

Therapie: Therapie der Wahl ist die **hypoosmolare orale Rehydratation** mit Glukoseelektrolytlösungen. Wichtig ist eine altersgemäße **frühe Realimentation** mit zuckerreduzierter Kost, kleinen Nahrungsmengen und häufigeren Mahlzeiten. Ergänzende diätetische Maßnahmen wie Zusatz von **probiotischen Präparationen** sind für die intestinale Flora günstig.

Keimmilieus; letztere werden als Ursache von Durchfällen meist überbewertet; Durchfälle treten auch als Begleitreaktionen von fokalen und allgemeinen extraintestinalen Infektionen (z. B. Otitis, Pyelonephritis, ZNS-Affektionen) auf.

Therapie: Die Therapie muss die funktionelle und morphologische Läsion des Intestinaltraktes sowie den nutritiven Bedarf berücksichtigen. **Therapie der Wahl** ist die rasche **hypoosmolare orale Rehydratation** mit fertigen oder selbst zubereiteten Glukoseelektrolytlösungen, gefolgt von einer ausreichenden **Realimentation** mit altersentsprechender Nahrung. Oberstes Ziel der Therapie ist der rasche Ausgleich der stattgehabten Verluste. Dies geschieht entweder durch viele kleine Mahlzeiten oder in der Klinik über eine Magensonde. In Einzelfällen (Schock, persistierendes Erbrechen trotz kleinster Nahrungsmengen, Bewusstlosigkeit) ist auch eine intravenöse Therapie (stets mit isotoner Kochsalzlösung) indiziert. Die beeinträchtigte Funktion der Dünndarmmukosa und die meist gesteigerte Motilität kann dabei durch zuckerreduzierte Kost, kleine Nahrungsmengen und Erhöhung der Anzahl der Mahlzeiten berücksichtigt werden. Traditionelle Ernährungsformen mit Maisstärkebrei, Zwieback oder Salzstangen, Kartoffel- und Karottenbrei, geriebener Apfel mit Banane, passiertes Fleisch (Huhn) haben den gleichen Stellenwert wie kommerziell erhältliche Diätnahrungen. Das Quell- und Absorptionsvermögen der Rohfasern und Pektine unterstützt die Normalisierung der Stühle. Ähnlich wirken auch Tannin und Kaolin. Nur in Sonderfällen ist eine zusätzliche medikamentöse Behandlung erforderlich.

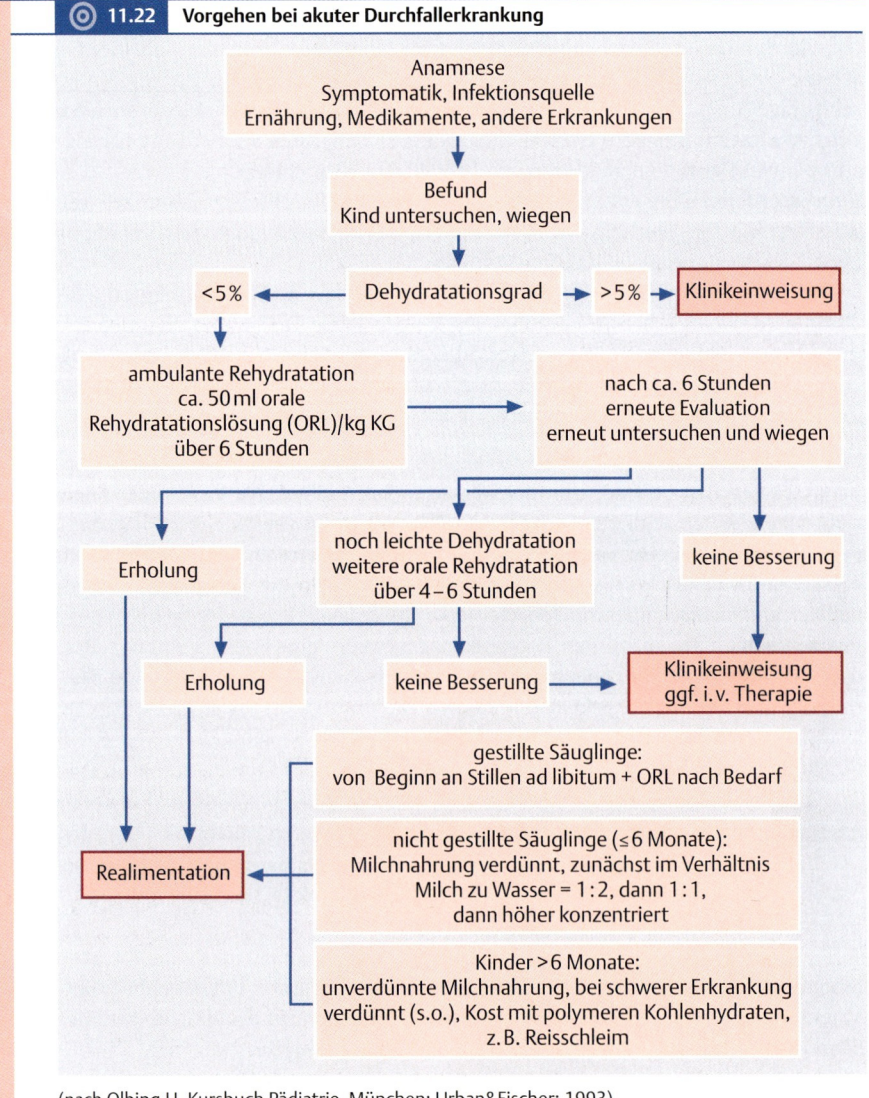

11.22 Vorgehen bei akuter Durchfallerkrankung

(nach Olbing H. Kursbuch Pädiatrie. München: Urban&Fischer; 1993)

Ergänzende diätetische Maßnahmen wie der Zusatz von **probiotischen Präparationen** (lebende Mikroorganismen wie Bifidumbakterien oder Laktobazillen) verkürzen die Erkrankung um 14–20 h.

Das praktische Vorgehen bei akuter Durchfallerkrankung zeigt Abb. **11.22**. Zur Abschätzung des Schweregrades der akuten Dehydratation s. Tab. **11.19**.

Vorgehen bei akutem Durchfall s. Abb. **11.22**. Abschätzung des Schweregrades der akuten Dehydratation s. Tab. **11.19**.

11.19 Abschätzung des Schweregrades der akuten Dehydratation			
	minimale oder keine Dehydratation < 5 % Gewichtsverlust	leichte bis mittelschwere Dehydratation 5–10 % Gewichtsverlust	schwere Dehydratation ≥ 10 % Gewichtsverlust
Allgemeinzustand, Bewusstsein	gut, wach	unruhig, irritabel oder müde	apathisch, lethargisch, bewusstlos
Durst	normal	durstig, gierig zu trinken	trinkt schlecht oder kann nicht mehr trinken
Schleimhäute (Mund, Zunge)	feucht	trocken	ausgetrocknet
Kapillarfüllung (Sternum)	normal (< 3 s)	verlängert (> 3 s)	verlängert (> 3 s)
Urinproduktion	normal oder vermindert	vermindert	minimal
Hautfalten	verstreichen sofort	verstreichen unter 2 s	verstreichen über 2 s
Herzfrequenz	normal	normal bis erhöht	Tachykardie
Atmung	normal	normal bis vertieft	tiefe Azidoseatmung
Augen	normal	eingesunken	tief eingesunken
Tränen	vorhanden	vermindert	fehlend
Fontanelle	normal	leicht eingesunken	eingesunken

▶ **Merke.** Zur Therapiekontrolle ist die ausreichende Rehydratation und Gewichtszunahme wichtiger als „Stuhlkosmetik".

▶ **Merke.**

Bei starkem Erbrechen sind bisweilen Antiemetika (z. B. Dimenhydrinat) hilfreich. Schwer resorbierbare Antibiotika sind nicht erforderlich, dagegen muss man im Einzelfall entscheiden, ob bei einer foudroyant verlaufenden bakteriellen Enteritis (auch Salmonella typhimurium oder Yersinia enterocolitica können mit septikämischem Verlauf beobachtet werden) eine systemische Antibiotikatherapie angezeigt ist.

Bei starkem Erbrechen sind bisweilen Antiemetika (z. B. Dimenhydrinat) hilfreich.

Prognose: Akute Durchfallerkrankungen sind oft problemlos ambulant zu behandeln und haben eine gute Prognose. Ist eine Rehydratation jedoch nicht möglich, z. B. in Ländern mit schlecht entwickeltem Gesundheitssystem, kann die akute Gastroenteritis zu einer der Haupttodesursachen im Säuglingsalter werden.

Prognose: Bei früher Rehydratation gut.

Appendizitis

▶ **Definition.** Entzündung des Wurmfortsatzes.

Appendizitis

▶ **Definition.**

Ätiologie und Häufigkeit: Durch Lumenverlegung (Schleimhautödem, Stuhl, Fremdkörper) begünstigte **lokale bakterielle Entzündung**, die zu Peritonitis, Gangrän und Perforation führen kann. Der Häufigkeitsgipfel liegt bei 4–12 Jahren.

Klinik: Häufig zunächst Brechreiz und Erbrechen in Verbindung mit diffusen Bauchschmerzen, die nach und nach in den rechten Unterbauch wandern. Typisch ist das in der Hüfte gebeugte rechte Bein und der Erschütterungsschmerz (Schmerzen beim Hüpfen), der zum Schonhinken führt.

Komplikationen: Komplikationen treten durch Abszesse, Perforation und diffuse Peritonitis auf. Die präoperative Perforation ist wegen atypischer, schneller Verläufe bei Kindern relativ häufig, hat aber trotzdem eine gute Prognose.

Diagnostik: Vor allem beim Kleinkind ist die Diagnosestellung schwierig, da alle klinischen und labormedizinischen Befunde unspezifisch sein können. Eine Leuko-

Ätiologie und Häufigkeit: Durch Lumenverlegung begünstigte **lokale bakterielle Entzündung**, der Altersgipfel liegt bei 4–12 Jahren.

Klinik: Typischerweise Erbrechen, Fieber, Schmerzverlagerung in den rechten Unterbauch, Erschütterungsschmerz und Schonhinken.

Komplikationen: Abszesse, Perforation und Peritonitis sind typische Komplikationen.

Diagnostik: Die Diagnose ist wegen unspezifischer Befunde oft schwer.

zytose und eine rektoaxilläre Temperaturdifferenz von über 1 °C unterstützen die Verdachtsdiagnose, können aber auch fehlen.

Bei der Untersuchung des Abdomens imponiert meist ein **Druckschmerz im rechten Unterbauch (McBurney)** und ein **Loslassschmerz (Blumberg-Zeichen)** nach Eindrücken der Bauchdecken. Besteht bereits eine **Perforation mit perityphlitischem Abszess**, fühlt man eine Resistenz rechts und löst einen deutlichen Druckschmerz bei der **digitorektalen Untersuchung** aus. Eine sonografische Untersuchung des Bauches ist sehr hilfreich, sofern die Appendix gesehen werden kann, auch zum Ausschluss von Abszessen oder zur differenzialdiagnostischen Abgrenzung der Lymphadenitis mesenterialis.

▶ Merke. Bei allen unklaren Bauchbeschwerden muss, unabhängig von der Lokalisation der Beschwerden, immer an eine Appendizitis gedacht werden. Dies gilt v. a. bei zusätzlichen Entzündungszeichen.

Differenzialdiagnose: Invagination („appendizitisähnliche" Schmerzen beim Säugling sollten daran denken lassen), Harnwegsinfekte (Urinstatus), Volvulus, Yersiniose, Lymphadenitis mesenterialis, Verstopfung, Ovarialzyste, Morbus Crohn, Unterlappenpneumonie rechts.

Therapie: Bei entsprechendem Verdacht ist die **frühzeitige Appendektomie** angezeigt.

Lymphadenitis mesenterialis

▶ Definition. Schmerzhaftes Anschwellen der regionalen Lymphknoten („**Darmtonsille**") in der Mesenterialwurzel des terminalen Ileums bei akuten bakteriellen und viralen Enteritiden.

Bei Infektionen mit **Yersinia enterocolitica** treten nicht selten besonders große, gut tastbare Lymphome auf. Die Abgrenzung von der akuten Appendizitis ist durch die abdominelle Sonografie erleichtert worden.

11.5.5 Weitere Erkrankungen des Bauchraumes

Peritonealabszesse und Peritonitis

Lokale und diffuse Entzündungen des Bauchfelles sind in der Regel als Komplikationen entzündlicher Prozesse in parenchymatösen (Leber, Pankreas) oder hohlen Organen (Magen, Darm, Gallenwege) zu betrachten (**sekundäre Peritonitis**). Die Therapie richtet sich nach der auslösenden Ursache.

Eine **primäre septikämische Peritonitis** ist beim Kind selten. Ursachen sind u. a. Aszites, Autoimmunerkrankungen, Amnioninfektionssyndrom beim Neugeborenen (s. auch S. 137). Auslösend ist dabei die hämatogene Aussaat von Pneumo-, Staphylo- oder Streptokokken. **Duktogene Peritonitiden** sind bei ventrikuloperitonealem Shunt zur Entlastung eines Hydrozephalus möglich, wenn infizierter Liquor in die Bauchhöhle abfließt. Die Therapie erfolgt primär medikamentös (Antibiotikagabe). **Bauchabszesse** lokalisieren sich bevorzugt rechts subphrenisch, im Douglas-Raum und neben der Appendix. Außer heftiger Entzündungssymptomatik (Sepsis!) fallen in der **Abdomenleeraufnahme** im Stehen **Spiegel als Zeichen des paralytischen Ileus** auf. Die Therapie der Wahl ist in den meisten Fällen die Laparotomie.

Meckel-Divertikel

▶ Definition. Restgebilde des Ductus omphaloentericus (Verbindung zwischen Ileum und Nabel), das meist 20–100 cm oral und antimesenterial der Ileozökalklappe vorgefunden wird und oft Magenschleimhaut enthält.

Zur Symptomatik kommt es erst im Rahmen von Komplikationen: **Entzündung** oder **Blutung** aus der Schleimhaut (Ulkus), **Invagination** in das Ileum oder **Torsion** mit meist heftigen Bauchschmerzen und lokaler Abwehrspannung. Bei ätiologisch unklarem analem Blutabgang, schmerzlosen Blutungen oder Teerstühlen kann man versuchen, ein Meckel-Divertikel **szintigrafisch** mit Na-⁹⁹ᵐTc-Pertechnat nachzuweisen, das sich in der dystopischen Magenschleimhaut anreichert. Da seitens der Symptomatik kaum von der Appendizitis zu unterscheiden, wird die Diagnose häufig erst bei der Laparotomie gestellt (Abb. **11.23**). Die Therapie des symptomatischen Divertikels besteht in der Resektion.

Invagination oder **Torsion** auf. Die Diagnose wird meist bei der Laparotomie gestellt (Abb. **11.23**). Die Therapie besteht bei Vorliegen von Symptomen in der Resektion des Divertikels.

11.23 Meckel-Divertikel

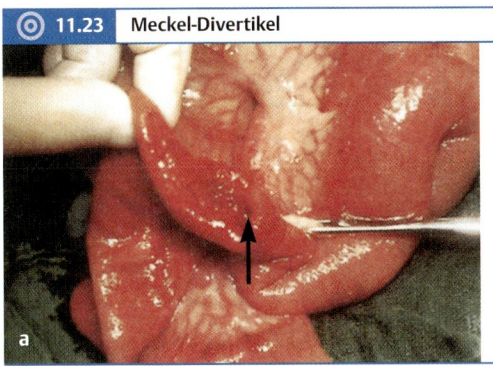
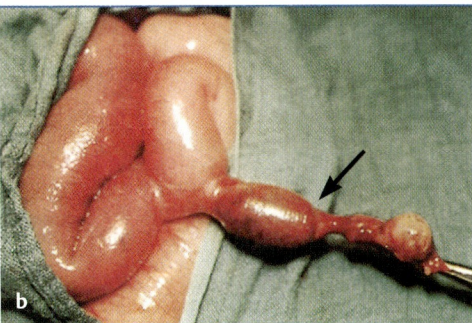

a Invaginiertes Meckel-Divertikel (→).
b Meckel-Divertikel mit Resten des Ductus omphaloentericus (→).
(a und b aus: Schärli AF, Gebbers JO. Proktologie im Kindesalter. Stuttgart: Gustav Fischer; 1990).

Darmpolypen

▶ **Definition.** Im Kindesalter sind Darmpolypen überwiegend **gutartige hamartöse Tumoren**, die meist **einzeln** oder **in kleiner Anzahl** auftreten. Alle singulären und multiplen Darmpolypen können aber auch als **Polypose** vorkommen.

Häufigkeit: Juvenile Darmpolypen können bei 1–2 % aller, auch beschwerdefreier Kinder, nachgewiesen werden. Die Diagnosestellung erfolgt meist in der ersten Lebensdekade, am häufigsten bei Kindern im Alter zwischen 2 und 5 Jahren. **Darmpolyposen** treten **familiär** auf, sind aber mit einer Inzidenz von 1 : 5 000 bis 1 : 100 000 deutlich seltener.

Genetik: Unter den familiären Polypenerkrankungen bei Kindern sind alle **adenomatösen Polyposis-Syndrome (FAP-Syndrome)** durch Mutationen im APC-Gen auf Chromosom 5q21 kodiert. Die **Genetik** der **hamartösen Polyposen** ist **heterogener**. Lassen sich Darmpolypen nicht eindeutig klinisch und morphologisch einordnen, sollten zusätzlich genetische Analysen angestrebt werden.

Klinik und Diagnostik: Die Polypen sind in der Regel gestielt und bluten leicht bei mechanischer Irritation. Da sie zu über 80 % im Rektosigmoid lokalisiert sind, ist die rektal-digitale Untersuchung und die Rektosigmoidoskopie entscheidendes diagnostisches Mittel. Erst die histologische Untersuchung des komplett abgetragenen Polypen kann die Diagnose sichern (s. u.).

Therapie: Die Polypen werden in toto endoskopisch abgetragen.

▶ **Merke.** Jeder endoskopisch oder operativ entfernte Polyp muss sorgfältig histologisch untersucht werden.

Differenzialdiagnose: Weist man einzelne Darmpolypen z. B. als Quelle einer intestinalen Blutung nach, müssen bereits im Kindesalter alle intestinalen Polyposis-Syndrome, und zwar sowohl die überwiegend gutartig verlaufenden (Hamartome) als auch die neoplastischen (epithelialen, adenomatösen) Verlaufsformen in die Differenzialdiagnose einbezogen werden. Zu den **familiären hamartösen Polyposis-Syndromen** zählen die **autosomal-dominante juvenile Polyposis** (Entartungsrate mit 10–30 % ungewöhnlich hoch!) und das **Peutz-Jeghers-Syndrom.** Letzteres weist neben im gesamten Darm auftretenden Polypen fleckförmige Pigmentierungen der Lippen und Wangenschleimhaut (Abb. **11.24**) auf. Da diese Polypen durch ihre Größe Invaginationen hervorrufen, ist ihre operative Entfernung angezeigt, obwohl sie selten bösartig werden. Trotzdem bedürfen beide einer regelmäßigen endoskopischen und morphologischen Überwachung. Bei der **familiären (autosomal dominanten) adenomatösen Polyposis** und der phänotypischen Variante **Gardner-Syndrom** findet

Darmpolypen

▶ **Definition.**

Häufigkeit: Juvenile Darmpolypen können bei 1–2 % aller Kinder nachgewiesen werden. **Darmpolyposen** treten **familiär** auf, sind aber deutlich seltener.

Genetik: Bei familiären Polypenerkrankungen von Kindern sind alle **adenomatösen Polyposis-Syndrome (FAP-Syndrome)** durch Mutationen im APC-Gen auf Chromosom 5q21 kodiert. Die Genetik der **hamartösen Polyposen** ist **heterogener**.

Klinik und Diagnostik: Die Polypen bluten leicht und sollten dann endoskopisch entfernt werden.

▶ **Merke.**

Differenzialdiagnose: Intestinale Polyposis-Syndrome, die sich durch ihre extraintestinale Manifestation unterscheiden: z. B. **Peutz-Jeghers-Syndrom** mit Hautpigmentierungen (Abb. **11.24**), **Gardner-Syndrom** mit Hautfibromen, Osteomen und Dermoidzysten.

man zusätzlich gutartige Osteome, Fibrome und bei mehr als 80% der Patienten als diagnostisch relevantes früh auftretendes Leitsymptom eine **kongenitale Hypertrophie der Retina** (Hinweis vom **Augenarzt**).

11.24 Peutz-Jeghers-Syndrom

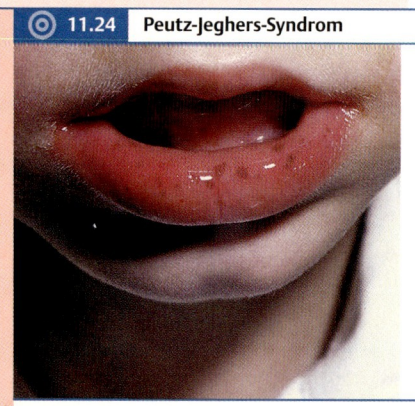
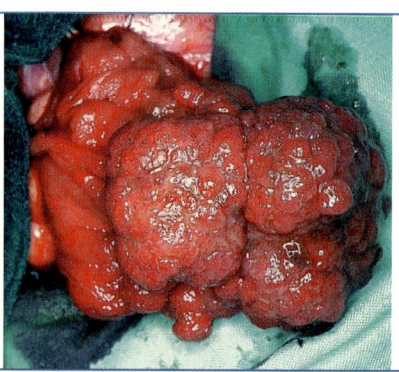
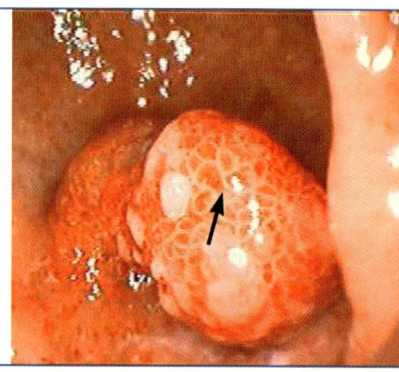

a Fleckförmige Pigmentierung der Lippen.   **b** Multiple Darmpolypen.   **c** Polyp (→) des Magens (15-jähriger Patient).

Erkrankungen von Rektum und Anus

Fissuren der Analhaut sind meist Folgen einer Obstipation. **Analfisteln** treten als Komplikation von Perianalabszessen bei Immundefekten oder Morbus Crohn auf (s. S. 288). Der **Rektumprolaps** (alle Wandschichten des Rektums, Abb. **11.25**) kann ein Hinweis auf Beckenbodenschwäche oder Mukoviszidose sein, während der **Analprolaps** (nur anale Schleimhaut) nach Durchzugsoperationen (Rektumatresie) auftritt.

Erkrankungen von Rektum und Anus

Einrisse (Fissuren) der Analhaut sind häufige und sehr schmerzhafte **Komplikationen der Obstipation**. Sie heilen nur schwer nach sorgfältiger Lokaltherapie mit adstringierenden Bädern und Wundsalben ab, vorausgesetzt, der Stuhl ist durch Laxanzien (Paraffinöl) weich und gleitfähig. **Fisteln** treten bei Säuglingen als Komplikation von Perianalabszessen bei Immundefekten und bei älteren Kindern als typisches Zeichen eines **Morbus Crohn** (s. S. 288) auf.

Bei einem **rektoanalen Vorfall (Procidentia recti)** prolabieren **alle Wandschichten** des Rektums (Abb. **11.25**). Ursache ist bei sonst gesunden Kindern in der Regel Obstipation mit heftigem Pressen. Weitere Ursachen können sein: Schwächen der Beckenbodenmuskeln (Sakralagenesie), Unterernährung oder Maldigestion (Mukoviszidose). Tritt dagegen nur Rektum**schleimhaut** aus dem Anus aus, wie man es nicht selten nach einer Durchzugsoperation bei Rektumatresie antrifft, spricht man von einem **Analprolaps**.

11.25 Rektumprolaps

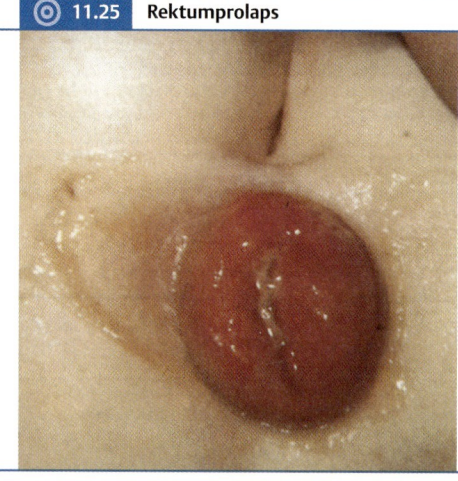

Rektumprolaps bei Mukoviszidose (aus: Schärli AF, Gebbers JO. Proktologie im Kindesalter. Stuttgart: Gustav Fischer; 1990).

Hernien

Nabelhernie

Durch die Bruchpforte im Bereich des Nabelringes prolabiert beim schreienden Säugling Darm, der als tastbarer Tumor palpabel ist und sich meist gut reponieren lässt. In der Regel erfolgt ein spontaner Verschluss der Lücke.

Hernien

Nabelhernie

Durch die Bruchpforte im Bereich des Nabelringes prolabieren beim schreienden oder pressenden Säugling Darm oder peritoneale Anhängsel (bei 20% aller Neugeborenen), die sich meist leicht reponieren lassen. In der Regel erfolgt ein spontaner Verschluss der Lücke mit Kräftigung der Bauchmuskulatur. Eine Indikation zum operativen Verschluss besteht nur bei der selten vorkommenden Einklemmung, die mit starken Schmerzen einhergeht; Nabelpflaster helfen nicht.

Leistenhernie

Der Bruchsack, eine Ausstülpung des Peritoneums in den Leistenkanal (offener Processus vaginalis), enthält Darm, beim Mädchen evtl. auch Ovar und Tube und tritt lateral indirekt aus. Typisches Symptom der Hernie ist die **Vorwölbung in der Leiste** (bei Jungen meist rechts). Eine durch leichten Druck unterstützte spontane Reposition im warmen Wasserbad kann versucht werden. Zu häufige Palpation des Bruchinhaltes beim Mädchen schadet dem Ovar. Je jünger das Kind, desto häufiger beobachtet man Inkarzerationen, die zur sofortigen Operation zwingen. Bei fortbestehender Einklemmung besteht die Gefahr einer Darmnekrose (Ileussymptomatik!). Auch ein in den Leistenkanal prolabiertes Ovar muss umgehend operativ reponiert werden, wenn es nicht spontan in den Bauchraum zurückgleitet, da ansonsten durch Strangulation der Blutflüsse mit einer Nekrose gerechnet werden muss. **Differenzialdiagnostisch** ist an Leistenlymphome und Hydrozelen zu denken. Letztere lassen sich leicht durch einfache Diaphanie (Taschenlampe) oder sonografisch von Hernien unterscheiden.

Hydrozele

s. S. 426

Zwerchfellhernie und Hiatushernie

s. S. 304 bzw. S. 261, Abb. **11.6**

Aszites

▶ **Definition.** Pathologische Flüssigkeitsansammlung in der Bauchhöhle.

Ätiologie: Ursachen sind hepatische, kardiale, gastrointestinale und renale Erkrankungen, die mit einer **Erhöhung** des **portalen** und/oder des **systemisch-venösen Druckes**, einer **Erniedrigung des onkotischen Druckes** oder einer entzündlichen bzw. karzinomatösen **Peritonitis** einhergehen (Tab. **11.20**).

11.20	Häufige Ursachen von Aszites im Kindesalter
hepatisch	• Leberzirrhose (Hepatitis, Cholestase-Syndrom, Stoffwechselerkrankungen) • kongenitale Leberfibrose • Pfortaderthrombosen • Lebertumoren und -hamartome • Budd-Chiari-Syndrom und Vena-cava-Obstruktion
kardial	• schwere Herzfehler mit rechtsseitiger Obstruktion • konstriktive Perikarditis
gastroenteral	• schwere Zöliakie und andere Malabsorptionssyndrome • intestinale Lymphangiektasie • Morbus Crohn • Peritonitis (entzündlich, karzinomatös)
renal	• nephrotisches Syndrom

Klinik: Neben den Symptomen der Grundkrankheit fällt in erster Linie das **trommelartig aufgetriebene Abdomen** mit verstrichenem Nabel auf.

Diagnostik: Die Diagnose wird bei Verdacht (typische Perkussion und Palpation) **sonografisch** gestellt. **Diagnostische Punktionen** (Eiweißgehalt, maligne Zellen) helfen bei der ätiologischen Abklärung. Ein **Transsuda**t („eigentlicher" Aszites) zeichnet sich hierbei durch einen Proteinanteil unter 30 g/l, eine niedriges spezifisches Gewicht (< 1080) und überwiegendes Fehlen von Zellbestandteilen aus. Das **Exsudat** ist durch einen hohen Eiweißanteil und Zellen gekennzeichnet und weist auf eine zumeist entzündliche Genese hin.

Therapie: Neben der Behandlung der Grundkrankheit erfolgt eine vorsichtige Aszitesausschwemmung mit dem **Aldosteronantagonisten** Spironolacton (Mittel der

Wichtig ist außerdem eine **Natriumrestriktion** auch bei Hyponatriämie.

1. Wahl), ggf. in Kombination mit einem **Schleifendiuretikum** (Furosemid). Darüber hinaus ist eine **Natriumrestriktion** auch bei Hyponatriämie elemenarer Bestandteil der Aszitestherapie; Werte bis 125 mmol/l werden in aller Regel gut toleriert. Therapeutische Aszitespunktionen sollten nur bei genauer Kenntnis der Grundkrankheit bzw. bedrohlicher Ateminsuffizienz vorgenommen werden.

11.5.6 Chronisch-entzündliche Darmerkrankungen

Colitis ulcerosa und Morbus Crohn haben im Kindesalter zunehmend an Bedeutung gewonnen.

11.5.6 Chronisch-entzündliche Darmerkrankungen

Zu den chronisch-entzündlichen Darmerkrankungen (CED) zählen heute Colitis ulcerosa, Morbus Crohn und deren intermediäre bzw. noch nicht näher eingrenzbare Zwischenformen. Die Neuerkrankungsrate der CED im Kindesalter hat in den letzten Jahrzehnten deutlich zugenommen.

Colitis ulcerosa

▶ **Definition.**

Colitis ulcerosa

▶ **Definition.** Chronisch-entzündliche **Dickdarm**erkrankung mit schubweisem Verlauf, die auf Mukosa und Submukosa beschränkt ist und sich von rektal nach proximal **kontinuierlich** ausdehnt.

Ätiologie und Pathogenese: Die Ätiologie ist unklar. Humorale und zelluläre Immunreaktionen unterhalten die Kolitis. Aus **Kryptenabszessen** entstehen Ulzera, die narbig abheilen und langstreckige starre „Rohre" hinterlassen. Schleimhautrelief und Haustrierung gehen verloren, die restlichen Schleimhautinseln imponieren als „**Pseudopolypen**" (Abb. **11.26**). Gefürchtete Komplikation ist die perakute Kolondilatation mit Peritonitis und Perforation (**toxisches Megakolon**).

Ätiologie und Pathogenese: Erkrankung unklarer Ätiologie; genetische, infektiöse und umweltbedingte Faktoren beeinflussen jedoch Symptomatik und Verlauf. **Humorale** und **zelluläre Immunphänomene** bzw. **Immunkomplexreaktionen** sind am Unterhalt der Kolitis und bei den extratestinalen Komplikationen (Erythema nodosum, Uveitis, Arthritis, Cholangitis) beteiligt. Aus aphthösen **Kryptenabszessen** entwickeln sich großflächige Ulzera, die später narbig zu langstreckigen **starren** „Rohren" abheilen. Schleimhautrelief und Haustrierung gehen verloren. Restliche Schleimhautinseln imponieren als „**Pseudopolypen**" (Abb. **11.26**). Bei perakutem Verlauf bzw. Exazerbationen des Entzündungsgeschehens durch akute Infektionen bildet sich als gefürchtete Komplikation ein „**toxisches Megakolon**", eine Darmdilatation mit Peritonitis und Perforationen, aus.

⊚ **11.26** Befunde bei Colitis ulcerosa

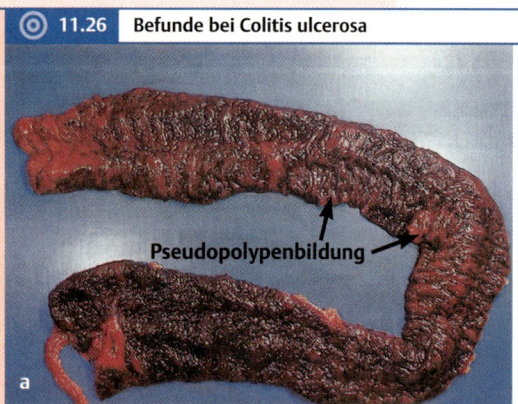
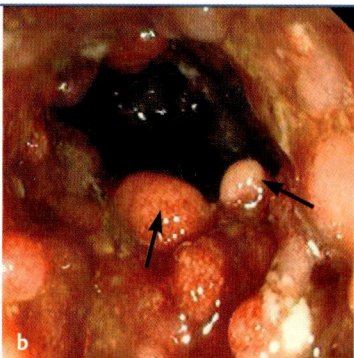

a Totale Beteiligung des Kolons bei Colitis ulcerosa. Hämorrhagisch-nekrotische Entzündung; Pseudopolypenbildung (→) (aus: Kremer K, Kivelitz M. Colitis ulcerosa. Thieme; 1976).
b Endoskopie bei Colitis ulcerosa; Pseudopolypen (→).

Häufigkeit: Die Inzidenz liegt bei 1–3 Erkrankungen/100 000 Einwohner.

Häufigkeit: Inzidenz und Prävalenz variieren altersabhängig und differieren geografisch und ethnisch. In Mittel- und Nordeuropa treten 1–3 neue Colitis-ulcerosa-Fälle auf 100 000 Kinder und Jugendliche unter 15 Jahren auf, die Prävalenz liegt hier bei ca 30 Erkrankungen auf 100 000. Bei positiver Familienanamnese ist das Erkrankungsrisiko deutlich erhöht.

Klinik: Leitsymptome sind **blutige Durchfälle** und krampfartige **Bauchschmerzen**. Zu den **extraintestinalen Symptomen** zählen v. a. Hauterscheinungen, Sehstörungen (Uveitis), Arthritis und die primär sklerosierende Cholangitis (Tab. **11.21**). Bei längerem Verlauf Anämie und Hypoproteinämie.

Klinik: Leitsymptom sind **blutige Durchfälle** und krampfartige **Bauchschmerzen** (Tenesmen). Fieber wird in der Initialphase kaum beobachtet. Der Allgemeinzustand verschlechtert sich erst nach längerem Verlauf durch enterale Proteinverluste und Anämie. Typische **extraintestinale Symptome** sind Hauterscheinungen (Erythema nodosum), Sehstörungen (Uveitis), Gelenkarthritiden und die primär sklerosierende Cholangitis (Tab. **11.21**). Reaktive psychische Alterationen sind nicht selten. Das **toxische Megakolon** (lebensbedrohlich!) ist seltener geworden.

11.21 Klinik bei Colitis ulcerosa und Morbus Crohn

	Colitis ulcerosa	*Morbus Crohn*
Diarrhö	stark und wässrig, in den Morgenstunden oder nachts	häufig; Stühle weichschleimig, nächtliche Stühle
makroskopisch-blutiger Stuhl	fast immer	gelegentlich, v. a. bei Dickdarmbeteiligung
Bauchschmerzen	Tenesmen bei der Defäkation	regelmäßig, unabhängig von den Mahlzeiten
Druckschmerz	vorwiegend linker Unterbauch	vorwiegend rechter Unterbauch
tastbare Resistenz	keine	meist Walze rechter Unterbauch
Erbrechen	ausnahmsweise	gelegentlich
Gewichtsverlust	bei gut einem Drittel	fast immer
Anorexie	gelegentlich	fast immer
Analläsionen	selten Mariskes	Rhagaden, perianale Abszesse und Mariskes bei > 50 %
Begleitarthritis	gelegentlich	häufig
Fieberschübe	selten	häufig
Erythema nodosum	gelegentlich	gelegentlich
Cholangitis	gelegentlich	selten
sekundäre Amenorrhö	gelegentlich	selten
Stomatitis	nicht vorhanden	häufig
Wachstums- und Pubertätsverzögerung	wenig beeinflusst	ausgeprägt
Uveitis	häufig	häufig
psychische Alteration	häufig, eher sekundär	häufig, eher sekundär

Diagnostik: Das klinische Bild (wegweisend sind die blutigen Stühle) in Verbindung mit dem **endoskopischen** und **histologischen (Biopsie!)** Befund machen die Diagnose relativ leicht. Nur die Abgrenzung zur kolitischen Verlaufsform des Morbus Crohn ist schwierig und oft nicht einmal histologisch möglich. Ist bei der Erstdiagnostik eine Koloskopie nicht möglich (toxisches Megakolon!), reicht häufig eine **Rektoskopie** (mit Biopsie) ohne größere Luftinsufflation aus. Typische blutchemische oder immunologische Parameter gibt es nicht. Die Blutverluste bewirken erst relativ spät eine Anämie. Eine Dünndarmuntersuchung (z. B. Hydro-MRT) ist bei sicherem Nachweis einer Colitis ulcerosa nicht notwendig.

Differenzialdiagnose: Morbus Crohn (s. auch Tab. **11.21** und S. 288), akute bakterielle Enterokolitis mit blutigen Stühlen (Salmonellen, Campylobacter), Amöbenruhr, Purpura Schoenlein-Henoch, pseudomembranöse Kolitis nach Antibiotikagabe und toxische Kolitis durch Zytostatika.

Therapie: Patienten mit Colitis ulcerosa müssen **kontinuierlich medikamentös, psychisch** und ggf. auch **chirurgisch** behandelt werden. Spezielle Diäten sind nicht notwendig, allerdings gibt es Hinweise, dass eine supportive Behandlung mit Probiotika den Krankheitsverlauf besonders in der Erholungsphase günstig beeinflusst. Medikamentöse Standardtherapeutika sind **5-Aminosalizylsäurepräparate (5-ASA)**, die als Dragée, Suppositorium oder Klysma appliziert und individuell dosiert werden. Bei ausgedehntem Befall ist eine Induktionsbehandlung mit **Prednisolon** unvermeidbar. Gute Erfahrungen gibt es mittlerweile auch mit dem topisch wirksamen Kortikoid (Budesonid), das als Klysma appliziert nur am Ort der Entzündung wirkt. Bei der mehr distalen **„Leftside"-Kolitis** haben sich Kortikoid- und Mesalazin-**Klysmen** als alleinige Therapeutika bewährt. Rheumatoide Begleitsymptome sistieren unter der Kortisonbehandlung (am Auge zusätzlich lokal) mit Ausnahme der sklerosierenden Cholangitis. Bei Versagen der Therapie können weitere **Immunsuppressiva** (z. B. Azathioprin, Cyclosporin A, Infliximab) oder auch **Metronidazol** helfen oder kortikoidsparend eingesetzt werden. Eine **psychosomatische Behandlung** unterstützt die medikamentöse Therapie.

Diagnostik: Die Colitis ulcerosa wird bei klinischem Verdacht endoskopisch (Rektoskop, Koloskop) und histologisch (Biopsie!) nachgewiesen. Beweisende Laborparameter gibt es nicht.

Differenzialdiagnose: Morbus Crohn (Tab. **11.21**), bakterielle Enterokolitis, Purpura Schoenlein-Henoch; pseudomembranöse Kolitis, toxische Kolitis.

Therapie: Patienten mit Colitis ulcerosa müssen kontinuierlich medikamentös, psychisch und ggf. auch chirurgisch behandelt werden.

Standardmedikamente sind **Aminosalizylsäurepräparate** (5-ASA) und Kortison. Auch **Immunsuppressiva, Zytostatika** und **Metronidazol** werden mit Erfolg eingesetzt. Eine **psychosomatische** Behandlung unterstützt die medikamentöse Therapie.

11 Gastroenterologie und Hepatologie

▶ **Merke.** Die medikamentöse Behandlung mit 5-Aminosalizylsäure ist, auch in Phasen der Remission, über einen langen Zeitraum (2–4 Jahre) durchzuführen.

Bei Versagen der medikamentösen Therapie ist die **totale Proktokolektomie** mit Anus praeter oder anorektaler Plastik („pouch") oft nicht vermeidbar.

Prognose: Spontanremissionen sind beschrieben. Eine definitive **Heilung** ist **nur durch eine Proktokolektomie** möglich. Ein partieller Kolonbefall spricht gut auf alleinige Klysmabehandlung an. Schwerer Gelenkbefall, Uveitis und massive Blutungen erfordern häufig eine hochdosierte Kortisondauertherapie. Auch hier muss eine Kolektomie als Alternative diskutiert werden. Die sklerosierende Cholangitis geht unabhängig von der Therapie auch nach einer Kolektomie häufig in eine cholestatische Zirrhose über. Selten findet sich bei Patienten mit Colitits ulceroasa auch die Kombination einer Autoimmunhepatitis und einer primär sklerosierenden Cholangitis (sog. Overlap-Syndrom).

Das Karzinomrisiko korreliert mit dem Ausmaß der Kolonbeteiligung und der Dauer der Erkrankung; nach 10 Jahren entwickeln etwa 3 % der Patienten ein **kolorektales Karzinom**, nach 30 Jahren 18 %.

Morbus Crohn

▶ **Definition.** Chronische granulomatöse Entzündung des **gesamten Gastrointestinaltraktes** (Mundhöhle bis After) mit **diskontinuierlichem** Befall.

Ätiologie und Pathogenese: Die Ätiologie ist unklar. Genetische Faktoren (z. B. Mutationen im CARD15-Gen, das für regulierende Aktivatoren der angeborenen Immunität im Darm codiert) sind an der Entwicklung des Morbus Crohn beteiligt. Aber auch Rauchen oder die Einnahme von nichtsteroidalen Antirheumatika (NSAR) scheinen das Krankheitsrisiko zu erhöhen. Möglicherweise lösen infektiöse Trigger eine Kaskade komplexer Interaktionen aus. Deren Ablauf wird einerseits durch verschiedene genetische Faktoren, die Darmflora, aber auch im hohen Ausmaß durch die Regulation der Immunantwort selbst bestimmt. Diese führt letztlich zur chronischen Darmentzündung und unterhält sie auch (Abb. **11.27**). Histologisch findet sich eine **transmurale** (alle Wandschichten des Darmrohres), **granulomatöse Entzündung** mit **segmentalem** Befall. Nachbargebilde wie Mesenterien oder Lymphknoten sind mitbeteiligt. Bestimmte Darmregionen wie **terminales Ileum** und **Zäkum, Kolon** und **Anorektum,** sind bevorzugt befallen.

Beginnend mit **aphthoiden Läsionen** in der Nähe von Lymphfollikeln entwickeln sich **Epitheloidzellgranulome,** transmurale Fissuren und Fisteln. Entzündlich-fibröse Veränderungen ganzer Darmabschnitte (einschließlich der dazugehörigen Mesente-

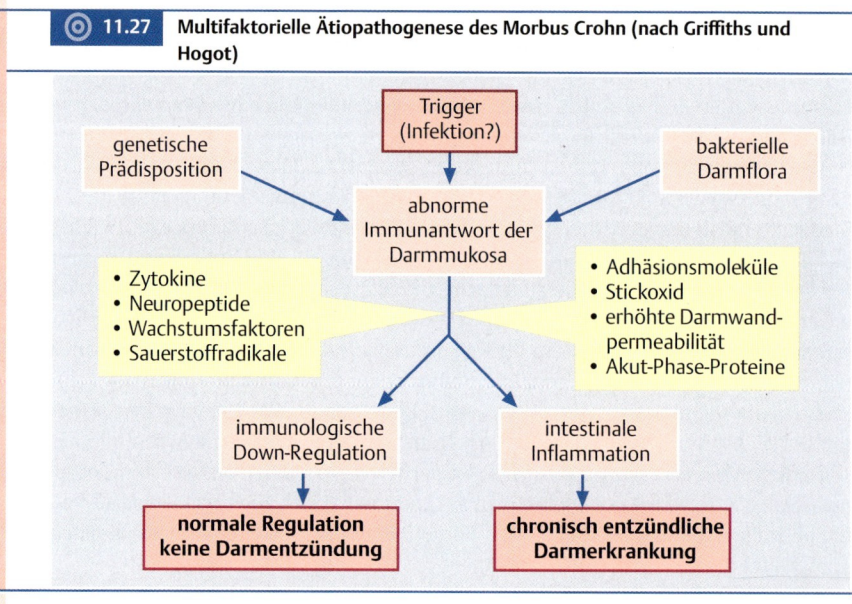

11.27 Multifaktorielle Ätiopathogenese des Morbus Crohn (nach Griffiths und Hogot)

11.28 Typische Befunde bei Morbus Crohn

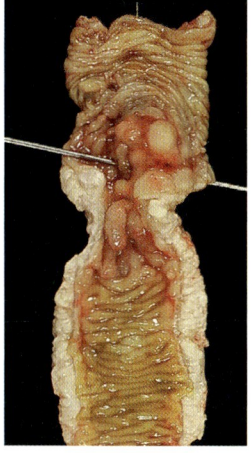
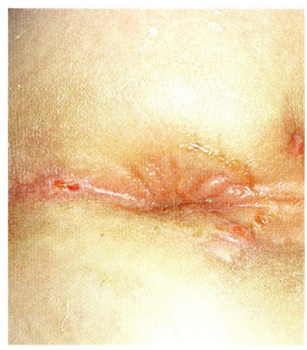
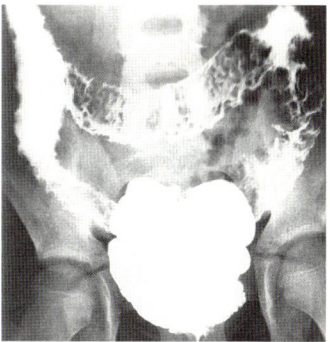
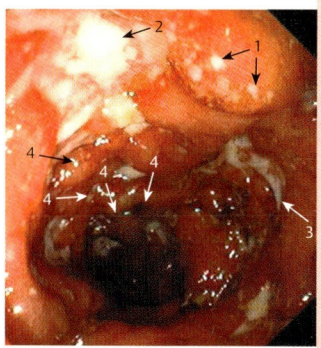

a Ileumbefall mit Stenose, Wandverdickung und Fistel (Sonde).
b Perianalfisteln bei Verdacht auf Morbus Crohn.
c Typisches Pflastersteinrelief (pseudopolypöse, entzündliche Schleimhautproliferationen) im Röntgenkontrastbild.
d Endoskopie des Kolons mit Aphthen (1), breiten (2) und fissuralen (3) Ulzera sowie pflastersteinartigen Pseudopolypen (4).

rien) entwickeln sich zu **Stenosen** (Abb. **11.28a** u. **b**). Zwischen den Darmabschnitten können übergreifende Fistelungen (Fuchsbaufisteln) entstehen und zu **entzündlichen Konglomerattumoren** verbacken.

Häufigkeit: Inzidenz und Prävalenz der Erkrankung haben in den letzten Jahren in Mittel- und Nordeuropa sowie auf den britischen Inseln zugenommen, die Neuerkrankungsrate liegt bei ca. 5 Neuerkrankungen auf 100 000 Einwohner pro Jahr. Das ist nicht nur der verbesserten Diagnostik und der höheren Lebenserwartung zuzuschreiben, sondern muss auch im Zusammenhang mit der Ätiologie gesehen werden. In den romanischen Ländern ist die Neuerkrankungsrate dagegen deutlich niedriger, aber mit steigender Tendenz. Das durchschnittliche Manifestationsalter beträgt 10–12 Jahre mit Trend zum früheren Beginn. Die Diagnosestellung ist aufgrund der oft sehr verborgenen, stillen, oft fehlinterpretierten Symptomatik äußerst schwierig und deshalb seltener als bei der Colitis ulcerosa. Der Erkrankungsbeginn kann auch bereits vor dem 5. Lebensjahr liegen.

Häufigkeit: Die Inzidenz liegt bei 5–10 Neuerkrankungen auf 100 000 Einwohner/Jahr.

Klinik: Bauchschmerzen, Appetitlosigkeit, Gewichtsverlust und relativ **milde Durchfälle** sind typische **Frühsymptome** (Tab. **11.22**). Blut findet sich nicht so häufig, wenn, dann eher bei älteren Kindern und als Hinweis auf eine mehr kolitische Verlaufsform. Häufig beginnt die Erkrankung **vor der Pubertät,** dann stagnieren Wachstum und Geschlechtsreife. **Arthralgien, Erythema nodosum** und **Uveitis** werden ebenfalls beobachtet (s. auch Tab. **11.21**, S. 287). Als Folge einer gestörten Oxalatresorption bilden sich **Nierenbecken- und Harnleitersteine**, die mit ihren sehr schmerzhaften Koliken für differenzialdiagnostische Verwirrung sorgen.

Klinik: Bauchschmerzen, Appetitlosigkeit und **milde Durchfälle** sind typische Frühsymptome (Tab. **11.22**, s. auch Tab. **11.21**, S. 287). Bei Erkrankung **vor der Pubertät** stagnieren Wachstum und Geschlechtsreife. Durch gestörte Oxalatresorption kommt es zu **Nierenbecken- und Harnleitersteinen**.

11.22 Leitsymptome bei Erstmanifestation eines Morbus Crohn im Kindesalter

Symptome (eher häufig)		Symptome (eher selten)	
Appetitlosigkeit	61 %	Aphten	20 %
Bauchschmerz	74 %	anale Läsionen	17 %
Durchfall (mild)	73 %	Kleinwuchs	16 %
Tumor rechts inguinal	60 %	Arthralgie	13 %
rektale Blutungen	36 %	Uveitis	1 %

(nach Timmer et al. J.Pediatr. 2011 Mar;158(3):467-473.e2)

11 Gastroenterologie und Hepatologie

▶ **Merke.** Hinweise sind rezidivierende Mundaphten, schlecht heilende anale Fissuren und perianale Fisteln, Wundfisteln nach Appendektomie, nächtliche Durchfälle sowie Wachstums- und Pubertätsretardierung (echter Wachstumshormonmangel ist viel seltener als Morbus Crohn). Essstörungen und Gewichtsabnahme bei Teenagern sollten nicht nur an psychogene oder am Lebensstil orientierte Ursachen, sondern auch an Morbus Crohn denken lassen.

Diagnostik: Labor: Hb und Fe erniedrigt; IgG und CRP erhöht; BSG beschleunigt; Leukozytose mit Linksverschiebung und Thrombozytose deuten auf die Erkrankung hin.

Diagnostik: Labordiagnostisch deuten eine Anämie, Leukozytose mit Linksverschiebung und Thrombozytose, IgG -Erhöhung, eine Vermehrung der Akutphasenproteine (z. B. CRP), eine Senkungsbeschleunigung und ein niedriges Eisen auf einen floriden oder exazerbierten Morbus Crohn. Die Parameter sind aber nicht beweisend für einen Morbus Crohn, sondern spiegeln nur die Krankheitsaktivität wider. Sie eignen sich, zusammen mit der Klinik, zur Verlaufsbeobachtung (Aktivitätsindex). Auch Stuhlmarker für intestinale Inflammatine, wie z. B. Calprotektin oder Laktoferrin, werden heute in der Diagnostik eingesetzt. Diese helfen sowohl bei der Abgrenzung zu funktionellen Beschwerden, als auch bei der Überwachung des Therapieverlaufs. Bei der klinischen Untersuchung lässt sich häufig im rechten Unterbauch ein derber Tumor (entzündetes Ileum) tasten. Bei typischer Symptomatik erfolgt die Sicherung der Diagnose durch **obere und untere Endoskopie** mit gezielter **Stufenbiopsie** sowie durch **Kernspintomografie** des Magendarmtraktes.

Die Sicherung der Diagnose erfolgt mittels **Endoskopie** (mit **Stufenbiopsie**) und **Kernspintomografie**.

▶ **Merke.**

▶ **Merke.** Keine Diagnose des Morbus Crohn ohne Endoskopie und Histologie!

In der **Endoskopie** finden sich aphthoide Läsionen, Ulzera, Stenosen (Abb. **11.28d**).
In der **Histologie** beweisen Epitheloidzellgranulome und diskontinuierlicher Verlauf den Morbus Crohn.

Endoskopische Charakteristika sind aphthoide Läsionen, Ulzera und Stenosen (Abb. **11.28d**).
Die **histologische** Darstellung von Epitheloidzellgranulomen ist typisch für den Morbus Crohn. Kryptenabszesse wie bei der Colitis ulcerosa kommen ebenso vor. Der diskontinuierliche Befall und der Nachweis von Entzündung im terminalen Ileum deuten auf einen Morbus Crohn hin. Die Differenzierung zu infektiösen Kolitiden und Colitis ulcerosa kann im Einzelfall schwierig sein oder auch zunächst unmöglich.
In **Ultraschall** und **MRT** (MRT-Sellink, Hydro-MRT) erkennt man Stenosen und Wandverdickungen der befallenen Dünndarmabschnitte sowie Abszesse bzw. Konglomerattumoren.
Die Schnittbildtechniken haben die konventionellen Röntgenkontrastuntersuchungen (Abb. **11.28c**) des Dünndarms ersetzt.

Ultraschall und **MRT** (MRT-Sellink, Hydro-MRT) zeigen Stenosen und Wandverdickung.

Differenzialdiagnose: Colitis ulcerosa (s. S. 286), Darm-Tbc, intestinales Lymphosarkom, Morbus Behçet, Yersiniose.

Differenzialdiagnose: Colitis ulcerosa (s. S. 286), Darmtuberkulose, intestinales Lymphosarkom (Non-Hodgkin-Lymphom), Morbus Behçet, Yersiniose.

▶ **Merke.**

▶ **Merke.** Die Behandlung des Morbus Crohn ist primär konservativ und basiert sowohl auf der Verbesserung der Ernährungs- und Gedeihsituation als auch auf der Unterbrechung der inflammatorischen und immunologischen Pathomechanismen.

Therapie: Der Morbus Crohn wird **immunsuppressiv** behandelt. Medikamente der Wahl sind **Prednisolon** in Kombination mit **Azathioprin**. **5-ASA**, **Metronidazol** (bei Fistelbildung) und **Biologika** (bei komplizierten Verläufen) werden ebenfalls verabreicht.

Therapie: Das Ziel der Behandlung ist das möglichst rasche Erreichen eines Stillstandes der Krankheit (Remission) mit Hinauszögern oder Vermeiden eines Rückfalls (Rezidiv) sowie das Erreichen einer normalen somatischen Entwicklung bei insgesamt guter Lebensqualität (Schule, Ausbildung, Partnerschaft) mit Beschwerdefreiheit. Der Morbus Crohn wird **immunsuppressiv** behandelt. Medikament der Wahl ist **Prednisolon** in Kombination mit **Azathioprin**. Auch andere Immunsuppressiva wie **6-Mercaptopurin, Methotrexat** oder **Tacrolimus** können bei komplizierten Verläufen oder Therapieversagen zum Einsatz kommen. Die Verwendung von **5-Amino-Salizylat** (5-ASA, Mesalazin) ist ebenso gebräuchlich wie die von topischen Steroiden (Budesonid) und hängt vom Manifestations- und Verlaufstyp der Erkrankung ab. Auch die Applikation (parenteral, oral, als Suppositorium oder Klysma) orientiert sich nach Manifestation und Aktivität. **Metronidazol** und **Biologika** unterstützten die Abheilung von Fisteln. **Immunmodulatoren** bzw. sog. **Biologika (Infliximab, Adalimumab)**, die eine Blockade der Zytokine wie Tumornekrosefaktor (TNF) α bewirken, haben heute einen festen Stellenwert in der Behandlung komplizierter Verläufe.

11.5 Erkrankungen des Darms

Die zum Einsatz kommenden Therapeutika zeigen z. T. erhebliche **Nebenwirkungen**, da sie hochdosiert und über lange Zeiträume gegeben werden müssen, die den Patienten oft mehr beeinträchtigen als die Erkrankung selbst. Viele dieser Medikamente sind für Kinder nicht zugelassen.

Nebeneffekte der Therapie lassen sich manchmal nur schwer von spezifischen Krankheitssymptomen unterscheiden. Die Kombination und spezielle zeitliche Reihenfolge der Immunsuppressiva erlaubt aber kürzere Hochdosisphasen. Initial und längerdauernd hochdosierte Kortikoide müssen bei Erreichen der Ausheilungsphase (Remission) sehr langsam „ausgeschlichen" werden, da ansonsten Rezidive des Morbus Crohn und Störungen des Elektrolythaushaltes provoziert werden.

Bei Kachexie oder schwerem Dünndarmbefall hat sich eine **Ernährungstherapie** mit Semi-Elementar-Diät (SED) oder polymeren Spezialnahrungen über nasogastrale Sonden als wirkungsvoll erwiesen.

Über die Dauer der Therapie besteht, wie in der Erwachsenenmedizin, keine Einigkeit. Bei lang anhaltender klinischer und laborchemischer Remission (CRP negativ, Eisen normal) ist ein Absetzen der Medikation gerechtfertigt. Die Behandlung des Morbus Crohn setzt, mehr noch als bei der Colitis ulcerosa, große Erfahrung beim Therapeuten und erhebliches Vertrauen der Betroffenen bzw. deren Angehörigen gegenüber dem Behandler voraus. Die Therapie sollte deshalb von spezialisierten Zentren eingeleitet und mit dem Kinder- oder Hausarzt vor Ort koordiniert werden. Die konservative Behandlung hat insgesamt die Indikationen zur operativen Therapie im Kindesalter reduziert bzw. in das Erwachsenenalter verschoben. **Indikationen zur operativen Therapie** des Morbus Crohn sind weiterhin

- Stenosen mit irreversibler Obstruktion
- Fisteln und anale Läsionen, welche medikamentös nicht beherrschbar sind
- toxisches Megakolon
- schwere paraintestinale Infiltrationen.

Erreicht man aber durch konservative Behandlung keine Remission, sollte eine Operation auch dann diskutiert werden, wenn keine der obigen Indikationen vorliegt. Ein optimaler Ernährungszustand und ein Minimum an Entzündungsaktivität sind vor jeder Operation anzustreben. Lediglich Stenosen mit Ileus und ein toxisches Megakolon stellen eine chirurgische Notfallsituation dar.

Eine **psychosomatische Begleittherapie** ist immer anzustreben, zumal diese die Therapiecompliance bessert.

▶ **Merke.** Die Behandlung sollte möglichst in einem kindergastroenterologischen Zentrum erfolgen.

Komplikationen und Prognose: Eine frühe Diagnose und konsequente Therapie kann vor operationspflichtigen Komplikationen bewahren. Eine präpubertäre Manifestation im Dünndarm wird sehr häufig durch Wachstumsretardierung kompliziert, unter intensiver Therapie ist aber fast immer ein Aufholwachstum zu erzielen. **Rezidive** bzw. schubartige Reaktivierung, auch nach „optimaler" Resektion befallener Darmabschnitte, sind häufig. Seltene Spätkomplikation ist das kolorektale Karzinom.

Die zum Einsatz kommenden Therapeutika zeigen zum Teil erhebliche **Nebenwirkungen**, die sich nicht immer von krankheitsspezifischen Symptomen trennen lassen.

Bei Kachexie und/oder schwerem Dünndarmbefall ist eine **Ernährungstherapie** sinnvoll.

Indikationen zur operativen Therapie sind Stenosen mit irreversibler Obstruktion, Fisteln und anale Läsionen, toxisches Megakolon und schwere paraintestinale Infiltrationen.

Eine **psychosomatische Begleittherapie** ist anzustreben.

▶ **Merke.**

Komplikationen und Prognose: Eine frühe Diagnose und Therapie kann vor operationspflichtigen Komplikationen bewahren. **Rezidive** sind häufig. Seltene Spätkomplikation ist das kolorektale Karzinom.

▶ **Klinischer Fall.** Die 15-Jährige Anna wird aus der Kinder- und Jugendpsychiatrie zur weiteren Abklärung bei Anorexia nervosa in die Abteilung Allgemeine Pädiatrie überstellt. Bereits beim Aufnahmegespräch verlässt die Patientin mehrmals den Raum, um die Toilette aufzusuchen. Auf Nachfragen gibt die zutiefst in sich gekehrte und depressiv wirkende Patientin an, bereits seit mehreren Monaten keine Nacht mehr zu schlafen wegen permanentem Stuhlgang. Laborchemisch finden sich eine BSG-Beschleunigung, Anämie und Hypalbuminämie. Sonografisch zeigen sich deutlich verdickte Darmwände im terminalen Ileum. Bevor die Verdachtsdiagnose Morbus Crohn endoskopisch gesichert werden kann, kommt es zu einem heftigen Schmerzereignis gefolgt von einem etwa 24 h andauernden schmerzfreien Intervall. Die Patientin entwickelt hohes Fieber und fühlt sich zunehmend schlechter. Bei akutem Abdomen wird laparatomiert und es findet sich ein perforiertes terminales Ileum mit Peritonitis. Es erfolgt eine Ileozökal-Resektion mit Anus-praeter-Anlage. Histologisch finden sich viele Granulome im entzündeten Ileum. Unter Prednison und Azathioprin kommt die Patientin zunächst in Remission.

11.6 Erkrankungen der Leber und der Gallenwege

11.6.1 Hepatitis

s. S. 577

11.6.2 Leberzirrhose

▶ Definition. Morphologisch **knotige Regeneration** entzündlich, metabolisch oder toxisch **zerstörten Leberparenchyms** mit bindegewebigem Umbau der Läppchen- und Portalfeldstruktur.

Ätiologie und Pathogenese: (Tab. 11.23). Die Zirrhose stellt morphologisch eine pathologische Regeneration zerstörten Leberparenchyms dar. Durch die zirrhotische Bindegewebswucherung wird die normale Läppchenstruktur zerstört und durch knotige, funktionsuntüchtige Regenerate ersetzt. Daneben bleiben einzelne Läppchen normal erhalten, andere bilden sich sogar neu. Der bindegewebige Umbau der Leber behindert den Durchfluss des Portalvenenblutes. Es bilden sich Umgehungskreisläufe, und der Systemdruck in der Pfortader steigt.

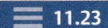

11.23	Ätiologie der Leberzirrhosen im Kindesalter
Cholestase	Gallengangsatresie, Gallengangshypoplasien, Mukoviszidose, familiäre Cholestasesyndrome (Morbus Byler), Choledochuszyste
Stoffwechselerkrankungen	Galaktosämie, hereditäre Fruktoseintoleranz, Tyrosinämie, Morbus Wilson, α_1-Antitrypsin-Mangel, Glykogenose Typ IV, Lipidosen, Zystinose, Morbus Hurler, juvenile Hämochromatose
Infektionen	Hepatitis B, C und D, konnatale Toxoplasmose, schwere septikämische Infektionen u. a.
hämolytische Erkrankungen	Thalassaemia major, Sichelzellämie
toxische Ursachen	Methotrexat
andere Ursachen	Autoimmunhepatitis, Fettleberhepatitis, neonatale Cholestase, primär sklerosierende Cholangitis

Klinik: Die Symptomatik hängt zunächst von der auslösenden Erkrankung ab. Alle weiteren Symptome sind durch die hepatozelluläre Insuffizienz und die portalvenöse Durchflussbehinderung bestimmt. Die verschiedenen Formen der Cholestase und ihrer Begleitzeichen (**Ikterus**, Pruritus) stehen im Vordergrund. Zudem zeigen sich Zeichen der **portalen Hypertension** (Caput medusae, Ösophagusvarizen, Hämorrhoiden). Portale Einflussstauung und Hypalbuminämie haben einen **Aszites** zur Folge, während Hämorrhagien (Vitamin-K-Mangel) und Thrombopenie lebensgefährliche **Ösophagusvarizenblutungen** begünstigen. Richtungweisende Symptome sind zudem **Spidernävi** und **Palmarerythem**. Die chronische hepatozelluläre Insuffizienz äußert sich im finalen Zustand als **hepatische Enzephalopathie**, begleitet durch Hyperammonämie, Varizenblutungen und schweren Aszites.

Diagnostik: Neben den wegweisenden typischen Untersuchungsbefunden (kleine und hart palpable Leber, Splenomegalie und typische Folgesymptome der Erkrankung, s. o.) sollten morphologische Kriterien wie **Sonografie** und gezielte **Leberbiopsie** zur Beweisführung herangezogen werden. Ösophagusvarizen werden **endoskopisch** diagnostiziert. Laborchemische und leberfunktionelle Tests haben nur hinweisenden Wert. Der Hypersplenismus führt zur Leuko- und Thrombopenie.

Differenzialdiagnose: Kongenitale Leberfibrose (periportale Fibrose ohne primäre Destruktion des Parenchyms, erheblicher Pfortaderdruck).

Therapie: Bei Säuglingen und Kleinkindern kann, sofern die Ursache bereits im präzirrhotischen Stadium erkannt wird, in vielen Fällen durch **Ausschalten der zirrhogenen Noxe** bzw. durch eine **spezielle Therapie** (fruktose- oder galaktosefreie Diät, Elimination von Kupfer aus der Leber bei Morbus Wilson, biliodigestive Anastomosen bei Gallengangsatresie) das Vollbild der Zirrhose vermieden oder aufgeschoben werden. Bei nicht kompensierter Zirrhose ist eine spezielle Diät nicht hilfreich.
Bei langsam progredienten Fällen stellt der Pfortaderhochdruck meist die ersten therapeutischen Anforderungen. Varizenblutungen werden endoskopisch therapiert, in der Regel mittels **Gummibandligatur**. Bei Versagen dieser Methode oder bei Fundusvarizen sollte eine Entlastung durch einen **portosystemischen Shunt** versucht werden. Einen **Aszites** entlastet man nur im Notfall (z. B. Kompression der Thoraxorgane mit Punktion und dann nur mit kleinen Volumina. Auch die anschließende Ausschwemmung mit Furosemid und Spironolacton muss behutsam erfolgen (Rebound-Phänomen).
Viele Noxen führen zum Bild der hepatischen Enzephalopatie. Als Surrogatmarker eignet sich das Ammoniak. Es entsteht beim Abbau der Proteine und auch in relevanter Menge im Darm durch Darmbakterien. Mit Beginn der Enzephalopathie wird der **Blutammoniakspiegel** durch Laktulose und Darmsterilisation **gesenkt**. Fettlösliche Vitamine müssen parenteral substituiert werden.
Letzte Behandlungsoption ist die **Lebertransplantation**.

Prognose: Ursache und Verlauf bestimmen die Prognose, die letztlich immer schlecht bleibt. Die maschinelle Leberersatztherapie, auch Schweineleberperfusionen, haben die bisherigen Erwartungen nicht erfüllt. Die Lebertransplantation ist daher heute die Methode der Wahl bei diesem schweren Krankheitsbild.

11.6.3 Coma hepaticum

Ätiologie und Pathogenese: Als foudroyanter Verlauf einer **Hepatitis**, aufgrund einer viralen **Infektion** (z. B. Herpes-simplex-Virus, Adenovirus, HHV-6, Parvo-B19-Virus), als Folge einer **Vergiftung** mit Knollenblätterpilzen, Tetrachlorkohlenwasserstoff, Phosphor, Arsen oder suizidal nach Paracetamol-Einnahme über 200 mg/kg oder unter **Therapie mit hepatotoxischen Medikamenten** (Makrolide, Valproat, Azetylsalizylsäure, Zytostatika und Immunsuppressiva) treten gleichzeitig Symptome der **Leberinsuffizienz** und einer **hepatische Enzephalopathie** auf.

Klinik: Ikterus, Haut- und Schleimhautblutungen, Unruhe, Tremor, Verwirrtheit bis zu Bewusstseinstrübung und Krämpfen, aber auch Zeichen der Niereninsuffizienz, Störungen des Elektrolyt- und Säure-Basen-Haushalts und insbesondere eine **Hyperammonämie** deuten auf ein Leberkoma.

Therapie: Die Therapie ist symptomatisch. Entgiftende Maßnahmen (Dialyse, Hämoperfusion, vorübergehender Leberersatz durch Plasmapherese oder spezielle Dialyseverfahren) können unter Umständen helfen. Beim akuten Leberversagen ist die Lebertransplantation oft lebensrettend.

11.6.4 Akutes Leberversagen

▶ **Definition.** Das akute Leberversagen im Kindesalter ist definiert als schwere Lebererkrankung mit einem INR > 1,5 und/oder einer hepatischen Enzephalopathie.

Ätiologie und Häufigkeit: Akutes Leberversagen wird durch unterschiedliche Trigger ausgelöst: **Infektionen** (z. B. Herpes, Adeno, Hepatitis; zum Reye-Syndrom s. Exkurs S. 294), unerkannte Stoffwechselerkrankungen (z. B. akuter Morbus Wilson), **Intoxikationen** durch Knollenblätterpilze oder Suizidversuche mit Paracetamoldosen über 200 mg/kgKG oder die Erstmanifestation einer Autoimmunhepatitis. Sie führen zu einer raschen Verschlechterung der Lebersyntheseleistung, Enzephalopathie, Nieren- und schließlich Multiorganversagen.

Klinik und Diagnostik: Hepatomegalie, Hyperammonämie, Transaminasenerhöhung, Gerinnungsstörung und Zeichen einer Enzephalopathie (Koma, Hirndruckzeichen) weisen auf ein akutes Leberversagen hin. Die Diagnosestellung ist jedoch schwer. Die Leberbiopsie zeigt oft ausgeprägte Nekroseareale und frustrane Regeneration von Hepatozyten.

▶ **Exkurs.** Unter dem **Reye-Syndrom** versteht man eine akute nichtentzündliche Enzephalopathie mit Entwicklung eines akuten Leberversagens. Die **Ätiologie** ist nicht endgültig geklärt; ein Zusammenhang zwischen der Gabe von Azetylsalizylsäure bei akuten viralen Infektionen wurde vermutet (v.a. bei Varizellen und Influenza) ist heute aber umstritten. Die Krankheit wird beispielsweise nur sehr selten bei Kindern mit Kawasaki-Syndrom beobachtet, die regelhaft ASS erhalten. Angeborene Stoffwechseldefekte können das klinische Bild des Reye-Syndroms hervorrufen. **Klinik und Diagnostik:** Rasch progredientes klinisches Bild mit Erbrechen, zunehmendem Bewusstseinsverlust, im weiteren Verlauf Symptome des akuten Leberversagens. Initial oft kein ausgeprägter Ikterus; Tansaminasen ↑, Hypogykämie, Hyperammonämie, Azidose, INR ↑. Histologie: massive feintropfige Leberverfettung. **Therapie:** s. akutes Leberversagen.

Therapie und Prognose: Die Therapie ist symptomatisch, die Letalität ist hoch. Lebensrettend ist die rasche Lebertransplantation.

Therapie und Prognose: Sie besteht in der symptomatischen Bekämpfung der sehr rasch einsetzenden hepatozellulären Insuffizienz und des hyperammonämischen Komas mit ausgeprägter Hirndrucksteigerung durch Hirnödem. Die Letalität ist hoch. Lebensrettend ist die rechtzeitige Lebertransplantation, bevor das Hirn irreversibel geschädigt ist.

11.6.5 Portale Hypertension

▶ **Definition.** Druckerhöhung im Pfortaderkreislauf als Folge eines gestörten Abflusses von portalem Blut. Man unterscheidet einen prä-, intra- und posthepatischen Block.

Ätiologie und Häufigkeit: Prähepatischer Block (ca. 70%) durch **Gefäßanomalien oder -verschlüsse**, **Zirrhosen** und **Fibrosen** führen zum intrahepatischen Block, Nierentumoren, Thrombosen, Budd-Chiari-Syndrom u. a. zum posthepatischen Block.

Ätiologie und Häufigkeit: Mit ca. 70% ist der prähepatische Block als Folge von **Gefäßanomalien oder -verschlüssen** (Thrombose nach Nabelvenenkatheter mit Injektion hyperosmaler Lösungen) im Kindesalter am häufigsten. Der intrahepatische Block entsteht durch **Zirrhosen** und **Fibrosen**, Ursachen eines posthepatischen Staus sind Nierentumoren, Zytostasetherapie, Budd-Chiari-Syndrom und konstriktive Perikarditis.

Klinik: Es kommt zu **Splenomegalie**, **Ösophagusvarizen**, **Aszites**, Leberfunktionsstörung (Gerinnung!). Eine gefürchtete Komplikation ist die **Blutung aus Ösophagusvarizen**.

Klinik und Diagnostik: Der Blutrückstau hat eine Druckerhöhung im Portalkreislauf (> 10 mmHg) mit **Splenomegalie** (Thrombopenie, Leukopenie), Umgehungskreisläufen (**Ösophagusvarizen**, Caput medusae) und **Aszites** zur Folge. Bei intrahepatischem Block synergieren Leberfunktionsstörung (Gerinnungsstörung!), Hypersplenismus (Thrombopenie!), Pfortaderhochdruck und Gastroösophagopathie (Stauungsgastritis, Varizen) zu schwer stillbaren **Ösophagusvarizenblutungen**. Die Splenomegalie sollte sonografisch verifiziert werden. Gleichzeitig lässt sich mittels Ultraschall die Ursache abklären (Lebergröße und -struktur) und dopplersonografisch durch Messen von Flussgeschwindigkeit, -volumen und -richtung das Ausmaß des Hochdruckes abschätzen.

Therapie: Behandlung der ursächlichen Erkrankung, Ösophagusvarizenligatur, evtl. portosystemischer Shunt.

Therapie: Wenn möglich, Behandlung der ursächlichen Erkrankung, Gummibandligatur der Ösophagusvarizen, wenn bereits Blutungen aufgetreten sind, evtl. portosystemischer Shunt, notfallmäßig mechanische Blockade der Blutung mittels Ballonsonden (Sengstaken, Blakemore).

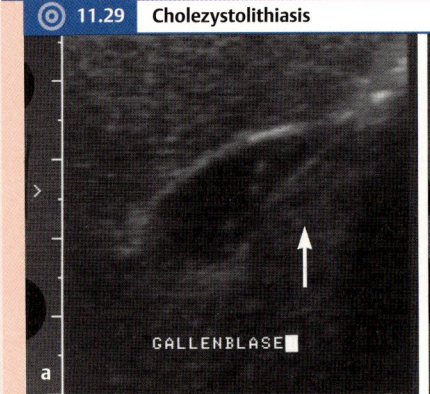

11.29 Cholezystolithiasis

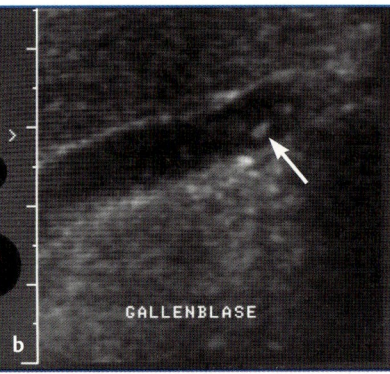

Ultraschallaufnahme im Liegen (**a**) und Stehen (**b**) von Gallenblasensteinen (→) bei Mukoviszidose.

11.6.6 Cholangitis, Cholezystitis, Cholelithiasis

Entzündungen der Gallenwege sind im Kindesalter selten. Sie treten als Folge von Bakterienaszension aus dem Duodenum **nach operativen** bzw. **endoskopischen Eingriffen** an der Papilla Vateri oder biliodigestiven Anastomosen oder bei Patienten mit chronisch-entzündlichen Darmerkrankungen (primär sklerosierende Cholangitis) auf. **Gallenblasensteine** (Abb. 11.29) und -gangssteine finden sich bei **hämolytischen Anämien** und Stoffwechselerkrankungen mit **Cholestase** (Mukoviszidose, s. S. 314) und/oder **Veränderung der Gallekomposition** (Hypercholesterinämien). Bei postpubertären Kindern ohne weitere Risikofaktoren ist **Adipositas** der häufigste Grund für Gallensteine.

Die Entzündungen müssen durch **leber- und gallegängige Antibiotika** angegangen werden. Die sonografisch diagnostizierten Steine entfernt man operativ oder endoskopisch bei Beschwerden bzw. wenn sie Cholangitiden unterhalten oder zu Verschlussikterus führen. Cholesterinsteine können versuchsweise (auch im Kindesalter) mit **Urso-Chenoxycholsäure-Kombination** therapiert werden.

11.6.7 Cholestase

▶ **Definition.** Unter Cholestase versteht man eine Abflussstörung von Galle oder ihrer Bestandteile.

Ätiologie und Pathogenese: Eingehende Analysen des Stoffwechsels der Gallensäuren des Bilirubins und anderer an der Gallenbildung beteiligter Substanzen sowie Untersuchungen zur Morphogenese der Fehlbildungen haben das Verständnis über Ursache und Ablauf dieser Krankheitsbilder verbessert. Bei den biliären Transportstörungen kommt als Leitsymptom **Juckreiz** und auch Leberzellstörungen hinzu. Die **Gallenwegsfehlbildungen** haben in der Kinderheilkunde durch ihren schweren, unbehandelt oft früh letalen Krankheitsverlauf, eine besondere Bedeutung. Bei ihnen ist durch die fehlende Anlage der intra- und/oder extrahepatischen Gallenwege der Galleabfluss nachhaltig gestört bis aufgehoben, Gallenbestandteile lagern sich in kleinen Gallengängen und Leberzellen ab. Sie **zerstören Hepatozyten** und **Gallekapillaren**, rufen aber auch die **Bildung funktionsuntüchtiger Regenerate** aus Leberzellen (Zirrhose) oder Gallekapillaren hervor. Die Ätiologie ist mannigfaltig (Tab. 11.24).

11.24 Ätiologie der Cholestase	
Fehlbildungen der Gallenwege • Gallengangshypoplasie: – syndromal: Alagille-Syndrom – nichtsyndromal: Infektionen (z. B. Zytomegalie) • Störungen der extrahepatischen Gallenwege: – Gallengangsatresie – Choledochuszyste	**Stoffwechselkrankheiten (Auswahl) mit hepatobiliärer Beteiligung (Destruktion)** • Galaktosämie (s. S. 174) • hereditäre Fruktoseintoleranz (s. S. 176) • Tyrosinose (s. S. 190) • α_1–Antitrypsin-Mangel (s. S. 317) • Niemann-Pick-Krankheit (s. S. 187) • Mukoviszidose (s. S. 314)
Störung des biliären Transports • Dubin-Johnson-Syndrom (s. S. 298) • rekurrierende familiäre intrahepatische Cholestase (FIC-Syndrom)	**Entzündungen** • Hepatitiden • Cholangitiden
Cholelithiasis **extrabiliäre Gangobstruktion** **parenterale Ernährung** (s. S. 68)	

Klinik: Leitsymptome sind **Ikterus** (Verdinikterus) und **Juckreiz**. Hinzu kommen Leberfunktionsstörungen, Leberzirrhose mit Folgesymptomen sowie spezifische Symptome der einzelnen Grundkrankheiten.

Die **Gallengangsfehlbildungen** fallen durch ausgeprägten Verdinikterus und **frühe biliäre Zirrhose** (Abb. 11.30a) auf, wobei **Choledochuszysten** und die **Gallengangsatresie** einer operativen Therapie zugeführt werden können. Geschieht dies bei Letzteren nicht vor dem 3. Lebensmonat, zerstört die Cholestase auch die noch verbliebenen intrahepatischen Gallengänge. Ein zirrhotischer Umbau ist dann, wie bei der **intrahepatischen Hypoplasie**, nicht mehr aufzuhalten. Die **syndromalen Gallenwegs-**

11.30 Cholestase durch Bildungsstörungen der Gallenwege

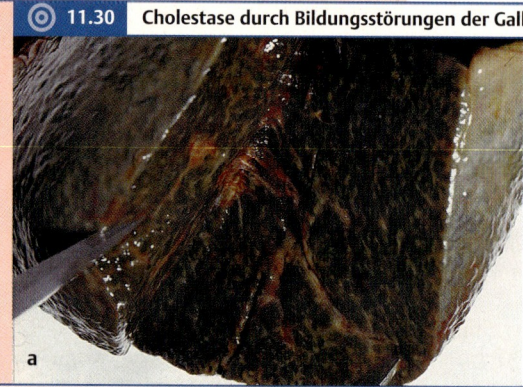
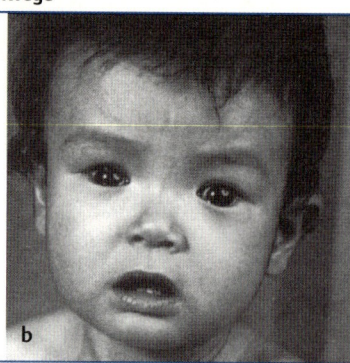

a Biliäre Zirrhose bei extrahepatischer Gallengangsatresie.
b Typische Fazies bei Alagille-Syndrom (aus: Schulte FJ, Spranger J. Lehrbuch der Kinderheilkunde. München: Urban&Fischer; 1993).

hypoplasien (Abb. **11.30b**) (zusätzlich periphere Pulmonalstenosen, Wirbelanomalien, typischer Gesichtsausdruck) können sehr unterschiedlich verlaufen. In einer Familie (dominanter Erbgang) können bei gleicher Mutation gesunde und schwer kranke Patienten vorkommen.

Die seltenen **familiären intrahepatischen Gallentransportstörungen** sind mittlerweile genetisch identifiziert. Ihre Gene kodieren für kanalikuläre Gallensäure- und Phospholipidtransporter. Abhängig von den jeweiligen Mutationen verlaufen sie progressiv letal (Morbus Byler) oder nur rekurrierend und benigne (Morbus Tygstrup-Summerskill). Allen gemeinsam ist der sehr quälende Pruritus.

Bei der **kongenitalen Leberfibrose** stehen die Symptome des Pfortaderhochdruckes im Vordergrund, da nicht nur eine Fehlbildung der intrahepatischen Gallenwege vorliegt, sondern durch periportale Bindegewebsvermehrung die Portalgefäße komprimiert werden.

Diagnostik: s. Tab. **11.25**.

Bei der **kongenitalen Leberfibrose** stehen die Symptome des Pfortaderhochdrucks, bei weitgehend normaler Leberfunktion, im Vordergrund.

Diagnostik: s. Tab. **11.25**.

11.25 Diagnostik bei Cholestase

- indirektes und direktes Bilirubin, Transaminasen, γ-GT, GLDH, LDH, Cholesterin, Cholinesterase, Gerinnungsstatus, Gallensäuren, Lipoprotein X
- Galaktosämie, hereditäre Fruktoseintoleranz und Tyrosinämie durch Enzym-, Substrat- oder Funktionstest bzw. Mutationanalyse ausschließen
- Sonografie, Doppler-Sonografie, Cholangio-MRT (MR-Cholangiografie)
- Lebersequenzszintigrafie
- Endoskopie mit retrograder Gallengangsdarstellung (ERC)
- Leberbiopsie (offen, laparaskopisch oder blind), probatorische Laparotomie, Histologie
- Genanalysen

▶ **Merke.**

▶ **Merke.** Jede direkte Hyperbilirubinämie im Neugeborenenalter erfordert eine rasche und umfassende differenzialdiagnostische Abklärung der Ursachen.

Neben der Bestimmung des direkten und indirekten Bilirubins müssen die Cholestaseindikatoren (wie γ-GT und Gallensäuren) bestimmt werden. Viele Stoffwechselkrankheiten lassen sich postnatal durch selektives oder allgemeines Screening (**Neonatal-Screening**) ausschließen. **Sonografisch** werden Gallenblase und Gallengänge beurteilt, aber auch Lebergröße und -struktur bestimmt. Das Ausmaß der Galleabflussbehinderung kann mit der **Lebersequenzszintigrafie** erfasst werden. Zum Ausschluss oder Beweis einer Gallengangsatresie müssen die Gallengänge mittels ERCP oder offen chirurgisch durch Kontrastmittelinjektion dargestellt werde. Für die endgültige Beurteilung nicht metabolisch bedingter Cholestasen sollte eine **perkutane** oder **offene Leberbiopsie** herangezogen werden.

▶ **Merke.**

▶ **Merke.** Innerhalb der ersten 7 Lebenswochen muss bei einem Neugeborenen mit direkter Hyperbilirubinämie eine Gallengangsatresie ausgeschlossen oder bewiesen sein. Die Portoenterostomie ist die Therapie der Wahl. Misslingt sie, kommt nur noch eine Lebertransplantation in Frage.

Differenzialdiagnose: Die Unterscheidung der Bilirubinexkretionsdefekte von den Glukuronidierungsstörungen oder immunhämolytischen Phänomenen ist manchmal schwer. Cholangitiden und Gallensteine kommen im Neugeborenenalter nur selten vor. Cholestasen durch parenterale Ernährung und Therapie bei Neu- oder Frühgeborenen (s. auch S. 68) werden zunehmend beobachtet und sind heutzutage sicher häufiger als viele konnatale Krankheiten. Bei der Cholestase aufgrund einer parenteralen Ernährung verschwindet die Cholestase bei manchen Patienten nach einem Wechsel der parenteral verabreichten Lipidpräparate.

Differenzialdiagnose: Bilirubinglukuronidierungsstörungen, Immunhämolysen, parenterale Therapie, externe Obstruktion der Gallenwege.

Therapie: Metabolisch bedingte cholestatische Krankheiten sind z.T. **diätetisch** behandelbar (z.B. Galaktosämie, Fruktoseintoleranz).
Bei der Gallengangsatresie wird palliativ durch eine **Portoenterostomie** nach Kasai, die bis zur 8. Lebenswoche durchgeführt werden sollte, ein befriedigender Galleabfluss erzielt. Später ist eine **Lebertransplantation** in aller Regel notwendig. Sie stellt bei den Gallenwegsfehlbildungen und einigen metabolischen Defekten heute die Standarttherapieform nach Versagen aller anderen Maßnahmen dar.
Die Choledochuszyste kann operativ entfernt werden.
Bei Gallengangshypoplasien bringt eine Operation keine klinische Besserung. Das Alagille-Syndrom und die nicht syndromalen Hypoplasien sollten nicht biliodigestiv anastomosiert werden, da aszendierende Entzündungen die cholestatischen Beschwerden verstärken. Gallengangszysten werden operativ-plastisch korrigiert.
Die übrigen Cholestasen sind nur symptomatisch behandelbar. Bei Gallengangshypoplasien scheint eine Therapie mit **Ursocholsäure** erfolgversprechend, da offenbar der zirrhotische Umbau gebremst wird. Der Juckreiz lässt sich durch Opioidantagonisten, Antihistaminika, Phenobarbital, Rifampicin und Cholestyramin mildern. In vielen Fällen bestimmen biliäre Zirrhose und portale Hypertension die Therapie (s. S. 294). Eine parenterale **Substitution fettlöslicher Vitamine** zur Vermeidung von Mangelsyndromen wie Rachitis, Hämorrhagien, Sehstörungen, Hautkrankheiten und Neuropathien ist dringend erforderlich.

Therapie: Ob diätetisch, symptomatisch oder operativ behandelt wird, hängt von der Ursache der Cholestase ab.

Gallengangsatresien werden palliativ operiert (**Portoenterostomie**). Später ist eine **Lebertransplantation** in aller Regel notwendig.

Choledochuszysten werden operativ entfernt.

Ursocholsäure hat einen günstigen Einfluss auf den zirrhotischen Umbau. Linderung des Juckreizes ist durch Antihistaminika und Phenobarbital möglich. Die **Substitution fettlöslicher Vitamine** ist zur Vermeidung von Mangelsyndromen notwendig!

Prognose: Bei Morbus Byler, der Gallengangsatresie und den nicht syndromatischen Hypoplasien ist die Prognose infaust, sofern nicht transplantiert wird. Das Alagille-Syndrom und benigne familäre Cholestase verlaufen oft blande. Bei den übrigen Cholestaseformen hängt die Prognose von der Entwicklung einer Zirrhose ab.

Prognose: Mit Ausnahme der Gallengangszyste, des Alagille-Syndroms und des Morbus Tygstrup haben die Cholestasesyndrome eine schlechte Prognose.

11.6.8 Hereditäre, nicht hämolytische Hyperbilirubinämien

▶ **Definition.** Angeborene Störungen der Bilirubinglukuronidierung bzw. der intrahepatozellulären Exkretion.

▶ **Definition.**

Ätiologie und Pathogenese: Noch nicht konjugiertes oder schon wasserlösliches Bilirubin staut sich in der Leberzelle, tritt in das Blut über und verursacht einen

Ätiologie und Pathogenese: Bilirubin staut sich in der Leberzelle, tritt in das Blut über und verursacht einen Ikterus (Tab. **11.26**).

11.26	Ätiologie der hereditären, nicht hämolytischen Hyperbilirubinämien			
	Erbgang	*Gen-Defekt*	*metabolischer Defekt*	*Serumbilirubin (mg/dl)*
Crigler-Najjar-Syndrom				indirektes Bilirubin (unbehandelt):
▪ Typ I	rezessiv	UDP-GT-Gen-Komplex auf Chromosom 2	UDP-GT* fehlt, keine Bilirubin-Glukuronidierung	15–45
▪ Typ II	rezessiv		UDP-GT* erniedrigt, reduzierte Bilirubin-Glukuronidierung	8–25
Gilbert-Meulengracht-Syndrom	dominant		UDP-GT* 10–30 % der Norm, meist normale Glukuronidierung	1,5–7
Dubin-Johnson-Syndrom	rezessiv	CMOAT-Gen-10q24	gestörte kanalikuläre Sekretion der Bilirubinkonjugate	Gesamtbilirubin: 2–7 (50 % direkt)
Rotor-Syndrom	rezessiv	unbekannt	gestörte intrazelluläre Bilirubinbindung und Speicherung	Gesamtbilirubin: 2–7 (50 % direkt)

* UDP-GT = Uridyldiphosphat-Glukuronyltransferase

Ikterus (Tab. 11.26). Tritt dieser bereits in den ersten Lebenstagen auf und überschreitet bestimmte Grenzwerte, sind **neurotoxische Schäden (Kernikterus)** zu erwarten. Insbesondere beim **Crigler-Najjar-Syndrom** können diese aber auch jederzeit im Verlauf auftreten. Bei den reinen Störungen im **Glukuronidierungssystem** staut sich nur unkonjugiertes Bilirubin auf. Beim **Rotor-Syndrom** liegt ein Defekt der intrazellulären Zwischenlagerung für konjugiertes und nicht konjugiertes Bilirubin vor, sodass sich eine mäßige Erhöhung beider Formen des Bilirubins einstellt. Das **Dubin-Johnson-Syndrom** wird durch eine Störung der Anionentransporter in den Gallenkanälchen hervorgerufen. Das wirkt sich nicht nur auf die Ausscheidung der Bilirubinglukuronide negativ aus, sondern auch auf andere Metaboliten, die sich aufstauen und in den hepatischen Lysosomen gespeichert werden und die Leber schwarz-braun verfärben.

Diagnostik: Bestimmung des **direkten (konjugierten) und indirekten (unkonjugierten) Bilirubins** sowie der zur differenzialdiagnostischen Abklärung notwendigen **Cholestaseparameter** (γ-GT, Gallensäuren, GPT). Ein Anstieg des indirekten Bilirubins nach 24-stündigem Fasten (400–600 kcal/die) um das 2- bis 3-fache deutet auf **Morbus Meulengracht** (positiver Hungertest). Eine Leberbiopsie hilft nur bei der Abklärung des Dubin-Johnson-Syndroms (typische Histologie: braun-schwarze Pigmente in den Lysosomen).

Klinik: Der **Morbus Gilbert**, das **Dubin-Johnson-** und das **Rotor-Syndrom** sind metabolische Störungen **ohne hohen Krankheitswert**. Bei allen drei Syndromen treten manchmal unspezifische Bauchbeschwerden auf. Ist die Diagnose noch nicht gestellt, führt oft der Ikterus zur Verunsicherung und löst Angst aus, sodass eine umfassende differenzialdiagnostische Abklärung (hämolytische Anämie, Hepatitiden, Cholestase-Syndrome) nicht immer zu vermeiden ist. Lässt sich der Ikterus mit Fasten (Hypoglykämie) und/oder Infekten (aus Appetitmangel wird oft weniger gegessen) in Zusammenhang bringen und tritt nur eine mäßige Erhöhung des indirekten Bilirubins auf, so ist die Diagnose eines Morbus Gilbert nahezu sicher.

Das **Crigler-Najjar-Syndrom** ist bereits **in der Neugeborenenzeit** Ursache **lebensbedrohlicher Hyperbilirubinämien mit Kernikterus**. Die mehr als 50 bekannten Mutationen des UDP-GT-Gen-Komplexes führen zu unterschiedlich starken Krankheitsverläufen, die je nach Bilirubinanstieg in Typ I oder II unterteilt werden. Bei schweren Typ-I-Verlaufsformen treten auch im späteren Leben immer wieder Bilirubinenzephalopathien auf. Patienten mit der Verlaufsform Typ II sind – trotz manchmal dramatisch aussehendem Ikterus – weitgehend gesund.

Therapie: Eine Bilirubinsenkung sollte beim Crigler-Najjar-Syndrom Typ I durch **Austauschtransfusion** versucht werden, später ist die **Phototherapie** zunächst Therapie der Wahl. Im Langzeitverlauf müssen diese Patienten transplantiert werden. Mit zunehmendem Alter verbringen die Kinder schließlich 14–16 Stunden am Tag unter einer Phototherapielampe. Bei den übrigen Formen besteht keine Therapienotwendigkeit.

11.7 Erkrankungen des Pankreas

11.7.1 Pankreatitis

▶ **Definition.** Akute oder chronische Entzündung der Bauchspeicheldrüse.

Ätiologie und Pathogenese: Pankreasentzündungen treten im Kindesalter sehr selten auf. Am häufigsten findet man sie nach **traumatischer Läsion** – Ursache ist oft ein Sturz über den Fahrradlenker – als **Begleiterkrankung viraler Infektionen** (Mumps, Coxsackie B, Masern, Mononukleose), als **aszendierende Entzündung** bei intestinalen Obstruktionen, bei Gallenwegssteinen, beim „common-channel" (gemeinsame Endstrecke des Pankreasganges mit dem Ductus choledochus), unter **zytostatischer oder immunsuppressiver** (Kortison-)**Therapie**, als Komplikation renaler Insuffizienz und bei Begleiterkrankung einiger **metabolischer Störungen** (Hyperparathyreoidismus, Hyperlipoproteinämie). Nach einem Pankreastrauma entsteht eine durch

Selbstverdauung ausgelöste Entzündung; die entstandene Selbstverdauungshöhle wird Pankreaspseudozyste genannt und gehört damit formal zu den Entzündungen. Es gibt auch **familiäre**, meist recht schwer verlaufende **Formen** mit Mutationen im SPINK-1- oder PRSS-1-Gen. Bei diesen genetischen Erkrankungen kommt es bereits im Pankreas zu einer frühzeitigen Aktivierung des Trypsinogens. Dies führt zu einer im Kindesalter beginnenden rezidivierenden, letztlich chronischen Pankreatitis. Zu den genetisch bedingten, chronisch rezidivierenden Formen der Pankreatitis gehört als Sonderform auch eine **„pankreassuffiziente" Mukoviszidose** (s. S. 314).

Klinik: Viele Begleitpankreatitiden verlaufen **asymptomatisch** (z. B. bei Mumpspankreatitis). Bei der **traumatischen Läsion** treten **Bauchschmerzen** oft erst nach einem **längeren Intervall** auf; die Zyste wird dann „zufällig" sonografisch entdeckt. Ansonsten imponieren heftige **Oberbauchschmerzen, Erbrechen** und **Durchfälle** bis hin zu **Ikterus, Kreislaufkollaps** und **Schocksymptomatik**.

Diagnostik: Laborchemisch finden sich bei der **akuten Entzündung** erhöhte **pankreasspezifische Enzyme** (Gesamt-Amylasen, Pankreas-Isoamylase, Lipase, Trypsin) im Serum und hohe Gesamtamylasen im Urin. **Sonografisch** ist das Pankreas **ödematös geschwollen**. Pseudozysten sind im Ultraschall oder MRT besonders gut zu erkennen.
Bei **chronischer Entzündung** liegt eine **exokrine Funktionsminderung** vor, die durch Bestimmung von **Chymotrypsin** oder **Elastase im Stuhl** (beide erniedrigt) bzw. **Fett im Stuhl** (erhöht) nachgewiesen werden kann. Nach lang dauernder **chronischer Entzündung** wirkt das **Pankreasparenchym sonografisch verdichtet**. In der Abdomenübersichtsaufnahme sieht man Verkalkungen. In der endoskopischen retrograden Pankreatografie (**ERP**) fallen **Kaliberschwankungen** und **Zysten** auf. Ein Schweißtest zum Ausschluss einer Mukoviszidose sollte immer veranlasst werden.

Therapie: Bei akuten, schweren Verläufen kann man, da meist keine kausale Therapie möglich ist, nur symptomatisch reagieren. Im Vordergrund steht die **Schocktherapie** und **Schmerzbekämpfung** (z. B. mit Pethidin), unter Umständen ist eine Antibiotikabehandlung notwendig.
Eine strikte Nahrungskarenz wird heute nicht mehr praktiziert und orientiert sich eher am Befinden des Patienten. In aller Regel sollte man die Patienten zunächst nüchtern lassen. Bei Abklingen der Symptome und Verschwinden des oft begleitenden Ileus kann man dann einen vorsichtigen Nahrungsaufbau beginnen.
Eine intestinale Entlastung über eine Jejunalsonde lindert die Beschwerden und erlaubt über die Pankreaspapille hinweg eine frühzeitige enterale Substitution, ist aber sehr belastend für die jungen Patienten und in seiner Wirksamkeit sehr umstritten.
Eine Laparotomie ist nur in seltenen Fällen (z. B. Infektion des Pankreas) notwendig. **Pankreaspseudozysten** oder **Gangobstruktionen** werden im entzündungsarmen Intervall **operativ** angegangen. Ihre Entdeckung setzt voraus, dass bei allen Patienten mit akuter Pankreatitis 6–8 Wochen nach der Erkrankung eine abdominelle MRT mit der Frage nach Zystenbildung durchgeführt wird.
Bei **chronischer Pankreatitis** ist eine **Substitution von Verdauungsenzymen** notwendig und wirkt schmerzlindernd. Die Ernährung soll an die Pankreasrestfunktion angepasst werden. Es sind alle Möglichkeiten der Enzym- und Vitaminsubstitution auszunutzen, um eine möglichst kindgerechte, normale Kostform zu erzielen.

Prognose: Im Kindesalter meist milde, sogar asymptomatische Verläufe mit folgenloser Ausheilung (z. B. Viruspankreatitis). Schwere hämorrhagisch-nekrotisierende Pankreatitiden (nach Immunsuppression, Zytostase) verlaufen auch heute noch in vielen Fällen letal.

Klinik: Häufig keine Beschwerden (z. B. bei Mumpspankreatitis), ansonsten Oberbauchschmerzen, Erbrechen, Durchfälle bis hin zu Ikterus, Kreislaufkollaps und Schocksymptomatik.

Diagnostik: Bei einer akuten Entzündung sind die **pankreasspezifischen Enzyme** erhöht. **Sonografisch** ist das Pankreas ödematös geschwollen.

Bei der **chronischen Pankreatitis** zeigt die Abdomenübersicht Verkalkungen, die endoskopische retrograde Pankreatografie (**ERP**) deckt Kaliberschwankungen und Zysten auf. Ein Schweißtest zum Mukoviszidoseausschluss ist obligat.

Therapie: Bei der akuten schweren Pankreatitis stehen **Schock-** und **Schmerzbekämpfung** im Vordergrund.

Der Patient wird zunächst nüchtern gelassen; nach Abklingen der Symptome kann ein vorsichtiger Nahrungsaufbau begonnen werden.

Pseudozysten und **Gangobstruktionen** werden operiert.

Bei **chronischer Pankreatitis** werden Enzyme und Vitamine substituiert.

Prognose: Im Kindesalter meist milde, sogar asymptomatische Verläufe mit folgenloser Ausheilung. Schwere akute Pankreatitiden verlaufen häufig letal.

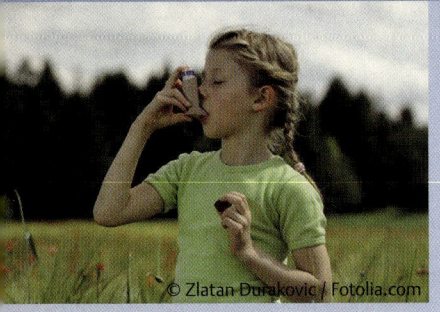

12 Pneumologie

12.1 Leitsymptom Husten 300
12.2 Leitsymptom akute Atemnot 302
12.3 Fehlbildungen des unteren Respirationstrakts 302
12.4 Spezielle pneumologische Krankheitsbilder 305

12.1 Leitsymptom Husten

12.1 Leitsymptom Husten

Einteilung: akuter Husten (< 3 Wochen), chronischer Husten.

Einteilung: Entsprechend der Dauer des Hustens wird der **akute** Husten (< 3 Wochen) vom **chronisch** bzw. chronisch-rezidivierend auftretenden Husten differenziert.

Ätiologie: Husten ist das häufigste Symptom, weswegen Kinder beim Kinderarzt vorgestellt werden, und kann vielfältige Ursachen haben (Tab. 12.1).

Ätiologie: Husten ist das häufigste Symptom, weswegen Kinder beim Kinderarzt vorgestellt werden, und kann vielfältige Ursachen haben (Tab. 12.1). Akuter Husten wird am häufigsten durch virale Infektionen der oberen Atemwege ausgelöst, chronischer Husten ist häufig durch ein bis dato nicht diagnostiziertes Asthma bedingt.

12.1	Mögliche Ursachen von Husten beim Kind		
	mögliche Ursache	*Hustenart/Begleitsymptome*	*wegweisende Diagnostik*
akut			
infektionsbedingt	• akute Pharyngitis	Reizhusten, Schluckbeschwerden	Racheninspektion
	• akute Laryngitis	rauer, bellender Husten	Laryngoskopie
	• akute (virale) Sinusitis	Husten in Verbindung mit Erkältungssymptomen	Sonografie, Röntgen
	• Laryngitis subglottica	bellender, trockener Husten in Verbindung mit Erkältungssymptomen, inspiratorischer Stridor	Anamnese und Klinik
	• bakterielle Tracheitis	bellender, rauer Husten, inspiratorischer Stridor, hohes Fieber, Dyspnoe	Klinik, ggf. Tracheoskopie
	• Bronchitis	rauer, zunächst unproduktiver, später häufig produktiver Husten	Anamnese und Klinik
	• Bronchiolitis	Auftreten im Säuglingsalter, stakkatoartiger Husten/Dyspnoe	Auskultation
	• Pertussis	stakkatoartiger Husten	Anfall bei Racheninspektion mit Spatel auslösbar, Klinik, mikrobiologischer Befund
	• Pneumonien	trockener oder produktiver Husten in Verbindung mit Tachy- oder Dyspnoe, Fieber	Auskultation, Röntgenthorax
	• Pleuritis	trockener Husten, atemabhängige Schmerzen, Fieber	Auskultation (Pleurareiben)
nicht infektionsbedingt	• Spasmodic croup (spasmodischer Krupp)	bellender Husten, inspiratorischer Stridor, evtl. Atemnot, meist nachts aus völligem Wohlbefinden	Anamnese – Beziehung zu Atopie
	• Fremdkörperaspiration	plötzlicher Hustenanfall, evtl. Atemnot	Anamnese (bei Kleinkindern dran denken!), Röntgenthorax, ggf. Bronchoskopie
	• Reizgasinhalation	trockener Reizhusten	Anamnese
	• Lungenembolie (sehr selten bei Kindern)	trockener, atemabhängiger Husten, meist begleitend Schmerzen und Atemnot	Röntgenthorax bzw. CT

Fortsetzung ▶

12.1 Möglicher Ursachen von Husten beim Kind (Fortsetzung)

mögliche Ursache	Hustenart/Begleitsymptome	wegweisende Diagnostik
chronisch bzw. chronisch-rezidivierend		
adenoide Hyperplasie	bevorzugt nächtlicher Husten, Mundatmung	Spiegelinspektion des Epipharynx bzw. transnasale Endoskopie
chronische Laryngitis	bellender Husten	Laryngoskopie
chronische Sinusitis	nächtlicher und morgendlicher Husten	Sonografie, Röntgen
Asthma bronchiale	Husten, Tachypnoe, exspiratorisches Giemen	Anamnese, Klinik, Lungenfunktionsdiagnostik
inhalative Noxen (z. B. passives oder aktives Rauchen, Ozon)	trockener Reizhusten	Anamnese
Mukoviszidose	produktiver Husten, Begleitsymptome (chron. Diarrhö, Gedeihstörungen)	Klinik, Schweißtest
Aspiration (z. B. gastroösophagealer Reflux, Schluckstörung)	nächtlicher Husten	pH-Metrie
primäre Ziliendyskinesie	Husten und Atemwegsobstruktion, persistierende Rhinitis und Otitis	Zilienbiopsie (elektronenoptischer Nachweis), nasale NO-Messung
Bronchiektasen (z. B. postpneumonisch, unentdeckte Fremdkörperaspiration, Immundefekte)	produktiver Husten, rezidivierende Pneumonien	Auskultation, CT, Bronchoskopie, Immunglobuline, IgG-Subklassen
allergische Alveolitis (z. B. durch Schimmelpilze, Vogelfedern)	Husten, Fieber, zunehmende Atemnot	Anamnese, Röntgenthorax, LuFu, BAL
Medikamentennebenwirkung	z. B. ACE-Hemmer, β-Blocker	Anamnese
psychogener Husten	„Husten-Tic", verschwindet bei Ablenkung, tritt nicht im Schlaf auf	Anamnese

12.2 Anamnestische Hinweise für die Ursache von Husten

Fragestellung	
Seit wann besteht der Husten? Welcher Art ist der Husten?	• akut oder chronisch • produktiv: z. B. Bronchitis, Bronchiektasen, Mukoviszidose • trocken: z. B. bei Asthma bronchiale, nach Aspiration (in Verbindung mit Fieber z. B. bei Pneumonie, Pleuritis) • stakkatoartig: z. B. bei Pertussis, Adenovirusinfektion • bellend: z. B. Laryngitis subglottica, spastischer Krupp • Reizhusten: z. B. Pharyngitis • räuspernd: z. B. Husten-Tic, postnasaler Sekretfluss • demonstratives, explosionsartiges Husten: psychogen
Wann tritt der Husten auf?	• bevorzugt nachts: z. B. bei spastischem Krupp, gastroösophagealem Reflux, Asthma bronchiale • nie im Schlaf: psychogen • morgens: nächtliche Mukostase • während der Nahrungsaufnahme: z. B. Aspiration • nach Belastungen (z. B. Sport): z. B. Asthma bronchiale • nach Tierkontakt, durch Pollenflug: Allergie
Begleitsymptome?	• inspiratorischer Stridor: weist ursächlich auf eine Enge im Larynx- oder Pharynxbereich (z. B. Laryngitis subglottica) bzw. der extrathorakalen Trachea hin • exspiratorischer Stridor: weist auf eine Ursache im Bereich der intrathorakalen Atemwege hin (z. B. Asthma)
Infektionen (Fieber)? Vorerkrankungen?	

Diagnostik: Zur Basisdiagnostik gehören eine gründliche **Anamnese** (Fragestellungen s. Tab. 12.2) und die **körperliche Untersuchung.** Chronischer Husten erfordert oft weiterführende diagnostische Maßnahmen (z. B. Röntgenthorax).

Diagnostik: Bei akutem Husten reichen Anamnese und körperliche Untersuchung zur Diagnose oft aus (Tab. 12.2).

▶ **Merke.** Jeder auffällige bzw. länger als 6 Wochen anhaltende Husten bedarf der weiteren Abklärung.

Therapie: Kausale Therapie entsprechend der Grunderkrankung.

Therapie: Die kausale Therapie richtet sich nach der Grunderkrankung (s. jeweilige Krankheitsbilder).

12.2 Leitsymptom akute Atemnot

Ätiologie: s. Tab. 12.3.

Ätiologie: Tab. 12.3 zeigt Ursachen akuter Atemnot in Abhängigkeit vom Lebensalter.

12.3 Mögliche Ursachen akuter Atemnot in Abhängigkeit vom Lebensalter

Früh- und Neugeborene	Säuglinge und Kleinkinder	Schulkinder
Surfactant-Mangel-Syndrom (s. S. 120) Mekoniumaspiration (s. S. 122) angeborene Herzfehler (s. S. 331) Fehlbildungen der Luftwege (s. S. 302) Pneumothorax (s. S. 123) kongenitale Zwerchfellhernie (s. S. 304) Lungenfehlbildungen (s. S. 303) Sepsis/Pneumonie (s. S. 122) verzögerte pulmonale Fruchtwasserresorption (s. S. 124)	Laryngitis subglottica (s. S. 818) Epiglottitis (s. S. 618) Bronchopneumonie (s. S. 320) Bronchiolitis (s. S. 307) obstruktive Bronchitis/Asthma bronchiale (s. S. 309) Fremdkörperaspiration (s. S. 329) Peritonsillarabszess (s. S. 816)	Asthma bronchiale (s. S. 309) Anaphylaxie (s. S. 530) Pneumonie (s. S. 320) Pneumothorax (s. S. 123) Reizgasinhalation (Rauch) Peritonsillarabszess (s. S. 816) Lungenembolie (selten)

Diagnostik und Therapie: Neben Anamnese und körperlicher Untersuchung kann das Alter des Kindes bereits diagnostisch richtungsweisend sein (Tab. 12.3). Die Art des Stridors (**inspiratorisch** und/oder **exspiratorisch**) gibt Hinweise auf die Lokalisation. Weiterführende diagnostische und therapeutische Maßnahmen je nach Verdachtsdiagnose bzw. Grunderkrankung (s. einzelne Krankheitsbilder).

Diagnostik und Therapie: Neben der genauen Anamnese und gründlichen körperlichen Untersuchung kann das Alter des Kindes bereits diagnostisch richtungsweisend sein, da einige Atemnotzustände überwiegend bestimmte Altersgruppen betreffen (s. Tab. 12.3). Wichtiges Kriterium zur Diagnosefindung bei akuter Atemnot ist weiterhin die Unterscheidung zwischen inspiratorischem und/oder exspiratorischem Stridor, da die Art des Stridors Hinweise auf die Lokalisation des Problems gibt. Der **inspiratorische Stridor** (z. B. bei Laryngitis subglottica, Fremdkörperaspiration) entsteht in den oberen Atemwegen bis zur subglottischen Region (extrathorakal), der **exspiratorische Stridor** (z. B. bei Asthma bronchiale) nimmt seinen Ursprung im Bereich der unteren Trachea und den Bronchien (intrathorakal). Weiterführende diagnostische und therapeutische Maßnahmen haben sich nach der Verdachtsdiagnose bzw. der vorliegenden Grunderkrankung zu richten (s. einzelne Krankheitsbilder).

12.3 Fehlbildungen des unteren Respirationstrakts

12.3.1 Bronchialsystem

Fehlbildungen des Bronchialsystems sind selten. Bilden sich Stenosen, kommt es zur bakteriellen Besiedlung des nachgeschalteten Lungensegments und so evtl. zu chronischen Pneumonien.

Physiotherapie, Antibiotikagabe bei Superinfektion und evtl. die Resektion des betroffenen Lungensegmentes kommen therapeutisch zum Einsatz.

12.3.1 Bronchialsystem

Fehlbildungen des Bronchialsystems, wie z. B. Bronchusstenosen oder Verzweigungsanomalien, sind selten. Sie führen zu klinischen Symptomen, wenn sich in ihrem Bereich anatomische oder funktionelle Stenosen bilden. In diesem Fall kommt es zur bakteriellen Besiedlung des nachgeschalteten Lungensegments oder Lungenlappens und evtl. zur Entwicklung chronischer Pneumonien.
Die Therapie hängt vom Ausmaß der Veränderungen ab und besteht in Physiotherapie und Antibiotikagabe bei bakterieller Superinfektion. In schweren Fällen mit respiratorischem Versagen kann die Implantation von Stents in das Tracheobronchialsystem bzw. die Resektion des stenotischen Bereiches erwogen werden. Eine Resektion des betroffenen Lungenareals wird möglichst vermieden und nur durchgeführt, wenn chronische pneumonische Veränderungen bestehen und die durch den Eingriff zu erwartende funktionelle Beeinträchtigung der Lunge nicht erheblich ist.

12.3.2 Lunge

Angeborene Lungenfehlbildungen sind selten. Ihre wesentliche Bedeutung liegt in der Differenzialdiagnose des Atemnotsyndroms beim Neugeborenen (s. S. 120).

Kongenitales lobäres Emphysem

s. S. 124

Zystische Lungenfehlbildungen

▶ **Definition.** Angeborene zystische Fehlbildung des Respirationstrakts.

Klinik: Zystische Lungenfehlbildungen kommen in verschiedenen Formen vor und sind oft über viele Jahre symptomlos. Die Zysten sind bei Geburt mit Flüssigkeit gefüllt. Wenn sie Anschluss an das Bronchialsystem finden, füllen sie sich mit Luft und nehmen meist an Größe zu. Durch die Raumforderung kann es zur Atemnot kommen. Eine besondere Form ist die sog. **kongenitale zystische adenomatoide Malformation (CCAM).** Hierbei sind die terminalen Bronchien zystisch umgewandelt, es besteht eine adenomatoide Vermehrung von terminalem, respiratorischem Gewebe mit polypösem Mukosawachstum.

Therapie: Bei CCAM wird wegen des Risikos einer malignen Transformation (Adenokarzinome oder pleuropulmonale Blastome) eine frühzeitige operative Entfernung empfohlen. Die Therapie asymptomatischer kongenitaler zystischer Malformationen bleibt kontrovers. Bei bakterieller Infektion und Abszessbildung oder bei Volumenzunahme müssen sie entfernt werden. Die Prognose ist gut.

Lungensequester

▶ **Definition.** Nicht funktionelles Lungengewebe, ohne Anschluss an den Tracheobronchialbaum, dessen Blutversorgung durch systemische Arterien erfolgt. Man unterscheidet **intrapulmonale** (oder auch intralobäre) von **extralobären Sequestern**.

Ätiologie und Pathogenese: Es gibt unterschiedliche Theorien zur Entstehung der Lungensequester. Intrapulmonale Sequester können als Folge rezidivierender pulmonaler Infektionen entstehen. Zum anderen werden intra- und extralobäre Sequester als kongenitale Fehlbildungen entweder auf dem Boden akzessorischer Lungenknospen oder als Folge eines oder mehrerer zusätzlicher, aus der Aorta entspringender Gefäße gesehen, die Anschluss an Lungengewebe erhalten.

Häufigkeit: Intrapulmonale Sequester sind ca. 3-mal häufiger als extralobäre.

Klinik: Lungensequester sind häufig symptomlos. Rezidivierende pulmonale Infekte oder eine Hämoptoe können wegweisend sein. Bei großen zuführenden arteriellen Gefäßen kann ein intrapulmonaler Sequester Ursache für eine Herzinsuffizienz beim Neugeborenen sein.

Diagnostik: Bei intrapulmonalen Sequestern sieht man auf dem Röntgenbild einen meist parakardial gelegenen, nach kraniolateral relativ scharf begrenzten Verdichtungsbezirk (Abb. **12.1**). Manchmal sind darin rundliche Aufhellungen erkennbar, die luftgefüllten Zysten entsprechen. Diese Sequester liegen fast ausschließlich in den Unterlappen der Lunge. Die Diagnose der extralobären Sequester erfolgt häufig als radiologischer Zufallsbefund. Sie liegen vorwiegend links basal. Bei etwa der Hälfte dieser Patienten liegen zusätzliche Fehlbildungen, z. B. Zwerchfellhernien, vor. Bei großen zuführenden Gefäßen lässt sich ggf. ein thorakales Strömungsgeräusch auskultieren. Mithilfe der Doppler-Sonografie, Angiografie, MRT oder CT kann die abnorme Blutversorgung der Sequester dargestellt und die Diagnose bewiesen werden.

12.1 Lungensequester rechts

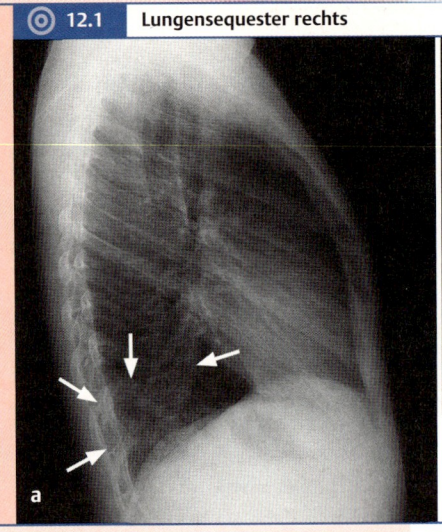
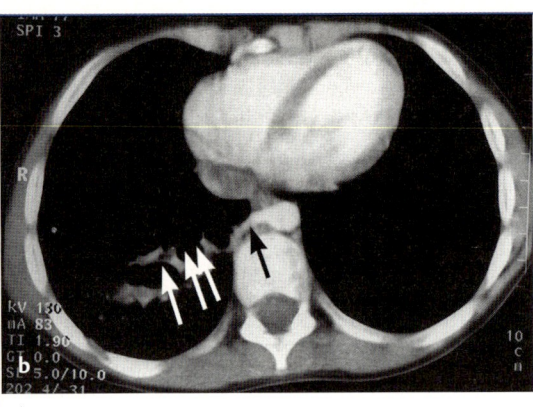

a In der Seitprojektion inhomogene Verdichtung (Pfeile) im Bereich des dorsalen phrenikokostalen Winkels. (Sie verschwindet in der p.–a. Aufnahme hinter dem Zwerchfell.)
b CT eines Lungensequesters im rechten Unterlappen. Man erkennt deutlich die zuführende Arterie (schwarzer Pfeil) und erweiterte Bronchien (weiße Pfeile) bzw. Bronchiektasen im sequestrierten Areal.

Therapie: Therapie der Wahl bei intrapulmonalen Sequestern ist der Verschluss zuführender Gefäße; ansonsten Resektion bzw. Lobektomie.

Prognose: gut.

▶ **Klinischer Fall.**

Therapie: Die operative Therapie asymptomatischer Sequester bleibt kontrovers. Eine chirurgische Entfernung extralobärer Sequester erfolgt durch Resektion, die intrapulmonaler Sequester durch Lobektomie. Der frühzeitige Verschluss der zuführenden Gefäße stellt, zumindest bei den intrapulmonalen Sequestern, die Therapie der Wahl dar.

Prognose: gut.

▶ **Klinischer Fall.** Bei einem 10 Jahre alten Jungen stellte der Hausarzt über der rechten Lunge dorsal und basisnah ein pulssynchrones Strömungsgeräusch fest. Das Röntgenbild zeigte dorsobasal eine inhomogene Verdichtung mit unscharfer Abgrenzung gegenüber der übrigen Lunge. Bei der Injektion von Kontrastmittel in die Aorta ascendens stellt sich eine anomale Arterie dar, die aus der Bauchaorta stammt und im Bereich der beschriebenen Verdichtung endet. Der venöse Abfluss erfolgte über das Pulmonalvenensystem. Damit erfüllt die Lungenverdichtung die Kriterien eines Lungensequesters.

12.3.3 Zwerchfell und Thoraxwand

Zwerchfellhernie

▶ **Definition.** Lücke im Zwerchfell, meist posterolateral (Bochdalek-Hernie), die zur Verlagerung von Bauchorganen (Magen, Dünndarm, Dickdarm, Leber, Milz) in die Thoraxhöhle führen kann (Enterothorax). Folgen sind Lungenkompression und Hypoplasie des betroffenen Lungenflügels.

Ätiologie und Pathogenese: fehlende Verschmelzung der Zwerchfellanlagen.

Häufigkeit: Jungen erkranken häufiger. In über 80 % ist die linke Seite betroffen.

Klinik: Schwere Atemnot mit verminderter O₂-Sättigung. Fehlendes Atemgeräusch auf der betroffenen Seite, eingesunkenes Abdomen, gelegentlich sind Darmgeräusche intrathorakal auskultierbar.

Diagnostik: Auf dem Röntgenbild luftgefüllte Darmschlingen in einer Thoraxhälfte mit Verschiebung von Lunge und Mediastinum zur Gegenseite (Abb. **12.2**).

Ätiologie und Pathogenese: Ursache ist die fehlende Verschmelzung der embryonalen Zwerchfellanlagen.

Häufigkeit: Die Erkrankung kommt mit einer Häufigkeit von 3–5 auf 10 000 Geburten vor. Jungen erkranken 2-mal häufiger als Mädchen. In über 80 % der Fälle ist die linke Seite betroffen.

Klinik: Das Neugeborene hat in der Regel schwere Atemnot mit verminderter O₂-Sättigung, das Atemgeräusch fehlt auf der betroffenen Seite, gelegentlich sind Darmgeräusche intrathorakal auskultierbar. Das Abdomen erscheint eingesunken. Die Atemnot verstärkt sich mit zunehmender Luftfüllung von Magen und Darm und durch die Hypoplasie des betroffenen Lungenflügels.

Diagnostik: Das Röntgenbild zeigt die Verlagerung von Bauchorganen in die Thoraxhöhle (Abb. **12.2**) mit Verschiebung der Lunge und des Mediastinums auf die Gegenseite. Eine Kontrastmitteluntersuchung des oberen Verdauungstraktes ist meist nicht erforderlich.

12.4 Spezielle pneumologische Krankheitsbilder

12.2 Neugeborenes mit Enterothorax

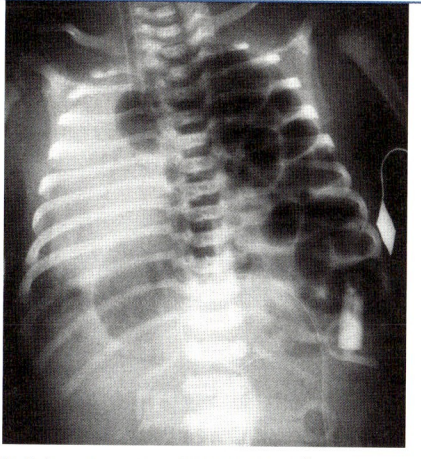

a Kontrastmitteldarstellung des Darms bei rechtsseitigem Zwerchfelldefekt.

b Linksseitiger Zwerchfelldefekt mit Übertritt von Darmanteilen in die linke Thoraxhälfte.

Therapie: Nach Diagnosestellung muss das Kind ohne Maskenbeatmung **sofort intubiert** werden. Die geschluckte Luft wird über eine **Magensonde** abgesaugt. Nach Stabilisierung der Vitalfunktionen muss eine chirurgische Korrektur mit Reposition der Abdominalorgane und Verschluss des Zwerchfelldefektes erfolgen. Dabei unterscheiden sich die Vorgehensweisen und reichen von einer sofortigen chirurgischen Korrektur bis hin zu einer späteren chirurgischen Korrektur nach präoperativer hämodynamischer Stabilisierung. Lungenschonende Beatmungsstrategien sind entscheidend für die Prognose.

Prognose: Die Prognose ist abhängig von dem Ausmaß der Lungenhypoplasie und Komorbiditäten wie assozierte karidale Fehlbildungen. Die Überlebensrate von Kindern nach operativer Korrektur einer kongenitalen diaphragmatischen Hernie beträgt 90 %.

Trichterbrust

s. S. 676

12.4 Spezielle pneumologische Krankheitsbilder

12.4.1 Erkrankungen der Trachea und Bronchien

Akute Tracheitis

▶ **Definition.** Meist viral ausgelöste, akute Entzündung der Trachea.

Ätiologie und Pathogenese: In der Mehrzahl der Fälle sind pneumotrope Viren (RS-Viren, Parainfluenzaviren, Adenoviren), aber auch Bakterien (Staphylococcus aureus, Haemophilus influenzae) die Ursache.

Klinik: Symptome sind Fieber, bellender, rauer Husten und manchmal retrosternale Schmerzen. Die eitrige Tracheitis kann, vor allem bei Kleinkindern, die Atmung so stark behindern, dass eine Ateminsuffizienz eintritt.

Diagnostik: Die Verdachtsdiagnose wird klinisch gestellt, eine Tracheoskopie zur Diagnosesicherung ist nur bei schweren Verlaufsformen indiziert. Hinweise auf eine bakterielle Genese sind 2-phasiger Fieberverlauf, BSG-Beschleunigung, Leukozytose und CRP-Erhöhung. Bei viraler Tracheitis sind die allgemeinen Entzündungszeichen dagegen oft nur wenig verändert. Differenzialdiagnostisch kommen Pseudokrupp, anatomische Trachealstenose durch Kompression von außen (größere tracheale

Lymphknoten, Mediastinaltumoren) oder, seltener, intratracheale Raumforderungen durch Fremdkörper infrage.

Therapie: Bei viraler Entzündung sind nur symptomatische Maßnahmen indiziert. Bei bakterieller Genese ist eine Antibiotikagabe erforderlich.

Therapie: Bei viraler Genese ist keine spezifische Therapie notwendig. Anfeuchtung der Atemluft lindert häufig die Symptome. Bei bakterieller Genese (selten) muss eine Antibiotikagabe unter Berücksichtigung der häufigsten Erreger (s.o.) mit Oxacillin und Ampicillin erfolgen. Eine bakterielle Tracheitis kann zur Ateminsuffizienz führen und erfordert häufig eine mechanische Beatmung.

Obstruktive Bronchitis

▶ **Definition.**

▶ **Definition.** Akute, meist durch virale Infekte ausgelöste Atemwegsobstruktion im Säuglings- und Kleinkindesalter.

Häufigkeit: Jedes 2. Kind macht in den ersten 6 Lebensjahren mindestens 1-mal eine obstruktive Bronchitis durch.

Ätiologie und Pathogenese: In der Regel virale Genese (z.B. RS-, HMP-, Adeno-, Influenzaviren). Durch die Infektion kommt es zu einem Schleimhautödem mit Hypersekretion.

Ätiologie und Pathogenese: Die akute obstruktive Bronchitis ist in der Regel viraler Genese (Respiratory Syncytial (RS), Human Metapneumo (HMP), Adeno-, Rhino-, Influenza-, Parainfluenza-, Bocaviren). Durch die Infektion kommt es zu einem Schleimhautödem mit Hypersekretion. Eine primäre bakterielle Genese ist selten.

Klinik: Zunächst meist unproduktiver, später produktiver Husten und 2–3 Tage andauerndes Fieber bei mäßig beeinträchtigtem Allgemeinbefinden.

Klinik: Zunächst meist unproduktiver, später produktiver Husten und 2–3 Tage andauerndes Fieber bei mäßig beeinträchtigtem Allgemeinbefinden. Bei einer bakteriellen Superinfektion tritt nach 1 Woche erneut Fieber auf und das Krankheitsgefühl nimmt zu.

Diagnostik: Typisch ist ein **exspiratorisches Giemen**, das über allen Lungenabschnitten auskultiert werden kann.

Diagnostik: Typisch ist das **exspiratorische Giemen**, das meist schon mit bloßem Ohr zu hören ist und über allen Lungenabschnitten auskultiert werden kann. Bei weniger ausgeprägter Obstruktion sind mittel- bis grobblasige, feuchte, nicht klingende Rasselgeräusche zu hören. Das Röntgenbild kann eine Hypertransparenz der Lunge (Lungenüberblähung) zeigen, aber auch normal sein. Je nach Ausmaß der Entzündung ist die Bronchialzeichnung vermehrt.

Differenzialdiagnose: Insbesondere: Asthma bronchiale (s. S. 309), eine Abgrenzung gegen das Asthma gelingt nur durch den Verlauf.

Differenzialdiagnose: Die wichtigste Differenzialdiagnose ist das Asthma bronchiale (s. S. 309), das von der obstruktiven Bronchitis durch den Verlauf abgegrenzt werden kann. Auch die Fremdkörperaspiration kann gelegentlich eine allgemeine Obstruktion hervorrufen (s. S. 329). Das Atemgeräusch ist in diesen Fällen allerdings meist seitendifferent, ebenso die Belüftung der Lunge in der radiologischen Untersuchung.

Therapie: Die unkomplizierte, viral bedingte Bronchitis wird symptomatisch behandelt und klingt meist nach 1 Woche ab. Bei starker Obstruktion mit Beeinträchtigung des Allgemeinbefindens sollten β$_2$-Sympathomimetika (z.B. Salbutamol inhalativ), bei schwerem Verlauf zusätzlich Kortikoide (z.B. Fluticason inhalativ) eingesetzt werden.

Therapie: Die unkomplizierte, viral bedingte obstruktive Bronchitis wird symptomatisch (viel Flüssigkeit, Antipyretika) behandelt (keine Indikation für eine antibiotische Behandlung) und klingt in der Regel nach 6–8 Tagen ab. Bei starker Obstruktion mit Beeinträchtigung des Allgemeinbefindens sollten inhalative β$_2$-Sympathomimetika (z.B. Salbutamol), bei schwerem Verlauf zusätzlich Kortikoide (i.v., oral oder inhalativ, z.B. Fluticason) eingesetzt werden.

Prognose: Gute Prognose, aber oft langwieriger Verlauf.

Prognose: Oft langwieriger Verlauf bei insgesamt guter Prognose. Bei rezidivierendem Verlauf ist an ein Asthma bronchiale zu denken.

Chronische Bronchitis

▶ **Definition.**

▶ **Definition.** Eine eindeutige Definition der chronischen Bronchitis im Kindesalter existiert derzeit nicht. Die meisten Definitionen basieren auf persistierendem produktivem Husten für mindestens 12 Wochen. Allerdings ist eine derartige Definition, die für das Erwachsenenalter gilt, bei Kindern problematisch, da Kinder unter 6 Jahren kaum expektorieren und wesentlich häufiger als Erwachsene an Infekten der Luftwege erkranken. Die Diagnosestellung setzt voraus, dass andere Atemwegserkrankungen, wie z.B. Asthma bronchiale, Mukoviszidose, lokale Anomalien (Fremdkörper, postpneumonische Bronchiektasen, Bronchial-/Lungenfehlbildungen), Immundefekte (z.B. IgA-, IgG-Mangel), α$_1$-Antitrypsin-Mangel, Tuberkulose, chemische Reize oder eine Störung der mukoziliaren Clearance (Ziliendyskinesie) ausgeschlossen werden.

Ätiologie und Pathogenese: Oft führen Serien von Infekten, vor allem während der Wintermonate, zu lang anhaltendem Husten. Exposition gegen Zigarettenrauch scheint ein wesentlicher Risikofaktor zu sein.

Klinik: Die Kinder leiden unter anhaltendem, unterschiedlich starkem Husten. Fieber besteht im Rahmen von akuten, entzündlichen Exazerbationen.

Diagnostik: Da es sich um eine Ausschlussdiagnose handelt, müssen die entsprechenden diagnostischen Maßnahmen für o. g. Erkrankungen erfolgen.

Therapie: Eine spezifische Therapie gibt es nicht. Eine Exposition gegenüber Noxen wie z. B. Tabakrauch ist zu vermeiden.

Prognose: weitgehend unklar.

Akute Bronchiolitis

▶ **Definition.** Akute, virusinduzierte, obstruierende Entzündung der Bronchiolen, die fast ausschließlich beim Säugling auftritt.

Ätiologie und Pathogenese: Die Bronchiolitis wird in 80 % der Fälle durch RS-Viren verursacht, daneben kommen Metapneumoviren, Parainfluenza- und Adenoviren oder Mykoplasmen als Erreger infrage.

Klinik: Die Erkrankung beginnt mit den Zeichen eines unspezifischen Atemwegsinfekts mit mäßigem Fieber, Husten, abgeschwächtem Atemgeräusch und feinblasigen, endinspiratorischen Rasselgeräuschen. Im Verlauf treten Tachypnoe und Dyspnoe auf, erkennbar am Nasenflügeln (Ausstellen der Nasenflügel in der Inspirationsphase) und inspiratorischen Einziehungen im Jugulum und subkostal.

Diagnostik: Die Verdachtsdiagnose wird aufgrund des klinischen Bildes gestellt. Das Röntgenbild zeigt eine erhebliche Überblähung beider Lungenflügel sowie eine verstärkte Bronchialzeichnung im parahilären Bereich (Abb. **12.3**). Bei schwerem Verlauf sind in der Blutgasanalyse eine Hypoxie und Hyperkapnie nachweisbar.

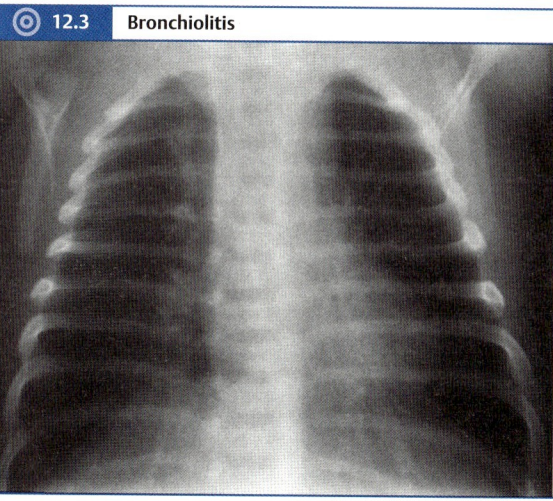

12.3 Bronchiolitis

Die Hili sind beidseits verdichtet als Folge der zugrunde liegenden viralen Entzündung. Die Zwerchfelle stehen tief (Hinweis auf Lungenüberblähung).

Therapie: Bei bestehender Atemnot sollten zusätzliche Belastungen wie Blutentnahmen vermieden werden. In Abhängigkeit von der Sauerstoffsättigung sollte die Atemluft mit Sauerstoff angereichert sein. Die Inhalation mit Epinephrin und ggf. hypertoner Kochsalzlösung oder β_2-Sympathomimetika hilft in Einzelfällen. CPAP kann versucht, Intubation und Beatmung sollten möglichst vermieden werden.

Prognose: Nach schwereren RS-Virus-Infektionen (Bronchiolitis und/oder Pneumonie) findet sich häufig eine Atemwegsobstruktion, die über Monate bis Jahre persistieren kann.

Ätiologie und Pathogenese: Meist rezidivierende chronische Infekte der Atemwege.

Klinik: Anhaltender Husten, bei akuten entzündlichen Exazerbationen evtl. Fieber.

Diagnostik: Ausschlussdiagnose.

Therapie: Eine spezifische Therapie gibt es nicht.

Prognose: weitgehend unklar.

Akute Bronchitis

▶ **Definition.**

Ätiologie und Pathogenese: Ursache ist meist eine Infektion mit RS-Viren.

Klinik: Zeichen eines unspezifischen Atemwegsinfekts, Bronchialobstruktion mit Tachypnoe und Dyspnoe (Nasenflügeln, inspiratorische Einziehungen im Jugulum und subkostal).

Diagnostik: Radiologisch erhebliche Überblähung beider Lungen und verstärkte parahiläre Bronchialzeichnung (Abb. **12.3**).

Therapie: Sauerstoffgabe, je nach Sauerstoffsättigung, ggf. hilfreich: Inhalation mit Epinephrin, hypertoner Kochsalzlösung oder β_2-Sympathomimetika.

Prognose: Eine persistierende Atemwegsobstruktion nach RS-Virus-Infektion ist möglich.

Bronchiektasen

▶ **Definition.** Bronchiektasen sind zylindrische oder sackförmige Erweiterungen, die einzelne Bronchien oder auch das gesamte Bronchialsystem betreffen können.

Ätiologie und Pathogenese: Bronchiektasen sind meist erworben. Häufe Ursachen sind: angeborene genetische Erkrankungen (zystische Fibrose [s. S. 314], primäre Ziliendyskinesie oder IgG-Mangel), nicht ausreichend behandelte Pneumonien, Bronchusobstruktion durch Fremdkörper, bronchiale Fehlbildungen sowie Kompressionen einzelner Bronchien durch vergrößerte Lymphknoten (z. B. bei Tuberkulose) oder abnorm verlaufende Gefäße.

Klinik: Es besteht chronischer, produktiver Husten, wobei ältere Kinder das Sputum expektorieren, Kinder unter 6 Jahren es hingegen meist verschlucken. Die mit den Bronchiektasen verbundene chronische Bronchitis führt gelegentlich zu akuten entzündlichen Exazerbationen mit Fieber. Bei ausgedehnten Bronchiektasen können Zeichen der Hypoxämie (z. B. Trommelschlegelfinger) auftreten.

Diagnostik: Auskultatorisch sind mittel- bis grobblasige, nicht klingende Rasselgeräusche feststellbar. Im Sputum lassen sich vorwiegend Haemophilus influenzae, Pneumokokken und Staphylokokken finden. Der Nachweis von Bronchiektasen gelingt am besten durch eine Computertomografie. Im Röntgenbild ist evtl. eine verstärkte Bronchialzeichnung zu sehen, wenn die Bronchiektasen wenig Schleim enthalten, kann das Röntgenbild aber auch unauffällig sein.

Therapie: Die Therapie richtet sich nach dem Ausmaß der Bronchiektasen. Bei **lokalisierten**, poststenotischen Bronchiektasen empfiehlt sich die Segment- oder Lappenresektion, um eine Ausbreitung des chronisch entzündlichen Prozesses zu verhindern. Vor der Resektion muss allerdings geprüft werden, ob die übrige Lunge frei von Bronchiektasen ist. Bei **generalisierten** Bronchiektasen werden eine symptomatische orale Antibiotikatherapie bei Exazerbationen und eine Physiotherapie durchgeführt.

Prognose: Bei lokalisierten Bronchiektasen wird der Patient durch die Resektion geheilt. Die Prognose bei generalisierten Bronchiektasen hängt im Wesentlichen von der Grundkrankheit ab.

Primäre Ziliendyskinesie

▶ **Synonym.** Syndrom der immotilen Zilien, PCD

▶ **Definition.** Angeborene ultrastrukturelle oder funktionelle Ziliendefekte, die zu einer Fehlfunktion mit eingeschränkter mukoziliarer Clearance führen.

Ätiologie und Pathogenese: Bei den häufigeren **ultrastrukturellen** Defekten sind in der Regel (> 80 %) die äußeren und/oder inneren Dyneinarme betroffen. Eine **funktionelle** Störung liegt vor, wenn die Bewegung der Zilien bei normaler Ultrastruktur unkoordiniert ist oder ganz fehlt. Die Ziliendyskinesie führt zu einer erheblichen Störung des Schleimtransports im Bronchialsystem, in der Tuba Eustachii und in den paranasalen Sinus. Bei etwa der Hälfte der Patienten bestehen Lateralisierungsdefekte (Heterotaxie) mit Situs inversus (**Kartagener-Syndrom**). Der Erbgang der ultrastrukturellen Defekte ist in den meisten Fällen autosomal-rezessiv. Die meisten bekannten krankheitsverursachenden Mutationen liegen in den Genen DNAI1 und DNAH5 und sind mit äußeren Dyneinarmdefekten assoziiert.

Klinik: Bei reifen Neugeborenen kommt es häufig zu transienten respiratorischen Problemen. Typisch ist eine persistierende Rhinitis. Die anhaltende Transportstörung führt zu chronisch produktivem Husten und Atemwegsobstruktionen, generalisierten Bronchiektasen sowie therapieresistenten Otitiden und chronischer Sinusitis. Da auch die kontraktilen Elemente in den Spermienschwänzen von der Anomalie betroffen sind, sind die männlichen Patienten infertil.

Diagnostik: Der Defekt lässt sich elektronenoptisch und durch Messung der Zilienschlagfrequenz aus Bürstenabstrichen und Biopsien der Nasen- oder Bronchial schleimhaut nachweisen. Bei der Beurteilung der Befunde muss man bedenken, dass auch sekundäre Strukturanomalien (z.B. bei Atemwegsinfektionen) vorkommen. Als nicht invasive Screening-Methode ist die Messung der nasalen Stickstoffmonoxid- (NO)Konzentration geeignet, die bei Patienten mit primärer Ziliendyskinesie meist erheblich verringert ist.

Therapie: Ziel der Therapie ist die Mobilisation und Expektoration des Bronchialsekrets durch Physiotherapie und durch Inhalation von Bronchodilatatoren. Bei infektiöser Exazerbation Antibiotikagabe.

Therapie: Physiotherapie, Inhalation von Bronchodilatatoren zur Mobilisation des Bronchialschleims.

Prognose: Bei suffizienter und frühzeitig einsetzender Therapie ist die Prognose in der Regel gut.

Prognose: Bei suffizienter frühzeitiger Therapie gut.

Asthma bronchiale

▶ **Definition.** Beim Asthma bronchiale kommt es zu einer reversiblen, vorwiegend anfallsweise auftretenden Atemwegsobstruktion. Diese ist Folge einer chronischen Entzündung, die auf einer Überempfindlichkeit des Bronchialsystems gegenüber verschiedenen immunologischen, physikalischen, chemischen oder pharmakologischen Reizen beruht.

▶ **Definition.**

▶ **Merke.** In Mitteleuropa liegt die Inzidenz des Asthmas bei etwa 10 %. Damit ist das Asthma bronchiale die **häufigste chronische Erkrankung im Kindesalter.** Im Kindesalter überwiegt das allergische Asthma.

▶ **Merke.**

Ätiologie und Pathogenese: Asthma ist eine **multifaktorielle** Erkrankung, die sich aus dem Zusammenspiel einer genetischen Prädisposition mit Umweltfaktoren manifestiert. Die Zunahme der allergischen Erkrankungen über die letzten Jahrzehnte sowie eine Anpassung der ursprünglich niedrigeren Allergiehäufigkeit in den neuen Bundesländern in den ersten Jahren der Wiedervereinigung in Deutschland weisen auf negative Einflüsse des westlichen Lebensstils hin, wobei die Einzelfaktoren noch unzureichend definiert sind.

Ätiologie und Pathogenese: Asthma ist eine **multifaktorielle** Erkrankung, bei der eine genetische Prädisposition und Umweltfaktoren eine wichtige Rolle spielen.

Die Obstruktion beim Asthmaanfall (Abb. 12.4) wird durch eine **Kontraktion** der glatten Bronchialmuskulatur, ein **Ödem** der Bronchialschleimhaut und eine **Hypersekretion** hervorgerufen. Die **frühe asthmatische Reaktion**, die akute Bronchokonstriktion, tritt wenige Minuten nach der Inhalation einer speziellen Noxe (z.B. Pollen, Tierepithel) auf. Sie wird beim intrinsischen (nicht allergischen) oder extrinsischen (allergischen) Asthma durch die IgE-vermittelte Aktivierung und Degranulierung (z.B. von Histamin) der Mastzellen und Granulozyten in der bronchialen Mukosa hervorgerufen.

Die Obstruktion wird durch **Kontraktion** der glatten Bronchialmuskulatur, **Ödem** der Bronchialschleimhaut und **Hypersekretion** hervorgerufen (Abb. 12.4).

Die **frühe asthmatische Reaktion**, die akute Bronchokonstriktion, tritt wenige Minuten nach Inhalation einer speziellen Noxe (z.B. Pollen) auf.

Parallel hierzu bewirken neu gebildete und freigesetzte Entzündungsmediatoren eine chronische Inflammation der Atemwege, die letztlich zur **asthmatischen Spätreaktion** führt (Abb. 12.4). Eine besondere Rolle spielen hier T-Lymphozyten, die für die Initiierung, Regulierung und Aufrechterhaltung der Immunreaktion und der begleitenden entzündlichen Reaktion im Verlaufe der Entwicklung des Asthmas verantwortlich sind. Dem Überwiegen der **Produktion von Th2-Zytokinen** schreibt man bei der Entstehung von Asthma eine besondere Bedeutung zu. Zu den Zytokinen, die eine besonders wichtige Rolle spielen, gehören IL-3, IL-4 , IL-5 und IL-13. Nachfolgend sind verschiedene Faktoren aufgeführt, die bei entsprechender Prädisposition Asthmaanfälle auslösen können:

Parallel hierzu bewirken neu gebildete, freigesetzte Entzündungsmediatoren eine chronische Inflammation der Atemwege, die zur **asthmatischen Spätreaktion** führt (Abb. 12.4). Eine besondere Rolle spielen hier T-Lymphozyten.

Asthmaanfälle auslösende Faktoren:

Neben den **Allergenen** werden Asthmaanfälle häufig durch **virale** und seltener auch durch bakterielle **Infektionen** der Atemwege ausgelöst. Man nimmt an, dass eine Schädigung der Schleimhaut durch virale Infektionen das Eindringen irritierender Noxen in die Submukosa erleichtert (Öffnung der Tight Junctions zwischen den Mukosazellen). **Körperliche Anstrengung** (z.B. Rennen, Schulsport) führt bei vielen Kindern mit Asthma zu einer zeitlich limitierten Bronchialobstruktion, die spontan wieder verschwindet. Die Abkühlung der Bronchialmukosa soll hierbei den spezifischen Reiz für die Auslösung der Obstruktion darstellen. Bei Patienten mit ausgeprägter bronchialer Hyperreagibilität können verschiedenste **unspezifische Reize** zur Atemwegsobstruktion führen, z.B. kalte, trockene Luft, Nebel, Rauch (speziell Zigarettenrauch) oder willkürliche Hyperventilation. Mit zunehmender Krankheits-

Neben **Allergenen** sind **virale** und seltener bakterielle **Infektionen** Auslöser. **Körperliche Anstrengung** (z.B. Rennen) führt bei vielen Kindern mit Asthma zu einer zeitlich limitierten Bronchialobstruktion, die spontan wieder verschwindet.

Bei Patienten mit ausgeprägter bronchialer Hyperreagibilität können verschiedenste **unspezifische Reize** (z.B. Kälte, Zigarettenrauch) zur Atemwegsobstruktion führen. **Psychische Faktoren** können vor allem bei älteren Kindern als Auslöser relevant sein.

12.4 Pathogenese des Asthma bronchiale

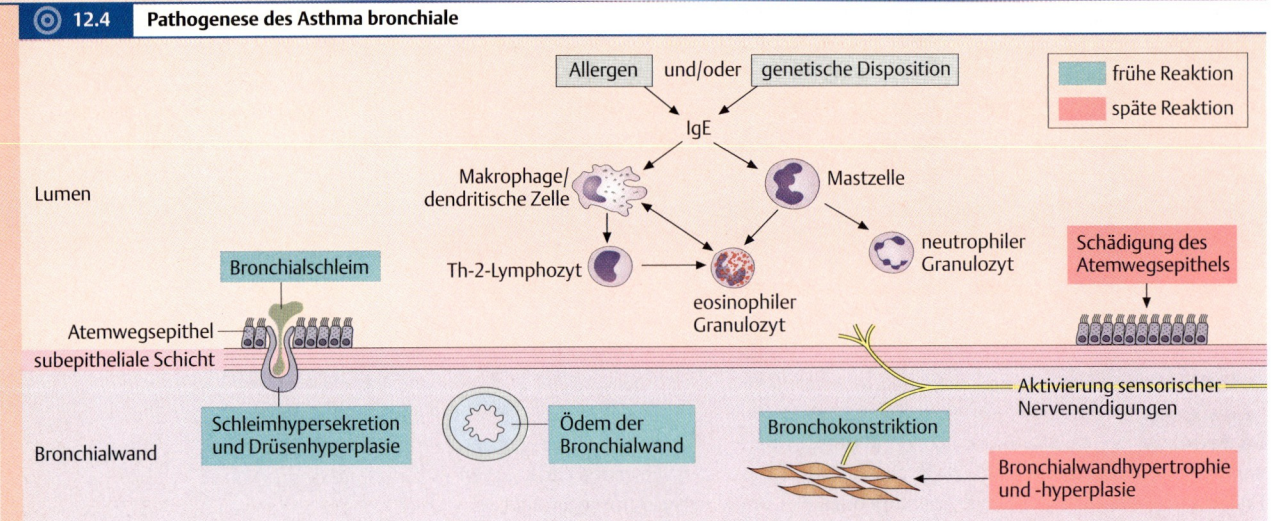

Die **frühe asthmatische Reaktion** wird durch eine IgE-vermittelte Aktivierung und Degranulierung der Mastzellen in der bronchialen Mukosa hervorgerufen. Die hierdurch freigesetzten Histamine, Prostaglandine und Leukotriene bewirken eine Veränderung der Atemwege mit Bronchialwandödem, Bronchokonstriktion und Hypersekretion. Daneben führen diese Mediatoren zur Rekrutierung von eosinophilen und neutrophilen Granulozyten. Parallel zu diesem Vorgang differenzieren sich bevorzugt Th2-Lymphozyten (über aktivierte Makrophagen und dendritische Zellen), deren Zytokine (insbesondere IL-3, -4, -5 und -13) eosinophile Granulozyten, Alveolarmakrophagen und T-Lymphozyten aktivieren. Die im Folgenden freigesetzten vielfältigen Mediatoren halten die Entzündungsreaktion aufrecht und führen zur **asthmatischen Spätreaktion** mit chronischen strukturellen Veränderungen der Atemwege wie einer Bronchialwandhypertrophie, Atemwegsepithelverlust sowie Aktivierung sensorischer Nervenendigungen.

Klinik: Symptome sind Husten, Tachypnoe und Dyspnoe, deren Ausprägung mit zunehmender Schwere der Obstruktion zunimmt.

Durch die erschwerte Atmung kommt es inspiratorisch zu jugulären, interkostalen und epigastrischen Einziehungen.

Bei einem **schweren Asthmaanfall** sitzen die Patienten aufrecht, die Atemhilfsmuskulatur kommt zum Einsatz. Bei der Auskultation fallen ein **verlängertes Exspirium** sowie **giemende und brummende Atemnebengeräusche** auf. Der Klopfschall ist **hypersonor**.

Der **Status asthmaticus** ist ein schwerer Anfall, der nicht auf konventionelle Therapie anspricht. Eine **chronische Obstruktion** kann über Monate andauern und von einzelnen Exazerbationen, z. B. durch körperliche Anstrengung oder Allergen-Exposition, überlagert werden.

Diagnostik: Die Diagnose des akuten Asthmaanfalls wird durch die klinische Untersuchung gestellt. Die Blutgasanalyse zeigt zu Beginn häufig eine Hypokapnie.
Der erste und wichtigste Schritt bei der Abklärung der Ätiologie ist die Erhebung einer **differenzierten Anamnese** (inkl. Familienanamnese).

dauer und -schwere treten sekundäre psychische Irritationen im Hinblick auf die angstbesetzten Erlebnisse auf. **Psychische Faktoren** können als Auslöser vor allem bei älteren Kindern relevant sein.

Klinik: Der Asthmaanfall beginnt mit Husten und Tachypnoe. Nach kurzer Zeit tritt Atemnot hinzu, deren Schwere vom bronchokonstriktorischen Reiz (z. B. Ausmaß der Allergenbelastung) sowie von der Reaktionsbereitschaft, d. h. bei Allergikern dem Grad der Sensibilisierung, abhängt.
Durch die erschwerte Atmung kommt es inspiratorisch zu jugulären, interkostalen und epigastrischen Einziehungen. Der Thorax steht in Inspirationsstellung, das Exspirium ist verlängert. Die Kinder haben einen ängstlichen Gesichtsausdruck, oft ist eine leichte Wangenzyanose sichtbar.
Bei einem **schweren Asthmaanfall** sitzen die Patienten aufrecht, die Augen sind angstvoll geweitet. Die Arme werden aufgestützt, Schulter- und Halsmuskulatur kommen als Atemhilfsmuskulatur zum Einsatz. Mit zunehmender Schwere nimmt die Zyanose zu. Bei der Auskultation fallen ein **verlängertes Exspirium** sowie **giemende und brummende Atemnebengeräusche** auf. Mit Zunahme der Obstruktion können Atemnebengeräusche auch fehlen (sog. stumme Lunge). Im Verlauf des Asthmaanfalls sind außerdem zunehmende nicht klingende Rasselgeräusche als Folge der bronchialen Hypersekretion auskultierbar. Der Klopfschall ist **hypersonor**.
Der **Status asthmaticus** ist definiert als schwerer Anfall, der nicht auf konventionelle therapeutische Maßnahmen reagiert.
Eine **chronische Obstruktion** kann über Monate andauern und von einzelnen Exazerbationen, z. B. durch körperliche Anstrengung oder Allergen-Exposition, überlagert werden. Oft gelingt die Diagnose nur durch sorgfältige Auskultation und Lungenfunktionsuntersuchungen. Typisches klinisches Zeichen ist der Thorax piriformis sowie die Harrison-Furche (Einziehung der Flanken mit Vorwölbung des kranialen Sternumanteils durch den verstärkten inspiratorischen Zug des Zwerchfells).

Diagnostik: Die Diagnose des akuten Asthmaanfalls wird durch die klinische Untersuchung gestellt. Die Blutgasanalyse zeigt im Anfangsstadium eher eine Hypokapnie, im mittleren Stadium besteht eine zunehmende Hypoxie; im schweren Stadium kann, vor allem bei längerer Dauer, eine globale Ateminsuffizienz mit zunehmender Hypoxie und Hyperkapnie auftreten.
Der erste und wichtigste Schritt bei der Abklärung der Ätiologie ist die Erhebung einer **differenzierten Anamnese**, einschließlich der **Familienanamnese**. Situation

und Umstände sowie Tages- und Jahreszeit, in denen die Asthmaanfälle auftreten, liefern hier entscheidende Hinweise. Außerdem sind die Einschätzung des Schweregrades der einzelnen Anfälle und der Verlauf, speziell die Frage, ob eine Normalisierung der Lungenfunktion im Intervall zwischen den Anfällen erreicht wird, wichtig.
Die **Lungenfunktionsdiagnostik**, die etwa ab dem 6. Lebensjahr durchgeführt werden kann, zeigt im akuten Anfall einen erhöhten Atemwegswiderstand, eine Verminderung von Einsekundenkapazität (FEV_1) und Peak-Flow sowie ein vergrößertes thorakales Gasvolumen. Bei anhaltender geringgradiger Obstruktion können die Erhöhung des thorakalen Gasvolumens sowie eine Verminderung der Einsekundenkapazität (Tiffeneau-Test) und der maximalen Flussrate bei forcierter Exspiration die einzigen Hinweise sein.

Bei der Diagnosestellung und Therapiesteuerung kann die Messung des exhalierten Stickstoffmonoxids (NO) hilfreich sein, das vor allem bei atopischen Asthmatikern (mit Eosinophilie der Atemwege) häufig erhöht ist.
Bei Erstdiagnose wird eine **Röntgenaufnahme** zum Ausschluss chronischer Lungenveränderungen, wie sie bei anderen Erkrankungen auftreten, durchgeführt.
Das Vorliegen von **Allergien** kann durch Hauttests (Prick-/Intrakutan-Testung) und den Nachweis von spezifischen IgE-Antikörpern im Serum mittels **R**adio-**A**llergo-**S**orbent-**T**est (RAST) gesichert werden. Bei bestehender Atemwegsobstruktion wird die Reversibilität nach Inhalation eines β₂-Agonisten (Salbutamol) getestet. In Sonderfällen, z.B. bei Diskrepanz zwischen Anamnese und Ergebnissen der Lungenfunktions- und Allergiediagnostik, kann ein bronchialer Provokationstest durchgeführt werden: Der Patient inhaliert hierbei im beschwerdefreien Intervall unter kontrollierten Bedingungen und in steigender Konzentration ein Aerosol, welches das verdächtige Allergen enthält. Währenddessen wird wiederholt die Lungenfunktion überprüft. Da Provokationstests eine gewisse Kooperation voraussetzen, können sie erst ab dem 7.–8. Lebensjahr durchgeführt werden.

Eine **Überempfindlichkeit des Bronchialsystems** kann durch Inhalation von Histamin oder Methacholin in steigender Konzentration bis zu einem Schwellenwert, der auch bei Gesunden zur Obstruktion führt, geprüft werden. Dem gleichen Zweck dient die Inhalation von Kaltluft. Die Bereitschaft des Bronchialsystems, auf **körperliche Belastung** mit einer Bronchialobstruktion zu reagieren, kann unter kontrollierten Bedingungen auf dem Laufband oder Fahrradergometer untersucht werden. Das **Infektasthma** kann nur durch Verlauf und Anamnese diagnostiziert werden.

Differenzialdiagnose: Die wichtigste Differenzialdiagnose des **akuten Asthmaanfalls** im Kindesalter ist die Aspiration, die ebenfalls eine allgemeine Bronchialobstruktion hervorrufen kann. Hinweisend auf eine Fremdkörperaspiration sind eine einseitige Verminderung des Atemgeräusches sowie einseitig verminderte Thoraxexkursionen. Die Ventilationsverminderung ist radiologisch nachweisbar. Wenn sich der Verdacht auf Fremdkörperaspiration nicht ausräumen lässt, sollte eine Bronchoskopie durchgeführt werden.
Als Differenzialdiagnose der **chronischen Obstruktion**, verbunden mit anfallsweise auftretender Atemnot, muss vor allem die Mukoviszidose ausgeschlossen werden (Schweißtest, s. S. 317), aber auch andere Ursachen einer chronischen Bronchitis.

Allgemeine Therapie: Ein wichtiges Therapieprinzip ist die Vermeidung von Allergenen und irritierenden Noxen. Eltern asthmatischer Kinder sollten nicht rauchen, es sollten keine felltragenden Haustiere oder Vögel gehalten werden, Staubfänger wie Teppichböden oder Polstermöbel sollten aus dem Schlafzimmer des Kindes entfernt werden. Besonders bei Kindern mit Hausstaubmilbenallergie sollten außerdem das Bettzeug und die Matratze mit einer milbendichten Bettwäsche überzogen sein.
Bewährt hat sich außerdem die pädagogische Führung der Kinder und ihrer Eltern im Rahmen einer sog. **Asthmatiker-Schulung**. In diesen Kursen werden den Kindern und ihren Eltern der sachgemäße Umgang mit Therapiehilfsmitteln (z.B. Dosier-Aerosol, Vernebler) sowie Entspannungstechniken vermittelt und trainiert. So wird z.B. die Wahrnehmung für den Schweregrad der Obstruktion geschärft, um in entsprechenden Situationen besser reagieren zu können. Darüber hinaus lernen die Patienten und ihre Eltern in einem gewissen Rahmen, selbst über Änderungen in der Therapie zu entscheiden.

Allgemeine Pharmakotherapie: Broncholytika eignen sich für die Therapie des akuten Anfalls und für die Dauertherapie.

Lungenfunktionsdiagnostik: Im akuten Anfall ist der Atemwegswiderstand erhöht, Einsekundenkapazität und Peak-Flow sind vermindert.

Eine **Röntgenaufnahme** wird bei Erstdiagnose durchgeführt.

Allergiediagnostik: Bei Verdacht auf allergisches Asthma werden Prick-, Intrakutan-Test oder RAST sowie in Sonderfällen bronchiale Provokationstests mit Allergenen (erst ab dem 7.–8. Lebensjahr) durchgeführt.

Histamin oder Methacholin und Kaltluft können zur Diagnostik einer **Überempfindlichkeit des Bronchialsystems** eingesetzt werden. Belastungstests (z.B. Laufband) kommen bei Verdacht auf **Anstrengungsasthma** zur Anwendung.

Differenzialdiagnose: Eine Fremdkörperaspiration (s. S. 317) kann zu einem ähnlichen Bild wie ein **akuter Asthmaanfall** führen (Ausschluss durch sorgfältige Auskultation und radiologische Untersuchungen).

Bei **chronischer Obstruktion** ist differenzialdiagnostisch u. a. auch die Mukoviszidose abzugrenzen (s. S. 314).

Allgemeine Therapie: Das wichtigste Therapieprinzip ist die Vermeidung von Allergenen und irritierenden Noxen (Rauchen!).

Bewährt hat sich außerdem die pädagogische Führung der Kinder und ihrer Eltern im Rahmen einer sog. **Asthmatiker-Schulung**.

Allgemeine Pharmakotherapie: Broncholytika (Akut- und Dauertherapie):

- **β₂-Sympathomimetika** bewirken eine Tonusverminderung der Bronchialmuskulatur und hemmen die Freisetzung von Mediatoren aus den Mastzellen. Sie werden in der Regel inhalativ verabreicht und besitzen eine große therapeutische Breite. Die häufigsten Nebenwirkungen sind Tremor und Tachykardie. Man unterscheidet **kurz wirksame** (Salbutamol) von **lang wirksamen** β₂-Sympathomimetika (z. B. Salmeterol und Formoterol). Lang wirksame β₂-Sympathomimetika sollten nur in Kombination mit inhalativen Steroiden, vor allem in der Dauertherapie älterer Kinder eingesetzt werden. Die inhalative Applikation von β₂-Mimetika kann über einen Kompressionsvernebler, durch ein Dosier-Aerosol oder Pulverinhalatoren erfolgen. Dosier-Aerosole und Pulverinhalatoren haben vor allem den Vorteil, dass sie auch außer Haus angewendet werden können. Ihre Wirksamkeit hängt entscheidend von der Durchführung der Inhalation ab.

▶ **Praktischer Tipp.** Der Patient sollte nach maximaler Exspiration das Dosier-Aerosol-Gerät an die Lippen setzen und mit dem Beginn der folgenden langsamen Inspiration den Sprühstoß auslösen. Nach Beendigung der tiefen Inspiration sollte er 10 Sekunden lang den Atem anhalten. Auf diese Weise ist eine optimale Verteilung des Wirkstoffs im Bronchialsystem zu erwarten. Diese Technik kann natürlich von vielen Patienten, insbesondere jüngeren Kindern, nicht durchgeführt werden. In diesem Fall bieten sich verschiedene Hilfen an. Bei Verwendung eines sog. **Spacers** wird der Sprühstoß zunächst in einen kugeligen oder zylindrischen Behälter abgegeben, aus dem der Patient in mehreren Atemzügen das Aerosol inhalieren kann. Eine weitere Alternative besteht in der Anwendung von Dosier-Aerosolen, bei denen die Auslösung des Sprühstoßes durch den Einatemzug des Patienten getriggert wird. Dies garantiert die zeitgerechte Freisetzung des Wirkstoffes. Der Effekt schnell wirkender β₂-Sympathomimetika tritt innerhalb von Minuten ein und hält bei Salbutamol 4–6 Stunden an.

- **Anticholinergika**, wie die Atropin-Derivate Ipratropiumbromid und Oxitropiumbromid, blockieren die vagal ausgelöste Bronchialobstruktion. Damit ein ausreichender lokaler Wirkspiegel erreicht wird, müssen sie inhaliert werden. Die Dosierung von Ipratropiumbromid beträgt bei inhalativer Anwendung 0,01–0,02 mg (3–4-mal/d.).

Anti-inflammatorisch wirksame Medikamente sind vor allem für die prophylaktische Anwendung geeignet.

- **Glukokortikoide** hemmen die Neubildung von Reaktionsmediatoren und sind eine potente Alternative in der Dauertherapie des Asthma bronchiale. Inhalative Kortikosteroide wie Fluticason, Budesonid, Beclometason und Ciclesonide minimieren die systemischen Nebenwirkungen im Vergleich zu oralen Steroiden.
- **Leukotrien-Rezeptorantagonisten:** Leukotriene sind wesentliche Mediatoren der asthmatischen Reaktion. Montelukast, der derzeit einzige in Deutschland zugelassene Leukotrienantagonist, steht als Granula, Kau- und Filmtablette zur Verfügung. Die Dosierung beträgt 4 mg/d bei Kindern zwischen 2 und 5 Jahren, 5 mg/d ab dem 6. Lebensjahr und 10 mg/d ab dem 15. Lebensjahr. Montelukast hat einen kortikoidsparenden Effekt.
- **Dinatriumcromoglicinsäure (DNCG) und Nedocromil:** Die Hauptwirkung besteht in der Hemmung der Histaminfreisetzung aus Mastzellen. Beide Substanzen werden inhalativ appliziert, aber wegen mangelnder Wirksamkeit kaum noch eingesetzt.

Immuntherapie (Hyposensibilisierung): Diese Therapie ist nur bei allergisch bedingtem Asthma wirksam und setzt eine exakte Allergiediagnostik und den Nachweis der Aktualität des Allergens voraus. Die parenterale Zufuhr (i. d. R. subkutane Injektion) modifizierter Allergene in geringen Mengen bewirkt, dass die Patienten gegenüber dem Allergen eine Toleranz entwickeln. Bei bestimmten Allergenen führt die Hyposensibilisierung zur Bildung von spezifischen blockierenden IgG-Antikörpern. Die Erfolgsaussichten liegen z. B. bei der Pollenallergie bei 50–80 %. Eine Hyposensibilisierung ist auch als sublinguale Immuntherapie (SLIT) möglich.

Anti-IgE-Therapie: Bei dem Wirkstoff Omalizumab (Xolair) handelt es sich um einen rekombinanten humanisierten Anti-IgE-Antikörper der Maus, der alle 4 Wochen als subkutane Injektion appliziert wird. Omalizumab verhindert die IgE-vermittelte allergische Reaktion durch Bindung an freies IgE im Blut und Blockade der IgE-

Rezeptorstellen. Dieses Medikament, das zur Therapie von mittlerem bis schwerem Asthma bei Erwachsenen und Jugendlichen ab 12 Jahren zugelassen ist, verspricht eine sinnvolle Ergänzung bisheriger Medikamente zu sein.

Spezielle Pharmakotherapie: Für die Behandlung des Asthma bronchiale im Kindesalter wurde ein Stufenplan entwickelt (Abb. **12.5**). Über die Therapie entscheidet jetzt die Asthmakontrolle und nicht der Schweregrad. Zur Therapie des akuten schweren Asthmaanfalls s. Tab. **12.4**.

Spezielle Pharmakotherapie: Stufenplan s. Abb. **12.5**. Therapie des akuten schweren Asthmaanfalls s. Tab. **12.4**.

12.5 Stufentherapie bei Kindern und Jugendlichen mit Asthma bronchiale (modifiziert nach der Nationalen Versorgungsleitlinie Asthma)

Stufe 1	Stufe 2	Stufe 3	Stufe 4	Stufe 5
Bedarfstherapie kurzwirksames β_2-Sympathomimetikum *alternativ oder zusätzlich:* **Anticholinergikum**				
Dauertherapie keine	**Dauertherapie** inhalatives Kortikosteroid (niedrigdosiert) *oder* Leukotrienantagonist	**Dauertherapie** inhalatives Kortikosteroid (mitteldosiert) *oder* inhalatives Kortikosteroid (niedrig- bis mitteldosiert) + Leukotrienantagonist oder langwirksames β_2-Sympathomimetikum	**Dauertherapie** inhalatives Kortikosteroid (hochdosiert) *oder* inhalatives Kortikosteroid (mittel- bis hochdosiert) + Leukotrienantagonist und langwirksames β_2-Sympathomimetikum	**Dauertherapie** inhalatives Kortikosteroid (hochdosiert) *oder* inhalatives Kortikosteroid (mittel- bis hochdosiert) + Leukotrienantagonist und langwirksames β_2-Sympathomimetikum *zusätzlich:* orale Kortikosteroide (niedrigste wirksame Dosis)

12.4 Medikamentöse Therapie des akuten schweren Asthmaanfalls (bei negativer Erfolgskontrolle jeweils nächsten Schritt wählen)

Schritte	Therapie
1. Schritt: β_2-Sympathomimetikum inhalativ über ein elektrisches Aerosolgerät	Salbutamol (Sultanol) 1 Tropfen/Lebensjahr (max. 20 Tropfen) verdünnt mit 2 ml NaCl 0,9 % Inhalation maximal alle 10–20 min in der 1. Stunde, alle 30 min in der 2. Stunde, dann stündlich Achtung: auf Tremor und Unruhe des Patienten achten, Kontrolle der Herzfrequenz
2. Schritt: Prednisolonäquivalent i. v. oder p. o.	Prednisolon i. v. 1–2 mg/kgKG initial, dann 1–2 mg/kgKG alle 6 h (oder Prednison p. o.)
3. Schritt: Anticholinergika inhalativ gemeinsam mit Salbutamol über ein elektrisches Aerosolgerät	Ipratropiumbromid (Atrovent) bei mangelndem Ansprechen auf β_2-Mimetika < 6 Jahre: 100 µg; 6–12 Jahre: 250 µg; > 12 Jahre: 500 µg Inhalation max. alle 4 (–6) h oder als Dosier-Aerosol (1–2 Hübe mit je 20 µg)
4. Schritt: Magnesium i. v.	Magnesiumsulfat i. v. (25–50 mg/kgKG, max. 2 g pro Gabe) über 20 min unter Monitorkontrolle bei Bradykardie < 100/min → Infusion stoppen; alternativ auch inhalativ
5. Schritt: Theophyllin (wässriges) i. v.	Theophyllin (Bronchoparat) Bolus, i. v. über 5 min; bei Vorbehandlung mit Theophyllin 2–3 mg/kgKG, sonst 5–6 mg/kgKG Theophyllin (Bronchoparat) Dauerinfusion 0,4–1,0 mg/kgKG/d (15–20 mg/kgKG/d); alternativ: Theophyllin (Bronchoparat) i. v. Lösung als Trinkampulle Achtung: Blutspiegelkontrolle bei Aufnahme und immer nach 1–2 h und 12 h.

Merke: Bei Erfolglosigkeit oder initial lebensbedrohlichem Anfall Übernahme auf Intensivstation und folgende zusätzliche Therapieoptionen erwägen: Salbutamol i. v. 1 µg/kgKG/min (kann alle 15 min um 1 µg/kgKG/min bis max. 10 µg/kgKG/min gesteigert werden). Eine Intubation sollte möglichst vermieden werden. Bei Notwendigkeit einer Sedierung: Ketamin (Bronchodilatation).

Supportive Therapie des akuten schweren Asthmaanfalls:
Beruhigung des Patienten, Oberkörperhochlagerung
rechtzeitige O_2-Gabe (2–4 l/min über Maske oder Nasensonde), da die Inhalation mit Salbutamol die O_2-Sättigung senkt
Rehydratation (bis 10 ml/kgKG in der 1. Stunde), danach altersgerechter Erhaltungsbedarf mit kaliumhaltiger Infusion

Prognose: Etwa 40% der kindlichen Asthmatiker sind nach der Pubertät beschwerdefrei. Die Prognose ist umso ungünstiger, je schwerer das Asthma primär ist. Todesfälle durch Asthma sind im Kindesalter eine Rarität und beruhen zumeist auf mangelnder Compliance.

▶ **Klinischer Fall.** Seit 3 Jahren besteht bei einem 8-jährigen Jungen während der Monate März/April und Juni/Juli bei Aufenthalt im Freien und bei schönem Wetter Luftnot mit pfeifenden Atemnebengeräuschen. Bei der Vorstellung im September war das Atemgeräusch normal. Die Mutter leidet an Heuschnupfen. Im Prick-Test wurde eine signifikante Reaktion auf Baum- sowie Kräuterpollen nachgewiesen, sodass die Diagnose eines allergischen, polleninduzierten Asthmas gestellt wurde. Durch eine Behandlung mit Budesonid-Pulver-Inhalation 2-mal täglich sowie im Bedarfsfall Salbutamol aus einem Dosier-Aerosol wurde der Patient im folgenden Jahr beschwerdefrei.

Mukoviszidose

▶ **Synonyme.** Zystische Fibrose, Cystic Fibrosis, CF

▶ **Definition.** Genetische Erkrankung der exokrinen Drüsen mit vorwiegender Beteiligung von Bronchien und Verdauungstrakt.

Ätiologie und Pathogenese: Die autosomal-rezessiv vererbte Erkrankung stellt eine der häufigsten angeborenen Stoffwechselerkrankungen der weißen Rasse dar. Ihr liegt ein Gendefekt auf dem langen Arm von Chromosom 7 zugrunde. Das **CFTR-Gen** (**c**ystic **f**ibrosis **t**ransmembrane conductance **r**egulator gene) codiert für ein Protein, das den transmembranösen Fluss von **Chlorid** reguliert. Über 1 800 Mutationen sind beschrieben, von denen **Mutation F508del** in heterozygoter oder homozygoter Form bei Weitem am häufigsten ist. Weitere genetische sowie exogene Faktoren (Infektionsabläufe, Ernährung, Therapie, soziales Umfeld) sind für die Variabilität im klinischen Verlauf der zystischen Fibrose verantwortlich.

Pathophysiologie: Das Fehlen von CFTR führt in betroffenen Drüsenorganen zur verminderten Chloridsekretion und vermehrter Natriumabsorption, bzw. in den Schweißdrüsen zur Bildung eines hypertonen Endschweißes mit erhöhter Natrium- und Chloridkonzentration. Dies resultiert in Dehydratation der Sekrete und verminderter Sekret-Clearance. Die Ausführungsgänge verstopfen, reaktive Entzündungen zerstören die Organe und führen progredient zum Funktionsverlust (Abb. **12.6**).
In den **Atemwegen** führt die Dehydratation der epithelialen Flüssigkeit zu Funktionsverlust der respiratorischen Zilien und sekundärer Reduktion der mukoziliären Clearance. Der verminderte Abtransport inhalierter Erreger bedingt rekurrierende Infekte durch Viren und Bakterien. Die daraus resultierende neutrophile Entzündung persistiert und führt über die verstärkte Produktion von Proteasen, insbesondere der **neutrophilen Elastase**, zu einer (proteolytischen) Schädigung der Atemwege (Bildung von Bronchiektasen) und des Lungengewebes. Unter den bakteriellen Erregern dominieren Staphylococcus aureus, Haemophilus influenzae und Pseudomonas aeruginosa; Burkholderien oder Stenotrophomonas werden zunehmend nachgewiesen. Chronische Infektionen potenzieren die bronchiale Entzündung und haben eine vermehrte Sekretproduktion zur Folge, die wiederum die bronchiale Infektion begünstigt. Zähflüssiges, eitriges Sputum verlegt die Bronchiallumina, sammelt sich in Bronchiektasen und führt zu Belüftungsstörungen. Durch den fortschreitenden Untergang des Bronchialepithels und der Alveolen kommt es schließlich zu **respiratorischer Insuffizienz** mit chronischer Hypoxie und Hyperkapnie.
Das exokrine Drüsengewebe des **Pankreas** wird durch Gangobstruktion und Entzündung zerstört (zystische Fibrose). Schon postnatal werden kaum noch Verdauungsenzyme in das Duodenum abgegeben. Abhängig vom Ausmaß der Achylie leidet das Neugeborene bald an einer Fehlverdauung (**Maldigestion**) mit aufgetriebenem Abdomen, übel riechenden Fettstühlen und **Gedeihstörung**. Ist bereits intrauterin die Verdauung des albuminhaltigen Fruchtwassers gestört, kann zähes Mekonium den distalen Dünndarm verstopfen. Das anschließende Kolon bleibt hypoplastisch (Mikrokolon) und das Kind kann mit **Mekoniumileus** geboren werden.

12.6 Pathogenese der Mukoviszidose

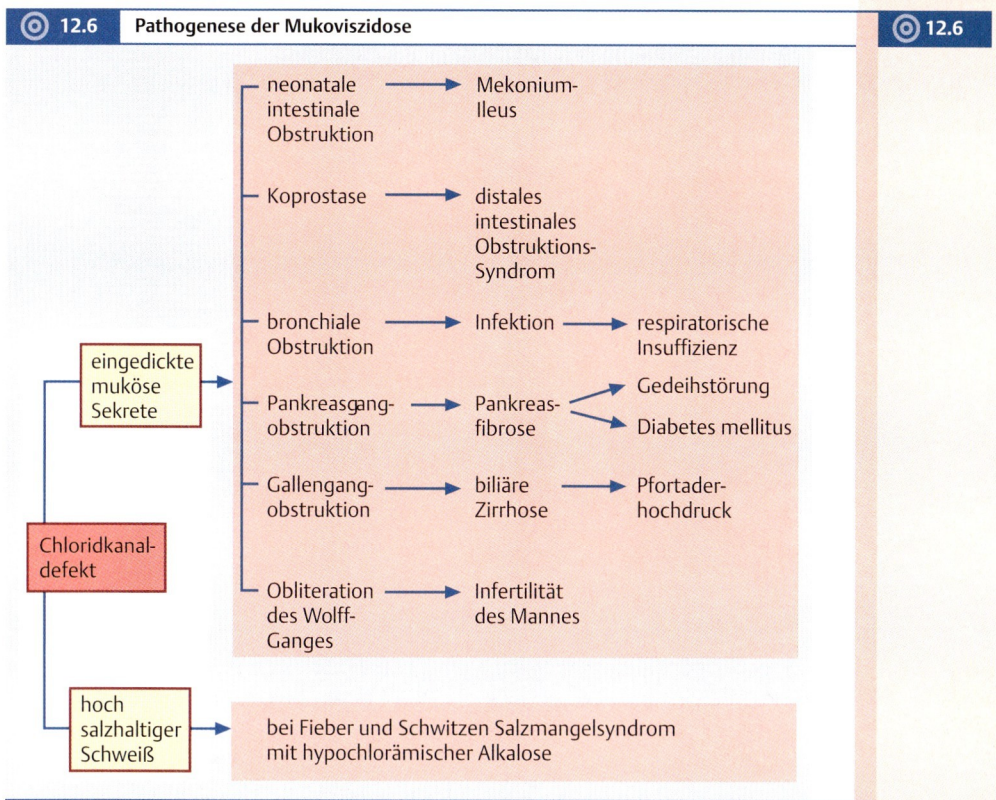

Die hormonproduzierenden Zellen der **Langerhans-Inseln** bleiben, auch bei totalem fibrozystischem Umbau des Pankreas, meist im ersten Lebensjahrzehnt aktiv. Mit Abnahme der insulin- und glukagon- produzierenden Zellen sowie Zunahme der peripheren Insulinresistenz stellt sich aber eine erhebliche Störung der Glukosetoleranz ein.

Im Bereich der **Leber** sind Abfluss und Zusammensetzung der Galle gestört. Eine nur langsam fortschreitende **Cholestase** und vereinzeltes Auftreten von **Gallensteinen** lassen die Leberbeteiligung zunächst zweitrangig erscheinen. Im weiteren Verlauf kann aber mit der Entwicklung einer **biliären Zirrhose** mit **Pfortaderhochdruck** und später mit Ösophagusvarizen gerechnet werden.

Weitere betroffene Organe sind die **Schweißdrüsen** (hoher NaCl-Gehalt des Schweißes), die **Keimdrüsen des Mannes** (Ductus-deferens-Obliteration mit **Infertilität**), die **Nase** und ihre **Nebenhöhlen** (Polypen, Sekretverlegung) sowie die **Schleimdrüsen des Darmes** (**Mekoniumileus**, distale intestinale Obstruktion).

Häufigkeit: Die Inzidenz der Mukoviszidose liegt bei der **weißen (kaukasischen) Bevölkerung** bei ca. **1:3000** Neugeborenen, bei der schwarzen Bevölkerung um 1:20000 und bei Angehörigen asiatischer Bevölkerungen über 1:100000. Knapp 5% aller weißen Menschen sind heterozygote Merkmalsträger, aber phänotypisch gesund.

Klinik: Leitsymptome der Mukoviszidose zeigt Tab. **12.5**.

▶ **Merke.** Chronische Durchfälle mit Gedeihstörung, chronischer produktiver Husten sowie eine salzig schmeckende Haut lenken den Verdacht auf eine Mukoviszidose.

Der **Mekoniumileus** des Neugeborenen, der **hohe NaCl-Gehalt des Schweißes** und die **Infertilität** des CF-kranken Mannes sind pathognomonisch für die Mukoviszidose.

Häufigkeit: Die Inzidenz bei der **weißen Bevölkerung** liegt bei **1:3000**; Heterozygotenfrequenz 1:25–30. Heterozygote sind phänotypisch gesund.

Klinik: Leitsymptome, s. Tab. **12.5**.

▶ **Merke.**

12.5 Leitsymptome der Mukoviszidose

Maldigestion	• chronische, faulig stinkende, voluminöse Durchfälle • vorgewölbtes Abdomen (Abb. **12.7a**) • Gedeihstörung und dauernder Hunger
chronische Bronchitis	• produktiver Husten • Atemnot • Trommelschlegelfinger und Uhrglasnägel (Abb. **12.7b**)

12.7 Beispiele typischer klinischer Aspekte bei Mukoviszidose

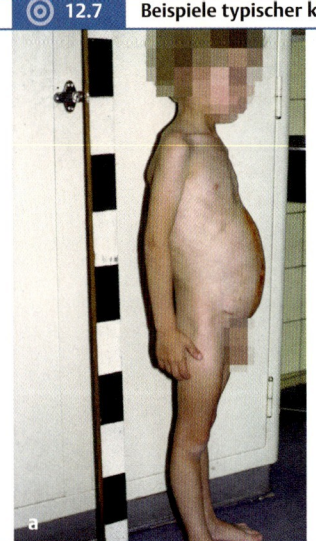

a 5½-jähriger Junge mit Mukoviszidose; großes Abdomen, dünne Extremitäten.
b Trommelschlegelfinger und Uhrglasnägel bei Mukoviszidose.

Salzverlust über die Haut führt leicht zur **hypochlorämischen Alkalose**. Ein **Rektumprolaps** durch zähe Stuhlmassen kommt im Kindesalter fast nur bei der Mukoviszidose vor. Mehren sich die **pulmonalen Infekte**, stellt sich schließlich eine chronische bakterielle Pneumonie ein (Abb. **12.8**).

Bereits beim Baby schmeckt die **Haut salzig**. Salzverlust beim Schwitzen durch Fieber, Krankengymnastik oder hohe Außentemperaturen führen leicht zur **hypochlorämischen Alkalose**. Ein **Rektumprolaps** durch zähe Stuhlmassen kommt im Kindesalter fast nur bei der Mukoviszidose vor. Die Muskulatur ist schwach und hypoton, das Unterhautfett dünn. Chronischer produktiver Husten sowie prolongierte Atemwegsinfekte sind typische Zeichen der pulmonalen Erkrankung. Mehren sich die **pulmonalen Infekte**, stellt sich schließlich eine chronische bakterielle Pneumonie ein (Abb. **12.8**) und Appetit und Nahrungsaufnahme nehmen ab. Es manifestiert sich ein Circulus vitiosus, bei dem Hypoxie, Energie- und Substratmangel, eine **übermäßige Atemarbeit** sowie allgemeine Schwäche, diffuse Schmerzen, aber auch Substanzverluste durch Stuhl und Sputum zum körperlichen und psychischen Verfall des Patienten führen.

12.8 Röntgenthoraxbefunde bei Kindern mit Mukoviszidose

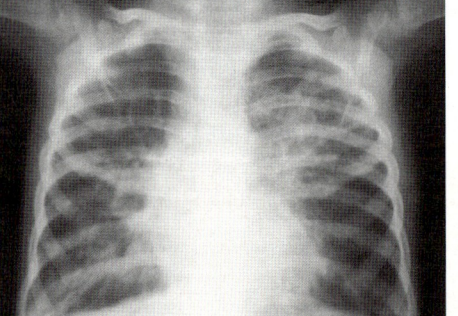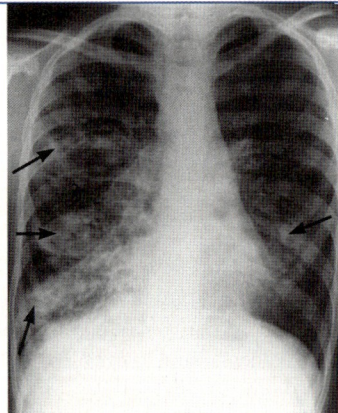

a 2-jähriges Mädchen mit Mukoviszidose: Atelektase rechts, beidseitige Bronchopneumonie durch RS-Viren.
b 14-jähriges Mädchen mit Mukoviszidose: schwerste Pseudomonas-Pneumonie mit Abszessen (→).

Patienten mit milden CFTR-Mutationen gedeihen lange normal und haben deutlich weniger pulmonale Probleme.

Einige CF-Kranke weisen jedoch nur minimale Symptome auf und erreichen ohne wesentliche Therapie das Erwachsenenalter. Diese Patienten sezernieren über die Kindheit hinaus aufgrund genetischer Vorbedingungen (milde CFTR-Mutationen) genügend Verdauungsenzyme. Sie gedeihen normal und bewältigen rezidivierende Bronchitiden oder Pneumonien in der Regel besser.

Komplikationen: s. Tab. **12.6**

Komplikationen: s. Tab. **12.6**

12.6 Komplikationen der Mukoviszidose

primäre Pathologie	Komplikation	Folgekomplikation
Gedeihstörung	Kleinwuchs Pubertätsverzögerung	reduziertes Selbstwertgefühl
Pneumonien Ventilationsstörung	Atelektasen Pneumothorax Hämoptoe	pulmonale Hypertonie respiratorische Insuffizienz Herzinsuffizienz
Leberzirrhose	Pfortaderhochdruck Ösophagusvarizen chronische Leberinsuffizienz	Varizenblutung Thrombopenie Koagulopathien Aszites
Koprostase	Bauchkoliken distale intestinale Obstruktion	Ileus

Diagnostik: Pathognomonisch ist das Zusammentreffen von Symptomen der chronischen Maldigestion und rezidivierender bronchopulmonaler Infekte (s. Tab. **12.5**). Beweisend ist die quantitative Bestimmung des Chlorids im Nativschweiß nach Stimulation der Haut durch Pilocarpin-Iontophorese (**Schweißtest**): Während bei Gesunden die Chlorid-Konzentration im Schweiß unter 30 mmol/l liegt, sind Werte **> 60 mmol/l** pathognomonisch. Die Analyse der häufigsten **CFTR-Mutationen** (u.U. auch Sequenzierung des CFTR-Gens) hilft bei der Diagnosestellung, ebenso kann die Messung der nasalen oder rektalen transepithelialen Potenzialdifferenz hilfreich sein. Bei produktivem Husten sollte aus Sekreten der Atemwege eine Keimanalyse mit Antibiogramm veranlasst werden.

Diagnostik: Verdachtsdiagnose aufgrund der klinischen Leitsymptome (s. Tab. **12.5**).
Nachweis der CF durch eine quantitative Bestimmung der Schweißchloridkonzentration nach Pilocarpin-Iontophorese (**Schweißtest:** Cl⁻-Konz. **> 60 mmol/l**), Bestimmung der **CFTR-Mutationen** und Potenzialdifferenzmessung an der Nasen- oder Rektumschleimhaut.

▶ **Merke.** Bei chronischer Bronchitis und/oder Gedeihstörung immer Schweißtest veranlassen.

▶ **Merke.**

▶ **Merke.** Die postnatale **Frühdiagnose** im Rahmen des **Neugeborenen-Screenings** ist durch Bestimmung des Trypsinogens (IRT = immunreaktives Trypsinogen) in getrocknetem Filterpapierblut möglich (s. auch Abb. **3.1**, S. 45). Bei pathologischen Werten erfolgt eine Überprüfung mit einer CFTR-Mutationsanalyse (2-Stufen-Screening).

▶ **Merke.**

Beim CF-kranken Neugeborenen liegt, auch wenn Symptome einer Mukoviszidose noch fehlen, bereits eine obstruktive Pankreatopathie mit Erniedrigung der **fäkalen Elastase** vor.
Eine genetische **pränatale Diagnose** aus Chorionzottenmaterial ist möglich.

Differenzialdiagnose: Die Differenzialdiagnosen bei negativem Schweißtest zeigt Tab. **12.7**.

Differenzialdiagnose: s. Tab. **12.7**.

12.7 Differenzialdiagnose der Mukoviszidose

	Klinik	Abgrenzungskriterien
Asthma (bei Atopie)	chronische Bronchitis mit Bauchschmerz durch Nahrungsmittelallergie	Schweißtest normal IgE erhöht
α₁-Antitrypsinmangel	Maldigestion durch Hepatopathie frühes Emphysem	Schweißtest normal α₁-AT erniedrigt
Shwachman-Syndrom	Maldigestion	Schweißtest normal, Neutropenie Röntgen: Skelettdysplasie
primäre Ziliendyskinesie	chronischer produktiver Husten	Schweißtest normal Röntgen: Bronchiektasen Zilienmotilität und/oder -morphologie pathologisch
Bronchiektasen	chronische produktive Bronchitis	Schweißtest normal Chymotrypsin im Stuhl normal

Therapie:

▶ Merke.

▶ Merke.

Maldigestion und Gedeihstörung: CF-Patienten werden mit **hochkalorischer, fettreicher Kost** sowie großzügiger Substitution von mikroverkapselten säurestabilen **Pankreasenzympräparaten** behandelt. Säuglinge sollten gestillt werden und relativ früh Beikost erhalten. Eine Supplementierung von Vitaminen und Kochsalz ist oft notwendig.

▶ Merke.

Eine **Koprostase** (distale intestinale Obstruktion) ist durch suffiziente Enzymzufuhr, größere Trinkmengen und schlackenreiche Kost vermeidbar.

Pulmonale Erkrankung: Da das zähe Bronchialsekret zu Ventilationsstörungen führt, muss es durch **Physiotherapie** (z. B. Atemgymnastik, Klopf- und Lagerungsdränage), **Sport** und die **Inhalation** von Kochsalzlösungen bzw. Mukolytika entfernt werden.

Die **antibiotische Behandlung** der Lunge, in erster Linie gegen Staphylokokken oder Pseudomonaden, ist eine wesentliche Therapiesäule. Je nach Resistenzverhalten der Keime werden Antibiotika kombiniert und **parenteral**, **oral** und/oder **inhalativ** verabreicht.

Ein **Pneumothorax** erfordert häufig eine Thoraxdränage. Die Entstehung einer **pulmonalen Hypertonie** kann durch O₂-Inhalation aufgeschoben werden. Ggf. **Lungentransplantation** bei nicht mehr kompensierbarer pulmonaler Insuffizienz.

Therapie:

▶ Merke. Unbehandelt kann die Mukoviszidose schon im Vorschulalter zum Tod führen.

▶ Merke. Die Mukoviszidose kann bislang nicht kausal, sondern **nur symptomatisch** behandelt werden. Allgemeine Therapieziele sind:
- Kompensation der Funktionsstörungen betroffener Organe
- frühzeitige Vermeidung bzw. Verzögerung sekundärer Defizite und Störungen
- psychosoziale Betreuung der Betroffenen und umfassende Rehabilitation.

Maldigestion und Gedeihstörung: CF-Patienten haben einen **erhöhten Energie- und Substratbedarf** (> 130% der Altersnorm). **Neugeborene** sollten **gestillt** werden, da die Muttermilch leicht verdauliche Fette und Eiweiße enthält und die Frauenmilchlipase die Fettverdauung unterstützt. Abhängig vom Gedeihen kann bereits im 4. Lebensmonat Beikost gegeben werden. Die Nahrung sollte bis zu **40% Fettkalorien** enthalten und die Kinder bereits frühzeitig an **regelmäßige Zwischenmahlzeiten** gewöhnt werden.

Um eine ausreichende Verdauung fettreicher Nahrung zu gewährleisten, müssen zu jeder Mahlzeit mikroverkapselte, säurestabile **Pankreatin-Präparate** verabreicht werden. Bei Pankreassuffizienz sollte, sofern ein ausreichender Enzymausstoß nachgewiesen wurde oder normales Gedeihen erkennbar ist, die Enzymgabe reduziert oder eingestellt werden.

Sinnvoll ist zudem die **Supplementierung** von **fettlöslichen Vitaminen** und **Kochsalz** (Schwitzen, Sport oder Fieber).

▶ Merke. Entscheidend für das Ausmaß der Nahrungs- und Enzymzufuhr ist das altersphysiologische Gedeihen des Kindes.

Ein **Mekoniumileus** muss **sofort postnatal behandelt werden** (s. S. 110).

Eine spätere **Koprostase** (akute und chronische **distale intestinale Obstruktion**) lässt sich durch suffiziente Enzymsubstitution, reichliche Trinkmengen, schlackenhaltige Kost und „geregelte" Defäkationsgewohnheiten vermeiden. Tritt sie trotzdem auf, helfen Makrogol-Präparate sowie retro- und anterograde **Spüleinläufe**.

Pulmonale Erkrankung: Wichtig ist es, die gestörte bronchopulmonale Sekret-Clearance zu kompensieren und Infektionen zu vermeiden bzw. frühzeitig zu bekämpfen. Da das zähe Bronchialsekret zu Ventilationsstörungen führt, muss es durch **Physiotherapie** (z. B. Atemgymnastik, Klopf- und Lagerungsdränage, autogene Dränage und PEP-Maske), aktiven **Sport** und die **Inhalation von Kochsalzlösungen**, mukolytischer Substanzen oder Dornase alfa entfernt werden.

Die **antibiotische Behandlung** einer Lungeninfektion richtet sich gezielt gegen in Sputum oder Rachenabstrich nachgewiesene Bakterien und ist eine wesentliche Therapiesäule. Infektionen mit Staphylokkokken und Hämophilus werden in der Regel durch intermittierende **orale** Antibiotika behandelt. Bei chronischer Pseudomonasinfektion kann durch kontinuierliche Gabe von **inhalativen** Antibiotika wie Tobramycin eine bestehende Infektion gemildert und akute Exazerbationen verhindert werden. Durch Inhalation von Antibiotika erreicht man besonders hohe lokale Konzentrationen in den Atemwegen. Bei stärkeren Symptomen oder mangeldem Ansprechen auf orale oder inhalative Therapie ist eine **parenterale** Antibiotikatherapie indiziert. Die zunehmend beobachtete allergische bronchopulmonale Aspergillose (ABPA), eine „asthmoide Pneumonie" durch Aspergillus fumigatus, macht eine Behandlung mit systemischen Glukokortikoiden notwendig, die evtl. mit Antimykotika kombiniert werden kann.

Ein **Pneumothorax** ist eine typische Komplikation bei fortgeschrittener Erkrankung und erfordert häufig eine Thoraxdränage bzw. Pleurodese bei Persistenz oder Wiederauftreten. **Hämoptoen** entstehen durch Ruptionen erweiterter Bronchialarterien (hellrotes Blut), sind aber selten lebensbedrohlich und meist selbstlimitiert. In schweren Fällen ist eine Embolisation der Blutungsquelle angezeigt. Das Auftreten einer **pulmonalen Hypertonie** mit Rechtsherzinsuffizienz lässt sich durch vorbeugende Sauerstoffgabe (bei Sauerstoffpartialdruck < 65 mmHg) hinauszögern. Bei einer durch konventionelle Therapie nicht mehr kompensierbaren pulmonalen Insuffizienz oder stark eingeschränkter Lebensqualität kann die bilaterale **Lungentransplantation** indiziert sein.

Hepatobiliäres System: Cholangitiden und obstruktive Cholestasen werden symptomatisch behandelt. Gallenblasensteine machen nur bei Cholezystitis und Koliken eine operative Intervention notwendig.

Ösophagusvarizenblutungen werden nach der ersten Blutungsepisode **endoskopisch** therapiert (Gummibandligatur). In Einzelfällen (Hypersplenismus) muss auch ein portosystemischer Shunt angelegt werden. Bei einer Hepatopathie sollte man fettlösliche Vitamine parenteral substituieren.

Endokrines System: Eine Störung der Glukosetoleranz ist zunächst durch eine Anpassung oder Umstellung des Ernährungsregimes zu beherrschen. Stellt sich ein Diabetes mellitus ein, ist die Insulinsubstitution unter Beibehaltung einer hochkalorischen Kost notwendig.

Weitere therapeutische Maßnahmen zeigt Tab. **12.8**.

Hepatobiliäres System: Asymptomatische Gallensteine werden nicht entfernt.

Ösophagusvarizen werden **endoskopisch** sklerosiert. Bei Hypersplenie-Syndrom portosystemischen Shunt mit Splenektomie in Betracht ziehen.

Endokrines System: Behandlung der Glukoseintoleranz mit Ernährungsmodifikation oder Insulin.

Weitere therapeutische Maßnahmen zeigt Tab. **12.8**.

Tab. 12.8 Therapiemaßnahmen bei weiteren Symptomen der Mukoviszidose

Rektumprolaps	Reposition, Enzymsubstitution
Nasenpolypen	operative Entfernung (endoskopisch)
Sinusitis	Operation fragwürdig, da hohe Rezidivrate, statt dessen Rotlicht, Inhalationen
Salzverlust	orale (vorbeugende) Kochsalzsubstitution
Fertilitätsstörung	schwer therapierbar, Fertilitätsanalysen empfehlenswert, Refertilisation möglich!

▶ **Merke.** Die Behandlung und Betreuung von CF-Patienten soll von einem multidisziplinären Team eines spezialisierten Zentrums geleitet werden.

▶ **Merke.**

Prognose: Die Lebenserwartung bei der Mukoviszidose hat sich durch die intensive Therapie und Betreuung so gebessert, dass die meisten Patienten gute Chancen haben, das 4. Lebensjahrzehnt in befriedigender Qualität zu erreichen (Tab. **12.9**).

Prognose: Durch frühzeitige Therapie und Rehabilitation hat sich die Lebensqualität und -erwartung deutlich gebessert (Tab. **12.9**).

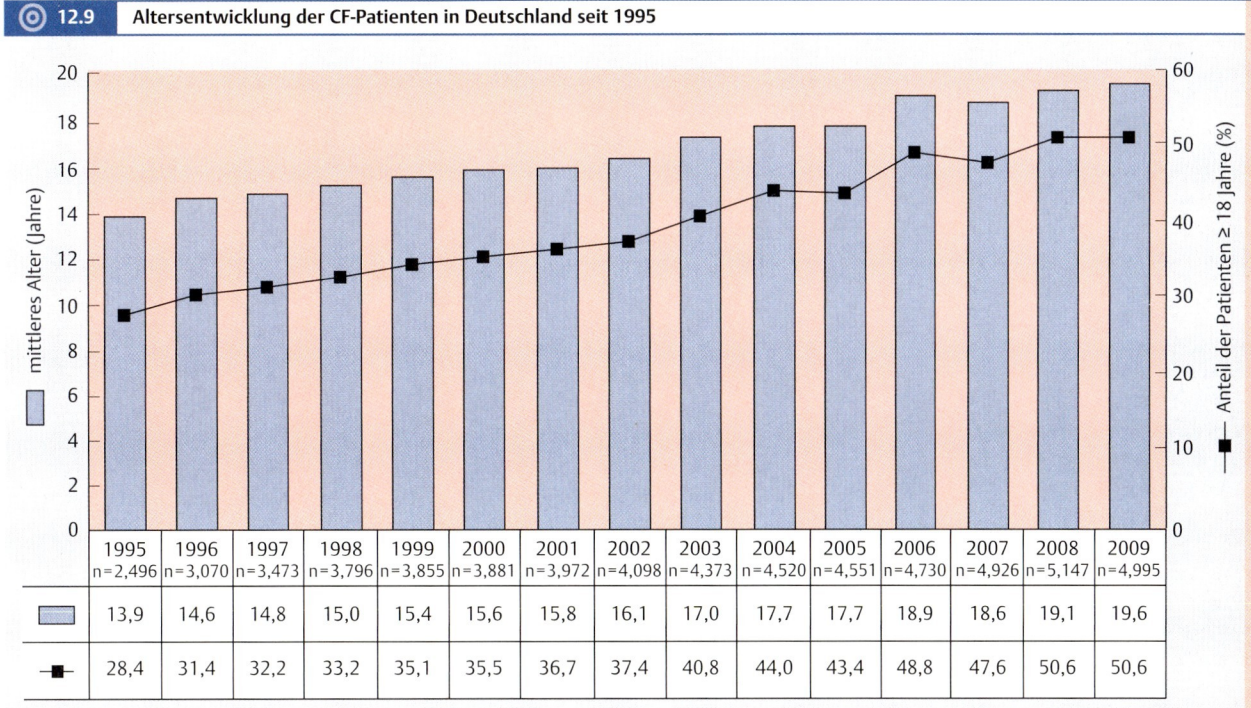

12.9 Altersentwicklung der CF-Patienten in Deutschland seit 1995

Jahr	1995	1996	1997	1998	1999	2000	2001	2002	2003	2004	2005	2006	2007	2008	2009
n	2.496	3.070	3.473	3.796	3.855	3.881	3.972	4.098	4.373	4.520	4.551	4.730	4.926	5.147	4.995
mittleres Alter (Jahre)	13,9	14,6	14,8	15,0	15,4	15,6	15,8	16,1	17,0	17,7	17,7	18,9	18,6	19,1	19,6
Anteil ≥ 18 Jahre (%)	28,4	31,4	32,2	33,2	35,1	35,5	36,7	37,4	40,8	44,0	43,4	48,8	47,6	50,6	50,6

(aus Qualitätssicherung Mukoviszidose Jahresbericht 2009; Mukoviszidose e.V. und Mukoviszidose Institut gGmbH, Bonn; www.muko.info)

▶ **Merke.** Das Ausmaß der pulmonalen Beteiligung bleibt der lebenslimitierende Faktor bei der zystischen Fibrose.

Soziale und berufliche Integration der Betroffenen werden durch Behandlungszentren gefördert, eine „Normalisierung" des täglichen Lebens und der Lebensqualität wird trotz des immensen Zeit- und Arbeitsaufwandes für die Therapie angestrebt.
Hilfreiche Internetadresse: Mukoviszidose e.V., Geschäftsstelle: In den Dauen 6, 53117 Bonn; Webseite: www.muko.info, e-mail: info@muko.info

12.4.2 Pneumonien

▶ **Definition.** Pneumonien sind definiert als Entzündungen des Lungenparenchyms und gehören zu den häufigen Atemwegserkrankungen im Kindesalter.

Pneumonien können nach folgenden Gesichtspunkten unterteilt werden:
- Ätiologie
- Morphologie
  - *Lobärpneumonien:* Die entzündlichen Veränderungen erstrecken sich auf das Lungenparenchym eines Segments oder eines Lappens (Abb. **12.10b**).
  - *Bronchopneumonien:* Die entzündlichen Veränderungen betreffen die Atemwege und angrenzende Lungenparenchymanteile (Abb. **12.10a**).
  - *interstitielle Pneumonie:* Die entzündlichen Veränderungen betreffen das perivaskuläre oder interalveoläre Bindegewebe.
  - *typische/atypische Pneumonien*

12.4.3 Pneumonien

▶ **Definition.**

Pneumonien können nach folgenden Gesichtspunkten unterteilt werden:
- **Ätiologie**
- **Morphologie** (Lobärpneumonien [Abb. **12.10b**], Bronchopneumonien [Abb. **12.10a**], interstitielle Pneumonie)

12.10 Pneumonien

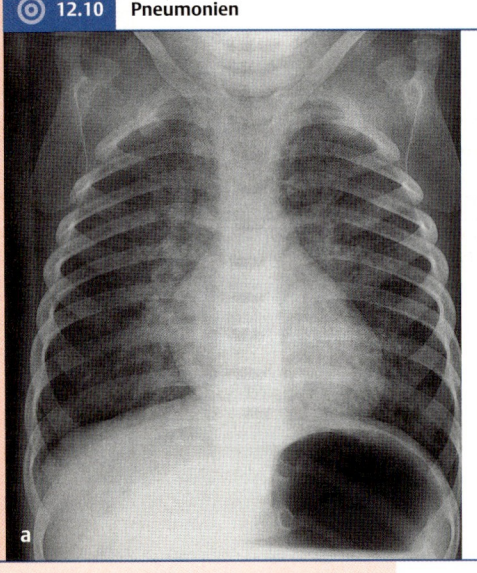 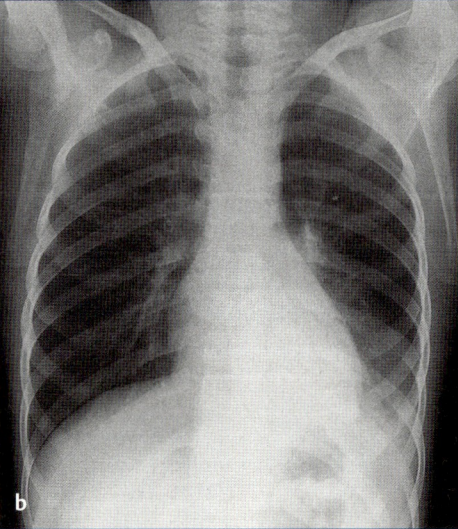

a Bronchopneumonie: Vorwiegend zentral gelegene Fleck- und Streifenschatten, hervorgerufen durch peribronchial gelegene Entzündungen des Lungenparenchyms.
b Lobärpneumonie: Homogene Verdichtung der dorsalen Segmente des linken Unterlappens.

- klinisches Erscheinungsbild
- Alter des Patienten.

Viele Fälle lassen sich aus der primären Diagnostik schlecht einem Erreger zuordnen, sodass in der Behandlung das altersentsprechende Keimspektrum berücksichtigt werden muss.

Leitsymptome der Pneumonie sind Husten, Tachypnoe, Dyspnoe, Nasenflügeln, thorakale Einziehungen, atemabhängige Schmerzen sowie Fieber.

- klinisches Erscheinungsbild
- Alter des Patienten.

Keine dieser Einteilungen hat sich in der Praxis als nützlich erwiesen. Eine ätiologische Einteilung wäre für die Einleitung einer gezielten Therapie ideal, ist aus praktischen Gesichtspunkten bei Diagnosestellung jedoch selten möglich. Viele Fälle lassen sich initial keinem Erreger zuordnen. Das altersentsprechende Keimspektrum muss immer berücksichtigt werden.

Leitsymptome der Pneumonie sind Husten, Tachypnoe, Dyspnoe, Nasenflügeln, thorakale Einziehungen, atemabhängige Schmerzen sowie Fieber. Die Symptome einer Pneumonie können jedoch sehr unterschiedlich sein. Beim Neu- und Frühgeborenen verläuft die Pneumonie unter dem Bild einer Sepsis. Im Säuglings- und Kleinkindalter können die Symptome sehr unspezifisch sein, sodass bei jedem unklaren Fieber differenzialdiagnostisch auch an eine Pneumonie gedacht werden muss. Infiltrate im Bereich der Unterlappen können sich klinisch primär mit einer Bauchschmerzsymptomatik präsentieren.

12.4 Spezielle pneumologische Krankheitsbilder

Tab. 12.9 Häufigste Pneumonieerreger nach Alter des Kindes

Alter	häufigste Erreger
Neugeborene	- B-Streptokokken - gramnegative Bakterien (v. a. E. coli, Klebsiellen) - Staphylococcus aureus
2–12 Wochen	- RS-Viren - Adenoviren - Chlamydia trachomatis - CMV - gramnegative Bakterien - Pneumokokken - Staphylococcus aureus
ältere Säuglinge und Kleinkinder	- Viren (RS-Viren, Adenoviren, Humane Metapneumoviren) - Influenzaviren A + B, Parainfluenzaviren 2 + 3 - Pneumokokken - Haemophilus influenzae, Moraxella catarrhalis - seltener: Staphylococcus aureus
Schulkinder	- Mycoplasma pneumoniae, Chlamydia pneumoniae - Viren (Influenza und Parainfluenza) - Pneumokokken - seltener: Staphylokokken, Haemophilus influenzae oder Streptokokken

Je nach Alter des Patienten kommen für eine Pneumonie unterschiedliche Erreger infrage (Tab. 12.9). Dies ist auch für die therapeutischen Überlegungen zu berücksichtigen, um mit einer primär empirischen Therapie das zu erwartende Keimspektrum zu erfassen. Insgesamt werden **Pneumonien am häufigsten durch Viren verursacht.** Mykoplasmen und Chlamydien kommen als Erreger vorwiegend im Schulkindalter vor, während sie bei jüngeren Kindern seltener eine Rolle spielen.

Die **Unterscheidung von viralen und bakteriellen Pneumonien** aus dem klinischen Befund alleine ist schwierig (Tab. 12.10). Bakterielle Pneumonien verlaufen in der Regel schwerer und gehen mit höherem Fieber und hohen Entzündungswerten einher.

Tab. 12.10 Differenzialdiagnose bakterieller und viraler Pneumonien

	viral	bakteriell
- Beginn	schleichend	plötzlich
- Rhinitis und Pharyngitis	fast immer	nicht immer
- Myalgie	+++	+
- Fieber	++	+++
- bronchiale Obstruktion	+	–
- Schweregrad	+	++
- Auskultationsbefund	+	+++
- Röntgenveränderungen	perihilär, interstitiell, diffus	lobär/segmental; interstitiell
- Leukozyten	erniedrigt bis erhöht	erhöht
- CRP	meist niedrig	hoch
- BSG	niedrig bis erhöht	hoch

Diagnostik: Die Diagnose ergibt sich aus dem klinischen Befund, dem Auskultationsbefund sowie der Röntgenaufnahme des Thorax. Eine normale Röntgenaufnahme des Thorax schließt eine Pneumonie aus. Bei klassischem Befund kann im Einzelfall auf eine Röntgenaufnahme verzichtet werden. Dabei ist zu berücksichtigen, dass auf der Basis des klinischen Untersuchungsbefundes häufig auch Bronchitiden mit Sekret in den Atemwegen als Pneumonien fehlgedeutet werden.

Eine **Erregerdiagnostik** aus Rachensekret ist bei viralen Erregern wie RS-Viren möglich, aufgrund der fehlenden therapeutischen Relevanz im ambulanten Bereich jedoch unnötig. Für die bakterielle Erregerdiagnostik können Rachenabstriche eingesetzt werden, die jedoch wenig sensitiv und spezifisch sind. Bei hoch fieberhaftem Verlauf kann der Erregernachweis aus der Blutkultur erfolgen. Serologische Methoden werden vor allem für die Diagnostik der Mykoplasmen- und Chlamydienpneumonien genutzt, bei denen der Direktnachweis der Erreger aufwendig ist und häufig nicht gelingt.

Viruspneumonien

RS-Virus-Pneumonie

Ätiologie und Pathogenese: Das Respiratory Syncytial Virus wird durch Tröpfcheninfektion übertragen und ist hoch kontagiös. Es infiziert die Epithelzellen des oberen Respirationstrakts und führt durch Infektion von Nachbarzellen zur Ausbildung vielkerniger Riesenzellen. Die Infektion führt zur Bildung lokaler und systemischer Antikörper; da ein relevanter Titer aber nur über 1–2 Jahre nach Infektion nachweisbar ist, schützen diese Serumantikörper nicht sicher vor erneuter Infektion.

Häufigkeit: Die Erkrankung tritt in jährlichen Epidemien mit einem Gipfel im Dezember und Januar und vor allem bei Säuglingen und jungen Kleinkindern auf. Im Sommer kommt sie so gut wie nicht vor. Die Manifestationsraten sind sehr hoch, 80 % der 6-Jährigen weisen neutralisierende Antikörper auf.

Klinik: Die Inkubationszeit beträgt 4–5 Tage, das klinische Bild hängt vom Lebensalter ab. In jedem Alter beginnt die Erkrankung mit einer serösen Rhinitis, Pharyngitis, eventuell Konjunktivitis, Husten und Otitis. Bei Säuglingen unter 6 Monaten kommt es in über 90 % der Fälle zu einer Entzündung der kleinen Bronchien (**Bronchiolitis**), mit zunehmendem Alter überwiegt das Bild der **Bronchopneumonie**. Bei Kindern zwischen dem 2. und 6. Lebensjahr trifft dies nur noch in 30 % der Fälle zu.

Diagnostik: Auskultatorisch sind Rasselgeräusche zu hören. Bei überwiegendem Befall der kleinen Bronchien ist das Atemgeräusch leise, es besteht eine Ventilationsstörung mit nachfolgender Lungenüberblähung. Im Röntgenbild findet sich häufig die Kombination einer Überblähung mit dystelektatischen und infiltrativen Veränderungen. Das Blutbild zeigt nur geringfügige Veränderungen, eine Leukozytose fehlt meist. Das Virus lässt sich aus Nasenspülwasser isolieren.

Therapie: s. S. 325.

Prognose und Prophylaxe: Bei Kindern ohne Vorerkrankung gut. Gesteigerte bronchiale Reagibilität über Monate kann auftreten. Bei ehemaligen Frühgeborenen und Kindern mit angeborenem schwerem Herzfehler oder chronischen Lungenerkrankungen kann eine prophylaktische Gabe des monoklonalen Antikörpers Palivizumab (Synagis) die Häufigkeit des Auftretens schwerer RSV-Infektionen vermindern.

Pneumonien durch Adenoviren, Influenza- und Parainfluenzaviren

Klinik: Diesen Pneumonien geht in der Regel ein katarrhalisches Stadium voraus. Sie sind begleitet von Zeichen einer ausgeprägten Allgemeininfektion mit hohem Fieber, Zephalgie, Myalgien und Abgeschlagenheit. Anfangs besteht trockener, später produktiver Husten.

Diagnostik: Auskultatorisch sind feuchte, je nach Ausmaß der Pneumonie auch klingende Rasselgeräusche festzustellen. Die Diagnose kann durch direkten Virusnachweis im Fluoreszenz-Test oder ELISA gestellt werden. Der Anstieg der Serumantikörper kann die Diagnose nur im Nachhinein bestätigen. Im Röntgenbild sieht man peribronchiale Verdichtungen.

Therapie: s. S. 325.

Prognose: In der Regel gut. Die Verläufe sind umso schwerer, je jünger das Kind ist, bei Säuglingen wurden einzelne letale Verläufe beschrieben (v. a. bei Influenza-Pneumonie).

Varizellen-Pneumonie: s. S. 595.

Masern-Pneumonie: s. S. 603.

Therapie der viralen Pneumonie

Der sicherste Weg zur Verhütung viraler Pneumonien ist die **Expositionsprophylaxe**, z. B. durch Fernhalten vom Kindergarten in Epidemiezeiten. Darüber hinaus besteht für einige Erreger die Möglichkeit der **Immunprophylaxe** (z. B. RS-Virus-Hyperimmunglobulingabe bei Risikopatienten). Auch eine Aktivimpfung gegen Influenza steht zur Verfügung. Der Impfschutz mit attenuierten RS-Viren wurde wegen besonders schwerer Infektionsverläufe aufgegeben.

Eine spezifische Therapie gegen Infektionen mit Influenza-A-Virus inklusive **H1N1** ist bei frühzeitiger Anwendung mit Neuramidase-Inhibitoren wie Oseltamivir (Tamiflu) im Kindesalter möglich. Bei Varizellenpneumonie sollte frühzeitig Aciclovir, 30 mg/kgKG/d über 5 Tage gegeben werden.

Ansonsten beschränkt sich die Therapie auf **symptomatische Maßnahmen**, z. B. Verbesserung des Allgemeinbefindens durch Fiebersenkung, Behandlung eines quälenden, die Nachtruhe störenden Reizhustens mit einem Hustensedativum.

Bakterielle Pneumonien

Pneumokokken-Pneumonie

▶ **Definition.** Die Pneumokokken-Pneumonie wird durch grampositive Diplokokken (Streptococcus pneumoniae, s. auch S. 611) hervorgerufen und manifestiert sich in der Regel als Lobärpneumonie, gelegentlich auch als Bronchopneumonie. Nach Invasion des Bronchialsystems breiten sich die Keime innerhalb eines Segments oder eines Lappens aus und führen zur Ansammlung von Exsudat und Granulozyten im Alveolarlumen.

Häufigkeit: Es erkranken vorwiegend ältere Kinder und Schulkinder.

Klinik: In der Regel akuter Beginn mit schwerem Krankheitsgefühl, hohem Fieber, Kopfschmerzen, Husten, sowie gelegentlich Meningismus und Somnolenz. Je nach Ausmaß der Pneumonie kann Dyspnoe auftreten, die Patienten klagen über Brust- und/oder Bauchschmerzen. Die häufigste Komplikation ist die eitrige Pleuritis.

Diagnostik: Bei der Inspektion fallen geringere Atemexkursionen der betroffenen Thoraxseite auf. Bei der Perkussion findet sich eine Verkürzung des Klopfschalls über dem betroffenen Segment bzw. Lappen. Auskultatorisch hört man charakteristischerweise ein Bronchialatmen mit hochfrequentem exspiratorischen Atemgeräusch (durch gute Fortleitung der hohen Frequenzen im verdichteten Lungengewebe). Gleichermaßen sind Zischlaute über den befallenen Arealen besonders gut auskultierbar (sog. Flüsterbronchophonie: man fordert das Kind auf, Worte mit vielen Zischlauten, z. B. 66, zu flüstern).

Bei der Röntgenuntersuchung in 2 Ebenen sieht man bei Kindern ab dem 5. Lebensjahr eine Verdichtung und oft eine Vergrößerung des befallenen Segments oder Lappens. Bei kleineren Kindern manifestiert sich die Pneumonie in Form von pneumonischen Herden, die sich am Bronchialsystem orientieren (Bronchopneumonie). Pneumokokken können im Sputum und in ca. 30 % der Fälle in der Blutkultur nachgewiesen werden. Die BSG ist maximal beschleunigt, das CRP erhöht. Im Blutbild besteht eine Leukozytose mit Vermehrung der unreifen Granulozyten.

Differenzialdiagnostisch müssen andere Erreger der Lobärpneumonie ausgeschlossen werden (Staphylokokken, Streptokokken, Haemophilus influenzae).

Therapie: s. Tab. 12.11.

Prognose und Prophylaxe: Bei erfolgreicher Therapie gut. Zur Pneumokokkenschutzimpfung s. S. 58.

12.11 Antibiotikatherapie der Pneumonie im Kindesalter

Alter	1. Wahl	Alternativen
Neugeborene	Ampicillin + Aminoglykosid +/− Oxacillin oder Cephalosporin der 3. Generation (nur nach lokalem Keimspektrum und Resistenzlage)	Breitspektrumpenicillin (z. B. Piperacillin) statt Cephalosporin
2–12 Wochen	Ampicillin + Oxacillin + Aminoglykosid oder Vancomycin + Aminoglykosid bei oraler Therapie: Cephalosporin der 2. Generation bei V. a. Chlamydieninfektion: Makrolide	Cephalosporin der 2. Generation statt Ampicillin und Oxacillin Breitspektrumpenicillin oder Cephalosporin der 3. Generation statt Ampicillin Aminopenicillin + Betalactamasehemmer
ältere Säuglinge und Kleinkinder	Cephalosporine der 2. (Cefuroxim) oder 3. Generation (Ceftriaxon, Cefotaxim) oder Ampicillin	Makrolide Aminopenicillin + Betalactamasehemmer
Schulkinder < 9 Jahre	Makrolide (z. B. Erythromycin)	Cephalosporin der 2. oder 3. Generation, Aminopenicillin + Betalactamasehemmer
Schulkinder > 9 Jahre	Doxycyclin	Makrolide bei V. a. Mykoplasmenpneumonie: Tetracycline oder Makrolide

Staphylokokken-Pneumonie

▶ **Definition.**

Häufigkeit: Vorwiegend bei Säuglingen und Kleinkindern.

Klinik: Beginn innerhalb weniger Stunden mit Fieber, Dyspnoe und Tachypnoe. Der Verlauf ist foudroyant.

Diagnostik: Im Röntgenbild zunächst einzelne scharf begrenzte Verdichtungsherde, die sich rasch ausdehnen; frühzeitig Pleuritis. Beweisend ist der Keimnachweis aus dem Pleuraexsudat.

Therapie: s. Tab. 12.11.

Prognose: Umso ernster, je jünger das Kind ist.

Staphylokokken-Pneumonie

▶ **Definition.** Erreger sind koagulasepositive Stämme von Staphylococcus aureus. Die Infektion führt in typischer Weise zu einer nekrotisierenden, abszedierenden Pneumonie.

Häufigkeit: Die Staphylokokken-Pneumonie tritt vorwiegend bei Säuglingen und Kleinkindern mit einer Häufung in den Wintermonaten auf. Jungen sind 2-mal häufiger betroffen als Mädchen.

Klinik: Plötzlicher Beginn innerhalb von Stunden mit Fieber, Dyspnoe, Tachypnoe und Reduktion des Allgemeinbefindens. In der Hälfte der Fälle ist mit dem Auftreten eines Pleuraempyems und mit radiologisch nachweisbaren Pneumatozelen, in 20 % mit einem Spannungspneumothorax zu rechnen.

Diagnostik: Das Röntgenbild zeigt eine oder mehrere große, homogene Verdichtungen, die sich im Laufe von Stunden ausbreiten. In der Hälfte der Fälle besteht eine Pleuritis. Bei ca. 40 % der Patienten ist der Nachweis von Staphylokokken in der Blutkultur möglich. Bei Pleuraempyem sollte eine Pleurapunktion zur Keimidentifikation und Erstellung des Antibiogramms durchgeführt werden.

Therapie: s. Tab. 12.11.

Prognose: Ohne Therapie kann der Verlauf foudroyant sein. Häufig ist eine mehrwöchige Antibiotikatherapie notwendig; die Langzeitprognose ist jedoch gut.

▶ **Klinischer Fall.** Am Abend gegen 18:00 Uhr wurde ein männliches Kleinkind aufgenommen, von dem die Mutter berichtete, dass es seit den Mittagsstunden des gleichen Tages huste, auffallend blass und unruhig sei und Fieber habe. Bei Aufnahme zeigte das Kind eine Tachypnoe von 35 Atemzügen pro Minute, war schweißfeucht, leicht kollaptisch, bei Inspiration weiteten sich die Nasenflügel, Temperatur 39,8 °C rektal. Die klinische Untersuchung ergab ein abgeschwächtes Atemgeräusch auf der rechten Seite, vereinzelt mittelblasig, nicht klingende Rasselgeräusche, bei der Perkussion Klopfschallverkürzung auf der gesamten rechten Thoraxseite, dorsal und ventral. Im Röntgenbild zeigt sich eine unscharf begrenzte flächige Verschattung im Bereich des rechten Oberlappens, fingerbreite Verdichtungszone zwischen Lunge und Thoraxwand sowie zwischen Lunge und Zwerchfell. Bei der daraufhin durchgeführten Pleurapunktion wurde eitriges Material gewonnen, in dem mikroskopisch grampositive Kokken nachgewiesen wurden. In der Kultur wuchs Staphylococcus aureus. Unmittelbar nach dem Ende der klinischen Untersuchung wurde eine staphylokokkenwirksame Antibiotikatherapie (Oxacillin) eingeleitet. In der gleichen Nacht gegen 2:00 Uhr verschlechterte sich das Befinden des Kindes plötzlich, es bekam starke Atemnot mit tiefen inspiratorischen Einziehungen, war kaltschweißig. Die körperliche Untersuchung ergab einen hypersonoren Klopfschall über der rechten Thoraxhälfte. Die Röntgenuntersuchung bestätigte den Verdacht auf einen Pneumothorax. Daraufhin wurde eine Thoraxdränage angelegt. Das Kind erholte sich innerhalb von 8 Tagen. Die Pleuraverschwartung war nach 3 Monaten nicht mehr nachweisbar.

Mykoplasmenpneumonie

▶ **Definition.** Erreger ist Mycoplasma pneumoniae, ein gramnegatives Stäbchen ohne zelluläre Strukturen und ohne Zellwand (s. auch S. 632). Es vermehrt sich unter aeroben Bedingungen im Kulturmedium und im Gewebe extrazellulär.

Klinik: Nach einer Inkubationszeit von 14–21 Tagen schleichender Beginn mit Fieber, Abgeschlagenheit, Kopfschmerzen und Husten. Die Symptome erreichen ihren Höhepunkt nach 2–3 Tagen. Häufig verläuft die Infektion allerdings klinisch inapparent ausschließlich mit Husten. An einer Pneumonie erkranken 3–10 % der Infizierten. In Einzelfällen können Enzephalitiden und Polyradikulitiden auftreten.

Diagnostik: Auskultatorisch mittelblasige Rasselgeräusche und z. T. exspiratorisches Giemen. Das Röntgenbild zeigt typischerweise eine einseitig betonte Bronchopneumonie, es können jedoch auch fleckige bis homogene Verschattungen auftreten. Eine Pleurareaktion ist möglich. Serologisch sind spezifische Antikörper und häufig Kälteagglutinine nachweisbar.

Therapie: s. Tab. **12.11**.

Chlamydien-Pneumonie

Chlamydien sind obligat intrazelluläre Erreger mit einer Zytoplasmamembran (s. auch S. 632). Sie können in verschiedene Serotypen eingeteilt werden und zeigen ein unterschiedliches biologisches Verhalten.

Die Serotypen D–K von **Chlamydia trachomatis** sowie **Chlamydophila pneumoniae** können bei Neugeborenen und jungen Säuglingen eine Pneumonie hervorrufen. Die Infektion erfolgt bei der Passage der Geburtswege; bei etwa 10 % der Frauen befinden sich im Zervikalsekret Chlamydien. Die primäre Folge der Infektion ist eine Neugeborenenkonjunktivitis. Sie wird durch die Credé-Prophylaxe (mit Silbernitrat) nicht verhindert. Die **Inzidenz** der Chlamydia-trachomatis-Pneumonie beträgt 8 auf 1000 Lebendgeburten. 2–3 Wochen nach Infektion treten **Husten und Tachypnoe** auf. In der Hälfte der Fälle geht der Pneumonie eine Konjunktivitis voraus. Die Kinder haben kein Fieber, fast nie tritt eine Ateminsuffizienz auf.

Chlamydophila pneumoniae ist zudem einer der häufigeren Erreger einer atypischen Pneumonie im Schulkindesalter (Tab. **12.9**, S. 321).

Bei der **Auskultation** hört man feinblasige Rasselgeräusche, im **Röntgenbild** sieht man eine noduläre, teils retikuläre, disseminierte Zeichnung. Die BSG ist beschleunigt, es besteht eine Leukozytose mit Eosinophilie.

Therapie: s. Tab. **12.11**.

Therapie der bakteriellen Pneumonie

Für die Therapie ist das Alter des Kindes und das klinische Erscheinungsbild von Bedeutung. Da eine Differenzierung zwischen viraler und bakterieller Pneumonie aus dem klinischen Bild alleine selten eindeutig gelingt, ist in der Regel eine empirische Antibiotikatherapie erforderlich. Die Auswahl des geeigneten Präparates sowie der Applikationsweg richten sich nach dem Alter des Kindes und der Morphologie der Veränderungen.

Säuglinge unter 6 Monaten sollten in der Regel stationär aufgenommen werden und eine intravenöse Antibiotikatherapie erhalten. Bei älteren Kindern muss die Entscheidung zwischen oraler und intravenöser Therapie nach der Schwere der Lungenveränderungen erfolgen; für die Mehrzahl der Patienten ist eine orale Antibiotikatherapie ausreichend. Zur empirischen Therapie bei **Säuglingen, Kleinkindern** und **Schulkindern** s. Tab. **12.11**.

Die **Dauer der Therapie** richtet sich nach der Schwere des Krankheitsbildes sowie nach dem Ansprechen auf die Therapie. Bei unkompliziertem Verlauf ist eine Behandlungsdauer von 7–10 Tagen ausreichend. Eine Behandlungsdauer von 7 Tagen sollte allerdings nicht unterschritten werden. Staphylokokkenpneumonien müssen mindestens 14 Tage mit Antibiotika behandelt werden, bei Komplikationen wie Abszess- oder Empyembildung kann die Therapiedauer diesen Zeitraum deutlich überschreiten.

Neben der spezifischen Therapie mit Antibiotika können **supportive Maßnahmen** eingesetzt werden. Diese beinhalten eine ausreichende Flüssigkeitszufuhr sowie die Gabe von Antipyretika. Sekretolytika und Mukolytika haben keinen nachgewiesenen Effekt, auf ihren Einsatz kann daher verzichtet werden. Antitussiva sollten ebenfalls nicht zu der Behandlung einer Pneumonie eingesetzt werden; in Einzelfällen kann jedoch der Einsatz von Codeinpräparaten bei quälendem Hustenreiz sinnvoll sein.

Komplikationen sind bei suffizient behandelten Pneumonien selten. Sowohl bei Pneumokokken wie auch bei Staphylokokken können sich stärkere **Pleuraergüsse** und **Pleuraempyeme** ausbilden. Außerdem kann es zur Bildung von **Pneumatozelen** kommen. Die Behandlung dieser komplizierten Fälle ist häufig langwieriger; mit einer kompletten Ausheilung der Empyeme unter konservativer Therapie ist jedoch in der Regel zu rechnen. Eine Dränage von Pleuraempyemen ist im Kindesalter nur sehr selten erforderlich, kann die Länge der stationären Behandlung aber verkürzen. Eine komplikationslos verlaufende Pneumonie bedarf keiner **radiologischen Kontrolle**. Bei untypischem Verlauf oder initial ungewöhnlicher Morphologie (wie zum Beispiel einer Lappenpneumonie im Kleinkindesalter) sollte eine Röntgenkontrolle erfolgen, um zugrunde liegende Veränderungen wie beispielsweise eine Fremdkörperaspiration nicht zu übersehen. Diese Kontrolle sollte nicht zu früh erfolgen, da die radiologischen Veränderungen sich langsamer zurückbilden als die klinischen Veränderungen. Empfehlenswert ist eine Kontrolle 2 Wochen nach Beginn der Erkrankung.

Weitere Formen

Pneumocystis-Pneumonie

▶ **Definition.** Der Erreger Pneumocystis jiroveci kann bei jungen Säuglingen sowie immunsupprimierten älteren Kindern und Erwachsenen zu einer Pneumonie mit Befall des alveolären Interstitiums und Alveolarraums führen.

Klinik: Symptome sind Tachypnoe, Dyspnoe, Hypoxämie sowie trockener Husten.

Diagnostik: Das Röntgenbild zeigt im Frühstadium eine feingranuläre, disseminierte Zeichnung. Diese geht am 2.–3. Tag in eine homogene, milchglasartige Trübung über. Beweisend ist der mikroskopische Erregernachweis in Sputum, BAL-Flüssigkeit oder Lungenbiopsat. Das Blutbild zeigt häufig eine absolute Eosinophilie.

Therapie: Cotrimoxazol in hoher Dosis über 2–3 Wochen und systemische Steroide.

Prognose: Die Prognose hängt von der Grundkrankheit ab.

Pilzpneumonien

Pilzpneumonien sind selten und treten fast ausschließlich bei immunsupprimierten Patienten auf. Die häufigsten Erreger in Mitteleuropa sind Candida albicans und Aspergillus-Spezies (s. S. 641).

12.4.3 Weitere spezielle Erkrankungen von Lunge und Pleura

Interstitielle Lungenerkrankungen

Allergische Alveolitis

▶ **Definition.** Es handelt sich um eine nicht infektiöse Entzündung des Lungenparenchyms und der kleinen Bronchien.

Ätiologie und Pathogenese: Die Erkrankung wird durch alveoläre Inhalation von nicht organischen oder organischen Partikeln verursacht. Die wichtigsten auslösenden Stäube sind Proteine aus Vogelkot, Vogelfedern oder Vogelserum sowie Schimmelpilzbestandteile. Sie führen zu einer allergischen Reaktion (Typ-III-Reaktion nach Gell und Coombs, s. S. 530).

Klinik: Bei der akuten Form treten etwa 8–12 Stunden nach Exposition Husten, Fieber und zunehmende Atemnot sowie ein schweres Krankheitsgefühl auf. Bei eher chronischem Verlauf finden sich unspezifische Krankheitszeichen mit Abnahme der Belastungsfähigkeit.

Diagnostik: Bei der Auskultation hört man endinspiratorisch feinblasige Rasselgeräusche. Auf der Röntgenaufnahme sind vor allem im Bereich der Lungenmittel- und -unterfelder disseminierte, feinnoduläre, zum Teil feinretikuläre Verdichtungen sowie gelegentlich eine milchglasartige Trübung zu sehen (Abb. **12.11**). Mittels Immundiffusionstests lassen sich präzipitierende Antikörper gegen das verursachende Antigen nachweisen. Die Lungenfunktionsuntersuchung zeigt eine restriktive Ventilationsstörung, die CO-Diffusion ist reduziert. Die Diffusionsstörung lässt sich durch eine Messung der O_2-Sättigung unter Belastung nachweisen. Die bronchoalveoläre Lavage zeigt eine ausgeprägte Lymphozytose. Bei unklaren Fällen kann eine Lungenbiopsie indiziert sein.

Therapie und Prophylaxe: Die wichtigste therapeutische Maßnahme ist die Vermeidung des auslösenden Allergens. Im akuten Schub erfolgt eine systemische Gabe von Prednison. Die Prognose ist abhängig vom Zeitpunkt der Diagnosestellung. Bei frühzeitiger Therapie können sich die Veränderungen komplett zurückbilden.

Klinik: 8–12 Stunden nach Exposition Fieber, Husten, Atemnot, schweres Krankheitsgefühl.

Diagnostik: Auskultatorisch feinblasige Rasselgeräusche. Im Röntgenbild disseminierte feinnoduläre basal betonte Verdichtung (Abb. **12.11**). Die Lungenfunktionsmessung zeigt eine deutliche restriktive Ventilationsstörung. Bei der bronchoalveolären Lavage findet sich eine ausgeprägte Lymphozytose.

Therapie und Prophylaxe: Vermeidung des auslösenden Allergens. Im Schub Prednison. Die Prognose ist abhängig vom Zeitpunkt der Diagnosestellung.

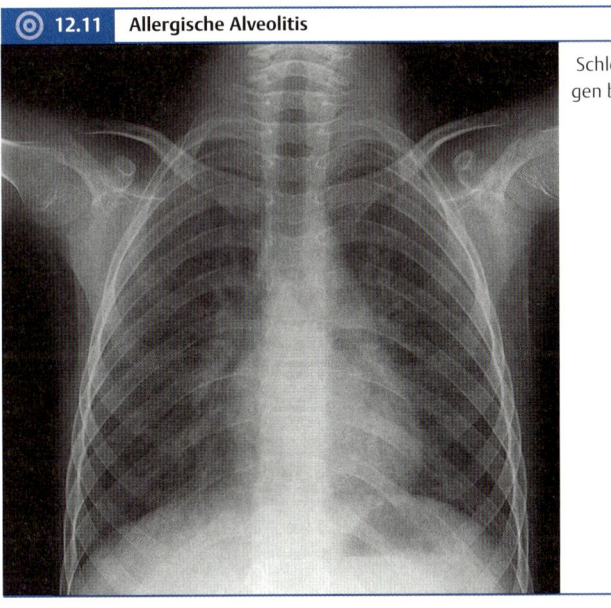

12.11 Allergische Alveolitis

Schleierartige Verdichtungen beidseits.

12.11

Idiopathische Lungenhämosiderose

▶ **Definition.** Die idiopathische Lungenhämosiderose ist charakterisiert durch schubweise Einblutungen in Alveolarwände und Alveolarlumen. Die Ursache ist unbekannt.

Klinik: Während des akuten Schubes treten Dyspnoe, Tachypnoe und ein allgemeines Krankheitsgefühl wegen der Lungenerkrankung und der begleitenden Anämie auf. Die Patienten expektorieren blutiges Sputum. Im fortgeschrittenen Stadium kann sich eine Lungenfibrose ausbilden.

Diagnostik: Bei Beginn des Schubes verwaschene, konfluierende, feingranuläre Zeichnung im Röntgenbild. Im Intervall kann die Lunge völlig normal sein. In der chronischen Phase ist eine verstärkte Gerüstzeichnung zu sehen. Im Blutbild zeigt sich eine mikrozytäre hypochrome Anämie, im Sputum sind im akuten Schub Siderophagen nachweisbar. Bei chronischem Verlauf restriktive Lungenfunktionsveränderungen. Differenzialdiagnostisch muss an Goodpasture-Syndrom sowie die Wegener-Granulomatose gedacht werden (s. S. 557). Eine Sonderform beruht auf einer Sensibilisierung gegen Kuhmilchproteine (Heiner-Syndrom).

Idiopathische Lungenhämosiderose

▶ **Definition.**

Klinik: Schubweiser Verlauf mit Husten, Dyspnoe und allgemeinem Krankheitsgefühl. Im Verlauf kann eine Lungenfibrose entstehen.

Diagnostik: Im Schub radiologisch feingranuläre Zeichnung. Im Labor mikrozytäre hypochrome Anämie. Bei chronischem Verlauf restriktive Lungenfunktionsveränderungen. Differenzialdiagnostisch muss an Goodpasture-Syndrom sowie die Wegener-Granulomatose gedacht werden (s. S. 557).

Therapie: Im akuten Schub werden gewöhnlich systemische Kortikosteroide verabreicht. Symptomatische Therapie mit Bluttransfusionen in Abhängigkeit vom Grad der Anämie. Eine orale Eisensubstitution ist nicht sinnvoll. In Einzelfällen wurde über einen günstigen Effekt von längerfristigen Therapien mit Immunsuppressiva (Kortison, Azathioprin oder Cyclophosphamid) berichtet.

Prognose: Der Verlauf ist sehr unterschiedlich. Ein Schub dauert zwischen 7 und 10 Tagen, die Gesamtzahl der Schübe bestimmt die Prognose. Die 12-Jahres-Überlebenszeit liegt bei 40 %.

Tuberkulose

s. S. 633

Pleuritis

▶ **Definition.** Entzündliche Veränderung der Pleura.

Ätiologie und Pathogenese: Die Pleura überzieht die Lungen (Pleura visceralis), die innere Thoraxwand und das Zwerchfell (Pleura parietalis). Die Pleurahöhle wird von einschichtigem Mesothel bedeckt. Ein dünner Flüssigkeitsfilm sorgt für eine leichte Verschieblichkeit der einander gegenüberliegenden Pleurablätter.
Die Pleura erkrankt selten isoliert, Veränderungen treten fast immer im Zusammenhang mit pleuranahen Entzündungen der Lunge auf. Unter dem Einfluss von Entzündungsmediatoren treten zelluläre und plasmatische Blutbestandteile aus dem Gefäßsystem aus. Fibrin lagert sich zunächst lokal auf der Pleura visceralis ab. Der raue Fibrinbelag reizt die gegenüberliegende Pleura parietalis, die im Gegensatz zur Pleura visceralis sehr schmerzempfindlich ist (**Pleuritis sicca**). Bei Persistenz der Entzündungsreaktion produziert die Pleura eine fibrinreiche seröse Flüssigkeit (**Pleuritis serofibrinosa**). Wenn bakterielle Erreger in die Pleurahöhle eindringen, z. B. durch die Lymphspalten in den Bindegewebssepten der Lunge oder bei Durchbruch eines pleuranahen Abszesses, bildet sich in der Pleurahöhle Eiter (**Pleuritis purulenta** bzw. Pleuraempyem).
Primäre Pleuritiden mit wenig, oftmals leicht blutigem Erguss können bei Infektionen mit Mykoplasmen, Chlamydien, Adeno- und Coxsackie-Viren auftreten.

Klinik: Zu Beginn der Erkrankung klagen die Patienten über lokalisierte, atemabhängige stechende Schmerzen an der entzündeten Stelle. Zudem können Husten und Fieber bestehen. Als Komplikation nach einer eitrigen Pleuritis können sich ausgedehnte fibröse Verschwartungen bilden. Je nach Volumen und Starre der Schwarte kommt es zur Einschränkung der Atemexkursionen und zu einer Verminderung der Vitalkapazität.

Diagnostik: Auskultatorisch ist in beiden Atemphasen über der entzündeten Stelle ein Geräusch zu hören, das an Lederknarren erinnert (sog. **Pleurareiben**). Die Schmerzen verschwinden, sobald ein Erguss auftritt, der die Pleurablätter voneinander trennt. Einen Pleuraerguss erkennt man klinisch an einer basalen Dämpfung des Klopfschalls und einer Abschwächung des Atemgeräusches. Der Patient schont die erkrankte Seite, indem er sie weniger bewegt und die Atemexkursion einschränkt.
Durch die Röntgenuntersuchung kann das Ausmaß eines möglicherweise vorhandenen Ergusses eingeschätzt werden. Außerdem sind möglicherweise bestehende pneumonische Infiltrate zu erkennen.
Bei kleinen Ergüssen ist der Sinus phrenicocostalis nicht mehr spitz, sondern stumpfwinklig, bei mittleren Ergussmengen besteht eine basale, lateral ansteigende Verdichtung. Durch Lageänderung kann man prüfen, ob sich der Erguss frei in der Pleurahöhle bewegt oder nicht (z. B. bei gekammerten Ergüssen durch Verwachsungen (diese lassen sich sehr gut mit Ultraschall nachweisen). Bei sehr großen Ergüssen kann die betroffene Thoraxseite homogen verdichtet sein, sodass keine Beurteilung der Lunge möglich ist.
Eine **Pleurapunktion** kann diagnostisch zum Erregernachweis oder zur Gewinnung von Zytologie bei V. a. Tumoren durchgeführt werden. Eine therapeutische Punk-

tion ist bei großen Ergüssen, die zu Dyspnoe und Sauerstoffuntersättigung führen, indiziert.

Differenzialdiagnose: Im Gegensatz zu diesem entzündlichen **Exsudat** ist das **Transsudat** durch eiweißarme Flüssigkeit, niedrigen Laktatdehydrogenase-Spiegel und niedriges spezifisches Gewicht definiert. Es tritt z. B. bei Herzinsuffizienz infolge von Änderungen des hydrostatischen Drucks oder bei Hypoproteinämie durch Veränderungen des kolloidosmotischen Drucks auf. Pleurametastasen bzw. maligne Tumoren der Pleura können einen – meist hämorrhagischen – Pleuraerguss verursachen.

Therapie: Die Therapie richtet sich nach der Grundkrankheit. Eine Saugdränage kann bei eitriger Pleuritis indiziert sein, eine operative Behandlung (Dekortikation) ist im Kindesalter selten indiziert, da die Mehrzahl der eitrigen Pleuritiden unter Antibiotikatherapie ausheilen.

12.4.4 Aspiration

Aspiration von Fremdkörpern

▶ **Definition.** Eindringen eines Fremdkörpers in die Atemwege.

Klinik: Die Aspiration von Fremdkörpern ist im Kleinkindesalter ein häufiger Unfall. Oft werden Erdnusskerne (Abb. **12.12a**), Teile von Obst, gelegentlich Grashalme und Spielzeugteile aspiriert. In 4 von 5 Fällen ist die **rechte Seite** betroffen, da der rechte Hauptbronchus in der Flucht der Trachea liegt und ein weiteres Lumen hat als der linke. Typisches Symptom ist der plötzlich auftretende Husten, meist während das Kind einen der o.g. Gegenstände im Mund hat. Die Hustenintensität kann später nachlassen. Nicht immer wird die erste Hustenattacke von den Eltern auch später noch deutlich erinnert.

Diagnostik: Alle Fremdkörper, mit Ausnahme von flach oder spitz ausgezogenen, führen zu einer Ventilationsbehinderung. Entsprechend ist das Atemgeräusch auf der betroffenen Seite abgeschwächt. Manchmal sind bizarre Nebengeräusche zu hören.
Im Röntgenbild ist eine Hypertransparenz des betroffenen Lungenflügels zu sehen. Häufig ist außerdem ein Zwerchfelltiefstand vorhanden. Man stellt sich vor, dass durch die Lumenveränderungen der betroffenen Bronchien während des Atemzyklus ein Ventilmechanismus wirksam wird, der zu einer Überblähung der betroffenen Seite führt. Der Unterschied zwischen der „gesunden" Lunge und der betroffenen wird bei der radiologischen Untersuchung noch deutlicher, wenn man die Aufnahme in der Ausatemphase durchführt. Bei der Durchleuchtung fehlt die Transparenzveränderung während des Atemzyklus, die betroffene Seite bleibt hell und das Mediastinum verschiebt sich in der Ausatmung zur gesunden Seite (Abb. **12.12b**).

Differenzialdiagnose: Im Gegensatz zum entzündlich bedingten **Exsudat** ist das **Transsudat** durch eiweißarme Flüssigkeit, niedrigen Laktatdehydrogenasespiegel und niedriges spezifisches Gewicht charakterisiert und tritt z. B. bei Herzinsuffizienz auf.

Therapie: Die Therapie richtet sich nach der Grundkrankheit. Die Mehrzahl der eitrigen Pleuritiden heilt unter Antibiotikatherapie aus.

12.4.4 Aspiration

Aspiration von Fremdkörpern

▶ **Definition.**

Klinik: Bei Kleinkindern häufig vorkommender Unfall, z. B. Aspiration von Erdnusskernen (Abb. **12.12a**). In 4 von 5 Fällen ist die **rechte Seite** betroffen. Typisches Symptom ist der plötzlich auftretende Husten.

Diagnostik: Das Atemgeräusch ist auf der betroffenen Seite abgeschwächt, evtl. treten bizarre Nebengeräusche auf.

Im Röntgenbild erkennt man eine Volumenzunahme des betroffenen Lungenflügels und Hypertransparenz, evtl. auch einen Zwerchfelltiefstand (Abb. **12.12b**).

12.12 Fremdkörperaspiration

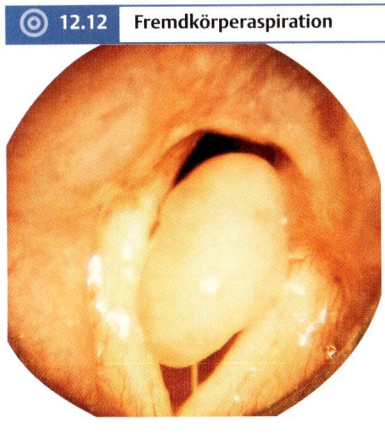
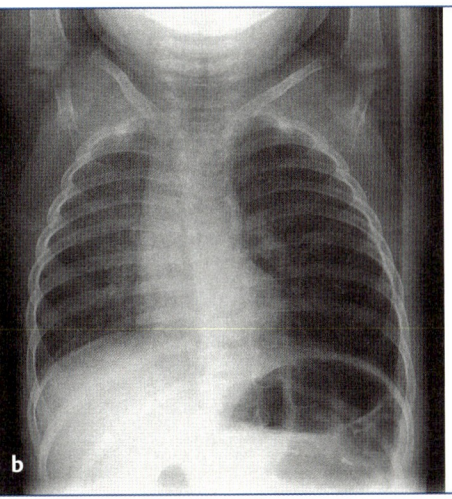

a 4-jähriger Junge: Bronchoskopisch ist eine Erdnuss in Glottisebene sichtbar (aus: Probst R, Grevess G, Iro H. Hals-Nasen-Ohrenheilkunde. Thieme; 2004).
b Aspiration einer Erdnusshälfte in den linken Hauptbronchus. Durch einen Ventilmechanismus entsteht eine Überblähung der linken Lunge, die zur Hypertransparenz der linken Lunge und Verschiebung des Mediastinums nach rechts führt.

Therapie: Bronchoskopische Extraktion des Fremdkörpers. Zur Therapie der akuten Fremdkörperaspiration mit schwerer Atemwegsobstruktion s. Haupttext.

Prognose: Bei rascher Entfernung ist die Prognose gut. Wenn die Diagnose zu spät gestellt wird, v. a. bei organischen Fremdkörpern, können sich Granulome, poststenotische Pneumonien und Bronchiektasen bilden.

Aspiration von Flüssigkeiten

Zum Beispiel bei gestörtem Schluckreflex, bei Fehlbildungen des Kehlkopfs oder einer Fistel zwischen Trachea und Ösophagus (s. auch S. 105).

Therapie: Der Fremdkörper sollte schnellstmöglich (bronchoskopisch) entfernt werden. Die **akute Fremdkörperaspiration mit Atemwegsverlegung** ist eine lebensbedrohliche Situation. Bei schwerer Atemwegsobstruktion, aber noch ansprechbarem Patienten kommen verschiedene Manöver infrage, den Fremdkörper zu entfernen: zunächst einige Rückenschläge (Säuglinge in Bauch- und Kopftieflage, ältere Kinder mit vorgebeugtem Oberkörper lagern), sofern keine Besserung, abdominale Kompressionen (Heimlich-Handgriff) bei Kindern > 1 Jahr bzw. Thoraxkompressionen bei Säuglingen. Bei Bewusstlosen Hilfe anfordern, 5 Atemspenden, sofern keine Besserung, Beginn mit der CPR (s. S. 384).

Prognose: Die Prognose ist gut, wenn der Fremdkörper rasch entfernt wird und wenn es sich um relativ inerte Fremdkörper handelt. Manche organischen Fremdkörper, wie z. B. Grashalme, können sehr rasch eine erhebliche Fremdkörperreaktion hervorrufen, was die Extraktion erschwert, aber auch zu narbiger Stenosenbildung führen kann. Bei verspäteter Diagnosestellung können außerdem poststenotische Pneumonien und Bronchiektasen auftreten. Es kann zum Funktionsverlust des betroffenen Lappens kommen.

Aspiration von Flüssigkeiten

Bei Säuglingen kann es rezidivierend zu Aspiration von Milch kommen, z. B. bei zentralnervösen Störungen (v. a. des Stammhirns), die mit gestörtem Schluckreflex einhergehen, bei Fehlbildungen des Kehlkopfs oder einer Fistel zwischen Trachea und Ösophagus (s. auch S. 105).

13 Herz-Kreislauf-Erkrankungen

- 13.1 Angeborene Herzfehler 331
- 13.2 Entzündliche Herzerkrankungen 356
- 13.3 Herztumoren 361
- 13.4 Kardiomyopathien 362
- 13.5 Herzinsuffizienz 365
- 13.6 Akzidentelle und funktionelle Herzgeräusche 367
- 13.7 Arterielle Hypertonie 367
- 13.8 Orthostatische Kreislaufdysregulation 371
- 13.9 Herzrhythmusstörungen 372
- 13.10 Schock und kardiopulmonale Reanimation 382

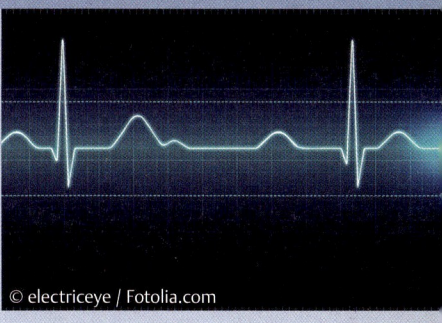
© electriceye / Fotolia.com

13.1 Angeborene Herzfehler

13.1.1 Allgemeines

Ätiologie und Prävalenz

Bei mehr als 90% der angeborenen Herzfehler wird **ätiologisch** ein **multifaktorielles Geschehen** angenommen, das teils auf noch unbekannte genetische Faktoren, teils auf externe Noxen zurückzuführen ist. Die vulnerable Phase für die teratogene Schädigung des fetalen Herzens liegt in der 3.–8. Schwangerschaftswoche (SSW). In Tab. **13.1** sind die wichtigsten heute bekannten **Risikofaktoren** aufgeführt.

13.1	Pränatale Risikofaktoren für kardiovaskuläre Fehlbildungen
mütterliche Faktoren	**Stoffwechselerkrankungen** (bei ungenügender Stoffwechseleinstellung in den ersten 10 SSW) – Phenylketonurie – Diabetes mellitus Typ I **Medikamente, Drogen** – Antikonvulsiva (Hydantoin, Valproinsäure) – Lithium, Retinoidsäure – Alkohol **Infektionen** (Röteln) **Autoimmunerkrankungen** (Kollagenosen, Lupus erythematodes [Anti-Ro- oder Anti-La-positiver LE])
familiäre Faktoren	**angeborener Herzfehler bei einem Elternteil** (Risiko ca. 10–15%) **angeborener Herzfehler bei 1 (2) Geschwister(n)** (Risiko 2–4 [10–12]%) **Einzel-Gen-Erkrankungen** (z.B. Mikrodeletion CATCH 22q11)
fetale Faktoren und Komorbiditäten	extrakardiale Organfehlbildungen, Chromosomenanomalien, Arrhythmien, Hydrops fetalis, monochoriale Zwillingsgravidität

Die **Prävalenz** der angeborenen Herzfehler beträgt 10–12 auf 1000 Lebendgeborene (1,0–1,2%). Etwa 5–10% der angeborenen Herzfehler treten in Zusammenhang mit genetischen Anomalien auf. So weisen z.B. 50% aller Kinder mit Trisomie 21 und 90% der Patienten mit Trisomie 13 bzw. 18 einen Herzfehler auf; das Turner-Syndrom (45, X0) ist in 35% der Fälle mit einem Vitium assoziiert.

Für Kinder mit einem Geschwister mit angeborenem Herzfehler liegt das **Wiederholungsrisiko** zwischen 2 und 4%; es erhöht sich bei 2 erkrankten Verwandten 1. Grades auf das 3-Fache (10–12%). Eine genetische Beratung sowie die Durchführung einer pränatalen Echokardiografie des Fetus in der 18.–20. Schwangerschaftswoche ist in diesen Familien daher zu empfehlen.

Präpartale Entwicklung des Herz-Kreislauf-Systems
Das Herz-Kreislauf-System ist das erste funktionsfähige Organ des Fetus. Das Herz wird aus mesodermalem Gewebe gebildet und besteht anfangs aus einem länglichen Schlauch (Abb. **13.1**). Die fetale Herzentwicklung ist in der 8. SSW abgeschlossen.

Präpartale Entwicklung des Herz-Kreislauf-Systems

Das Herz-Kreislauf-System ist das erste funktionsfähige Organ des Fetus. Das Herz wird aus mesodermalem Gewebe gebildet. Es besteht anfangs aus einem länglichen Herzschlauch, der bereits in den ersten Wochen zu einer Herzschleife gefaltet wird, aus der sich Vorhöfe, Kammern und der gemeinsame Gefäßtrunkus entwickeln (Abb. **13.1**). Dabei erfolgt auch die Septierung in einen jeweils linken und rechten Anteil. In der 5.–7. Schwangerschaftswoche werden die 4 Herzklappen ausgebildet. Die Entwicklung des arteriellen und venösen Gefäßsystems läuft hierzu parallel. Die Herzkonfiguration in ihrer endgültigen Form ist mit der 8. Schwangerschaftswoche bei einer Länge des Fetus von 40 mm abgeschlossen.

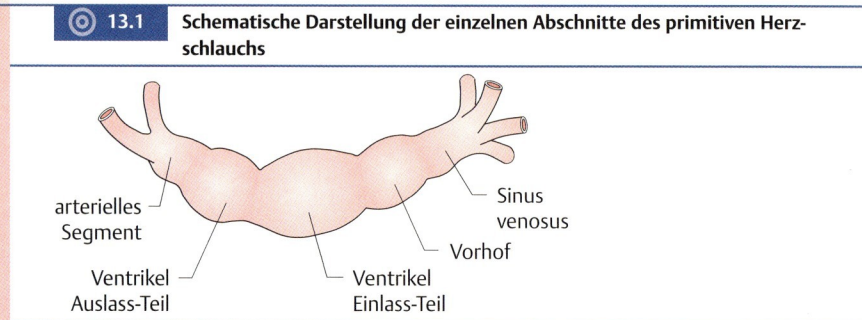

13.1

13.1 Schematische Darstellung der einzelnen Abschnitte des primitiven Herzschlauchs

Fetaler und neonataler Kreislauf

Präpartal erfolgt der fetale Gasaustausch in der Plazenta (Abb. **13.2a**).

Fetaler und neonataler Kreislauf

Präpartal erfolgt der fetale Gasaustausch in der Plazenta (Abb. **13.2a**). Das Nabelvenenblut ist das am höchsten oxygenierte Blut des Fetus. Etwa die Hälfte dieses Blutes fließt durch die Leber, der andere Teil umgeht die Leber im Ductus venosus. Sowohl die Lebervenen als auch der Ductus venosus münden unmittelbar vor dem

13.2 Schematische Darstellung des fetalen und neonatalen Kreislaufs mit Angabe der Flussrichtungen

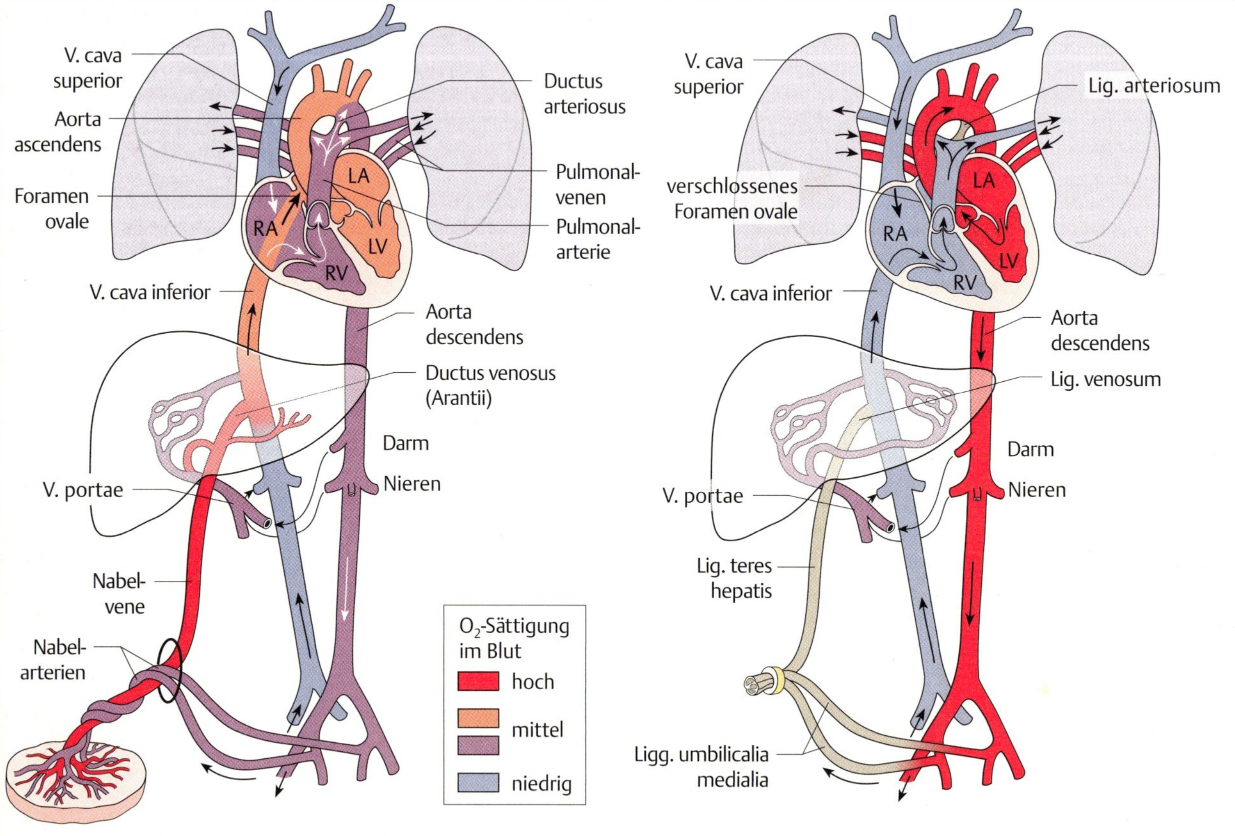

a Fetaler Kreislauf.
b Neonataler Kreislauf.
RA = rechter Vorhof, RV = rechter Ventrikel, LA = linker Vorhof, LV = linker Ventrikel.

rechten Vorhof in die untere Hohlvene, die ca. 2 Drittel des systemvenösen Rückstroms zum Herzen transportiert. Etwas mehr als die Hälfte des gesamten unteren Hohlvenenblutes (überwiegend das hoch O_2-gesättigte Blut des Ductus venosus) tritt über das offene Foramen ovale in den linken Vorhof über und wird von hier in den linken Ventrikel und die Aorta ascendens ausgeworfen; das übrige, weniger O_2-gesättigte Blut gelangt aus dem rechten Vorhof über die Trikuspidalklappe in den rechten Ventrikel. Das Blut der oberen Hohlvene fließt direkt über die Trikuspidalklappe in den rechten Ventrikel. Vom rechten Ventrikel erfolgt der Blutabstrom in den Pulmonalarterienstamm, von wo der größte Anteil über den offenen Ductus arteriosus in die deszendierende Aorta und nur eine kleine Menge (ca. 10% des rechtsventrikulären Auswurfvolumens) durch die Lunge fließt. Das Blut des linken Vorhofs stammt überwiegend aus dem rechten Vorhof (s.o.), ein kleiner Teil aus den Lungenvenen.

Nach der Geburt übernimmt die Lunge die Funktion des Gasaustauschs (Abb. **13.2b**). Mit Durchtrennung der Nabelschnur erhöht sich der systemarterielle Widerstand; durch die Mehrdurchblutung der Lunge mit konsekutiv vermehrtem pulmonalvenösem Rückfluss steigt der Druck im linken Vorhof an, was zum Verschluss des offenen Foramen ovale führt. Der Ductus arteriosus verschließt sich durch Kontraktion und obliteriert schließlich unter dem Einfluss des postnatal abfallenden Prostaglandinspiegels und der höheren O_2-Konzentration des Blutes im Ductus bei jetzt bestehendem Links-rechts-Shunt. Der Ductus venosus obliteriert in den ersten Lebensstunden.

Nach der Geburt übernimmt die Lunge den Gasaustausch (Abb. **13.2b**). Der Ductus arteriosus, das Foramen ovale und der Ductus venosus verschließen sich.

13.1.2 Untersuchungsmethoden

Klinische Untersuchung

Eine sorgfältige klinische Untersuchung stellt bei allen Herz-Kreislauf-Erkrankungen die diagnostische Grundlage dar; sie beinhaltet Inspektion des Patienten, Palpation und Auskultation.

Die **Inspektion** kann wichtige Informationen über kardiale Erkrankungen liefern: Tachydyspnoe in Ruhe oder unter Belastung, Ödeme und Einflussstauung sind leicht erkennbare Zeichen einer Herzinsuffizienz. Bei Kindern jenseits des Säuglingsalters sind Trommelschlegelfinger und Uhrglasnägel sowie erweiterte venöse Gefäße an den sichtbaren Schleimhäuten Zeichen einer chronischen Zyanose. Eine leichtgradige Zyanose ist an Lippen und Akren zu erkennen.

Durch die **Palpation** werden Hyperaktivitäten der Ventrikel erfasst: Ein hebender Herzspitzenstoß sowie dessen Verlagerung nach lateral und kaudal weisen auf eine Überlastung des linken Ventrikels hin, während eine Überbeanspruchung des rechten Ventrikels sich durch eine vermehrte Aktivität links parasternal bzw. im epigastrischen Winkel zeigt. Die palpatorische Erfassung des peripheren Pulses gibt Aufschluss über Herzfrequenz, Rhythmus sowie die Pulsqualität (z.B. Pulsus celer et altus als Hinweis auf ein diastolisches Leck bei offenem Ductus arteriosus oder Aorteninsuffizienz, fehlende Femoralispulse bei Aortenisthmusstenose). Bei einer tastbaren Vergrößerung von Leber und Milz muss in jedem Lebensalter differenzialdiagnostisch das Vorliegen einer Herzinsuffizienz – insbesondere einer Rechtsherzinsuffizienz – in Erwägung gezogen werden.

Für die **Auskultation** sollte ein Stethoskop mit Trichter für die tiefen Frequenzen und mit Membran für hohe Frequenzen verfügbar sein. Das Punctum maximum des 1. Herztones liegt am linken unteren Sternalrand bzw. über der Herzspitze; er entsteht durch die myokardiale Anspannung vor Beginn der systolischen Austreibungsphase. Das Punctum maximum des 2. Herztones ist im 2. Interkostalraum (ICR) parasternal lokalisiert; es setzt sich aus dem Schluss der beiden Semilunarklappen zusammen.

Die 5 klassischen Auskultationspunkte sind:
- 2. ICR rechts parasternal: Aortenklappe
- 2. ICR links parasternal: Pulmonalklappe
- linker oder rechter unterer Sternalrand: Trikuspidalklappe
- 5. ICR links parasternal bis zur Herzspitze: Mitralklappe

13.1.2 Untersuchungsmethoden

Klinische Untersuchung

Eine sorgfältige klinische Untersuchung ist unabdingbar.

Inspektion: Zu achten ist auf (Tachy-)Dyspnoe oder Ödeme als Herzinsuffizienzzeichen. Trommelschlegelfinger und Uhrglasnägel sind Zeichen einer chronischen zentralen Zyanose.

Palpation: Ein hebender Herzspitzenstoß bedeutet eine Überlastung des linken Ventrikels. Die Palpation peripherer Pulse kann Hinweise auf Erkrankungen geben (z.B. Pulsus celer et altus bei offenem Ductus arteriosus oder bei Aorteninsuffizienz, fehlende Femoralispulse bei Aortenisthmusstenose).

Auskultation: Neben den klassischen Auskultationspunkten – 2. ICR rechts parasternal, 2. ICR links parasternal, linker (bzw. rechter) unterer Sternalrand und Herzspitze – sollte stets auch zwischen den Schulterblättern auskultiert werden (Aortenisthmusstenose!).

- Stets ist auch zwischen den Schulterblättern zu auskultieren, da hier das Stenosegeräusch der Aortenisthmusstenose am besten zu hören ist.

Apparative Diagnostik

Beim Früh- und Neugeborenen sowie beim kleinen Säugling kann die **Blutdruckmessung** nur oszillometrisch erfolgen, da die Korotkow-Geräusche noch nicht auskultiert werden können. Bei Klein- und Schulkindern kann der Blutdruck auch manuell nach Riva-Rocci gemessen werden.

▶ **Merke.** Die Manschettenbreite muss grundsätzlich 80% des Oberarms bedecken.

Zur Blutdruckmessung an den Beinen wird eine Manschette gleicher Größe am distalen Unterschenkel platziert.
Elektrokardiogramm (EKG): Das EKG registriert die bei der Herzaktion entstehenden elektrischen Potenziale von der Körperoberfläche. Der diagnostische Wert liegt v. a. in der Erkennung von Hypertrophie bzw. Volumendilatation der Vorhöfe und Kammern, von Erregungsrückbildungsstörungen sowie von Herzrhythmusstörungen.
Die **Echokardiografie** stellt heute die wichtigste Untersuchungsmethode für die morphologische und funktionelle Diagnostik von Herzerkrankungen dar. Mit dem Einsatz der ein- und zweidimensionalen Echokardiografie und der Dopplertechnik einschließlich des farbkodierten Dopplerverfahrens ist in den meisten Fällen die Diagnose einer kardialen Erkrankung zu stellen, so dass eine invasive Diagnostik häufig nicht mehr erforderlich ist. Die **Tissue-Doppler-Methode** ist darüber hinaus für spezielle Funktionsuntersuchungen der Ventrikel geeignet. Die 3-D-Echokardiografie kann die räumliche Zuordnung kardialer Strukturen erleichtern.
Herzkatheteruntersuchung und Angiokardiografie sind invasive Untersuchungsmethoden. Dabei werden Druck-, Shunt- und Widerstandsverhältnisse im systemischen und pulmonalen Kreislauf ermittelt. Die Angiokardiografie wird v. a. zur Beurteilung pulmonaler Gefäßanomalien eingesetzt, da hier die echokardiografischen Möglichkeiten begrenzt sind. An interventionellen Katheterverfahren sind die Ballondilatation bei Klappen- und Gefäßstenosen zu nennen, die Vergrößerung eines Foramen ovale (Ballonatrioseptostomie nach Rashkind), der Verschluss von atrialen, ventrikulären oder arteriovenösen Shunts mit verschiedenen Occludern und die Implantation von Stents bei Gefäßstenosen.
Die **Magnetresonanztomografie (MRT)** stellt eine wichtige kardiovaskuläre Bildgebung dar. Vorteile sind die 3-D-Darstellungsmöglichkeit aller kardiovaskulären Strukturen sowie die fehlende Strahlenbelastung, exakte Funktionsanalysen (z. B. zur Bestimmung des Regurgitationsvolumens der Semilunarklappen oder der Ejektionsfraktion). Nachteile sind derzeit noch die Beatmungspflichtigkeit bei Säuglingen und Kleinkindern. Die **Computertomografie (CT)** ermöglicht in ähnlicher Weise eine 3-D-Darstellung, hat jedoch – bei kürzeren Akquisitionszeiten – den Nachteil der Strahlenbelastung.

13.1.3 Lageanomalien des Herzens

Als **Lävokardie** wird die **reguläre Herzlage** bezeichnet, bei der der größere Teil des Herzens in der linken Thoraxhälfte liegt und die Herzspitze nach links weist.
Folgende Formen von **Lageanomalien** des Herzens werden unterschieden:
- **Dextrokardie** Der größere Teil des Herzens liegt in der rechten Thoraxhälfte, die Herzspitze zeigt nach rechts.
- **Dextropositio cordis** Das Herz ist in die rechte Thoraxhälfte hineinverlagert. Ursachen sind extrakardiale Faktoren wie die Hypoplasie der rechten Lunge, Pneumothorax oder eine linksseitige Zwerchfellhernie.
- **Ectopia cordis** Bei dieser außerordentlich seltenen Fehlbildung befindet sich das Herz aufgrund einer inkompletten Fusion des Sternums und anteriorer Teile des Zwerchfells ganz oder teilweise außerhalb des Thorax. Begleitende schwere Herzfehlbildungen sind häufig, die Überlebenschancen sind eingeschränkt.

Mit einer Lageanomalie des Herzens kann auch eine **anomale Anlage und Position der Bauchorgane** sowie der zuführenden Venen vergesellschaftet sein (Abb. **13.3**). Beim **Situs inversus thoracalis bzw. abdominalis** findet man ein seitenverkehrte Lage der Thorax- bzw. der unpaaren Bauchorgane (z. B. Magen, Leber, Milz).

13.3   Dextrokardie

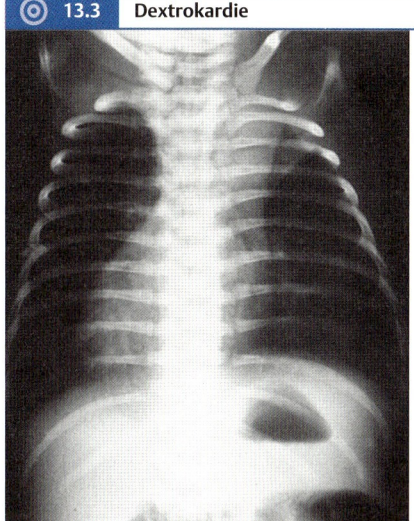

Röntgen-Thorax-Aufnahme p.–a.: 9 Tage altes Kind mit Dextrokardie und komplexem Vitium cordis bei Situs inversus abdominalis: Die Herzspitze zeigt nach rechts; die Magenblase liegt links, die Leber überwiegend im rechten Abdomen; es besteht eine linksseitige obere Hohlvene.

13.1.4   Angeborene Herzfehler mit Links-rechts-Shunt

Persistierender Ductus arteriosus (PDA)

▶ **Definition.** Nach der Geburt persistierende Gefäßverbindung zwischen Aorta (Übergang des Aortenbogens zur Aorta descendens) und Bifurkation der Pulmonalarterie (Abb. **13.4**).

13.4   Persistierender Ductus arteriosus

PDA (→) mit Links-rechts-Shunt, der – je nach Lumenweite – zur Volumenbelastung der Pulmonalarterien sowie des linken Vorhofs und Ventrikels führt.

Ätiologie und Häufigkeit: Der Ductus arteriosus verschließt sich normalerweise in den ersten Lebenstagen (primär funktionell und sekundär durch Obliteration). Ein verzögerter Verschluss findet sich relativ häufig bei unreifen Frühgeborenen, wobei erniedrigte O_2-Partialdrücke und erhöhte Prostaglandinspiegel eine ursächliche Rolle spielen. Bei reifen Neugeborenen beträgt die relative Häufigkeit 4 % aller angeborenen Herzfehler.

Hämodynamik und Klinik: Beim **weitlumigen Ductus** findet der Links-rechts-Shunt während Systole und Diastole statt; es resultiert eine Volumenbelastung von linkem Vorhof und linkem Ventrikel. Durch den Abstrom des Blutes in die Pulmonalarterie auch während der Diastole entsteht im großen Kreislauf ein „Pulsus celer et altus", d. h. eine große Blutdruckamplitude mit hohem systolischen und niedrigem diastolischen Druck. Folge ist eine periphere Minderdurchblutung mit kalten Händen und

Eine besondere Rolle spielt der offene Ductus arteriosus beim Frühgeborenen (s. S. 95).

Füßen, verminderter körperlicher Belastbarkeit und Gedeihstörung. Beim unreifen Frühgeborenen führt die Minderdurchblutung im Splanchnikusgebiet zur Funktionsstörung v. a. der Nieren (Oligo-/Anurie), des Darms (nekrotisierende Enterokolitis) und der Leber (Synthesestörung); s. S. 95.

Bei **kleinem Ductus** ist die hämodynamische Relevanz unbedeutend, so dass klinische Symptome fehlen.

Diagnostik: Leitsymptom ist der charakteristische Auskultationsbefund **(systolisch-diastolisches Herzgeräusch)**.

Diagnostik: Diagnostisches Leitsymptom des mittelgroßen bis großen Ductus ist das kontinuierliche **systolisch-diastolische Herzgeräusch** mit Punctum maximum über dem 2. ICR links parasternal. Es erreicht gewöhnlich die Intensitätsgrade 2/6–3/6, maximal 4/6. Das laute Geräusch ist von einem palpablen Schwirren begleitet. Die peripheren Pulse sind hebend. Beim kleinen, hämodynamisch irrelevanten Ductus ist dagegen nur ein kurzes, meist uncharakteristisches systolisches Geräusch zu auskultieren; sehr kleine Ductus sind auskultatorisch stumm.

EKG: Linksventrikuläre Volumenbelastung.

EKG: Bei hämodynamisch relevantem Ductus besteht eine Volumenbelastung von linkem Vorhof und linkem Ventrikel.

Echokardiografie: Systolisch-diastolischer Einstrom aus dem distalen Aortenbogenbereich in den Pulmonalarterienstamm.

Echokardiografie: Doppler- und farbdopplersonografisch lässt sich der systolisch-diastolische Bluteinstrom aus der Aorta in den Pulmonalarterienstamm nachweisen. Es besteht eine Volumenbelastung von linkem Vorhof und linkem Ventrikel; die Pulmonalarterien sind dilatiert.

Eine diagnostische **Herzkatheteruntersuchung** ist nicht erforderlich; sie wird als therapeutische Maßnahme zum interventionellen Verschluss des Ductus vorgenommen (Abb. **13.5**).

13.5 Angiografie bei persistierendem Ductus arteriosus

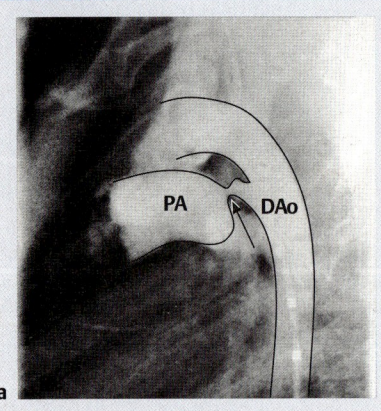
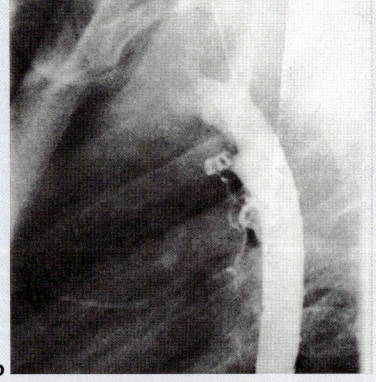

a Angiografie mit Darstellung des Aortenbogens und der deszendierenden Aorta (DAo) (seitliche Projektionsebene): Über den persistierenden Ductus arteriosus (↑) wird die Pulmonalarterie (PA) angefärbt.
b Kontrollangiografie nach Ductus-Verschluss mit einer Spirale: Es ist kein Kontrastmittelübertritt in die Pulmonalarterie mehr nachweisbar.

Röntgen: Linksverbreiterung des Herzens mit vermehrter Lungengefäßzeichnung.

Röntgen: Beim hämodynamisch relevanten Ductus sind eine Linksverbreiterung des Herzens und eine vermehrte Lungengefäßzeichnung zu sehen.

Differenzialdiagnose: Bei kleinem Ductus: akzidentelles Herzgeräusch.

Differenzialdiagnose: Bei kleinem Ductus mit ausschließlich systolischem Herzgeräusch muss eine Abgrenzung zum akzidentellen Geräusch (s. S. 367) erfolgen.
Ein aortopulmonales Fenster (direkte Verbindung zwischen Aorta ascendens und Pulmonalishauptstamm) ist sehr selten.

Therapie: Der persistierende Ductus wird mit einem interventionell eingebrachten Okkludersystem (z. B. Spirale) vorschlossen. Eine Operation ist nur bei sehr großem Ductus und bei Frühgeborenen erforderlich.

Therapie: Die Diagnose eines offenen Ductus arteriosus stellt grundsätzlich die Indikation zum Verschluss dar. Eine Ausnahme ist der auskultatorisch stumme, sehr kleine PDA, der nur als Zufallsdiagnose entdeckt wird. Eine Operation ist nur bei sehr großem Ductus bzw. bei sehr kleinen Säuglingen erforderlich. Ansonsten erfolgt der Verschluss primär mit einem interventionell eingebrachten Okkludersystem (Spirale oder anderes Verschlusssystem). Bei einem hämodynamisch relevanten Ductus im Frühgeborenenalter ist vor operativen Maßnahmen ein Therapieversuch mit Prostaglandin-Synthesehemmern (z. B. Ibuprofen) sinnvoll.

Prognose: Nach Verschluss gut.

Prognose: Nach Ductusverschluss bestehen keine Residuen.

Vorhofseptumdefekt (ASD)

▶ **Definition.** Je nach Lokalisation des Defektes unterscheidet man verschiedene Formen eines ASD (Abb. 13.6b). Mit Abstand am häufigsten ist der ASD vom **Secundum-Typ (ASD II),** der im Bereich der Fossa ovalis liegt (Abb. 13.6a). Abgegrenzt werden muss der sog. **Sinus-venosus-Defekt**, der im posterioren Bereich des Vorhofseptums nahe der Einmündung der oberen oder unteren Hohlvene lokalisiert ist. Letztgenannte Defekte sind sehr häufig mit einer Fehlmündung von Lungenvenen kombiniert. Beim ASD vom Primum-Typ (ASD I) liegt der Defekt tiefer, in unmittelbarer Nähe der AV-Klappen.

▶ **Definition.**

13.6 Einteilung der Vorhofseptumdefekte

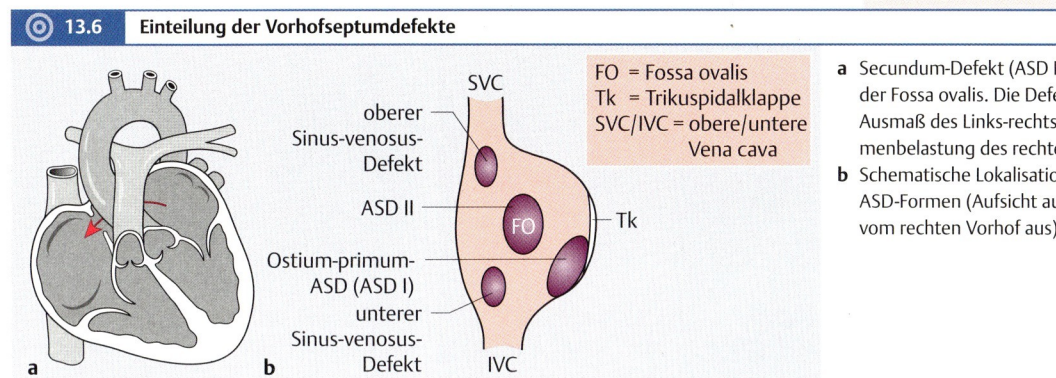

a Secundum-Defekt (ASD II) mit Lokalisation in der Fossa ovalis. Die Defektgröße bestimmt das Ausmaß des Links-rechts-Shunts und der Volumenbelastung des rechten Herzens.
b Schematische Lokalisation der verschiedenen ASD-Formen (Aufsicht auf das Vorhofseptum vom rechten Vorhof aus).

Das **persistierende Foramen ovale** ist per definitionem kein Substanzdefekt, sondern eine funktionelle Kommunikation, bedingt durch eine fehlende Adhäsion des Septum primum an das Septum secundum.

Häufigkeit: Die relative Häufigkeit des isolierten ASD liegt bei 15 % aller angeborenen Herzfehler. Mädchen sind häufiger betroffen als Jungen (Verhältnis ca. 2 : 1).

Hämodynamik: Durch den **Links-rechts-Shunt** über den ASD besteht eine **Rechtsvolumenbelastung** mit Dilatation von rechtem Vorhof, rechtem Ventrikel und Pulmonalarterien. Der pulmonale Durchfluss ist vermehrt.

Klinik: Kleine Vorhofseptumdefekte verursachen keine Symptome. Sie sind klinisch schwer zu diagnostizieren, da nur ein sehr leises, uncharakteristisches Systolikum zu auskultieren ist. **Mittelgroße** Defekte verursachen nur ausnahmsweise Symptome im Säuglings- und Kleinkindesalter; Beschwerden treten erst im Adoleszenten- bzw. Erwachsenenalter auf. Im Kindesalter besteht eine erhöhte Anfälligkeit für Infekte der oberen Atemwege; mit zunehmendem Alter klagen die Patienten über körperliche Belastungseinschränkung und über Palpitationen, die auf supraventrikuläre Rhythmusstörungen zurückzuführen sind. Bei **großen** Defekten bestehen ab dem Säuglingsalter vermehrtes Schwitzen, Gedeihstörung und eine eingeschränkte körperliche Belastbarkeit.

Diagnostik: Bei der klinischen Untersuchung tastet man beim hämodynamisch relevanten ASD eine vermehrte Pulsation des rechten Ventrikels im epigastrischen Winkel. Bei der Auskultation ist ein leises bis maximal mittellautes Systolikum im 2. ICR links parasternal zu hören. Das Geräusch ist Ausdruck einer relativen Pulmonalstenose durch den vermehrten Blutdurchstrom. Bei großem Shuntvolumen kann ein mesodiastolisches Geräusch am unteren Sternalrand im Sinne einer relativen Trikuspidalstenose auftreten. Der 2. Herzton ist wegen der Volumenbelastung des rechten Ventrikels konstant weit gespalten; dieses Schallphänomen tritt unabhängig von der Atmung („fixiert") auf.

Häufigkeit: Die relative Häufigkeit eines isolierten ASD liegt bei 15 %.

Hämodynamik: Durch den **Links-rechts-Shunt** über den ASD besteht eine **Rechtsvolumenbelastung**.

Klinik: Hämodynamisch relevante Vorhofseptumdefekte führen zu erhöhter Infektanfälligkeit gegenüber der oberen Luftwege und Belastungseinschränkung. Große Vorhofseptumdefekte verursachen bereits im Kleinkindesalter Symptome.

Diagnostik: Auskultatorisch leises Systolikum im 2. ICR links parasternal als Ausdruck einer relativen Pulmonalstenose; konstant gespaltener 2. Herzton (nicht atemabhängig).

▶ **Merke.** Pathognomonisch für den großen ASD ist die breite, fixierte (d. h. atemunabhängige) Spaltung des 2. Herztons über der Herzbasis in Kombination mit einem leisen Systolikum.

▶ **Merke.**

EKG: Steil- oder Rechtstyp sowie Zeichen der Rechtsvolumenbelastung.

Echokardiografie: Die Echokardiografie ist die wichtigste diagnostische Methode (Abb. **13.7a**). Die **Herzkatheteruntersuchung** dient als therapeutische Maßnahme zum interventionellen Defektverschluss.

EKG: Es bestehen ein Steil- oder Rechtstyp sowie Zeichen der rechtsventrikulären Volumenbelastung mit rudimentärem Rechtsschenkelblock rechts präkordial und breiten S-Zacken links präkordial.

Echokardiografie: Hiermit können die verschiedenen Vorhofseptumdefekte gut dargestellt werden (Abb. **13.7a**). Bei größeren und adipösen Kindern ist die transthorakale echokardiografische Diagnostik erschwert, weshalb die transösophageale Echokardiografie zum Einsatz kommt. Eine **Herzkatheteruntersuchung ist nur indiziert,** wenn ein **interventioneller Defektverschluss** geplant ist.

13.7 Diagnostik bei Vorhofseptumdefekt

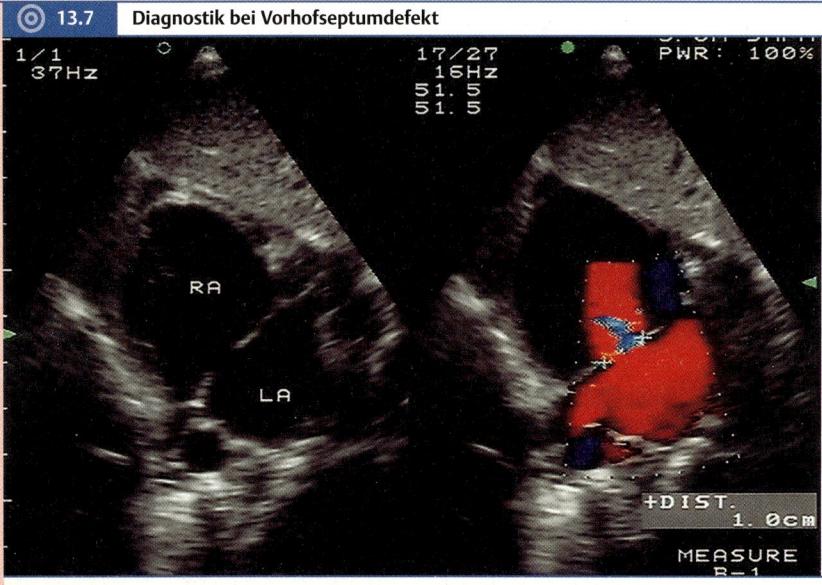

a Echokardiogramm bei ASD in Secundum-Position. Farbdopplersonografische Darstellung des Shuntflusses vom linken (LA) in den rechten (RA) Vorhof (Beschallung von subkostal). Der Defekt misst etwa 1 cm. Re: farbkodierter Fluss vom linken in den rechten Vorhof.

b Röntgen: Herzgröße im oberen Normbereich, leicht vermehrte Gefäßzeichnung, prominenter Pulmonalisknopf (→), schmale Aorta.

Röntgen: Bei großem Shuntvolumen ist das Herz insgesamt vergrößert, das Pulmonalissegment prominent, die Lungengefäßzeichnung vermehrt (Abb. **13.7b**).

Differenzialdiagnose: Echokardiografische Abgrenzung vom Sinus-venosus-Defekt und vom Primum-Defekt.

Therapie: Bei einem hämodynamisch relevanten Shunt (Rechtsvolumenbelastung) sollte der Verschluss im Kleinkindesalter erfolgen.

Prognose: Nach Verschluss sehr gute Prognose. Kleine Defekte können sich im Kleinkindesalter spontan verschließen.

Röntgen: Bei großem Shuntvolumen zeigt sich eine Prominenz des Pulmonalissegments (Abb. **13.7b**). Die Lungengefäßzeichnung ist vermehrt. Der Querdurchmesser des Herzens ist bei deutlicher Volumendilatation des rechten Herzens vergrößert.

Differenzialdiagnose: Die Abgrenzung des Secundum-Defektes von Sinus-venosus-Defekten und vom AV-Klappen-nahen Primum-Defekt (s. S. 337) erfolgt echokardiografisch.

Therapie: Bei hämodynamisch relevanten Defekten ist die Indikation zum Verschluss gegeben. Er sollte im Kleinkindesalter vorgenommen werden, auch wenn noch keine Symptome bestehen. Als Alternative zur Operation besteht die Möglichkeit des interventionellen Verschlusses mit einem Doppelschirmchen, das über eine Katheterschleuse eingeführt wird.

Prognose: Die Operationsletalität liegt deutlich unter 1%. Nach operativem Verschluss besteht eine sehr gute Prognose. Kleine Defekte verschließen sich häufig spontan.

Totale Lungenvenenfehlmündung

▶ Definition.

Totale Lungenvenenfehlmündung

▶ Definition. Bei der **totalen** Lungenvenenfehlmündung dränieren alle Lungenvenen in den rechten Vorhof oder in ein venöses Gefäß, das mit dem rechten Vorhof in Verbindung steht. Der Systemkreislauf wird ausschließlich durch einen Rechts-links-Shunt über das offene Foramen ovale oder einen ASD versorgt.

Man unterscheidet folgende Formen:
- suprakardialer Typ
- kardialer Typ
- infrakardialer oder infradiaphragmatischer Typ
- gemischter Typ.

Anatomisch unterscheidet man bei der totalen Lungenvenenfehlmündung folgende Formen:
- Lungenvenenfehleinmündung vom **suprakardialen** Typ (55%): Das Lungenvenenblut sammelt sich hinter dem linken Vorhof in einem Konfluenz, der über eine nach kranial verlaufende V. verticalis (persistierende linke obere Hohlvene)

Anschluss an die V. anonyma hat; der Abstrom des Blutes erfolgt von hier in die obere Hohlvene.
- Lungenvenenfehleinmündung auf **kardialem** Niveau (30 %): Die Lungenvenen münden über einen kurzen gemeinsamen Stamm oder mit separaten Öffnungen von dorsal in den rechten Vorhof oder in den Sinus coronarius.
- Lungenvenenfehleinmündung vom **infrakardialen** oder **infradiaphragmatischen** Typ (13 %): Das Lungenvenenblut dräniert über einen gemeinsamen Stamm hinter dem linken Vorhof nach kaudal durch das Zwerchfell in das System der V. portae oder den Ductus venosus und von dort in die untere Hohlvene.
- Selten kommen **gemischte** Formen vor.

Eine zusätzliche pulmonalvenöse Obstruktion, die am häufigsten bei der infrakardialen Form besteht, kompliziert sowohl den Spontanverlauf als auch den chirurgischen Eingriff.

Häufigkeit: Die relative Häufigkeit liegt unter 1 % aller angeborenen Herzfehler.

Hämodynamik: Die Hämodynamik ist gekennzeichnet durch die Zumischung von pulmonalvenösem zu systemvenösem Blut, das vom rechten Vorhof aus sowohl in den Lungenkreislauf als auch über die obligate interatriale Verbindung (offenes Foramen ovale, ASD) in den systemischen Kreislauf gelangt.

Klinik: Bei kleinem, restriktivem ASD ist mit Symptomen im Neugeborenen- und frühen Säuglingsalter in Form von Hepatomegalie, Tachypnoe und Trinkschwierigkeiten zu rechnen.
Unbehandelt sterben die meisten Kinder im Verlauf des ersten Lebensjahres. Bei großem ASD sind die Symptome geringer, die Kinder gedeihen jedoch schlecht und zeigen eine Belastungsdyspnoe und Zyanose.

Diagnostik: Die Diagnose wird primär **echokardiografisch** gestellt. Typisch sind eine Volumendilatation von rechtem Vorhof und rechtem Ventrikel bei schmalen linken Herzanteilen. Die unterschiedlichen anatomischen Varianten bedürfen der detaillierten echo- und angiokardiografischen Klärung.

Therapie: Bei restriktivem Foramen ovale ist als palliative Sofortmaßnahme eine Ballon-Atrioseptostomie erforderlich. In kritischen Fällen mit pulmonalvenöser Obstruktion, die häufig bei der infrakardialen Form durch den Verschluss des Ductus venosus bedingt ist, besteht eine unmittelbare Indikation zur operativen Korrektur. Bei der Operation wird die pulmonalvenöse Konfluenz mit dem linken Vorhof konnektiert; die jeweiligen abführenden Venen werden unterbunden.

Prognose: Ohne Operation ist die Prognose der totalen Lungenvenenfehleinmündung ungünstig, insbesondere bei Lungenvenenobstruktion und restriktivem ASD. Durch die Operation werden reguläre hämodynamische Verhältnisse wiederhergestellt.

Ventrikelseptumdefekt (VSD)

▶ **Definition.** Der isolierte VSD kann nach seiner anatomischen Lage unterschieden werden in
- membranöse Defekte im Einlass- oder Auslassbereich der Kammern
- muskuläre Defekte, die überwiegend im apikalen und mittleren Bereich des muskulären Septums lokalisiert sind; bei dieser Form können auch multiple kleinere Defekte vorliegen (Abb. **13.8**).

Ätiologie und Häufigkeit: Der VSD ist mit einer relativen Häufigkeit von ca. 50 % der **häufigste angeborene Herzfehler**. Er kann auch mit anderen Herzfehlern assoziiert sein (z. B. Aortenisthmusstenose oder Transposition der großen Arterien).

Hämodynamik: Nach dem Abfall des pulmonalen Gefäßwiderstandes in den ersten Lebenstagen bis -wochen besteht bei kleinen bis mittelgroßen Defekten aufgrund des interventrikulären Druckgefälles ein **Links-rechts-Shunt**. Das Ausmaß dieses Shunts und das klinische Bild hängen zum einen von der Defektgröße und zum anderen vom pulmonalen Widerstand ab. Bei größeren Defekten ist im 2. Lebensjahr auf der Basis einer pulmonalen Widerstandserhöhung mit der Entwicklung einer fixierten pulmonalen Hypertonie zu rechnen.

Häufigkeit: Unter 1 % aller angeborenen Herzfehler.

Hämodynamik: Das system- und pulmonalvenöse Mischblut gelangt vom rechten Vorhof sowohl in den Lungenkreislauf als auch über die interatriale Verbindung in den großen Kreislauf.

Klinik: Es besteht eine geringe bis ausgeprägte Zyanose mit breitem Spektrum der klinischen Symptomatik.

Diagnostik: Wesentlich für die Diagnose ist die **Echokardiografie**.

Therapie: Bei restriktivem Foramen ovale erfolgt zunächst eine palliative Ballon-Atrioseptostomie; die operative Korrektur wird im frühen Neugeborenen- bzw. Säuglingsalter vorgenommen.

Prognose: Ohne Operation ist die Prognose ungünstig; durch die Operation werden normale Verhältnisse hergestellt.

Ventrikelseptumdefekt (VSD)

▶ **Definition.**

Ätiologie und Häufigkeit: Es handelt sich mit einer Häufigkeit von ca. 50 % um den **häufigsten angeborenen Herzfehler**.

Hämodynamik: Nach Abfall des pulmonalen Gefäßwiderstandes in den ersten Lebenstagen bis -wochen besteht ein **Links-rechts-Shunt** auf Ventrikelebene. Das Shuntvolumen ist abhängig von Defektgröße und pulmonalem Gefäßwiderstand.

13.8 Einteilung der Ventrikelseptumdefekte

RA rechter Vorhof
Tk Trikuspidalklappe
Ao Aorta
PA Pulmonalarterie
1 VSD vom Inlet-Typ
2 perimembranöser VSD
3 muskuläre Defekte

a Schematische Darstellung.
b Aufsicht auf das Ventrikelseptum von rechts: 1 + 2 membranöse Formen: VSD im Einlassbereich (Inlet-Typ) und subaortaler bzw. subpulmonaler VSD; 3 muskuläre Defekte.

Klinik: Kleine Defekte sind meist asymptomatisch; bei größeren Defekten: Tachypnoe, Schwitzen, Trinkschwierigkeiten, Gedeihstillstand und Neigung zu pulmonalen Infekten. Unbehandelt droht die Entwicklung eines pulmonalen Hochdrucks (**Eisenmenger-Reaktion**).

Diagnostik: Der VSD wird fast immer durch das **typische Herzgeräusch** (lautes Systolikum im 3.–4. ICR links parasternal) entdeckt.

EKG: Zunächst Zeichen der Linkshypertrophie. Bei Eisenmenger-Reaktion zusätzliche Rechtshypertrophie.

Echokardiografie: Darstellung von Größe und Lokalisation des Defektes (Abb. **13.9a**).

Röntgen: Bei mittelgroßem und großem VSD: Kardiomegalie und pulmonale Hyperämie (Abb. **13.9b**).

Klinik: Kleine Defekte bleiben in der Regel asymptomatisch. Bei mittelgroßen und großen Defekten kommt es überwiegend im 2.–3. Lebensmonat zu Herzinsuffizienzzeichen wie Tachypnoe, Hepatomegalie, vermehrtem Schwitzen, Trinkschwierigkeiten und Gedeihstörungen. Es besteht eine Neigung zu pulmonalen Infekten. Unbehandelt entwickelt sich gegen Ende des 1. Lebensjahres eine pulmonale Widerstandserhöhung, die sich im Allgemeinen im Verlauf des 2. Lebensjahres auf pulmonal-vaskulärer Ebene fixiert und damit irreversibel ist; aufgrund des erhöhten pulmonalen Widerstandes entsteht ein Kreuzshunt (**Eisenmenger-Reaktion**).

Diagnostik: Der VSD wird primär durch das **typische Herzgeräusch** – lautes früh- bis holosystolisches Geräusch (3/6–5/6) mit p.m. über dem 3.–4. ICR links parasternal – diagnostiziert. Gelegentlich wird das Geräusch erst in den ersten Lebenswochen (z.B. im Rahmen der U 3) entdeckt, wenn sich nach Absinken des postnatal erhöhten Lungenwiderstandes ein Links-rechts-Shunt entwickelt.

EKG: Bei kleinen Defekten ist das EKG unauffällig; bei hämodynamisch relevantem Links-rechts-Shunt besteht eine linksventrikuläre Volumenbelastung. Die Eisenmenger-Reaktion ist durch Zeichen einer rechtsventrikulären Widerstandshypertrophie charakterisiert.

Die **Echokardiografie** (Abb. **13.9a**) gibt Auskunft über Lokalisation und Größe des Defektes. Farbdopplersonografisch ist die Shuntrichtung darstellbar; dopplersonografisch kann der interventrikuläre Druckgradient abgeschätzt werden.

Eine **Herzkatheterdiagnostik** ist nicht grundsätzlich erforderlich; sie ermöglicht eine exakte Erfassung der Shuntgröße sowie der Druck- und Widerstandsverhältnisse im kleinen Kreislauf.

Röntgen: Unauffälliges Röntgenbild bei kleinem VSD; Kardiomegalie und pulmonale Hyperämie bei großem Links-rechts-Shunt (Abb. **13.9b**).

13.9 Ventrikelseptumdefekt

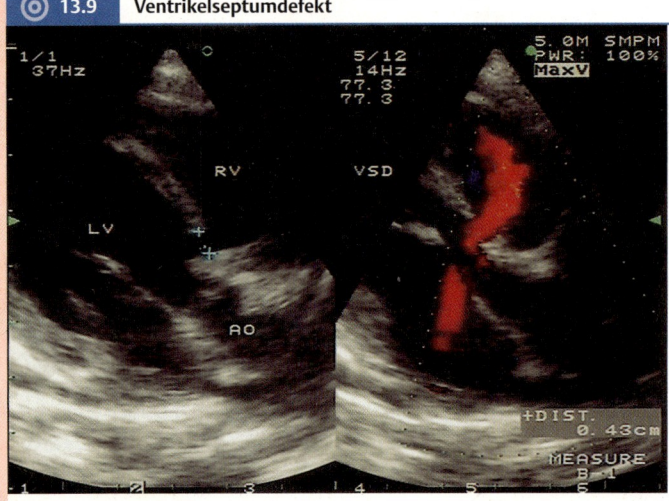
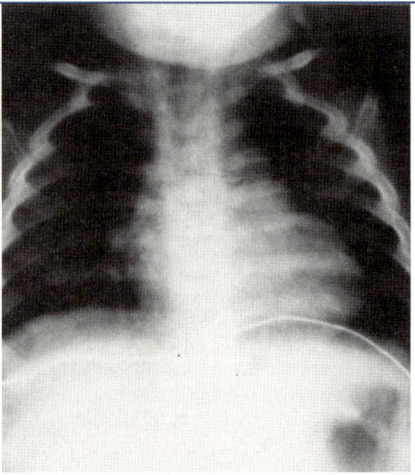

a Echokardiogramm: Perimembranöser VSD mit farbkodiertem Fluss vom linken (LV) in den rechten (RV) Ventrikel (präkordiale lange Achse). Der Defekt misst in dieser Ebene 4,3 mm. Ao = Aorta

b Röntgen: Großes, linksverbreitertes Herz; vermehrte Lungengefäßzeichnung.

13.1 Angeborene Herzfehler

Therapie: Hämodynamisch irrelevante Defekte bedürfen keiner korrigierenden Therapie. Mittelgroße und große Defekte müssen immer verschlossen werden (Patch-Verschluss). Ein vorgeschaltetes Banding der Pulmonalarterie wird heute nur noch selten in besonderen Fällen (z.B. multiple muskuläre Defekte) durchgeführt. Eine Alternative ist der katheterinterventionelle Verschluss des Defektes.

Prognose: Insgesamt gut; nach Verschluss des Defektes ist die Lebenserwartung normal. Bei Eisenmenger-Reaktion ist die Lebenserwartung deutlich eingeschränkt; sie liegt dann bei ca. 20 bis 30 Jahren.

Partieller und kompletter atrioventrikuloseptaler Defekt (AVSD)

▶ **Definition.** Ein **partieller AVSD** liegt vor, wenn ein ASD in Ostium-primum-Position (ASD I) mit einer AV-Klappenmalformation/-insuffizienz besteht. Beim **kompletten AVSD** liegt zusätzlich ein Defekt im Einlassbereich des Ventrikelseptums mit meist höhergradigen AV-Klappeninsuffizienzen vor (Abb. **13.10**).

13.10 Atrioventrikuloseptaler Defekt (AVSD)

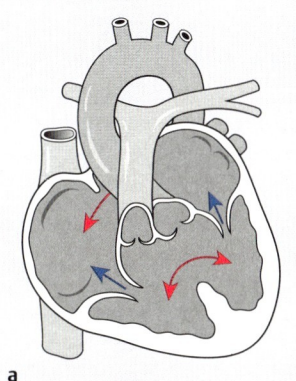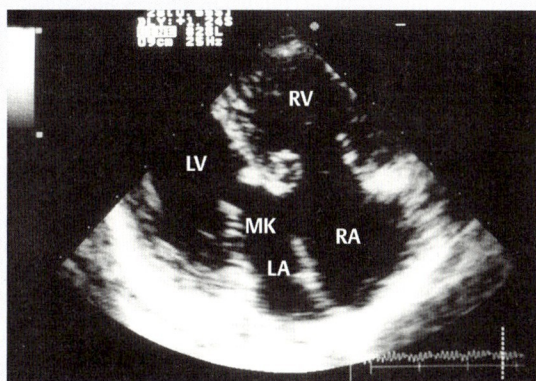

a Schematische Darstellung: ASD in Ostium-primum-Position, VSD im Einlassbereich (rote Pfeile) und Insuffizienz beider AV-Klappen (blaue Pfeile).
b Echokardiogramm: präkordialer Vierkammerblick bei partiellem AV-Kanal: großer AV-Klappen-naher ASD (Typ Primum) (→). RV = rechter Ventrikel, LV = linker Ventrikel, MK = Mitralklappe, LA = linker Vorhof, RA = rechter Vorhof

Ätiologie und Häufigkeit: Bei dieser Defektbildung bleibt die normale embryologische Verschmelzung des superioren und inferioren Endokardkissens aus; es fehlt das atrioventrikuläre Septum. Die AV-Klappen liegen auf einer Ebene; sie sind missgebildet, so dass eine Insuffizienz resultiert. Die relative Häufigkeit des AVSD beträgt 3% aller angeborenen Herzfehler. Ca. 40–50% der Kinder mit Trisomie 21 weisen diesen Herzfehler auf.

Klinik: Kinder mit **partiellem** AVSD und nur geringer Mitralinsuffizienz sind im Säuglings- und Kleinkindesalter im Allgemeinen wenig symptomatisch. Der **komplette** AVSD führt dagegen schon im frühen Säuglingsalter zur Herzinsuffizienz mit typischen Symptomen (Tachydyspnoe, Hepatomegalie, Trinkschwäche, Gedeihstörung).

Diagnostik: Auskultatorisch besteht – je nach Ausprägung des AVSD – ein Systolikum im 4. ICR links-parasternal.
EKG: Charakteristisch ist der überdrehte Linkstyp als Ausdruck einer Reizleitungsanomalie. Beim partiellen AVSD besteht eine Rechtsvolumenbelastung, beim kompletten AVSD eine Doppel- oder Linkshypertrophie.
Die **Echokardiografie** ist für die Diagnostik des AVSD wegweisend; auch die AV-Klappenanomalien sind gut darstellbar (Abb. **13.10b**).
Eine **Herzkatheteruntersuchung** kann zur Bestimmung von pulmonalarteriellem Druck und Gefäßwiderstand durchgeführt werden.
Röntgen: Das Herz ist nach beiden Seiten vergrößert, die Lungengefäßzeichnung vermehrt.

Therapie: Eine schon in den ersten Lebenswochen oder -monaten bestehende Herzinsuffizienz bedarf der medikamentösen Therapie mit Digitalis und Diuretika. Die Korrekturoperation wird im 4. bis 6. Lebensmonat durchgeführt (Patch-Verschluss der Defekte, AV-Klappen-Rekonstruktion). Beim **partiellen** AVSD ist meist ein späterer Operationszeitpunkt möglich.

Therapie: Sehr kleine VSD bedürfen keiner speziellen kardialen Therapie. Mittelgroße oder große Defekte werden operativ korrigiert (Patch-Verschluss).

Prognose: Bei sehr kleinen Defekten und nach Verschluss gut.

Partieller und kompletter atrioventrikuloseptaler Defekt (AVSD)

▶ **Definition.**

Ätiologie und Häufigkeit: Fehlen des atrioventrikulären Septums mit AV-Klappeninsuffizienzen.
Die relative Häufigkeit des AVSD beträgt 3%.

Klinik: Je nach Ausprägung der anatomischen Veränderungen ergibt sich ein breites Spektrum der klinischen Symptomatik. Der **komplette** AVSD führt schon im frühen Säuglingsalter zur Herzinsuffizienz.
Diagnostik:

EKG: Typisch ist der überdrehte Linkstyp als Ausdruck einer Reizleitungsanomalie.

Echokardiografie: Darstellung der Defekte und der AV-Klappenanomalien (Abb. **13.10b**).
Herzkatheteruntersuchung: Bestimmung des pulmonalarteriellen Drucks.
Röntgen: Das Herz ist vergrößert, die Lungengefäßzeichnung vermehrt.

Therapie: Der **komplette** AVSD muss immer frühzeitig operativ behandelt werden. Die Operation der **partiellen** Form kann meist bis ins Kleinkindesalter verschoben werden.

Prognose: Der postoperative Verlauf ist abhängig von der Rekonstruierbarkeit der AV-Klappen. Gelegentlich wird bei Persistenz der Mitralinsuffizienz eine erneute Klappenoperation erforderlich.

13.1.5 Vitien mit Rechtsherzobstruktion

Valvuläre Pulmonalstenose

▶ **Definition.** Stenosierung der Pulmonalklappe bei trikuspid, seltener bikuspid angelegter Klappe.

Häufigkeit: Die relative Häufigkeit der valvulären Pulmonalstenose beträgt 6–8 % aller angeborenen Herzfehler.

Pathologische Anatomie und Hämodynamik: Die valvuläre Pulmonalstenose ist durch Verwachsungen an den Klappenkommissuren, seltener durch einen hypoplastischen Klappenring oder eine myxomatös verdickte Klappe (sog. dysplastische Form) bedingt. Die Klappe steht systolisch domförmig, der Pulmonalarterienstamm ist poststenotisch dilatiert. Durch die Obstruktion des Ausflusstraktes kommt es zur konzentrischen Hypertrophie des rechten Ventrikels. Zusätzlich besteht relativ häufig ein ASD oder ein offenes Foramen ovale.

Von einer **kritischen valvulären Pulmonalstenose** spricht man, wenn die Klappe hochgradig stenosiert oder subtotal verschlossen ist, der rechte Ventrikel eine ausgeprägte Hypertrophie – häufig in Kombination mit einer Hypoplasie des Trikuspidalklappenrings – aufweist und eine Ductusabhängigkeit besteht, d. h. ein offener Ductus arteriosus lebensnotwendig ist.

Klinik: Symptome wie Dyspnoe oder Einschränkung der körperlichen Belastbarkeit bestehen nur bei hochgradigen Pulmonalstenosen.

Diagnostik: Es besteht ein lautes, raues Systolikum mit p. m. im 2. ICR links parasternal und Fortleitung über das gesamte Präkordium, zur linken Axilla und zum Rücken. Der 2. Herzton ist gespalten mit leisem Pulmonalisanteil. Bei höhergradigen Pulmonalstenosen ist ein präkordiales Schwirren zu tasten.
EKG: Überwiegend Rechtstyp; Zeichen der rechtsventrikulären Druckbelastung, deren Ausmaß vom Stenosegrad abhängig ist.
Echokardiografisch ist die bewegungseingeschränkte, verdickte und systolisch domförmig stehende Klappe darstellbar. Dopplersonografisch lässt sich der Druckgradient über der Klappe sehr gut abschätzen.
Röntgenologisch ist das Herz meist normal groß; es kann bei hochgradiger Stenosierung vergrößert sein. Das Pulmonalissegment ist prominent (poststenotische Dilatation).

13.11 Angiokardiogramm bei valvulärer Pulmonalstenose

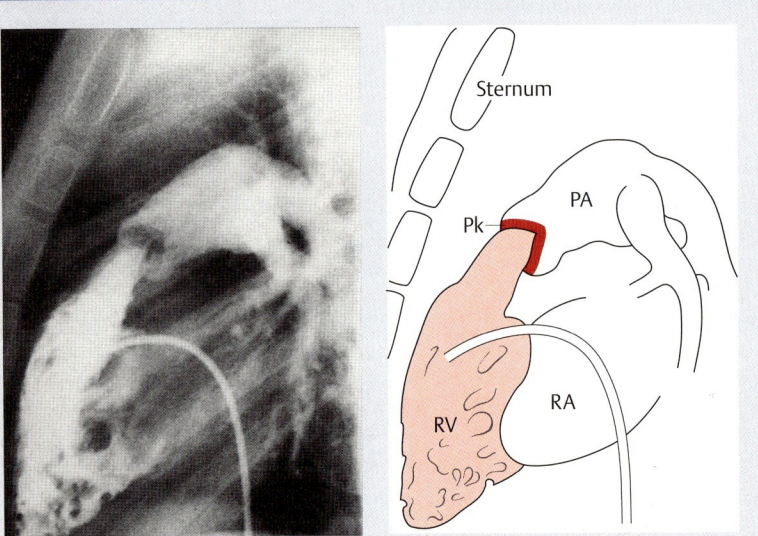

3-jähriger Junge mit valvulärer Pulmonalstenose (Kontrastmittelinjektion in den re. Ventrikel, seitlicher Strahlengang): Der rechte Ventrikel ist vermehrt trabekuliert und hypertrophiert; die Pulmonalklappe ist verdickt; sie steht systolisch domförmig und öffnet sich nur unzureichend; der Pulmonalarterienstamm ist poststenotisch dilatiert. RA = rechter Vorhof; RV = rechter Ventrikel; Pk = Pulmonalklappe; PA = Pulmonalisstamm.

Eine **Herzkatheteruntersuchung** wird nur im Rahmen einer geplanten Ballondilatation der Klappe durchgeführt (Abb. **13.11**).

Differenzialdiagnose: Subvalvuläre Pulmonalstenosen sind überwiegend sekundärer Natur in Form von muskulärer Hypertrophie des rechtsventrikulären Ausflusstrakts. Die Abgrenzung der supravalvulären Pulmonalstenose erfolgt mittels Echokardiografie und Angiografie. Langstreckige Stenosen und Hypoplasien im Bereich beider Pulmonalarterien bestehen typischerweise beim Williams-Beuren-Syndrom sowie bei der Rötelnembryopathie (s. S. 593, Tab. **19.9**).

Therapie: Als primäres Verfahren wird die Ballondilatation bei mittel- und hochgradigen Stenosen mit überwiegend kurativem Effekt eingesetzt. Als Indikation gilt ein maximaler systolischer Dopplergradient über 50 mmHg bei Säuglingen und Kleinkindern bzw. von mehr als 40 mmHg bei Schulkindern und Jugendlichen. Der Druck im rechten Ventrikel kann mit dieser Methode deutlich und anhaltend gesenkt werden. Bei dysplastisch verdickter Klappe ist häufig nur ein chirurgisches Vorgehen erfolgreich.

Prognose: Sowohl bei der Ballondilatation als auch bei der chirurgischen Kommissurotomie der Klappe kann es zu einer Pulmonalinsuffizienz kommen. Die Myokardhypertrophie des rechten Ventrikels und die Rechtshypertrophie im EKG bilden sich nach der Klappendilatation zurück. Die **Langzeitprognose** ist gut.

Fallot-Tetralogie

▶ **Definition.** 1888 durch Fallot beschriebene Kombination von
- valvulärer und/oder infundibulärer Pulmonalstenose mit unterschiedlich ausgeprägter Hypoplasie des Pulmonalklappenrings und der zentralen Pulmonalarterien
- Hypertrophie des rechten Ventrikels
- subaortalem Ventrikelseptumdefekt (VSD)
- über dem VSD reitender, dextro- und anteponierter Aorta.

Ein persistierendes Foramen ovale oder ein ASD II besteht immer; ein Rechtsaortenbogen liegt in 25–30 % vor; Abgangsanomalien der Koronararterien sind selten (Abb. **13.12**).

13.12 Fallot-Tetralogie

Kombination aus valvulärer und infundibulärer Pulmonalstenose, Hypertrophie des rechten Ventrikels, VSD mit überreitender Aorta und ASD. Bei ausgeprägter rechtsventrikulärer Ausflusstraktobstruktion findet über den VSD ein überwiegender Rechts-links-Shunt statt. RA = rechter Vorhof; LA = linker Vorhof; RV = rechter Ventrikel; LV = linker Ventrikel; PA = Pulmonalarterie, Ao = Aorta.

Häufigkeit: Die relative Häufigkeit beträgt 2,5–3 % aller angeborenen Herzfehler. Eine Assoziation mit der CATCH-22q11-Mikrodeletion ist möglich (s. S. 523).

Pathologische Anatomie und Hämodynamik: Das breite morphologische Spektrum der Fallot-Tetralogie ist im Wesentlichen durch den Grad der Obstruktion des rechtsventrikulären Ausflusstraktes und die Hypoplasie der zentralen Pulmonalarterien bedingt. Die gesamte rechtsventrikuläre Muskulatur ist sekundär hypertrophiert. Der VSD liegt unmittelbar subaortal; die Aorta reitet durch Dextro- und Anteposition über diesem Defekt.

Hämodynamik und Krankheitsbild werden durch das Ausmaß der Obstruktion im rechtsventrikulären Ausflusstrakt bestimmt. Bei nur geringer Obstruktion besteht ein überwiegender Links-rechts-Shunt mit nur geringer Zyanose, bei ausgeprägter

Klinik: Sie hängt vom Grad der Obstruktion des rechtsventrikulären Ausflusstraktes ab. Häufig kommt es zur Zunahme der **Zyanose** im Verlauf der ersten Lebensmonate.

Hypoxämische Anfälle können ab der 4.–6. Lebenswoche v. a. nach dem Aufwachen und nach Anstrengungen auftreten.

Diagnostik: Bei der **Auskultation** findet sich ein lautes, raues systolisches Geräusch mit p.m. im 3. ICR links parasternal.

Die chronische Zyanose führt zu einer **Polyglobulie** mit Anstieg von Hämatokrit und Blutviskosität.

EKG: Rechtshypertrophie (Abb. **13.13a**).

Obstruktion ein überwiegender **Rechts-links-Shunt** mit deutlicher Zyanose. Zwischen beiden Ventrikeln findet über den VSD ein Druckausgleich statt.

Klinik: Die klinischen Symptome sind vom Grad der Obstruktion des rechtsventrikulären Ausflusstraktes bestimmt: Da die Hypertrophie der Infundibulummuskulatur im Neugeborenenalter häufig noch nicht sehr ausgeprägt ist, besteht in diesem Alter meist eine nur geringe bis mäßiggradige **Zyanose**, die typischerweise im Verlauf der ersten Lebensmonate zunimmt. Bei fehlender Zyanose und überwiegendem Links-rechts-Shunt spricht man von einer „Pink"-Fallot-Situation.

Ab der 4.–6. Lebenswoche können sog. **hypoxämische Anfälle** auftreten: Dabei handelt es sich um einen Spasmus der hypertrophierten Infundibulummuskulatur, der durch sympathikotone Reaktionen ausgelöst wird und v. a. beim Aufwachen der Kinder und nach körperlicher oder psychischer Beanspruchung (Trinken, Schreien, Unruhezustände) auftritt. Die Kinder werden blass-zyanotisch mit hyperaktiver Atmung; im weiteren Verlauf können ein muskulärer Tonusverlust und eine Bewusstseinsstörung auftreten. Die Anfälle können untherapiert wenige Minuten bis Stunden andauern. Nicht operierte Patienten im Kleinkindesalter – heute eine Seltenheit – zeigen eine Neigung zum Hocken; dabei wird durch die Widerstandserhöhung im großen Kreislauf der Rechts-links-Shunt verringert, was zu einer Besserung der Zyanose führt.

Diagnostik: Bei der **Auskultation** ist ein lautes, raues systolisches Herzgeräusch mit p.m. im 3. ICR links parasternal zu hören; der Pulmonalisanteil des 2. Herztons ist leise. Bei länger bestehender Zyanose entwickeln sich **Trommelschlegelfinger** und -zehen sowie **Uhrglasnägel**; Herzinsuffizienzzeichen bestehen nicht.

Die chronische Zyanose kann zu einer **Polyglobulie** mit Anstieg des Hämatokritwertes und der Blutviskosität führen. Da die Eisenvorräte beim jungen Säugling eingeschränkt sind, kommt es zur Ausbildung von hypochromen, mikrozytären Erythrozyten.

EKG: Es besteht ein Rechtstyp mit Rechtshypertrophie. Mit zunehmendem Alter tritt ein P dextrokardiale auf (Abb. **13.13a**).

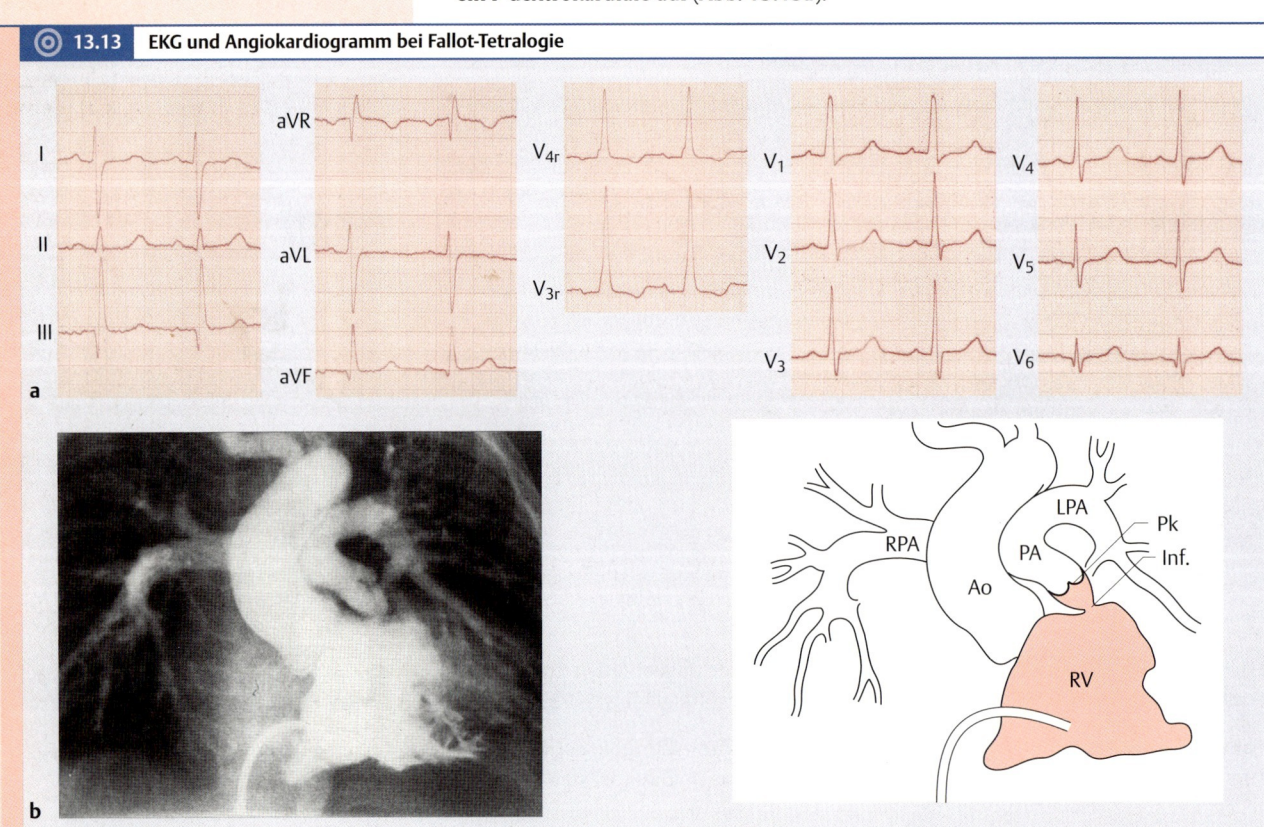

13.13 EKG und Angiokardiogramm bei Fallot-Tetralogie

a EKG eines 6 Monate alten Säuglings mit Fallot-Tetralogie: Es liegt ein Rechtstyp vor; ferner besteht eine pathologische Rechtshypertrophie mit hohen R-Zacken rechtspräkordial.
b Angiokardiogramm des gleichen Kindes. Kontrastmittelinjektion in den rechten Ventrikel (p.–a. Strahlengang): Der rechte Ventrikel ist vermehrt trabekuliert und weist während der Systole eine fast komplette Abschnürung des hypertrophierten Infundibulums auf. Die Pulmonalklappe ist schmal und leicht verdickt. Es färben sich gleichzeitig die dextroponierte, weite Aorta und die Pulmonalarterien an.
Ao = Aorta, RPA/LPA = rechte/linke Pulmonalarterie, Pk = Pulmonalklappe, RV = rechter Ventrikel, Inf. = Infundibulum.

Echokardiografisch sind die klassischen Befunde wie überreitende Aorta, subaortaler VSD, rechtsventrikuläre Ausflusstraktobstruktion, valvuläre Pulmonalstenose oder hypoplastische Pulmonalarterien sowie der ASD gut darstellbar. Dopplersonografisch kann der Druckgradient im rechtsventrikulären Ausflusstrakt erfasst werden.

Die Herzkatheteruntersuchung dient der Darstellung v.a. der Morphologie des rechtsventrikulären Ausflusstrakts und des Pulmonalarteriensystems (Abb. **13.13b**).

Röntgen: Das Herz ist von normaler Größe oder leicht vergrößert mit angehobener Herzspitze (links randbildender, druckbelasteter rechter Ventrikel) und „schmalem" oder „fehlendem" Pulmonalissegment. Bei Vorliegen einer rechts deszendierenden Aorta ist eine vertikale randbildende Struktur im rechten oberen Mediastinum nachweisbar.

Echokardiografie: Die Diagnosestellung erfolgt echokardiografisch; dabei sind die morphologischen Kriterien gut darstellbar.

Röntgen: „Angehobene" Herzspitze mit „fehlendem" Pulmonalissegment.

▶ **Merke.** Bei allen zyanotischen Patienten sind regelmäßige Kontrollen des Blutbildes mit Erythrozytenzahl, Hb-, Hkt- und MCHC-Wert (mittlerer korpuskulärer Hb-Gehalt der Erythrozyten) sowie der transkutanen O_2-Sättigung erforderlich.

▶ **Merke.**

Therapie:
- Akuttherapie des **hypoxämischen Anfalls**: Beide Knie des Kindes an die Brust drücken, Sauerstoffgabe, Sedierung mit Morphin (0,1 mg/kgKG i.v.) oder Ketanest (0,5–1 mg/kgKG) und Betarezeptorenblocker zur Lösung des Infundibulumspasmus (Propranolol 0,1 mg/kgKG langsam i.v.). Bis zum operativen Eingriff ist dann eine Prophylaxe mit oralen Betarezeptorenblockern erforderlich (z.B. Propranolol 2–4 mg/kgKG/d in 3 Einzeldosen, einschleichende Dosierung).
- **konservativ (medikamentös):** Ein bestehender **Eisenmangel** bedarf der oralen Eisensubstitution. Bei erhöhten Hämatokritwerten ist auf ausreichende Flüssigkeitszufuhr zu achten.
- **operativ:** Die operative Korrektur wird im 1. Lebensjahr durchgeführt und umfasst den Patch-Verschluss des VSD, die Kommissurotomie der Pulmonalklappe und die In- bzw. Exzision der infundibulären Muskelbündel mit/ohne Patch-Erweiterung des rechtsventrikulären Ausflusstraktes. Bei ausgeprägter Hypoplasie des Klappenrings und der zentralen Pulmonalisgefäße ist als **Erst-Eingriff** die Anlage einer systemikopulmonalen Shuntverbindung von Vorteil (modifizierter **Blalock-Taussig-Shunt** mit Interposition eines Goretex-Conduits zwischen rechter A. subclavia und rechtsseitiger Pulmonalarterie).

Therapie:
- Therapie des **hypoxämischen Anfalls**: Beide Knie gegen die Brust des Kindes drücken. Sauerstoff verabreichen, ferner i.v. Gabe von Morphin und/oder Propranolol.

- **operativ:** Die operative Korrektur wird im 1. Lebensjahr durchgeführt und umfasst den Patch-Verschluss des VSD und die Erweiterung des rechtsventrikulären Auslasstraktes bzw. des Pulmonalklappenrings und der Pulmonalarterie.

Prognose: Als postoperatives Residuum kann eine geringe Rest-Pulmonalstenose vorhanden sein. Eine Pulmonalinsuffizienz besteht v.a. nach Ausflusstrakterweiterung mit einem transanulären Patch. Ein kompletter AV-Block ist sehr selten. Höhergradige ventrikuläre Arrhythmien werden – v.a. im Zusammenhang mit einer persistierenden Druck- oder Volumenbelastung des rechten Ventrikels – als Hauptursache für den spät-postoperativen plötzlichen Herztod gesehen.

Prognose: Als postoperatives Residuum können eine Rest-Pulmonalstenose oder eine Klappeninsuffizienz vorhanden sein. Höhergradige ventrikuläre Arrhythmien werden als Hauptursache für den spät-postoperativen plötzlichen Herztod gesehen.

Pulmonalatresie mit Ventrikelseptumdefekt

Pulmonalatresie mit Ventrikelseptumdefekt

▶ **Definition.**

▶ **Definition.**

- kompletter Verschluss des rechtsventrikulären Ausflusstraktes durch Atresie der Pulmonalklappe oder Atresie und Hypoplasie der zentralen Pulmonalarterien
- subaortaler VSD
- Lungenversorgung über einen offenen Ductus arteriosus oder systemikopulmonale Anastomosen, überwiegend aus der deszendierenden Aorta (Abb. **13.14**).

Häufigkeit: Die relative Häufigkeit beträgt 1% aller angeborenen Herzfehler. Eine Assoziation mit der CATCH-22q11-Mikrodeletion ist möglich (s. S. 523).

Häufigkeit: Die relative Häufigkeit beträgt 1% aller angeborenen Herzfehler.

Hämodynamik: Durch die komplette Unterbrechung des Blutflusses vom rechten Ventrikel in die Pulmonalarterie ist eine systemikopulmonale Verbindung lebensnotwendig: Die pulmonale Durchblutung erfolgt dabei entweder über einen offenen Ductus arteriosus (Abb. **13.14a**) oder über systemikopulmonale Kollateralen (Abb. **13.14b**). Über den VSD findet ein **Rechts-links-Shunt** vom rechten Ventrikel in die Aorta statt.

Hämodynamik: Die pulmonale Durchblutung erfolgt über einen offenen Ductus arteriosus oder systemikopulmonale Anastomosen (Abb. **13.14**); **Rechts-links-Shunt** über den VSD.

13.14 Pulmonalatresie mit VSD

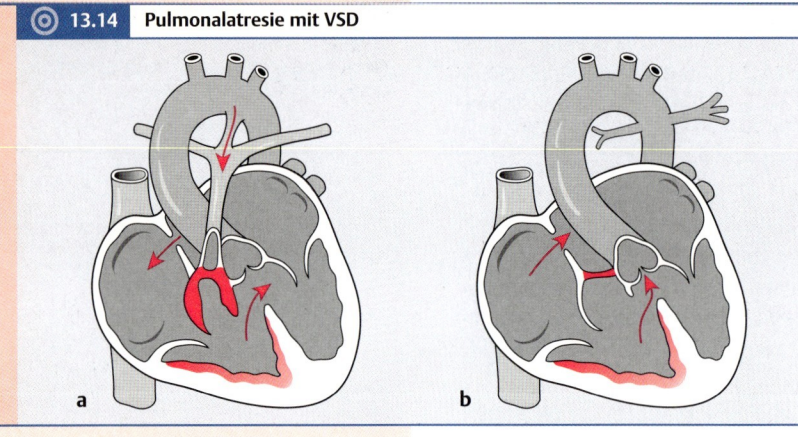

a Pulmonalatresie mit VSD, ASD sowie offenem Ductus arteriosus.
b Pulmonalatresie mit rudimentär angelegten zentralen Pulmonalisgefäßen und systemikopulmonalen Anastomosen aus der deszendierenden Aorta.

Klinik: Zyanose schon im Neugeborenenalter. Das Herzgeräusch ist systolisch oder systolisch-diastolisch.

Diagnostik: Die Diagnose wird **echokardiografisch** gestellt und durch die **Herzkatheteruntersuchung** bestätigt (Abb. **13.15**).

Klinik: Eine Zyanose besteht schon im Neugeborenenalter. Das Herzgeräusch ist systolisch oder systolisch-diastolisch (Ductus, aortopulmonale Kollateralen), der 2. Herzton ist singulär.

Diagnostik: Im **EKG** findet sich eine Rechtshypertrophie. Die Diagnose wird **echokardiografisch** gestellt; im Rahmen der **Herzkatheteruntersuchung** wird die arterielle Versorgung der Lungen angiografisch dargestellt (Abb. **13.15a**). **Röntgenologisch** ist die Herzspitze angehoben, das Pulmonalisareal „leer", die Lungengefäßzeichnung meist deutlich rarefiziert (Abb. **13.15b**).

13.15 Angiokardiogramm und Röntgenbild bei Pulmonalatresie mit VSD

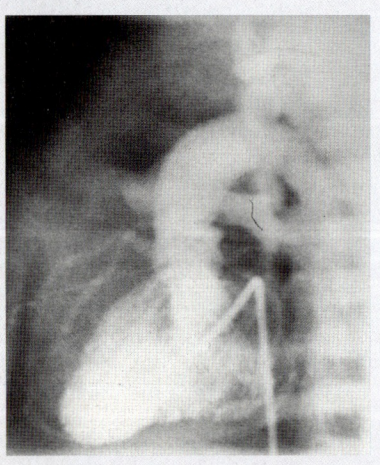
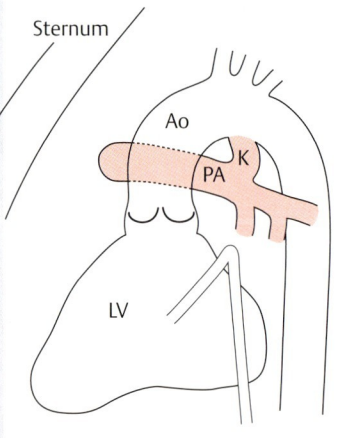
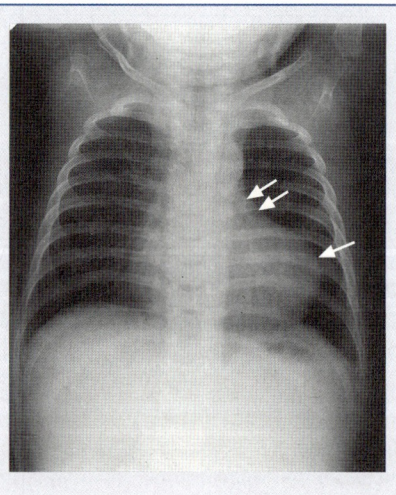

a Angiokardiogramm bei Pulmonalatresie und VSD: Der Pulmonalkreislauf wird über ein Kollateralgefäß (K) aus dem Aortenbogen (Ao) versorgt. Darstellung des linken Ventrikels (LV) in seitlicher Projektionsebene; der Pulmonalarterienstamm (PA), der über das aortopulmonale Gefäß angefärbt wird, endet blind vor der Aorta.

b Röntgenaufnahme eines 2 Monate alten Kindes mit Pulmonalatresie und VSD: Das Herz ist vergrößert mit angehobener Herzspitze (der druckbelastete rechte Ventrikel wird links randbildend [→] und „fehlendem" Pulmonalissegment [⇉], links deszendierende Aorta; die Lungengefäßzeichnung ist vermindert).

Therapie: Beim Neugeborenen wird der Ductus durch eine Prostaglandin-E_1-Infusion offen gehalten.
Operativ-palliativ ist bei verminderter Lungendurchblutung eine systemikopulmonale Shunt-Operation indiziert. Eine **korrigierende Operation** ist in den meisten Fällen möglich.

Prognose: Im Wesentlichen von der Durchführbarkeit einer Korrekturoperation abhängig.

Therapie: Die Neugeborenen werden mit einer Prostaglandin-E_1-Infusion zu Erhaltung des Ductus versorgt.
Operativ-palliativ wird bei pulmonaler Minderdurchblutung bzw. drohendem Ductusverschluss in den ersten Lebenstagen bis -wochen ein systemikopulmonaler Shunt (modifizierter Blalock-Taussig-Shunt, vgl. S. 353) geschaffen. Bei der **korrigierenden Operation** wird die Unifokalisierung (Zusammenlegung) und Zentralisierung der Pulmonalarterien in Kombination mit dem Anschluss der Pulmonalisgefäße an den rechten Ventrikel (Homograft, Conduit) und dem VSD-Verschluss durchgeführt.

Prognose: Sie hängt im Wesentlichen von der Durchführbarkeit einer Korrektur-Operation ab. Bei Kindern, bei denen eine komplette Korrektur nicht möglich ist, wird die Zyanose weiterbestehen und die Lebenserwartung eingeschränkt sein.

Pulmonalatresie mit intaktem Ventrikelseptum

▶ Definition.

- Atresie der Pulmonalklappe und/oder des rechtsventrikulären Ausflusstraktes
- intaktes Ventrikelseptum (Abb. 13.16a)
- Trikuspidalklappenhypoplasie und -insuffizienz unterschiedlichen Ausmaßes
- offenes Foramen ovale oder Vorhofseptumdefekt
- persistierender Ductus arteriosus.

Häufigkeit: Die relative Häufigkeit liegt < 1 % aller angeborenen Herzfehler.

Pathologische Anatomie und Hämodynamik: Der rechte Ventrikel weist ein deutlich verkleinertes Cavum mit ausgeprägter Myokardhypertrophie auf; er ist häufig nicht in allen Segmenten komplett angelegt. Bei sehr stark hypertrophierter rechtsventrikulärer Muskulatur findet man sog. **Myokardsinusoide**, die eine Verbindung zwischen rechtsventrikulärem Cavum und den Koronararterien in Form von Fisteln aufweisen können. Der rechte Vorhof ist in Abhängigkeit von der Trikuspidalinsuffizienz dilatiert (Abb. **13.16b**). Über den ASD findet aufgrund des erhöhten Druckes im rechten Vorhof ein **Rechts-links-Shunt** statt. Die Lungendurchblutung ist postnatal von der Persistenz eines offenen Ductus abhängig.

Pulmonalatresie mit intaktem Ventrikelseptum

▶ Definition.

Häufigkeit: Unter 1 % aller angeborenen Herzfehler.

Pathologische Anatomie und Hämodynamik: Atresie der Pulmonalklappe. Der rechte Ventrikel weist eine ausgeprägte Myokardhypertrophie auf (Abb. **13.16b**). Über das Foramen ovale findet ein **Rechts-links-Shunt** statt.

13.16 Pulmonalatresie mit intaktem Ventrikelseptum

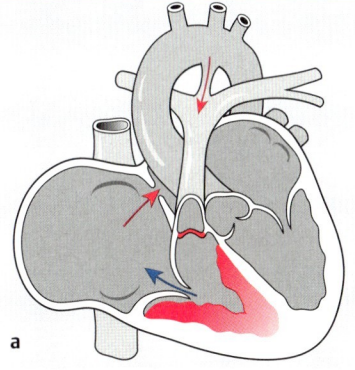 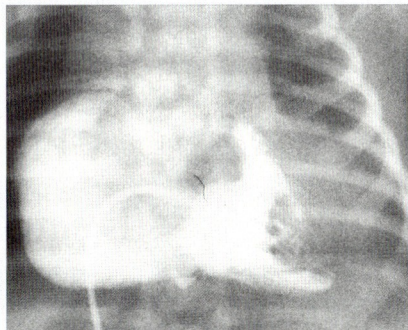 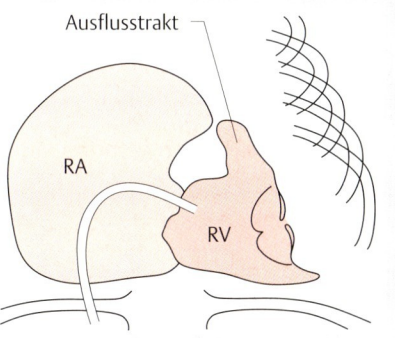

a Schematische Darstellung: Atresie auf Pulmonalklappenebene. Hypertrophie des rechtsventrikulären Myokards, kleines Ventrikelcavum, Trikuspidalklappeninsuffizienz mit dilatiertem rechtem Vorhof. ASD mit Rechts-links-Shunt und offener Ductus arteriosus mit Links-rechts-Shunt.
b Angiokardiogramm: Kontrastmittelinjektion in den rechten Ventrikel im p.–a. Strahlengang; das rechtsventrikuläre Cavum (RV) ist hypoplastisch mit atretischem Ausflusstrakt; der rechte Vorhof (RA), der sich aufgrund einer Trikuspidalinsuffizienz mit anfärbt, ist deutlich vergrößert.

Klinik: Die Neugeborenen weisen eine **Zyanose** auf, die mit zunehmendem Ductusverschluss ausgeprägter wird; ferner bestehen Zeichen der Rechtsherzinsuffizienz mit Hepatomegalie.

Diagnostik: Auskultatorisch findet man ein systolisch-diastolisches Herzgeräusch mit p.m. im 2. ICR linksparasternal (offener Ductus arteriosus). Die Diagnose wird **echokardiografisch** gestellt und durch die Herzkatheteruntersuchung bestätigt.

Therapie: Bei Vorliegen eines restriktiven Foramen ovale ist eine Ballonatrioseptostomie nach Rashkind erforderlich. Der Ductus wird durch Prostaglandin E_1 oder mit einem Gefäßstent offen gehalten. Nach Ausschluss einer vom rechten Ventrikel abhängigen Koronararterienperfusion wird noch im Neugeborenenalter die Eröffnung der Pulmonalklappe (interventionell mit Katheterperforation der Klappe oder operativ) durchgeführt. Häufig folgen Zweiteingriffe in Form einer Rekonstruktion des rechtsventrikulären Ausflusstrakts sowie dem Verschluss des ASD.

Prognose: Sie ist von der Größe und Konfiguration des rechten Ventrikels abhängig. Bei sehr hypoplastischem rechten Ventrikel ist die Erhaltung eines Zweikammersystems nicht möglich; in diesen Fällen wird der rechte Ventrikel durch eine Konnektion der oberen Hohlvene mit der rechten Pulmonalarterie (Glenn-Anastomose) volumenentlastet.

Klinik: Eine **Zyanose** besteht bereits im Neugeborenenalter.

Diagnostik: Auskultatorisch besteht ein systolisch-diastolisches Herzgeräusch (p.m. 2. ICR links parasternal). Die Diagnose wird **echokardiografisch** gestellt.

Therapie: Bei restriktivem Foramen ovale ist eine Ballonatriostomie nach Rashkind erforderlich. Der Ductus wird durch Prostaglandin E_1 offen gehalten. Im Neugeborenenalter erfolgt die Eröffnung der Pulmonalklappe operativ oder katheterinterventionell.

Prognose: Die Prognose ist von Größe und Konfiguration des rechten Ventrikels abhängig.

Trikuspidalatresie

▶ **Definition.** Komplette Unterbrechung der Konnektion zwischen rechtem Vorhof und rechtem Ventrikel mit Ersatz der Trikuspidalklappe durch fibromuskuläres Gewebe (Abb. **13.17**). Die Hypoplasie des rechten Ventrikels ist abhängig von den Zusatzvitien. Die Einteilung erfolgt nach:
- Lage der großen Gefäße (normale oder Transpositionsstellung)
- Vorhandensein eines VSD
- Grad der Pulmonalarteriendurchblutung.

Ferner bestehen ein Vorhofseptumdefekt oder offenes Foramen ovale und ein offener Ductus arteriosus; eine Transpositionsstellung der großen Arterien ist selten.

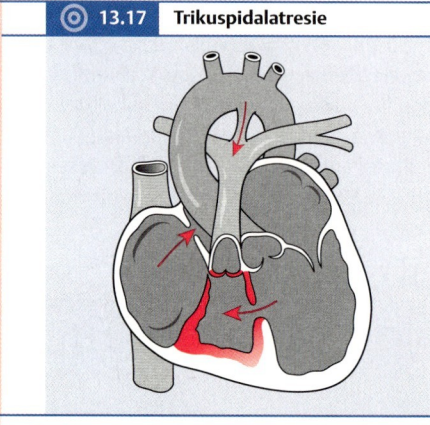

13.17 Trikuspidalatresie

Trikuspidalatresie mit Ventrikelseptumdefekt und Pulmonalstenose, offenem Ductus arteriosus und Vorhofseptumdefekt; Hypoplasie von rechtem Ventrikel und Pulmonalarterienstamm.

Häufigkeit: <1 % aller angeborenen Herzfehler.

Hämodynamik: Aufgrund der Trikuspidalklappenatresie erfolgt der Abstrom des Blutes aus dem rechten Vorhof über die interatriale Kommunikation in den linken Vorhof und in den linken Ventrikel, der somit das gesamte pulmonal- und systemvenöse Mischblut erhält. Bei Vorhandensein eines VSD ist eine antegrade Durchblutung der Pulmonalarterie nachweisbar.

Klinik: Bedingt durch den **Rechts-links-Shunt** auf Vorhofebene besteht schon im Neugeborenenalter eine Zyanose. Bei verminderter Lungendurchblutung kann die Zyanose ausgeprägt sein, bei vermehrter pulmonaler Durchblutung ist sie nur gering.

Diagnostik: Auskultatorisch ist der 1. Herzton betont; zudem besteht, je nach Art der Zusatzfehlbildungen, ein systolisches Geräusch auf der Basis einer valvulären (oder subvalvulären) Pulmonalstenose.
Im **EKG** zeigt sich ein überdrehter Linkstyp, der mit einem P dextrokardiale und einer Linksherzhypertrophie einhergeht.
Die Diagnose wird **echokardiografisch** gestellt. Bei restriktivem Foramen ovale wird eine Ballonatrioseptostomie durchgeführt.

Therapie: Bei pulmonaler Minderdurchblutung ist initial eine Behandlung mit Prostaglandin E_1 erforderlich, um über den offenen Ductus die Lungendurchblutung zu gewährleisten. Danach wird ein **systemikopulmonaler Shunt** in Form eines modifizierten Blalock-Taussig-Shunts (s. S. 353) angelegt. Die operativen Maßnahmen müssen das Fehlen einer funktionstüchtigen rechten Kammer berücksichtigen; es kommt somit nur eine „Kreislauftrennung" nach Fontan in Betracht. Prinzip ist der direkte Anschluss der oberen und unteren Hohlvene an das zentrale Pulmonalarteriensystem, z.B. über einen Goretex-Tunnel im rechten Vorhof (totale cavopulmonale Konnektion). Durch die hiermit erfolgte Trennung von System- und Pulmonalkreislauf sind die Kinder nicht mehr zyanotisch, die Volumenbelastung des linken Ventrikels ist aufgehoben.

Prognose: Die 10-Jahres-Überlebenszeit nach der Fontan-Operation liegt über 90 %. Früh- und spätpostoperative Komplikationen sind die Ausbildung von Ergüssen aufgrund eines erhöhten systemvenösen Drucks (Aszites, Pleura- und Perikardgüsse) und atriale Arrhythmien.

13.1.6 Vitien mit Linksherzobstruktion

Angeborene valvuläre Aortenstenose

▶ **Definition.** Stenosierung der Aortenklappe auf der Basis von Verwachsungen der Kommissuren mit verdickter Klappe (Abb. **13.18**).

Häufigkeit: Die relative Häufigkeit liegt bei 3–5 % aller angeborenen Herzfehler. Das männliche Geschlecht ist etwa dreimal so häufig betroffen wie das weibliche.

Häufigkeit: 3–5 % aller angeborenen Herzfehler; Überwiegen des männlichen Geschlechts.

◉ 13.18 Valvuläre Aortenstenose

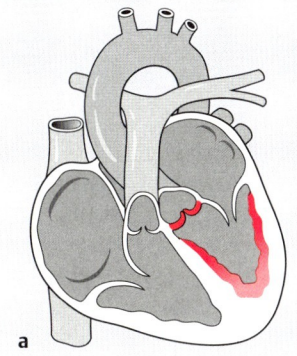
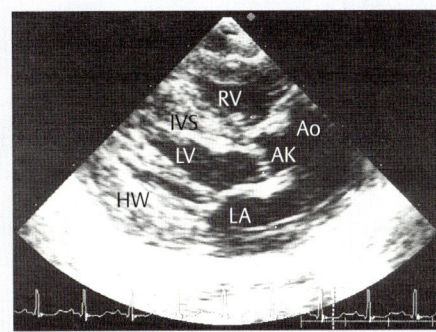

a Verdickte, stenosierte Aortenklappe. Hypertrophie des linken Ventrikels.
b Echokardiogramm eines 5 Wochen alten Säuglings mit valvulärer Aortenstenose (präkordiale lange Achse). Septum und linksventrikuläre Hinterwand sind verdickt, die Aortenklappe steht systolisch domförmig und ist deutlich stenosiert. RV = rechter Ventrikel, IVS = interventrikuläres Septum, LV = linker Ventrikel, Ao = Aorta, AK = Aortenklappe, HW = Hinterwand, LA = linker Vorhof.

Pathologische Anatomie und Hämodynamik: Die stenosierte Aortenklappe kann trikuspide, bikuspide oder selten auch monokuspide angelegt sein. Der Klappenring ist gelegentlich hypoplastisch; die Klappensegel sind bei ausgeprägten Formen verdickt und myxomatös verquollen. Abhängig vom Druckgradienten über der Klappe besteht eine konzentrische Myokardhypertrophie des linken Ventrikels. Vor allem bei hochgradiger Klappenstenose im Neugeborenenalter kann der linke Ventrikel auch dilatiert und in seiner systolischen Funktion eingeschränkt sein.

Pathologische Anatomie und Hämodynamik: Durch die Druckerhöhung im linken Ventrikel entsteht eine konzentrische Myokardhypertrophie.

Klinik: Es ist zu unterscheiden zwischen der kritischen, ductusabhängigen Aortenstenose, die im Neugeborenen- und frühen Säuglingsalter zu Symptomen führt, und der weniger ausgeprägten Aortenstenose, die erst zu einem späteren Zeitpunkt einer Therapie bedarf. Symptome in der Säuglingszeit sind Tachypnoe, Trinkschwierigkeiten und Gedeihstörung. Bei kritischer Stenosierung besteht eine periphere Minderdurchblutung mit abgeschwächten Pulsen und Organminderperfusion bis hin zur Schocksymptomatik.
Ältere Kinder mit valvulärer Aortenstenose sind überwiegend asymptomatisch. Gelegentlich besteht eine vorzeitige Ermüdbarkeit; bei höheren Gradienten können unter körperlicher Belastung synkopale Zustände mit der Gefahr des plötzlichen Herztodes auftreten.

Klinik: Eine kritische (= hochgradige) Aortenstenose führt bereits im Neugeborenen- und jungen Säuglingsalter zu Symptomen, während eine weniger ausgeprägte Aortenstenose erst später therapiebedürftig wird.

Diagnostik: Auskultatorisch besteht ein Systolikum im 2. ICR rechts parasternal, das in die Karotiden fortgeleitet wird. Das Amplitudenmaximum des Geräusches nähert sich mit zunehmender Stenosierung dem 2. Herzton. Des Weiteren findet sich ein frühsystolischer „Ejektionsklick".
EKG: Mit zunehmendem Gradienten bestehen zunehmende Linkshypertrophiezeichen. Repolarisationsstörungen in Form von ST-Streckensenkungen und T-Abflachung bzw. -Inversion links präkordial weisen auf eine myokardiale Ischämie hin. Treten beim Belastungs-EKG Repolarisationsstörungen auf oder steigt der systolische Blutdruck um weniger als 35 mmHg an, spricht dies für eine höhergradige valvuläre Aortenstenose.
Echokardiografie: Bei der zweidimensionalen Darstellung ist die systolische Domstellung der Klappe mit insuffizienter Öffnung zu erkennen. Septum und LV-Hinterwand sind verdickt als Ausdruck einer konzentrischen Hypertrophie. Bei der hochgradigen Aortenstenose des Neugeborenen kann der linke Ventrikel auch dilatiert sein; die Pumpfunktion ist dann eingeschränkt; dabei besteht häufig eine sekundäre

Diagnostik: Auskultatorisch besteht ein Systolikum im 2. ICR rechts parasternal mit Fortleitung in die Karotiden.

EKG: Zeichen der Linkshypertrophie. Repolarisationsstörungen in Form von ST-Streckensenkungen und Veränderungen der T-Welle weisen auf eine Ischämie bei höhergradiger Aortenstenose hin.

Echokardiografie: Mithilfe des Ultraschall-Dopplers kann der systolische Gradient abgeschätzt werden.

Eine **Herzkatheteruntersuchung** wird bei Indikation zur Ballondilatation durchgeführt.

Röntgen: Abhängig von Stenosegrad und linksventrikulärer Funktion ist das Herz röntgenologisch normal groß bis deutlich nach links dilatiert.

Differenzialdiagnose: Abzugrenzen sind die subvalvuläre und die supravalvuläre Aortenstenose.

Therapie: Die **kritische valvuläre Aortenstenose** des jungen Säuglings bedarf der frühzeitigen interventionellen Therapie. Jenseits dieses Alters besteht bei einem mittleren Dopplergradienten > 40 mmHg die Indikation zur Intervention. Bei Gradienten > 30 mmHg muss die körperliche Aktivität eingeschränkt werden.

Prognose: Häufig macht eine im Verlauf des Kindesalters entstehende Aorteninsuffizienz eine operative Klappenrekonstruktion erforderlich; bei hochgradig malformierter Klappe kann ein Klappenersatz notwendig werden.

Aortenisthmusstenose

▶ **Synonym.**

▶ **Definition.**

Unterscheidung zwischen der **präduktalen** Form des Neugeborenenalters (Abb. **13.19a**) und der **postduktalen** Aortenisthmusstenose (Abb. **13.19b**).

Ätiologie und Häufigkeit: Verdickte Gefäßmedia und -intima; zusätzlich engt in die Aortenwand verlagertes „Ductusgewebe" das Aortenrohr beim Ductusverschluss ein. Relative Häufigkeit: 4%.

Mitralinsuffizienz. Dopplersonografisch lässt sich der systolische Druckgradient zwischen linkem Ventrikel und Aorta abgeschätzen.

Herzkatheter und Angiokardiografie: Bei höhergradigen Aortenstenosen mit einem dopplersonografisch gemessenen mittleren Gradienten > 40 mmHg sowie bei eingeschränkter linksventrikulärer Funktion ist eine Herzkatheteruntersuchung mit Ballondilatation der Klappe indiziert.

Röntgen: Säuglinge mit kritischer Aortenstenose und dilatiertem linken Ventrikel haben eine deutliche Kardiomegalie. Bei weniger ausgeprägter Stenosierung und konzentrischer Hypertrophie des linken Ventrikels zeigt das Röntgenbild eine Prominenz der Aorta ascendens am rechten Wirbelsäulenrand mit kaudal gerichteter Herzspitze bei ansonsten normal großem oder nur leicht vergrößertem Herzen.

Differenzialdiagnose: Echokardiografisch und angiografisch lassen sich folgende Formen abgrenzen:
- membranöse und fibromuskuläre Subaortenstenose
- supravalvuläre Aortenstenose (typisch für das Williams-Beuren-Syndrom, s. S. 150, Tab. **8.1**).

Therapie: Die **kritische valvuläre Aortenstenose** des Neugeborenen und jungen Säuglings bedarf der frühzeitigen interventionellen Therapie mittels Ballondilatation. Jenseits dieses Alters besteht ab einem mittleren Doppler-Gradienten über 40 mmHg die Indikation zum katheterinterventionellen oder operativen Vorgehen, insbesondere wenn im EKG Kammerendteilveränderungen vorhanden sind. Bei systolischen Druckgradienten über 30 mmHg ist eine Einschränkung der körperlichen Aktivitäten erforderlich.

Prognose: Im Spontanverlauf wie auch in der Folge einer Ballondilatation der Klappe kann eine Aorteninsuffizienz entstehen, die ein chirurgisches Vorgehen im Sinne einer Klappenrekonstruktion erforderlich macht. Bei hochgradig deformierten oder degenerierten Klappen ist ein Klappenersatz häufig nicht zu umgehen; hier steht die Methode nach Ross (Implantation der autologen Pulmonalklappe in Aortenposition und heterologer Ersatz der Pulmonalklappe) oder ein Ersatz durch eine mechanische oder heterologe Klappenprothese zur Verfügung.

Aortenisthmusstenose

▶ **Synonym.** Coarctatio aortae.

▶ **Definition.** Es handelt sich um eine Einengung der Aorta im Bereich des Isthmus aortae, der am Übergang des Aortenbogens zur Aorta descendens liegt (Abb. **13.19**).

Zu unterscheiden sind die präduktale Form mit klinischen Symptomen bereits im Neugeborenenalter und die juxta- oder postdukatale Aortenisthmusstenose, die meist erst später klinisch relevant wird.
- **präduktale Aortenisthmusstenose** (Abb. **13.19a**): Die Einengung befindet sich proximal der Einmündung des persistierenden Ductus arteriosus, über den durch einen Rechts-links-Shunt die Versorgung der unteren Körperhälfte erfolgt. Diese Form wird in der Neugeborenenzeit überwiegend in Zusammenhang mit dem Ductusverschluss klinisch relevant. Relativ häufig liegen zusätzliche kardiale Fehlbildungen vor (bikuspide Aortenklappe, Aortenklappenstenose, VSD, Fehlabgang der rechten A. subclavia als A. lusoria).
- **juxta- oder postduktale Aortenisthmusstenose** (Abb. **13.19b**): Die Verengung liegt entweder auf Höhe des Ductus oder distal davon. Diese Form wird überwiegend zu einem späteren Zeitpunkt hämodynamisch relevant; die linke A. subclavia kann in die Verengung mit einbezogen sein.

Ätiologie und Häufigkeit: Gefäßmedia und -intima sind im Isthmusbereich verdickt; zusätzlich führt in die Aortenwand verlagertes „Ductusgewebe" beim Ductusverschluss zu einer Stenose.
Die relative Häufigkeit der isolierten Aortenisthmusstenose beträgt 4% aller angeborenen Herzfehler. Das männliche Geschlecht ist doppelt so häufig betroffen wie

13.19 Aortenisthmusstenose

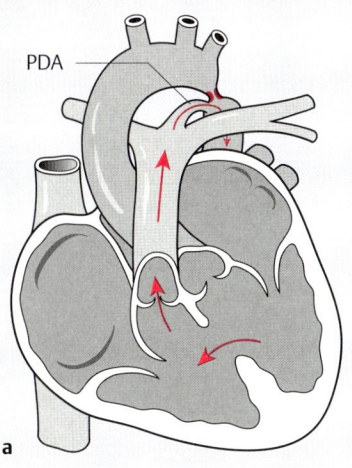
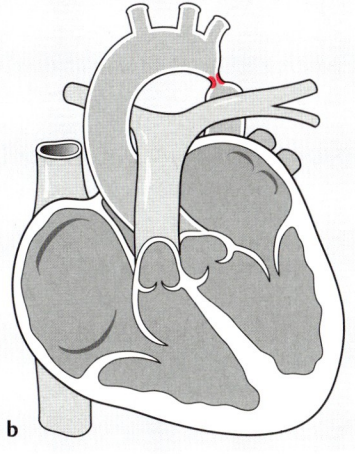
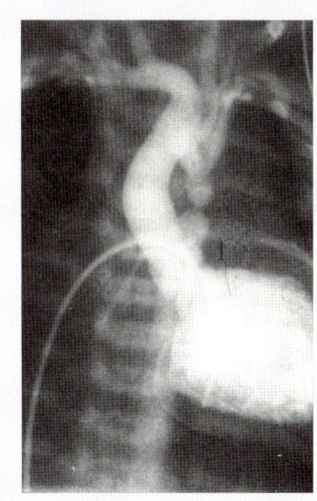

a Präduktale Aortenisthmusstenose mit VSD: Die Isthmusstenose liegt proximal des Ductus, der mit einem Rechts-links-Shunt in die deszendierende Aorta einmündet.
b Postduktale Aortenisthmusstenose: Einengung der Aorta distal der Ductuseinmündung.
c Angiokardiogramm bei Aortenisthmusstenose (p.–a. Aufnahme): Typische Einengung des Aortenrohres im Isthmusbereich nach dem Abgang der linken A. subclavia.

das weibliche. Das **Ullrich-Turner-Syndrom** ist in 15–20% der Fälle mit einer Aortenisthmusstenose vergesellschaftet.

Klinik: Bei der **präduktalen Form** kommt es im Neugeborenenalter mit dem Ductusverschluss zu einer relevanten Einengung des Aortenrohres mit Auftreten von Herzinsuffizienzzeichen in Form von Dyspnoe und Hepatomegalie; die Ischämie der Bauchorgane führt zu Oligo- und Anurie, Leberfunktionseinschränkung und Darmwandnekrosen (nekrotisierende Enterokolitis). Die infolge des Rechts-links-Shunts über den offenen Ductus arteriosus initial noch tastbaren Femoralispulse sind dann deutlich abgeschwächt oder nicht mehr palpabel.
Bei der **postduktalen Form** bestehen nicht immer typische Beschwerden; gelegentlich klagen die Kinder über kalte Füße und Schmerzen in den Beinen, die sowohl nach Belastung als auch in Ruhe (nachts) auftreten. Ein Hochdruck in der oberen Körperhälfte entsteht, wenn die Ausbildung eines suffizienten **Kollateralkreislaufs** (über A. mammaria, Interkostalarterien, A. aberrans, Truncus thyreocervicalis, Truncus costocervicalis) ausbleibt. Klinische Symptome sind Kopfschmerzen, Nasenbluten, Sehstörungen, selten auch flüchtige Hemiparesen.

Diagnostik: Die Diagnose der **präduktalen Isthmusstenose** im Neugeborenenalter kann erschwert sein, wenn die Femoralispulse infolge des offenen Ductus noch tastbar sind.
Führendes Symptom bei der postduktalen Form ist die Differenz von **Pulsqualität** und **Blutdruck** zwischen oberen und unteren Extremitäten. Die Höhe der Druckdifferenz beim älteren Kind muss nicht gleichbedeutend mit dem Schweregrad der Stenose sein, da ein gut ausgebildeter **Umgehungskreislauf** einen nur leicht erhöhten Blutdruck an der oberen Körperhälfte bewirken kann.
Auskultation: Typisch ist ein systolisches Geräusch mit p.m. zwischen den Schulterblättern, das auch im 2. ICR links parasternal auskultierbar ist. Suprasternal sind kräftige Gefäßpulsationen nachweisbar.
EKG: Das EKG ist im Neugeborenen- und Säuglingsalter für die Diagnostik wenig hilfreich; häufig bestehen ein rudimentärer Rechtsschenkelblock und leichtgradige Rechtsherzhypertrophiezeichen, beim Schulkind leichtgradige Linksherzhypertrophiezeichen.
Echokardiografie: Die Darstellung des Aortenisthmus durch die 2-D-Echokardiografie gelingt am besten von suprasternal oder rechts parasternal. Auch Zusatzvitien wie eine bikuspide Aortenklappe, Aortenstenose oder ein VSD werden dokumentiert.

Klinik: Bei der **präduktalen Isthmusstenose** im Neugeborenenalter führt der Verschluss des Ductus zu einer meist ausgeprägten Herzinsuffizienz mit Organischämie.

Bei der **postduktalen Form** besteht ein Hochdruck der oberen Körperhälfte.

Diagnostik: Die Diagnose wird durch klinische Untersuchung und Echokardiografie gestellt, bei Bedarf durch Angiografie. Führendes Symptom ist der Unterschied von **Pulsqualität** und **Blutdruck** zwischen oberen und unteren Extremitäten.

Auskultation: Typisch ist ein systolisches Geräusch zwischen den Schulterblättern und im 2. ICR links parasternal.
EKG: oft unspezifisch.

Echokardiografie: Darstellung des Aortenisthmus durch die 2-D-Echokardiografie.

Röntgen: Beim älteren Kind ist das Herz normal groß, seltener leicht vergrößert. Rippenusuren können den verstärkten Kollateralkreislauf über die Interkostalarterien anzeigen.

Eine **kernspintomografische oder konventionelle Angiografie** liefert bei Bedarf eine genaue Darstellung der Morphologie (Abb. **13.19c**).

Therapie: Bei der infantilen Form im Neugeborenenalter: Prostaglandin E₁ zur Ductuserhaltung mit Verbesserung der abdominellen Durchblutung; es ist eine kurzfristige Operation anzustreben. Im späteren Lebensalter hat die Operation elektiven Charakter.

Komplikationen: Unmittelbar nach operativer Resektion einer Aortenisthmusstenose kann es zu einem „paradoxen" Blutdruckanstieg kommen.
Bei postoperativer Restenosierung: **Ballondilatation** oder Stentimplantation.

Prognose: Nach erfolgreicher OP ist die Prognose gut. Wegen der Gefahr einer Restenosierung sind jedoch regelmäßige Kontrollen erforderlich.

Hypoplastisches Linksherzsyndrom

▶ **Definition.**

Häufigkeit: 1–2 % aller angeborenen Herzfehler.

Hämodynamik: Ein offener Ductus und eine interatriale Kommunikation sind für das Überleben erforderlich (Abb. **13.20**).

Klinik: Blassgraues Hautkolorit, Tachypnoe, Hepatomegalie; systemarterielle Minderperfusion mit metabolischer Azidose.

Diagnostik: Echokardiografische Diagnosestellung.

Röntgen: Das Herz ist beim älteren Kind mit Isthmusstenose normal groß, seltener leicht vergrößert. Die Aorta ascendens kann dilatiert sein und rechts randbildend werden, der „Aortenknopf" im linken oberen Mediastinum ist prominent. Im Bereich des Isthmus kann eine sanduhrförmige Einschnürung die Verengung des Aortenrohres markieren. Bei älteren Patienten weisen Rippenusuren auf den verstärkten Kollateralkreislauf über die Interkostalarterien hin.

Die **MRT** oder **Herzkatheteruntersuchung** mit Angiografie ist dann indiziert, wenn eine genaue Darstellung der Morphologie des Isthmusbereichs über die Echokardiografie hinaus erforderlich ist (Abb. **13.19c**) oder der Verdacht auf anomale Abgänge der Arm-Hals-Gefäße besteht.

Therapie: Eine medikamentöse Behandlung ist v. a. bei der präduktalen Form im Neugeborenenalter erforderlich; die Gabe von Prostaglandin E₁ hat das Ziel, über den Ductus arteriosus eine ausreichende Durchblutung der abdominellen Organe bis zur kurzfristig angestrebten Operation zu gewährleisten. Bei der postduktalen Form soll die chirurgische Resektion der Isthmusstenose als elektiver Eingriff möglichst frühzeitig erfolgen, um einer persistierenden arteriellen Hypertonie vorzubeugen, die mit zunehmendem Lebensalter häufiger auftritt. Im späteren Schuloder Jugendalter kann alternativ auch eine katheterinterventionelle Maßnahme mit Ballondilatation oder Stentimplantation vorgenommen werden.

Als **Komplikation** kann es v. a. jenseits des Kleinkindesalters unmittelbar nach operativer Resektion einer Aortenisthmusstenose zu einem „paradoxen" Blutdruckanstieg kommen, der einer intensiven medikamentösen Therapie bedarf.

Die Restenosierung einer voroperierten Aortenisthmusstenose stellt eine Indikation für die **Ballondilatation** oder Stentversorgung dar.

Prognose: Nach chirurgischer Beseitigung der Aortenisthmusstenose ist die Prognose gut. Wegen der Gefahr einer Restenosierung sind regelmäßige Kontrolluntersuchungen erforderlich. Nach Operation jenseits des Kleinkindesalters ist gelegentlich mit einer persistierenden arteriellen Hypertonie zu rechnen, die medikamentös behandelt werden muss.

Hypoplastisches Linksherzsyndrom

▶ **Definition.** Das hypoplastische Linksherzsyndrom ist gekennzeichnet durch eine:
- hochgradige Stenose oder Atresie der Mitral- und/oder Aortenklappe
- ausgeprägte Hypoplasie des linken Ventrikels, häufig in Kombination mit einer Endokardfibroelastose
- Hypoplasie der aszendierenden Aorta und des Aortenbogens bis zur Einmündung des Ductus mit retrograder Blutversorgung der aszendierenden Aorta und der Koronararterien.

Häufigkeit: Die relative Häufigkeit beträgt 1–2 % aller angeborenen Herzfehler. Das Wiederholungsrisiko ist mit ca. 5–10 % relativ hoch.

Hämodynamik: Damit die Kinder im Neugeborenenalter überleben können, ist zum einen das Vorhandensein einer interatrialen Kommunikation erforderlich – die bei erhöhtem Druck im linken Vorhof häufig restriktiv ist; zum anderen sind diese Kinder auf die Persistenz des Ductus arteriosus angewiesen. Über dessen Rechts-links-Shunt wird sowohl die deszendierende Aorta versorgt als auch Blut retrograd in die aszendierende Aorta geleitet und so die Koronararteriendurchblutung gewährleistet (Abb. **13.20**).

Klinik: Die Kinder werden meist innerhalb der ersten 2 Lebenstage wegen des zunehmenden Ductusverschlusses auffällig mit blassgrauem Hautkolorit, Tachydyspnoe und Hepatomegalie. Es entwickelt sich eine allgemeine systemarterielle Minderperfusion mit metabolischer Azidose bis hin zur Schocksymptomatik.

Diagnostik: Echokardiografisch ist die Diagnose zuverlässig zu stellen. Eine Ballonatrioseptostomie nach Rashkind ist bei sehr restriktivem Foramen ovale erforderlich.

13.20 Hypoplastisches Linksherzsyndrom

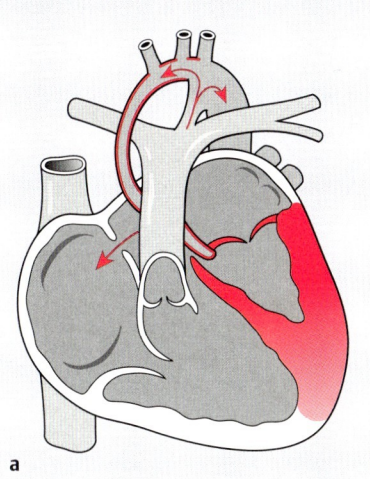 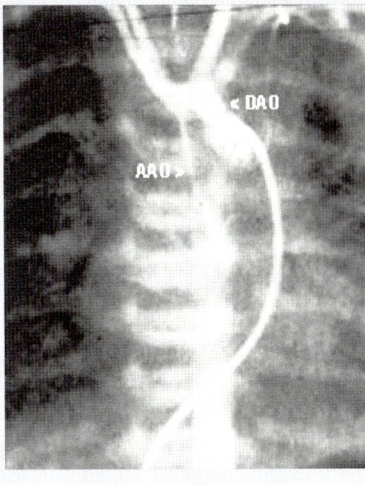

a Hypoplastisches Linksherzsyndrom mit vergrößertem rechten Vorhof und rechten Ventrikel. Der linke Ventrikel ist bei Mitral- und Aortenatresie sehr hypoplastisch, das Ventrikelcavum fehlt fast vollständig, die Ventrikelwände sind hypertrophiert. Der Abstrom des Blutes aus dem linken in den rechten Vorhof erfolgt über einen Vorhofseptumdefekt. Das Blut aus dem Pulmonalarterienstamm strömt über den Ductus sowohl in die deszendierende als auch in die aszendierende Aorta.
b Angiografie mit Darstellung der extrem hypoplastischen aszendierenden Aorta (AAO). Ab der Ductuseinmündung ist die deszendierende Aorta (DAO) von normalem Kaliber.

Therapie: Unbehandelt sterben 90–95 % der betroffenen Neugeborenen innerhalb der ersten 10 Lebenstage. Therapeutisch steht ein aus 3 Schritten bestehendes Operationsverfahren zur Verfügung.

- Als 1. Maßnahme (**Norwood-I-Operation**) erfolgt im Neugeborenenalter die Konnektion der Pulmonalarterie mit der aszendierenden Aorta und eine Rekonstruktion der aszendierenden Aorta bis zum Isthmusbereich. Die Versorgung des Pulmonalisgefäßsystems wird über einen systemikopulmonalen Shunt (Blalock-Taussig-Shunt) sichergestellt. Dieses Vorgehen beinhaltet die Funktion des rechten Ventrikels als Systemventrikel und der Pulmonalklappe als systemische Semilunarklappe.
- Hieran schließt sich im Alter von ca. 6 Monaten die 2. Operation an: Die obere Hohlvene wird an die rechte Pulmonalarterie angeschlossen, was zur Volumenentlastung des Ventrikels führt (obere **kavopulmonale Anastomose** oder „Hemi-Fontan"-Operation).
- Im 3. Schritt erfolgt dann der Anschluss der unteren Hohlvene an das Pulmonalisgefäßsystem über einen lateralen Tunnel im rechten Vorhof (sog. totale kavopulmonale Anastomose, **Operation nach Fontan**) oder einen extrakardialen Tunnel, wodurch die komplette Kreislauftrennung geschaffen ist.

Als Alternative kann eine **Herztransplantation** ab dem Neugeborenenalter erwogen werden, die jedoch wegen des Mangels an verfügbaren Spenderorganen relativ selten zum Einsatz kommt.

Prognose: Die genannten Operationsschritte haben eine deutliche Verbesserung der Überlebenschancen und der Lebensqualität der Patienten mit sich gebracht. Nichtsdestoweniger werden die Herz-Kreislauf-Verhältnisse nach 10–15 Jahren relativ häufig insuffizient; zudem können neurologische Defizite die Entwicklung der Kinder komplizieren.

13.1.7 Komplexe Vitien

Komplette Transposition der großen Arterien (D-TGA)

▶ **Definition.** Bei der kompletten Transposition der großen Arterien (Dextroposition der Aorta: D-TGA) entspringt die Aorta anterior aus dem morphologisch rechten Ventrikel und die posterior gelegene Pulmonalarterie aus dem morphologisch linken Ventrikel (ventrikuloarterielle Diskordanz, Abb. **13.21**). System- und Pulmonalkreislauf sind damit nicht hintereinander, sondern parallel geschaltet. Nur durch zusätzliche Querverbindungen zwischen beiden Kreisläufen (Septumdefekte, offener Ductus) ist ein Überleben möglich.

Therapie: Unterschiedliche Ansätze sind möglich:
- OP nach Norwood I, obere kavopulmonale Anastomose und OP nach Fontan
- Herztransplantation.

Prognose: Eingeschränkt. Abhängig von den resultierenden Kreislaufverhältnissen.

13.1.7 Komplexe Vitien

Komplette Transposition der großen Arterien (D-TGA)

▶ **Definition.**

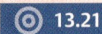

13.21 Komplette Transposition der großen Arterien (D-TGA)

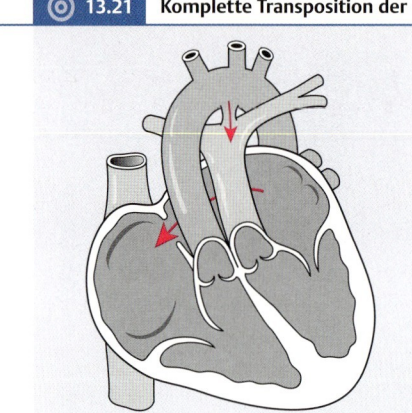

Die Aorta entspringt aus dem rechten Ventrikel, die Pulmonalarterie aus dem linken Ventrikel. Wesentliche Querverbindungen zwischen beiden Kreisläufen sind die interatriale Kommunikation (persistierendes Foramen ovale, ASD) und der Ductus arteriosus.

Häufigkeit: 2,5 % aller angeborenen Herzfehler.

Klinik: Patienten mit D-TGA fallen in den ersten Lebenstagen durch Zyanose auf.

Diagnostik: Meist betonter Aortenklappenschlusston; evtl. ist ein Systolikum auskultierbar.

EKG: Zeichen der Rechtsherzhypertrophie.

Echokardiografie: Neben der Klinik für die Diagnose entscheidend. Im parasternalen Längsschnitt liegt die Aorta anterior, die Pulmonalarterie dorsal; beide Gefäße sind parallel verlaufend (Abb. **13.22a**).

Röntgen: Herzvergößerung, quer gelagertes Herz und schmales Gefäßband (Abb. **13.22b**).

Häufigkeit: Die Häufigkeit liegt bei etwa 2,5 % aller angeborenen Herzfehler. Das Verhältnis von männlichen zu weiblichen Patienten beträgt etwa 2 : 1.

Klinik: Wenige Stunden nach der Geburt fallen die Kinder durch eine deutlich sichtbare Zyanose auf. Weniger ausgeprägt ist die Zyanose, solange durch Persistenz des Ductus arteriosus oder einen ASD der Blutaustausch zwischen beiden Kreisläufen begünstigt wird.

Diagnostik: Der Aortenklappenschlusston ist oft betont infolge der anterioren Lage der Aorta. Bei Vorliegen einer linksventrikulären Ausflussbahnobstruktion ist ein leises bis mittellautes Systolikum zu hören.

Das **EKG** zeigt eine Rechtsherzhypertrophie und ist daher im Neugeborenenalter ohne diagnostische Bedeutung.

Echokardiografie: Sie ist für die Diagnose wegweisend. Im parasternalen Längsschnitt liegt die Aorta anterior mit Ursprung aus dem rechten Ventrikel, die Pulmonalarterie dorsal mit Ursprung aus dem linken Ventrikel; beide Gefäße sind in ihrem parallelen Verlauf darstellbar (Abb. **13.22a**). Zusätzliche Befunde wie Vorhof- oder Ventrikelseptumdefekt, offener Ductus arteriosus, Aortenisthmusstenose oder subpulmonale Obstruktion sind gut zu diagnostizieren.

Anomalien im Bereich des Ursprungs und Verlaufs der Koronararterien können bei Bedarf echo- oder angiografisch dargestellt werden.

Röntgen: Typischerweise ist das Herz röntgenologisch vergrößert, quer gelagert mit eirunder Form und schmalem Gefäßband (anteroposteriore Lage der großen Arterien) (Abb. **13.22b**).

13.22 Transposition der großen Arterien

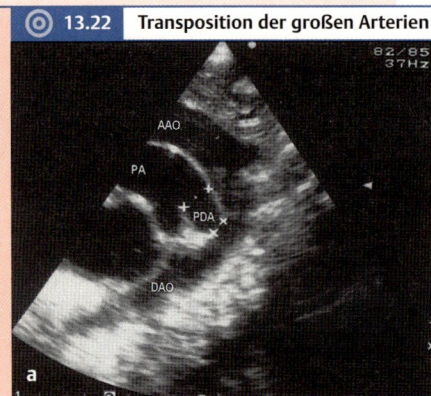
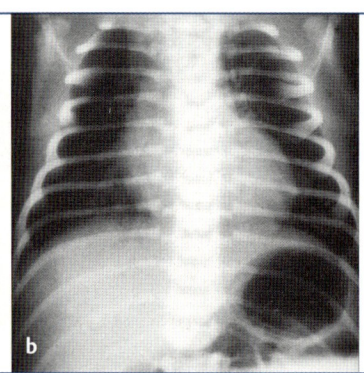

a Echokardiogramm (präkordiale lange Achse): Typisch paralleler Verlauf von Aorta (anterior stehend, AAO) und Pulmonalarterie (posterior, PA): Verbindung zwischen beiden Gefäßen über den offenen Ductus arteriosus (PDA). DAO = deszendierende Aorta.
b Röntgen-Thoraxaufnahme (p.–a.): Vergrößertes, quer gelagertes Herz („liegende Ei-Form"), schmales Gefäßband.

Therapie: Therapie der Wahl ist die **arterielle Switch-Operation**, d. h. das Umpflanzen der großen Arterien in den ersten Lebenstagen.

Therapie: Bei Diagnosestellung wird Prostaglandin E_1 zur Aufrechterhaltung des Blutflusses über den Ductus arteriosus eingesetzt; durch die damit verbundene Volumenbelastung des linken Ventrikels wird ein adäquates Druckniveau in diesem Ventrikel, der nach der arteriellen Switch-Operation die Funktion des Systemventrikels übernimmt, aufrechterhalten. Bei Bedarf ist eine Ballonatrioseptostomie nach Rashkind durchzuführen. Die operative Therapie der Wahl ist die sog. **arterielle Switch-Operation**, bei der innerhalb der ersten beiden Lebenswochen Aorta und Pulmonalarterie sowie die Koronararterien umgepflanzt werden. Auf diese Weise werden anatomisch normale Verhältnisse geschaffen; die Operationsmethode ist als Korrektur einzustufen.

Prognose: Unbehandelt sterben etwa 90 % der betroffenen Kinder im ersten Lebensjahr. Mit der arteriellen Umkehroperation bestehen gute Langzeitergebnisse.

Angeboren-korrigierte Transposition der großen Arterien (L-TGA)

▶ **Definition.** Es besteht eine anatomische und funktionelle Ventrikelinversion, d. h. der morphologisch rechte Ventrikel ist in den großen Kreislauf, der morphologisch linke Ventrikel in den kleinen Kreislauf integriert (atrioventrikuläre und ventrikuloarterielle Diskordanz).

Häufigkeit: Weniger als 1 % aller angeborenen Herzfehler.

Pathologische Anatomie und Hämodynamik: Der Blutfluss im kleinen Kreislauf erfolgt von den beiden Hohlvenen in den rechten Vorhof, von da aus in den morphologisch linken Ventrikel, der rechts liegt, und dann in den Pulmonalarterienstamm. Im Systemkreislauf läuft der Blutfluss aus den Lungenvenen in den linken Vorhof, von hier über den morphologisch rechten Ventrikel, der links liegt, in die aszendierende Aorta (Abb. 13.23). Ohne Zusatzfehlbildungen liegen normale hämodynamische Verhältnisse vor.
Assoziierte Fehlbildungen sind: Vorhof- und Ventrikelseptumdefekt, valvuläre oder subvalvuläre Pulmonalstenose, Malformation der Trikuspidalklappe, gelegentliche Dextrokardie, selten ein AV-Block III°.

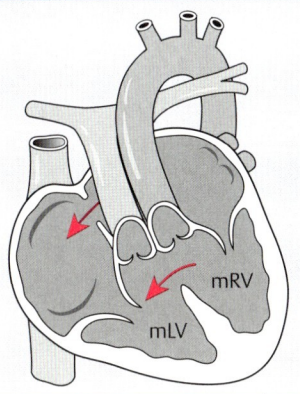

13.23 Angeboren-korrigierte Transposition der großen Arterien (L-TGA)

Es liegt eine Ventrikelinversion vor: der morphologisch linke Ventrikel (mLV) liegt rechts im pulmonalen Kreislauf, der morphologisch rechte Ventrikel (mRV) links im Systemkreislauf. Es bestehen hier ferner ein Vorhof- und ein Ventrikelseptumdefekt.

Klinik: Diese entspricht im Kindesalter der Symptomatik der Zusatzfehlbildungen (z. B. VSD, Pulmonalstenose).

Diagnostik: Die Diagnose wird primär **echokardiografisch** gestellt; bei komplexen Zusatzfehlbildungen kann eine Herzkatheter- oder MRT-Untersuchung erforderlich werden.
Im **EKG** fehlen wegen der atypischen Stellung des Ventrikelseptums die Q-Zacken in den linkspräkordialen Ableitungen; sie sind stattdessen rechts präkordial zu sehen. Selten bestehen AV-Überleitungsstörungen in Form eines AV-Blocks III°.

Therapie und Prognose: Der Verlauf ist im Kindesalter von den zusätzlichen Strukturanomalien abhängig: Die Septumdefekte werden verschlossen; ein AV-Block III° macht eine Schrittmacherimplantation erforderlich. Inwieweit bei ausgewählten Formen (valvuläre oder subvalvuläre Pulmonalstenose) bzw. nach einem pulmonalen Banding eine „Double Switch"-Operation mit atrialer und arterieller Umkehrprozedur langfristig gute Ergebnisse erzielen kann, ist derzeit noch nicht sicher abschätzbar. Mit zunehmendem Alter können sich eine Funktionseinschränkung und Dilatation des morphologisch rechten Ventrikels entwickeln mit Insuffizienz der Trikuspidalklappe, die den hohen Druckwerten im Systemkreislauf nicht standhält.

Truncus arteriosus communis

▶ **Definition.** Beim Truncus arteriosus communis entspringt nur ein großes arterielles Gefäß aus beiden Ventrikeln. Der Truncus reitet über einem hoch gelegenen VSD und versorgt den systemischen, den pulmonalen und den Koronarkreislauf. Die Truncusklappe kann vierzipflig angelegt sein. Das Abgangsmuster der Pulmonalarterien wird in verschiedene Typen unterteilt:
- Abgang beider Pulmonalarterien aus dem Truncus mit gemeinsamem Ursprung
- getrennter Ursprung von rechter und linker Pulmonalarterie aus dem Truncus
- Ursprung einer Pulmonalarterie aus dem Truncus, während die andere über einen Ductus oder eine Kollaterale versorgt wird
- getrennter Abgang beider Pulmonalarterien aus dem Truncus; zusätzlich besteht eine hochgradige Aortenisthmusstenose oder Atresie des Isthmus mit Versorgung der deszendierenden Aorta über einen persistierenden Ductus aus dem proximalen Truncusanteil.

Ätiologie und Häufigkeit: In der Embryonalzeit bleibt die Septierung des gemeinsamen arteriellen Truncus in Aorta und Pulmonalarterie aus. Die Häufigkeit liegt bei unter 1 % aller angeborenen Herzfehler. Die Assoziation mit einem CATCH-22q11-Mikrodeletions-Syndrom ist relativ häufig.

Hämodynamik und Klinik: Auf Ventrikel- und Truncusebene kommt es zu einer Mischung des system- und pulmonalvenösen Blutes. Die Patienten mit pulmonaler Mehrdurchblutung zeigen bereits in den ersten Lebenswochen eine meist ausgeprägte Herzinsuffizienz in Form von Tachypnoe, Hepatomegalie, Trinkschwäche und Gedeihstörung.

Diagnostik: Es besteht ein systolisches, manchmal bis in die frühe Diastole reichendes Herzgeräusch, begleitet von einem frühsystolischen „Ejektionsklick". Ein diastolisches Geräusch kann auch durch eine in etwa 50 % vorliegende Truncusklappeninsuffizienz verursacht sein. Der 2. Herzton ist singulär. Das **EKG** zeigt eine biventrikuläre Hypertrophie.

Echokardiografie: Darstellung eines einzelnen arteriellen Gefäßes, das über dem VSD reitet, mit Ursprung der Pulmonalarterie(n) aus dem Truncus. Der linke Vorhof ist bei Lungenmehrdurchblutung vergrößert.

Die **Herzkatheteruntersuchung** mit **Angiokardiografie** ergänzt die morphologische und hämodynamische Beurteilung, insbesondere die im Hinblick auf chirurgische Korrekturmaßnahmen wichtige Anatomie der Pulmonalarterien.

Röntgen: Schon in den ersten Lebenstagen besteht eine Kardiomegalie; die Lungengefäßzeichnung ist in den meisten Fällen vermehrt; bei Obstruktionen im Bereich der Pulmonalarterienabgänge ist sie normal oder vermindert.

Therapie: Nach medikamentöser Kompensation der Herzinsuffizienz erfolgt die frühzeitige Korrekturoperation. Zur Vermeidung irreversibler Lungengefäßveränderungen bei pulmonaler Mehrdurchblutung muss in den ersten Lebenswochen- bis -monaten operiert werden. Neben dem Patch-Verschluss des VSD wird eine Verbindung zwischen dem rechtsventrikulären Ausflusstrakt und den Pulmonalarterien mit einem Conduit geschaffen.

13.2 Entzündliche Herzerkrankungen

13.2.1 Myokarditis

▶ **Definition.** Es handelt sich um eine überwiegend viral bedingte Entzündung des Myokards mit sehr variabler Ausprägung und klinischer Symptomatik.

Ätiologie: Verursacht wird die Myokarditis am häufigsten durch **Viren**, insbesondere durch Enteroviren (Coxsackie-B- und Echoviren), ferner durch Ebstein-Barr-, Parvovirus B19, Influenza-, RS-, Röteln-, Masern-, Mumps-, Herpes-Viren, HIV und CMV. Auch Bakterien können im Rahmen einer septischen Erkrankung eine begleitende Myokarditis hervorrufen (säurefeste Stäbchen, Salmonellen, Streptokokken, Staphylokokken, Pneumokokken, Corynebacterium diphtheriae). Seltene Verursacher sind Pilze (Candida albicans), Mycoplasma pneumoniae, Protozoen, Rickettsien und Spirochäten.

Klinik: Betroffen sind Kinder aller Altersstufen. Die Symptome können sehr unterschiedlich ausgeprägt sein und reichen vom subklinischen Bild (passagere, geringfügige EKG-Veränderungen) bis zum foudroyanten Verlauf mit hochgradiger Herzinsuffizienz und ventrikulären Arrhythmien. Das Symptomenspektrum repräsentiert die Zeichen der Infektion und der Herzinsuffizienz: Müdigkeit und allgemeines Krankheitsgefühl, Fieber, starr-frequente Sinustachykardie, Tachy-/Dyspnoe, Hepatosplenomegalie, arterielle Hypotonie, Arrhythmien jeglicher Art, Ergüsse (Perikard- und Pleuraergüsse, Aszites) oder stauungsbedingter Husten. Besonders gefürchtet ist ein foudroyanter Verlauf, der binnen weniger Tage zur schweren Herzinsuffizienz mit Intensivtherapiepflichtigkeit führt.

Klinik: Die klinische Symptomatik bei der Myokarditis kann sehr variabel ausgeprägt sein.

Diagnostik: Auskultatorisch fällt eine Tachykardie auf. Gelegentlich ist ein Galopprhythmus aufgrund eines 3. oder 4. Herztons oder ein systolisches Geräusch über der Herzspitze als Ausdruck einer Mitralinsuffizienz zu hören. Die peripheren Pulse sind häufig abgeschwächt. Es besteht eine Hepato-, seltener eine Splenomegalie.

Diagnostik: Alle Einzelbefunde sind unspezifisch. Von Bedeutung ist das klinische Bild in Verbindung mit Labordaten sowie den elektro- und echokardiografischen Befunden.

Labor: CRP und Troponin T oder I können in der Akutphase erhöht sein. Gelegentlich finden sich eine Leukozytose und eine Erhöhung von CK-MB, LDH und GOT. Die serologische Diagnostik mit Bestimmung von Virusantikörpertitern oder der Nachweis von Viruspartikeln mittels PCR aus Serum und Stuhl zeigen eine nur relativ geringe Übereinstimmung mit dem Virusnachweis aus der Myokardbiopsie. Letztere stellt nach wie vor den diagnostischen Goldstandard dar. Das Myokardbiopsiematerial wird darüber hinaus histologisch auf Lymphozyteninfiltrate und Zellnekrosen sowie immunhistochemisch auf mononukleare Zellinfiltrate untersucht.

EKG: Die Zeichen einer Myokarditis sind sehr unspezifisch: Im Akutzustand besteht bei linksventrikulärer Funktionseinschränkung immer eine Sinustachykardie mit starrer Frequenz und Erregungsrückbildungsstörungen. Gelegentlich finden sich Extrasystolen oder sonstige Rhythmusstörungen. Diese EKG-Befunde sind oft flüchtig und variabel.

EKG: Unspezifische und flüchtige Zeichen; im Akutzustand starr-frequente Sinustachykardie mit Erregungsrückbildungsstörungen, evtl. Rhythmusstörungen.

Echokardiografie: Entsprechend dem klinischen Befund kann ein sehr variables Bild von geringer bis ausgeprägter linksventrikulärer Funktionseinschränkung vorliegen. Relativ häufig findet sich eine Mitralinsuffizienz unterschiedlichen Ausmaßes mit Dilatation des linken Vorhofs, bei Druckerhöhung im kleinen Kreislauf auch eine Trikuspidalklappeninsuffizienz. Bei schwerer linksventrikulärer Funktionsstörung können wandständige Thromben nachweisbar sein.

Echokardiografie: Variables Bild mit Einschränkung der linksventrikulären Funktion und Mitralinsuffizienz; evtl. Nachweis von wandständigen Thromben.

Röntgen: Je nach Schweregrad der Myokarditis ist das Röntgenbild unauffällig oder zeigt eine Herzvergrößerung ohne vitientypische Konfiguration. Bei linksventrikulärer Funktionseinschränkung bestehen pulmonale Stauungszeichen.

Röntgen: Herzvergrößerung ohne vitientypische Konfiguration; evtl. pulmonale Stauungszeichen.

Differenzialdiagnose: Der Ausschluss eines Fehlabgangs der linken Koronararterie aus der Pulmonalarterie (Bland-White-Garland-Syndrom) wird echokardiografisch oder angiografisch geführt. Dilatative Kardiomyopathien anderer Ursache (s. S. 363 ff) müssen ausgeschlossen werden.

Differenzialdiagnose: Bland-White-Garland-Syndrom, dilatative Kardiomyopathie anderer Ursache.

Therapie: In der **Akutphase** der Erkrankung ist Bettruhe mit entsprechendem Monitoring (EKG, Blutdruck, Gewichtskontrolle, wiederholtes Echokardiogramm) sowie eine medikamentöse Therapie der Herzinsuffizienz angezeigt.

Bei **schwerer** linksventrikulärer Funktionseinschränkung ist die Therapie auf der **Intensivstation** durchzuführen. Zur Unterstützung der kardialen Funktion werden inotrope und nachlastsenkende Substanzen sowie Diuretika eingesetzt. Intubation und maschinelle Beatmung können erforderlich sein. Liegt ein drohendes Myokardversagen vor, besteht die Möglichkeit, ein mechanisches Pumpsystem zur Unterstützung des linken Ventrikels einzusetzen. Dieses Verfahren kann bis zur Kreislaufstabilisierung bzw. bei Bedarf bis zu einer erforderlichen Herztransplantation fortgesetzt werden.

Therapie: Bei gesicherter Diagnose ist in der **Akutphase** der Erkrankung Bettruhe mit Therapie der Herzinsuffizienz angezeigt, bei **schwerer** Linksherzinsuffizienz **Intensivtherapie** bis hin zur linksventrikulären Ersatztherapie. Die weiterführende Therapie ist vom Krankheitsverlauf und dem Befund der Myokardbiopsie abhängig.

Im Akutstadium werden Gammaglobuline i.v. (1–2 g/kgKG/über 1–2 Tage) verabreicht. Eine immunsuppressive oder immunmodulatorische Therapie konnte bisher nicht Eingang in das Standardregime zur Behandlung der Virusmyokarditis finden.

Die Langzeittherapie ist von der Erholung der Herzfunktion abhängig; sie besteht ggf. in der Applikation von Diuretika und Nachlastsenkern (ACE-Hemmer und niedrig dosierte Betarezeptorenblocker) und bei Bedarf Digitalis.

Prognose: Je jünger die Patienten sind, desto höher ist die Mortalität. Es kann jedoch auch zum Abklingen der Infektion mit Besserung der klinischen und echokardiografischen Befunde kommen. Vor allem initial foudroyante Verläufe weisen erfahrungsgemäß eine relativ hohe Spontanheilungsrate auf.

Bei persistierender Funktionseinschränkung des Myokards im Sinne einer sekundären dilatativen Kardiomyopathie (s. S. 363) muss mit einem chronischen Verlauf gerechnet werden, der unter antikongestiver Therapie häufig über viele Jahre relativ stabil bleibt. Aus diesem Grund sollten konsequente Nachuntersuchungen erfolgen. Bei erneuter Verschlechterung kann eine kardiale Resynchronisationstherapie (CRT, biventrikuläre Schrittmacherstimulation) erwogen werden, um die Myokardfunktion zu verbessern. Ultima Ratio ist die Herztransplantation.

13.2.2 Infektiöse Endokarditis

▶ **Definition.** Es handelt sich um eine überwiegend bakteriell bedingte Infektion einer oder mehrerer Herzklappen, des muralen Endokards und/oder des vaskulären Endothels in Form von keimbesiedelten thrombotischen Auflagerungen (Vegetationen). Sekundärläsionen sind Strukturveränderungen der Klappen mit Stenosierung oder Schlussunfähigkeit.

Ätiologie: In ca. 90 % der Fälle ist bei Erkrankung im Kindesalter eine vorbestehende strukturelle Herzerkrankung in Form eines **angeborenen Herzfehlers** bekannt. An erster Stelle stehen hier die Aortenklappenstenose, der Ventrikelseptumdefekt und zyanotische Vitien. Die Bakterien haften insbesondere an Intimaläsionen, die durch einen turbulenten Blutstrom hervorgerufen werden (z. B. an Umgebungsstrukturen von vorgeschädigten Klappen oder an Ventrikelseptumdefekten). Einen weiteren Faktor stellen thrombotische Auflagerungen dar, die sekundär mit Keimen besiedelt werden (Vegetationen). In 50–60 % der Fälle mit bakterieller Endokarditis ist anamnestisch eine Infektionsursache feststellbar. Dabei handelt es sich häufig um einen zahnärztlichen Eingriff, Infektionen des oberen Respirationstraktes, infizierte Hautaffektionen oder eine operative Behandlung.

Die **Erreger** der bakteriellen Endokarditis sind mit abnehmender Häufigkeit: Staphylococcus aureus, α-hämolysierende und andere Streptokokken (v. a. Streptococcus viridans) und Pneumokokken; gramnegative Erreger sind selten. Andere Mikroorganismen (z. B. Pilze wie Candida, Aspergillus) kommen ursächlich nur sehr selten in Betracht.

Klinik: Je nach Erregertyp ist die klinische Symptomatik unterschiedlich. **α-hämolysierende Streptokokken** (Streptococcus viridans) verursachen einen **protrahierten Verlauf (Endocarditis lenta)** mit schleichendem Beginn der klinischen Symptome. Es bestehen intermittierende Fieberschübe über Tage und Wochen bis zu mehreren Monaten, die selten 39 °C erreichen. Neben einem allgemeinen Krankheitsgefühl kann es zu Appetitlosigkeit mit Gewichtsverlust kommen. Weitere **unspezifische Allgemeinsymptome** sind Kopf- oder Gliederschmerzen, Schwächegefühl, Erschöpfung und Übelkeit; ferner können in der Initialphase diffuse Muskel- oder Gelenkschmerzen auftreten. Häufig besteht eine Splenomegalie. **Andere Erreger** verursachen einen **hochakuten Krankheitsbeginn** mit hohem Fieber und septischem Krankheitsbild.

Systolische und diastolische **Herzgeräusche** können neu auftreten oder sich in ihrer Qualität ändern, insbesondere wenn es zu Klappendestruktionen gekommen ist. Selten sind vaskuläre Hauterscheinungen wie **Petechien** an den Extremitäten, **Einblutungen** in Konjunktiven, Wangen- und Gaumenschleimhaut, subunguale Blutungen und **Osler-Knötchen** (wenige Millimeter große, schmerzhafte Knötchen von hellroter bis violetter Farbe, die meist an den Fingerbeeren auftreten und vaskuläre Ablagerungen von Immunkomplexen darstellen). Gefürchtet sind systemische Embolisationen, v. a. in zerebrale Arterien, mit der Folge eines Hirnabszesses.

13.2 Entzündliche Herzerkrankungen

Diagnostik: Der Erregernachweis spielt bei Verdacht auf bakterielle Endokarditis eine entscheidende Rolle. Vor Behandlungsbeginn sollen 4–6 **Blutkulturen** innerhalb von 12–24 Stunden angelegt werden; ein Rachenabstrich ist ebenso obligat. Alle anderen **Laborwerte** sind von zweitrangiger Bedeutung: Es besteht eine mäßiggradige Leukozytose; BSG und CRP sind in der Regel erhöht, eine Anämie ist nicht ungewöhnlich. Proteinurie und mikroskopische Hämaturie weisen auf eine Immunkomplex-Glomerulonephritis hin.

Echokardiografisch (transthorakal oder transösophageal) können Vegetationen am muralen Endokard oder an den Klappen in nur ca. 50–60 % der Fälle nachgewiesen werden.

Im **EKG** sind gelegentlich Erregungsrückbildungsstörungen oder intermittierende atrioventrikuläre Überleitungsstörungen nachweisbar.

Therapie: Mit der **antibiotischen Therapie** muss **unmittelbar** nach Entnahme der Blutkulturen begonnen werden. Dabei ist der Einsatz von bakterizid wirksamen Antibiotika von großer Bedeutung. Solange der Erreger mit dem Resistenzspektrum noch nicht bekannt ist, erfolgt eine breit gefächerte, intravenöse antibiotische Therapie mit Ampicillin-Sulbactam (300 mg/kgKG/d in 4 Einzeldosen) und einem Aminoglykosid (z. B. Gentamicin 3 mg/kgKG/d). Ist der Erreger bekannt, muss die antibiotische Therapie der Resistenzlage angepasst werden. Die **Behandlung** ist über **mindestens 4 Wochen** fortzusetzen. Solange Herzinsuffizienzzeichen bestehen, ist Bettruhe einzuhalten. Je nach Bedarf wird mit Inotropica und Diuretika behandelt. Insbesondere bei foudroyant verlaufender bakterieller Endokarditis besteht die Gefahr der Zerstörung von entzündeten Herzklappen, so dass Intensivmaßnahmen erforderlich sein können. Ein Klappenersatz im Akutstadium wird – soweit möglich – vermieden. Endokarditiden durch Pilzbefall sind schwer zu behandeln; sie bedürfen der Therapie mit Amphotericin B sowie der nachfolgenden chirurgischen Therapie.

Prognose: Die Prognose der bakteriellen Endokarditis ist bei adäquater Antibiotikatherapie gut. Die Mortalität wird heute mit ca. 5 % beziffert. Endokarditiden durch Pilzbefall haben eine schlechtere Prognose.

Endokarditisprophylaxe: Durch gezielte prophylaktische Antibiotikagabe kann einer Bakteriämie und damit der Entstehung einer bakteriellen Endokarditis vorgebeugt werden. Indikationen und Durchführung der Endokarditisprophylaxe zeigen Tab. 13.2 und Tab. 13.3.

Diagnostik: Entscheidend ist die bakteriologische Diagnostik. Vor Behandlungsbeginn müssen **Blutkulturen** angelegt werden.

Der **echokardiografische** Nachweis von Klappenläsionen ist nur in 50–60 % der Fälle möglich.

Therapie: Eine bakterielle Endokarditis muss **unmittelbar antibiotisch behandelt** werden; ist der Erreger bekannt, wird die antibiotische Therapie der Resistenzlage angepasst. Die Behandlungsdauer sollte mindestens **4 Wochen** betragen.

Prognose: Die Mortalität beträgt ca. 5 %.

Endokarditisprophylaxe: Indikationen zur Endokarditisprophylaxe und ihre Durchführung zeigen Tab. 13.2 und Tab. 13.3.

13.2 Indikation zur Endokarditisprophylaxe (hohes Risiko für einen schweren oder letalen Verlauf einer infektiösen Endokarditis)

- Patienten mit Klappenersatz (mechanische und biologische Prothesen, Homografts)
- Patienten mit rekonstruierten Klappen unter Verwendung von alloprothetischem Material in den ersten 6 Monaten nach Operation
- Patienten mit stattgehabter Endokarditis
- Patienten mit angeborenen Herzfehlern
  - zyanotische Herzfehler, die nicht oder nur palliativ operiert sind (z. B. mit systemisch-pulmonalem Shunt)
  - operierte Herzfehler mit Implantation von Fremdmaterial (mit oder ohne Klappe) oder residuellen Defekten (d. h. turbulenter Blutströmung im Bereich von prothetischem Material)
  - alle operativ oder interventionell unter Verwendung von Fremdmaterial behandelten Herzfehler in den ersten 6 Monaten nach dem Eingriff
- herztransplantierte Patienten mit Klappenerkrankung

13.3 Durchführung der einmaligen Antibiotikaprophylaxe (30–60 min vor geplantem Eingriff)

Eingriff		Wirkstoff	Dosierung
Mund- und Rachenraum, obere Atemwege	instrumentelle invasiv-diagnostische oder therapeutische Eingriffe	Amoxicillin/ Ampicillin	50 mg/kgKG oral/i. v. (max. 2 g)
		Penicillin	50 000 IE/kgKG oral/i. v. (max. 2 Mega)
bei Penicillin- oder Ampicillinallergie		Clindamycin	20 mg/kgKG (max. 600 mg)

13.2.3 Perikarditis

▶ **Definition.** Entzündliche Erkrankung des Perikards, die mit einem Perikarderguss und/oder einer Fibrosierung einhergeht.

Ätiologie: Die im Kindesalter häufigste Form der Perikarderkrankung ist der **postoperative Perikarderguss**, der nach einem kardiochirurgischen Eingriff auftritt und mit Fieber und EKG-Veränderungen in Form von Erregungsrückbildungsstörungen einhergehen kann (Postkardiotomie-Syndrom).

Infektionen des Perikards werden v. a. durch **Viren** (Coxsackie-, Echo-, Adeno-, EBV-, CMV-, Influenza-Viren), selten durch Bakterien (Staphylokokken, Streptococcus pneumoniae, Haemophilus influenzae, Neisseria meningitidis, Mykobakterien) hervorgerufen. Weitere, sehr seltene Ursachen eines Perikardergusses sind Traumen, Neoplasien, Autoimmunerkrankungen. Das Kawasaki-Syndrom kann von einer Perikarditis (fibrinöser Perikarderguss) begleitet sein (s. S. 558 ff).

Klinik: Die **akute Perikarditis** geht meist mit Fieber und präkordialen Schmerzen einher. Bei der **Pericarditis sicca** hört man ein atemunabhängiges systolisch-diastolisches Perikardreibegeräusch. Entwickelt sich ein relevanter **Perikarderguss**, werden die Herztöne leiser. Bei großem Erguss besteht eine venöse Einflussstauung sowohl vor dem rechten als auch vor dem linken Herzen. Klinische Zeichen sind eine deutliche Halsvenen- und Leberstauung sowie eine Tachy- oder Dyspnoe, die mit Angstgefühl verbunden sein kann. Der Puls ist beschleunigt. Der Blutdruck ist erniedrigt und fällt bei großem Erguss im Inspirium durch die zunehmende Behinderung der Herzfüllung wegen der intraperikardialen Druckerhöhung besonders stark ab (Pulsus paradoxus).

Komplikationen: Die am meisten gefürchtete Komplikation ist die akute **Herztamponade** bei rasch auftretendem großem Perikarderguss. Bei chronisch rezidivierender Perikarditis kann es infolge Organisation des zwischen den Perikardblättern liegenden Zell- und Fibrinmaterials zu einer **Concretio cordis (Panzerherz)** kommen. Die häufigste Ursache hierfür war früher die tuberkulöse Perikarditis.

Diagnostik: Elektrokardiografisch lassen sich 3 Stadien der Perikarditis unterscheiden:
- Stadium 1 (akut): ST-Streckenhebung in den Ableitungen I, II sowie links präkordial mit abgeflachten T-Wellen; bei ausgeprägtem Erguss besteht eine Niedervoltage.
- Stadium 2 (nach ca. 3 Wochen): (spitz-)negatives T
- Stadium 3 (nach mehreren Wochen bis Monaten): Normalisierung der Erregungsrückbildungsstörungen.

Die Verdachtsdiagnose wird **echokardiografisch** gesichert. Eine semiquantitative Abschätzung der Ergussmenge ist möglich.

Das **Röntgenbild** ist bei der Pericarditis sicca unverändert; beim Perikarderguss ist eine Vergrößerung des Herzschattens nachweisbar.

Bei der **parainfektiösen Perikarditis** mit Ergussbildung im Rahmen einer **Viruserkrankung** ist eine spezielle Diagnostik im Allgemeinen nicht erforderlich. Bei Verdacht auf eine bakterielle Ursache muss ein Erregernachweis aus dem Blut oder dem Perikarderguss erfolgen.

Therapie: Die Behandlung des postoperativen Perikardergusses und der viralen Perikarditis ist symptomatisch. Bettruhe ist angezeigt, solange Entzündungszeichen und ein Erguss nachweisbar sind. Die antiinflammatorische Therapie wird mit Steroiden (z. B. Prednisolon 2 mg/kgKG/d) oder nichtsteroidalen Antiphlogistika (z. B. Indometacin) sowie mit Diuretika (Furosemid und Spironolacton) durchgeführt. Bei großem Perikarderguss mit hämodynamischer Beeinträchtigung muss eine Perikardpunktion oder -dränage erfolgen. Eine Perikardiozentese oder Perikardektomie ist nur selten erforderlich. Die sehr seltene purulente Perikarditis wird mit gleichzeitiger Verabreichung von Antibiotika und Perikarddränage therapiert.

Prognose: Der postoperative Perikarderguss ist unter Therapie meist binnen weniger Tage rückläufig und hat eine gute Prognose. Die virale Perikarditis heilt in den

---

13.2.3 Perikarditis

▶ **Definition.**

Ätiologie: Häufigste Ursachen des Perikardergusses sind ein vorangegangener herzchirurgischer Eingriff, Virusinfektionen und Autoimmunerkrankungen.

Klinik: Die **akute Perikarditis** geht meist mit Fieber und präkordialen Schmerzen einher. Bei der **Pericarditis sicca** hört man ein Perikardreibegeräusch. **Ein großer Perikarderguss** führt zur venösen Einflussstauung mit Tachykardie und Blutdruckabfall.

Komplikationen: Gefürchtet ist die akute **Herztamponade** bei rasch auftretendem großem Perikarderguss. Bei chronisch persistierender Perikarditis kann sich ein **Panzerherz (Concretio cordis)** entwickeln.

Diagnostik: Im **EKG** bestehen Kammerendteilveränderungen und, bei ausgeprägtem Erguss, eine Niedervoltage.

Die **Echokardiografie** sichert die Diagnose.

Im **Röntgenbild** besteht bei Perikarderguss eine Kardiomegalie.

Therapie: Die Behandlung der viralen Perikarditis und des Postkardiotomie-Syndroms ist symptomatisch. Bei großem Perikarderguss mit hämodynamischer Beeinträchtigung muss eine Perikardpunktion oder -dränage erfolgen.

Prognose: Bei adäquater Behandlung gut.

meisten Fällen folgenlos aus. Die purulente Perikarditis ist eine schwere Erkrankung; trotzdem ist die Prognose bei früher Diagnosestellung und adäquater Therapie meist gut.

13.3 Herztumoren

▶ **Definition und Einteilung.** Unter den **primären Herztumoren** stellt das Rhabdomyom im Kindesalter die häufigste Tumorart dar; es ist in den meisten Fällen mit einer tuberösen Sklerose (Morbus Bourneville-Pringle) vergesellschaftet (Abb. 13.24). Mit abnehmender Häufigkeit findet man Fibrome, Teratome und Myxome, sehr selten Hämangiome und Mesotheliome. Etwa 5–10 % aller Herztumoren sind **maligne** (u. a. Rhabdomyosarkome, Fibrosarkome). **Sekundäre Herztumoren**, wie Lymphosarkome, sind im Kindesalter sehr selten.

▶ **Definition.**

Häufigkeit: Herztumoren sind im Kindesalter selten.

Häufigkeit: Selten.

Klinik: Die klinische Symptomatik hängt von Lokalisation und Größe des Tumors ab. Obstruktion von Ein- oder Auslasstrakt der Ventrikel sowie Beeinträchtigung einer Klappenfunktion bestimmen die Hämodynamik. Bei intramuralem Sitz ist mit Herzrhythmusstörungen jeglicher Art zu rechnen (Extrasystolen, tachykarde Rhythmusstörungen, AV-Blockierungen). Viele Tumoren bleiben jedoch auch über Jahre asymptomatisch.

Klinik: Die klinischen Symptome variieren stark – je nach Größe und Lokalisation der Tumoren.

Diagnostik: Die Veränderungen in EKG und Röntgenbild sind häufig unspezifisch. Die Diagnose wird **echokardiografisch** gestellt. Dabei ist es in Abhängigkeit von Lokalisation und Struktur auch möglich, auf die Art des Tumors zu schließen. **Rhabdomyome** sind meist multipel, an den Ventrikelwänden oder am interventrikulären Septum angeheftet; gelegentlich liegen sie auch intramural (Abb. 13.24). Bei Vorliegen einer tuberösen Sklerose erfahren sie eine Spontanregression innerhalb der ersten Lebensjahre. **Fibrome** befinden sich häufig intramural in Septum oder freier Wand des linken Ventrikels. **Teratome** sind überwiegend intraperikardial an der Herzbasis lokalisiert. **Myxome** treten meist erst ab dem Adoleszentenalter auf; sie sind im linken Vorhof am atrialen Septum angeheftet und sehr mobil, so dass während der Diastole ein Prolaps durch die Mitralklappe in den linken Ventrikel möglich ist.

Diagnostik: Die Diagnose wird **echokardiografisch** gestellt. **Rhabdomyome** sind meist multipel an Ventrikelwänden angeheftet (Abb. 13.24).

◉ 13.24 | Echokardiogramm eines 3-jährigen Kindes mit tuberöser Sklerose und kardialen Rhabdomyomen

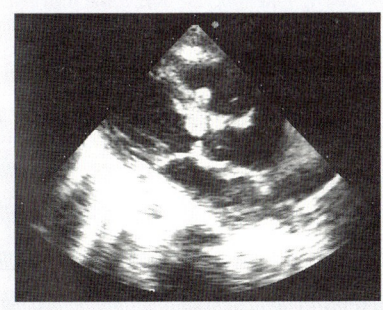 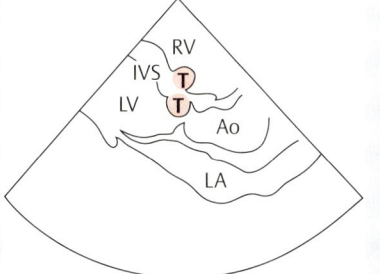

In der präkordialen langen Achse sind 2 vom Ventrikelseptum ausgehende Tumoren (T) zu erkennen. LA = linker Vorhof; LV = linker Ventrikel; Ao = Aorta; IVS = interventrikuläres Septum; RV = rechter Ventrikel.

Differenzialdiagnose: Intrakardiale Thromben können an der Spitze von venösen Verweilkathetern mit langer Liegedauer entstehen und sind daher überwiegend im rechten Vorhof angesiedelt. Im Früh- und Neugeborenenalter sind sie häufig pilzbesiedelt. Wandständige Thromben im linken Ventrikel findet man bei deutlich eingeschränkter Ventrikelfunktion (z. B. bei dilatativer Kardiomyopathie).
Auch Vegetationen im Rahmen einer Endokarditis können tumorösen Veränderungen an Klappen oder intrakardialen Wänden ähnlich sein.

Differenzialdiagnose: Intrakardiale Thromben, Vegetationen im Rahmen einer Endokarditis.

Therapie: Ein operatives Vorgehen ist nur bei hämodynamischen Auswirkungen (Obstruktionen, Klappendysfunktion) oder bedrohlichen, medikamentös-therapierefraktären Rhythmusstörungen angezeigt.

Therapie: Operatives Vorgehen nur bei hämodynamischen Auswirkungen oder bedrohlichen Rhythmusstörungen.

13.4 Kardiomyopathien

▶ **Definition.** Gemäß der Definition der Europäischen Gesellschaft für Kardiologie von 2008 sind Kardiomyopathien „Erkrankungen auf der Basis struktureller oder funktioneller Anomalien des Myokards nach Ausschluss von koronaren Herzerkrankungen, arterieller Hypertension, Klappenerkrankungen und angeborenen Herzfehlern".

Die **Einteilung** erfolgt in
- hypertrophe Kardiomyopathien (s. u.)
- dilatative Kardiomyopathien (s. S. 363)
- restriktive Kardiomyopathien (s. S. 365)
- die arrhythmogene rechtsventrikuläre Dysplasie und
- nicht klassifizierte Formen.

Des Weiteren werden familiäre und – soweit möglich – genetische Formen differenziert.

13.4.1 Hypertrophe Kardiomyopathien

Primäre hypertrophe Kardiomyopathien

▶ **Definition.** Meist asymmetrische Hypertrophie des linken Ventrikels, wobei das Septum stärker verdickt ist als die linksventrikuläre Hinterwand (Quotient Septumdicke/linksventrikuläre Hinterwand > 1,3). Seltener besteht eine konzentrische Hypertrophie. Die Obstruktion im Bereich des Ausflusstraktes ist von sehr variabler Ausprägung (hypertrophe obstruktive Kardiomyopathie – HOCM); sie kann komplett fehlen (hypertrophe nicht obstruktive Kardiomyopathie – HNCM). Der rechte Ventrikel kann in unterschiedlichem Ausmaß mitbetroffen sein.

Ätiologie und Häufigkeit: Bei der Mehrzahl der Patienten bestehen Genmutationen der kontraktilen Sarkomer-Proteine (z. B. schwere ß-Myosin-Kette); es besteht ein autosomal dominanter Vererbungsmodus mit unvollständiger Penetranz.

Klinik: Die Symptome sind abhängig vom Grad der Wandhypertrophie, der diastolischen Ventrikelfunktion sowie dem Ausmaß der linksventrikulären Ausflusstraktobstruktion. Es bestehen eine herabgesetzte körperliche Belastbarkeit, Dyspnoe, bei älteren Kindern auch pektanginöse Beschwerden, ferner bei hypertropher obstruktiver Kardiomyopathie eine Neigung zu Schwindel und synkopalen Anfällen, insbesondere bei körperlicher Belastung. Im Säuglingsalter herrschen Trinkschwäche und Gedeihstörung vor.

Diagnostik: Auskultatorisch besteht neben einem systolischen Geräusch als Ausdruck einer linksventrikulären Ausflusstraktobstruktion häufig ein 3. oder 4. Herzton.
Das **EKG** weist Zeichen der Linkshypertrophie, pathologische ST-Strecken mit negativen T-Wellen links-präkordial und ein P sinistrokardiale auf. Zusätzlich können Arrhythmien jeglicher Art auftreten.
Diagnostisch entscheidend ist die **Echokardiografie**, die eine Hypertrophie des Ventrikelseptums und der linksventrikulären Hinterwand mit variabel ausgeprägter linksventrikulärer Ausflusstraktobstruktion und systolischer Vorwärtsbewegung des anterioren Mitralklappensegels (SAM = Systolic Anterior Movement, Abb. **13.25**) sowie verspäteter und reduzierter Aortenklappenöffnungsbewegung zeigt.

Differenzialdiagnose: Abzugrenzen sind eine valvuläre Aortenstenose sowie eine subvalvuläre Aortenstenose.

Therapie: Es werden negativ inotrope Substanzen (Kalziumantagonisten) zur Reduktion der Myokardkontraktilität und zur Verbesserung der diastolischen Ventrikelcompliance eingesetzt (z. B. Verapamil). Bei höhergradigem Druckgradienten im Ausflusstrakt ist ein operatives Vorgehen mit Myotomie bzw. Myektomie im Bereich des Ventrikelseptums indiziert. Die interventionelle Verödung von Septumperforatorästen birgt die Gefahr eines akuten AV-Blocks III. Grades.

13.25 Angiokardiogramm eines 4 Wochen alten Säuglings mit hypertropher obstruktiver Kardiomyopathie

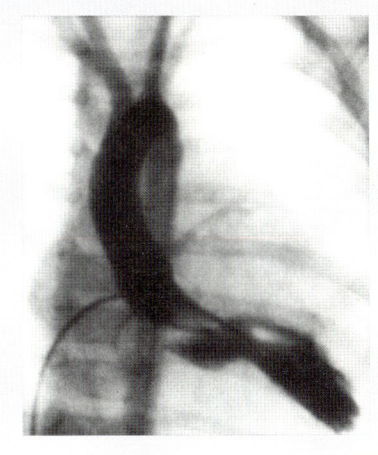 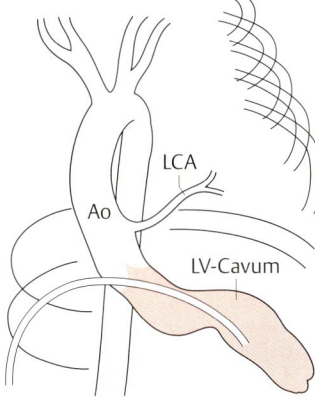

Kontrastmittelinjektion in den linken Ventrikel im p.–a. Strahlengang. Während der Systole ist das linksventrikuläre Cavum deutlich verschmälert mit mittventrikulärer Einschnürung. Der Verlauf der linken Koronararterie (LCA) zeigt das Ausmaß der linksventrikulären Wandhypertrophie.

Prognose: Sehr unterschiedlich, je nach Ausprägung von Hypertrophie, Obstruktion und Grunderkrankung. Plötzliche Todesfälle ereignen sich v. a. bei jugendlichen Patienten mit HOCM im Rahmen von körperlichen Aktivitäten.

Spezifische hypertrophe Kardiomyopathien

Bei Vorliegen einer konzentrisch hypertrophen Kardiomyopathie oder bei Befall beider Ventrikel müssen systemische Erkrankungen ausgeschlossen werden (Tab. **13.4**).

Prognose: Plötzliche Todesfälle können bei der obstruktiven Form vorkommen.

Spezifische hypertrophe Kardiomyopathien

Häufig liegt eine Stoffwechselerkrankung zugrunde (Tab. **13.4**).

13.4 Ursachen von spezifischen hypertrophen Kardiomyopathien

Neugeborenen- und Säuglingsalter	• mütterlicher Diabetes mellitus während der Schwangerschaft (reversibel) • Frühgeborene mit hochdosierten Katecholamingaben (reversibel) • Säuglinge mit bronchopulmonaler Dysplasie und Kortikoidtherapie (reversibel) • ACTH-Therapie, z. B. bei BNS-Krämpfen (reversibel)
angeborene Stoffwechselerkrankungen	**Speichererkrankungen** • Störungen des Glykogenabbaus (Glykogenosen) • Störungen des Mukopolysaccharidabbaus (Mukopolysaccharidosen) • Gangliosidosen, Mukolipidosen • lysosomale Speichererkrankungen/Sphingolipidosen (Morbus Gaucher, Morbus Fabry) • Störungen der Glykoproteinsynthese **verminderte Energieproduktion** • Störungen des Pyruvatstoffwechsels • Störungen der oxidativen Phosphorylierung/Mitochondriopathien (z. B. MELAS-Syndrom, Kearns-Sayre-Syndrom) • Fettsäureoxidationsstörungen (Karnitin-Stoffwechselstörung, VLCAD-Mangel)
toxische Metaboliten	• z. B. Tyrosinämie
Assoziation mit genetischen oder Fehlbildungssyndromen	• Noonan- und Ullrich-Turner-Syndrom • Leopard-Syndrom

Differenzialdiagnose: Konzentrische Hypertrophie des linken Ventrikels bei arterieller Hypertonie und bei Athleten.

13.4.2 Dilatative Kardiomyopathien

▶ **Definition.** Die Dilatation betrifft überwiegend den linken, seltener beide Ventrikel mit systolischer Funktionseinschränkung, fehlender oder geringgradiger Myokardhypertrophie und Vergrößerung der Vorhöfe.

Ätiologie und Häufigkeit: Die **primäre** dilatative Kardiomyopathie ist eine Ausschlussdiagnose. Sie ist im Kindesalter extrem selten; verschiedene genetische Vari-

Differenzialdiagnose: Linksventrikuläre konzentrische Hypertrophie bei arterieller Hypertonie und bei Sportlern.

13.4.2 Dilatative Kardiomyopathien

▶ **Definition.**

Ätiologie und Häufigkeit: Man unterscheidet primäre und sekundäre Formen (Tab. **13.5**).

13.5 Ursachen von dilatativen Kardiomyopathien (DCM)

Gen-Mutationen	• Veränderungen der Sarkomerproteine, des Z-Bandes, des Zytosols und der Kernmembran
Infektionen	• abgelaufene Virusmyokarditis
Hypoxie	• Bland-White-Garland-Syndrom (Fehlabgang der linken Koronararterie aus der Pulmonalarterie)
pharmakologisch-toxische Substanzen	• Antimetaboliten (z. B. Anthrazykline)
toxische Metaboliten	• Hämochromatose (β-Thalassaemia major)
angeborene Stoffwechselerkrankungen	• Störungen der oxidativen Phosphorylierung und der Fettsäureoxydation
neuromuskuläre Erkrankungen	• Muskeldystrophien (im fortgeschrittenen Stadium) • Friedreich-Ataxie

anten sind mittlerweise bekannt. Die häufigste Ursache der **sekundären** dilatativen Kardiomyopathie ist eine vorangegangene Virusmyokarditis (Tab. **13.5**).

Klinik: Reduzierte körperliche Belastbarkeit mit Tachy- und Dyspnoe, Zeichen der globalen Herzinsuffizienz.

Klinik: Die Symptome entwickeln sich über Wochen bis Monate; zu nennen sind v. a. eine reduzierte körperliche Belastbarkeit sowie eine Tachy- und Dyspnoe. Klinisch imponieren Zeichen der globalen Herzinsuffizienz mit pulmonalvenöser Stauung und Hepato(spleno)megalie. Auskultatorisch besteht ein 3. Herzton oder ein Mitralinsuffizienzgeräusch.

Diagnostik:
EKG: Linkshypertrophie, pathologische ST-T-Strecken (Abb. **13.26a**).

Diagnostik:
EKG: Linkshypertrophiezeichen mit ST-T-Veränderungen; P sinistrocardiale als Zeichen der Vorhofüberlastung (Abb. **13.26a**).

13.26 EKG und Echokardiografie-Befund bei dilatativer Kardiomyopathie

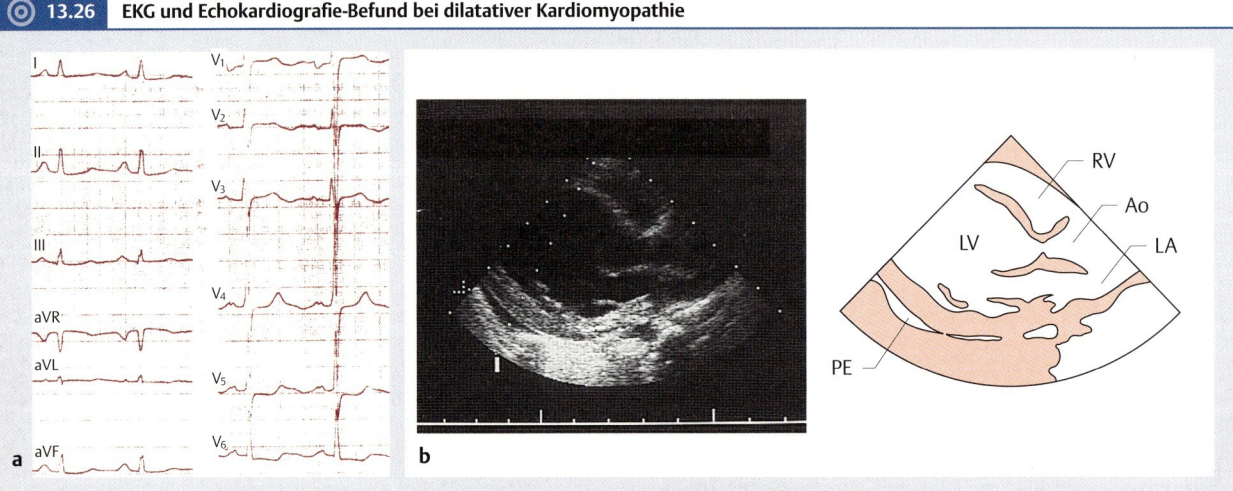

a EKG eines 8-jährigen Mädchens mit dilatativer Kardiomyopathie, Z. n. Mykoplasmenpneumonie und -myokarditis: Normaltyp, p-sinistrocardiale und deutliche Linkshypertrophiezeichen mit linkspräkordialen Erregungsrückbildungsstörungen.

b Echokardiogramm. In der präkordialen langen Achse ist der vergrößerte linke Ventrikel dargestellt, der eine reduzierte systolische Funktion aufweist. Hinter dem linken Ventrikel kleiner Perikarderguss (PE). LA/LV = linker Vorhof/Ventrikel; Ao = Aorta; RV = rechter Ventrikel.

Echokardiografie: Dilatation von linkem Ventrikel und Vorhof, eingeschränkte systolische und diastolische Ventrikelfunktion (Abb. **13.26b**).

Therapie: Nachlastsenker, Diuretika, Digitalis. Herztransplantation im Endstadium.

Echokardiografie: Dilatation des linken Ventrikels mit eingeschränkter systolischer Funktion und pathologischem diastolischem Einstrom, Mitralinsuffizienz, vergrößerter linker Vorhof (Abb. **13.26b**).

Therapie: Es werden Substanzen zur Nachlastsenkung (z. B. ACE-Hemmer, niedrig dosierte β-Rezeptorenblocker) sowie Diuretika und Digitalis eingesetzt. Im Stadium der persistierenden, hochgradigen Herzinsuffizienz steht die kardiale Resynchronisationstherapie zur Verfügung, bei der mittels Zweikammer-Schrittmachertherapie eine Synchronisation des Kontraktionsmechanismus der Herzkammern angestrebt wird. Ultima Ratio ist die Herztransplantation.

Prognose: Abhängig von der Ausprägung.

Prognose: Sehr unterschiedlich, je nach Primärerkrankung und Ausprägung.

13.4.3 Restriktive Kardiomyopathie

▶ **Definition.** Beide Ventrikel können betroffen sein. Die Ventrikel sind klein bis normal groß mit geringgradig hypertrophierten Wänden; die diastolische Compliance ist stark eingeschränkt bei erhaltener systolischer Funktion. Die enddiastolischen und atrialen Druckwerte sind erhöht, die Vorhöfe deutlich dilatiert.

Diese Erkrankung ist im Kindesalter sehr selten. Als **Ursachen** kommen genetische Defekte, Stoffwechselerkrankungen und toxische Substanzen inklusive Radiatio in Betracht. Die **Behandlung** ist symptomatisch mit Therapie der Herzinsuffizienz. Die **Prognose** ist bei Erkrankungsbeginn im Säuglingsalter schlecht, weswegen frühzeitig eine Herztransplantation in Erwägung gezogen werden muss.

13.5 Herzinsuffizienz

▶ **Definition.** Unvermögen des Herzens, das zu einer suffizienten Herz-Kreislauf-Funktion erforderliche Herzzeitvolumen in adäquatem Umfang zu befördern und somit die Sauerstoffversorgung der Organe sicherzustellen.

Ätiologie: Ursächlich kommen **strukturelle** kardiale Anomalien und **funktionelle** Faktoren in Betracht (Tab. 13.6).

≡ 13.6	Ursachen der Herzinsuffizienz
strukturelle (mechanische) Faktoren	• Shunt-Vitien mit Volumenbelastung (z. B. großer VSD, weit offener Ductus arteriosus) • hochgradige Obstruktionen im Ein- oder Ausflusstrakt der Ventrikel oder im Verlauf der Aorta (z. B. Klappenstenosen, hypertrophe obstruktive Kardiomyopathie, Aortenisthmusstenose) • Pendelvolumen (z. B. hochgradige Klappeninsuffizienz)
funktionelle Faktoren	• myokardiale Dysfunktion (dilatative Kardiomyopathie, akute Myokarditis, postoperative myokardiale Depression, schwere Anämie, Hypoxie, Azidose) • Arrhythmien (supraventrikuläre/ventrikuläre Tachykardien, hochgradige Bradyarrhythmien)

Einteilung: Es wird zwischen einer **akuten** Herzinsuffizienz (z. B. bei tachykarden Rhythmusstörungen) und einer **chronischen** Herzinsuffizienz (z. B. dilatative Kardiomyopathie) unterschieden.

Hämodynamik: Das Auswurfvolumen ist abhängig von:
- Vorlast (enddiastolischer Ventrikeldruck/Vorhofdruck)
- Nachlast (system- bzw. pulmonalarterieller Widerstand)
- Kontraktilität des Ventrikelmyokards
- Herzfrequenz.

Dilatation oder Obstruktion einzelner Herzabschnitte sowie Pendelvolumen bei Klappeninsuffizienz verursachen eine pulmonalvenöse (Linksherzinsuffizienz) oder/und systemvenöse Stauung (Rechtsherzinsuffizienz). Das **reduzierte Auswurfvolumen** führt zu Minderperfusion und Sauerstoffmangel der Organe mit einer vergrößerten arteriovenösen O_2-Sättigungsdifferenz aufgrund der gesteigerten peripheren Sauerstoffausschöpfung. Die daraus resultierende **neuroendokrine Aktivierung** (u. a. reflektorisch erhöhter Sympathikotonus und Aktivierung des Renin-Angiotensin-Aldosteronsystems) führt zum reduzierten Blutfluss in Haut und Abdominalorganen (kühle und blasse Extremitäten, Nierenminderdurchblutung mit Einschränkung der Nierenfunktion), zu Tachykardie und Flüssigkeitsretention. Die **Flüssigkeitseinlagerung** in der Lunge bei bestehender Linksherzinsuffizienz beeinträchtigt den alveolären Gasaustausch, was die Azidoseneigung zusätzlich fördert.

Klinik: Zeichen der **akuten Herzinsuffizienz** sind Unruhe, blassgraues Hautkolorit mit kühlen Extremitäten, Tachypnoe, flacher, hochfrequenter Puls und erniedrigter arterieller Blutdruck, Hepato(spleno)megalie.
Zeichen der **chronischen Herzinsuffizienz** sind bei Säuglingen Trinkschwäche, vermehrtes Schwitzen, Tachykardie, Tachypnoe, Stauungssymptome und Gedeihstörung,

bei älteren Kindern eine verminderte körperliche Belastbarkeit, Tachypnoe und Dystrophie.

Klinisch unterscheidet man Zeichen der **Rechts-** und **Linksherzinsuffizienz** (Tab. **13.7**).

Unterschieden werden ferner klinische Zeichen der **Rechts-** und der **Linksherzinsuffizienz**, wobei eine Kombination von beiden (Globalinsuffizienz) möglich ist (Tab. **13.7**).

13.7 Klinische Zeichen der Rechts- und Linksherzinsuffizienz

Rechtsherzinsuffizienz	• Hepato-/Splenomegalie • Ödeme (generalisiert beim Säugling, untere Extremitäten beim älteren Kind) • Aszites • obere Einflussstauung (Halsvenenstauung)
Linksherzinsuffizienz	• Tachy-/Dyspnoe • feinblasige Rasselgeräusche über der Lunge • Orthopnoe, Hüsteln • Lungenödem mit Ateminsuffizienz und Zyanose

Diagnostik: Die Diagnose wird primär klinisch gestellt. **Auskultatorisch** kann ein **Galopprhythmus**, palpatorisch ein **Pulsus paradoxus** bestehen.

Diagnostik: Die Herzinsuffizienz ist eine primär klinische Diagnose, die im Rahmen der körperlichen Untersuchung gestellt und durch hämodynamische Messwerte und Laborparameter bestätigt wird. **Auskultatorisch** besteht gelegentlich ein **Galopprhythmus**; ein 3. Herzton kann dabei durch schnelle Füllung eines steifen, in seiner Compliance reduzierten Ventrikels entstehen. Der **Pulsus paradoxus** resultiert aus einem Blutdruckabfall >10 mmHg bei tiefer Inspiration (Zeichen einer reduzierten ventrikulären Füllung) und einem Blutdruckanstieg bei Exspiration.

Echokardiografie: Darstellung struktureller Anomalien und Funktionseinschränkungen.
Röntgen: Kardiomegalie.

Echokardiografisch können strukturelle Anomalien dargestellt und Funktionseinschränkungen nachgewiesen werden.

Röntgenologisch ist eine Kardiomegalie mit passiver pulmonaler Hyperämie nachweisbar.

Labor: In der Blutgasanalyse kann bei akuter Herzinsuffizienz eine metabolische Azidose (erniedrigte Bikarbonatkonzentration) in Kombination mit einer respiratorischen Azidose (erhöhtem pCO_2-Wert) nachgewiesen werden. Die Serumnatriumkonzentration ist häufig erniedrigt, der Kaliumwert erhöht. Der NTpro-BNP-Wert gilt als zuverlässiger Marker bei erhöhter Wandspannung des linken oder rechten Ventrikels; er ist auch zur Verlaufskontrolle der Erkrankung sehr wertvoll.

Therapie: Individuell an der Grunderkrankung auszurichten. Allgemeine Maßnahmen zeigt Tab. **13.8**.

Therapie: Die Therapie der akuten wie der chronischen Herzinsuffizienz muss sich individuell an der Grunderkrankung orientieren. In Tab. **13.8** sind die wichtigsten Basismaßnahmen zusammengestellt. Sie dienen der Wiederherstellung einer adäquaten Organperfusion mit entsprechend optimiertem Sauerstoffangebot.

13.8 Therapie der Herzinsuffizienz

akute Herzinsuffizienz	**kausale Therapie:** • Behebung der Ursache, soweit möglich (z. B. Tachyarrhythmien) **symptomatische Therapie:** • positiv inotrop wirksame Substanzen: Dopamin, Dobutamin; Adrenalin v. a. bei Azidose • Senkung der Nachlast: z. B. Nitroprussid-Natrium; Inodilatoren: Phosphodiesterase-3-Hemmer (z. B. Milrinon) • Senkung der Vorlast: Nitroglycerin in niedriger Dosierung (0,5–3 µg/kgKG/min) • Diuretika: bevorzugt Furosemid • O_2-Zufuhr, evtl. maschinelle Beatmung, Azidoseausgleich • Lagerung mit erhöhtem Oberkörper, bilanzierte Flüssigkeitszufuhr **Überwachung der Akuttherapie:** • EKG- und Atemmonitor, Pulsoxymeter, (transkutane pO_2/pCO_2-Messung) • zentralvenöse und arterielle Kanülierung mit kontinuierlicher Druckmessung, zentralvenöse Sättigung • Bilanzierung von Ein-/Ausfuhr (Blasenkatheter)
chronische Herzinsuffizienz	• Nachlastsenker: ACE-Hemmer (z. B. Enalapril 0,1–0,3 mg/kgKG/d in 2 ED) oral, β-Rezeptorenblocker in niedriger Dosierung (z. B. Metoprolol) • Diuretika: Kombination von Schleifendiuretika (z. B. Furosemid 1–3 mg/kgKG/d in 2–4 ED) und Spironolacton (0,3–0,5 mg/kgKG/d) oral; bei Bedarf zusätzlich Thiazide (z. B. Hydrochlorothiazid 1 mg/kgKG/d) • Digitalis (ab NYHA-Stadium III) • körperliche Schonung; bei Säuglingen häufige kleine Mahlzeiten, bei Bedarf Sondenernährung • Gewichtskontrollen

13.6 Akzidentelle und funktionelle Herzgeräusche

▶ **Definition.** Es handelt sich um Herzgeräusche, die nicht durch eine organische Erkrankung des Herzens und der großen Gefäße hervorgerufen werden und die ohne Krankheitswert sind.

Häufigkeit: Akzidentelle Herzgeräusche kommen sehr häufig vor: bei etwa 50–80 % aller Kinder treten sie überwiegend passager – am häufigsten zwischen dem 4. und 10. Lebensjahr – auf. Im Säuglingsalter ist die Wahrscheinlichkeit, dass ein Herzgeräusch pathologisch ist, größer als im Vorschul- und Schulalter.

Ätiologie: Bei funktionell und strukturell normalem Herzen kann im Bereich der Semilunarklappen ein harmloses Herzgeräusch entstehen, z. B. durch Vibrationen an der Aortenklappe. Auch sog. akzessorische Sehnenfäden im Bereich des linken Ventrikels sind als Ursache bekannt.

Diagnostik: Die Diagnose eines akzidentellen Herzgeräusches ist immer eine **Ausschlussdiagnose**. Vor allem müssen Herzfehler, die ein leises systolisches Geräusch verursachen, ausgeschlossen werden (ASD, Aortenisthmusstenose, kleiner persistierender Ductus arteriosus).

Charakteristika der akzidentellen Herzgeräusche zeigt Tab. **13.9**.

13.9 Charakteristika akzidenteller Herzgeräusche

- fast ausschließlich systolische Geräusche (ein Diastolikum sollte immer durch eine kardiologische Untersuchung abgeklärt werden)
- Lautstärke 1/6 bis max. 3/6 (kein palpables Schwirren)
- kurzes mittsystolisches Geräusch mit musikalischem oder vibratorischem Klangcharakter, das vom 1. und 2. Herzton abgesetzt ist
- häufig Lokalisation im 2.–4. ICR linksparasternal, keine Fortleitung
- Änderung der Lautstärke mit Lageänderung: im Sitzen oder Stehen meist leiser als im Liegen

Differenzialdiagnose: Abgrenzbare funktionelle Herz- oder herznahe Geräusche ohne pathologische Bedeutung sind:

- Das **pulmonale Austreibungsgeräusch** im 2. ICR links parasternal, das bei ansonsten unauffälliger Klappe in Situationen mit hohem Auswurfvolumen entstehen kann (z. B. AV-Block III. Grades).
- Das systolische Herzgeräusch bei Neugeborenen und jungen Säuglingen, das Ausdruck einer geringgradigen **physiologischen Abgangsstenose** der beiden Pulmonalarterienäste ist.
- Das **supraklavikuläre arterielle Geräusch**, das durch Turbulenzen am Abgang der Arm-Hals-Gefäße entsteht und häufiger rechts als links zu auskultieren ist.
- Das kontinuierliche **systolisch-diastolische Herzgeräusch** (sog. „Nonnensausen"), das von blasendem Klangcharakter ist und überwiegend rechts infraklavikulär zu hören ist. Es entsteht am Venenwinkel zwischen der V. jugularis interna und der V. cava superior bei anämischen Patienten und kann durch die Kompression der Venen unterdrückt werden.

13.7 Arterielle Hypertonie

▶ **Definition.** Bei der Beurteilung der Blutdruckwerte ist ein physiologischer Blutdruckanstieg im Verlauf des Kindesalters zu berücksichtigen. Eine arterielle Hypertonie liegt vor, wenn der systolische und/oder diastolische Blutdruck bei mindestens 3 verschiedenen Gelegenheiten über der 95. Perzentile der Norm gemessen wird (Tab. **13.10**). Blutdruckwerte bis zur 90. Perzentile, bezogen auf Alter, Geschlecht und Körpergröße, gelten als normal, Werte bis zur 95. Perzentile als hochnormal. Die Überschreitung eines systolischen Blutdruckwertes von 105 mmHg für Säuglinge und von 110 mmHg für Kinder im 2. Lebensjahr bei wiederholter Einzelmessung bedarf der diagnostischen Abklärung. Die Alters-, Größen- und Geschlechtsspezifischen Referenz-Blutdruckwerte zeigt Abb. **13.27**.

13.10 Definition und Klassifizierung des Bluthochdrucks bei Kindern und Adoleszenten

Klassifizierung	systolische/diastolische Blutdruck-Perzentile
normal	< 90. Perzentile
hochnormal	> 90.–< 95. Perzentile > 120/80 mmHg bei Jugendlichen
Hochdruck Stadium I	95.–99. Perzentile plus 5 mmHg
Hochdruck Stadium II	> 99. Perzentile plus 5 mmHg

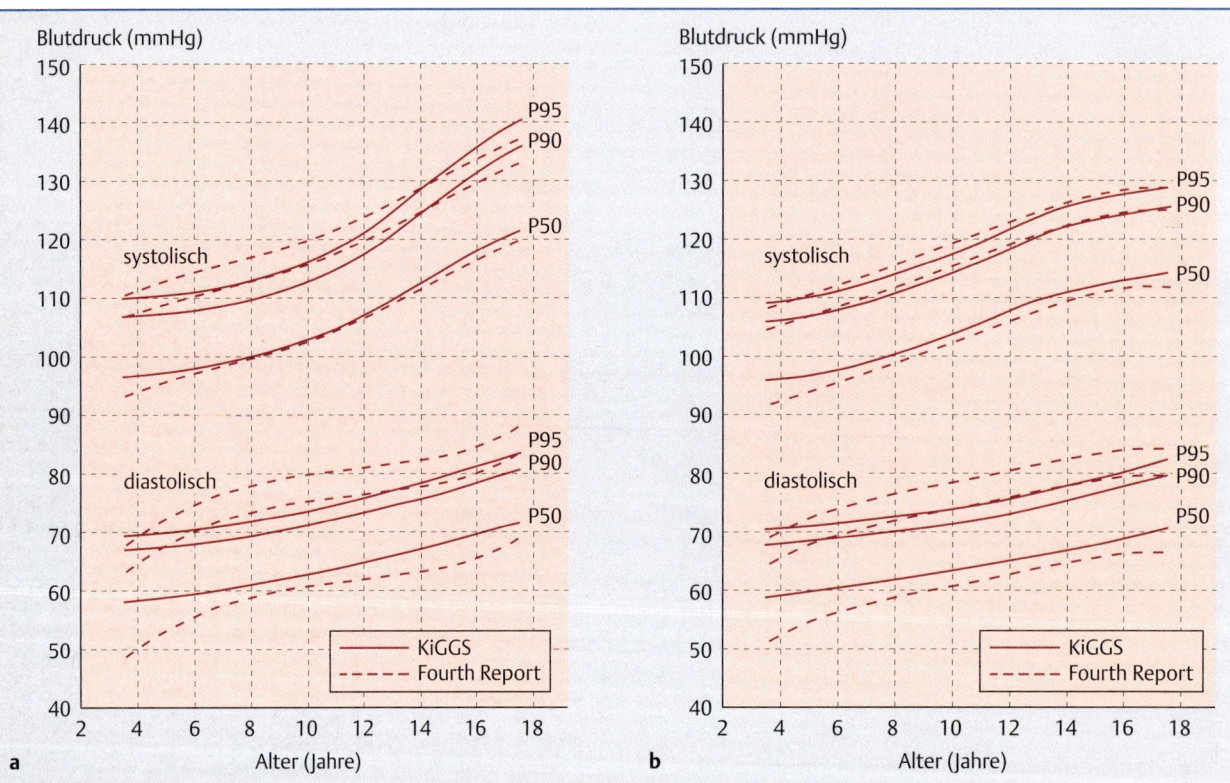

Abb. 13.27 Normwertkurven für den systolischen und diastolischen Blutdruck bei Jungen (a) und Mädchen (b) zwischen 3 und 17 Jahren (oszillometrische Messungen)

Dargestellt sind die 50. sowie die 90. und 95. Perzentile für die systolischen und diastolischen Blutdruckwerte, errechnet aus den Daten von 12 199 normalgewichtigen Kindern und Jugendlichen, die am Kinder- und Jugendgesundheits-Survey KiGGS teilgenommen haben (durchgezogene Linien). Die gestrichelten Linien geben die Blutdruckdaten von Kindern und Jugendlichen aus dem Fourth-Report BP References wieder, in den Probanden ohne Berücksichtigung des Körpergewichts (also auch Übergewichtige) mit aufgenommen wurden.
(aus: Neuhauser et al. Pediatrics 127 (2011) online first; doi: 10.1542/peds.2010-1290; © American Academy of Pediatrics [AAP])

Ätiologie: Man unterscheidet zwischen der essenziellen arteriellen Hypertonie und der sekundären, organisch bedingten Hypertonie. Kinder mit **essenzieller Hypertonie** sind oft übergewichtig. Im Kleinkindesalter überwiegt die **sekundäre** Hypertonie. Häufigste Ursachen sind **renovaskuläre Erkrankungen** und die **Aortenisthmusstenose** (Tab. **13.11**).

Klinik: Kinder mit arterieller Hypertonie sind meist lange Zeit beschwerdefrei. Erst später kann es u. a. zu Kopfschmerzen, Sehstörungen und Epistaxis kommen.

Ätiologie: Man unterscheidet zwischen
- essenzieller arterieller Hypertonie und
- sekundärer, organisch bedingter Hypertonie.

Kinder mit **essenzieller Hypertonie** sind oft übergewichtig und weisen häufiger eine positive Familienanamnese bezüglich arterieller Hypertonie oder kardiovaskulärer Erkrankungen auf. Übergewicht stellt nicht nur eine prädiabetische Kondition dar, es ist auch bereits bei Kindern und Jugendlichen vermehrt mit erhöhten Serumtriglyzeridwerten und niedrigen HDL-Cholesterin-Spiegeln verbunden. Der Anteil der essenziellen Hypertonie steigt mit zunehmendem Alter an. Im Kleinkindesalter überwiegen die **sekundären Formen**. Häufigste Ursachen im Kindesalter sind renovaskuläre Erkrankungen und die Aortenisthmusstenose (Tab. **13.11**).

Klinik: Kinder mit arterieller Hypertonie sind initial häufig beschwerdefrei. Bei ausgeprägtem, länger bestehendem Hypertonus kann es zu Kopfschmerzen, Sehstörungen, Epistaxis und einer Minderung der körperlichen Leistungsfähigkeit kommen.

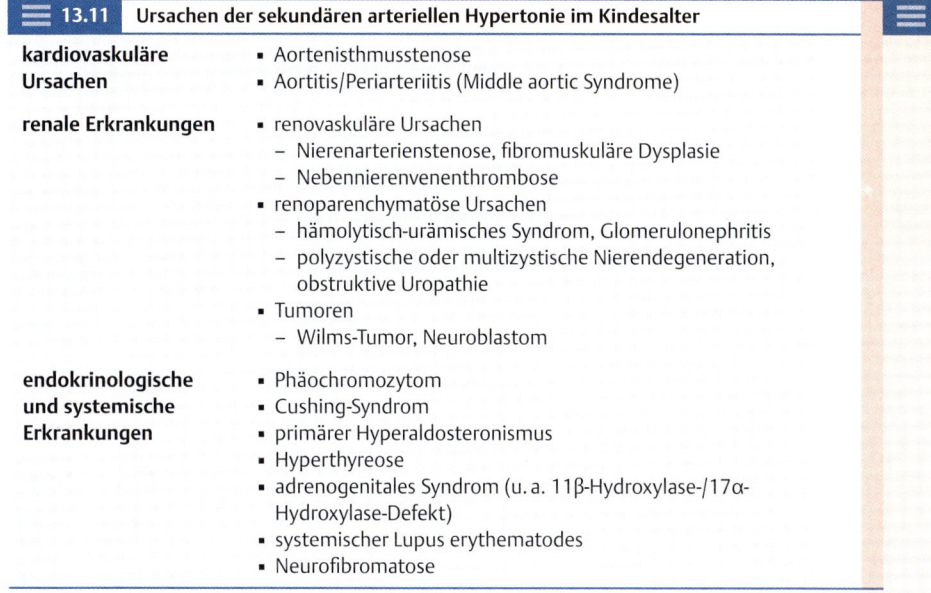

13.11 Ursachen der sekundären arteriellen Hypertonie im Kindesalter

kardiovaskuläre Ursachen	- Aortenisthmusstenose - Aortitis/Periarteriitis (Middle aortic Syndrome)

renale Erkrankungen	- renovaskuläre Ursachen
	  – Nierenarterienstenose, fibromuskuläre Dysplasie
	  – Nebennierenvenenthrombose
	- renoparenchymatöse Ursachen
	  – hämolytisch-urämisches Syndrom, Glomerulonephritis
	  – polyzystische oder multizystische Nierendegeneration, obstruktive Uropathie
	- Tumoren
	  – Wilms-Tumor, Neuroblastom

endokrinologische und systemische Erkrankungen	- Phäochromozytom - Cushing-Syndrom - primärer Hyperaldosteronismus - Hyperthyreose - adrenogenitales Syndrom (u. a. 11β-Hydroxylase-/17α-Hydroxylase-Defekt) - systemischer Lupus erythematodes - Neurofibromatose

Bei der Aortenisthmusstenose klagen die Kinder darüber hinaus über kalte Füße und nächtliche Beinschmerzen (s. S. 351 ff).

Bei der **hypertensiven Krise** treten Symptome einer Hochdruckenzephalopathie auf: Kopfschmerzen, Sehstörung, Schwindel, Bewusstseinsstörung, neurologische Ausfallerscheinungen, zerebraler Krampfanfall.

Diagnostik: Wichtig ist eine ausführliche **Familien- und Eigenanamnese** bezüglich Hypertonie, Hyperlipidämie, Diabetes mellitus Typ 2 und Adipositas. In der Primärdiagnostik kommt der **klinischen Untersuchung** große Bedeutung zu: **Auskultation des Herzens** – v. a. auch am Rücken zwischen den Schulterblättern (Aortenisthmusstenose) – und des Abdomens; Erfassung von **Pulsqualität und Blutdruckwerten an allen Extremitäten**. Mehrfachkontrollen der Blutdruckwerte, **EKG, Echokardiogramm und Augenhintergrunduntersuchungen** sind routinemäßig durchzuführen. Die vollautomatische 24-h-Langzeitblutdruckmessung ermöglicht eine Aussage über das Tages-Nacht-Profil. Die **Labordiagnostik** umfasst die Bestimmung der Nierenretentionswerte (Harnstoff, Kreatinin), ggf. weiterführende Nierenfunktionsuntersuchungen, Serumelektrolyte und -glukose, Blutfettwerte (Cholesterin und Triglyzeride) sowie Urinstatus. Hormonuntersuchungen werden je nach Bedarf durchgeführt (Renin-, Aldosteron-Bestimmungen, Katecholamine). An **bildgebenden Maßnahmen** sind ein Ultraschall des Abdomens mit Darstellung der Nieren, Nierenarterien und der ableitenden Harnwege erforderlich, bei Bedarf weiterführende bildgebende Untersuchungen.

Bei länger bestehendem Hochdruck sind im **EKG** eine Linkshypertrophie und im **Echokardiogramm** eine konzentrische Hypertrophie des linksventrikulären Myokards nachweisbar. Mit der Fundoskopie werden bereits in frühen Stadien des arteriellen Hochdrucks bei 50 % der Patienten Veränderungen an den Netzhautarterien diagnostiziert (**Fundus hypertonicus**).

Therapie: Die **sekundären**, organisch bedingten Hypertonieformen bedürfen – soweit möglich – der **kausalen Therapie** (z. B. Operation einer Aortenisthmusstenose).

Erster Schritt in der Therapie der **essenziellen** Hypertonie ist die **Reduktion** eines eventuell bestehenden **Übergewichts** sowie die **Einschränkung der Kochsalzzufuhr**. Außerdem ist für ein maßvolles **körperliches Training** (Ausdauerbelastung) zu sorgen.

Sind diese Maßnahmen nicht ausreichend, wird zur **medikamentösen Blutdrucksenkung** initial eine Monotherapie mit ACE-Hemmern, Angiotensin-Rezeptorblockern, β-Rezeptorenblockern, Kalziumantagonisten oder einem Diuretikum durchgeführt. Bei insuffizientem Therapieerfolg, wie z. B. häufig bei renalen Erkrankungen, muss eine Zweifachtherapie eingesetzt werden (z. B. ACE-Hemmer oder Angiotensin-Rezeptorblocker in Kombination mit einer weiteren Wirksubstanz, Tab. **13.12**). **Ziel**

Tab. 13.12 Dosierungen von Antihypertensiva (orale Dauertherapie)

Substanz	Dosierung (mg/kgKG/d)	Einzeldosen/d
1. ACE-Hemmer		
Enalapril	0,1–0,5	2
Captopril	0,5–5,0	3
2. Angiotensin-Rezeptorblocker		
z. B. Losartan	0,75–1,4	1
3. β-Rezeptorenblocker		
Propranolol	1–2 (max. 4)	3
Metoprolol	1–2 (max. 5)	2
4. Kalziumantagonisten		
z. B. Nifedipin (Retardpräparat)	0,5–2	2
5. Diuretika		
Furosemid	0,5–2	2–3
Hydrochlorothiazid	1–3	1–2
6. Vasodilatanzien		
z. B. Dihydralazin	1–5	2–3
7. periphere α-Rezeptorantagonisten		
Prazosin	0,05–0,5	3–4
8. zentrale α-Agonisten		
Clonidin	0,005–0,03	2–3

Tab. 13.13 Medikamente zur akuten Blutdrucksenkung bei hypertensiver Krise

Substanz	Dosierung	Applikation
Nifedipin	0,1–0,2 (bis 0,5) mg/kgKG	sublingual
Natrium-Nitroprussid	0,5–5,0 (max. 10,0) µg/kgKG/min	DTI (ggf. Zugabe von Natriumthiosulfat)
Esmolol	200–500 µg/kgKG/min	DTI
Urapidil	initial 1–3 mg/kgKG, dann 0,5–1 mg/kgKG/h	langsam i. v. DTI
Clonidin	3–6 µg/kgKG über 10–15 min	langsam i. v.

DTI = Dauertropfinfusion

Bei **hypertensiver Krise** zunächst Nifedipin oral bzw. sublingual, zur Vorgehensweise in der Klinik s. Tab. **13.13**.

Prognose: Bei unbehandelter Hypertonie ist die Lebenserwartung eingeschränkt.

Prophylaxe: Vermeidung von Risikofaktoren bzw. konsequente medikamentöse Therapie können die Prognose günstig beeinflussen.

ist eine Blutdruckreduktion unter die 90. Perzentile, bei renal bedingtem Hypertonus unter die 75. Perzentile, bei Vorliegen einer Proteinurie unter die 50. Perzentile. Bei der **hypertensiven Krise** sollte bereits vor der Klinikeinweisung eine antihypertensive Therapie eingeleitet werden. Mittel der Wahl ist Nifedipin oral bzw. sublingual (0,1–0,2 mg/kgKG in Tropfenform oder als 5-mg-Kapsel, die zerbissen wird). Die Vorgehensweise in der Klinik zeigt Tab. **13.13**.

Prognose: Bei einer im Jugendalter vorliegenden labilen Hypertonie besteht ein erhöhtes Risiko für eine konstante Hypertonie und/oder kardiovaskuläre Komplikationen im Erwachsenenalter.

Prophylaxe: Vermeidung von Übergewicht und hoher Kochsalzzufuhr, sorgfältige und langjährige Überwachung bei Feststellung einer grenzwertigen oder labilen Hypertonie (insbesondere bei familiärer Belastung) und konsequente antihypertensive Therapie bei manifester Hypertonie.

13.8 Orthostatische Kreislaufdysregulation

▶ **Definition.** Der orthostatischen Kreislaufdysregulation liegt die Unfähigkeit der Schaltstellen des Herz-Kreislauf-Systems zugrunde, ein adäquates Blutdruckniveau bei unterschiedlichen hämodynamischen Bedingungen aufrechtzuerhalten. Die Symptome treten überwiegend zwischen dem 10. und 16. Lebensjahr auf.

Physiologie und Pathophysiologie: Beim Lagewechsel von der Horizontalen in die Vertikale kommt es zu hämodynamischen Veränderungen des Herz-Kreislauf-Systems, die unter physiologischen Bedingungen nicht zu Symptomen führen. Mit Aufrichtung des Körpers in die Vertikale können bis zu 500–700 ml Blut im Splanchnikusgebiet und in den unteren Extremitäten gepoolt werden. Der dadurch reduzierte venöse Rückstrom zum Herzen hat ein erniedrigtes kardiales Auswurfvolumen und eine Stimulation der kardialen und aortalen Barorezeptoren zur Folge. Diese Situation fördert die sympathische und drosselt die parasympathische Aktivität, was einen Anstieg der Herzfrequenz und eine arterielle Widerstandserhöhung im Systemkreislauf bewirkt. Dementsprechend findet man folgende messbare physiologische Veränderungen:
- Der systolische Blutdruck ändert sich nur geringfügig, er kann leicht abfallen.
- Der diastolische Blutdruck steigt um etwa 12 % des Ausgangswertes.
- Die Pulsfrequenz steigt um maximal 20 % des Ausgangswertes.

Bei Versagen einer der Stellgrößen in der Regulation des arteriellen Blutdrucks resultiert eine orthostatische Kreislaufdysregulation mit Schwindel, Flimmern vor den Augen und evtl. Synkope. Auslösende oder zugrunde liegende Faktoren sind z. B. ein intravasaler Volumenmangel (hohe Umgebungstemperaturen mit Weitstellung der Gefäßperipherie, Flüssigkeitsdefizit) oder eine neurologisch induzierte Fehlregulation (z. B. Schmerzsynkope).

Klinik: Subjektive Symptome: Bei chronisch erniedrigtem Blutdruckniveau sind die Kinder und Jugendlichen vermehrt müde, sie leiden unter mangelnder Konzentrationsfähigkeit, Kopfschmerzen, Schwindel und Kälteempfindlichkeit. Die Beschwerden sind morgens am ausgeprägtesten und nehmen im Verlauf des Tages ab. In Akutsituationen – z. B. bei längerem Stehen oder nach dem Aufrichten aus horizontaler Lage – kann es zu ausgeprägtem Schwindel mit Kollaps und Bewusstlosigkeit kommen. Auch bei bestimmten Formen des Ausdauersports (z. B. Langstreckenlaufen) sind die Patienten kollapsgefährdet.

Objektive Symptome: Blasse Gesichts- und Hautfarbe, kühle Extremitäten, Gähnzwang. Bei Kollaps kaum tastbarer, evtl. bradykarder Puls. Die Bewusstlosigkeit hält im Allgemeinen nur wenige Minuten an.

Diagnostik: Entscheidend für die Diagnose ist in erster Linie die vom Patienten angegebene **Beschwerdesymptomatik**. Bei der ärztlichen Untersuchung können gelegentlich normale Blutdruckwerte vorliegen. Dies ist zum einen auf die Inkonstanz der orthostatischen Anpassungsstörung zurückzuführen, zum anderen auf den sog. „Weißkitteleffekt" (Anstieg des Blutdrucks in sympathikotonen Situationen).

Das pathologische Kreislaufverhalten kann – wiederum inkonstant – durch den **Stehversuch nach Schellong** nachvollzogen werden: Dabei kommt es beim Aufrichten aus der horizontalen Lage zur Verkleinerung der Blutdruckamplitude, die initial meist mit einem unphysiologischen Frequenzanstieg, sekundär auch mit einer Bradykardie und einem Abfall des Blutdruckes bis hin zur Synkope verbunden sein kann. Der Aussagewert des „Steh-EKG" ist relativ gering; sekundäre Bradykardien können hiermit jedoch dokumentiert werden. Zusätzliche Veränderungen wie Amplitudenzunahme von P, Senkung der ST-Strecken sowie Abflachung und Negativierung von T in Ableitung II und III sind Ausdruck einer verstärkten Sympathikotonie und können auch physiologischerweise auftreten.

Differenzialdiagnose: Auszuschließen sind organische Erkrankungen wie entzündliche Herzerkrankungen, Vitien (Aortenstenose, subvalvuläre Aortenstenose), Anämien und zerebrale Erkrankungen.

Therapie:
Allgemeine Verhaltensmaßnahmen:
- regelmäßige körperliche Aktivitäten: Schwimmen, Laufen, Gymnastik (ohne Überanstrengung)

- ausreichende Flüssigkeits- und Kochsalzzufuhr, Koffein in altersüblichen Mengen
- häufige kleine Mahlzeiten
- Wechselduschen
- Anpassung der Lebensgewohnheiten an die schlechte Regulationsfähigkeit des Kreislaufs (langsames Aufstehen, Vermeiden von langem Stehen und extremer Hitze usw.).

Führen diese Maßnahmen nicht zu einer Besserung der Beschwerdesymptomatik, kann **medikamentös unterstützt** werden. Ziel der medikamentösen Therapie ist es zum einen, durch Steigerung des Venentonus die im Venenpool versackte Blutmenge zu mobilisieren und so eine Erhöhung des Herzzeitvolumens zu erreichen. Zum anderen kann mit einer sympathikoton wirksamen Substanz der Blutdruck durch Arteriolenkonstriktion angehoben werden.

Bewährt haben sich Dihydroergotamin (z. B. Dihydergot), Oxilofrin (z. B. Carnigen forte), Cafedrin-HCl/Theoadrenalin-HC1 (z. B. Akrinor).

Die Therapie wird initial über 1–2 Wochen durchgeführt. Im Weiteren sollte sie als Indikationstherapie gehandhabt werden (z. B. bei Infekten, Hitzeperioden).

Prognose: Nach Abschluss der Pubertät ist im Allgemeinen mit einer Besserung der Symptome zu rechnen.

13.9 Herzrhythmusstörungen

Die Einteilung der Herzrhythmusstörungen erfolgt in **Störungen der Reizbildung** und der **Erregungsleitung** (Tab. **13.14**).

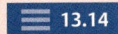 13.14	Einteilung der Herzrhythmusstörungen	
Reizbildungsstörungen	nomotope Rhythmusvarianten	• Sinustachykardie (s. S. 372) • Sinusbradykardie (s. S. 372) • Sinusarrhythmie (s. S. 373)
	Ersatzrhythmen	• Vorhof- und AV-Ersatzrythmen (s. S. 373)
	heterotope Rhythmusstörungen	• supraventrikuläre und ventrikuläre Extrasystolen (s. S. 374) • supraventrikuläre und ventrikuläre Tachykardien (s. S. 375 ff.) • langes QT-Syndrom (s. S. 379)
Erregungsleitungsstörungen	• sinuatriale Leitungsstörungen	SA-Block (s. S. 380)
	• atrioventrikuläre Leitungsstörungen	AV-Block (s. S. 381)

Rhythmusstörungen können bereits pränatal diagnostiziert werden. Mögliche Ursachen sind entwicklungsbedingte Imbalancen des vegetativen Nervensystems im letzten Drittel der Fetalperiode und in den ersten Lebenswochen sowie strukturelle und funktionelle Herzerkrankungen. Von klinischer Bedeutung im Kindes- und Jugendalter ist das Vorkommen von Arrhythmien im Zusammenhang mit angeborenen Herzfehlern, bei Kardiomyopathien und entzündlichen Herzerkrankungen sowie als Folge herzchirurgischer Eingriffe.

13.9.1 Störungen der Reizbildung

Sinustachykardie und Sinusbradykardie

▶ **Definition.** Man spricht von einer **Sinustachykardie**, wenn die altersbezogenen Maximalwerte temporär oder permanent deutlich überschritten, von einer **Sinusbradykardie**, wenn die Altersnormwerte temporär oder permanent deutlich unterschritten werden. Die Diagnose setzt die Kenntnis der für die einzelnen Altersstufen gültigen Referenzwerte der Herzfrequenz voraus (Tab. **13.15**).

13.15 Normalwerte der Herzfrequenz in den verschiedenen Altersstufen (Routine-EKG-Ableitung)

Alter	Frequenz (Mittelwert)	
0 bis 7 Tage	90–160/min	(125/min)
1 Woche bis 1 Monat	100–175/min	(140/min)
1 bis 6 Monate	110–180/min	(145/min)
6 Monate bis 1 Jahr	100–180/min	(130/min)
1 bis 5 Jahre	70–150/min	(110/min)
5 bis 10 Jahre	65–140/min	(100/min)
10 bis 15 Jahre	60–120/min	(90/min)
über 15 Jahre	60–100/min	(80/min)

Ätiologie: Als Ursache einer **Sinustachykardie** kommen sympathikotone Zustände, Fieber, schwere Anämien, Herzinsuffizienz, Myokarditis, ein Perikarderguss oder Medikamentenwirkungen (z. B. Atropin) in Betracht. Bei Säuglingen kann die Herzfrequenz unter Stressbedingungen (z. B. Schreien) bis 200, gelegentlich sogar bis 220/min ansteigen. Eine **Sinusbradykardie** ist beim körperlich gut trainierten Kind oder Jugendlichen eine physiologische Erscheinung. Auch ein vagoton bedingter nächtlicher Herzfrequenzabfall ist physiologisch und in jedem Langzeit-EKG nachweisbar. Dabei bestehen gelegentlich auch junktionale Ersatzrhythmen.

Therapie: Eine Therapie ist in der Regel nicht erforderlich. Ausnahmen sind pathologische Grundsituationen bzw. hämodynamische Auswirkungen (z. B. hochgradige symptomatische Bradykardie).

Sinusarrhythmie

Die häufigste Form der Sinusarrhythmie im Kindes- und Jugendalter ist die **respiratorische Arrhythmie**. Gegen Ende der Inspirationsphase beschleunigt sich die Herzfrequenz (vermehrter venöser Rückstrom zum Herzen bei Inspiration), in der Endexspiration wird sie wieder langsamer. Die respiratorische Arrhythmie entsteht durch reflektorische Einflüsse auf den Sinusknoten, ist ohne Krankheitswert und daher nicht therapiebedürftig. Die Diagnose wird durch den Auskultations- bzw. EKG-Befund gestellt, der die atemabhängigen Schwankungen der RR-Abstände erkennen lässt.

Atriale und junktionale Ersatzrhythmen

▶ **Definition.** Übernahme der Reizbildung durch ein sekundäres Reizbildungszentrum aus dem Vorhofbereich oder der AV-Region.

Relativ häufig stellen Vorhof- oder AV-Ersatzrhythmen einen **Zufallsbefund bei Herzgesunden** ohne klinische Relevanz dar. Sie sind im Langzeit-EKG herzgesunder Kinder überwiegend in Ruhe und im Schlaf nachweisbar. Unter geringer körperlicher Belastung stellt sich schnell wieder ein Sinusrhythmus ein, so z. B. beim Aufstehen aus liegender Position oder nach Kniebeugen.
Unter **pathologischen** Verhältnissen findet man diese Rhythmusvarianten v. a. postoperativ nach Eingriffen im Vorhofbereich oder im Zusammenhang mit einem Sick-Sinusknoten-Syndrom (s. S. 382).

Diagnostik (EKG-Befunde):
- **einfache AV-Frequenzdissoziation:** Bei Verlangsamung der Sinusknotenfrequenz wandert die P-Welle mit regulärer Konfiguration allmählich in den QRS-Komplex hinein und erscheint gelegentlich am Ende von QRS wieder; anschließend erfolgt ein allmähliches Zurückwandern der P-Welle („Pendeln" der P-Welle um den QRS-Komplex). Die Sinusknoten-Frequenz ist dabei etwas langsamer als die des AV-Knotens.
- **wandernder Vorhofschrittmacher:** Allmähliche Frequenzverlangsamung mit Veränderung der P-Wellen-Konfiguration durch einen tiefer tretenden atrialen

---

Ätiologie: Sinustachykardien können durch Sympathikotonie, schwere Anämien, Herzinsuffizienz, Myokarditis, Fieber, Medikamente ausgelöst werden. Eine **Sinusbradykardie** ist physiologisch bei gut trainierten Kindern (Vagotonie) und im Schlaf.

Therapie: Nur erforderlich bei pathologischer Grundsituation bzw. hämodynamischer Auswirkung.

Sinusarrhythmie

Die häufigste Form im Kindes- und Jugendalter ist die **respiratorische Arrhythmie**. Sie entsteht durch reflektorische Einflüsse auf den Sinusknoten und ist ohne Krankheitswert.

Atriale und junktionale Ersatzrhythmen

▶ **Definition.**

Relativ häufig stellt ein Vorhof- oder AV-Ersatzrhythmus im EKG einen **Zufallsbefund bei Herzgesunden** ohne klinische Relevanz dar.

Unter **pathologischen** Verhältnissen findet man diese Rhythmen u. a. postoperativ nach Eingriffen im Vorhofbereich.

Diagnostik:
Mithilfe des EKGs kann man unterscheiden:
- einfache AV-Frequenzdissoziation
- wandernder Vorhofschrittmacher
- AV- oder junktionaler Ersatzrhythmus (Abb. **13.28**).

Ersatzrhythmus, d. h. Abflachung der P-Welle bis zur Negativierung in Ableitung II, III und aVF; dann wieder allmähliches Zurückwandern mit Übernahme durch den Sinusknoten.
- **AV- oder junktionaler Ersatzrhythmus:** Bei Verlangsamung der Sinusknotenfrequenz übernimmt der AV-Knoten die Schrittmacherfunktion. Da die Vorhöfe hierbei in kaudokranialer Richtung (retrograd) erregt werden, zeigen sich im EKG negative P-Wellen in den Ableitungen II, III und aVF; je nach Stellung der P-Wellen zum QRS-Komplex kann auf den jeweiligen Reizursprung in der AV-Region geschlossen werden (Abb. **13.28**).

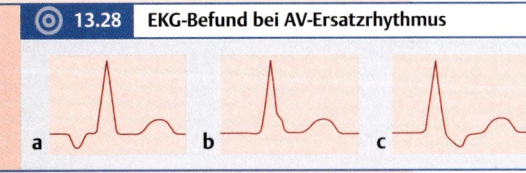

13.28 EKG-Befund bei AV-Ersatzrhythmus

Unterschiedliche Stellung der P-Wellen zum QRS-Komplex (Abl. II, III, aVF):
a P vor QRS: „oberer" AV-Rhythmus.
b P in QRS verborgen: „mittlerer" AV-Rhythmus (QRS eventuell gering deformiert).
c P nach QRS: „unterer" AV-Rhythmus.

Extrasystolen

▶ **Definition.** Vorzeitige Herzaktionen. **Supraventrikuläre Extrasystolen** stammen aus einem Reizbildungszentrum oberhalb der Aufteilung des His-Bündels; liegt er distal des His-Bündels, handelt es sich um **ventrikuläre Extrasystolen**.

Häufigkeit: Extrasystolen stellen die häufigste Rhythmusstörung bei Kindern und Jugendlichen dar.

Ätiologie und Pathogenese: Häufig ist keine Grunderkrankung erkennbar. Bei einem Teil der Extrasystolen wird eine entzündliche Genese angenommen, wenngleich – abgesehen von der akuten Myokarditis – der sichere Nachweis eines abgelaufenen entzündlichen Myokardprozesses in der Regel nicht erbracht werden kann. Extrasystolen findet man außerdem in Verbindung mit angeborenen Herzfehlern, Kardiomyopathien und beim Mitralklappenprolaps, selten bei Elektrolytstörungen oder als Medikamentennebenwirkung (z. B. Digitalis). Außerdem können sie als Folge herzchirurgischer Eingriffe (z. B. nach Korrektur einer Fallot-Tetralogie) auftreten.

Klinik: Extrasystolen verursachen bei Kindern gewöhnlich keine Symptome. Lediglich bei gehäuftem Auftreten klagen Jugendliche gelegentlich über „Herzstolpern". Die Extrasystolen werden deshalb häufig zufällig bei der Auskultation oder EKG-Ableitung entdeckt.

Diagnostik: Tab. **13.16** und Abb. **13.29** zeigen EKG-Kriterien von supraventrikulären und ventrikulären Extrasystolen.

13.16 EKG-Kriterien supraventrikulärer und ventrikulärer Extrasystolen

supraventrikuläre Extrasystolen	• vorzeitiger Einfall der P-Welle, atypische P-Konfiguration • QRS-Komplex häufig normal geformt • postextrasystolische Pause meist nicht voll kompensatorisch
ventrikuläre Extrasystolen	• vorzeitiger Einfall eines verbreiterten und deformierten QRS-Komplexes • P-Welle meist nicht erkennbar • überwiegend voll kompensatorische Pause (RR-Abstand, der eine Extrasystole einschließt, entspricht dem RR-Intervall zwischen 2 normalen Herzzyklen).

Das **Langzeit-EKG** stellt die wichtigste Untersuchungsmethode zur Aufdeckung, Beurteilung von Art und Häufigkeit sowie des Verlaufs extrasystolischer Rhythmusstörungen dar. Bei Bedarf wird ein Belastungs-EKG durchgeführt.

Therapie: Isoliert auftretende Extrasystolen im Kindesalter bedürfen **keiner medikamentösen Behandlung**. Dies gilt für Extrasystolen ohne Nachweis einer Grundkrankheit oder bei einem hämodynamisch unbedeutenden Herzfehler. Im Allgemeinen sind Extrasystolen, die unter körperlicher Belastung sistieren bzw. seltener

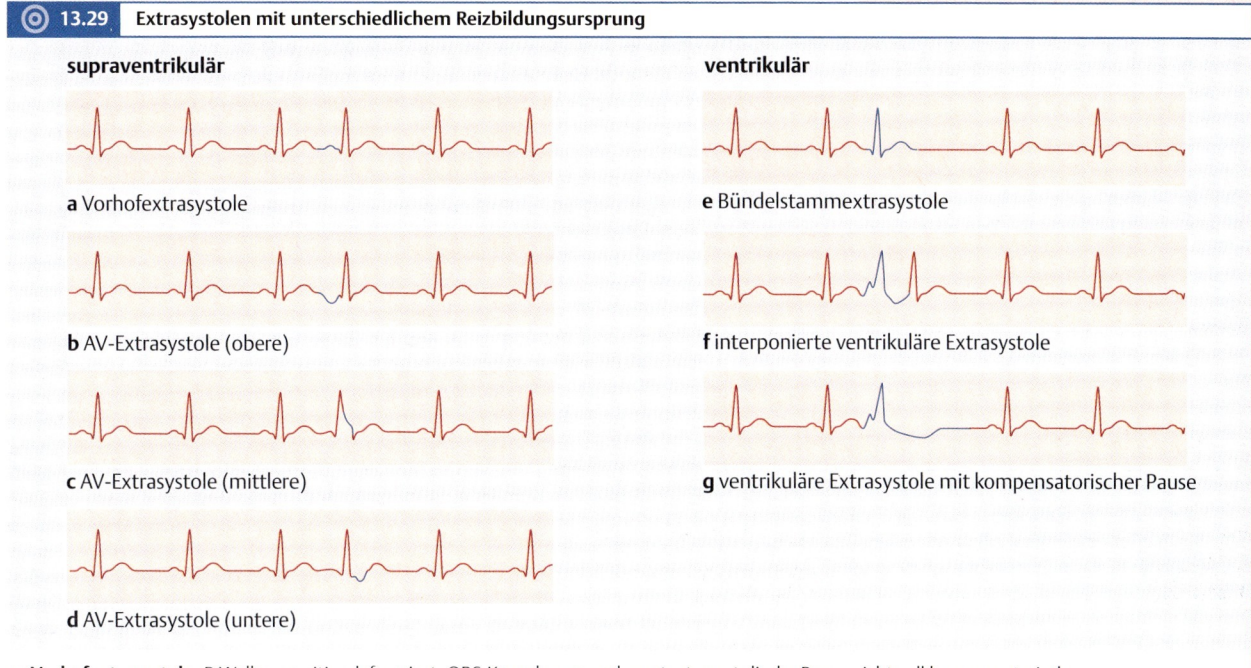

13.29 Extrasystolen mit unterschiedlichem Reizbildungsursprung

- a **Vorhofextrasystole:** P-Welle vorzeitig, deformiert; QRS-Komplex normal; postextrasystolische Pause nicht voll kompensatorisch.
- b **„Obere" AV-Extrasystole:** Dem QRS-Komplex geht eine in Abl. II, III und aVF negative P-Welle voraus.
- c **„Mittlere" AV-Extrasystole:** Die P-Welle ist im QRS-Komplex versteckt, der dadurch gering deformiert sein kann.
- d **„Untere" AV-Extrasystole:** Die P-Welle der Extrasystole folgt dem QRS-Komplex nach.
- e **Bündelstammextrasystole:** Vorzeitige Kammererregung mit schmalem, nur gering deformiertem QRS-Komplex ohne erkennbare P-Welle. Kompensatorische postextrasystolische Pause.
- f **Interponierte ventrikuläre Extrasystole:** Vorzeitiger Einfall eines deformierten QRS-Komplexes; das die Extrasystole einschließende RR-Intervall entspricht dem eines normalen Herzzyklus.
- g **Kompensierte ventrikuläre Extrasystole:** Der QRS-Komplex ist deformiert, P-Wellen sind meist nicht erkennbar. Die Summe des die Extrasystole einschließenden RR-Intervalls entspricht der zweier normaler RR-Abstände (kompensatorische Pause).

werden, benigner zu werten als solche, die unter körperlicher Belastung an Häufigkeit zunehmen.

> ▶ **Merke.** Ventrikuläre Extrasystolen, die bei einer kardialen Erkrankung oder in Kombination mit höhergradigen ventrikulären Arrhythmien (z.B. ventrikulären Tachykardien) auftreten, deuten häufig auf eine hämodynamische Verschlechterung hin und sind als Warnhinweis zu interpretieren und ggf. zu therapieren.

▶ **Merke.**

Supraventrikuläre Tachykardien

Häufigkeit: Supraventrikuläre Tachykardien (SVT) sind die häufigsten tachykarden Herzrhythmusstörungen im Kindesalter.

Ätiologie: Bei der Mehrzahl der supraventrikulären Tachykardien liegt ein strukturell und funktionell normales Herz vor. Sie können jedoch auch bei angeborenen Herzfehlern, Kardiomyopathien, im Rahmen einer Myokarditis und v.a. nach herzchirurgischen Eingriffen entstehen.

Pathogenese: Als zugrunde liegende Pathomechanismen kommen überwiegend Reentry-Mechanismen, seltener die Automatie eines atrialen Fokus in Betracht. SVT treten im Kindesalter häufiger **paroxysmal** als permanent oder intermittierend auf. Nach dem Ursprungsort bzw. der Lokalisation lassen sich 2 Hauptgruppen unterscheiden (Tab. **13.17**):
- **SVT mit Einschluss des AV-Knotens:** Der AV-Knoten ist integrativer Bestandteil der Kreiserregung.
- **SVT ohne Einschluss des AV-Knotens:** Die Tachykardie ist ausschließlich im Vorhofbereich oder in der Nähe der AV-Region lokalisiert; zu ihrer Aufrechterhaltung ist der AV-Knoten nicht erforderlich.

Therapie: Die Akuttherapie der SVT zeigt Tab. **13.18**.

Supraventrikuläre Tachykardien

Häufigkeit: Häufigste tachykarde Herzrhythmusstörung bei Kindern.

Ätiologie: Häufig ist keine organische Herzkrankheit nachweisbar. Auftreten jedoch auch bei angeborenen Herzfehlern, nach herzchirurgischen Eingriffen und bei Kardiomyopathien.

Pathogenese: Entstehungsmechanismen sind überwiegend Reentry-Kreise, seltener atriale Foci. Ein **paroxysmales Auftreten** ist häufiger als permanente oder intermittierende Formen.

Therapie: Tab. **13.18**.

13.17 Einteilung der supraventrikulären Tachykardien

supraventrikuläre Tachykardien mit Einschluss des AV-Knotens	Auftreten
I. mit akzessorischer Leitungsbahn	
• Präexzitationssyndrome (s. S. 376)	paroxysmal
• permanente junktionale Reentry-Tachykardie (s. S. 377)	intermittierend oder permanent
II. ohne akzessorische Leitungsbahn	
• AV-Knoten-Reentry-Tachykardie (s. S. 377)	paroxysmal
supraventrikuläre Tachykardien ohne Einschluss des AV-Knotens	
I. Reentry-Mechanismen	
• Vorhofflattern, Vorhofflimmern (s. S. 377)	überwiegend permanent
• intraatriale Reentry-Tachykardie (s. S. 377)	überwiegend permanent
II. fokale atriale und junktionale Tachykardien	intermittierend oder permanent

13.18 Akuttherapie der supraventrikulären Tachykardien (paroxysmale Formen)

Kreislaufverhältnisse stabil	*Kreislaufverhältnisse instabil oder pharmakologische Therapie ineffektiv*
Vagusmanöver: • Bauchpresse • Trinken von kaltem Sprudelwasser • Sondieren von Eistee (Säuglinge) • Eisbeutelauflage über Gesicht (nur für Praxis oder Klinik geeignet)	**apparativ:** • transthorakale elektrische Kardioversion • atriales Overdrive-pacing
medikamentös: • Adenosin (Bolus) i.v. • alternativ: Propafenon oder Verapamil*, ggf. Amiodaron i.v.	

* ab dem Schulalter; Kontraindikation: Neugeborene und junge Säuglinge, Myokarditis, eingeschränkte linksventrikuläre Funktion

Anfallsprophylaxe (Dauertherapie) nur bei häufigen, länger dauernden, belastenden Anfällen.

Eine **Anfallsprophylaxe** in Form einer oralen Dauertherapie ist nur bei häufigen und länger dauernden, den Patienten belastenden Anfällen indiziert. Geeignete Substanzen sind Propafenon, β-Rezeptorenblocker, Sotalol und Amiodaron.
Katheterablation: Ab einem Alter von 8–10 Jahren ist als kurative Maßnahme die Katheterablation (Hochfrequenzstrom- oder Kryoablation) durchführbar.

SVT mit Einschluss des AV-Knotens

I. SVT mit akzessorischer Leitungsbahn:
- **Präexzitationssyndrome:** Häufigste Form der SVT im Kindesalter. **Wolff-Parkinson-White-Syndrom (WPW):** atrioventrikuläre Leitungsbahn über **Kent-Bündel**.

EKG-Merkmale sind eine Verkürzung der PQ-Zeit, eine Verbreiterung des QRS-Komplexes mit Deltawelle und schenkelblockähnlichem Bild (Abb. **13.30**).

SVT mit Einschluss des AV-Knotens

I. SVT mit akzessorischer Leitungsbahn:
- **Präexzitationssyndrome:** Es handelt sich hierbei um die häufigste Form supraventrikulärer Tachykardien im Kindesalter. Beim **Wolff-Parkinson-White-Syndrom (WPW)** besteht eine akzessorische Leitungsbahn zwischen Vorhofmyokard und der Arbeitsmuskulatur der Ventrikel entlang der Zirkumferenz der AV-Klappen (atrioventrikuläre Bahn, **Kent-Bündel**).
Typische **EKG**-Befunde beim WPW-Syndrom sind die Verkürzung der PQ-Zeit, die Delta-Welle zu Beginn des QRS-Komplexes (Ausdruck einer Präexzitation von Kammermyokard) und eine Verbreiterung des QRS-Komplexes. Die Repolarisation (ST und T) ist konsekutiv verändert (Abb. **13.30**). Während der Tachykardie verläuft die Erregung in der Regel antegrad über den AV-Knoten und retrograd über die akzessorische Bahn. Dabei ist der QRS-Komplex schmal und regelrecht konfiguriert (**orthodrome** Tachykardie). Wesentlich seltener verläuft die Kreiserregung antegrad über den Bypass-Trakt und retrograd über den AV-Knoten (**antidrome** Tachykardie). Die WPW-typische QRS-Konfiguration bleibt hier auch während der Tachykardie bestehen.
Relativ selten ist eine akzessorische Konnektion zwischen dem rechten Vorhof und dem rechten Tawara-Schenkel bzw. dem Myokard des rechten Ventrikels (sog. **Mahaim-Bündel:** atriofaszikuläre bzw. atrioventrikuläre Bahn), die v.a. bei Patienten mit Ebstein-Anomalie der Trikuspidalklappe auftritt.

Mahaim-Bündel: Seltene, rechts gelegene atriofaszikuläre (atrioventrikuläre) Leitungsbahn.

13.30 WPW-Syndrom

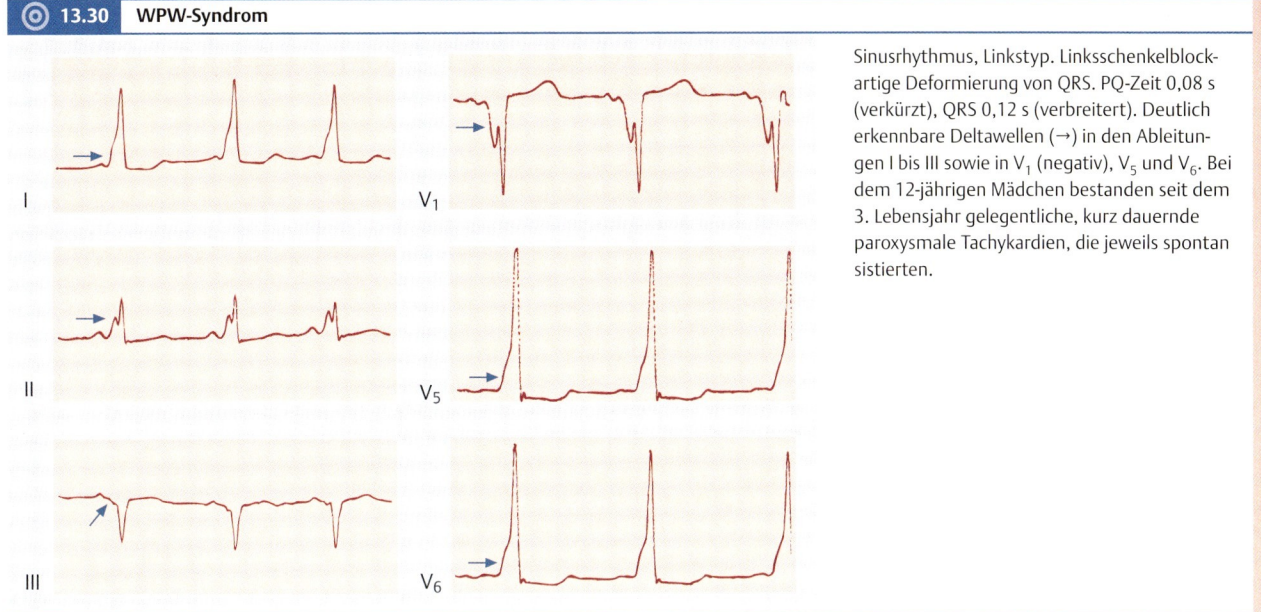

Sinusrhythmus, Linkstyp. Linksschenkelblockartige Deformierung von QRS. PQ-Zeit 0,08 s (verkürzt), QRS 0,12 s (verbreitert). Deutlich erkennbare Deltawellen (→) in den Ableitungen I bis III sowie in V_1 (negativ), V_5 und V_6. Bei dem 12-jährigen Mädchen bestanden seit dem 3. Lebensjahr gelegentliche, kurz dauernde paroxysmale Tachykardien, die jeweils spontan sistierten.

- **Permanente junktionale Reentry-Tachykardie:** Es handelt sich um eine seltene Form einer supraventrikulären Tachykardie. Die antegrade Erregung verläuft über den AV-Knoten, die retrograde über eine akzessorische Bahn mit dekrementalen Reizleitungseigenschaften, die im posterioren Septumbereich oder entlang der AV-Klappenringe lokalisiert ist. Die Tachykardien bestehen intermittierend oder permanent. Im **EKG** zeigen sich dabei spitz-negative P-Wellen in Ableitung II, III und aVF; das PQ-Intervall ist kürzer als das QP-Intervall.

II. SVT ohne akzessorische Leitungsbahnen:
- **AV-Knoten-Reentry-Tachykardie:** Es handelt sich um die zweithäufigste SVT-Form im Kindesalter. Die Kreiserregung findet ausschließlich im bzw. in unmittelbarer Umgebung des AV-Knotens statt.
Das **EKG** ist im Sinusrhythmus im Wesentlichen unauffällig; die PQ-Zeit ist jedoch häufig verkürzt. Während der Tachykardie sind die P-Wellen im QRS-Komplex verborgen, da die Vorhöfe etwa zeitgleich mit den Kammern erregt werden.

SVT ohne Einschluss des AV-Knotens

I. Reentry-Mechanismus:
- **Vorhofflattern und Vorhofflimmern:** Diese Rhythmusstörungen entstehen entweder in druck- oder volumenbelasteten Vorhöfen oder nach operativen Eingriffen im Vorhofbereich.
Im **EKG** findet man beim **Vorhofflattern** sägezahnähnliche, meist negative P-Wellen in Ableitung II und III ohne dazwischen liegende isoelektrische Linie. Die atrialen Frequenzen liegen zwischen 250 und 400/min; die Überleitung auf die Kammern kann variieren (1 : 1- bis 1 : 4-, häufig 2 : 1-Überleitung).
Beim **Vorhofflimmern** sind die Vorhofaktionen von irregulärer Form mit Frequenzen zwischen 400 und 700/min. Es besteht eine absolute Arrhythmie auf Ventrikelebene.
Die **Therapie** bei **Vorhofflattern** und bereits vorliegender kardialer Dekompensation besteht primär in der elektrischen transthorakalen Kardioversion oder einer Overdrive-Stimulation. Bei stabilen Kreislaufverhältnissen kann der Versuch einer medikamentösen Therapie mit Sotalol oder Amiodaron unternommen werden. Die elektrophysiologische Katheterablation weist eine hohe Erfolgsquote auf. **Vorhofflimmern** wird elektrisch kardiovertiert und anschließend antiarrhythmisch weiterbehandelt.
- **Intraatriale Reentry-Tachykardien:** Diese Form der SVT findet man postoperativ nach ausgedehnten atrialen Eingriffen. Der Reentry-Kreis ist auf den rechten Vorhof beschränkt; zwischen den einzelnen P-Wellen besteht eine isoelektrische Linie. Die AV-Überleitung ist variabel, am häufigsten besteht eine 2 : 1- bzw. 3 : 1-Überleitung. Therapie: wie bei Vorhofflattern.

- **Permanente junktionale Reentry-Tachykardie:** Seltenere Form einer supraventrikulären Tachykardie auf der Basis einer langsamen akzessorischen Bahn. Im **EKG** spitz-negative P-Wellen in Abl. II, III und aVF.

II. SVT ohne akzessorische Leitungsbahnen:
- **AV-Knoten-Reentry-Tachykardie:** Zweithäufigste SVT-Form im Kindesalter. Im Sinusrhythmus unauffälliges EKG. Während der Tachykardie sind die P-Wellen im QRS-Komplex verborgen.

SVT ohne Einschluss des AV-Knotens

I. Reentry-Mechnismus:
- **Vorhofflattern und Vorhofflimmern:** Das **EKG** zeigt beim **Vorhofflattern** sägezahnähnliche P-Wellen ohne isoelektrische Linie (Frequenz 250–400/min). Bei **Vorhofflimmern** bestehen Flimmerwellen von unregelmäßiger Form und unterschiedlicher Polarität (Frequenz 400–700/min) mit absoluter Arrhythmie.

Therapie: Vorhofflattern wird elektrisch kardiovertiert oder medikamentös antiarrhythmisch behandelt. Bei **Vorhofflimmern** erfolgt eine elektrische Kardioversion, anschließend medikamentöse Dauerprophylaxe.

- **Intraatriale Reentry-Tachykardien:** Reentry-Kreis beschränkt auf den rechten Vorhof.

II. Fokale atriale und junktionale Tachykardien:
- fokale atriale Tachykardie

- multifokale atriale Tachykardie

- junktionale ektope Tachykardie

Alle permanenten Formen der supraventrikulären Tachykardie können auf Dauer zu myokardialen Funktionseinschränkungen führen.

II. Fokale atriale und junktionale Tachykardien:
- Bei der **fokalen atrialen Tachykardie** besteht meist keine kardiale Grunderkrankung. Der Fokus kann in beiden Vorhöfen lokalisiert sein. Im EKG ist die Morphologie des ersten P einer Tachykardie allen folgenden P-Wellen gleich; ferner besteht zu Beginn der SVT eine allmähliche Frequenzbeschleunigung (sog. Warm-up-Phänomen) sowie am Ende der Tachykardie eine Frequenzverlangsamung (sog. Cool-down-Phänomen). Üblicherweise findet sich eine 1 : 1-Relation zwischen Vorhöfen und Kammern, gelegentlich kommt ein AV-Block I–II° vor.
- Die **multifokale atriale Tachykardie** kommt am häufigsten im Neugeborenen- und frühen Säuglingsalter vor. Meist findet sich keine kardiale Grunderkrankung. Im EKG bestehen morphologisch mehrere differente P-Wellen mit sehr variabler AV-Überleitung und unterschiedlich deformierten QRS-Komplexen.
- Die **junktionale ektope Tachykardie** ist eine fokale Tachykardie aus dem AV-Knotenbereich, die zum einen kongenital im Neugeborenen- und frühen Säuglingsalter ohne kardiale Grunderkrankung vorkommt, zum anderen als früh postoperative Komplikation nach Eingriffen in AV-Knotennähe (z.B. Verschluss eines VSD) auftritt (v.a. im Säuglingsalter).
Im EKG bestehen ventrikuläre Frequenzen zwischen 160 und 300/min. Der QRS-Komplex ist schmal. Die P-Wellen weisen eine normale Sinusknotenmorphologie mit regelrechter Frequenz auf; sie stehen in keiner Beziehung zu den Kammerkomplexen (AV-Frequenzdissoziation).

Alle permanenten Formen der supraventrikulären Tachykardie mit hoher ventrikulärer Herzfrequenz bergen wegen ihres andauernden Charakters mit erhöhtem myokardialen Energieverbrauch die Gefahr einer ventrikulären Funktionseinschränkung mit Entwicklung einer tachykardiebedingten dilatativen Kardiomyopathie. Bei Vorliegen eines solchen Befundes ist eine aggressive antiarrhythmische Therapie bzw. eine Katheterablation angezeigt.

Ventrikuläre Tachykardie

Ventrikuläre Tachykardie

▶ **Definition.**

▶ **Definition.** Definitionsgemäß besteht eine ventrikuläre Tachykardie, wenn eine Serie von ≥ 5 konsekutiven Kammeraktionen mit verbreitertem und deformiertem QRS-Komplex und einer Frequenz zwischen 150 und 300/min vorliegt. Es besteht eine AV-Dissoziation, seltener eine 1 : 1 ventrikulo-atriale Rückleitung. Bezüglich der Dauer unterscheidet man anhaltende (> 30 s) und nicht anhaltende (< 30 s) Formen.

Häufigkeit und Ätiologie: Im Kindes- und Jugendlichenalter selten. Vorkommen meist im Zusammenhang mit Operationen im rechtsventrikulären Ausflusstrakt, Kardiomyopathien sowie bei QT-Syndrom.

Akuttherapie: Amiodaron i.v. oder elektrische Kardioversion.

Häufigkeit und Ätiologie: Ventrikuläre Tachykardien sind eine im Kindes- und Jugendalter relativ seltene Rhythmusstörung. Die meisten ventrikulären Tachykardien entstehen nach operativen Eingriffen im rechtsventrikulären Ausflusstrakt oder auf der Basis von Kardiomyopathien oder Ionenkanalerkrankungen, deren Hauptvertreter das lange QT-Syndrom mit Torsades de pointes ist.

Therapie: Akut wird eine elektrische Kardioversion durchgeführt oder Amiodaron i.v. verabreicht. Zur Dauertherapie eignen sich β-Rezeptorenblocker, Sotalol, Amiodaron oder Mexitil.

Kammerflattern und Kammerflimmern

Kammerflattern und Kammerflimmern

▶ **Definition.**

▶ **Definition.** Im EKG bestehen beim **Kammerflattern** haarnadelförmige Kammerdepolarisationen mit Frequenzen um 200–300/min. Bei **Kammerflimmern** sind die Depolarisationen sehr schnell und ungeordnet mit unterschiedlicher Ausschlagshöhe und -richtung. Es liegt ein funktioneller Herzstillstand vor, der zum sofortigen Handeln zwingt (s. auch S. 386).

Ätiologie: Die häufigsten Ursachen sind QT-Syndrom, zyanotische Herzfehler und hypertrophe Kardiomyopathien.

Ätiologie: Die häufigsten Ursachen von Kammerflattern und Kammerflimmern im Kindesalter sind das lange QT-Syndrom, zyanotische Herzfehler und hypertrophe Kardiomyopathien.

Therapie: Elektrische Defibrillation.

Therapie: Therapeutisch wird eine elektrische Defibrillation durchgeführt.

QT-Verlängerungs-Syndrome

▶ **Definition.** Die QT-Zeit ist der Zeitabschnitt vom Beginn des QRS-Komplexes bis zum Ende der T-Welle.
Für den klinischen Gebrauch hat sich zur Ermittlung der sog. frequenzkorrigierten QT-Zeit (QT_c) die von Bazett angegebene Formel bewährt:

$$QT_c = \frac{QT}{\sqrt{RR}}$$

(QT = gemessene QT-Zeit in ms; RR = Intervall des vorausgegangenen Sinusschlags in ms)
Normalwert: Im Neugeborenen- und Säuglingsalter beträgt der obere QT_c-Normalwert geschlechtsunabhängig 440 ms, jenseits dieses Alters für Jungen 440 ms, für Mädchen 460 ms.

Ätiologie: In Tab. 13.19 sind die Ursachen einer QT-Zeit-Verlängerung aufgeführt.

13.19 Ursachen einer QT-Verlängerung

angeborene (genetische) Formen	erworbene (sekundäre) Formen
▪ **Romano-Ward-Syndrom** autosomal dominante Vererbung (LQT Typ 1–8) ▪ **Jervell/Lange-Nielsen-Syndrom** autosomal rezessive Vererbung (angeborene Taubheit) ▪ weitere sehr seltene, genetisch definierte Formen	▪ **Elektrolytstörungen** ▪ **Hypothyreose** ▪ **Medikamente** Antiarrhythmika der Klasse Ia und III, Antibiotika (z. B. Erythromycin), Diuretika, Antihistaminika, Psychopharmaka u. a. ▪ **Bradykardien**, u. a. in Kombination mit einem AV-Block III. Grades

Angeborene QT-Verlängerung

▶ **Definition.** Das angeborene lange QT-Syndrom (LQTS) ist gekennzeichnet durch eine Verlängerung der QT-Zeit in Verbindung mit dem Auftreten von Synkopen, die durch lebensbedrohliche ventrikuläre Tachykardien und Kammerflattern/-flimmern verursacht werden. Im EKG finden sich „Torsades de pointes" (Sonderform des Kammerflatterns mit Pendeln der QRS-Komplexe um die Nulllinie).

Ätiologie: Eine genetische Determination im Sinne von Punktmutationen ist nach heutigem Wissen in Form von bislang 13 bekannten Genmutationen bekannt. Der Defekt verursacht eine Störung der Kontrolle von kardiomyozytären Kalium- und Natriumkanälen während der Repolarisation.
Klinisch sind folgende **Krankheitsbilder** definiert:
- Romano-Ward-Syndrom mit autosomal dominantem Erbgang, aber sehr unterschiedlicher Expressivität.
- Jervell- und Lange-Nielsen-Syndrom mit Innenohrschwerhörigkeit/Taubheit und autosomal rezessivem Erbgang.

Klinik: Nach physischem oder psychischem Stress können Schwindelzustände und Bewusstlosigkeit auftreten, die durch Kammertachykardien ausgelöst werden. Sekundär kann es durch eine Mangeldurchblutung des Gehirns zu zerebralen Anfälle kommen, die nicht selten als Krampfleiden fehlgedeutet werden. Ein besonders häufiger Auslösemechanismus ist der akute und intensive Kontakt mit kaltem Wasser (z. B. Sprung ins Wasser, Tauchen, Aufdrehen der Dusche) beim LQTS 1. Beim LQTS 2 sind auch akustische Irritationen (z.B Weckerläuten) als Auslöser bekannt; beim selteneren LQTS 3 sterben die Patienten oft im Schlaf.

Diagnostik: Im EKG stellen sich P-Wellen und QRS-Komplexe normal dar. Die T-Wellen sind bei den verschiedenen Formen des LQT-Syndroms unterschiedlich konfiguriert: Am häufigsten ist das LQTS 1 mit spitzem T bei flachem Anstieg. Die dominierende Auffälligkeit ist die verlängerte QT-Zeit in Verbindung mit dem Auftreten synkopaler Anfälle unter Belastung. Sinusbradykardie und höhergradige AV-Blockierungen sind v. a. im Neugeborenen- und frühen Säuglingsalter zu beobachten.

13 Herz-Kreislauf-Erkrankungen

Zur Differenzialdiagnose ist bei Auftreten von zerebralen Anfällen die Ableitung eines EEG erforderlich.

Therapie und Prognose: Bewährt hat sich die lebenslange Prophylaxe mit **β-Rezeptorenblockern** bei den meisten LQTS-Formen.

Therapie und Prognose: Zentraler Bestandteil der Therapie im Sinne einer Tachykardie-Prophylaxe ist die konsequente, lebenslange Gabe von **β-Rezeptorenblockern** bei den meisten der heute bekannten Formen des angeborenen LQTS. Ausgeprägte therapieinduzierte Bradykardien machen die Implantation eines Schrittmachers erforderlich. Wurde bei bestehendem LQTS unter Therapie bereits eine Reanimation erforderlich, besteht die Indikation zur Implantation eines automatischen Kardioverter-Systems. Sportliche Aktivitäten mit Spurt- und Wettbewerbscharakter sowie plötzlicher Wasserkontakt sind strikt zu vermeiden. Eine kardiologische und genetische Untersuchung aller Familienmitglieder ist indiziert. Die ursprünglich schlechte Prognose konnte so deutlich verbessert werden.

▶ **Klinischer Fall.**

▶ **Klinischer Fall.** Die Erstvorstellung des 6-jährigen Patienten erfolgte 3 Jahre nach dem plötzlichen Tod der Mutter beim Schwimmbadbesuch. Sie habe seit ihrer Kindheit wegen eines bekannten langen QT-Syndroms β-Rezeptorenblocker eingenommen, die während der Schwangerschaft abgesetzt worden waren. Der Patient selbst war während eines Spurts zum Schulbus plötzlich umgefallen und bewusstlos geworden.
Das initiale EKG zeigte ein verlängertes QT-Intervall mit einer relativen QT-Zeit von 130 %; die frequenzkorrigierte QT_c-Zeit (nach Bazett) betrug 500 ms. Der Patient wurde auf ß-Blocker eingestellt und ist seit dieser Zeit über 15 Jahre symptomfrei geblieben. Genetisch konnte ein LQTS 1 nachgewiesen werden.

13.9.2 Störungen der Erregungsleitung

▶ **Definition.**

▶ **Definition.** Störungen der Erregungsleitung im Bereich des Sinus- oder AV-Knotens und des His-Purkinje-Systems können zu einer Verzögerung oder vollständigen Unterbrechung der Erregungsübertragung vom Vorhof auf die Kammern führen. Es werden **sinuatriale** und **atrioventrikuläre** Erregungsleitungsstörungen unterschieden. Eine Leitungsstörung oder Blockierung innerhalb des Purkinje-Systems (Schenkelblock) geht nicht mit einer Änderung der Herzschlagfolge einher und wird deshalb nicht zu den Rhythmusstörungen gezählt.

Sinuatriale Leitungsstörungen (SA-Block)

Sinuatriale Leitungsstörungen (SA-Block)

Diese Leitungsstörungen sind insgesamt sehr selten (Abb. **13.31**).

Beim **SA-Block I. Grades** ist die Errregungsleitung vom Sinusknoten auf die Vorhöfe verzögert. Da die Erregung des Sinusknotens im Oberflächen-EKG nicht zur Darstellung kommt, ist die Diagnose dieser Form der SA-Leitungsstörung nicht möglich. Der **SA-Block II. Grades** kann mit einer gewissen Sicherheit im EKG diagnostiziert werden (Abb. **13.31b**). Auch bei völligem Ausfall einer Herzaktion ist eine Unterscheidung zwischen einer SA-Leitungsstörung i. S. eines **SA-Block III. Grades** und dem Ausfall einer Sinusknotenerregung (sog. Sinusknotenstillstand) nicht möglich (Abb. **13.31c**).

◎ **13.31** EKG-Schema bei sinuatrialen Leitungsstörungen II. und III. Grades

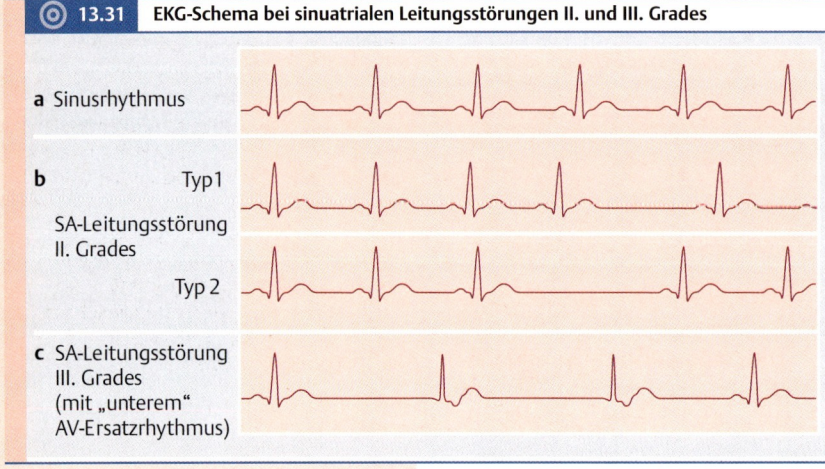

a Sinusrhythmus
b Typ1 / Typ 2 SA-Leitungsstörung II. Grades
c SA-Leitungsstörung III. Grades (mit „unterem" AV-Ersatzrhythmus)

a Sinusrhythmus.
b SA-Block II. Grades/Typ 1: Die PP-Abstände werden vor einer Pause zunehmend kürzer. Gleichzeitig wird das TP-Intervall stetig kleiner, bis schließlich eine Vorhof-/Kammeraktion ausfällt.
SA-Block II. Grades/Typ 2: Es bestehen SA-Leitungsausfälle, die das doppelte oder vielfache Intervall eines normalen PP-Abstandes haben.
c SA-Block III. Grades: Nach einem Sinusschlag zeigt sich eine längere Pause, verursacht durch den völligen Ausfall eines Vorhof-Kammerkomplexes. Die eingestreuten Ersatzschläge bestehen aus einem schlanken QRS-Komplex mit nachfolgendem negativem P („unterer AV-Ersatzrhythmus").

Atrioventrikuläre Leitungsstörungen (AV-Block)

▶ **Definition.** Ein AV-Block liegt vor, wenn eine vom Sinusknoten ausgehende Erregung im AV-Knoten- bzw. His-Bündel-Bereich abnorm verzögert (Leitungsverzögerung) oder unterbrochen (vollständiger oder totaler Block) wird.

AV-Block I. Grades

Im EKG ist die verzögerte AV-Überleitung durch eine meist konstant verlängerte PQ-Zeit charakterisiert (Abb. **13.32b**). Der AV-Block I. Grades kann bei angeborenen Herzfehlern bestehen, gelegentlich auch nach entzündlichen Herzerkrankungen, operativen Eingriffen oder als Medikamentennebenwirkung (Digitalis, Verapamil u. a.) auftreten.

AV-Block II. Grades

Es werden 2 Formen unterschieden:
- **Typ 1 (Wenckebach):** Die Leitungsstörung beruht auf einer zunehmenden Verzögerung der AV-Überleitung. Im EKG ist die PQ-Zeit zunächst normal; sie verlängert sich zunehmend, bis schließlich die Überleitung auf die Kammern ausfällt.
- **Typ 2 (Mobitz):** Es bestehen Überleitungsblockierungen mit QRS-Ausfall in regelmäßigen oder unregelmäßigen Abständen. Eine 2 : 1-AV-Blockierung ist am häufigsten (Abb. **13.32c**).

Ursachen sind strukturelle oder entzündliche Herzerkrankungen, operative Eingriffe oder Medikamentenwirkungen.

AV-Block III. Grades

▶ **Definition.** Vollständiger (totaler) Block mit Dissoziation zwischen Vorhof- und Kammererregungen als Folge einer kompletten Unterbrechung der Überleitung von den Vorhöfen auf die Kammern. Zur Aufrechterhaltung einer ausreichenden Kammertätigkeit muss ein Ersatzrhythmus aktiv werden, dessen Ursprung von einem sekundären (AV-Region) oder tertiären Zentrum (Kammern) ausgeht. Ein sekundärer AV-Ersatzrhythmus arbeitet mit einer höheren Frequenz als ein ventrikulärer Ersatzrhythmus (Abb. **13.32d**).

Ätiologie: Der AV-Block III. Grades kommt als **isolierte angeborene Anomalie** in Verbindung mit einer mütterlichen Autoimmunerkrankung (z. B. Lupus erythematodes) vor. Als **erworbene** Leitungsstörung kann er nach herzchirurgischen Eingriffen entstehen, z. B. nach dem operativen Verschluss eines VSD.

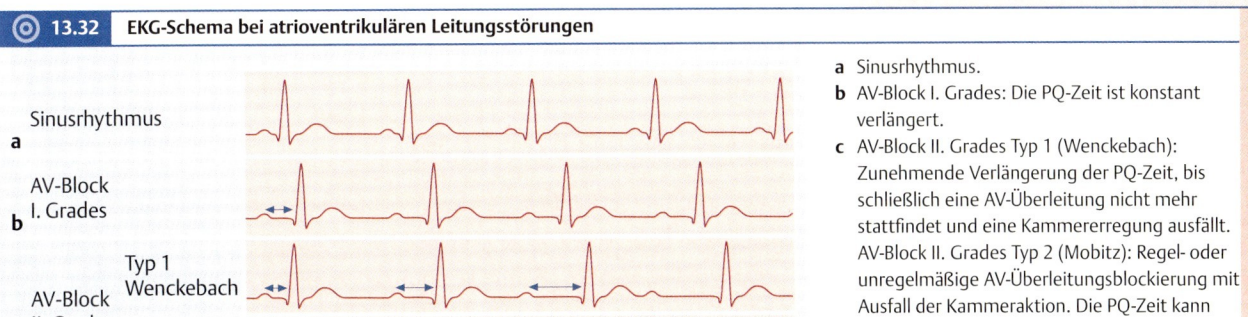

13.32 EKG-Schema bei atrioventrikulären Leitungsstörungen

a Sinusrhythmus.
b AV-Block I. Grades: Die PQ-Zeit ist konstant verlängert.
c AV-Block II. Grades Typ 1 (Wenckebach): Zunehmende Verlängerung der PQ-Zeit, bis schließlich eine AV-Überleitung nicht mehr stattfindet und eine Kammererregung ausfällt. AV-Block II. Grades Typ 2 (Mobitz): Regel- oder unregelmäßige AV-Überleitungsblockierung mit Ausfall der Kammeraktion. Die PQ-Zeit kann normal oder verlängert sein.
d AV-Block III. Grades: Vollständige Dissoziation zwischen Vorhof- und Kammererregungen. Ein schlanker QRS-Komplex spricht für einen AV-Ersatzrhythmus. Bei einem tertiären Ersatzrhythmus aus dem Kammerbereich ist QRS verbreitert und deformiert.

Klinik: Neugeborene mit angeborenem AV-Block III. Grades sind i. d. R. frühzeitig schrittmacherpflichtig. Tritt der AV-Block nach einer Herzoperation auf, muss i. A. ein Schrittmacher implantiert werden.

Therapie: Schrittmacherindikationen s. Tab. **13.20**.

Klinik: Neugeborene mit einem angeborenen AV-Block III. Grades bedürfen i. d. R. einer Schrittmachertherapie in den ersten Lebenswochen. Kinder mit einem AV-Block III. Grades sind in ihrem Allgemeinbefinden gelegentlich über viele Jahre wenig beeinträchtigt und körperlich relativ gut leistungsfähig. Ein postoperativ entstandener AV-Block III. Grades zeigt fast immer einen ungünstigen Verlauf und erfordert in nahezu allen Fällen die Implantation eines Herzschrittmachers.

Therapie: Die wichtigsten Indikationen zur Implantation eines Herzschrittmachers zeigt Tab. **13.20**.

13.20	Indikation zur Implantation eines Herzschrittmachers
angeborener AV-Block III. Grades	• Säuglinge mit einer ventrikulären Frequenz < 50–55 Schläge/min oder mit einem angeborenen Herzfehler und einer ventrikulären Frequenz < 70 Schläge/min • hochgradiger oder kompletter AV-Block mit symptomatischer Bradykardie (Präsynkopen, Synkopen), progredienter Ventrikelvergrößerung, Herzinsuffizienz • ventrikulärer Ersatzrhythmus oder ventrikuläre Dysfunktion • bradykardieinduzierte ventrikuläre Arrhythmien • Kinder jenseits des 1. Lebensjahres mit einer mittleren Kammerfrequenz < 50 Schläge/min oder Asystolien über der 2- bis 3fachen Basiszyklusdauer
erworbener AV-Block III. Grades	• Persistieren eines AV-Blocks III. Grades > 7 Tage nach einem herzchirurgischen Eingriff
Bradyarrhythmien	• Sinusknotendysfunktion mit symptomatischer Bradykardie (z. B. unter antiarrhythmischer Therapie) • Sinusbradykardie bei Patienten mit einer Ruhe-Kammerfrequenz < 40 Schläge/min oder Asystolien > 3 s Dauer

Sinusknotendysfunktion

▶ **Definition.** Eine Sinusknotendysfunktion (Sick-Sinus-Syndrom) liegt vor, wenn der Sinusknoten als dominierender Schrittmacher des Herzens ausfällt.

Ätiologie: Häufigste Ursachen sind Druck- oder Volumenbelastung des Vorhofs und herzchirurgische Eingriffe.

Ätiologie: Häufigste Ursachen einer Sinusknotendysfunktion (s. auch Tab. **13.20**) sind herzchirurgische Eingriffe im Vorhofbereich und atriale Druck- oder Volumenbelastung (z. B. Vorhofumkehroperation nach Senning oder Mustard bei Transposition der großen Arterien (s. S. 353), Fontan-Operation (s. S. 348).

Diagnostik: Wechsel von atrialen Tachykardien mit pathologischen Bradykardien.

Diagnostik: Im EKG zeigen sich Wechsel zwischen atrialen Tachykardien (z. B. Vorhofflattern) und pathologischen Bradykardien, sinuatrialen Leitungsstörungen bis hin zum sinuatrialen Block mit Perioden eines Sinusstillstands (Sinuspause).

13.10 Schock und kardiopulmonale Reanimation

13.10.1 Schock

▶ **Definition.** Akutsituation mit Unvermögen des Herz-Kreislauf-Systems, die Organe suffizient mit Blut und Sauerstoff zu versorgen.

Ätiologie: s. Tab. **13.21**.

Pathologie:

Einteilung und Ätiologie: Eine ätiologische Einteilung zeigt Tab. **13.21**.

Pathologie: Von einigen pathologischen Besonderheiten bei einzelnen Schockursachen abgesehen, lassen sich im Wesentlichen folgende **Schockphasen** charakterisieren:

Schockphasen: Initial Stimulation des autonomen Nervensystems mit **erhöhter sympathikotoner Aktivität** und **Umverteilung des Blutvolumens** zugunsten von Herz und Gehirn. Bei fortbestehendem Schock mit Organminderdurchblutung kommt es zur **Laktatazidose** mit irreversiblen Organschäden, ferner zur **intravasalen Gerinnung** mit Verbrauchskoagulopathie.

Ein **Abfall des Herzzeitvolumens** führt zu einer Stimulation des autonomen Nervensystems mit **erhöhter sympathikotoner Aktivität**, die eine periphere Vasokonstriktion, einen Anstieg der Herzfrequenz und eine gesteigerte myokardiale Kontraktion hervorruft. Die sympathische Stimulation des Nebennierenmarks bewirkt eine Freisetzung von Epi- und Norepinephrin; die Niere setzt Renin frei, das den Renin-Angiotensin-Aldosteron-Mechanismus in Gang bringt.

Dabei kommt es zu einer **Umverteilung des Blutvolumens** mit präferenzieller Versorgung der lebenswichtigen Organe. Das heißt, dass die Durchblutung von Darm,

13.21 Einteilung und Ursachen der verschiedenen Schockformen

Volumenmangel (hypovolämischer Schock)	Verlust von Blut (z. B. Trauma, postoperativ), Plasma (z. B. Verbrennungen), Wasser und/oder Elektrolyten (z. B. Gastroenteritis, Ileus, Hyperthermie)
reduzierte Herzleistung (kardiogener Schock)	
▪ primär	tachy- und bradykarde Rhythmusstörungen, reduziertes Auswurfvolumen (z. B. kritische valvuläre Aortenstenose, Kardiomyopathie, akute Myokarditis, postoperativer Zustand, Perikarderguss), myokardiale Ischämie (z. B. beim Bland-White-Garland-Syndrom)
▪ sekundär	durch generalisierte Hypoxie (z. B. postnatale Asphyxie), toxische Herzmuskelschädigung (bakterielle Sepsis)
peripheres Kreislaufversagen (erniedrigter peripherer Widerstand)	
▪ anaphylaktischer Schock	Medikamente, Kontrastmittel, Insektengift, Nahrungsmittel
▪ septischer Schock	z. B. endotoxinvermittelte Vasoparalyse (Septikämie mit gramnegativen Bakterien; s. SIRS, S. 599)

Niere, Muskel und Haut zugunsten der Durchblutung von Herz und Gehirn gedrosselt wird.

Bei fortbestehendem Schock mit Organminderdurchblutung kommt es zu einer **Laktatazidose**, die ihrerseits die Ventilation stimuliert. Eine länger bestehende schwere Azidose führt zu irreversiblen Organschäden mit Beeinträchtigung des Zellmetabolismus und Unterbrechung der Zellmembranfunktionen (intrazelluläres Ödem, Zelltod).

Die Stase des Blutes im Kapillarbereich zusammen mit einer Aggregation von Erythrozyten und Thrombozyten führt zur **intravasalen Gerinnung**. Dabei werden vermehrt Gerinnungsfaktoren und Thrombozyten verbraucht, so dass im Anschluss die Blutungsneigung steigt (Verbrauchskoagulopathie).

Diese Mikrozirkulationsstörung leitet schließlich die irreversible Phase des Schocks ein, die eine **terminale Organschädigung** zur Folge hat.

Organbefunde: Etwa 48 Stunden nach dem initialen Ereignis bildet sich die typische **Schocklunge** aus. Dieses sog. **ARDS** (Acquired Respiratory Distress Syndrome) ist u. a. charakterisiert durch ein pulmonales Ödem und einen alveolären Kollaps mit Erhöhung des Atemwegswiderstands. Ein verminderter Gasaustausch und die Eröffnung von intrapulmonalen Rechts-links-Shunts sind die Folge.

Eine **stark gedrosselte Nierendurchblutung** führt zur reduzierten Clearance von H^+- und K^--Ionen und Wasser mit entsprechender **Oligo- bis Anurie**, zum Anstieg der harnpflichtigen Substanzen und des Kaliumwertes im Serum sowie zu einer metabolischen Azidose.

Das **Myokard** kann sekundär durch Hypoxie, Azidose oder toxische Substanzen geschädigt werden.

Das **Gehirn** verträgt dank seiner exzellenten Autoregulation relativ niedrige mittlere arterielle Druckwerte recht gut. Bei zunehmender Kreislaufinsuffizienz kommt es jedoch zu Infarzierung und intrakraniellem Ödem mit entsprechender zerebraler Schädigung.

Die Organe des **Splanchnikusgebietes** – v. a. Leber und Darm – werden ziemlich früh in Form eines Darmwandödems (paralytischer Ileus) und einer Leberinsuffizienz (Produktionsmangel an Eiweiß- und Gerinnungsfaktoren) beeinträchtigt.

Neben der Synthesestörung von plasmatischen Gerinnungsfaktoren führt die **disseminierte intravasale Gerinnung** (DIC) zum weiteren Verbrauch von Gerinnungsfaktoren und Thrombozyten (Thrombozytopenie).

Klinik: Im **frühen Schockgeschehen** bestehen bei den meisten Schockarten eine periphere Vasokonstriktion mit kühlen Extremitäten und verzögerter Kapillarfüllungszeit, eine Tachykardie und Hypotension. Beim **septischen** Schock sind die Extremitäten initial meist noch warm trotz allgemeiner Hypotension (s. SIRS, S. 599). Mit zunehmendem Schockgeschehen kommt es zur Hyperventilation (kompensierte metabolische Azidose), Oligurie und Unruhe oder Apathie.

Bei **fortgeschrittenem Schock** ist der Patient blass, kaltschweißig, stuporös, oligo- bis anurisch, die Extremitäten sind kalt-livide, Puls und Atmung hochfrequent mit reduziertem Blutdruck und dekompensierter metabolischer Azidose.

Organbefunde: Entwicklung von Schocklunge, Niereninsuffizienz, Schädigung des Herzmuskels, des Gehirns und der Organe im Splanchnikusgebiet.

Klinik: Im **frühen Schockgeschehen** Hypotension mit kühlen Extremitäten, bei **Fortdauer des Schocks** Niereninsuffizienz, Tachykardie und Tachypnoe, Bewusstseinseintrübung.

Zur Klinik des **anaphylaktischen** Schocks s. S. 534, Tab. **17.5**

Diagnostik und Therapie: Eine Intensivüberwachung und -therapie des Patienten ist erforderlich (Tab. **13.22**).

☰ 13.22	Überwachende und diagnostische Maßnahmen im Schock
Überwachung, initiale Maßnahmen (Überblick über die Vitalfunktionen)	• O_2-Zufuhr über Maske, evtl. Intubation und maschinelle Beatmung • venöser Zugang (möglichst ZVD-Messung) • arterieller Zugang (kontinuierliche Blutdruckmessung) • EKG-Monitor • Blutgasanalyse • Blasenkatheter (Flüssigkeitsbilanzierung) • Blutzuckerüberwachung
weitere diagnostische Maßnahmen	• Labor: Blutbild mit Differenzialblutbild, CRP, Elektrolyte, harnpflichtige Substanzen, Gerinnungsstatus, Laktat • Blutkultur bei Sepsis • EKG, Echokardiografie, Röntgen-Thorax

13.10.2 Kardiopulmonale Reanimation

Ätiologie: Reanimationsereignisse sind am häufigsten postnatal bei **Früh- und Neugeborenen**, wenn die Adaptation von **Lunge** und Kreislauf gestört ist. Neben Organunreife und -fehlbildungen sind hierfür Infektionen und Geburtskomplikationen verantwortlich.
Im **Säuglings- und Kindesalter** sind überwiegend **respiratorische Störungen** (Apnoezustände, obstruktive Atemwegserkrankungen) für einen Herzstillstand verantwortlich. Seltener ist eine kardiale Erkrankung ursächlich (auf thorakale Operationsnarben achten!).

Klinik: Eine Anoxie nach Unterbrechung der Blutzirkulation führt in der Regel bereits nach wenigen Sekunden zur Bewusstlosigkeit, nach ca. einer Minute bildet sich eine lichtstarre Mydriasis aus; der irreversible Hirnschaden ist ohne Reanimationsmaßnahmen nach 3–4 Minuten zu erwarten.

▶ **Merke.** Die Anoxie-Toleranzzeiten können bei Persistenz eines Minimalkreislaufes und/oder Unterkühlung erheblich verlängert sein (z. B. Ertrinkungsunfall im Winter).

Reanimationsmaßnahmen: Reanimationsmaßnahmen sind notwendig bei fehlenden Reaktionen eines meist **blassen** oder **zyanotischen** Patienten auf Ansprache und Berührung, bei nicht nachweisbaren Atemexkursionen und ineffektiven Thoraxbewegungen ohne Detektierbarkeit eines oronasalen Atemgasstromes. Laien wird die Exploration einer Pulswelle an der A. carotis oder der A. brachialis nicht mehr empfohlen. Sie überprüfen nur noch die Atmung eines Bewusstlosen für maximal 10 s und führen bei bestehender Apnoe im Kindesalter **sofort 5 initiale Atemspenden** (z. B. Mund-zu-Mund) durch; dabei wird nach Lebenszeichen (z. B. Hustenreiz) gesucht und bei deren Ausbleiben weiter reanimiert (s. Abb. **13.35**).
Das **Fachpersonal** kann für max. 10 s eine Pulskontrolle durchführen (Brachialispuls an der Oberarm-Innenseite im Säuglingsalter, Karotispuls im Alter > 1 Jahr). Da die Feststellung, ob ein Puls vorliegt oder nicht, auch für professionelle Helfer in der kurzen Zeit nicht immer zuverlässig möglich ist, darf das Pulstasten nicht das einzige Kriterium für die Diagnose eines Kreislaufstillstandes sein. Daher ist auf weitere Vitalzeichen zu achten und im Zweifelsfall mit der kardiopulmonalen Reanimation zu beginnen.

13.10 Schock und kardiopulmonale Reanimation

▶ **Merke.** Die ABCD-Regel symbolisiert weiterhin die Abfolge der kardiopulmonalen Reanimationsschritte:
Airway = Atemwege freimachen
Breathing = Beatmung
Circulation = kardiale Funktion/Kreislauf wiederherstellen
Drugs = Medikamente
Ist bei Beginn der Basis-Reanimationsmaßnahmen keine personelle Hilfe vor Ort, sollte diese 1 min nach Beginn der Reanimation angefordert werden („phone fast"), bei begründetem Verdacht auf eine kardiale Genese sofort („phone first").

Eigene Sicherheit bedenken: z. B. Elektrounfälle! Eingreifen erst nach Ausschalten des Stromes; cave: Giftgase, Explosionsgefahr, Einsturzgefahr etc.

- **A: Atemwege freimachen:**
  Das Freimachen der Atemwege ist die erste Maßnahme, die auch unmittelbar postnatal bei Früh- und Neugeborenen von Bedeutung ist.
- **B: Beatmung:**
  Die Art der Durchführung der Beatmung richtet sich nach dem Alter des Patienten und den zur Verfügung stehenden Mitteln: bei **reifen Neugeborenen** werden initial 5 Beatmungen von 2–3 s Inspirationsdauer mit 21 % O_2 empfohlen, bei **Frühgeborenen** < 32 SSW wird zusätzlich eine sättigungsorientierte O_2-Anreicherung (Kontrolle über Pulsoxymetrie) empfohlen. **Ältere Kinder** sollen, sofern möglich, unter Reanimationsbedingungen 100 % O_2 erhalten. Bei fehlender klinischer Stabilisierung ist situations- und patientenabhängig eine Intubation zu erwägen.
  Stehen **keine weiteren Hilfsmittel** zur Verfügung, sollten bei Kindern **initial 5 suffiziente Atemspenden** durchgeführt werden, danach Kontrollen der Kreislaufverhältnisse und der Bewusstseinslage. Die Effektivität der Beatmung wird ausschließlich über den Nachweis einer ausreichenden Thoraxexkursion geführt.
  Die Beatmungstechnik erfolgt bei **größeren Kindern und Erwachsenen** ohne Verfügbarkeit weiterer Hilfsmittel mit der „Mund-zu-Mund"-Technik, am besten in Rückenlage auf fester flacher Unterlage nach Zurückkippen des Kopfes („Schnüfflerposition") und Anheben des Kinns (Reklination); bei Verdacht auf Halswirbelsäulen-Verletzung nur beidseitiges Anheben des Unterkiefers (**Esmarch-Handgriff**). **Säuglinge** müssen mittels gleichzeitiger Umfassung von Mund und Nase in Neutralstellung des Kopfes beatmet werden.
  Stehen patientengerechte Hilfsmittel (Maske und Atembeutel) zur Verfügung, sollten diese selbstverständlich eingesetzt werden, um die Beatmung zu erleichtern und ihre Effektivität zu steigern.
- **C: Circulation:**
  Neugeborene: Bei trotz suffizienter Beatmung fortbestehender Asystolie und Bradykardie < 60 Schläge/min (60 s nach Geburt) muss mit einer externen Herzdruckmassage begonnen werden. In diesem Alter sollte mit einer Frequenz von 120 Aktionen pro Minute in einem **Kompressions-/Atemspende-Verhältnis von 3 : 1** reanimiert werden.
  Von der Säuglingsperiode an:
  - **professionelle Helfer:** festes Verhältnis von **15 : 2** für Herzdruckmassage : Beatmung. Als einzelner Helfer ggf. 30 : 2, sofern Wechsel zwischen Kompression und Beatmung problematisch ist.
  - **Laienhelfer:** festes Verhältnis von **30 : 2** für Herzdruckmassage : Beatmung.
  Sobald der Patient intubiert ist, werden die thorakalen Kompressionen unabhängig von der Beatmung durchgeführt.
  Im **Kindesalter** (Säuglinge und Kinder > 1 Jahr) soll die Kompressionsfrequenz wie im Erwachsenenalter 100–120/min betragen.
  Kompressionsort ist bei Kindern die untere Sternum-Hälfte; die Kompressionstiefe sollte einem Drittel des sagittalen Thoraxdurchmessers entsprechen.
  Die **Technik** der Kompression des **Neugeborenen und Säuglings** (< 1 Jahr) ist abhängig von der Zahl der Helfer (Abb. 13.33):
  - **1 Helfer:** Thorax von ventral mit 2 Fingern komprimieren
  - **2 (oder mehr) Helfer:** „brustkorbumfassende Kompression" mit beiden Daumen empfohlen.

▶ **Merke.**

- **A: Atemwege frei machen:**
  1. Maßnahme!

- **B: Beatmung:**
  Bei fehlender oder insuffizienter Eigenatmung hat die Belüftung der Lunge Vorrang, insbesondere in der Neugeborenen-Reanimation. Bei Ausbleiben einer Stabilisierung (Herzfrequenz!): Intubation.

  Stehen **keine weiteren Hilfsmittel** zur Verfügung, sollten **initial 5 suffiziente Atemspenden** durchgeführt werden.

  Beatmungstechnik ohne Verfügbarkeit weiterer Hilfsmittel:
  - bei größeren Kindern und Erwachsenen: „Mund-zu-Mund"-Technik
  - bei Säuglingen: Mund und Nase umfassen.

- **C: Circulation:**
  Neugeborene: Bei Asystolie und Bradykardie < 60 Schläge/min (60 s nach Geburt, trotz suffizienter Beatmung) muss mit einer externen Herzdruckmassage begonnen werden. Frequenz von 120 Aktionen/min in einem **Kompressions-/Atemspende-Verhältnis von 3 : 1**.
  Von der Säuglingsperiode an:
  - **professionelle Helfer:** Verhältnis Herzdruckmassage : Beatmung = **15 : 2**
  - **Laienhelfer:** Verhältnis Herzdruckmassage : Beatmung = **30 : 2**.

  Kompressionsfrequenz 100–120/min.

  Kompressionsort ist bei Kindern die untere Sternum-Hälfte.

  Technik der Kompression des **Neugeborenen und Säuglings** (< 1 Jahr) (Abb. 13.33):
  - **1 Helfer:** Thorax von ventral mit 2 Fingern komprimieren
  - **2 Helfer:** „Brustkorbumfassende Kompression" mit beiden Daumen.

13.33 Thoraxkompressionstechnik bei Neugeborenen und Säuglingen

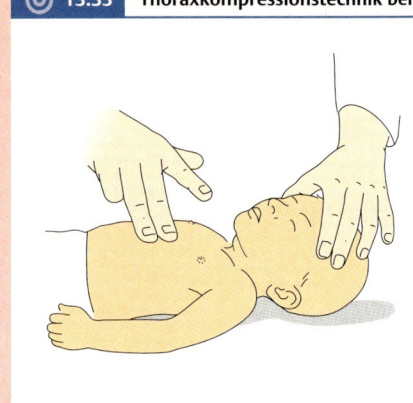
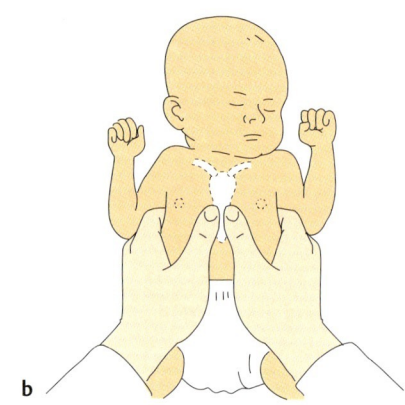

a 2-Finger-Kompressionstechnik: Die Spitzen von 2 Fingern werden annähernd senkrecht auf das Sternum aufgesetzt.
b Thoraxumfassende 2-Daumen-Technik: Beide Hände umfassen den Thorax ganz, beide Daumen dienen zur Kompression.
(nach: Ziegenfuß T. Checkliste Notfallmedizin. Thieme; 2005)

Kinder > 1 Jahr: Thoraxkompression mit 1 oder 2 Händen.

- **D: Medikamente:**
Reanimationsmedikament der Wahl: **Adrenalin** (Epinephrin) 0,01 mg/kgKG i. v. (1 : 10 Verdünnung mit NaCl 0,9 %!); Wiederholung alle 3–5 min.

Im Notfall können Medikamente auch **intraossär (i. o.) appliziert** werden. Dadurch können Infusionslösungen kolloidaler oder kristalliner Zusammensetzung und die erforderlichen Reanimationsmedikamente mit gleicher Dosierung appliziert werden. **Applikationsort:** proximale Tibia.

Weitere Medikamente finden in der Reanimation nur in speziellen Fällen Verwendung (z. B. Kalzium bei Hypokalzämie, Atropin bei AV-Block).

Elektrische Defibrillation: Kammerflimmern oder pulslose ventrikuläre Tachykardie sind im Kindesalter insgesamt seltene Ursachen eines Kreislaufstillstandes. In diesen Fällen ist die **frühzeitige Defibrillation** die entscheidende lebensrettende Maßnahme. Die Energie jeder **Defibrillation beträgt 4 Joule/kgKG**; eine Wiederholung ist erst nach mind. 2 min dauernder CPR empfohlen.

Bei **Kindern > 1 Jahr** wird je nach eingeschätzter Größe mit dem Handballen einer Hand oder zusätzlicher Druckunterstützung mittels der zweiten Hand komprimiert.

- **D: Medikamente:**
Als Reanimationsmedikament der Wahl gilt **Adrenalin** (Epinephrin) in einer **i. v.** (oder **intraossären**) Dosis von 0,01 mg/kgKG (1 : 10 Verdünnung mit NaCl 0,9 %!), bei Neugeborenen 0,01 - 0,03 mg/kgKG. Die Gabe muss alle 3–5 Minuten wiederholt werden.
Eine Applikation von Natrium-Bikarbonat sollte nur noch im **prolongierten** Reanimationsereignis eingesetzt werden, wenn effektive Ventilation und Thoraxkompression über einen längeren Zeitraum ohne Wirkung bleiben (Dosis 0,5 - 1 mmol/kgKG verdünnt langsam i. v.). Inwieweit Vasopressin das Adrenalin in der primären medikamentösen Reanimation (v. a. bei Kammerflimmern) ersetzen oder in anderen Fällen ergänzen wird, bleibt abzuwarten.
Die notfallmäßige Verabreichung von Medikamenten ist auch durch **intraossäre (i. o.) Applikation** möglich. Auf diese Weise können Infusionslösungen kolloidaler oder kristalliner Zusammensetzung und die erforderlichen Reanimationsmedikamente mit gleicher Dosierung appliziert werden. **Ort der Applikation** ist die proximale Tibia 1 cm unterhalb der Tuberositas tibiae. Alle Reanimationspatienten ohne sicheren venösen Zugang sollen ohne Zeitverzögerung, die durch die Suche nach Venenzugängen verursacht wird, unmittelbar mit einem intraossären Zugang versehen werden; der intraossäre Zugang gilt für Kinder aller Altersklassen.

Weitere Medikamente finden in der Reanimation nur in speziellen Fällen Verwendung:
- Kalzium bei Hypokalzämie, Hyperkaliämie, Hypermagnesiämie und Intoxikation mit Kalzium-Antagonisten (5–7 mg/kgKG)
- Atropin bei AV-Block oder verstärkter Vagusaktivität (0,02 mg/kgKG)
- Magnesium bei Hypomagnesiämie oder Torsades de pointes (s. u.)
- Amiodaron ist bei pulsloser Tachykardie das Antiarrhythmikum der 1. Wahl nach vorab erfolgter dreimaliger frustraner Defibrillation (5 mg/kgKG als i. v. Bolus)
- bei Torsades de pointes: Magnesium (20–25 mg/kgKG).

Elektrische Defibrillation: Kammerflimmern oder pulslose ventrikuläre Tachykardie sind im Kindesalter insgesamt seltene Ursachen eines Kreislaufstillstandes. In diesen Fällen ist die **frühzeitige Defibrillation** die entscheidende lebensrettende Maßnahme. Die Energie jeder **Defibrillation beträgt 4 Joule/kgKG,** wobei biphasische Schocks den monophasischen vorzuziehen sind. Eine Wiederholung ist erst nach mind. 2 min dauernder kardiopulmonaler Reanimation empfohlen. Die Anwendung von Kinderelektroden ist bis zum Alter von 8 (bis 10) Jahren erforderlich. Steht ein manueller Defibrillator nicht zur Verfügung, kann bei Kindern > 1 Jahr ein automatischer externer Defibrillator (AED) zum Einsatz kommen. AEDs mit kindgerechter Adaptation (bezüglich Paddle-Größe und Energie-Abgabe) sind – wenn verfügbar – vorzuziehen.
Algorithmen zur Reanimation des Neugeborenen und Kindes zeigen Abb. **13.34** und Abb. **13.35**.

13.23 Medikamentöse Maßnahmen bei Notfall-Situationen

Volumenersatz	Flüssigkeitssubstitution initial durch kristalloide Lösungen - Bolus: 20 ml/kgKG Cave: Kaliumzugabe nur bei suffizienter Nierenfunktion Blutverlust mit einem Hämatokrit < 30–35 %: Ersatz durch Erythrozytenkonzentrat Plasmaverlust: Ersatz durch 5 %iges Humanalbumin, Frischplasma
Sedierung	Midazolam (0,1 mg/kgKG/ED) Phenobarbital initial 5 mg/kgKG, dann 2 mg/kgKG/ED
Analgesie	Herzpatienten: Morphin: 0,05–0,1 mg/kgKG/ED bei starken Erregungszuständen: Fentanyl-Dauertropfinfusion: 2–6 µg/kgKG/h (Intubation)
Katecholamine und Inotropika	Dobutamin: Senkung des pulmonalen und systemischen Gefäßwiderstandes: 5–10 (bis max. 20) µg/kgKG/min Noradrenalin: 0,01–1,0 (max 5) µg/kgKG/min (bei Dosen > 0,1 µg/kgKG/min dominiert die α-Rezeptorenstimulation; Indikation: periphere Vasoparalyse zur Anhebung des diastolischen Drucks) Adrenalin: 0,01–2 (max. 5) µg/kgKG/min, bei anaphylaktischem Schock: 0,001–0,005 (max. 0,01) mg/kgKG als ED i.v. Phosphodiesterase-3-Hemmer bei myokardialem Pumpversagen und peripherer Vasokonstriktion (s. a. unter Nachlastsenker): Milrinon 0,25– max. 0,75 µg/kgKG/min
Senkung der Nachlast	Nitroprussid-Natrium zur Senkung des arteriellen Widerstandes (z. B. arterielle Hochdruckkrise): 0,5–max. 8 µg/kgKG/min (immer in Verbindung mit Na-Thiosulfat!) Phosphodiesterase-3-Hemmer (s. o.) Nitrate (Glyceroltrinitrat): in niedrigen Dosen (0,05–3 µg/kgKG/min) überwiegend venöses Pooling, in höheren Dosen (bis 20 µg/kgKG/min) auch arterielle Vasodilatation
Prostaglandin E_1	duktusabhängige Vitien (kritische valvuläre Aortenstenose, kritische Aortenisthmusstenose, kritische Pulmonalstenose, Pulmonalatresie, Trikuspidalatresie mit pulmonaler Minderdurchblutung): initial 0,05 µg/kgKG/min, dann Reduktion der Dosis in kleinen Schritten bis auf ein Minimum von ca. 0,005 µg/kgKG/min
Diuretika	Furosemid: 0,5–1 (–2) mg/kgKG/ED i.v. bei Ineffektivität: 1–2 mg/kgKG/h als DTI; Hydrochlorothiazid 2–4 mg/kgKG/d
Kortikoide	bei septischem und anaphylaktischem Schock: z. B. Hydrokortison bis 10 mg/kgKG/d (kritische Indikationsstellung!)
Azidoseausgleich	Natrium-Bikarbonat 8,4 % = 1 molar (1 : 1 mit Aqua dest. verdünnt), wenn pH < 7,15 oder BE > – 8 mmol/l. Berechnung: BE × kgKG × F_{EZR} (Faktor-Extrazellulärraum: Frühgeborene 0,5; Neugeborene 0,4; Säuglinge 0,3; Kleinkinder 0,25; Schulkinder 0,2). Kritische Indikationsstellung!

BE: Basenüberschuss; DTI: Dauertropfinfusion (Perfusor); ED: Einzeldosis

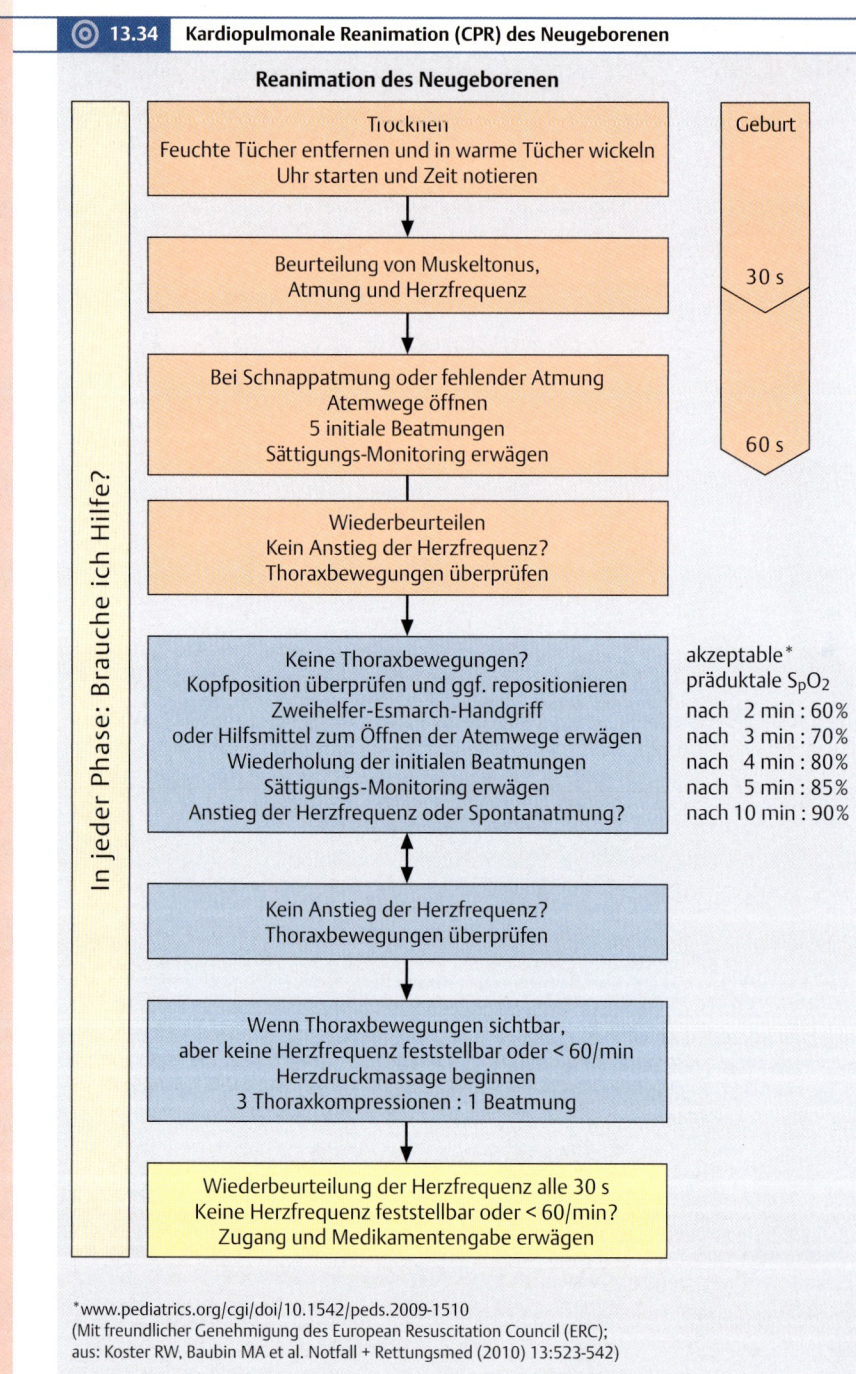

13.34 Kardiopulmonale Reanimation (CPR) des Neugeborenen

13.35 Kardiopulmonale Reanimation (CPR) beim Kind

Basismaßnahmen beim Kind

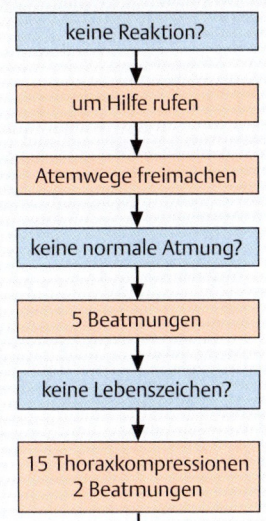

nach 1 min CPR Reanimationsteam bzw. Rettungsdienst verständigen!
(Mit freundlicher Genehmigung des European Resuscitation Council (ERC); aus: Biarent D, Bingham R et al. Notfall + Rettungsmed [2010] 13: 635–664)

Erweiternde lebensrettende Maßnahmen beim Kind (Paediatric Life Support, PLS)

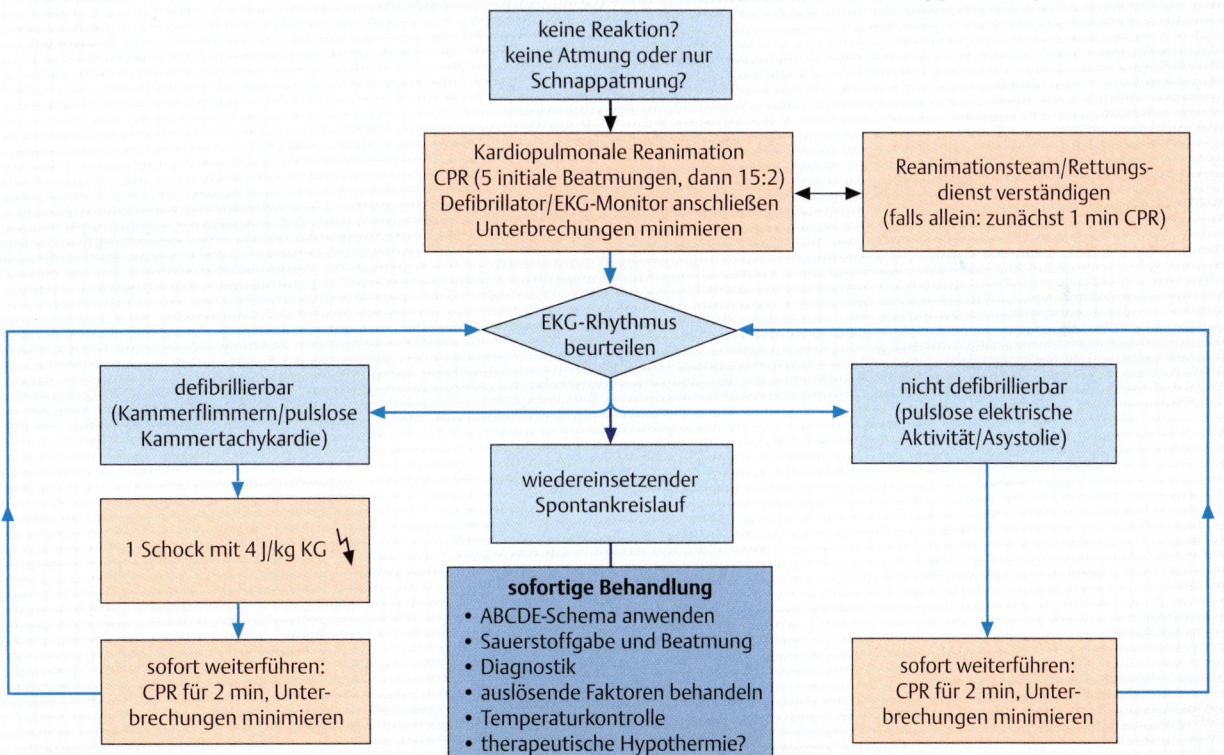

während der CPR:
- hochqualifizierte CPR sicherstellen: Frequenz, Tiefe, Entlastung
- Handlungen planen vor CPR-Unterbrechung
- Sauerstoff geben
- Atemwegsmanagement; Kapnografie in Erwägung ziehen
- Herzdruckmassage ohne Unterbrechung, wenn Atemweg gesichert
- Gefäßzugang: intravenös, intraossär
- Adrenalin alle 3–5 min injizieren
- reversible Ursachen behandeln

reversible Ursachen:
Hypoxie
Hypovolämie
Hypo-/Hyperkaliämie/metabolische Störungen
Hypothermie
Herzbeuteltamponade
Intoxikationen
Thromboembolie
Spannungspneumothorax

(Mit freundlicher Genehmigung des European Resuscitation Council (ERC); aus: Biarent D, Bingham R et al. Notfall + Rettungsmed [2011] 14: 303–304)

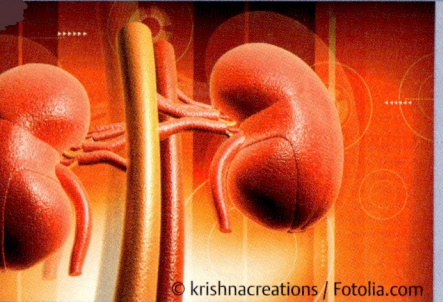

14 Erkrankungen von Niere und Urogenitalsystem

14.1	Glomeruläre Erkrankungen	390
14.2	Vaskuläre Erkrankungen der Niere	399
14.3	Fehlbildungen der Nieren und ableitenden Harnwege	400
14.4	Harnwegsinfektionen	409
14.5	Niereninsuffizienz	412
14.6	Tubulopathien	418
14.7	Interstitielle Nephritis	421
14.8	Urolithiasis	422
14.9	Renovaskuläre Erkrankungen	423
14.10	Nierentumoren (Nephroblastom)	423
14.11	Erkrankungen der äußeren Genitalorgane	423

14.1 Glomeruläre Erkrankungen

Die glomerulären Erkrankungen gelten als komplex und schwierig. Dabei verlieren sie ihren Schrecken, wenn man weiß, dass man sie grundsätzlich zwei wesentlichen klinischen Kategorien – **nephritisches** und **nephrotisches** Syndrom – zuordnen kann.

14.1.1 Nephritisches Syndrom

▶ **Definition.** Das nephritische Syndrom ist gekennzeichnet durch
- **Hämaturie**,
- **Proteinurie** bei normalem Serumproteingehalt und
- **Erythrozytenzylinder**.

In Abhängigkeit vom Schweregrad der Glomerulusläsionen kommen als fakultative Symptome vor: Ödeme, Hypertension, Einschränkung der Nierenfunktion (Kreatinin ↑), Oligurie.

Abb. 14.1 bietet einen Überblick über mögliche Ursachen und das Vorgehen bei nephritischem Syndrom – häufig gibt es typische bzw. wegweisende Befunde und/oder Angaben des Patienten, die die Zuordnung zu einer bestimmten Ursache erleichtern. Bei der rapid progressiven Glomerulonephritis handelt es sich um eine sich schnell verschlechternde Glomerulonephritis, die ein hohes Komplikationsrisiko (Dialysebehandlung) und die Gefahr der irreversiblen Nierenschädigung in sich birgt.

Akute postinfektiöse Glomerulonephritis

▶ **Definition.** Akute Immunkomplex-Nephritis, die 1–3 Wochen nach einer akuten Infektion (vorwiegend durch β-hämolysierende Streptokokken, aber auch durch Staphylokokken und Viren) auftritt.

Pathogenese: Sog. nephritogene Typen **β-hämolysierender Streptokokken der Gruppe A** synthetisieren spezifische Antigene, gegen die der Wirt spezifische Antikörper bildet. Die Schädigung der Glomeruli kann durch zwei Mechanismen erfolgen: Entweder lagern sich präformierte zirkulierende **Immunkomplexe** im Mesangium ab oder das Antigen bindet sich zuerst in situ an bestimmte Strukturen des Glomerulus und reagiert erst danach mit dem entsprechenden Antikörper. Beide Pathomechanismen sind in der Lage, unter **Komplementverbrauch** (C3-Erniedrigung) die Entzündung auszulösen. Durch Proliferation von Endothel- und Mesangiumzellen und Invasion von Leukozyten und Monozyten in den Kapillarschlingen entsteht das Bild einer diffusen endokapillaren Glomerulonephritis (GN).

Häufigkeit: Betroffen sind v. a. Kinder im Alter zwischen 2 und 12 Jahren, mit einem Häufigkeitsgipfel im 7.–9. Lebensjahr.

14.1 Vorgehen bei nephritischem Syndrom

Vom **Symptom** zur **Diagnose**

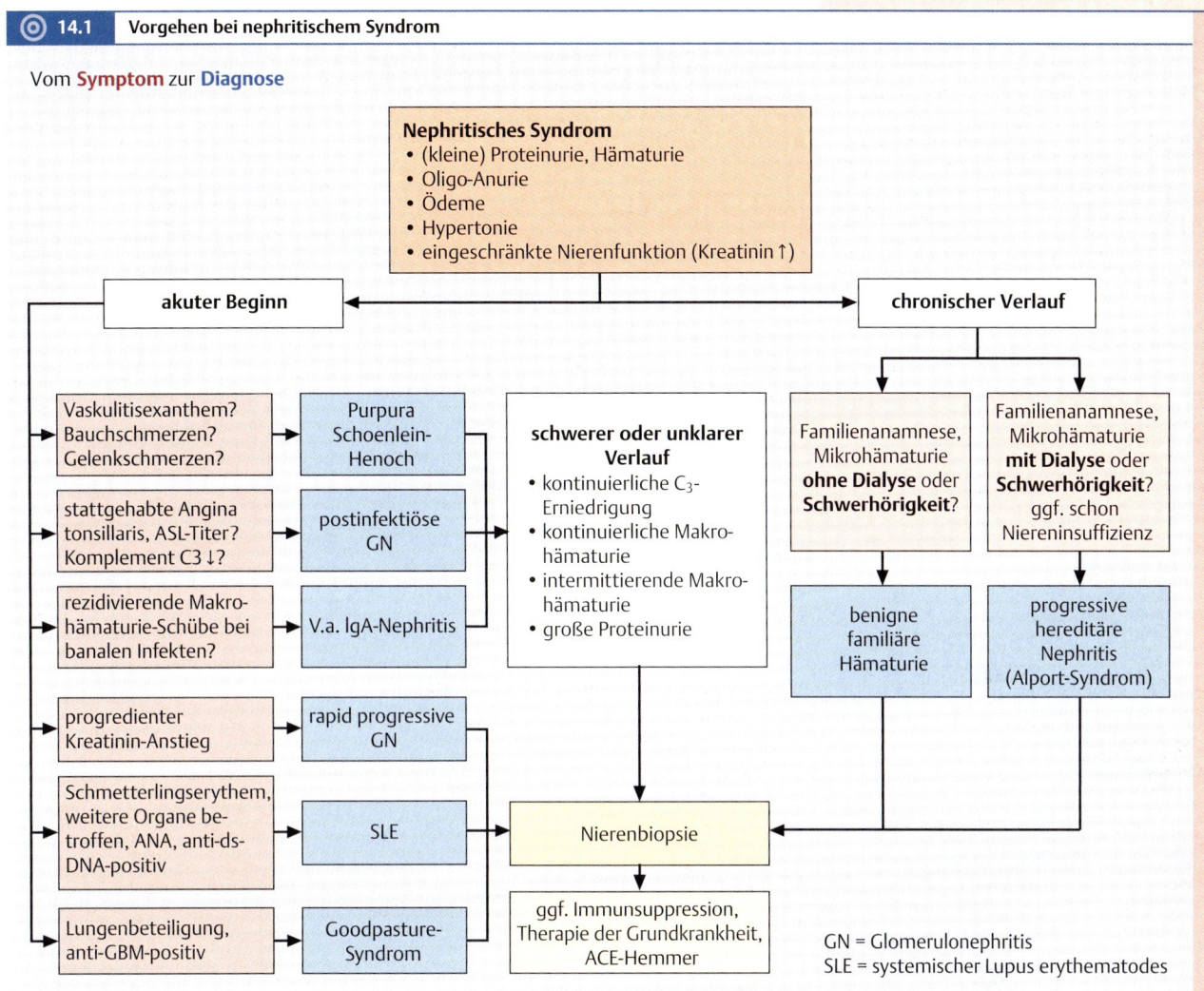

Klinik: 10–14 Tage nach einer Racheninfektion bzw. 3 Wochen nach einer Hautinfektion mit nephritogenen Streptokokken kommt es zur **Hämaturie**, in mehr als der Hälfte der Fälle in Form einer Makrohämaturie. In Abhängigkeit vom Schweregrad der entzündlichen Nierenveränderungen entwickeln sich eine **Oligurie** und **Ödeme**, vorwiegend im Bereich der Augenlider und der Unterschenkel, sowie eine **Hypertension**. An **Allgemeinsymptomen** können sich leichtes Fieber, Abgeschlagenheit, Appetitlosigkeit und Bauchschmerzen einstellen. Die Entwicklung einer dialysebedürftigen akuten Niereninsuffizienz ist selten.

Diagnostik: Bei der **Urinuntersuchung** finden sich die Kardinalsymptome des nephritischen Syndroms: Hämaturie, Proteinurie – selten > 1 g/m^2 KOF/d – und Erythrozytenzylinder. **Pathognomonisch** ist ein **erhöhter Antistreptolysin-(ASL-)Titer** bei **erniedrigten C$_3$-Spiegeln**.

Therapie: Die Elimination der Bakterien erfolgt durch eine orale 10-tägige **Penicillin-Behandlung** in einer Dosierung von 100 000 IE/kgKG/d. Die Ausschwemmung der **Ödeme** gelingt mit **Furosemid**. Wichtig ist eine **rasche Behandlung des erhöhten Blutdrucks** zur Verhinderung kardialer oder zerebraler Komplikationen. Bettruhe ist nur bei Komplikationen notwendig. Eine Tonsillektomie ist nur bei sehr häufigen Tonsillitiden indiziert, die sog. „Herdsanierung" ist überholt.

Prognose: In 95 % der Fälle heilt die Erkrankung nach adäquater Therapie innerhalb von 6–8 Wochen ab, jedoch können erhöhte Retentionswerte und verminderte C$_3$-Spiegel noch bis zu 3 Monaten, eine Erythrozyturie bis zu 1 Jahr nach Beginn der Erkrankung nachweisbar sein, ohne dass daraus eine ungünstige Prognose abzuleiten ist.

Klinik: Etwa 2 Wochen nach einem Infekt mit nephritogenen Streptokokken kommt es zu **Hämaturie**, je nach Schweregrad der Nierenveränderungen auch zu **Oligurie**, **Ödemen** und **Hypertension**. Allgemeinsymptome wie Fieber, Bauchschmerzen und Erbrechen können auftreten.

Diagnostik: Im Urin finden sich Erythrozytenzylinder (Hämaturie) und Protein (selten > 1 g/m^2 KOF/d). **Pathognomonisch** sind **erhöhte Antistreptolysin-(ASL-)Titer** und **erniedrigte C$_3$-Spiegel**.

Therapie: Die Elimination der Erreger mit **Penicillin** und **Ausschwemmung der Ödeme** ist oft ausreichend. Bei erhöhtem Blutdruck ist eine antihypertensive Therapie nötig, um kardialen oder zerebralen Komplikationen vorzubeugen.

Prognose: In 95 % heilt die GN nach adäquater Therapie aus, erhöhte Retentionswerte und verminderte C$_3$-Spiegel können noch bis zu 3 Monaten, eine Erythrozyturie bis zu 1 Jahr nach Erkrankung nachweisbar sein.

▶ **Klinischer Fall.** Der 8-jährige **Peter** hatte bereits zahlreiche eitrige Anginen in der Vorgeschichte und leidet jetzt erneut an einer schweren eitrigen Angina, die nur mit warmen Umschlägen behandelt wird. 10 Tage später kommt es zur Makrohämaturie, zur raschen Abnahme der Urinproduktion und zu Lidödemen. Neben Abgeschlagenheit und Blässe bestehen eine Druckschmerzhaftigkeit der Nierenlogen sowie ein erhöhter Blutdruck (160/100 mmHg). Im Urin finden sich eine kleine Proteinurie (500 mg/m² KOF/d) und eine Hämaturie (300 dysmorphe Erythrozyten/μl) mit Erythrozytenzylindern. Im Rachenabstrich lassen sich β-hämolysierende Streptokokken nachweisen, im Blut ein erhöhter Antistreptolysintiter und niedrige C3-Spiegel. Es entwickelt sich eine Anurie mit raschem Anstieg der harnpflichtigen Substanzen. Unter Therapie mit Penicillin, Furosemid und viermaliger Hämodialyse kommt es zu einem raschen Abfall der harnpflichtigen Substanzen und einer progredienten Zunahme der Urinproduktion. 6 Wochen später hat der Junge eine normale Kreatinin-Clearance und nur noch eine Mikroerythrozyturie, die ein halbes Jahr später spontan sistiert.

Befundkonstellation: Oligo-Anurie, Ödeme, Hypertonie, (kleine) Proteinurie/Hämaturie und eingeschränkte Nierenfunktion (Kreatinin-Erhöhung) sind typisch für das **nephritische Syndrom**.

IgA-Glomerulonephritis

▶ **Synonym.**

▶ **Definition.**

Pathogenese: Eine Immunregulationsstörung führt nach Atemwegsinfekten zu massiver Produktion von IgA und mesangialer Deposition von IgA-haltigen Immunkomplexen.

Häufigkeit: Jungen sind doppelt so häufig betroffen wie Mädchen.

Klinik: Persistierende **Mikrohämaturie** mit Makrohämaturieschüben bei Atemwegsinfekten und körperlicher Anstrengung.

Diagnostik: Immunfluoreszenzmikroskopischer Nachweis von IgA-Ablagerungen in Nierenbiopsie (Abb. **14.2**).

Therapie: Bei schweren Verläufen können Prednison oder ACE-Hemmer verabreicht werden, bei sehr schweren Verläufen Cyclophosphamid.
Prognose: Ungünstige Zeichen sind persistierende große Proteinurie und Hypertension. Bis zu 30% langfristig terminale Niereninsuffizienz.

IgA-Glomerulonephritis

▶ **Synonym.** Berger-Erkrankung, IgA-Nephropathie

▶ **Definition.** Immunkomplex-Nephritis mit massiven mesangialen Ablagerungen von Immunglobulin A.

Pathogenese: Infolge einer Immunregulationsstörung kommt es nach banalen Infekten der oberen Atemwege zur massiven Produktion von IgA und zur Ablagerung von IgA-haltigen Immunkomplexen im Mesangium der Gloneruluskapillaren, wobei alle Schweregrade von minimalen Läsionen bis zu schweren extrakapillaren GN vorkommen können.

Häufigkeit: Der Erkrankungsbeginn liegt meist im späten Schulalter, Jungen sind doppelt so häufig betroffen wie Mädchen.

Klinik: Charakteristisch ist eine persistierende **Mikrohämaturie** mit rezidivierenden Makrohämaturieschüben, welche besonders bei Infekten der oberen Atemwege und nach körperlicher Anstrengung auftreten und gelegentlich mit einer akuten, meist spontan reversiblen Niereninsuffizienz einhergehen.

Diagnostik: Die sichere Diagnose ist nur durch den immunfluoreszenzmikroskopischen Nachweis von IgA-Ablagerungen in Nierenbiopsieproben möglich (Abb. **14.2**). Diese ist jedoch nur bei einem schweren oder chronischen Verlauf indiziert (s. Abb. **14.1**, S. 391).

Differenzialdiagnose: Die Glomerulonephritis bei **Purpura Schoenlein-Henoch** (s. S. 464) ist klinisch und histologisch der IgA-Nephropathie sehr ähnlich, weshalb beide als unterschiedliche Manifestationen desselben Krankheitsbildes angesehen werden.

Therapie: Bei schweren Verläufen ist ein Versuch mit Prednison oder einem ACE-Hemmer gerechtfertigt. Bei sehr schwerem Verlauf muss auch über die Therapie mit Cyclophosphamid nachgedacht werden.

Prognose: Langfristig weniger gut als früher angenommen; ungünstige Zeichen sind persistierende große Proteinurie und Hypertension. In 20–30% der chronischen Verläufe ist mit einer Progredienz zur terminalen Niereninsuffizienz zu rechnen.

14.2 IgA-Glomerulonephritis

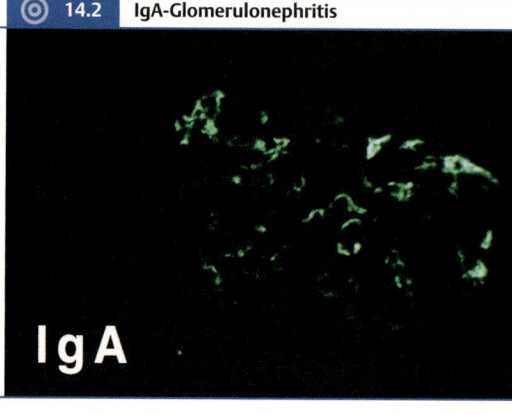

Granuläre IgA-Ablagerungen im Mesangium von zwei Glomerula.

Glomerulonephritis bei systemischem Lupus erythematodes

▶ **Definition.** Der SLE ist eine lebensbedrohliche Autoimmunkrankheit, die sämtliche Organe des Körpers betreffen kann. Charakteristisch sind hohe Titer von Autoantikörpern gegen körpereigene Strukturen, v.a. gegen Doppelstrang-DNA, Ablagerung von Immunkomplexen und Defekte der zellulären und humoralen Immunität.

Pathogenese: 60–80 % der erkrankten Kinder entwickeln eine Immunkomplex-Nephritis, wobei histologisch alle Glomerulonephritisformen vorkommen können.

Klinik: Die klinischen Symptome sind abhängig von der Schwere der histologischen Veränderungen und variieren dementsprechend von isolierter Mikrohämaturie über das nephrotischen Syndrom bis zur schweren Niereninsuffizienz.

▶ **Merke.** Oft entwickelt sich ein schweres nephritisches Syndrom zusammen mit extrarenalen Organmanifestationen (schmetterlingsförmiges Gesichtserythem, zerebrale Komplikationen u.a.).

Diagnostik: Neben einer stark erhöhten BSG lassen sich im Blut antinukleäre Faktoren, Antikörper gegen Doppelstrang-DNA sowie meist deutlich verminderte C_3- und C_4-Spiegel nachweisen.
Die Diagnose ist eindeutig bei **Nachweis von Autoantikörpern gegen Doppelstrang-DNA**. Der Schweregrad der GN ist nur durch eine Nierenbiopsie festzustellen, die deshalb immer durchgeführt werden sollte.

Therapie: Bei leichteren Fällen genügt meist eine Behandlung mit **Glukokortikoiden** (Prednison 2–3 mg/kgKG/d), um eine Remission zu erreichen. Unter allmählicher Dosisreduktion muss diese Therapie über 2–3 Jahre durchgeführt werden. Durch zusätzliche Gaben von **Azathioprin** (2–3 mg/kgKG/d) lassen sich Kortikoide einsparen. In schweren Fällen ist die Gabe von **Cyclophosphamid** indiziert.

Prognose: Seit Einführung der immunsuppressiven Therapie hat diese früher lebensbedrohliche Erkrankung viel von ihrem Schrecken verloren, die 10-Jahres-Überlebensrate liegt derzeit bei etwa 80 %.

Goodpasture-Syndrom

▶ **Definition.** Seltene Autoimmunerkrankung, mit Autoantikörpern gegen die Basalmembranen von Lunge und Niere.

Klinik: Im Vordergrund steht zunächst die pulmonale Symptomatik mit rezidivierendem Bluthusten (**Hämoptoe**) und **respiratorischer Insuffizienz**. Etwas später gesellen sich nephritische Zeichen hinzu, und unter dem Bild einer rasch fortschreitenden GN kommt es zu baldigem **Nierenfunktionsverlust** und **ausgeprägter Hypertension**.

Diagnostik: Beweisend sind **Basalmembran-Autoantikörper im Serum** und deren Nachweis **in der Nierenbiopsie**.

Therapie: Durch raschen **Plasmaaustausch** lassen sich die Autoantikörper eliminieren. Deren Resynthese wird durch die Gabe von **Prednison** (2–5 mg/kgKG/d) und **Cyclophosphamid** (2–3 mg/kgKG/d) unterdrückt. Wichtig ist eine **rasche Normalisierung der** oft sehr hohen **Blutdruckwerte**.

Prognose: Seit Einführung der Plasmapherese und der immunsuppressiven Therapie hat sich die früher infauste Prognose deutlich gebessert. Bei rascher Diagnosestellung und Behandlungsbeginn sind vollständige Remissionen möglich.

Benigne familiäre Hämaturie

▶ **Definition.** Autosomal-dominant vererbte Synthesestörung der Basalmembran, die mit einer isolierten Hämaturie einhergeht.

Pathogenese: Heterozygoter Defekt des COL4A4-Gens führt zur Störung der Kollagensynthese.

Klinik: Es besteht eine isolierte intermittierende oder persistierende Hämaturie, meist als **Mikrohämaturie**.

Diagnostik: Eine Hämaturie bei mehreren Familienmitgliedern ohne Hör- oder Nierenfunktionsstörung ist hinweisend. Nach 2 Jahren sollte eine Nierenbiopsie erfolgen (Abgrenzung zum Alport-Syndrom).

▶ Merke.

Therapie: Kausale Therapie nicht möglich und nicht nötig.
Prognose: Die Prognose ist günstig.

Progressive hereditäre Nephritis (Alport-Syndrom)

▶ Definition.

Pathogenese: Es besteht eine strukturelle **Störung im Aufbau der Basalmembran**, die zu einer Verdünnung und Aufsplitterung führt.

Klinik: Erste Symptome sind **Mikrohämaturie** und **Proteinurie**. Eine **Innenohrschwerhörigkeit** tritt meist erst im Erwachsenenalter auf. **Augenveränderungen** (Katarakt, Keratokonus, Sphärophakie) sind fakultativ. Es entwickelt sich eine **chronisch-progrediente Niereninsuffizienz**.

Diagnostik: Klinisch ist die Diagnose zu vermuten, beweisend sind Nierenbiopsie und Audiogramm.

Therapie: ACE-Hemmer bei Proteinurie (s. S. 417).

Prognose: Der Verlauf ist bei Jungen schwerer als bei Mädchen, in der 3. Lebensdekade kommt es meist zu terminalem Nierenversagen.

14.1.2 Nephrotisches Syndrom

▶ Definition.

Pathogenese: Ein heterozygoter Defekt des COL4A4-Gens führt zu einer Störung der Kollagensynthese mit Verdünnung der glomerulären Basalmembran.

Klinik: Gewöhnlich besteht eine **isolierte** intermittierende oder persistierende **Mikrohämaturie**; bei Infekten oder körperlicher Anstrengung können auch Makrohämaturieschübe auftreten. Die Störung wird meist zufällig bei Routineuntersuchungen entdeckt.

Diagnostik: Der Nachweis einer isolierten Hämaturie bei mehreren Familienmitgliedern ohne begleitende Hörstörungen oder Niereninsuffizienz spricht für eine benigne familiäre Hämaturie. Zur Abgrenzung gegenüber einem Alport-Syndrom sollte nach 2-jährigem Verlauf der Erkrankung eine Nierenbiopsie durchgeführt werden.

▶ **Merke.** Bei jeder isolierten Hämaturie ist eine Mituntersuchung der Familienangehörigen sinnvoll, um den Kindern unnötige diagnostische Maßnahmen (z. B. Miktionszystourethrogramm, Zystoskopie) zu ersparen.

Therapie: Eine kausale Behandlung ist nicht möglich und nicht nötig.

Prognose: Sie ist günstig, es besteht eine lebenslange Hämaturie ohne Einschränkung der Nierenfunktion.

Progressive hereditäre Nephritis (Alport-Syndrom)

▶ **Definition.** Es handelt sich um eine seltene X-chromosomal, aber auch autosomal-rezessiv oder -dominant vererbte chronisch-progrediente Glomerulopathie mit Innenohrschwerhörigkeit und fakultativen Augenveränderungen (Katarakt, Keratokonus und Sphärophakie).

Pathogenese: Ursachen sind Defekte in den COL4-Genen sowie die mangelhafte oder fehlende Synthese von Kollagen Typ IV (meist der α_5-, α_4- oder α_3-Kette), die zu einer strukturellen **Störung im Aufbau der Basalmembran** mit Verdünnung und Aufsplitterung führt.

Klinik: Erstes Anzeichen der Erkrankung ist eine persistierende **Mikrohämaturie** mit intermittierender Makrohämaturie. Dann kommt eine **Proteinurie** hinzu. Erst im späteren Verlauf, meist erst beim Erwachsenen, tritt eine **Innenohrschwerhörigkeit** (in 50 %) auf, die vorwiegend die hohen Frequenzen betrifft (Audiogramm!). Selten finden sich **Augenveränderungen** (ca. 10 %), meist in Form einer Katarakt, eines Keratokonus oder einer Sphärophakie, selten auch in Form von Makulaläsionen oder einer Retinitis pigmentosa. Im weiteren Verlauf entwickelt sich eine **chronisch-progrediente Niereninsuffizienz**.

Diagnostik: Bei positiver Familienanamnese, Hörstörung und Hämaturie ist die Diagnose klinisch zu vermuten, zu sichern jedoch nur durch eine Nierenbiopsie und ein Audiogramm.

Therapie: Eine kausale Behandlung gibt es nicht. Jedoch kann die frühe Therapie mit einem ACE-Hemmer (bei Auftreten einer Proteinurie) die Niereninsuffizienz deutlich verlangsamen (s. S. 417).

Prognose: Bei Jungen ist der Verlauf in der Regel schwerer als bei Mädchen, meist tritt das terminale Nierenversagen in der 3. Lebensdekade ein. Die Erkrankung zeichnet sich jedoch durch eine große Variabilität aus, allerdings sind in den einzelnen Familien die Verläufe über Generationen hinweg ähnlich.

14.1.2 Nephrotisches Syndrom

▶ **Definition.** Das nephrotische Syndrom ist gekennzeichnet durch
- **große Proteinurie** (> 40 mg/m² KOF/h, entsprechend > 1 g/m² KOF/d),
- **Hypalbuminämie** (< 25 g/l),
- **Hyperlipidämie** und
- in der Regel **Ödeme**.

Pathophysiologie (Abb. **14.3**): Die primäre Störung besteht in einer **vermehrten Durchlässigkeit** der **glomerulären Schlitzmembran für Proteine** mit relativ niedrigem Molekulargewicht wie Albumin (**selektive Proteinurie**). Der resultierende massive renale Albuminverlust kann trotz Stimulation der Syntheserate in der Leber nicht kompensiert werden und führt zur **Hypalbuminämie** mit **Abnahme des kolloidosmotischen Drucks** und dadurch zum Abfließen von Plasmawasser ins Interstitium (**generalisierte Ödembildung**) und zur **Hypovolämie**. Als Gegenregulation kommt es zu einer vermehrten Aldosteron- und ADH-Sekretion. Diese Mechanismen führen zu **vermehrter Natrium- und Wasserrückresorption** und dadurch zur **Verstärkung der Ödembildung**. Bei hochgradiger Hypovolämie kann eine Minderperfusion der Niere mit Einschränkung der glomerulären Filtrationsrate auftreten. Die Hypovolämie, der Verlust an AT III und eine gesteigerte Syntheserate von Gerinnungsfaktoren begünstigen eine **Thromboseneigung**.

Pathophysiologie: Eine vermehrte Durchlässigkeit der glomerulären Basalmembran für Serumproteine, v. a. Albumin (**selektive Proteinurie**) führt zur **Hypalbuminämie** und zur Abnahme des kolloidosmotischen Drucks und dadurch zur **generalisierten Ödembildung** und intravasalen **Hypovolämie**. Verschiedene gegenregulative Mechanismen (Abb. **14.3**) verstärken die Wasserretention. Die Hypovolämie, der Verlust an AT III und eine gesteigerte Syntheserate von Gerinnungsfaktoren begünstigen eine **Thromboseneigung**.

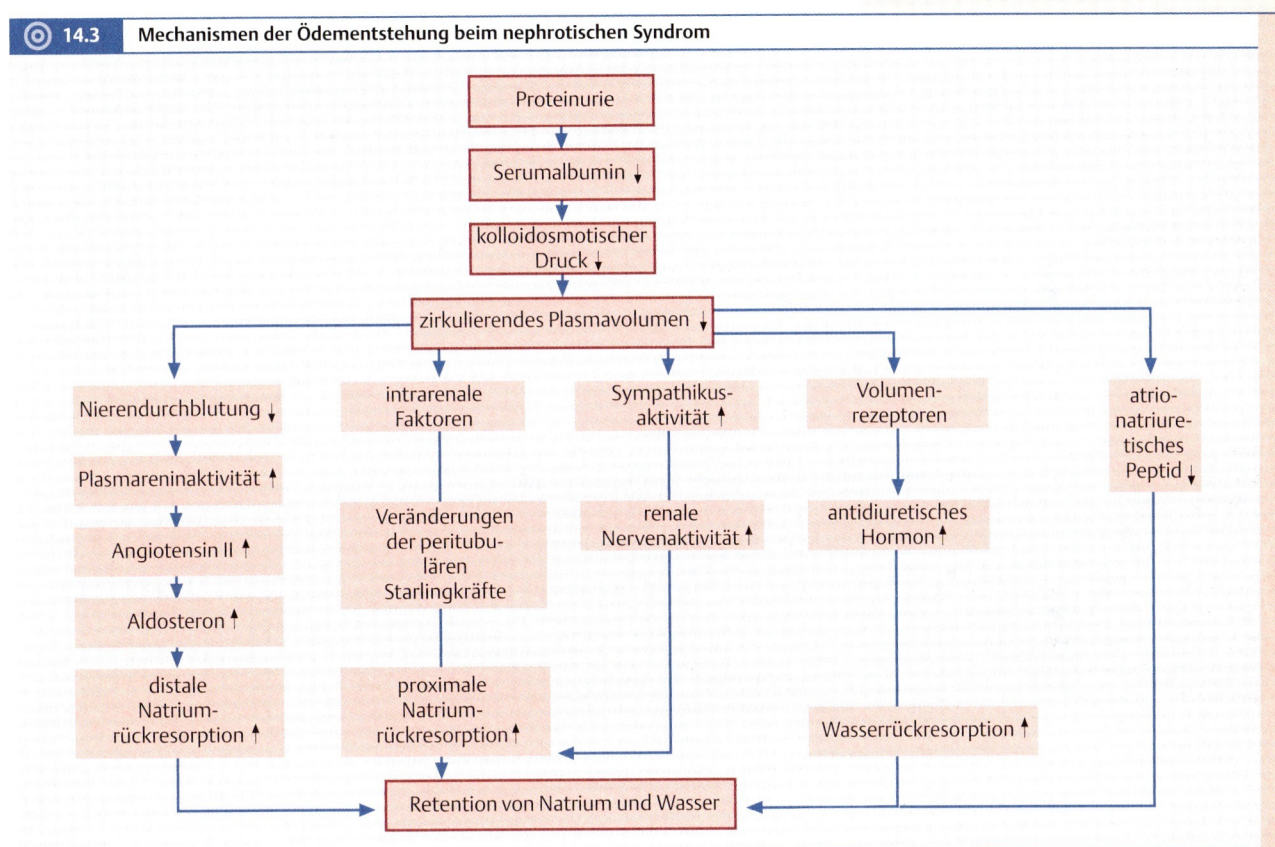

Abb. 14.3 Mechanismen der Ödementstehung beim nephrotischen Syndrom

Die Ursache der **Hyperlipidämie** ist vielschichtig und nicht in allen Einzelheiten geklärt. Es besteht eine umgekehrte Beziehung zwischen den Serumspiegeln von Lipoproteinen und Albumin. Es wird angenommen, dass die Hypalbuminämie nicht nur zu einer Steigerung der hepatischen Syntheserate für Albumin und Gerinnungsfaktoren, sondern auch für Lipide und Lipoproteine führt. Außerdem scheint die Aktivität der Lipoproteinlipase vermindert zu sein.

Ätiologie: Nach den Ursachen lassen sich **symptomatische Formen** im Rahmen einer Grundkrankheit (Systemerkrankungen, chronische Infektionen, Intoxikationen) von den sog. **idiopathischen** und den sehr seltenen **kongenitalen Formen** des nephrotischen Syndroms abgrenzen. Im Kindesalter überwiegen die idiopathischen Formen (mehr als 90 %).

Die **Einteilung des idiopathischen nephrotischen Syndroms** erfolgt nach zwei Gesichtspunkten:
1. nach dem Ansprechen der Proteinurie auf eine standardisierte Prednison-Therapie in **steroidsensible** oder **steroidresistente** Formen

Die Ursache der **Hyperlipidämie** ist nicht völlig geklärt. Es wird angenommen, dass die Hypalbuminämie nicht nur zu einer Steigerung der hepatischen Syntheserate für Albumin und Gerinnungsfaktoren, sondern auch für Lipide und Lipoproteine führt.

Ätiologie: Es lassen sich 3 Formen des nephrotischen Syndroms unterscheiden:
- **symptomatisch**
- **idiopathisch** (90 %)
- **kongenital** (selten).

Die **Einteilung des idiopathischen nephrotischen Syndroms** erfolgt nach seinem Ansprechen auf eine Prednison-Therapie **in steroidsensible** und **steroidresistente Formen** und nach der pathologischen Anatomie.

14 Erkrankungen von Niere und Urogenitalsystem

Am häufigsten finden sich **minimale Glomerulusläsionen** (s. u.), die in der Regel auf Steroide ansprechen.

Vorgehen beim nephrotischen Syndrom s. Abb. **14.4**.

2. nach der **pathologischen Anatomie**:
Am häufigsten (80 %) finden sich **minimale Glomerulusläsionen** (s. u.), die in der Regel auf Steroide ansprechen. Bei den schwereren Glomerulusveränderungen sind die **fokal-segmentale Glomerulosklerose** (s. S. 398) und die **membranoproliferative GN** gleich häufig (7 %), selten sind dagegen, **membranöse GN** und andere Formen.

Abb. **14.4** bietet einen Überblick über das Vorgehen beim nephrotischen Syndrom.

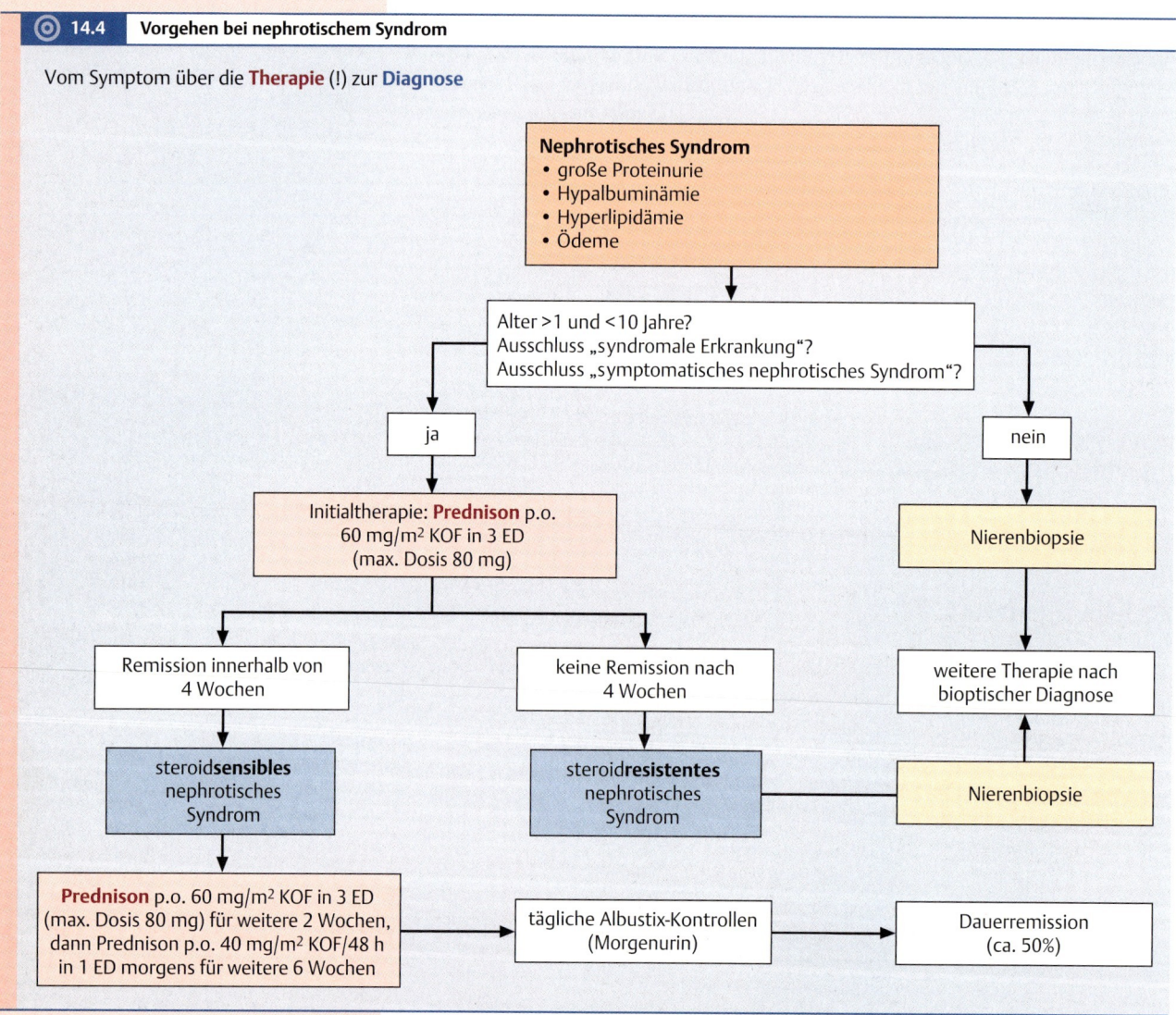

14.4 Vorgehen bei nephrotischem Syndrom

Vom Symptom über die **Therapie** (!) zur **Diagnose**

▶ **Merke.**

▶ **Merke.** Im Gegensatz zu den allermeisten Erkrankungen erfolgt die eigentliche **Differenzialdiagnose** des nephrotischen Syndroms **erst nach Therapie mit Prednison**. Grund hierfür ist, dass 90 % der Kinder ein steroidsensibles nephrotisches Syndrom aufgrund minimaler Glomerulusläsionen haben.

Minimale Glomerulusläsionen

▶ **Synonym.**

Ätiologie: Wahrscheinlich liegt ein Immunprozess zugrunde.

Häufigkeit: Sie treten bevorzugt zwischen dem 3. und 6. Lebensjahr auf.

Klinik: Die Wasserretention äußert sich zuerst mit **lageabhängigen Ödemen**, z. B. Lidödemen und prätibialen Ödemen (Abb. **14.5**), die sich auf andere Körper-

Minimale Glomerulusläsionen

▶ **Synonym.** Minimal change GN (MCGN), Lipoidnephrose

Ätiologie: Sie ist unbekannt; wahrscheinlich liegt ein Immunprozess zugrunde.

Häufigkeit: Minimale Glomerulusläsionen treten bevorzugt zwischen dem 3. und 6. Lebensjahr auf.

Klinik: Im Vordergrund steht die massive Wassereinlagerung, die meist in Form von **Lidödemen** (Abb. **14.5a**), prätibialen und **Knöchelödemen** (Abb. **14.5b**) beginnt (lageabhängig), sich dann aber auf weitere Körperpartien einschließlich der Kör-

perhöhlen (**Aszites**, **Pleuraerguss**) ausdehnen kann. Daraus resultiert eine rasche **Gewichtszunahme** und eine **Abnahme der Urinausscheidung**.
Ödeme im Magen-Darm-Bereich einschließlich Aszites äußern sich in Inappetenz, Übelkeit, Erbrechen und Durchfällen. Pleuraergüsse und ein eher selten auftretendes Lungenödem führen zur Dyspnoe. Bei länger dauernden Ödemen können trophische Hautveränderungen auftreten. Wegen der Hypovolämie besteht eine Neigung zu niedrigen Blutdruckwerten (eine Hypertension spricht eher gegen das Vorliegen von minimalen glomerulären Läsionen). Die Patienten **neigen zu Thrombosen**. Die ödembedingten Perfusionsstörungen und der renale Verlust von Immunglobulinen sind für die **Infektanfälligkeit** dieser Kinder verantwortlich. Besonders gefürchtet ist die **Peritonitis**.

Diagnostik: Die Eiweißausscheidung beträgt meist mehrere g/m² KOF/d. Bei minimalen Glomerulusläsionen ist die **Proteinurie** meist selektiv, d.h. das Verhältnis zwischen der Clearance von IgG zu der Clearance von Albumin liegt unter 0,2. Im **Urin** findet man neben der Proteinurie **hyaline Zylinder**, gelegentlich Leukozyten und in etwa 10% der Fälle eine Mikroerythrozyturie. Die **Serumelektrophorese** ist pathognomonisch verändert (Abb. **14.5c**). Einer Erniedrigung der Albumin- und Immunglobulinfraktionen steht eine Erhöhung der α_2- und β-Globulinfraktionen gegenüber. Es besteht eine massive **Hyperlipidämie** und **Hypercholesterinämie** (Cholesterinwerte bis über 1000 mg/dl). Die Komplementfaktoren sind in der Regel normal oder erhöht, verminderte Werte sprechen gegen das Vorliegen von minimalen Glomerulusläsionen. Oft findet sich eine starke **Aktivierung des Gerinnungssystems** mit Erhöhung des Fibrinogens und fast aller Gerinnungsfaktoren bei gleichzeitigem Antithrombin-III-Mangel.

partien einschließlich der Körperhöhlen (**Aszites**, **Pleuraergüsse**) ausbreiten können. Dadurch nimmt das Gewicht zu, die Urinausscheidung ab. Es besteht eine **Thromboseneigung** und **Infektanfälligkeit** (Cave: **Peritonitis**).

Diagnostik: Die tägliche **Proteinurie** kann mehrere Gramm betragen. Die **Serumelektrophorese** zeigt eine deutliche Albumin- und Immunglobulinverminderung bei gleichzeitiger Erhöhung der α_2- und β-Globuline (Abb. **14.5c**). Oft finden sich eine massive **Hyperlipidämie** und **Hypercholesterinämie** und eine **Aktivierung des Gerinnungssystems**. Im **Urin** findet man neben der Proteinurie **hyaline Zylinder**.

14.5 Klinische Aspekte und Serumelektrophorese bei einem Patienten mit nephrotischem Syndrom

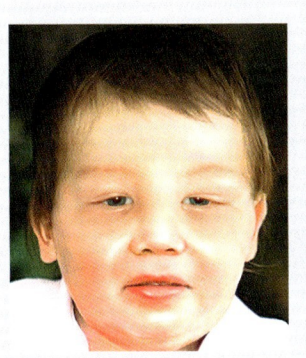

a Deutliche Lidödeme beidseits.

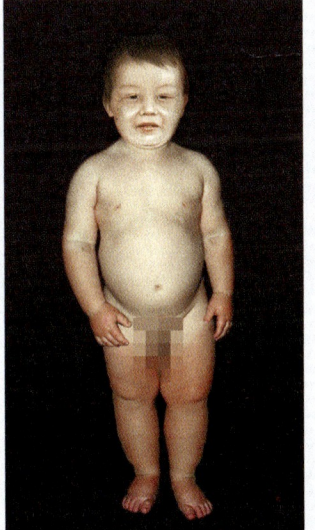

b Generalisierte Ödeme, besonders am Oberlid, Hand- und Fußrücken.

	%
Albumin	65,8
α1	3,6
α2	10,5
β	8,5
γ	11,6

normal

	%
Albumin	39,2
α1	6,7
α2	27,1
β	12,8
γ	14,2

nephrotisches Syndrom

c Serumelektrophorese bei nephrotischem Syndrom im Vergleich zu einer normalen Elektrophorese.

Die Diagnose des nephrotischen Syndroms ist bei Vorliegen der **Symptome Ödeme**, massive **Proteinurie**, **Hypalbuminämie** und **Hyperlipidämie** einfach. Die zugrunde liegenden Glomerulusläsionen sind nur nierenbioptisch zu sichern. Bei Erkrankungsbeginn im Kleinkindesalter, einer selektiven Proteinurie, normaler Konzentration von Komplement und Fehlen einer Hypertension kann jedoch auf eine Nierenbiopsie verzichtet und ein **Therapieversuch mit Prednison** begonnen werden. Verschwindet unter dieser Therapie die Proteinurie (Remission), so handelt es sich mit großer Wahrscheinlichkeit um minimale Glomerulusläsionen (Abb. **14.4**).

Therapie: Mittel der Wahl sind **Glukokortikoide**, die bei steroidsensiblen Patienten meist innerhalb von 1 Woche zum Sistieren der Proteinurie und zur Ausschwemmung der Ödeme führen. Zur besseren Beurteilung des Behandlungserfolges, zur Vermeidung medikamentöser Nebenwirkungen und zur besseren Verständigung zwischen Patient, Hausarzt und Klinik sollte die Steroidtherapie **standardisiert** durchgeführt werden: **Prednison** 60 mg/m² KOF/d über 6 Wochen, danach 40 mg/m² KOF alternie-

Minimale Glomerulusläsionen sind nur durch Nierenbiopsie zu diagnostizieren. Bei Erkrankungsbeginn im Kleinkindesalter, selektiver Proteinurie, normaler Komplementkonzentration, Fehlen einer Hypertension und **Ansprechen auf Prednison** ist die Diagnose jedoch sehr wahrscheinlich (Abb. **14.4**).

Therapie: Mittel der Wahl ist **Prednison**, welches am besten nach einem standardisierten Dosierungsschema verabreicht wird. Auch bei **Rezidiven** wird Prednison nach einem festen Schema verabreicht. Rezidive sind häufig mit Infekten der oberen Atemwege assoziiert.

Bei Infekten Prednison erst bei Fortbestehen der Proteinurie oder Auftreten von Ödemen.

rend jeden 2. Tag für weitere 6 Wochen. Mehr als 90 % der Kinder sprechen auf diese Behandlung an, bei der Hälfte kommt es jedoch zu **Rezidiven**. Da bei vielen Kindern das Wiederauftreten der Proteinurie mit einem Infekt der oberen Atemwege assoziiert ist, sollte nicht sofort wieder mit Prednison begonnen werden. In ca. 30 % der Fälle kommt es hierdurch zur Spontanremission. Bleibt die Proteinurie jedoch bestehen oder treten Ödeme auf, sollte eine erneute Steroidtherapie begonnen werden. Ein geringer Prozentsatz der Patienten entwickelt eine **Steroidabhängigkeit**, d. h. bei ihnen tritt bereits während oder innerhalb von 2 Wochen nach der Standard-Rezidivbehandlung ein Rezidiv auf. Diese Patienten entwickeln ebenso wie diejenigen mit **häufigen Rezidiven** bald schwere, zum Teil irreversible **Steroidnebenwirkungen** (Katarakt, Osteoporose, psychische Störungen, schweres Cushing-Syndrom). Bei ihnen ist der Einsatz von **Zytostatika** gerechtfertigt, da dadurch anhaltende Remissionen erzielt oder wenigstens das Intervall bis zum Eintreten des nächsten Rezidivs verlängert und die nachfolgende Rezidivfrequenz gesenkt werden kann. **Mittel der Wahl** ist **Cyclophosphamid** (Endoxan). Gelingt auch mit dieser Therapie keine Rezidivfreiheit, ist der Einsatz von **Cyclosporin A** indiziert. Während der Cyclosporin-A-Therapie besteht meist keine Proteinurie, nach Absetzen der Therapie kommt es jedoch in einem großen Prozentsatz der Fälle wieder zu Rezidiven.

Bei **häufigen Rezidiven** oder **Steroidabhängigkeit** können durch **Zytostatika** (Cyclophosphamid) oder **Cyclosporin A** anhaltende Remissionen erzielt werden.

Folgende **unterstützende therapeutische Maßnahmen** sind sinnvoll: Während der Steroidtherapie ist aufgrund der katabolen Stoffwechsellage und des Eiweißverlusts durch Proteinurie eine erhöhte Eiweißzufuhr (2–3 g/kgKG/d) sinnvoll. Eine Salzrestriktion ist nur bei Ödemen notwendig. Die Flüssigkeitszufuhr richtet sich nach der Ausscheidung vom Vortag und der Perspiratio insensibilis. Ödeme können mit Diuretika ausgeschwemmt werden. Bei hochgradiger Hypovolämie ist jedoch wegen der Gefahr des Schocks Vorsicht geboten. In diesen Fällen empfiehlt sich die Infusion von 20 %igem salzfreiem Humanalbumin (1 g/kgKG) und erst 30–60 min danach die i.v.-Applikation von Furosemid. Antibiotika sind nur bei Vorliegen bakterieller Infektionen indiziert, eine prophylaktische Gabe empfiehlt sich nicht. Ansonsten können die Kinder auch unter der Steroidtherapie ein normales Leben einschließlich regelmäßigen Schulbesuchs führen.

Unterstützend sollte während der Steroidtherapie die Eiweißzufuhr erhöht werden. Eine Salz- und Wasserrestriktion ist nur bei Ödemen notwendig. Zur Ausscheidung der Ödeme werden Diuretika eingesetzt, bei hochgradiger Hypovolämie evtl. in Kombination mit Albumininfusionen. Eine Einschränkung der körperlichen Aktivität oder Bettruhe ist nur bei ausgeprägten Ödemen oder Komplikationen notwendig.

Prognose: Bei steroidsensiblen minimalen Glomerulusläsionen ist die Prognose auch bei häufigen Rezidiven gut. Oft sistieren die Rezidive in der Pubertät.

Prognose: Die Langzeitprognose bei steroidsensiblen minimalen Glomerulusläsionen ist auch bei häufigen Rezidiven gut. Oft verlieren sich die Rezidive während der Pubertät. Die Nierenfunktion bleibt in der Regel stabil. Etwa 5 % der Patienten werden sekundär steroidresistent. Bei diesen und in den Fällen primärer Steroidresistenz ist die Durchführung einer Nierenbiopsie angezeigt, die meist schwere Glomerulusveränderungen mit zweifelhafter Prognose aufdeckt (Abb. 14.4).

▶ **Klinischer Fall.** Die 4-jährige **Martina** erwacht seit 1 Woche mit zugeschwollenen Augenlidern. Da sich die Schwellungen im Verlauf des Tages zurückbilden, wurde diesen von den Eltern zunächst keine Bedeutung beigemessen. Erst als die Schuhe nur mit Mühe angezogen werden können und der Hosenbund nicht mehr passt, suchen die Eltern einen Arzt auf. Dieser stellt im spärlich ausgeschiedenen konzentrierten Urin eine massive Eiweißausscheidung fest. In der Klinik wird neben generalisierten Ödemen mit leichtem Aszites eine Proteinurie von 3 g/m²/d festgestellt. Der Serumalbuminspiegel ist auf 2,1 g/dl erniedrigt, die Serumelektrophorese zeigt eine Hypalbuminämie bei gleichzeitiger Erhöhung der α_2- und β-Globulinfraktion. Das Serumcholesterin beträgt 350 mg/dl, die Triglyzeride liegen bei 320 mg/dl. Komplement normal. Unter der Standard-Prednison-Therapie sistiert die Proteinurie und die Ödeme bilden sich zurück. Regelmäßige tägliche Albustix-Kontrollen im ersten Morgenurin über 2 Jahre ergaben bisher keinen Hinweis auf ein Rezidiv.
Befundkonstellation: Ausgeprägte Ödeme, große Proteinurie, Hypalbuminämie, Hypercholesterinämie. Diese Befunde sind typisch für das **nephrotische Syndrom**.

Fokal segmentale Glomerulosklerose

▶ **Definition.**

Fokal segmentale Glomerulosklerose

▶ **Definition.** Seltene, meist **steroidresistente** Form des idiopathischen nephrotischen Syndroms.

Pathogenese: primär genetisch oder sekundär.

Pathogenese: Unterschiedlich, primär genetische und sekundäre Formen sind beschrieben.

Klinik: Der Schweregrad ist unterschiedlich.

Klinik: Es finden sich unterschiedliche Schweregrade eines meist steroidresistenten nephrotischen Syndroms.

Diagnostik: Die Diagnose ist nur durch **Nierenbiopsie** zu stellen.

Diagnostik: Die Diagnose ist nur durch eine **Nierenbiopsie** und histologische Untersuchung möglich.

Therapie: Bei einem Teil der Patienten kann durch Steroidtherapie eine Remission oder wenigstens eine Abnahme der Proteinurie (Teilremission) erzielt werden. In der Mehrzahl der Fälle liegt jedoch eine Steroidresistenz vor. Wegen der ungünstigen Prognose ist in diesen Fällen eine Cyclosporin-A-Therapie gerechtfertigt, die bei einem Teil der Patienten erfolgreich ist. Vor Beginn der Therapie ist eine molekulargenetische Abklärung sinnvoll, da bei einem definierten Gendefekt Cyclosporin seltener wirksam ist.

Prognose: In der Hälfte der Fälle ist mit dem Fortschreiten in die terminale Niereninsuffizienz zu rechnen. Rekurrenz im Transplantat ist bei den nicht genetischen Formen möglich.

Therapie: Es ist ein Versuch mit Prednison und bei Steroidresistenz mit Cyclosporin A gerechtfertigt. Häufig ist jedoch jede Behandlung erfolglos. Vor Therapiebeginn molekulargenetische Abklärung, da beim Gendefekt Cyclosporin seltener wirksam ist.

Prognose: In 50 % der Fälle kommt es zur terminalen Niereninsuffizienz.

14.2 Vaskuläre Erkrankungen der Niere

Vaskuläre Erkrankungen an der Niere sind zum Glück im Kindesalter selten. Eine dieser Erkrankungen – das hämolytisch-urämische Syndrom – sollte man allerdings kennen. Diese Erkrankung beginnt oft mit blutigen Durchfällen und betrifft die Blutgefäße im glomerulären und nichtglomerulären Bereich.

14.2.1 Hämolytisch-urämisches Syndrom (HUS)

▶ **Definition.** Seltene, vorwiegend Säuglinge und Kleinkinder betreffende Erkrankung der Endothelzellen, die mit einer hämolytischen Anämie, Thrombozytopenie und akutem Nierenversagen einhergeht.

Pathogenese: Typisches HUS: Im Anschluss an bakterielle Infekte, meist des Gastrointestinaltraktes, kommt es zu einer **Schädigung des Gefäßendothels**, v. a. der Glomeruluskapillaren mit konsekutiver **intravasaler Gerinnung**, **Thrombozytenverbrauch**, Okklusion der Glomeruluskapillaren und dadurch zu **mechanischer Hämolyse** und **Urämie**. Der häufigste pathogenetische Faktor ist **Verotoxin** (Synonym: Shiga like toxin), ein bakterielles Toxin, das vorwiegend **von enterohämorrhagischen E. coli** (EHEC, Q157:H7), aber auch **von anderen enteropathogenen Keimen** gebildet wird; es kann in vivo und in vitro Endothelläsionen verursachen. Keimreservoir sind meist Rinder. Die Schädigung betrifft v. a. die Gefäße der Nierenrinde, es können aber auch andere Organsysteme, besonders das Gehirn, betroffen sein.
Atypisches HUS: Sehr selten; Grundlage meist Störungen im Komplementsystem.

Klinik: 3–10 Tage **nach einer hämorrhagischen Gastroenteritis** mit Erbrechen, abdominalen Koliken und blutigen Durchfällen **oder** nach **einer Atemwegsinfektion** kommt es zu **zunehmender Blässe** und zum **Rückgang bzw. Sistieren der Urinproduktion**. Eintrübung oder Krampfanfälle weisen auf eine zerebrale Beteiligung hin, die prognostisch ungünstig ist. Diese können aber bei hohen Harnstoffspiegeln und Elektrolytentgleisungen auch Folge der urämischen Intoxikation sein und bilden sich dann unter der Dialysebehandlung rasch zurück.

Diagnostik: Neben der Anämie finden sich als Zeichen der Hämolyse im Serum freies Hämoglobin, verminderte Haptoglobinspiegel und erhöhte LDH-Werte. Charakteristisch sind zerstörte, eierschalenförmige Erythrozyten (**Fragmentozyten**, Abb. **14.6**) und eine oft erhebliche **Thrombozytopenie**. Je nach Ausmaß der renalen Schädigung finden sich erhöhte Retentionswerte, eine Hypokalzämie und Hyperphosphatämie und bereits im Frühstadium der Erkrankung eine ausgeprägte Hyperkaliämie infolge der Hämolyse. Verminderte C_3-Komplementspiegel (Cave: systemischer Lupus erythematodes) und erhöhte Transaminasen werden bei einem Teil der Fälle beobachtet. Die **Urinanalyse** zeigt eine Mikro- oder Makrohämaturie, Hämoglobinurie und nichtselektive Proteinurie.

Pathogenese: Im Mittelpunkt der Erkrankung steht eine **Schädigung der Endothelzellen** durch verschiedene Noxen, am häufigsten **durch Verotoxin**, ein u. a. von **enterohämorrhagischen E. coli** gebildetes Toxin. Die Endothelschädigung führt zu **intravasaler Gerinnung**, Thrombozytenverbrauch, Okklusion der Glomeruluskapillaren und dadurch zu mechanischer Hämolyse und Urämie.

Klinik: 3–10 Tage **nach hämorrhagischer Gastroenteritis** oder **Atemwegsinfektion** entwickelt sich eine **zunehmende Blässe**; die **Urinausscheidung lässt nach**. Bewusstseinsstörungen und Krampfanfälle können Zeichen einer zerebralen Beteiligung sein und sind, wie auch eine Hypertension, beim Säugling prognostisch ungünstig.

Diagnostik: Zeichen der hämolytischen Anämie sind freies Hämoglobin, niedrige Haptoglobin- und erhöhte LDH-Spiegel im Blut sowie **Fragmentozyten** im Ausstrich (Abb. **14.6**). Es finden sich eine **Thrombozytopenie** und ein **Anstieg der harnpflichtigen Substanzen**. Die **Urinanalyse** zeigt Hämaturie, Hämoglobinurie und nichtselektive Proteinurie. Verminderte C_3-Komplementspiegel können vorliegen, aber auch auf einen SLE hinweisen.

▶ **Merke.** Die Trias aus hämolytischer Anämie (und Fragmentozyten), Thrombozytopenie und Urämie führt zur Diagnose.

▶ **Merke.**

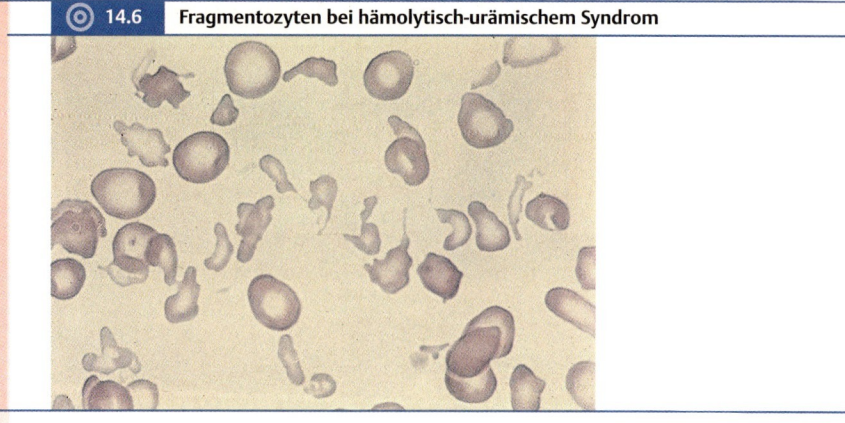

14.6 Fragmentozyten bei hämolytisch-urämischem Syndrom

Therapie: Die Behandlung ist symptomatisch: bei mäßiger Niereninsuffizienz Infusion einer Glukose-Kochsalz-Lösung (1 : 1), bei Versagen dieser Therapie frühzeitige Dialyse.

Prognose: Sie ist abhängig vom Alter des Patienten und der Dauer der Anurie. Bei Säuglingen ist die Prognose gut. Das Mortalitätsrisiko der akuten Phase liegt bei ca. 5%.

Therapie: Die Behandlung erfolgt nur symptomatisch. Bei Hypovolämie und **mäßiger Niereninsuffizienz** kann durch **Infusion einer Glukose-Kochsalz-Lösung** (1 : 1) und Gabe von **Furosemid** die Urinproduktion evtl. wieder in Gang gebracht werden. **Bei Versagen** dieser Therapie sollte frühzeitig eine **Dialysebehandlung** begonnen werden. Bei zerebraler Beteiligung sollte eine Plasmapherese erfolgen.

Prognose: Im Säuglingsalter ist die Prognose gut, meist kommt es auch nach länger anhaltender Anurie zu einer Restitutio ad integrum. Bei einem Teil der Fälle kann jedoch noch nach Jahren trotz anfänglicher Normalisierung der Nierenfunktion eine Niereninsuffizienz auftreten. Das Mortalitätsrisiko der akuten Phase konnte durch frühzeitige Dialyse auf unter 5% gesenkt werden.

Das sehr seltene atypische HUS neigt zu Redizivien und terminaler Niereninsuffizienz.

Prophylaxe: Der Genuss von rohem Rindfleisch und unpasteurisierter Milch sollte vermieden werden.

> ▶ **Klinischer Fall.** Die 4-jährige **Felicitas** präsentiert sich mit akuter Blässe und Abgeschlagenheit. Bei näherer Nachfrage ergibt sich eine blutige Durchfallanamnese vor ca. 7 Tagen mit deutlichem Krankheitsgefühl. Im weiteren Verlauf habe die Urinproduktion deutlich abgenommen. Bei Vorstellung zeigt Felicitas eine Gewichtszunahme von 3 kg innerhalb einer Woche. Der arterielle Blutdruck liegt bei 160/100 mmHg. Im Verlauf findet sich eine **Oligourie** (0,7 ml/kgKG/h). Das Blutbild zeigt eine **Anämie** (Hämoglobinwert von 6 g/dl) und **Thrombozytopenie** (38 000/μl). Im Ausstrich finden sich **Fragmentozyten**. Das Kreatinin im Serum liegt bei 6,8 mg/dl.
> Die Patientin wird mit Hämofiltration behandelt. Nach einer Woche kommt die Urinausscheidung wieder in Gang. Die Nierenfunktion erholt sich, jedoch bleiben eine therapiebedürftige Hypertonie und eine Proteinurie bestehen (800 mg/m^2 KOF/Tag) (Fortsetzung s. klinischer Fall, S. 418).
> **Befundkonstellation:** Oligo-Anurie, Anämie, Thrombozytopenie, Fragmentozyten und Kreatinin-Erhöhung sind typisch für das **hämolytisch-urämische Syndrom**.

14.2.2 Weitere Vaskulitiden mit Nierenbeteiligung

Sehr selten im Kindes und Jugendalter. Beispiele sind die Purpura Schoenlein-Henoch (s. S. 464) und die Wegener-Granulomatose (Details s. Lehrbücher der Inneren Medizin).

14.3 Fehlbildungen der Nieren und ableitenden Harnwege

Die embryonale Entwicklung der Nieren und Harnwege ist äußerst kompliziert und deshalb störanfällig. Dementsprechend häufig finden sich angeborene strukturelle oder funktionelle Defekte. Besonders häufig sind glücklicherweise leichtere Fehlbildungen wie milde Ureterabgangsstenosen oder funktionelle Störungen wie der vesikoureterale Reflux.

Die Folgen der Fehlbildungen können sich bereits intrauterin manifestieren, beispielsweise in Form der Potter-Sequenz. Dabei kommt es durch fehlende Urinproduktion zu Oligohydramnion und Lungenhypoplasie. Die Kinder versterben häufig. Kleinere Fehlbildungen fallen mitunter nie oder nur durch Zufall auf.

14.3.1 Fehlbildungen der Nieren mit schwerster, z. T. intrauteriner Niereninsuffizienz und Pottersequenz

Als Nierenagenesie bezeichnet man das ein- oder beidseitige Fehlen der Nieren.
Bei **beidseitiger Nierenagenesie** kommt es wegen ungenügender Fruchtwasserproduktion (Oligohydramnion) zur sog. **Potter-Sequenz** (Syn.: Oligohydramnion-Sequenz, Potter-Syndrom) mit typischen Gesichtsveränderungen (fliehende Stirn, weit auseinander liegende Augen, Vogelnase, tief sitzende Ohrmuscheln, fliehendes Kinn), Lungenhypoplasie und Extremitätenanomalien. Die fetale Lungenentwicklung ist hochgradig behindert, weshalb diese Kinder kurz nach der Geburt an einer respiratorischen Insuffizienz versterben können. Auch andere Nierenerkrankungen mit hochgradiger Einschränkung der Nierenfunktion, wie z.B. beidseitige Nierendysplasien, schwere bilaterale Obstruktion oder autosomal-rezessive polyzstische Nierenerkrankung, können zu einer Potter-Sequenz führen.
Die **einseitige Nierenagenesie** wird durch Hypertrophie der kontralateralen Niere kompensiert.

Eine **beidseitige Nierenagenesie** führt zur Oligohydramnie und dadurch zu einem typischen Missbildungssyndrom (Oligohydramnion- oder **Potter-Sequenz**). Neugeborene mit dieser Erkrankung versterben oft kurz nach der Geburt an einer respiratorischen Insuffizienz durch Lungenhypoplasie. Potter-Sequenz auch bei beidseitiger Nierendysplasie, schwerer bilateraler Obstruktion oder autosomal-rezessiver polyzstischer Nierenerkrankung mit Oligo- oder Anurie.
Bei **einseitiger Nierenagenesie** hypertrophiert die kontralaterale Niere kompensatorisch.

▶ **Klinischer Fall.** Bei der pränatalen Vorsorgeuntersuchung in der 18. Schwangerschaftswoche fällt sonografisch ein Oligohydramnion auf, welches bei den weiteren Untersuchungen verstärkt gesehen wird. Zudem fallen Nieren auf, deren Größe und Echogenität weit oberhalb der Norm liegen. In der 35. Schwangerschaftswoche mehren sich die Anzeichen für eine fetale Bedrohung (CTG-Verschlechterung), sodass eine Kaiserschnittentbindung vorgenommen wird. Aufgrund schwerer respiratorischer Insuffizienz wird Ines unmittelbar postnatal intubiert und mit 100% Sauerstoff und hohen Drucken künstlich beatmet. Bei der näheren Untersuchung fallen bei **Ines** ein fliehendes Kinn und eine abgeflachte Stirn auf. Der Blutdruck ist mit 120/80 mmHg für das Alter extrem erhöht. Der Bauch ist stark ausladend, sonografisch zeigen sich extrem vergrößerte Nieren mit „Salz- und Pfeffer-Muster". Das Röntgenbild des Thorax zeigt eine schwere Lungenhypoplasie. Auch in den folgenden Tagen verbessert sich die Beatmungssituation nicht. Eine Urinausscheidung kommt nicht in Gang, das Serum-Kreatin steigt täglich. Am 5. Lebenstag entwickelt sich ein Spannungspneumothorax, trotz sofortiger Dränage verstirbt Ines infolge des respiratorischen Versagens.
Befundkonstellation: Oligohydramnion, flache Stirn, fliehendes Kinn, Lungenhypoplasie und postnatale Oligo-/Anhydrie sind typisch für die **Potter-Sequenz**.
Befundkonstellation: Stark vergrößerte Nieren mit sonografischem „Salz- und Pfeffer-Muster", fakultativer Oligo-/Anurie und ausgeprägter Hypertonie sprechen für eine **autosomal-rezessive polyzystische Nierenerkrankung** (s. S. 402).

14.3.2 Nierenfehlbildungen mit milderer Einschränkung der Nierenfunktion

Bei der **Nierendysplasie** handelt es sich um eine fehlerhafte Differenzierung des metanephrogenen Gewebes, die bereits sehr früh in der embryonalen Entwicklung auftritt. Urethralklappen sind häufig mit einer bilateralen Nierendysplasie assoziiert (s. Fall „Paul", S. 402.). Ein Spezialfall ist die **multizystische Dysplasie**. Ursächlich wurden erste Gendefekte (HNF-1β) identifiziert. Im Nierenparenchym finden sich multiple große Zysten (Abb. **14.7**).
Die einfache **Hypoplasie** ist gekennzeichnet durch eine Reduktion von Nierengewebe, das in seinem anatomischen Aufbau jedoch normal angelegt ist.

Bei der **Dysplasie** handelt es sich um eine fehlerhafte Differenzierung des Nierengewebes. Ein Spezialfall ist die **multizystische Dysplasie** (Abb. **14.7**).

Bei der **Hypoplasie** ist das Nierengewebe vermindert, der mikroanatomische Aufbau jedoch intakt.

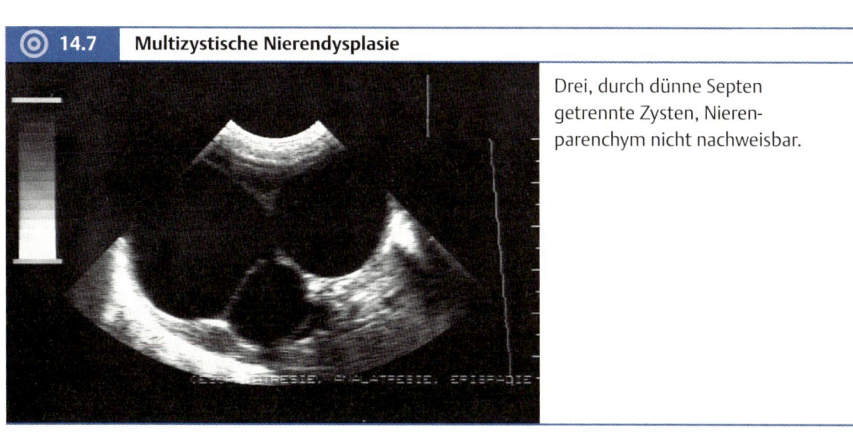

◎ 14.7 Multizystische Nierendysplasie

Drei, durch dünne Septen getrennte Zysten, Nierenparenchym nicht nachweisbar.

▶ **Klinischer Fall.** Bei **Paul** kommt es kurz nach der Geburt zu zunehmendem Erbrechen, Irritabilität, Eintrübung und Auftreten eines generalisierten tonisch-klonischen Krampfanfalls. Bei der diagnostischen Abklärung fallen stark **erhöhte Kreatinin-** und **Harnstoffspiegel** sowie eine hochgradige metabolische Azidose auf. Die **Harnblase ist oberhalb des Nabels zu tasten**. Die Ultraschalluntersuchung zeigt **beidseits stark erweiterte Harnwege bei verschmälertem, echoreichem Nierenparenchym**, das mit subkortikal gelegenen kleinen Zysten durchsetzt ist. Im MCU wird eine trabekulierte Harnblase und Segelklappen nachgewiesen, die den Harnstrom fast vollständig hemmen; außerdem besteht beidseits ein vesikoureteraler Reflux Grad V (s. Abb. **14.12**, S. 406). Nach sofortiger Harnableitung mittels suprapubischem Katheter bessert sich das klinische Bild rasch, die erhöhten Retentionswerte nehmen deutlich ab, die Nierenfunktion stabilisiert sich bei einer glomerulären Filtrationsrate von 40 ml/min/1,73 m² KOF. Im Alter von 3 Monaten werden die Klappen transurethral reseziert. Bei gleichbleibender Nierenfunktion entwickelt sich der Junge nun normal.

Befundkonstellation: Bilaterale Erweiterung der Harnwege, verschmälertes, echoreiches Nierengewebe, vergrößerte wandstarke Harnblase und Niereninsuffizienz sprechen für **Harnröhrenklappen mit Nierendysplasie**.

14.3.3 Zystische Nierenerkrankungen

Es gibt eine Vielzahl von zystischen Nierenveränderungen, die auf den ersten Blick alle sehr ähnlich zu sein scheinen, sich aber in ihrem klinischen Verlauf und ihrem Erbmodus unterscheiden. Die wichtigsten sind in Abb. **14.8** dargestellt.

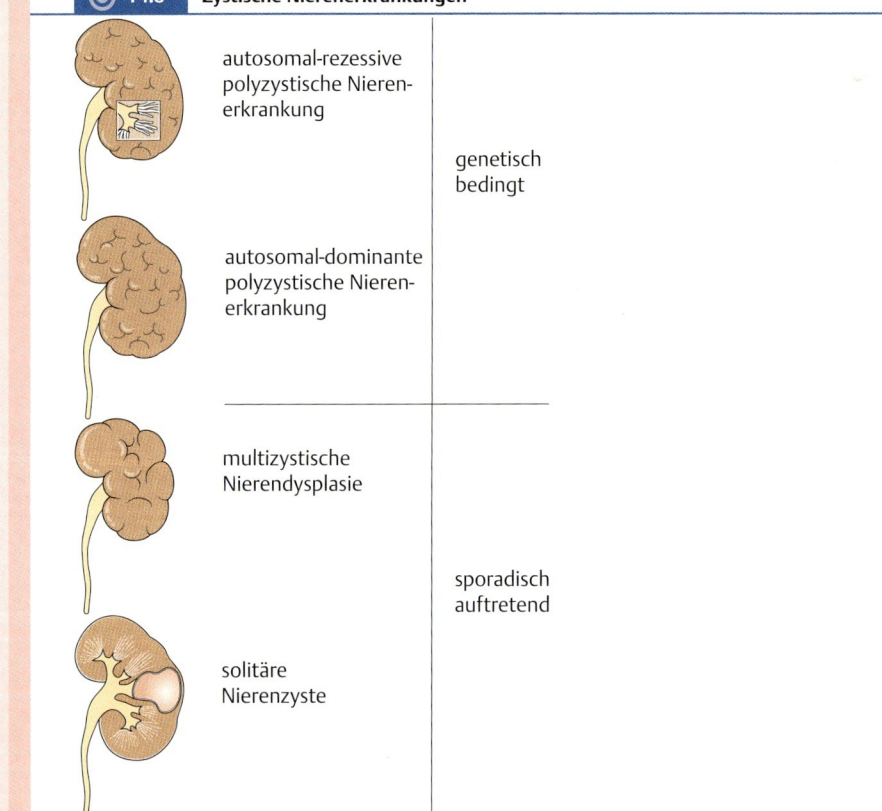

14.8 Zystische Nierenerkrankungen

- autosomal-rezessive polyzystische Nierenerkrankung
- autosomal-dominante polyzystische Nierenerkrankung

genetisch bedingt

- multizystische Nierendysplasie
- solitäre Nierenzyste

sporadisch auftretend

Erbliche zystische Nierenerkrankungen

Polyzystische Nierenerkrankungen

▶ **Synonym.** Polycystic Kidney Disease

▶ **Definition.** Die polyzystische Nierenerkrankung ist eine erbliche Erkrankung, die durch Auftreten multipler Zysten in den Nieren charakterisiert ist. Nach Erbgang und Manifestationsalter lassen sich 2 Formen unterscheiden:
1. **autosomal-rezessive Form (ARPKD)**, wird meist schon bei der **Geburt** manifest und führt rasch zur terminalen Niereninsuffizienz
2. **autosomal-dominante Form (ADPKD)**, wird meist erst im **Erwachsenenalter** manifest. Die weit verbreiteten Bezeichnungen „infantiler Typ" für die autosomal-rezessive bzw. „adulter Typ" für die autosomal-dominante Form sind missverständlich, da keine absolute Altersspezifität besteht.

14.3 Fehlbildungen der Nieren und ableitenden Harnwege

Ätiologie und Pathogenese: Bei der **autosomal-rezessiven Form** wurde das verantwortliche Gen (PKHD1) auf Chromosom 6 in die p21.1-Region lokalisiert, das Genprodukt wurde Fibrozystin genannt und ist wahrscheinlich ein Rezeptorprotein für die Differenzierung der Sammelrohre und Gallengänge. **Beide Nieren** sind stark vergrößert und gleichmäßig in radiärer Anordnung von 1–8 mm großen Zysten durchsetzt, die **erweiterten distalen Tubuli und Sammelrohren** entsprechen. Anzahl und Gestalt der Glomeruli sind zunächst normal, später durch Druckatrophie fibrosiert. Neben den Nierenveränderungen besteht sehr häufig eine **periportale Leberfibrose**, bei der Form, die sich bei Neugeborenen manifestiert, auch eine **Gallengangshypoplasie**.

Bei der **autosomal-dominanten Form** wurden bisher zwei Genorte gefunden, 16 p13.3 für ADPKD1, und 4 q21 für ADPKD2. Deren Genprodukte Polyzystin-1 und -2 sind Zellmembranproteine und für die Zell-Zell- oder Zell-Matrix-Interaktion verantwortlich. Das Nierengewebe ist primär normal angelegt und wird durch zunehmende Zystenbildung zerstört. Im Anfangsstadium der Erkrankung ist der Prozess nicht selten einseitig. Später sind meist beide Nieren vergrößert und von zahlreichen Zysten unterschiedlicher Größe (wenige Millimeter bis Zentimeter) durchsetzt (Abb. **14.9**). Die Zysten können in **allen Tubulusabschnitten** vorkommen.

Ätiologie und Pathogenese: Bei der **autosomal-rezessiven Form** liegt der Gendefekt auf Chromosom 6 (6 p21.1). Die vergrößerten Nieren sind von 1–8 mm großen Zysten durchsetzt, die erweiterten distalen Tubuli und Sammelrohren entsprechen. Es besteht meist eine **periportale Leberfibrose**, bei der Neugeborenen-Form auch eine **Gallengangshypoplasie**.

Bei der **autosomal-dominanten Form** existieren zwei Genorte (16 p13.3 und 4 q21). Das Nierengewebe ist normal angelegt und wird durch zunehmende Zystenbildung zerstört. Meist sind beide Nieren vergrößert und von vielen Zysten unterschiedlicher Größe durchsetzt (Abb. **14.9**), die in **allen Tubulusabschnitten** vorkommen können.

Abb. 14.9 Pathologisches Präparat einer autosomal-dominanten polyzystischen Nierenerkrankung

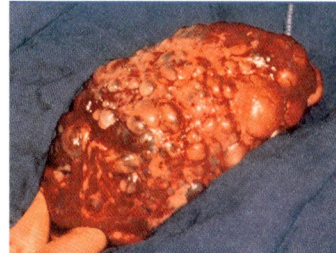

Abb. 14.9

Klinik: Der Schweregrad der **autosomal-rezessiven Form** ist variabel. In schweren Fällen ist schon pränatal eine Vergrößerung der Nieren sichtbar. Beim Neugeborenen sind die Nieren vergrößert palpabel und wölben das Abdomen vor. Es besteht eine Niereninsuffizienz mit Oligurie und Hypertension (s. Fall „Ines", S. 401.). Da die Nieren das Zwerchfell nach oben verdrängen, besteht Atemnot, evtl. eine Herzinsuffizienz. Bei milden Formen macht sich die Nierenschädigung mit arterieller Hypertonie bemerkbar. Unter Umständen steht die Leberfibrose mit portaler Hypertension klinisch im Vordergrund.

Die **autosomal-dominante Form** manifestiert sich meist zwischen dem 30. und 50. Lebensjahr. Häufige Symptome sind Hypertension (nachzuweisen bei ca. 75 % der Patienten), Flankenschmerzen und Hämaturie. Oft kommt es zu Harnwegsinfektionen. Es entwickelt sich eine progrediente Niereninsuffizienz, die meist im 4.–5. Lebensjahrzehnt ihr Endstadium erreicht.

Diagnostik (Abb. **14.10**): Bei der autosomal-rezessiven Form finden sich je nach Schweregrad erhöhte Retentionswerte. **Sonografisch** stellen sich vergrößerte Nieren mit feinfleckiger Verdichtung („Salz- und Pfeffer-Muster") dar. Bei der autosomal-dominanten Form finden sich in der Sonografie Zysten unterschiedlicher Größe. Die Abdomenübersichtsaufnahme zeigt große Nieren, deren Ränder durch die Zysten „ausgebuchtet" sind.

Therapie (Abb. **14.10**): Bei der **autosomal-rezessiven Form** steht die Behandlung der Niereninsuffizienz und die Normalisierung des erhöhten Blutdrucks im Vordergrund, in schweren Fällen ist die Nephrektomie und in der Folge Dialyse indiziert. Bei der **autosomal-dominanten Form** liegt der Therapieschwerpunkt in der Blutdruckkontrolle und -einstellung, Behandlung einer Proteinurie sowie in der Infektionsprophylaxe und -therapie.

Prognose: Die Prognose der **autosomal-rezessiven Form** ist abhängig vom Schweregrad: Neugeborene mit Niereninsuffizienz sterben teilweise in den ersten Lebensmonaten, in leichten Fällen bleibt die Nierenfunktion bis ins Erwachsenenalter erhalten. Die Prognose der **autosomal-dominanten Form** ist aufgrund der progredienten Niereninsuffizienz langfristig ungünstig.

Klinik: In schweren Fällen der **autosomal-rezessiven Form** sind die Nieren bei Neugeborenen vergrößert palpabel und wölben das Abdomen vor. Es bestehen Niereninsuffizienz und Atemnot (s. Fall „Ines", S. 401.). Bei milden Formen kann die Manifestation über eine Hypertonie erfolgen. Die Leberfibrose mit portaler Hypertension kann klinisch im Vordergrund stehen.

Die **autosomal-dominante Form** manifestiert sich häufig zwischen dem 30. und 50. Lebensjahr meist mit Hypertension und führt zu progredienter Niereninsuffizienz.

Diagnostik (Abb. **14.10**): **Sonografisch** finden sich bei der autosomal-rezessiven Form vergrößerte Nieren mit feinfleckiger Verdichtung, bei der autosomal-dominanten Form zeigt die Sonografie vergrößerte Nieren mit Zysten unterschiedlicher Größe.

Therapie (Abb. **14.10**): Bei der **autosomal-rezessiven Form** ist die Behandlung der Niereninsuffizienz und der Hypertension vorrangig, evtl. Nephrektomie. Blutdruck- und Proteinuriekontrolle und Infektionsprophylaxe bestimmen die Therapie der **autosomal-dominanten Form**.

Prognose: Sie ist bei der **autosomal-rezessiven Form** vom Schweregrad abhängig. Bei der **autosomal-dominanten Form** ist sie wegen der progredienten Niereninsuffizienz langfristig ungünstig.

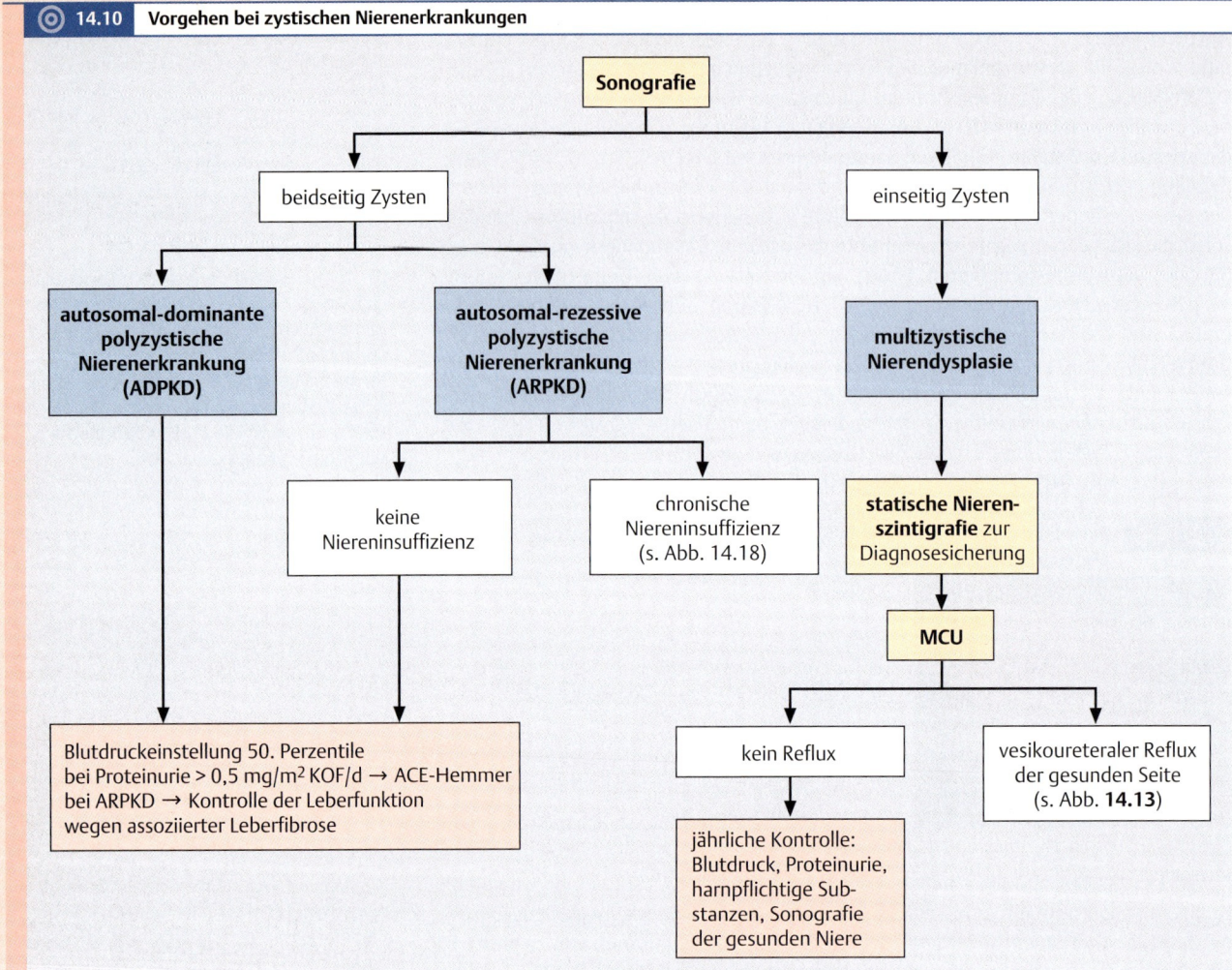

14.10 Vorgehen bei zystischen Nierenerkrankungen

Juvenile Nephronophthise

Der Erbgang dieser seltenen Erkrankung, die auch als **medulläre Zystenkrankheit** bezeichnet wird, ist autosomal rezessiv. Bisher wurden 8 Genorte beschrieben. Zysten in beiden Nieren führen zu progressivem Verlust der Nephrone und zu Niereninsuffizienz im Kindesalter. Symptome sind Polyurie, Polydipsie und Wachstumsretardierung; komplizierte Verläufe mit Sehstörungen (Retinitis pigmentosa) kommen vor. Das Terminalstadium der Niereninsuffizienz wird meist im späten Schulalter erreicht. Die Therapie entspricht der der chronischen Niereninsuffizienz (s. S. 414).

Nichterbliche zystische Nierenerkrankungen

Die häufigste Form der nicht erblichen zystischen Nierenerkrankungen ist die **multizystische Nierendysplasie** (s. S. 401). Solitäre oder multilokuläre einfache Nierenzysten sind selten und werden meist nur zufällig entdeckt.

14.3.4 Harnabflussstörungen

Ätiologie und Pathogenese: Eine Störung des Harntransportes tritt auf bei:
- Ureterostiuminsuffizienz mit vesikoureteralem Reflux
- Obstruktion der ableitenden Harnwege (s. Fall „Paul", S. 402.)
- Störungen der Innervation.

Die wichtigsten Ursachen von Harnabflussstörungen sind in Abb. **14.11** dargestellt. Abflussstörungen im Bereich des Ureters und der Uretermündung können ein- oder beidseitig vorkommen. Eine Behinderung der Harnblasenentleerung, z.B. bei Ure-

14.3 Fehlbildungen der Nieren und ableitenden Harnwege

14.11 Ursachen von Harnabflussstörungen

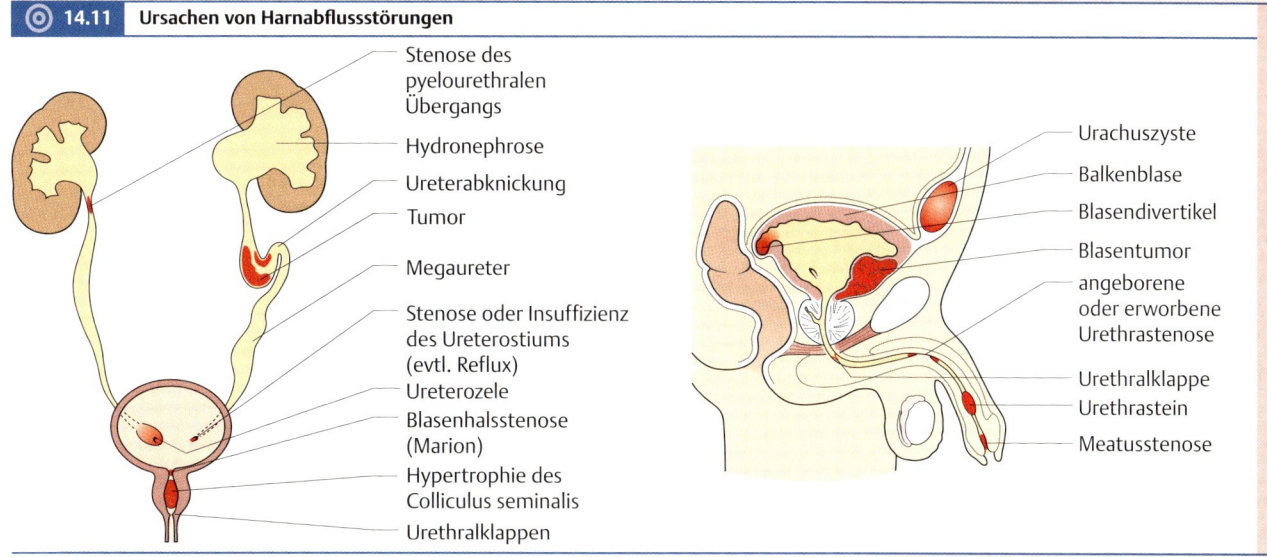

thrastenose, Urethralklappen bei Jungen oder neurogener Blasenstörung, führt fast immer zum beidseitigen Harnstau.

Klinik: Harnabflussstörungen können über Jahre klinisch stumm bleiben; in den meisten Fällen kommt es jedoch früher oder später zur Harnwegsinfektion. Die klinische Symptomatik ist abhängig von Ort und Ausmaß der Obstruktion. Kinder mit **Stenosen im Bereich des Ureters** haben oft **kolikartige Bauchschmerzen**, die besonders nach reichlicher Flüssigkeitszufuhr auftreten. Hinweise auf eine **Blasenentleerungsstörung**, z. B. durch Urethralklappen, sind **Miktionsstörungen**: unterbrochene Miktionen mit dünnem und schwachem Harnstrahl, seltene Miktion bei prall elastischem Tumor im gesamten Unterbauch, Harninkontinenz und Nachträufeln.

Diagnostik: Heutzutage werden die meisten Harnabflussstörungen bereits pränatal sonografisch diagnostiziert.
Im **Sonogramm** stellen sich die uringefüllten Nieren und Harnwege als echoleere, flüssigkeitsgefüllte Bezirke dar (s. Abb. **14.14a**, S. 408). Das Ausmaß der Abflussstörung kann mittels **seitengetrennter Bestimmung der Isotopen-Clearance**, am besten kombiniert mit einer Furosemid-Stimulation, beurteilt werden. Im **Miktionszystourethrogramm** (MCU) können vesikoureterorenaler Reflux, Ureterozelen oder Blasenentleerungsstörungen diagnostiziert werden. Eine **i. v.-Pyelografie** ist zur Diagnosestellung nur noch selten erforderlich (Ersatz durch MR-Urografie), jedoch präoperativ sinnvoll. Die dynamische **MRT** kann und wird die strahlenbelastenden Methoden i. v.-Pyelografie und Szintigrafie ersetzen; leider steht diese Untersuchungsmethode bisher nicht überall zur Verfügung.

Vesikoureteraler Reflux (VUR)

▶ **Synonym.** Ureterostiuminsuffizienz

▶ **Definition.** Es handelt sich um einen Rückfluss von Harn aus der Blase in den Ureter mit der Gefahr rezidivierender Infektionen. Man unterscheidet zwischen primärem, d. h. angeborenem, und sekundärem, d. h. erworbenem vesikoureteralem Reflux (VUR).

Ätiologie und Pathogenese: Der **primäre VUR** wird bei 0,5–1 % aller Kinder gefunden, Mädchen sind 4-mal häufiger betroffen als Knaben. In 10 % der Fälle besteht eine familiäre Disposition. Der ventilartige Verschlussmechanismus des Ureterostiums wird erreicht durch den schrägen Eintritt und Verlauf des Ureters durch die Blasenwand, wobei v. a. das Verhältnis zwischen Ureterdurchmesser und submuköser Tunnellänge entscheidend für die Effektivität ist. Bei senkrechtem Durchtritt des Ureters durch die Blasenwand, besonders bei Ektopie, geht dieser Verschlussmechanismus verloren. Es kommt dann bereits während der Blasenfüllung zum Reflux

Der **sekundäre VUR** ist Folge einer subvesikalen Obstruktion oder einer chronischen Zystitis.

Klinik: Ein VUR ist meist symptomlos. Harnwegsinfektionen führen zu rezidivierenden Fieberschüben, Erbrechen und Gedeihstörungen.

Diagnostik: Im MCU lassen sich 5 Schweregrade feststellen (Abb. **14.12**). Prinzipiell kommt auch die MUS zur Diagnosestellung des VUR in Betracht.

(low pressure reflux), in weniger stark ausgeprägten Fällen tritt der Reflux erst während der Kontraktion der Blase auf (high pressure reflux).

Der **sekundäre VUR** ist Folge einer Gefügedilatation bei subvesikalem Abflusshindernis oder einer ödematösen Verquellung des Ostiums bei chronischer Zystitis.

Klinik: Symptome entstehen meist nicht durch den VUR, sondern durch die begleitenden Harnwegsinfektionen. Säuglinge und Kleinkinder mit hochgradigem beidseitigem VUR und frühzeitiger Nierenparenchymschädigung fallen durch rezidivierende Fieberschübe, Erbrechen und Gedeihstörungen auf.

Diagnostik: Mittels Miktionszystourethrografie (MCU) lassen sich 5 Schweregrade unterscheiden (Abb. **14.12**). Prinzipiell kommt auch die Miktionsurosonografie (MUS) zur Diagnosestellung des VUR in Betracht. Sie hat aber den Nachteil der wesentlich längeren Untersuchungszeit und der fehlenden Darstellung der Urethra. Letztere ist v. a. bei Jungen zum Ausschluss einer subvesikalen Obstruktion notwendig.

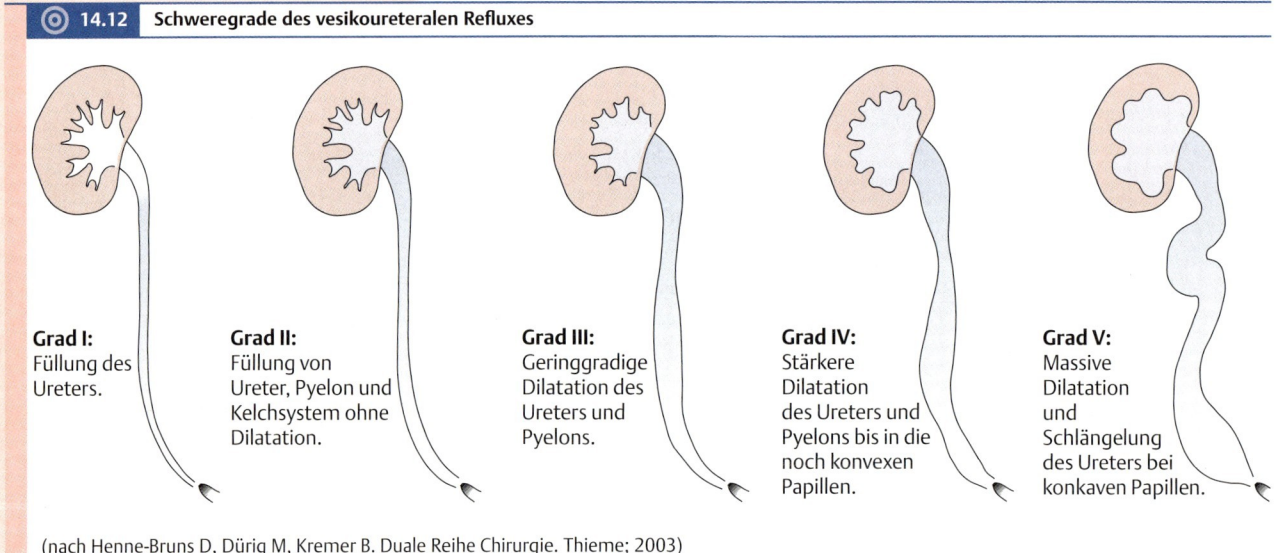

14.12 Schweregrade des vesikoureteralen Refluxes

Grad I: Füllung des Ureters.

Grad II: Füllung von Ureter, Pyelon und Kelchsystem ohne Dilatation.

Grad III: Geringgradige Dilatation des Ureters und Pyelons.

Grad IV: Stärkere Dilatation des Ureters und Pyelons bis in die noch konvexen Papillen.

Grad V: Massive Dilatation und Schlängelung des Ureters bei konkaven Papillen.

(nach Henne-Bruns D, Dürig M, Kremer B. Duale Reihe Chirurgie. Thieme; 2003)

Therapie (Abb. **14.13**): Bei VUR Grad I–III ist ein konservatives Vorgehen angezeigt (hohe Spontanheilungsrate), bei Infekten eine **Reinfektionsprophylaxe**, bei höhergradigem VUR oder Auftreten von Hypertension ist eine **operative** Korrektur notwendig.

Prognose: Bei VUR Grad I–III ist eine Spontanheilung möglich, bei Grad IV–V meist keine Spontanheilung.

Therapie (Abb. **14.13**): Die Behandlung des VUR ist nach wie vor umstritten. Wegen einer hohen Spontanheilungsrate und der erfolgreichen konservativen Behandlungsmöglichkeiten (**Reinfektionsprophylaxe**) sollte mit der operativen Korrektur gewartet werden; bei nachgewiesenen Harnwegsinfektionen ist eine antibiotische Reinfektionsprophylaxe indiziert. Unter der konservativen Therapie sind regelmäßige (3- bis 6-monatige) Sonografiekontrollen notwendig, zur Verlaufsbeobachtung und evtl. Revision. MCU-Kontrollen sind alle 12–18 Monate vorzusehen.

Ein höhergradiger Reflux oder das Auftreten einer arteriellen Hypertonie erfordern frühzeitige **operative** antirefluxive Maßnahmen.

Prognose: Diese ist abhängig vom Schweregrad des VUR und den bei Diagnosestellung bereits eingetretenen Nierenparenchymschäden. Bei VUR Grad I–III sind die Chancen einer Spontanheilung gut, bei Grad IV–V ist meist keine Spontanheilung zu erwarten.

14.3 Fehlbildungen der Nieren und ableitenden Harnwege

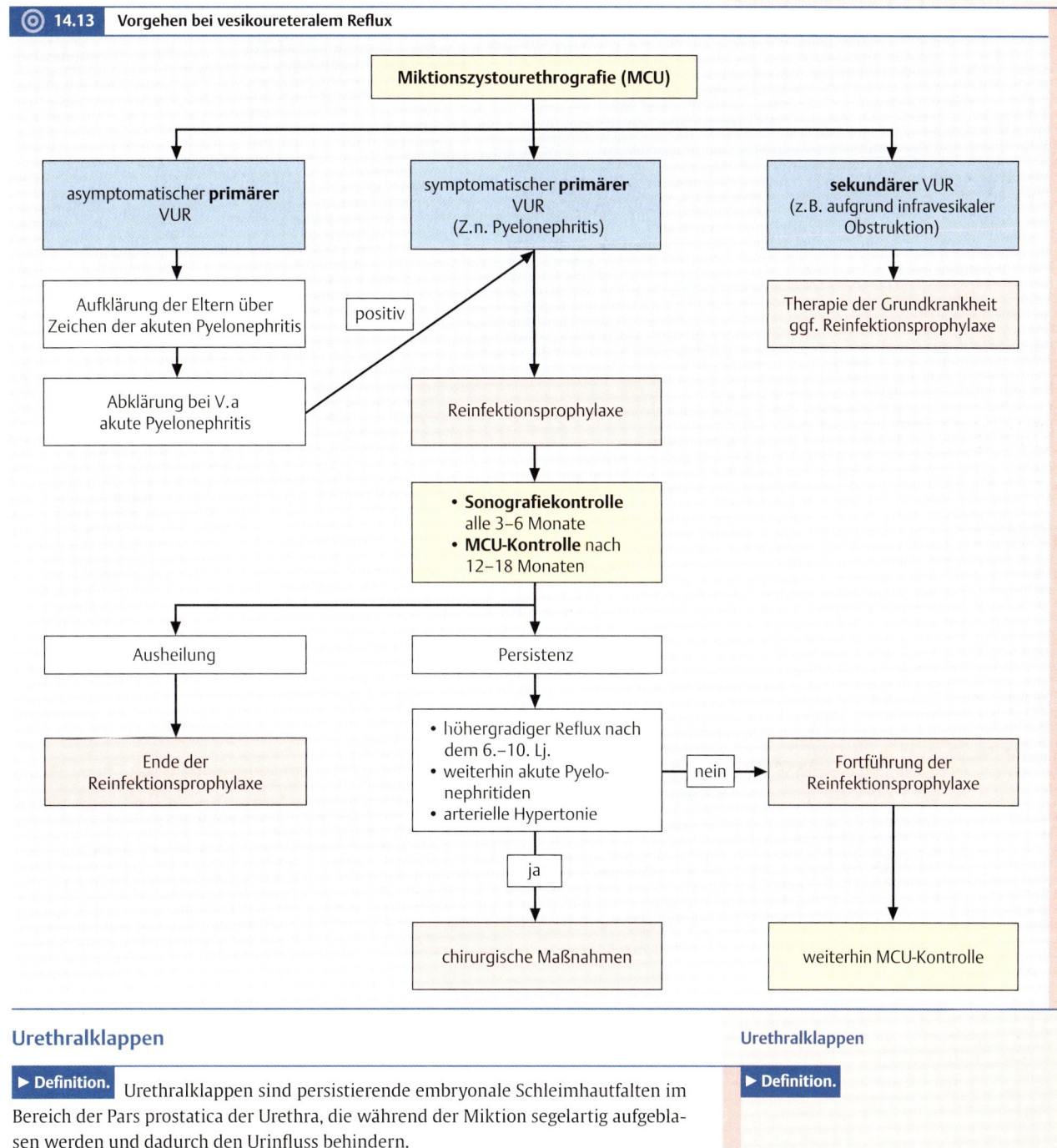

14.13 Vorgehen bei vesikoureteralem Reflux

Urethralklappen

▶ Definition. Urethralklappen sind persistierende embryonale Schleimhautfalten im Bereich der Pars prostatica der Urethra, die während der Miktion segelartig aufgeblasen werden und dadurch den Urinfluss behindern.

Pathogenese: s. S. 404 und Abb. **14.11**.

Klinik: Kinder mit hochgradigen Urethralklappen und eingeschränkter Nierenfunktion fallen bereits im Säuglingsalter durch schlechtes Gedeihen, Erbrechen, Wachstumsstillstand und Urosepsis auf (s. Fall „Paul", S. 402). Eine Miktionsstörung (s. S. 405, Abb. **14.11**) weist auf die Ursache hin. In vielen Fällen verläuft die Erkrankung schleichend, sodass die Diagnose oft erst bei fortgeschrittener Niereninsuffizienz gestellt wird, z. B. im Rahmen der Abklärung einer Anämie oder eines Kleinwuchses.

Diagnostik: Bei großer Harnblase und dem Nachweis beidseitiger Hydronephrosen im Ultraschall (Abb. **14.14a**) ist die Diagnose „Urethralklappen" zu vermuten. Im MCU sind die Klappen als zarte Aussparungen nachzuweisen (Abb. **14.14b**).

Therapie: Bei Neugeborenen wird zunächst die Harnblase mittels Katheter entlastet. Ab dem 2.–3. Lebensmonat ist eine transurethrale Resektion der Urethralklappen angezeigt. Bei Persistenz des VUR ist evtl. eine Antirefluxplastik anzuschließen.

Urethralklappen

▶ Definition.

Pathogenese: s. S. 404 und Abb. **14.11**.

Klinik: Bei Kindern mit hochgradigen Urethralklappen kommt es im Säuglingsalter zu Gedeihstörungen, Erbrechen und Urosepsis. Miktionsstörungen weisen auf die Ursache hin (s. S. 405, Abb. **14.11**). Bei schleichendem Verlauf entwickelt sich eine Niereninsuffizienz.

Diagnostik: Im Sonogramm sind beidseitige Hydronephrosen (Abb. **14.14a**), im MCU die Klappen als zarte Aussparungen nachzuweisen (Abb. **14.14b**).

Therapie: Bei Neugeborenen Katheterisierung, ab dem 2.–3. Lebensmonat transurethrale Resektion der Urethralklappen.

14.14 Diagnostische Befunde bei Urethralklappen

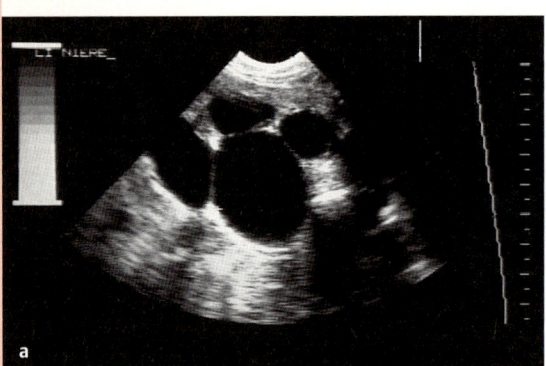
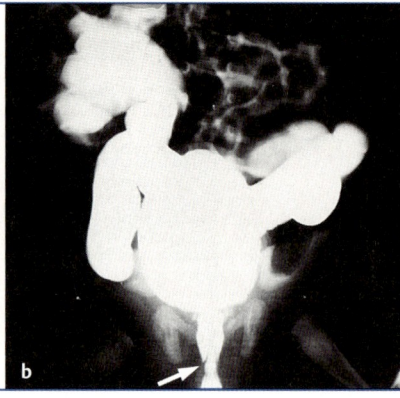

a **Sonografisch** zeigt sich eine Hydronephrose (erweitertes Nierenbeckenkelchsystem, das sich in Form echofreier Herde darstellt).
b In der **Miktionszystourethrografie** zeigen sich die Urethralklappen als zarte Aussparungen (→) und ein VUR Grad V mit massiv dilatiertem Nierenbeckenkelchsystem beidseits.

Prognose: Sie ist abhängig vom Ausmaß der Schädigung bei Diagnosestellung.

Prognose: Diese ist abhängig vom Schweregrad der Parenchymschädigung; bei einer Nierenfunktion unter 30 % zum Zeitpunkt der Diagnosestellung und Therapie kommt es meist nach 5–10 Jahren zum terminalen Nierenversagen.

Neurogene Blasenentleerungsstörung

▶ **Definition.** Die neurogene Blasenentleerungsstörung ist Folge eines angeborenen oder erworbenen Defektes der Innervation der Blasen- und Blasensphinktermuskulatur, der eine koordinierte Blasenentleerung verhindert.

Ätiologie und Pathogenese: Häufigste Ursache im Kindesalter ist eine **Meningomyelozele (Spina bifida)**, seltene Ursachen sind z. B. Tumoren und Traumen.

Bei **Läsionen oberhalb des Sakralmarks** entwickelt sich eine **autonome Reflexblase**.
Bei **Läsionen innerhalb des Sakralmarks** ist die Blasenfunktion abhängig von der Aktivität von Detrusor und/oder Sphincter internus: Bei teilweise **intakter Sphinkteraktivität** entsteht eine **Überlaufblase**, bei **fehlender Sphinkteraktivität und intakter Detrusorautomatik** entsteht eine **Auslaufblase**. Meist liegt eine Mischform der Läsionen vor.

Ätiologie und Pathogenese: Häufigste Ursache ist die **Meningomyelozele** bei Spina bifida (s. auch S. 719). Seltene Ursachen bei Kindern sind intraspinale Tumoren, Blutungen, Entzündungen oder Traumen (Querschnittlähmung).
Bei **Läsionen oberhalb des Sakralmarks** (thorakale Meningomyelozele, Querschnittlähmung) bleibt der Reflexbogen zwischen Blase und Sakralmark erhalten, und es entwickelt sich eine **autonome** (= spinale) **Reflexblase**. Bei **Läsionen innerhalb des Sakralmarks** ist die Blasenfunktion abhängig von der Aktivität von Detrusor und/oder Sphincter internus: Bei teilweise **intakter Sphinkteraktivität** kommt es zur **Überlaufblase** (= areflexive Blase): Ab einem bestimmten Blasenfüllungsdruck kommt es zu unwillkürlicher, meist unvollständiger Blasenentleerung und in der Folge zu Hypertrophie des M. detrusor vesicae mit Pseudodivertikeln (Tannenzapfenblase), zunehmender Restharnbildung und Obstruktion der oberen Harnwege.
Bei **fehlender Sphinkteraktivität und intakter Detrusorautomatik** kommt es zu kontinuierlichem unwillkürlichem Urinabgang (**Auslaufblase**). Meist liegt eine Mischform der Läsionen vor.

Klinik: Es besteht eine Harninkontinenz mit ständigem oder intermittierendem Harnträufeln. Unvollständige Blasenentleerung prädisponiert zu Harnwegsinfektionen.

Klinik: Hervorstechendes Merkmal ist eine **Harninkontinenz** mit ständigem oder intermittierendem Harnträufeln. Je nach Ausmaß und Lokalisation der Meningomyelozele bestehen motorische und sensible Ausfallerscheinungen an den Extremitäten mit Lähmungen und trophischen Störungen der Muskulatur, des Knochens und der Haut. Unvollständige Blasenentleerung prädisponiert zu Harnwegsinfektionen.

Diagnostik: Art und Ausmaß der Störung sind durch MCU und urodynamische Untersuchungen zu ermitteln.

Diagnostik: Ausmaß und Art der Blasenlähmung kann durch MCU und urodynamische Untersuchungen (Zystomanometrie, Uroflowmetrie) abgeklärt werden (s. S. 23). Häufig sind der Bulbus-spongiosus-, Bulbus-cavernosus- und der Analreflex nicht auslösbar.

Therapie: Ziel ist eine möglichst vollständige Blasenentleerung. Therapie der Wahl ist der **intermittierende Katheterismus**; ggf. begleitend anticholinerge Therapie.

Therapie: Ziel ist eine möglichst vollständige Blasenentleerung, um chronisch rezidivierende Harnwegsinfektionen und Druckschädigung der Nieren durch VUR zu verhindern. Therapie der Wahl ist die **intermittierende Katheterisierung** (bis 5-mal täglich). Begleitend ist oft eine anticholinerge Therapie hilfreich. Harnwegsinfektionen müssen gezielt und kurzfristig behandelt werden, eine Dauerprophylaxe ist nur selten erforderlich. Die vielschichtigen Probleme von Kindern mit Meningomyelozele erfordern die intensive interdisziplinäre Zusammenarbeit von Hausarzt, Kindernephrologen, Urologen, Neuropädiatern, Neurochirurgen und Orthopäden.

Prognose: Bei frühzeitiger Behandlung ist eine chronische Niereninsuffizienz meist zu vermeiden.

Prognose: Durch eine rechtzeitige Therapie kann die Entwicklung einer chronischen Niereninsuffizienz meist verhindert werden.

14.4 Harnwegsinfektionen

Harnwegsinfekte sind die häufigste Erkrankung der Nieren und ableitenden Harnwege im Kindesalter. Es ist wichtig zu unterscheiden, ob eine akute Infektion der Nieren (**akute Pyelonephritis**), eine Infektion der Blase und Urethra (**Zystourethritis**) oder eine in der Regel nicht therapiebedürftige **asymptomatische Bakteriurie** vorliegt.

Pathogenese: Die **Besiedelung** der Harnwege erfolgt entweder **hämatogen** oder **kanalikulär** durch Keimaszension aus dem periurethralen Bereich. Bei Neugeborenen ist die hämatogene Besiedelung häufig, im späteren Alter die kanalikuläre Besiedelung. Nicht jede Keimbesiedelung des Harntraktes führt zur Infektion, da eingedrungene Bakterien normalerweise rasch eliminiert werden. Für das **Angehen einer Infektion** sind folgende Faktoren verantwortlich:
- Fehlbildungen der Niere
- Störungen des Harntransports
- Virulenz der eingedrungenen Erreger
- humorale und zelluläre Abwehr des Patienten.

Uropathogene Keime sind in der Regel **gramnegative Bakterien**, die an ihrer Zelloberfläche kleine Fimbrien (Pili) tragen. Mit diesen heften sie sich an der Oberfläche des Uroepithels an und entziehen sich so der Elimination durch den Harnfluss. Häufigster uropathogener Keim ist **E. coli** (80%), gefolgt von Proteus mirabilis, Enterokokken, Pseudomonas aeruginosa und Klebsiella pneumoniae. Neben humoralen und zellulären Immunmechanismen scheinen v.a. lokale Faktoren des Uroepithels (Schleimüberzug, Bakterizidie) an der Infektabwehr beteiligt zu sein. Eine Störung dieser Abwehrmechanismen scheint das Angehen der Infektion zu begünstigen.
Die Infektion kann auf die unteren Harnwege beschränkt sein (**Zystourethritis**) oder die oberen Harnwege und das Nierenparenchym einschließen (**Pyelonephritis**).

Häufigkeit: Harnwegsinfektionen gehören mit einem Erkrankungsrisiko von 5% für Mädchen und ca. 1% für Jungen zu den häufigsten bakteriellen Erkrankungen im Kindesalter. Der Häufigkeitsgipfel der Pyelonephritis liegt im Säuglingsalter, in dem Jungen etwas häufiger als Mädchen betroffen sind. Im späteren Lebensalter überwiegen die Mädchen in einem Verhältnis von 10 : 1.

Klinik: Die klinischen Zeichen sind abhängig vom Alter und Geschlecht des Patienten, der Lokalisation der Infektion und dem Vorliegen zusätzlicher Harnwegsmissbildungen.
Säuglinge und Kleinkinder weisen **oft uncharakteristische Allgemeinsymptome** auf wie hohes Fieber, zentralnervöse Erscheinungen, blasse oder graue Hautfarbe oder Erbrechen. Tachypnoe, Tachykardie und peripheres Kreislaufversagen weisen auf eine Urosepsis hin.
Bei **älteren Kindern** steht die **lokale Symptomatik** im Vordergrund, wobei Dysurie, Pollakisurie und Inkontinenz für eine Infektion der unteren Harnwege sprechen, während Fieber und Schmerzen in den Nierenlagern eine Pyelonephritis anzeigen (Abb. **14.15**).

Diagnostik:
Urinanalyse: Beweisend ist der Nachweis einer „signifikanten" **Bakteriurie** und **Leukozyturie** im frisch gelassenen, sauber gewonnenen Urin. Bei Säuglingen und Kleinkindern mit zweifelhaften Befunden empfiehlt sich die Harngewinnung mittels Blasenpunktion oder Katheterurin.
Die Zahlen sind abhängig von der Uringewinnung. Im Spontanurin sind mehr als 10^5 Bakterien/ml und mehr als 50 Leukozyten/µl, im Katheterurin sind >10^4 Bakterien/ml und im Blasenpunktionsurin sind bereits wenige Bakterien und weniger als 10 Leukozyten/µl als pathologisch anzusehen.

> ▶ **Merke.** Da ein spontan gewonnener Urin immer Bakterien enthält, werden bei längerem Stehenlassen des Urins bei Zimmertemperatur durch Vermehrung der Bakterien rasch signifikante Keimzahlen erreicht, die dann zur Fehldiagnose Anlass geben. Bei allen zweifelhaften Befunden sollte deshalb die Harnwegsinfektion durch Blasenpunktionsurin oder Katheterurin gesichert werden.

Manchmal findet sich außerdem eine Mikrohämaturie, bei **Beteiligung des Nierenparenchyms** u. a. eine leichte bis mäßige **Proteinurie** und **Leukozytenzylinder**. Aufgrund der klinischen und laborchemischen Parameter ist oft eine Aussage über die Lokalisation der Infektion möglich (Tab. **14.1**, Abb. **14.15**).

Neben diesen Hauptkriterien im Urin findet sich manchmal eine Mikrohämaturie, gelegentlich auch eine Makrohämaturie mit eumorphen Erythrozyten. Jedoch muss v. a. bei dysmorphen Erythrozyen oder Erythrozytenzylindern an eine Glomerulonephritis gedacht werden. Zeichen für eine **Mitbeteiligung des Nierenparenchyms** sind eine leichte bis mäßige **Proteinurie**, **Leukozytenzylinder**, die vermehrte Ausscheidung von Bürstensaumenzymen und β_2-Mikroglobulin.

Entzündliche **Blutveränderungen** wie Leukozyturie, beschleunigte BSG und erhöhte CRP-Spiegel finden sich nur bei Entzündungen des Nierenparenchyms. Aufgrund der klinischen und laborchemischen Parameter ist oft eine Aussage über die Lokalisation der Infektion möglich (Tab. **14.1**, Abb. **14.15**).

14.1 Differenzialdiagnose der Harnwegsinfektionen

Klinik	Pyelonephritis	Zystitis	asymptomatische Bakteriurie
Bakteriurie > 10^5/ml	+	+	+
Leukozyturie	+	+	+/–
klinische Symptome	+	+	–
Fieber	> 38,5 °C	< 38,5 °C	–
BSG	> 25 mm/h	< 25 mm/h	normal
CRP	↑	–	–
Harnkonzentrationsvermögen	↓	normal	normal
Leukozytenzylinder	+	–	–

14.15 Vorgehen bei Harnwegsinfekt

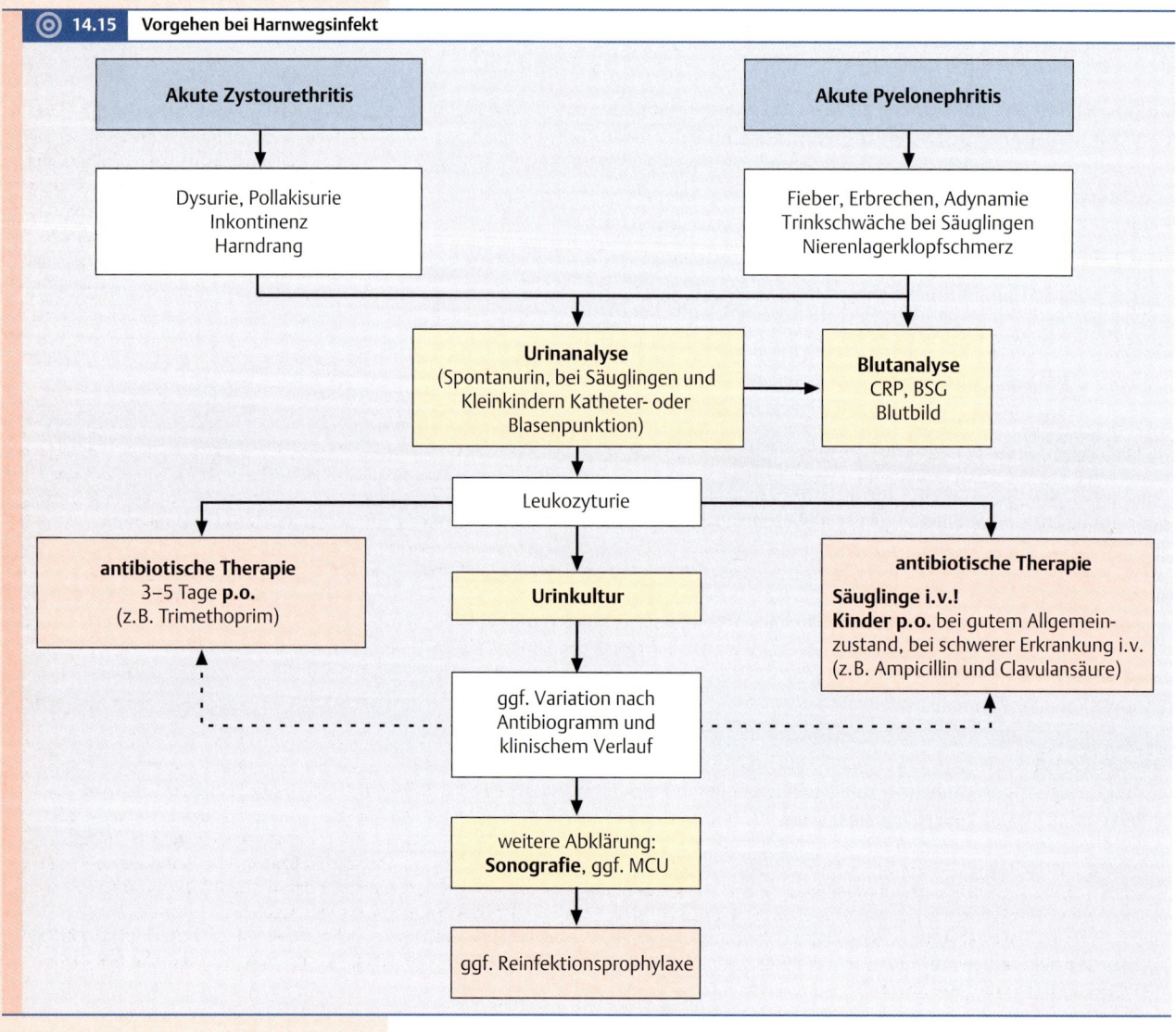

Bildgebende Verfahren: Der Einsatz der bildgebenden Verfahren hat das Ziel, infektionsbegünstigende Harnwegsanomalien zu entdecken, bereits eingetretene Parenchymnarben und deren eventuelle Progression nachzuweisen und das Nierenwachstum zu kontrollieren. Bei jeder gesicherten Pyelonephritis sollte eine **Ultraschalluntersuchung** der Nieren und ableitenden Harnwege erfolgen. Bei Säuglingen und Knaben wird auch bei unauffälligem Befund eine **Miktionszystourethrografie (MCU)** angeschlossen, um einen VUR auszuschließen. Bei älteren Mädchen kann mit der Durchführung der MCU bei unauffälligem Sonografiebefund bis nach dem ersten Rezidiv gewartet werden, wegen der Häufigkeit unkomplizierter Harnwegsinfekte. Bei einem **pathologischen Sonografiebefund** ist immer eine **erweiterte Diagnostik** mit MCU und evtl. nuklearmedizinischen Methoden (seitengetrennte Funktionsszintigrafie) notwendig.

Therapie (Abb. **14.15**): Ziel der Behandlung ist die Verhütung irreversibler Parenchymschäden oder deren Progression. Neben einer gezielten antibakteriellen Therapie ist die frühzeitige Erfassung von prädisponierenden Harnwegsobstruktionen und ihre eventuelle operative Korrektur von entscheidender prognostischer Bedeutung. Eine asymptomatische Bakteriurie wird in der Regel nicht behandelt (Ausnahmen nach Nierentransplantion und bei Immunsuppression).

Die medikamentöse **antibiotische Behandlung** sollte sofort nach der Diagnose beginnen. Mittel der ersten Wahl ist bei **akuter Zystourethritis** Trimethoprim p.o. für 3–5 Tage, bei der **milden akuten Pyelonephritis** wird z.B. Amoxicillin und Clavulansäure p.o. für 10 Tage verabreicht. Eine Modifikation der Behandlung erfolgt ggf. nach der Resistenzlage des Erregers (Antibiogramm). Bei **schwerer akuter Pyelonephritis oder Urosepsis** gelingt eine Keimelimination meist nur durch eine hochdosierte intravenöse Antibiose. Zur Therapiekontrolle sollte der Urin 3–4 Tage nach Beginn und 1 Woche nach Ende der Behandlung untersucht werden. Wegen der Rezidivneigung empfehlen sich in den ersten 6 Monaten nach der Harnwegsinfektion zunächst 4-wöchentliche, danach vierteljährliche Urinkontrollen.

Die Behandlung bei Wiederauftreten einer Harnwegsinfektion erfolgt wie beim ersten Schub, außer bei Resistenzentwicklung. Bei häufigen Rezidiven (mehr als 3 pro Halbjahr) und/oder Harnabflussstörungen ist nach Behandlung des akuten Schubes eine **Reinfektionsprophylaxe** angezeigt, wobei entweder Nitrofurantoin oder Trimethoprim (2–3 mg/kgKG/d) in einer abendlichen Dosis verabreicht wird. Bleibt der Urin steril, kann das Medikament nach 6 Monaten versuchsweise abgesetzt werden. Meist verliert sich die Reinfektionsrate mit zunehmendem Alter des Kindes.

Adjuvante Maßnahmen sind Bettruhe bei Fieber und Schmerzen, erhöhte Flüssigkeitszufuhr und häufige Blasenentleerungen.

Bildgebende Verfahren: Eine **Ultraschalluntersuchung** der Nieren und ableitenden Harnwege empfiehlt sich bei jeder Erstmanifestation einer akuten Pyelonephritis zum Ausschluss von Harnwegsanomalien, bei Säuglingen und Knaben auch die Durchführung eines **MCU**.

Bei pathologischem Sonografiebefund ist eine erweiterte radiologische Diagnostik (MCU, nuklearmedizinische Methoden) notwendig.

Therapie (Abb. **14.15**): Bei **akuter Zystourethritis** ist Mittel der ersten Wahl Trimethoprim für 3–5 Tage, bei der **milden akuten Pyelonephritis** z.B. mit Amoxicillin und Clavulansäure p.o. für 10 Tage. Bei **schwerer akuter Pyelonephritis oder Urosepsis** gelingt eine Keimelimination meist nur durch eine hochdosierte intravenöse antibiotische Therapie. Zur Therapiekontrolle sollte direkt nach Beginn, dann 1 Woche nach der Behandlung sowie wegen der Rezidivneigung in den ersten 6 Monaten nach der Harnwegsinfektion wiederholt der Urin untersucht werden.

Die Behandlung bei Wiederauftreten einer Harnwegsinfektion erfolgt wie beim ersten Schub, außer bei Resistenzentwicklung. Eine **Reinfektionsprophylaxe** ist bei häufigen Rezidiven und Harnabflussstörungen angezeigt. Meist genügt eine abendliche Dosis von Trimethoprim oder Nitrofurantoin.

▶ **Klinischer Fall.** Die 16-jährige **Dorothee** verspürt einen Tag nach ihrem ersten Geschlechtsverkehr starkes Brennen beim Wasserlassen und häufigen, imperativen Harndrang mit z.T. unwillkürlichem Abgang einiger Urintropfen; sie fühlt sich aber nicht krank. Manchmal ist der Urin dunkelrot gefärbt. 2 Tage später wacht sie morgens mit schwerem Krankheitsgefühl auf, hat hohes Fieber und starke Schmerzen in der rechten Flanke. Sie vertraut sich ihrer Mutter an, die sie in die nächste Klinik bringt. Dort zeigt sich eine febrile Patientin mit Klopfschmerz über dem rechten Nierenlager. Im Urin finden sich mikroskopisch 3000 Leukozyten/μl, massenhaft Bakterien und 300 eumorphe Erythrozyten/μl. Im Blutbild liegen 19 000 Leukozyten/μl und ein CRP von 120 mg/l vor. Nach 2 Tagen werden die Bakterien als E. coli identifiziert. Dorothee erhält Amoxicillin und Clavulansäure p.o. und verspürt schon am nächsten Tage keine Schmerzen mehr. Einen Tag später hat sie entfiebert.

Befundkonstellation: Dysurie, Pollakisurie (häufiger Harndrang), Inkontinenz und Leukozyturie (fakultativ Erythrozyturie mit eumorphen Erythrozyten) ohne Fieber sprechen für eine **akute Zystourethritis**.

Befundkonstellation: Hohes Fieber, Nierenlagerklopfschmerz und Leukozyturie beim Kind oder Jugendlichen sprechen für **akute Pyelonephritis**.

▶ **Klinischer Fall.** Der 4 Monate alte **Niklas** wirkt am Abend abgeschlagen und hat hohes Fieber (40 °C). Er trinkt deutlich schlechter von der mütterlichen Brust. Die Eltern sind sehr besorgt und beschließen die Klinik aufzusuchen. In der Klinik findet sich ein abgeschlagener, blasser Säugling, der sich kaum bei der Blutentnahme wehrt. Aufgrund des reduzierten Zustandes erfolgt die Entscheidung zu einer Lumbalpunktion, die keine Auffälligkeiten zeigt. Die anschließende Gewinnung von Katheterurin erbringt 500 Leukozyten/μl. Einge Tage später werden Enterokokken mit Resistenz auf Cefalosporine identifiziert. Ferner zeigen sich eine Leukozytose (24 000 Leukozyten/μl) und eine CRP-Erhöhung (80 mg/l). Es wird mit einer intravenösen Rehydratation und einer intravenösen Behandlung mit Ampicillin und Clavulansäure begonnen. Niklas geht es bereits nach wenigen Stunden besser, er trinkt wieder. Nach 2 Tagen kommt es zur Entfieberung und es findet sich keine Leukozytose mehr im Urin. Im anschließenden Miktionszystourogramm findet sich ein vesikoureteraler Reflux Grad III links. Es wird eine Reinfektionsprophylaxe mit Trimetoprim begonnen.

Befundkonstellation: Hohes Fieber, Abgeschlagenheit, Trinkschwäche und Leukozyturie beim Säugling sprechen für eine **akute Pyelonephritis**.

14.5 Niereninsuffizienz

14.5.1 Akutes Nierenversagen

▶ **Definition.** Unter einem akuten Nierenversagen (ANV) versteht man eine plötzlich auftretende, häufig reversible Einschränkung der Nierenfunktion, die meist mit einem Rückgang der Urinproduktion (Oligurie unter 300 ml/m² KOF/d) und immer mit einem Anstieg der harnpflichtigen Substanzen im Serum einhergeht.

Ätiologie und Pathogenese: Nach dem Ort der Primärschädigung lassen sich 3 Formen unterscheiden:
- prärenales (funktionelles) ANV (in ca. 70 % der Fälle)
- renales ANV (ca. 25 %)
- postrenales ANV (ca. 5 %).

Ein **prärenales** Nierenversagen tritt auf bei Krankheiten, die zu einem Kreislaufversagen führen, wie z. B. schwere Gastroenteritis, Blutungen, Verbrennungen, Sepsis, Atemnotsyndrom und Herzfehler.

Beim **renalen** Nierenversagen wird das Nierenparenchym direkt geschädigt, wobei der primäre Angriffspunkt das Tubulussystem, die glomeruläre Kapillarschlinge oder das Interstitium sein kann. Endogene und exogene Toxine oder eine anhaltende kortikale Ischämie führen zu einer akuten Tubuluszellnekrose. Die akute Glomerulonephritis und das hämolytisch-urämische Syndrom betreffen vorzugsweise die Glomeruluskapillaren. Ursachen für eine primär-interstitielle und tubuläre Schädigung sind interstitielle Nephritis, Transplantatabstoßung, Harnsäurenephropathie bei iatrogen induziertem Tumorzerfall und eine Nephrokalzinose bei Vitamin-D-Intoxikation.

Zum **postrenalen** Nierenversagen kommt es bei Obstruktion der ableitenden Harnwege, z. B. bei kongenitalen Fehlbildungen, Urolithiasis, Tumoren oder Verletzungen.

Klinik: Nach dem klinischen Verlauf werden 4 **Stadien** des akuten Nierenversagens unterschieden:
1. Initial- bzw. **Schädigungsphase** (Dauer: Stunden bis Tage)
2. **Oligoanurische** Phase (Dauer: 8–14 Tage, auch länger)
3. **Polyurische** Phase (Dauer: 1–12 Tage)
4. **Regenerationsphase** (Wochen bis Monate).

▶ **Merke.** Nicht selten sind primär normo- bzw. polyurische Verläufe (z. B. im Rahmen eines toxisch ausgelösten ANV).

Die klinischen Symptome ergeben sich aus den pathophysiologischen Veränderungen (Tab. **14.2**).

Diagnostik (Abb. **14.16**): Die Diagnose stützt sich auf die **anamnestischen Angaben** (z. B. Flüssigkeitsverluste, Intoxikationen, Infektionen), die **klinische Untersuchung** (z. B. Ödeme, Hypertension) sowie die **Laborbefunde**: Harnstoff und Kreatinin im Serum sind erhöht, es finden sich Elektrolytstörungen (Tab. **14.2**). Im Urin finden sich Zylinder, Protein, eine verminderte oder erhöhte Osmolalität. Die **Sonografie** gibt Auskunft über Größe und Konfiguration der Nieren und über Harnwegsobstruktionen. Eine Nierenbiopsie ist im Akutstadium meist nicht notwendig, sie sollte jedoch bei länger als 4 Wochen anhaltender Anurie oder unklarer Ursache durchgeführt werden.

14.2 Pathologie und Klinik des akuten Nierenversagens

Pathophysiologie	Klinik
Wasser- und Salzretention	Überwässerung (periphere Ödeme, Aszites), Hypertension, Herzinsuffizienz, Perikarditis, Lungenödem, Hirnödem
Hyperkaliämie	Herzrhythmusstörungen (Cave: Herzstillstand)
Azidose	Atmungsstörungen (Kußmaul-Atmung), Kreislaufinsuffizienz
Hyperphosphatämie → Hypokalzämie	Muskelzuckungen
Retention toxischer Abbauprodukte des Eiweißstoffwechsels (Urämietoxine)	Kopfschmerzen, Bewusstseinsstörung, Krämpfe, Koma, Anämie, Gerinnungsstörungen, Übelkeit, Erbrechen

14.16 Vorgehen bei akutem Nierenversagen

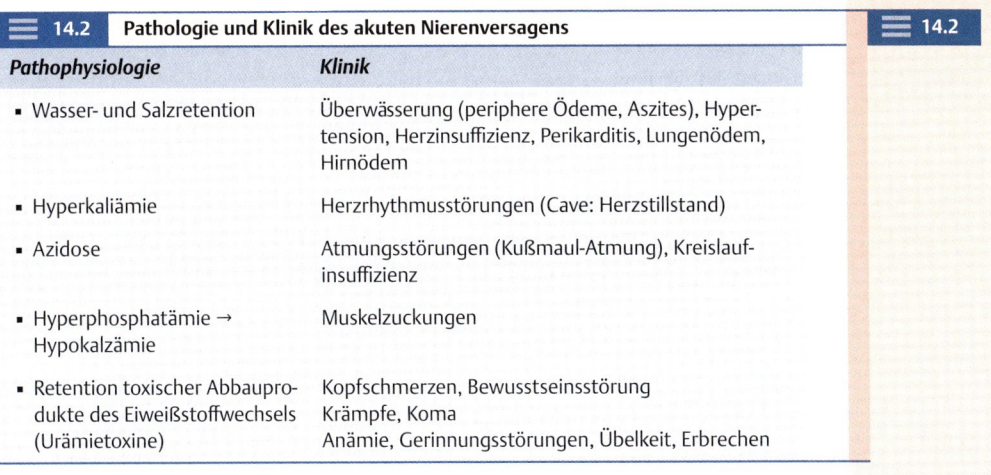

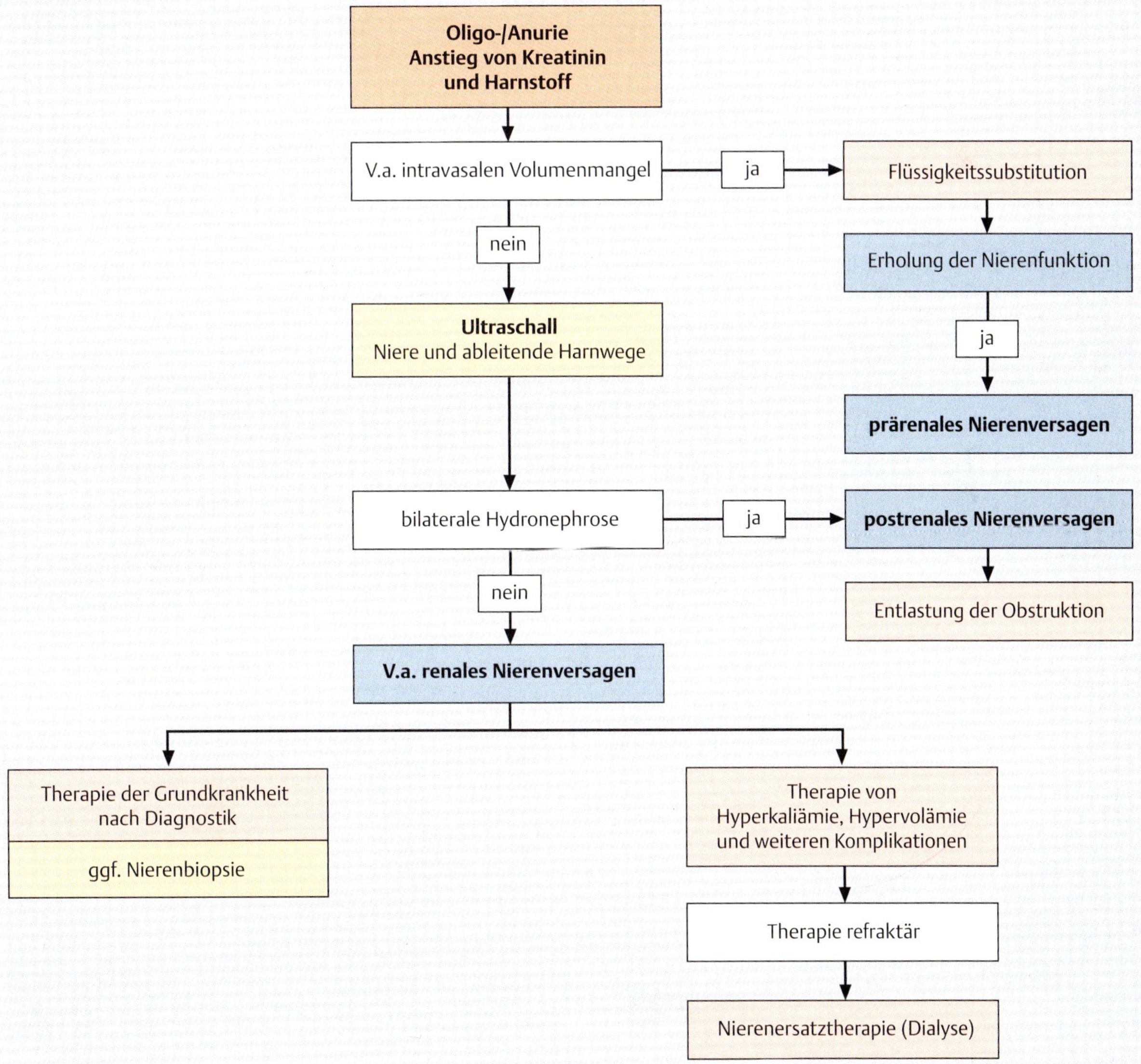

▶ **Merke.** Das Verhältnis von Urin- zu Plasmaosmolalität bzw. Harnstoff erlaubt eine Unterscheidung zwischen prärenalem und renalem Nierenversagen. Ein Urin-/Plasmaosmolalitäts-Quotient von mehr als 1,5 weist auf eine prärenale Ursache hin.

Therapie: Eine **Hypoperfusion** bei pränatalem ANV wird durch Infusion von physiologischer Kochsalzlösung beseitigt. Bei **Überwässerung** ist die Flüssigkeits-, Kalzium- und Eiweißzufuhr einzuschränken.

Eine **Hyperkaliämie** wird notfallmäßig durch Gabe von Kalziumglukonat und Natriumbikarbonat behandelt, zur langsamen Abnahme der Kaliumspiegel führt die Gabe eines Ionenaustauscherharzes oder die Infusion von Glukoselösung mit Insulin. Eine **Azidose** sollte erst bei HCO_3-Spiegeln unter 15 mmol/l mit Natriumbikarbonat behandelt werden. **Hypertensive Krisen** können meist mit Nifedipin beherrscht werden. Die Indikation zur **Dialysebehandlung** ist gegeben bei konservativ nicht beherrschbaren Zuständen und fortgeschrittener Urämie.

▶ **Merke.**

In der polyurischen Phase ist auf ausreichende Flüssigkeits- und Elektrolytsubstitution zu achten.

▶ **Merke.**

Prognose: Bei pränatalem ANV und toxischer Tubulusnekrose ist die Restitutio die Regel. Verlaufskontrollen sind indiziert.

Therapie: Wegen einer vorwiegend günstigen Prognose bei optimalem Einsatz intensivmedizinischer Maßnahmen einschließlich Dialysebehandlung sollten Kinder mit ANV so früh wie möglich in ein pädiatrisch-nephrologisches Zentrum überwiesen werden. Lebensbedrohliche Zustände wie Hyperkaliämie, schwerste metabolische Azidose, Krampfanfälle und hypertone Krise müssen vor der Verlegung behandelt werden.

Die Therapie richtet sich nach den pathophysiologischen Gegebenheiten. Eine **Hypoperfusion** bei pränatalem Nierenversagen kann durch Infusion von physiologischer Kochsalzlösung beseitigt werden. Bei **Überwässerung** ist Flüssigkeitsrestriktion notwendig; evtl. kann durch Gabe von Furosemid (5–8 mg/kgKG/d) die Diurese angeregt werden. Zur notfallmäßigen Behandlung der **Hyperkaliämie** empfiehlt sich die Gabe von Kalziumglukonat (0,5 ml/kgKG i. v.) und Natriumbikarbonat (3 mmol/kgKG). Zu einer langsamen Abnahme erhöhter Kaliumspiegel führt die orale oder rektale Applikation eines Ionenaustauscherharzes (1 g/kgKG) oder die Infusion einer Glukoselösung mit Insulin (1 IE Insulin auf 4–5 g Glukose). Die Behandlung der **Azidose** mit Natriumbikarbonat sollte erst bei HCO_3-Spiegeln unter 15 mmol/l erfolgen, da sie eine erhebliche Natriumbelastung darstellt. **Hypertensive Krisen** können meist mit Nifedipin beherrscht werden. Die Indikation zur **Dialysebehandlung** ist gegeben bei konservativ nicht beherrschbaren Zuständen (therapierefraktäre Hyperkaliämie, Lungenödem) und fortgeschrittener Urämie.

▶ **Merke.** Da bei einer kompletten Anurie von mehr als 24 Stunden in der Regel nicht mit einer raschen Erholung der Niere zu rechnen ist, sollte sofort eine Dialysebehandlung zur Verhinderung von Komplikationen begonnen werden, ebenso bei einer Hyperkaliämie > 7 mmol/l und Lungenödem.

In der polyurischen Phase ist auf eine ausreichende Substitution der oft massiven Wasser- und Elektrolytverluste zu achten.

▶ **Merke.** Besonders wichtig ist eine engmaschige Überwachung des Patienten mit genauer Flüssigkeitsbilanzierung, zweimal täglicher Gewichtskontrolle, Messung des zentralen Venendrucks und kontinuierlicher EKG-Ableitung.

Prognose: Sie ist abhängig von der Grundkrankheit und der rechtzeitigen Therapie. Eine vollständige Ausheilung ist die Regel bei pränatalem Nierenversagen und akuter toxischer Tubulusnekrose. In jedem Fall sollten Verlaufskontrollen erfolgen.

▶ **Klinischer Fall.** Die 17 Monate alte **Miriam** wird am Abend von ihren Eltern in die Klinik gebracht, da sie seit 3 Tagen unter Erbrechen und Durchfall leidet. Der Durchfall ist zwar seit dem Vorabend besser geworden, jedoch hat sie nichts mehr bei sich behalten. Die Elten sind besorgt, da seit den letzten 24 Stunden die Windeln komlett trocken sind. Bei Aufnahme in der Ambulanz ist Miriam abgeschlagen und apathisch. Ihre Augen liegen tief. Gegenüber der letzten Untersuchung beim Kinderarzt hat sie insgesamt 1,5 kg abgenommen (aktuelles Gewicht 11,0 kg). Miriams Herzfrequenz liegt bei 150/min, ihr Blutdruck bei 60/40 mmHg. Bei der Blutentnahme findet sich ein deutlich erhöhter Hämoglobinwert von 18 g/dl, Natrium liegt bei 160 mmol/l, Kalium bei 7,1 mmol/l, Kreatinin und Harnstoff zeigen den doppelten bzw. dreifachen Wert der Altersnorm. Miriam erhält eine Infusion mit hoher Natriumkonzentration, frei von Kalium. Natrium wird auf diese Weise langsam gesenkt (1 mmol/2 h; sonst Gefahr eines Hirnödems). Nach 12 Stunden kommt die Urinausscheidung wieder in Gang, nach 2 Tagen ist erstmals ein Absinken von Kreatinin und Harnstoff zu verzeichnen. Nach 4 Tagen verlässt Miriam gesund die Klinik.

Befundkonstellation: Oligo-/Anurie und erhöhte Werte für Kreatinin und Harnstoff, die meist reversibel sind, sprechen für ein **akutes Nierenversagen**. In Kombination mit Zeichen des Volumenmangels (Hämokonzentration, Schockzeichen) und Ansprechen auf Volumengabe kann von einem pränatalen Nierenversagen ausgegangen werden.

14.5.2 Chronische Niereninsuffizienz

▶ **Definition.**

▶ **Definition.** Die chronische Niereninsuffizienz (CNI) ist gekennzeichnet durch den zunehmenden Verlust der Nierenfunktionen. Im Verlauf kommt es zu renaler Anämie, renaler Osteopenie, metabolischer Azidose und schließlich zu terminaler Niereninsuffizienz mit Indikation zur Nierenersatztherapie.

Ätiologie: Ursachen der CNI im Kindesalter sind meist **angeborene Nierenerkrankungen**, insbesondere Hypo- und Dysplasien, seltener chronische GN.

Ätiologie: Ursachen der CNI im Kindesalter sind in zwei Drittel der Fälle **angeborene Nierenerkrankungen**, v.a. die verschiedenen Formen der Hypoplasien und Dysplasien mit oder ohne Harnwegsfehlbildungen. In einem Drittel der Fälle sind erworbene Erkrankungen, meist chronische Glomerulonephritiden (GN) die Ursache.

Pathophysiologie (Abb. **14.18**): Der fortschreitende Untergang von Nephronen führt zu einer Abnahme der glomerulären Filtrationsfläche und der Rückresorptionskapazität. Damit bei eingeschränkter Filtrationsoberfläche pro Zeiteinheit die gleiche Menge harnpflichtiger Substanzen filtriert werden kann, steigt die Konzentration dieser Substanzen im Blut (**Azotämie**) bis zu einem neuen Gleichgewicht an, und zwar exponentiell zur Abnahme der glomerulären Filtrationsrate (GFR), beginnend bei einer Einschränkung der GFR auf ca. 40–50 ml/min/1,73 m² Körperoberfläche. Auf diese Weise wird die Ausscheidung der harnpflichtigen Substanzen bis zu einer Abnahme der GFR auf 50 % der Norm aufrechterhalten (Stadium der **kompensierten Retention**). Erst bei weiterer Einschränkung kommt es zur **Dekompensation** und lebensgefährlichen Intoxikation. Die Verminderung der tubulären Rückresorptionsoberfläche bei gleichzeitiger Vermehrung der Filtrationslast der verbliebenen Nephren führt zu einer **Abnahme der Harnkonzentrationsfähigkeit** mit konsekutivem Wasser- und Elektrolytverlust (**osmotische Diurese**) und zu einer Störung der Säureausscheidung. Störungen der Tubulusfunktion treten bei Uropathien früher auf als bei Glomerulopathien. Der **Ausfall der inkretorischen Leistungen der Nieren** – der Synthese von **Erythropoetin** und der Umwandlung von 25-Hydroxy-Cholecalciferol in den aktiven Vitamin-D-Metaboliten **1,25-Dihydroxy-Cholecalciferol** – ist für die Entwicklung der **renalen Anämie** und **Osteopathie** hauptsächlich verantwortlich. 1,25-Dihydroxy-Cholecalciferol stimuliert die Kalziumresorption aus dem Darm. Die verminderte Bildung dieses Metaboliten bei Niereninsuffizienz führt zur Abnahme des Serumkalziums und zu einer Störung der Knochenmineralisation, die sich klinisch bei Kindern als **Rachitis**, bei Erwachsenen als **Osteomalazie** manifestiert. Die Abnahme des Serumkalziums infolge ungenügender Resorption aus dem Darm wird verstärkt durch eine mangelhafte Ausscheidung von Phosphat und Sulfat. Beide Ionen führen durch Bindung von freien Kalziumionen zu einer Verminderung des ionisierten Kalziums und dadurch zu **sekundärem Hyperparathyreoidismus,** Parathormon aktiviert die Freisetzung von Kalzium aus dem Knochen und verstärkt dadurch die Demineralisation. Außerdem induziert es einen verstärkten Knochenumbau, der die Bildung von Faserknochen und Fasergewebe zur Folge hat (**Ostitis fibrosa**). Das im Wachstum befindliche Skelettsystem mit seinem erhöhten Mineralbedarf reagiert besonders empfindlich auf Störungen, insbesondere in Phasen beschleunigten Wachstums wie der Säuglingszeit und der Pubertät. Die schwersten Manifestationen der renalen Osteopathie wie **Spontanfrakturen** und **Epiphysenlösungen** finden sich gehäuft in diesen Altersgruppen und hinterlassen meist bleibende Skelettdeformierungen.

Häufigkeit: In Deutschland erreicht jährlich etwa ein Kind pro 1 Million Einwohner das Terminalstadium der Niereninsuffizienz und wird damit dialysebedürftig, die 4–5-fache Zahl befindet sich im prädialytischen Stadium.

Klinik: Von den Auswirkungen der Urämie sind nahezu alle Organsysteme betroffen, deshalb ist die klinische Symptomatik komplex (Tab. **14.3**). Die Symptome entwi-

14.3 Symptome der Urämie

Organ bzw. System	Symptom
• Gesamtorganismus	Kleinwuchs, verzögerte Pubertät
• Haut	grau-gelbliche Blässe, Juckreiz, Blutungen
• Gehirn	motorische Unruhe, Konzentrationsstörungen, Apathie, Krampfanfälle, Koma
• Nerven	Polyneuritis, verminderte Leitungsgeschwindigkeit
• Herz und Kreislauf	Hypertension, Herzinsuffizienz, Perikarditis, Rhythmusstörungen
• Lunge	Foetor uraemicus, Kußmaul-Atmung, Lungenödem
• Magen, Darm	Appetitlosigkeit, Übelkeit, Erbrechen, Durchfall, Gastroenterokolitis
• Blut	Anämie, Gerinnungsstörungen
• Muskulatur	Schwäche, fibrilläre Zuckungen
• Knochen	Demineralisation, Osteopathie

14.17 Renale Osteopathie mit typischen Deformierungen des Knochenskeletts

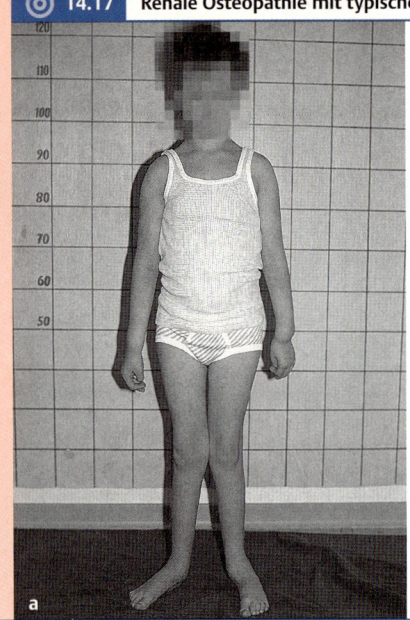
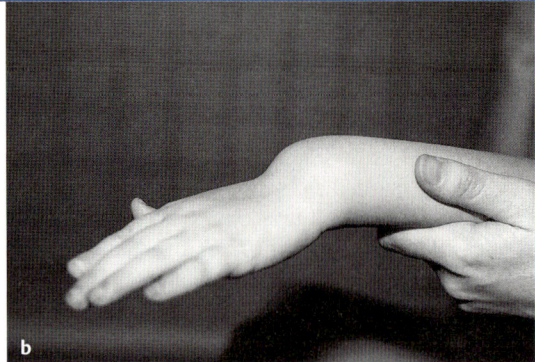
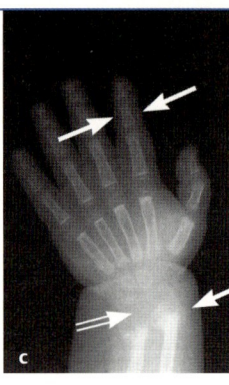

a Genu valgum.
b Fehlstellung des Handgelenks.
c Röntgenologisch zeigen sich subperiostale Resorptionszonen (→) und becherförmige Auftreibungen der Metaphysen (⇒) bei insgesamt vermindertem Kalksalzgehalt.

Polyurie, Blässe und Wachstumsretardierung. Im weiteren Verlauf kommt es zu Knochendeformierungen und Gangstörungen (**renale Osteopathie**, Abb. **14.17**).

Im **Stadium der dekompensierten Retention** treten Ödeme, Hämorrhagien, Durchfälle und neurologische Störungen auf.

Diagnostik: Im **fortgeschrittenen Stadium** der CNI finden sich erhöhte Harnstoff- und Kreatininwerte, normochrome Anämie, Hypokalzämie, Hyperphosphatämie, erhöhte Parathormonspiegel und eine metabolische Azidose.

Röntgenologische Zeichen der renalen Osteopathie sind ein verminderter Kalksalzgehalt, subperiostale Resorptionszonen infolge Hyperparathyreoidismus und becherförmige Auftreibung der metaphysären Endplatten. Letztere ist am besten am Handgelenk nachzuweisen.

Therapie (Abb. **14.18**): Im Stadium der **kompensierten Retention** muss eine gute Blutdruckeinstellung erfolgen und die Proteinurie behandelt werden, um die Progression der Niereninsuffizienz zu verlangsamen.

Stadium der **dekompensierten Retention**: Der **renale Kleinwuchs** kann durch gentechnisch hergestelltes Wachstumshormon behandelt werden. Zur Prophylaxe und Therapie der **renalen Osteopathie** verabreicht man Kalzium und 1,25-Dihydroxy-Cholecalciferol (Calcitriol). Eine höhergradige **Azidose** wird oral mit dünndarmlöslichen Bikarbonatkapseln behandelt. Die **renale Anämie** kann mit subkutanen Erythropoetinapplikationen behandelt werden.

ckeln sich in der Regel sehr langsam, weshalb die Erkrankung oft erst im fortgeschrittenen Stadium erkannt wird. **Frühzeichen** sind Polydipsie, Polyurie, sekundäre Enuresis, blasses Hautkolorit und Kleinwuchs. Im weiteren Verlauf treten Knochendeformitäten (Abb. **14.17**) und Gangstörungen infolge einer Epiphysiolysis capitis femoris auf, beides Zeichen der **renalen Osteopathie**. Im Stadium der **dekompensierten Retention** kommt es als Folge der ungenügenden Elimination von Wasser, Salz und toxischen Substanzen zu Ödemen, Hypertension mit Herzinsuffizienz und Lungenödem, Hämorrhagien, erosiver Gastroenterokolitis und zu neurologischen Störungen bis hin zum Coma uraemicum.

Diagnostik: Im **Stadium der kompensierten Retention** liegt die Natrium- und Kaliumkonzentration im Serum meist im unteren Normalbereich. Die regelmäßige Bestimmung der endogenen Kreatinin-Clearance erlaubt Aussagen über das Ausmaß und die Progression der Nierenfunktionsstörungen. Im **fortgeschrittenen Stadium** finden sich meist erhöhte Natrium- und Kaliumkonzentrationen im Serum, immer erhöhte Konzentrationen von Serum-Kreatinin und -Harnstoff, eine normochrome Anämie, Hypokalzämie, Hyperphosphatämie, erhöhte Parathormonspiegel und eine metabolische Azidose.

Röntgenologische Zeichen der renalen Osteopathie sind neben einem verminderten Kalksalzgehalt subperiostale Resorptionszonen als Ausdruck des Hyperparathyreoidismus und becherförmige Auftreibungen der Metaphysen mit submetaphysären Aufhellungszonen als Ausdruck der Rachitis. Diese Veränderungen lassen sich am besten im Handskelett beobachten, weshalb regelmäßige Röntgenaufnahmen der Hand im Abstand von 6 Monaten bis zu 1 Jahr zur Routinekontrolle gehören.

Therapie (Abb. **14.18**): Die Behandlung richtet sich nach den pathophysiologischen Veränderungen.

Im Stadium der **kompensierten Retention** können die Kinder frei trinken; sie regeln ihren Flüssigkeits- und Salzbedarf zuverlässig nach dem Durstgefühl. Kinder mit chronischer Niereninsuffizienz sind im Stadium der kompensierten Retention in der Regel voll leistungsfähig und sollten deshalb in ihrer körperlichen Aktivität (einschl. Schulsport) nicht eingeschränkt werden. Wichtig ist es, die Progression der Nierenerkrankung durch eine gute Blutdruckeinstellung und die Gabe von ACE-Hemmern oder Angiotensinrezeptorantagonisten bei Proteinurie zu verlangsamen.
Stadium der **dekompensierten Retention**: Mit fortschreitender Progession der Niereninsuffizienz kommt es zu sichtbaren systemischen Folgeerscheinungen. Vor allem im Säuglingsalter verlangt die **renale Dystrophie** eine konsequente hochkalorische Versorgung, meist über eine Gastrostomiesonde (PEG-Sonde). Der **renale Kleinwuchs** wird nach Therapie anderer Kleinwuchsursachen (wie Energiemangel duch Malnutrition) mit rekombinant hergestelltem Wachstumshormon behandelt.

14.18 Verlauf und Therapie bei chronischer Niereninsuffizienz

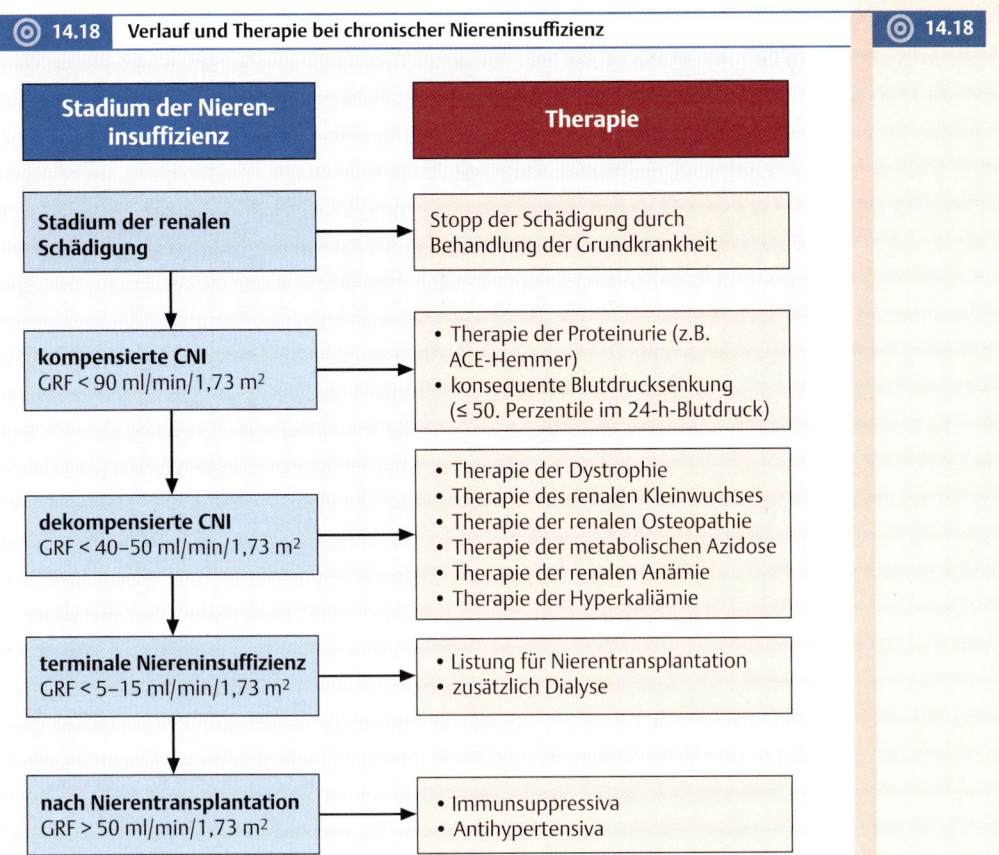

Die Prophylaxe und Therapie der **renalen Osteopathie** erfolgt durch Gabe von Kalzium (1 g/m² KOF/d) und 1,25-Dihydroxy-Cholecalciferol (Calcitriol) und eine diätetische und/oder medikamentöse Normalisierung des Serumphosphatspiegels mittels Kalziumkarbonat oder Kalziumazetat. Eine höhergradige **Azidose** (HCO_3 unter 15 mmol/l) wird oral mit dünndarmlöslichen Bikarbonatkapseln behandelt. Zur Behandlung der **renalen Anämie** steht heute gentechnisch hergestelltes Erythropoetin zur Verfügung, dessen rechtzeitige Gabe (als subkutane Injektionen) die früher häufig notwendigen Bluttransfusionen weitgehend verdrängt hat. Die Therapie der **Hyperkaliämie** erfordert neben diätetischen Maßnahmen meist die Gabe von Furosemid.

Wenn die **Niereninsuffizienz** so **weit fortgeschritten** ist, dass mit lebensbedrohlichen Komplikationen zu rechnen ist, muss eine Nierenersatztherapie begonnen werden. Diese erfolgt zunächst meist in Form einer Dialysebehandlung, die bis zu einer immer anzustrebenden Transplantation durchgeführt wird. Die Indikation ist gegeben, wenn die glomeruläre Filtrationsrate auf weniger als 5–15 ml/min/1,73 m² abgesunken ist, gewöhnlich liegen dann die Harnstoffwerte über 200 mg/dl. Diese Regel gilt aber nur bedingt, entscheidend für den Beginn der Dialysebehandlung ist der Allgemeinzustand. Herzinsuffizienz, Lungenödem, therapierefraktäre Hypertension und urämische Neuropathie erfordern häufig schon einen Dialysebeginn vor Erreichen des laborchemischen terminalen Stadiums. Grundsätzlich stehen zur Dialysebehandlung 2 Verfahren zur Verfügung: die **Hämodialyse**, bei der das Blut mittels einer künstlichen Niere gereinigt wird, und die **Peritonealdialyse**, bei der die Stoffwechselgifte mittels einer in die Bauchhöhle instillierten Dialyseflüssigkeit entfernt werden. Dabei fungiert das Peritoneum als semipermeable Dialysemembran. Für Kleinkinder und Säuglinge ist meist die Peritonealdialyse besser geeignet als die Hämodialyse. Bei älteren Kindern muss individuell entschieden werden, welche der beiden Methoden eingesetzt wird.

Bei der **Nierentransplantation** kann entweder die Niere eines lebenden Verwandten oder eines toten Spenders verwendet werden. Wegen der vielschichtigen pädiatrischen, chirurgischen, psychologischen und sozialen Probleme sollten Kinder mit chronischer Niereninsuffizienz grundsätzlich in pädiatrisch-nephrologischen Zentren dialysiert und transplantiert werden. Sie sollten dort frühzeitig vorgestellt werden, damit die nötigen diagnostischen und therapeutischen Schritte rechtzeitig eingeleitet werden können.

Wenn die **Niereninsuffizienz** so **weit fortgeschritten** ist, dass mit lebensbedrohlichen Komplikationen zu rechnen ist, muss eine Nierenersatztherapie begonnen werden. Bis eine Transplantation erfolgen kann, kommt die Dialyse zum Einsatz, als Hämo- oder als Peritonealdialyse. Beide Verfahren sind bei größeren Kindern anwendbar. Für Kleinkinder und Säuglinge ist die **Peritonealdialyse** besser geeignet als die **Hämodialyse**.

Bei der **Nierentransplantation** kann entweder die Niere eines lebenden Verwandten oder eines toten Spenders verwendet werden. Dialyse und Transplantation sollten grundsätzlich in pädiatrisch-nephrologischen Zentren erfolgen.

▶ **Klinischer Fall.**

▶ **Klinischer Fall (Fortsetzung von S. 400).** Felicitas stellt sich nach hämolytisch-urämischem Syndrom im Alter von 4 Jahren regelmäßig weiter in der Ambulanz vor. Trotz Therapie mit einem ACE-Hemmer nimmt die Proteinurie zu. Im Alter von 8 Jahren zeigt sich dann erstmals ein dauerhaft erhöhtes Kreatinin im Serum. Mit 10 Jahren muss aufgrund einer renalen Anämie die Behandlung mit Erythropoetin, wenig später zur Prävention einer renalen Osteopathie die Behandlung mit aktivem Vitamin D begonnen werden. Felicitas stellt sich nun monatlich vor und führt auch bei jeder Vorstellung Gespräche mit der Psychologin des Zentrums. Ein Jahr später hat sie bereits täglich 18 Tabletten einzunehmen (hinzu kommen noch Phosphatbinder und Natriumbikarbonat aufgrund metabolischer Azidose). Mit 12 Jahren ist die glomeruläre Filtrationsrate soweit abgefallen, dass die Indikation zur Nierenersatztherapie besteht. Die Anmeldung zur Nierentransplantation erfolgt ebenfalls. Felicitas entscheidet sich nach ausführlichen Gesprächen mit Familie und Betreuungsteam für die Hämodialyse im Zentrum.

14.6 Tubulopathien

Tubulopathien sind angeborene oder erworbene Defekte einzelner oder mehrerer Transportfunktionen der Nierentubuli. Den Transport bewerkstelligen komplexe Eiweißmoleküle in der tubulären Zellmembran (Kanäle, Transporter), deren Synthese genreguliert ist. Ursache **primärer Tubulopathien** ist die Mutation eines für einen Transporter kodierenden Gens. **Sekundäre Tubulopathien** sind durch toxische Tubulusschäden bei angeborenen Stoffwechselstörungen, Intoxikationen oder interstitielle Entzündungen bedingt; meist sind mehrere tubuläre Partialfunktionen betroffen (**DeToni-Debré-Fanconi-Sequenz**, s. S. 421).

Bei den Tubulopathien handelt es sich um angeborene oder erworbene Defekte einzelner oder mehrerer tubulärer Transportfunktionen. 99 % des Glomerulusfiltrates werden während der Passage durch die Nierentubuli wieder rückresorbiert. Den Transport bewerkstelligen komplexe Eiweißmoleküle (Kanäle oder Transporter), die in der tubulären Zellmembran verankert sind und deren Synthese genreguliert ist. Neben Transportern für die Rückresorption gibt es auch solche für die Sekretion, v. a. für Wasserstoffionen und exogene Substanzen wie Medikamente. Den **primären Tubulopathien** liegt eine Mutation eines für einen Kanal/Transporter kodierenden Gens zugrunde, je nach Lokalisation des zugehörigen Gens zeigen sie einen charakteristischen Vererbungsmodus. **Sekundäre Tubulopathien** entstehen durch toxische Tubulusschädigung infolge Anhäufung pathologischer Stoffwechselprodukte bei angeborenen Stoffwechselstörungen, durch interstitielle Entzündungen oder als Folge von Intoxikationen (Schwermetalle, Arzneimittel). Meist sind in diesen Fällen mehrere tubuläre Partialfunktionen betroffen im Sinne einer **DeToni-Debré-Fanconi-Sequenz** (s. S. 421).

Nachfolgend werden nur einige Erkrankungsbeispiele erläutert.

14.6.1 Primäre Tubulopathien

14.6.1 Primäre Tubulopathien

Phosphatdiabetes

s. S. 82

Phosphatdiabetes

s. S. 82

Zystinurie

Zystinurie

▶ **Definition.**

▶ **Definition.** Autosomal-rezessiv vererbte Störung der tubulären Rückresorption von Zystin. Die Häufigkeit beträgt 1 : 17 000.

Klinik: Rezidivierende Nierenkoliken, Harnwegsinfektionen durch **Zystinsteine**.

Klinik: Bei einer Zystinkonzentration über 300 mg/l bilden sich **Zystinsteine** in den ableitenden Harnwegen (Nierenkoliken, Hämaturie, rezidivierende Harnwegsinfektionen).

Diagnostik: Die Diagnose erfolgt über eine Urinanalyse auf Zystin.

Diagnostik: Sonografisch sind die Steine nur dann schallschattengebend, wenn zusätzlich kalziumhaltige Ablagerungen entstehen. Die Aminosäure Zystin ist bei der Zystinurie im Urin erhöht.

Therapie: Durch **reichliche Flüssigkeitszufuhr** und Alkalisierung des Urins kann die Auskristallisierung des Zystins vermindert werden. **Merkaptopropionylglyzin** bildet mit Zystein gemischte Disulfide und verringert dadurch die Ausscheidung von freiem Zystin.

Therapie: Die Behandlung der Zystinurie ist schwierig und oft unzureichend. Vor allem ist eine **reichliche** (2–4 l), gleichmäßig über Tag und Nacht verteilte **Flüssigkeitszufuhr** notwendig. Wegen der besseren Löslichkeit des Zystins im alkalischen Milieu empfiehlt sich die **Alkalisierung des Urins** mit Zitrat oder Bikarbonat. Bei Versagen dieser Maßnahmen ist ein Versuch mit oder **Merkaptopropionylglyzin** (Thiola) gerechtfertigt; diese Substanz bildet mit Zystein gemischte Disulfide und verringert dadurch die Ausscheidung von freiem Zystin.

Renal-tubuläre Azidose (RTA)

Nach dem Ort der primären Störung sind bei der renal-tubulären Azidose mehrere Formen zu unterscheiden
- die **proximale** RTA (Typ II)
- die **distale** RTA (Typ I).

Proximale renal-tubuläre Azidose

▶ **Definition.** Es handelt sich um eine Störung der **Bikarbonatrückresorption** im proximalen Tubulus mit renalem Bikarbonatverlust und konsekutiver metabolischer Azidose.

Ätiologie: Bei der isolierten proximalen RTA liegt ein Defekt des Na^+/HCO_3^--Kotransporter-Gens (SLC4A4) vor.

Klinik: Die Kinder fallen bereits im Säuglingsalter durch Anorexie, Gedeihstörung, Wachstumsretardierung und rezidivierende Dehydratationszustände auf.

Diagnostik: Es besteht eine hyperchlorämische Azidose. Im Urin findet sich trotz der Azidose Bikarbonat. Unter Säurebelastung nimmt die Bikarbonatausscheidung im Urin ab, titrierbare Säure und Ammoniak werden normal ausgeschieden. Der Urin kann auf einen pH-Wert von **unter 6,2 angesäuert** werden.

Therapie: Zur Substitution der Verluste sind oft hohe Dosen von Bikarbonat (bis über 10 mmol/kgKG/d), gleichmäßig über den Tag verteilt, notwendig. Eventuell führt eine Volumenkontraktion mit Hydrochlorothiazid (1 mg/kgKG/d) zur Verbesserung der Bikarbonatrückresorption.

Distale renal-tubuläre Azidose

▶ **Synonym.** klassische RTA, Typ-I-RTA, Gradient-Typ-RTA

▶ **Definition.** Es handelt sich um einen Defekt der renalen **H^+-Ionensekretion**, der in den meisten Fällen sporadisch, gelegentlich jedoch auch familiär gehäuft – mit autosomal-rezessivem Erbgang – auftritt.

Ätiologie: Ursache ist ein Defekt der Protonen-ATPase oder des basolateralen Anionen-Austauschers.

Pathophysiologie und Klinik: Die ungenügende Ausscheidung saurer Valenzen führt zu einer Demineralisation des Knochens (**Rachitis**) mit konsekutiver Hyperkalzurie und Hyperphosphaturie. Die vermehrte Kalziumausscheidung bei gleichzeitig verminderter Zitraturie fördert die Entwicklung einer **Nephrokalzinose, Nephrolithiasis** und **chronischen Niereninsuffizienz**. Die Abnahme des Plasmabikarbonats infolge der Azidose führt zu einer Verminderung des Extrazellulärvolumens und zum sekundären Hyperaldosteronismus. Die vermehrte Rückresorption von Natriumchlorid im distalen Tubulus auf Kosten der Kaliumrückresorption führt zur **Hyperchlorämie** und **Hypokaliämie**. Hypokaliämie und Nephrokalzinose beeinträchtigen die Harnkonzentrationsfähigkeit (**Polyurie**).

Diagnostik: Unter Säurebelastung kann der Urin **nicht** auf einen pH-Wert **unter 6,2 angesäuert** werden.

Therapie: Durch die Behandlung der Azidose lassen sich die biochemischen und klinischen Veränderungen beseitigen, mit Ausnahme einer bereits vorhandenen Nephrokalzinose. Im Gegensatz zur proximalen RTA sind nur geringe Bikarbonatmengen (1–3 mmol/kgKG/d), über den Tag verteilt, notwendig.

Diabetes insipidus renalis

▶ **Definition.** Beim Diabetes insipidus renalis liegt eine angeborene oder erworbene **Resistenz** des distalen Tubulus und des Sammelrohres **gegen das antidiuretische Hormon** (ADH = Vasopressin) oder eine **Störung der Wasserkanäle** (Aquaporine) auf der luminalen Tubulusseite vor, die den Verlust des Konzentrationsvermögens der Niere zur Folge hat.

Klinik: Säuglinge fallen durch **rezidivierende Fieberschübe**, Gedeihstörungen und chronische **Exsikkose** auf. Ältere Kinder zeigen eine **Polydipsie** und **Polyurie**.

Diagnostik: Es besteht eine Hypernatriämie. Serumosmolalität, Plasma-Renin und -Aldosteron sind erhöht, die Urinosmolalität ist vermindert.

Die Applikation von DDAVP, einem ADH-Analogon, führt im Gegensatz zum Diabetes insipidus centralis nicht zur Harnkonzentrierung.

Therapie: Wichtig ist eine reichliche Flüssigkeitszufuhr. Auch Thiaziddiuretika und Prostaglandinsynthesehemmer können die Diurese vermindern.

Bartter-Syndrom

▶ **Definition.**

Ätiologie und Pathogenese: Es wurden Mutationen bei 4 Membranproteinen im Tubulus gefunden, die v. a. einen **Elektrolytverlust** bewirken. Die Hypokaliämie stimuliert vermutlich die Prostaglandinsynthese mit vermehrter Reninsekretion.

Klinik: Der chronische Kaliumverlust führt zu **Polyurie, Polydipsie, Gedeihstörungen** und **Muskelschwäche**. Bei Neugeborenen können lebensbedrohliche Dehydratationszustände auftreten.

Diagnostik: Die Diagnose ist aufgrund der typischen Befundkonstellation zu vermuten. Molekulargenetische Diagnostik ist möglich.

Therapie: Kaliumsubstitution und Gabe von Indometacin (Prostaglandinsynthesehemmer).

▶ **Klinischer Fall.**

---

14 Erkrankungen von Niere und Urogenitalsystem

Klinik: Die Erkrankung manifestiert sich bereits im frühen Säuglingsalter durch **rezidivierende Fieberschübe** und **ausgesprochene Temperaturlabilität**, **Dehydratationszustände** und **Gedeihstörungen**. Im späteren Lebensalter stehen eine **Polydipsie** und **Polyurie** im Vordergrund. Die vermehrte Diurese führt zur Dilatation der Harnwege. Bei häufigen Elektrolytentgleisungen besteht die Gefahr der zerebralen Schädigung.

Diagnostik: Es finden sich eine Hypernatriämie (über 150 mmol/l), eine erhöhte Serumosmolalität (über 310 mosmol/kg H_2O) sowie ein Anstieg der Plasma-Renin-Aktivität und des Plasma-Aldosterons. Die Osmolalität des Urins ist erniedrigt (unter 200 mosmol/kg H_2O), daneben besteht meist eine vermehrte Ausscheidung der Prostaglandine PGE und PGF_{2a}.

Im Gegensatz zum zentralen Diabetes insipidus kommt es bei Patienten mit Diabetes insipidus renalis nach Applikation von DDAVP, einem ADH-Analogon, nicht zu einem Rückgang der Harnmenge und zu keinem Anstieg der Urinosmolalität.

Therapie: Diese besteht in einem Ausgleich der renalen Wasserverluste durch reichliche, über Tag und Nacht verteilte Flüssigkeitszufuhr, bei Säuglingen am besten via Magensonde. Medikamentös kommen Thiaziddiuretika (z. B. Hydrochlorothiazid) und Prostaglandinsyntheseinhibitoren (z. B. Indometacin) zum Einsatz.

Bartter-Syndrom

▶ **Definition.** Es handelt sich um ein erbliches Syndrom mit Kaliumverlust, das gekennzeichnet ist durch Polyurie und hypokaliämische Alkalose bei normalem Blutdruck (Cave: Nicht verwechseln mit Schwartz-Bartter-Syndrom, s. S. 89).

Ätiologie und Pathogenese: Als Ursache wurden bisher Mutationen bei 4 Membranproteinen im Tubulusapparat (u. a. an Kalium- und Chloridkanälen) gefunden, die alle einen **Elektrolytverlust** bewirken. Die Hypokaliämie scheint die renale Prostaglandinsynthese zu stimulieren, die wiederum zu einer vermehrten Reninsekretion und dadurch zum Hyperaldosteronismus führt.

Klinik: Die klinischen Zeichen des chronischen Kaliumverlustes sind **Polydipsie**, **Polyurie**, **Salzhunger**, **muskuläre Hypotonie**, **Erbrechen** und **Gedeihstörungen**. Häufig bleiben die Kinder in ihrem Wachstum zurück. Bei Manifestation in Fetalzeit oder Neugeborenenalter kommt es zu **Polyhydramnion** bzw. **lebensbedrohlichen Dehydratationszuständen** und wegen einer gesteigerten Kalziumausscheidung nicht selten zur **Nephrokalzinose**.

Diagnostik: Die Diagnose ist zu vermuten bei einer chronischen hypokaliämischen Alkalose und gesteigerter Prostaglandinausscheidung, aber normalem Blutdruckverhalten. Eine molekulargenetische Bestimmung des Ionenkanaldefektes sichert die Diagnose.

Therapie: Eine Normalisierung der Serumkaliumspiegel gelingt meist nicht durch alleinige orale Kaliumsubstitution, sodass zusätzlich durch Indometacin (2 mg/kgKG/d) die Prostaglandinsynthese gehemmt werden muss.

▶ **Klinischer Fall.** In der 22. Schwangerschaftswoche fällt bei Finns Mutter erstmals ein deutlicher Fruchtwasserüberschuss (Polyhydramnion). Trotz mehrfach Punktionen zur Fruchtwasserentnahme kommt es ab der 26. Schwangerschaftswoche zu vorzeitigen Wehen, sodass **Finn** wenig später durch Kaiserschnitt zur Welt kommt. Postnatal fallen bei Finn eine ausgeprägte Polyurie und ein enormer Verlust an Kalium und Natrium auf. Im Nierenultraschall zeigt sich eine Nephrokalzinose. Die Verdachtsdiagnose einer angeborenen Salzverlusttubulopathie wird schließlich durch den molekularen Nachweis eines Bartter-Syndroms bestätigt. Eine zwischenzeitlich begonnene Behandlung mit Indometacin (Prostaglandinhemmung) führt zu einer weitgehenden Normalisierung der Salzverluste und einem Sistieren der Polyurie.
Befundkonstellation: Elektrolytverluste, Polyurie und fakultativ Nephrokalzinose sprechen für eine ausgeprägte **Tubulopathie**.

14.6.2 Vorwiegend sekundäre Tubulopathien

DeToni-Debré-Fanconi-Sequenz

▶ **Definition.** Es handelt sich um eine komplexe Störung der Tubulusfunktion mit Hyperphosphaturie, Glukosurie, generalisierter Aminoazidurie sowie renalem Bikarbonat-, Kalium- und Wasserverlust.

Pathogenese: Neben der seltenen idiopathischen Form kommt die DeToni-Debré-Fanconi-Sequenz häufig als Begleitkrankheit angeborener Stoffwechselstörungen oder erworbener Erkrankungen und Vergiftungen vor (Tab. 14.4).

14.4	Einteilung und Ursachen der DeToni-Debré-Fanconi-Sequenz
primär (idiopathisch)	sporadisch hereditär
sekundär	bei **hereditären Stoffwechseldefekten:** Zystinose, Glykogenose, Galaktosämie, Fruktoseintoleranz, Morbus Wilson, Tyrosinämie, Lowe-Syndrom (okulo-zerebro-renales Syndrom) bei **Intoxikationen:** Schwermetalle, Maleinsäure, Lysol, Tetrazykline, Zytostatika bei **erworbenen Krankheiten:** nephrotisches Syndrom, multiples Myelom, Nierentransplantation

Klinik: Die klinischen Symptome ergeben sich aus der Kombination der einzelnen Tubulusdefekte und bestehen in einer hypophosphatämischen Rachitis, Dehydratation, Muskelschwäche, Polyurie, Gedeihstörung und Kleinwuchs.

Diagnostik: Die Diagnose beruht auf dem Nachweis der tubulären Transportstörungen.

Therapie: Die Behandlung richtet sich nach der Ursache. Ist diese zu behandeln (z. B. Galaktosämie, Fruktoseintoleranz, Morbus Wilson), sistieren auch die Tubulusdefekte. Die symptomatische Behandlung hat das Ziel, die renalen Verluste durch Substitution von Flüssigkeit, Phosphat, Kalium und Bikarbonat auszugleichen. Die Rachitis wird mit Calcitriol behandelt.

Prognose: Diese ist abhängig von der Grundkrankheit. Bei der Zystinose entwickelt sich eine terminale Niereninsuffizienz im späten Kindesalter. Auch bei der idiopathischen Form kann in einzelnen Fällen nach 10–30 Jahren eine Niereninsuffizienz auftreten.

14.7 Interstitielle Nephritis

▶ **Definition.** Entzündliche Erkrankung des Niereninterstitiums mit im Kindesalter meist reversibler Störung der tubulären Funktion.

Ätiologie: Auslösende Faktoren sind u. a. Medikamente (z. B. Cephalosporine) und Entzündungen (z. B. akute Pyelonephritis, virale Infektionen).

Klinik und Diagnostik: Die Erkrankung kann sich durch **akute Niereninsuffizienz** oder nur durch **Polyurie** äußern. Diagnostisch wegweisend sind die tubulären Elektrolytverluste (v. a. Kalium, Natrium, Phosphat) und Glukose; in unklaren Fällen erfolgt die Diagnosesicherung durch Nierenbiopsie.

Therapie und Prognose: Meist ist eine symptomatische Therapie (Ersatz von Flüssigkeit und Elektrolyten) und ggf. Therapie der Grunderkrankung ausreichend. Bei schwerem Verlauf kommen Glukokortikoide zum Einsatz. Die Prognose ist meist sehr gut.

14.8 Urolithiasis

▶ Definition. Die Urolithiasis ist gekennzeichnet durch die Bildung organischer und anorganischer Konkremente in den ableitenden Harnwegen.

Pathogenese: Die Steinbildung ist abhängig von:
- der **Konzentration lithogener Substanzen** (Kalzium, Oxalat, Harnsäure, Zystin) im Harn
- der **Konzentration von kristallisationshemmenden Stoffen** (Magnesium, Zitrat, Pyrophosphat, Polyanionen, z. B. Uromukosoid) im Harn und
- dem **Urin-pH.**

Prädisponierende Faktoren sind **Infektionen**, vorwiegend mit ureasepositiven Bakterien, Harnwegsobstruktionen, Stoffwechselstörungen und Immobilisation. Infektionen (häufigste Ursache im Kindesalter) prädisponieren zur Bildung von Magnesiumammoniumphosphatsteinen, Stoffwechselstörungen wie Hyperkalzurie und Oxalurie zu Kalziumphosphat- und Kalziumoxalat-Mischsteinen, Zystinurie zu Zystinsteinen, Hyperurikosurie zu Harnsäuresteinen. In vielen Fällen wird jedoch keine Ursache gefunden.

Klinik: Im **Säuglings- und Kleinkindesalter** ist die klinische **Symptomatik uncharakteristisch** mit Fieber, Appetitlosigkeit, Erbrechen, Bauchschmerzen und Meteorismus, bei schwerer Infektion auch Pyurie. Im **späteren Lebensalter** treten charakteristische **Nierenkoliken** auf, d. h. anfallsartige heftigste krampfartige Schmerzen, die je nach Steinlokalisation vom Nierenlager bis in die Schamgegend ausstrahlen. Durch Verletzung des Uroepithels kommt es nicht selten zur **Makrohämaturie**.

Diagnostik: Sonografisch lassen sich Steine ab einer Größe von 2–3 mm als echodichte Strukturen mit typischem Schallschatten hinter dem Stein nachweisen (Abb. **14.19**). Die weitere Diagnostik umfasst Abdomenleeraufnahme (Konkremente häufig als kalkdichte Verschattung sichtbar), MR-Urogramm (nach KM-Gabe zeigen sich nicht schattengebende Konkremente als Füllungsdefekte), chemische Urinanalyse (Urin-pH, Urinstatus und -sediment, Konzentration lithogener Substanzen, mikrobiologische Untersuchung) und bei Steinabgang bzw. operativer Entfernung die Analyse des Konkrementes.

14.19 Urolithiasis im Sonogramm

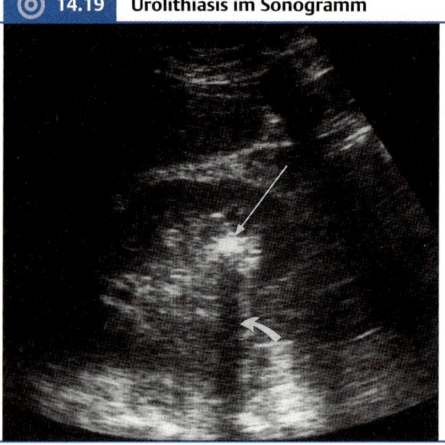

Im Sinus renalis zeigt sich ein reflexreiches Konkrement (Pfeil) mit dorsalem Schallschatten (gebogener Pfeil) (aus: Reiser M, Kuhn FP, Debus J. Duale Reihe Radiologie. Thieme; 2006).

Therapie: Reichliche **Flüssigkeitszufuhr** und Bewegung führen bei kleinen Steinen häufig zum Spontanabgang. Bei Koliken sind **Spasmolytika** (z. B. Buscopan) indiziert. Im Nierenbecken gelegene Steine lassen sich heute am besten mit der **extrakorporalen Stoßwellentherapie** entfernen, die bereits beim Kleinkind anwendbar ist. Prädisponierende Harnwegsobstruktionen sollten operativ beseitigt werden.

Prognose: Bei idiopathischer oder infektbedingter Urolithiasis ist die Prognose gut. Bei metabolischen Ursachen kommt es häufig zu Rezidiven, teilweise auch zur chronischen Niereninsuffizienz (z. B. Hyperoxalurie).

Prophylaxe: Sie besteht in reichlicher **Flüssigkeitszufuhr** – auch nachts –, einer gezielten **Therapie von Harnwegsinfektionen** und **Behebung von Harnabfluss-Störungen**. Medikamentöse Maßnahmen sind nur bei nachgewiesener Stoffwechselstörung notwendig: Bei der absorptiven Hyperkalzurie empfiehlt sich Hydrochlorothiazid. Bei der Hyperoxalurie Versuch mit Vitamin B$_6$, die renal-tubuläre Azidose wird mit Natriumbikarbonat bzw. Zitrat behandelt. Bei Harnsäuresteinen sollte der Urin mit Natriumzitrat, evtl. in Kombination mit Allopurinol alkalisiert werden.

> ▶ **Klinischer Fall.** Bei dem heute 8-jährigen **Pascal** war direkt nach der Geburt eine Nierenbeckenerweiterung (Pyelektasie) links aufgefallen, die aber nach einigen initialen Nachkontrollen nicht mehr weiter verfolgt wurde. Nun stellt sich Pascal mit heftgen, kolikartigen linksseitigen Flankenschmerzen in der Klinik vor. Zudem bemerkt seine Mutter einige Bluttropfen in der Unterhose. Pascal ist gerade schmerzfrei, zeigt aber sonografisch ein Pyelektasie links und ein schattengebendes Konkrement. Im Urin finden sich 100 Erythrozyten/μl. Eine nährere Urinanalyse ergibt eine verstärkte Kalziumausscheidung im Urin. Pascal wird stationär aufgenommen, erhält intravenöse Flüssigkeit und Schmerzmittel. Am Folgetag gehen unter Schmerzen einige Konkremente mit dem Urin ab. Nach weiterer Diagnostik wird bei Pascal eine Pyeloplastik durchgeführt, die erhöhte Kalziumausscheidung wird mit Hydrochlorothiazid behandelt.
> **Befundkonstellation:** Kolikartige Schmerzen, Hämaturie und sonografisch Pyelektasie/Konkrement sprechen für eine **Nephrolithiasis**.

14.9 Renovaskuläre Erkrankungen

Zu den renovaskulären Erkrankungen zählen die **fibromuskuläre Dysplasie**, bei der es zu einer Proliferation der glatten Muskulatur von Arterien (v. a. der Nierenarterien) kommt, außerdem extra- und intrarenale **Gefäßstenosen** (z. B. bei Neurofibromatose) und die Nierenvenenthrombose. Alle renovaskulären Erkrankungen können zu sekundärer Hypertension führen.

14.10 Nierentumoren (Nephroblastom)

s. S. 491.

14.11 Erkrankungen der äußeren Genitalorgane

14.11.1 Erkrankungen der äußeren Genitalien bei Mädchen

Fehlbildungen

Eine **Synechie der Labia minora oder majora** ist eine häufige Ursache für einen verengten Scheideneingang. Sie kann durch eine lokale Östrogenapplikation gelöst werden.
Bei der **Hymenal-** oder **Scheidenatresie** kommt es zum Sekretstau mit Dilatation der Vagina und des Uterus (**Hydrometrokolpos**) oberhalb des Verschlusses, der sich klinisch nur bei starker Ausprägung als Tumor im Unterbauch manifestiert. Oft wird diese Fehlbildung erst anlässlich der ausbleibenden ersten Menstruation entdeckt, wenn ein **Hämatokolpos** zu Beschwerden führt. Er imponiert als Unterbauchtumor. Die Diagnose ist durch Inspektion und Sonografie leicht zu stellen. Es muss eine operative Versorgung erfolgen, die oft nur in einer Inzision besteht.

Entzündungen (Vulvovaginitis)

Bei der Vulvovaginitis handelt es sich um eine Infektion mit unspezifischen oder spezifischen (Neisseria gonorrhoeae) Bakterien, Hefepilzen, Trichomonaden oder Oxyuren.

Ätiologie: Prädisponierende Faktoren sind eine konstitutionelle Abwehrschwäche, Adipositas, mangelnde Genitalhygiene und eingeführte Fremdkörper. Bei rezidivierenden spezifischen Infektionen ist gelegentlich sexueller Missbrauch die Ursache.

Klinik und Diagnostik: Die Kinder klagen über heftigen Juckreiz und Brennen beim Wasserlassen. Das Genitale ist gerötet, je nach Erreger besteht ein wässriger bis eitriger Fluor. Bei Missbrauch finden sich häufig auch Verletzungen des Genitales.

Therapie: Diese richtet sich nach dem Erreger. Bei unspezifischer bakterieller Infektion genügt meist eine lokale Applikation von Antibiotika (z. B. Refobacinsalbe), bei Gonorrhö verabreicht man Penicillin i. m. Trichomonaden werden mit Metronidazol, Mykosen mit Antimykotika behandelt, wobei meist eine Lokalbehandlung genügt. Unterstützende Maßnahmen sind Sitzbäder mit Kamille. Fremdkörper müssen entfernt werden. Wichtig ist die Aufklärung über korrekte Anogenitalhygiene.

14.11.2 Erkrankungen der äußeren Genitalien bei Jungen

Fehlbildungen

Phimose

▶ **Definition.** Angeborene oder erworbene Enge des äußeren Vorhautrings.

Klinik und Diagnostik: Die distal enge Vorhaut lässt sich nicht zurückstreifen. Bei hochgradiger Phimose ist der Meatus externus der Harnröhre nicht zu erkennen. Während der Miktion kann es zum Aufblähen des Vorhautsackes und zur Harnentleerungsstörung kommen. Als Komplikationen können eine **Balanitis** (s. S. 428) oder eine **Paraphimose** auftreten.

Therapie: Bis zum Ende des 2.–3. Lebensjahres ist eine Verklebung der Vorhaut mit der Glans physiologisch. Lösungsversuche sind nicht nur unnötig, sondern v. a. schmerzhaft und können Narbenphimosen verursachen. Eine Zirkumzision ist nur bei Miktionsstörungen, Narbenphimose oder rezidivierender Balanitis indiziert.

Paraphimose

▶ **Definition.** Strangulation der Glans penis durch die zurückgestreifte, nicht reponierbare Vorhaut.

Klinik und Diagnostik: Aufgrund eines Ödems besteht eine schmerzhafte, livide Anschwellung der Glans penis.

Therapie: Durch vorsichtige manuelle Expression der Glans und Zug an der Vorhaut kann zunächst eine Reposition versucht werden. Wegen der Schmerzhaftigkeit ist eine Sedierung und Analgesie, evtl. sogar eine Narkose notwendig. Bei Versagen dieser Maßnahme ist eine dorsale Spaltung des Schnürrings notwendig.

Hypospadie

▶ **Definition.** Unvollständiger Schluss der Harnröhre während der Fetalentwicklung mit ventral ektoper Mündung des Orificium urethrae externum.

Ätiologie und Pathogenese: Eine Hypospadie kann idiopathisch auftreten oder im Rahmen einer sog. Disorder of Sex Development (DSD) auftreten (s. auch S. 220).

Klinik: Klinisch lassen sich nach der Mündung des Orificium urethrae externum 4 Formen unterscheiden: Hypospadia glandis, Hypospadia penis, Hypospadia scrotalis und Hypospadia perinealis. Bei Mündung der Urethra im Bereich des Penis besteht eine ventrale Spaltung des Präputiums und Verkrümmung des Penis (Abb. **14.20a**), sodass bei der Miktion der Harnstrahl nach unten gerichtet ist.

14.20 Hypospadie (a), Epispadie (b) und Blasenekstrophie (c)

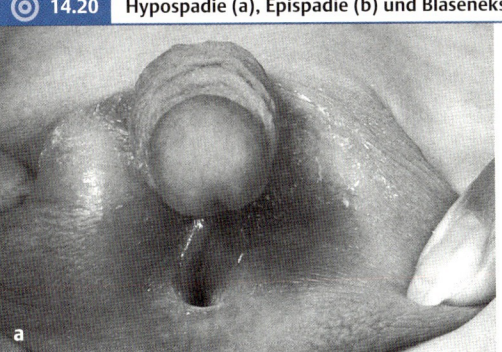
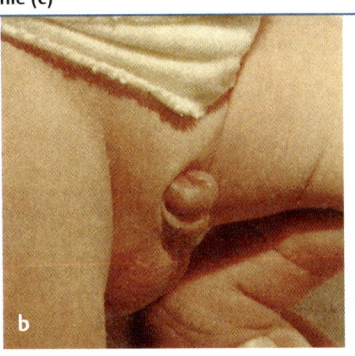
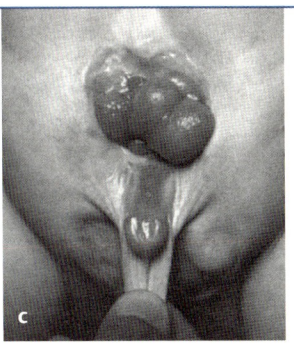

(a aus: Jocham D, Miller K. Praxis der Urologie. Thieme; 2007; b aus: Niessen KH. Pädiatrie. Thieme; 2001; c aus: Thüroff JW, Schulte-Wissermann H, Stein R. Kinderurologie in Klinik und Praxis. Thieme; 2000)

Diagnostik:

▶ **Merke.** Bei jeder Hypospadie sollte an Begleitfehlbildungen anderer Organe (z. B. Niere) und komplexe Ursachen im Sinne einer Disorder of Sex Development gedacht werden; ggf. ist eine weitere endokrinologische und humangenetische Diagnostik indiziert.

Therapie: Die operative Korrektur ist abhängig vom Schweregrad der Erkrankung und muss häufig in mehreren Schritten erfolgen. Bis zum Alter von 18 Monaten sollte der gekrümmte Penis aufgerichtet sein, in weiteren Sitzungen erfolgt dann eine Harnröhrenplastik bis zum Beginn des Schulalters.

Epispadie

Definition und Klinik: Es handelt sich um eine sehr seltene Entwicklungsstörung mit dorsaler Spaltung der Harnröhre (Abb. **14.20b**) und unterschiedlicher Mündung des Orificium externum. Die schwerste Form geht mit einer ventralen Spaltung des Beckens und **Blasenekstrophie** einher (Abb. **14.20c**).

Therapie: Bei Blasenekstrophie erfolgt die operative Rekonstruktion postnatal, die Epispadie wird in mehreren Schritten bis zum 5. Lebensjahr operativ korrigiert.

Maldescensus testis

▶ **Synonym.** Retentio testis, Kryptorchismus

▶ **Definition.** Störung des Descensus testis durch hormonale oder mechanische Faktoren.

Häufigkeit: Bei 3,4 % aller reifen Neugeborenen befindet sich der Hoden nicht in normaler Position. Bis zum Alter von 1 Jahr ist eine Spontanmaturation möglich, danach ist ein spontaner Deszensus sehr unwahrscheinlich (0,8 % Maldeszensus jenseits des 1. Lebensjahres).

Klinik: Nach Lage des Hodens ergibt sich folgende Einteilung (Abb. **14.21**):
- **Retentio testis abdominalis:** Der Hoden befindet sich im Abdomen und ist daher nicht tastbar (**eigentlicher Kryptorchismus**).
- **Retentio testis inguinalis:** Der Hoden liegt im Bereich des Leistenkanals.
- **Gleithoden:** Der Hoden liegt vor dem äußeren Leistenring und lässt sich unter Spannung in das Skrotalfach lagern, gleitet aber sofort nach dem Loslassen in die ursprüngliche Position zurück.
- **Ectopia testis:** Der Hoden liegt außerhalb des physiologischen Deszensusweges (Oberschenkelinnenseite, Damm, unter der Bauchhaut).

Therapie: Die Hypospadie wird in mehreren Sitzungen operativ korrigiert. Der gekrümmte Penis sollte bis zum Alter von 18 Monaten aufgerichtet sein.

Epispadie

Definition und Klinik: Die Harnröhre ist dorsal gespalten (Abb. **14.20b**) mit unterschiedlicher Mündung des Orificium externum. Die schwerste Form geht mit Blasenekstrophie einher (Abb. **14.20c**).

Therapie: Die Blasenekstrophie wird postnatal korrigiert, die Epispadie in mehreren Schritten bis zum 5. Lebensjahr.

Maldescensus testis

▶ **Synonym.**

▶ **Definition.**

Häufigkeit: 3,4 % aller reifen Neugeborenen weisen eine Fehlposition des Hodens auf, aber nur noch 0,8 % aller Einjährigen.

Klinik: Es lassen sich 4 Formen unterscheiden (Abb. **14.21**):
- Retentio testis abdominalis
- Retentio testis inguinalis
- Gleithoden und
- Ectopia testis.

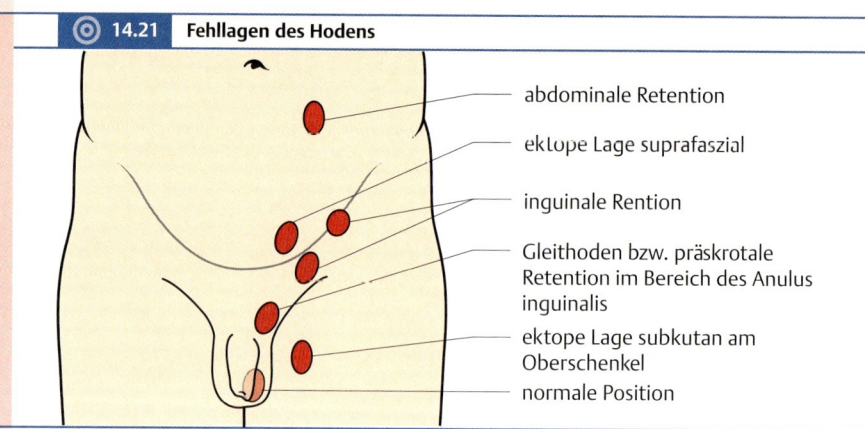

14.21 Fehllagen des Hodens
- abdominale Retention
- ektope Lage suprafaszial
- inguinale Retention
- Gleithoden bzw. präskrotale Retention im Bereich des Anulus inguinalis
- ektope Lage subkutan am Oberschenkel
- normale Position

▶ **Merke.** Eine zeitweilige Retraktion des normal deszendierten Hodens in den Leistenkanal durch starke Kontraktion des M. cremaster kennzeichnet den nicht behandlungsbedürftigen Pendelhoden (kein Maldeszensus).

Diagnostik: Leistenhoden lassen sich in warmem Wasser von Pendelhoden abgrenzen. Letztere sind dann im Skrotum zu tasten. Bei beidseits nicht zu tastenden Hoden zeigt der β-HCG-stimulierte Testosteronspiegel an, ob hormonell aktives Hodengewebe vorhanden ist.

Therapie: Der günstigste Zeitpunkt für die Therapie ist das 1. Lebensjahr. Die Behandlung besteht in der intranasalen Applikation von **Gonadotropin-Releasing-Hormon** und der Injektion von HCG. Bei Therapieversagen oder ektoper Position ist die **operative** Reposition indiziert.

Diagnostik: Die Abgrenzung von Leistenhoden zu Pendelhoden gelingt am besten in warmem Wasser, dann ist der Pendelhoden immer im Skrotum zu tasten. Der Nachweis von Bauchhoden ist oft sehr schwierig, da sie sich sonografisch nur schwer darstellen lassen; hilfreich ist dann die MRT. Wichtig ist der Nachweis von hormonell aktivem Hodengewebe durch Bestimmung der Testosteron-Spiegel, direkt nach Geburt oder nach Stimulation mit β-HCG.

Therapie: Da jenseits des 1. Jahres mit einer progressiven Schädigung, auch des gesunden Hodens, zu rechnen ist, liegt der günstigste Behandlungszeitpunkt innerhalb des 1. Lebensjahres. Zunächst ist, außer bei ektopen Positionen, eine hormonelle Behandlung indiziert, wobei heute eine intranasale Applikation von **Gonadotropin-Releasing-Hormon** kombiniert mit der i.m.-Injektion von Choriongonadotropin (HCG) empfohlen wird. Bei Therapieversagen erfolgt die operative Orchidopexie (Fixierung des Hodens). Abdominale oder ektope Hoden sind immer **operativ** zu behandeln.

▶ **Merke.** Ektope Hoden führen zur **Infertilität** und haben ein erhöhtes **Entartungsrisiko**.

Hydrocele testis et funiculi

▶ **Definition.** Ansammlung seröser Flüssigkeit zwischen viszeralem und parietalem Blatt der Tunica vaginalis im Bereich des Hodens und/oder des Samenstrangs (Abb. **14.22**).

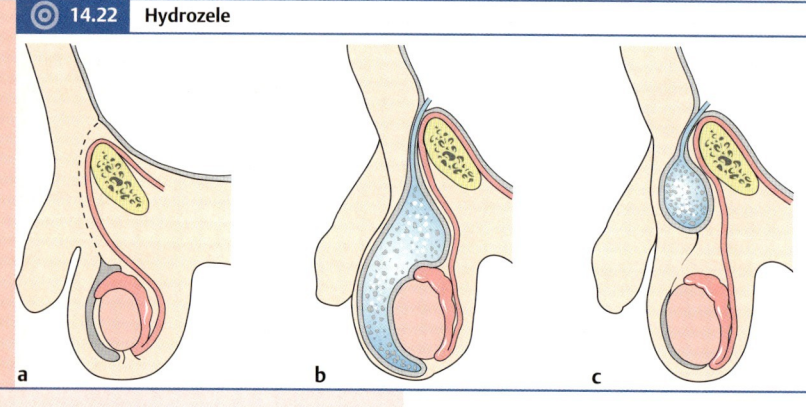

14.22 Hydrozele

a Normalbefund, vollständig obliterierter Processus vaginalis peritonei.
b Unvollständig obliterierter Processus mit Hydrocele testis.
c Unvollständig obliterierter Processus mit Hydrocele funiculi spermatici.
Die Formen **b** und **c** können auch gleichzeitig vorliegen.

Pathogenese: Der idiopathischen, angeborenen Hydrozele, der häufigsten Form, liegt eine unvollständige Obliteration der Tunica vaginalis zugrunde. Selten kann eine Hydrozele als Begleiterscheinung von Entzündungen, Traumen und Hodentumoren auftreten.

Klinik: Hydrozelen imponieren als prall elastische, wasserklare, nicht reponierbare Schwellungen des Skrotums.

Diagnostik: Durch Palpation, Ultraschallbefund und Diaphanoskopie diagnostizierbar.

Differenzialdiagnose: Eine Leistenhernie ist abzugrenzen.

Therapie: Bei Säuglingen kann wegen einer hohen Spontanremissionsrate zunächst abgewartet werden. Eine Punktion ist wegen der Gefahr der Hodenverletzung kontraindiziert. Bei Persistenz bis ins 2. Lebensjahr ist eine Operation notwendig.

Varikozele

▶ **Definition.** Erweiterung des Plexus pampiniformis.

Ätiologie: Die idiopathische Varikozele, die häufigste Form, ist durch Klappeninsuffizienz der Vena testicularis bedingt. Sie tritt wegen des hämodynamisch ungünstigen Mündungswinkels der linken V. testicularis in die V. renalis sinistra meist links auf. Selten ist ein Nierentumor, der die abführenden Venen komprimiert, die Ursache (symptomatische Varikozele).

Klinik: Im Bereich des oberen, leicht geschwollenen Skrotums sieht man ein bläulich durchschimmerndes Venenkonvolut, welches im Stehen deutlicher hervortritt.

Diagnostik: Beim stehenden Patienten ist das Venenkonvolut zu tasten und gut sonografisch zu erfassen. Um eine symptomatische Varikozele auszuschließen, sollte immer eine sonografische Untersuchung der Nieren erfolgen.

Therapie: Wegen der Gefahr der Infertilität empfiehlt sich eine hohe Ligatur der Vena testicularis.

Hodentorsion

▶ **Definition.** Drehung des Hodens und des Samenstrangs um die Längsachse. Hierdurch werden die Blutzufuhr und der venöse Abfluss unterbrochen. Hodentorsionen manifestieren sich besonders im Säuglingsalter und während der Pubertät.

Klinik: Plötzlich setzt ein heftiger Schmerz im Skrotum ein, der in die Leistengegend oder den Unterbauch ausstrahlt. Es besteht eine dunkelrote bis livide, derbe Schwellung des Hodens, der etwas aus dem Skrotum retrahiert ist.

▶ **Merke.** Bei Elevation des Hodens kommt es zur Schmerzverstärkung im Gegensatz zur meist eintretenden Erleichterung bei entzündlichen Prozessen (Prehn-Zeichen). Dies ist jedoch kein absolut verlässliches Zeichen.

Diagnostik: Die Diagnose wird anhand der klinischen Zeichen und durch den Nachweis der unterbrochenen Perfusion mittels Ultraschall-Doppler-Untersuchung gestellt.

Therapie: Die Unterbrechung der Perfusion führt rasch zu irreversibler hämorrhagischer Infarzierung des Hodens. Daher ist innerhalb von 6 Stunden nach der Hodentorsion eine **operative** Detorsion und Fixierung des Hodens notwendig (Orchidopexie). Sicherheitshalber sollte auch der kontralaterale Hoden fixiert werden.

Entzündungen

Balanitis

▶ **Definition.** Es handelt sich um eine bakterielle Entzündung des Präputialsackes, begünstigt durch Phimose, Sekretstau, mechanische Reizung oder Windeldermatitis.

Klinik und Diagnostik: Vorhaut, Eichel und Präputialsack sind gerötet und geschwollen. Aus dem Präputialsack kann sich bei Kompression Eiter entleeren. Häufig sind Schmerzen bei der Miktion.

Therapie: Meist genügt eine lokale Behandlung mit feuchten Umschlägen mit Kamille oder antimikrobieller Lösung. Bei Therapieversagen ist die systemische Gabe von Antibiotika sinnvoll. Bei Rezidiven empfiehlt sich die Zirkumzision.

Orchitis

▶ **Definition.** Im Kindesalter seltene bakterielle oder virale Entzündung des Hodens, am häufigsten Begleitreaktion bei Mumps.

Klinik: Es besteht eine schmerzhafte, harte Schwellung des Hodens mit Rötung der Skrotalhaut. Die Beschwerden werden durch Hochlagerung gelindert. Seltene Begleitreaktionen sind Fieber, Übelkeit und Erbrechen.

Diagnostik: Die Diagnose stützt sich auf den Lokalbefund und das Vorliegen von Entzündungsparametern im Blut.

Differenzialdiagnose: Wichtigste Differenzialdiagnose ist die Hodentorsion und die Epididymitis.

Therapie: Hodenhochlagerung und allgemeine antiphlogistische Maßnahmen schaffen oft Erleichterung. Eine Antibiotikatherapie empfiehlt sich nur bei bakterieller Infektion.

Prognose: Im Kindesalter ist die Prognose gut, jenseits der Pubertät kommt es nicht selten zur Infertilität.

Prophylaxe: Die Mumpsimpfung (s. S. 59) verhindert die Mumpsorchitis!

Epididymitis

▶ **Definition.** Schmerzhafte, meist bakteriell bedingte Entzündung des Nebenhodens.

Klinik: Schmerzhafte Schwellung des Nebenhodens, die klinisch oft nicht von einer Orchitis oder Hodentorsion zu unterscheiden ist.

Therapie: Antibiotikatherapie (Breitbandantibiotika).

15 Hämatologische und onkologische Erkrankungen

15.1 Erkrankungen des erythrozytären Systems 429
15.2 Erkrankungen des leukozytären Systems. 450
15.3 Erkrankungen des thrombozytären Systems 455
15.4 Blutungskrankheiten 456
15.5 Thrombosen 469
15.6 Tumorerkrankungen 471
15.7 Transplantation hämatopoetischer Stammzellen 513

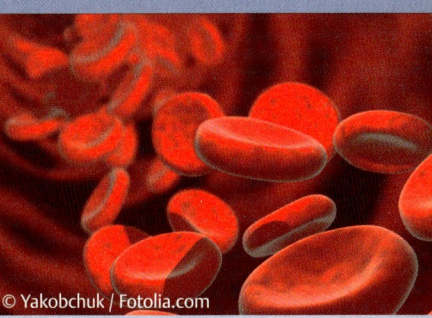
© Yakobchuk / Fotolia.com

15.1 Erkrankungen des erythrozytären Systems

15.1.1 Anämie – Grundlagen

▶ **Definition.** Die Anämie ist durch eine unter die Altersnorm verminderte Erythrozytenzahl und/oder Hb-Konzentration im Blut gekennzeichnet. Wichtig ist, die Altersnorm zu beachten: Ein 1 Tag altes Neugeborenes gilt schon mit einem Hb von 14,5 g/dl als anämisch, ein 3 Monate alter Säugling liegt mit 9,5 g/dl noch im Normbereich.

Ätiologie und Pathogenese: Als Ursache für die Anämie kommen 3 Hauptmechanismen in Betracht:
- verminderte Produktion von Erythrozyten im Knochenmark
- vermehrter Verlust
- Hämolyse

Eine **verminderte Produktion** von normalen Erythrozyten kann bedingt sein durch eine **Produktionsstörung** (primär oder sekundär, z. B. bei Leukämie oder Erythropoetinmangel) oder durch eine **Reifungsstörung** infolge Eisen-, Vitamin-B_{12}- oder Folsäuremangel, ineffektiver Erythropoese oder bei Thalassämie.
Anämien durch **vermehrten Verlust** entstehen vor allem durch **Blutung**, seltener durch eine **Verteilungsstörung**.
Als Ursache für die **Hämolyse** kommen **Defekte** von **Zellmembran, Hb und Erythrozytenenzymen** sowie **immunologische, mechanische und toxische Störungen** infrage.

Klinik: Am häufigsten fallen **Abgeschlagenheit** und **Blässe** auf. Ob und welche Symptome auftreten, hängt davon ab, wie stark und wie schnell die Hb-Konzentration abgenommen hat bzw. abnimmt sowie von individuellen Kriterien. Unspezifische Hinweise können **Kopfschmerzen, Appetitmangel** und **Leistungsminderung** sein. Auf blasse Haut und Schleimhäute ist zu achten. **Knochenschmerzen** können Ausdruck einer gesteigerten Zellproduktion sein. **Belastungstachykardie** und **-dyspnoe** treten schon bei einem Hb-Spiegel unter 7 g/dl auf, während eine **Dyspnoe und Tachykardie in Ruhe** auf eine massive Anämie von weniger als 3–4 g/dl hinweisen.

Diagnostik: An erster Stelle stehen eine **ausführliche Anamnese** und eine **sorgfältige Untersuchung.** Zusammen mit dem **Blutbild** und der sachkundigen **Beurteilung des Blutausstriches** kann häufig die Diagnose schnell und mit geringem apparativem und finanziellem Aufwand gestellt werden. Nur in Zweifels- oder Ausnahmefällen sind Spezialteste erforderlich.

Anamnese: Das **Herkunftsland** kann Hinweise auf die Art der Anämie geben: Im Mittelmeerraum kommen β-Thalassämie und Glukose-6-phosphat-Dehydrogenase-Mangel, in Südostasien α-Thalassämie und in Afrika Sichelzellanämie vor. Bei **positiver Familienanamnese** ist es sinnvoll, den Stammbaum aufzuzeichnen. Zum Vererbungsmodus hereditärer Blutkrankheiten s. Tab. **15.1**.

15.1 Erkrankungen des erythrozytären Systems

15.1.1 Anämie – Grundlagen

▶ **Definition.**

Ätiologie und Pathogenese: Als Ursache für die Anämie kommen 3 Hauptmechanismen in Betracht:
- **verminderte Produktion** von Erythrozyten: bedingt durch eine Produktionsstörung (Leukämie) oder eine Reifungsstörung (Eisenmangel)
- **vermehrter Verlust** (Blutung, Verteilungsstörung)
- **Hämolyse:** durch Erythrozytendefekte bzw. immunologisch, toxisch oder mechanisch bedingt.

Klinik: Anämiezeichen sind:
- Blässe
- Abgeschlagenheit
- Kopfschmerzen
- Appetitmangel
- Leistungsminderung
- Knochenschmerzen
- Tachykardie und Dyspnoe unter Belastung oder auch in Ruhe.

Diagnostik: Durch **Anamnese, sorgfältige Untersuchung** und sachkundige **Beurteilung des Blutausstriches** lässt sich die Diagnose oft schnell und mit geringem Aufwand stellen.

Anamnese: Das **Herkunftsland** kann Hinweise auf die Art der Anämie geben. Bei **positiver Familienanamnese** Stammbaum anfertigen. Zum Vererbungsmodus s. Tab. **15.1**.

15.1 Vererbung hereditärer Blutkrankheiten

Vererbungsmodus	Beispiele
autosomal	- Hb-Anomalien (dominant), Kugelzellanämie (= Sphärozytose) (meist dominant) - Stomatozytose (dominant und rezessiv), Diamond-Blackfan-Syndrom (dominant und rezessiv) - Glykolyse-Defekte (meist rezessiv), Fanconi-Anämie (rezessiv) - Thalassämie (rezessiv), Sichelzellanämie (rezessiv)
X-chromosomal	- Glukose-6-phosphat-Dehydrogenase-Mangel, Phosphoglyzerat-kinase-Mangel - Dyskeratosis congenita, sideroachrestische Anämie

Folgende **Grunderkrankungen** sind mit hämatologischen Veränderungen verbunden:
- **Infektionen:** Ein akuter Infekt kann aufgrund einer immunologisch bedingten Hämolyse und temporärer Markhemmung eine normochrome Anämie, ein chronischer Infekt eine hypochrome Eisenmangelanämie zur Folge haben. Eine akute bakterielle Infektion führt zu morphologischen Veränderungen der Granulozyten (s. S. 450), eine virale Erkrankung zu Lymphozytenveränderung (s. S. 454).
- **Maligne Erkrankungen:** Bei **Leukämie** findet man infolge einer Produktionsstörung eine normochrome Anämie, dazu häufig Thrombozytopenie und Blasten, bei **myelodysplastischen Syndromen** eine Anämie mit Formveränderungen der Erythrozyten, z. B. Tränenform (Dakryozyten).

▶ **Merke.** Die **Kombination** von erythrozytären, leukozytären und thrombozytären Veränderungen lenkt den Verdacht sowohl auf eine **Leukämie** als auch auf lang andauerndes **unklares Fieber** oder **rheumatische Beschwerden** (s. S. 473).

- **Nierenerkrankungen:** Bei **akutem Nierenversagen** führen urämische Toxine zu verminderter Produktion von erythrozytären Vorstufen und damit zu normochromer Anämie. Die hämolytische Komponente spielt eine untergeordnete Rolle. **Dauerdialyse-Patienten** können darüber hinaus einen Eisenmangel (durch Blutverlust in das Dialysesystem, gastrointestinale Blutung oder häufige Blutentnahmen) oder Folsäuremangel (da Folsäure dialysierbar ist) entwickeln. Beim **hämolytisch-urämischen Syndrom** (s. S. 399) findet man neben den Zeichen einer Niereninsuffizienz eine hämolytische Anämie mit gesteigerter Erythropoese und typischen Fragmentozyten (Eierschalenformen) sowie eine Thrombozytopenie.
- **Hautanomalien:** Petechien sind pathognomonisch für eine **Thrombozytopenie** und können auf eine Blutungsanämie hinweisen. **Vermehrte Pigmentation** und **Café-au-Lait-Flecken** werden bei der **Fanconi-Anämie** (s. S. 446), selten auch bei **chronisch myeloischer Leukämie** (s. S. 473) beobachtet. **Riesenhämangiome** können eine mikroangiopathische Anämie und Thrombozytopenie verursachen.
- **Zyanotische Herzfehler und künstliche Herzklappen:** Diese Erkrankungen führen zu einem hohen Hämatokrit, z. T. auch zu Fragmentozyten und Thrombozytopenie.
- Bei **gastrointestinalen Erkrankungen**, z. B. Morbus Crohn, können eine hypochrome Eisenmangelanämie, eine makrozytäre Vitamin-B_{12}- bzw. Folsäuremangelanämie oder eine Entzündungsanämie auftreten. Malabsorption kann – ebenso wie Unterernährung und Mukoviszidose – über einen Eiweißmangel zu einer normozytären hyporegenerativen Anämie führen. Chronische Magen-Darm-Blutungen führen zu einer Blutungsanämie. Bei Zöliakie kann sich eine hypochrome Anämie entwickeln.

Frühgeborene und **dystrophe Neugeborene** verfügen über geringere Eisenreserven; ohne Eisensubstitution führt die Trimenonreduktion (Abnahme der Erythropoese in den ersten 3 Lebensmonaten) bei ihnen nicht selten zur hypochromen Anämie.

▶ **Merke.** Ganz wichtig ist die **Medikamenten-Anamnese**, da viele Arzneimittel hämatologische Veränderungen auslösen können.

Klinische Untersuchung: Besonderes Augenmerk ist zu legen auf: Haut und Schleimhäute (Blässe, Zyanose), Skleren (Ikterus) und Augenhintergrund, das Abdomen (Splenomegalie) und den Kreislauf (Herzgeräusch? Herzfrequenz, Atmung, auch

15.1 Erkrankungen des erythrozytären Systems

unter Belastung). Die **Blässe** der **Haut** ist oft nur bei ausgeprägter Anämie als klinischer Hinweis verwertbar. Besser spiegelt die Blutarmut der **Lippen**, der **Konjunktiven**, der **Nasenschleimhaut** und des **Augenhintergrundes** eine Anämie wider. Zu einer **Ruhetachykardie** bzw. einem **Herzgeräusch in Ruhe** kommt es erst bei Hb-Konzentrationen unter 4 g/dl. Ein **Ikterus**, der besser an den Sklagen (Bilirubin > 2 mg/dl) als an der Haut (> 4 mg/dl) beobachtet wird, deutet auf eine akute **Hämolyse** hin, besonders dann, wenn eine isolierte **Splenomegalie** vorliegt. Eine Splenomegalie kann aber auch Ausdruck einer Aktivierung der Immunabwehr bei akuten und chronischen **Infektionskrankheiten** oder Hinweis auf eine **Speicherkrankheit** oder ein **malignes Geschehen** sein, besonders dann, wenn auch die Leber vergrößert ist. Eine **Zyanose** deutet auf eine Methämoglobinämie (< 1,5 g/dl) hin, sie kann aber auch bei **Anstieg des reduzierten Hb** (> 5 g/dl) bei Hypoxie oder bei Sulfhämoglobinämie (> 0,5 g/dl) beobachtet werden. Skelettfehlbildungen deuten auf das Diamond-Blackfan-Syndrom bzw. auf die Fanconi-Anämie hin (s. S. 445). Veränderungen der Haut können wichtige Hinweise auf die Art der Bluterkrankung bieten (s. o.). **Petechien** und **Hämatome** deuten auf eine **Thrombozytopenie** hin, während **Muskel- und Gelenkblutungen** Hinweise auf eine **hereditäre plasmatische Blutungskrankheit** sind, die wiederum durch chronischen Blutverlust Anlass für eine normochrome Anämie sein kann.

- Skleren, Augenhintergrund
- Milz und Leber (vergrößert?)
- Herz (Herzgeräusch? Herzfrequenz) (auch nach Belastung)
- Atmung (auch nach Belastung).

Laborwerte: Hinweisend ist eine **Verminderung der Hb-Konzentration im Blut**, des **Hämatokrits** oder der **Erythrozytenzahl**, wobei altersabhängige Normalwerte beachtet werden müssen (s. Tab. **6.2**, S. 97).

Zur **groben Einteilung der Anämien** dienen folgende Parameter:
1. **Volumen** (MCV = mean corpuscular volume), **Hb-Gehalt** (MCH = mean corpuscular hemoglobin) und **Hb-Konzentration** (MCHC = mean corpuscular hemoglobin concentration) **der Erythrozyten**
2. **Erythrozytenmorphologie** (Form, Farbe, Größe, Einschlüsse)
3. **Retikulozytenzahl**

Laborwerte: Hinweisend ist ein unterhalb der Altersnorm (s. Tab. **6.2**, S. 97) erniedrigter Hb-Wert.

Zur **groben Einteilung der Anämien** dienen:
1. Volumen (MCV), Hb-Gehalt (MCH) und Hb-Konzentration der Erythrozyten
2. Erythrozytenmorphologie
3. Retikulozytenzahl.

▶ **Merke.**

MCV [fl] = Hämatokrit [%] × 10 geteilt durch Erythrozytenzahl [× 10^{12}/l]
MCH [pg] = Hb [g/dl] × 100 geteilt durch Erythrozytenzahl [× 10^{12}/l]
MCHC [g/100 ml] = Hb [g/dl] × 100 geteilt durch Hämatokrit [%]

Aus den Parametern des MCV und des MCH lässt sich eine für die Praxis wichtige Einteilung der Anämien ableiten:
- **mikrozytär/hypochrom** (unterhalb der Normalwerte (s. Tab. **6.2**, S. 97), z. B. Eisenmangel, chronische Entzündung und Thalassämien
- **normozytär/normochrom** (innerhalb der Altersnorm), z. B. Blutverlust, Hämolyse, Knochenmarkdefekt (Leukämie, aplastische Anämie), Nieren- und Leberversagen
- **makrozytär/hyperchrom** (oberhalb der Normalwerte), z. B. Vitamin-B_{12}- und/oder Folsäuremangel, Diamond-Blackfan-Anämie, regenerative Erythropoese.

Achtung: Normale Neugeborene haben sehr große Erythrozyten (s. Tab. **6.2**, S. 97).

▶ **Merke.**

Erythrozytenmorphologie: Morphologische Besonderheiten können nur im **Blutausstrich** (Differenzialblutbild) beurteilt werden, der bei der Diagnosestellung von Bluterkrankungen eine zentrale Rolle spielt (Abb. **15.1b–j**). Abb. **15.1a** zeigt einen normalen Blutausstrich zum Vergleich.

- **Formabweichungen:** Eine **Anisozytose** liegt vor, wenn gleichzeitig Mikrozyten (< 6 µm) und Makrozyten (> 10 µm), die häufig etwas dunkler (polychromatisch) sind, beobachtet werden (Abb. **15.1b**). Zählautomaten zeigen eine große Erythrozytenverteilungsspanne (RDW = Red Cell Distribution Width) an. Dies deutet auf eine starke **Regeneration** hin, wie z. B. nach hämolytischer Anämie, Blutverlust oder einer erfolgreichen Eisen- oder Vitamin-B_{12}-Behandlung.
Unter **Poikilozytose** versteht man unterschiedliche Formen der Erythrozyten, z. B. **Fragmentozyten** (Synonym: Schistozyten) – Halbmond-, Dreieck- oder Eierschalenformen (Abb. **15.1c**) –, die auf **mechanische Hämolyse** hindeuten, z. B. beim hämolytisch-urämischen Syndrom oder Herzklappenersatz. Eine **generelle Poikilozytose** mit Keulen-, Birnen-, Halbmond- und Stabformen kommt bei vielen schweren **hämolytischen Anämien** vor, aber auch bei **ineffektiver Erythropoese** und beim **myelodysplastischen Syndrom**.

Erythrozytenmorphologie: Morphologische Besonderheiten können nur im **Blutausstrich** (Differenzialblutbild) beurteilt werden. Abb. **15.1a** zeigt einen normalen Blutausstrich.

- **Formabweichungen:** Eine **Anisozytose** deutet auf Regeneration hin (Abb. **15.1b**). **Poikilozytose**, z. B. in Form von Fragmentozyten (Abb. **15.1c**), deutet auf mechanische Hämolyse, hämolytische Anämie oder ineffektive Erythropoese hin.

Weitere Formabweichungen sind **Kugelzellen** (Abb. **15.1d**), die bei Sphärozytose oder Immun-Hämolyse vorkommen, **Sichelzellen** (Abb. **15.1e**) und **Target**- oder Schießscheibenzellen (Abb. **15.1f**), die bei Thalassämie zu finden sind. **Stomatozyten** (Abb. **15.1g**) kommen bei hereditärer Stomatozytose und Stoffwechselerkrankungen vor. **Akanthozyten** (Abb. **15.1c**) werden bei Abetalipoproteinämie, Leber- oder Nierenversagen und Vitamin-E-Mangel beobachtet. Dakryozyten findet man bei malignen hämatologischen Erkrankungen.

- **Farbabweichungen: Hypochromie** (s. Abb. **15.2**, S. 435) deutet auf Eisenmangel oder Thalassämie hin, **Hyperchromie** auf Vitamin-B_{12}- oder Folsäuremangel. Bei **Polychromasie** weisen die Erythrozyten einen blau-roten Farbton auf (Abb. **15.1b**). Sie deutet auf Regeneration der Erythrozyten hin.

- **Größenabweichungen:** Eine **Mikrozytose** ist in der Regel mit einer Hypochromie, eine **Makrozytose** mit einer Hyperchromie kombiniert.

- **Erythrozyten-Einschlüsse:** Die **basophile Tüpfelung** kommt u. a. bei Bleivergiftung oder Hb-Bildungsstörung vor. Howell-Jolly-Körperchen (Abb. **15.1h**) weisen auf eine Splenektomie hin. Nur mit **Spezialfärbung** zu sehen sind **Heinz-Innenkörper** und **Siderozyten**. **Malariaerreger** sind im Erythrozyten zu erkennen (Abb. **15.1i**).

▶ Merke.

Ein **erhöhter Retikulozytenwert** weist – ebenso wie die Polychromasie, Anisozytose und Normoblasten – auf eine verstärkte Erythropoese hin (**Regenerationszeichen**).

Ein **verminderter Retikulozytenwert** in Abwesenheit anderer Regenerationszeichen (s. o.) weist auf einen **Knochenmarkdefekt** (Aplasie, Leukämie, Dyserythropoese) hin.

Die **orientierende Labordiagnostik** zur Abklärung einer Anämie umfasst:
1. Blutbild
2. Differenzialblutbild
3. Retikulozytenzahl.

Kugelzellen (Abb. **15.1d**) treten bei Sphärozytose (s. S. 442), Immun-Hämolyse, z. B. bei AB0-Inkompatibilität bei Neugeborenen, oder schwerer Verbrennung auf. **Sichelzellen** (Abb. **15.1e**) bei Sichelzellanämie (s. S. 443), **Target**- oder Schießscheibenzellen (Abb. **15.1f**) bei Thalassämie (s. S. 437) oder Lebererkrankungen. **Stomatozyten** besitzen eine schlitzförmige Delle, „Einbahnstraßenzeichen" (Abb. **15.1g**), und kommen bei hereditärer Stomatozytose (s. S. 442) und bei Stoffwechselerkrankungen vor. **Elliptozyten** kommen bei der hereditären Elliptozytose, **Ovalozyten** bei megaloblastischer Anämie vor. **Akanthozyten** (Stechapfelformen) werden bei Abetalipoproteinämie, Leber- oder Nierenversagen und Vitamin-E-Mangel beobachtet (Abb. **15.1c**). **Dakryozyten** (tear drops, Tränenformen) findet man bei malignen hämatologischen Erkrankungen.

- **Farbabweichungen:** Bei **Hypochromie**, einem verminderten Farbstoffgehalt des Ausstrichs, findet man auch **Anulozyten**. Sie haben eine zentrale hämoglobinarme Delle von > $1/3$ des Zelldurchmessers (s. Abb. **15.2**, S. 435) und deuten auf Eisenmangel oder Thalassämie hin. Bei **Hyperchromie** finden sich dunklere und größere Erythrozyten als im normalen Blutbild; sie deutet auf megaloblastäre Anämie, z. B. durch Vitamin-B_{12}- oder Folsäuremangel, hin. Bei **Polychromasie** weisen die Erythrozyten einen blau-roten Farbton auf (Abb. **15.1b**). Sie sind z. T. identisch mit Retikulozyten (Regeneration).

- **Größenabweichungen** werden genauer durch die automatischen Zellzählgeräte erfasst, bedürfen aber einer Überprüfung im Mikroskop, da kleine Erythrozyten z. B. bei extremer Mikrozytose durch das automatische Zellzählgerät den Thrombozyten zugeordnet werden können. Die Einteilung in mikro-, normo- und makrozytäre Anämie dient für die Praxis als wichtiges Einteilungsprinzip (s. u.), wobei im Allgemeinen eine **Mikrozytose** mit einer Hypochromie und eine **Makrozytose** mit einer Hyperchromie verbunden ist.

- **Einschlüsse in Erythrozyten:** Bei der **basophilen Tüpfelung** weisen kleine Tüpfel auf Retikulozyten, größere auf eine Bleivergiftung, Hb-Bildungsstörung oder dyserythropoetische Anämie hin. **Howell-Jolly-Körperchen** (Abb. **15.1h**) sind nach Splenektomie, aber auch nach überstürzter Neubildung von Erythrozyten zu beobachten. **Normoblasten**, also Erythrozytenvorläufer mit Kern, treten bei überstürzter Neubildung von Erythrozyten im peripheren Blut auf. Nur mit **Spezialfärbung** zu sehen sind **Heinz-Innenkörper**, die bei toxischer hämolytischer Anämie, Enzymopathien, instabilen Hämoglobinen oder Milzverlust auftreten, und **Siderozyten**, die bei sideroachrestischer und hämolytischer Anämie vorkommen. **Malariaerreger** kann man in verschiedenen Reifungsstadien im Erythrozyten erkennen, z. B. die Siegelringform, Schüffner-Tüpfelung (Abb. **15.1i**).

▶ Merke. Auch die morphologischen Besonderheiten der Leukozyten (s. S. 450) und der Thrombozyten können Hinweise auf die Ursache der Anämie geben, z. B. eine megathrombozytäre Thrombozytopenie (Abb. **15.1j**).

Die **Retikulozytenzahl** (Normalwerte: ab 7. Lebenstag: 3–10 Promille, perinatal > 30 Promille) spiegelt das **Regenerationsverhalten** des Knochenmarks wider. Eine erhöhte Retikulozytenzahl objektiviert die morphologisch durch Polychromasie, Normoblasten und Anisozytose gestellte Verdachtsdiagnose einer regenerativen Anämie.

Eine **Anämie mit einer normalen oder erhöhten Retikulozytenkonzentration** (= 10 Promille oder Index > 3 %) deutet auf einen **Blutverlust** oder auf eine **Hämolyse** hin, weil das Knochenmark als Reaktion auf eine Anämie die Erythrozytenproduktion verdreifachen, in Ausnahmefällen sogar verzehnfachen kann. Eine **verminderte Retikulozytenkonzentration** richtet den Verdacht auf ein **Knochenmarkversagen** (Aplasie, Leukämie, Dyserythropoese).

Um die Ursache einer Anämie zu klären, wird folgende **orientierende Labordiagnostik** durchgeführt:
1. **Blutbild** mit Erythrozytenzahl, Hb (MCV, MCHC), Leukozyten- und Thrombozytenzahl
2. **Differenzialblutbild** mit Beurteilung der Morphologie von Erythrozyten, Leukozyten und Thrombozyten
3. **Retikulozytenzahl.**

15.1 Erkrankungen des erythrozytären Systems

15.1 Normaler Blutausstrich und morphologische Besonderheiten durch Form-, Farb- oder Größenabweichungen

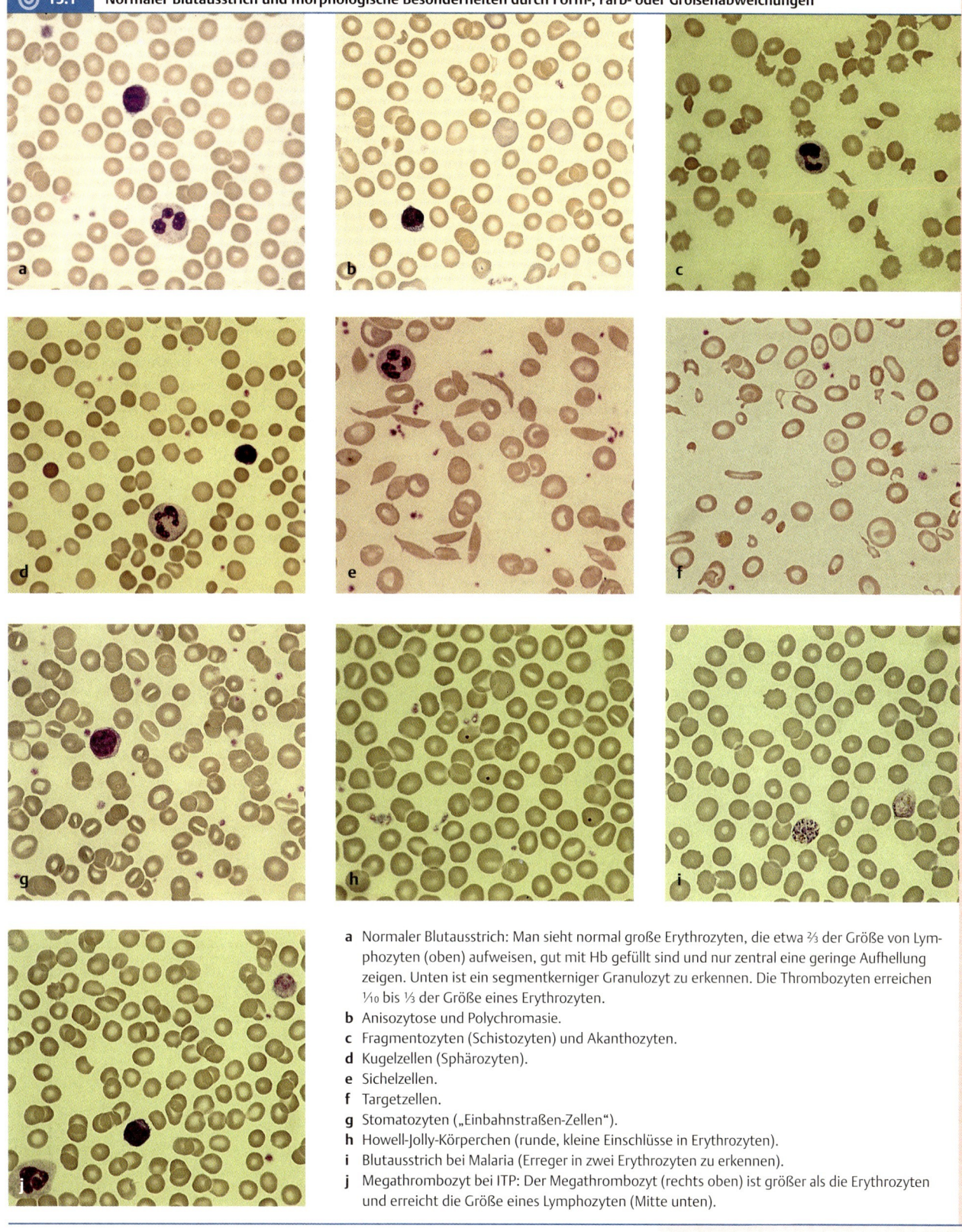

a **Normaler Blutausstrich:** Man sieht normal große Erythrozyten, die etwa ⅔ der Größe von Lymphozyten (oben) aufweisen, gut mit Hb gefüllt sind und nur zentral eine geringe Aufhellung zeigen. Unten ist ein segmentkerniger Granulozyt zu erkennen. Die Thrombozyten erreichen ¹⁄₁₀ bis ⅓ der Größe eines Erythrozyten.
b Anisozytose und Polychromasie.
c Fragmentozyten (Schistozyten) und Akanthozyten.
d Kugelzellen (Sphärozyten).
e Sichelzellen.
f Targetzellen.
g Stomatozyten („Einbahnstraßen-Zellen").
h Howell-Jolly-Körperchen (runde, kleine Einschlüsse in Erythrozyten).
i Blutausstrich bei Malaria (Erreger in zwei Erythrozyten zu erkennen).
j Megathrombozyt bei ITP: Der Megathrombozyt (rechts oben) ist größer als die Erythrozyten und erreicht die Größe eines Lymphozyten (Mitte unten).

▶ **Merke.** Häufig können die Diagnose und die Differenzialdiagnose einer Anämie aus ein paar Tropfen Blut gestellt werden: Mit dem Blutbild wird die klinische Diagnose objektiviert, mit dem Blutausstrich ist die wichtige pathogenetische Differenzialdiagnose zwischen regenerativer und aregenerativer Anämie zu stellen und oft die Ursache der Anämie anhand morphologischer Auffälligkeiten zu erkennen (s. Tab. **15.3**, S. 434).

▶ **Merke.**

Erst **nach Auswertung dieser Kriterien** greift man in Zweifels- und Ausnahmefällen auf **spezielle Untersuchungen** wie die der osmotischen Resistenz bei Kugelzellanämie oder die Hb-Elektrophorese bei V. a. Hb-Anomalien oder Thalassämie zurück.

Eine **Knochenmarkpunktion mit Biopsie** ist dann angezeigt, wenn der Verdacht auf eine aplastische, aregenerative, leukämische oder dyserythropoetische Anämie besteht. Sie ist jedoch meist überflüssig bei gut definierten Anämien, wie z. B. der Eisenmangel- oder Vitamin-B_{12}- bzw. Folsäuremangelanämie, der Thalassämie oder der Sphärozytose.

15.1.2 Mikrozytäre Anämie

▶ **Definition.** Anämie mit Verminderung des MCV und/oder des MCH auf Werte unterhalb der Altersnorm (s. Tab. **6.2**, S. 97). Für Kinder über 2 Jahren gilt als grobe untere Grenze für MCV 75 fl, für MCH 25 pg und für MCHC 30 %.

Ätiologie: Ursachen einer mikrozytären Anämie sind **Eisenmangel**, **Eisenverteilungsstörung** wie bei chronischen Entzündungen (Differenzialdiagnose s. Tab. **15.3**), **Eisenverwertungsstörung** wie bei **sideroblastischer Anämie** und **Atransferrinämie**, **Thalassämie**, in seltenen Fällen **Aluminium-** oder **Bleivergiftung, Kupfermangel**, schwere **Mangelernährung** sowie einige seltene **Hämoglobinopathien mit instabilem Hämoglobin**.

Pathogenese: Der Hämoglobingehalt bestimmt die Größe und Farbe der Erythrozyten, die daher **bei niedriger Hämoglobinkonzentration pro Zelle** blass (**hypochrom**) und klein (**mikrozytär**) aussehen. Eine verminderte Produktion von Hämoglobin kann durch ein ungenügendes Eisenangebot (Eisenmangel oder -verwertungsstörung), eine verminderte Produktion von Hämbestandteilen (genetisch bedingt) oder durch toxische Einflüsse hervorgerufen werden.

Diagnostik: Zeigt sich im Blutbild eine mikrozytäre Anämie, sind die in Tab. **15.2** dargestellten Laboruntersuchungen indiziert. Die Kriterien zur Differenzialdiagnose der mikrozytären Anämie zeigt Tab. **15.3**.

15.2 Labordiagnostik der mikrozytären Anämie

- Blutausstrich (achte auf Targetzellen, Infektleukozyten, s. S. 433, Abb. **15.1f**)
- Serumeisen; falls noch keine Diagnose, dann
- Ferritin (Transferrin); falls noch keine Diagnose, dann
- Hb-Elektrophorese; falls noch keine Diagnose, dann
- Knochenmarkausstrich und -biopsie mit Eisenfärbung

15.3 Differenzialdiagnose der mikrozytären Anämie

Krankheit/ Kriterium	Eisenmangel	Infekt/Tumor	Sideroachresie	Thalassaemia major
Targetzellen	nein	nein	nein	ja
MCV/RBZ	> 13	> 13	> 13	< 13
Serumeisen	↓	↓	↑	↑
Ferritin	↓	n (↑)	↑	↑
Transferrin	↑	↓ (n)	n	n
Siderozyten	nein	nein	ja	ja
HbF/A_2	n	n	n	↑

RBZ = Erythrozytenzahl, n = normal, ↑ = erhöht, ↓ = erniedrigt (Normalwerte s. Tab. **6.2**, S. 97)

Eisenmangelanämie

▶ **Definition.** Mikrozytäre Anämie, die durch einen verminderten Hb-Gehalt wegen Mangels an verfügbarem Eisen bedingt ist.

Ätiologie: Der Eisenmangel ist die **häufigste Ursache** einer mikrozytären, hypochromen Anämie im Kindesalter. Betroffen sind vor allem Säuglinge und Kleinkinder sowie Frühgeborene und Neugeborene mit prä- und postnatalem Blutverlust (Austauschtransfusion, fetomaternaler Blutübertritt), die über ein ungenügendes Eisendepot verfügen. Häufige Ursachen sind einseitige (fleischarme) Ernährung, zyanotische Herzvitien und gastrointestinale Erkrankungen. Eisenmangel bei Frühgeborenen ist v. a. iatrogen (häufige Blutentnahmen). Bei älteren Kindern spielen chronische Blutungen, chronische Resorptions- und Verdauungsstörungen (Zöliakie) sowie Fehl- und Mangelernährung eine Rolle. Chronische Infekte führen zu einer Eisenverschiebung ins RES. Bei einer therapieresistenten Eisenmangelanämie sollte an eine chronische Darmerkrankung gedacht werden.

Pathogenese: Der Mangel an verfügbarem Eisen im Blut führt zur Synthesestörung von eisenhaltigen Proteinen wie Hämoglobin und Myoglobin und von Proteinen, die im ZNS, im Gastrointestinaltrakt und bei der Infektabwehr wirken sollen.

Klinik: Neben den allgemeinen **Anämiezeichen** (s. S. 429) und **schlechtem Gedeihen** können Windel-Dermatitis, Glossitis, Stomatitis, Mundwinkelrhagaden, spärliches Haarwachstum, brüchige oder Löffelnägel, erhöhte Infektanfälligkeit, Dysphagie, Magen-Darm-Blutungen, sogar Verhaltensstörungen auftreten.

Diagnostik: Das **Blutbild** (Abb. **15.2**) zeigt neben der Anämie eine ausgeprägte **Mikrozytose** (MCV meist < 65 fl) und **Hypochromie** (MCH meist < 20 pg), hämoglobinarme kleine Anulozyten und stabförmig verformte Erythrozyten. Die **Anisozytose** hat eine verbreiterte Erythrozytenverteilungskurve zur Folge (DD zur Thalassämie). Die Zahl der Retikulozyten ist vor Beginn einer Eisentherapie erniedrigt bis normal. Des Weiteren findet man erhöhte Thrombozytenzahl, nicht zu verwechseln mit einer Pseudothrombozytose. Diese ist darauf zurückzuführen, dass automatische Zellzählgeräte die extrem kleinen Erythrozyten als Thrombozyten einordnen.
Hinweisend auf eine manifeste Eisenmangelanämie ist eine **Abnahme des Eisenspiegels** auf < 10 µg/dl. Aufgrund des Eisenmangels ist die **Eisenbindungskapazität** von Transferrin **erhöht** und die **Transferrin-Eisen-Sättigung** auf unter 16% **vermindert** (normal > 30%).
Sensibelster Parameter für eine Eisenmangelanämie ist das **Serumferritin**, das mit dem Eisenspeicher korreliert. Die Konzentration ist bereits im prälatenten Stadium auf Werte unter 20–10 µg/l vermindert (Normalwerte beim Neugeborenen: 150–600 µg/l, Alter > 1 Jahr: 10–120 µg/l).

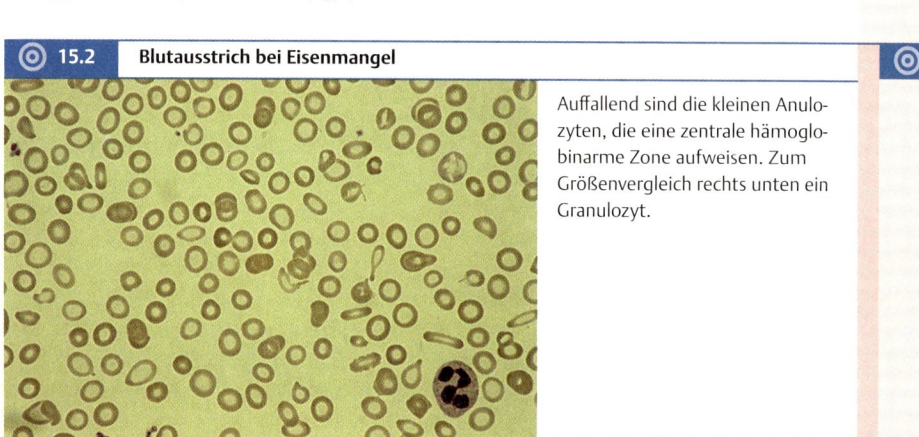

15.2 Blutausstrich bei Eisenmangel

Auffallend sind die kleinen Anulozyten, die eine zentrale hämoglobinarme Zone aufweisen. Zum Größenvergleich rechts unten ein Granulozyt.

Therapie:

▶ **Merke.** Ein verminderter Eisenspiegel ist, da er allein nichts über die Gesamtsituation aussagt, keine Indikation für eine Eisentherapie.

Bei einer echten Eisenmangelanämie, die durch ein niedriges Ferritin angezeigt wird, verabreicht man **Ferroeisen** (Fe^{2+}), meist in Form von Eisen-II-sulfat (5 mg/kG/d p.o. in 3 Einzeldosen). Die Wirksamkeit der Eisentherapie ist an einer Verdoppelung der Retikulozytenzahl frühestens nach 8–12 Tagen zu erkennen. Zur Vermeidung von Rezidiven sollte etwa 5 Monate lang behandelt werden. Häufige **Nebenwirkungen** sind Appetitlosigkeit, Erbrechen, Diarrhö oder Obstipation sowie eine Schwarzfärbung des Stuhls. Bei **Therapieversagen** sind eine Resorptionsstörung, die Kombination der Eisenmangelanämie mit Folsäure- oder Vitamin-B_{12}-Mangel, das Weiterbestehen der Grunderkrankung (Morbus Crohn, chronische Blutung, chronische Infektion) oder mangelnde Compliance in Betracht zu ziehen. Eine **parenterale Eisentherapie** ist wegen ihrer Nebenwirkungen (u.a. Thrombophlebitis, Kopfschmerzen, Urtikaria, Fieber, anaphylaktische Reaktionen, Eisenüberladung) nur bei strengster Indikation – Resorptionsstörung bei gesichertem Eisenmangel – und unter einer genauen Berechnung der erforderlichen Eisenmenge angezeigt.

Prophylaxe: Frühgeborenen, dystrophen Neugeborenen und Säuglingen nach Austauschtransfusion gibt man vom 2.–12. Lebensmonat ein Ferropräparat oral (1–3 mg/kgKG/d). Kinder mit zyanotischem Herzfehler und Hypochromie (MCH < 25 pg) erhalten Eisen oral zur Prophylaxe von thromboembolischen Komplikationen, die bei hohem Hämatokrit aufgrund der rigiden Anulozyten verstärkt auftreten können.

▶ **Klinischer Fall.** Ein 2-jähriger Junge wurde wegen eines Herzgeräusches, das auch als Ursache für die zunehmende Müdigkeit angesehen wurde, überwiesen. Er erhielt bisher nur Milch ohne Beifütterung. Bei der Untersuchung fiel ein 3/6-Systolikum mit p.m. im 2. ICR links parasternal auf. Die kardiologische Abklärung war unauffällig. Im Blutbild fiel eine mikrozytäre Anämie auf (Hb 7,3 g/dl, MCV 57 fl), im Blutausstrich hypochrome Anulozyten (MCH 15 pg) (Abb. 15.2). Die Verdachtsdiagnose Eisenmangelanämie wurde durch die verminderte Konzentration von Gesamteisen und Ferritin bestätigt. Unter der Therapie mit Eisen verschwanden Herzgeräusch und Anämie.

Eisenverteilungs- oder Eisenverwertungsstörung

Differenzialdiagnostisch muss man bei einer mikrozytären, hypochromen Anämie auch an eine **Eisenverteilungsstörung** denken, wie sie bei **chronischen Infektionen** oder **Tumoren** (z.B. **Morbus Hodgkin**) auftritt: Es findet eine Verschiebung des Eisens in das RES statt. Im Gegensatz zum Eisenmangel ist der Serumferritingehalt normal oder erhöht (s. Tab. 15.3, S. 434), eine Eisentherapie ist nicht indiziert!

Zu den **Eisenverwertungsstörungen** zählt der **Transferrinmangel**. Der äußerst seltene **hereditäre Transferrinmangel** (Transferrin < 50 mg/dl) führt meist früh zum Tode infolge von Infektionen (Transferrin wirkt als humoraler Antikörper), Anämie und Siderose lebenswichtiger Organe. **Sekundär** kann ein Transferrinmangel durch Hyperlipidämie **bei nephrotischem Syndrom** durch minimale Glomerulusläsionen auftreten. Der Transferrinspiegel liegt < 150 mg/dl.

Sideroblastische (sideroachrestische) Anämien sind ebenfalls Folge einer Eisenverwertungsstörung, und zwar bei der Hämsynthese. Der Eisen- und Ferritinspiegel im Serum ist erhöht, Transferrin erniedrigt, die Eisenbindungskapazität herabgesetzt. Die Erythroblasten im Knochenmark enthalten vermehrt Eisengranula **(Sideroblasten)**. Neben der **hereditären** X-chromosomal vererbten sideroachrestischen Anämie kommen **sekundäre Formen** bei Bleivergiftung, Urämie, Myelodysplasie, akuter myeloischer Leukämie, Medikamenteneinnahme (u.a. Chloramphenicol, Tuberkulostatika) und Infektanämie vor. Die **Bleivergiftung** geht mit einer mikrozytär-hypochromen und mäßig hämolytischen Anämie mit **basophiler Tüpfelung** der Erythrozyten einher. Da auch ein **Vitamin-B_6-(Pyridoxin-)Mangel** eine sideroblastische Anämie hervorrufen kann, ist ein Therapieversuch mit Pyridoxin (50–300 mg/d) angezeigt.

▶ **Merke.** Wenn ein echter Eisenmangel ausgeschlossen wurde, bedürfen Patienten mit mikrozytärer Anämie im Allgemeinen keiner Eisentherapie.

Thalassämie

▶ **Definition.** Bei der Thalassämie handelt es sich um eine heterogene Krankheitsgruppe, die durch eine autosomal-rezessiv vererbte quantitative Störung der Hämoglobin-Polypeptidketten-Synthese verursacht wird. Bei verminderter Synthese der α-Ketten spricht man von **α-Thalassämie**, bei verminderter Synthese der β-Ketten von **β-Thalassämie**.

▶ **Merke.** Hämoglobin-Defekte mit einer **verminderten Synthese** von normal strukturierten Hämoglobin-Polypeptidketten bezeichnet man als **Thalassämie-Syndrome**, während krank machende **Abweichungen von der Normalstruktur**, wie z. B. das HbS (Sichelzellanämie, s. S. 443), als **Hämoglobinopathien** eingeordnet werden.

Häufigkeit und Vorkommen: Das β-Thalassämie-Gen ist weit verbreitet in den östlichen Mittelmeerländern (griechisch: thalassa), in Arabien und in Afrika. Das α-Thalassämie-Gen findet man häufiger in Indien und Südostasien. In Deutschland werden Thalassämien zumeist in Familien beobachtet, die aus diesen Gebieten stammen.

Pathogenese: Das **Hämoglobinmolekül** besteht aus 4 Häm-Gruppen mit einem Protoporphyrin-Ring als eisentragendem Grundgerüst und aus 4 Globin-Polypeptidketten, von denen je 2 identisch sind. Bei **Normalpersonen** kommen die Hämoglobine HbA_1, HbA_2 und HbF vor. HbA_1 besteht aus 2 α- und 2 β-Ketten, **HbA_2** aus 2 α- und 2 δ-Ketten, **HbF**, das beim Neugeborenen überwiegt, aus 2 α- und 2 γ-Ketten. Innerhalb der ersten Lebenswochen nimmt HbF stark ab und erreicht nach dem 6.–8. Lebensmonat Erwachsenenwerte. Die prozentuale Normalverteilung (Mittelwerte von elektrophoretischen Messungen) ist in Tab. **15.4** aufgeführt.

Bei **Thalassämien** ist die Synthese der Polypeptidketten gestört. Nach der betroffenen Polypeptidkette unterscheidet man α-, β-, γ- und δ-Thalassämien. Die β-Thalassämien haben die größte klinische Bedeutung, die α-Thalassämien und andere Thalassämieformen sind viel seltener. Bei **β-Thalassämien** werden kompensatorisch **γ- und δ-Ketten** gebildet, dadurch ist der Anteil von HbF und HbA_2 im Vergleich zu Normalpersonen erhöht (Tab. **15.4**). Bei **α-Thalassämien** entstehen vermehrt **β- bzw. γ-Tetramere**; β-Tetramere ($β_4$) werden als HbH, γ-Tetramere ($γ_4$) als HbB oder HbBarts bezeichnet. Da der vollständige Wechsel von HbF nach HbA erst nach Monaten erfolgt, treten erste Symptome im 3. Lebensmonat auf, bei α-Thalassämie dagegen bereits beim Fötus und Neugeborenen.

15.4	Hb-Verteilung bei Normalpersonen und Thalassämie			
Hämoglobin	**Ketten**	**normal**	**erhöht bei**	**vermindert bei**
A_1	$α_2β_2$	97 %	–	β-Thalassämie, α-Thalassämie
A_2	$α_2δ_2$	2–3 %	β-Thalassämie • T. major: 1–4 % • T. minor: > 3 %	α-Thalassämie
F	$α_2γ_2$	0,5 % Neugeborene > 70 %	β-Thalassämie • T. major: 20–90 % • T. minor: gering	
H	$β_4$	0 %	α-Thalassämie	
Barts	$γ_4$	0 %	α-Thalassämie	

▶ **Merke.** Als Folge des gestörten Gleichgewichts der Polypeptidketten-Synthese kommt es zu hypochromer Anämie, Hämolyse und ineffektiver Erythropoese.

Die **hypochrome Anämie** ist durch den intrazellulären Hämoglobinmangel aufgrund der verminderten α- bzw. β-Ketten-Synthese bedingt. Die kompensatorisch vermehrt gebildeten Ketten liegen frei vor, sind in dieser Form instabil und denaturieren intrazellulär zu Innenkörpern. Dabei wird die Lipidperoxidation an der Membran aktiviert. Beide Vorgänge bewirken eine Verkürzung der Lebensdauer der Erythrozyten in der Peripherie (**hämolytische Anämie**) und im Knochenmark eine gesteigerte, aber **ineffektive Erythropoese**. Es besteht ein intrazellulärer Eisenüberschuss. Die chronische Anämie mit enorm gesteigerter Erythropoese führt durch die extrem **gesteigerte Eisenresorption** und die **periphere Hämolyse** zur **Eisenüberladung (Hämosiderose)**, deren Folgen Lebenserwartung und Lebensqualität bestimmen.

β-Thalassämien

Klinik: Die **homozygote Form** der β-Thalassämie (Cooley-Anämie, **Thalassaemia major**, klassische Mittelmeeranämie) manifestiert sich ab dem 3.–4. Lebensmonat, wenn der Wechsel in der Synthese von γ- auf β-Ketten unterbleibt. Es finden sich die **Zeichen einer schweren Anämie:** Blässe, Dyspnoe und Tachykardie unter Belastung, evtl. auch in Ruhe. Das Wachstum kann verzögert sein. Aufgrund der gesteigerten Erythropoese sind die Knochenmarkräume stark erweitert. Dies äußert sich in einem **verbreiterten Gesichtsschädel** und ausgeprägter **Hepato- und Splenomegalie** (Abb. **15.3**a). **Unbehandelt** führt die Eiseneinlagerung zu **Leber- und Herzinsuffizienz** und zu **endokrinen Störungen** (Hypothyreose, Hypogonadismus, Hypoparathyreoidismus und Diabetes) und damit zum frühzeitigen Tod.

Die **heterozygote** Form ist im Allgemeinen **asymptomatisch** und wird meist zufällig entdeckt. Meist besteht keine Anämie, sondern nur eine Hypochromie und Mikrozytose (**Thalassaemia minor** bzw. **minima**). Besteht eine geringgradige Anämie, meist mit Ikterus und Splenomegalie, spricht man von **Thalassaemia intermedia** (s. S. 439). Obwohl Träger der heterozygoten Form der β-Thalassämie meist asymptomatisch sind, ist es wichtig, sie zu identifizieren, um eine unnötige Eisentherapie zu vermeiden und an eine gesteigerte Hämolyse und evtl. transfusionsbedürftige Anämie bei viralen Infekten zu denken.

Diagnostik: Im **Blutbild** fallen bei **Thalassaemia major** neben der schweren **Anämie** (Hb meist < 8 g/dl) eine ausgeprägte **Mikrozytose** (MCV < 70 fl) und **Hypochromie** (MCH < 25 pg) auf. Im **Blutausstrich** findet man eine **Anisozytose, Poikilozytose** und häufig **Targetzellen**, die aber auch bei anderen ausgeprägten Mikrozytosen vorkommen können. Entscheidend für die Diagnose ist die **pathologische Hämoglobin-Elektrophorese.** Aufgrund der verminderten β-Ketten-Synthese ist die HbA_1-Synthese reduziert. Dagegen ist der Anteil von HbF am Hämoglobin auf Werte zwischen 20 und 90%, der Anteil von HbA_2 auf Werte zwischen 1 und 4% erhöht (Tab. **15.4**). Der **Serumeisen- und der Serumferritinspiegel** sind **normal bis erhöht**. Das Röntgenbild zeigt einen **Bürstenschädel** (Abb. **15.3**b).

Bei der β-**Thalassaemia minor** und **minima** findet sich im Allgemeinen **keine oder nur eine geringgradige Anämie** (Hb > 10 g/dl), sondern nur eine **Hypochromie** und **Mikrozytose**. Ist die Anämie stärker ausgeprägt, ist an eine Thalassaemia intermedia oder einen Eisenmangel zu denken. Die **Hämoglobin-Elektrophorese** zeigt eine

---

15.3 Hepatosplenomegalie (a) und Bürstenschädel (b) bei Thalassämie

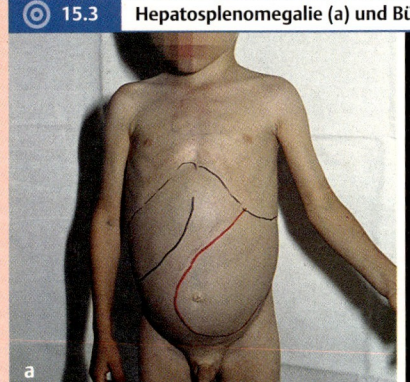
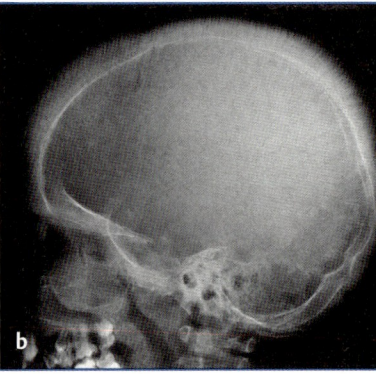

a 10-jähriger Junge mit Thalassaemia major, der aus religiösen Gründen keine Bluttransfusion erhalten hatte. Die Hepatosplenomegalie ist gekennzeichnet.
b Bürstenschädel bei einem Kind mit Thalassämie. (mit freundl. Genehmigung von PD Dr. Uhl, Freiburg)

Zunahme des HbA$_2$-Anteils auf das Doppelte der Norm. Der Anteil von HbF kann gering erhöht sein.

Therapie: Bei der **Thalassaemia major** ist in regelmäßigen Abständen – etwa alle 3 Wochen – die **Substitution von Erythrozyten** erforderlich mit dem Ziel, einen Abfall des Hb-Spiegels unter 10,5 g/dl zu vermeiden und den Spiegel auf 13–14 g/dl anzuheben. Mit dieser frühzeitigen **Hypertransfusion**, die nicht erst bei kardiovaskulären Symptomen einsetzen soll, wird eine ineffektive Erythropoese unterdrückt und damit eine Brüchigkeit der Knochen durch ausgeweitete Markräume und eine extramedulläre Erythropoese in Milz und Leber vermieden. Somit wird die Leistungsfähigkeit zwar verbessert und die Ursache der Wachstumsverzögerung beseitigt, aber eine Eisenüberladung in Kauf genommen. Wegen der Gefahr der Hämosiderose ist eine **Eisengabe kontraindiziert**. Zur Hämosideroseprophylaxe sollten bereits im Kleinkindesalter bei Beginn der Transfusionen kontinuierlich **Chelatbildner** (**Deferoxamin**) verabreicht werden. Sie steigern die Eisenausscheidung im Urin und im Stuhl. Eine **Splenektomie** sollte erwogen werden, wenn die Größe der Milz solche Ausmaße annimmt, dass eine erhöhte Verletzungsgefahr besteht, wenn ein Hyperspleniesyndrom mit Leuko- und Thrombozytopenie vorliegt oder der Transfusionsbedarf auf 250 ml Konzentrat/kgKG/Jahr ansteigt. Die **Knochenmarktransplantation** ist derzeit die einzige kurative Therapieoption.

Prognose: Die Prognose der **Thalassaemia major** wird weitgehend von der Entwicklung einer durch Eisenablagerung bedingten Kardiomyopathie bestimmt. Bei strikter Einhaltung der Therapie können die Patienten das 3.–4. Lebensjahrzehnt mit unterschiedlich starker Invalidisierung erreichen.

α-Thalassämien

Klinik: Im Normalfall erbt ein Kind 2 α-Ketten-Gene von jedem Elternteil; Patienten mit α-Thalassämien besitzen infolge Deletion weniger als 4 α-Ketten-Gene. Die Symptomatik hängt von der Zahl der vorhandenen α-Ketten-Gene ab: Bei Deletion aller 4 α-Ketten-Gene entstehen ausschließlich funktionslose Tetramere der γ-Ketten (HbBarts). Dieses sog. **HbBarts-Hydrops-fetalis-Syndrom** ist nur mit dem Leben vereinbar, wenn bereits intrauterin Bluttransfusionen beginnen. Bei Deletion von 3 α-Ketten-Genen bilden sich Tetramere aus β-Ketten (**HbH-Krankheit**). Es besteht eine mäßiggradige hämolytische Anämie. Die Deletion von 2 α-Ketten führt zur heterozygoten Form der α-Thalassämie, bei der eine leichte mikrozytäre Anämie mit relativer Erythrozytose besteht (**Thalassaemia minima**). Die Deletion einer α-Kette fällt weder klinisch noch laboranalytisch auf und wird meist nur im Rahmen einer Familienuntersuchung entdeckt.

Diagnostik: Beim **Barts-Hydrops-fetalis-Syndrom** besteht eine schwere Anämie mit Mikrozytose und Hypochromie. Die Hämoglobin-Elektrophorese zeigt γ-Tetramere (s. Tab. 15.4, s. S. 437). Bei der **HbH-Krankheit** finden sich eine Anämie mit Mikrozytose und Hypochromie, Targetzellen und Heinz-Innenkörper; die Hämoglobin-Elektrophorese zeigt β-Tetramere (s. Tab. 15.4, s. S. 437). Bei Deletion von 2 α-Ketten-Genen finden sich lediglich eine Mikrozytose und Hypochromie, aber keine Anämie; die Deletion eines α-Ketten-Gens führt nicht zu hämatologischen Veränderungen.

Therapie: Die leichteren Formen der **α-Thalassämie** bedürfen keiner speziellen Therapie, beim **Barts-Hydrops-fetalis-Syndrom** müssen bereits intrauterin Erythrozyten transfundiert werden. Postnatal muss bei zunehmendem Erythrozytenbedarf eine Stammzelltransplantation erfolgen.

Seltene Thalassämievarianten

Unter dem Begriff **Thalassaemia intermedia** werden nach klinischen Gesichtspunkten Patienten eingeordnet, deren Symptome zwischen der Major- und der Minor-Form liegen. Es handelt sich um eine milder verlaufende homozygote oder – seltener – eine schwer verlaufende heterozygote Thalassämie; sie tritt auch bei Kombinationen von α- und β-Thalassämien auf sowie bei homozygoter δβ-Thalassämie, bei der HbH-Erkrankung und bei der heterozygoten Form des Hb-Lepore. Bei Letzterem finden sich α-Ketten und Fusionsketten mit β- und γ-Ketten-Aminosäuresequenz.

heterozygote Form des Hb-Lepore (α-Ketten und Fusionsketten mit β- und γ-Ketten-Aminosäuresequenz).

Die homozygote Form des Hb-Lepore weist das Krankheitsbild einer Thalassaemia major auf. Obwohl bei Thalassaemia intermedia die Anämie, der Ikterus und die Milzvergrößerung nur mäßig ausgeprägt sind, sind die Patienten wegen der verstärkten Eisenresorption auch ohne Transfusion von Hämosiderose bedroht. Bei Kombinationen von qualitativen und quantitativen Hämoglobinanomalien, wie z.B. der Sichelzell-Thalassämie, finden sich die Symptome beider Erkrankungen.

▶ Klinischer Fall.

▶ Klinischer Fall. Im Blutbild eines 9 Monate alten gesunden Säuglings fallen eine Hypochromie (MCH 19 pg) und Mikrozytose (MCV 57 fl) bei normalem Hb-Gehalt auf. Im Blutausstrich finden sich eine ausgeprägte Aniso- und Poikilozytose, hypochrome Erythrozyten und viele Targetzellen. Zur Verdachtsdiagnose Thalassaemia minor passt nur der badische Familienname nicht. Die Mutter stammt jedoch aus Südostasien, die Diagnose β-Thalassaemia minor wird durch die Hb-Elektrophorese (HbF: 10,6%, HbA_2 5,5%) bestätigt und auch bei der Mutter gestellt.

15.1.3 Normozytäre Anämie

▶ Definition. Anämie, bei der Volumen (MCV) und Hämoglobingehalt (MCH) der Erythrozyten im Normbereich (s. Tab. **6.2**, S. 97) liegen. Eine normozytäre Anämie ist im Allgemeinen auch normochrom.

Ätiologie und Pathogenese: Als Ursachen kommen **Blutverlust**, **Hämolyse** und eine reduzierte Produktion von roten Vorstufen im Knochenmark bei **Knochenmarkinsuffizienz** in Betracht. Bei einer Hämolyse oder einem chronischen Blutverlust beträgt die Abnahme der Erythrozytenzahl pro Tag bedeutend mehr als 1 % und ist mit einer reaktiven Zunahme der Retikulozytenzahl (Index > 3 %) verbunden, während bei einer Knochenmarkinsuffizienz die Erythrozytenzahl langsamer abnimmt (Überlebenszeit der Erythrozyten etwa 120 Tage) und erythrozytäre Regenerationszeichen nicht vorhanden sind.

Diagnostik: Sie umfasst eine sorgfältige Suche nach einer **Blutungsquelle**, nach morphologischen, osmotischen und enzymatischen **Besonderheiten der Erythrozyten** und bei negativem Ergebnis eine Untersuchung des Knochenmarks (**Biopsie**).

Blutungs- oder Verlustanämie

▶ Definition. Eine Blutungs- oder Verlustanämie ist die Folge eines akuten oder chronischen Blutverlusts. Meist ist sie normozytär und normochrom, kommt es infolge der Blutung jedoch zu Eisenmangel, kann sie mikrozytär und hypochrom sein.

Ätiologie: Ursachen bei **Neugeborenen** sind eine **fetomaternale** oder, bei eineiigen Zwillingen, eine **fetofetale Transfusion** und **Vitamin-K-Mangel**. Letzterer führt auch bei **Säuglingen**, besonders voll gestillten, zu Magen-Darm-Blutungen und z.T. beträchtlichem akutem Blutverlust. Bei Säuglingen kommen außerdem **wiederholte Blutentnahmen** sowie eine **Kuhmilchallergie** (mit blutigen Diarrhöen) als Ursachen in Betracht. **Jenseits des Säuglingsalters** führen eine **Ösophagitis**, ein **Ulkus**, ein **Meckel-Divertikel** oder **hämorrhagische Diathesen** zu Blutverlust, der im letzteren Fall, z.B. retroperitoneal oder bei Muskelblutung, erheblich sein kann.

Pathophysiologie und Klinik: Eine **akute Blutung** hat eine Hypovolämie zur Folge, die zum Einstrom von Flüssigkeit aus dem Interstitium in die Gefäße und infolge des Verdünnungseffekts zu einer normochromen Anämie führt. Die Regeneration der Erythrozyten, die sofort einsetzt, macht sich im peripheren Blut erst nach 4–5 Tagen durch Anstieg der Retikulozytenzahl bemerkbar. Bei einer Anämie durch **chronische Blutung** beträgt der wöchentliche Blutverlust zumeist mehr als 10%. Da 1 ml Blut etwa 0,5 mg Eisen enthält, entwickelt sich besonders bei Kleinkindern aufgrund ihres geringen Eisendepots eine mikrozytäre hypochrome Anämie.

Diagnostik: Stuhl und Urin werden auf Blut untersucht, eine hämorrhagische Diathese sowie eine lokale Blutung werden ausgeschlossen. Bei fetomaternaler Transfusion finden sich fötale Blutzellen und somit ein erhöhter Anteil von HbF im Blut der Mutter.

Therapie: Kausale Therapie ist die **Blutstillung**. Nach starkem Blutverlust mit Zeichen der Hypovolämie ist eine sofortige Transfusion mit Vollblut (20 ml/kgKG) indiziert bzw. im Notfall die Volumensubstitution mit Elektrolytlösung bzw. Plasmaexpandern. Bestehen keine Zeichen der Hypovolämie, kann eine Flüssigkeitssubstitution per os ausreichen. Bei **chronischen Blutungen**, insbesondere bei Kleinkindern, ist eine **Eisentherapie** indiziert (vgl. S. 435).

Hämolytische Anämien

▶ **Definition.** Als Hämolyse bezeichnet man die Zerstörung von Erythrozyten aus endogener oder exogener Ursache. Die Lebenszeit der Erythrozyten (normal 120 Tage) ist verkürzt.

Ätiologie: Als Ursachen kommen **korpuskuläre** (erythrozytäre) Veränderungen in Betracht, z. B. Abnormalitäten der Membran (s. S. 442), der Enzyme (s. S. 443) oder des Hämoglobins (s. S. 443), oder **extrakorpuskuläre** Veränderungen immunologischer oder mechanischer Art.

Klinik: Es finden sich die allgemeinen Zeichen der Anämie (s. S. 429), ein mehr oder weniger ausgeprägter Ikterus (Skleren) und meist eine Splenomegalie.

Diagnostik: Hinweise auf eine hämolytische Anämie ergeben sich aus der **Anamnese**, z. B. das **Herkunftsland**: In ehemaligen Malaria-Endemiegebieten des Mittelmeerraumes, Afrikas und Asiens kommen hereditäre hämolytische Anämien gehäuft vor. Bei der Charakterisierung der derzeitigen Beschwerden ist auch auf **nicht hämatologische Symptome** zu achten, wie rezidivierende Staphylokokkeninfekte der Haut bei Sichelzellanämie oder Gallensteine im Kindesalter bei Sphärozytose. Beim hämolytisch-urämischen Syndrom kann zuerst das Nierenversagen auffallen (s. S. 399 ff). Weiterhin ist auf die **Symptome von Erkrankungen** zu achten, **die eine Hämolyse auslösen** können: Herzklappenfehler, Pneumonie, Niereninsuffizienz, Infektion oder Stoffwechselstörung. Wichtig ist auch die **Medikamentenanamnese**, da vor allem Antibiotika, Antikonvulsiva und Schmerzmittel zu Hämolyse führen können. Bei hereditären hämolytischen Anämien ist die **Familienanamnese** häufig positiv: Der Glukose-6-phosphat-Dehydrogenase-Mangel und der Phosphoglyzeratkinase-Mangel werden X-chromosomal vererbt, die meisten Glykolysedefekte und die Hämoglobinopathien autosomal (s. Tab. 15.1, S. 430).

Die **Laboruntersuchung** ergibt eine **normozytäre, normochrome Anämie mit reaktivem Anstieg der Retikulozyten**. Die Diagnose einer Hämolyse ist einfach, wenn Erythrozyten in großer Zahl **intravaskulär lysieren**, z. B. bei akutem Glukose-6-phosphat-Dehydrogenase-Mangel, hämolytisch-urämischem Syndrom, Klostridiensepsis oder Fehltransfusion. Das Plasma oder Serum ist braun oder rot verfärbt und zeigt damit eine **Hämoglobinämie** von mehr als 0,03 g/dl an. Die Konzentration des **freien Haptoglobins**, dem Bindungsprotein für Hämoglobin, **fällt** bei Hämoglobinämie sehr schnell ab. Die Konzentrationen des i**ndirekten Bilirubins**, des **Urobilinogens** sowie der **Laktatdehydrogenase (LDH)**, die durch die Hämolyse aus Erythrozyten freigesetzt wird, sind erhöht. Zur **Hämoglobinurie** kommt es erst, wenn Haptoglobin gesättigt ist (Hb-Haptoglobin wird nicht glomerulär filtriert). Dies ist meist erst bei einer Hämoglobinämie von mehr als 0,1 g/dl der Fall. Differenzialdiagnostisch ist an eine Myoglobinurie zu denken, wobei der Urin, nicht aber das Serum braun oder rot verfärbt ist. Eine **Hämosiderinurie** ist erst Tage nach der Hämolyse nachzuweisen, wenn das freie Hämoglobin nach der Passage durch den Glomerulus in die Tubuluszellen der Niere aufgenommen wurde, sodass im Urinsediment eisenhaltige Zellen nachgewiesen werden können. Wichtige Informationen über die Ursache der Hämolyse erhält man aus dem **Blutausstrich** in Form von Kugelzellen, Sichelzellen, Elliptozyten, Fragmentozyten, Targetzellen oder Malariaerregern in Erythrozyten.

Der **Autohämolyse-Test** ist ein guter Übersichtstest für korpuskuläre hämolytische Anämien: Er misst die Autohämolyse von frisch gewonnenen Erythrozyten und von Erythrozyten, die für 48 Stunden bei 37 °C mit und ohne Glukosezusatz inkubiert wurden.

Weitere wichtige ätiologische Hinweise ergeben die **Untersuchung der Erythrozytenenzyme** (s. u.) und **immunologische Tests** wie der **Coombs-Test** (Anti-Humanglobulin-Test): Im **direkten Coombs-Test** wird Anti-Humanglobulin-Serum, das durch

der **Coombs-Test** (Anti-Humanglobulin-Test): Der **direkte** Coombs-Test weist mit inkompletten Antikörpern beladene Erythrozyten nach. Der **indirekte** Coombs-Test erfasst freie inkomplette Antikörper im Patientenserum.

Defekte der Erythrozytenmembran

Ätiologie und Häufigkeit: Defekte der Erythrozytenmembran finden sich bei den hereditären Erkrankungen **Sphärozytose** (Kugelzellanämie), **Stomatozytose** (Hydrozytose) und **Elliptozytose**.

- **Hereditäre Sphärozytose:**
Sie ist die häufigste erbliche hämolytische Anämie in Mitteleuropa. Der Membrandefekt führt zu einer **Kugelform** der Erythrozyten, die bei der Milzpassage zur Hämolyse führt.

Klinik: Ikterus, Splenomegalie und **Blässe** sind ab dem Säuglingsalter Leitsymptome. Bereits beim Kind können **Bilirubin-Gallensteine** auftreten. Systemische Infektionen können **hämolytische Krisen** auslösen; solche mit Parvovirus B19 außerdem **aplastische Krisen**. Relativer Folsäuremangel kann zu **megaloblastären Krisen** führen.

Diagnostik: Im **Labor** Anämie mit normalem MCV und MCH, im Blutausstrich erhöhte Retikulozytenzahl und kleine Sphärozyten (Abb. **15.1d**, S. 433). **Beweisend** für die Sphärozytose ist die **verminderte osmotische Resistenz**. Bei aplastischen Krisen wird der Stopp der Erythropoese durch ein Absinken der Retikulozytenzahl angezeigt.

Therapie: Bei **schwerer Verlaufsform** ist die **Splenektomie** indiziert (wegen des Infektionsrisikos erst nach dem 6. Lebensjahr). Im Anschluss normalisiert sich die Lebensdauer der Sphärozyten, Anämie und Ikterus verschwinden. **Bluttransfusionen** erfolgen nur bei **aplastischen Krisen** und aus **vitaler Indikation**; zur Prophylaxe megaloblastärer Krisen gibt man Folsäure.

- **Hereditäre Elliptozytose:**
Es kommen unterschiedliche Membrandefekte mit unterschiedlichen Anämiesymptomen vor.

▶ **Klinischer Fall.**

Immunisierung von Kaninchen mit menschlichem Globulin gewonnen wurde, mit Erythrozyten des Patienten inkubiert. Sind die Erythrozyten mit inkompletten Antikörpern beladen, kommt es zur Agglutination. Im **indirekten Coombs-Test** wird Patientenserum mit Testerythrozyten inkubiert. Befinden sich im Patientenserum inkomplette Antikörper, besetzen sie die Testerythrozyten und nach Inkubation mit Anti-Humanglobulin-Serum kommt es zur Agglutination.

Defekte der Erythrozytenmembran

Ätiologie und Häufigkeit: Defekte der Erythrozytenmembran finden sich bei der **hereditären** (zumeist autosomal-dominanter, seltener rezessiver Erbgang) **Sphärozytose** (Kugelzellanämie), der **hereditären Stomatozytose** (Hydrozytose) und der **hereditären Elliptozytose**.

- **Hereditäre Sphärozytose:** Sie ist die häufigste erbliche hämolytische Anämie in Mitteleuropa (1 auf 5 000 Lebendgeburten). Ursache ist ein Defekt der Erythrozytenmembranproteine, meist handelt es sich um einen Mangel an Spektrin. Der meist autosomal-dominant, seltener autosomal-rezessiv vererbte Membrandefekt führt zu **verminderter osmotischer Resistenz** der Erythrozyten; sie nehmen durch Wassereinstrom **Kugelform** an und sind somit weniger flexibel. Dadurch ist ihre Passage durch die Milzsinus erschwert und es kommt zur Hämolyse.

Klinik: Bei fast 50 % der Patienten findet sich bereits im Neugeborenenalter ein Ikterus. Die Konzentration des indirekten Bilirubins ist erhöht, daher können bereits im Kindesalter **Bilirubin-Gallensteine** auftreten. Jenseits des Neugeborenenalters finden sich fast immer **Blässe, Ikterus** und **Splenomegalie** in unterschiedlich starker Ausprägung. Systemische Infektionen können **hämolytische Krisen** auslösen; bei Infektionen mit Parvovirus B19 kann darüber hinaus die Erythropoese zum Erliegen kommen mit der Folge einer **aplastischen Krise**. **Megaloblastäre Krisen** entstehen durch Folsäuremangel bei verstärkter Erythropoese.

Diagnostik: Im **Labor** findet sich eine **normozytäre, normochrome Anämie**. Die Retikulozytenzahl im Blutausstrich ist erhöht, außerdem finden sich kleine und farbdichte Sphärozyten (> 10%, s. Abb. **15.1d**, S. 433). Sphärozyten kommen aber auch bei Autoimmunhämolyse, bei AB0-Inkompatibilität des Neugeborenen und bei Hämoglobin-C-Anomalien vor. Das mittlere Erythrozytenvolumen ist normal, obwohl der Ausstrich eine Mikrozytose vortäuscht (Price-Jones-Kurve nach links verschoben). **Beweisend** für eine Sphärozytose ist die **reduzierte osmotische Resistenz**. Bei aplastischen Krisen wird der Stopp der Erythropoese durch ein Absinken der Retikulozytenzahl angezeigt.

Therapie: Bei **schwerer Verlaufsform** (hoher Transfusionsbedarf) ist die **Splenektomie** die Therapie der Wahl, obwohl dadurch die Zahl der Sphärozyten nicht abnimmt. Nach der Milzentfernung ist die Lebenszeit der Erythrozyten trotz des weiter bestehenden Membrandefekts normal, die Anämie und der Ikterus verschwinden. Wegen erhöhter Infektionsgefahr ist die Splenektomie erst nach dem 6. Lebensjahr und nach Pneumokokken-, Meningokokken- und Haemophilus-influenzae-Impfung sowie anschließender Penicillin-Prophylaxe angezeigt. **Bluttransfusionen** erfolgen nur bei **aplastischen Krisen** und aus **vitaler Indikation**. Megaloblastäre Krisen können durch die tägliche Gabe von Folsäure vermieden werden.

- **Hereditäre Elliptozytose:** Hierbei handelt es sich um unterschiedliche Membrandefekte, die die Bindung von Spektrin, Aktin oder Glycaphorin betreffen. Die Anämiesymptome sind daher unterschiedlich ausgeprägt. Diagnostisch hinweisend sind Elliptozyten im peripheren Blutausstrich.

▶ **Klinischer Fall.** Das 6-jährige Mädchen kam wegen eines hartnäckigen Hustens und zunehmender Müdigkeit zur Aufnahme. Neben dem Lungenbefund, der auf eine Mykoplasmenpneumonie zurückzuführen war, fielen Blässe sowie eine deutlich vergrößerte Milz auf. Das Hb betrug 7,4 g/dl, die Retikulozytenzahl war erhöht. Im Blutausstrich fanden sich Sphärozyten, die Price-Jones-Kurve war nach links verschoben. Die Verdachtsdiagnose Kugelzellanämie wurde durch die verminderte osmotische Resistenz bestätigt. Beim Vater, seiner Mutter und seiner Schwester bestand ebenfalls eine Kugelzellanämie. Nach wiederholten hämolytischen Krisen und Gallensteinkoliken wurden im Alter von 7 Jahren eine Splenektomie und eine Cholezystektomie durchgeführt. Seither ist das Mädchen beschwerdefrei.

15.1 Erkrankungen des erythrozytären Systems

Defekte der Erythrozytenenzyme

Verschiedene hereditäre Defekte der Erythrozytenenzyme führen durch Stoffwechselstörungen zu einer **sekundären Membranschädigung** oder einer **erhöhten Anfälligkeit gegenüber oxidativem Stress**. Dieser wird durch Favabohnen, Infektionen und Medikamente (z.B. Aniline, Methylenblau, Naphthalin, Sulfonamide, bei hoher Dosierung auch Phenazetin, Azetylsalizylsäure, Vitamin C, Paracetamol, Chloramphenicol, Trimethoprim, Nitrofurantoin, Tuberkulostatika) ausgelöst.

Glukose-6-phosphat-Dehydrogenase-Mangel: Er wird X-chromosomal-rezessiv vererbt. Betroffene erkranken seltener an Malaria als Personen ohne diesen Enzymdefekt. Aufgrund dieses Selektionsvorteils ist der Glukose-6-phosphat-Dehydrogenase-Mangel in Malariagebieten verbreitet. Vor allem bei Neugeborenen, insbesondere Frühgeborenen, führen die o.g. Medikamente zu hämolytischen Krisen und infolgedessen zu Hämoglobin- und Methämoglobinämie. Im Blutbild findet man als Folge der oxidativen Schädigung **Heinz-Innenkörper**. Schwere hämolytische Krisen werden mit Erythrozytentransfusionen behandelt. Eine Splenektomie ist nicht erforderlich. Die oxidierenden Noxen müssen vermieden werden.

Pyruvatkinase-Defekt (Pyruvatkinasemangel): Er wird autosomal-rezessiv vererbt und hat eine chronische hämolytische Anämie unterschiedlicher Ausprägung zur Folge. Bei Neugeborenen kann der Pyruvatkinase-Defekt zu einer austauschpflichtigen Hyperbilirubinämie führen. In schweren Fällen ist die Splenektomie angezeigt, die im Gegensatz zu anderen nichtsphärozytären hämolytischen Anämien zu einer Besserung der Symptomatik führt.

Seltenere Enzymdefekte: Glukosephosphat-Isomerase-Mangel, Defekte im Adeninnukleotid- und Glutathionstoffwechsel sowie im Pentosephosphat-Zyklus.

Sichelzellanämie und andere Hämoglobinopathien

▶ **Definition.** Unter **Hämoglobinopathien** versteht man **qualitative Veränderungen** des Hämoglobinmoleküls, während quantitative Veränderungen als Thalassämie-Syndrome bezeichnet werden. Die Hämoglobinopathien werden **autosomal-dominant**, die Thalassämien autosomal-rezessiv vererbt.

Die **Sichelzellanämie** ist die häufigste Hämoglobinopathie überhaupt. Eine Punktmutation im β-Globin-Locus des Chromosoms 11 führt zur Produktion des abnormen **HbS**, das bei der homozygoten Form der Sichelzellanämie (HbSS) bei Abnahme des Sauerstoffdrucks aggregiert und zu sichelförmiger Verformung und Rigidität der Erythrozyten führt. Sie verlegen die Endstrombahn, sodass **thrombotische Komplikationen** auftreten. Patienten mit der heterozygoten Form (HbAS) erkranken seltener an Malaria als Personen ohne HbS. Aufgrund dieses Selektionsvorteils ist die Sichelzellanämie in Malariagebieten häufig.

Klinik: Heterozygote zeigen **meist keine Symptome**, selten treten in großen Höhen Schmerzen auf.
Homozygote sind **in den ersten Lebensmonaten** wegen des noch überwiegenden HbF-Anteils **unauffällig**, da das HbF die Löslichkeit des HbS im Erythrozyten verbessert. Aus demselben Grunde haben Patienten aus dem arabischen Raum, deren HbF-Anteil höher ist, einen leichteren Krankheitsverlauf. **Ab dem 4.–6. Lebensmonat** verursachen die rigiden Sichelzellen äußerst schmerzhafte **Vasookklusionen** und **Infarkte**. Abdominale Koliken und Knocheninfarkte können auftreten, ZNS-Infarkte äußern sich durch Kopfschmerzen, Paresen, Krämpfe und Sehstörungen. Niereninfarkte haben akut eine Hämaturie und langfristig eine Niereninsuffizienz zur Folge. Anfangs besteht eine Splenomegalie, die jedoch durch **rezidivierende Milzinfarkte** in eine Schrumpfung übergeht und mit einem Funktionsverlust einhergeht (funktionelle Asplenie als eine der Ursachen der erhöhten Infektneigung). Das Risiko von Salmonellen-Osteomyelitiden ist gesteigert. Osteomyelitische Herde im Bereich der Metatarsalia und Metakarpalia führen zu einer schmerzhaften Schwellung von Hand- und Fußrücken, dem sog. **Hand-Fuß-Syndrom**.
Parvovirusinfektionen können wie bei Sphärozytose zu **aplastischen Krisen** führen.

Diagnostik: Patienten mit der **heterozygoten Form** der Sichelzellanämie sind meist **laboranalytisch unauffällig**, selten finden sich Hämaturie mit Bakteriurie und Hyposthenurie. Ihr Blutbild zeigt meist nur nach Sauerstoffentzug Sichelzellen. Die Hb-Elektrophorese weist etwa 25–40 % HbS auf, der Rest besteht aus HbA$_1$ mit geringen Mengen von HbF und HbA$_2$. Doppelt Heterozygote z. B. mit Thalassämie oder HbC haben gering ausgeprägte Symptome.

Im Blutbild von **Homozygoten** werden die typischen **sichelförmigen Erythrozyten** (s. Abb. **15.1e**, S. 433) besonders dann sichtbar, wenn der Finger vor der Kapillarblutabnahme gestaut und dadurch hypoxämisch wurde. Die Hypoxämie, die die Sichelzellbildung fördert, kann auch extravasal in einer Feuchtkammer provoziert werden. Neben den Sichelzellen fallen im Blutbild eine Leukozytose (30 000–40 000/µl bei vasookklusiven Krisen) und eine Thrombozytose auf. Beweisend ist die **Hb-Elektrophorese**, die nur **HbS** mit unterschiedlicher Menge von HbF, jedoch **kein HbA** zeigt.

Therapie: Die vasookklusiven Krisen werden durch **intravenöse Flüssigkeitszufuhr** und **Azidoseausgleich**, bei ZNS-Symptomatik ggf. durch Austauschtransfusionen behandelt. Bei leichten Schmerzen genügt die Gabe von Azetylsalizylsäure, bei starken Schmerzen können Opioide notwendig sein. Als **Prophylaxe** dient Hydroxyurea, das den Prozentsatz von HbF erhöht (> 10 % HbF schützt vor Krämpfen und Osteonekrose, > 20 % vor Schmerzattacken). Im Vergleich zu den vasookklusiven Krisen ist die durch Hämolyse oder aplastische Krisen bedingte Anämie zweitrangig und nur in Ausnahmefällen eine Indikation zur Transfusion. Die einzig **kurative Therapie** ist die **allogene Knochenmarktransplantation**.

Immunhämolytische Anämien

Immunhämolytische Anämien sind **erworben**. Sie können durch körperfremde (Allo-)Antikörper oder körpereigene (Auto-)Antikörper bedingt sein. Hämolysen durch **Alloantikörper** sind heute durch die Qualitätssicherung in der Transfusionsmedizin extrem selten. Zum **Morbus haemolyticus neonatorum** s. S. 130. **Autoantikörper** gegen Erythrozyten treten bei unterschiedlichsten Erkrankungen auf, z. B. bei Infektionen, besonders der Atemwege (EBV, Mykoplasmapneumonie, Hepatitis, HIV und andere virale Infekte), malignen Lymphomen und Lupus erythematodes sowie nach Einnahme bestimmter Medikamente, z. B. Penicillin und Chinin. Es handelt sich um inkomplette Antikörper, die mit dem Coombs-Test (s. o.) nachweisbar sind. Bei Autoantikörperanämie können zur Immunsuppression **Glukokortikoide** allein oder mit **Immunglobulinen** eingesetzt werden. Die Transfusion von Erythrozyten sollte nur bei vitaler Indikation (drohender Blutungsschock) erfolgen.

▶ **Merke.** Bei Autoantikörperanämie sollten aktive Immunisierungen (Impfungen) vermieden werden, da sie – ebenso wie Infektionen – bei Patienten mit Wärmeautoantikörper-Anämie hämolytische Krisen auslösen können.

Mechanische Hämolyse (schistozytäre hämolytische Anämie)

Ätiologie: Ursache der mechanischen Hämolyse sind meist Hindernisse (Fibrinfäden, Fremdoberflächen) in der arteriellen Strombahn.

Diagnostik: Hinweisend sind im Labor **fragmentierte Erythrozyten** (**Schistozyten**, Eierschalenformen, s. Abb. **15.1c**, S. 433) in Verbindung mit Hämolyseparametern. Meist liegt auch eine Thrombozytopenie vor.

Differenzialdiagnose: Differenzialdiagnostisch kommen ein hämolytisch-urämisches Syndrom (s. S. 399), thrombotisch-thrombozytopenische Purpura (TTP), mechanische Herzklappen und eine Abstoßungsreaktion nach Transplantation in Betracht.

Hypoplastische Anämien

▶ **Definition.** Bei hypoplastischen Anämien ist, bedingt durch eine gestörte Bildung oder Ausreifung der Erythrozytenvorstufen, nur die Erythropoese isoliert gedrosselt. Erythrozytäre Regenerationszeichen fehlen.

Akute transiente Erythroblastopenie

Ätiologie: Als Ursache der Verarmung des Knochenmarks an roten Vorstufen wird ein Inhibitor vermutet, der einen Stopp der Erythropoese zwischen Stammzelle und determinierten Erythroblasten verursacht. Auslöser der transienten Erythroblastopenie können Infekte (insbesondere Parvovirus B19), Medikamente und chronische Hämolysen sein, idiopathische Formen sind jedoch am häufigsten.

Häufigkeit: Die akute transiente Erythroblastopenie ist die häufigste normozytär-normochrome Anämie im Säuglings- und Kleinkindesalter.

Klinik: Es treten Zeichen der Anämie (s. S. 429) ohne Vergrößerung von Leber, Milz und Lymphknoten auf.

Diagnostik: Das Hb kann bis auf 3 g/dl absinken. Es besteht eine **Retikulozytopenie** (Index < 0,3 %). Dadurch unterscheidet sich das Krankheitsbild deutlich von normozytär-normochromen Anämien durch Blutverlust oder durch Hämolyse. Das Knochenmark ist arm an Vorstufen der roten Zellreihe.
Bei manchen Patienten ist auch die Myelopoese reduziert, woraus eine unterschiedlich ausgeprägte Neutropenie, nicht selten auch eine Thrombozytopenie resultieren kann. Die Diagnose kann erschwert sein, wenn sie in der Phase der Regeneration gestellt wird. Dann können die Retikulozytose und die erythropoetische Hyperplasie eine hämolytische Anämie nahelegen, das ansteigende HbF dagegen eine Hämoglobinopathie.

Therapie: Da eine Regeneration der Erythropoese wahrscheinlich ist, kann im Allgemeinen abgewartet werden, besonders dann, wenn ein Retikulozytenanstieg den baldigen Hämoglobinanstieg andeutet. Bluttransfusionen sind nur bei vitaler Indikation (drohender Schock, Herzinsuffizienz) indiziert. Bei der sekundären Form müssen – soweit möglich – alle Auslöser ausgeschaltet werden.

▶ **Klinischer Fall.** Ein 11 Monate altes Mädchen wurde wegen zunehmender Müdigkeit und Ohnmachtsanfällen aufgenommen. Bei der Untersuchung fiel ein gelblich-blasses Hautkolorit auf, das Kind wurde ohnmächtig. Es bestand eine Tachykardie, über dem Erb-Punkt war ein Systolikum der Stärke 2/6 zu auskultieren, über den Karotiden ein Strömungsgeräusch. Es bestand keine Organomegalie. Labor: Hb 4,3 g/dl, MCH 27 pg, Retikulozyten 2 ‰; 1-mal wurde Erythrozytenkonzentrat (100 ml) gegeben. Wochen später normalisierte sich der Hb-Gehalt. Das Mädchen ist seither unauffällig.

Chronische kongenitale hypoplastische Anämie (Diamond-Blackfan-Anämie)

▶ **Definition.** Progressive, makrozytäre und normochrome Anämie mit selektiver Hemmung der Erythropoese vor dem 1. Lebensjahr, kongenitalen Anomalien und einer Prädisposition für Malignome.

Ätiologie: Die Erkrankung kann sowohl autosomal-rezessiv als auch -dominant vererbt werden. Die meisten Fälle treten sporadisch auf. Klinisch weist sie unterschiedliche Verläufe auf. Die zugrunde liegenden mutierten Gene codieren alle für ribosomale Proteine und führen zu einer Störung der Biogenese von Ribosomen, die in eine proapoptotische Erythropoese mündet.

Klinik: Die Anämie äußert sich durch **Blässe**, meist in den ersten 6 Lebensmonaten, in 50 % der Fälle vor dem 3. Lebensmonat, in 35 % bereits bei der Geburt oder innerhalb des 1. Lebensmonats. Oft sind Mangel- oder Frühgeborene betroffen. **Fehlbildungen** wie Mikrozephalus, Mikrophthalmus, Hypertelorismus und hoher Gaumen sind häufig. 50 % der Patienten sind minderwüchsig, ⅓ haben Herzfehler, Nierenfehlbildungen oder Fehlbildungen der Finger, insbesondere des Daumens (z. B. einen doppelten und 3-gliedrigen Daumen). Die Kinder können geistig retardiert sein.

Diagnostik: MCV und **HbF** sind **erhöht**. Die Erythrozytenenzyme weisen ein fötales Muster auf. Im Blutausstrich finden sich **große Ovalozyten**. Die Zahl der Retikulozyten ist stark vermindert, die der Leukozyten normal, die der Thrombozyten eher erhöht. Im Gegensatz zu anderen makrozytären Anämien besteht eine normochrome und nicht hyperchrome Anämie.

Differenzialdiagnose: Eine sekundäre chronische Erythroblastopenie tritt bei chronischen Erkrankungen, Mangel- und Fehlernährung und akuter Leukämie auf.

Differenzialdiagnose: Eine chronische Erythroblastopenie kann als Begleiterscheinung auftreten bei chronischen Nierenerkrankungen, Hypothyreose, Mangel- und Fehlernährung, Thymom, chronischen Infekten, Nebenniereninsuffizienz, rheumatoider Arthritis, Lupus erythematodes, akuter Leukämie, Hypophyseninsuffizienz und Erkrankungen, bei denen eine Splenomegalie besteht.

Therapie: Im 1. Lebensjahr sind Transfusionen indiziert, nach dem 1. Lebensjahr eine Dauerbehandlung mit **Kortikosteroiden**. Bei Nichtansprechen erfolgen Transfusionen (Deferoxamin zur Hämosideroseprophylaxe!). Heilung bringt nur die Knochenmarktransplantation.

Therapie: Die Erkrankung wird mit **Kortikosteroiden** behandelt, die jedoch erst nach dem 1. Lebensjahr verabreicht werden sollen. Im 1. Lebensjahr erfolgen Transfusionen. Bei der Langzeittherapie mit Prednison darf die Maximaldosis von 0,5 mg/kgKG/d nicht überschritten werden. Bei Nichtansprechen auf Kortikoide müssen die Patienten wiederholt transfundiert werden, dabei ist die Gefahr der Hämosiderose durch Chelatbildner (Deferoxamin) zu reduzieren. Therapieversuche mit hämatopoetischen Wachstumsfaktoren blieben bisher ohne Erfolg. Heilung bringt nur die Knochenmarktransplantation.

Dyserythropoese

Dyserythropoese

▶ **Definition.**

▶ **Definition.** Eine Dyserythropoese liegt vor, wenn Retikulozyten im peripheren Blut nicht oder in verminderter Zahl vorhanden sind, obwohl im Knochenmark ausreichend rote Vorstufen zu finden sind. Die Dyserythropoese wird daher auch als pseudoaplastische Anämie, aplastische Anämie mit hyperzellulärem ineffektivem Mark oder Kurzschlusserythropoese bezeichnet.

Ätiologie: Die Dyserythropoese kann angeboren oder erworben sein, z. B. bei Thalassämie, megaloblastischer und sideroblastischer Anämie und myeloproliferativen Erkrankungen.

Ätiologie: Neben autosomal vererbten Formen (kongenitale dyserythropoetische Anämie Typ I–III), die auch zusammen mit rezidivierenden multifokalen Osteomyelitiden auftreten können, kommt eine sekundäre Dyserythropoese bei so unterschiedlichen Krankheitsbildern wie Thalassämie, megaloblastischer Anämie, sideroblastischer Anämie, Osteopetrose, aplastischen Anämien mit Resterythropoese und bei myeloproliferativen Erkrankungen vor.

Klinik und Diagnostik: Zeichen einer normozytären Anämie.

Klinik und Diagnostik: Die Patienten zeigen die Zeichen einer Anämie, die sich im Blutbild als normozytär und normochrom, gelegentlich aber makrozytär erweist. Die vermehrte Eisenresorption kann zu Symptomen der Eisenüberlagerung (oder Thalassämie) führen. Skelettdeformitäten wie Syndaktylien und Fehlen einzelner Phalangen sind vermehrt vorhanden.

Therapie: Erythrozytentransfusion und Chelatbildner zur Hämosiderose-Prophylaxe.

Therapie: Sie ist symptomatisch und beschränkt sich auf die Transfusion von Erythrozyten und die Gabe des Chelatbildners Deferoxamin zur Hämosiderose-Prophylaxe.

Aplastische Anämie (Panzytopenie)

Aplastische Anämie (Panzytopenie)

▶ **Definition.**

▶ **Definition.** Als aplastische Anämie (genauer: Panzytopenie) bezeichnet man eine Verminderung der Erythrozyten, Granulozyten und Thrombozyten im peripheren Blut und ihrer Vorstufen im Knochenmark.

Ätiologie: Meist ist die Ursache unbekannt. **Genetische Formen** sind die **Fanconi-Anämie** (autosomal-rezessiv), die **Dyskeratosis congenita** (X-chromosomal) und das **Shwachman-Diamond-Bodian-Syndrom** (autosomal-rezessiv).
Auslöser der **erworbenen Form** sind u. a. Medikamente, Strahlen und Infektionen.

Ätiologie: Meist ist die Ursache unbekannt (**idiopathische** Panzytopenie). **Genetische Formen** der Panzytopenie stellen die Fanconi-Anämie, die Dyskeratosis congenita und das Shwachman-Diamond-Bodian-Syndrom dar. Die **Fanconi-Anämie** wird autosomal-rezessiv vererbt. Der DNA-Repair-Mechanismus ist gestört, es besteht eine abnorme Brüchigkeit der Chromosomen (multiple Chromosomendefekte); das Risiko, an einem Malignom zu erkranken, ist erhöht. Die **Dyskeratosis congenita** wird X-chromosomal-dominant vererbt, das **Shwachman-Diamond-Bodian-Syndrom** autosomal-rezessiv.
Die **erworbene Form** der Panzytopenie wird durch Medikamente, Schadstoffe, Strahlen oder Infektionen ausgelöst, die Auslöser lassen sich jedoch – mit Ausnahme der Virushepatitis – nur selten nachweisen.

Klinik: Die Panzytopenie äußert sich durch **Blässe**, **Infektanfälligkeit** (rezidivierende Infekte) und **Blutungsneigung**: **Hautblutungen** und **Nasenbluten** sind häufig. Da die Erkrankung schleichend beginnt, fallen die zunehmende Blässe und eingeschränkte Belastbarkeit zunächst kaum auf. Zumeist erfolgt die Vorstellung des Patienten erst, wenn die Erkrankung weit fortgeschritten ist und disseminierte Blutungen und therapieresistente fieberhafte bakterielle Infekte bestehen.

Die genetischen Formen der Panzytopenie sind oft mit Fehlbildungen assoziiert. Patienten mit **Fanconi-Anämie** sind sehr klein. Oft bestehen Skelettanomalien wie Radiusaplasie, Daumenaplasie und Mikrozephalie; ferner finden sich Hyperpigmentation und Café-au-Lait-Flecken. Seltenere Anomalien sind Nierenmissbildungen, Hypogonadismus und Herzfehler. Bei der **Dyskeratosis congenita** ist die Panzytopenie mit Dystrophie der Nägel, Leukoplakie der Schleimhäute und einer retikulären braunen Hautpigmentierung verbunden. Beim **Shwachman-Diamond-Bodian-Syndrom** ist die – nur selten ausgeprägte – Knochenmarkhypoplasie mit einer exokrinen Pankreasinsuffizienz, Kleinwuchs und metaphysären Dysostosen kombiniert.

Diagnostik: Die Zahl der Retikulozyten (< 20 000/μl), Granulozyten (< 500μl) und Thrombozyten (< 20 000 μl) im peripheren Blut ist vermindert. Gradmesser für den Schweregrad ist die Zahl der neutrophilen Granulozyten im peripheren Blut. Die Erythrozyten sind normo- bis makrozytär und normochrom. Die Knochenmarkbiopsie zeigt eine Markhypoplasie (> 30%).

Therapie: Medikamente, die als Auslöser infrage kommen, sind abzusetzen. Medikamente, die die Blutstillung verändern, sind zu vermeiden. Die symptomatische Behandlung besteht in der **Infektionsprophylaxe** bzw. **-therapie** und in der **Substitution von Blutbestandteilen**. Zu beachten ist, dass die Substitution nur bei strengster Indikation und nach kompletter Zelltypisierung durchgeführt werden soll, da sonst die Gefahr der Sensibilisierung besteht. Bei Sensibilisierung ist das Risiko einer Abstoßungsreaktion nach **Knochenmarktransplantation** erhöht. Bei der Fanconi-Anämie können Androgene eine Besserung bewirken. Die Behandlung der erworbenen aplastischen Anämie erfolgt in prospektiven Therapiestudien. Eine Knochenmarktransplantation ist indiziert, wenn durch eine **immunsuppressive Therapie** mit Cyclosporin und Antilymphozytenglobulin in Kombination mit G-CSF (Granulozytenwachstumsfaktor) keine Remission erzielt werden kann.

15.1.4 Makrozytäre (megaloblastäre) Anämie

▶ **Definition.** Eine makrozytäre Anämie ist gekennzeichnet durch ein über die Altersnorm (s. Tab. 6.2, s. S. 97) erhöhtes MCV und eine Makrozytose im Knochenmark. Zumeist liegt eine Störung des Vitamin-B_{12}- oder des Folsäurestoffwechsels zugrunde. Große Erythrozyten können aber auch im Rahmen einer Regeneration, beim Blackfan-Diamond-Syndrom (s. S. 445) vorkommen.

Vitamin-B_{12}- und Folsäuremangelanämie

Ätiologie: Der Mangel an Vitamin B_{12} und/oder Folsäure wird am häufigsten durch **mangelnde Zufuhr** aufgrund extrem einseitiger Ernährung, z.B. bei Verzicht auf Fleisch, Fisch, Milch, Käse und Ei oder bei hypoallergener Kost ohne Vitaminsubstitution, oder durch **Resorptionsstörungen** bei chronischen Magen-Darm-Erkrankungen hervorgerufen. Zahlreiche **Medikamente** interferieren mit dem Folsäuremetabolismus, wie Primidon, Phenytoin und Phenobarbital, Cotrimoxazol und Pyrimethamin (Daraprim) sowie Zytostatika aus der Gruppe der Folsäureantagonisten wie z.B. Methotrexat. Ein relativer Vitamin-B_{12}- und/oder Folsäuremangel kann auch durch **gesteigerten Verbrauch** bei hämolytischer Anämie oder bei erhöhtem Stoffwechselumsatz auftreten, wie bei Hyperthyreose und Neoplasien. Seltener sind **hereditäre Störungen**, z.B. Mangel an Intrinsicfaktor, dem Resorptionsfaktor von Vitamin B_{12} (Morbus Biermer, **perniziöse Anämie**), Mangel an Transcobalamin II, dem Transportprotein für Vitamin B_{12}, Mangel an Resorptionsfaktoren für Folsäure sowie kongenitale Enzymdefekte des Vitamin-B_{12}- und/oder des Folsäure-Stoffwechsels.

Pathogenese: Folsäure und Vitamin B_{12} sind für die DNA- und RNA-Synthese von entscheidender Bedeutung. Ihr Mangel führt zu verzögerter Zellteilung, die sich frühzeitig auf die Erythropoese auswirkt: Die Erythroblasten und die Erythrozyten im peripheren Blut sind groß, ihr Hämoglobingehalt ist erhöht. Es besteht eine **makrozytäre, hyperchrome Anämie**. Auch andere Zellen mit hohem Turn-over sind frühzeitig betroffen, z. B. die Epithelien des Gastrointestinaltrakts.

Klinik: Nur ganz selten – bei ausgeprägter Fehlernährung, Vitamin-B_{12}-Resorptionsstörung oder Mangel an Transcobalamin II – manifestiert sich die **perniziöse Anämie** bereits im Kindesalter. Meist äußert sich ein Mangel an Vitamin B_{12} und/oder Folsäure als Gedeihstörung, Entwicklungsverzögerung, durch Mundwinkelrhagaden und Glossitis; evtl. besteht ein Ikterus.

Diagnostik: Im **peripheren Blutbild** fallen makrozytär-hyperchrome Erythrozyten auf. Nicht selten findet man Normoblasten und Erythrozyten mit basophiler Tüpfelung. Die Granulozyten können hypersegmentiert sein, die Thrombozyten übergroß. Die Zahl der Retikulozyten ist, gemessen am Schweregrad der Anämie, niedrig (Dyserythropoese), die der Granulozyten und Thrombozyten kann vermindert sein (Abb. **15.4**). Charakteristischerweise sieht man im **Knochenmark** große Vorstufen der roten Blutzellen (Megaloblasten), aber auch der weißen Zellreihe (Riesenmyelozyten, Riesenstabkernige).

Differenzialdiagnose: Die makrozytäre Anämie beim X-chromosomal vererbten **Lesch-Nyhan-Syndrom** (s. S. 199) spricht auf Adenin an. Auch bei der autosomalrezessiv vererbten **Orotazidurie** tritt eine makrozytäre Anämie auf, die auf Uridin anspricht.

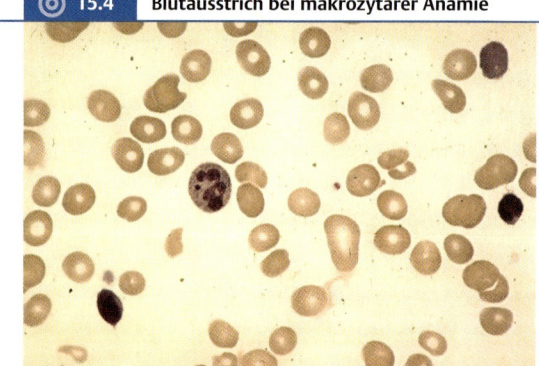

15.4 Blutausstrich bei makrozytärer Anämie

Therapie: Da Vitamin-B_{12}-bedingte neurologische Symptome durch die Gabe von Folsäure verstärkt werden können, muss zuerst ein Vitamin-B_{12}-Mangel ausgeschlossen werden. Dies kann entweder durch Bestimmung des Vitamin-B_{12}-Spiegels im Serum (normal 200–800 pg/ml) oder ex juvantibus (Anstieg der Retikulozyten wenige Tage nach Gabe von 1–2 mg Vitamin B_{12} i. m.) geschehen. Erst bei Nichtansprechen auf Vitamin B_{12} und bei vermindertem Serumfolsäurespiegel (< 3–5 ng/ml) sollte Folsäure gegeben werden.

> ▶ **Klinischer Fall.** Ein 1-jähriger Junge wurde in schwerstkrankem Zustand aufgenommen: Er war apathisch, wirkte entkräftet, hatte halonierte Augen, Hand- und Fußrückenödeme und eine schmutzigblassbraune Haut. Der Puls war mit 154/min beschleunigt, es bestand eine Hepatomegalie. Anamnestisch war zu erfahren, dass der Junge seit mehreren Wochen lange, bis zu 20 Stunden dauernde Schlafphasen hatte. Es bestand eine Anämie mit einem Hb von 4,7 g/dl (Ursache der Ödeme). Der Blutausstrich zeigte eine Makrozytose (MCV 109 fl) mit Hyperchromie (MCH 37 pg) und Polychromasie, eine Anisozytose und Poikilozytose mit Fragmentozyten und Dakryozyten. Die Zahl der Thrombozyten lag bei 107 000/µl, die der Leukozyten bei 3 500/µl, beide lagen somit an der unteren Normgrenze. Die Thrombozyten waren auffallend groß, die Granulozyten hypersegmentiert. Die anamnestisch gestellte Verdachtsdiagnose „alimentär bedingte megaloblastäre Anämie" wurde durch den Nachweis der verminderten Konzentration von Vitamin B_{12} bzw. Folsäure im Serum und durch das Ansprechen auf die fehlenden Vitamine bestätigt.

15.1.5 Methämoglobinämie

▶ **Definition.** Erhöhung des Methämoglobins (Fe^{3+}-haltige Hb-Form) über die Normgrenze von 0,8 % des Gesamthämoglobins.

Ätiologie: Meist entsteht Methämoglobin bei **Exposition gegenüber Substanzen mit oxidierender Wirkung**. Hierzu zählen Nitrit, Kaliumchlorid, Anilinfarbstoffe (Stempelfarben), Diesel-Zusätze, Schuhputzmittel und Medikamente wie Azulfidine, Furadantin, Phenacetin, Sulfonamide und Vitamin-K-Analoga. In seltenen Fällen kann eine **Pudendusanästhesie** mit Prilocain (Amidtyp) unter der Geburt zur Methämoglobinämie beim Neugeborenen führen. Im frühen Säuglingsalter kann bei Darminfektionen mit nitritbildenden Bakterien oder bei **hohem Nitratgehalt des Wassers** – Nitrat wird im Darm in Nitrit umgewandelt – eine Methämoglobinämie auftreten. Auch alte Kohlrabi-, Karotten- oder Spinat-**Konserven** haben einen hohen Nitratgehalt.

Eine **hereditäre** Methämoglobinämie ist selten: Bei der **Hämoglobin-M-Anomalie**, einer Hämoglobinopathie, liegt das Eisen im Hämoglobin aufgrund einer Mutation im Globinanteil des Moleküls dauerhaft als Fe^{3+} vor. Beim autosomal-rezessiv vererbten **Methämoglobinreduktase-(= Diaphorase)Mangel** kann Methämoglobin nicht zu Hämoglobin reduziert werden.

Klinik: Da Fe^{3+} keinen Sauerstoff binden kann, kommt es zu Hypoxämie. Besonders gefährdet sind Säuglinge, da HbF eine erhöhte Oxidierbarkeit aufweist. Klinische Zeichen treten meist bei einem Methämoglobinanteil von > 5 % des Gesamthämoglobins auf, und zwar in Form einer **schmutzig-grau-braunen Zyanose ohne sonstige Zeichen der Hypoxie**. Bei einem Methämoglobinanteil von etwa 40 % kommt es zu Dyspnoe, Tachykardie und Kopfschmerzen, bei > 50 % tritt Bewusstlosigkeit ein, letal ist ein Methämoglobinanteil von 70–80 % am Gesamthämoglobin.

Diagnostik: Als Schnelltest kann ein Bluttropfen auf Filterpapier gebracht werden. Die braune Farbe bleibt dabei unverändert – im Gegensatz zur kardiogenen Zyanose, bei der das Blut rot wird. Die weitere Diagnostik umfasst den Nachweis von Methämoglobin im Blut, die Hämoglobin-Elektrophorese zum Nachweis oder Ausschluss einer Hämoglobin-M-Anomalie und den Nachweis oder Ausschluss eines Methämoglobinreduktasemangels.

Therapie: Bei **Neugeborenen** ist ab einem Methämoglobinanteil von 15–20 % die Behandlung mit dem Reduktionsmittel **Methylenblau** (0,1 %) indiziert, das bei Überdosierung zur Hämolyse führen kann. Die Zyanose verschwindet meist innerhalb von 30 Minuten, wenn nicht, wird die Behandlung nach 30 Minuten wiederholt. Bei sehr schwerer Intoxikation ist eine Austauschtransfusion indiziert, falls erforderlich, eine Nachbehandlung mit Ascorbinsäure oder Methylenblau.

15.1.6 Polyglobulie

▶ **Definition.** Unter Polyglobulie versteht man einen konstanten Anstieg von Hämoglobin, Erythrozytenzahl und Hämatokrit über die altersentsprechende Norm (bei älteren Kindern, wenn Hämatokritwert > 55 %). Man unterscheidet zwischen **absoluter Polyglobulie** (**Erythrozytose**), bei der die Erythrozytenzahl erhöht ist, und **relativer Polyglobulie**, die durch eine Abnahme des Plasmavolumens bedingt ist.

Ätiologie und Pathogenese: Die häufigste Ursache der **absoluten Polyglobulie** ist eine Hypoxämie. Bei **Hypoxämie** wird vermehrt Erythropoetin ausgeschüttet, das die Proliferation und Differenzierung roter Vorstufen stimuliert. Mit dem Schweregrad der Polyglobulie steigt die Viskosität des Blutes und damit die Gefahr thromboembolischer Komplikationen. Häufigste Ursache der Hypoxämie sind die **angeborenen zyanotischen Herzvitien**. Oft wird die Polyglobulie durch einen Eisenmangel kompliziert. Da dadurch die Rigidität der Zellen und die Viskosität des Blutes erhöht werden, ist eine Eisenprophylaxe indiziert. Überschreitet der Hämatokrit 65 %, ist ein operativer Eingriff – im besten Fall die korrigierende Herzoperation – indiziert, um die Oxygenierung zu verbessern und so thromboembolische Komplikationen zu vermeiden. Bei einem Hämatokrit von über 75 % muss notfallmäßig ein Aderlass oder eine Erythropherese durchgeführt werden. Weitere Ursachen der Hypoxämie sind **Lungen- und Nierenerkrankungen, Methämoglobinämie** und **Sulfhämoglobinämie** sowie **Stress, erythropoetinproduzierende Tumoren**, z. B. Wilms-Tumor (Nephroblastom), Hypernephrom, Hepatoblastom, Kleinhirnhämangiome sowie **Nierenzysten**.

Eine **relative Polyglobulie** findet sich z. B. bei **akuter Dehydratation** oder bei **Verbrennung**.

Klinik: Rötlich-zyanotische Haut, Kopfschmerzen, Dyspnoe, Sehstörungen, Schwindel infolge erhöhter Viskosität.

Therapie: Die Therapie ist immer abhängig von der zugrunde liegenden Erkrankung. Bei Behandlung der Erkrankung bessert sich die Polyglobulie.

15.2 Erkrankungen des leukozytären Systems

Die Funktion der Leukozyten besteht vornehmlich in der **Abwehr** von Bakterien und Viren sowie von anderen Fremdkörpern.

Granulozyten und Monozyten, die im Knochenmark unter dem Einfluss von Wachstumsfaktoren (GM-CSF, G-CSF) aus einer gemeinsamen determinierten Stammzelle gebildet werden, können Fremdkörper **phagozytieren**.

Die Stammzellen der **Lymphozyten** befinden sich ebenfalls im Knochenmark; die Differenzierung erfolgt in den primären lymphatischen Organen. Lymphozyten sind an der Immunabwehr beteiligt: B-Lymphozyten, zu denen auch die Plasmazellen zählen, vermitteln die **humorale Immunität**, sie bilden Antikörper (Immunglobuline). T-Lymphozyten vermitteln die **zelluläre Immunität**.

Die **Normalwerte** von Leukozyten sind **altersabhängig** und zeigen besonders während der Neonatalperiode erhebliche Abweichungen von der Erwachsenennorm (s. Tab. **6.2**, S. 97).

Altersbedingte Besonderheiten gelten auch für das **Differenzialblutbild** (s. Tab. **6.2**, S. 97). Als orientierende Gedächtnisstütze kann die **Vierer-Regel** dienen:

▶ **Merke.** Am **4. Lebenstag** und im **4. Lebensjahr** ist das Verhältnis von Granuloyzten und Lymphozyten etwa gleich; vorher und nachher überwiegen, wie beim Erwachsenen, die Granulozyten, dazwischen die Lymphozyten.

Diagnostisch viel wichtiger als quantitative Veränderungen sind **morphologische Besonderheiten**, die über Reaktionen und Funktionen der Leukozyten informieren.

15.2.1 Anomalien der Granulozyten

Anomalien der neutrophilen Granulozyten

Morphologische Anomalien

Bei **toxischer Granulation** (Abb. **15.5a**) enthalten neutrophile Granulozyten große, rote Primär-(α-)Granula, die gewöhnlich nur in Promyelozyten vorkommen. **Döhle-Körperchen** (Abb. **15.5b**) sind schlierenförmige und fleckenartige blau angefärbte RNA-Reste. **Vakuolen** entsprechen den Phagosomen. Diese morphologischen Anomalien deuten auf eine **bakterielle Infektion** hin. Toxische Granulationen können mit der Alder-Granulationsanomalie verwechselt werden, die bei Patienten mit Mukopolysaccharidosen vorkommt (Abb. **15.5c**). An Döhle-Körperchen erinnern die Einschlusspartikel bei der May-Hegglin-Anomalie, die mit einer Thrombozytopenie mit Megathrombozyten einhergeht.

Beim Chediak-Higashi-Syndrom sind grobfleckige **Riesengranula** in Neutrophilen mit Leukopenie und partiellem Albinismus kombiniert. Bei Patienten mit Carnitinmangel finden sich **Lipidvakuolen** in den neutrophilen Granulozyten. **Hypersegmen-**

tierung, d.h. ≥ 5 Segmente bei > 5% der Neutrophilen, findet man beim Vitamin-B$_{12}$- oder Folsäuremangel.

15.5 Granulozytenanomalien

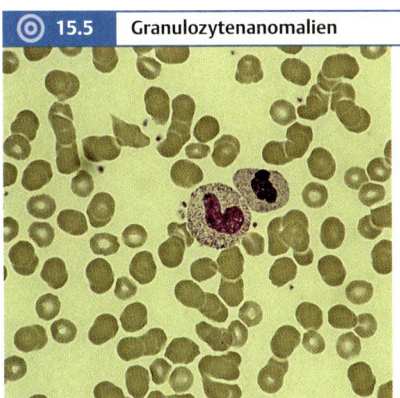

a **Toxische Granulation:** Der linke stabkernige Granulozyt enthält rote Granula.

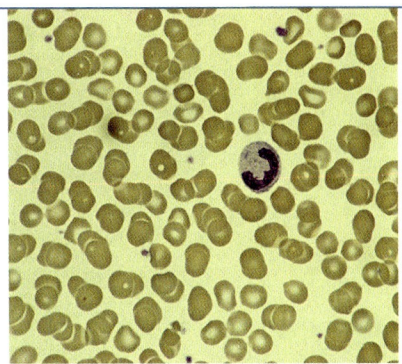

b **Döhle-Körperchen:** Das Döhle-Körperchen ist gegen 11 Uhr als bläulicher Einschluss im stabkernigen Granulozyten erkennbar.

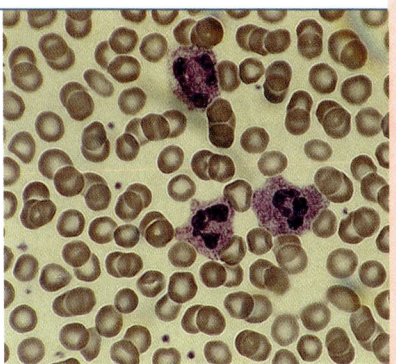

c **Alder-Granulationen** in Granulozyten eines Patienten mit Mukopolysaccharidose Typ IV.

Neutrophilie

▶ **Synonym.** Neutrozytophilie

▶ **Definition.** Erhöhung der Neutrophilenzahl über die Altersnorm (s. Tab. **6.2**, S. 97), beim älteren Kind > 8 000/μl. Man unterscheidet zwischen **reaktiver Neutrophilie**, die durch Adrenalinausschüttung bedingt ist, und **Infektionsneutrophilie**.

Ätiologie: Zu einer **reaktiven Neutrophilie** kommt es z. B. nach heftigem Schreien („Schreileukozytose" nach schwieriger Blutabnahme), körperlicher und seelischer Belastung, nach Trauma, besonders im Schädelbereich, nach Operationen, Verbrennungen, Hypoxämie, Krampfanfällen, Azidose oder durch Medikamente, z. B. Adrenalin, Kortikosteroide, Allopurinol, Barbiturate, Digitalis und Sulfonamide. Es besteht eine Neutrophilie **ohne Linksverschiebung** (s. u.) und ohne morphologische Infektionszeichen. Sie ist auf eine Mobilisation der Neutrophilen an den Gefäßwänden, des sog. Marginalpools, zurückzuführen.

Eine **Infektionsneutrophilie** findet sich, zusammen mit den oben erwähnten morphologischen Besonderheiten, **bei bakteriellen Infektionen**. Es kommt zu einer **Linksverschiebung**, d. h. einem vermehrten Auftreten unreifer neutrophiler Granulozyten, also von Stabkernigen, Metamyelozyten und vereinzelt Myelozyten, im peripheren Blut. Das Verhältnis der unreifen Neutrophilen zur Gesamtzahl der Neutrophilen (unreife + Segmentkernige) beträgt mehr als 0,3. Wenn unter dem Reiz der Bakterientoxine auch Promyelozyten und Myeloblasten aus dem Knochenmark ausgeschüttet werden, spricht man von einer **leukämoiden Reaktion**. Diese ist mit einer Zunahme der Leukozytenzahl auf Werte > 50 000/μl verbunden. Hier ist die Differenzialdiagnose zwischen schwerer Allgemeininfektion und Leukämie, besonders der chronischen myeloischen Leukämie (s. S. 480), nicht immer einfach.

Differenzialdiagnose: Differenzialdiagnostisch muss bei einer Linksverschiebung an eine **Pelger-Hüet-Anomalie** gedacht werden. Es handelt sich um eine Kernsegmentierungsstörung mit autosomal-rezessivem Erbgang ohne klinische Relevanz, die mit einer Häufigkeit von ca. 1 : 6 000 vorkommt. Die Kerne der segmentkernigen Neutrophilen haben Hantelform (Abb. **15.6**) und können daher mit Stabkernigen verwechselt werden. Pelger-Zellen können als Begleiterscheinung (**Pseudo-Pelger**) bei (Prä-)Leukämien, schweren Infektionen (z. B. Tuberkulose, Masern), Knochentumoren und nach Therapie mit Sulfonamiden oder Colchizin vorkommen.

Therapie: Die Therapie ist immer abhängig von der zugrunde liegenden Erkrankung. Bei z. B. Infektionen sind diese zu behandeln.

Neutrophilie

▶ **Synonym.**

▶ **Definition.**

Ätiologie: Zu einer **reaktiven Neutrophilie** kommt es z. B. nach körperlicher und seelischer Belastung, Operationen, Verbrennungen, Hypoxämie, Krampfanfällen, Azidose oder durch Medikamente. Es besteht eine Neutrophilie **ohne Linksverschiebung** und ohne morphologische Infektionszeichen.

Eine **Infektionsneutrophilie** findet sich **bei bakteriellen Infektionen**. Es kommt zu einer **Linksverschiebung**, d. h. einem vermehrten Auftreten unreifer neutrophiler Granulozyten (Stabkernige bis Myelozyten) im peripheren Blut. Das Verhältnis der unreifen Neutrophilen zur Gesamtzahl der Neutrophilen beträgt mehr als 0,3. Bei einer **leukämoiden Reaktion** finden sich eine Leukozytenzahl von > 50 000/μl und unreife Vorstufen bis zu den Myeloblasten im Blut.

Differenzialdiagnose: Bei einer Linksverschiebung muss eine **Pelger-Hüet-Anomalie**, eine hereditäre Kernsegmentierungsstörung oder das sekundäre Auftreten von Pelger-Zellen (**Pseudo-Pelger**) in Betracht gezogen werden (Abb. **15.6**).

Therapie: Behandlung der zugrunde liegenden Erkrankung.

15.6 Pelger-Zellen

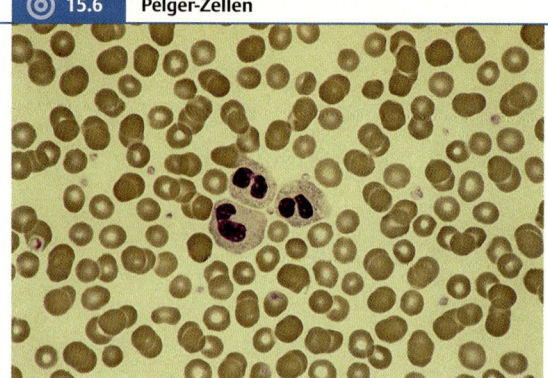

Die Kerne der Segmentkernigen haben die Form einer Hantel.

▶ **Klinischer Fall.** Blut- und Knochenmarkausstrich eines 5-jährigen Mädchens wurden zur Beurteilung gesendet, da bei dem schlechten Allgemeinzustand, dem hohen Fieber und der massiven Linksverschiebung die Differenzialdiagnose zwischen foudroyanter Sepsis und Leukämie getroffen werden sollte. Die Zahl der Leukozyten betrug 5 500/µl, es bestand eine massive Linksverschiebung mit 63 % Stabkernigen. Es fiel auf, dass die Stabkernigen meist gelappt waren und z.T. einen verklumpten Kern hatten, sodass der Verdacht einer Pelger-Hüet-Anomalie geäußert wurde. Die Diagnose wurde wahrscheinlich, als auch beim Vater Pelger-Zellen gefunden wurden und die lebensbedrohliche Krankheit sich im weiteren Verlauf als Masern herausstellte.

Neutrozytopenie

▶ **Definition.** Verminderung der neutrophilen Granulozyten (Stab- und Segmentkernige) auf Werte unterhalb der Altersnorm (s. Tab. **6.2**, S. 97), im Allgemeinen unter 1,5 × 10^9/l (1 500/µl).
Agranulozytose: Neutrophilenzahl < 0,5 × 10^9/l (500/µl).

Ätiologie: Ursachen sind verminderte oder ineffektive Produktion im Knochenmark, oder vermehrte Destruktion im peripheren Blut. Man unterscheidet kongenitale und erworbene Formen. Bei den **kongenitalen Neutropenien**, der benignen familiären Neutropenie, der zyklischen Neutropenie, der infantilen malignen Agranulozytose (Kostmann-Syndrom) und dem Shwachman-Diamond-Syndrom, ist die Produktion neutrophiler Granulozyten vermindert. Ursache ist eine Reifungs- und Differenzierungshemmung der Vorläuferzellen auf verschiedenen Ebenen. Im Extremfall sind frühe Vorstufen betroffen. Eine **erworbene Neutropenie** kann durch Medikamente, Autoimmunprozesse oder Infektionen, insbesondere Virusinfektionen bedingt sein. Dabei kann eine verminderte oder ineffektive Produktion oder vermehrte Destruktion von Neutrophilen im peripheren Blut vorliegen. Eine **Neutropenie bei Neugeborenen** ist meist die Folge von Infektionen, seltener eines Autoimmunprozesses, einer Austauschtransfusion oder eines Lupus erythematodes der Mutter.
Eine Neutrozytopenie tritt auch im Rahmen einer Panzytopenie auf (s. S. 446).

Klinik:

▶ **Merke.** Bei einer Neutrophilenzahl von **500–1 500/µl** besteht **erhöhte Infektionsgefahr**, insbesondere für Haut und Mund, bei einer Zahl **< 500/µl** sind **schwere Infektionen** wie Sepsis und Pneumonie möglich.

Ein typisches Frühsymptom der **kongenitalen Neutropenien** ist der späte Nabelschnurabfall mit schmierigem Nabelgranulom. Bei der **benignen Neutropenie** treten ab ca. dem 2. Lebensjahr chronische, jedoch meist nicht lebensbedrohliche Infektionen auf. Bei der **zyklischen Neutropenie** treten in regelmäßigen Abständen neutropenische Phasen auf, in denen es zu Hautinfektionen, Pharyngitis, Gingivitis u. ä. Schleimhautinfektionen sowie Fieber kommen kann, die jedoch nach Ende der Neutropenie rasch zurückgehen. Bei der **infantilen malignen Agranulozytose (Kostmann-Syndrom)** kommt es schon beim Neugeborenen zu rezidivierenden oder chronischen, häufig lebensbedrohlichen Infektionen. Beim **Shwachman-Diamond-Syndrom** ist die Neutropenie mit einer Pankreasinsuffizienz kombiniert.

Diagnostik: Wenn der Patient asymptomatisch ist und eine leere Anamnese aufweist, kann man abwarten und das Blutbild nach etwa 1–2 Wochen wiederholen. Eine Knochenmarkpunktion ist indiziert, wenn der Patient vermehrte und lang andauernde Infekte hat und wenn die Neutropenie länger als 2 Wochen dauert. Das Blutbild weist häufig erhöhte Monozyten auf, eine Kompensation des Abwehrdefizits. Autoantikörper gegen Granulozyten finden sich bei der Autoimmunneutropenie.

Differenzialdiagnose: In Betracht zu ziehen sind chronische Infektionen, z. B. Leishmaniose, Leukämie, Panzytopenie und Myelodysplasie.

Therapie: Bei **zyklischer Neutropenie** und beim **Kostmann-Syndrom** steigt durch den Wachstumsfaktor **G-CSF** die Neutrophilenzahl so, dass die Infektionsgefahr weitgehend gebannt ist. Infektionen bei benigner Neutropenie werden antibiotisch behandelt. Die Autoimmunneutropenie ist durch einen benignen Verlauf mit meist spontaner Heilung gekennzeichnet. Generell ist eine sorgfältige Mund- und Zahnpflege erforderlich.

Funktionsstörungen

s. S. 522 ff.

Eosinophilie

▶ **Definition.** Anstieg der eosinophilen Granulozyten auf > 450/µl.

Ätiologie und Pathogenese: Eosinophile sind zytotoxische Effektorzellen bei Wurminfektionen und spielen eine immunmodulierende Rolle. Während Basophile durch die Histaminfreisetzung aus den Mastzellen eine Allergie oder eine Anaphylaxie auslösen können, wirken Eosinophile dieser Reaktion durch mastzell- und histamininaktivierende Mechanismen entgegen. Zu einer **Eosinophilie** kommt es bei einer Vielzahl von Erkrankungen:

- **Parasitosen**, z. B. Wurmerkrankungen, Skabies
- **allergische Erkrankungen**, z. B. Heuschnupfen, Asthma
- **Hauterkrankungen**, z. B. Ekzema exfoliativa, Neurodermitis, Urtikaria, Neugeborenenerythem, Skleroderma, Psoriasis
- **Erkrankungen des Magen-Darm-Trakts**, z. B. Colitis ulcerosa, Morbus Crohn
- **Immundefekten** wie kongenitaler HIV-Infektion, Hyper-IgE-Syndrom
- **maligne Erkrankungen**, z. B. Eosinophilen-Leukämie, (Non-)Hodgkin-Lymphome, chronisch myeloische Leukämie
- **Nierenerkrankungen**, z. B. interstitielle Nephritis
- **hypereosinophilen Syndromen:** Hierzu zählen das Löffler-Syndrom (eosinophiles Lungeninfiltrat), das eosinophile Granulom, die Periarteriitis nodosa und disseminierte eosinophile Kollagenkrankheiten. Ihnen gemeinsam ist eine Eosinophilenzahl > 1 500/µl. Bei 40 % der Patienten besteht eine Anämie, bei 20 % eine Thrombozytopenie. Die Patienten sind meist über 10 Jahre alt.

▶ **Merke.** Eine Eosinophilie tritt auch **nach fieberhaften Infekten** auf („Morgenröte der Genesung").

Zu beachten ist, dass auch **Medikamente** eine Eosinophilie auslösen können, z. B. Antikonvulsiva, Antihypertensiva, Antibiotika. Kortikosteroide und β-Sympathomimetika dagegen senken die Zahl der Eosinophilen.

Basophilie

Eine Zunahme der basophilen Granulozyten auf > 5 % der Gesamtleukozytenzahl findet man u. a. als Hypersensitivitätsindikator bei **medikamentöser** und **Nahrungsallergie**, außerdem bei myelodysplastischen Syndromen, chronisch myeloischer **Leukämie** und **nach Splenektomie**.

15.2.2 Anomalien der Lymphozyten

Morphologische Besonderheiten

Atypische Lymphozyten (auch Reizformen, Virozyten, Lymphomonozyten, Pfeiffer-Zellen genannt) findet man beim **Pfeiffer-Drüsenfieber** (infektiöse Mononukleose, Epstein-Barr-Virus-Infektion, s. S. 585 ff), aber auch bei anderen Viruserkrankungen, z. B. **CMV-Infektion**. Es handelt sich um „gereizte", d. h. aktivierte Lymphozyten, meist T-Lymphozyten. Sie sind sehr groß, das Zytoplasma ist homogen, unterschiedlich blau gefärbt und ohne Granula (Abb. **15.7**). Die Zellmembran kann durch Erythrozyten sehr leicht verformt werden und nimmt dabei einen blauen Rand an. Der Kern ist aufgelockert und homogenisiert, die typische „Landkartenstruktur" der normalen Lymphozyten fehlt zumeist.

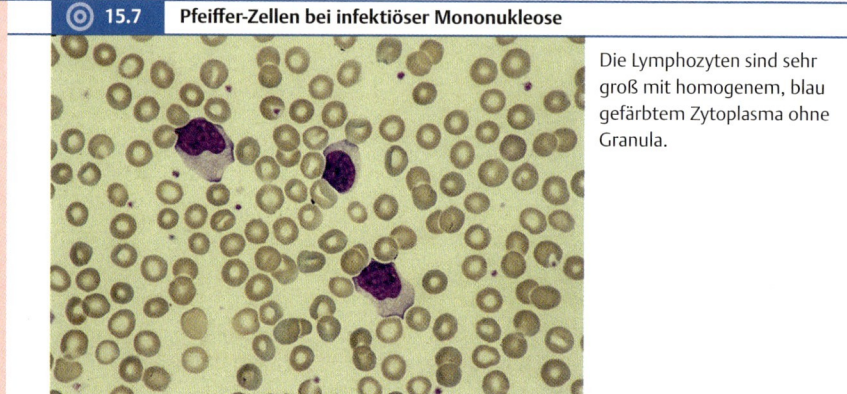

15.7 Pfeiffer-Zellen bei infektiöser Mononukleose

Die Lymphozyten sind sehr groß mit homogenem, blau gefärbtem Zytoplasma ohne Granula.

Differenzialdiagnose: In Betracht kommt eine **akute Leukämie**, da die atypischen Lymphozyten leukämischen Blasten ähneln können. Klarheit schaffen die Serologie (EBV bzw. CMV positiv) und evtl. eine Knochenmarkpunktion: Bei Pfeiffer-Drüsenfieber und CMV-Infektion sind Thrombo-, Erythro- und Myelopoese nicht stark verdrängt.
Bei **Speichererkrankungen** (Morbus Niemann-Pick, s. S. 187, Mukolipidose II, s. S. 180, und Morbus Tay-Sachs, s. S. 733) finden sich **vakuolisierte Lymphozyten**.

Lymphozytose

Ätiologie: Erhöhte Lymphozytenzahlen findet man bei verschiedenen Viruserkrankungen, z. B. beim **Pfeiffer-Drüsenfieber**, bei der **akuten infektiösen Lymphozytose**, einer vor allem bei Kleinkindern auftretenden fieberhaften Erkrankung mit Husten und Schluckbeschwerden, die wahrscheinlich durch ein lymphotropes Virus verursacht wird, und beim **Keuchhusten** (**Pertussis**, Abb. **15.8**). Bei Letzterem ist die Lymphozytenmorphologie normal.

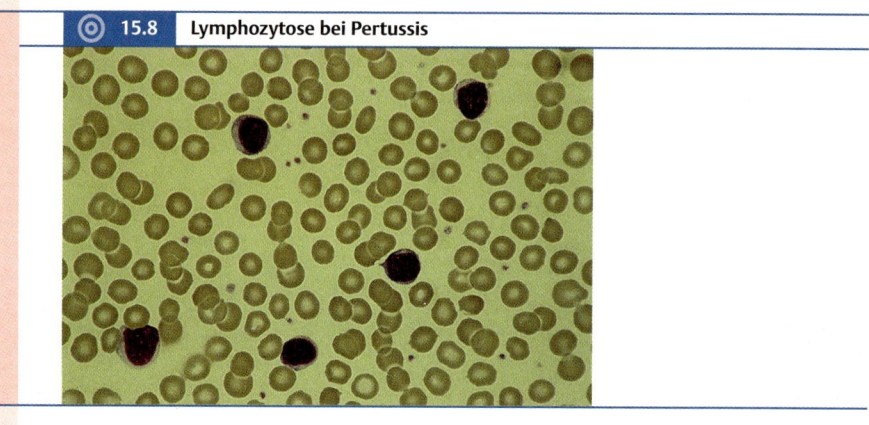

15.8 Lymphozytose bei Pertussis

Differenzialdiagnose: Differenzialdiagnostisch ist eine **Leukämie** in Betracht zu ziehen. In diesem Fall sind im Blutausstrich Blasten zu finden und die Erythro- und Thrombozytenzahl ist vermindert; ggf. muss eine Knochenmarkbiopsie erfolgen.

▶ **Klinischer Fall.** Ein 3 Monate alter Säugling wurde wegen eines 2 Wochen anhaltenden Hustens und zunehmender Trinkschwäche mit Verdacht auf Pneumonie überwiesen. Blutbild: Leukozytose (56400/µl, davon 72% Lymphozyten (Abb. **15.8**); die Thrombozytenzahl war mit 716000/µl erhöht. Die Verdachtsdiagnose Pertussis konnte durch den bakteriologischen Nachweis von Bordetella pertussis gesichert werden, die typischen stakkatoähnlichen Hustenattacken traten erst später auf.

Lymphozytopenie

▶ **Definition.** Die Lymphozytenzahl liegt unterhalb der Altersnorm (s. Tab. **6.2**, S. 97), beim älteren Kind unterhalb 1000/µl.

Ätiologie: Hereditäre und erworbene Immundefektsyndrome (s. S. 521 ff), maligne Erkrankungen, Morbus Hodgkin, Kollagenerkrankungen, Kortikoid-Therapie, Urämie.

15.2.3 Monozytose

▶ **Definition.** Erhöhung der Monozytenzahl über die Altersnorm (s. Tab. **6.2**, S. 97, im Allgemeinen > 800/µl).

Eine Monozytose tritt auf nach bakteriellen und viralen Entzündungen, bei Neutropenie (gutes prognostisches Zeichen bei toxischer Agranulozytose) und bei malignen Erkrankungen (Morbus Hodgkin, myeloproliferative Erkrankungen, Leukämie und Präleukämie). Abakterielle Entzündungen wie Lupus erythematodes, chronische Hauterkrankungen wie Psoriasis und Neurodermitis und Ileitis terminalis können ebenfalls mit einer Monozytose einhergehen. Beim Zusammentreffen von Granulozytopenie, Anämie und Thrombozytopenie mit einer Monozytose muss eine Monozytenleukämie in Betracht gezogen werden.

▶ **Merke.** Bei infektiöser Mononukleose besteht keine Monozytose, sondern eine Lymphozytose (atypische, da „gereizte" Lymphozyten, vgl. S. 585).

15.3 Erkrankungen des thrombozytären Systems

15.3.1 Thrombozytose

▶ **Definition.** Thrombozytenzahl > 500 000/µl.

Eine **primäre Thrombozytose** ist **selten**, sie tritt bei myeloproliferativen Erkrankungen auf. Meist ist die Thrombozytose **sekundär**. Am häufigsten tritt sie nach **Infektionen** auf, hier besonders bei Säuglingen unter 6 Monaten. Weitere Ursachen sind Hypoxämie, Traumen und Operationen (besonders die Splenektomie), außerdem Stress-Situationen, Frühgeburt und Immunprozesse. Diese sekundären Thrombozytosen, die Werte bis 2 Mio. Thrombozyten/µl erreichen können, verlaufen praktisch immer ohne Thrombose und bedürfen in der Regel keiner antithrombotischen Prophylaxe.

▶ **Merke.** Bei **sekundärer** Thrombozytose besteht im Allgemeinen **kein erhöhtes Thromboserisiko**.

15.3.2 Thrombozytopenie

s. S. 460.

15.3.3 Thrombozytopathien

s. S. 461.

15.4 Blutungskrankheiten

15.4.1 Diagnostik

Eine ausführliche Anamnese und sorgfältige körperliche Untersuchung ermöglichen in vielen Fällen bereits die für die Praxis wichtige Unterscheidung zwischen Störungen der primären und der sekundären Hämostase. Anhand der sich daraus ergebenden Verdachtsdiagnose kann die Ursache mit wenigen gezielten Laboruntersuchungen weitgehend abgeklärt werden.

Anamnese

Bei **positiver Familienanamnese** kann man anhand des Stammbaums Rückschlüsse auf die Blutungskrankheit ziehen: Eine X-chromosomal vererbte Blutungskrankheit (Hämophilie A und B, Wiskott-Aldrich-Syndrom) tritt nur bei Jungen auf und wird von den meist symptomlosen Müttern übertragen.
Blutungen bei 3–7 Wochen alten, voll gestillten Säuglingen mit **Gedeihstörung oder Ikterus** sind verdächtig auf die Spätform der Vitamin-K-Mangelblutung. **Petechien** und **Hämatome** nach einem etwa 1–3 Wochen zurückliegenden grippalen oder gastrointestinalen **Infekt** weisen auf eine Immunthrombozytopenie.
Lang anhaltende **Blutungen direkt nach** einem **Trauma** deuten auf eine thrombozytäre Ursache wie Thrombozytopenie hin, bei Koagulopathien können dagegen mehrere Stunden zwischen Trauma und Blutung vergehen (**Spätblutung**).
Die **Medikamentenanamnese** sollte alle Arzneimittel erfassen, die innerhalb von 1–2 Wochen vor Auftreten der Blutungssymptome eingenommen wurden. Blutungsfördernd sind – neben Antikoagulanzien – Antibiotika, Antikonvulsiva, Zytostatika und Schmerzmittel, hier vor allem die in vielen Medikamenten enthaltene Azetylsalizylsäure.
Eine sorgfältige Anamnese schließt auch Fragen nach hereditären oder erworbenen **Grundkrankheiten** ein, die eine **Blutungsneigung** hervorrufen; dazu gehören akute und chronische Nieren- und Lebererkrankungen, Leukämie, Kollagenosen, Stoffwechselerkrankungen, Glykogenose und Albinismus.

Körperliche Untersuchung

Am Anfang der Untersuchung steht die Inspektion der in der Anamnese genannten Blutungsquelle, z. B. bei Nasenbluten des Locus Kiesselbachi oder postoperativ des Wundbettes. Die **Inspektion der Haut und Schleimhäute** gibt Hinweise darauf, ob eine Störung der primären oder der sekundären Hämostase oder eine Vasopathie vorliegt (Tab. **15.5**):

- Typisch für eine **Störung der primären Hämostase** sind **Haut- und Schleimhautblutungen**, vor allem Nasenbluten, häufig auch lang andauernde Menstruationsblutungen. **Petechien**, d. h. flohstichartige Punktblutungen, sind typisch für Thrombozytopenien.
- Typisch für eine **Störung der sekundären Hämostase**, d. h. für Gerinnungsfaktormangel (Koagulopathien), sind schmerzhafte **Einblutungen in Muskeln** und **Gelenke**. Die Hautblutungen sind großflächiger (**Sugillationen, Suffusionen,** s. Tab. **15.5**). Häufig handelt es sich um Spätblutungen (s. o.). Nasenbluten ist seltener als bei Störungen der primären Hämostase. Schlecht verheilte Narben mit Keloidbildung weisen auf einen Faktor-XIII-Mangel oder auf das Ehlers-Danlos-Syndrom hin. Blutungen im Verlauf einer akuten, foudroyanten Erkrankung, z. B.

15.5 Klinik und Laboranalytik bei Störungen der primären und sekundären Hämostase und bei Vasopathien

Krankheitsursache/Symptom bzw. Diagnostik	Störung der primären Hämostase (z. B. Thrombozytopenie)	Störung der sekundären Hämostase (z. B. Hämophilie)	vasogene Blutung
sichtbare Blutung			
– Petechien*	häufig	nie	häufig
– Ekchymosen*, Schleimhautblutungen	häufig	selten	häufig
– Suffusion, Sugillation*	selten	häufig	häufig
– Hämatome*	häufig	häufig	häufig
unsichtbare Blutung			
– Einblutung in Gelenk, Muskel	sehr selten	häufig	sehr selten
Spätblutung*	selten	häufig	sehr selten
Screening-Test	Blutungszeit, PFA-100	PTT	Kapillarresistenz

* Petechien: feinste stecknadelkopfgroße Blutungen; Ekchymosen: kleinflächige Hautblutungen; Sugillationen: kleinere flächenhafte Blutungen; Suffusionen: große flächenhafte Blutungen; Hämatome: größere, raumfordernde Blutansammlungen im Gewebe; Spätblutung: zwischen Trauma und Blutung liegt ein Intervall von Stunden.

15.9 Zusammenstellung verschiedener hämatologischer und hämostaseologischer Symptome

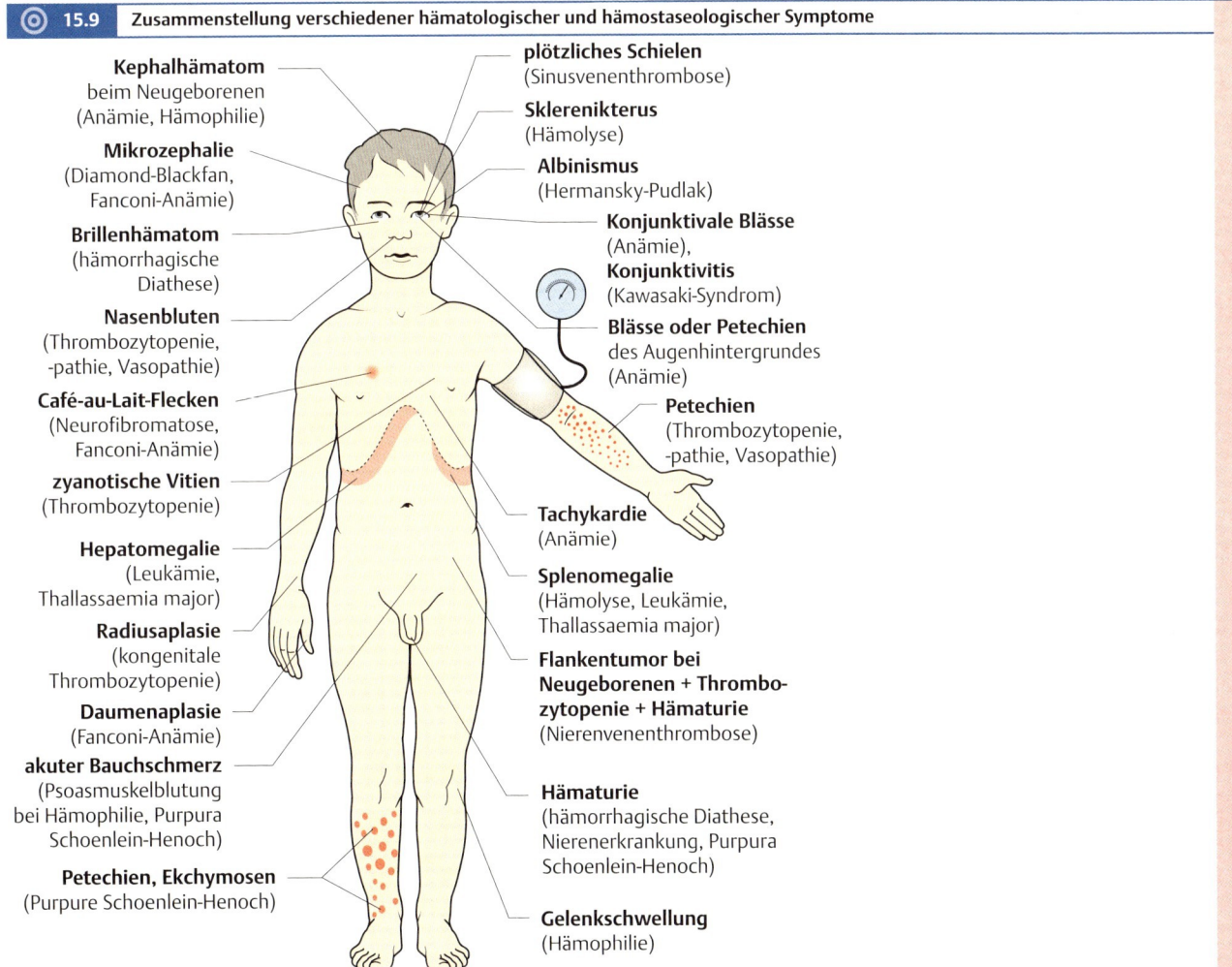

bei Sepsis durch gramnegative Keime, sind Hinweise auf eine Verbrauchskoagulopathie. Sie führt zu intravitalen Totenflecken der Haut, zu Schockniere, Schockleber und Schocklunge.

Sind rote Flecken der Haut mit dem Glasspatel **nicht wegdrückbar**, handelt es sich um **Einblutungen**, die im Rahmen von Thrombozytopathien, Vasopathien und

> **Einblutungen** in die Haut sind mit dem Glasspatel **nicht wegdrückbar**.

Labordiagnostik

Tab. 15.6 und Tab. 15.7 zeigen, wie man mit wenig Blut und Tests Ursachen einer Störung der Hämostase eruieren kann.

Die primäre Hämostase umfasst Thrombozyten, Gefäße und den Von-Willebrand-Faktor. **Störungen der primären Hämostase** erkennt man am besten durch **In-vivo-Tests**.

Koagulopathien entstehen können. Erytheme, z. B. durch entzündliche Gefäßerweiterung, sind dagegen wegdrückbar. Bei Vasopathien finden sich häufig ein Erythem und eine Einblutung.

Die **Lokalisation** der Petechien lässt Rückschlüsse auf das Krankheitsbild zu: Bei der **Purpura Schoenlein-Henoch** (s. S. 464) treten sie vorzugsweise an den Streckseiten der unteren Extremitäten und am Gesäß auf.

Labordiagnostik

Tab. 15.6 und Tab. 15.7 zeigen, wie man mit wenig Blut und Tests gezielt Informationen über die Ursachen einer Störung der Hämostase gewinnt.

Die primäre Hämostase umfasst vor allem Zellen, insbesondere Thrombozyten, und vaskuläre Faktoren, aber auch den Von-Willebrand-Faktor (vWF), die wichtigste plasmatische Komponente der primären Hämostase. Er lässt die Thrombozyten am verletzten Endothel haften (Adhäsion) und aggregieren; beteiligt sind auch das Fibrinogen und der Faktor V. **Störungen der primären Hämostase** lassen sich am besten

15.6 Informationswert der Übersichtstests und deren Kombinationen

Übersichts-Teste Hämostase-Komponenten			in vitro BB	in vitro PTT	in vitro Quick	in vivo BZ	in vivo KR
primär	Gefäße						
primär	Zellen	Zahl					
primär	Zellen	Funktion					
primär	Von-Willebrand-Faktor						
sekundär	Plasma-Faktoren	XII					
sekundär	Plasma-Faktoren	XI					
sekundär	Plasma-Faktoren	IX*					
sekundär	Plasma-Faktoren	VIII					
sekundär	Plasma-Faktoren	VII*+					
sekundär	Plasma-Faktoren	V+					
sekundär	Plasma-Faktoren	X*+					
sekundär	Plasma-Faktoren	II*+					
sekundär	Plasma-Faktoren	I+					

BB Blutbild und Differenzialblutbild
PTT partielle Thromboplastinzeit
Quick Quick-Wert
BZ Blutungszeit
KR Kapillarresistenz
▉ Aussage definitiv
▨ Aussage möglich
☐ keine Aussage
* Vitamin-K-abhängig
+ leberabhängig

Berücksichtigt werden müssen altersspezifische Besonderheiten

15.7 Differenzialdiagnose von Blutungen mittels Anamnese, Klinik und vier Grunduntersuchungen (PTT, PT, BZ, Blutbild)

pathologischer Test	Verdachtsdiagnose	weitere Diagnostik	häufigste Diagnose
PTT, PT, BZ, TZ	Verbrauchskoagulopathie	Thrombophilie-Diagnostik (s. u.) D-Dimere, Spaltprodukte	Schock (hypoxämisch, septisch, toxisch)
BZ, TZ (PTT, PT normal)	Thrombozytopenie	Blutbild: Megathrombozyten	ITP, Bernard-Soulier-Syndrom
		+ Fragmentozyten	HUS
		↓ RBZ, ↓ WBZ, Blasten	Leukämie
BZ (PTT grenzwertig) (PT, TZ normal)	Von-Willebrand-Syndrom	Von-Willebrand-Faktor, F VIII, Ri-Aggr ↓	Von-Willebrand-Syndrom
BZ (PTT, PT, TZ normal)	Thrombozytopathie	Thrombozytenfunktionstests: ↓ Kollagen-Aggregation ↓ Retraktion	Aspirin(-like defect) Thrombasthenie Glanzmann
PTT (PZ, BZ, TZ normal)	Koagulopathie des endogenen Aktivierungsweges	Bestimmung von Einzelfaktoren: ↓ F VIII, F IX	Hämophilie A, B
		↓ F XI, ↓ F XII	Faktor-XI-XII-Mangel
	temporäre Hemmkörper	Inkubation mit Normalplasma	Inhibitor
PTT, PT (BZ, TZ normal)	Koagulopathie des endogenen und exogenen Aktivierungsweges:	Koller-Test (= Vitamin-K-Gabe)	
	Vitamin-K-Mangel	Fibrinogen normal oder ↑, oder Normalisierung nach Vitamin K (Koller-Test) wenn Normalisierung	Vitamin-K-Mangel

15.7 Differenzialdiagnose von Blutungen mittels Anamnese, Klinik und vier Grunduntersuchungen (PTT, PT, BZ, Blutbild) (Forts.)

pathologischer Test	Verdachtsdiagnose	weitere Diagnostik	häufigste Diagnose
	Synthesestörung	wenn keine Normalisierung	Leberfunktionsstörung
		Bestimmung von Fibrinogen, F II, F V, F X	Einzelfaktor-Mangel
PT (PTT, BZ, TZ normal)	F-VII-Mangel	Bestimmung von F VII	Faktor-VII-Mangel

BZ = Blutungszeit, PTT = partielle Thromboplastinzeit, PT = Prothrombinzeit (Quick-Wert), BB = Blutbild, TZ = Thrombozytenzahl, RBZ = Erythrozytenzahl, WBZ = Leukozytenzahl, Ri-Aggr = Ristocetin-Aggregation, ITP = Immunthrombozytopenie, HUS = hämolytisch-urämisches Syndrom

durch **In-vivo-Tests** am Patienten nachweisen. Die Kapillarresistenz ist mit dem **Rumpel-Leede-Test** zu prüfen: Mittels einer Blutdruckmanschette wird der Arm des Patienten 5 Minuten bei 60 mmHg gestaut. Treten mehr als 5 Petechien auf (Abb. **15.10**), ist eine Vasopathie oder eine hochgradige Thrombozytopenie wahrscheinlich. Eine empfindlichere Methode ist die **Bestimmung der Blutungszeit**, wobei bei Kindern nur Methoden verwendet werden sollen, die standardisierte minimale Wunden von weniger als 2 mm verursachen. Sie spiegelt das Zusammenspiel zwischen Thrombozyten und weiteren Faktoren wie Blutdruck, Strömungs- und Schergeschwindigkeit des Blutes, Temperatur und Endothel wider. Der „**Platelet Function Analyzer 100**" (PFA-100) hat eine ähnliche Aussage wie die Blutungszeit und ist ein guter In-vitro-Screening-Test für das Von-Willebrand-Syndrom.

Eine pathologische Kapillarresistenz beim **Rumpel-Leede-Test** (Abb. **15.10**) deutet auf eine Vasopathie oder eine hochgradige Thrombozytopenie. Die **Blutungszeit** spiegelt das Zusammenspiel zwischen Thrombozyten und dem Endothel wider. Der „**Platelet Function Analyzer 100**" ist ein guter In-vitro-Screening-Test für das Von-Willebrand-Syndrom.

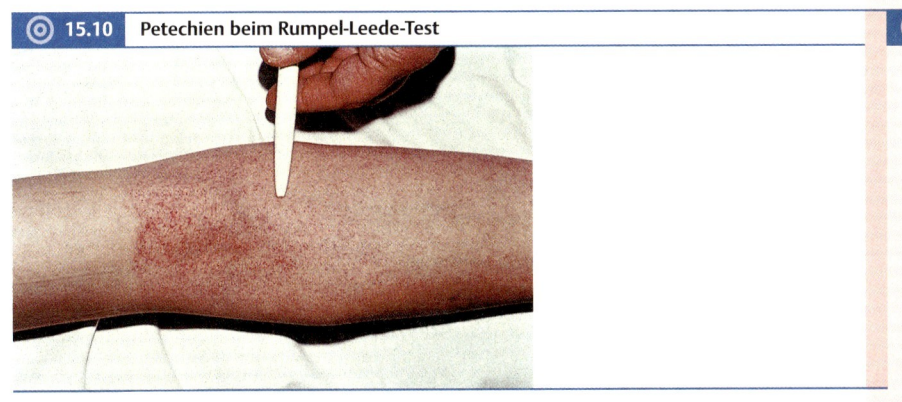

15.10 Petechien beim Rumpel-Leede-Test

Wichtige Informationen über die Ursache von Störungen der primären Hämostase gibt der **Blutausstrich**: Er zeigt z. B., wenn eine Thrombozytopenie Folge einer Leukämie ist. Finden sich im Blutausstrich Megathrombozyten, das sind junge Thrombozyten, spiegelt dies eine gesteigerte Thrombozytopoese wider. Die Ursache einer Thrombozytopenie ist dann nicht im Knochenmark, sondern in der Peripherie zu suchen; meist liegt eine vermehrte Thrombozytendestruktion vor. Megathrombozyten können aber auch auf das Bernard-Soulier-Syndrom (s. S. 463) oder zusammen mit spindelförmigen Einschlusskörperchen in den Leukozyten auf die May-Hegglin-Anomalie hindeuten. Fragmentozyten deuten auf ein Strömungshindernis im arteriellen System hin und zusammen mit einer akuten Nierenfunktionsstörung und Thrombozytopenie auf ein hämolytisch-urämisches Syndrom (HUS, s. S. 399 f), bei dem die thrombotische Einengung der Nierengefäße eine wichtige pathogenetische Rolle spielt.

Eine **Störung der sekundären Hämostase** spiegelt vor allem **Koagulopathien** wider; sie lässt sich durch **In-vitro-Tests** nachweisen. Bei der **partiellen Thromboplastinzeit** (**PTT**, partial thromboplastin time) gibt man zum Zitratplasma des Patienten einen Thrombozytenersatz (partielles Thromboplastin) und oberflächenaktives Kaolin hinzu. Sie erfasst Mangelzustände plasmatischer Gerinnungsfaktoren des endogenen und des gemeinsamen Aktivierungsweges mit großer Genauigkeit, liefert jedoch keine Information über zelluläre, vor allem nicht über thrombozytäre Störungen. Beim **Quick-Test** (**Prothrombinzeit, PT**), der besser als reagenzunabhängige **INR** (International normalized Ratio = Verhältnis der PT des Patienten zur PT eines Normalpools) angegeben werden sollte, gibt man dem Zitratplasma des Patienten Gewebethromboplastin zu. Er liefert exakte Informationen über den exogenen und

Wichtige Informationen über die Ursache von Störungen der primären Hämostase gibt der **Blutausstrich**: Mikrothrombozyten und Blasten bei Leukämie, Megathrombozyten als Regeneration bei ITP, als pathologische Formen beim Bernard-Soulier-Syndrom oder bei der May-Hegglin-Anomalie. Fragmentozyten deuten auf ein Strömungshindernis im arteriellen System hin und zusammen mit akutem Nierenversagen und Thrombozytopenie auf ein hämolytisch-urämisches Syndrom.

Eine **Störung der sekundären Hämostase** spiegelt vor allem **Koagulopathien** wider und wird durch **In-vitro-Tests** erfasst: Die **partielle Thromboplastinzeit (PTT)** erfasst Mangelzustände des endogenen und des gemeinsamen Aktivierungsweges, jedoch keine thrombozytären Defekte.

Der **Quick-Test** (**Prothrombinzeit**) informiert über die Funktion des exogenen und gemeinsamen Aktivierungsweges und damit über die meisten Vitamin-K-abhängigen

Gerinnungsfaktoren, weist jedoch keine Hämophilie nach. Zur endgültigen Diagnose sind **Einzelfaktoren** zu bestimmen.

den gemeinsamen Aktivierungsweg und damit über leberabhängige Gerinnungsfaktoren: Fibrinogen (F I), das Vitamin-K-unabhängig ist, und die meisten Vitamin-K-abhängigen Faktoren (F II, VII, X). Um eine Hämophilie zu diagnostizieren, ist der Quick-Test jedoch ungeeignet. Die endgültige Abklärung der plasmatischen Gerinnungsstörung erfolgt durch **Einzelfaktorenbestimmung**.

▶ Merke.

▶ Merke. Wichtig ist die Kenntnis der altersentsprechenden **Normalwerte**. Besonders beim Neugeborenen weichen sie erheblich von der Erwachsenennorm ab. So sind die Vitamin-K-abhängigen Gerinnungsfaktoren II, VII, IX und X, und damit der Quick-Wert, z.T. auf die Hälfte vermindert, ebenso antikoagulatorische Faktoren wie Antithrombin, Plasminogen, Protein C und S. Weiterhin ist die Thrombozytenfunktion reduziert. Globaltests der primären (Blutungszeit) und der sekundären Hämostase (Gerinnungszeit) sind jedoch normal.

Molekularbiologische Methoden gewinnen in der Gerinnungsdiagnostik an Bedeutung. Sie erlauben vor allem eine sichere pränatale Diagnose der Hämophilie.

Bei einer Reihe von Gerinnungsstörungen sind **molekularbiologische Untersuchungen** möglich und sinnvoll. Insbesondere bei der **Hämophilie** kann durch Bestimmung der zugrunde liegenden genetischen Veränderung eine sichere Aussage über den Überträgerstatus einer Frau getroffen und eine pränatale Diagnostik ermöglicht werden. In der **Thrombophiliediagnostik** spielt die Bestimmung verschiedener Polymorphismen, wie z. B. des Prothrombins oder von MTHFR, ebenfalls eine Rolle.

15.4.2 Störungen der primären Hämostase

15.4.2 Störungen der primären Hämostase

Definition s. S. 458

Thrombozytopenien

Thrombozytopenien

▶ Definition.

▶ Definition. Unter Thrombozytopenie versteht man eine Verminderung der Thrombozyten auf Werte unter 100 000/μl.

Ätiologie: Ursache ist ein Verlust von Thrombozyten (**Verlust-** oder **periphere Thrombozytopenie**) oder eine Knochenmarkinsuffizienz (**Produktions-** oder **zentrale Thrombozytopenie**).

Ätiologie: Ursache ist entweder ein Verlust von Thrombozyten im peripheren Blut aufgrund immunologischer, infektiöser, mechanischer, medikamentös-toxischer und thrombogener Prozesse (**Verlust-** oder **periphere Thrombozytopenie**) oder eine insuffiziente Produktion im Knochenmark (**Produktions-** oder **zentrale Thrombozytopenie**). Eine Thrombozytopenie kann hereditär oder erworben sein.

Hereditäre Thrombozytopenien

Hereditäre Thrombozytopenien

Die Zahl der thrombozytären Vorstufen im Knochenmark kann normal bzw. erhöht (**megakaryozytäre Form**) oder reduziert (**a-** oder **hypomegakaryozytäre Form**) sein. Megakaryozytäre Formen sind die May-Hegglin-Anomalie und das X-chromosomal vererbte Wiskott-Aldrich-Syndrom. a-megakaryozytär sind die **Fanconi-Anämie** und das **Radiusaplasie-Thrombozytopenie-Syndrom**.

Die hereditären Thrombozytopenien werden meist autosomal-dominant vererbt. Die Zahl der thrombozytären Vorstufen im Knochenmark kann normal bzw. erhöht (**megakaryozytäre Form**) oder reduziert (**a-** oder **hypomegakaryozytäre Form**) sein. Die megakaryozytäre Form kann mit granulozytären Einschlusskörperchen einhergehen (**May-Hegglin-Anomalie**) und zusammen mit dem **Fechtner-Syndrom** (einer Variante des Alport-Syndroms mit interstitieller Nephritis, kongenitaler Katarakt und Taubheit) auftreten. Megakaryozytär ist auch das X-chromosomal rezessiv vererbte **Wiskott-Aldrich-Syndrom** (s. S. 528). Zu den a-megakaryozytären Formen zählen die autosomal-rezessiv vererbte **Fanconi-Anämie**, bei der die Thrombozytopenie unter dem Bild der Panzytopenie (s. S. 446) auftritt, und das autosomal-dominant vererbte **Radiusaplasie-Thrombozytopenie-Syndrom**.

Immunthrombozytopenie

Immunthrombozytopenie

▶ Definition.

▶ Definition. Die Immunthrombozytopenie (ITP) ist eine Verlustthrombozytopenie. Die Thrombozyten werden im peripheren Blut mit Immunglobulinen beladen und im RES abgebaut, wodurch die Lebensdauer der Thrombozyten verkürzt wird.

Klinik: Bei Kindern treten, meist nach einem Virusinfekt, Petechien und Hämatome ohne wesentliches Krankheitsgefühl auf. Die Milz ist nicht vergrößert.

Klinik: Viele Patienten haben Tage bis Wochen zuvor einen Virusinfekt durchgemacht. Sie weisen meist Petechien und Hämatome am ganzen Körper auf ohne wesentliches Krankheitsgefühl. Schleimhautblutungen sistieren meist spontan. Die Milz ist palpatorisch nicht vergrößert.

Diagnostik: Die Thrombozytopenie ist ausgeprägt (meist ≤ 20 000/μl), im Blutausstrich findet man große (junge) Thrombozyten. Andere Blutzellen und das Knochenmark sind unauffällig. Die Megakargozytenzahl ist normal, häufig reaktiv erhöht.

Therapie: Verletzungsrisiken und gerinnungsalterierende Medikamente, hier besonders azetylsalizylsäurehaltige Fiebermittel, sollten vermieden werden. Lokale Blutungen sind mit Druckverband bzw. Tamponade im Allgemeinen gut zu beherrschen. Bei den meisten Patienten normalisiert sich die Thrombozytenzahl innerhalb von Tagen bis Wochen oder Monaten. Die Gabe von Glukokortikoiden und Immunglobulinen forciert den Anstieg der Thrombozytenzahl, da sie deren Abbau blockieren. Der Beweis, ob sie den Krankheitsverlauf beeinflussen, steht aus. Bei massiven und lebensbedrohlichen Blutungen werden Thrombozyten, Erythrozyten, Immunglobuline und Glukokortikoide mit und ohne Splenektomie eingesetzt.

Verlauf: Eine **chronische ITP** liegt vor, wenn die Thrombozytopenie länger als 6 Monate dauert. Sie kommt bei etwa 10% aller ITP-Patienten vor, häufiger bei Kindern über 10 Jahren und bei Mädchen, und wird, mit unterschiedlichem Erfolg, mit Immunglobulinen und/oder Glukokortikoiden behandelt. Spontanremissionen sind selten, können aber noch nach Jahren auftreten.

Andere erworbene Thrombozytopenien

Begleitthrombozytopenien kommen als **megakaryozytäre** Form beim **hämolytisch-urämischen Syndrom (HUS)** (s.S. 399 f), beim Kasabach-Merritt-Syndrom (gekennzeichnet durch kavernöse Riesenhämangiome, Verbrauchskoagulopathie und Verlustthrombozytopenie), bei Lupus erythematodes disseminatus, zyanotischen Herzfehlern, künstlichen Herzklappen sowie bei extrakorporaler Zirkulation vor. Sepsis, Hepatitis, Leukämie und Neuroblastom können zu einer erworbenen **a-megakaryozytären** Thrombozytopenie führen.

Beim **Neugeborenen** kann eine **Alloimmunthrombozytopenie** (Häufigkeit 1 : 5000) auftreten. Sie ist, wie die Rhesus-Inkompatibilität, die Folge einer Sensibilisierung der Mutter gegen kindliche Thrombozytenantigene. Sie kann bereits beim ersten Kind auftreten und zu einer hochgradigen Thrombozytopenie führen. Schon unter der Geburt treten Petechien, Ekchymosen und Schleimhautblutungen auf. Da eine Hirnblutung droht, müssen mütterliche Thrombozyten transfundiert werden, evtl. schon intrauterin. **Differenzialdiagnosen:** Autoimmunthrombozytopenie (dann findet sich auch bei der Mutter eine Thrombozytopenie), Thrombozytopenie aufgrund einer Infektion (Röteln, Zytomegalie, Herpes simplex, Coxsackie B, Listeriose, Lues, Toxoplasmose, bakterielle Sepsis u.a.), Verbrauchsthrombozytopenie (z.B. bei gramnegativer Sepsis, Sepsis durch Streptokokken der Gruppe B oder bei Nierenvenenthrombose [Flankentumor, Hämat- und Oligurie]), hereditäre Thrombozytopenie (s.o.) sowie medikamentös verursachte Thrombozytopenie.

Thrombozytopathien

▶ **Definition.** Thrombozytopathien sind durch eine gestörte Thrombozytenfunktion charakterisiert.

Ätiologie: Die Thrombozytenfunktionsstörung kann endogen, d.h. durch einen Defekt der Thrombozyten, bedingt sein oder durch das Fehlen eines plasmatischen oder vaskulären Faktors, der zur Thrombozytenfunktion benötigt wird (exogen).

Klassifikation: Kriterien für die Klassifikation sind die Pathogenese und die Ätiologie. So unterscheidet man hereditäre und erworbene, endogene und exogene Thrombozytopathien. **Hereditäre endogene** Thrombozytopathien sind sehr selten und können alle Strukturen der Thromobzyten betreffen (z.B. Thrombasthenie Glanzmann, Storage-Pool-Defekt, Bernard-Soulier-Syndrom, May-Hegglin-Anomalie und Freisetzungsstörungen). Eine **hereditäre exogene** Thrombozytopathie ist das Von-Willebrand-Syndrom, hier fehlt der plasmatische Von-Willebrand-Faktor, der zur Thrombozytenfunktion benötigt wird. **Erworbene** Thrombozytopathien treten im Rahmen von Erkrankungen oder als Folge der Einnahme von Medikamenten auf.

15 Hämatologische und onkologische Erkrankungen

Die Differenzialdiagnose der Thrombozytopathien erfolgt durch Thrombozytenfunktionstests.

Klinik: Es besteht ein thrombozytärer Blutungstyp mit Haut- und Schleimhautblutungen, Hämatomen und Ekchymosen. Die Blutung setzt meist unmittelbar nach der Verletzung ein.

Klinik: Im Vordergrund stehen Schleimhautblutungen, vor allem Nasen- und Zahnfleischbluten sowie Menorrhagien. Seltener sind Blutungen aus dem Magen-Darm- und dem Harntrakt. Petechiale Blutungen treten meist nur bei gleichzeitiger Verminderung der Thrombozytenzahl auf. Häufig sind Hämatome und Ekchymosen. Bei Verletzungen, Zahnextraktionen und Operationen tritt die Blutung, im Gegensatz zu Koagulopathien, meist sofort auf.

Therapie: Versuch mit DDAVP, bei schweren Butungen Thrombozytenkonzentrate.

Therapie: Bei einigen Thrombozytopathien kann DDAVP versucht werden, bei schwerwiegenden Butungen müssen aber Thrombozytenkonzentrate verabreicht werden.

Von-Willebrand-Syndrom

▶ **Definition.**

▶ **Definition.** Beim autosomal-dominant vererbten Von-Willebrand-Jürgens-Syndrom (WJS) liegt ein quantitativer oder qualitativer Mangel des Von-Willebrand-Faktors (vWF) vor.

▶ **Merke.**

▶ **Merke.** Das WJS ist mit einer Häufigkeit von etwa 1 % das häufigste hereditäre Blutungsübel, aber nur ein geringer Bruchteil der Patienten ist behandlungsbedürftig.

Pathogenese: Hauptfunktion des multimeren Plasmaproteins vWF ist die Brückenbildung zwischen Thrombozyten und verletztem Endothel, die es den Thrombozyten ermöglicht, zu aggregieren. Im peripheren Blut bildet er Komplexe mit F VIII und schützt ihn vor Proteolyse.
Das WJS wird in **3 Typen** eingeteilt: Bei Typ 1 ist die Konzentration von vWF vermindert, bei Typ 3 fehlt vWF. Bei Typ 2 liegt ein qualitativer Defekt vor.

Pathogenese: Der vWF ist ein multimeres Plasmaprotein. Er bindet an den Glykoprotein-Ib/IX-Rezeptor der Thrombozytenmembran und am Subendothel und bildet so eine Brücke zwischen Thrombozyten und dem verletzten Endothel, die es den Thrombozyten ermöglicht, zu aggregieren. Im peripheren Blut bildet er Komplexe mit F VIII und schützt ihn vor Proteolyse, daher können bei WJS die Konzentration des vWF-Antigens und die F-VIII-Aktivität vermindert sein. Der vWF beeinflusst somit sowohl die primäre als auch die sekundäre Hämostase.
Das WJS wird nach der Art des vWF-Defekts in **3 Typen** eingeteilt: Bei WJS **Typ 1 und Typ 3** liegt ein **quantitativer Defekt** vor: Bei Typ 1, der häufigsten Form, ist die Konzentration von vWF vermindert, bei Typ 3 fehlt vWF. Bei **Typ 2** liegt ein **qualitativer Defekt** vor, je nach Art des Defekts werden Subtypen unterschieden.

Klinik: Typisch sind **Schleimhautblutungen** (Abb. **15.11a**). Bei **Typ 3** treten **außerdem** die für die Hämophilie typischen **Gelenkblutungen** auf (Abb. **15.11b**).

Klinik: Typisch sind **Schleimhautblutungen** (Abb. 15.11a), die in leichten Fällen nur nach Operationen oder Traumen, in schweren Fällen spontan auftreten. Typisch ist eine verstärkte Regelblutung; ist bei einem Kind die erste Regelblutung auffällig stark, sollte auch an ein WJS gedacht werden. Da bei Typ 3 der vWF fehlt und mit ihm der Stabilisator für Faktor VIII, treten bei **Typ 3 außerdem** die für die Hämophilie typischen **Gelenkblutungen** auf (Abb. 15.11b).

◎ 15.11

◎ 15.11 Schleimhautblutung (a) und Gelenkblutung (b) beim Von-Willebrand-Syndrom

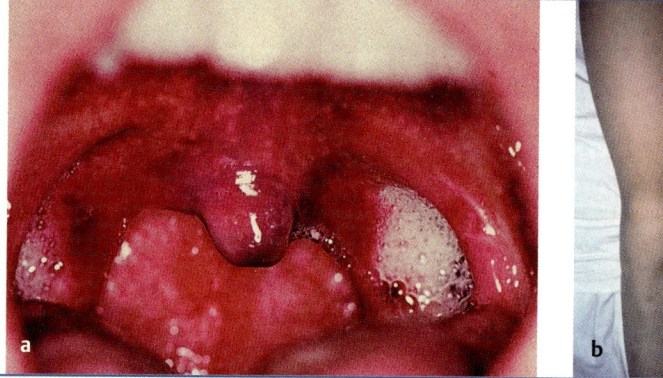

Diagnostik: Die Blutungszeit und die Verschlusszeiten im PFA-100 sind verlängert. Bei Typ 1 und 3 sind die Faktor-VIII-Aktivität, die

Diagnostik: Die Blutungszeit und die Verschlusszeiten im PFA-100 (s. S. 459) sind verlängert. Bei Typ 1 und 3 sind die Faktor-VIII-Aktivität, die Konzentration von vWF und die ristocetininduzierte Thrombozytenaggregation vermindert. Da im

Stress und bei Infektionen der vWF ansteigt, ist eine endgültige Diagnose erst nach wiederholt pathologischen Befunden zu stellen. Zur Einteilung in die Subtypen des Typs 2 ist die quantitative und qualitative Analyse der Von-Willebrand-Multimere notwendig. Die Funktion des vWF ist niedriger als die Menge. Beim Subtyp 2N (Normandie) ist die vWF-Konzentration normal, die Bindungsfähigkeit des defekten vWF an F VIII vermindert, infolgedessen ist auch die Konzentration an Faktor VIII vermindert. Hier kann die Fehldiagnose Hämophilie resultieren.

Therapie: Es gibt zwei Therapieoptionen: **vWF-haltige F-VIII-Präparate** (beachte: hochgereinigte und gentechnisch gewonnene F-VIII-Präparate enthalten keinen Von-Willebrand-Faktor) und **DDAVP**, das die Konzentration von vWF ansteigen lässt. Sie werden je nach Schweregrad des Krankheitsbildes eingesetzt. vWF-haltige F-VIII-Präparate können wie bei Hämophilie dosiert werden. Der Einsatz von DDAVP ist nur bei Typ 1 sinnvoll; bei Typ 2 wirkt es selten, bei Typ 3 nie. Bei Typ 2B kann DDAVP eine Thrombozytopenie auslösen.

Weitere hereditäre Thrombozytopathien

Bei der **Thrombasthenie Glanzmann** handelt es sich um einen autosomal-rezessiv vererbten **endogenen** Mangel an basischem Membranglykoprotein (GPIIb-IIIa-Komplex). **Haut- und Schleimhautblutungen** treten vor allem nach Operationen oder Traumen auf, bei manchen Patienten sind die Schleimhautblutungen aber sehr beeinträchtigend.

Beim autosomal-rezessiv vererbten **Bernard-Soulier-(Riesenthrombozyten-)Syndrom** liegt neben einer Thrombozytopenie ein Synthesedefekt des Thrombozyten-Glykoprotein-Ib-V-IX-Komplexes vor, wodurch der Rezeptor des Von-Willebrand-Faktors ausfällt. Diagnostisch fällt neben einer deutlich verlängerten Blutungszeit eine pathologische Ristocetin-Aggregation bei normalem Von-Willebrand-Faktor auf (endogener Thrombozytendefekt). Die meisten Thrombozyten sind mit einem Durchmesser von 3–8 µm übergroß. Die Thrombozytentransfusion ist wirksam, sollte jedoch wegen der Immunisierungsgefahr nur in Notfällen angewandt werden.

Als **Storage-pool-Defekt** werden Thrombozytopathien zusammengefasst, bei denen die in den Thrombozytenorganellen (dense bodies, Alpha-Granula, Lysosomen) gespeicherten Substanzen vermindert sind. Sie werden autosomal – meist dominant – vererbt. Die verminderte Freisetzung von Serotonin, ADP, Ca^{++} und Thrombozytenfaktor 3 führt zu einer ausgeprägten Thrombozytenfunktionsstörung.

Beim autosomal-rezessiv vererbten **Hermansky-Pudlak-Syndrom** ist der Speicherdefekt der Thrombozyten mit einem tyrosinasepositiven okulokutanen Albinismus kombiniert.

Als **Freisetzungsdefekt** werden Krankheitsbilder zusammengefasst, bei denen der Thrombozyteninhalt normal, die Freisetzung jedoch gestört ist. Sie weisen ein ähnliches Muster pathologischer Thrombozytenfunktionstests auf wie der Storage-Pool-Defekt.

Begleitthrombozytopathien

Begleitthrombozytopathien treten sowohl bei hereditären als auch bei erworbenen Erkrankungen auf. Zu den **hereditären Erkrankungen** zählen Ehlers-Danlos-Syndrom, Osteogenesis imperfecta, Trisomie 21, Alport-Syndrom, Glykogenose, Mukopolysaccharidosen, Morbus Wilson, Homozystinurie und Isovalerianazidämie. Zu den **erworbenen Erkrankungen** gehören chronische Niereninsuffizienz, chronische Lebererkrankungen, Leukämie und Diabetes mellitus.

Medikamente stören häufig die Thrombozytenfunktion. Vor allem azetylsalizylsäurehaltige und nichtsteroidale Antirheumatika. Sie sind bei Patienten mit Hämostasestörungen vor Operationen zu vermeiden bzw. rechtzeitig abzusetzen.

Vaskuläre Blutungskrankheiten (Vasopathien)

▶ **Definition.** Vasopathien sind Blutungskrankheiten, die durch eine isolierte Schädigung der Gefäße verursacht werden.

Purpura Schoenlein-Henoch

Ätiologie: Es handelt sich um eine generalisierte allergische Vaskulitis der kleinen Gefäße. Sie tritt am häufigsten im Klein- und Schulkindalter nach Infekten der oberen Luftwege auf.

Klinik: Die Lokalisation der schubweise verlaufenden Vaskulitis bestimmt das klinische Bild. Bei Befall der **Hautgefäße** finden sich Purpura und Ekchymosen vor allem an den Streckseiten der Beine (Abb. **15.12**), zusammen mit makulösen, makulopapulösen, papulösen oder gelegentlich kokardenartigen Hautveränderungen, und am Gesäß. **Gelenkbefall** äußert sich in schmerzhafter Schwellung und Bewegungseinschränkung (**Purpura rheumatica**). Eine Vaskulitis des **Magen-Darm-Trakts** führt zu Magen-Darm-Blutungen und kolikartigen Bauchschmerzen (**Purpura abdominalis**), es kann zur Invagination kommen. In ca. einem Drittel der Fälle sind die **Nieren** betroffen, es kommt zu einer **Glomerulonephritis** mit Mikro- oder Makrohämaturie. Selten befällt die Vaskulitis die **Hirngefäße** und kann dann zu Krampfanfällen, Paresen und Bewusstseinseinschränkungen führen.

15.12 Ekchymosen an den Streckseiten der Beine bei Purpura Schoenlein-Henoch

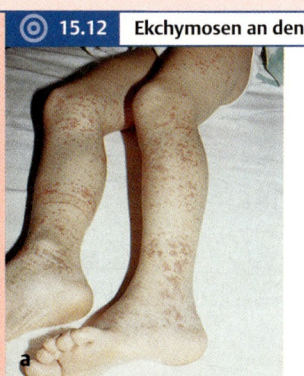
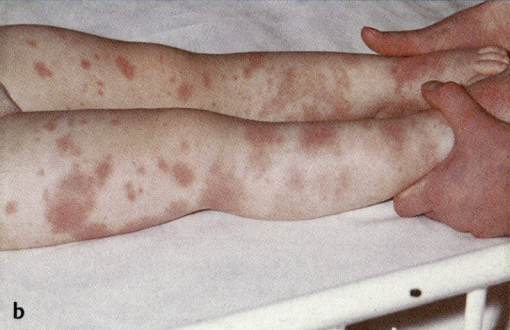

a Typische Ausprägung von petechialen Hautblutungen; insbesondere sind die Streckseiten der Unterschenkel betroffen.
b Purpura Schoenlein-Henoch bei einem 2 Jahre alten Kind. Die Hautefloreszenzen sind hier im Gegensatz zu größeren Kindern anders ausgeprägt, z. T. großflächiger. Die Erscheinungsformen dieser Krankheit sind sehr mannigfaltig.

Diagnostik: Die Diagnose erfolgt aus der typischen Klinik. Plasmatische Gerinnungstests, Thrombozytenzahl und -funktion sind im Normbereich, manchmal ist die Kapillarresistenz reduziert.

Therapie und Prognose: Die Spontanheilungsrate ist hoch, daher ist die generelle Anwendung von Antibiotika oder Glukokortikosteroiden nicht indiziert. Nur bei kolikartigen Bauchschmerzen wird Prednison empfohlen. Die Prognose ist für die überwiegende Mehrzahl der Kinder als gut anzusehen; sie ist ungünstig bei schwerer Nephritis, da diese zur Niereninsuffizienz führen kann.

Andere Vasopathien

Beim autosomal-dominant vererbten **Morbus Osler-Rendu** finden sich scharf begrenzte Teleangiektasien vor allem an der Lippe, der Zunge, an den Fingern und Schleimhäuten; die seltene Lokalisation im ZNS und in der Lunge kann lebensbedrohliche Folgen haben. Erworbene Gefäßdefekte liegen beim **Vitamin-C-Mangel (Skorbut)** und beim **Kawasaki-Syndrom** (s. S. 558 ff) vor. Eine reduzierte Kapillarresistenz wird nicht selten bei **Allergien**, besonders beim ampicillininduzierten morbilliformen Exanthem beobachtet.

Beim autosomal-dominant vererbten **Ehlers-Danlos-Syndrom** (s. auch S. 660 f) führt die Störung der Kollagensynthese bzw. -vernetzung zu Beeinträchtigung der vaskulären Blutstillung und z. T. der Thrombozytenadhäsion. Auch die Blutungsneigung beim Marfan-Syndrom und beim Groenblad-Strandberg-Syndrom soll so entstehen. Eine spezifische Behandlung ist nicht bekannt.

15.4.3 Störungen der sekundären Hämostase

▶ **Definition.** Störungen der sekundären Hämostase (Koagulopathien oder plasmatische Blutungskrankheiten) werden durch den Mangel eines oder mehrerer plasmatischer Gerinnungsfaktoren verursacht.

Hereditäre Koagulopathien

Hämophilie A

▶ **Definition.** Bei der Hämophilie A besteht ein Mangel an Faktor-VIII-Gerinnungsaktivität (F VIII:C).

Ätiologie und Häufigkeit: Der Erbgang ist X-chromosomal-rezessiv. Ursache der verminderten Faktor-VIII-Aktivität ist eine Mutation des für Faktor VIII codierenden, auf dem X-Chromosom lokalisierten Gens. Sie kommt bei 1 auf 10 000 Geburten männlichen Geschlechts vor. Eine negative Familienanamnese schließt eine Hämophilie A nicht aus, da etwa ein Drittel der Fälle sporadisch auftritt.

Pathogenese: Aufgrund der Genmutation kann Faktor VIII fehlen oder inaktiv sein. In beiden Fällen ist der Ablauf des endogenen Aktivierungsweges gestört und mit ihm die Fibrinbildung, was zu einem insuffizienten Wundverschluss führt. Das vaskuläre und thrombozytäre Hämostasesystem, also die primäre Hämostase, sind jedoch intakt, die Blutungszeit ist deshalb normal.

Klinik: Das klinische Bild hängt vom Schweregrad der Hämophilie ab. Bei **schwerer Hämophilie** (F VIII:C < 1 %) treten ab dem Krabbelalter vor allem schmerzhafte Gelenkblutungen spontan auf, die zu Gelenkdestruktion (Blutergelenk) führen können. Bei den ebenfalls sehr schmerzhaften Muskelblutungen kann der Blutverlust ganz erheblich sein. Die Psoasmuskelblutung kann mit einer Appendizitis verwechselt werden. Nach Traumen treten Blutungen oft erst mit einer Latenzzeit von mehreren Stunden auf (Spätblutung). Selten manifestiert sich die Hämophilie bereits beim Neugeborenen in Form einer intrakraniellen Blutung oder eines Brillenhämatoms. Bei **mittelschwerer Hämophilie** (F VIII:C > 1–5 %) treten Blutungen oft erst nach einer Verletzung oder Zahnextraktion auf, bei **leichter Hämophilie** (F VIII:C > 5–15 %) meist nach einer größeren Verletzung oder ausgedehnteren Operation.

Diagnostik: Bei normaler Thrombozytenzahl und Blutungszeit weist eine **verlängerte PTT** bei normalem Quick-Wert auf eine Störung des endogenen Aktivierungsweges (F VIII, IX, XI, XII) hin; um die endgültige Diagnose zu stellen und den Schweregrad der Hämophilie A zu ermitteln, muss man die F-VIII-Gerinnungsaktivität bestimmen (s. Tab. 15.5, S. 457 und Tab. 15.6, S. 458). Bei untypischem Erbgang und unbefriedigender Therapie ist ein Von-Willebrand-Subtyp 2N (s. S. 462) auszuschließen.

Molekularbiologische Untersuchungen erlauben eine sichere Aussage darüber, ob eine Frau **Überträgerin** der Erkrankung ist. Die **pränatale Diagnostik** erfolgt ebenfalls am besten durch molekularbiologische Untersuchung aus einer Chorionzottenbiopsie in der 10.–12. Schwangerschaftswoche und ist in den meisten Fällen aussichtsreich. Die pränatale Diagnostik erfolgt wesentlich leichter, wenn die Art der genetischen Veränderung von einem Indikatorfall schon bekannt ist.

Therapie: Die **Blutung** ist so schnell wie möglich zu **stillen**, damit die Schmerzen nachlassen und bei einer Gelenkblutung die Gelenkfunktion rasch wiederhergestellt wird. Mittel der Wahl sind **F-VIII:C-Konzentrate**. 1 Einheit F-VIII:C/kgKG erhöht den F-VIII:C-Spiegel um etwa 2 %. Da die Halbwertszeit von F VIII ca. 12 Stunden beträgt, muss, wenn eine längere Therapie nötig ist, innerhalb von 6–12 Stunden erneut substituiert werden. Die Dosierung erfolgt je nach Schweregrad der Blutung, Blutungstyp und -ort. Moderne Hämophilietherapie im Kindesalter ist die prophylaktische Dauersubstitution (1–3 x wöchentlich), unter der keine spontanen Blutungen mehr auftreten sollen.

Die Anwendung virusinaktivierter bzw. gentechnologisch hergestellter Präparate bietet weitgehend Schutz vor Virusinfektionen. Infektiöse und immunologische Nebenwirkungen noch unbekannter Art sind jedoch nie ganz auszuschließen.

▶ **Merke.** Bei der Therapie mit Plasmaderivaten gilt: So viel wie nötig, so wenig wie möglich!

Nicht traumatische Blutungen aus den oberen Harnwegen sind meist durch **Prednison** zu stillen. Fibrinolyseinhibitoren sind kontraindiziert, da sie zu renalen Gerinnseln und Nierenkoliken führen können.

Bei **leichter bis mittelgradiger Hämophilie** ist die Gabe von **DDAVP**, das die Konzentration von F-VIII:C um das Zwei- bis Dreifache ansteigen lässt, eine Alternative zu F-VIII-Konzentraten.

Blutungsfördernde Medikamente, besonders azetylsalizylsäurehaltige Schmerzmittel, sind zu **vermeiden**. **Krankengymnastik** und die Stabilisierung der Gelenke durch **Muskeltraining** (Schwimmen, Wandern, Radfahren) sind wichtig für die Prävention der Gelenkdestruktion und damit für die Verbesserung der Lebensqualität.

15.13 Suffusion bei Hämophilie vor (a) und nach (b) Behandlung mit F-VIII-Konzentrat

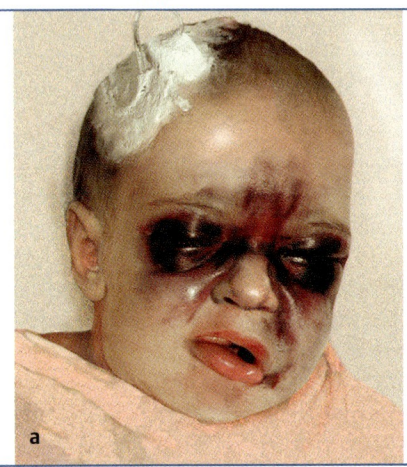
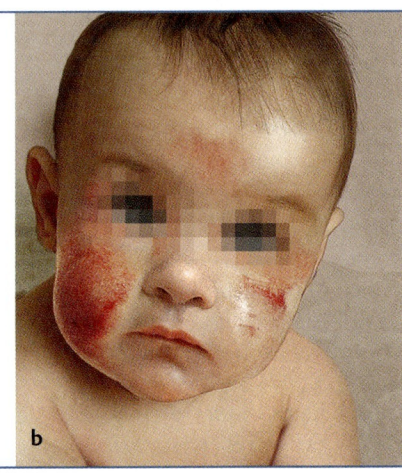

a b

▶ **Klinischer Fall.** Ein 9 Monate alter Junge wurde vom älteren Bruder in die Gegend der Nasenwurzel geschlagen. Einige Stunden später fiel den Eltern eine Schwellung der Nasenwurzel auf, die sich innerhalb der nächsten Stunde blau verfärbte und auf beide Augenhöhlen übergriff. Bei der Aufnahme zeigte sich ein massives Brillenhämatom und eine Sickerblutung bis zum Kinn (Abb. **15.13a**). Aufgrund der Anamnese – es handelte sich um eine Spätblutung – und des Blutungstyps war eine thrombozytäre Blutung wenig wahrscheinlich; die normale Blutungszeit schloss eine Thrombozytopenie und -pathie aus. Die verlängerte PTT bestätigte die Verdachtsdiagnose einer plasmatischen Gerinnungsstörung. Der normale Quick-Wert schloss einen Vitamin-K-Mangel sowie eine Leberfunktionsstörung aus. Die F-VIII-Aktivität betrug weniger als 1%, somit war die Diagnose „Hämophilie A" gesichert. Der Therapieerfolg nach Substitution mit F-VIII-Konzentrat ist aus Abb. **15.13b** zu ersehen.

Seltenere hereditäre Koagulopathien

Bei der **Hämophilie B** besteht ein **Mangel an Faktor IX**; sie kommt bei 1 von 30 000 männlichen Neugeborenen vor. Erbgang und klinisches Bild entsprechen der Hämophilie A. Die Diagnose wird durch Einzelfaktorenbestimmung gestellt. Die Therapie besteht in der Gabe von F-IX-haltigen Präparaten. Da die Halbwertszeit von Faktor IX länger ist als die von Faktor VIII, beträgt das Intervall bei wiederholter Gabe 12–24 Stunden.

Patienten mit **Mangel an F II, F V, F VII** oder **F X** fallen früh durch Nabelblutungen und gastrointestinale Blutungen auf. Diese Blutungskrankheiten werden aber im Gegensatz zur Hämophilie autosomal-rezessiv vererbt. Der Quick-Wert ist vermindert, die PTT meist verlängert (Ausnahme: beim F-VII-Mangel ist die PTT immer normal; s.Tab. **15.6**, s.S. 458 und Tab. **15.7**, s.S. 458). Die endgültige Diagnose wird durch Einzelfaktorenbestimmung gestellt. Die Therapie besteht in der Gabe von Prothrombinkomplex-Konzentraten (**Cave:** Thromboserisiko). Aus diesem Grund – wenn möglich – Einzelfaktorenkonzentrate bzw. frisch gefrorenes Plasma (z. B. beim F-V-Mangel) verwenden. Das klinische Bild des autosomal-rezessiv vererbten **Faktor-XI-Mangels** gleicht dem der leichten Form der Hämophilie.

Der **Mangel an Faktor I** (Fibrinogen) wird ebenfalls autosomal-rezessiv vererbt und manifestiert sich bereits beim Neugeborenen durch Nabelblutungen. Gelenkblutungen sind selten, dagegen können auch nach kleinen Verletzungen erhebliche Blutungen auftreten. Die Behandlung erfolgt mit Fibrinogenkonzentrat.

Beim autosomal-rezessiv vererbten **Mangel an Faktor XIII** treten bereits beim Neugeborenen Nabelblutungen, später Keloide und Wundheilungsstörungen, nicht selten auch Hirnblutungen auf. PTT und Quick sind unauffällig, da die Gerinnung bis zur Fibrinbildung normal abläuft. Die Diagnose wird gesichert durch die Bestimmung von Faktor XIII. Man verabreicht Faktor-XIII-Konzentrate.

Patienten mit dem autosomal-rezessiv vererbten **Faktor-XII-**(Hageman-Faktor-)**Mangel** zeigen keine Blutungsneigung. Die Patienten fallen meist bei Routineuntersuchungen durch eine verlängerte PTT auf.

Der autosomal-rezessiv vererbte **Faktor-XIII-Mangel** äußert sich durch Nabelblutungen beim Neugeborenen, später durch Keloide, Wundheilungsstörungen, ggf. Hirnblutungen. PTT und Quick sind normal. Therapie mit Faktor-XIII-Konzentraten.

Der autosomal-rezessiv vererbte **Faktor-XII-Mangel** verursacht keine Blutungen.

Erworbene Koagulopathien

Vitamin-K-Mangel-Blutung des Neugeborenen

▶ **Definition.** Blutung, die durch einen Mangel an Vitamin-K-abhängigen Gerinnungsfaktoren (F II, VII, IX und X) bedingt ist.

Ätiologie, Pathogenese und Häufigkeit: Vitamin K ist Koenzym der Carboxylase, die verschiedene Proteine carboxyliert und dadurch funktionsfähig macht. Darunter sind pro- (F II, VII, IX, X) und antikoagulatorische (Protein-C- und -S-Proteine). Folgende **Risikofaktoren** prädisponieren zu einem behandlungsbedürftigen Vitamin-K-Mangel mit Absinken der Konzentration der Vitamin-K-abhängigen Faktoren unter die altersentsprechende Normgrenze: **vonseiten der Mutter** sind es Geburtskomplikationen und Medikamente (z. B. Kumarine, Phenytoin, Primidon, Phenobarbital, Antibiotika, Laxanzien), **vonseiten des Kindes** ausschließliche Ernährung durch Muttermilch, späterer Fütterungsbeginn (> 12 Stunden), länger dauernde parenterale Ernährung, Malabsorption, Cholestase, Enteritis. Die Häufigkeit dürfte im Promillebereich liegen. Ganz selten liegt ein hereditärer Defekt der γ-Carboxylase vor.

Klinik: Zwischen dem 2. und 5. Lebenstag (**klassische Form**) treten bei sonst gesunden, meist gestillten Neugeborenen Blutungen vor allem aus dem Magen-Darm-Trakt, seltener im ZNS auf. Bei mütterlichen Risikofaktoren (s. o.) kann die Blutung bereits am 1. Lebenstag auftreten (**Frühform**). Die **Spätform** der Vitamin-K-Mangel-Blutung tritt erst nach der 1. Lebenswoche, zumeist zwischen der 3. und 7. Lebenswoche, bei meist voll gestillten und vorwiegend männlichen Säuglingen auf. Bei einem Teil der Blutungen, die zur Hälfte im ZNS lokalisiert sind, handelt es sich um die Erstmanifestation von Krankheiten, die mit Cholestase einhergehen, wie Gallengangsatresie, α₁-Antitrypsinmangel, Mukoviszidose und Zytomegalieinfektion.

Diagnostik: s. Tab. **15.7**, S. 458.

Differenzialdiagnose: Bei **Lebererkrankungen** finden sich Ikterus und Hepatomegalie, pathologische Leberfunktionstests, eine verminderte Konzentration von Faktor V (im Gegensatz zu Vitamin-K-Mangel) und ein negativer Koller-Test (Tab. **15.7**). Bei einer **hereditären Koagulopathie** ist die Familienanamnese häufig positiv und vermindert die Konzentration nur eines einzigen Gerinnungsfaktors, z. B. die von F VIII.

Therapie: Bei einer schweren Blutung kann Vitamin K langsam (!) intravenös gegeben werden (**Cave:** Gefahr einer anaphylaktoiden Reaktion). Oft ist innerhalb von etwa 30–60 Minuten sowohl klinisch als auch laboranalytisch eine Besserung zu beobachten. Bei lebensbedrohlicher Blutung ist gleichzeitig die Gabe von Prothrombinkomplex-Konzentraten indiziert.

Prophylaxe: Da die Risikofaktoren oft nicht erkannt werden und ZNS-Blutungen häufig sind, wird die Vitamin-K-Prophylaxe bei allen Neugeborenen empfohlen (s. S. 84).

Erworbene Koagulopathien
Vitamin-K-Mangel-Blutung des Neugeborenen

▶ **Definition.**

Ätiologie, Pathogenese und Häufigkeit: Vitamin K ist Koenzym der Carboxylase, die verschiedene Proteine – u. a. pro- und antikoagulatorische – carboxyliert und dadurch funktionsfähig macht. **Prädisponierende Faktoren** für einen behandlungsbedürftigen Vitamin-K-Mangel sind u. a. Medikamente, ausschließliche Ernährung durch Muttermilch, späterer Fütterungsbeginn, längere parenterale Ernährung und Erkrankungen des Magen-Darm-Trakts.

Klinik: Zwischen dem 2. und 5. Lebenstag (**klassische Form**) treten bei sonst gesunden, meist gestillten Neugeborenen Blutungen v. a. aus dem Magen-Darm-Trakt auf. Bei mütterlichen Risikofaktoren können Blutungen bereits am 1. Lebenstag auftreten (**Frühform**). Die **Spätform** tritt gehäuft zwischen der 3. und 7. Lebenswoche auf bei zumeist voll gestillten, vorwiegend männlichen Säuglingen. ZNS-Blutungen sind häufig.

Diagnostik: s. Tab. **15.7**, S. 458.

Differenzialdiagnose: Lebererkrankungen und **hereditäre Koagulopathie** (nur Einzelfaktoren erniedrigt).

Therapie: Bei schwerer Blutung verabreicht man Vitamin K langsam i. v. (**Cave:** Gefahr des anaphylaktischen Schocks). Bei lebensbedrohlicher Blutung ist die gleichzeitige Gabe von Prothrombinkomplex-Konzentraten indiziert.

Prophylaxe: Es wird eine Vitamin-K-Prophylaxe bei allen Neugeborenen empfohlen.

▶ **Klinischer Fall.** Ein 4 Wochen alter Säugling wurde wegen unstillbarer Blutung aus dem Mund vorgestellt. Das Kind war voll gestillt. Der Verdacht auf eine Vitamin-K-Mangel-Blutung wurde durch einen auf 2 % verminderten Quick-Wert verstärkt und durch die Blutstillung und Normalisierung des Quick-Werts bereits 30 Minuten nach Gabe von Vitamin K bewiesen.

▶ **Klinischer Fall.**

Vitamin-K-Mangel-Blutungen im späteren Leben können sich bei allen Formen der Resorptionsstörungen (Malabsorption, Cholestase) bilden.

Produktionskoagulopathien

Schwere Blutungen werden im Anfangsstadium von Lebererkrankungen nur selten beobachtet, weil die Synthese von prokoagulatorischen Faktoren (F I, II, VII, IX, X) und antikoagulatorischen Faktoren (Antithrombin, Protein C, Protein S) gleichermaßen beeinträchtigt ist. Erst bei schwerer Hepatitis und im Spätstadium chronischer Lebererkrankungen wie Leberzirrhose, Galaktosämie, Morbus Wilson kommt es zu einer unbalancierten Synthesestörung. Diese wird durch die eingeschränkte Eliminationsfähigkeit des retikuloendothelialen Systems noch kompliziert: Zwischenprodukte, die beim Gerinnungsvorgang auftreten, können nicht mehr entfernt werden und zu Thrombozytopathie und Thrombozytopenie, ja sogar zu einer Verbrauchskoagulopathie führen. Der Quick-Wert ist immer vermindert; die Abgrenzung zum Vitamin-K-Mangel geschieht am besten durch den Koller-Test: Nach Gabe von Vitamin K steigt der Quick-Wert nur bei Patienten mit Vitamin-K-Mangel, nicht aber bei Leberkranken (s.Tab. **15.7**, s. S. 458).

Therapeutisch steht die Behandlung der Grundkrankheit, nicht die Substitution von Gerinnungsfaktoren im Vordergrund. Nur massive Blutungen sowie eine bevorstehende Operation erfordern die Gabe von Prothrombinkomplex-Konzentraten (PPSB, etwa 30 E/kgKG) und/oder von frisch gefrorenem Plasma (FFP), das auch Fibrinogen, Faktor XIII, Antithrombin und Protein C enthält.

Immunkoagulopathien

Antikörper gegen einen spezifischen Gerinnungsfaktor treten im Kindesalter sehr selten auf, dagegen kommt häufig das sog. **Lupusantikoagulans** vor. Dabei handelt es sich um erworbene Antikörper gegen Phospholipide und an Phospholipide gebundene Gerinnungsfaktoren wie Faktor II oder Protein C. Der Nachweis erfolgt einerseits durch Gerinnungstests durch Hemmung der phospholipidabhängigen Aktivierung der Gerinnung oder durch den Nachweis von Phospholipid-Antikörpern durch ELISA. Ein Lupusantikoagulans findet sich häufig bei systemischem LE und anderen immunologischen Erkrankungen, im Kindesalter aber auch häufig transient nach banalen viralen Infekten. Es ist nur ausnahmsweise mit einer Blutungsneigung verbunden, kann aber mit einer Thromboseneigung assoziiert sein.

Verlustkoagulopathien

Verlustkoagulopathien treten bei Erkrankungen auf, die mit extravasalen Proteinverlusten verbunden sind, z. B. beim **nephrotischen Syndrom**. Bei Flüssigkeitsverlust nach **Verbrennungen** und bei **Dialysepatienten** ist die genaue Analyse der pro- und antikoagulatorischen Faktoren erforderlich, um festzustellen, welche fehlen. Die Substitution von Gerinnungsfaktoren kann das Hämostasegleichgewicht stören, wenn gleichzeitig auch Gerinnungsinhibitoren wie Antithrombin und Protein C durch den Flüssigkeitsverlust reduziert sind.

Verbrauchskoagulopathien

Eine Verbrauchskoagulopathie entsteht, wenn in Schocksituationen (hypoxisch, septisch, hypovolämisch) gerinnungsaktivierende Substanzen zu einer intravasalen Gerinnung führen und dabei Gerinnungsfaktoren und Thrombozyten verbraucht werden. Ein Beispiel ist die **fulminante Meningokokkensepsis**. Die aus den Meningokokken freigesetzten Endotoxine aktivieren die Gerinnung, es kommt zum Endotoxinschock, der zu Funktionseinschränkungen von Nieren, Lungen und Leber und zu bilateralen hämorrhagischen Infarkten der Nebennieren (**Waterhouse-Friderichsen-Syndrom**) führt.

Das klinische Bild ist gekennzeichnet durch Petechien, Schleimhautblutungen, **intravitale Totenflecke** – kalte, livide Hautbezirke, in denen das Blut stagniert –, Schockzeichen wie Oligo- und Hämaturie (Schockniere), Atemnot (Schocklunge), cholestatischer Ikterus (Schockleber) sowie Krämpfe und Somnolenz als Folge von Mikrothrombosen in Hirngefäßen. Die Zeichen einer Meningitis können bestehen. Die Symptomatik entwickelt sich typischerweise innerhalb weniger Stunden.

Beim Vollbild sind sowohl **Gerinnungs- als auch Fibrinolysetests pathologisch** (PTT verlängert, Quick-Wert, Plasminogen, Antithrombin vermindert). Die Zahl der Thrombozyten und Leukozyten ist reduziert. Durch die reaktive Fibrinolyse ist die Konzentration der Spaltprodukte erhöht.

Entscheidend ist die **frühzeitige antibiotische Therapie** (s. S. 613), außerdem Schockbekämpfung: Beatmung, Volumensubstitution, Ausgleich des Säure-Basen- und Elektrolythaushalts. Stehen Blutungen im Vordergrund, verabreicht man Frischplasma und Thrombozytenkonzentrate. Versuchsweise wird Protein-C-Konzentrat zur Antikoagulation eingesetzt. Fibrinolytika und Antikoagulanzien sind jedoch bei lebensbedrohlicher Blutung kontraindiziert.

15.5 Thrombosen

▶ **Definition.** Verschluss von Blutgefäßen durch Blutgerinnsel.

Thrombosen im Kindesalter werden nicht selten übersehen, weil nicht daran gedacht wird. Sie sind zwar seltener als im Erwachsenenalter, aber häufiger als vermutet und haben gravierende Folgen. Die Mortalität beträgt 2 %, Rezidive treten bei jedem 10., postthrombotische Syndrome bei jedem 5. Kind auf.

Ätiologie und Pathogenese: Zu einer Thrombose können Veränderungen der Gefäßwand, der Blutzusammensetzung und der Strömungsgeschwindigkeit führen (Virchow-Trias, Tab. **15.8**).

Meist treffen mehrere Risikofaktoren hereditärer oder erworbener Art zusammen. Thromboembolien treten weitaus am häufigsten im Neugeborenenalter auf, da hier prädisponierende Risikofaktoren zusammentreffen, wie zentrale Katheter, kleiner Gefäßdurchmesser, langsamer Blutstrom, hoher Hämatokrit und ein besonderes Hämostasesystem. Der zweite, kleinere Altersgipfel liegt in der Pubertät, in der

15.8	Risikofaktoren der Thromboembolie (Virchow-Trias)
Risikofaktor	**Erkrankungen, Ursachen**
Veränderungen der Gefäßwand	• Fremdmaterialien in der Blutbahn: Herz- und zentraler Katheter, mechanische Herzklappen • Diabetes mellitus • Trauma: Operation, Verbrennung • Endokarditis • Vaskulitis: Kawasaki-Syndrom, hämolytisch-urämisches Syndrom • Carbohydrate-deficient-Glycoprotein-(CDG-)Syndrom
Hyperkoagulabilität	
• erworben, z. T. durch Verlust oder Verbrauch der unter "hereditär" angeführten Faktoren	• Infektionen: gramnegative Sepsis, Colitis ulcerosa • zyanotische Herzfehler, nephrotisches Syndrom • Antiphospholipid-Antikörper • erhöhtes Lipoprotein (a), Hyperhomozystinämie • Malignome • Medikamente (Glukokortikoide, Asparaginase, Antikonzeptiva)
• hereditär	• APC-(aktiviertes-ProteinC-)Resistenz (häufigste Form), bedingt durch Mutation des F V (Leiden); F-II-Mutation • erhöhte Konzentration von F VIII bzw. von F VII, Hyperhomozystinämie • Mangel oder Defekt von Inhibitoren der plasmatischen Gerinnung wie Antithrombin, Protein C, S, Heparin-Kofaktor II • erhöhte Lipoproteine • erhöhter Plasminogenaktivator-Inhibitor-(PAI-1-)Spiegel • Polymorphismen von Thrombozytenmembran-Glykoproteinen
Stase	• Dehydratation, Polyglobulie, Schock • Immobilisation, Adipositas • Riesenhämangiom (Kasabach-Merrit) Sichelzellanämie • Hyperleukozytose (Leukozytenzahl > 100 000/ µl) bei Leukämie

ebenfalls mehrere Risikofaktoren wie hormonelle Umstellung, Pille und Rauchen zusammentreffen können.

Klinik: Anzeichen für **venöse Thrombosen** sind Schmerz, Schonhaltung, Bewegungseinschränkung, Schwellung, livide Verfärbung, verstärkte Venenzeichnung und Einflussstauung.
Etwa ein Drittel der katheterinduzierten Thrombosen bei Neugeborenen werden klinisch nicht erkannt, weil die genannten Symptome beim Neugeborenen nicht immer ausgeprägt sind. **Nierenvenenthrombosen** sind durch die Trias Flankentumor, Makrohämaturie und Thrombozytopenie charakterisiert.
Die Symptomatik bei **Sinusvenenthrombose** ist je nach Ausmaß und Lokalisation der Thrombose variabel und fluktuierend: Während ältere Kinder meist durch Kopfschmerzen und Schielen auffallen, sind die Leitsymptome bei Neugeborenen meist epileptische Anfälle, Hyperexzitabilität, Lethargie oder Somnolenz sowie Zeichen der intrazerebralen Druckerhöhung wie vorgewölbte Fontanelle, Stauungspapille. Bei Thrombosen im Bereich des Sinus sagittalis treten außerdem Halbseitenlähmung, Nackensteifigkeit und Koma auf.
Zeichen **arterieller Thrombosen** sind Blässe und Kälte der betroffenen Extremitäten und Pulslosigkeit, Hämaturie (A. renalis), Dyspnoe und Thoraxschmerz (A. pulmonalis), Hemiparese (A. cerebri), Hirnstammsymptome (A. basilaris).
Arterielle Thrombosen sind meist Folge eines Arterienkatheters. Bei Thrombose der A. femoralis, tibialis, brachialis oder radialis sind betroffene Extremitäten blass und kalt, die Arterie pulslos. Bei Thrombose der A. renalis kommt es zu Hämaturie, bei Pulmonalisthrombose zu Dyspnoe und Thoraxschmerz, bei Thrombose der A. cerebri media zu Hemiparese, der A. basilaris zu Hirnstammsymptomen (s. S. 740).
Eine **Purpura fulminans** beim Neugeborenen kann auf einen homozygoten oder doppelt heterozygoten Mangel an Antithrombin, Protein C und/oder Protein S hinweisen. Die Purpura ist die Folge von Kapillarthrombosen und interstitiellen Blutungen. Die Ekchymosen entwickeln sich unbehandelt zu gangränösen Nekrosen weiter. Therapeutisch wurden FFP (für den Notfall), die Substitution der fehlenden Faktoren sowie Vitamin-K-Antagonisten eingesetzt.

Diagnostik: In der Pädiatrie ist die **Anamnese** besonders hilfreich, weil sich häufig thrombophile Risikofaktoren eruieren lassen. Hereditäre Risikofaktoren sind anzunehmen, wenn Thrombosen
- in der Verwandtschaft vor dem 40. Lebensjahr oder während der Schwangerschaft
- an ungewöhnlicher Stelle, z. B. mesenterial oder zerebral,
- wiederholt auftreten
- oder wenn nach Virusinfekt, z. B. Windpocken, oder oraler Antikoagulation Hautnekrosen auftreten.

Bildgebende Verfahren sind entscheidend für die Diagnose: Die **Phlebografie**, der Goldstandard zur Bestimmung der Ausdehnung der Thrombose, ist indiziert bei V. a. Thrombose der tiefen Becken-, Bein- oder Armvenen, der **Farb-Doppler** bei V. a. Thrombose der großen Venenstämme im Becken, Oberschenkel oder Knie.
Labortests sind ebenfalls wichtig: Eine normale Konzentration der **D-Dimere** schließt eine Thrombose mit großer Wahrscheinlichkeit aus; die **Gerinnungsdiagnostik** dient dem Nachweis einer hereditären Ursache und als Basis für therapeutische Maßnahmen.

Therapie: Es gibt 2 Therapieoptionen:
- **Antikoagulanzien**, also Heparin, Hirudin oder Kumarinderivate, verhindern, dass sich der Thrombus vergrößert,
- **Fibrinolytika** wie Urokinase oder r-tPA lösen den Thrombus auf.

Eine Abschätzung des Risiko-Nutzen-Verhältnisses beider Optionen ist gegenwärtig nicht möglich. Symptomatisch wird mit Kompressionsstrümpfen, ggf. mit Schmerzmitteln behandelt. Eine Thrombektomie ist nur in Ausnahmefällen, wie z. B. bei kompletter Obstruktion einer großen Arterie, indiziert.
Risiken: Blutung, heparininduzierte Thrombozytopenie, Osteopenie (bei Langzeit-Prophylaxe).

Prophylaxe: Postoperativ sind altersgerechte Mobilisationsübungen (Muskelpumpe, kreislaufstimulierende Bewegungsübung, Atemgymnastik) indiziert. Eine primäre Prävention mit Heparin ist bei Kindern nur unter besonderen Umständen nötig,

---

Klinik: Die Zeichen der **venösen Thrombose**, Schmerz, Schonhaltung, Schwellung, livide Verfärbung und verstärkte Venenzeichnung, sind beim Neugeborenen nicht sehr ausgeprägt. Bei **Nierenvenenthrombose** finden sich ein Flankentumor, Makrohämaturie und Thrombozytopenie. Bei **Sinusvenenthrombose** fallen ältere Kinder meist durch Kopfschmerzen und Schielen auf, bei Neugeborenen treten meist Anfälle, Lethargie und Zeichen der intrazerebralen Druckerhöhung auf. Bei Sinus-sagittalis-Thrombose finden sich außerdem Hemiparese und Koma.

Eine **Purpura fulminans** beim Neugeborenen kann durch einen Mangel antikoagulatorischer Faktoren bedingt sein. Die Ekchymosen entwickeln sich unbehandelt zu gangränösen Nekrosen weiter.

Diagnostik: Eine hereditäre Ursache ist wahrscheinlich, wenn Thrombosen in der Verwandtschaft vor dem 40. Lebensjahr oder rezidivierend auftreten oder wenn nach Virusinfekt oder oraler Antikoagulation Hautnekrosen auftreten.

Entscheidend sind **bildgebende Verfahren** wie die **Phlebografie** (Goldstandard) und der **Farb-Doppler**. Normale **D-Dimere** schließen eine Thrombose mit großer Wahrscheinlichkeit aus.

Therapie: Optionen sind die **Antikoagulation** durch Heparin, Hirudin oder Kumarine oder **Fibrinolyse** durch Urokinase oder r-tPA. Symptomatisch wird mit Kompressionsstrümpfen, ggf. mit Schmerzmitteln behandelt. Eine Thrombektomie ist nur in Ausnahmefällen indiziert.

Prophylaxe: Eine primäre Prävention mit Heparin ist bei Kindern selten nötig, z. B. zum Offenhalten von Kathetern, bei Herzkatheterisierung und bei Kindern mit multiplen

z. B. zum Offenhalten von Kathetern, bei Herzkatheterisierung, nach Herzoperation und bei angeborener Thrombophilie, wenn weitere Risikofaktoren hinzukommen (z. B. frühere Thrombosen). Bei Jugendlichen mit beginnenden Pubertätszeichen (ab Tanner II) sollten expositionelle und dispositionelle Risikofaktoren wie bei Erwachsenen bewertet werden. Eine lebenslange primäre Prophylaxe mit Kumarinen ist indiziert bei homozygotem Mangel an Protein C und bei mechanischen Herzklappenprothesen. Ob eine sekundäre Prävention nötig ist, hängt vom Umfang des Thrombus und vom Weiterbestehen von Risikofaktoren ab.

▶ **Klinischer Fall.** Bei einem 14-jährigen Mädchen traten trotz heterozygoten Protein-C-Mangels, Nikotinkonsums und Einnahme von Antikonzeptiva keine Thrombosen auf. Erst nach einer Appendektomie entwickelten sich in der postoperativen Phase Thrombosen im Becken- und Femoralbereich, die erfolgreich lysiert wurden. Das Mädchen befolgte unseren Rat, das Rauchen aufzugeben und keine oralen Antikonzeptiva einzunehmen. In einem Beobachtungszeitraum von 5 Jahren sind bisher auch ohne Antikoagulation keine weiteren Thrombosen aufgetreten.

15.6 Tumorerkrankungen

Ätiologie: Die Ätiologie maligner Erkrankungen im Kindesalter ist unklar. Sowohl **exogene** (radioaktive Bestrahlung, Chemikalien, Viren) als auch **endogene** Einflüsse werden diskutiert, wobei einer endogenen Disposition im Kindesalter eine größere Bedeutung beigemessen werden muss als bei Erwachsenen. Über 100 **genetisch bedingte** Erkrankungen sind mit einem **erhöhten Risiko** behaftet, an einem Tumor zu erkranken. Hierzu zählen u. a. der Morbus Down, die Neurofibromatose von Recklinghausen, die tuberöse Sklerose, das Beckwith-Wiedemann-Syndrom, das MEN-I- und MEN-IIb-Syndrom (**m**ultiple **e**ndokrine **N**eoplasien) und Immundefekterkrankungen (Bruton-Agammaglobulinämie, Wiskott-Aldrich-Syndrom, DiGeorge-Syndrom, Ataxia teleangiectatica, Chediak-Higashi-Syndrom). Auch durch DNA-Reperaturdefekte bedingte Erkrankungen wie die Fanconi-Anämie oder Xeroderma pigmentosum weisen eine erhöhte Tumorrate auf. Bei vielen kindlichen Malignomen lassen sich typische chromosomale Aberrationen in den Tumorzellen und z. T. auch in gesunden Körperzellen (Retinoblastom: 13q-, Wilmstumor 11p-) nachweisen. Tumorerkrankungen können familiär gehäuft auftreten.

Häufigkeit: Tumorerkrankungen stellen nach Unfällen die **zweithäufigste Todesursache bei Kindern** dar. Sie treten mit einer Häufigkeit von ca. 13 auf 100 000 Kinder unter 15 Jahren auf, wobei die Inzidenz im Säuglingsalter mit 23 pro 100 000 am höchsten liegt und bis zum 5. Lebensjahr kontinuierlich abnimmt (Abb. **15.14**).

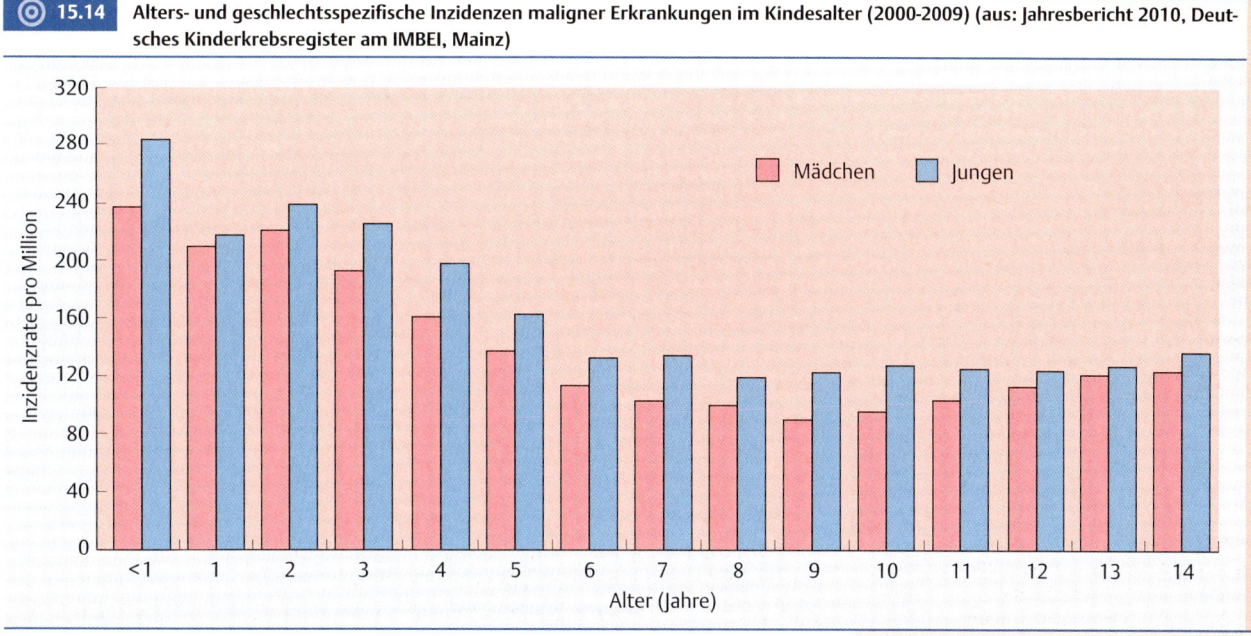

15.14 Alters- und geschlechtsspezifische Inzidenzen maligner Erkrankungen im Kindesalter (2000-2009) (aus: Jahresbericht 2010, Deutsches Kinderkrebsregister am IMBEI, Mainz)

15 Hämatologische und onkologische Erkrankungen

Die Inzidenz in verschiedenen Altersgruppen ist abhängig vom Tumortyp. So ist die Inzidenz des Morbus Hodgkin und maligner Knochentumoren höher bei älteren Kindern, während das Neuroblastom und der Wilms-Tumor typischerweise im Säuglings- und Kleinkindesalter auftreten. Jungen erkranken etwas häufiger als Mädchen. Eine Ausnahme bilden Keimzelltumoren, deren Inzidenz bei Mädchen etwas höher ist.

Die **häufigsten malignen Erkrankungen im Kindesalter** sind Leukämien, Hirntumoren, Lymphome, Neuroblastome, Weichteilsarkome, Nephroblastome und Knochensarkome.

▶ Merke. Für die einzelnen Malignome bestehen unterschiedliche altersspezifische Inzidenzen. Jungen erkranken häufiger als Mädchen.

▶ Merke. Die häufigste maligne Erkrankung ist die **akute lymphatische Leukämie** mit einem Anteil von über 25 % bei einer Häufigkeit aller Leukämien von 35 %. Jede andere Einzeldiagnose macht einen Anteil von unter 10 % aus.

Diagnostik: Die Diagnose maligner Erkrankungen muss **so früh wie möglich** erfolgen, da die **Tumormasse** und das **Ausbreitungsstadium** bei Diagnose **wichtige prognostische Parameter** darstellen. Im Gegensatz zu Tumoren bei Erwachsenen weisen kindliche Malignome eine höhere Proliferationsrate und dadurch ein schnelleres Wachstum auf. Fassbare klinische Symptome entziehen sich beim Kind dem direkten Blick länger, als dies bei Karzinomerkrankungen des Erwachsenen der Fall ist. Die ersten Symptome eines Malignoms im Kindesalter sind zudem häufig sehr uncharakteristisch und lassen sich nicht selten anderweitig erklären. Im Gegensatz zu Erwachsenen gibt es nur wenige sinnvolle **Vorsorgeuntersuchungen**, hierzu zählen Untersuchungen des Serum-Calcitonins und eine molekulargenetische Diagnostik bei Mitgliedern einer Familie, in der ein medulläres Schilddrüsenkarzinom diagnostiziert wurde. Ein Screening auf Katecholamine im Säuglingsalter zur frühzeitigen Diagnose des Neuroblastoms hat nicht zum Rückgang von Patienten mit initialen Metastasen geführt.

Diagnostik: Die Diagnose maligner Erkrankungen muss **so früh wie möglich** erfolgen, da die **Prognose** von der **Tumorzellmasse** und dem **Ausbreitungsstadium** abhängt. Kindliche Malignome wachsen schneller, die ersten Symptome sind meistens unspezifisch. Es gibt nur wenige sinnvolle **Vorsorgeuntersuchungen** wie die Messung des Serum-Calcitonins bei familiärem Vorliegen eines medullären Schilddrüsenkarzinoms.

▶ Merke.

1. Bei jedem **unklaren Krankheitsbild** und insbesondere bei Auftreten einer **Schwellung** oder **unklaren Schmerzen** ist immer auch an ein Malignom zu denken.
2. Bei **Erkrankungen mit einem erhöhten Tumorrisiko**, z.B. Morbus Recklinghausen (→ Hirntumor) oder Aniridie (→ Nephroblastom), sollte regelmäßig auf vorhandene Tumorzeichen untersucht werden: Neurostatus bei Morbus Recklinghausen, abdominale Sonografie bei Aniridie.
3. Bei V.a. einen malignen Tumor muss **immer** eine **bildgebende Diagnostik** der entsprechenden Körperregion erfolgen. Methoden der ersten Wahl sind Ultraschall, MRT und CT. Bestätigt sich hier der V.a. einen malignen Tumor, ist unverzüglich Kontakt mit einem pädiatrischen Onkologen aufzunehmen.

Die Diagnose eines Malignoms muss **immer histopathologisch oder zytologisch** gestellt werden. **Ausnahmen** bilden das **Nephroblastom** (jenseits des 6. Lebensmonats kann eine sichere Diagnose auch durch bildgebende Verfahren gestellt werden), das **Hepatoblastom** und das **Neuroblastom**, die durch die typische Bildgebung und entsprechende Tumormarker sicher diagnostiziert werden. Zur exakten histopathologischen oder zytologischen Diagnose sind neben konventionellen auch immunhistologische Untersuchungen notwendig. Außerdem ist Tumormaterial immer zur Chromosomenanalyse, zu molekulargenetischen Untersuchungen und zur Tumoranzüchtung zu gewinnen.

Die Diagnose eines Malignoms wird **immer histologisch oder zytologisch** gestellt. Ausnahmen bilden das Nephroblastom, das Hepatoblastom und das Neuroblastom. Tumormaterial ist zur Chromosomenanalyse, Molekulargenetik und Anzüchtung zu asservieren.

Therapie: Die Therapie maligner Erkrankungen im Kindesalter ist **immer auf Heilung ausgerichtet**. Sie umfasst je nach Diagnose Operation, Radiatio, Chemotherapie und psychosoziale Betreuung und ist immer gekennzeichnet durch eine **intensive interdisziplinäre Zusammenarbeit** zwischen Pädiatern, Radiologen, Kinderchirurgen, Pathologen, Strahlentherapeuten, Psychologen und Sozialarbeitern. Der Pädiater hat zusätzlich die Aufgabe der Koordination des Behandlungskonzeptes. Die Behandlung der meisten kindlichen malignen Erkrankungen ist in **überregionale Therapieoptimierungsstudien** eingebettet, die sowohl ein Höchstmaß an therapeutischer Sicherheit und Effektivität für die jeweilige Tumorart gewährleisten als auch angesichts der Seltenheit der Tumoren zu neuen Erkenntnissen über den jeweiligen

Therapie: Die Therapie maligner Erkrankungen im Kindesalter ist **immer auf Heilung ausgerichtet**. Sie ist gekennzeichnet durch eine interdisziplinäre Zusammenarbeit und eingebettet in multizentrische **Therapieoptimierungsstudien**. Die Behandlung soll nur in Therapiezentren mit ausreichender Erfahrung durchgeführt werden. **Entscheidend für die Prognose ist** neben der frühzeitigen Diagnose **die korrekte Durchführung der Therapie**.

Tumor und letztlich zu wirksameren Therapien führen. Trotz der in den verschiedenen Protokollen genau festgelegten Therapiepläne sollen Kinder mit malignen Erkrankungen nur in solchen Kinderkliniken behandelt werden, die über entsprechende Erfahrungen verfügen. Die Behandlung ist aggressiv und mit z.T. lebensbedrohlichen akuten, aber auch chronischen Nebenwirkungen behaftet. **Entscheidend für die Prognose ist** neben der frühzeitigen Diagnose **die korrekte Durchführung der Therapie.** Dazu ist die Kenntnis der verschiedenen Therapieelemente ebenso wichtig wie das Wissen um mögliche Therapiekomplikationen, deren Vermeidung und Behandlung (Supportivtherapie).

▶ **Merke.** Es sind z.B. zur Diagnosestellung primär radikale Operationen nur anzustreben, wenn keine Verstümmelung resultiert. Ebenso muss bei der Wahl einer Biopsiestelle immer bedacht werden, dass repräsentatives Tumormaterial gewonnen werden muss. Eine zweite Operation nach zytostatischer oder strahlentherapeutischer Behandlung muss immer radikal erfolgen und die ehemalige Biopsienarbe mit einschließen.

Prognose: Die Prognose maligner Erkrankungen ist bei Kindern **deutlich besser als bei Erwachsenen.** Sie ist abhängig von der jeweiligen Erkrankung, der Tumorzellmasse bei Diagnose und der durchgeführten Therapie bzw. dem Ansprechen auf diese Therapie. Für die Gesamtgruppe aller kindlichen Malignome liegt die 5-Jahresüberlebensrate bei über 80 %. In Tab. 15.9 ist die 5-Jahres-Überlebensrate der häufigsten Malignome im Kindesalter aufgeführt.

15.9	5-Jahres-Überlebensrate der häufigsten kindlichen Malignome (in %)		
Retinoblastom	98	Neuroblastom	79
Morbus Hodgkin	98	Osteosarkom	76
Keimzelltumoren	95	Ewing-Sarkom	72
Wilms-Tumor	93	Rhabdomyosarkom	71
Non-Hodgkin-Lymphom	89	Medulloblastom	75
ALL	90	AML	66

15.6.1 Leukämien

▶ **Definition.** Charakteristikum der Leukämien ist die Proliferation unreifer hämatopoetischer Zellen, welche die normale Hämatopoese im Knochenmark verdrängen und extramedullär Organe infiltrieren.

Ätiologie und Pathogenese: Die Ätiologie der Leukämien ist unbekannt. **Prädisponierende Faktoren** sind **Erkrankungen mit chromosomalen Anomalien** (Fanconi-Anämie, Down-Syndrom) oder **Immundefekterkrankungen** (Ataxia teleangiectatica, Wiskott-Aldrich-Syndrom, Agammaglobulinämie). Eine Exposition gegenüber bestimmten **Karzinogenen** (radioaktive Strahlung, Benzol, Procarbazin, alkylierende Substanzen) erhöht das Risiko, an einer Leukämie zu erkranken. Charakteristisch für Leukämien ist ein unkontrolliertes Wachstum unreifer hämatopoetischer Zellen (Blasten), die die normale Hämatopoese im Knochenmark verdrängen und so zu Anämie, Thrombozytopenie und Granulozytopenie führen und die extramedullär Organe infiltrieren.

Häufigkeit: Die Leukämien haben an den kindlichen Malignomen einen Anteil von 35–40 % und sind damit die **häufigsten malignen Erkrankungen im Kindesalter**. 80 % der Leukämien sind akute lymphatische Leukämien (ALL), 18 % akute myeloische Leukämien (AML) und nur 2 % chronisch myeloische Leukämien (CML). Die chronisch lymphatische Leukämie (CLL) kommt bei Kindern nicht vor.

Klassifikation: Die Einteilung in ALL, AML und CML erfolgt anhand morphologischer, zytochemischer, immunologischer, biochemischer, zytogenetischer und molekulargenetischer Merkmale. ALL und AML werden weiter unterteilt in Subtypen, die eine

15.15 Knochenmarkausstrich bei ALL (a) und AML (b)

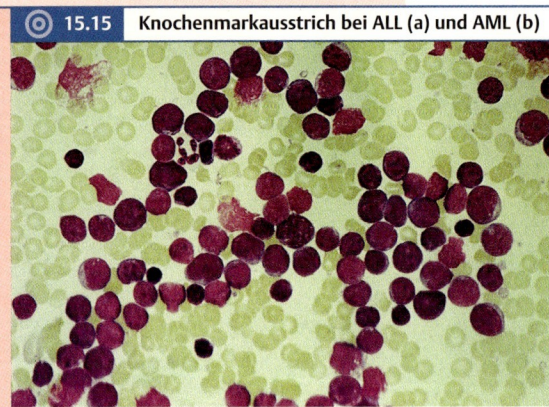

a Man erkennt Lymphoblasten vom Typ FAB L1/L2.

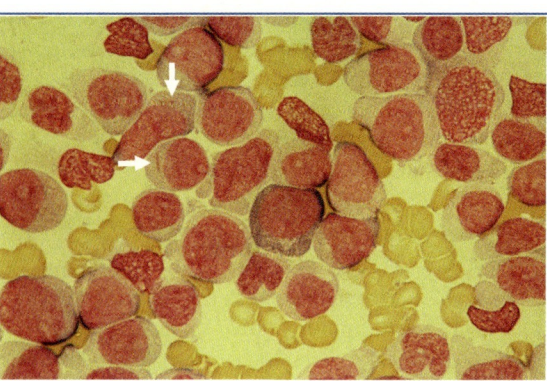

b Man erkennt myeloische Blasten vom Typ FAB M2; Nachweis von Auer-Stäbchen (Pfeile).

Die **zytomorphologische Klassifikation (FAB)** richtet sich nach Zellgröße, Zellkernform, Kernchromatin, Nukleoli, Zytoplasmaanteil, Basophilie des Zytoplasmas und den Vakuolen und Granula im Zytoplasma (Abb. **15.15**). Wichtig ist die **immunologische Klassifikation**. Leukämien mit lymphatischen und myeloischen Markern (Hybridleukämien) haben eine ungünstigere Prognose. Die **zytochemische Klassifikation** erfolgt durch Färbungen (Tab. **15.10**).

unterschiedliche Prognose besitzen und durch die Klassifikation einer risikoadaptierten Therapie zugeführt werden können.

Die **zytomorphologische Klassifikation** (**FAB**: **F**rench **A**merican **B**ritish) richtet sich nach der Zellgröße, der Zellkernform, dem Kernchromatin, den Nukleoli, dem Zytoplasmaanteil, der Basophilie des Zytoplasmas sowie den Vakuolen und Granula im Zytoplasma (Abb. **15.15**). Die ALL wird zytomorphologisch in die FAB-Typen L1–L3, die AML in M0–M7 unterteilt.

Einer der wichtigsten Klassifikationsparameter ist die **immunologische Zuordnung**. Dies gilt insbesondere für die ALL. Immunologisch lassen sich 2–4 % der Leukämien nicht sicher der lymphatischen oder myeloischen Reihe zuordnen. Hier finden sich myeloische und lymphatische Antigene auf einer Leukämiezelle (**Hybridleukämie**). Die Prognose dieser Leukämien ist ungünstiger.

Die **zytochemische Differenzierung** erfolgt mithilfe verschiedener Färbungen (Tab. **15.10**).

15.10 Zytochemische Klassifikation der Leukämien

Leukämietyp/Färbung	ALL	AML	AMoL	EL
PAS	+	–	–	++
SP	+	–	–	(+)
POX	–	++	(+)	(+)
EST	–	(+)	++	+

ALL: akute lymphatische Leukämie, AML: akute myeloische Leukämie, AMol: akute Monoblastenleukämie, EL: Erythroleukämie, PAS: Perjodazid-Schiff, SP: saure Phosphatase, POX: Peroxidase, EST: Esterase

Klinik: Die Symptomatik entwickelt sich meist innerhalb weniger Wochen. Die Kinder sind müde, appetitlos und fiebern. Es können **Haut-** (Petechien, Hämatome) und **Schleimhautblutungen** (z. B. Nasenbluten) auftreten, auch retinale oder subkonjunktivale Einblutungen sind möglich. Häufig sind **Knochenschmerzen** (v. a. Kleinkinder wollen plötzlich nicht mehr laufen und nur noch getragen werden) und **generalisierte Lymphknotenvergrößerung**. Fast immer bestehen **Hepato- und Splenomegalie** (viszerale Schmerzen durch Kapselspannungen). Neben den typischen Symptomen **Blässe, Blutungsneigung, Abwehrschwäche** und Allgemeinsymptomen können Gelenkbeschwerden, Hautinfiltrate, Hodenschwellung, bei ZNS-Infiltration Krampfanfälle,

Klinik: Die Symptomatik entwickelt sich meist innerhalb weniger Wochen. Die Kinder klagen über Müdigkeit, sind schlapp und appetitlos. Häufig besteht Fieber als Folge begleitender Infektionen bei Granulozytopenie. Es können **Haut-** (Petechien, Hämatome) und **Schleimhautblutungen** (z. B. Nasenbluten) auftreten. Auch retinale oder subkonjunktivale Einblutungen sind möglich. Die meisten Kinder geben z. T. sehr heftige **Knochenschmerzen** an. Insbesondere Kleinkinder wollen plötzlich nicht mehr laufen und nur noch getragen werden. Etwa $^2/_3$ der Kinder weisen eine **generalisierte Lymphknotenvergrößerung** auf. Die Lymphknoten sind meist verbacken und derb. Ein Befall mediastinaler Lymphknoten oder des Thymus kann zur Kompression der Trachea mit Dyspnoe und inspiratorischem Stridor führen. Fast immer bestehen **Hepato- und Splenomegalie**. Ihre Konsistenz ist derb und Kapselspannungen, insbesondere der Leber, können viszerale Schmerzen hervorrufen. Da die Blasten sich extramedullär überall (Knochen, Gelenke, Nieren, Haut, Gastrointestinaltrakt, Myokard u. a.) absiedeln können, ergibt sich neben den typischen Symptomen **Blässe, Blutungsneigung** und **Abwehrschwäche** ein sehr **buntes klinisches Bild**: So können Gelenkbeschwerden, Hautinfiltrate, eine Hodenschwellung, bei ZNS-Infiltration

15.6 Tumorerkrankungen

15.16 Symptome, Diagnostik und Therapie der Leukämien

	ALL		AML		JMML	CML
Beginn	akut		akut		subakut	chronisch
Alter	Median 4 $^{10}/_{12}$		Median 7 $^{11}/_{12}$		1–3 Jahre	>10 Jahre
	Schwere	∑	Schwere	∑	Schwere	Schwere
Müdigkeit	ø → +++	80%	ø → ++	25%	ø → ++	ø → +
Blässe	ø → +++	80%	ø → ++	25%	ø → ++	ø → +
Fieber	ø → ++	61%	ø → +++	34%	+ → +++	ø → +
Blutungen	ø → ++	48%	ø → +++	70%	ø → ++	ø → +
Knochenschmerzen	ø → +++	23%	ø → ++	18%	ø → ++	ø → +
Lymphome	ø → +++	50%	ø → +++	14%	ø → ++	ø → +
Splenomegalie	ø → +++	63%	ø → +++	50%	+ → +++	++ → ++++
Hepatomegalie	ø → +++	68%	ø → +++	50%	+ → +++	+ → +
neurol. Symptome	ø → ++		ø → ++		ø → +	ø → +
Gingivahyperplasie	ø		ø → ++		ø	ø
Mikulicz-Syndrom	ø		ø → ++		ø	ø

Blutbild

	ALL	AML	JMML	CML
	Hiatus leucaemicus	Hiatus leucaemicus	alle Zellen der Myelopoese im Blutbild	
Erythrozytenzahl	n → ↓↓↓	n → ↓↓↓	n → ↓↓	n → ↓
Thrombozytenzahl	n → ↓↓↓	n → ↓↓↓	n → ↓↓	n → ↓
Leukozytenzahl	↓ → ↑↑	↓ → ↑↑	n → ↑↑↑	↑ → ↑↑↑
Granulozytenzahl	n → ↓↓↓	n → ↓↓↓	↑ → ↑↑↑	↑ → ↑↑↑
Monozytenzahl	n → ↓	↓ → ↑↑↑	> 1 x 10^9/l	↑ → ↑

Knochenmark

Morphologie	diffuse Infiltration und Verdrängung durch Lymphoblasten L1 bis L3	durch Myeloblasten M0 bis M7 Auer-Stäbchen	Verhältnis Myelopoese/Erythropoese	
			2 : 1 → 5 : 1	10 : 1 → 50 : 1
Zytochemie	POX ø	M0 POX ø , M1-M4 POX +++, M5–M7 POX ø	Blasten	alkalische Leukozytenphosphatase negativ
Immunologie	PAS ø → +++			t (9,22)
Zytogenetik	T, B, Null, c-ALL	spezifische Aberrationen bekannt		Philadelphia-Chromosom

- M0 akute undifferenzierte Leukämie
- M1 akute myeloblastische Leukämie ohne Ausdifferenzierung (24%)
- M2 akute myeloblastische Leukämie mit Ausdifferenzierung (23%)
- M3 akute Promyelozytenleukämie (4%)
- M4 akute myelomonozytäre Leukämie (26%)
- M5 akute Monoblastenleukämie (20%)
- M6 Erythroleukämie (2%)
- M7 Megakaryozytenleukämie (1%)

T–ALL	: t (11;14)
B–ALL	: t (8;14), t (8;22), t (2;8)
prä-B-ALL	: t (1;19)
Null-ALL	: t (9;22)
AML FAB M2	: t (8;21)
FAB M3	: t (15;17)
FAB M4	: inv (16)
FAB M5	: t (9;11)
CML	: t (9;22)

Diagnostik eines extramedullären Organbefalls (ZNS [→ Lumbalpunktion] Mediastinum, Hoden, Knochen, Nieren etc.)

Diagnostik und Therapie
- metabolischer Störungen (Hyperkaliämie, Hypokalzämie, Hyperurikämie, Hyperphosphatämie, LDH-Erhöhung)
- humoraler Gerinnungsstörungen (insbesondere AML)
- einer Nierenfunktionsstörung
- eines Hyperleukozytosesyndroms

CR	komplette Remission
ITP	Idiopathische Thrombopenie
KMT	Knochenmarkstransplantation
POX	Peroxidase
PAS	Perjodazid-Schift
ø	negativ
→	bis
+	gering ausgeprägt
++	mäßig ausgeprägt
+++	stark ausgeprägt
++++	sehr stark ausgeprägt
n	normal
↓	vermindert
↑	erhöht

Differenzialdiagnose	ITP, rheumatoide Arthritis, Morbus Pfeiffer, Bauchtumor, aplastische Anämie, Lymphome, Neuroblastom	Kala Azar

Therapie	Polychemotherapie unterschiedlich für Non-B- und B-ALL	Polychemotherapie	Supportivtherapie	Hydroxyurea Interferon Imatinib
Knochenmarktransplantation	in 2. CR	in 1. CR bei Hochrisiko-AML	immer indiziert	in chronischer Phase
Prognose	90% Überlebensrate nach 5 Jahren	66%	Heilung nur nach KMT möglich	

Sehstörungen und Hirndruckzeichen auftreten. Kopfschmerzen und Hirnnervenausfälle können Zeichen einer Meningeosis leucaemica sein.

Diagnostik: Die Diagnose wird durch das **Blutbild** inklusive Differenzialblutbild und den **Knochenmarkausstrich** gestellt (Abb. 15.16). Die Leukozytenzahl kann normal sein oder auch > 100 000/μl liegen. Das Knochenmark ist durch leukämische Blasten infiltriert, die normale Hämatopoese verdrängt, das **Zellbild monomorph**. Bei den akuten Leukämien beträgt der Blastenanteil an der Gesamtzellzahl im Knochenmark > 25 %; Zwischenstufen der Myelopoese fehlen (**Hiatus leucaemicus**). Die MRT weist die Ausdehnung der Infiltration nach (Abb. 15.17a). Immer ist eine **zytologische Untersuchung des Liquor cerebrospinalis** nötig (Abb. 15.17b), um einen ZNS-Befall auszuschließen. Die **abdominale Sonografie** ist angezeigt. Eine Mediastinalverbreiterung ist röntgenologisch nachweisbar.

Krampfanfälle, Sehstörungen und Hirndruckzeichen auftreten. Kopfschmerzen und Hirnnervenausfälle können Zeichen einer Meningeosis leucaemica sein. Bei myeloischen Leukämien sind manchmal Zahnfleisch, Speicheldrüsen und Tränendrüsen infiltriert, was zu Gingivahyperplasie und verminderter Speichel- und Tränensekretion führt (Mikulicz-Syndrom). Außerdem können Allgemeinsymptome wie Gewichtsabnahme und Schweißneigung auftreten.

Diagnostik: Oft kann aufgrund der Symptomatik eine Verdachtsdiagnose gestellt werden. Zur endgültigen Diagnose sind ein **Blutbild** – Erythrozyten- und Retikulozytenzahl, Hb-Gehalt, Leukozytenzahl, Differenzialblutbild, Thrombozytenzahl – sowie eine Knochenmarkuntersuchung notwendig (Abb. 15.16). Die Leukozytenzahl kann im Normbereich liegen, aber auch Werte über 100 000/μl mit einem unterschiedlichen Anteil an leukämischen Blasten sind möglich. Im **Knochenmarkausstrich** findet sich eine diffuse Infiltration durch leukämische Blasten mit Verdrängung der normalen Hämatopoese, das **Zellbild** ist **monomorph.** Bei den akuten Leukämien beträgt der Anteil der Blasten an der Gesamtzellzahl im Knochenmark > 25 %; Zwischenstufen der Myelopoese fehlen (**Hiatus leucaemicus**). Eine MRT des Knochenmarks kann die Ausdehnung der leukämischen Infiltration im Markraum gut darstellen (Abb. 15.17a). Diese Untersuchung ist zur Diagnostik nicht notwendig. Immer ist jedoch eine **zytologische Untersuchung des Liquor cerebrospinalis** erforderlich (Abb. 15.17b), um einen ZNS-Befall auszuschließen oder nachzuweisen. Die **abdominale Sonografie** erfasst die Hepatosplenomegalie, intraabdominale Lymphome und Niereninfiltrate. Eine Mediastinalverbreiterung ist röntgenologisch nachweisbar.

15.17 Befunde bei Leukämie

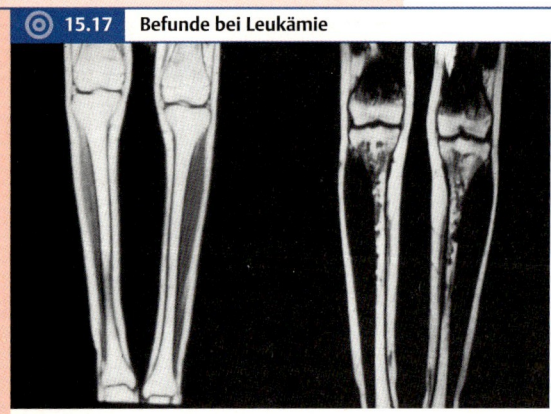

a MRT: links Normalbefund, rechts leukämische Infiltration, signalarme Bezirke im Markraum.

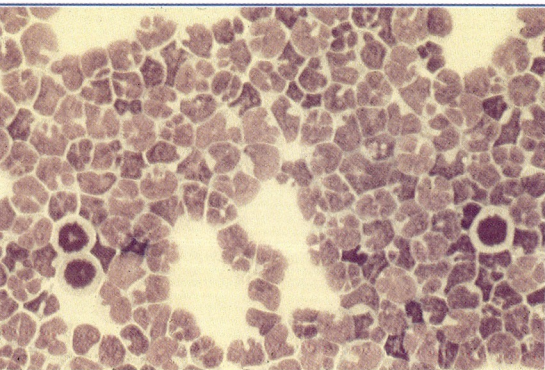

b Liquorzytologie: Liquorpleozytose mit zytologischem Nachweis von leukämischen Blasten und 3 Mitosen.

Durch vermehrten Zelluntergang **steigen Harnsäure, LDH, Kalium** und **Phosphat** an bei Abfall des Kalziums (**Tumorlysesyndrom**). Diese Elektrolytkonstellation wird **nach Therapiebeginn** durch Zunahme des Zelluntergangs **verstärkt** und kann zu irreversiblem Herzstillstand führen.

Durch vermehrten Zelluntergang **steigen** im Serum **Harnsäure**, **LDH**, **Kalium** und **Phosphat** an bei gleichzeitigem Abfall des Kalziums (**Tumorlysesyndrom**). Die Hyperkaliämie kann durch eine gleichzeitig bestehende Nierenfunktionseinschränkung (Infiltrate in der Niere oder Harnsäurenephropathie) verstärkt werden. Diese Elektrolytkonstellation kann bereits bei Diagnose der Leukämie nachweisbar sein. Sie wird **nach Therapiebeginn** durch Zunahme des Zelluntergangs **verstärkt** und kann zu einem irreversiblen Herzstillstand (Hyperkaliämie bei gleichzeitiger Hypokalzämie) führen.

▶ **Merke.**

▶ **Merke.** Vor Therapiebeginn muss deshalb der Elektrolythaushalt normalisiert sein, die Diurese sollte forciert und die Hyperurikämie mit **Allopurinol** oder **Rasburicase (Uratoxidase)** behandelt werden.

Differenzialdiagnose: Sie umfasst hämatologische Erkrankungen wie ITP, Panzytopenie, maligne Erkrankungen mit Knochenmarkinfiltration, z. B. Neuroblastom, rheumatische Erkrankungen, Osteomyelitis und Mononukleose.

Differenzialdiagnose: Sie umfasst hämatologische Erkrankungen (idiopathische Thrombopenie, akute Erythroblastopenie, Panzytopenie), andere maligne Erkrankungen, die mit einer Knochenmarkinfiltration einhergehen können (Neuroblastom, Rhabdomyosarkom, Ewing-Sarkom), insbesondere aber auch rheumatische

Erkrankungen, die Osteomyelitis und die Mononukleose. Eine sichere Differenzierung ist nur über eine Knochenmarkuntersuchung möglich.

Therapie: Behandlungsziel bei Leukämien ist die Vernichtung der gesamten Leukämiezellpopulation und damit die Heilung. Die Therapie der Leukämien richtet sich nach dem Leukämietyp, bei **akuten Leukämien** erfolgt sie in mehreren Phasen: **Induktions-, Konsolidierungs-, Reintensivierungs-** und **Erhaltungstherapie**. Ziel der Induktionstherapie ist die komplette Remission, d. h. die Elimination der Blasten im peripheren Blut und im Knochenmark (< 5 % Blasten im Knochenmark) sowie der Organinfiltrationen. Ziel der weiteren Phasen ist eine Erhaltung der Remission. Neben der eigentlichen antileukämischen Therapie ist eine **Supportivtherapie** notwendig, um den Komplikationen der Leukämie und Nebenwirkungen der aggressiven zytostatischen Therapie vorzubeugen bzw. sie zu behandeln. Blutungen können eine Behandlung mit Thrombozytenkonzentraten und Frischplasma erfordern. Unbehandelt führt eine Leukämie immer zum Tod.

Akute lymphatische Leukämie (ALL)

▶ **Definition.** Häufigste Leukämieform, die von unreifen lymphatischen Zellen ausgeht und bei 90 % der Kinder heilbar ist.

Häufigkeit: Die ALL ist mit 25 % aller Krebserkrankungen die häufigste maligne Erkrankung im Kindesalter. Die Inzidenz liegt bei 3,5/100 000 Kinder unter 15 Jahren. Jungen erkranken im Verhältnis 1,2 : 1 häufiger als Mädchen. Ein Altersgipfel liegt im Kleinkindesalter zwischen 3 und 5 Jahren.

Klassifikation: Die Klassifikation erfolgt nach den auf S. 474, Tab. **15.10**, beschriebenen Kriterien. Am wichtigsten ist die immunologische Unterteilung. Je nach Antigenmuster des Lymphoblasten unterscheidet man folgende **immunologische Hauptformen** der ALL:
- **B-Vorläufer-Zell-ALL** (**84 %** aller ALL): Hierzu gehören die prä-prä-B-ALL, die common-ALL und die prä-B-ALL.
- **B-ALL** (3 %)
- **T-ALL** (13 %): Hierzu gehören die frühe, die kortikale und die reife T-ALL.
- AUL (unklassifizierbar)
- ALL mit Koexpression myeloischer Marker.

Zytogenetische und molekulargenetische Untersuchungen erlauben eine weitere Einteilung in prognostisch ungünstige Formen. Hierzu zählen ALL mit Translokationen, z. B. die Philadelphia-Chromosom-positive ALL mit t(9,22) und die ALL mit t(4,11), die typischerweise bei Säuglingen vorkommt.

Stratifikation in Risikogruppen: Hinsichtlich des Rezidivrisikos lassen sich **Risikogruppen mit unterschiedlicher Prognose und Therapieintensität** unterscheiden (s. Prognose, s. Abb. **15.16**, S. 475).

Therapie: Die Therapie der ALL richtet sich nach der Risikogruppe und soll immer in **Therapieoptimierungsstudien** erfolgen. Kinder mit einer B-ALL werden grundsätzlich anders behandelt als Kinder mit Non-B-ALL.
Wichtige Medikamente in der Behandlung der **Non-B-ALL** sind Kortison, Vincristin, Anthracycline, Asparaginase, Cytarabin, Cyclophosphamid, Methotrexat, 6-Mercaptopurin und 6-Thioguanin. Die Medikamente werden immer in Kombination verabreicht und erstrecken sich über die oben dargestellten Therapiephasen (s. S. 477). Die **Remissions-Erhaltungstherapie** muss bis **24 Monate** nach Diagnose, mit 6-Mercaptopurin und Methotrexat, durchgeführt werden. Das Langzeitergebnis wird wesentlich von der Intensität der Induktionsphase bestimmt.

▶ **Merke.** Eine **zusätzliche Behandlung des ZNS** ist zur Vermeidung von ZNS-Rezidiven **notwendig**.

Die Behandlung des ZNS wird heute nur noch selten (bei T-ALL und initialem ZNS-Befall) in Form einer niedrig dosierten (12 Gy) Ganzschädelbestrahlung durchgeführt, da mit der **prolongierten intrathekalen Methotrexattherapie** gleich gute Ergebnisse erzielt werden.

Die Behandlung der Kinder mit einer **B-ALL** besteht aus Therapieblöcken mit vorwiegend Methotrexat und einer Kombination der oben erwähnten Medikamente. Eine rasche Abfolge der über jeweils 1 Woche dauernden Therapieblöcke ist notwendig. Dagegen kann auf eine prophylaktische Schädelbestrahlung sowie eine Remissions-Erhaltungstherapie verzichtet werden. Bei initialem ZNS-Befall wird eine intensivierte intrathekale Therapie mit Methotrexat, Kortison und Cytarabin durchgeführt. Die gesamte Therapiedauer erstreckt sich über 6 Monate.

Eine **Knochenmarktransplantation** ist in erster Remission nur bei Hochrisikopatienten indiziert. Bei frühen, d. h. während der Chemotherapie oder bis zu 6 Monate nach deren Beendigung auftretenden Rezidiven, muss eine allogene Knochenmarktransplantation durchgeführt werden, da sie kurativ sein kann. Bei späteren Rezidiven kann bei einem Drittel der Kinder auch durch erneute Polychemotherapie eine zweite Langzeitremission erzielt werden.

Prognose: Die Prognose der ALL ist abhängig von den bereits genannten Faktoren und der durchgeführten Therapie. Sie ist, insgesamt gesehen, gut: Die Rate kompletter Remissionen liegt über 95 %, die **Überlebensrate nach 5 Jahren** bei **90 %**. Bei Säuglingen, Kindern über 10 Jahren und männlichem Geschlecht ist die Prognose ungünstiger. Eine hohe Leukämiezellmasse zum Zeitpunkt der Diagnose – häufig bei T-ALL –, initialer ZNS-Befall und Translokationen, z. B. t(9,22) und t(4,11), gehen mit einer schlechteren Prognose einher. Bei gutem Ansprechen auf Kortison, d. h. < 1000 Blasten nach 8 Tagen alleiniger Kortisontherapie, ist die Heilungsrate deutlich höher. Die 5-Jahres-Überlebensrate der Kinder mit B-ALL beträgt über 70 %. Bei dieser Form der ALL beschränken sich Rezidive auf das 1. Jahr nach Diagnose.

▶ **Klinischer Fall.** Ein 3-jähriger Junge ist seit wenigen Wochen zunehmend müde und blass. Er klagt über Schmerzen in den Beinen, will nicht mehr laufen, sondern getragen werden. Er hat Ohrenschmerzen und Fieber > 38 °C. Es finden sich petechiale Einblutungen, Hämatome und zervikal beidseits verbackene Lymphknotenpakete. Die Milz ist 3 cm, die Leber 4 cm derb unter dem Rippenbogen tastbar. Das Blutbild zeigt eine normochrome Anämie mit einem Hb von 5 g/dl. Die Thrombozyten liegen bei 18000/μl, die Leukozyten bei 27000/μl mit 77 % Lymphoblasten. Die LDH ist auf 650 U/l, die Harnsäure auf 8 mg/dl erhöht. Der Knochenmarkausstrich zeigt eine Verdrängung der normalen Hämatopoese mit diffuser Infiltration von Lymphoblasten vom L1-Typ nach FAB. Die weitere Klassifizierung ergibt eine common-ALL ohne chromosomale Veränderungen. Ein Befall der Meningen liegt nicht vor. Nach Einordnung in die entsprechende Risikogruppe beginnt sofort die Therapie; gutes Ansprechen auf Kortison. Nach Beendigung der Induktionstherapie besteht eine komplette Erstremission. 6 Jahre nach Diagnose befindet sich der Junge weiterhin in kompletter, anhaltender Erstremission. Es bestehen keine Spätschäden. Der Junge kann als geheilt betrachtet werden.

Akute myeloische Leukämie (AML)

▶ **Synonym.** Akute Nonlymphozyten-Leukämie, ANLL

▶ **Definition.** Zweithäufigste Leukämie im Kindesalter, die von unreifen myeloischen Zellen ausgeht und bei über 60 % der Kinder heilbar ist.

Häufigkeit: Die AML hat einen Anteil von 18 % an den Leukämien. Die Inzidenz liegt bei 0,6/100000 Kinder unter 15 Jahren. Jungen erkranken im Verhältnis 1,1:1 häufiger als Mädchen. Ein Altersgipfel liegt bei Säuglingen und Kindern bis 2 Jahren.

Klassifikation: Die Klassifikation erfolgt nach den auf S. 474, Tab. 15.10, beschriebenen Kriterien. Nach der FAB-Klassifikation sind 8 Untergruppen (**M0–M7**) abzugrenzen, denen sich charakteristische zytogenetische Befunde zuordnen lassen (s. Abb. 15.16, S. 475); durch immunologische Differenzierung sind myelomonozytäre Antigene nachzuweisen.

Wie bei der ALL lässt sich bei der AML das **Risiko eines Rezidivs** abschätzen. Die wichtigsten Kriterien sind auch hier der Subtyp, die Leukämiezellmasse bei Diagnose, ZNS-Befall, morphologische und zytogenetische Befunde (Tab. 15.11) und das Ansprechen auf die Therapie. Anhand dieser Kriterien teilt man die Patienten mit AML in **Risikogruppen mit unterschiedlicher Prognose und Therapieintensität** ein. Initialer ZNS-Befall und spätes Ansprechen auf die Therapie bedeuten ein hohes Rezidivrisiko.

15.6 Tumorerkrankungen

Das **Risiko eines Frühtodes**, also des Todes kurz vor oder nach dem Zeitpunkt der Diagnose, kann ebenfalls abgeschätzt werden (Tab. 15.11). Es ist im Gegensatz zur ALL deutlich erhöht, am höchsten bei der akuten Monoblastenleukämie. Ursache ist eine Blutung oder eine Leukostase infolge einer Hyperleukozytose, d. h. einer Leukozytenzahl > 100 000/µl. Durch die Gabe von **Retinoiden** hat sich das **Risiko von Blutungen** bei der **akuten Promyelozytenleukämie (FAB M3)** deutlich erniedrigt.

Das **Risiko eines Frühtodes** durch Blutung oder Leukostase lässt sich ebenfalls abschätzen (Tab. 15.11). Es ist bei der AML deutlich höher als bei der ALL.

15.11 Prognostische Faktoren bei AML

AML-Subtyp	Prognose gut bei	Prognose schlecht bei	Risikofaktoren für Frühtod
FAB M0	?	?	unbekannt
FAB M1	Auer-Stäbchen positiv	Auer-Stäbchen negativ	Leukozytenzahl > 150 000/µl
FAB M2	t(8,21)	Leukozyten > 20 000/µl	Leukozytenzahl > 150 000/µl
FAB M3	t(15,17)		FAB M3 per se Risikofaktor für Frühtod, durch die Gabe von Retinoiden (ATRA) wesentlich verbessert
FAB M4	inv (16) mit Eosinophilie	Eosinophilie im Mark < 3 %	Leukozytenzahl > 150 000/µl
FAB M5		allen Patienten [t(9,11)]	Leukozytenzahl > 100 000/µl oder extramedullärer Befall
FAB M6	allen Patienten		unbekannt
FAB M7		allen Patienten [t(1,22)]	unbekannt

Therapie: Die Therapie der AML sollte immer in kinderonkologischen Therapiezentren durchgeführt werden. Zur **Induktions-, Konsolidierungs- und Reintensivierungstherapie** werden Cytarabin, Anthracycline (z. B. Daunorubicin), Etoposid (= VP16), Thioguanin, Cyclophosphamid und Prednison eingesetzt. Auf eine prophylaktische Schädelbestrahlung kann bei fehlendem ZNS-Befall und regelmäßigen intrathekalen Cytarabingaben verzichtet werden. Um eine dauerhafte, komplette Remission zu erreichen, muss die zytostatische Therapie in regelmäßigen Abständen eine schwere, lang anhaltende Knochenmarkaplasie herbeiführen. Die **Dauertherapie** besteht aus Thioguanin und Cytarabin über eine Gesamtdauer von 1,5 Jahren ab Beginn der Induktionsbehandlung. Patienten mit einem hohen Rezidivrisiko sollen in erster kompletter Remission eine allogene **Knochenmarktransplantation** erhalten.

Die Therapie der Promyelozytenleukämie wird heute durch die intermittierende Gabe von Retinoiden (ATRA) ergänzt. Kinder mit einem Down-Syndrom erhalten wegen erhöhter Toxizitäten der Zytostatika eine weniger aggressive Behandlung.

Um Blutungen und Komplikationen einer Leukostase zu verhindern bzw. zu beherrschen, ist eine **Supportivtherapie** erforderlich. Zur Stabilisierung der Hämostase dienen Thrombozytenkonzentrate und Frischplasma, zur Verbesserung der Rheologie des Blutes eine erhöhte Flüssigkeitszufuhr, Urinalkalisierung und der Ausgleich metabolischer Störungen. Bei bestehender Leukostase oder sehr hohen Blastenzahlen im peripheren Blut kann eine Blutaustauschtransfusion lebensrettend sein.

Therapie: Zur **Induktions-, Konsolidierungs- und Reintensivierungstherapie** werden u. a. Cytarabin, Anthracycline, Etoposid und Thioguanin eingesetzt. Eine prophylaktische Schädelbestrahlung ist nur bei initialem ZNS-Befall notwendig.

Zur dauerhaften Remission ist in regelmäßigen Abständen eine lang anhaltende Knochenmarkaplasie herbeizuführen. Hierzu dienen Thioguanin und Cytarabin. Bei Patienten mit hohem Rezidivrisiko ist in erster Remission eine **Knochenmarktransplantation** indiziert.

Wegen der häufigen Komplikationen (Blutung, Leukostase) sind **Supportivmaßnahmen** notwendig: In erster Linie Stabilisierung der Hämostase (Thrombozytenkonzentrate, Frischplasma) und Rheologie des Blutes (erhöhte Flüssigkeitszufuhr, Urinalkalisierung).

▶ **Merke.** Die Gabe von Erythrozytenkonzentrat sollte nur bei lebensbedrohlichen Anämien erfolgen, um die Viskosität des Blutes nicht weiter zu erhöhen.

▶ **Merke.**

Prognose: Die Prognose der AML ist **schlechter als** die der **ALL**. Nahezu 20 % der Patienten erreichen keine Remission; 50 % von ihnen sind Nonresponder auf die zytostatische Therapie und 50 % sterben an frühen Komplikationen (Blutung, Leukostase). Kinder mit refraktärer AML können auch durch eine Knochenmarktransplantation kaum geheilt werden. Die Überlebensrate nach 5 Jahren liegt für die Gesamtgruppe der AML bei 66 %. Sie ist höher bei Kindern mit den oben dargestellten günstigen prognostischen Kriterien. Kinder mit einem **Morbus Down** haben trotz reduzierter Therapie eine 80%ige Heilungsrate. Die Prognose der akuten **Promyelozytenleukämie** hat sich durch die Gabe von Retinoiden (ATRA) auf über 80 % verbessert.

Prognose: Die Prognose **ist schlechter als** die der **ALL**. Mehr als 80 % der Patienten erreichen eine Remission. Die Überlebensrate nach 5 Jahren liegt bei 66 %. Bei der akuten **Promyelozytenleukämie** hat sich die Prognose durch die Gabe von Retinoiden (ATRA) auf über 80 % verbessert.

▶ **Klinischer Fall.** Ein 14-jähriges Mädchen erkrankt akut mit hohen Temperaturen und Halsschmerzen. Sie ist schlapp und müde. Der Hausarzt stellt gerötete Tonsillen, eine geringe Vergrößerung zervikaler, axillärer und inguinaler Lymphknoten, eine druckschmerzhafte Lebervergrößerung (3 cm in der MCL unter dem Rippenbogen) fest, die Milz ist gerade tastbar. Er äußert den Verdacht auf Mononukleose. Ein Blutbild wird nicht angefertigt. Im Verlauf von 1 Woche entwickeln sich septische Temperaturen, das Allgemeinbefinden verschlechtert sich deutlich, das Mädchen ist appetitlos, sie nimmt 2 kg an Gewicht ab und wird zunehmend kraftlos. Die Lymphknoten am Hals schwellen zu verbackenen Paketen an, Leber und Milz nehmen an Größe deutlich zu. Nachdem eine spontane subkonjunktivale Blutung am linken Auge aufgetreten ist, erfolgt eine erneute Vorstellung beim Arzt, der die Verdachtsdiagnose einer akuten Leukämie stellt und das Mädchen in die Klinik einweist. Auf der Fahrt in die Klinik treten zusätzlich Kopfschmerzen und Sehstörungen auf. Bei Aufnahme ist das Mädchen verwirrt, hoch fiebernd, blass. Neben den verbackenen Lymphknotenpaketen und der Hepatosplenomegalie finden sich multiple Hämatome und Petechien der Haut sowie subkonjunktival und eine Gingivahyperplasie. Das Blutbild zeigt eine Anämie mit einem Hb von 7 g/dl und eine Leukozytose von 150 000/µl. Daneben bestehen die Zeichen einer Verbrauchskoagulopathie. Harnsäure und LDH sind massiv erhöht. Das Kreatinin liegt bei 1,5 mg/dl. Die zytologische Untersuchung des Liquors ergibt eine Meningeosis leucaemica. Die Differenzierung der Myeloblasten führt zur Diagnose einer akuten Monoblastenleukämie (AML FAB M5). Unter der sofort eingeleiteten Supportivtherapie stabilisiert sich der klinische Zustand des Mädchens zusehends. Durch die zytostatische Therapie wird jedoch keine Remission erzielt. Das Mädchen verstirbt nach wenigen Wochen aufgrund der therapierefraktären Leukämie an einer Hirnblutung.

Chronisch myeloische Leukämie (CML)

▶ **Definition.** Die chronisch myeloische Leukämie (CML) ist charakterisiert durch eine gesteigerte Hämatopoese in Knochenmark, Milz und Leber. Im peripheren Blut finden sich massenhaft Zellen der Granulopoese, und zwar alle Reifungsstufen. Es findet sich ein spezifischer zytogenetischer Marker, das Philadelphia-Chromosom [t(9,22)].

Ätiologie und Pathogenese: Die CML entsteht durch maligne Entartung der multipotenten hämatopoetischen Stammzellen, die Ursache der Entartung ist jedoch unbekannt. Folge ist eine exzessive Myelopoese in Knochenmark, Leber und Milz. Die Granulozyten sind funktionsfähig. Nach unbestimmter Dauer mündet die stabile Phase der Myelopoese in einen myeloischen oder lymphatischen **Blastenschub** mit Knochenmarkinsuffizienz. Ein Blastenschub tritt schneller auf, wenn neben dem Philadelphia-Chromosom andere chromosomale Aberrationen vorliegen.

Häufigkeit: Die CML ist im Kindesalter selten. Sie macht weniger als 2 % aller Leukämien im Kindesalter aus.

Klinik: Der Verlauf ist chronisch. Klinisch ist die CML durch eine ausgeprägte **Splenomegalie** gekennzeichnet, die Konsistenz der Milz ist derb. Ein Blastenschub äußert sich durch Leistungsminderung, Blässe, verstärkte Blutungsneigung und evtl. Fieber aufgrund von Infektionen.

Diagnostik: Die Diagnose wird durch das klinische Bild, das Blutbild, den Knochenmarkausstrich und den Nachweis einer verminderten Aktivität der alkalischen Leukozytenphosphatase (LAP) gestellt. Dem Nachweis des Philadelphia-Chromosoms und des entsprechenden BCR/ABL-Rearrangements in den Leukämiezellen kommt eine wesentliche Bedeutung zu. Die Erkrankung ist von der juvenilen myelomonozytären Leukämie (JMML) abzugrenzen (Tab. **15.12**).

15.12 Differenzierung zwischen JMML und CML

	JMML	CML
Alter	1–3 Jahre	10–14 Jahre
t(9,22)	negativ	positiv
HbF	erhöht	negativ
Leukozytenzahl	< 100 000/µl	> 100 000/µl
Monozyten	> 1000/µl	–
Thrombozytenzahl	vermindert	normal
Blutungsneigung	vorhanden	fehlt
Granulopoese: Erythropoese im Knochenmark	2 : 1 – 5 : 1	10 : 1 – 50 : 1
Splenomegalie	mäßig ausgeprägt	deutlich ausgeprägt

Differenzialdiagnose: Neben der JMML sind leukämoide Reaktionen abzugrenzen.

Therapie und Prognose: Einen Fortschritt in der Behandlung stellt der Tyrosinkinaseinhibitor **Imatinib** dar, durch den eine molekulargenetische Remission erzielt werden kann. Ob dadurch eine langfristige Heilung möglich ist oder diese nur durch eine **allogene Knochenmarktransplantation** erreicht werden kann, ist abschließend noch nicht beurteilbar. Weitere Medikamente in der Behandlung sind Hydroxyurea und Interferon. Im Blastenschub kann eine intensive Polychemotherapie nach den Protokollen der ALL oder AML entsprechend dem vorherrschenden Blastentyp durchgeführt werden.

15.6.2 Myelodysplastische Syndrome (MDS) und juvenile myelomonozytäre Leukämie (JMML)

▶ **Definition.** Heterogene Gruppe seltener hämatopoetischer Erkrankungen, die durch eine periphere Zytopenie – Anämie, Leuko- und Thrombozytopenie –, eine Dysplasie der Blutzellen und einen geringen Blastenanteil im Knochenmark charakterisiert sind und in akute Leukämien übergehen.

Klassifikation: Beim **MDS** werden nach FAB-Kriterien folgende 4 Erkrankungen unterschieden:
- refraktäre Anämie (RA) mit weniger als 5% Blasten
- refraktäre Anämie mit Ringsideroblasten (RARS)
- refraktäre Anämie mit Exzess von Blasten (RAEB) mit 5–20% Blasten
- refraktäre Anämie mit Exzess von Blasten in Transformation (RAEB-t) mit < 30% Blasten im Knochenmark.

Die **JMML** gehört in eine Gruppe myelodysplastischer und myeloproliferativer Erkrankungen.

Ätiologie und Pathogenese: Sie sind unbekannt. Beim **MDS** sind Jungen und ältere Kinder, bei der JMML Kleinkinder häufiger betroffen. Bei etwa einem Drittel entsteht das MDS auf dem Boden einer Grunderkrankung (z. B. Fanconi-Anämie, Kostmann-Syndrom, Shwachman-Diamond-Syndrom). Das Risiko für eine **JMML** ist bei der Neurofibromatose Typ 1 (auf das 200-Fache) und auch beim Noonan-Syndrom erhöht. An **charakteristischen zytogenetischen Befunden** finden sich eine **Monosomie 7** und eine **Trisomie 8**.

Klinik: Beim **MDS** überwiegen die Symptome der **peripheren Zytopenie**: Müdigkeit, Blässe, Infektionen und Blutungsneigung. Ein extramedullärer Organbefall tritt nicht auf. Bei der **JMML** findet sich dagegen ein vorgewölbtes Abdomen bedingt durch eine **Splenomegalie**. Neben Hautinfiltraten kommt es auch hier zu Infektionen und einer vermehrten Blutungsneigung.

Therapie: Supportive Maßnahmen haben einen hohen Stellenwert. Die zytostatische Therapie ist von zweifelhaftem Erfolg. **Kurativ** ist nur die **allogene Knochenmarktransplantation (KMT)**.

Prognose: Ohne Knochenmarktransplantation ist die Prognose schlecht. Die Erkrankung verläuft progressiv und mündet nach unterschiedlich langem Verlauf in eine **akute Leukämie**.

15.6.3 Maligne Lymphome

Man unterscheidet primäre von sekundären Lymphomen. Bei primären Lymphomen sind Zellen des lymphatischen Gewebes maligne entartet. Primäre Lymphome werden unterteilt in Morbus Hodgkin und Non-Hodgkin-Lymphome (s. u.). Sekundäre Lymphome sind Metastasen anderer Malignome im Lymphknoten.

Non-Hodgkin-Lymphome (NHL)

▶ **Definition.** Die Non-Hodgkin-Lymphome (NHL) sind primäre maligne Tumoren des lymphatischen Gewebes. Die Zellen des lymphatischen Gewebes proliferieren ungehemmt. Nahezu alle NHL im Kindesalter sind hochmaligne und unterscheiden sich nur durch ihren Anteil von < 25 % Blasten im Knochenmark von akuten Leukämien.

Ätiologie und Pathogenese: Die Ätiologie der NHL ist unbekannt. Prädisponierende Faktoren sind angeborene Immundefektsyndrome wie die Ataxia teleangiectatica und das Wiskott-Aldrich-Syndrom sowie immunsuppressive Therapien. Das Auftreten des Epstein-Barr-Virus (EBV) korreliert mit dem des afrikanischen Burkitt-Lymphoms, das die häufigste kindliche Krebserkrankung in Äquatorialafrika darstellt. Das Burkitt-Lymphom zeigt spezifische Translokationen [t(8,14), t(8,22), t(2,8)].

Häufigkeit: Die Inzidenz liegt bei 0,8/100 000 Kinder unter 15 Jahren. Jungen erkranken 2,8-mal häufiger als Mädchen. Ein Altersgipfel liegt um das 10. Lebensjahr. Unter 5 Jahren sind NHL sehr selten, im Säuglingsalter eine Rarität.

Klassifikation: NHL werden anhand histologischer, zytologischer, zytochemischer, immunologischer und zytogenetischer Befunde klassifiziert. Sie werden **histologisch** nach der **Kiel-Klassifikation** in **lymphoblastische Lymphome** (mit knapp 70 % größte Gruppe), Lymphome vom Burkitt-Typ, pleomorphe, immunoblastische, zentroblastische, großzellig anaplastische und unklassifizierbare Lymphome unterteilt. Die WHO-Klassifikation führt weitere seltene NHLs auf und ist in ständigem Fluss. Für die Therapiestratifizierung sind die **immunologische Klassifikation** in B-Lymphozyten- oder Non-B-Lymphozyten-Lymphom und anhand der Expression des Oberflächenantigens Ki 1 in die Ki-1-positiven großzelligen anaplastischen Lymphome entscheidend. Die zytologischen, zytochemischen und zytogenetischen Kriterien entsprechen denen bei ALL.

Stadieneinteilung: Die Stadieneinteilung erfolgt nach Murphy (Tab. **15.13**).

15.13	Stadieneinteilung der Non-Hodgkin-Lymphome (nach Murphy)
Stadium	**Befund**
Stadium I	Einzellokalisation Ausnahme: Lokalisation in Abdomen, Mediastinum, Epiduralraum (s. Stadium III)
Stadium II	mehrere Lokalisationen auf einer Zwerchfellseite lokalisierte gastrointestinale Lymphome
Stadium III	Lokalisationen beidseits des Zwerchfells Mediastinaltumoren disseminierte abdominale Lymphome epidurale Lymphome
Stadium IV	alle NHL mit Befall des ZNS und/oder Knochenmark (< 25 %)

Klinik: Wegen der hohen Wachstumsgeschwindigkeit der NHL ist die **Anamnese kurz**. Das klinische Bild hängt von der Lokalisation der Lymphome ab: Neben derben, schmerzlosen oberflächlichen **Lymphknotenpaketen** liegt oft eine **akute Notfallsymptomatik** vor, z.B. Orthopnoe mit inspiratorischem Stridor bei Mediastinallymphom, akutes Abdomen aufgrund einer ileozökalen Invagination bei intraabdominalem Lymphom, Oligo- bzw. Anurie bei Harnwegsobstruktion durch ein Lymphom oder ausgedehnten Nierenbefall, Querschnittssymptomatik bei epiduralem Tumor und Krampfanfälle bei ZNS-Befall (Abb. **15.18**). Primärer Knochen- und Hautbefall ist möglich. Die abdominalen und epiduralen Lymphome sind meist B-Zell-Lymphome, das Mediastinallymphom ist in der Regel ein T-Zell-Lymphom. An den übrigen Lokalisationen kommen B- und Non-B-Lymphome vor.

Diagnostik (s. Abb. **15.18**): Die Diagnose wird durch eine **Lymphknotenbiopsie** gestellt. Das Biopsat muss histologisch, immunologisch und molekulargenetisch untersucht werden. Zytologische, zytochemische und zytogenetische Untersuchungen sind anzustreben. Insbesondere bei einem Mediastinaltumor mit Orthopnoe

15.6 Tumorerkrankungen

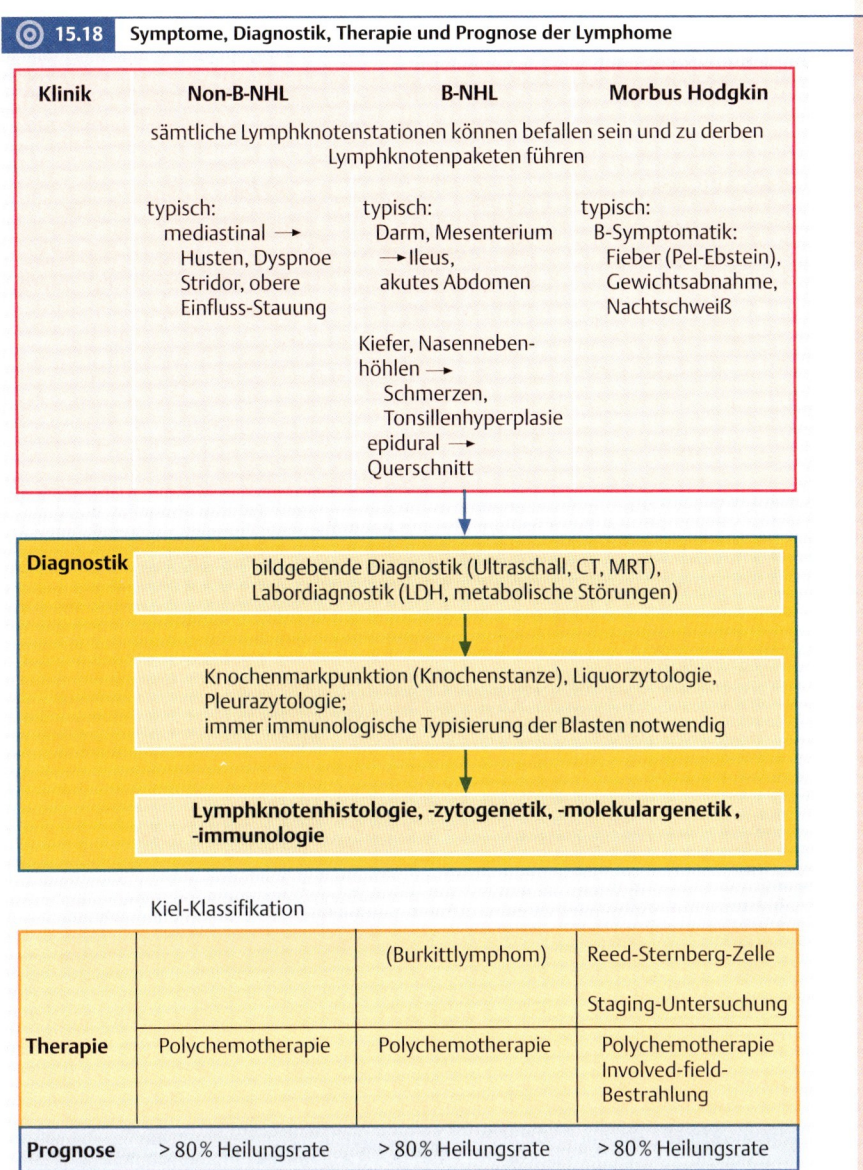

15.18 Symptome, Diagnostik, Therapie und Prognose der Lymphome

kann die Diagnose durch zytologische und immunologische Untersuchung eines oft vorhandenen Pleuraergusses gestellt werden. Ähnlich wie bei der ALL kann es zu metabolischen Entgleisungen (Tumorlysesyndrom) kommen. Dies gilt insbesondere für das Burkitt-Lymphom. Die **LDH** kann erhöht sein. Sie besitzt eine prognostische Bedeutung bei den B-Zell-NHL.

Wie bei ALL kann ein Tumorlysesyndrom auftreten. Die **LDH** kann erhöht sein (prognostischer Marker bei B-Zell-NHL).

▶ **Merke.** Zum exakten **Staging** sind der Einsatz bildgebender Verfahren (Sonografie des Abdomens, Röntgenaufnahmen von Thorax und Skelett, MRT des Schädels und Kopf-Hals-Bereichs) sowie eine Untersuchung des Knochenmarks und des Liquor cerebrospinalis notwendig.

▶ **Merke.**

Differenzialdiagnose: Sie wird durch die Lokalisation der Erkrankung bestimmt. In Betracht kommen insbesondere Infektionen (Mononukleose, Tuberkulose und andere Lymphadenitiden), Morbus Hodgkin und andere Malignome sowie Morbus Crohn.

Differenzialdiagnose: Infektionen, Morbus Hodgkin, andere Malignome, Morbus Crohn.

Therapie: B-Zell-, Non-B-Zell- und Ki-1-Antigen-positive großzellige anaplastische Lymphome werden unterschiedlich behandelt. Eine Bestrahlung des Primärtumors ist nicht erforderlich. Bei **Non-B-Zell-** und **B-Zell-Lymphomen** entspricht die Therapie weitgehend der zytostatischen Therapie der Non-B-ALL bzw. B-ALL (s.S. 477). Die Behandlung soll in Therapieoptimierungsstudien erfolgen. **Ki-1-Antigen-positive Lymphome** werden ähnlich wie B-Zell-Lymphome behandelt. Bei NHL kann ohne

Therapie: B-Zell-, Non-B-Zell- und Ki-1-Antigen-positive großzellige anaplastische Lymphome werden unterschiedlich behandelt. Eine Bestrahlung des Primärtumors ist nicht erforderlich. **Non-B-Zell-** und **B-Zell-Lymphome** werden weitgehend wie die Non-B-ALL bzw. B-ALL, **Ki-1-Antigen-positive** Lymphome ähnlich wie B-Zell-Lymphome behandelt.

Prognose: Die Prognose ist gut. Die Überlebensrate nach 5 Jahren liegt bei fast 90 %. Gutes Ansprechen auf die zytostatische Therapie, geringe initiale Tumorzellmasse und fehlender ZNS-Befall sind prognostisch günstig. Rezidive der B-Zell-Lymphome sind nahezu infaust.

▶ **Klinischer Fall.**

Prognoseverschlechterung auf eine Schädelbestrahlung verzichtet werden. In zurzeit laufenden Therapiestudien wird überprüft, ob die Behandlung mit einem Antikörper gegen CD20 (Rituximab) die Prognose der B-NHL verbessert.

Prognose: Die Prognose der NHL ist gut. Die Überlebensrate nach 5 Jahren liegt bei fast 90 %. Die Überlebenschance bei **Non-B-Zell-NHL** liegt unabhängig vom Stadium bei 80 %, bei **B-Zell-NHL** im Stadium I und II bei über 90 %, im Stadium III über 80 % und im Stadium IV über 70 %. Ein gutes Ansprechen auf die zytostatische Therapie, eine geringe initiale Tumorzellmasse und fehlender ZNS-Befall wirken sich günstig auf die Prognose aus. Rezidive der B-Zell-Lymphome sind nahezu infaust.

▶ **Klinischer Fall.** Ein 5-jähriger Junge erkrankt mit zunehmender Orthopnoe und inspiratorischem Stridor. Klinisch ist eine obere Einflussstauung zu erkennen. Supraklavikulär tastet man beidseits derbe Lymphome. Die Röntgenthorax-Aufnahme zeigt eine ausgeprägte Mediastinalverbreiterung (Abb. **15.19a**), die histologische Untersuchung eines supraklavikulären Lymphknotens das Bild eines lymphoblastischen Lymphoms vom T-Zell-Typ. Das Knochenmark und der Liquor cerebrospinalis weisen keine Blasteninfiltration auf. Der Junge erhält die entsprechende Polychemotherapie. Eine lokale Sanierung des Mediastinaltumors durch eine Operation oder Bestrahlung ist nicht notwendig. Bereits 4 Wochen nach Diagnose hat sich der Röntgenbefund des Thorax normalisiert (Abb. **15.19b**). 6 Jahre nach Diagnose befindet sich der Junge weiterhin in kompletter, anhaltender Erstremission.

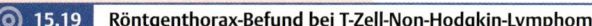

15.19 Röntgenthorax-Befund bei T-Zell-Non-Hodgkin-Lymphom

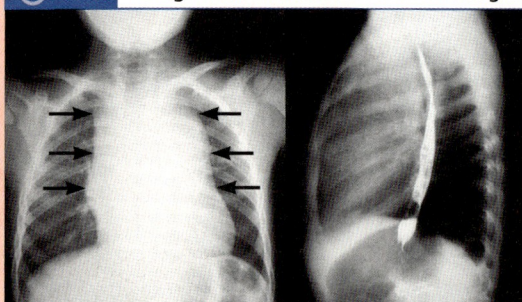 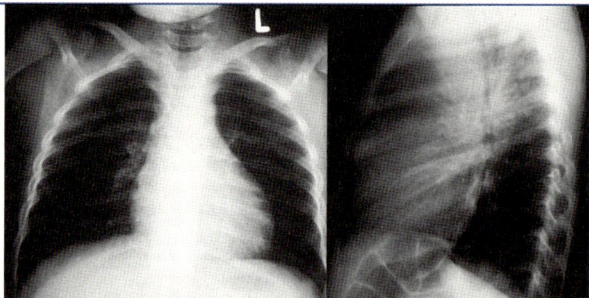

a Mediastinalverbreiterung (Pfeile) bei T-Zell-Non-Hodgkin-Lymphom. **b** Unauffälliger Röntgenthorax nach erreichter Remission.

Morbus Hodgkin

▶ **Definition.**

▶ **Definition.** Der Morbus Hodgkin ist ein malignes Lymphom, dessen histologisches Kennzeichen die Reed-Sternberg-Zelle ist. Er kann sämtliche Lymphknotenstationen betreffen; extranodaler Befall als Primärmanifestation ist selten.

Ätiologie und Häufigkeit: Die Ätiologie ist unbekannt. Die Inzidenz liegt bei 0,5/100 000 Kinder unter 15 Jahren. Sie steigt mit zunehmendem Alter. Jungen erkranken häufiger. Die Häufigkeitsgipfel liegen jenseits des Kindesalters.

Klassifikation:
- **klassisches** Hodgkin-Lymphom (95 %): 4 Subtypen
- **noduläres lymphozyten prädominantes** Hodgkin-Lymphom (5 %).

Allen gemeinsam ist die Reed-Sternberg-Zelle.

Stadieneinteilung: s. Tab. **15.14**

Ätiologie und Häufigkeit: Die Ätiologie ist unbekannt. Die Inzidenz liegt bei 0,5/100 000 Kinder unter 15 Jahren. Jungen erkranken 1,4-mal häufiger als Mädchen. Mit einer Erkrankung vor dem 3. Lebensjahr ist nicht zu rechnen. Die Inzidenz steigt mit dem Alter an. Die beiden Häufigkeitsgipfel liegen jenseits des Kindesalters (15.–30. und 45.–55. Lebensjahr).

Klassifikation: Histologisch lassen sich nach der WHO-Klassifikation verschiedene Typen differenzieren:
- **klassisches Hodgkin-Lymphom** (95 %) mit den 4 Subtypen
  - nodulär-sklerosierender Typ (häufigster Typ)
  - Mischzelltyp
  - lymphozytenreicher Typ
  - lymphozytenarmer Typ
- **noduläres lymphozyten prädominantes Hodgkin-Lymphom** (5 %).

Allen gemeinsam ist die Reed-Sternberg-Zelle.

Stadieneinteilung: Die Stadieneinteilung erfolgt nach der Ann-Arbor-Klassifikation (Tab. **15.14**).

15.14 Stadieneinteilung des Morbus Hodgkin (Ann-Arbor-Klassifikation)

Stadium	Befund
Stadium I*	Befall einer einzelnen Lymphknotenregion (I) oder eines einzelnen extralymphatischen Organs (IE)
Stadium II*	Befall mehrerer Lymphknotenregionen auf einer Seite des Zwerchfells (II) oder lokalisierter Befall extralymphatischer Organe mit Lymphknotenbefall auf einer Seite des Zwerchfells (IIE)
Stadium III*	Befall von Lymphknotenregionen auf beiden Seiten des Zwerchfells mit oder ohne lokalisierten extralymphatischen Organbefall (IIIE) oder Milzbefall (IIIS) oder beidem (IIIES)
Stadium IV*	diffuser oder disseminierter Befall von einem oder mehreren extralymphatischen Organen mit oder ohne Lymphknotenbefall

* Jedes Stadium wird zusätzlich in die **Kategorien A** und **B** unterteilt: **A** = Fehlen definierter Allgemeinsymptome; **B** = Vorhandensein definierter Allgemeinsymptome: Fieber > 38 °C, Gewichtsverlust > 10 % in 6 Monaten, Nachtschweiß

Klinik: Die Symptomatik entwickelt sich langsamer als bei den NHL, der Verlauf ist selten so foudroyant. Das häufigste Erstsymptom ist die **schmerzlose, derbe zervikale Lymphknotenschwellung**. Begleitzeichen einer regionalen Entzündung wie Rötung und Überwärmung fehlen. Selten bestehen die in Tab. 15.14 aufgeführten Allgemeinsymptome zum Zeitpunkt der Diagnose. Fieber kann eine Infektion vortäuschen, es muss nicht dem Typ Pel-Epstein entsprechen, der durch Perioden von hohem Fieber mit fieberfreien Intervallen charakterisiert ist. Das **klinische Bild** variiert mit der Lokalisation der Lymphome und ist daher **sehr bunt**. Diese können Kompressionserscheinungen an benachbarten Organen bewirken. Mediastinale Lymphome können zu Husten und einer oberen Einflussstauung führen. Intraabdominale Lymphome können zu Obstruktion der Ureteren führen. Als Folge der Erkrankung und der Therapie ist die zelluläre Immunität gestört. Daher besteht ein **erhöhtes Infektionsrisiko**. Bis zu einem Drittel der Kinder erkrankt an einem **Herpes zoster**, der nicht selten generalisiert. Das Risiko infektiöser Komplikationen steigt, wenn aus diagnostischen oder therapeutischen Gründen eine Splenektomie durchgeführt wurde.

Diagnostik: Die Diagnose wird durch **histologische Untersuchung einer Lymphknotenbiopsie** gestellt. Es ist entscheidend, die Ausbreitung des Lymphoms exakt zu bestimmen (**Staging**), um eine Über- oder Unterbehandlung zu verhindern. Das Staging erfolgt mittels bildgebender Verfahren (Sonografie, CT, MRT), Knochenmark- und Liquoruntersuchung. Eine diagnostische selektive Laparatomie ist nicht mehr indiziert. Auf eine Splenektomie kann verzichtet werden.

Differenzialdiagnose: Abzugrenzen sind NHL (s. S. 482), andere Malignome und Infektionen (das gleiche Spektrum wie bei den NHL).

Therapie: Die Therapie ist eine **Kombination aus Polychemotherapie** und evtl. **Bestrahlung**. Sie orientiert sich am Stadium der Erkrankung und dem initialen Ansprechen auf die Polychemotherapie und sollte nur in **Therapieoptimierungsstudien** erfolgen. An Zytostatika werden Prednison, Procarbazin (bei Jungen Ersatz von Procarbazin durch Etoposid, um eine Infertilität zu vermeiden), Vincristin, Adriamycin und Cyclophosphamid in bestimmten Kombinationen eingesetzt. Vom Stadium der Erkrankung und der Wirksamkeit der Chemotherapie hängt die Dosis der Radiatio ab. Es werden grundsätzlich nur involvierte Lymphknotenregionen bestrahlt (**Involved-Field-Bestrahlung**) und nur dann, wenn es zuvor zu keiner kompletten Remission durch die Chemotherapie gekommen ist.

Die **Supportivtherapie** betrifft in erster Linie die Prophylaxe und Therapie infektiöser Komplikationen. Hierzu zählen u. a. eine **Impfung mit Pneumokokken-Vakzine** und eine **Penicillinprophylaxe nach Bestrahlung der Milz**. Sollte während der Behandlung eine Transfusion von Blutbestandteilen notwendig werden, müssen diese bestrahlt werden (gilt grundsätzlich), um eine GvH-Reaktion zu vermeiden.

Prognose: Der Morbus Hodgkin besitzt die **beste Prognose aller kindlichen Malignome**. Die Überlebensrate nach 5 Jahren liegt bei 98 %. Bei einem Teil der Patienten treten als Folge der Radiatio und Chemotherapie Spätfolgen auf (Weichteilatrophien, Störungen der Skelettentwicklung, Hypothyreose, Infertilität, Zweitmalignome).

Klinik: Häufigstes Erstsymptom ist die **schmerzlose, derbe zervikale Lymphknotenschwellung**. Allgemeinsymptome Tab. 15.14 sind zum Zeitpunkt der Diagnose selten. Das Fieber muss nicht dem Typ Pel-Ebstein entsprechen. Das **klinische Bild** hängt von der Lokalisation der Lymphome ab und ist **sehr bunt**. Die Lymphome können zu Kompressionserscheinungen an verschiedenen Organen und so z. B. zu Husten, Dyspnoe oder Harnleiterobstruktion führen. Die zelluläre Immunität ist gestört und bedingt eine **erhöhte Infektanfälligkeit**. Bis zu einem Drittel der Kinder erkrankt an einem **Herpes zoster**, der nicht selten generalisiert.

Diagnostik: Die Diagnose wird durch **histologische Untersuchung eines Lymphknotenbiopsats** gestellt. Die Ausbreitung des Lymphoms wird mittels bildgebender Verfahren, Knochenmark- und Liquoruntersuchung bestimmt (**Staging**).

Differenzialdiagnose: NHL, andere Malignome, Infektionen.

Therapie: Die Therapie richtet sich nach dem Stadium und dem Ansprechen auf die Chemotherapie. Sie ist eine **kombinierte Chemo- und Radiotherapie**. Es werden nur involvierte Lymphknoten bei fehlender Remission nach Chemotherapie bestrahlt (**Involved-Field-Bestrahlung**).

Die **Supportivtherapie** betrifft in erster Linie die Prophylaxe und Therapie infektiöser Komplikationen. Blutprodukte müssen vor Transfusion bestrahlt werden.

Prognose: Gut. Mögliche Spätfolgen sind Weichteilatrophien, Störungen der Skelettentwicklung, Hypothyreose, Infertilität und Zweitmalignome.

15.6.4 Histiozytosen

▶ **Definition.** Erkrankungen des Monozyten-/Makrophagensystems, deren Kennzeichen die Infiltration von Organen durch Histiozyten ist und die nicht maligne sein müssen.

Ätiologie und Klassifikation: Nach ihrer Ätiologie lassen sich Histiozytosen in mehrere Gruppen unterteilen (Tab. 15.15). Es ist wichtig, reaktive Histiozytosen, nicht neoplastische und neoplastische Histiozytosen voneinander abzugrenzen. Die Differenzialdiagnose ist schwierig und auch durch histologische Untersuchungen mit Einsatz immunologischer, elektronenoptischer und gentechnologischer Methoden nicht immer leicht. Dies liegt an der großen Variabilität der zellulären Differenzierung bei Ähnlichkeit des klinischen Bildes. Histiozytosen können familiär gehäuft auftreten. Die **Langerhans-Zell-Histiozytose** ist die **häufigste** Histiozytose (s.u.).

15.15 Klassifikation der Histiozytosen nach ihrer Ätiologie	
reaktive Histiozytosen	• Infektionen (Tuberkulose, Toxoplasmose, kongenitale Röteln, Zytomegalie) • Sinushistiozytose mit massiver Lymphadenopathie • familiäre erythrophagozytische Lymphohistiozytose • Retikulohistiozytose mit Hypergammaglobulinämie • Sarkoidose
nicht neoplastische Histiozytosen	• Lipidspeichererkrankungen • proliferative Erkrankungen normaler Histiozyten • Graft-versus-Host-Erkrankung • Immunmangelsyndrome
neoplastische Histiozytosen	• Monozytenleukämie • maligne Histiozytose
Langerhans-Zell-Histiozytose (Histiozytosis X)	

Langerhans-Zell-Histiozytose

▶ **Synonym.** Histiozytosis X

▶ **Definition.** Die Langerhans-Zell-Histiozytose ist eine nicht maligne Erkrankung, die durch eine Proliferation der Langerhans-Zellen (zählen zu den dendritischen Zellen der Haut) gekennzeichnet ist.

Typische Verlaufsformen: Histiozytosen können lokalisiert oder disseminiert verlaufen:
- **disseminiert:** Abt-Letterer-Siwe-Syndrom, Hand-Schüller-Christian-Syndrom
- **lokalisiert:** eosinophiles Granulom.

Ätiologie und Häufigkeit: Die Ätiologie ist unbekannt. Die Inzidenz liegt bei 0,4/100 000 Kinder unter 15 Jahren. Jungen erkranken 1,3-mal häufiger als Mädchen. Ein Altersgipfel findet sich im Säuglings- und Kleinkindesalter. Dies gilt insbesondere für disseminierte Verlaufsformen. Lokalisierte Erkrankungen zeigen eine Häufung zwischen dem 5. und 15. Lebensjahr.

Pathologie: Charakteristisch ist der Nachweis der Langerhans-Zelle. Diese ist elektronenoptisch durch sog. Langerhans-Granula bzw. **Birbeck-Granula** gekennzeichnet. Immunologisch lassen sich auf der Langerhans-Zelle spezifische Antigene nachweisen. Außerdem findet sich eine variable Anzahl verschiedener Entzündungszellen, wie Eosinophile, Neutrophile, seltener Lymphozyten und Plasmazellen.

Klinik: Das **eosinophile Granulom** betrifft hauptsächlich den **Knochen**, am häufigsten Schädel, Becken und lange Röhrenknochen. Mehrere Knochen können gleichzeitig betroffen sein. Das Granulom kann symptomlos sein oder es findet sich eine oft indolente, manchmal auch schmerzhafte Schwellung über dem entsprechenden Knochen. Der Befall eines Wirbelkörpers kann zu seinem Zusammensintern mit konsekutiver Schonhaltung (z. B. Lendenstrecksteife) führen. Neurologische Ausfälle können auftreten. Isolierter Befall der Haut oder Lymphknoten ist möglich.

Beim **Hand-Schüller-Christian-Syndrom** finden sich **multiple eosinophile Granulome des Knochens mit Weichteilbefall**. Die Anamnese erstreckt sich über 1–6 Monate. Typischer klinischer Befund ist der **Diabetes insipidus** durch Befall der Sella turcica. Weitere Symptome können Gedeihstörung, Fieber, Lymphknotenschwellungen, **Exophthalmus**, Hepatosplenomegalie, Dyspnoe und Diarrhö sein.
Beim **Abt-Letterer-Siwe-Syndrom** steht der **Hautbefall** im Vordergrund. Das klinische Bild (Abb. **15.20a**) erinnert an eine seborrhoische Dermatitis. Die Veränderungen betreffen vor allem Rumpf- und Kopfhaut. Es besteht ein schütterer Haarwuchs, zusätzlich können eine Thrombopenie mit Petechien, generalisierte Lymphome, eine Hepatosplenomegalie, Dyspnoe und Diarrhö auftreten. Das klinische Bild kann eine Sepsis vortäuschen.
Die Verläufe beider Syndrome weisen eine kürzere Anamnese auf als das isolierte eosinophile Granulom.

Diagnostik: Beim **eosinophilen Granulom** des Knochens findet sich ein typischer Röntgenbefund mit einem **ausgestanzten Knochendefekt**. Beim **Hand-Schüller-Christian-Syndrom** zeigen sich im Röntgenbild multiple knöcherne Läsionen des Schädels („**Landkartenschädel**", Abb. **15.20b**).

Granulomen ein **Diabetes insipidus** im Vordergrund. Weitere Symptome können Exophthalmus, Lymphknotenschwellung, Hepatosplenomegalie, Fieber, Dyspnoe und Diarrhö sein.

Beim **Abt-Letterer-Siwe-Syndrom** steht der **Befall der Haut** (Abb. **15.20a**) im Vordergrund. Außerdem können Petechien, Lymphknotenschwellung, Hepatosplenomegalie, Dyspnoe und Diarrhö auftreten.
Die Verläufe beider Syndrome weisen eine kürzere Anamnese auf als das isolierte eosinophile Granulom.

Diagnostik: Beim **eosinophilen Granulom** des Knochens zeigt das Röntgenbild einen **ausgestanzten Knochendefekt**, beim **Hand-Schüller-Christian-Syndrom** multiple Osteolysen des Schädels (Abb. **15.20b**).

15.20 Befunde bei Histiozytosis

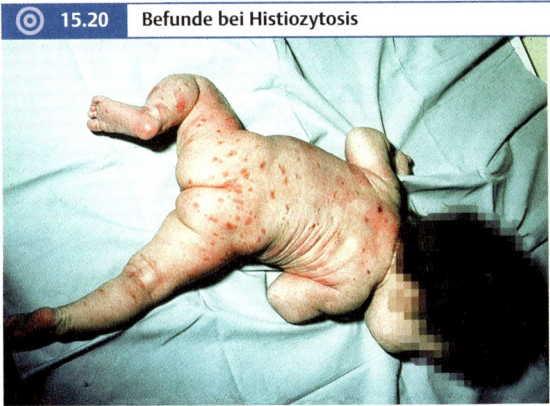

a Hautbefall mit braungelben bis rötlichen Makulopapeln bei Histiozytosis X.

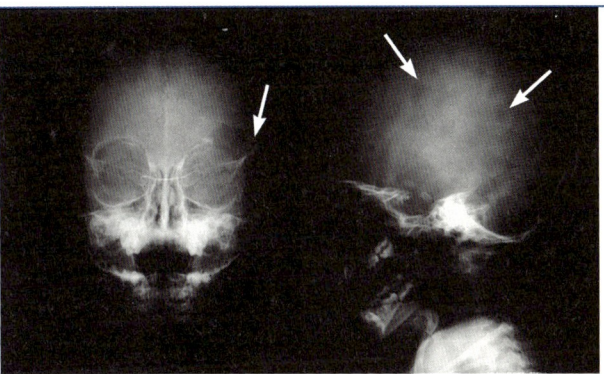

b Landkartenschädel bei Histiozytosis X mit multiplen Osteolysen (Pfeile).

▶ **Merke.** Auch bei lokalisiert erscheinenden Erkrankungen muss man sorgfältig nach weiteren Manifestationen suchen, um eine disseminierte Verlaufsform zu diagnostizieren. Die Diagnostik umfasst eine **Skelettszintigrafie**, **Röntgenuntersuchungen** des gesamten Skeletts, eine **Knochenmark-** und **Liquoruntersuchung** sowie eine **endokrinologische Funktionsdiagnostik** des Hypophysenvorder- und -hinterlappens. Bei pulmonaler Manifestation muss eine **Lungenfunktionsdiagnostik** erfolgen. Die Diagnose wird immer durch die histologische Untersuchung einer **Biopsie** gestellt.

▶ **Merke.**

Differenzialdiagnose: Die anderen Histiozytosen sind abzugrenzen. Immunologische Befunde und der elektronenoptische Nachweis der **Birbeck-Granula** erlauben eine sichere Diagnose.

Therapie: Beim **eosinophilen Granulom** des Knochens erfolgt die operative Kürettage des Herdes, falls dieser gut zugänglich ist. Eine lokale Radiatio mit 5–15 Gy ist nur bei Rezidiv und Inoperabilität des Herdes indiziert. Spontanremissionen sind möglich. Bei einem isolierten Hautbefall sollte bei Progression eine Therapie mit Kortison erfolgen. **Disseminierte Verlaufsformen** erfordern eine zytostatische Therapie mit Prednison und Vinblastin.

Prognose: Die Prognose der lokalisierten Verlaufsformen ist sehr gut. Rezidive sind nach operativer Kürettage selten. Wie sich disseminierte Verlaufsformen entwickeln, ist schwer vorauszusagen. Die Erkrankung kann spontan zum Stillstand kommen oder eine kaum zu beeinflussende rasche Progredienz zeigen. Grundsätzlich ist die Prognose umso schlechter, je jünger das Kind, je schlechter der Allgemeinzustand ist und je mehr Symptome das Kind aufweist.

Differenzialdiagnose: andere Histiozytosen sind abzugrenzen.

Therapie: Die Behandlung des **eosinophilen Granuloms** des Knochens besteht in einer Kürettage des Herdes. Nur Rezidive sollten bestrahlt werden. **Disseminierte Erkrankungen** werden zytostatisch behandelt.

Prognose: Bei lokalisierten Formen gut. Die Prognose disseminierter Verlaufsformen ist umso ungünstiger, je jünger das Kind oder je ausgedehnter die Erkrankung ist.

▶ **Merke.** Eine zytostatische Therapie vermag die Prognose zu verbessern und reduziert die Intensität der Spätschäden.

▶ **Merke.** Die Anzahl der infiltrierten Organe und das Ausmaß der Infiltration bestimmen die Prognose.

Durch eine zytostatische Therapie kann die Prognose der disseminierten Verläufe verbessert werden. Insbesondere reduziert sie die Intensität der **Spätschäden** wie Diabetes insipidus, Minderwuchs und weitere endokrinologische Ausfälle, Lungenfibrose, Taubheit, orthopädische Probleme, neurologische Ausfälle und Störungen der emotionalen und intellektuellen Entwicklung.

Maligne Histiozytose

Die maligne Histiozytose ist durch einen rasch progredienten Verlauf mit Infiltration unterschiedlicher Organe durch maligne histiozytäre Zellen gekennzeichnet. Die Erkrankung kann in jedem Alter auftreten und betrifft mehr Jungen als Mädchen. Eine Polychemotherapie kann zu Remissionen führen.

Maligne Histiozytose

Die maligne Histiozytose ist gekennzeichnet durch eine destruktive lokale oder systemische Infiltration maligner Histiozyten in vorwiegend Lymphknoten, Leber, Milz, Knochenmark und Haut; kann aber alle Körperorgane betreffen. Die histologische Diagnose ist schwierig. Differenzialdiagnostisch müssen insbesondere die benignen reaktiven Histiozytosen abgegrenzt werden. Jungen erkranken häufiger als Mädchen. Die Erkrankung kann in jedem Lebensalter auftreten. Der Verlauf ist rasch progressiv. Durch eine intensive Polychemotherapie, die sich an der der B-Zell-Lymphome orientiert, können Remissionen erzielt werden. Die Langzeitprognose nach intensiver Chemotherapie ist unbekannt.

15.6.5 Solide Tumoren

Zur Übersicht s. Abb. **15.21**.

15.6.5 Solide Tumoren

Zur Übersicht s. Abb. **15.21**.

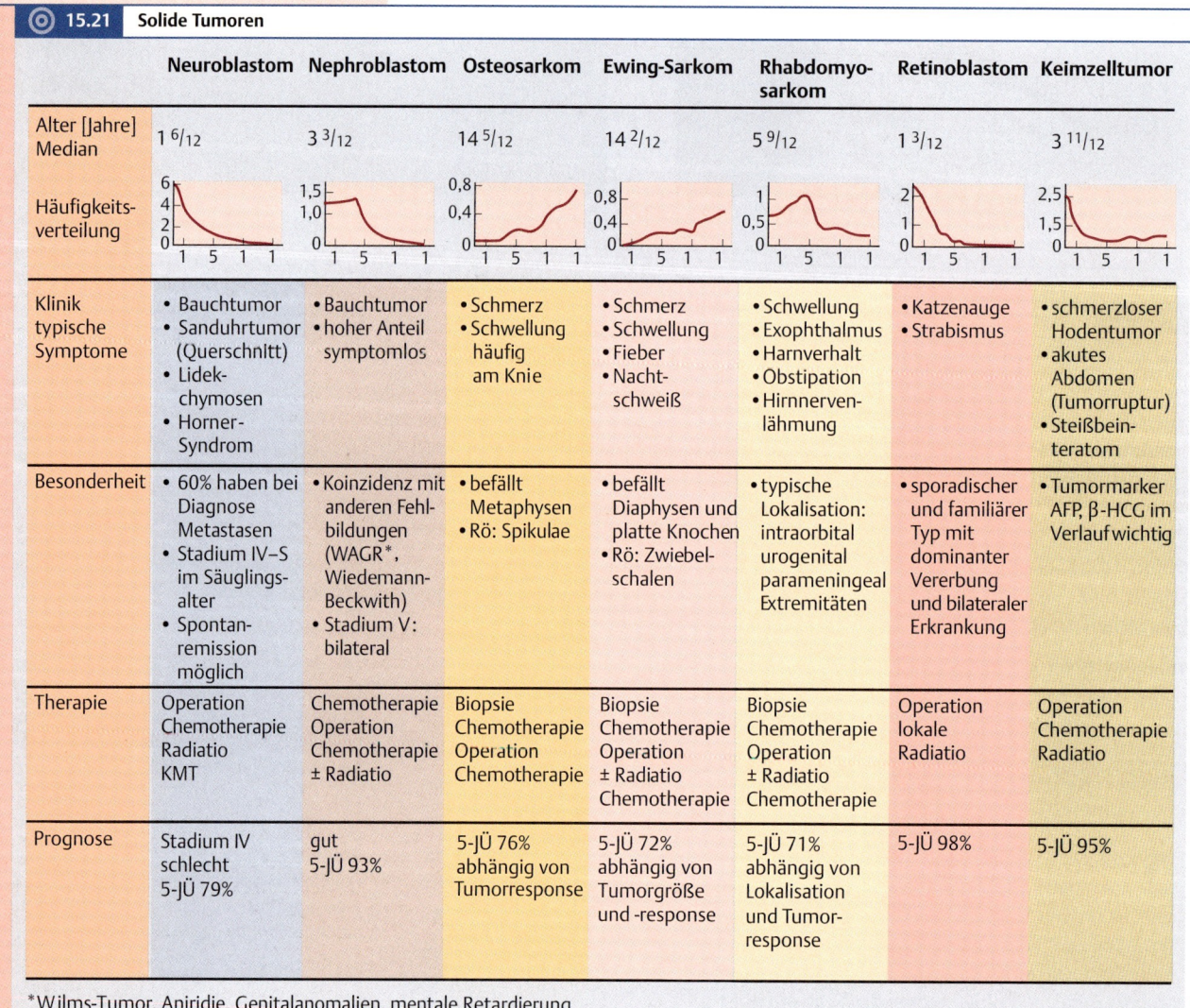

15.21 Solide Tumoren

	Neuroblastom	Nephroblastom	Osteosarkom	Ewing-Sarkom	Rhabdomyosarkom	Retinoblastom	Keimzelltumor
Alter [Jahre] Median	1 6/12	3 3/12	14 5/12	14 2/12	5 9/12	1 3/12	3 11/12
Klinik typische Symptome	• Bauchtumor • Sanduhrtumor (Querschnitt) • Lidekchymosen • Horner-Syndrom	• Bauchtumor • hoher Anteil symptomlos	• Schmerz • Schwellung häufig am Knie	• Schmerz • Schwellung • Fieber • Nachtschweiß	• Schwellung • Exophthalmus • Harnverhalt • Obstipation • Hirnnervenlähmung	• Katzenauge • Strabismus	• schmerzloser Hodentumor • akutes Abdomen (Tumorruptur) • Steißbeinteratom
Besonderheit	• 60% haben bei Diagnose Metastasen • Stadium IV–S im Säuglingsalter • Spontanremission möglich	• Koinzidenz mit anderen Fehlbildungen (WAGR*, Wiedemann-Beckwith) • Stadium V: bilateral	• befällt Metaphysen • Rö: Spikulae	• befällt Diaphysen und platte Knochen • Rö: Zwiebelschalen	• typische Lokalisation: intraorbital urogenital parameningeal Extremitäten	• sporadischer und familiärer Typ mit dominanter Vererbung und bilateraler Erkrankung	• Tumormarker AFP, β-HCG im Verlauf wichtig
Therapie	Operation Chemotherapie Radiatio KMT	Chemotherapie Operation Chemotherapie ± Radiatio	Biopsie Chemotherapie Operation Chemotherapie	Biopsie Chemotherapie Operation ± Radiatio Chemotherapie	Biopsie Chemotherapie Operation ± Radiatio Chemotherapie	Operation lokale Radiatio	Operation Chemotherapie Radiatio
Prognose	Stadium IV schlecht 5-JÜ 79%	gut 5-JÜ 93%	5-JÜ 76% abhängig von Tumorresponse	5-JÜ 72% abhängig von Tumorgröße und -response	5-JÜ 71% abhängig von Lokalisation und Tumorresponse	5-JÜ 98%	5-JÜ 95%

*Wilms-Tumor, Aniridie, Genitalanomalien, mentale Retardierung
5-JÜ: 5-Jahres-Überleben

Neuroblastom

▶ Definition. Das Neuroblastom, nach den Hirntumoren der zweithäufigste maligne, solide Tumor im Kindesalter, geht von Zellen der Neuralleiste aus.

Ätiologie und Pathogenese: Das Neuroblastom, ein maligner embryonaler Tumor, entsteht wie die benigne Variante, das Ganglioneurom, aus den Zellen der Neuralleiste, dem Ursprung der Ganglien des Sympathikus und des Nebennierenmarks. Die Ätiologie ist unbekannt. In seltenen Fällen tritt der Tumor familiär gehäuft auf. In nahezu allen Neuroblastomen höherer Stadien findet sich eine Deletion des kurzen Arms von Chromosom 1 (1p-Deletion). Die **Amplifikation** (d.h. die verstärkte Expression) **des zellulären Onkogens MYCN** trägt zur Progression des Neuroblastoms bei und stellt den wichtigsten Prognoseparameter dar. Er wird zur Stratifizierung der Therapie bei allen Patienten benötigt. Im Stadium 4-S findet sich typischerweise ein triploider Chromosomensatz. **Spontane Regressionen** des Tumors sind bekannt. Bei der Hälfte der Kinder entwickelt sich das Neuroblastom im **Nebennierenmark**. Andere Lokalisationen liegen **entlang des Grenzstrangs** (zervikal, thorakal und abdominal). Das Neuroblastom kann als sog. „Sanduhrtumor" mit einem intraspinalen, extraduralen Tumoranteil auftreten (Abb. **15.22**). Es hat nicht nur die Tendenz, lokal infiltrativ zu wachsen, sondern auch **sehr frühzeitig zu metastasieren**, in Knochen, Knochenmark, Leber, Lymphknoten, Haut und Orbita (s. Abb. **15.23**).

Ätiologie und Pathogenese: Das Neuroblastom ist ein maligner embryonaler Tumor, der aus den Zellen der Neuralleiste hervorgeht. Die Ätiologie ist unbekannt. Zytogenetisch findet sich in höheren Stadien eine 1p-Deletion.

Die **Amplifikation des MYCN-Onkogens** ist mit einer Tumorprogression assoziiert. **Spontane Regressionen** des Tumors sind bekannt. In 50 % der Fälle tritt der Tumor in der **Nebenniere** auf, außerdem **entlang des Grenzstrangs**. Er kann intraspinal, aber extradural wachsen („Sanduhrtumor", Abb. **15.22**). Das Neuroblastom wächst tendenziell lokal infiltrativ und **metastasiert frühzeitig** in Knochen, Knochenmark, Leber, Lymphknoten, Haut und Orbita (s. Abb. **15.23**).

15.22 MRT-Befund eines Sanduhrtumors bei Neuroblastom

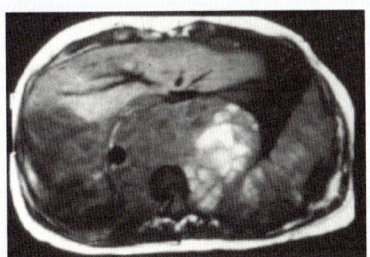
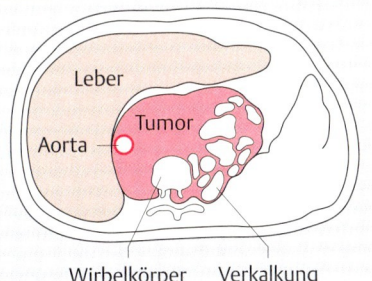

Der Tumor hat einen intraspinalen, extraduralen Anteil („Sanduhr"-Form).

15.23 Klinische Befunde bei Neuroblastom

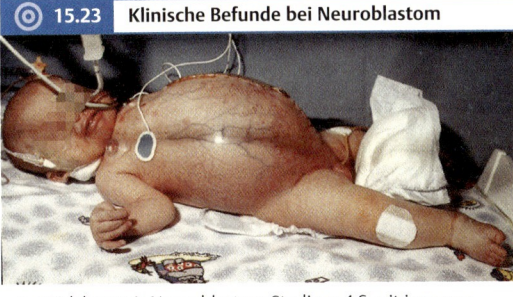
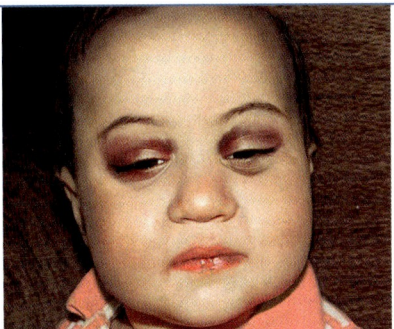

a Mädchen mit Neuroblastom Stadium 4-S mit immens gespanntem Abdomen (aus: Claviez/Hero/Schneppenheim/Berthold (1986): Hepatopathy in patients with stage 4S neuroblastoma, Klin Pädiatr. 208 (4):221-228).

b Lidekchymosen bei einem Mädchen mit Neuroblastom und Orbitainfiltration.

Häufigkeit: Er kommt am häufigsten im Säuglings- und Kleinkindesalter vor. Die Inzidenz liegt bei 8,7 Erkrankungen auf 1 Million Kinder unter 15 Jahren. Bei Neugeborenen ist ein Neuroblastom in situ häufiger als klinisch manifeste Neuroblastome.

Klassifikation: Histologisch wird das Neuroblastom nach INPC (International Neuroblastoma Pathology Committee) in 4 Diagnosegruppen unterteilt: Neuroblastom, diffuses Ganglioneuroblastom, noduläres Ganglioneuroblastom, Ganglioneurom. Es lassen sich **mehrere klinische Stadien** unterscheiden (Tab. **15.16**). Die Einteilung erfolgt heute nach INSS (International Neuroblastoma Staging System). Die meisten Kinder (> 60 %) werden im Stadium 4 diagnostiziert. Vom Stadium 4 mit Metastasen unterscheidet man wegen der besseren Prognose das **Stadium 4-S**; es tritt im Säuglingsalter auf und ist durch eine **fehlende Knochenmetastasierung** gekennzeichnet.

Häufigkeit: Die Inzidenz liegt bei 8,7 Erkrankungen pro 1 Million Kinder unter 15 Jahren.

Klassifikation: Histologisch in 4 Diagnosegruppen: Neuroblastom, diffuses Ganglioneuroblastom, noduläres Ganglioneuroblastom, Ganglioneurom.
Klinisch in 5 Stadien (Tab. **15.16**). Die meisten Kinder weisen bei Diagnose Metastasen auf (Stadium 4). Bei Säuglingen ist wegen der besseren Prognose das Stadium 4-S abzugrenzen.

15.16 Stadieneinteilung des Neuroblastoms nach INSS

Stadium	Befund
Stadium 1	Der Tumor ist lokalisiert und makroskopisch komplett entfernt.
Stadium 2a	Der Tumor ist lokalisiert und inkomplett entfernt, es besteht kein Lymphknotenbefall.
Stadium 2b	Der Tumor ist lokalisiert und inkomplett entfernt, ipsilateral befallene Lymphknoten.
Stadium 3	Der Tumor überschreitet die Mittellinie und ist nicht resektabel, kontralateraler Befall von Lymphknoten.
Stadium 4	Der Tumor ist in andere Organe metastasiert.
Stadium 4-S	Neuroblastom im Säuglingsalter mit Metastasen in Leber, Haut oder Knochenmark. Keine Skelettmetastasen (bessere Prognose als Stadium 4 mit Spontanregressionen).

Klinik: Im Vordergrund stehen in niedrigen Stadien **lokale Symptome** wie **Horner-Syndrom**, Husten, Dyspnoe, Querschnittlähmung. Im metastasierten Stadium überwiegen **Allgemeinsymptome** wie Fieber, Schmerzen, Inappetenz und Abgeschlagenheit sowie **Knochenschmerzen**, daneben finden sich auch **Tumorschwellungen** (Abb. **15.23a**). Charakteristisch sind **Lidekchymosen** (Abb. **15.23b**). Hormone des Tumors können einen arteriellen Hypertonus und chronische Diarrhö auslösen.

Klinik: Kinder mit einem lokalisierten Neuroblastom weisen typische **lokale Symptome** auf: ein **Horner-Syndrom** (Lokalisation Hals), Husten, Dyspnoe (intrathorakale Lokalisation), eine Querschnittlähmung („Sanduhrtumor") oder ein vorgewölbtes Abdomen. **Allgemeinsymptome** wie Fieber, Schmerzen, Inappetenz und Abgeschlagenheit sowie **Knochenschmerzen** stehen beim metastasierten Neuroblastom im Vordergrund. Daneben finden sich **Tumorschwellungen** sowohl des Primärtumors als auch von Metastasen (Abb. **15.23a**). Charakteristisch sind **Lidekchymosen** bei Orbitainfiltration (Abb. **15.23b**). Manchmal stehen Symptome im Vordergrund, die sich durch vom Tumor produzierte Hormone entwickeln wie arterielle Hypertonie und chronische Diarrhö. Selten findet sich eine infantile myoklonische Enzephalopathie mit Myoklonien, Opsoklonien (schleudernde Augenbewegungen), Tremor, einer Ataxie und Muskelhypotonus.

Diagnostik: Eine erhöhte Ausscheidung von **Metaboliten der Katecholamine im Urin oder Serum** ist beweisend für das Neuroblastom. LDH, Ferritin und neuronspezifische Enolase (NSE) im Serum können erhöht sein. Zum Ausschluss einer Metastasierung in das Knochenmark ist eine **Knochenmarkpunktion** erforderlich (Abb. **15.24a**).

Diagnostik: Beim Neuroblastom werden **Metabolite des Katecholaminstoffwechsels** (Vanillinmandelsäure, Homovanillinsäure) vermehrt ausgeschieden. Sie sind Tumormarker, stellen also wichtige Parameter zur Diagnose und Verlaufskontrolle dar. Erhöhte Werte **in Urin oder Serum** sind beweisend für ein Neuroblastom. Weiterhin können LDH, Ferritin und neuronspezifische Enolase (NSE) im Serum erhöht sein. Zum Ausschluss einer Metastasierung in das Knochenmark ist eine **Knochenmarkpunktion** erforderlich (Abb. **15.24a**). Der Tumor ist sonografisch und röntgenologisch darzustellen.

15.24 Diagnostisch Befunde bei Neuroblastom

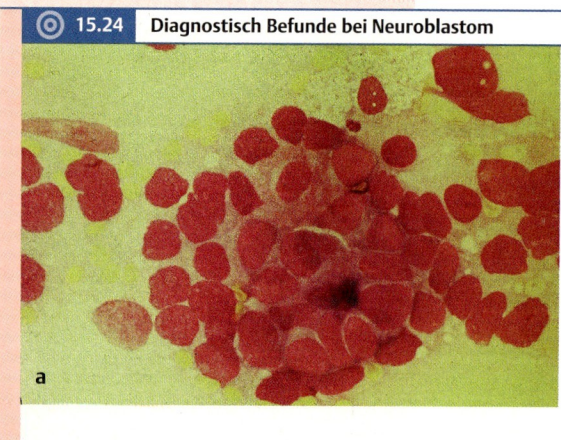
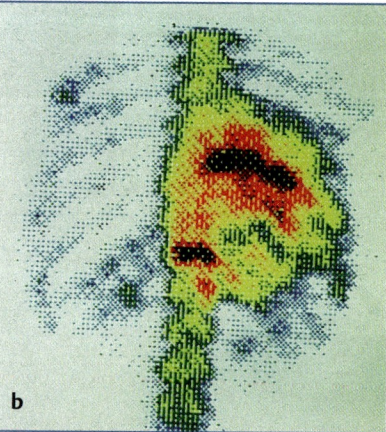

a Knochenmarkinfiltration durch Neuroblastomzellen (Rosettenform).
b MIBG-Szintigrafie (Ausschnitt) eines Neuroblastoms paravertebral links.

▶ **Merke.** Ein intraspinaler Tumoranteil („Sanduhrtumor") muss wegen der Gefahr des Auftretens einer Querschnittsymptomatik immer durch eine CT oder MRT ausgeschlossen werden.

Zur Diagnostik und Verlaufsbeurteilung wird die MIGB-**Szintigrafie** eingesetzt (Abb. **15.24b**).

J-131-Meta-Benzylguanidin (MIBG) wird von adrenergem Gewebe aufgenommen und zur **szintigrafischen Darstellung** von Neuroblastomen bei Diagnose und im Verlauf eingesetzt (Abb. **15.24b**).

Des Weiteren muss der Tumor auf die Amplifikation des MYCN-Onkogens untersucht werden.

Differenzialdiagnose: Abzugrenzen sind das Nephroblastom, Lymphome und verschiedene Sarkome. Die wichtigste Untersuchung zur Differenzierung ist die Bestimmung der Katecholaminmetaboliten im Urin.

Therapie: Die Therapie des Neuroblastoms richtet sich nach dem **Alter des Kindes**, dem **Stadium der Erkrankung** und dem **MYCN-Ergebnis**. Sie sollte im Rahmen einer Therapiestudie durchgeführt werden. Lokalisierte Tumoren werden primär **operiert**. Bei lokalisierter Erkrankung und fehlender MYCN-Amplifikation kann ohne Chemotherapie eine Spontanregression abgewartet werden. In allen anderen Situationen ist nach Tumoroperation eine **Kombinationschemotherapie** und/oder **Strahlentherapie** notwendig. Im Stadium 4 ist nach primärer zytostatischer Therapie bei gutem Ansprechen eine Operation des Primärtumors indiziert. Die postoperative Therapie in diesem Stadium schließt eine weitere Chemotherapie, aber auch eine Radiotherapie, eine ^{131}J-MIBG-Therapie und eine **Hochdosistherapie mit autologer Stammzelltransplantation** in Remission ein. Im Stadium IV-S ist eine individuelle Therapie notwendig. Eine milde Chemotherapie steht im Vordergrund. Eine zwingende Indikation zur sofortigen Operation ist die drohende Querschnittlähmung bei „Sanduhrtumoren". Der Stellenwert von Antikörpertherapien gegen Oberflächenantigene von Neuroblastomzellen wird zurzeit ebenso wie die Gabe von Retinoiden zur Differenzierungsinduktion prospektiv untersucht.

Prognose: Die Heilungsraten sind im Stadium 1 und 2 mit über 90 % sehr gut und im Stadium 3 und 4-S mit 60–70 % gut. Kinder jenseits des 1. Lebensjahrs im Stadium 4 und solche mit Rezidiven haben eine sehr schlechte Prognose. Durch die Hochdosistherapie mit autologer Stammzelltransplantation konnte die Prognose im Stadium 4 verbessert werden. Die wichtigsten prognostischen Parameter stellen die LDH, das Alter und die Resektabilität des Primärtumors dar. Je höher die LDH, je älter das Kind und je größer der Resttumor nach Operation, desto schlechter ist die Prognose. Neben diesen Parametern geht die Amplifikation des MYCN-Onkogens mit einer schlechten Prognose einher.

Screening: Ein Screening auf Katecholamine im Säuglingsalter ist zur Stellung einer Frühdiagnose nicht sinnvoll, da die Häufigkeit der Patienten mit metastasiertem Neuroblastom dadurch nicht abnimmt. Dagegen steigt sogar die Häufigkeit von Neuroblastomen in niedrigen Stadien an, die ansonsten wegen spontanen Regressionen nie diagnostiziert worden wären.

Nephroblastom

▶ **Synonym.** Wilms-Tumor

▶ **Definition.** Das Nephroblastom ist ein maligner embryonaler Tumor der Niere, der bei adäquater Therapie eine ausgezeichnete Prognose besitzt.

Ätiologie und Pathogenese: Die Ätiologie ist unbekannt. In den Tumorzellen kann sich eine Deletion im Bereich des kurzen Arms von Chromosom 11 finden; sie betrifft ein **Tumorsuppressorgen** (**WT1-Gen**). Familiäre Häufung ist in 1 % bekannt. In ca. 10 % der Fälle ist der **Tumor mit Fehlbildungen assoziiert**, wie Aniridie, Hypertrophie einer Körperhälfte, dem Exomphalus-Makroglossie-Gigantismus-Syndrom und urogenitalen Fehlbildungen. Das Nephroblastom metastasiert in die Lunge und die regionalen Lymphknoten.

Häufigkeit: Das Nephroblastom ist mit einer Inzidenz von 1:100 000 der häufigste Nierentumor bei Kindern unter 15 Jahren. Mädchen erkranken etwas häufiger als Jungen. 85 % aller Patienten sind jünger als 6 Jahre.

Klassifikation: Histologisch lässt sich das Nephroblastom in 3 Gruppen mit unterschiedlichem Malignitätsgrad (niedrig, intermediär und hoch) unterteilen. Am häufigsten (in ca. 80 % der Fälle) findet sich die **intermediäre** Malignität

(Standardhistologie). Diese Unterteilung ist entscheidend für eine risikoadaptierte Therapie der Patienten.

Stadieneinteilung: s. Tab. **15.17**.

Stadieneinteilung: Bei diesem Tumor lassen sich 5 Stadien gegeneinander abgrenzen (Tab. **15.17**).

Tab. 15.17 Stadieneinteilung des Nephroblastoms

Stadium	Befund
I	auf die Niere beschränkt, vollständig entfernbar
II	reicht über die Niere hinaus, vollständig entfernbar
III	unvollständige Tumorentfernung oder Lymphknotenbefall
IV	Fernmetastasen
V	bilaterales Nephroblastom

Klinik: Hauptsymptom ist die **schmerzlose Vorwölbung des Abdomens**. Seltenere Symptome sind Schmerz, Fieber, Hämaturie, Harnwegsinfekt, Gewichtsstillstand, Obstipation, Durchfall, Erbrechen. 10 % der Patienten sind bei Diagnose symptomfrei (Zufallsbefund).

Diagnostik: Die Diagnose wird durch bildgebende Verfahren gestellt: Mit **Sonografie**, **CT** und **MRT** können Tumorgröße und -ausdehnung, ein Tumorthrombus in der V. cava sowie Lymphknotenmetastasen nachgewiesen werden (Abb. **15.25** und Abb. **15.26**).

Klinik: Hauptsymptom ist die **schmerzlose Vorwölbung des Abdomens** (**Tumorschwellung**). Nur 25 % der Kinder klagen über Schmerzen und nur 18 % weisen eine Hämaturie auf. Weitere uncharakteristische Beschwerden können Fieber, Obstipation oder Durchfall, Erbrechen oder Gewichtsstillstand bzw. -abnahme sein. In seltenen Fällen wird der Tumor im Rahmen der Abklärung eines Harnwegsinfektes diagnostiziert. 10 % aller Nephroblastome sind bei Diagnose symptomlos und werden bei den ärztlichen Vorsorgeuntersuchungen zufällig entdeckt.

Diagnostik: Die Diagnose wird durch bildgebende Verfahren gestellt. Durch die **Sonografie** lassen sich Tumorgröße und -ausdehnung (Lagebeziehungen zu Nachbarorganen), Lymphknotenmetastasen und ein Tumorthrombus in der V. cava nachweisen. **CT** oder **MRT** ergänzen die Bildgebung (Abb. **15.25** und Abb. **15.26**). Ein Ausscheidungsurogramm ist wegen der Strahlenbelastung nicht mehr indiziert. Bei bilateralen Tumoren und bei Tumorenukleation kann eine Angiografie sinnvoll sein.

Abb. 15.25 Sonografischer (a) und computertomografischer (b) Befund eines Nephroblastoms der linken Niere

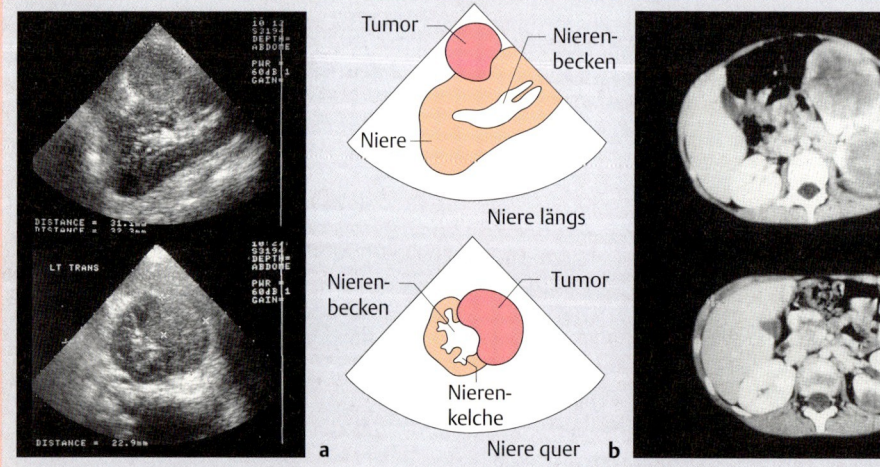

Abb. 15.26 MRT-Befund eines Nephroblastoms der linken Niere

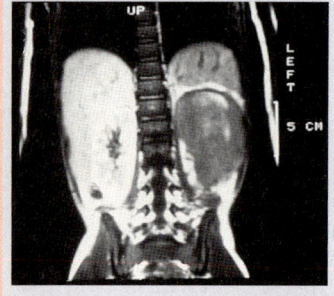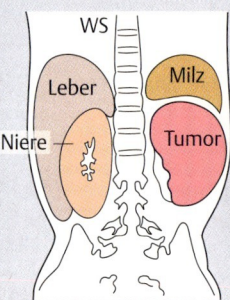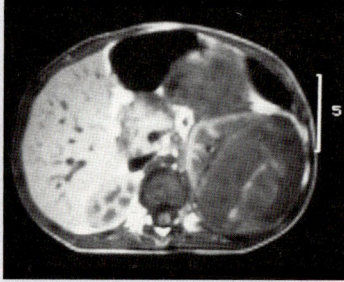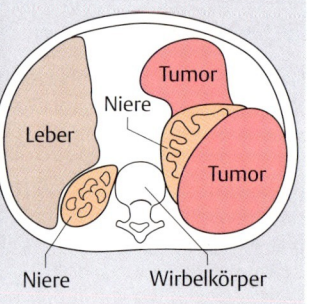

> **Merke.** Die zweite Niere muss vor operativen Maßnahmen immer dargestellt werden, um eine Einzelniere oder bilaterale Tumoren auszuschließen.

Differenzialdiagnose: Abzugrenzen sind das Neuroblastom und nicht maligne Nierenerkrankungen wie Zystennieren.

Therapie: Sie richtet sich nach dem Alter des Kindes, dem histologischen Subtyp des Tumors und dem Stadium der Erkrankung und sollte immer im Rahmen von klinischen Studien erfolgen. An Therapieelementen stehen **Operation**, **Chemo-** und **Radiotherapie** zur Verfügung. Bei der **operativen Tumorentfernung** besteht die **Gefahr der Tumorruptur** und **Aussaat** des Tumors im Abdomen mit Verschlechterung der Prognose.

> **Merke.** Die Operation eines Nephroblastoms sollte daher nur durch einen erfahrenen Kinderchirurgen oder Urologen erfolgen.

Nur bei **Kindern unter 6 Monaten** ist immer eine **primäre Tumornephrektomie** durchzuführen. Bei **älteren Kindern** wird die Tumormasse durch eine **initiale Chemotherapie** (Vincristin, Actinomycin D) reduziert und anschließend die Tumornephrektomie durchgeführt. Bei präoperativer Chemotherapie beruht die Diagnose des Nephroblastoms nur auf bildgebenden Befunden; sie muss zweifelsfrei sein. Eine Tumorbiopsie ist nicht indiziert (Gefahr der Tumorzellverschleppung). Die weitere Therapie dieser Kinder richtet sich nach dem postoperativen Stadium und der Histologie. Eine lokale Bestrahlung ist erst ab Stadium III notwendig. Bei bilateralen Tumoren erfolgt nach einer präoperativen Chemotherapie beidseits die Tumorenukleation. Metastasen sollten operativ entfernt werden.

Prognose: Die Prognose ist gut. Die rezidivfreie Überlebensrate nach 5 Jahren liegt für alle Patienten bei über 90 %. Durch eine präoperative Chemotherapie kann bei über 50 % der Patienten ein Stadium I erzielt werden. Rezidive treten fast ausschließlich in den ersten beiden Jahren nach Therapieende auf.

Maligne Knochentumoren

Osteosarkom

> **Definition.** Das Osteosarkom ist der häufigste Knochentumor. Er ist durch die Bildung von Osteoid gekennzeichnet und befällt vor allem die **Metaphysen** der langen Röhrenknochen.

Ätiologie und Pathogenese: Die Ätiologie des Osteosarkoms ist unbekannt. Eine **prädisponierende** Erkrankung ist der Morbus Paget, der im Kindesalter ohne Bedeutung ist. Daneben treten bei **multiplen Osteochondromatosen** (Ollier-Erkrankung) gehäuft Osteosarkome auf. Das Osteosarkom ist der **häufigste Zweittumor** nach vorausgegangener kindlicher maligner Erkrankung, insbesondere nach einem Retinoblastom. Familiäre Häufung ist bekannt. Selten tritt ein Osteosarkom primär multizentrisch auf. Am häufigsten ist der distale Femur betroffen (bei 50 %), gefolgt von der proximalen Tibia und dem proximalen Humerus. Selten sind Becken, Wirbelsäule und Schädel befallen. Das Osteosarkom **metastasiert am häufigsten in die Lunge**. Gelegentlich treten „Skip-Metastasen" auf, d. h. Tumorzellnester proximal des Primärtumors ohne nachweisbare Verbindung zum Primärtumor.

Häufigkeit: Die Inzidenz liegt bei 0,3/100 000 Kinder unter 15 Jahren. Jungen erkranken 1,6-mal häufiger als Mädchen. Die Hälfte aller Osteosarkome tritt im 2. Lebensjahrzehnt auf.

Klassifikation: Nach den vorherrschenden histologischen Elementen unterscheidet man osteoblastische, chrondroblastische und fibroblastische Osteosarkome. Sonderformen sind das teleangiektatische, das kleinzellige, das periostale und das parostale Osteosarkom. Letzteres muss wegen seiner guten Prognose nach alleiniger operativer Entfernung von den anderen Varianten differenziert werden.

Klinik: Das häufigste initiale Symptom ist der **Schmerz**, gefolgt von einer **Bewegungseinschränkung** und einer **sicht- und tastbaren Schwellung** (Abb. 15.27a).

Diagnostik: Unklare, persistierende Knochenschmerzen sind, insbesondere bei gleichzeitiger Schwellung, röntgenologisch zu klären. Ein typisches **Nativröntgenbild** zeigt Abb. **15.27b**. Ergänzend müssen eine **CT-, MRT-Untersuchung, Knochenszintigrafie** und **Probebiopsie** erfolgen. Metastasen sind durch die Skelettszintigrafie, Röntgenaufnahmen und CT-Untersuchung der Lunge auszuschließen.

Pathologische Frakturen können auftreten. Bei pulmonaler Metastasierung kommt es zu Husten und Dyspnoe.

Diagnostik: Anhaltende, unklare Knochenschmerzen, insbesondere bei gleichzeitiger Schwellung müssen röntgenologisch geklärt werden. Ein typisches **Nativröntgenbild** mit Destruktion des Knochens und Spikulae zeigt Abb. **15.27b**. Ergänzend müssen eine **CT-und MRT-Untersuchung** und eine **Knochenszintigrafie** erfolgen. Zur Diagnose des Tumors wird eine **Probebiopsie** entnommen. Metastasen sind durch die Skelettszintigrafie, Röntgenaufnahmen und eine CT-Untersuchung der Lunge auszuschließen. Die alkalische Phosphatase und die LDH können erhöht sein. Nach einer präoperativen Chemotherapie wird das Ansprechen des Tumors auf diese Behandlung im histologischen Präparat und durch Knochenszintigrafie beurteilt. „Good response" liegt vor, wenn mehr als 90 % des Tumors im histologischen Präparat devitalisiert sind, im anderen Fall spricht man von „poor response". Die Abnahme der Nuklidspeicherung im Tumor korreliert sehr gut mit der histologisch ermittelten „response".

15.27 Klinische und diagnostische Befunde bei Osteosarkom

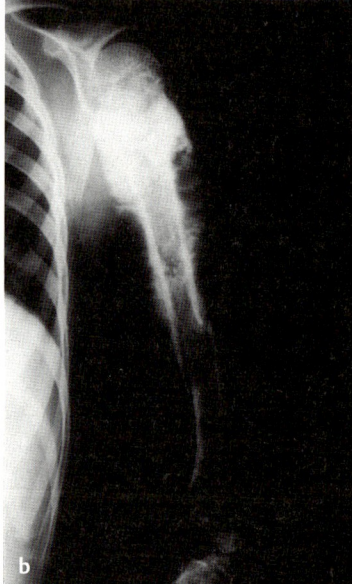

a Tumorschwellung im Bereich des linken distalen Oberschenkels.
b Nativröntgenbefund am linken Humerus mit pathologischer Spontanfraktur und Spikulae.

Differenzialdiagnose: Andere Malignome, Knochenmetastasen, gutartige Knochentumoren, Myositis ossificans, fibröse Dysplasie, vermehrte Kallusbildung, Osteomyelitis.

Therapie: Sie ist eine Kombination aus **Chemotherapie** und **Operation**. Eine primäre radikale Operation ist nicht notwendig; zunächst erfolgt eine 10-wöchige neoadjuvante Chemotherapie. Die anschließende Operation muss radikal sein. Postoperativ muss die zytostatische Therapie fortgesetzt werden. Lungenmetastasen müssen operativ entfernt werden.

Prognose: Sie hängt ab vom **Ansprechen auf die Chemotherapie**: Bei gutem Ansprechen beträgt die Überlebensrate nach 5 Jahren über 70 %, ohne Chemotherapie maximal 20 %. Weitere prognostische Parameter sind **Tumorgröße** und **-lokalisation**, LDH und alkalische Phosphatase.

Differenzialdiagnose: Abzugrenzen sind andere Malignome (Chondrosarkome, Fibrosarkome, NHL, Histiozytosen, Riesenzelltumoren), Knochenmetastasen, gutartige Knochentumoren (Osteochondrom, Osteoblastom, aneurysmatische Knochenzyste), Myositis ossificans, fibröse Dysplasie, vermehrte Kallusbildung und Osteomyelitis. Die Abgrenzung erfolgt klinisch, röntgenologisch und histologisch und kann schwierig sein.

Therapie: Die Therapie, die immer in Therapiestudien durchgeführt werden sollte, ist eine Kombination aus **Chemotherapie** und **Operation**. Das Osteosarkom ist im Gegensatz zum Ewing-Sarkom nicht radiosensibel. Eine primäre radikale Operation ist nicht notwendig; zunächst erfolgt eine 10-wöchige neoadjuvante Chemotherapie. Die wichtigsten Zytostatika sind hochdosiertes Methotrexat mit Leukovorin-Rescue (um die potenziell letale MTX-Dosis nach 24 h spiegelgesteuert in gesunden Zellen zu antagonisieren), Cisplatin, Adriamycin und Ifosfamid. Die anschließende Operation muss den Tumor radikal entfernen. Gelingt dies ohne Amputation, kann eine Endoprothese implantiert werden. Postoperativ muss die zytostatische Therapie fortgesetzt werden. Lungenmetastasen müssen operativ entfernt werden. Bei spät auftretenden isolierten Lungenmetastasen kann die alleinige operative Entfernung zu einer erneuten Langzeitremission führen.

Prognose: Sie hängt ab vom **Ansprechen auf die Chemotherapie**: Eine histologische „good response" ist prognostisch günstig, die Überlebensrate nach 5 Jahren liegt dann bei über 70 %. Nach alleiniger operativer, radikaler Entfernung des Tumors liegt die Heilungsrate dagegen bei maximal 20 %. Weitere prognostische Faktoren sind **Tumorgröße** und **-lokalisation**. Stammtumoren und große Tumoren korrelieren, wie auch eine hohe Aktivität der **LDH** und/oder **alkalischen Phosphatase,** mit einer schlechten Prognose.

▶ **Merke.** Patienten mit initialen Lungenmetastasen haben keine schlechtere Prognose, wenn neben dem Primärtumor auch die Lungenmetastasen operativ entfernt werden.

Ewing-Sarkom

▶ **Definition.** Das Ewing-Sarkom ist der zweithäufigste kindliche Knochentumor. Er geht vom bindegewebigen Knochenmarkgerüst aus und befällt vor allem die **Diaphysen** und **platte Knochen**.

Ätiologie und Häufigkeit: Die Ätiologie ist unbekannt. Histogenetisch stammt der Tumor von pluripotenten Zellen des Neuralrohrs ab. In den Tumorzellen findet sich immer eine Veränderung des EWS-Gens auf Chromosom 22, am häufigsten eine Translokation (t[11;22]). Das Ewing-Sarkom hat einen Anteil von 10–15 % an den malignen Knochentumoren und tritt am häufigsten bei Jugendlichen auf (über 80 % der Tumoren bei unter 20-Jährigen). Die Inzidenz liegt bei 0,3/100 000 Kindern unter 15 Jahren. Jungen sind 1,3-mal häufiger betroffen als Mädchen. Bei Schwarzen kommt das Ewing-Sarkom sehr selten vor.

Pathologie: Der Tumor besteht aus unreifen, dicht stehenden, uniformen, rundkernigen Zellen ohne abgrenzbare Zellgrenzen oder Nukleoli. Makroskopisch ist er grauweiß und schleimig bis zähflüssig. In ⅔ der Fälle ist er im Bereich der Beine (¼ allein im Femur) und dem Beckengürtel lokalisiert. Prinzipiell kann aber jeder Knochen betroffen sein. Im Gegensatz zum Osteosarkom befällt das Ewing-Sarkom die Diaphysen der Röhrenknochen und häufiger platte Knochen wie Becken, Skapula, Wirbelkörper und Rippen. Es metastasiert früh in Lunge und Knochen. Bei fast 20 % der Patienten finden sich zum Zeitpunkt der Diagnose Metastasen.

Klinik: Die Anamnese kann sich über Monate erstrecken. Im Vordergrund stehen **Schmerzen** und eine **diffuse Schwellung**, die oft fehlgedeutet werden. In Abhängigkeit von der Lokalisation kann eine **Bewegungseinschränkung** vorliegen. Tritt Fieber hinzu, so ist die häufigste Fehldiagnose die Osteomyelitis. Nachtschweiß, Juckreiz und eine unklare Gewichtsabnahme können weitere Symptome sein.

▶ **Merke.** Bei jeder Osteomyelitis ist differenzialdiagnostisch ein Ewing-Sarkom in Betracht zu ziehen.

Diagnostik: Mit **Nativröntgenaufnahmen**, **CT** und **MRT** sind Größe, Ausdehnung und Lagebeziehungen des Primärtumors zu Nachbarstrukturen zu erfassen (Abb. 15.28). Im Nativröntgenbild zeigen sich typische zwiebelschalenförmige Periostabhebungen. Die Diagnose wird durch die histologische Untersuchung einer **Biopsie** gestellt. Zum Ausschluss von Metastasen ist ein Staging mittels Knochenszintigrafie, CT der Lunge sowie zytologischer Untersuchung des Knochenmarks und Liquors erforderlich. Eine erhöhte Serumaktivität von LDH und Ferritin sind von prognostischer Bedeutung.

15.28 CT-Befund bei Ewing-Sarkom des Beckens

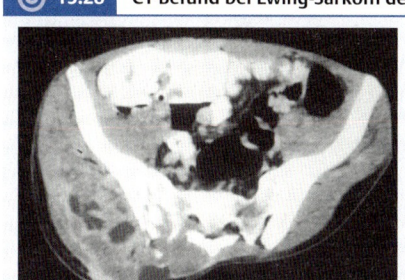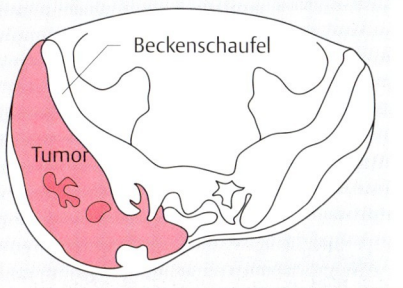

Differenzialdiagnose: s. Osteosarkom.

Therapie: Sie besteht aus einer Kombination von aggressiver **Chemotherapie, Operation** und **Bestrahlung**. Nach ca. 10-wöchiger Polychemotherapie wird der Primärtumor lokal saniert. Eine Totalresektion des Tumors ist anzustreben. Da der Tumor entlang des Markkanals wächst, muss der gesamte tumortragende Knochen operiert und/oder bestrahlt werden. Initiale Lungenmetastasen müssen operiert oder bestrahlt werden. Patienten mit initialen Knochenmetastasen haben wahrscheinlich nur durch eine Hochdosis-Chemotherapie eine Chance auf Heilung.

Prognose: Die 5-Jahres-Überlebensrate liegt bei 72 %. Prognostische Faktoren sind Tumorvolumen, Metastasen, die Therapieart und das Ansprechen darauf.

Weichteilsarkome

▶ **Definition.**

Ätiologie und Häufigkeit: Die Ätiologie ist unbekannt. Die Inzidenz liegt bei 1–1,5 auf 100 000 Kinder unter 15 Jahren. Weichteilsarkome treten in jedem Lebensalter auf. Jungen erkranken häufiger als Mädchen.

Klassifikation: Immunhistologische Untersuchungen sind von großer Bedeutung. Die häufigsten Weichteilsarkome sind **Rhabdomyosarkom, Synovialsarkom, Fibrosarkom** und der **maligne periphere neuroektodermale Tumor**.

Klinik: Die Symptomatik richtet sich nach der Lokalisation und Tumorgröße. Ein häufiges Symptom ist eine rasch zunehmende, derbe, **nicht oder wenig schmerzhafte Schwellung**. Die häufigsten Lokalisationen des **Rhabdomyosarkoms** sind: Orbita, übriger Kopf-Hals-Bereich, Urogenitaltrakt und Extremitäten mit Symptomen wie Exophthalmus, Sinusitis, Otitis, Fazialisparese bei „parameningealer" Lokalisation, Harnverhalt, Hämaturie, Obstipation, Schmerzen und Bewegungseinschränkung. Metastasen treten vorwiegend in Lunge und Knochenmark auf.

Diagnostik: Bildgebende Verfahren stehen im Vordergrund. Zum Staging dient außerdem die zytologische Untersuchung von Knochenmark- und Liquorpunktat. Die endgültige Diagnose ist nur durch die histologische Untersuchung einer **Biopsie** zu stellen, diese darf initial niemals verstümmelnd sein.

Differenzialdiagnose: Sie entspricht der des Osteosarkoms; die wichtigste ist die Osteomyelitis.

Therapie: Der Tumor ist strahlensensibel. Die Therapie besteht aus einer Kombination von **Polychemotherapie, Operation** und **Bestrahlung** und sollte immer in Therapiestudien durchgeführt werden. Eine primäre Operation ist nicht indiziert. Es wird eine aggressive systemische Polychemotherapie durchgeführt, bei der Cyclophosphamid, Ifosfamid, Adriamycin, Dactinomycin, Vincristin und Etoposid nach bestimmten Schemata miteinander kombiniert werden. Ca. 10 Wochen nach Beginn der Chemotherapie muss der Primärtumor lokal saniert werden, eine Totalresektion des Tumors ist anzustreben. Da der Tumor entlang des Markkanals wächst, muss der gesamte tumortragende Knochen operiert und/oder bestrahlt werden. Nach lokaler Sanierung muss die systemische Polychemotherapie fortgesetzt werden. Die gesamte Therapiedauer beträgt 12 Monate. Initiale Lungenmetastasen müssen operativ entfernt oder bestrahlt werden. Bei Patienten mit initialer Knochenmetastasierung besteht wahrscheinlich nur durch eine Hochdosis-Chemotherapie mit anschließender Stammzelltransplantation eine Chance auf Heilung.

Prognose: Die Überlebensrate nach 5 Jahren liegt bei 72 %. Die Prognose ist abhängig vom initialen Tumorvolumen, dem Vorhandensein von Metastasen, dem Ansprechen auf die zytostatische Therapie und der Art der durchgeführten Therapie. Die Lokalisation spielt eine untergeordnete Rolle.

Weichteilsarkome

▶ **Definition.** Weichteilsarkome sind maligne solide Tumoren, die von mesenchymalen Stammzellen ausgehen und eine Differenzierung in unterschiedliche Weichteilgewebe zeigen. Der wichtigste Vertreter ist das Rhabdomyosarkom.

Ätiologie und Häufigkeit: Die Ätiologie ist unbekannt. In betroffenen Familien wird eine erhöhte Rate von Mammakarzinomen beobachtet. Die Inzidenz liegt bei 1–1,5 auf 100 000 Kinder unter 15 Jahren. Weichteilsarkome treten in jedem Lebensalter auf, wobei embryonale Sarkome das Kleinkindesalter bevorzugen, differenzierte Sarkome bevorzugt nach dem 10. Lebensjahr auftreten. Jungen erkranken 1,4-mal häufiger als Mädchen.

Klassifikation: Immunhistologische Untersuchungen spielen, da sie den Differenzierungs- und den Reifegrad der Tumoren erfassen, in der Klassifikation der verschiedenen Weichteilsarkome eine entscheidende Rolle. Die häufigsten Sarkome sind das **Rhabdomyosarkom** (RMS, 50 % aller Weichteilsarkome), das **Synovialsarkom,** das **Fibrosarkom** und der **maligne periphere neuroektodermale Tumor** (MPNET, Askintumor).

Klinik: Die Anamnesedauer und die klinischen Symptome richten sich nach der Lokalisation und Ausdehnung des Tumors. Ein häufiges Symptom ist eine rasch zunehmende, derbe, **nicht oder wenig schmerzhafte Schwellung.** Das **Rhabdomyosarkom** befällt in bis zu $1/3$ der Fälle die **Orbita**, es ist dort die häufigste Neubildung (häufiger als das Retinoblastom) und führt dann zu einem Exophthalmus. Weitere häufige Lokalisationen sind der Kopf-Hals-Bereich, der Urogenitaltrakt und die Extremitäten. Ein Befall des **Kopf-Hals-Bereichs** äußert sich durch Sinusitis, Wangenschwellung, Kieferschmerzen, Otitis media oder bei Infiltration neben den Meningen („parameningeale" Lokalisation) durch Fazialisparese, ein Befall des **Urogenitaltrakts** durch Harnverhalt, Schmerzen, Obstipation und Hämaturie, und ein Befall der **Extremitäten** durch Schwellung, Schmerz und Bewegungseinschränkung. Das klinische Bild primär generalisierter Verlaufsformen kann dem einer Leukämie oder eines Non-Hodgkin-Lymphoms ähneln. Metastasen treten vorwiegend in Lunge und Knochenmark auf.

Diagnostik: Sonografie, CT und MRT stehen im Vordergrund. Spezifische serologische oder blutchemische Untersuchungsmethoden gibt es nicht. Um das Stadium der Erkrankung zu ermitteln, bedient man sich neben bildgebenden Verfahren der zytologischen Knochenmark- und Liquoruntersuchung. Die endgültige Diagnose ist nur durch die histologische Untersuchung einer **Biopsie** zu stellen, die initial niemals zu einer Verstümmelung führen darf (z. B. einer Amputation).

Differenzialdiagnose: Bei den unspezifischen Erstsymptomen ist das Spektrum der Differenzialdiagnosen groß. Hierzu zählen andere Malignome, gutartige Tumoren sowie nicht tumoröse Erkrankungen wie Osteomyelitis und Entzündungen anderer Genese.

Therapie: Sie ist vom histologischen Subtyp des Weichteilsarkoms abhängig und sollte immer in kontrollierten prospektiven Studien erfolgen. Auf systemische **Chemotherapie** sprechen nur das Rhabdomyosarkom, das Synovialsarkom, das extraossäre Ewing-Sarkom, der MPNET, das Leiomyosarkom und undifferenzierte Sarkome an. Nach einer ca. 12–24-wöchigen zytostatischen Therapie mit einer Kombination von Cyclophosphamid, Ifosfamid, Vincristin, Adriamycin, Actinomycin D und Etoposid wird der Tumor durch **Operation und/oder Radiotherapie** lokal saniert, dann auch unter Inkaufnahme bleibender Verstümmelungen. Für die lokale Tumorkontrolle spielt die Radiotherapie eine elementare Rolle. Kein oder nur ein geringes Ansprechen zeigt insbesondere das Neurofibrosarkom. Hier sind operative Maßnahmen entscheidend.

Prognose: Die Prognose ist abhängig vom histologischen Subtyp, dem initialen Tumorstadium, dem Ansprechen auf die Chemotherapie und der Lokalisation. Eine komplette Remission ist bei über 90 % der Patienten ohne initiale Metastasen zu erzielen. Die Überlebensrate nach 5 Jahren liegt für alle Patienten mit einem Rhabdomyosarkom bei 71 %. Die **beste Prognose** besteht bei **orbitaler und paratestikulärer**, die schlechteste bei parameningealer Lokalisation und Lokalisation im Bereich der Extremitäten. Die Hochdosischemotherapie mit Stammzellentransplantation hat die Prognose bei Metastasen nicht verbessert!

▶ **Klinischer Fall.** Ein 4-jähriger Junge entwickelt plötzlich eine Fazialisparese rechts. Die Eltern führen den „Schiefstand des Mundes" auf ein Bagatelltrauma mit Schädelprellung zurück. Abgesehen von der Fazialisparese ist der Untersuchungsbefund unauffällig, der Junge ist insbesondere fieber- und infektfrei. Auf eine bildgebende Diagnostik und eine Lumbalpunktion wird verzichtet. Es erfolgt eine antiphlogistische Behandlung. Hierunter bessert sich die Parese nicht. Im Verlauf von 3 Wochen entwickelt sich zusätzlich eine Abduzensparese rechts. Außerdem klagt der Junge über Ohrenschmerzen und entwickelt Fieber bis 39 °C. Bei der HNO-ärztlichen Untersuchung wird der Verdacht auf eine chronische Otitis media mit Polypen im Mittelohr geäußert. CT- und MRT-Untersuchung zeigen eine tumoröse Destruktion des Felsenbeins mit einem paramenigealen Tumoranteil. Die histologische Untersuchung einer Tumorbiopsie ergibt die Diagnose eines Rhabdomyosarkoms. Eine CT der Lungen zeigt multiple Metastasen. Weitere Metastasen werden nicht gefunden. Im Liquor cerebrospinalis sind Tumorzellen nicht nachweisbar. Das Knochenmark ist tumorfrei. Unter der zytostatischen Therapie kommt es nur vorübergehend zu einer Besserung der Fazialis- und Abduzensparese. Kernspintomografisch bleibt immer ein Resttumor nachweisbar, der nach 8 Monaten erneut an Größe zunimmt. Es treten zusätzlich Lymphknotenmetastasen am Hals auf. Der Junge verstirbt nach 1,5 Jahren an seinem Tumorleiden.

Keimzelltumoren

▶ **Definition.** Keimzelltumoren entwickeln sich aus pluripotenten Keimzellen. Sie treten intra- und extragonadal auf und sind benigne oder maligne.

Ätiologie und Pathogenese: Die Ätiologie ist unbekannt. Die pluripotenten Keimzellen wandern in der 4. Gestationswoche vom Dottersack bis zur Gonadenanlage. Hieraus erklären sich die verschiedenen histologischen Typen (Teratom, Germinom, Dottersacktumor, Chorionkarzinom) und deren unterschiedliche Lokalisationen (Gonaden und sakrokokzygeal [jeweils 20–30 %], retroperitoneal, Mediastinum, ZNS [jeweils 12 %]). **Prädisponierender Faktor** ist ein **Maldescensus testis**.

Häufigkeit: Die Inzidenz liegt insgesamt bei 0,5 auf 100 000 Kinder unter 15 Jahren. Mädchen erkranken 1,4-mal häufiger als Jungen.

Klassifikation: Die Klassifikation erfolgt anhand der Histogenese (Abb. **15.29**). Das Seminom ist der häufigste Keimzelltumor des Hodens, das Germinom ein Keimzelltumor des ZNS, das Dysgerminom ein Keimzelltumor des Ovars. Alle drei haben einen identischen Aufbau. Ordnet man die Tumoren nach abnehmendem Malignitätsgrad an, ergibt sich folgende Reihenfolge: embryonales Karzinom, Chorionkarzinom, Dottersacktumor, Seminom/Germinom/Dysgerminom, matures Teratom. Letzteres ist der einzige benigne Keimzelltumor. Mischtumoren kommen vor, z. B. das (maligne) Teratokarzinom.

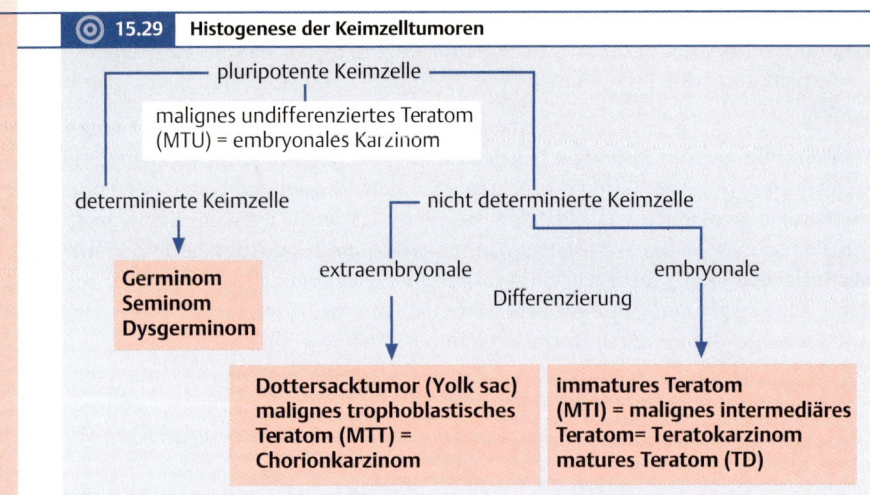

15.29 Histogenese der Keimzelltumoren

Klinik: Die klinische Symptomatik ist abhängig von der Tumorlokalisation. Die **häufigste Lokalisation** ist **gonadal**. **Testikuläre Tumoren** werden wegen tastbarer (schmerzloser) Skrotalschwellung im Gegensatz zu Ovarialtumoren früh diagnostiziert. Bei **Ovarialtumoren** stehen Bauchschmerzen im Vordergrund. Am zweithäufigsten sind **thorakale Keimzelltumoren**. Sie führen zu Husten, Dyspnoe und oberer Einflussstauung. Tumoren der **Steißbeinregion** sollten bereits intrauterin diagnostiziert werden. Sie können zu Störungen der Blasen- und Mastdarmfunktion führen. Bei **intrakranialer Lokalisation** treten Hirndruckzeichen, Sehstörungen und Störungen der Hypophysenfunktion auf.

Diagnostik: Neben klinischer Untersuchung, CT und MRT ist der präoperative Nachweis der **Tumormarker** AFP und β-HCG entscheidend: **AFP** ist erhöht bei Dottersacktumor und embryonalem Karzinom, **β-HCG** bei Chorionkarzinom. Hohe AFP- und β-HCG-Konzentrationen im Liquor bei Pinealistumoren sind beweisend für einen malignen, nicht germinomatösen Keimzelltumor. Das **Staging** erfolgt bei gonadaler Lokalisation durch Laparotomie, bei sakrokokzygealen Tumoren durch CT und MRT.

Differenzialdiagnose: Andere Neoplasien, Hodentorsion, Orchitis.

Therapie: Sie richtet sich nach der Lokalisation und Histologie. **Benigne** Tumoren werden **operativ** entfernt, **maligne zusätzlich zytostatisch** behandelt. Die wichtigsten Zytostatika sind Bleomycin, Etoposid, Cisplatin, Vinblastin und Ifosfamid. Nur Germinome, Dysgerminome und Seminome sind strahlensensibel. **Steißbeinteratome** müssen zusammen **mit dem Steißbein operativ entfernt** werden. Bei intrakranialen Germinomen kann durch eine Chemotherapie die Strahlentherapie reduziert werden.

Klinik: Die klinische Symptomatik ist abhängig von der Lokalisation des Tumors. Die **häufigste Lokalisation** ist **gonadal.** Erstes Symptom **testikulärer Tumoren** ist die schmerzlose skrotale Schwellung. Maligne testikuläre Tumoren sind im Gegensatz zu einigen malignen **Ovarialtumoren** nicht endokrin aktiv. Endokrin inaktive Ovarialtumoren bleiben lange symptomlos und sind häufig sehr groß, bevor sie diagnostiziert werden. Hier stehen Bauchschmerzen im Vordergrund. Ein akutes Abdomen kann Erstsymptom bei Spontanruptur eines solchen Tumors sein. Am zweithäufigsten treten **thorakale Keimzelltumoren** auf. Sie liegen fast ausschließlich im vorderen oberen Mediastinum und führen zu tracheobronchialer Obstruktion mit Husten und Dyspnoe sowie einer oberen Einflussstauung. 90 % der **sakrokokzygealen Keimzelltumoren** sind bei Geburt zwischen Rektum und Os coccygeum tast- und sichtbar. Sie können sich in das kleine Becken erstrecken und zu Störungen der Blasen- und Mastdarmfunktion führen. Sie sollten bereits pränatal durch Ultraschalluntersuchungen diagnostiziert werden. **Intrakraniale Keimzelltumoren** sind im Bereich der Pinealis- oder der suprasellären Region lokalisiert und verursachen Hirndruckzeichen (Kopfschmerzen, Erbrechen), Sehstörungen und Störungen der Hypophysenfunktion.

Diagnostik: Im Vordergrund der diagnostischen Maßnahmen stehen die klinische Untersuchung, die CT und MRT sowie der präoperative Nachweis der **Tumormarker Alpha-Fetoprotein** (AFP) und **humanes β-Choriongonadotropin** (β-HCG). Diese Tumormarker können sowohl im Liquor als auch im Serum erhöht sein. Hohe AFP-Werte finden sich beim Dottersacktumor und beim embryonalen Karzinom, hohe β-HCG-Werte beim Chorionkarzinom. Normale Konzentrationen schließen einen Keimzelltumor aber nicht aus. **Erhöhte Konzentrationen** dieser Marker **im Liquor** bei Pinealistumoren sind **beweisend für hochmaligne, nicht germinomatöse Keimzelltumoren.** Das **Staging** bei gonadaler Lokalisation erfolgt durch eine „Staging-Laparotomie" mit Routinebiopsien der Lymphknotenstationen im Becken und paraaortal. Bei sakrokokzygealer Lokalisation ist ein intrapelviner Anteil durch bildgebende Verfahren auszuschließen. Bei extragonadaler Lokalisation sind CT- und MRT-Untersuchungen am wichtigsten.

Differenzialdiagnose: Sie umfasst in Abhängigkeit der Lokalisation andere Malignome (Weichteilsarkome, Hirn-, Mediastinaltumoren). Bei Hodentorsion und Orchitis ist immer ein Malignom auszuschließen.

Therapie: Die Therapie richtet sich nach der Lokalisation des Tumors und dem histologischen Typ. Sie sollte immer im Rahmen von Therapiestudien erfolgen. Bei **benignen** Keimzelltumoren steht die **Tumorresektion** im Vordergrund, bei **malignen** ist **zusätzlich** in Abhängigkeit vom Stadium eine **Chemotherapie** notwendig. Nur Germinome, Dysgerminome und Seminome sind strahlensensibel. Diese werden in Abhängigkeit vom Stadium durch Chemotherapie und Bestrahlung behandelt. Die wichtigsten Zytostatika sind Bleomycin, Etoposid, Cisplatin, Vinblastin und Ifosfamid. **Sakrokokzygeale Tumoren** werden mit dem **gesamten Steißbein in toto entfernt**, um Rezidive zu vermeiden. Beim intrakranialen Germinom ist eine alleinige kraniospinale Radiotherapie ausreichend. Zur Vermeidung einer Bestrahlung der kraniospinalen Achse muss eine Chemotherapie erfolgen. Benigne intrakraniale Teratome müssen nach unvollständiger Tumorentfernung lokal bestrahlt werden.

Prognose: Sie hängt wesentlich von der Lokalisation, dem histologischen Typ, dem Alter des Kindes und dem Tumorstadium bei Diagnose ab. Die Überlebensrate nach 5 Jahren liegt für die Gesamtgruppe der Keimzelltumoren bei 95 %. Die nicht testikulären Tumoren weisen eine schlechtere Prognose auf als testikuläre. Bei intrakranialer Lokalisation sind hohe AFP- bzw. β-HCG-Konzentrationen prognostisch ungünstig. Die rezidivfreie Überlebensrate für Patienten mit einem Teratom liegt bei über 90 %. Steißbeinteratome sind bei Diagnose zum Zeitpunkt der Geburt benigne, bei Diagnose nach dem 6. Lebensmonat sind sie meist maligne entartet.

Retinoblastom

▶ **Definition.** Das Retinoblastom ist ein maligner Netzhauttumor, der von embryonalen Zellen ausgeht. Er ist der häufigste intraokuläre Tumor im Kindesalter.

Pathogenese: Das Retinoblastom-Gen (Rb) liegt auf Chromosom 13 in der Region 13q14. Der Verlust eines Rb-Gens ist nicht ausreichend zur Entwicklung eines Retinoblastoms, sondern erst der Verlust beider Allele (**Zwei-Mutationen-Theorie** von Knudson). Das Retinoblastom tritt hereditär oder sporadisch auf (Tab. 15.18). Beim **hereditären Typ** ist in sämtlichen Körperzellen ein Allel verlorengegangen, sodass bereits eine Mutation, nämlich der Verlust des zweiten Allels in einer Retinazelle, zur Entwicklung eines Retinoblastoms führt. Beim **sporadischen Typ** dagegen müssen 2 Mutationen eine Retinazelle treffen, um in dieser Zelle beide Rb-Allele zu deletieren. Erst dann kommt es zur Tumorentwicklung. Leidet ein Elternteil an einem Retinoblastom, besteht für jedes Kind eine 50 %ige Wahrscheinlichkeit, das mutierte Rb-Gen vererbt zu bekommen (dominanter Erbgang). Es erkrankt aber nur, wenn auch das zweite Rb-Allel in einer Retinazelle verlorengeht.

Wie sich der Erbmodus bei einem Kind mit neu diagnostiziertem Retinoblastom darstellt, zeigt Abb. 15.30. Bilaterale Retinoblastome sind immer hereditär.

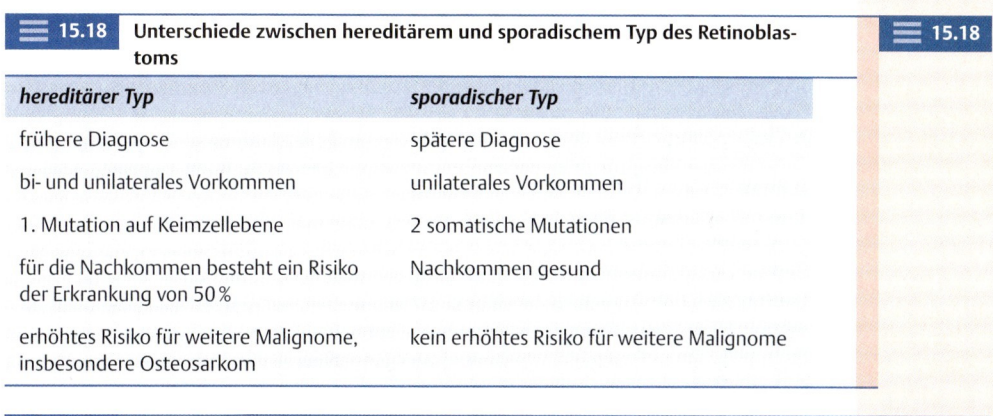

≡ 15.18 Unterschiede zwischen hereditärem und sporadischem Typ des Retinoblastoms

hereditärer Typ	sporadischer Typ
frühere Diagnose	spätere Diagnose
bi- und unilaterales Vorkommen	unilaterales Vorkommen
1. Mutation auf Keimzellebene	2 somatische Mutationen
für die Nachkommen besteht ein Risiko der Erkrankung von 50 %	Nachkommen gesund
erhöhtes Risiko für weitere Malignome, insbesondere Osteosarkom	kein erhöhtes Risiko für weitere Malignome

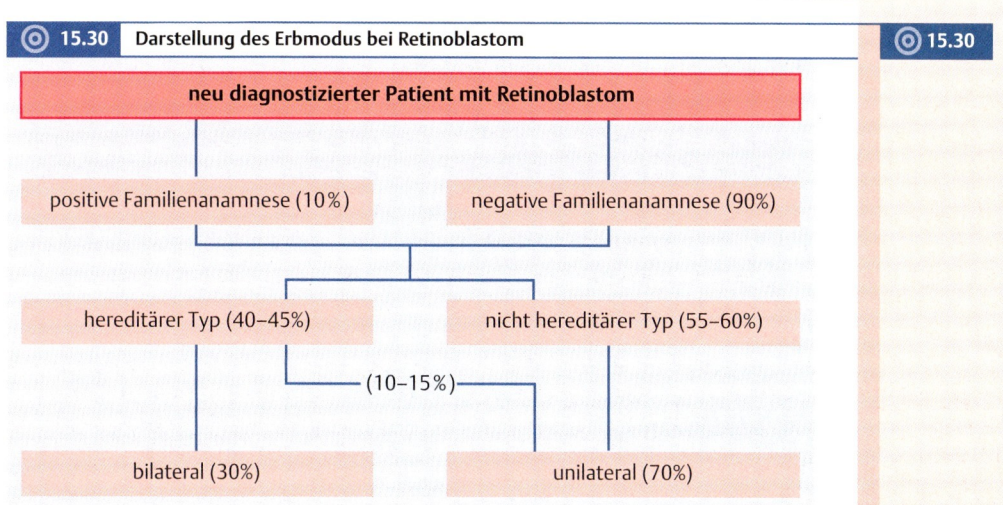

15.30 Darstellung des Erbmodus bei Retinoblastom

Häufigkeit: Das Hauptmanifestationsalter liegt im 1. Lebensjahr. 80 % der Patienten sind jünger als 4 Jahre. Die Inzidenz liegt bei 0,4 auf 100 000 Kinder unter 15 Jahren. Jungen und Mädchen sind gleich häufig betroffen.

Pathologie: Das Retinoblastom kann multifokal auftreten. Es wächst in den Glaskörper des Auges sowie entlang des N. opticus in das Gehirn vor und führt zu einer Meningeosis. Die hämatogene Metastasierung erfolgt in das Knochenmark, den Knochen und in Lymphknoten.

Klinik: Bis zu ¾ der Kinder weisen als wichtigstes Symptom eine **Leukokorie** („**Katzenauge**", Abb. **15.31**), d.h. eine weiße Pupille auf. Sie ist ein Hinweis auf eine „Masse" hinter der Linse. Strabismus, ein rotes, schmerzhaftes Auge und Visusverschlechterung bis hin zur Amaurose sind bedingt durch Infiltration der Makula, Zerstörung oder Abhebung der Retina und den sich im Glaskörper ausbreitenden Tumor; Schmerzen und ein rotes Auge sind Folge eines Glaukoms aufgrund des Tumorwachstums.

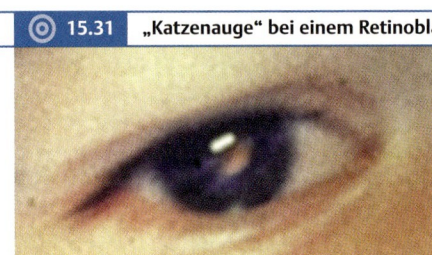

15.31 „Katzenauge" bei einem Retinoblastom des rechten Auges

(mit freundl. Genehmigung von Prof. Ruprecht, Homburg/Saar)

Diagnostik: Die Diagnose wird durch die Untersuchung des Augenhintergrundes gestellt. Eine **Tumorbiopsie ist kontraindiziert**. Zur Stadieneinteilung dient die zytologische Untersuchung des Liquor cerebrospinalis und des Knochenmarks. CT und MRT zeigen die intraokuläre Ausdehnung des Tumors.

▶ **Merke.** Eine genaue Inspektion der Augen und der Pupillen kann zu einer frühzeitigen Diagnose dieses Tumors führen. Eine genaue Erhebung der Familienanamnese und die Inspektion des vermeintlich gesunden Auges in regelmäßigen Abständen sind notwendig, da der Tumor bilateral auftreten kann. Auch Geschwister des Patienten sollten untersucht werden.

Therapie: Die Behandlung kann in chirurgische und konservative Maßnahmen unterteilt werden. **Konservative**, d.h. **bulbuserhaltende Maßnahmen** sind nur dann indiziert, wenn ein Restvisus erhalten werden kann. Zu den konservativen Maßnahmen zählen die Lichtkoagulation, die Kryotherapie, episklerale Plaque-Bestrahlung, externe Bestrahlung und Chemotherapie. Die Entstehung einer **radiogenen Katarakt** und eines **Zweittumors** im Strahlenfeld (Osteosarkom) muss beachtet werden. Eine zytostatische Therapie ist bei Metastasen indiziert. Die **Enukleation** des Auges steht bei unilateralen Tumoren im Vordergrund. Bei bilateralen Tumoren muss meistens ein Auge enukleiert werden, beim weniger betroffenen Auge versucht man, durch konservative Maßnahmen einen Restvisus zu erhalten. Ist beidseits kein Restvisus nachweisbar, müssen beide Augen enukleiert werden (Bulbus einschließlich mind. 10mm des Sehnervs).

Prognose: Die geschätzte 5-Jahres-Überlebensrate für alle Patienten liegt bei 98 %. Liegt eine Infiltration der Chorioidea oder des Sehnervs bis zum Absetzungsrand vor, ist die Prognose wegen erhöhter Metastasenrate schlechter. Bei bilateralen Tumoren ist die Prognose wegen erhöhter Rezidivrate, Metastasen und Zweitmalignomen schlechter als bei unilateralem Tumor.

Lebertumoren

Hepatoblastom

▶ **Definition.** Das Hepatoblastom ist ein maligner epithelialer Lebertumor und der häufigste maligne Lebertumor im Kindesalter.

Ätiologie und Pathogenese: Die Ätiologie ist unbekannt. Der Tumor kann in Verbindung mit dem Beckwith-Wiedemann-Syndrom auftreten, auch das synchrone Vorkommen mit einem Nephroblastom ist beschrieben. Es besteht **keine Assoziation mit dem Hepatitis-B-Virus.** Der Tumor tritt meist solitär und bevorzugt im rechten Leberlappen auf. Metastasen betreffen vor allem die Lunge, selten den Knochen.

Häufigkeit: Das Hepatoblastom tritt am häufigsten bei Kindern unter 2 Jahren auf. Die Inzidenz liegt bei 0,09 auf 100 000 Kinder unter 15 Jahren. Jungen sind 1,7-mal häufiger betroffen als Mädchen.

Klinik: Meist findet sich ein **asymptomatischer abdominaler Tumor**. Anorexie, Gewichtsverlust, Erbrechen und Bauchschmerzen können auftreten. Der Tumor kann mit einer Hemihypertrophie und isosexuellen Präpubertät assoziiert sein. Selten sezerniert er neben AFP auch β-HCG. Selten liegt ein Ikterus bei Diagnose vor.

Diagnostik: Ungefähr 10% der Hepatoblastome werden bei Vorsorgeuntersuchungen entdeckt. Bei ⅔ der Patienten ist die Konzentration von Alpha-Fetoprotein (**AFP**) erhöht. Zur Abgrenzung des hepatozellulären Karzinoms dient die Hepatitis-B-Serologie. Das Staging erfolgt mittels Sonografie, CT (auch der Lunge), MRT sowie Knochenszintigrafie. Bei fehlender AFP-Erhöhung ist eine Biopsie notwendig.

Differenzialdiagnose: Abzugrenzen sind benigne Lebertumoren, das hepatozelluläre Karzinom, das Neuroblastom und das Nephroblastom.

Therapie: Die Therapie sollte in prospektiven Therapiestudien erfolgen. Die Tumorresektion ist für die Prognose entscheidend. Das Ziel ist eine **radikale Tumorexstirpation**. Dies kann bei einem Teil der Patienten erst durch Vorbehandlung mit Zytostatika (Ifosfamid, Cisplatin, Adriamycin) erreicht werden. Eine intraarterielle Applikation der Zytostatika in die A. hepatica ist möglich. Kann der Tumor durch eine Leberteilresektion nicht komplett im Gesunden entfernt werden, muss die Frage der Leberentfernung und nachfolgender Lebertransplantation diskutiert werden. Eine Radiotherapie ist nicht kurativ.

Prognose: Die Heilungsrate liegt für die gesamte Gruppe bei 80 %. Heilbar sind nur Kinder, deren Tumor komplett reseziert worden ist.

Hepatozelluläres Karzinom

▶ **Definition.** Das hepatozelluläre Karzinom ist das zweithäufigste Malignom der Leber im Kindesalter.

Pathogenese: Es besteht eine enge **Assoziation zum Hepatitis-B-Virus**. Außerdem kommt der Tumor gehäuft bei Kindern mit einer hereditären Tyrosinämie vor, die das 2. Lebensjahr überleben. Hier scheint die Zirrhose eine ursächliche Rolle zu spielen. Das Metastasierungsmuster entspricht dem des Hepatoblastoms.

Häufigkeit: Sehr seltener kindlicher Tumor, der vorwiegend bei Jungen auftritt. Das mediane Erkrankungsalter liegt bei 12 Jahren.

Klinik und Diagnostik: Leitsymptom ist die **abdominale Schwellung**. Gewichtsverlust, Anorexie, Ikterus und weitere Allgemeinsymptome sind häufiger als beim Hepatoblastom. Die Diagnostik erfolgt wie beim Hepatoblastom.

Therapie: Im Vordergrund steht die **radikale Tumorentfernung**. Nur bei ⅓ der Kinder ist sie erreichbar. Kann der Tumor durch eine Leberteilresektion nicht komplett im Gesunden entfernt werden, muss die Frage der Leberentfernung und nachfolgender Lebertransplantation diskutiert werden. Chemotherapeutisch wirksam sind Adriamycin, Etoposid und 5-Fluoruracil. Mit diesen Medikamenten lassen sich nur partielle Remissionen erzielen.

Prognose: Sie ist schlechter als die des Hepatoblastoms. Die Heilungsrate liegt unter 30 %.

15 Hämatologische und onkologische Erkrankungen

Hirntumoren

▶ Definition. Heterogene Gruppe sowohl benigner als auch maligner Tumoren des ZNS.

Ätiologie und Pathogenese: Die Ätiologie der Hirntumoren ist unbekannt. Familiär gehäuftes Vorkommen ist beschrieben. Neben **radioaktiver Strahlung** werden insbesondere **Nitrosamine und Hydrazine** zu effektiven ZNS-Karzinogenen gerechnet. So stellte man bei Kindern nach einer Schädelbestrahlung wegen einer Tinea capitis eine erhöhte Rate an Meningeomen und malignen Hirntumoren fest. Zytogenetisch finden sich in Hirntumorzellen verschiedene Anomalien. Bei einer Reihe **hereditärer Syndrome** ist die Inzidenz von Hirntumoren erhöht: **Neurofibromatose** von Recklinghausen, **tuberöse Sklerose**, von-**Hippel-Lindau-Syndrom**, **Turcot-Syndrom**.

▶ Merke. Die Kenntnis dieser hereditären Syndrome ist von großer klinischer Bedeutung: Diese Patienten sind regelmäßig auf Tumorzeichen zu untersuchen.

Häufigkeit: Ungefähr 20 % aller malignen Erkrankungen im Kindesalter sind primäre Tumoren des ZNS. Die Inzidenz liegt bei 2,0–2,8 auf 100 000 Kinder unter 15 Jahren. ZNS-Tumoren sind die zweithäufigste Tumorart im Kindesalter und die größte Gruppe solider Tumoren.

Klassifikation und Pathologie: Die histologische Klassifikation von Hirntumoren beruht auf morphologischen, immunhistochemischen und histogenetischen Befunden, wobei der vorherrschende Zelltyp die Basis zur Einordnung darstellt (WHO-Klassifikation). Zusätzlich kann jeder Tumor in einer anaplastischen oder nicht anaplastischen Variante auftreten. Die nicht anaplastische Variante hat den Malignitätsgrad 1–2, die anaplastische Variante den Malignitätsgrad 3–4 (WHO-Grad). Die häufigsten Hirntumoren sind die **Astrozytome** mit einem Anteil von fast 50 %. Die zweitgrößte Gruppe bilden mit 20 % die **primitiven neuroektodermalen Tumoren (PNET)**. Dies sind embryonale Tumoren, die sich histologisch und klinisch gleichen. Bei Sitz im Kleinhirn werden sie als Medulloblastome bezeichnet. Diese stellen den überwiegenden Anteil der PNET, den Rest bilden Ependymoblastome und Pinealoblastome. Die übrigen histologischen Hirntumortypen (s. u.) treten wesentlich seltener auf.

Maligne Hirntumoren führen zu einer Metastasierung im Liquorraum (**Abtropfmetastasen**). Fernmetastasen sind ausgesprochen selten und werden häufig auf ventrikulokardiale bzw. -peritoneale Shuntsysteme zurückgeführt.

Lokalisation: Neben dem histologischen Typ spielt die Lokalisation des Tumors im ZNS für die Therapie und Prognose eine entscheidende Rolle. Im Gegensatz zu Erwachsenen tritt der überwiegende Anteil der kindlichen Hirntumoren **in medianen Bereichen und infratentoriell** auf, sodass sie sich meistens in unmittelbarer Nähe des Ventrikelsystems befinden. Dies erklärt auch die bei Kindern ganz im Vordergrund stehende Hirndrucksymptomatik durch Entwicklung eines Hydrocephalus occlusus.

Klinik: Im Vordergrund stehen **Hirndruckzeichen** wie Kopfschmerzen, Übelkeit, Erbrechen und Wesensänderung. Wegen dieser uncharakteristischen Symptome werden immer wieder sehr lange Anamnesezeiten beobachtet.

▶ Merke. Bei Schilderung obiger Symptome ist immer so lange an erhöhten Hirndruck zu denken, bis eine andere Ursache für diese Symptome gefunden wurde.

Neben den typischen Symptomen des Hirndrucks treten **fokale neurologische Störungen** auf. Die Art der neurologischen Symptomatik lässt Rückschlüsse auf die Tumorlokalisation zu. Symptomatik und Befunde bei Hirntumoren sind in Tab. **15.19** dargestellt.

Diagnostik: Bei der Erhebung der **Anamnese** müssen Art und Ausprägung der Symptome genau eruiert werden. Für ein Nachlassen der Leistungen, eine Wesensänderung, aber auch Kopfschmerzen können Eltern meistens verständliche Erklärungen abgeben. Nicht selten werden ein Bagatelltrauma, die beginnende Pubertät, Schulstress und andere Gründe angeführt. Erklärungsversuche der Eltern und des Kindes

15.19 Symptomatik und Befunde bei Hirntumoren

Allgemeinsymptome	Häufigkeit	fokale Symptome	Häufigkeit
Kopfschmerzen	64%	Stauungspapille	45%
Erbrechen	50%	Ataxie	44%
Müdigkeit, Somnolenz	21%	Visusstörungen	40%
Leistungsknick	20%	Schwindel	34%
Wesensänderung	11%	Hirnnervenparesen	28%
vermehrtes Kopfwachstum	5%	Paresen	24%
akuter Hirndruck (Somnolenz bis Koma, Bradykardie)	5%	Krämpfe	16%
		Sprachstörungen	6%
		hormonelle Störungen	5%
Retardierung	4%	Opisthotonus, Schiefhals	4%
Anorexie, Kachexie	3%	Sensibilitätsstörungen	2%

sind deshalb immer zu hinterfragen. Insbesondere sind morgendliches Nüchternerbrechen, die Kombination von Allgemein- und neurologischen Symptomen und eine Zunahme der Symptomatik verdächtig auf einen Hirntumor.
An erster Stelle der apparativen Diagnostik steht die **kraniale MRT mit und ohne Kontrastmittel**. Die CT weist nur eine Sensitivität von über 90% auf. Ihre Grenzen liegen vor allem im Bereich der hinteren Schädelgrube und den basalen Anteilen der Temporallappen. Hier führt die unmittelbare Nähe der Felsenbeinstrukturen zu Artefakten. Die MRT ist insbesondere bei Tumoren im Bereich der Wirbelsäule und der hinteren Schädelgrube der CT überlegen. Bei Säuglingen mit noch offener Fontanelle ist eine **Ultraschalluntersuchung** als einfache diagnostische Maßnahme sinnvoll. Die Nativröntgenaufnahme des Schädels ist wegen fehlenden zusätzlichen Informationsgewinns nicht notwendig. **Angiografische Untersuchungen** schließen sich bei V. a. arteriovenöse Missbildungen oder Aneurysmen an die CT- oder MRT-Diagnostik an. Die **spinale MRT** und die **Liquorzytologie** dienen bei Tumoren, die in den Liquorraum metastasieren, zum Staging (keine Lumbalpunktion bei erhöhtem Hirndruck!). **EEG** und **sensorisch evozierte Potenziale** dienen der Funktionsdiagnostik bei Hirntumoren. Die Bestimmung von **Tumormarkern** (AFP, β-HCG, Polyamine) im Serum und Liquor cerebrospinalis trägt zur Differenzialdiagnose und Abschätzung der Prognose bei.

▶ **Merke.** Die Diagnose eines Hirntumors sollte **immer** durch die histologische Untersuchung einer **Biopsie** gestellt werden.

Dies gilt auch für inoperable Tumoren (z. B. im Bereich des Hirnstamms), in diesen Fällen ist eine stereotaktische Biopsie indiziert.

Differenzialdiagnose: Sie umfasst nicht neoplastische intrakranielle Raumforderungen, wie chronische subdurale Hämatome und Hirnabszesse sowie Gefäßfehlbildungen, subakute Meningitiden, lokalisierte Enzephalitiden und die Zerebellitis.

Therapie (Abb. 15.32): **Operation** und **Radiotherapie** stellen die wichtigsten Pfeiler in der Behandlung von Hirntumoren dar. Eine Chemotherapie ist bei PNET, anaplastischen Gliomen und malignen Keimzelltumoren indiziert. Sie wird bei inoperablen niedergradigen Gliomen bei Kindern unter 5 Jahren durchgeführt, um die Strahlenbehandlung wegen der erhöhten Radiosensitivität in diesem Alter und der potenziellen Spätfolgen (s. u.) hinauszuzögern.
Am Anfang stehen **operative Maßnahmen**. Größe, Lokalisation des Tumors und der Allgemeinzustand des Patienten bestimmen das initiale Vorgehen. Besteht eine akute Hirndrucksymptomatik infolge Verlegung der Liquorwege, ist eine Ventilimplantation als Entlastungsoperation indiziert (**Cave:** Gefahr der Tumorzellaussaat). Grundsätzlich ist die **möglichst radikale Tumorentfernung** das Ziel.
Die **Radiotherapie** wird heute meist mittels eines Linearbeschleunigers durchgeführt. Strahlendosis und Strahlenfeld richten sich nach der Histologie des Tumors. **Kinder unter 3–5 Jahren** sollten wegen der nicht abgeschlossenen Hirnreifung und

15.32 Symptome, Diagnostik und Therapie von Hirntumoren

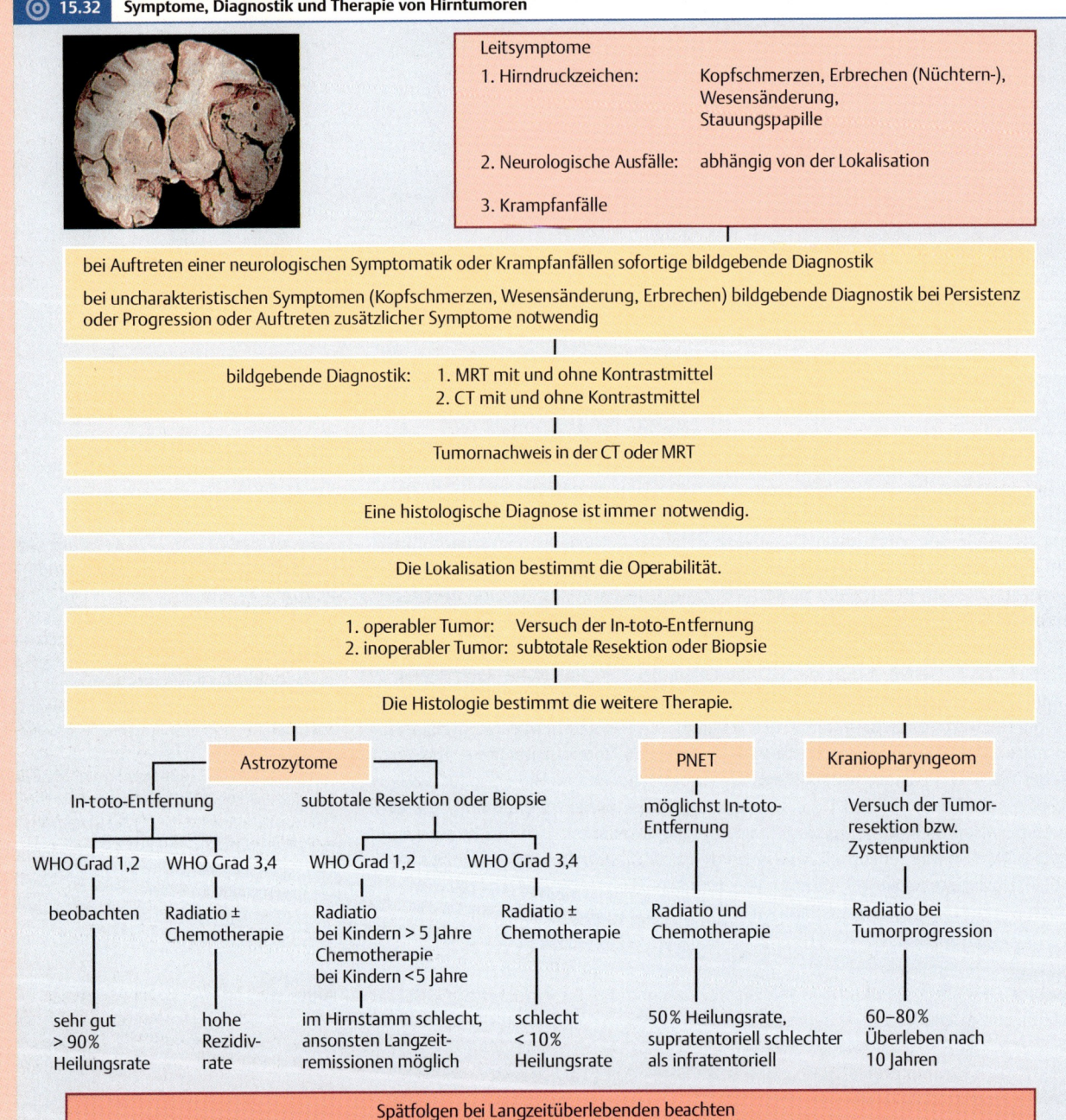

Leitsymptome
1. Hirndruckzeichen: Kopfschmerzen, Erbrechen (Nüchtern-), Wesensänderung, Stauungspapille
2. Neurologische Ausfälle: abhängig von der Lokalisation
3. Krampfanfälle

bei Auftreten einer neurologischen Symptomatik oder Krampfanfällen sofortige bildgebende Diagnostik

bei uncharakteristischen Symptomen (Kopfschmerzen, Wesensänderung, Erbrechen) bildgebende Diagnostik bei Persistenz oder Progression oder Auftreten zusätzlicher Symptome notwendig

bildgebende Diagnostik:
1. MRT mit und ohne Kontrastmittel
2. CT mit und ohne Kontrastmittel

Tumornachweis in der CT oder MRT

Eine histologische Diagnose ist immer notwendig.

Die Lokalisation bestimmt die Operabilität.

1. operabler Tumor: Versuch der In-toto-Entfernung
2. inoperabler Tumor: subtotale Resektion oder Biopsie

Die Histologie bestimmt die weitere Therapie.

Astrozytome
- In-toto-Entfernung
  - WHO Grad 1,2: beobachten → sehr gut > 90% Heilungsrate
  - WHO Grad 3,4: Radiatio ± Chemotherapie → hohe Rezidivrate
- subtotale Resektion oder Biopsie
  - WHO Grad 1,2: Radiatio bei Kindern > 5 Jahre, Chemotherapie bei Kindern < 5 Jahre → im Hirnstamm schlecht, ansonsten Langzeitremissionen möglich
  - WHO Grad 3,4: Radiatio ± Chemotherapie → schlecht < 10% Heilungsrate

PNET
- möglichst In-toto-Entfernung
- Radiatio und Chemotherapie → 50% Heilungsrate, supratentoriell schlechter als infratentoriell

Kraniopharyngeom
- Versuch der Tumorresektion bzw. Zystenpunktion
- Radiatio bei Tumorprogression → 60–80% Überleben nach 10 Jahren

Spätfolgen bei Langzeitüberlebenden beachten

Kinder unter 3–5 Jahren sollten **keine Bestrahlung** erhalten. Eine Sonderform stellt die **Brachytherapie** dar, bei der ein radioaktiver Strahler (Seed) in den Tumor implantiert wird.

Die Verabreichung der **Chemotherapie** nach Operation und vor Radiatio (**Sandwich-Therapie**) kann sinnvoll sein.

Neben der Tumortherapie müssen **neurologische Störungen**, Krampfanfälle oder Hydrozephalus behandelt werden.

den damit verbundenen schweren Spätfolgen möglichst **keine Schädelbestrahlung** erhalten. Eine Sonderform der Bestrahlung stellt die **Brachytherapie** dar, bei der durch eine stereotaktische Punktion vorübergehend ein radioaktiver Strahler (Seed) in das Tumorzentrum implantiert wird. Indikationen für stereotaktische Bestrahlungen sind insbesondere niedergradige Astrozytome der Stammganglien.

Eine **Chemotherapie** sollte nur in prospektiven kontrollierten Studien erfolgen. Als wirksame Zytostatika haben sich Nitrosoharnstoffe, Methotrexat, Cisplatin, Carboplatin, ARA-C (Cytosin-Arabinosid), Ifosfamid, Etoposid, Vincristin und Temozolomid erwiesen. Eine Kombination ist wirksamer als Einzelsubstanzen. Die Verabreichung der Chemotherapie nach Operation und vor Radiatio (Sandwich-Therapie) ist insbesondere bei Kindern mit Metastasen sinnvoll.

Die Betreuung von Kindern mit Hirntumoren erfordert neben der Therapie des Tumors die **Behandlung neurologischer Störungen**, insbesondere von Bewegungs-, Seh- und Hörstörungen, von Krampfanfällen und einem Hydrozephalus. Nach Abschluss der Tumorbehandlung stehen **Rehabilitationsmaßnahmen** im Vordergrund therapeutischer Bemühungen.

Prognose: Für die Gesamtgruppe der Hirntumoren beträgt die Überlebensrate nach 5 Jahren über 60 %. Die Prognose hängt von der Histologie, der Lokalisation und Operabilität ab. Die beste Prognose weisen niedergradige Gliome auf, die in toto entfernt werden können. Eine infauste Prognose besitzen die Hirnstammtumoren.

Spätfolgen: Langfristig wird der Lebensweg dieser Kinder mehr durch eine allgemeine **zerebrale Leistungsminderung** als durch neurologische Ausfälle beeinträchtigt. Eine Abnahme kognitiver Funktionen und manchmal schwere geistige Retardierung findet man bei 20–30 % der Kinder, die einen Hirntumor überleben. Ursache ist vor allem die Radiatio. Bis zu 70 % der Kinder unter 6 Jahren entwickeln intellektuelle Störungen, die schon 6 Monate nach Therapieende nachweisbar sein können. Eine allgemeine Verlangsamung kann zu schulischen und beruflichen Problemen führen. **Endokrine Ausfälle** spielen nicht nur bei Tumoren der Sellaregion eine große Rolle. 2–4 Jahre nach Schädelbestrahlung ist mit einem **Ausfall des Wachstumshormons** aufgrund Mangels an Wachstumshormon-Releasing-Faktor (GRH) zu rechnen. Eine behandlungsbedürftige **Hypothyreose** steht an zweiter Stelle der zu erwartenden endokrinen Ausfälle. Durch das längere Überleben dieser Kinder muss auch mit selteneren Komplikationen gerechnet werden. Hierzu zählen **Zweittumoren**, sowohl erneute Hirntumoren als auch sekundäre Schilddrüsenkarzinome nach vorausgegangener Neuroaxisbestrahlung, die sich bis zu 7–18 Jahre nach Therapieende entwickeln können.

Prognose: Die 5-Jahres-Überlebensrate liegt bei über 60 %. Die Prognose ist abhängig von der Tumorart, der Lokalisation und Operabilität.

Spätfolgen: Neben neurologischen Ausfällen finden sich **psychosoziale und kognitive Störungen** bis zu schwerer geistiger Retardierung. Ursache ist die Radiatio. **Endokrine Störungen** treten am häufigsten in Form von Ausfällen des Wachstumshormons und in Form einer Hypothyreose auf. **Zweittumoren** (Hirntumoren, Schilddrüsenkarzinome) können sich bis zu 7–18 Jahre nach Therapieende entwickeln.

Primitive neuroektodermale Tumoren (PNET)

▶ **Definition.** Diese Tumoren sind embryonalen neuroepithelialen Ursprungs und maligne. Zu ihnen zählen Medulloblastome, Pinealoblastome und Ependymoblastome.

Primitive neuroektodermale Tumoren (PNET)

▶ **Definition.**

Pathologie: Wichtigster und häufigster Vertreter der PNET ist das **Medulloblastom**, das im Bereich des **Kleinhirnwurms** entsteht und in enger Nachbarschaft zum Dach des 4. Ventrikels liegt. Es wächst rasch. 40 % aller Tumoren der hinteren Schädelgrube sind Medulloblastome. PNET, insbesondere der hinteren Schädelgrube, neigen zur Metastasierung in den Liquorraum (**Abtropfmetastasen**). Selten werden systemische Metastasen, vorwiegend Knochenmetastasen, beobachtet. Hierfür sind Shuntsysteme mitverantwortlich. Supratentoriell kommen PNET überwiegend in den Hemisphären vor.

Pathologie: Der häufigste PNET ist das **Medulloblastom**, das infratentoriell im **Kleinhirn** entsteht und rasch wächst. Supratentoriell sind PNET vor allem in den Hemisphären lokalisiert. PNET, insbesondere der hinteren Schädelgrube, neigen zu **Abtropfmetastasen**. Selten treten Fernmetastasen auf.

Häufigkeit: Zweitgrößte Gruppe (20 %) kindlicher Hirntumoren. Der Altersgipfel liegt um das 5. Lebensjahr mit einem Überwiegen des männlichen Geschlechts.

Häufigkeit: Zweitgrößte Gruppe (20 %) kindlicher Hirntumoren.

Klinik: Bei **Medulloblastomen** stehen Hirndruckzeichen mit Kleinhirnsymptomen (Ataxie, Intentionstremor), bei **supratentoriellen PNET** lokale neurologische Symptome, z. B. motorische Ausfälle, Apraxie, und Krampfanfälle im Vordergrund. Die Zeitspanne vom Auftreten des ersten Symptoms bis zur Diagnose beträgt durchschnittlich 3–10 Monate.

Klinik: Bei **Medulloblastomen** stehen Hirndruckzeichen mit Kleinhirnsymptomen, bei **supratentoriellen PNET** lokale neurologische Symptome und Krampfanfälle im Vordergrund.

Diagnostik: s. unter Hirntumoren S. 502 f.

Diagnostik: s. S. 502 f.

Therapie: Die **radikale operative Entfernung** des Tumors ist anzustreben. Auf eine Implantation von Shuntsystemen sollte wegen der Gefahr der Metastasierung möglichst verzichtet werden. Eine **postoperative kraniospinale Bestrahlung** ist indiziert. Eine Chemotherapie ist in kontrollierten prospektiven Studien durchzuführen und führt zur Prognoseverbesserung.

Therapie: Die **radikale operative Entfernung** des Tumors ist anzustreben. Postoperativ ist eine **kraniospinale Bestrahlung** indiziert. Eine Chemotherapie ist in kontrollierten Studien indiziert, sie verbessert die Prognose.

Prognose: Der wichtigste prognostische Faktor ist die **postoperative Tumorgröße**. Weitere Faktoren sind das Alter des Kindes (ältere Kinder haben eine bessere Prognose) und die Tumorlokalisation. Supratentorielle PNET sind prognostisch ungünstiger (nach 5 Jahren leben maximal 30 % der Patienten) als infratentorielle. Die 5-Jahres-Überlebensrate der Medulloblastome liegt heute bei 75 %. Spätrezidive nach über 10 Jahren sind möglich. Kinder unter 3 Jahren können durch eine alleinige Operation und anschließende Chemotherapie geheilt werden.

Prognose: Der wichtigste prognostische Faktor ist die **postoperative Tumorgröße**, weitere Faktoren sind das Alter des Kindes und die Tumorlokalisation. Die 5-Jahres-Überlebensrate liegt bei 75 %. Spätrezidive sind möglich.

▶ **Klinischer Fall.** Ein 8-jähriger Junge klagt seit 2 Monaten über zunehmende, in den Nacken ausstrahlende Kopfschmerzen und Übelkeit. Seit 2 Wochen zusätzlich morgendliches Nüchternerbrechen. Nach dem Erbrechen deutliche Besserung der Übelkeit und der Kopfschmerzen. Nach Angaben der Mutter ist der Junge in letzter Zeit zunehmend anhänglich, viel ruhiger und „lieber" geworden. In der Schule sei er unkonzentriert, seine Leistungen hätten sich verschlechtert. Daneben fiel eine zunehmende Ungeschicklichkeit auf, so stoße er manchmal ein Glas einfach um, wenn er es zum Trinken nehmen wolle und weise zeitweise einen torkelnden Gang auf. Wegen Auftreten von Doppelbildern wird der Junge bei einem Augenarzt vorgestellt. Dieser diagnostiziert eine Abduzensparese und Stauungspapillen beidseits. Bei der körperlichen Untersuchung fallen eine deutliche Stand- und Gangataxie, ein Intentionstremor beidseits und eine Fallneigung nach hinten im Romberg-Stehversuch auf. Der klinische Verdacht auf einen Kleinhirntumor wird durch eine sofortige MRT (Abb. **15.33**) bestätigt. Der Spinalkanal ist frei von Abtropfmetastasen. Der Tumor kann operativ makroskopisch in toto entfernt werden. Die histologische Untersuchung ergibt das Bild eines Medulloblastoms. 6 Jahre nach Diagnose und entsprechender Therapie befindet sich der Junge weiterhin in anhaltender Erstremission. Die postoperativ deutlich verschlechterte Ataxie hat sich unter einer krankengymnastischen Therapie normalisiert. Er ist jedoch in seinem Konzentrationsvermögen und seiner Leistungsfähigkeit seither deutlich eingeschränkt. 3 Jahre nach Therapieende zeigt sich eine deutliche Minderung des Längenwachstums mit laborchemisch nachweisbarem Wachstumshormonmangel. Es erfolgt eine Substitution des Wachstumshormons. Hierunter deutliches Aufholwachstum. Dennoch resultiert ein dysproportionierter Körperwuchs mit verringerter Sitzhöhe, da die Wirbelsäule wegen der Bestrahlung nicht ausreichend mitwächst.

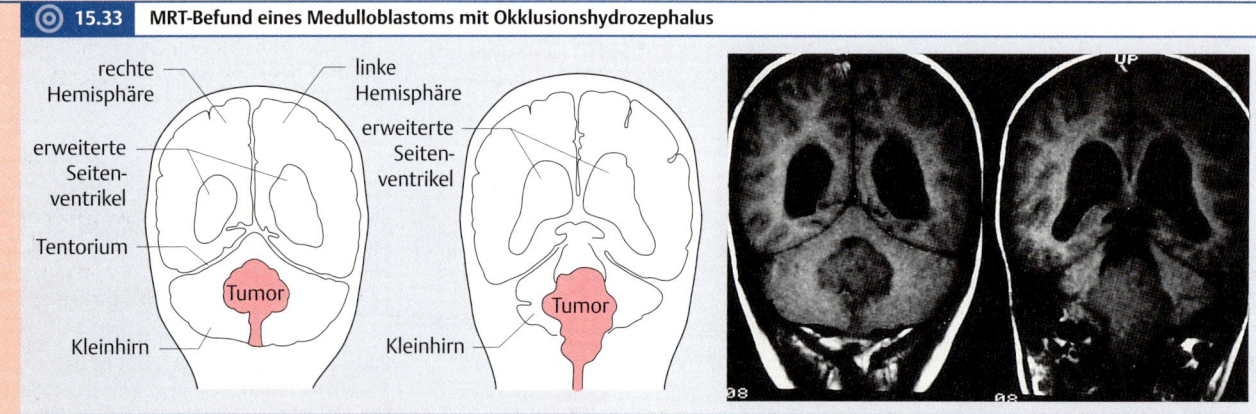

15.33 MRT-Befund eines Medulloblastoms mit Okklusionshydrozephalus

Astrozytome

▶ **Definition.** Astrozytome stellen die größte Gruppe kindlicher Hirntumoren dar. Sie gehen von Astrozyten aus und können sowohl benigne als auch maligne sein.

Ätiologie und Pathologie: Die Ätiologie ist unbekannt. Zur Differenzierung s. Tab. **15.20**. Infratentorielle Astrozytome sind meist benigne, supratentorielle evtl. anaplastisch.

Ätiologie und Pathologie: Die Ätiologie ist unbekannt. Zu unterscheiden sind infra- und supratentorielle Astrozytome mit soliden und zystischen Anteilen (Tab. **15.20**). Infratentorielle Astrozytome sind meist benigne, supratentorielle Astrozytome können anaplastisch sein. Die Lokalisation – und damit die Operabilität – sowie das histologische Grading bestimmen die Therapie und Prognose dieser Tumoren.

15.20 Differenzierung zwischen infra- und supratentorieller Lokalisation beim Astrozytom

Lokalisation/Kriterien	infratentoriell	supratentoriell
Häufigkeit	15 % aller Hirntumoren	35 % aller Hirntumoren
Histologie	WHO Grad I/II* 85 % pilozytisch	50–75 % WHO Grad I/II* 25–50 % WHO Grad III/IV*
exakte Lokalisation	50 % Kleinhirn 50 % Hirnstamm	50 % Hemisphären (meist anaplastisch) 50 % Dienzephalon, Chiasma, Thalamus, Hypothalamus, Basalganglien

* WHO-Grad I/II: benigne Astrozytome, WHO Grad III/IV: anaplastische, maligne Astrozytome

Häufigkeit: Altersgipfel der infratentoriellen Astrozytome: 1. Lebensjahrzehnt, der supratentoriellen 2.–4. Lebensjahr, ein 2. Gipfel in der Adoleszenz.

Häufigkeit: Der Altersgipfel der infratentoriellen Astrozytome liegt im 1. Lebensjahrzehnt, ein Altersgipfel der supratentoriellen Astrozytome zwischen 2 und 4 Jahren, ein 2. Gipfel in der Adoleszenz. Bei beiden Lokalisationen überwiegt das männliche Geschlecht.

Klinik: Die Symptomatik infratentorieller Astrozytome entspricht der des Medulloblastoms (s. S. 505). Die Anamnesedauer ist jedoch meist länger. Bei den supratentoriellen Tumoren stehen ebenfalls **Hirndrucksymptome** (Kopfschmerzen, Erbrechen, Wesensänderung) im Vordergrund. Zusätzlich finden sich unterschiedliche **fokale neurologische Störungen**, wie z. B. Paresen, dystone Bewegungsstörungen oder eine Chorea. Sensibilitätsstörungen sind selten. 25 % aller Kinder mit einem supratentoriellen und über 50 % aller Kinder mit Astrozytomen der Hemisphären erleiden einen **Krampfanfall**. Dieser beginnt zunächst als einfach fokaler Anfall (Jackson-Anfall), generalisiert jedoch meist.

Therapie: Die **radikale Tumoroperation** steht im Vordergrund. Bei **nicht radikaler Operation** und anschließendem erneutem Progress ist auch bei niedriggradigen Astrozytomen eine **lokale Radiotherapie** indiziert. Im Bereich der Stammganglien oder bei anderen inoperablen supratentoriellen Lokalisationen kann eine **Brachytherapie** (Bestrahlung mittels eines stereotaktisch implantierten radioaktiven Seeds) durchgeführt oder der weitere Verlauf, insbesondere bei pilozytischen Astrozytomen des Chiasmabereichs, zunächst abgewartet werden. Kurzfristige Verlaufsuntersuchungen mittels CT oder MRT sind anschließend notwendig, um eine Tumorprogression und damit die Indikation zur Radiotherapie frühzeitig zu erkennen. Eine **Chemotherapie** ist nur im Rahmen von Therapieoptimierungsstudien **bei Inoperabilität und neurologischer Progression** indiziert. Sie wird bei Kindern unter 5 Jahren durchgeführt, um die Strahlentherapie erst in einem höheren Alter durchzuführen.

Prognose: Die Prognose der **infratentoriellen Astrozytome** ist **sehr gut**. Bei vollständiger Tumorentfernung sind die Kinder geheilt. Bei supratentorieller Lokalisation ist die Prognose von der Lokalisation, der Größe, dem histologischen Grad und der Operabilität abhängig. Jüngere Kinder haben eine bessere Prognose.

Hirnstammtumoren

▶ **Definition.** Zu den Hirnstammtumoren werden alle Tumoren, unabhängig von der Histologie, zusammengefasst, die in dieser Lokalisation vorkommen.

Ätiologie und Pathologie: Die Ätiologie ist unbekannt. Fast die Hälfte der Tumoren entwickelt sich in der Pons. 50 % der Tumoren sind niedriggradige, 40 % anaplastische Astrozytome und 10 % sind den Ependymomen oder den PNET zuzuordnen. Sie können endo- oder exophytisch wachsen.

Häufigkeit: Hirnstammtumoren machen 15 % aller Hirntumoren im Kindesalter aus. Jungen und Mädchen erkranken gleich häufig. Das Hauptmanifestationsalter liegt zwischen 5 und 8 Jahren.

Klinik: Doppelbilder und andere Sehstörungen, bedingt durch Ausfälle insbesondere des III., V., VI., VII., IX. und X. Hirnnervs, Bewegungsstörungen bis zu spastischen Tetraparesen, bulbäre Sprachstörungen, emotionale Labilität und Wesensänderungen kennzeichnen das klinische Bild. Kopfschmerzen, Übelkeit und Erbrechen treten erst spät, bei Verlegung des Aquädukts mit Okklusionshydrozephalus auf.

Diagnostik: Der **MRT** kommt die größte Bedeutung zu. Eine Funktionsdiagnostik ist mittels BAEP (Brain Auditory evoked Potentials; akustisch evozierte Potenziale) möglich. Immer ist eine **histologische Diagnose** anzustreben, die nur ausnahmsweise durch eine offene Biopsie, aber stets durch die stereotaktische Technik möglich ist.

Therapie: Bei exophytischem Wachstum ist nur selten eine (Teil-)Resektion möglich. Die Operation geht mit einer hohen Letalität einher und ruft neurologische Ausfälle hervor. Daher ist eine sorgfältige Risiko-Nutzen-Analyse nötig. Auch bei niedriggradigen Astrozytomen ist die **externe Bestrahlung** indiziert. Eine zusätzliche Chemotherapie kann bei anaplastischen Astrozytomen und PNET durchgeführt werden.

Prognose: Die Prognose ist, bedingt durch die Lokalisation, sehr schlecht. Durch die Radiotherapie geht die neurologische Symptomatik bei fast allen Kindern zurück. Die meisten Tumoren rezidivieren jedoch innerhalb weniger Monate; diese Patienten sterben innerhalb von 2 Jahren. Nur Kinder mit einem niedriggradigen Astrozytom weisen längere Überlebenszeiten auf.

Kraniopharyngeom

▶ **Definition.** Das Kraniopharyngeom ist ein aus der Rathke-Tasche abgeleiteter benigner Hirntumor.

Pathogenese und Pathologie: Es handelt sich um einen dysontogenetischen Tumor, der sich aus der Rathke-Tasche ableitet. Er kann intra- und/oder **suprasellär** (häufiger) lokalisiert sein und besteht aus soliden und zystischen Anteilen.

Häufigkeit: Ungefähr 8 % aller kindlichen Hirntumoren sind Kraniopharyngeome. Jungen und Mädchen erkranken gleich häufig. Das Kraniopharyngeom tritt am häufigsten zwischen dem 8. und 15. Lebensjahr auf.

Klinik: Die Hauptsymptome sind **Sehstörungen** bis zur Amaurose und **endokrinologische Ausfälle**, selten Kopfschmerzen oder andere Hirndruckzeichen. Typisch sind **Gesichtsfeldausfälle**, wobei am häufigsten eine **bitemporale Hemianopsie** vorliegt. Endokrinologisch stehen **Minderwuchs, Diabetes insipidus centralis** und **Störungen der Pubertätsentwicklung** im Vordergrund. Außerdem können dienzephale Symptome wie Schlafstörungen, Temperaturregulationsstörungen und Verhaltensstörungen auftreten.

Diagnostik: Bereits aus einer seitlichen Schädelaufnahme kann bei typischer klinischer Symptomatik die Diagnose vermutet werden. Wegweisend sind **supra- bzw. intraselläre Verkalkungen** neben dem Befund einer „Drucksella". Durch CT und MRT lassen sich die genaue Ausdehnung, Lagebeziehung und zystische Anteile darstellen (Abb. **15.34**). Eine exakte Untersuchung des Gesichtsfeldes und eine Funktionsdiagnostik des Hypophysenvorder- und -hinterlappens sind notwendig.

⊙ **15.34** MRT-Befund eines Kraniopharyngeoms

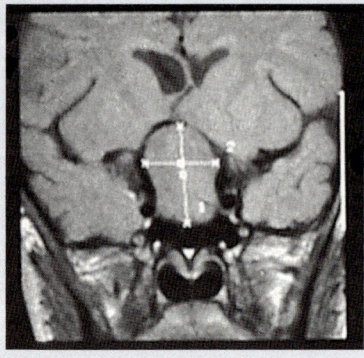
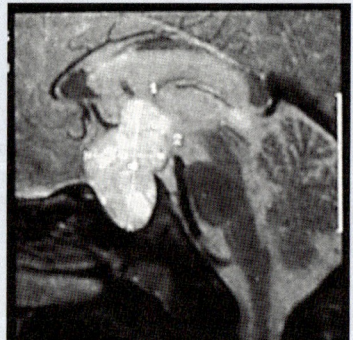
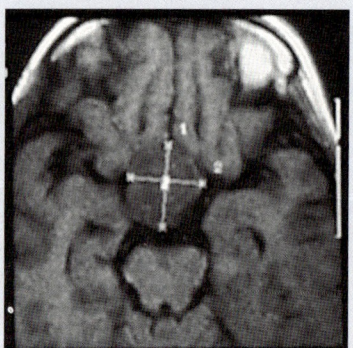
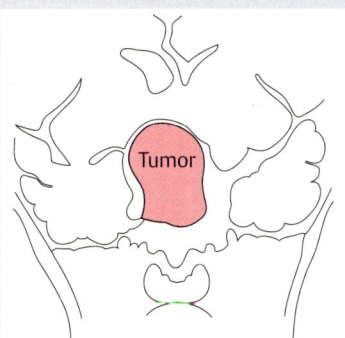
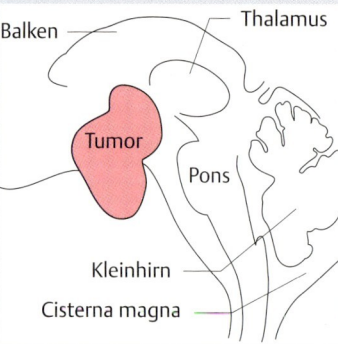
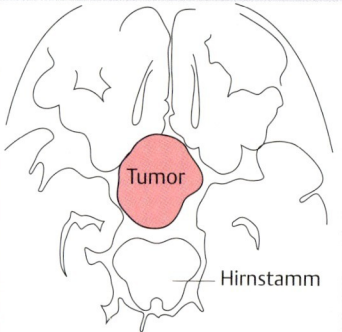

'Der Tumor füllt die gesamte Sella turcica aus und reicht bis zum Hypothalamus. Die Hypophyse ist nicht mehr sichtbar.

Therapie: Die Therapie muss individuell gestaltet werden. **Operative Maßnahmen** und **Radiotherapie** sind die wichtigsten Elemente. Der Versuch, den Tumor radikal zu operieren, sollte immer interdisziplinär mit Neurochirurgen diskutiert werden und sich möglichst nur auf kleine, nicht in das Zwischenhirn reichende, solide Tumoren beschränken. Bei größeren Tumoren steigt die operative Mortalität und postoperative Morbidität erheblich an. Zystische Anteile können punktiert werden.

Eine **Bestrahlung** ist **bei Inoperabilität und Tumorprogression** indiziert. Bei fehlender klinischer Tumorprogression kann man zunächst abwarten und den weiteren Verlauf beobachten. Bei rezidivierenden Zysten besteht die Möglichkeit der stereotaktischen Injektion eines Radionuklids (Betastrahler) in die Zystenhöhle. Wegen der unmittelbaren Nachbarschaft der Sehnerven zum Tumor müssen Strahlendosis und Strahlenfeld genau berechnet werden. Eine Chemotherapie ist nicht indiziert. Neben der Tumorbehandlung müssen vorhandene **Hormonausfälle substituiert** werden.

Prognose: Die Prognose ist von der Tumorausdehnung und Resektabilität abhängig. Patienten, bei denen der Tumor in toto entfernt werden kann, sind geheilt. Zystische Tumoren weisen eine bessere Prognose auf als rein solide Tumoren. Die Bestrahlung hat die Prognose verbessert. Bei subtotaler Resektion und nachfolgender Bestrahlung liegt die 10-Jahres-Überlebensrate zwischen 60 und 80 %. Als Spätfolgen treten bei den Überlebenden insbesondere Visusstörungen, endokrine Ausfälle und eine therapierefraktäre, manchmal extreme Adipositas auf, ca. ¼ der Kinder entwickelt ein Krampfleiden.

Rückenmarktumoren

▶ **Definition.** Zu den Rückenmarktumoren zählen alle **intraspinalen intraduralen Tumoren**. Abzugrenzen sind die intraspinalen extraduralen Tumoren.

Pathogenese und Pathologie: Eine erhöhte Inzidenz findet sich bei Kindern mit einem **Morbus Recklinghausen**. Zwei Drittel sind Astrozytome, überwiegend niedergradig und häufig mit großen Zysten einhergehend. An zweiter Stelle werden Ependymome diagnostiziert. Die Hauptlokalisation ist **thorakal**, gefolgt von zervikal und lumbal.

Häufigkeit: 4–6 % der kindlichen Tumoren des ZNS sind im Rückenmark lokalisiert. Der Altersgipfel liegt um das 10. Lebensjahr. Jungen erkranken häufiger als Mädchen.

Klinik: Wegen ihres langsamen Wachstums wird die Diagnose häufig erst nach einer Anamnesedauer von bis zu 2 Jahren gestellt. Hauptsymptome sind **motorische Ausfälle, Gangstörungen**, Schmerzen, Sensibilitätsstörungen sowie **Störungen der Blasen- und Mastdarmfunktion**. Die motorischen Ausfälle sind sehr variabel und können bis zur Tetraparese reichen. Oft beherrschen die **Schmerzen** vollkommen das klinische Bild. Sie werden meist in Höhe des Tumorareals lokalisiert und treten **verstärkt nachts** sowie **bei Lachen, Husten und Niesen** auf. Eine **Skoliose** kann lange Zeit das Hauptsymptom eines intraspinalen Tumors darstellen. Bei langem Krankheitsverlauf können Hirndrucksymptome auftreten.

Diagnostik: Im Vordergrund steht die **MRT**, die am besten die Ausdehnung im Rückenmark sowie zystische Bereiche des Tumors darstellen kann. Auf eine Myelografie kann bei Durchführung einer MRT verzichtet werden. Im Liquor cerebrospinalis findet sich eine Eiweißerhöhung als Zeichen eines „Stoppliquors".

Differenzialdiagnose: Extradurale Tumoren, die Syringomyelie und entzündliche Erkrankungen müssen abgegrenzt werden.

Therapie: Eine operative Exploration ist bei jedem Patienten zur Diagnostik und Therapie indiziert. Mittels mikrochirurgisch-neurochirurgischer Techniken sollte der Versuch einer **radikalen Tumorentfernung** unternommen werden. Bei ausgedehnten Tumoren muss die Wirbelsäule zusätzlich stabilisiert werden. Im Anschluss an die Operation wird wie bei zerebralen Tumoren in Abhängigkeit der Histologie eine Radiotherapie durchgeführt. Eine Chemotherapie ist bei malignen Tumoren indiziert. Nach Abschluss der Tumorbehandlung sind Rehabilitationsmaßnahmen notwendig.

Prognose: Sie unterscheidet sich nicht von der Prognose zerebraler Tumoren mit gleicher Histologie und bei gleicher Therapie.

Sonstige Tumoren

Ungefähr 6 % der kindlichen Tumoren gehören nicht zu den bisher besprochenen Tumorentitäten. In diese Gruppe fallen sehr unterschiedliche Tumoren, die alle sehr selten sind. Der Hauptanteil dieser Gruppe sind **Tumoren der endokrinen Organe**.

Schilddrüsentumoren

▶ **Definition.** Zu den beim Kind seltenen Schilddrüsentumoren zählen Adenome und Karzinome mit meist fehlender Hormonaktivität und meist gutartigem klinischem Verlauf.

Klassifikation und Ätiologie: Es kommen hauptsächlich papilläre, seltener follikuläre und medulläre **Schilddrüsenkarzinome** vor. Die Ätiologie ist unbekannt. Ein Zusammenhang zu einer 5–10 Jahre zurückliegenden radioaktiven Bestrahlung der Kopf- oder Halsregion besteht. Medulläre Schilddrüsenkarzinome werden im Rahmen des MEN-II-Syndroms (multiple endokrine Neoplasien: marfanoider Habitus, multiple Mukosaneurome, Phäochromozytom, medulläres Schilddrüsenkarzinom) beobachtet. Sie werden autosomal-dominant vererbt.

Häufigkeit: Schilddrüsentumoren machen nur 1 % aller kindlichen Tumoren aus und treten meist erst nach dem 10. Lebensjahr auf. Sie sind bei Mädchen häufiger als bei Jungen.

Klinik: Das Erstsymptom ist entweder ein **indolenter Knoten im Bereich der Schilddrüse** oder eine **zervikale Lymphadenopathie**. Die meisten Patienten sind euthyreot. Die Diagnose eines medullären Schilddrüsenkarzinoms kann und sollte gestellt werden, bevor klinische Symptome auftreten.

Diagnostik: Normale Schilddrüsenhormonwerte, ein oder mehrere kalte Knoten in der Schilddrüsenszintigrafie und der Nachweis echoarmer Bezirke in der Schilddrüsensonografie führen zur Diagnose. Zur Diagnose des medullären Schilddrüsenkarzinoms ist die Konzentration von Serumcalcitonin und CEA zu bestimmen. In Familien mit MEN-Syndrom oder medullärem Schilddrüsenkarzinom sind bei Familienmitgliedern molekulargenetische Untersuchungen notwendig, um Anlageträger zu identifizieren.

Differenzialdiagnose: Zysten, Adenome und eine Thyreoiditis müssen ausgeschlossen werden.

Therapie: Der Tumor wird reseziert. Eine **totale Thyreoidektomie** ist nur bei beidseitigem Befall und beim medullären Schilddrüsenkarzinom indiziert, da dies meist multifokal auftritt. Bei unvollständiger Resektion oder Metastasen muss beim nicht medullären Typ eine Radiojodtherapie mit ^{131}J durchgeführt werden. Eine externe Radiotherapie und eine Chemotherapie sind nicht angezeigt. Die notwendige lebenslange Substitution mit Schilddrüsenhormonen dient auch zur Unterdrückung der TSH-Sekretion. Kinder, bei denen molekulargenetisch die Anlage für ein medulläres Schilddrüsenkarzinom gefunden wurde, müssen vor der Einschulung prophylaktisch thyreoidektomiert werden.

Prognose: Bei differenzierten Karzinomen sehr gut, wenn der Tumor in toto entfernt werden konnte. Aber auch Patienten mit Metastasen können langfristig nach entsprechender Therapie bei guter Lebensqualität überleben. Spätrezidive sind bekannt. Beim medullären Schilddrüsenkarzinom muss im weiteren Verlauf die Manifestation anderer endokriner Neoplasien frühzeitig erkannt werden.

15.6.6 Spätfolgen maligner Erkrankungen

Über 80 % aller Kinder mit einer malignen Erkrankung können heute geheilt werden. Aufgrund dieses dramatischen Fortschritts der beiden letzten Jahrzehnte ist zunehmend die **„Qualität des Überlebens"** in medizinischer, psychologischer und intellektueller Hinsicht bei den therapeutischen Bemühungen zu berücksichtigen.

Bis zu 40 % aller geheilten Kinder weisen Behinderungen auf, die ihre Lebensqualität einschränken.

▶ **Merke.** Will man beurteilen, ob eine Tumorbehandlung erfolgreich ist, müssen außer den Heilungsraten auch die Folgen der Therapie und die Qualität des Überlebens berücksichtigt werden.

Klinisch bedeutsame Spätfolgen maligner Erkrankungen sind in Tab. **15.21** dargestellt.

Da Spätfolgen häufig erst Jahre nach Abschluss der eigentlichen Tumortherapie auftreten, müssen die Kinder **langfristig ärztlich überwacht** werden. Bei Nachuntersuchungen darf deshalb nicht nur nach den Zeichen eines Spätrezidivs, sondern muss vor allem auch nach Spätfolgen gefahndet werden, um entsprechende Therapie- und Rehabilitationsmaßnahmen frühzeitig einleiten zu können.

15.21 Spätfolgen maligner Erkrankungen im Kindesalter

Spätfolgen am Körperbau

- Minderwuchs nach Schädelbestrahlung bei Hirntumoren
- Skelettdeformitäten: Skoliose nach Bestrahlung bei Wilms-Tumor, verkürzte Wirbelsäule nach spinaler Bestrahlung
- Beckendeformitäten, Extremitätenverkürzung nach Radiatio
- Amputation einer Extremität nach Knochentumoren
- Weichteildefekte nach Rhabdomyosarkomen der Orbita, nach chirurgischer Tumorentfernung und Bestrahlung
- Weichteilatrophien nach Bestrahlung
- Enukleation eines Auges, z. B. nach Retinoblastom

Spätfolgen an inneren Organen

- Kardiomyopathie nach Anthracyclinen
- Lungenfibrose nach Bleomycin
- Nephritis nach Bestrahlung der Niere
- Nierenfunktionseinschränkung, z. B. nach Cisplatin
- chronische Hepatitis, HbS-Antigen-Positivität
- Schilddrüsenfunktionsstörungen, z. B. nach Hirntumoren und Radiatio, nach Morbus Hodgkin und Halsbestrahlung
- Störungen der Hypophysenfunktion: STH-Mangel nach Schädelbestrahlung, Diabetes insipidus bei Langerhans-Zell-Histiozytosis
- Infertilität, z. B. nach Beckenbestrahlung, nach Procarbazin, Cyclophophamid

neurologische Spätfolgen

- Querschnittlähmung, z. B. Paresen nach intraspinalen Tumoren, Krampfanfälle und/oder Hirnnervenausfälle insbesondere nach Hirntumoren
- Gehörverlust nach Cisplatin oder Schädelbestrahlung

intellektuelle Entwicklungsstörungen, insbesondere nach Schädelbestrahlung bei Hirntumoren

- Minderbegabung nach Schädelbestrahlung

psychosoziale Spätfolgen

- fehlender Schulabschluss, Einzelgänger

genetische Folgen

- erhöhtes Zweittumorrisiko
- Risiko einer Schwangerschaft mit genetischen Aberrationen

▶ **Merke.** Ziel der Behandlung maligner Erkrankungen im Kindesalter muss heute sein, das Risiko für Spätfolgen zu minimieren, ohne die hohen Heilungsraten zu verschlechtern.

15.6.7 Psychosoziale Gesichtspunkte

Die Tumorerkrankung darf niemals nur als Krankheit eines Organs betrachtet werden. Krebserkrankungen bei Kindern sind ein ganzheitliches Problem.

▶ **Merke.** Ziel der Behandlung krebskranker Kinder ist nicht nur die somatische Heilung, sondern auch die Vermeidung psychischer Störungen.

Während der Erkrankung durchlaufen das kranke Kind und seine Familie mehrere Phasen der Auseinandersetzung mit der Erkrankung: Die **Phase der initialen Diagnose**, gekennzeichnet durch eine Periode intensiver Aktivität aufgrund der zahlreichen medizinischen Untersuchungen, stellt eine extreme Stress-Situation dar, die mit der Gewissheit einer lebensbedrohlichen Erkrankung endet. Es folgt die **Phase der Adaptation und Akzeptanz der Erkrankung**, in der versucht wird, trotz der Belastung durch Krankheit und Therapie so viel Normalität in das tägliche Leben einfließen zu lassen wie nur möglich. Hieran schließt sich die **Phase der Therapiebeendigung und Rückkehr zum „normalen Leben"** an. Bei Kind und Eltern ist die Angst um die Bedrohung durch die Erkrankung noch nicht vollständig verschwunden. Gerade die Zeit der Therapiebeendigung erleben viele Eltern als sehr angsterfüllt (bleibt das Kind auch in Remission?). Erleidet das Kind ein **Rezidiv**, so wiederholt sich die initiale Phase der Krankheitsauseinandersetzung, wobei sie noch bedrohlicher erlebt wird und durch noch mehr Ängste gekennzeichnet ist. Schließlich gibt es bei den Patienten, die nicht geheilt werden können, die **Phase der Auseinandersetzung mit Sterben und Tod**.

Ausschlaggebend für die Art der Krankheitsverarbeitung für Kind und Eltern ist die Art und Weise, wie Ärzte und das übrige medizinische Personal die initiale Phase gestalten. Wichtig sind in erster Linie Ehrlichkeit und Offenheit des Behandlungsteams sowohl gegenüber den Eltern als auch gegenüber dem Kind. Das Team muss alle notwendigen diagnostischen und therapeutischen Maßnahmen ausreichend und verständlich erklären, wenn gewünscht, auch mehrmals. Ausführliche Informationen über das Krankheitsbild, die Komplikationen, Prognose und über psychosoziale Hilfestellungen sind ebenso unentbehrlich. Dies kann nur von einem funktionierenden Team aus Ärzten, Pflegepersonal, Psychologen und Sozialarbeitern bewältigt werden. Bei aller Ehrlichkeit darf jedoch **niemals** das Gefühl der Hoffnungslosigkeit oder Ausweglosigkeit entstehen oder gar dem Kind oder den Eltern übermittelt werden.

> ▶ **Merke.** Dem Kind darf auch bei einem Rezidiv niemals die Hoffnung auf Heilung genommen werden.

Hilfestellungen für das Kind und seine Eltern können zusätzlich **schriftliche**, für Laien verständliche **Informationen** über alle Aspekte maligner Erkrankungen im Kindesalter sein. Diese Artikel oder Bücher **ersetzen aber niemals ein ärztliches Gespräch**. Der Arzt muss Eltern und Kind immer wieder seine Gesprächsbereitschaft zu allen Problemen signalisieren. Gespräche mit dem Kind sollten möglichst gemeinsam mit den Eltern erfolgen und in der Sprache altersgemäß auf das Kind ausgerichtet sein. Es müssen **Angebote** für das Kind und die Eltern bestehen, ihre **Ängste zu artikulieren und zu bewältigen**. Die Ängste des Kindes können in Abhängigkeit vom Alter durch Gespräche, im Spiel, beim Malen oder durch Musik ausgelebt werden. Kann ein Kind nicht geheilt werden, so sollte auch im Gespräch mit dem Kind der Tod nicht verdrängt werden. Das **Kind weiß in aller Regel um seinen bevorstehenden Tod**. Gespräche mit dem Kind über Tod und Sterben betreffen hauptsächlich Fragen und Ängste des Alleingelassenwerdens und des Alleinlassens der Eltern, Geschwister und Freunde. Auch wenn eine Heilung nicht möglich ist, sollte dem Kind die Hoffnung gegeben werden, dass es nicht länger leiden muss, schmerzfrei sein wird, dass keine weiteren diagnostischen oder therapeutischen Maßnahmen mehr durchgeführt werden und dass seine Eltern und/oder Freunde bei ihm sein werden. Für das sterbende Kind ist es eine große Beruhigung zu wissen, dass es nicht allein gelassen wird.

Zusammenfassend kann die psychosoziale Betreuung durch das onkologische Team während der Erkrankung als „Begleitung" des Kindes und der Eltern beschrieben werden.

> ▶ **Merke.** Die Betreuung krebskranker Kinder bedeutet nicht nur für das Kind und die betroffene Familie, sondern auch für das Behandlungsteam eine enorme psychische Belastung. Die räumliche, strukturelle und personelle Ausstattung onkologischer Stationen muss deshalb so gestaltet sein, dass genügend Zeit verbleibt, um die psychosoziale Betreuung durchführen zu können und neue Kraft zu schöpfen.

Hier sind häufig unkonventionelle Abläufe im Krankenhausbetrieb notwendig. Stirbt z. B. das Kind im Krankenhaus, so sollte allen Personen, die das Kind sehen wollen, zu jeder Zeit erlaubt sein, zu ihm zu gehen. Elterninitiativen krebskranker Kinder haben wesentlich dazu beigetragen, die psychosoziale Betreuung und die Situation krebskranker Kinder zu verbessern.

15.7 Transplantation hämatopoetischer Stammzellen

▶ **Synonym.** Knochenmarktransplantation, periphere Blutstammzelltransplantation

▶ **Definition.** Die Transplantation hämatopoetischer Stammzellen ist eine Therapie, bei der einem Spender hämatopoetische Stammzellen entweder durch Punktion aus dem Knochenmark oder durch Leukopherese aus dem peripheren Blut entnommen und einem Empfänger nach Aufbereitung intravenös infundiert werden.

Man unterscheidet folgende **Formen** der Stammzelltransplantation:
- **autologe Transplantation:** Spender und Empfänger sind identisch. Dem Patienten wird in Remission Knochenmark entnommen. Dieses kann kryokonserviert und im Falle eines Rezidivs nach erneuter Vorbehandlung infundiert werden. Eine Reinigung des Knochenmarks von verbliebenen Tumorzellen (Purging) ist durch immunologische Verfahren und Zytostatika möglich.
- **allogene Transplantation:** Spender und Empfänger sind HLA-identisch. Meistens handelt es sich um Geschwister. Ist der Spender kein Geschwister, liegt eine **Fremdspendertransplantation** vor.
- **syngene Transplantation:** Spender und Empfänger sind eineiige Zwillinge (Sonderform der allogenen Transplantation).
- **haploidentische Transplantation:** Spender und Empfänger sind nur haploidentisch in der HLA-Typisierung. Der Spender ist ein Elternteil.

Vor einer Transplantation wird immer eine **Konditionierung** durchgeführt: eine aggressive Therapie mit Zytostatika, evtl. auch Ganzkörperbestrahlung. Ziel ist es, das Immunsystem des Empfängers zu supprimieren, damit das zu transplantierende Knochenmark nicht abgestoßen wird, und, bei malignen Erkrankungen, alle noch im Körper verbliebenen Tumorzellen zu zerstören. Infolge der Konditionierung kommt es zum völligen Untergang der Hämatopoese im Knochenmark. Somit stellt die Stammzelltransplantation einen hämatologischen Rescue nach einer myeloablativen Therapie dar.

Indikationen: Eine Stammzelltransplantation wird durchgeführt bei **aplastischer Anämie**, schweren **Immunmangelerkrankungen**, **malignen Erkrankungen** (insbesondere **Leukämien**) und **bestimmten angeborenen Stoffwechselerkrankungen** (z. B. Adrenoleukodystrophie, metachromatische Leukodystrophie). Bei malignen Erkrankungen – mit Ausnahme der Leukämien – ist eine Stammzelltransplantation nur indiziert bei disseminierten Verlaufsformen nach Erreichen einer möglichst kompletten Remission. Sie ist die einzige Heilungsmöglichkeit für Patienten mit bestimmten Leukämien und wenigen soliden Tumoren.

Komplikationen und Spätfolgen: Komplikationen sind ein **fehlendes Angehen** des Knochenmarks im Empfänger, eine **Graft-versus-Host-(GvH-)Erkrankung**, **Infektionen** und **Blutungen** während der panzytopenischen Phase bis zum Angehen (Take) des Knochenmarks nach gewöhnlich 3–4 Wochen und darüber hinaus bis zu 6 Monaten. Bei der GvH-Erkrankung löst das Spendermark immunologische Reaktionen gegen verschiedene Organe des Empfängers aus, die sich klinisch als Dermatitis, Arthritis, Hepatitis oder Diarrhö zeigen, in verschiedenen Schweregraden ablaufen und bis zum Tod führen können. Zur Vermeidung dieser Reaktion verabreicht man prophylaktisch Immunsuppressiva wie z. B. Ciclosporin A. Außerdem erzeugt die allogene Knochenmarktransplantation eine erwünschte Graft-versus-Leukemia- oder Graft-versus-Tumor-Reaktion, d. h. immunologische Reaktionen gegen im Körper noch verbliebene Leukämie- oder Tumorzellen.

An Spätfolgen sind vor allem **Folgen einer Ganzkörperbestrahlung** – Katarakt, Lungenfibrose, Zweitmalignome – und einer **chronischen GvH-Erkrankung** zu beachten.

Prognose: Für den **Empfänger** ist sie abhängig von Komplikationen der Transplantation und der Grundkrankheit. Rezidive maligner Erkrankungen können auch nach der Transplantation auftreten. Für den **Spender** besteht nur ein Narkoserisiko.

Prognose: Die Prognose des **Empfängers** ist von auftretenden Komplikationen der Stammzelltransplantation und von der Grundkrankheit abhängig. Bei malignen Erkrankungen können auch nach einer Transplantation Rezidive auftreten. 50% der transplantierten Kinder mit einer Leukämie können geheilt werden. Für den **Spender** besteht außer einem Narkoserisiko (bei Entnahme der Stammzellen aus dem Knochenmark) keine Gefährdung.

16 Immunologie

16.1 Das Immunsystem 515
16.2 Immunologische Erkrankungen 521

16.1 Das Immunsystem

Die entscheidende Aufgabe des Immunsystems ist die **Abwehr äußerer** (z. B. Infektionserreger) und **innerer** (z. B. Tumorzellen) **Schadensfaktoren**. Entscheidend für eine protektive Immunantwort ist das **Gleichgewicht** zwischen **kontrollierter Immunabwehr und -toleranz**. Schädliche (körpereigene und körperfremde) Faktoren müssen vom Immunsystem erkannt, inaktiviert und eliminiert werden, ohne den Wirtsorganismus nachhaltig zu schädigen. Körpereigene Strukturen (sog. Autoantigene) und harmlose äußere Faktoren (sog. Allergene) sollten der immunologischen Abwehrreaktion physiologischerweise entgehen.

Das Immunsystem wird in das **unspezifische, angeborene** (angeborene Immunität) und das **spezifische, erworbene Abwehrsystem** (erworbene Immunität) unterteilt.

16.1.1 Unspezifisches Abwehrsystem

Die **angeborenen Mechanismen** des **unspezifischen Abwehrsystems** reagieren auf bestimmte Strukturen von Erregerbausteinen, **ohne zwischen** den **verschiedenen Krankheitserregern** zu **unterscheiden**. Anders als das spezifische Abwehrsystem kann das unspezifische Abwehrsystem Krankheitserreger bereits beim **ersten Kontakt unschädlich** machen. Da seine Effektoren auf vollständige Antigene reagieren können, wird es sehr **schnell aktiviert** und stellt quasi die „erste Abwehrfront des Organismus" dar. Allerdings sind die ablaufenden Abwehrreaktionen **nicht spezifisch**, so dass das **körpereigene Gewebe** z. B. durch die Entzündungsreaktion **mitgeschädigt** werden kann.

Das unspezifische Abwehrsystem setzt sich aus mechanischen, humoralen und zellulären Abwehrmechanismen zusammen. **Mechanische Barrieren** sind die Haut, das Flimmerepithel der Atemwege und der muköse Belag der Schleimhäute. Das **humorale Abwehrsystem** besteht aus dem Komplementsystem, Akute-Phase-Proteinen, inflammatorischen Zytokinen (s. Tab. **16.3**), Defensinen und Lipidmediatoren (Leukotriene und Prostaglandine). Zu den **zellulären Mechanismen** zählen Phagozyten (v.a. Granulozyten, Makrophagen) und natürliche Killerzellen (NK-Zellen). Für ihre Funktion sind die sog. „**Toll-Like-Rezeptoren**" (TLR) aus der Familie der mustererkennenden Rezeptoren (PRR = Patter Recognition Receptors) verantwortlich, die spezielle krankheitsassoziierte Markermoleküle erkennen. Die verschiedenen TLRs reagieren selektiv auf verschiedene bakterielle Komponenten wie z. B. Lipopolysaccharide, durch die sie aktiviert werden und anschließend das T-Zell-System beeinflussen können (z. B. verstärkte Aktivität entsprechender Zytokine). Bisher sind zehn Mitglieder der TLR-Familie genauer charakterisiert (TLR 1–10).

Komplementsystem

Das Komplementsystem besteht aus mehr als 20 Proteinen, die im Plasma in inaktiver Form vorliegen und auf unterschiedlichen Wegen **kaskadenartig** durch Proteolyse und/oder Komplexbildung aktiviert werden.

Beim **klassischen Weg** wird die sog. Erkennungseinheit C1 durch Bindung an einen Komplex aus IgM oder IgG und Antigen aktiviert. Das aktivierte C1 spaltet anschließend C2 und C4, die Spaltprodukte verbinden sich zur sog. C3-Konvertase, die C3 spalten kann.

16 Immunologie

Beim **Lektinaktivierungsweg** bindet das Mannose-bindende Protein (MBP) an Mannan in der Zellwand von Bakterien und aktiviert so verschiedene Proteasen, die durch Spaltung von C2 und C4 die C3-Konvertase bilden.

Beim **alternativen Weg** wird C3 direkt durch Endotoxine, Properdin oder C3-Proaktivator gespalten. Antikörper sind beim alternativen und Lektinaktivierungsweg nicht beteiligt. Alle drei Wege münden nach Spaltung von C3 in die **Effektorphase**, in deren Verlauf der sog. „**Membran Attacking Complex**" (MAC, C5-C9) gebildet wird, der zur **Lyse** der **Zielzellen** (z. B. Bakterien) führt.

Hauptaufgaben des Komplementsystems sind die **Abwehr** von **Bakterien** und **Viren**, die **Elimination** von **Immunkomplexen** und die **Aktivierung** von **Entzündungsmediatoren**. Die während der Aktivierung entstehenden **Spaltprodukte** übernehmen dabei verschiedene Funktionen im Rahmen der Abwehr, z. B. als hochaktive **Entzündungsmediatoren** (C3a, C4a, C5a = Anaphylatoxine), **Opsonine** (→ Erleichterung der Phagozytose, z. B. C3b, C4b) und **Chemoattraktoren** (z. B. C3b, C5l).

▶ **Merke.** Eine **überschießende Aktivierung** des **Komplementsystems** wird durch verschiedene **Inhibitoren verhindert**. Am wichtigsten ist der in der Leber synthetisierte **C1-Inhibitor**.

Phagozyten

Phagozytäre Zellen erkennen die durch die Haut- und Schleimhautbarriere eingedrungenen Fremdstrukturen, nehmen sie auf und töten sie ab. Zu den wichtigsten **phagozytären Zellen** zählen **neutrophile Granulozyten**, **Monozyten** und **Makrophagen** (= im Gewebe lokalisierte Monozyten). Angelockt durch inflammatorische Zytokine und Chemokine (IL-1, IL-6, IL-8, IL-17 und TNF-α) verlassen sie den Blutstrom und wandern zum Ort der Infektion bzw. Entzündung. Dort phagozytieren sie die Erreger oder Fremdstoffe. Die Phagozytose induziert die Synthese mikrobizider Sauerstoffradikale („respiratory burst").

Natürliche Killerzellen

Natürliche Killerzellen (NK-Zellen) sind eine eigenständige Gruppe von Lymphozyten, die sich zu einem frühen Zeitpunkt der Lymphopoese aus einer Stammzelle entwickeln und die Prägung im Thymus umgehen. Sie wirken **zytotoxisch** auf **virusinfizierte** und **tumorös veränderte Zellen**. Aktiviert werden sie z. B. durch Interferone, die von virusinfizierten Zellen gebildet werden.

16.1.2 Spezifisches Abwehrsystem

Die **spezifische Immunabwehr** entwickelt sich erst im Rahmen eines Reifungsprozesses durch direkte Auseinandersetzung mit einem bestimmten Krankheitserreger (**erworbenes, adaptives Immunsystem**). Das spezifische Immunsystem muss einen Erreger also erst kennenlernen, bevor es gezielt gegen ihn angehen kann. Im Rahmen dieser Immunabwehr entwickelt der Organismus ein „**immunologisches Gedächtnis**", durch das er auf den Zweitkontakt mit demselben Antigen deutlich schneller und effektiver reagieren kann.

Die Funktion des spezifischen Abwehrsystems beruht auf **antigenspezifischen Immunzellen** (T- und B-Lymphozyten), die von einer gemeinsamen lymphoiden Stammzelle im Knochenmark abstammen und ihre Wirkung über die von ihnen produzierten und sezernierten **humoralen Mediatoren** (Antikörper und Zytokine, s.S. 518 und S. 519) entfalten.

T-Lymphozyten

Die T-Vorläuferzellen wandern aus dem Knochenmark in den Thymus. Hier findet ihre Differenzierung und Prägung (durch klonale Selektion) zu immunkompetenten T-Lymphozyten statt, die ca. 65 % der peripheren Lymphozyten ausmachen. Immunkompetente T-Lymphozyten exprimieren auf ihrer Oberfläche den **antigenspezifischen T-Zell-Rezeptor** (TCR) sowie andere Erkennungsstrukturen und Rezeptoren (z. B. für Zytokine). Jeder TCR ist mit dem **Oberflächenantigen CD3** (vermittelt die

Signaltransduktion), **CD4** oder **CD8** (CD = Cluster of differentiation) assoziiert. Die Verteilung der Oberflächenantigene kann diagnostisch mithilfe der Durchflusszytometrie bestimmt werden und spielt z. B. in der Diagnostik der HIV-Infektion eine wichtige Rolle (selektive Abnahme der CD4-positiven Lymphozyten).

Da T-Zellen keine vollständigen Antigene erkennen können, müssen diese zunächst von anderen Zellen aufgenommen, zerlegt und nach Bindung an HLA-Moleküle (s. S. 520) auf ihrer Oberfläche präsentiert werden (sog. **antigenpräsentierende Zellen** [APZ], v. a. Makrophagen, Monozyten, B-Lymphozyten, dendritische Zellen). Dort werden sie von den T-Zellen über ihren antigenspezifischen TCR erkannt. Die **Interaktion** zwischen **TCR** und **Peptidantigen** wird durch **CD4** (vermittelt Bindung an Antigene intrazellulärer Erreger über Klasse-II-HLA-Moleküle, z. B. virale Peptide) und **CD8** (vermittelt Bindung an Antigene extrazellulärer Erreger über Klasse-I-HLA-Moleküle) **stabilisiert**.

Durch den **Antigenkontakt** werden die naiven T-Zellen **aktiviert**. **CD4-positive Zellen** entwickeln sich vorwiegend zu **T-Helferzellen** und **regulatorischen T-Zellen** (Treg-Zellen, früher als T-Suppressorzellen bezeichnet), z. T. auch zu zytotoxischen T-Zellen. Aus einigen **CD4-positiven Zellen** entstehen nach dem initialen Antigenkontakt sog. **Gedächtniszellen** (Memory-Zellen), die für das „immunologische Gedächtnis" verantwortlich sind.

CD4-positive Zellen lassen sich durch spezifische Transkriptionsfaktoren und ihr Zytokinmuster in T-regulatorische Zellen (Treg) und T-Helferzellen (Th1- und Th2-Zellen) unterteilen:

- **Treg-Zellen** (FOXp3-positiv) **dämpfen** über die Sekretion der immunsupprimierenden Zytokine **IL-10** und **TGF** die **Immunantwort**. Ihre wichtigsten Aufgaben sind die Verhinderung unerwünschter Immunantworten, z. B. gegen Autoantigene (Prävention von Autoimmunerkrankungen) oder harmlose Fremdantigene (Prävention von Allergien) und die Beendigung einer erfolgreichen Immunantwort.
- **Th1-Zellen** (Tbet-positiv) sezernieren vornehmlich **INF-γ** und **IL-2**. Hierdurch werden B-Zellen zur Sekretion von IgG und IgG-4 stimuliert. Die Th1-abhängige Immunantwort ist für die **mikrobielle Abwehr**, **Tumorelimination** und **Immuntoleranz** verantwortlich.
- **Th2-Zellen** (GATA3-positiv) produzieren v. a. die „**proallergischen**" Zytokine **IL-4**, **IL-5** und **IL-13**, die eine humoral vermittelte allergische Immunantwort mit IgE-Produktion, Rekrutierung von Eosinophilen und Mastzellaktivierung stimulieren. Die **Th2-abhängige Immunantwort** überwiegt beim **Allergiker**. Man vermutet, dass die Zunahme atopischer (= IgE-induzierter) Erkrankungen in den westlichen Industrieländern durch Überwiegen der Th2- über die Th1-Immunantwort bedingt ist („Th2-Athlet, Th1-Schwächling").

CD8-positive Zellen entwickeln sich nach Antigenkontakt zu **zytotoxischen T-Zellen** und **regulatorischen T-Zellen**. Zytotoxische T-Zellen lysieren nach Bindung von Zytokinen Zielzellen, z. B. virusinfizierte Zellen und Tumorzellen. **Regulatorische T-Zellen** sind in der Lage, Immunantworten von T-Zellen und anderen Effektorzellen zu unterdrücken (Balance zwischen Abwehr und Toleranz).

▶ **Merke.** T-Zellen sind für die spezifische zelluläre Immunabwehr verantwortlich und steuern die Immunglobulinproduktion der B-Zellen.

B-Lymphozyten

B-Lymphozyten repräsentieren ca. 5 – 15% der zirkulierenden Lymphozyten. Sie exprimieren **transmembranöse Immunglobuline** (**B-Zell-Rezeptoren**, BCR), die jeweils auf ein Antigen spezialisiert sind. Außerdem besitzen sie verschiedene Oberflächenrezeptoren für Zytokine und den Zellkontakt mit den T-Zellen (s. u.). Über ihren BCR können sie extrazelluläre komplette Antigene erkennen, zerlegen und nach Bindung an HLA-II-Moleküle an ihrer Oberfläche exprimieren (→ Funktion als APZ, s. o.). Dort wird das Antigen von aktivierten T-Helferzellen erkannt, die über entsprechende Oberflächenmoleküle (CD40) mit dem BCR in Verbindung treten. Erst diese Zell-Zell-Verbindung macht die B-Zellen für die Wirkung der von den T-Helferzellen sezernierten Zytokine empfänglich. Durch den Antigenkontakt und die Zell-Zell-Verbindung differenzieren sie zu Antikörper-produzierenden **Plasmazellen** und **Gedächtniszellen**.

---

antigene; jeder TCR ist mit dem Oberflächenantigene CD3 und CD4 oder CD8 assoziiert.

Damit T-Zellen Antigene erkennen können, müssen diese von sog. **antigenpräsentierenden Zellen** (APZ) aufgenommen, zerlegt und anschließend nach Bindung an HLA-Moleküle (s. S. 520) auf ihrer Oberfläche präsentiert werden.

Nach **Antigenkontakt** entwickeln sich CD4-positive Zellen vorwiegend zu T-Helfer- und regulatorischen T-Zellen (teilweise auch zu zytotoxischen T-Zellen).

CD4-positive Zellen lassen sich durch spezifische Transkriptionsfaktoren und ihr Zytokinmuster unterteilen in:

- **regulatorische T-Zellen** (sezernieren immunsupprimierende Zytokine IL-10 und TGF und **dämpfen** die **Immunantwort**)
- **Th1-Zellen** (sezernieren INF-γ und IL-2 und sind für **mikrobielle Abwehr**, **Tumorelimination** und **Immuntoleranz** verantwortlich) und
- **Th2-Zellen** (produzieren v. a. „proallergische" Zytokine wie IL-4, IL-5 und IL-13, die eine humoral vermittelte **allergische Immunantwort** vermitteln; die Th2-abhängige Immunantwort überwiegt beim **Allergiker**).

CD8-positive Zellen entwickeln sich nach Antigenkontakt zu **zytotoxischen Zellen** (Lyse virusinfizierter Zellen und Tumorzellen) und zu **regulatorischen T-Zellen** (Unterdrückung der Immunantwort von T-Zellen und anderen Effektorzellen).

▶ **Merke.**

B-Lymphozyten

B-Lymphozyten repräsentieren ca. 5 – 15% der zirkulierenden Lymphozyten und exprimieren **antigenspezifische transmembranöse Immunglobuline** (**B-Zell-Rezeptoren**, BCR). Nach Antigenkontakt und Interaktion mit den T-Helferzellen differenzieren sie zu Antikörper-sezernierenden **Plasmazellen** und **Gedächtniszellen**.

▶ **Merke.** B-Zellen sind für die Immunglobulinproduktion verantwortlich.

Die Aufgaben und Charakteristika des T- bzw. B-Zell-Systems sind in Tab. **16.1** zusammengefasst.

16.1 Aufgaben und Charakteristika des T- und B-Zell-Systems

T-Zell-System	B-Zell-System
• Antigenerkennung nach Prozessierung und Antigenpräsentation durch antigenpräsentierende Zellen • T-Helferzellen regulieren die Immunglobulinproduktion der B-Zellen • Zytotoxische Effektorzellen zerstören virusinfizierte Zellen und intrazelluläre Erreger • Regulatorische T-Zellen dämpfen die Immunantwort • Bildung von Gedächtniszellen	• Erkennung nativer Proteine • Differenzierung zur Plasmazelle und Bildung spezifischer Antikörper • Abwehr von Bakterien durch Aktivierung von Makrophagen und Komplementsystem • Bildung von Gedächtniszellen

Antikörper

Antikörper sind Proteine, die bei der Elektrophorese des Blutplasmas in der β- und γ-Globulinfraktion wandern und deshalb als **Immunglobuline** bezeichnet werden. Sie bestehen aus zwei schweren Ketten (H-Ketten, heavy chains) und zwei leichten Ketten (L-Ketten, light chains), die jeweils identisch und durch Disulfidbrücken verbunden sind (Abb. **16.1**). Jede Kette hat Regionen mit variabler und mit konstanter Aminosäuresequenz.

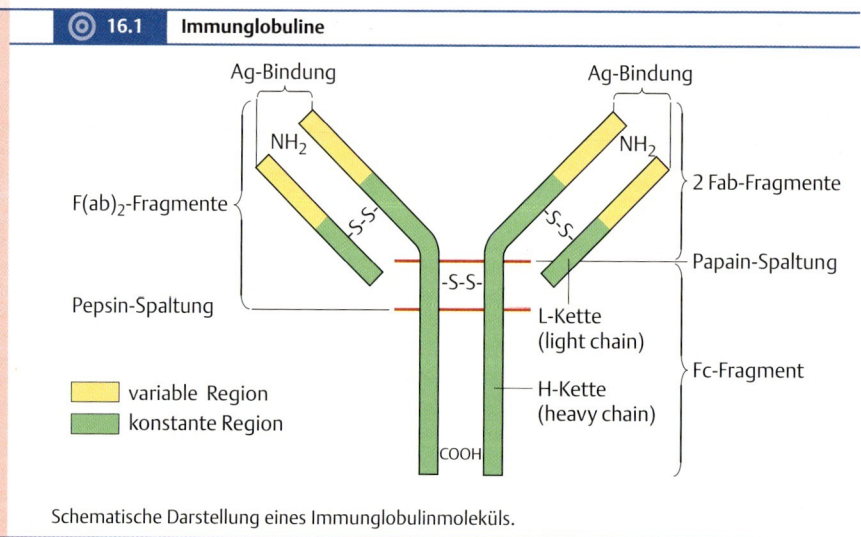

16.1 Immunglobuline

Schematische Darstellung eines Immunglobulinmoleküls.

Die schwere Kette ist maßgebend für die Zugehörigkeit zur Immunglobulinklasse. Nach der Primärstruktur der H-Ketten werden fünf Immunglobulin-Klassen unterschieden: IgA, IgM, IgG, IgD und IgE (Tab. **16.2**). Die IgG-Klasse wird anhand der Struktur der antigenbindenden Region der schweren Kette und der biologischen Eigenschaften in 4 (IgG-1 – IgG-4), die IgA-Klasse in 2 Subklassen (IgA-1 und IgA-2) unterteilt.

Die Fab-Region ist für die Spezifität des Immunglobulins verantwortlich, sie enthält die Antigenbindungsstelle. Der Fc-Teil – für alle Immunglobulinklassen konstant – ist für die Komplementaktivierung oder die Bindung an Makrophagen verantwortlich.

Die Spezifität eines Immunglobulins beruht auf dem Prinzip der klonalen Selektion von B-Zellen.

Durch Rearrangement von Genen, die für die Synthese der Schwerketten verantwortlich sind, ist ein B-Zell-Klon in der Lage, verschiedene Immunglobulinklassen zu synthetisieren **(Isotypen-Switch)**.

16.2 Charakteristika der Immunglobuline

Charakteristikum	IgG	IgA	IgM	IgD	IgE
Bezeichnung der schweren Kette	γ	α	μ	δ	ε
Molekulargewicht (Da)	150 000	160 000	970 000	184 000	188 000
Halbwertszeit (in Tagen)	21	6	5	3	2
mittlere Konzentration (mg/ml)	9 – 14	1,5 – 3	1,5	0,03	0,00005
Komplementaktivierung	+	–	+	–	–
Plazentapassage	+	–	–	–	–

Bezüglich der Antikörperbildung des Fetus s. S. 99. Neugeborene sind durch die diaplazentar übertragenen IgG der Mutter geschützt (Nestschutz, Leihimmunität). IgA und IgM sind außer bei intrauteriner Infektion nur in Spuren vorhanden. Nach der Geburt fällt die IgG-Konzentration im Serum vorübergehend ab, mit Tiefpunkt im 3. – 4. Lebensmonat, da die IgG der Mutter abgebaut werden und die Eigensynthese noch nicht voll eingesetzt hat. Ab dem 5. Lebensmonat steigen die IgG-, IgA- und IgM-Konzentrationen an und erreichen mit 5 – 10 Jahren fast die Erwachsenenwerte.

▶ **Merke.** Die Konzentration der Immunglobuline im Serum ist altersabhängig.

Zu den entscheidenden **Funktionen** der **Antikörper** zählen Toxin- und Virus-Neutralisierung, Opsonierung (→ Erleichterung der Phagozytose), Vermittlung der Antikörper-abhängigen zellvermittelten Toxizität (Zielzellen werden nach Antikörperbindung von NK-Zellen erkannt und lysiert) und Komplementaktivierung (klassischer Weg).

Zytokine

Zytokine sind Polypeptide, die das Überleben, Wachstum und die Differenzierung von Zellen kontrollieren. Jede lebende kernhaltige Zelle kann Zytokine produzieren. Art und Quantität der Zytokinproduktion hängen von der Zellart, der Differenzierungsphase und dem Aktivierungszustand der Zelle ab. Zytokine binden an spezifische Rezeptoren auf der Zellmembran von Lymphozyten u. a. Zellen. Durch die Bindung werden die Zellen zu Teilung und Wachstum angeregt, die Genexpression und damit die Zelldifferenzierung wird gesteuert, die Bindegewebesynthese reguliert und bei Gewebeschädigung werden Zellen des Abwehrsystems angelockt (Chemotaxis).
Klinisch wichtige Zytokine zeigt Tab. **16.3**.

16.3 Klinisch wichtige Zytokine

Zytokin	Herkunft	Zielzelle	biologische Funktion	Indikation
GM-CSF	T-Zellen, andere Zellen	hämatopoetische Vorläuferzellen, mononukleäre Phagozyten	Wachstums- und Differenzierungsfaktor für alle Zellreihen der Hämatopoese	GM-CSF Gabe bei Neutrozytopenie (z. B. Filgrastim) unter Chemotherapie
IL-1	Monozyten/Makrophagen, T-, B- und NK-Zellen, Granulozyten, Epithelzellen, Fibroblasten	T-Zellen, B-Zellen, Monozyten, Granulozyten, Hepatozyten, Knochen	proinflammatorisches Zytokin; Fieber, Akutphasereaktion; Zellaktivierung und Induktion von Effektorfunktionen	Anti-IL-1beta mAb (Phase II) bei Diabetes mellitus, rheumatoider Arthritis
IL-2	aktivierte T-Zellen	B-Zellen, T-Zellen, NK-Zellen, Phagozyten	TH-1-Zytokin, Wachstums- und Aktivierungsfaktor für T- und B-Zellen sowie NK-Zellen	IL-2-RA (Basiliximab, Daclizumab) inhibieren IL-2 auf aktivierten T-Zellen, Abstoßung bei Nierentransplantaten
IL-3	T-Zellen, Mastzellen	hämatopoetische Vorläuferzellen	Wachstums- und Differenzierungsfaktor der Hämatopoese	IL-3 mAb (Phase II) inhibiert IL-3-vermitteltes intrazelluläres Signaling bei AML

16.3 Klinisch wichtige Zytokine (Fortsetzung)

Zytokin	Herkunft	Zielzelle	biologische Funktion	Indikation
IL-4	T-Zellen	B-Zellen, T-Zellen, NK-Zellen, Monozyten, Progenitorzellen, Mastzellen	TH-2-Zytokin, B-Zell-Aktivierung, Induktion von IgE, Regulation der Expression von CD23 auf Zellen, Wachstumsfaktor für Mastzellen	Inhibition der IL-4-Rezeptorkette (Phase II), schweres Asthma
IL-5	T-Zellen, Mastzellen, Eosinophile	Eosinophile, Basophile	TH-2-Zytokin, Regulation der Expansion von Eosinophilen und Chemotaxis	Mepolizumab (Phase III), schweres Asthma mit Eosinophilie
IL-6	T-Zellen und B-Zellen, Monozyten	B-Zellen, T-Zellen, NK-Zellen, Thymozyten	proinflammatorisches Zytokin; Akutphasereaktion; breite Effekte auf Zellwachstum und Aktivierung	Anti-IL6-Mab (Phase II) bei Krebserkrankungen (Niere, Prostata, Ovar, u.a.)
IL-8	Fibroblasten, Keratinozyten, Endothelzellen, T-Zellen, Monozyten, Granulozyten	T-Zellen, B-Zellen, Mastzellen, Thymozyten, Neutrophile	Mediator einer akuten Entzündung, Leukozytenaktivierung, -chemotaxis und -adhäsion	Anti-IL-8 (Phase II) bei rheumatoider Arthritis (in Entwicklung)
IL-10	aktivierte TH2-Zellen, mononukleäre Phagozyten, B-Zellen, Thymozyten	Leitzytokin der T-reg-Zellen, T-Zellen, mononukleäre Phagozyten, dendritische Zellen, NK-Zellen, Mastzellen	Hemmung der inflammatorischen Wirkung von Makrophagen, fördert Ig-Produktion	
IL-12	mononukleäre Phagozyten, B-Zellen, andere Zellen	T-Zellen, NK-Zellen	fördert Differenzierung von TH1-Zellen, Induktion von IFN-γ	
IL-13	T-Zellen	B-Zellen	TH-2-Zytokin, Zellproliferation und Switching (IgE), Aktivierung von Eosinophilen und Mastzellen	Anti-IL-13-Antikörper blokkiert IL-13 und IL-4-Rezeptorkette (Phase III), schweres Asthma bronchiale
IL-17	T-Zellen, neutrophile Granulozyten	Stromazellen, Fibroblasten	proinflammatorisches Zytokin, Chemokineigenschaften für Neutrophile; Regulation der Hämatopoese	Anti-IL-17 (Phase II) rheumatoide Arthritis/Psoriasis
IL-23	Antigen-präsentierende Zellen	CD4-Zellen	Verstärkung der TH-1-Antwort, Induktion von IFN-γ und Zellproliferation	
IFN	T-Zellen, NK-Zellen	T-Zellen, B-Zellen, Monozyten, NK-Zellen	TH-1-Zytokin, Zellaktivierung und Differenzierung, Regulation von der MHC-Expression, Verstärkung der zytolytischen Aktivität	Interferone werden adjuvant bei Hepatitis B und C zur Induktion von Immuntoleranz eingesetzt
TNF-α	Monozyten, T-Zellen NK-Zellen	Monozyten, Granulozyten, Gefäßendothel	proinflammatorisches Zytokin, Antitumoreffekte, Granulombidung	TNF-RA (Infliximab und Adalimumab) bei M. Crohn, Rheumatoider Arthritis
TGF-β	Thrombozyten, Monozyten	Leitzytokin der T-reg-Zellen, gebildet in fast allen Körperzellen	Unterdrückung von Proliferation und Entzündung sowie Sekretion von IgG und IgM), Suppression der zytotoxischen Funktion, Hochregulation des IgA	

RA = Rezeptorantagonist, mAb = monoklonaler Antikörper

16.1.3 HLA-(Human-leucocyte-antigen-)System

Jedes Individuum besitzt ein **individuelles Muster** an **Oberflächenmolekülen** (sog. **human leucocyte antigen = HLA**, Transplantations- oder Gewebsantigene), die auf praktisch allen kernhaltigen Körperzellen exprimiert werden (am besten nachweisbar auf Lymphozyten). HLA-Moleküle spielen eine entscheidende Rolle für die

Unterscheidung zwischen „körpereigenen" und „körperfremden" Antigenen und die **Antigenpräsentation**. Grundsätzlich wird zwischen 2 Klassen unterschieden:
- **HLA-I-Moleküle** werden auf allen **kernhaltigen Zellen** exprimiert. Sie präsentieren Fragmente **intrazellulärer Proteine** (z. B. intrazelluläre Bakterien, Viren, Tumorantigene).
- **HLA-Klasse-II-Moleküle** werden v. a. auf **Antigen-präsentierenden Zellen** exprimiert. Sie präsentieren Fragmente **extazellulärer Proteine** (z. B. extrazelluläre Bakterien, Parasiten).

Die HLA-Gene sind im sog. **Major Histocompatibility Complex** (MHC) kodiert, der auf dem kurzen Arm von Chromosom 6 lokalisiert ist. Die HLA werden als **allele Gene** vererbt, so dass jeder Organismus zwei komplette HLA-Sätze besitzt. Da die HLA-Gene **hoch polymorph** sind, ist es praktisch unmöglich, dass zwei Individuen dasselbe „Oberflächenmuster" aufweisen (Ausnahme: eineiige Zwillinge). **Klinische Bedeutung** besitzen die HLA-Moleküle v. a. bei **Organ-** und **Knochenmarktransplantationen**, da die Wahrscheinlichkeit einer Abstoßungsreaktion umso geringer ist, je mehr HLA-Eigenschaften übereinstimmen (HLA-Typisierung). Eine zusätzliche Bedeutung hat das HLA-System dadurch gewonnen, dass bestimmte **HLA-Moleküle** besonders häufig mit **bestimmten Erkrankungen assoziiert** sind (z. B. HLA-B27 mit Spondylitis ankylosans, HLA-B8 mit Zöliakie).

Sie spielen eine entscheidende Rolle für die **Unterscheidung** zwischen „körpereigenen" und „körperfremden" Antigenen und die **Antigenpräsentation**. Klinisch sind sie v. a. bei **Organ-** und **Knochenmarktransplantationen** (je mehr HLA-Eigenschaften übereinstimmen, desto geringer ist die Wahrscheinlichkeit einer Abstoßungsreaktion) bedeutsam. Von Bedeutung ist auch die **Assoziation von HLA** mit **Erkrankungen** (z. B. von HLA-B27 mit Spondylitis ankylosans).

16.2 Immunologische Erkrankungen

Störungen des Immunsystems können auf einer unzureichenden (= **permissiven**) oder überschießenden, schädlichen (= **pathogenen**) Immunreaktion beruhen. Die permissive Immunreaktion bildet die Grundlage der primären und sekundären Immundefekterkrankungen, pathogene Immunreaktionen sind für die Entstehung von Allergien (= überschießende Immunabwehr gegen eigentlich nicht bedrohliche äußere Substanzen) und Autoimmunerkrankungen (= schädliche Immunabwehr gegen körpereigene Strukturen durch Durchbrechen der Immuntoleranz) verantwortlich.

16.2.1 Immundefekterkrankungen

Immundefekterkrankungen entstehen, wenn die Effektoren des Immunsystems entweder in ihrer Anzahl vermindert sind bzw. ganz fehlen (**quantitative Störung**) oder in ihrer Funktion gestört sind (**qualitative Störung**). Analog zu den beiden „Säulen" des Immunsystems werden unspezifische und spezifische Immundefekte unterschieden. Zu den **unspezifischen Immundefekten** gehören die Störungen des Komplementsystems, qualitative und quantitative Granulozytendefekte und Zytokindefekte (Defekte der unspezifischen Erkennung von Organismen, wie z. B. Defekte der Interferon-γ-Aktivierung; sie führen zu einer Häufung an intrazellulären Infektionen mit Mykobakterien und Salmonellen). **Spezifische Immundefekte** werden unterteilt in Defekte, die vorwiegend das T-Zell- oder B-Zell-System und solche, die beide Zellsysteme betreffen.
Angeborene (primäre) **Immundefekte** manifestieren sich meist bereits im Säuglings- bzw. Kinderalter, in vielen Fällen sind definierte Mutationen nachweisbar. **Erworbene** (sekundäre) **Immundefekte** entwickeln sich im Rahmen von Erkrankungen, z. B. viralen Infektionen (HIV), Mangelernährung, malignen Tumoren, Autoimmunerkrankungen oder treten unter immunsuppressiver Therapie auf.

16.2 Immunologische Erkrankungen

Störungen des Immunsystems können auf einer unzureichenden (= **permissiven**) oder überschießenden, schädlichen (= **pathogenen**) Immunreaktion beruhen.

16.2.1 Immundefekterkrankungen

Unterschieden werden **quantitative** und **qualitative** sowie **unspezifische** und **spezifische Immundefekte**. Zu den unspezifischen Immundefekten gehören Störungen des Komplementsystems, der Granulozytenanzahl bzw. -funktion und der Zytokinaktivierung. Spezifische Immundefekte werden unterteilt in solche, die vorwiegend das T-Zell-System, das B-Zell-System oder beide betreffen.

Immundefekte sind **angeboren** (primär) oder **erworben** (sekundär).

Primäre Komplementdefekte

Primäre Komplementdefekte machen insgesamt etwa **1 %** der Immundefekte aus. Unterschieden werden **Mangelzustände einzelner Komplementfaktoren** und das **Fehlen des C1-Inhibitors**.

- **Mangelzustände** einzelner **Komplementfaktoren** (am häufigsten C2-Defekt) werden **autosomal-rezessiv** vererbt und führen zu einem gehäuften Auftreten von **Pneumokokken-, Meningokokken-** und **Hämophilusinfektionen**. Bei Patienten mit primären Komplementmangelzuständen treten gehäuft Autoimmunerkrankun-

Primäre Komplementdefekte

Primäre Komplementmangelzustände (autosomal-rezessive Vererbung) äußern sich oft durch erhöhte Anfälligkeit gegenüber **bakteriellen Infektionen** und einer erhöhten Inzidenz von **Autoimmunerkrankungen**.

gen wie z. B. systemischer Lupus erythematodes, rheumatoider Arthritis, Dermatomyositis und Vaskulitiden auf.
- Das **Fehlen** des **C1-Inhibitors** (**häufigster** primärer Komplementdefekt) wird **autosomal-dominant** vererbt und führt zum **hereditären angioneurotischen Angioödem** (**HANE**). Die Patienten fallen durch akute, rezidivierende Schwellungen von Haut und Schleimhäuten auf. Bei Beteiligung des Larynx kann es zu einem lebensbedrohlichen Larynxödem, bei Beteiligung des Darms zu abdominalen Koliken und Diarrhö kommen. Bei akuter, lebensbedrohlicher Schwellung wird C1-Inhibitorkonzentrat substituiert.

Primäre Granulozytendefekte

Phagozytendefekten liegt entweder ein **quantitativer Granulozytenmangel** (Neutrozytopenie, s. S. 452) oder eine **qualitative Störung der Granulozytenfunktion** zugrunde.

▶ **Merke.** Bei angeborenen Störungen der Granulozytenfunktion wird zwischen Defekten der Phagozytose und der Sauerstoffradikalenbildung unterschieden.

Septische Granulomatose: Der **X-chromosomal-rezessiv** oder **autosomal-rezessiv** vererbten **septischen Granulomatose** liegt ein **defekter oxidativer Burst** zugrunde: Enzymdefekte (z. B. Zytochrom-B-Mangel) führen zu einer verminderten H_2O_2-Produktion, die **Phagozytose katalasepositiver Keime** (Staphylococcus aureus) ist **unmöglich** (die Phagozytose katalasenegativer Keime wie z. B. Haemophilus influenzae oder Pneumokokken ist intakt). Die Patienten leiden an **rezidivierenden**, **abszedierenden** und **granulomatösen bakteriellen** oder **mykotischen** (Aspergillen) **Entzündungen**. An der **Haut** entwickeln die Patienten Dermatitiden, Hautabszesse, Furunkel und Lymphadenopathie. An der **Lunge** werden Lungeninfiltrate mit Pneumonie, am **Gastrointestinaltrakt** ulzerative Stomatitis, Diarrhöen und Hepatomegalie beobachtet. Es besteht grundsätzlich die **Gefahr schwer verlaufender Infektionserkrankungen**. Die **Diagnose** wird durch Untersuchung des oxidativen Stoffwechsels in den Granulozyten gestellt. **Therapeutisch** ist eine Infektionsprophylaxe mit Cotrimoxazol indiziert, bei manifester Infektion erfolgt eine Antibiotika- oder Antimykotikatherapie entsprechend dem Erregerspektrum. Die einzige kurative Therapieoption ist die Knochenmarktransplantation.

Primäre T-Zell-Defekte

Überblick

Etwa **10%** der primären Immundefekte betreffen **isoliert** das **T-Zell-System**. T-Lymphozyten sind insbesondere für die Abwehr von **Viren**, **intrazellulären Erregern**, **Pilzen** und **opportunistischen Erregern** verantwortlich. Die betroffenen Patienten leiden meist schon in den ersten Lebensmonaten an einer **schweren Gedeihstörung (Dystrophie)**, an **schweren viralen Infektionen** (v.a. Varizellen, Herpes, CMV), **Infektionen** mit **intrazellulären Erregern** (Mykobakterien, Listerien) und Infektionen durch **opportunistische Erreger** (z. B. Aspergillus, Pneumocystis jirovecii, Toxoplasma gondii). Da T-Lymphozyten in der Immunabwehr eine zentrale Stellung einnehmen (→ Aktivierung der B-Zellen), gehen Defekte der zellulären Immunabwehr häufig mit einem **begleitenden** (sekundären) **B-Zell-Defekt** einher. In diesen Fällen kommen **rezidivierende bakterielle Infektionen**, **septische Krankheitsverläufe** und das Auftreten von **Autoimmunerkrankungen** hinzu.

▶ **Merke.**
- **Immunisierungen mit Lebendimpfstoffen** sind kontraindiziert, da sie zu **schweren Impfkomplikationen** führen können.
- **Transfusionen von Blutprodukten** (enthalten immer einige immunkompetente Lymphozyten) können zu einer **Graft-versus-Host-Reaktion** führen. Blutprodukte müssen daher vor der Transfusion bestrahlt werden.

Die **Diagnostik** umfasst die **quantitative Analyse der Lymphozyten** mittels monoklonaler Antikörper, **Funktionstests der T-Lymphozyten** – Intrakutantest mit standardisierten Antigenen (s. S. 531) und In-vitro-Stimulation – sowie molekularzytogenetische Untersuchungen.

DiGeorge-Syndrom

▶ **Definition.** Isolierter T-Zell-Defekt mit kongenitaler Thymushypo- bzw. -aplasie.

Pathogenese: Eine gestörte Entwicklung der 3. und 4. Schlundtasche sowie der entsprechenden Kiemenbögen führt zu **Hypo-** oder **Aplasie** des **Thymus** mit **T-Zell-Defekt**, Hypoplasie der **Nebenschilddrüsen** mit **Hypoparathyreoidismus**, **Herzfehlern** – vorwiegend der großen Gefäße – und **fazialer Dysmorphie**. Bei über 90 % der Kinder ist eine Mikrodeletion an Chromosom 22 q11.2 nachweisbar.

▶ **Merke.** Das DiGeorge-Syndrom wird gemeinsam mit dem Conotruncal Anomaly Face Syndrome, dem Shprintzen- und dem velokardiofazialen Syndrom unter dem Akronym „**CATCH 22**" zusammengefasst: **c**ardiac abnormality, **a**bnormal facies, **t**hymic hypoplasia, **c**left palate, **h**ypocalcemia, **22**nd chromosome.

Klinik: Die Kinder haben eine **charakteristische Fazies** mit tief sitzenden, dysplastischen Ohren, breiter, kurzer Nase mit evertierter Nasenbodenebene, fischartig geformtem Mund, Hypertelorismus, antimongoloider Lidachsenstellung und Mikrognathie. Die **Ausprägung** der **Immunstörung** ist extrem **variabel**. Meist liegt nur eine Erniedrigung der T-Zellen auf 30 % vor, ohne dass es zu schweren Infektionen kommt. Bei **schwerer Ausprägung** kann ein **morbilliformes Exanthem** (Abb. **16.2**) in den ersten Lebenstagen hinweisend sein, das infolge einer Graft-versus-Host-Reaktion durch diaplazentar übertragene mütterliche Lymphozyten entsteht. Bei der schweren Form entwickeln die Neugeborenen infolge des Hypoparathyreoidismus eine **Hypokalzämie** und **tetanische Krämpfe**. Der **T-Zell-Defekt** führt zu **rezidivierenden Pilz- oder Virusinfektionen**. Assoziiert finden sich **kongenitale Herzfehler** wie Fallot-Tetralogie, persistierender Truncus arteriosus, Ventrikelseptumdefekt.

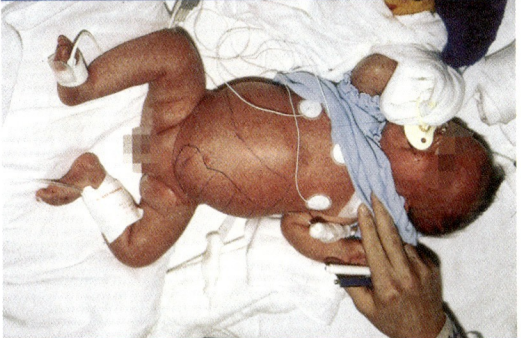

 16.2 Graft-versus-Host-Reaktion bei DiGeorge-Syndrom

5 Tage altes Neugeborenes mit morbilliformem Exanthem als Folge einer Graft-versus-Host-Reaktion und Hepatosplenomegalie als Ausdruck einer schweren Systemerkrankung.

Diagnostik: Im Säuglingsalter ist eine – auch rezidivierende – Hypokalzämie charakteristisch. Die Zahl der zirkulierenden T-Lymphozyten ist reduziert.

Therapie: Die **Hypokalzämie** kann mit Kalzium und 1,25-(OH)$_2$-Cholecalciferol behandelt werden. **Infektionen** werden antibiotisch bzw. antimykotisch behandelt. Nur bei dem sehr seltenen **schweren DiGeorge-Syndrom** (T-Zellen < 5 %) ist die **Knochenmarktransplantation** Therapie der Wahl.

Prognose: Bei gering ausgeprägter Symptomatik bildet sich der T-Zell-Defekt nach dem Säuglingsalter zurück und die **Prognose** ist von den **assoziierten Fehlbildungen** (Herzfehler) und der Ausprägung des **Hypoparathyreoidismus** abhängig.

Chronische mukokutane Candidiasis

▶ **Definition.** Chronische Pilzinfektion der Haut und Schleimhäute mit Defekt der spezifischen zellulären Immunabwehr, häufig mit einer Endokrinopathie kombiniert.

Ätiologie und Pathogenese: Die Ätiologie ist unklar. Es besteht ein spezifischer T-Zell-Defekt gegenüber Candida, die Abwehr von viralen und bakteriellen Infektio-

Klinik und Diagnostik: Chronische Candidainfektion der Haut und Schleimhäute. Nebenniereninsuffizienz, Hypothyreose und Hypoparathyreoidismus können auftreten. Im Labor sind hohe Candida-Antikörper-Konzentrationen wegweisend.

Therapie: Dauerapplikation von Antimykotika und – falls nötig – Hormonsubstitution.

Primäre B-Zell-Defekte

▶ **Synonyme.**

Überblick

Primäre B-Zell-Defekte machen etwa **50%** aller primären Immundefekte dar. Angeborene Immundefekte, die v. a. des B-Zell-Systems betreffen, zeichnen sich durch eine **unzureichende Antikörperproduktion** aus (meist mehrere Ig-Klassen oder -Subklassen betroffen). Typische Folgen sind **rezidivierende Infektionen v. a. durch bekapselte Bakterien und Staphylococcus aureus** (z. B. Otitis media, Sinusitis, Bronchitis, Pneumonie, Meningitis).

Zur **Diagnostik** s. Tab. 16.4.

16.4

Tab. **16.5** zeigt die um klinische Schweregrade erweiterte WHO-Klassifikation der Defekte.

Bei **schweren Defekten** sind Antikörper aller Klassen stark vermindert. Es bestehen eine chronische Sinusitis und ein erhöhtes Malignomrisiko.

▶ **Merke.**

Bei **partiellen Defekten** sind i. d. R. Antikörper gegen Proteine vorhanden; die Prognose ist günstig.

---

16 Immunologie

nen ist nicht gestört. Zusätzlich kann ein IgA-Mangel bestehen, der zu Atemwegsinfektionen prädisponiert.

Klinik und Diagnostik: Es besteht eine **chronische Candidainfektion** der **Haut** und **Schleimhäute**. Endokrine Begleiterkrankungen wie Nebenniereninsuffizienz, Hypothyreose und Hypoparathyreoidismus können sich im Abstand von einigen Jahren entwickeln. Im Labor lassen sich **hohe Candida-Antikörper-Konzentrationen** nachweisen.

Therapie: Die chronische Pilzinfektion erfordert eine **Dauertherapie** mit **Antimykotika**, z. B. Ketoconazol. Zusätzlich erfolgt eine **Substitution** der **fehlenden Hormone**.

Primäre B-Zell-Defekte

▶ **Synonyme.** Primäres Antikörpermangelsyndrom, primärer Defekt der humoralen Immunität

Überblick

Primäre B-Zell-Defekte machen etwa **50%** aller primären Immundefekte dar. Patienten mit angeborenen Immundefekten, die überwiegend das B-Zell-System betreffen, bilden nach Antigenkontakt **keine oder nur unzureichend spezifische Antikörper**. In den meisten Fällen ist die Synthese mehrerer Immunglobulinklassen, z. B. IgG, IgA und IgM oder der IgG-Subklassen gestört. Da B-Lymphozyten v. a. an der Abwehr **grampositiver** (z. B. Staphylococcus aureus) und **bekapselter Bakterien** (z. B. Pneumokokken, Meningokokken, H. influenzae) beteiligt sind, kommt es typischerweise zu **rezidivierenden Infektionen** mit diesen Erregern, also Otitis media, Sinusitis, Bronchitis, Pneumonie oder Meningitis. Bei verzögerter Diagnosestellung und verspätetem Behandlungsbeginn können sich bei Pneumonie rasch **Bronchiektasen** entwickeln. Außerdem treten bei den Patienten gehäuft **Autoimmunerkrankungen** und **Malignome** auf.

Bei V. a. einen primären B-Zell-Defekt empfiehlt es sich, als **Screening** die in Tab. **16.4** genannten Untersuchungen durchzuführen.

16.4	Basisdiagnostik bei Verdacht auf primären B-Zell-Defekt
quantitative Analyse	**qualitative Analyse**

• von Immunglobulinen:
  – IgG, IgA, IgM, IgE im Serum
  – IgG-Subklassen 1 – 4 im Serum
  – (sekretorisches) IgA im Speichel
• von Lymphozyten im peripheren Blut
  – B-Lymphozyten
  – T-Lymphozyten
	nach Impfung gebildete Immunglobuline (= Prüfung der B-Zell-Funktion):
	• gegen Peptidantigene (z. B. Tetanus)
	• gegen Polysaccharidantigene (z. B. die Kapselbestandteile von Pneumokokken)

Die WHO unterscheidet acht primäre B-Zell-Defekte, die klinisch in schwere und partielle Defekte eingeteilt werden (Tab. **16.5**).

Bei **schweren Defekten** ist die Konzentration aller Immunglobulinklassen im Serum stark vermindert: IgG < 1 g/l, IgM und IgA praktisch nicht nachweisbar. Spezifische Antikörper, z. B. Isoagglutinine und Candida-Antikörper, fehlen. Die Betroffenen weisen typischerweise eine **chronische Sinusitis** auf und haben einer **erhöhtes Risiko**, an einem **Malignom** zu erkranken.

▶ **Merke.** Nach Immunisierung bleibt die Antikörperantwort aus.

Bei **partiellen Defekten** ist die Antikörperantwort auf Proteine meist intakt, die auf Polysaccharide (Pneumokokken, schwache Antigene) i. d. R. gestört. Mit zunehmendem Alter reift das Immunsystem aus, so dass die Patienten eine **günstige Prognose** haben.

Schwere B-Zell-Defekte

X-chromosomale Agammaglobulinämie (Typ Bruton): Die Mutation einer B-Zell-spezifischen Tyrosinkinase (Btk; Genlocus Xq21.3 – 22) führt zu einem Reifungsstopp der B-Lymphozyten auf Stufe der Prä-B-Zellen. Die Inzidenz der X-chromosomalen Agammaglobulinämie liegt bei 4–6 auf 10^6 Lebendgeburten. Ab dem 3.–6. Lebensmonat (wenn die mütterlichen Immunglobuline weitgehend abgebaut sind) treten **rezidivierende bakterielle Infektionen** vor allem der **Lungen**, aber auch Sepsis und Osteomyelitis auf. Schwere Verläufe von Virusinfektionen (insbesondere durch Echovirus) sind möglich. Etwa ⅓ der Patienten leidet unter einer **chronischen Polyarthritis**. Bei **frühzeitiger Diagnose** und **Therapie** (s. Tab. 16.5) ist die **Prognose günstig.**

Schwere B-Zell-Defekte

X-chromosomale Agammaglobulinämie (Typ Bruton): Die Mutation einer B-Zell-spezifischen Tyrosinkinase führt zum Differenzierungsstopp bei den Prä-B-Zellen. Symptome treten ab 3.–6. Lebensmonat auf. Bei frühzeitiger Diagnose und Therapie ist die Prognose günstig.

16.5 Primäre B-Zell-Defekte

primärer B-Zell-Defekt	wegweisende Laborbefunde		Therapie (neben antibiotischer bzw. antimykotischer Therapie von Infektionen)
	Serum-Immunglobuline	B-Lymphozyten im peripheren Blut	
schwere Defekte			
X-chromosomale Agammaglobulinämie	alle Klassen vermindert	stark vermindert oder fehlend	lebenslange Substitution von Immunglobulinen aller Klassen
autosomal-rezessive Agammaglobulinämie	alle Klassen vermindert	stark vermindert	lebenslange Substitution von Immunglobulinen aller Klassen
common variable immunodeficiency	variable Verminderung mehrerer Immunglobulinklassen (z. B. IgG, IgA und/oder IgM) Tetanus- und Pneumokokken-Antikörper fehlen	meist normal evtl. vermehrt unreife B-Lymphozyten vorhanden	lebenslange Substitution der unzureichend produzierten Immunglobuline
Hyper-IgM-Syndrom	IgM erhöht oder normal, IgG und IgA vermindert	normal	lebenslange Substitution der unzureichend produzierten Immunglobuline Knochenmarktransplantation indiziert (wegen erhöhter Inzidenz von Gallengangsmalignomen). Bei Neutropenie ggf. Einsatz von G-CSF
partielle Defekte			
transitorische Hypogammaglobulinämie	IgG vermindert	normal	IgG-Substitution nur in schweren Fällen
selektiver IgA-Mangel	IgA < 0,05 g/l, sekretorisches IgA nicht nachweisbar	normal evtl. vermehrt unreife B-Lymphozyten vorhanden	Immunglobulinsubstitution nur bei Nachweis einer Störung der spezifischen Immunität, da die Patienten Antikörper gegen IgA bilden können und es dann zu Anaphylaxie kommen kann
selektiver IgG-Subklassenmangel	Verminderung einer oder mehrerer der IgG-Subklassen (meist erhöhte Konzentration der übrigen Subklassen → Gesamt-IgG evtl. normal)	normal evtl. vermehrt unreife B-Lymphozyten vorhanden	Immunglobulinsubstitution nur in schweren Fällen und bei eingeschränkter Impfantwort auf Pneumokokken. Als Langzeitprophylaxe haben sich Cotrimoxazol und Azithromycin bewährt
Antikörpermangel mit normaler Immunglobulinkonzentration	normal Pneumokokken-Antikörper fehlen	normal	

Common variable immunodeficiency: Unter dem Überbegriff CVID wird eine **variable Gruppe von Hypogammaglobulinämien** zusammengefasst, bei denen entweder **eine** oder **mehrere Immunglobulinklassen** betroffen sind. Das CVID ist nach dem IgA-Mangel und IgG-Subklassenmangel der dritthäufigste primäre Immundefekt. Die Prävalenz wird auf 1 : 10000 bis 1 : 50000 geschätzt. Als Ursache werden Störungen der B-Zell-Differenzierung und eine primäre T-Zell-Störung mit gestörter B-Zell-Aktivierung (fehlende T-Helferzellen, gestörte Zytokinproduktion) diskutiert. Die Erkrankung wird autosomal-dominant oder -rezessiv vererbt. Die Patienten

Common variable immunodeficiency (CVID): Meist ab dem 2. und 3. Lebensjahrzehnt treten neben rezidivierenden bakteriellen Infekten und Bronchiektasen (häufig) Gastritis, Diarrhö und Malabsorption auf. Lymphadenopathie, Splenomegalie und Autoimmunerkrankungen können hinzukommen. Die Prognose hängt vom Auftreten von B-Zell-Lymphomen (erhöhte Inzidenz) und Bronchiektasen ab.

16 Immunologie

erkranken typischerweise im **2.** und **3. Lebensjahrzehnt** (late onset hypogammaglobulinemia). Neben **rezidivierenden bakteriellen Infektionen** (s.o.) kommt es häufig zur Ausbildung von **Bronchiektasen**. Zusätzlich treten Gastritis, Diarrhöen und Malabsorption auf. Oft sind eine Lymphadenopathie und Splenomegalie vorhanden. Außerdem besteht eine Neigung zu **Autoimmunphänomenen** wie Immunzytopenie, rheumatoider Arthritis und Autoimmun-Endokrinopathien. Das **Malignomrisiko** ist **erhöht**. Die **Prognose** hängt vom Auftreten von B-Zell-Lymphomen und Bronchiektasen ab. Zu Diagnostik und Therapie s. Tab. **16.5**.

Hyper-IgM-Syndrom: Ursache dieses meist X-chromosomal vererbten Immundefekts ist eine Mutation des CD-40-Liganden (Membranprotein von T-Lymphozyten), der essenziell für die Interaktion mit antigenpräsentierenden Zellen und den Isotypen-Switch ist. In der Folge ist der **Switch** von der **initialen IgM-Bildung zur antigenspezifischen IgG/IgA- und IgE-Bildung** gestört. Klinisch steht die erhöhte Anfälligkeit für **bakterielle** und **Pneumocystis-jirovecii-Infektionen** im Vordergrund. Zusätzlich treten gehäuft hämolytische Anämie und Neutropenie (vermutlich durch Autoantikörper) und Lymphadenopathie auf. Da die Inzidenz **maligner Gallengangstumoren** erhöht ist, ist die Prognose schlechter als bei der X-chromosomalen Agammaglobulinämie. Zu Diagnostik und Therapie s. Tab. **16.5**.

> ▶ **Klinischer Fall.** Ein 9 Monate alter, männlicher Säugling erkrankt an einer schweren Pneumonie. In der Vergangenheit waren bereits zweimal eine eitrige Otitis und Pyodermie aufgetreten, die jeweils eine antibiotische Behandlung erforderten. Wegen der Häufigkeit und Schwere der bakteriellen Infektionen in der zweiten Hälfte des 1. Lebensjahres erfolgt eine Immundiagnostik. IgG ist im Serum nur in Spuren, IgA und IgM sind nicht nachweisbar. In der Durchflusszytometrie lassen sich keine B-Zellen nachweisen. Es handelt sich somit um eine X-chromosomale Agammaglobulinämie, die eine regelmäßige hochdosierte Immunglobulinsubstitution erfordert.

Partielle B-Zell-Defekte

Transitorische Hypogammaglobulinämie: Bei diesem Defekt bleibt die Serum-IgG-Konzentration, nachdem sie im 3.–4. Lebensmonat durch Abbau der mütterlichen IgG ihren Tiefpunkt erreicht hat, bis ins 2. Lebensjahr hinein vermindert. Als Ursache werden familiäre Polymorphismen der IgG-1-Allotypsynthese vermutet. Frühgeborene sind bevorzugt betroffen. Manche Kinder sind nur wenig infektanfällig, fallen jedoch durch den pathologischen Laborwert auf, bei anderen treten nach dem 6. Lebensmonat rezidivierende bakterielle oder Pilzinfektionen auf (s.o.), bis sich die IgG-Synthese normalisiert. Zu Diagnostik und Therapie s. Tab. **16.5**.

Selektiver IgA-Mangel: Der selektive IgA-Mangel ist der **häufigste primäre Immundefekt** (1 : 500 – 1 : 700 Neugeborene). Zugrunde liegt wahrscheinlich eine Störung der T-Zell-abhängigen Immunglobulinproduktion, die **Reifung** von **B-Zellen** zu **IgA-produzierenden Plasmazellen ist gestört**. Die Erkrankung verläuft häufig **asymptomatisch**, da andere Immunglobuline die Funktion des fehlenden IgAs übernehmen. Symptomatisch wird der IgA-Mangel v.a. dann, wenn er mit einem **IgG-Subklassenmangel** oder **Störungen** der **zellulären Immunität kombiniert** ist (Infektionen durch bekapselte Bakterien, s. u., opportunistische Infektionen, s.o.). **Atopische Erkrankungen** (s.S. 533) und **chronische Darmerkrankungen** (Colitis ulcerosa, Morbus Crohn, Zöliakie) können gehäuft auftreten. Zu Diagnostik und Therapie s. Tab. **16.5**.

Selektiver IgG-Subklassenmangel: Die Symptomatik richtet sich nach der Funktion der betroffenen Subklasse: IgG-2 spielt eine Rolle bei der Antikörperantwort auf Polysaccharide, bei Patienten mit **IgG-2-** und **IgG-4-Mangel** können daher **rezidivierende Pneumokokken-** und **Haemophilus-influenzae-Infektionen** auftreten. **IgG-1** und **IgG-3** sind für die Immunantwort auf **Peptidantigene** von Bedeutung. Bei beiden Subklassendefekte sind **chronische Atemwegsinfektionen** häufig (IgG-1-Mangel = bakterielle Infekte, IgG-3-Mangel virale Infekte). Da IgG-1 70 % des Gesamt-IgGs ausmacht, gilt der IgG-1-Mangel als echte Hypogammaglobulinämie und nicht als Subklassenmangel. Die Reifung der IgG-Subklassen erfolgt uneinheitlich, so dass die Diagnose eines Subklassendefektes erst nach dem 1. Lebensjahr gestellt werden sollte. Eine Übernahme der Funktionen zwischen den einzelnen Subklassen ist möglich. Der IgG-Subklassenmangel kann mit IgA-Mangel kombiniert sein.

Die klinische Relevanz des IgG-2-Mangels kann durch diagnostische Pneumokokken-Impfung überprüft werden. Bei relevantem IgG-2-Mangel ist die Produktion

---

Marginalien:

Hyper-IgM-Syndrom: Aufgrund der Mutation des CD-40-Liganden unterbleibt der Isotypen-Switch. Die Anfälligkeit für bakterielle und Pneumocystis-jirovecii-Infektionen ist erhöht. Hämolytische Anämie, Neutropenie und Lymphadenopathie können auftreten.

▶ Klinischer Fall.

Partielle B-Zell-Defekte

Transitorische Hypogammaglobulinämie: Bis ins 2. Lebensjahr hinein verminderte IgG-Synthese. Nur bei einem Teil der Betroffenen treten ab dem 6. Lebensmonat rezidivierende bakterielle oder Pilzinfektionen auf, bis sich die IgG-Synthese normalisiert.

Selektiver IgA-Mangel: Dieser **häufigste Immundefekt** ruft v. a. in Kombination mit IgG-Subklassenmangel und T-Zell-Defekten Symptome hervor. Atemwegsinfektionen, Atopie und chronische Darmerkrankungen können vermehrt auftreten.

Selektiver IgG-Subklassenmangel: Bei Kindern mit IgG-2- und IgG-4-Mangel können rezidivierende Pneumokokken- und Haemophilus-influenzae-Infektionen auftreten, bei IgG-1- und IgG-3-Mangel chronische Atemwegsinfektionen bakterieller bzw. viraler Genese. Der IgG-1-Mangel ist eine echte Hypogammaglobulinämie. Da die Reifung der IgG-Subklassen uneinheitlich erfolgt, sollte die Diagnose erst nach dem 1. Lebensjahr gestellt werden.

Die klinische Relevanz des IgG-2-Mangels kann durch diagnostische Pneumokokken-Impfung überprüft werden (s. Tab. **16.4**).

16.2 Immunologische Erkrankungen

von Pneumokokken-Antikörpern im Gegensatz zu der von Tetanus-Antikörpern gestört (s. Tab. **16.4**). Zu Diagnostik und Therapie s. Tab. **16.5**.

▶ **Klinischer Fall.** Ein 2-jähriger Junge erkrankt an einer Pneumonie, die nur unzureichend auf Antibiotika anspricht. Da das Kind bereits mehrfach an Otitis media und zweimal an Pneumonie erkrankt und jeweils eine antibiotische Therapie notwendig war, erfolgt eine Immundiagnostik. Es finden sich normale Werte für IgA, Gesamt-IgG und IgM. Die IgG-Subklassenbestimmung ergibt eine verminderte Konzentration von IgG-2 und IgG-4. Eine erneute Kontrolle bestätigt diese Befunde. Die Kontrolle der Impfantwort auf Pneumokokken weist eine gestörte Antikörperbildung nach. Aus diesem Befund ergibt sich die typische Konstellation eines klinisch relevanten IgG-Subklassenmangels.

▶ **Klinischer Fall.**

Primäre B- und T-Zell-Defekte (kombinierte Immundefekte)

Überblick

Kombinierte Immundefekte äußern sich durch
- **opportunistische Infektionen** und eine **schwere Gedeihstörung** (Merkmale des T-Zell-Defekts),
- **rezidivierende Infektionen** vor allem durch **bekapselte Bakterien** (Merkmal des B-Zell-Defekts) und
- **Ekzeme**.

Primäre B- und T-Zell-Defekte (kombinierte Immundefekte)
Überblick

Typisch für kombinierte Immundefekte sind **opportunistische Infektionen**, **Gedeihstörung** (T-Zell-Defekt!), **rezidivierende Infektionen** v. a. mit kapseltragenden Bakterien (B-Zell-Defekt!) und **Ekzeme**.

▶ **Merke.** Wie für primäre T-Zell-Defekte gilt: Lebendimpfstoffe sind kontraindiziert und Blutprodukte müssen vor Transfusion bestrahlt werden.

▶ **Merke.**

Schwerer kombinierter Immundefekt (SCID)

Dem SCID, einem der **häufigsten** und **am schwersten verlaufenden Immundefekte**, liegt eine Ausreifungsstörung des lymphatischen Systems mit Hypoplasie aller lymphatischen Organe zugrunde. Dem **X-chromosomal vererbten SCID** liegen in **50%** der Fälle **Mutationen** der **Common-γ-Chain** zugrunde. Hierbei handelt es sich um ein Transmembranmolekül, das verschiedenen IL-Rezeptoren die Signaltransduktion ermöglicht. Die T-Zellen fehlen, B-Zellen sind zwar vorhanden, können aber keine Antikörper bilden. Die häufigsten Ursachen des **autosomal-rezessiv vererbten SCIDs** (Synonym: Agammaglobulinämie Schweizer Typ) sind **Mutationen** der **RAG-Enzyme** (gestörte Genrekombination der Immunglobulin- und T-Zell-Rezeptoren) oder ein **Adenosin-Deaminase-Mangel** (T- und B-Zell-Schädigung durch toxische Metabolite). Bei diesem Typ fehlen T- und B-Zellen. Bereits in den **ersten Lebenswochen** treten neben **zunehmender Gedeihstörung** und **bronchopulmonalen** oder **generalisierten Infektionen** (Abb. **16.3**), **Candidiasis** und **chronische Enteritis** auf. Eine Graft-versus-Host-Reaktion durch diaplazentar übertragene Lymphozyten ruft ein **makulopapulöses Exanthem** hervor. Racheninspektion und Sonografie zeigen, dass Tonsillen und Thymus fehlen. Immunkompetente T-Lymphozyten sind in der Regel stark vermindert oder fehlen ganz. Spezifische Antikörper sind nicht nachzuweisen. Die Hautreaktion auf spezifische Antigene und die In-vitro-Stimulation der Lymphozyten sind negativ. **Ohne Therapie sterben** die **Kinder** im **Säuglingsalter**. Infektionen werden mit Antibiotika, Antimykotika bzw. Virustatika behandelt. Therapie der Wahl ist die **Knochenmarktransplantation**.

Schwerer kombinierter Immundefekt (SCID)

Der SCID ist einer der **häufigsten und schwersten Immundefekte**. Neben Gedeihstörung und Infektionen (bronchopulmonal oder generalisiert, Abb. **16.3**) sind Candidiasis, chronische Enteritis und ein makulopapulöses Exanthem typisch. T-Lymphozyten sind meist stark vermindert oder fehlen, spezifische Antikörper fehlen. Die Hautreaktion auf spezifische Antigene und In-vitro-Lymphozytenfunktionstests sind negativ. Neben der Chemotherapie von Infektionen ist eine **Knochenmarktransplantation** angezeigt.

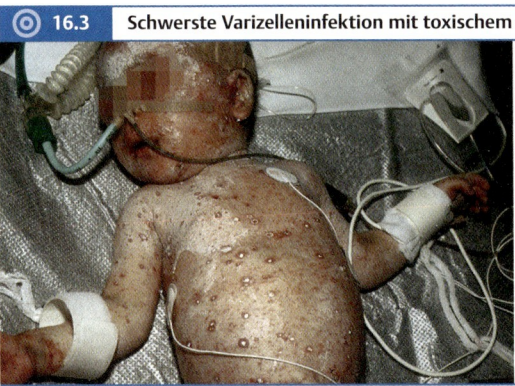

16.3 Schwerste Varizelleninfektion mit toxischem Leberzerfall bei SCID

Wiskott-Aldrich-Syndrom

Dem Wiskott-Aldrich-Syndrom liegt eine **X-chromosomal-rezessiv** vererbte Mutation des **Wiskott-Aldrich-Syndrom-Proteins** (WASP) zugrunde. In der Folge kommt es zu einer gestörten Membranfunktion von Lymphozyten und Thrombozyten, die zu einer progressiven Dysfunktion der T-Lymphozyten und einer gestörter Antikörperbildung auf Polysaccharidantigene führt. Ab dem **Neugeborenenalter** treten **Schleimhautblutungen** (z. B. Darmblutungen) auf. In den **ersten Lebensjahren** kommen zunächst **bakterielle** (s.o.) und **Pneumocystis-jiroveci-Infektionen,** später **Virusinfektionen** und ein **Ekzem** hinzu. Das Risiko für das Auftreten von **malignen Lymphomen**, **ALL** oder **Hirnblutungen** ist erhöht. Im **Labor** zeigt sich eine Thrombozytopenie, eine erniedrigte IgM-, eine normale IgG- und eine erhöhte IgA- und IgE-Konzentration. **Symptomatisch** wird mit **Thrombozytenkonzentraten**, **Antibiotika** und **Virostatika** behandelt. Die einzige **kurative Therapieoption** ist die **Knochenmarktransplantation**.

▶ Merke. Zur **klassischen Trias** des Wiskott-Aldrich-Syndroms zählen: **Ekzem**, **Thrombozytopenie, rezidivierende Infektionen**.

Ataxia teleangiectasia (Louis-Bar-Syndrom)

Der autosomal-rezessiv vererbten Ataxia teleangiectasia liegen verschiedene **Mutationen** im **Gen** der **Proteinkinase ATM** (ATM = Ataxia teleangiectasia mutated) zugrunde. Da p53 nicht hochreguliert werden kann, sind Zellzykluskontrolle und DNA-Reparatur gestört. Durch die vermehrte chromosomale Brüchigkeit entwickeln die Patienten häufig **maligne Lymphome**. Klinisch äußert sich die Ataxia teleangiectasia ab dem **frühen Kindesalter** durch eine **Gangstörung, zunehmende zerebelläre Ataxie, Augenbewegungsstörungen** und **Teleangiektasien** an den Konjunktiven (Abb. **16.4**). Ab dem **2. Lebensjahrzehnt** sind die Patienten an den Rollstuhl gefesselt und es kommt häufig zur **Dystrophie** mit **rezidivierenden Infektionen** (i.d.R. **Pneumonien**). Im **Labor** sind die T- und B-Lymphozytenzahl und die Konzentration von IgA und den IgG-Subklassen vermindert (→ gestörte Immunantwort auf bekapselte Bakterien), die α-Fetoprotein-Konzentration ist erhöht. Die Therapie erfolgt durch **Immunglobulinsubstitution** und **Antibiotika**. Für die neurologischen Symptome existiert keine Therapie. Die **Mehrzahl** der **Patienten verstirbt** im **2.– 3. Lebensjahrzehnt** an den Folgen der pulmonalen Insuffizienz (⅔) oder einem Lymphom (⅓). Weitere Infos unter www.info-AT.de

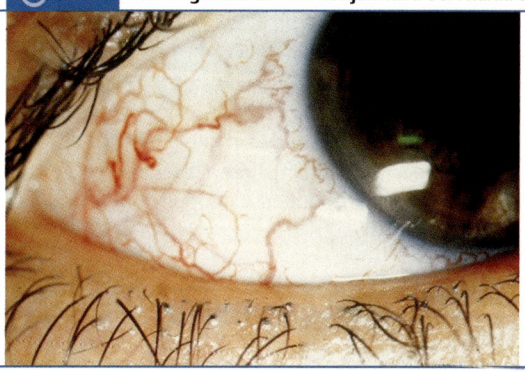

16.4 Teleangiektasien der Konjunktiva bei Ataxia teleangiectatica

Hyper-IgE-Syndrom

▶ **Synonym.** Buckley - oder Hiob-Syndrom.

Bei diesem Syndrom sind das spezifische und das unspezifische Abwehrsystem beeinträchtigt:
- Es besteht eine **Dysbalance** der **T-Helferzellen** (Th-2 > Th-1) mit verminderter IFN-γ-Produktion. Eine **Störung** des **B-Zell-Systems** führt zu sehr hohen IgE-Werten

(> 10.000 U/ml) und erhöhter Anfälligkeit für Staphylokokkeninfektionen (Pyodermien, Pneumonie, Gelenkinfektionen).
- Eine **Störung** der **Chemotaxis** (Granulozyten!) äußert sich in areaktiven „kalten" Abszessen (Abb. **16.5a**).

- gestörte Chemotaxis (→ „kalte" Abszesse, Abb. **16.5a**).

16.5 Hyper-IgE-Syndrom

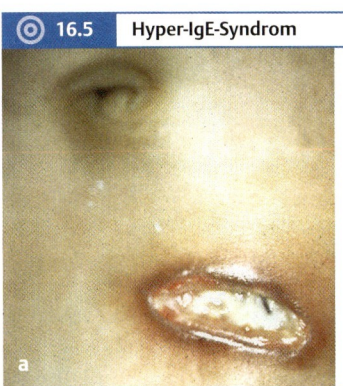
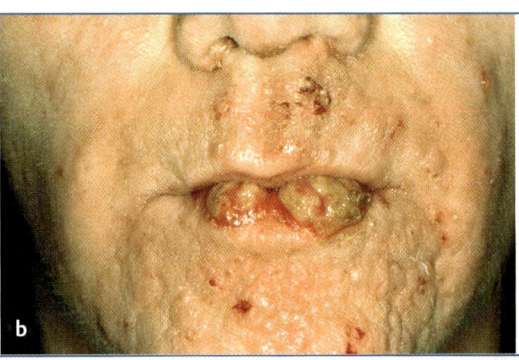

a Areaktiver „kalter" Abszess.
b Schwerstes Ekzem mit Papillom der Lippe.

Typisch sind ein schweres Ekzem (Abb. **16.5b**) und vergröberte Gesichtszüge. Atopische Krankheitsbilder (s.S. 533) können auftreten. Das Differenzialblutbild zeigt eine Eosinophilie. Die **Therapie** erfolgt symptomatisch. Empfohlen wird eine Staphylokokkeninfektions-Dauerprophylaxe (z.B. mit oralem Cephalosporin oder Cotrimoxazol).

Typisch sind ein schweres Ekzem (Abb. **16.5b**), vergröberte Gesichtszüge und Eosinophilie. Die **Therapie** erfolgt symptomatisch; Staphylokokkeninfektions-Dauerprophylaxe empfohlen.

Sekundäre (erworbene) Immundefekte

Erworbene Immundefekte sind **häufiger** und zeigen ein **variableres klinisches Bild** als die angeborenen Immundefekte.
Erworbene **T-Zell-Defekte** können die Folge von akuten Leukosen, Masern (negative Tuberkulinreaktion), AIDS (s.S. 583), zytostatischer Therapie oder von Bestrahlungen sein.
Erworbene **B-Zell-Defekte** sind häufig die Folge von Proteinverlust über die Niere (nephrotisches Syndrom), den Darm (Protein-losing-Enteropathie) oder bei schweren Verbrennungen. Auch Lymphome können zu B-Zell-Defekten führen.
Im Gegensatz zu den schweren primären Formen ist ein **immunologisches Gedächtnis** vorhanden: In der Regel sind schwache IgG- und IgA-Antworten auf Impfantigene (Tetanus, Pneumokokken) oder Virusantigene, mit denen der Körper in Kontakt gekommen ist (Masern, Windpocken), nachweisbar. Die Indikation zur Immunglobulinsubstitution ist daher streng zu stellen.

Sekundäre (erworbene) Immundefekte

Erworbene Immundefekte sind häufiger und vielgestaltiger als die angeborenen Formen.

Erworbene **T-Zell-Defekte** treten bei akuter Leukämie, Masern, AIDS, Zytostatika- oder Radiotherapie auf.

Erworbene **B-Zell-Defekte** sind Folge von Proteinverlust (nephrotisches Syndrom, Enteropathie, Verbrennungen) oder Lymphomen.

Sie zeichnen sich durch schwache IgG- und IgA-Antworten auf Impf- und Virusantigene aus. Daher ist die Indikation zur Immunglobulinsubstitution streng zu stellen.

16.2.2 Allergische Erkrankungen (s.S. 533)

16.2.3 Autoimmunerkrankungen

Siehe entsprechende Organkapitel und „Rheumatologische Erkrankungen" (S. 540).

16.2.2 Allergische Erkrankungen (s.S. 533)

16.2.3 Autoimmunerkrankungen

17 Allergologie

17.1 Grundlagen 530
17.2 Allergische Erkrankungen 533

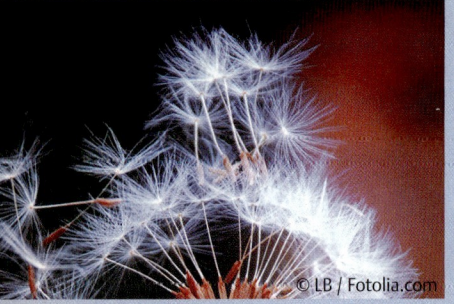

17.1 Grundlagen

17.1 Grundlagen

▶ Definition.

▶ Definition. Unter einer **Allergie** versteht man eine spezifische Änderung der Immunitätslage im Sinne einer krankmachenden Überempfindlichkeit. Die Bereitschaft, gegen unschädliche Umweltstoffe IgE-Antikörper zu bilden, bezeichnet man als **Atopie**.

Klassifikation: nach Coombs und Gell (Abb. 17.1):
- **Typ I**: IgE-vermittelte Reaktion vom Soforttyp (= anaphylaktische Reaktion, Atopie)
- **Typ II**: zytotoxische Reaktion
- **Typ III**: Immunkomplexreaktion
- **Typ IV**: Reaktion vom verzögerten Typ

Klassifikation: In Anlehnung an Coombs und Gell unterscheidet man **4 Typen** der Überempfindlichkeitsreaktion (Abb. 17.1):
- **Typ I**: IgE-vermittelte Reaktion vom Soforttyp (Synonym: anaphylaktische Reaktion, Atopie), z. B. allergische Rhinokonjunktivitis, allergisches Asthma bronchiale
- **Typ II**: zytotoxische Reaktion (IgM- oder IgG-vermittelt), z. B. autoimmunhämolytische Anämie
- **Typ III**: Immunkomplexreaktion (IgM- oder IgG-vermittelt), z. B. allergische Alveolitis (= IgG-vermittelt)
- **Typ IV**: Reaktion vom verzögerten Typ (T-Zell-vermittelt), z. B. Tuberkulinreaktion, Kontaktekzem

17.1 Die vier Überempfindlichkeitsreaktionen nach Coombs und Gell

Typ I   IgE-tragende Mastzellen setzen nach Antigenbindung Mediatoren frei.
Typ II Zellgebundene Antikörper aktivieren Komplement.
Typ III Zirkulierende oder gewebsständige Immunkomplexe aktivieren Komplement.
Typ IV Sensibilisierte T-Lymphozyten serzernieren nach Antigenkontakt Lymphokine.

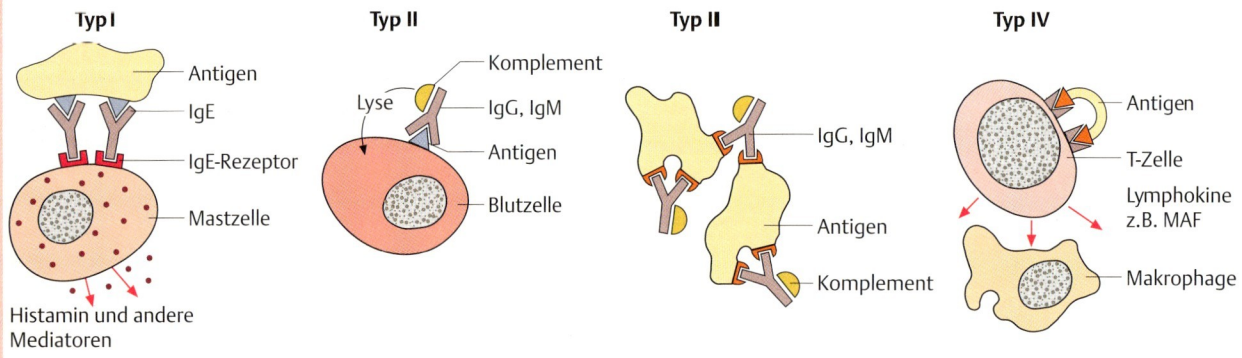

▶ Merke.

▶ Merke. Die häufigste Überempfindlichkeitsreaktion im Kindesalter ist die Typ-I-Reaktion.

Ätiologie: Stoffe, die eine allergische Reaktion auslösen können, nennt man **Allergene**. Man unterscheidet Inhalationsallergene, Nahrungsmittel-, Arzneimittel-, Kontakt-, Insektengift- und Injektionsallergene.

Ätiologie: Stoffe, die eine allergische Reaktion auslösen können, nennt man **Allergene**. Im Wesentlichen werden Inhalationsallergene (Bestandteile von Pollen, Tierepithelien, Hausstaubmilben und Schimmelpilzsporen), Nahrungsmittel-, Arzneimittel-, Kontakt-, Insektengift- und Injektionsallergene unterschieden. Die Allergene sind meist nur ein kleiner Bestandteil der Allergenträger; bei Pollen wirken z. B. die Proteine der Innenhaut, bei Hausstaubmilben die Fäzesbestandteile als Allergen.

Pathogenese: An der Pathogenese der Typ-I-Reaktion sind genetische Faktoren beteiligt (**Atopie**, s. Tab. **17.1**). Immunologisch ist ein relatives Überwiegen der Th2- über die Th1-Zellen nachzuweisen.

17.1.1 Diagnostische Prinzipien und Differenzialdiagnose

Diagnostische Prinzipien

Im Vordergrund der allergischen Diagnostik stehen die **Allergensuche**, der **Sensibilisierungsnachweis** und die Bestätigung der **klinischen Relevanz**. Dabei kommen verschiedene Verfahren zur Anwendung. Zu den wichtigsten gehören
- ausführliche Anamnese
- Hauttests
- serologische Untersuchungen und
- organbezogene Provokationstests.

Anamnese: Die Anamnese ist ein wichtiges diagnostisches Instrument: So liefert die Familienanamnese Hinweise auf ein bestehendes Atopierisiko (Tab. **17.1**). Auch Milchschorf in der Vorgeschichte kann Zeichen für eine allergische Disposition sein. Durch gezielte Fragen nach der zeitlichen **Korrelation** zwischen **Allergenexposition** und dem **Auftreten** der **allergischen Kardinalsymptome** können **Allergene aufgedeckt** werden.

Tab. 17.1 Atopierisiko des Neugeborenen nach der Familienanamnese

Familienanamnese	Atopierisiko in %
keine Atopie bei den nächsten Verwandten	– 12
ein Elternteil mit Atopie	– 20
beide Eltern Atopiker mit der gleichen allergischen Manifestation	– 70

Hauttest: Mit den verschiedenen Hauttestungen wird die **Sensibilisierung** des Organismus (aber nicht unbedingt die klinische Relevanz) nachgewiesen. Das verdächtige Antigen wird abhängig von der vermuteten Allergiereaktion (Typ-I- oder Typ-IV) **intra-** oder **epikutan** appliziert (Tab. **17.2**).

Tab. 17.2 Hauttests bei Verdacht auf Typ-I- und Typ-IV-Allergiereaktion

Allergietyp	Testverfahren und ihre Durchführung[1]	Auswertung
V.a. Typ-I-Allergie	**Haut-Prick-Test:** (Test der **1. Wahl**, Abb. **17.2**): das gelöste Allergen wird auf die Haut aufgetropft und anschließend mithilfe der Pricklanzette in die obere Hautschicht eingestochen **Alternativen** zum Prick-Test: • **Scratch-Test:** vor Auftropfen des gelösten Allergens wird Haut angeritzt • **Reibetest:** allergenhaltiges Material wird auf Haut gerieben (z.B. Tierhaare) • **Intrakutan-Test** (sensitivster Test): oberflächliche intrakutane Injektion der verdünnten Allergenlösung mit einer speziellen Nadel	• Ablesen nach 10 – 15 min • positiv: Auftreten einer Allergenquaddel (∅ ≥ 3mm) • Positiv-Kontrolle muss positiv sein • Negativ-Kontrolle muss negativ sein
V.a. Typ-IV-Allergie	**Epikutantest:** In Vaseline eingearbeitete Allergene werden mithilfe von Testpflastern auf der Haut fixiert (Diagnostik vom Kontaktekzem) Epikutantest mit nutritiven oder inhalativen Allergenen wird auch als **Patch-Test** bezeichnet	• Entfernen des Pflasters nach 48 h • Ablesen nach 48 h und 72 h (in Sonderfällen auch später) • positiv: Auftreten eines Infiltrates

[1] zusätzlich immer Negativ- (Testlösung ohne Antigen) und Positiv-Kontrolle (Histaminlösung) aufbringen

17 Allergologie

▶ **Merke.** Ein positiver Befund beim Hauttest zeigt eine **Sensibilisierung** an, die aber nicht immer klinische Relevanz besitzen muss. Diese lässt sich, wenn Anamnese und Testergebnis nicht übereinstimmen, mithilfe der **Provokationstests** (s. S. 532) nachweisen.

17.2 Haut-Prick-Test (positives Testergebnis)

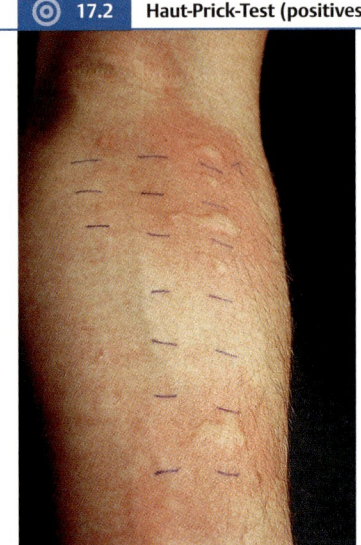

Testprinzip: Das Allergen wird als verdünntes Extrakt in Tropfenform auf die Haut aufgebracht. Mit einer Lanzette wird durch den Tropfen hindurch die oberste Schicht der Haut angeritzt, so dass eine verbesserte Möglichkeit der Antigen-Antikörper-Reaktion besteht. Besteht eine IgE-vermittelte Allergie, kommt es zu einer lokalen Typ-I-Reaktion und nach 5 – 15 Minuten bildet sich eine Quaddel. Falsch positive Ergebnisse (z. B. Urticaria facticia) und falsch negative Ergebnisse (z. B. bei Antihistaminikatherapie) sind möglich. Deshalb müssen immer Positiv-Kontrollen (Histaminlösung) und Negativ-Kontrollen (Lösungsmittel des Allergens) mitgetestet werden.

Laboruntersuchungen:

Das **Gesamt-IgE** im Serum hat an Bedeutung verloren, da es **nicht spezifisch** (→ allergenunabhängig) ist.

Multiallergensuchtests, die **spezifische IgE-Antikörper** erfassen, sind in ihrer Aussagekraft dem Gesamt-IgE überlegen. Zirkulierende spezifische IgE-Antikörper können mithilfe des **RAST-Verfahrens** nachgewiesen werden. **Aber**: Ein positiver Befund ist nicht immer klinisch relevant.

Ggf. ist die **Konzentrationsbestimmung der Mediatoren der Typ-I-Reaktion** (z.B. im Histamin-release-Test) sinnvoll.

Spezifische IgG- und **IgM-Antikörper** (Typ-II- und III-Reaktionen) werden mit der Ouchterlony-Methode oder im ELISA, **sensibilisierte T-Lymphozyten** (Typ IV-Reaktion) mit dem Lymphozytentransformationstest nachgewiesen.

Organbezogene Provokationstests:
Organbezogene Provokationstests werden zur Klärung der **klinischen Relevanz** positiver Hauttests und RAST-Befunde eingesetzt. Wegen der Gefahr starker allergischer Symptome bis hin zum Schock muss die Indikation streng gestellt werden.

Laboruntersuchungen: Zur Diagnostik der **Typ-I-Reaktion** können das Gesamt-IgE und spezifische IgE bestimmt werden.
Die Bestimmung des **Gesamt-IgE** (= Konzentration aller zirkulierenden IgE-Antikörper) hat an Bedeutung verloren, da Erhöhungen des Gesamt-IgE auch bei parasitären Erkrankungen, viralen Infekten und Malignomen vorkommen und bei Atopikern die Gesamt-IgE-Werte in Einzelfällen trotz deutlicher Erhöhung spezifischer IgE-Antikörper im Normbereich liegen können. Auch die früher angewendete Einschätzung des Atopierisikos von Neugeborenen anhand der Gesamt-IgE Konzentration im Nabelschnurblut spielt in der klinischen Routine keine Rolle mehr.

Multiallergensuchtests, die verschiedene spezifische IgE-Antikörper erfassen und als Screeningverfahren bei V.a. inhalative oder Nahrungsmittelallergien verwendet werden, sind in ihrer Aussagekraft dem Gesamt-IgE überlegen. Mit ihnen gelingt der Nachweis einer Sensibilisierung. Im peripheren Blut zirkulierende spezifische IgE-Antikörper können mithilfe des RAST-(Radioallergosorbenttest-)Verfahrens nachgewiesen werden. **Aber:** Ein positives RAST-Ergebnis muss nicht klinisch relevant sein, v.a. Nahrungsmittelsensibilisierungen können klinisch stumm sein.

Bei bestimmten Fragestellungen kann zur weiterführenden Typ-I-Diagnostik die **Konzentration der Mediatoren der Typ-I-Reaktion** bestimmt werden. Ein bekanntes Beispiel ist der sog. **Histamin-release-Test**, bei dem die IgE-vermittelte Histaminfreisetzung aus Basophilen vor und nach Zugabe von Allergenen nachgewiesen wird.

Spezifische IgG- und **IgM-Antikörper** (Typ II- und III-Reaktion) können mithilfe der **Ouchterlony-Methode** oder im **ELISA** nachgewiesen werden. **Sensibilisierte T-Lymphozyten** (Typ IV-Reaktion) können mithilfe des **Lymphozytentransformationstests** (LTT) nachgewiesen und quantifiziert werden. Hierbei werden isolierte Lymphozyten unter Kulturbedingungen dem verdächtigen Antigen ausgesetzt. Im Falle einer Sensibilisierung kommt es zur Aktivierung.

Organbezogene Provokationstests: Mithilfe der verschiedenen organbezogenen Provokationstests kann die **klinische Relevanz** der in den Hauttests und RAST-Untersuchungen nachgewiesenen Sensibilisierung überprüft werden. Bei den organbezogenen Provokationstestungen wird das **verdächtige Allergen** in steigenden Konzentrationen auf **natürlichem Wege** appliziert: Beispiele sind die nasale Provokation bei V.a. allergische Rhinitis, die orale Provokation bei V.a. Nahrungsmittelallergie und die inhalative Provokation bei allergischem Asthma bronchiale. Da bei jedem Provokationstest die Gefahr einer **anaphylaktischen Reaktion** besteht, sollte die Indikation streng gestellt werden.

Differenzialdiagnose

Von einer Typ-I-Reaktion muss die sog. **pseudoallergische Reaktion** abgegrenzt werden. Sie wird – anders als die Typ-1-Allergiereaktion – durch eine **nicht-immunologische (= IgE-unabhängige)**, **unspezifische Mastzellaktivierung** und **Histaminfreisetzung** ausgelöst (z.B. durch Arzneimittel, Nahrungsmittelbestandteile oder physikalische Einflüsse wie Kälte, Hitze oder mechanische Beanspruchung). Da die Mediatorwirkung bei beiden Reaktionsformen dieselbe ist, entspricht das klinische Bild der pseudoallergischen Reaktion dem der Typ-I-Reaktion.

▶ **Merke.** Pseudoallergische Reaktionen laufen im Gegensatz zur Typ-I-Allergie **ohne vorherige Sensibilisierungsphase** ab!

Auch die sog. **Intoleranz-Syndrome** müssen in der Differenzialdiagnose beachtet werden. Hierbei handelt es sich z.B. um **Enzymmangelzustände**, die zu einem Aufstau eines bestimmten Stoffes führen (z.B. **Analgetikaasthma** durch Hemmung der Cyclooxygenase mit gesteigerter Produktion bronchokonstriktorisch wirkender Leukotriene, **Laktoseunverträglichkeit** bei Laktasemangel, **Histamin-Intoleranz** bei Diaminooxidase-Mangel).

17.2 Allergische Erkrankungen

17.2.1 Atopische Krankheitsbilder

Überblick

Unter Atopie versteht man die genetische Disposition, auf geringe Konzentrationen bestimmter, eigentlich unschädlicher Umweltstoffe (z.B. Nahrungsmittel, Pollen) mit Überempfindlichkeitsreaktionen vom Typ I zu reagieren. Zu den **häufigsten atopischen Krankheitsbildern** zählen
- allergische Rhinokonjunktivitis (allergische Rhinitis, s.S. 814),
- allergisches Asthma bronchiale (s.S. 309),
- atopisches Ekzem (s.S. 863),
- Arzneimittelallergie (z.B. gegen Penicillin),
- Nahrungsmittelallergie (s.S. 534) und
- Insektengiftallergie

Klinik: Die allergische Reaktion kann sich in Form unterschiedlicher Krankheitserscheinungen äußern. Die häufigsten Krankheitserscheinungen zeigt Tab. **17.4**.

≡ 17.4	Häufige Krankheitserscheinungen bei Manifestationen einer Typ-I-Reaktion (Atopie)
• atopisches Ekzem (s.S. 863), Erythem, Flush (Erythem mit Hitzegefühl)
• Urtikaria/Quincke-Ödem (s.S. 868)
• Rhinitis/Konjunktivitis
• bronchiale Obstruktion
• gastrointestinale Symptomatik (z.B. Diarrhö, Blutung, Bauchschmerz)
• anaphylaktischer Schock mit Vorstufen (s. Tab. **17.5**)

Besonders gefürchtet ist die lebensbedrohliche, generalisierte Reaktion (**anaphylaktischer Schock**) mit **Gefahr** des **Herz-Kreislauf-Stillstandes**. Abhängig vom Ausmaß der klinischen Symptomatik lassen sich 4 Schweregrade unterscheiden (s. Tab. **17.5**).

▶ **Merke.** Ein anaphylaktischer Schock tritt hauptsächlich bei **Insektengift-**, **Latex-**, **Nahrungsmittel-** und **Arzneimittelallergien** auf.

17 Allergologie

Tab. 17.5 Schweregrade des anaphylaktischen Schocks und seiner Vorstadien (nach Ring und Meßmer)

Grad	Klinik
I (leichte Allgemeinreaktionen)	<ul><li>Juckreiz, Urtikaria (durch flüchtige, juckende Quaddeln gekennzeichnetes Exanthem), Flush (Erythem mit Hitzegefühl)</li><li>Heiserkeit, Dyspnoe</li><li>Unruhe, Kopfschmerzen</li></ul>
II (ausgeprägte Allgemeinreaktionen = beginnender Schock)	<ul><li>Juckreiz, Urtikaria, Flush</li><li>Tachykardie, Hypotonie</li><li>Bronchospasmus, Dyspnoe, Larynxödem</li><li>Stuhldrang, Übelkeit</li></ul>
III (bedrohliche Allgemeinreaktionen = Schock)	<ul><li>Juckreiz, Urtikaria, Flush</li><li>Schock mit Hypotension</li><li>Bronchospasmus mit bedrohlicher Dyspnoe</li><li>Bewusstseinstrübung</li><li>akutes Abdomen, Erbrechen, Stuhl- und Urinabgang</li></ul>
IV (vitales Organversagen) Prodromalsymptome	<ul><li>Atem- und Kreislaufstillstand</li><li>Brennen, Hitzegefühl an Zunge, Rachen, Handteller und Fußsohle</li></ul>

Verlauf: Atopische Krankheitsbilder können sich bereits im frühen **Säuglingsalter** manifestieren (Abb. **17.3**). Die häufigste Allergieform in diesem Alter ist die **Nahrungsmittelallergie**, die sich am häufigsten als **atopisches Ekzem** zeigt.

Verlauf: Die **Manifestationsform** der atopischen Krankheitsbilder ist **nicht angeboren**, sondern **entwickelt sich altersabhängig**. Die **häufigste Allergieform im Säuglingsalter** ist die **Nahrungsmittelallergie**. Auslöser sind v.a. Kuhmilchproteine und Hühnereiweiß. Die Nahrungsmittelallergie manifestiert sich am häufigsten unter dem klinischen Bild des **atopischen Ekzems**. Dabei muss aber beachtet werden, dass sich nur bei einem Teil der Kinder mit atopischem Ekzem eine Nahrungsmittelallergie als Auslöser nachweisen lässt (ca. 30 – 40%). Die zweithäufigsten Manifestationsformen der Nahrungsmittelallergie sind **Urtikaria** und **Quinckeödem**. Gastrointestinale Symptome wie Erbrechen, Diarrhö oder abdominelle Koliken sind seltener; pulmonale bilden die Ausnahme in dieser Altersgruppe.

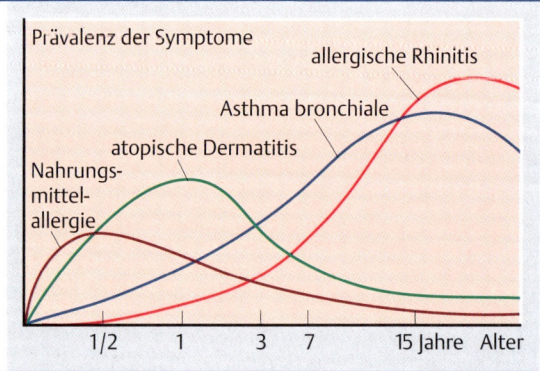

Abb. 17.3 Der natürliche Verlauf atopischer Krankheitsbilder im Kindesalter (nach Graß und Wahn)

Im **Kleinkindalter** entwickelt sich häufig eine Toleranz gegenüber Nahrungsmittelsensibilisierungen und die inhalative Sensibilisierung beginnt. **Allergische Rhinokonjunktivitis** und **allergisches Asthma bronchiale** treten in den Vordergrund.

Eine weiteres atopisches Krankheitsbild im Kindesalter ist der anaphylaktische Schock (v.a. bei Insektengift-, Latex-, Nahrungsmittel- und Arzneimittelallergien).

Im **Kleinkindalter** entwickelt sich häufig eine **Toleranz** gegenüber den frühen Nahrungsmittelsensibilisierungen. So kann sich das atopische Ekzem in der Mehrzahl der Fälle, beginnend im 2. Lebensjahr, zurückbilden. In diesem Alter beginnt häufig die **inhalative Sensibilisierung**, v.a. gegen Pollen, Hausstaubmilben und Tierepithelien. In den Vordergrund treten die **allergische Rhinokonjunktivitis** und das **Asthma bronchiale**. Das Asthma bronchiale ist jedoch auch im Kindesalter keine ausschließlich allergische Erkrankung, die Allergie lediglich ein häufiger Auslöser.
Eine weiteres atopisches Krankheitsbild im Kindesalter ist der **anaphylaktische Schock**. Er tritt hauptsächlich als Maximalvariante bei Insektengift-, Latex-, Nahrungsmittel- und Arzneimittelallergien auf.

▶ **Klinischer Fall.** Ein 4 Monate alter Säugling wird mit einem schweren Quincke-Ödem und Dyspnoe vom Notarzt zur stationären Aufnahme gebracht. Die Eltern berichten, dass das Kind ca. 40 Minuten vor der Aufnahme eine Flasche mit Kuhmilchformula bekommen habe. Kurz darauf trat eine Lippenschwellung mit perioralem Erythem, anschließend ein urtikarielles Exanthem im Gesicht auf, das sich auf den ganzen Körper ausbreitete und in ein Quincke-Ödem überging (Abb. **17.4**). Gleichzeitig begann das Kind zu husten und entwickelte eine Dyspnoe. Bisher wurde das Kind gestillt, lediglich auf der Entbindungsstation habe es einmal nachts eine Flasche mit Kuhmilchformula erhalten. Die Erstversorgung besteht in Volumensubstitution, Gabe von Cortison und einer inhalativen Applikation eines β_2-Mimetikums wegen der pulmonalen Obstruktion. Darunter bessert sich der Allgemeinzustand rasch und die klinische Symptomatik bildet sich zurück. Durch eine spätere Allergietestung mittels Hauttest und RAST wird eine Kuhmilchallergie nachgewiesen. Die Anamnese lässt darauf schließen, dass die Kuhmilchgabe auf der Entbindungsstation die Sensibilisierung gegen Kuhmilch induziert hat und es bei der Reexposition mit Kuhmilch im 4. Monat zu einer anaphylaktischen Reaktion kam. Bei der weiteren Ernährung muss zumindest für das 1. Lebensjahr auf Kuhmilchprodukte verzichtet werden.

17.4 Anaphylaktische Reaktion nach Kuhmilchgabe

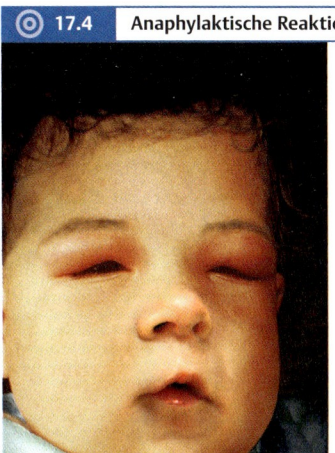

Gesichtsschwellung (Quincke-Ödem) nach Kuhmilchgabe, besonders auffällig im Bereich der Lider.

▶ **Klinischer Fall.** Ein 8-jähriger Junge wird beim Laufen über eine Wiese von einer Biene in den Fuß gestochen. 5 Minuten später entwickeln sich neben dem lokalen Schmerz und einer deutlichen Schwellung eine generalisierte Urtikaria, Kreislaufdepression und leichte Atembeschwerden. Es erfolgt eine notärztliche Versorgung mit i.v. Volumengabe, i.m. Adrenalingabe und systemischer Kortikoidapplikation. Unter dieser Therapie und 24-stündiger stationärer Überwachung erholt sich der Patient. Die Allergiediagnostik ergab 14 Tage später eine Bienengiftallergie: deutlich positiver Hautpricktest und RAST-Klasse 4 gegen Bienengift. Therapeutisch wurde eine sog. Notfallapotheke verordnet (Adrenalin-Autoinjektor zur i.m. Gabe, Cortisontabletten und Antihistaminikum) und eine Hyposensibilisierung mit Bienengift über 3 Jahre empfohlen.

Prinzipien der Therapie und Prävention

Therapie:
Expositionsprophylaxe: Die einfachste und effektivste Therapie ist die Expositionsprophylaxe (Allergenkarenz). Sie eignet sich v.a. für **Nahrungsmittel-**, **Tier-** und **Hausstaubmilbenallergien**. Ist bei der Expositionsprophylaxe von Nahrungsmittelallergien eine therapeutische Diät erforderlich, muss auf eine ausreichende Ernährungsbilanzierung mit Ersatznahrung geachtet werden. Bei Säuglingen mit **Kuhmilchallergie** kommen sog. **Hydrolysatnahrungen** oder **Aminosäuremilchen** zum Einsatz. Bei den Hydrolysatmilchen werden Kuhmilchproteine meist enzymatisch in kleine Bruchstücke aufgespalten, so dass sich ihre „allergene Potenz" reduziert. Abhängig vom Hydrolysegrad unterscheidet man extensive Hydrolysate (ehF) für den therapeutischen Einsatz bei bestehender Kuhmilchallergie und partielle Hydrolysate (pHF) zur Prävention bei sog. Risikokindern (s.S. 67). Die partiellen Hydrolysate sind meist mit dem Begriff „**hypoallergen**" (HA) versehen und enthalten noch eine gewisse **Restallergenmenge**. Sie sind deshalb bei **Kuhmilchallergikern kontraindiziert**. **Aminosäure-Formula** werden direkt aus Aminosäuren hergestellt, sind damit frei von Kuhmilcheiweiß und besonders für Kinder mit **ausgeprägter Kuhmilchallergie** geeignet. Milchen auf Sojabasis sollen im ersten Lebensjahr wegen des erhöhten Gehaltes an Phytoöstrogenen nicht verwendet werden. Auch Nahrun-

Prinzipien der Therapie und Prävention

Therapie: Die wichtigste Maßnahme bei allen atopischen Erkrankungen ist die **Expositionsprophylaxe**. Sie ist v.a. bei Patienten mit Nahrungsmittelallergien (ggf. therapeutische Diät mit ausreichender Ernährungsbilanzierung mit Ersatznahrung), „Tierallergien" und Hausstaubmilbenallergie durchführbar.

17 Allergologie

gen auf der Basis anderer tierischer Einweißen (z.B. Ziege) stellen wegen der Gefahr einer allergischen Kreuzreaktion keine Alternative dar.

> ▶ **Merke.** **Nahrungsmittelallergiker** mit dem Risiko einer schweren anaphylaktischen Reaktion (häufig Nussallergiker) sollten mit einer sog. **Notfallapotheke** ausgestattet werden (Adrenalin zur i.m. Applikation, Antihistaminikum, Kortisontablette oder -saft).

Bei den **inhalativen Allergien** ist eine Expositionsprophylaxe v.a bei „**Tierallergikern**" durchführbar. Hier muss jedoch berücksichtigt werden, dass nicht immer der direkte Tierkontakt für die Symptomauslösung erforderlich ist. Allergene können im Raum verbleiben, auch wenn das Tier (v.a. Katze) sich schon länger nicht mehr darin aufgehalten hat. Auch durch passive Übertragung (Allergene an der Kleidung Dritter) kann ein Allergenkontakt stattfinden. Bei der Hausstaubmilbenallergie ist ein sog. **Encasing** im Bettbereich (Umhüllen von Matratze, Kopfkissen und Decke mit einem allergenundurchlässigen Spezialbezug) zu empfehlen, da das Bett ein bevorzugter Lebensbereich der Hausstaubmilben ist.

Medikamentöse Prophylaxe und Therapie: Eine **medikamentöse Prophylaxe** kann immer dann versucht werden, wenn eine **Expositionsprophylaxe schwer durchführbar** ist (z.B. Pollenallergie). Eingesetzt werden **Antagonisten** der **Hauptmediatoren** in topischer oder oraler Form, z.B. Antihistaminika und Antileukotriene. Dasselbe gilt für die **medikamentöse Therapie**. Bei stärkeren allergischen Reaktionen kommen Steroide in Abhängigkeit vom Schweregrad topisch oder systemisch zum Einsatz (s. einzelne Krankheitsbilder). Die medikamentöse Therapie des anaphylaktischen Schocks und seiner Vorstufen zeigt Tab. **17.6**.

▶ **Merke.**

Ist eine **Expositionsprophylaxe** nicht möglich (z.B. Pollenallergie), kann eine **medikamentöse Prophylaxe** z.B. mit Antihistaminika und Antileukotrienen erfolgen. Dieselben Substanzen werden zur **medikamentösen Therapie** eingesetzt, ggf. auch Steroide. Zur Therapie des anaphylaktischen Schocks und seiner Vorstufen s. Tab. **17.6**.

17.6 Grundprinzipien der Behandlung des anaphylaktischen Schocks und seiner Vorstufen

Grad	Therapie
Stadium I	- i.v. Zugang mit Verweilkanüle - Volumensubstitution mit 0,9%iger NaCl-Lösung - Antihistaminika i.v., z.B. 0,1 mg/kgKG Dimetindenmaleat (Fenistil) - bei protrahiertem Verlauf Prednisolon 50 – 100 – 250 mg i.v.
ab Stadium II	- i.v. Zugang mit Verweilkanüle - Volumensubstitution mit 0,9%iger NaCl-Lösung oder Hydroxyäthylstärke - Adrenalin i.v. (0,1 ml einer mit 0,9%iger NaCl-Lösung 1:10 verdünnten Suprareninlösung 1:1000 pro 10 kgKG) - Prednisolon i.v. (Säugling 50 – 100 mg, Kleinkind 100 – 250 mg, Schulkind 250 – 500 – 1000 mg) - bei obstruktiven Atembeschwerden zusätzlich β_2-Mimetika inhalativ - Antihistaminika nur bei ausreichendem Blutdruck; bei ausgeprägtem Schock zunächst keine Antihistaminika wegen der Gefahr eines weiteren Blutdruckabfalls

Derzeit nur bei schwerem allergischem Asthma zugelassen ist die **subkutane Applikation** sog. **Anti-IgE-Antikörper**.

Die neueste Entwicklung bei der Behandlung IgE-vermittelter Allergien stellt die **subkutane Applikation** sog. **Anti-IgE-Antikörper** dar. Diese gentechnologisch hergestellten IgG-Antikörper müssen in 4-wöchigen Abständen appliziert werden. Sie senken die IgE-Spiegel vorübergehend entsprechend ihrer Halbwertszeit. Derzeit sind sie nur für das **schwere allergische Asthma** zugelassen.

Eine weitere Therapieoption ist die **Hyposensibilisierung**.

Hyposensibilisierung (spezifische Immuntherapie, SIT): Die **Hyposensibilisierung** stellt den **spezifischsten** Behandlungsansatz der Typ-I-Allergie dar, sie ist die einzige kausale Therapie.

Das Allergen, das als klinisch relevanter Auslöser der Symptome erkannt wurde, wird in steigenden Dosen zugeführt, um eine Toleranz zu induzieren. Die Hyposensibilisierung kann entweder durch subkutane (SCIT) oder sublinguale (SLIT) Allergenapplikation erfolgen. Die Behandlungsdauer beträgt in der Regel 3 Jahre.

Bei der Hyposensibilisierung wird dem Patienten das zuvor als klinisch relevanter Auslöser identifizierte **Allergen regelmäßig** in **steigenden Dosen** über einen längeren Zeitraum zugeführt. Durch die regelmäßige, wiederholte Applikation des Allergens soll die **IgE-vermittelte gesteigerte Reaktionsbereitschaft** schrittweise herabgesetzt werden (→ Induktion einer Immuntoleranz). Die Wirkung der Hyposensibilisierung beruht vermutlich darauf, dass die Immunitätslage durch eine Stimulation der T-Regulatorzellen vom proallergischen Th2- zum Th1-Typ umgelenkt wird. Bei der „**klassischen Hyposensibilisierung**" wird das **Allergenextrakt subkutan** appliziert (SCIT), initial in wöchentlichen Abständen, später alle 4 Wochen. Die Behandlungsdauer beträgt in der Regel 3 Jahre. Eine Alternative, die zunehmend an Bedeutung gewinnt, ist die **sublinguale Hyposensibilisierung** (SLIT). Hier wird das Allergenextrakt sublingual in Tablettenform oder als Lösung verabreicht. Um vollständig sublingual resorbiert zu werden, muss das Extrakt nach der Applikation mindestens 2 Min. im Mund verbleiben und darf nicht geschluckt werden. Anders als bei der SCIT ist eine tägliche Anwendung erforderlich.

Gute Erfolge der **SCIT** zeigen sich v.a bei **Insektengift-** und **Pollenallergie**. Die Zufuhr des Allergens kann in seltenen Fällen **allergische Symptome** (z.B. Urtikaria, Asthma, im Extremfall einen anaphylaktischen Schock) hervorrufen. Deshalb darf die Hyposensibilisierung nur unter **strenger ärztlicher Überwachung** durchgeführt werden. Bei Inhalationsallergien werden nicht mehr als max. drei Allergene in einem Allergenextrakt kombiniert, bei Insektengiftallergien sollte das Extrakt nur ein Allergen enthalten.

Gute Erfolge zeigt die Hyposensibilisierung (SCIT) v.a bei **Insektengift-** und **Pollenallergie**. Da die Zufuhr des Allergens allergische Symptome hervorrufen kann, darf sie nur unter **strenger ärztlicher Überwachung** erfolgen.

▶ **Merke.** Hauptindikationsgebiete der **Hyposensibilisierung** sind die **allergische Rhinokonjunktivitis**, das **allergische Asthma** und die **Insektengiftallergie**. Nahrungsmittel- und Arzneimittelallergien werden i.d.R. nicht hyposensibilisiert.

▶ **Merke.**

Prävention: Da mit o.g. Therapiemöglichkeiten bei der Mehrzahl der Patienten zwar eine Symptombesserung bzw. Symptomfreiheit, meist aber keine Heilung erzielt werden kann, kommt der **Prävention** eine **besondere Bedeutung** zu. Präventive Maßnahmen sollen die Zahl atopischer Krankheitsbilder reduzieren oder zumindest den Manifestationszeitpunkt hinausschieben und den Schweregrad mindern. Eine herausragende Rolle spielt in diesem Zusammenhang die **Ernährung im Säuglingsalter**, da gerade durch frühen Kontakt mit Fremdeiweiß in der Nahrung die Entwicklung einer Nahrungsmittelallergie gebahnt werden kann. Wichtigste und einfachste Maßnahme ist die Einhaltung einer **6-monatigen Stillzeit**. Eine Diät der Mutter während der Schwangerschaft und Stillzeit wird nicht empfohlen. Falls die Muttermilch zur Ernährung des Kindes nicht ausreicht, sollte das Kind eine Säuglingsanfangsnahrung auf **Hydrolysatbasis** (s.S. 535) erhalten. Mit Beikost sollte im 5. oder 6. Monat begonnen werden. Eine Restriktion sog. potenter Nahrungsmittelallergene ist bis auf evtl. nusshaltige Nahrung nicht erforderlich. Es gibt Hinweise, dass Fischkonsum im 1. Lebensjahr einen protektiven Effekt auf die Entwicklung atopischer Erkrankungen hat. Zu den weiteren Empfehlungen zählen:

- **Tabakrauchexposition** und **Schimmelpilzwachstum** im Wohnbereich ist generell zu vermeiden.
- Da die Exposition gegenüber **Stickoxiden** mit einem erhöhten Allergierisiko (v.a. für Asthma bronchiale) verbunden ist, sollte die Exposition **möglichst gering** gehalten werden.
- Die Auswirkung der **Haustierhaltung** auf die Allergieentwicklung bei Risikokindern ist derzeit nicht eindeutig abzuschätzen. Während die meisten Studien in der Katzenhaltung ein erhöhtes Allergierisiko sehen, gilt die Hundehaltung als unbedenklich.
- Eine **Expositionsreduktion** gegenüber **Hausstaubmilbenallergenen** als Primärprävention ist nicht erforderlich.
- Es gibt keine Belege, dass Impfungen das Allergierisiko erhöhen. Es wird empfohlen, dass alle Kinder, auch Risikokinder, nach den STIKO-Empfehlungen geimpft werden.
- Die Datenlage zum Effekt von **Probiotika** auf die Allergieentwicklung ist widersprüchlich. Hier gibt es derzeit **keine gültige Empfehlung**. Die Gabe von Probiotika ist allerdings als sicher anzusehen.

Prävention: Da keine kausale Therapie möglich ist, kommt der **Atopieprävention** eine entscheidende Bedeutung zu. Die **Ernährung im Säuglingsalter** spielt eine herausragende Rolle. Das Kind sollte **6 Monate lang gestillt** werden, Beikost ab 5. oder 6. Monat. Tabakrauch- und Schimmelpilzexposition müssen vermieden werden. Einschränkungen bei Impfungen bestehen nicht.

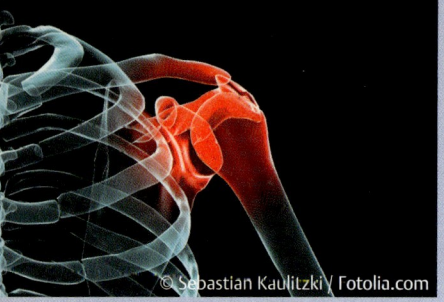

18 Rheumatologie

18.1 Einleitung 538
18.2 Rheumatische Erkrankungen 540

18.1 Einleitung

▶ **Definition.** Rheumatische Erkrankungen sind **akute** oder **chronisch entzündliche Multisystemerkrankungen**, die sich am **Bewegungsapparat** und – in unterschiedlichem Ausmaß – am **Bindegewebe** manifestieren. Auch die sog. Schmerzsyndrome des Bewegungsapparats werden zu den rheumatischen Erkrankungen gerechnet. Die **WHO** definiert rheumatische Erkrankungen als „**Erkrankungen des Bindegewebes und schmerzhafte Störungen des Bewegungsapparates**".

Häufigkeit: Gelenk- und Gliederschmerzen kommen bei Kindern häufig, chronische rheumatische Erkrankungen vergleichsweise selten vor (Tab. **18.1**).

≡ 18.1 Inzidenz und Prävalenz von rheumatischen Erkrankungen/Beschwerden im Kindesalter bis 16 Jahre pro 100 000 Kinder

Erkrankung/Beschwerden	Inzidenz	Prävalenz
Gelenkschmerzen/Gliederschmerzen	25 000	7500
reaktive, post-/parainfektiöse Arthritis	200–300	50–100
juvenile idiopathische Arthritis (chronische Arthritis)	5–20	25–50
Kollagenosen	0,6–1,2	3–6

Ätiologie und Pathogenese: Die genaue Ursache der meisten rheumatischen Erkrankungen ist nach wie vor ungeklärt. Die pathogenetische Grundlage bildet bei den meisten rheumatischen Erkrankungen eine **genetische Prädisposition** (Assoziation mit verschiedenen HLA-Merkmalen), auf deren Boden es durch verschiedene (häufig unbekannte) **Auslöser** zu einer **Durchbrechung** der erworbenen selektiven **Autoimmuntoleranz** kommt. Im gesunden Organismus werden autoreaktive T-Zellen durch verschiedene zentrale und periphere Mechanismen eliminiert und inaktiviert. Das gemeinsame pathogenetische Kennzeichen der meisten rheumatischen Erkrankungen ist eine **pathologische Immunreaktion**, die sich **gegen körpereigene Strukturen/Substanzen** richtet (= **Autoimmunerkrankungen**). Daneben gewinnen im Kindesalter **angeborene Störungen** an Bedeutung, die durch eine gesteigerte Entzündungsreaktion infolge Überproduktion proinflammatorischer Zytokine – v.a. Interleukin-1β – gekennzeichnet sind (= **autoinflammatorische Erkrankungen**). Das gilt v.a. für die periodischen Fiebersyndrome (s. S. 560), bei denen der Gendefekt in einigen Fällen aufgeklärt werden konnte. Eine komplexe, polygene autoinflammatorische Dysregulation – möglicherweise als Kombination von angeborener und erworbener Störung der antigenspezifischen Immunantwort – wird auch bei der systemischen juvenilen idiopathischen Arthritis (s. S. 543), der infantilen Sarkoidose (s. S. 563), der chronisch rekurrierenden multifokalen Osteomyelitis (s. S. 561), bei der Psoriasis (s. S. 873) und dem Morbus Crohn (s. S. 288) diskutiert.

Einteilung der entzündlichen rheumatischen Erkrankungen:
Die entzündlichen rheumatischen Erkrankungen im Kindesalter lassen sich in **5 Krankheitsgruppen** unterteilen:
- reaktive, post-/parainfektiöse Arthritis
- juvenile idiopathische Arthritis (JIA)
- Kollagenosen
- Vaskulitis-Syndrome
- periodische Fiebersyndrome

- Vaskulitis-Syndrome
- periodische Fiebersyndrome

Diagnostik: Am Anfang jeder Diagnostik steht eine ausführliche **Anamnese** (familiäres Auftreten von Autoimmunerkrankungen sowie unklarer Fieberattacken, Art und Dauer der Beschwerden) und **körperliche Untersuchung**. Dabei muss aufgrund des systemischen Erkrankungscharakters grundsätzlich der gesamte Körper untersucht werden. Sie beginnt bereits mit der **Beurteilung** des **Gangbilds** und der **Körperhaltung** (Schonhaltungen?) des Kindes. Bei der **Inspektion** und **Palpation** der Gelenke muss auf **Schwellungen** (Gelenkerguss), **Rötungen**, **schmerzhafte Druckpunkte** (z. B. über Gelenken, Sehnenansätzen, Muskulatur), **Fehlstellungen** oder **Deformitäten** geachtet werden. Zur Objektivierung der Gelenkfunktion werden die aktiven und passiven Bewegungsausmaße nach der **Neutral-Null-Methode** gemessen. An der **Haut** und den **Schleimhäuten** sollte nach Exanthemen, Erythemen, Petechien oder Purpura, aphthösen Läsionen, psoriatischen Haut- und Nagelläsionen gesucht werden. Im Hinblick auf die häufige Augenbeteiligung (Iridozyklitis) ist immer eine **ophthalmologische Konsultation** mit **Spaltlampenuntersuchung** indiziert.

Labordiagnostisch gehört die Bestimmung von **Entzündungsparametern** (CRP, BSG, Differenzialblutbild), **immunologischen Parametern** (Autoantikörper, Komplementfaktoren) und **genetischer Marker** (HLA-B27) zur Standarddiagnostik. Im Hinblick auf die Differenzialdiagnostik und Organbeteiligung sollten auch die **Leber- und Nierenparameter** bestimmt werden, ferner muss ein Erregernachweis bzw. eine gezielte Antikörperbestimmung je nach Symptomen und Vorerkrankungen erfolgen, besonders auch gegen Borrelia Burgdorferi (Lyme-Arthritis). Die **Synovia-Analyse** dient insbesondere der Abgrenzung zur infektiösen (septischen) Arthritis. Entscheidend ist hier die Bestimmung der Leukozytenzahl sowie der Keimnachweis.

Unter den **bildgebenden Verfahren** hat die Arthrosonografie erheblich an Bedeutung gewonnen, besonders für die Beurteilung von Hüft- und Schultergelenk. Das Röntgenbild stellt den Goldstandard dar und ist zu Beginn für die Differenzialdiagnose bedeutsam, die MRT bleibt speziellen Fragestellungen vorbehalten.

Bei therapeutisch relevanten Fragen (z. B. Nierenbeteiligung) ist eine **histologische Gewebeuntersuchung** erforderlich, eine Synovialisbiopsie ist dagegen meist nicht hilfreich.

Differenzialdiagnosen (s. Tab. **18.2**)

Diagnostik: Entscheidend sind eine ausführliche **Anamnese** (familiäres Auftreten, Art und Dauer der Beschwerden) und **klinische Untersuchung** des gesamten Körpers (Haut- und Schleimhäute, innere Organe, genauer Gelenkstatus mittels Neutral-Null-Methode). Wegen häufiger Augenbeteiligung immer **ophthalmologische Konsultation** mit Spaltlampenuntersuchung.

Im **Labor** müssen Entzündungs-, immunologische und genetische Parameter, ein Differenzialblutbild und Leber- bzw. Nierenparameter bestimmt werden, ferner Erregernachweis bzw. gezielte Antikörperbestimmung je nach Symptomen und Vorerkrankungen.

Wichtige **bildgebende Verfahren** sind Arthrosonografie, Röntgenbild und MRT.

Differenzialdiagnosen s. Tab. **18.2**

18.2 Differenzialdiagnosen der Arthritis bzw. des Gelenkschmerzes

Differenzialdiagnosen	Beispiele	wegweisende Befunde
infektassoziierte Arthritiden	septische Arthritis (bakterielle Arthritis)	ausgeprägte Entzündungszeichen, hohes Fieber Erregernachweis im Gelenkpunktat, positive Blutkulturen
	reaktive, post-/parainfektiöse Arthritis	Anamnese mit Vorerkrankung (bakterielle gastrointestinale Infektion oder virale Allgemeininfektion) beim Kind oder in der Umgebung, Erregernachweis, gezielte Serologie
	Lyme-Arthritis (s. S. 543)	Zeckenstich/Erythema chronicum migrans in der Anamnese, häufig Monarthritis des Kniegelenks, positive Borrelien-Serologie
	rheumatisches Fieber (s. S. 541)	häufig Jugendliche, Jones-Kriterien (saltatorische Oligoarthritis, Karditis, Chorea minor, subkutane Knötchen, Erythema anulare), Streptokokkenantikörper erhöht
Arthritiden im Rahmen entzündlicher Systemerkrankungen	juvenile idiopathische Arthritis (s. S. 543)	asymmetrische Oligoarthritis oder symmetrische Polyarthritis, oft erhöhte Entzündungsparameter, ggf. Nachweis von ANA, HLA-B27 und/oder Rheumafaktor, Synovia-Analyse: sterile Synovitis, Arthrosonografie und Röntgen
	Kollagenosen (s. S. 550)	nicht destruierende Arthritis, bunte Klinik der Grunderkrankung, ANA-Nachweis und weitere Autoantikörper
	Vaskulitiden (s. S. 557)	nicht destruierende Arthritis, bunte Klinik der Grunderkrankung, evtl. ANCA-Nachweis
	Arthritiden im Rahmen chronisch-entzündlicher Darmerkrankungen	bekannte Grunderkrankung (cave: Arthritis kann Erstsymptom sein!)
	infantile Sarkoidose (s. S. 563)	typische Trias: Uveitis, Polyarthritis, follikuläres Exanthem
	chronisch rekurrierende multifokale Osteomyelitis (s. S. 561)	Knochenschmerzen, typisches Röntgenbild

18.2 Differenzialdiagnosen der Arthritis bzw. des Gelenkschmerzes (Fortsetzung)

Differenzialdiagnosen	Beispiele	wegweisende Befunde
maligne Erkrankungen	ALL (s. S. 477)	Knochenschmerzen, Nachweis von Blasten in der Knochenmarkspunktion, LDH und Harnsäure ↑
	Knochentumoren (Osteosarkom, Ewing-Sarkom, s. S. 495)	Knochenschmerzen, Bildgebung
hämatologische Erkrankungen	Hämophilie (s. S. 465)	Gelenkeinblutung, erhöhte Blutungsneigung, Gerinnungsanalyse, keine Entzündungszeichen
	Thalassämie (s. S. 437)	Hämoglobinelektrophorese
traumatische Gelenkschmerzen	z. B. Morbus Chassaignac	Bildgebung, ggf. Hämarthros
Schmerzsyndrome des Bewegungsapparates	Wachstumsschmerzen (s. S. 564)	spätabendliche oder nächtliche Schmerzen, besonders der unteren Extremitäten
	generalisierte Schmerzsyndrome (s. S. 564)	heftige Gelenk- und Glieder-, oft auch Kopf- und Bauchschmerzen bei geringem/fehlendem objektivem Äquivalent
	komplexes regionales Schmerzsyndrom (CRPS, s. S. 564)	meist eine Hand oder Fuß mit bizarrer Haltung, Verfärbung, Schwellung, Berührungsschmerz
orthopädische Erkrankungen	Epiphysiolysis capitis femoris (s. S. 416)	Hüftschmerzen und Hinken, Bein verkürzt und außenrotiert, Röntgen (orthograde Aufnahme nach Lauenstein), MRT
	Skelettdysplasien (s. S. 656)	häufig nicht schmerzhaft, Röntgen
	aseptische Knochennekrosen (s. S. 684)	Klinik abhängig von jeweiliger Form, Röntgen
	Osteoidosteom u. a. benigne Tumoren	Osteoidosteom: nächtliche Schmerzen, rasche Besserung auf ASS
Stoffwechselerkrankungen	Mukoviszidose (s. S. 314)	Schweißtest
	Diabetes mellitus mit diabetischer Cheiroarthropathie (s. S. 234)	Blutzucker
Speicherkrankheiten	Morbus Gaucher (s. S. 186)	typische Fazies und Statur, Knochenmarkpunktion

18.2 Rheumatische Erkrankungen

18.2.1 Reaktive Arthritis

▶ **Synonym.** Akute rheumatische Arthritis, post-/parainfektiöse Arthritis

▶ **Definition.** Die reaktive Arthritis umfasst eine Gruppe von Arthritiden mit in der Regel selbstlimitierendem Verlauf, die durch eine Infektion an einer anderen Stelle des Körpers ausgelöst werden, am häufigsten Darmtrakt, Luftwege, Harntrakt und Genitale. Es handelt sich um die häufigste entzündliche Erkrankung des rheumatischen Formenkreises beim Kind (s. Tab. 18.1, S. 538).

Anmerkung: Der Begriff reaktive Arthritis wurde ursprünglich für Arthritiden nach Infektion mit gramnegativen Darmkeimen eingeführt. Er wird inzwischen auch für alle anderen rheumatischen infektassoziierten Arthritiden verwendet.

Ätiologie und Pathogenese: Reaktive Arthritiden können nach einer Vielzahl von bakteriellen und viralen Erregern auftreten (Tab. 18.3). Bei den gramnegativen Darmbakterien besteht eine Assoziation zum genetischen Marker HLA-B27. Das gilt auch für die selteneren Genitalinfektionen mit Chlamydien bei Jugendlichen. Unabhängig davon können in der Synovialis oder im Gelenkerguss oft nicht kultivierbare Erregerpartikel oder deren Genome nachgewiesen werden. Ihre lang andauernde Präsenz kann v. a. bei familiärer Disposition eine immunologische Reaktion und Entzündung induzieren, wobei sowohl eine autoimmunologische Störung als auch eine mit Antigenen des Wirtes kreuzreagierende T-Zell-Antwort (Mimikry-Hypothese) diskutiert werden. Die Arthritis folgt der Infektion mit einer zeitlichen Latenz von Tagen bis wenigen Wochen.

18.2 Rheumatische Erkrankungen

18.3 Die wichtigsten auslösenden Erreger der reaktiven Arthritis

Bakterien	Viren
Salmonellen	Röteln
Yersinia enterocolitica	Ringelröteln (= Parvo B19)
Campylobacter jejuni	Hepatitis B + C
Chlamydien	EB-Virus
Streptokokken Gr. A	CM-Virus
Mykoplasmen	VZ-Virus
	Mumpsvirus
	Coxsackie-Virus B

Klinik: Die Erkrankung beginnt Tage bis max. 4 Wochen nach der Infektion mit recht unterschiedlichem Erscheinungsbild. Mit oder ohne **Allgemeinsymptomen** wie Fieber, Abgeschlagenheit, Exanthemen und Schleimhautveränderungen, treten zunehmend die Gelenkbeschwerden in den Vordergrund. Sie reichen von **Arthralgien** bis zur **ausgeprägten, schmerzhaften Gelenkschwellung.** Besonders bei der HLA-B27-assoziierten Form überwiegt eine **Mon- oder Oligoarthritis,** wobei die großen Gelenke der unteren Extremitäten bevorzugt befallen werden. Eine Sakroiliitis und Wirbelsäulenbeschwerden können hinzukommen. Auch ein **polyarthritisches** Bild, beispielsweise nach Infektion mit dem weit verbreiteten Parvo-Virus B19 ist möglich. Neben den Gelenken können **Sehnenscheiden** und **Sehnenansätze** mit erkranken.

Die weitaus häufigste Form der reaktiven Arthritis ist die **Coxitis fugax,** der „Hüftschnupfen" mit plötzlichen Knie- oder Hüftschmerzen und Gangstörung (s. S. 686). Eine Sonderform stellt das **Reiter-Syndrom** dar mit der Trias Arthritis, Konjunktivitis und Urethritis.

Diagnostik: Im Vordergrund steht die **Anamnese** mit der Frage nach infektbedingten Symptomen innerhalb der letzten 4 Wochen und dem Auftreten infektiöser Erkrankungen in der Umgebung sowie der **klinische Befund.** Sie bilden die Voraussetzung für eine **gezielte Erregerdiagnostik** mit bakterieller Stuhluntersuchung, Rachen- und ggf. Harnröhrenabstrich sowie Antikörperbestimmung (IgM- bzw. Titeranstieg IgG-Antikörper). Die **Entzündungsparameter** sind oft erhöht, der Nachweis des genetischen Markers HLA-B27 kann hilfreich sein. Die **Arthrosonografie** ist stets angezeigt, v. a. bei Hüft- und Schulterbefall hilfreich. Die Synovia-Analyse zeigt eine sterile Synovitis.

Differenzialdiagnose: Lyme-Arthritis, auch ohne erinnerlichen Zeckenstich und Erythema migrans bei unklarer Arthritis ggf. Antikörper gegen Borrelia burgdorferi bestimmen (s. S. 543), **septische (eitrige) Arthritis**, rasche Klärung erforderlich, hochakutes Krankheitsbild mit starken Schmerzen und Funktionseinschränkung, Blutkultur, Gelenkerguss trüb mit Zellzahl ≥ 80–100 000/µl und Erregernachweis, sofortige antibiotische Behandlung (s. S. 669); **juvenile idiopathische Arthritis**, in den ersten Wochen oft nicht zu differenzieren, insbesondere Subgruppe der enthesitisassoziierten Arthritis (s. S. 547) sowie Fremdkörper-Synovialitis, bei Monarthritis aseptische Knochennekrose, Osteochondritis dissecans, Tumoren.

Therapie: Eine medikamentöse Therapie mit **nichtsteroidalen Antirheumatika** ist meist ausreichend, zusätzlich vorübergehende (Teil-)Entlastung vom Körpergewicht, Kryotherapie und Krankengymnastik.

Prognose: Die Prognose ist überwiegend gut. Innerhalb von Tagen, Wochen bzw. wenigen Monaten selbstlimitierender Verlauf ohne bleibenden Gelenkschaden. Bei Beschwerdepersistenz > 6 Wochen ist die Entwicklung einer chronischen Arthritis (JIA) möglich (s. S. 543).

18.2.2 Rheumatisches Fieber

▶ **Definition.** Akute systemische Entzündungsreaktion nach Infektion mit bestimmten Serotypen β-hämolysierender Streptokokken der Gruppe A.

Ätiologie und Pathogenese: Die Erkrankung wird durch eine Infektion der **oberen Luftwege** (meist Angina tonsillaris) durch **β-hämolysierende Streptokokken** der **Gruppe A** ausgelöst. Pathogenetisch ist die strukturelle Ähnlichkeit von Erregerantigenen mit synovialen, kardialen und zerebralen Wirtsantigenen entscheidend. Diese **molekulare Mimikry** führt dazu, dass sich die gegen die Streptokokken gebildeten Antikörper auch gegen körpereigene Strukturen richten. Prädisponierend wirken das Alter, sozioökonomische und genetische Faktoren.

Häufigkeit: In den Industrieländern ist das rheumatische Fieber **selten** geworden (< 1–3/100 000 Kinder). Jungen und Mädchen sind gleich häufig betroffen, der Altersgipfel liegt im **Schulalter**.

Klinik: 1–4 Wochen nach einer Infektion der oberen Luftwege treten **Allgemeinsymptome** wie Kopf- und Bauchschmerzen, hohes Fieber, Blässe, Müdigkeit und Schweißausbrüche auf. Typisch für das rheumatische Fieber sind:

- **Arthritis** mit schmerzhafter Schwellung und Überwärmung der Gelenke. Betroffen sind v.a. die großen Gelenke. Typisch ist der **saltatorische** Charakter, d.h. die Arthritis „springt" von Gelenk zu Gelenk. Meistens sind nur wenige Gelenke gleichzeitig befallen.
- **Karditis:** 40–80 % der Patienten zeigen eine Beteiligung des Herzens, die sich meistens als **Endo-** und/oder **Myokarditis**, seltener als Pankarditis äußert. Leitsymptome sind eine Tachykardie mit Anstieg der Herzfrequenz, auch im Schlaf über 80/min und Herzrhythmusstörungen. Die Myokarditis kann zur Herzinsuffizienz führen. Die Endokarditis befällt die **Mitral-** und **Aortenklappe** und führt zu wechselnden systolischen bzw. diastolischen Geräuschen.
- **Erythema marginatum (anulare):** Bei etwa 4–5 % der Patienten tritt ein blassrotes, flüchtiges, ring- und girlandenförmiges Exanthem v.a. am Rumpf auf.
- **Noduli rheumatici:** 3–4 % der Kinder entwickeln indolente, subkutane Knötchen entlang der Sehnen am Fuß sowie an den Knochenvorsprüngen von Unterarm und Darmbeinkamm.
- **Chorea minor (Chorea Sydenham):** tritt bei 10–15 % der betroffenen Kinder als Spätmanifestation nach Wochen bis Monaten auf. Typisch sind unwillkürliche, ungezielte, ausfahrende Bewegungen mit Grimassieren, Sprach- und Schluckstörungen, die sich bei gezielten Bewegungen verstärken und im Schlaf verschwinden. Sie sind meist mit einer Hypotonie der Muskulatur verbunden. Für die Verlaufskontrolle ist besonders das Schriftbild geeignet.

Diagnostik: Eine **Streptokokkeninfektion** lässt sich durch **Rachenabstrich** mit kulturellem Erregernachweis und durch **Anstieg** der **Streptokokken-Antikörpertiter** nachweisen. Da ein alleiniger erhöhter Antistreptolysintiter nicht aussagekräftig ist (häufig unspezifische Erhöhung im Rahmen einer generellen B-Zell-Aktivierung), müssen bei klinischem Verdacht auf rheumatisches Fieber Antikörper gegen weitere Streptokokkenantigene (z.B. Anti-DNAse B, Anti-Hyaluronidase) bestimmt werden. Die **allgemeinen Entzündungsparameter** CRP und BSG sind erhöht. Eine normale BSG schließt ein rheumatisches Fieber weitgehend aus.

Die **Karditis** kann mittels **EKG** (typisch: verlängertes PQ-Intervall und ST-Senkung) und **Echokardiografie** (eingeschränkte Kontraktilität, morphologische und funktionelle Veränderungen der Herzklappen) gesichert werden.

Die **Diagnose** wird nach **sorgfältiger Abgrenzung von ähnlichen Erkrankungen** mithilfe der revidierten **Jones-Kriterien** (Tab. **18.4**) gestellt.

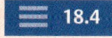

18.4 Jones-Kriterien zur Diagnose des rheumatischen Fiebers (nicht beweisend)

Hauptkriterien	Nebenkriterien
1. Karditis	1. Fieber
2. Arthritis (wandernd)	2. Arthralgien
3. Chorea minor (Sydenham)	3. verlängertes PQ-Intervall im EKG
4. Erythema marginatum	4. BSG und CRP erhöht
5. subkutane Knötchen	

Zur Diagnose „rheumatisches Fieber" müssen 2 Hauptkriterien oder 1 Haupt- und 2 Nebenkriterien sowie der Nachweis eines vorausgegangenen Streptokokkeninfektes vorliegen.

Differenzialdiagnose: Andere akute rheumatische Arthritiden, systemische juvenile idiopathische Arthritis, systemische Vaskulitis-Syndrome, Morbus Crohn, Kollagenosen, maligne Systemerkrankungen.

Therapie: In der akuten Phase ist eine stationäre Behandlung mit **Bettruhe** angezeigt. Die medikamentöse Therapie verfolgt 2 Ziele:
- **Erregerelimination** durch Gabe von **Penicillin** in einer Dosis von 100 000 I.E./kgKG/d oder Erythromycin in einer Dosierung von 40 mg/kgKG/d (bei Penicillinallergie) für 2 Wochen.
- **Entzündungshemmung** durch Gabe von **Azetylsalizylsäure** oder **Naproxen** (10–15 mg/kgKG/d). Bei gesicherter **Endo-** und **Myokarditis** werden zusätzlich **Glukokortikoide** eingesetzt (Beginn mit 1,5–2 mg/kgKG/d Prednisolonäquivalent, nach ca. 2 Wochen langsame Dosisreduktion).

Bei **Chorea minor** ist die Schaffung einer **ruhigen Umgebung** wichtig. Bei schweren Verläufen können **Phenobarbital** oder andere Antikonvulsiva eingesetzt werden.

Die **Rezidivprophylaxe** erfolgt mit **Benzathinpenicillin** (z. B. Tardocillin 1200) in einer Dosierung von 1,2 Mio. I. E. alle 3–4 Wochen i. m. oder 2 × täglich 200 000–300 000 IE Penicillin V oral. Bei gesicherter Diagnose wird die Rezidivprophylaxe 5 Jahre, bei Herzbeteiligung 10 Jahre bis ins Erwachsenenalter, bei bleibendem Vitium cordis auch bis zum 40. Lebensjahr fortgesetzt.

Verlauf und Prognose: Verlauf und Prognose werden entscheidend durch die **Herzbeteiligung** bestimmt. Die wichtigsten Spätfolgen des rheumatischen Fiebers sind **irreversible Herzklappenveränderungen** (kombinierte Mitral- und Aortenvitien), die für die Entwicklung einer bakteriellen **Endokarditis** prädisponieren. Durch eine konsequente Rezidivprophylaxe wird die Langzeitprognose entscheidend verbessert, die sonst durch eine Rezidivquote von über 50% mit zunehmend häufiger Karditis belastet ist.

▶ **Merke.** Die Gefahr des rheumatischen Fiebers liegt in der Herzbeteiligung, besonders in der Entwicklung von Mitral- und Aortenvitien.

18.2.3 Lyme-Arthritis

Die Arthritis ist nach dem Erythema migrans die häufigste Manifestation der durch Zeckenstich übertragenen Infektion von Borrelia burgdorferi. Pathogenetisch werden autoimmunologische Reaktionen mit molekularer Mimikry diskutiert. Eine Arthralgie kann Tage bis Wochen, eine Arthritis mit ausgeprägtem Gelenkerguss Monate bis Jahre nach der Infektion auftreten. Sie kann akut verlaufen oder chronifizieren. Betroffen sind v. a. große Gelenke, in > 60% das Kniegelenk. Diagnostisch sind die klinische **Symptomatik** und **Anamnese** (erinnerlicher Zeckenstich, Erythema chronicum migrans) in Zusammenhang mit einem **erhöhten Borrelien-IgG-Antikörpertiter** entscheidend (zunächst ELISA-Test, bei positivem Ergebnis Western-Blot mit mind. 3 spezifischen Banden zur Bestätigung). Die **Therapie** erfolgt **antibiotisch** mit Ceftriaxon 2 Wochen i. v. oder Amoxicillin bzw. Doxycyclin (> 10 Jahre) 4 Wochen oral.

18.2.4 Juvenile idiopathische Arthritis (JIA)

▶ **Synonym.** Früher: juvenile chronische Arthritis (Europa), juvenile rheumatoide Arthritis (USA).

▶ **Definition.** Überbegriff für eine Gruppe verschiedener Erkrankungen unbekannter Ätiologie, deren Leitsymptom eine vor dem 16. Geburtstag beginnende **chronische Arthritis** ist, die **mindestens 6 Wochen** anhält. **Andere Ursachen** für eine Arthritis müssen **ausgeschlossen** werden.

Ätiologie und Pathogenese: Die Ätiopathogenese der JIA ist nach wie vor ungeklärt. Vermutet wird eine **genetische Prädisposition**, auf deren Boden sich durch **verschiedene Auslöser** (z. B. Infektionen, Traumen, wahrscheinlich auch Stress) eine **Störung** der **Immuntoleranz** gegenüber Autoantigenen entwickelt. Die **Patho-**

Traumen und wahrscheinlich auch Stress entwickelt.

Häufigkeit: Die Inzidenz in Deutschland beträgt ca. 5–20/100 000 Kinder bis 16 Jahre.

Klinik: Am **Bewegungsapparat** findet man eine **Mon-**, **Oligo-** oder **Polyarthritis**, **Tenosynovitiden**, evtl. **Sakroiliitis**, **Spondylitis** und **Enthesitiden**.

genese der Erkrankung beginnt mit der Invasion von Lymphozyten, Makrophagen und Granulozyten in die Synovialis. Die produzierten proinflammatorischen **Zytokine** (v. a. TNF-α, IL-1, IL-6) aktivieren das Komplementsystem und fördern die Einwanderung weiterer Entzündungszellen. Das entzündliche Ödem, die starke Vaskularisation und Proliferation führen zu einer **Verdickung** der **Synovialmembran** (**Pannusgewebe**, das den Knorpel überwächst). Pannusgewebe, freigesetzte knorpelaggressive Enzyme (z. B. Kollagenase, Elastase) und die eingewanderten phagozytierenden Makrophagen können im weiteren Verlauf **Knorpel-** und **Knochensubstanz** gefährden und zerstören.

Bei der **systemischen Form** wird derzeit für den fieberhaften Beginn eine autoinflammatorische Ursache vermutet, für deren weiteren Verlauf mit destruierender Arthritis eine zusätzliche Autoimmunreaktion diskutiert.

Häufigkeit: In Deutschland beträgt die Inzidenz der JIA etwa 5–20/100 000 Kinder und die Prävalenz ca. 25– 50/100 000 Kinder und Jugendliche bis 16 Jahren.

Klinik: Symptome am Bewegungsapparat: Im Vordergrund steht bei allen Erkrankungsformen die anhaltende Arthritis eines Gelenks **(Monarthritis)**, weniger **(≤ 4 = Oligoarthritis)** oder zahlreicher Gelenke **(≥ 5 = Polyarthritis)**, die sich durch Schmerzen, Schwellung, Bewegungseinschränkung evtl. auch Rötung oder Überwärmung äußert. Typisch ist die **Morgensteifigkeit**. Die **Oligoarthritis** ist in der Regel **asymmetrisch** und betrifft v. a. **große Gelenke** wie das Knie- und Sprunggelenk, Hand-, Hüft-, Schulter- oder Ellenbogengelenk. Typisch für die **Polyarthritis** ist das überwiegend **symmetrische Befallsmuster großer** und **kleiner Gelenke**, inklusive der **Kiefergelenke** und der kleinen Gelenke der **HWS**. Begleitend findet sich häufig eine Sehnenscheidenentzündung an Händen und Füßen **(Tenosynovitis)**, seltener eine Schleimbeutelentzündung **(Bursitis)**. Auf eine Flexotenosynovitis der Finger ist besonders zu achten (Schwellung nach volar). Ausgehend von einer Arthritis können sich **Synovialzysten** entwickeln. Sie treten besonders häufig in der Kniekehle (Baker-Zyste) auf, aber auch am Oberarm (bei Arthritis im Schultergelenk). Insbesondere bei der **Enthesitis-assoziierten Arthritis** wird oft eine Beteiligung des **Achsenskeletts** mit **Sakroiliitis** und **Spondylitis** sowie **Enthesitiden** mit Sehnenansatzschmerzen (v. a. Achillessehne und Plantaraponeurose) beobachtet. **Rheumaknoten** treten selten, am ehesten bei der rheumafaktorpositiven Polyarthritis auf.

18.1 Gelenkfehlstellungen bei Arthritis

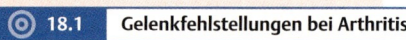
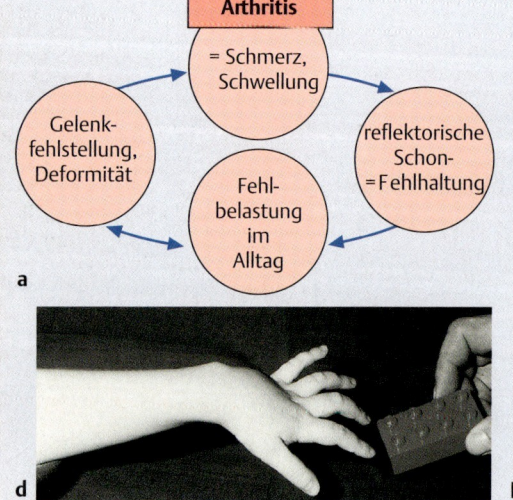
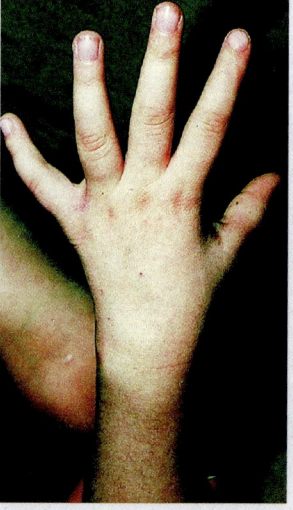
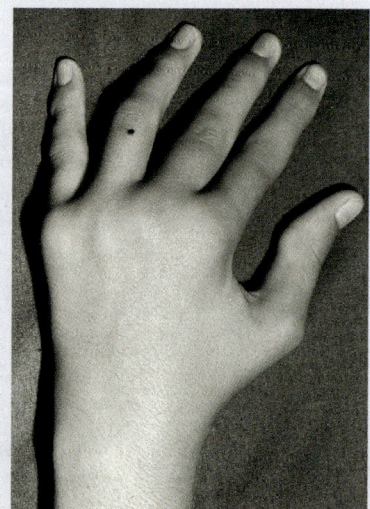

a Schmerzkreis zur Pathogenese von Bewegungseinschränkungen und Gelenkfehlstellungen. Entscheidend ist die Schmerzverarbeitung im ZNS.
b Beginnende kindliche Handskoliose. Die Arthritis im Handgelenk bedingt eine Schonhaltung: Karpus und Mittelhand weichen nach ulnar, die Finger kompensatorisch in den Grundgelenken nach radial ab. Dadurch entsteht eine Zickzackhand.
c Im weiteren Verlauf treten oft Fehlstellungen am Daumen sowie den übrigen Fingern auf. Es droht die fixierte Deformität.
d Gelenkfehlstellungen der Nachbargelenke durch Fehlbelastungen, Kompensations- und Ausweichbewegungen. Die Arthritis des Handgelenks führt zu einer Beugestellung, die bei allen Alltagsbelastungen zunimmt. Die nicht erkrankten Finger werden in den Grundgelenken kompensatorisch überstreckt, um das Greifen bei gebeugtem Handgelenk zu ermöglichen.

18.2 Schonhaltung bei Polyarthritis

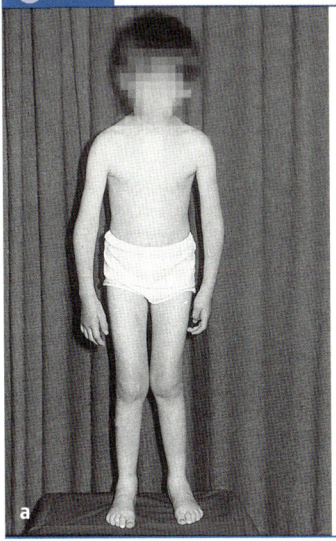
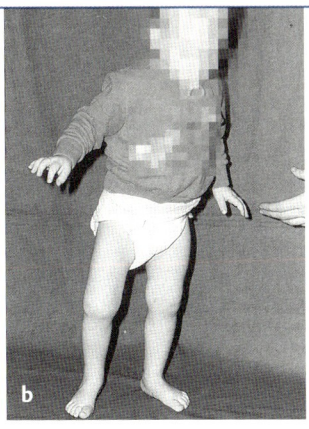

a Das 8-jährige Mädchen mit Polyarthritis weist eine Schonhaltung zahlreicher Gelenke, besonders eine Beugehaltung der Ellenbogen-, Hüft-, Knie-, aber auch der Finger- und Zehengelenke auf. Es bestehen deutliche Funktionseinbußen, der Gang ist kleinschrittig und roboterhaft mit eingeschränkter Rumpfrotation.
b Isolierte Arthritis des rechten Kniegelenks bei Oligoarthritis. Knapp 2-jähriges Mädchen mit typischer Beugehaltung des betroffenen Gelenks und Gangstörung.

Die Arthritis verändert schmerzbedingt das Muskelgleichgewicht und führt zu **gelenkspezifischen Bewegungseinschränkungen und Schonhaltungen** mit kompensatorischen Ausweichbewegungen. Sie müssen frühzeitig erkannt und behandelt werden, um Kontrakturen und Gelenkfehlstellungen (Abb. **18.1** und Abb. **18.2**) zu vermeiden. Im **fortgeschrittenen Stadium** kann der chronisch entzündliche Prozess über eine fixierte Deformität und **zunehmende Destruktion** des **Gelenkknorpels** und **-knochens** zur bleibenden schweren Behinderung führen.

Insbesondere bei systemischen hochaktiven und früh beginnenden Krankheitsverläufen kann das allgemeine **Längenwachstum gehemmt werden**. **Lokal** wird das **Wachstum** durch die chronische Arthritis abhängig vom betroffenen Gelenk **angeregt** oder **gehemmt**. Beispiele sind die Ossifikationsbeschleunigung der Hand- und Fußwurzelknochen (Abb. **18.4**), das verstärkte Wachstum des Kniegelenks und die Verkürzung von Fingern und Zehen. Auch die Minderbelastung eines Gelenks kann das Wachstum hemmen. Das gilt v. a. für Hand, Fuß und Unterkiefer.

Die Arthritis führt schmerzbedingt zu **gelenkspezifischen Bewegungseinschränkungen und Schonhaltungen** (Abb. **18.1**, Abb. **18.2**). Im fortgeschrittenen Stadium kann es zur irreversiblen Deformität und Gelenkdestruktion kommen.

Bei anhaltender Arthritis entstehen oft **Wachstumsstörungen:** Die **Minderung der allgemeinen Wachstumsgeschwindigkeit** kann zum Kleinwuchs führen. Das **lokale Wachstum ist beschleunigt oder vermindert**. Die Ossifikation der Hand- und Fußwurzelknochen wird typischerweise beschleunigt (Abb. **18.4**), das Wachstum von Hand, Fuß und Unterkiefer vermindert.

▶ **Merke.** Bei der chronischen Arthritis ist das Kind in seiner altersgemäßen Entwicklung beeinträchtigt und in seinem Bewegungsdrang behindert. Je jünger das Kind beim Auftreten der Erkrankung ist und je mehr Gelenke erkranken, umso stärker ist die motorische und psychosoziale Entwicklung gefährdet.

▶ **Merke.**

Extraartikuläre Symptome: **Systemische Manifestationen** mit Fieber und Beteiligung innerer Organe (z. B. Hepato- oder Splenomegalie, Polyserositis) sind **insgesamt selten** und treten überwiegend bei der **systemischen JIA** (Still-Syndrom) auf. Bei der Oligoarthritis kann eine Beteiligung der **Augen** in Form einer Iridozyklitis (s. Abb. **18.3**) auftreten. Bei der Psoriasisarthritis ist auf Haut- oder Nagelpsoriasis zu

Manifestationen mit Fieber und Beteiligung innerer Organe finden sich bei der systemischen JIA. Bei der Oligoarthritis kann es zu einer Beteiligung der **Augen** (Iridozyklitis), bei der Psoriasisarthritis zum Befall der **Haut** bzw. **Hautanhangsgebilde** kommen.

18.3 Chronische Iridozyklitis bei Oligoarthritis

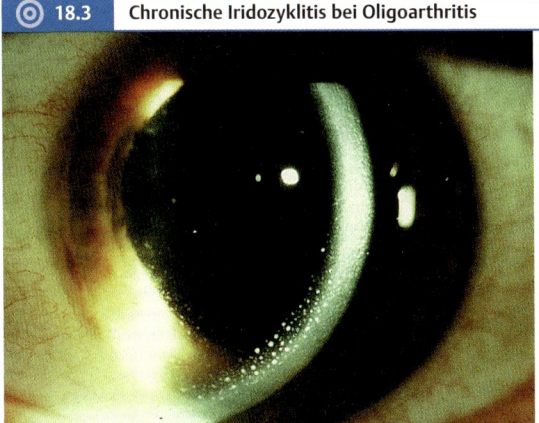

Aufleuchten der Entzündungspartikel bei der Untersuchung an der Spaltlampe. Da sich die Entzündungspartikel in der Wärmeströmung der Augenvorderkammer bewegen, spricht man von Zellströmung.

achten. Rheumaknoten oder eine **rheumatoide Vaskulitis** werden gelegentlich bei der rheumafaktorpositiven Polyarthritis beobachtet.

Klassifikation: Nach **klinischem Bild**, bevorzugtem **Alter** und **Geschlecht** und **Laborbefunden** werden 7 Kategorien (Subtypen) unterschieden (s. Tab. **18.5**). Zur Differenzierung der Kategorien gehören vorgegebene **Exklusionen** (Ausschlusskriterien):
a. Psoriasis beim Patienten oder einem Verwandten 1. Grades
b. HLA-B27-positiver Junge mit Beginn der Arthritis nach dem 6. Geburtstag
c. HLA-B27-assoziierte Erkrankung bei einem Verwandten 1. Grades (Spondylitis ankylosans, Enthesitis-assoziierte Arthritis, Sakroiliitis bei chronisch-entzündlicher Darmerkrankung, reaktive Arthritis, akute Uveitis anterior)
d. IgM-Rheumafaktor positiv
e. systemische Arthritis

Klassifikation (s. Tab. **18.5**):
- systemische Arthritis (Still-Syndrom)
- RF-negative Polyarthritis
- RF-positive Polyarthritis
- Oligoarthritis
- Enthesitis-assoziierte Arthritis
- Psoriasisarthritis
- undifferenzierte Arthritis

18.5 Subtypen der JIA

Subtyp	Epidemiologie	Diagnosekriterien, Exklusionen, Komplikationen und Differenzialdiagnosen	Verlauf und Prognose
systemische juvenile idiopathische Arthritis (SIJA) (Synonym: Still-Syndrom)	5–10 % aller JIA Jungen = Mädchen v. a. zwischen 2. und 5. Lj.	**Diagnosekriterien:** Poly- oder (seltener) Oligoarthritis innerhalb der ersten 6 Monate nach oder begleitend zu hohem intermittierendem Fieber über mind. 2 Wochen + ≥ 1 der folgenden Symptome: - flüchtiges, blassrotes Exanthem - generalisierte Lymphadenopathie - Hepato- und/oder Splenomegalie - Serositis **Exklusionen:** a, b, c, d **Komplikationen:** Gelenkdestruktionen, Infektionen (durch Immunsuppression), Amyloidose, Makrophagen-Aktivierungssyndrom **DD:** septische Arthritis, Osteomyelitis, SLE, ALL, Arthritis bei entzündlichen Darmerkrankungen, Kawasaki-Syndrom, infantile Sarkoidose (typ. mit Iridozyklitis), periodische Fiebersyndrome, virale Infektionen (EBV, CMV, Hepatitis B)	**Verlauf:** schubhaft, systemische Manifestationen häufig selbstlimitierend, Arthritis kann chronifizieren Eine Augenbeteiligung ist extrem selten und spricht eher für die infantile Sarkoidose. **Prognose:** - in 20–30 % dauerhafte Remission, - in 35 % Defektheilung, in 25 % progredient destruktiver Verlauf
Rheumafaktor-negative Polyarthritis (Synonym: seronegative Polyarthritis)	20 % aller JIA Mädchen (70 %) > Jungen, Auftreten in jedem Alter möglich	**Diagnosekriterien:** - symmetrische Polyarthritis, die in den ersten 6 Monaten ≥ 5 Gelenke betrifft - negativer Rheumafaktor **Exklusionen:** a, b, c, d, e **Komplikationen:** Funktionseinschränkungen, meist nur langsam fortschreitende Gelenkdestruktion **DD:** andere Formen der JIA, reaktive Arthritis, Kollagenosen, maligne Erkrankungen, Stoffwechselerkrankungen	**Prognose:** bei rechtzeitiger Diagnose und Therapie relativ gut
Rheumafaktor-positive Polyarthritis (Synonym: seropositive Polyarthritis)	3 % aller JIA Mädchen (80 %) > Jungen, meist erst nach dem 10. Lj. mit beginnender Pubertät	**Diagnosekriterien:** - Polyarthritis, die in den ersten 6 Monaten ≥ 5 Gelenke betrifft - positiver Rheumafaktor häufig Rheumaknötchen **Exklusionen:** a, b, c, e **Komplikationen:** rasche Entwicklung von Gelenkdestruktionen, Kontrakturen, Funktionseinschränkung, rheumatoide Vaskulitis **DD:** s. Rheumafaktor-negative Polyarthritis	**Verlauf:** ähnlich der rheumatoiden Arthritis des Erwachsenenalters **Prognose:** wegen des frühzeitig destruierenden Verlaufs ungünstig
Oligoarthritis	40 % aller JIA Mädchen (80 %) > Jungen, v. a. zwischen 2.–5. Lj.	**Diagnosekriterien:** asymmetrische Oligoarthritis, die innerhalb der ersten 6 Monate 1–4 Gelenke befällt und v. a. bei Nachweis von ANA mit einer chronischen Iridozyklitis verbunden ist **Exklusionen:** a, b, c, d, e **Komplikationen:** Bis zu 50 % der Kinder entwickeln eine chronische asymptomatische Iridozyklitis. Unerkannt oder unzureichend behandelt oft Spätkomplikationen: Synechien mit Entrundung der Pupille, Hornhauttrübung, Katarakt, Makulaödem, Glaukom, Visusminderung bis zur Erblindung. **DD:** septische Arthritis, Osteomyelitis, Trauma, lokaler Tumor	**Verlauf:** nach 6-monatigem Verlauf Differenzierung in: - persistierende Oligoarthritis (andauernd < 5 Gelenke betroffen) - erweiterte Oligoarthritis (≥ 5 Gelenke betroffen = Übergang in Polyarthritis, bei ca. 30 %) **Prognose:** bei persistierender Oligoarthritis überwiegend gut

18.5 Subtypen der JIA (Fortsetzung)

Subtyp	Epidemiologie	Diagnosekriterien, Exklusionen, Komplikationen und Differenzialdiagnosen	Verlauf und Prognose
Enthesitis-assoziierte Arthritis (Synonym: juvenile Spondylarthropathie)	25 % aller JIA Jungen (80 %) > Mädchen, Beginn meist erst im Schulalter	**Diagnosekriterien:** Arthritis und Enthesitis oder Arthritis oder Enthesitis + ≥ 2 der folgenden Symptome: • Sakroiliitis/Spondylitis mit lumbosakralen Rückenschmerzen • HLA-B27 positiv • HLA B27-assoziierte Erkrankung bei Verwandten 1. Grades • akute Iridozyklitis (konjunktivale Rötung, Schmerzen, Lichtscheu) • Junge bei Beginn der Erkrankung > 8 Jahre **Exklusionen:** a, d, e DD: Lyme-Borreliose, CRMO, septische Arthritis, Osteomyelitis, Osteochondritis dissecans	Trotz häufiger Rezidive kommt die Erkrankung bei den meisten Patienten zum Stillstand. Einige Patienten entwickeln als Erwachsene eine Spondylitis ankylosans.
Psoriasisarthritis	5–10 % aller JIA	**Diagnosekriterien:** Arthritis und Psoriasis oder Arthritis und ≥ 2 der folgenden Kriterien: • Daktylitis (= „Strahlbefall" einzelner Finger oder Zehen) • Nagelauffälligkeiten (Tüpfelnägel, Hyperkeratosen, Onycholyse, Ölflecken) • positive Familienanamnese bzgl. Psoriasis bei einem Verwandten 1. Grades **Exklusionen:** b, c, d, e Merke: Die Psoriasis kann vor (selten), gleichzeitig oder viele Jahre nach der Arthritis („Psoriasisarthritis sine Psoriasis") auftreten!	Die Prognose ist bei oligoartikulärem Verlauf eher günstig, bei hochaktivem Verlauf kann es zu schweren Gelenkdestruktionen kommen.
undifferenzierte Arthritis	Idiopathische Arthritis, die die Kriterien für keine oder für mehr als eine der anderen Kategorien erfüllt.		

Diagnostik: Die Diagnosefindung gleicht häufig einem Puzzlespiel und ist oft erst nach Wochen möglich. Beweisende klinische oder serologische Befunde fehlen. Die entscheidenden diagnostischen Hinweise gibt das **klinische Bild** in Zusammenhang mit dem **Alter** und **Geschlecht**. Die Labordiagnostik umfasst die Bestimmung der Entzündungsparameter (BSG, CRP; häufig – aber nicht obligat – erhöht), des Rheumafaktors (= IgM-Antikörper, die sich gegen das Fc-Fragment des Immunglobulins G richten), der antinukleären Antikörper (ANA) und des HLA-B27. Tab. 18.6 zeigt die Veränderungen der Laborparameter bei den einzelnen Subtypen der JIA.

Diagnostik: Beweisende klinische oder serologische Befunde fehlen. Entscheidende Hinweise geben **Klinik**, **Alter** und **Geschlecht**. Wichtige **Laborwerte** sind Entzündungsparameter, Rheumafaktor, ANA und HLA-B27 (s. Tab. **18.6**).

18.6 Labordiagnostik bei JIA

Subtyp	CRP/BSG	Blutbild	Rheumafaktor	ANA	HLA-Assoziation
systemische JIA	↑↑↑	Leukozytose mit Linksverschiebung, Thrombozytose, Anämie	–	–	–
Rheumafaktor-negative Polyarthritis	↑ oder normal		–	+ in 25 %	(HLA-DR1)
Rheumafaktor-positive Polyarthritis	↑	Anämie	+	+ in 75 %	(HLA-DR4)
frühkindliche Oligoarthritis	↑ oder normal	–	–	+ in 60–80 %	(HLA-DR5, 6, 8)
Enthesitis-assoziierte Arthritis	↑ oder normal	–	–	–	HLA-B27 (70–80 %)
Psoriasis-Arthritis	↑ oder normal	–	–	+ in 40–60 %	HLA-B27 (30–40 %)

▶ Merke.

Die **bildgebende Diagnostik** zum Nachweis der Arthritis umfasst: Arthrosonografie (Gelenkerguss, verdickte Synovialis, verdickte Gelenkkapsel, Früherosionen), Röntgen (s. Tab. **18.7**) und MRT.

▶ Merke. Normale Laborbefunde schließen die JIA nicht aus.

In der **bildgebenden Diagnostik** lässt sich die Arthritis mithilfe der **Arthrosonografie** nachweisen (einfacher Nachweis von Gelenkerguss, verdickter Gelenkkapsel, Pannusgewebe [Proliferation der Membrana synovialis] und Früherosionen). Das **konventionelle Röntgenbild** (s. Tab. **18.7**) wird erst im Verlauf auffällig und zeigt die Folgen der Arthritis am Skelett.

18.7 Radiologische Zeichen der Arthritis im konventionellen Röntgenbild

Stadium	radiologische Zeichen
Frühstadium	periartikuläre Weichteilschwellung, gelenknahe Osteoporose, Unterbrechung der Grenzlamelle, Beschleunigung (s. Abb. **18.4a**) oder Verzögerung des lokalen Knochenwachstums
Spätstadium	Gelenkspaltverschmälerung (durch Knorpelabbau), ossäre Erosionen, Usuren an den Rändern der Gelenkflächen, zystische Aufhellungen, Fehlstellungen

18.4 Radiologische Zeichen der Arthritis in den Hand- und Fingergelenken

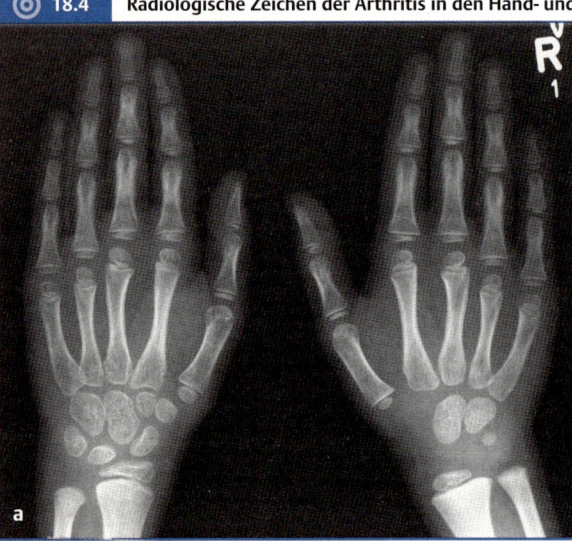
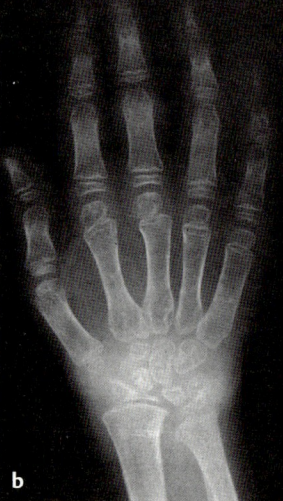

a Ossifikationsbeschleunigung der Handwurzelknochen bei Arthritis: Die Arthritis des linken Handgelenks hat bei dem 7-jährigen Mädchen zu einer beschleunigten Ossifikation der Handwurzelknochen geführt. Die Handwurzel ist im Vergleich zur gesunden rechten Seite verschmälert, die Ulna im Vergleich zum Radius verkürzt, die linke Hand insgesamt kleiner.

b Fortgeschrittene Röntgenveränderungen bei JIA: Erhebliche Destruktionen an distalem Radius, Ulna und den Handwurzelknochen. Usuren und zystische Aufhellungen auch im Bereich der Finger, insbesondere an den Metakarpalköpfchen 2 und 3.

Die **MRT** ist in frühen Stadien zur Differenzialdiagnose sowie zur Beurteilung von Gelenken, die der Sonografie nicht zugänglich sind (Iliosakralgelenke, Wirbelsäule, Kiefergelenke) sinnvoll (Abb. **18.5**).

Die **MRT** ist, besonders bei kleinen Kindern, ein aufwendiges Verfahren, mit dem immer nur einzelne Gelenke dargestellt werden können (Abb. **18.5**). Sie ist deshalb bei der JIA besonderen Fragestellungen vorbehalten. Zu Krankheitsbeginn kann sie insbesondere bei atypischer Monarthritis differenzialdiagnostisch wertvoll sein (DD Trauma, Tumor u. a.). Zur Diagnosestellung und Verlaufsbeurteilung der Arthritis genügen meist Arthrosonografie und Röntgen. Insbesondere bei Gelenken, die der Sonografie nicht zugänglich sind, kann eine MRT indiziert sein (Iliosakralgelenke, Wirbelsäule, Kiefergelenke).

18.5 Beteiligung des Achsenskeletts bei Enthesitis-assoziierter Arthritis

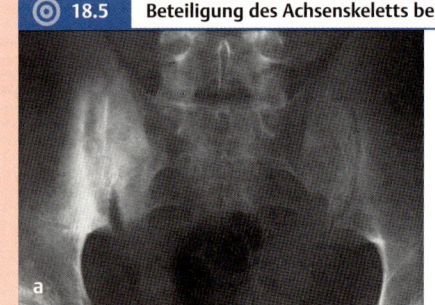
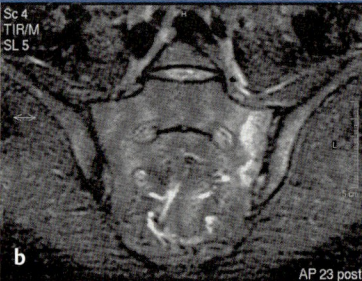

a 15-jähriger Junge mit Sakroiliitis rechts im Frühstadium: großbogige Demineralisation, unscharfe unregelmäßige Begrenzung mit beginnender Sklerosierung.

b MRT einer einseitigen Sakroiliitis (15-jähriges Mädchen): Man erkennt die erhöhte Signalintensität im Gelenkspalt, aber auch ein gelenknahes Knochenödem im Os sacrum und Ileum.

18.2 Rheumatische Erkrankungen

Alle Kinder mit JIA müssen **regelmäßig** zum **Augenarzt**, um mittels **Spaltlampenuntersuchung** eine **chronische Iridozyklitis** frühzeitig zu erkennen. Bei Kindern mit ANA-positiver (Oligo-)Arthritis sind in den ersten Jahren Untersuchungen alle 6–8 Wochen angezeigt.

Therapie: Medikamentöse Therapie: Folgende Gruppen von Medikamenten stehen zur Verfügung:
- nichtsteroidale Antirheumatika (NSAR)
- Basistherapeutika (= Disease-modifying antirheumatic Drugs, DMARD)
- Glukokortikoide (lokal und systemisch)
- Biologika

Nichtsteroidale Antirheumatika (NSAR) wirken sofort schmerzlindernd und fiebersenkend, die entzündungshemmende Wirkung setzt erst nach mehreren Wochen ein. Bei Kindern werden bevorzugt Ibuprofen, Naproxen, Diclofenac und Indomethacin eingesetzt. Die Cox-II-Hemmer (z. B. Celecoxib, Etoricoxib) sind besser magenverträglich, für Kinder jedoch nicht zugelassen.

Basistherapeutika (Disease-modifying antirheumatic Drugs, DMARD) können den **destruierenden Gelenkprozess verlangsamen** oder ggf. **aufhalten** und wirken **remissionsinduzierend**. Sie werden eingesetzt, wenn NSAR und lokale Therapiemaßnahmen (Steroidinjektionen) unzureichend wirksam sind. Bei polyarthritischem Verlauf sollten sie frühzeitig eingesetzt werden. Die Einstellung auf DMARD erfolgt meist überlappend zur Akuttherapie mit NSAR und ggf. Steroiden, da ihre Wirkung i. d. R. erst nach 2–3 Monaten einsetzt. DMARD der 1. Wahl ist **Methotrexat**. Sulfasalazin wird bevorzugt bei der Enthesitis-assoziierten Arthritis, (Hydroxy-)Chloroquin bei der Oligoarthritis eingesetzt. Zu den DMARD der 2. Wahl zählen Azathioprin, Leflunomid, Ciclosporin A und Mykophenolsäure. Indikationsstellung, Dosierung und Überwachung der Therapie bleibt Kinderrheumatologen vorbehalten.

Glukokortikoide haben eine **ausgeprägte entzündungshemmende Wirkung**. Im Hinblick auf erhebliche **unerwünschte Wirkungen** (Wachstumsstillstand, Osteoporose mit Gefahr von Hüftkopfnekrose und Wirbelkörper-Impressionsfrakturen) ist die **Indikation** für eine **systemische Anwendung streng** zu **stellen**. Bei der nicht systemischen JIA sollte die Anwendung bis zum Abschluss des Längenwachstums – wenn möglich – vermieden werden. Die wichtigsten **Indikationen** für die **systemische Anwendung** sind:
- **therapieresistente JIA** (lokale Steroide, DMARD und Biologika nicht ausreichend wirksam): Um das Längenwachstum nicht zu hemmen, strebt man eine Dosis unter 0,15–0,2 mg/kgKG/d an.
- **SJIA mit Perimyokarditis**: Initial meist hohe Dosis (1–2 mg/kgKG/d) erforderlich. Langzeitdosierung, s. therapieresistente JIA.
- Drohende Augenschädigung bei **chronischer Iridozyklitis**, die nicht auf eine lokale Steroidapplikation anspricht.
- **Hoch akute Schübe bis zum Wirkungseintritt der DMARD**: Pulstherapie 10–20 mg Prednisolon/kgKG/d i. v., ggf. wiederholte Gaben.

Die **lokale intraartikuläre Applikation** von Steroiden spielt insbesondere in der Therapie oligoartikulärer Verlaufsformen der JIA eine Rolle. Auch wenn bei Polyarthritis einzelne oder mehrere Gelenke im Vordergrund stehen, sind intraartikuläre Injektionen hilfreich. Eine Iridozyklitis erfordert den Einsatz von **steroidhaltigen Augentropfen oder -salben**.

Biologika sind hoch wirksame Substanzen, die spezifisch gegen **entzündungsfördernde Zytokine** gerichtet sind. Für die **polyartikuläre JIA** sind derzeit die beiden **TNFα-Inhibitoren Etanercept** (ab 2 Jahre) und **Adalimumab** (ab 4 Jahre) sowie der selektive T-Zell-Kostimulationsmodulator Abatacept (ab 6 Jahre) für die systemische JIA der IL6-Antagonist Tocilizumab (ab 2 Jahre) zugelassen (Stand September 2011). Andere Biologika müssen im Kindesalter bisher noch „**Off Label**" erfolgen. Dazu zählen der **TNFα-Inhibitor Infliximab** sowie die bei SJIA gut wirksamen **IL1-Antagonisten** Anakinra und Canakinumab (Zulassungsstudie für SJIA 2010/2011).

Nicht medikamentöse Therapie (s. Tab. 18.8): Zur Wiederherstellung der Beweglichkeit wie auch zur **Prophylaxe** von **Gelenkkontrakturen** und **Achsenfehlstellungen** ist eine frühzeitige und konsequente (schmerzfreie!) Physiotherapie essenziell. Kinder und Eltern müssen umfassend informiert und in alle Entscheidungen einbezogen werden, um ein enges Vertrauensverhältnis zu schaffen. Hoffnung und

---

Regelmäßige Spaltlampenuntersuchung zum Nachweis einer **chronischen Iridozyklitis** sind insbesondere bei ANA-positiver (Oligo-)Arthritis wichtig.

Medikamentöse Therapieoptionen:
- nichtsteroidale Antirheumatika (NSAR)
- Basistherapeutika (= Disease-modifying antirheumatic Drugs, DMARD)
- Glukokortikoide (lokal und systemisch)
- Biologika

Nichtsteroidale Antirheumatika wirken analgetisch, fiebersenkend und (nach einer Latenz von mehreren Wochen) antiphlogistisch.

Basismedikamente (z. B. Chloroquin, Sulfasalazin, Methotrexat) können eine Remission induzieren. Sie werden bei **deutlicher Krankheitsaktivität** zusätzlich zu NSAR eingesetzt.

Glukokortikoide besitzen eine **ausgeprägte antiphlogistische Wirkung**. Wegen erheblicher **Nebenwirkungen** ist die Indikation für ihre systemische Anwendung streng zu stellen. **Indikationen** für die **systemische Anwendung** sind:
- therapieresistente systemische bzw. polyartikuläre JIA
- SJIA mit Perimyokarditis
- drohende Augenschäden bei therapieresistenter chronischer Iridozyklitis
- hochakute Schübe bis zum Wirkungseintritt der DMARD

Indikationen für die **lokale Anwendung von Steroiden** sind **Iridozyklitis** (Augentropfen) und **Mon**- bzw. **Oligoarthritis** (intraartikuläre Injektion).

Biologika sind hochwirksame Substanzen. Bei der nicht systemischen JIA kommen v. a. Anti-TNFα-Therapien zum Einsatz, bei SJIA IL1- und IL6-Antagonisten.

Nicht medikamentöse Therapie (s. Tab. **18.8**): Frühzeitige, konsequente Physiotherapie ist zur Prophylaxe von Gelenkkontrakturen essenziell. Kinder und Eltern müssen umfassend informiert und in alle Entscheidungen einbezogen werden.

Zuversicht können helfen, die Krankheit zu bewältigen. Hilfreich ist der Elternkreis rheumakranke Kinder e.V., eine Selbsthilfegruppe unter dem Dach der Deutschen Rheuma-Liga (www.rheuma-liga.de).

18.8 Nicht medikamentöse Therapie der JIA

Therapieform	Maßnahmen
Physiotherapie	• Schmerzlinderung und Muskelrelaxation durch Entlastung tragender Gelenke, passiv-assistiertes Durchbewegen, physikalische Maßnahmen (Elektro-, Thermotherapie) • schonende Dehnung verkürzter Strukturen zur Erweiterung des Bewegungsausmaßes • gezielte Aktivierung der Muskelgruppen, die der Fehlstellung entgegenwirken • Trainieren des Muskelzusammenspiels und physiologischer Bewegungsabläufe
Ergotherapie	• Anfertigung von Lagerungs- und Funktionsschienen für Hand- und Fingergelenke • Gelenkschutztraining, Selbständigkeitstraining inkl. Anpassung von Hilfsmitteln • sensomotorische Schulung in Verbindung mit kreativen handwerklichen Therapien
operative Therapie	• Synovektomie (Entfernung der erkrankten Synovialis) bei Mon- oder Oligoarthritis, die auf medikamentöse und lokale Maßnahmen unzureichend anspricht • Korrektur von Kontrakturen und Achsenfehlstellungen, wenn durch intensive Physiotherapie kein ausreichender Erfolg zu erzielen ist • Gelenkersatz (z.B. Hüftprothese) nach Wachstumsfugenschluss (Ultima Ratio) • Arthrodesen
sozialpädagogische und psychologische Betreuung	• Unterstützung bei der Krankheitsbewältigung inkl. Training in Schmerzbewältigungsstrategien • Beratung der Familie bzgl. Nachteilsausgleichen, inkl. Hilfe bei Behörden und Ämtern • Förderung des Schulunterrichts, der auch in der Klinik fortgesetzt werden muss • Berufsberatung, Ausbildungs- und Arbeitsplatzbeschaffung

▶ **Klinischer Fall.**

▶ **Klinischer Fall.** Das 2½-jährige Mädchen erkrankte 2 Monate vor der Aufnahme mit Fieber (39 °C) und Schmerzen der linken Schulter und des linken Ellenbogens. Dann fiel eine Schwellung beider Sprunggelenke auf. Leber und Milz waren mäßig vergrößert, sodass die Verdachtsdiagnose SJIA gestellt wurde. Laborbefunde: BSG 55 mm/h, CRP 6,7 mg/dl. BB: 10,2 g/dl Hb, 8300 Leukozyten/μl, 178000 Thrombozyten/μl, Differenzialblutbild unauffällig. Im Röntgenbild kamen feinfleckige Spongiosaaufhellungen mit leichter Periostabhebung im Bereich des distalen Humerus zur Darstellung. Alter und Fieber passten gut zur SJIA. Gegen die Diagnose sprachen recht wechselhafte Gelenkbeschwerden. Atypisch war v.a. die relativ niedrige Leuko- und Thrombozytenzahl. Die Knochenmarkpunktion brachte die Diagnose akute Leukämie.

▶ **Klinischer Fall.**

▶ **Klinischer Fall.** Bei einem 4-jährigen Mädchen traten plötzlich eine Schwellung des linken Kniegelenks und ein hinkender Gang auf. Die Eltern dachten zunächst an ein Trauma, zumal das Mädchen zuvor mit dem Fuß umgeknickt war und nicht über Schmerzen klagte. Bei der Untersuchung war das linke Knie erheblich verdickt, geschwollen, überwärmt und in seiner Streckfähigkeit eingeschränkt. Normale BSG und CRP sprachen scheinbar gegen Rheuma, die Borrelien-Antikörper waren unauffällig. Die Untersuchung beim Augenarzt ergab eine einseitige Iridozyklitis. Dies und der Nachweis von ANA führten zur Diagnose der juvenilen idiopathischen Arthritis, Kategorie Oligoarthritis.

18.2.5 Kindliche Kollagenosen

Kollagenosen (Tab. **18.9**) sind **chronisch-entzündliche Systemerkrankungen**, die sich v.a. am **Bindegewebe**, der **quergestreiften Muskulatur** und den **Gefäßen** abspielen. Regelmäßig sind **innere Organe** befallen. Häufig treten vaskulitische Zeichen auf. Die **begleitende Arthritis** verläuft i.d.R. **nicht erosiv**. **Mädchen** sind häufiger betroffen als Jungen.
Pathogenetisch handelt es sich um **Autoimmunerkrankungen** mit Auftreten verschiedener **Autoantikörper**. Klassifikation, s. Tab. **18.9**.

18.2.5 Kindliche Kollagenosen

Kollagenosen (Tab. **18.9**) sind **chronisch-entzündliche Systemerkrankungen**, die sich v.a. am **Bindegewebe**, der **quergestreiften Muskulatur** und den **Gefäßen** abspielen und regelmäßig zu einer Mitbeteiligung **innerer Organe** führen. Häufig sind mehrere Organsysteme befallen, wobei das Befallsmuster auch innerhalb der Grunderkrankung erheblich variieren kann. Kindliche Kollagenosen gehen häufig mit vaskulitischen Zeichen einher. **Begleitende Arthritiden** zeigen i.d.R. einen **nicht erosiven Verlauf**. **Mädchen** sind häufiger betroffen als Jungen.
Pathogenetisch gehören Kollagenosen zu den **Autoimmunerkrankungen**, die durch das Auftreten verschiedener **Autoantikörper** gekennzeichnet sind. Eine **Klassifikation** kindlicher Kollagenosen zeigt Tab. **18.9**.

18.9 Klassifikation der Kollagenosen

- systemischer Lupus erythematodes (SLE)
- juvenile Dermatomyositis
- Sklerodermie
- Sjögren-Syndrom
- Mischkollagenosen und undifferenzierte Kollagenosen

Systemischer Lupus erythematodes (SLE)

▶ **Synonym.** Lupus erythematodes disseminatus (LED)

▶ **Definition.** Chronisch-entzündliche Systemerkrankung, die sich an Haut, Bewegungsapparat, inneren Organen und ZNS manifestiert und v. a. ältere Schulkinder und Jugendliche – insbesondere Mädchen – betrifft.

Ätiologie und Pathogenese: Die genaue Ätiopathogenese des SLE ist unbekannt. Verschiedene **exogene** und **endogene Auslöser** (s. Tab. **18.10**) induzieren auf dem Boden einer **genetischen Prädisposition** (Assoziation mit HLA-DR2 und -DR3, 10-fach höheres Risiko bei eineiigen Zwillingen) eine **Störung** der **Immuntoleranz** mit polyklonaler B-Zell-Aktivierung und Bildung von **Antikörpern** gegen **körpereigene Strukturen**. Die Autoantikörper führen über eine antikörpervermittelte Zytolyse und Immunkomplexbildung und -ablagerung (Immunkomplexvaskulitis) zu einer Schädigung zahlreicher Organe.

18.10 Auslöser des SLE

endogene Auslöser	exogene Auslöser
• Komplementdefekte • hormonelle Umstellungen (Pubertät)	• UV-Exposition • Infektionen • bestimmte Medikamente (z. B. Antikonvulsiva, Hydralazin, D-Penicillamin, Antibiotika)

Klinik: Die Erkrankung beginnt im Kindesalter häufig **akut** mit **Fieber**, **Abgeschlagenheit**, **Müdigkeit** und **Gewichtsverlust**. Bei **schleichendem** Verlauf dominieren Leistungsabfall, Myalgien und Exantheme, die v. a. an **lichtexponierten** Stellen auftreten.

Das klassische **Schmetterlingserythem** über Wangen und Nase unter Aussparung der Nasolabialfalten (s. Abb. **18.6**) tritt bei der Hälfte der Kinder auf. Eine weitere typische Hautmanifestation sind diskoide, gerötete, papulöse Effloreszenzen mit nicht ablösbarer Schuppenbildung und follikulärer Hyperkeratose. Im weiteren Verlauf entwickeln die Kinder häufig Arthralgien im Rahmen einer **nicht destruierenden Oligo-** oder **Polyarthritis**, **vaskulitische Läsionen** in Form periungualer Mikronekrosen und livedoretikulärer Veränderungen mit oder ohne Nekrosen an den Handinnenflächen, **Erytheme**, **Ulzera** und **aphthöse Läsionen** der Mundschleimhaut, ein **Raynaud-Phänomen** und eine diffuse, reversible **Alopezie**.

18.6 Schmetterlingserythem bei einem 12-jährigen Mädchen mit SLE

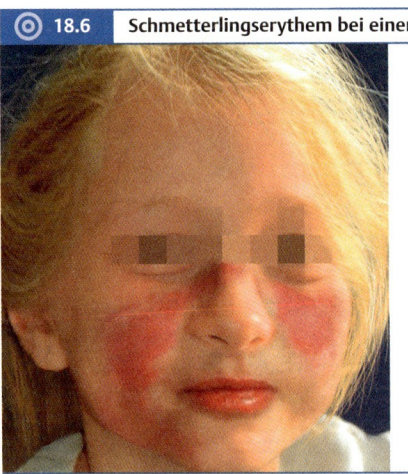

18 Rheumatologie

Der SLE kann nahezu **alle Organe** befallen. Prognostisch ungünstig sind v. a. der **Nieren-** und **ZNS-Befall**.

Der SLE kann praktische **alle Organe** und serösen Häute befallen, für den Verlauf häufig entscheidend ist der Nieren- bzw. ZNS-Befall:
- **Kardiovaskuläres System**: Perikarditis/Pleuritis, verruköse Endokarditis, Myokarditis, Pneumonitis, Lungenfibrose.
- **Niere**: **Glomerulonephritis** unterschiedlicher Histologie. 40 % der Kinder entwickeln eine prognostisch ungünstige, diffus proliferative Form mit Proteinurie, Hämaturie, Hypertonie.
- **ZNS**: psychische Auffälligkeiten, choreatiforme Symptome, Krampfanfälle, Kopfschmerzen.
- **Hämatologisches System**: antikörpervermittelte Zytolyse zirkulierender Blutzellen mit Granulozytopenie (→ erhöhter Infektneigung), Thrombozytopenie (→ hämorrhagischer Diathese) und Anämie. Patienten mit Autoantikörpern gegen Phospholipide und dem sog. „Lupusantikoagulans" können ein Antiphospholipidsyndrom mit dem Risiko thromboembolischer Komplikationen entwickeln.
- **Gefäßsystem**: Immunkomplexvaskulitis mit makulopapulösen Exanthemen und akralen Ulzera.

Eine **Sonderform** ist der **neonatale Lupus erythematodes**. Das Neugeborene weist Hautveränderungen auf. Lebensgefahr droht durch einen AV-Block.

Eine **Sonderform** ist der **neonatale Lupus erythematodes**, der durch diaplazentar übertragene mütterliche Autoantikörper (v. a. Anti-SS-A) ausgelöst wird. Ein Exanthem, v. a. im Gesichtsbereich kann darauf hinweisen. Die wichtigste Komplikation ist ein irreversibler **AV-Block**, der schon intrauterin auftreten kann und mit einem hohen Letalitätsrisiko verbunden ist.

Diagnostik: Die Verdachtsdiagnose wird anhand der **SLE-Kriterien** des **American College of Rheumatology** gestellt (s. Tab. 18.11). Pathognomonisch sind **Antikörper gegen ds-DNA und Sm-Antigen**. Meist sind ANA u. a. Autoantikörper, eine Hypergammaglobulinämie, eine erhöhte BSG, erniedrigte Komplementfaktoren, Leuko-, Thrombopenie und Anämie nachweisbar.

Diagnostik: Die Diagnose beruht auf **SLE-Kriterien** des **American College of Rheumatology** (s. Tab. 18.11) in Verbindung mit laborchemischen Parametern. Pathognomonisch sind **Autoantikörper gegen ds-DNA und Sm-Antigen**. Außerdem lassen sich häufig ANA (in 95 %), Antikörper gegen SS-A/Ro bzw. SS-B/La oder Erythrozyten (positiver Coombs-Test), Rheumafaktor und Antiphospholipid-Antikörper nachweisen. Ferner finden sich eine Hypergammaglobulinämie (→ polyklonale B-Zell-Aktivierung), eine **stark erhöhte BSG** bei **häufig normalem CRP**, erniedrigte Komplementfaktoren C3 und C4, Leukopenie, Thrombopenie und evtl. Anämie.

18.11 SLE-Klassifikationskriterien des American College of Rheumatology (ACR)*

Schmetterlingserythem (Erythem im Bereich des Nasenrückens und Jochbeins; die Nasolabialfalten sind ausgespart)
diskoide Hautveränderungen (gerötete, papulöse Effloreszenzen mit nicht ablösbarer Schuppenbildung und follikulärer Hyperkeratose)
Fotosensibilität (Auftreten der Hautveränderungen nach Lichtexposition)
Schleimhautulzerationen, Aphthen oder Ulzerationen an der Mundschleimhaut oder nasopharyngeal
Arthritis (Befall von ≥ 2 Gelenken, nicht erosiver Verlauf)
Serositis (Pleuritis, Perikarditis)
Glomerulonephritis (Proteinurie ≥ 0,5 g/d, Erythrozyturie oder Zylindrurie)
ZNS-Beteiligung („ZNS-Lupus") Psychosen, Krampfanfälle, Neuropathie
hämatologische Befunde • hämolytische Anämie, • Leukozytopenie (< 4000/µl), • Lymphozytopenie (< 1500/µl) oder • Thrombozytopenie (< 100000/µl)
immunologische Befunde • antinukleäre Antikörper (ANA) • anti-ds-DNA-Antikörper • anti-Sm-Antikörper

*bei ≥ 4 Kriterien ist ein SLE wahrscheinlich

Die **weitere Diagnostik** richtet sich nach dem **Organbefall**. Gelegentlich ist eine **histologische Diagnosesicherung** notwendig.

Die **weitere Diagnostik** richtet sich nach dem Organbefall (Echokardiografie, EKG, Röntgen-Thorax, Lungenfunktion, EEG, CCT bzw. MRT des Kopfes mit Kontrastmittel, Lumbalpunktion). Die Indikation zur Nierenbiopsie ist großzügig zu stellen. In unklaren Fällen ist eine **bioptische Diagnosesicherung** aus **Haut-** und/oder **Nierengewebe** möglich. Immunhistologisch und fluoreszenzmikroskopisch zeigen sich granuläre Immunglobulin- und Komplementablagerungen an der Basalmembran im Bereich der dermoepidermalen Grenze bzw. Glomerula (sog. „Lupusband"). In der Nierenbiopsie imponiert eine Glomerulonephritis vom Immunkomplextyp.

> ▶ **Merke.** Bei Kindern mit SLE sollen regelmäßig **Blutdruck, Retentionsparameter** und **Harnsediment** kontrolliert werden, um rechtzeitig eine Beteiligung der Nieren aufzudecken.

▶ **Merke.**

Differenzialdiagnose: JIA, v.a. SJIA, reaktive Arthritis, systemische Vaskulitis-Syndrome, Leukämie, Sharp-Syndrom oder andere Kollagenosen.

Differenzialdiagnose: s. Haupttext.

Therapie: Sie richtet sich nach **Krankheitsaktivität** und **Organbefall**:
- Bei **mildem Verlauf** ohne viszerale Organbeteiligung wird eine langfristige Therapie mit **Hydroxychloroquin** eingeleitet. Zusätzlich kommen **bedarfsorientiert NSAR** zum Einsatz. Während eines akuten Schubs **vorübergehend hochdosiert Steroide** z.B. in Form einer wiederholten Stoßtherapie mit 20–30 mg/kgKG i.v. Prednisolonäquivalent.
- Bei **schwerer Hautvaskulitis** oder **Organbefall** müssen frühzeitig Steroide bzw. **Immunsuppressiva** wie **Azathioprin**, Methotrexat, evtl. auch Ciclosporin A oder Mycophenolsäure eingesetzt werden. Neuerdings steht bei schweren Verläufen auch eine B-Zell-depletierende Therapie mit Rituximab zur Verfügung.
- Bei **bedrohlicher Glomerulonephritis** oder **ZNS-Befall** ist die Gabe von **Cyclophosphamid** indiziert.

Ein **medikamentös induzierter Lupus** ist nach Absetzen der auslösenden Substanz oft langfristig reversibel und wird deutlich weniger aggressiv behandelt.

Therapie: Sie richtet sich nach der **Krankheitsaktivität** und dem **Organbefall**. Eingesetzt werden nichtsteroidale Antiphlogistika, Glukokortikoide, Hydroxychloroquin, Azathioprin, Methotrexat, Ciclosporin A, Mycophenolsäure und Cyclophosphamid sowie neuerdings Rituximab.

Prognose: Dank der abgestuften Immunsuppression haben sich die Überlebenschancen erheblich gebessert. Die Überlebensrate nach 5 Jahren ist auf über 90 %, nach 10 Jahren auf über 80 % gestiegen. Wesentliche **Gefahren** bilden die **Nieren-** und **ZNS-Beteiligung** sowie **opportunistische Infektionen**.

Prognose: Abhängig vom Auftreten einer Lupusnephritis, ZNS-Beteiligung oder opportunistischen Infektion. 10-Jahres-Überlebensrate > 80 %.

Juvenile Dermatomyositis

> ▶ **Definition.** Chronisch-entzündliche Multisystemerkrankung, die durch eine Immunkomplexvaskulitis v.a. der kleinen Muskel- und Hautgefäße gekennzeichnet ist und bevorzugt bei Mädchen zwischen dem 4. und 12. Lebensjahr auftritt.

Juvenile Dermatomyositis

▶ **Definition.**

Ätiologie und Pathogenese: Die Ursache ist unbekannt. Es wird vermutet, dass u.a. **Viren** bei Personen mit **genetischer Disposition** einen Autoimmunprozess auslösen, der über eine Immunkomplexvaskulitis und Bildung autoreaktiver zytotoxischer T-Zellen v.a. zu einer Schädigung des Muskel- und Hautgewebes führt.

Ätiologie und Pathogenese: Diskutiert wird ein **virusinduzierter Autoimmunprozess** mit überwiegender Vaskulitis.

Klinik: Leitsymptom ist eine **schleichende, symmetrische Muskelschwäche**, die v.a. die proximalen Extremitäten (Schulter- und Beckengürtel) betrifft und zu Schwierigkeiten beim Anziehen und Treppensteigen führt. Eine Beteiligung der **Schlundmuskulatur** führt zu Problemen beim Schlucken, Sprechen und Atmen mit **Aspirationsgefahr**. Auch ein **akuter Beginn** mit **hohem Fieber**, Abgeschlagenheit und heftigen **Schmerzen** in den kraftlosen Extremitäten ist möglich.

Die **charakteristischen Hautveränderungen** manifestieren sich v.a. im Gesichtsbereich mit **periorbitalen, lilafarbigen Exanthemen** und **Schwellung** der **Lider** (s. Abb. 18.7a). Oft findet sich ein Raynaud-Phänomen. Über den Streckseiten der Finger- und Kniegelenke sowie Ellenbogen entwickeln sich **erythematöse Plaques** („sog. **Gottron-Papeln**", s. Abb. 18.7b). Am verdickten Nagelfalz lassen sich häufig **Teleangiektasien** nachweisen. Im weiteren Verlauf entwickeln etwa ⅓ der Kinder als Spätkomplikation eine **Kalzinose:** flächenhafte, palpable Kalkablagerungen in der Haut und entlang der Faszien sowie Sehnenscheiden, die zu erheblichen Gelenkeinsteifungen führen können.

Besonders zu achten ist auf **Bauchschmerzen** infolge **vaskulitischer Ulzera** und Nekrosen im **Darmbereich**. Bei einer **Darmperforation** mit diffuser **Peritonitis** droht akute Lebensgefahr (akutes Abdomen s. S. 245). Aber auch **alle übrigen Organsysteme** können befallen werden. Oft treten Arthralgien oder auch eine Arthritis auf.

Klinik: Die Symptome beginnen **schleichend** oder **akut**. Leitsymptom ist die **symmetrische Muskelschwäche** im Bereich der proximalen Extremitäten.

Charakteristische Hautveränderungen sind periorbitale **Lilaverfärbung** und **Schwellung der Lider** (Abb. 18.7), **erythematöse Plaques** über den Streckseiten der Fingergelenke (= Gottron-Papeln) und **Teleangiektasien** am verdickten Nagelfalz. Eine Kalzinose, als Spätkomplikationen bei ca. ⅓ der Kinder, tritt meist erst nach 1–3 Jahren auf.

Bauchschmerzen weisen auf vaskulitische **Ulzera des Darmtrakts** mit **Perforationsgefahr** und **Peritonitis** hin. Auch alle übrigen Organsysteme können mit erkranken.

Ferner können eine Perimyokarditis, interstitielle Pneumonie, Hepatosplenomegalie, Veränderungen am Augenhintergrund und ZNS-Symptome (Verhaltensstörungen, Lernschwierigkeiten) auftreten.

18.7 Juvenile Dermatomyositis

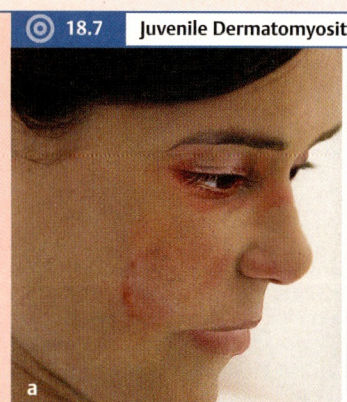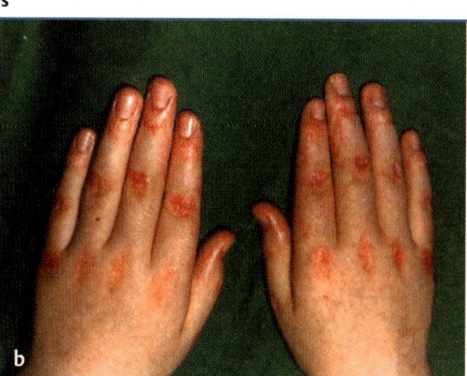

a Gesichtserythem bei juveniler Dermatomyositis mit ödematöser Schwellung und livider Verfärbung der Periorbitalregion.
b Gottron-Zeichen bei juveniler Dermatomyositis.

Diagnostik: Wegweisend ist das **klinische Bild**. Die **Muskelenzyme** sind meist erhöht (Ausnahme: Muskelatrophie). Im **EMG** zeigen sich myopathische Veränderungen, die **MRT** zeigt ein Muskelödem. Eine **Muskelbiopsie** ist nur selten indiziert.

Diagnostik: Wegweisend ist das **klinische Bild**. Die **Muskelenzyme** (CK, GOT, LDH und Aldolase) sind anfangs in der Regel erhöht, im Verlauf können sie durch die zunehmende Muskelatrophie normwertig oder sogar vermindert sein. Das **EMG** zeigt überwiegend unspezifische myopathische Veränderungen. In der **Muskel-MRT** lassen sich im Bereich des betroffenen Muskels **ödematöse Veränderungen** nachweisen. Spezifische Autoantikörper sind nur selten nachweisbar, bei etwa **15 %** der betroffenen Kinder finden sich **ANA**. Eine **Muskelbiopsie** ist **nur in unklaren Fällen** indiziert. Sie zeigt eine Vakulitis mit perivaskulären Infiltraten von B- und T-Lymphozyten und Makrophagen. Im Verlauf kommt es zu Kapillarschädigungen, Gefäßeinengungen und -verschlüssen mit den Folgen einer hypoxischen Muskelfaserdegeneration.

Therapie: Prednisolon wird als Stoßtherapie oder täglich verabreicht und anschließend die Dosis in Abhängigkeit vom klinischen Bild reduziert. Bei schweren Verläufen werden **Immunsuppressiva** eingesetzt.

Wichtig ist die frühzeitige und konsequente **Physiotherapie**.

Therapie: Glukokortikoide sind unumgänglich: Prednisolon kann initial als intravenöse Stoßtherapie (20–30 mg/kgKG) verabreicht werden, danach 0,5–2 mg/kgKG/d oral. Anschließend wird die Dosis je nach klinischem Bild bis auf < 0,2 mg/kgKG/d reduziert. Bei **schweren Verläufen** sollte eine **steroideinsparende immunsuppressive Therapie** mit Methotrexat oder auch Azathioprin, ggf. in Kombination mit Ciclosporin A, eingeleitet werden.

Entscheidend ist eine frühzeitige, konsequente **Physiotherapie**, um Kontrakturen infolge Muskelverkürzungen und/oder Kalzinose und Behinderungen (Rollstuhl) zu vermeiden.

Prognose: Zu **Beginn akute Lebensgefahr** durch **Darmperforation** oder **Aspiration**. Bei rechtzeitigem Einsatz von Steroiden und Immunsuppressiva kommt es bei > 80 % der Kinder zu einer Remission. Ca. ⅓ der Kinder entwickeln eine Kalzinose.

Prognose: Zu **Beginn** besteht insbesondere durch **Darmperforation** mit Peritonitis oder **Aspirationspneumonie akute Lebensgefahr**. Bei rechtzeitigem Einsatz von Steroiden und Immunsuppressiva kommt es bei > 80 % der Kinder zu einer Remission. Die Myositis selbst sowie eine Kalzinose können zu schweren Gelenkkontrakturen führen.

Sklerodermie

▶ **Definition.**

▶ **Definition.** Seltene chronisch-entzündliche Bindegewebeerkrankung, die durch eine überschießende Kollagenbildung und Fibrosierung des Bindegewebes gekennzeichnet ist und sich im Kindesalter überwiegend lokalisiert, selten auch systemisch manifestiert. Mädchen erkranken häufiger als Jungen.

Ätiologie und Pathogenese: Diskutiert werden eine **genetische Disposition** mit **pathologischer Aktivierung** des **Immunsystems**.

Ätiologie und Pathogenese: Die Ursache ist unbekannt. Vermutet wird eine **genetische Prädisposition**, auf deren Boden es durch **exogene Noxen** zu einer **pathologischen Aktivierung** des **Immunsystems** kommt. Die **Fibroblastenproliferation** und **gesteigerte Kollagensynthese** induzieren einen Entzündungsprozess, der zur Fibrosierung und Sklerosierung des Bindegewebes führt. Es kommt an der Haut und visceralen Organen zur Gewebeinduration, die in eine Atrophie übergeht. An den Gefäßen entwickelt sich eine obliterierende Angiopathie mit Gefahr von Organinfarkten.

18.2 Rheumatische Erkrankungen

Klinik: Bei der Sklerodermie werden grundsätzlich zwei klinische Erscheinungsformen unterschieden:

- Die **lokalisierte (zirkumskripte) Sklerodermie** ist die häufigste Form im Kindesalter. Sie kann sich als sog. Morphaea oder lineare Sklerodermie manifestieren. Die **Morphaea** beginnt meist umschrieben (seltener generalisiert) in Form rundlicher, rötlich-livider Hautverfärbungen und Schwellungen, die im Verlauf in eine Atrophie mit Hypo- oder Hyperpigmentierung übergehen. Bei der **linearen Form** sind die Hautveränderungen bandförmig angeordnet. Sie können eine ganze Extremität umfassen. Durch Atrophie und ausgeprägte Induration der Subkutis und Muskulatur können erhebliche Defekte und Fehlstellungen mit Wachstumsstörungen entstehen (Abb. **18.8**).

Klinik: Die häufigste Erkrankungsform im Kindesalter – die **lokalisierte (zirkumskripte) Sklerodermie** – manifestiert sich als **Morphaea** (rundliche, rötlich-livide Hautschwellung mit Übergang in Atrophie) oder als **lineare Form** (bandförmiger, schrumpfender fibrotischer Umbauvorgang) (Abb. **18.8**).

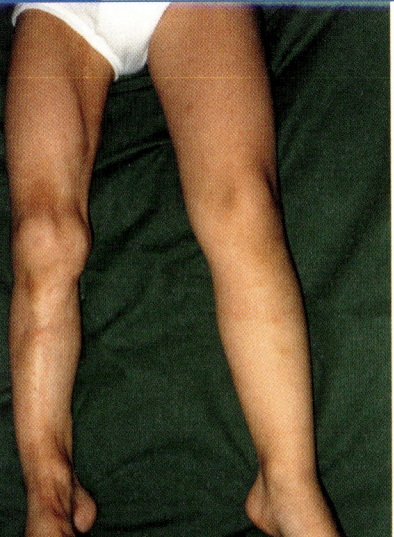

18.8 Lokalisierte Sklerodermie des rechten Beines

Im Vergleich zur gesunden Seite erkennt man die Verhärtungen, Atrophien und die deutliche Beinverkürzung (aus: Manger B et al. Checkliste Rheumatologie. Thieme; 2005).

- Die **systemische Sklerodermie** (Synonym: progressive systemische Sklerose, PSS) ist im Kindesalter sehr selten. Neben Allgemeinsymptomen (z. B. Abgeschlagenheit) entwickelt sich eine schmerzlose **ödematöse Schwellung** der Hände (Abb. **18.9a**), die sich nach proximal auf den gesamten Körper ausdehnen kann und im Verlauf typischerweise von peripher nach zentral **verhärtet** und **atrophiert**. Induration und Schrumpfung führen an den Fingern durch Beugekontrakturen und Hautstraffung zum typischen Bild der **Sklerodaktylie** und stark verschmälerten, glänzenden Fingern („**Madonnenfinger**"). Im Gesicht entwickeln sich eine Mikrostomie, Lippenatrophie und periorale Straffung, die zu einem **maskenhaften Aspekt** mit **reduzierter Mimik** (Gesichtsstarre) und **Tabaksbeutelmund** (Abb. **18.9b**) führen. Im fortgeschrittenen Stadium erscheint die **atrophierte Haut** gestrafft, dünn, pergamentartig und durchscheinend mit Pigmentverschiebungen und Teleangiektasien. Über 90 % der betroffenen Kinder leiden an einem **Raynaud-Phänomen**, das den Symptomen der PSS häufig vorausgeht. Die **obliterierende Angiopathie der Hautgefäße** führt zu **Mikroinfarkten** mit **gangränösen Hautnekrosen** an den Fingerkuppen (sog. „Rattenbissnekrosen"). An den Gelenken manifestiert sich die PSS als **nicht destruierende Arthritis** mit Arthralgien und Einschränkungen der Gelenkfunktion. An den **inneren Organen** führen die Zunahme des kollagenen Bindegewebes und die obliterierende Angiopathie zu Schluckstörungen, Darmhypotonie, Lungenfibrose, pulmonalem Hochdruck, Cor pulmonale, Perimyokarditis und einer progredienten Niereninsuffizienz mit renaler Hypertonie.

Bei der seltenen **progressiven systemischen Sklerodermie** tritt ein Ödem der Hände auf, dehnt sich aus, **verhärtet** und geht in eine **Atrophie** über. Die Finger werden dünn und spitzen sich zu (Abb. **18.9a**). Im Gesicht führt die Hautatrophie zu **Mikrostomie, Lippenatrophie und periorale Hautstraffung** (Abb. **18.9b**). Motilitätsstörungen des **Ösophagus, Darmatonie, Lungenfibrose, Cor pulmonale, Perimyokarditis** und **Niereninfarkte** mit progredienter Niereninsuffizienz können auftreten.

Eine Sonderform der Sklerodermie ist das sog. **CREST-Syndrom**, das durch das gemeinsame Auftreten von **C**alcinosis cutis, **R**aynaud-Syndrom, **Ö**sophagusmotilitätsstörung, **S**klerodaktylie und **T**eleangiektasie gekennzeichnet ist.

Eine Sonderform ist das **CREST-Syndrom**.

18.9 Systemische Sklerodermie

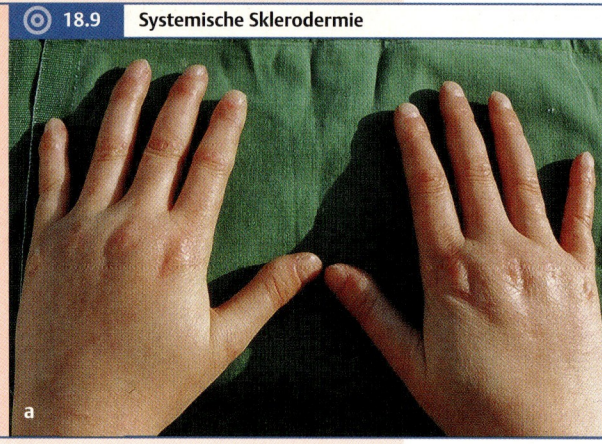
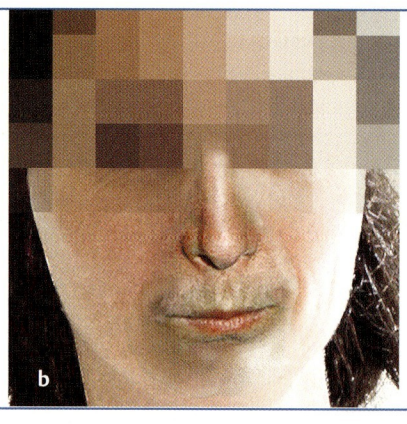

a Ödeme im Bereich der Handrücken, zunehmende Hautatrophie im Bereich der Finger mit Zuspitzung und Substanzverlust im Bereich der Endglieder.
b Nach 6 Jahre dauerndem Krankheitsverlauf Zuspitzung der Nase und Mikrostomie durch Schrumpfung der Haut im Bereich von Nase und Mund.

Diagnostik: Wegweisend ist die **Klinik**. Oft sind **ANA**, Rheumafaktoren, bei PSS **Scl-70-AK**, bei CREST meist **Anticentromer-Antikörper** nachweisbar. Die weitere Diagnostik richtet sich nach dem Organbefall.

Therapie: Bei **Raynaud-Syndrom** Vermeidung von Kälteexposition; wichtig sind konsequente **Physiotherapie** und ein möglichst frühzeitiger Einsatz von **Immunsuppressiva**. Bei **renaler Hypertonie** ACE-Hemmer, bei **Cor pulmonale** Endothelinrezeptorantagonisten.

Prognose: Die **lokalisierte Sklerodermie** zeigt häufig einen **selbstlimitierenden Verlauf**. Langzeitkomplikationen sind Kontrakturen, entstellende Veränderungen, Wachstumsstörungen. Bei **systemischer Sklerodermie** wird die Prognose vom Befall der **inneren Organe** bestimmt.

Mischkollagenosen und undifferenzierte Kollagenosen

▶ Synonym.

▶ Definition.

Klinik: Mischkollagenosen sind charakterisiert durch Hauptsymptome von mind. zwei Kollagenosen plus **Nachweis eines spezifischen Antikörpers**. Bei der häufigsten Mischkollagenose, dem MCTD, beginnt die Erkrankung meist mit einem **Raynaud-Phänomen**. Später häufig Polyarthritis, diffuse Hand- und Fingerschwellungen und rezidivierende Parotisschwellung. Der Nachweis von **U1-RNP-Antikörpern** bestätigt die Diagnose.

Auch **undifferenzierte Kollagenosen** beginnen meist mit einem Raynaud-Phänomen, dazu Myalgien und Exanthemen. Im Gegensatz zu den Mischkollagenosen **fehlen spezifische Immunphänomene**.

Diagnostik: Wegweisend ist das **klinische Bild**. Im **Labor** lassen sich häufig **ANA** und **Rheumafaktoren** nachweisen. Bei Patienten mit **PSS** und **CREST-Syndrom** kann der Nachweis **spezifischer Autoantikörper** (**Anti-Scl-70** bei PSS und **Anticentromer-Antikörper** beim CREST-Syndrom) gelingen. Der Umfang der Diagnostik bei der PSS richtet sich nach dem **Organbefall** und sollte insbesondere eine Überprüfung der Ösophagus- (Manometrie), Nieren- (Retentionsparameter), Lungen- (Lufu, HRCT) und Herz-Funktion (Echokardiografie) umfassen.

Therapie: Bei Patienten mit **Raynaud-Syndrom** stehen der konsequente **Kälteschutz** und der **lokale** Einsatz **vasodilatierender Substanzen** (z. B. nitrathaltige Salben) im Vordergrund. Wichtig ist eine konsequente **Physiotherapie**, um der Entwicklung von Kontrakturen und Bewegungseinschränkungen vorzubeugen. Medikamentös kann eine **frühzeitig begonnene immunsuppressive Therapie** mit Methotrexat oder Azathioprin den generalisierten fibrotischen Prozess **eindämmen**. Bei **renaler Hypertonie** sind **ACE-Hemmer**, bei **Cor pulmonale Endothelinrezeptorantagonisten** indiziert.

Prognose: Die **lokalisierte Sklerodermie** zeigt nach einigen Jahren häufig einen **selbstlimitierenden Verlauf**. Entscheidende Langzeitkomplikationen sind die Entwicklung von Kontrakturen, Wachstumsstörungen oder Entstellungen (im Gesicht). Die Prognose der **systemischen Sklerodermie** ist **ungünstig** und wird vom Befall der **inneren Organe** (v. a. Lungen- und Nierenbefall) bestimmt.

Mischkollagenosen und undifferenzierte Kollagenosen

▶ Synonym.
Mischkollagenose = Overlap-Syndrome, Prototyp: Mixed Connective Tissue Disease (MCTD) = Sharp-Syndrom.
Undifferenzierte Kollagenosen = Undifferentiated Connective Tissue Disease (UCTD).

▶ Definition. Inhomogene Gruppe rheumatischer Systemerkrankungen mit **Symptomen aus verschiedenen klassischen Kollagenosen** (SLE, Sklerodermie, Dermatomyositis).

Klinik: Mischkollagenosen sind charakterisiert durch das Auftreten von Hauptsymptomen von mindestens zwei Kollagenosen plus **Nachweis eines spezifischen Antikörpers**. Bei 90% der Kinder mit der häufigsten Mischkollagenose, dem MCTD, beginnt die Erkrankung mit einem **Raynaud-Phänomen**. Im weiteren Verlauf entwickelt sich oft eine **Polyarthritis**, häufig treten auch Noduli entlang der Sehnen und im Gelenkbereich, makulopapulöse Exantheme, diffuse **Hand- und Fingerschwellungen**, Myalgien und eine rezidivierende Parotisschwellung auf. Bezüglich der **inneren Organe** ist besonders auf Lunge, Niere und Gastrointestinaltrakt zu achten. Der Nachweis von **U1-RNP-Antikörpern** bestätigt die Diagnose.

Auch die **undifferenzierten Kollagenosen** beginnen meist mit einem Raynaud-Phänomen, Myalgien und Exanthemen. Dazu gesellen sich weitere Kollagenosesymptome in wechselndem Muster. Im Gegensatz zu den Mischkollagenosen **fehlen** jedoch **spezifische Immunphänomene**.

Diagnostik und Differenzialdiagnose: Die Diagnose wird aus der Zusammenschau von Anamnese und klinischem Befund einschließlich Gelenk- und Muskelstatus bei meist beschleunigter BSG, normalem CRP und unspezifischen immunologischen Markern gestellt. Wichtig ist die Abgrenzung gegenüber Infektionen, malignen Erkrankungen und autoinflammatorischen Syndromen (s. S. 560).

Therapie und Prognose: Die **Therapie** richtet sich nach der klinischen Manifestation in Analogie zu den klassischen Kollagenosen. Die **Prognose** ist unterschiedlich. Der Übergang in eine klassische Kollagenose, insbesondere SLE ist möglich.

Sjögren-Syndrom

Leitsymptom des Sjögren-Syndroms ist das **Sicca-Syndrom** mit **Xerostomie** und **Xerophthalmie**. Durch die mangelnde Benetzung der Horn- und Bindehaut mit Tränenflüssigkeit kommt es zu einer **Keratokonjunctivitis sicca**. Im Kindesalter tritt das Sjögren-Syndrom i. d. R. sekundär im Rahmen einer anderen Kollagenose (v. a. SLE, Mischkollagenosen) auf. Als eigenständiges Krankheitsbild ist es im Gegensatz zum Erwachsenenalter selten. **Pathogenetisch** liegt der Erkrankung eine **lymphoplasmozytäre Infiltration** mit **progredienter Zerstörung** des Drüsengewebes zugrunde. Bei 60–70 % der Patienten lassen sich **Anti-SS-A-** und **Anti-SS-B-Antikörper** nachweisen. Die zugrunde liegende rheumatische Erkrankung muss behandelt, die Tränenflüssigkeit ersetzt werden.

18.2.6 Vaskulitis-Syndrome im Kindesalter

Bei den **Vaskulitis-Syndromen** handelt es sich um eine Gruppe chronisch-entzündlicher Systemerkrankungen, die durch eine **sterile Entzündung** der **Gefäßwand** mit Schädigung der betroffenen Organe gekennzeichnet sind. **Die Vaskulitis bestimmt als dominierender Prozess das Krankheitsgeschehen.** Grundsätzlich können alle Organe betroffen sein. Auch bei anderen rheumatischen Erkrankungen kann eine Vaskulitis auftreten und klinisch bedeutsam sein. Das ist nahezu obligat der Fall bei den kindlichen Kollagenosen und fakultativ bei reaktiven Arthritiden und der juvenilen idiopathischen Arthritis. Die Ursache ist unbekannt. Pathogenetisch liegen den Vaskulitis-Syndromen – abhängig vom Krankheitsbild – unterschiedliche **pathologische Immunreaktionen** zugrunde.

Es existiert bislang keine befriedigende **Klassifikation** der Vaskulitissyndrome. Am gebräuchlichsten ist derzeit die Einteilung nach der **Größe** der betroffenen Gefäße (Tab. **18.12**). Die beiden häufigsten kindlichen Formen, die **Purpura Schoenlein-Henoch** und das **Kawasaki-Syndrom** werden gesondert besprochen (s. S. 558 ff).

18.12	Klassifikation und Charakteristika der Vaskulitiden im Kindesalter
Erkrankungsbild	**Charakteristika**
Kleingefäßvaskulitiden	
Purpura Schoenlein-Henoch	s. S. 464
Morbus Wegener	Relativ seltene, granulomatöse Kleingefäßvaskulitis, die durch das Auftreten pathognomonischer Autoantikörper (**cANCA**) gekennzeichnet ist. Die klinische Symptomatik zeigt einen biphasischen Verlauf: • **Initialstadium** (v. a. im Bereich des Kopfes und oberen Respirationstrakts): rezidivierende oft blutige Rhinosinusitis, Otitis, Keratokonjunktivitis, Episkleritis, ulzerierende Tracheobronchitis mit subglottischer Stenose, Nasenknorpelzerstörung mit Sattelnase, kann Jahre andauern • **vaskulitisches Generalisationsstadium:** Fieber, Gewichtsverlust, Beteiligung von Atemwegen und **Lunge** (chronischer Husten, Dyspnoe, Hämoptysen) sowie **Niere** (Glomerulonephritis mit Gefahr des Nierenversagens), Gelenken und Muskulatur (nicht destruierende Polyarthritis und Myositis), peripherem (Polyneuropathie) und zentralem Nervensystem (Apoplex, Krampfanfälle) und Haut (palpable Purpura, Petechien, Ulzerationen, Pyoderma gangraenosum)
Churg-Strauss-Syndrom	Extrem seltene granulomatöse Kleingefäßvaskulitis, die sich initial v. a. **an der Lunge** manifestiert. Im Generalisationsstadium können prinzipiell alle Organe betroffen sein. In der Vorgeschichte praktisch immer **allergisches Asthma bronchiale**, im Labor erhöhter IgE-Spiegel und Eosinophilie.

18.12 Klassifikation und Charakteristika der Vaskulitiden im Kindesalter (Fortsetzung)

Erkrankungsbild	Charakteristika
Vaskulitiden mittelgroßer Arterien	
Kawasaki-Syndrom	s. u.
Panarteriitis nodosa	Seltene nekrotisierende Vaskulitis mittelgroßer Gefäße, die durch **virale Infektionen** ausgelöst werden kann (v. a **HBV**). Die **klinische** Symptomatik ist **vielgestaltig**. Typische Symptome sind subkutane Knötchen entlang des Arterienverlaufs, Arthralgien, Myalgien, Bauchschmerzen (Mesenterialgefäße), pektanginöse Beschwerden und Herzinfarkt (Koronarien), Hirninfarkt, Krampfanfälle (intrakranielle Gefäße), Niereninfarkt (A. renalis)
Großgefäßvaskulitiden	
Takayasu-Arteriitis	Sehr seltene (i. d. R. 2. Lebensjahrzehnt) auftretende granulomatöse Vaskulitis der **Aorta** und ihrer **Abgänge**, die durch eine Stenosierung und Okklusion der betroffenen Gefäße gekennzeichnet ist. Die Symptome sind Zeichen einer **Minderdurchblutung**: ▪ **zerebral**: Schwindelattacken, Sehstörungen, Synkopen, Apoplex ▪ **A. subclavia**: Claudicatio im Bereich der oberen Extremität, kühle blasse Haut, abgeschwächter (bis fehlender) Puls, trophische Störungen an den Händen, bei einseitiger Stenose/Verschluss Blutdruckdifferenz zwischen oberer und unterer Extremität ▪ **Aortaabgänge**: Angina abdominalis, pektanginöse Beschwerden, Herzinfarkt Im Labor typischerweise **extrem erhöhte BSG** („Sturzsenkung")
nicht klassifizierbar	
Morbus Behçet	Seltene Vaskulitis der **kleinen Venen** und **Arterien**, die v. a. Kinder im **Mittelmeerraum** betrifft. Typische Symptome sind **rezidivierende orale** und **genitale Aphthen**, **Uveitis** und **Erythema nodosum**.

Purpura-Schoenlein-Henoch

Siehe S. 464.

Kawasaki-Syndrom (Mukokutanes Lymphknotensyndrom)

▶ **Definition.**

▶ **Definition.** Akute, fieberhafte Systemerkrankung, die als nekrotisierende Vaskulitis kleiner und mittelgroßer Arterien beginnt und im weiteren Verlauf auf große Arterien übergehen kann. Charakteristisch ist das kombinierte Auftreten von Konjunktivitis, Haut- und Schleimhautveränderungen und zervikaler Lymphknotenschwellung. Die wichtigste Komplikation ist die Herzbeteiligung mit Koronararterienbefall.

Ätiologie und Pathogenese: Möglicherweise löst eine **Infektion** mit toxinbildenden Bakterien, die als **Superantigene** wirken, eine massive Aktivierung der T-Zellen und Zytokinfreisetzung aus.

Häufigkeit: Die Inzidenz liegt bei ca. 9/100 000 Kinder/Jahr. Die Erkrankung tritt bevorzugt im **Kleinkindalter** auf.

Klinik:
Hauptsymptome (s. Tab. **18.14**).
Die **akute Phase** ist durch **hohes Fieber** (> 5 Tage), meist einseitige **zervikale Lymphknotenschwellungen** und ein stammbetontes **Exanthem** (Abb. **18.10a**) charakterisiert. Typisch für die **zweite Phase** (ab 4.–5. Krankheitstag) sind ein **Erythem** der Handflächen (Abb. **18.10b**) und Fußsohlen, **konjunktivale Gefäßinjektion** (Abb. **18.10c**), lachsrote, rissige **Lippen, Erdbeerzunge** (Abb. **18.10d**) und Arthritiden.
Dritte Phase (Rekonvaleszenz): Entfieberung und Hautschuppung an Fingerspitzen (Abb. **18.10e**) und Zehen.

Zu Nebensymptomen s. Tab. **18.13**.

Ätiologie und Pathogenese: Die genaue Ätiopathogenese ist unbekannt. Diskutiert wird ein Zusammenhang mit verschiedenen Infektionen. Es wird vermutet, dass **Toxine** von verschiedenen Bakterien als **Superantigene** wirken und zu einer **kurzfristigen, massiven Aktivierung** der **T-Zellen** mit **Freisetzung** von **Zytokinen** führen.

Häufigkeit: In Deutschland erkranken ca. 9/100 000 Kinder jährlich. Die Erkrankung tritt bevorzugt zwischen dem **2. und 5. Lebensjahr** auf. Jungen sind häufiger betroffen als Mädchen.

Klinik:
Hauptsymptome (s. Tab. **18.14**):
- Die **akute Phase** der Erkrankung beginnt mit **hohem, unklarem Fieber**, das mindestens 5 Tage anhält. Die Kinder sind reizbar und schwer krank. Typisch ist die Entwicklung einer **zervikalen Lymphknotenschwellung** und eines stammbetonten, polymorphen, scarlatini- oder morbilliformen **Exanthems** (Abb. **18.10a**).
- Ab dem **4. bis 5. Krankheitstag** entwickeln sich ein **Erythem** an Handflächen (Abb. **18.10b**) und Fußsohlen und eine ausgeprägte **konjunktivale Gefäßinjektion** mit kleinen Gefäßknäueln (Abb. **18.10c**). Charakteristisch sind die **lachsroten, trockenen, rissigen Lippen** und eine **Erdbeerzunge** (Abb. **18.10d**).
- Ab dem **10.–14. Krankheitstag** beginnt die Phase der **Rekonvaleszenz** mit einer **Entfieberung**. Charakteristisch ist eine **lamellöse Hautschuppung** an Fingerspitzen (Abb. **18.10e**) und Zehen.

Neben den beschriebenen Hauptsymptomen können in unterschiedlichem Ausmaß und verschiedener Manifestation **nahezu alle Organsysteme** befallen werden. Sie werden als **Nebensymptome** bezeichnet und sind in Tab. **18.13** zusammengefasst.

18.10 Mukokutane Symptome beim Kawasaki-Syndrom

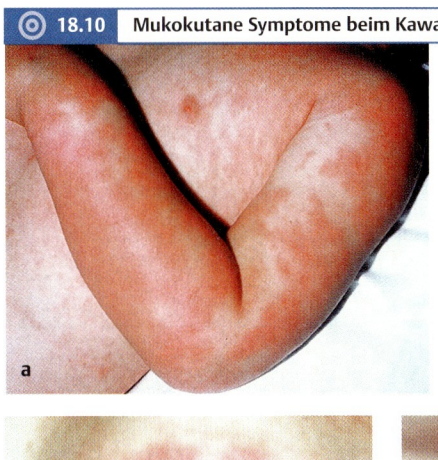
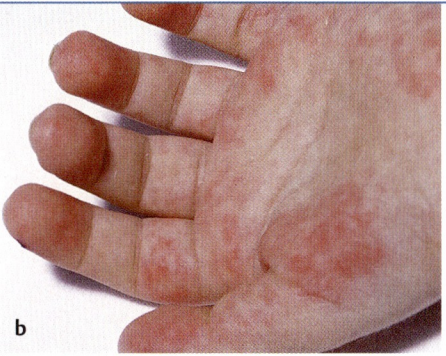
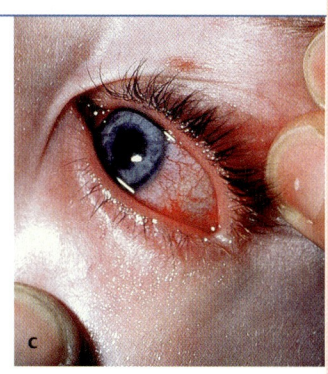
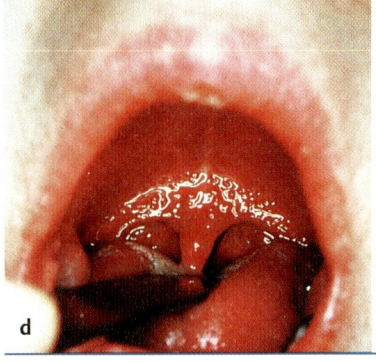
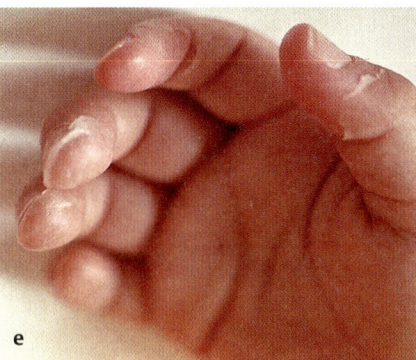

a Unspezifisches polymorphes Exanthem an Stamm und Extremitäten.
b Palmarerythem mit Schwellung.
c Konjunktivitis.
d Deutliche Rötung und Schwellung der Mundschleimhäute.
e Lamellöse Hautschuppung der Fingerkuppen.

18.13 Nebensymptome des Kawasaki-Syndroms

Organ	Symptome
Herz	Koronararterienaneurysmen, Myokarditis, Perikarditis, Endokarditis
Gastrointestinaltrakt	Erbrechen, Diarrhö, uncharakteristische Bauchschmerzen
Leber und Gallenwege	Hepatomegalie, leichter Transaminasen- und Bilirubinanstieg, Gallenblasenhydrops
Milz	Splenomegalie
Urogenitaltrakt	Urethritis mit Leukozyturie, Proteinurie
ZNS	Meningismus, leichte Pleozytose und Eiweißerhöhung im Liquor
Gelenke	Arthralgien und Arthritiden kleiner und großer Gelenke
Augen	Uveitis anterior
extrakardiale große Arterien	proximale Extremitätenarterien, mesenchymale, renale und intrakranielle Arterien

▶ **Merke.** Die wichtigste Komplikation des Kawasaki-Syndroms ist die **Vaskulitis** der **Koronararterien**. Bei etwa 20–30 % der unbehandelten Patienten entwickeln sich **Koronararterienaneurysmen**, die zu einem **Herzinfarkt** und **plötzlichem Herztod** führen können.

Diagnostik: Die Diagnose wird v. a. klinisch gestellt: Sind **mindestens 5 der 6** in Tab. **18.14** dargestellten **Hauptsymptome** oder **4 Hauptsymptome** und **Koronaraneurysmen** vorhanden, liegt mit großer Wahrscheinlichkeit ein Kawasaki-Syndrom vor. Vor allem im 1. Lebensjahr sind auch oligosymptomatische Formen möglich. Im **Labor** finden sich erhöhte Entzündungswerte (CRP, BSG, α2-Globuline), eine Leukozytose mit Linksverschiebung, Anämie und eine Thrombozytose (> 500 000/µl). Von Anfang an ist eine sorgfältige **kardiale Diagnostik** mit **EKG** (häufig unspezifische Veränderungen) und **Echokardiografie** (Nachweis der proximal lokalisierten Koro-

Diagnostik: Die Diagnose ergibt sich aus den **Hauptsymptomen** (Tab. **18.14**), im **Labor** lassen sich häufig erhöhte Entzündungswerte, Leukozytose mit Linksverschiebung, Anämie und Thrombozytose nachweisen.

Wichtig ist eine **sorgfältige kardiale Diagnostik** (EKG und Echokardiografie) zum Nachweis **koronarer Aneurysmen**.

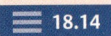

18.14 Diagnosekriterien des Kawasaki-Syndroms

1. Fieber bis 40 °C, das über 5 Tage anhält und resistent gegen Antibiotika ist
2. beidseitige nicht eitrige Konjunktivitis
3. zervikale (häufig einseitige) Lymphadenopathie
4. hochrote Lippen (sog. Lacklippen), trockene, gesprungene Lippen, Erdbeerzunge
5. Palmar- und Plantarerythem und halbmondförmige Schuppung der Fingerspitzen (2.–3. Woche)
6. polymorphes Exanthem am Stamm

nararterienaneurysmen, myokardiale Dysfunktion, Perikarderguss) notwendig. Eine Herzkatheteruntersuchung ist nur selten erforderlich.

Therapie: Therapie der Wahl ist die **frühzeitige** (1. Krankheitswoche) Gabe von **Immunglobulinen** (1-malig 2 g/kg KG i. v. über 10–12 h). Bei rechtzeitigem Einsatz können hierdurch Schädigungen an den Koronarien meist verhindert werden. Bis zur Entfieberung erhalten die Kinder zudem **Azetylsalizylsäure** in einer Dosierung von 40–60 mg/kgKG/d, anschließend 3–5 mg/kgKG/d über ca. 6 Wochen, bis sich die Laborwerte normalisieren. Bei nachgewiesenen Koronaraneurysmen muss die Gabe von Azetylsalizylsäure in niedriger Dosierung für mind. 1 Jahr fortgesetzt werden.

Prognose: Die Prognose hängt v. a. von der **Koronarbeteiligung** ab: Die früher verzeichnete hohe Letalität von > 3 % konnte dank der Immunglobulintherapie auf < 0,5 % gesenkt werden. **Häufigste Todesursache** ist bei über 50 % der Fälle ein **Myokardinfarkt**, seltener Myokarditis mit Myokardversagen oder Arrhythmien. Rezidive des Kawasaki-Syndroms sind selten.

18.2.7 Periodische Fiebersyndrome

Therapie: Entscheidend ist die **rechtzeitige Gabe** von **Immunglobulinen** (1. Krankheitswoche), da hierdurch die Entwicklung von Koronararterienaneurysmen meist verhindert werden kann. Zusätzlich wird **Azetylsalizylsäure** für 6 Wochen bzw. (bei nachgewiesener Koronarbeteiligung) mind. 1 Jahr verabreicht.

Prognose: Sie hängt von der **Beteiligung** der **Koronararterien** ab, die seit dem Einsatz von Immunglobulinen seltener geworden ist.

18.2.7 Periodische Fiebersyndrome

▶ **Synonym.** Autoinflammatorische Syndrome

▶ **Synonym.**

▶ **Definition.** Wiederkehrende Fieberattacken, die mit einer abakteriellen Entzündung v. a. der serösen Häute, der Synovialis, Epidermis und/oder Konjunktiva einhergehen. Im fieberfreien Intervall sind die Kinder meist gesund und leistungsfähig. Als Spätkomplikation kann bei einem Teil der Erkrankungen eine Amyloidose auftreten.

▶ **Definition.**

Ätiologie: Gemeinsamer Nenner der verschiedenen Syndrome ist eine angeborene **genetisch** bedingte **Regulationsstörung** der **Entzündungsreaktion** meist mit Überproduktion proinflammatorischer Zytokine (v. a. Interleukin-1β) und einer neutrophilen Inflammation (autoinflammatorische Reaktion). Neben den in Tab. **18.15** dargestellten Erkrankungen gehören SJIA, infantile Sarkoidose (s. S. 563) und CRMO (s. S. 561) möglicherweise ebenfalls zur Gruppe der autoinflammatorischen Erkrankungen, wobei ein komplexer polygener Erbmodus diskutiert wird.

Ätiologie: Genetisch bedingte **Regulationsstörung** der **Entzündungsreaktion**. Neben den in Tab. **18.15** dargestellten Erkrankungen gehören die SJIA, infantile Sarkoidose und CRMO evtl. auch zu dieser Syndromgruppe

Klinik und Diagnostik: Klinisches Bild und Diagnostik der häufigsten periodischen Fiebersyndrome sind in Tab. **18.15** zusammengefasst. Wesentliche diagnostische Hilfsmittel sind das Beginnalter, Führen eines Fieberkalenders mit Häufigkeit und Dauer der Fieberattacken und Begleitsymptomen sowie eine genaue Familienanamnese. Im Fieberschub sind BSG und CRP erhöht, im fieberfreien Intervall – Wochen bis Monate – jedoch normal. Je nach Klinik wird man den Nachweis des Gendefekts anstreben.

Klinik und Diagnostik: Details s. Tab. **18.15**. Das klinische Bild lässt sich am besten mittels Fieberkalender erfassen. Entzündungszeichen (BSG, CRP) sind nur im Fieberschub vorhanden.

Differenzialdiagnose: Systemische Erkrankungen des rheumatischen Formenkreises (SJIA, Vaskulitissyndrome, kindliche Kollagenosen), chronisch-entzündliche Darmerkrankungen, Immundefekte.

Differenzialdiagnose: s. Haupttext.

18.2 Rheumatische Erkrankungen

18.15 Charakteristika wichtiger periodischer Fiebersyndrome

Syndrom	familiäres Mittelmeerfieber (FMF)	PFAPA-Syndrom (periodisches Fieber, aphthöse Stomatitis, Pharyngitis, Adenitis)	Hyper-IgD-Syndrom (HIDS)	Tumornekrosefaktor-Rezeptor-1-assoziiertes periodisches Syndrom (TRAPS)
Gendefekt Genort	Marenostrin/Pyrin, 16p13	unbekannt	Mevalonatkinase, 12q24	TNF-Typ-1-Rezeptor, 12p13
Erbgang	autosomal-rezessiv	sporadisch	autosomal-rezessiv	autosomal-dominant
Alter bei Beginn	< 20 Jahre, Mehrzahl meist < 10 Jahre	< 5 Jahre, im Mittel 3 Jahre	< 1 Jahr	meist < 5 Jahre
Fieberdauer	1–3 Tage	3–6 Tage	3–7 Tage	Tage bis Wochen
Periodizität	unregelmäßig	4–9 Wochen	unregelmäßig	unregelmäßig
assoziierte Symptome	typisch: Polyserositis (Peritonitis und/oder Pleuritis, Synovialitis) mit Bauch- und/oder Thoraxschmerzen, Mon- oder Oligoarthritis großer Gelenke zusätzlich ggf. flüchtige, schmerzhafte, erysipelartige Rötung	typisch: Stomatitis, Pharyngitis, Adenitis (Schwellung der Halslymphknoten), zusätzlich oft Kopfschmerzen, Bauchschmerzen, Myalgien, Arthralgien, Konjunktivitis, periorbitales Ödem	typisch: zervikale Lymphadenitis, Polyarthritis, abdominelle Beschwerden, Splenomegalie zusätzlich häufig makulopapulöses Exanthem, Hepato- und Splenomegalie	typisch: Konjunktivitis, periorbitales Ödem, lokale Myalgien und Arthralgien (Arthritis), Exantheme zusätzlich oft kolikartige Bauchschmerzen und Durchfall
Komplikationen	Amyloidose (30%)	–	–	Amyloidose (25%)
diagnostisch richtungsweisende Information	Herkunft des Patienten aus dem östlichen Mittelmeerraum, Familienanamnese, klinisches Bild (zahlreiche Mutationen)	fixe Periodizität + klinisches Bild (Ausschlussdiagnose)	Familienanamnese, klinisches Bild, IgD-Serumspiegel konstant > 100 U/ml, Aktivität der Mevalonatkinase < 30%. Bestätigung der Diagnose durch Nachweis des Gendefekts	Familienanamnese, niedriger Serumspiegel des löslichen TNF-Typ-1-Rezeptors (kann auch fehlen). Bestätigung der Diagnose durch Nachweis des Gendefekts
Therapie	Colchicin (lebenslang) in > 95% wirksam, verhindert Amyloidose	Glukokortikoide (1-malig zu Beginn des Fieberschubs) evtl. Cimetidin für 6–12 Monate (in 30% langfristige Symptomminderung), bei Wirkungslosigkeit evtl. Tonsillektomie	bislang nur symptomatisch, bei schwerkranken Kindern Versuch mit Etanercept und Steroiden zur Linderung der Symptome, evtl. Statine	Glukokortikoide hoch dosiert im Fieberschub meist wirksam, TNFα- oder IL1-Blockade

Weitere autoinflammatorische Syndrome:
Cryopyrinassoziierte periodische Syndrome (CAPS) mit Mutationen im CIAS1-Gen:
- **CINCA-Syndrom** (chronic infantile neurological cutaneous and articular syndrome): prominente Stirn, Sattelnase, Urtikaria, chronische Meningitis, destruktive Arthritis, Minderwuchs, Seh- und Hörstörung.
- **MW-Syndrom** (Muckle-Wells-Syndrom): Urtikaria, Arthralgien, Leistungsminderung, Schwerhörigkeit.
- **FCAS** (familiäres kälteinduziertes autoinflammatorisches Syndrom): Kälteintoleranz, Konjunktivitis, Urtikaria, Arthritis.

Für CAPS besteht aussichtsreiche Therapie mit IL-1-Antagonisten (Anakinra, Canakinumab).
PAPA-Syndrom (pyogene Arthritis, Pyoderma gangraenosa, Akne): Im Kindesalter v. a. schubweise hoch entzündliche Mon-, Oligoarthritis. Therapie: intraartikuläre Steroide, Methotrexat, evtl. TNFα- oder Il1-Blockade.

18.2.8 Rheumatische Erkrankungen unklarer nosologischer Zuordnung

Chronisch rekurrierende multifokale Osteomyelitis (CRMO)

▶ **Synonym.** (Chronische) nicht bakterielle Osteomyelitis (CNO, NBO)

▶ **Definition.** Aseptische mono- oder multifokale Osteomyelitis, die in Schüben verläuft und nach Jahren einen selbstlimitierenden Verlauf zeigt. Eine Zuordnung zum Sapho-Syndrom des Erwachsenenalters (Synovitis, Akne, Pustulose, Hyperostose) wird diskutiert.

Ätiologie und Pathogenese: Möglicherweise Autoinflammation mit komplexem Vererbungsmodus.

Häufigkeit: Es erkranken v.a. Mädchen im Kindes- und Jugendalter.

Klinik: Charakteristisch sind **Schmerzen** und **Schwellungen** im Bereich der **betroffenen Knochen** (v. a. von Tibia und Femur). Bei gelenknaher Manifestation zusätzlich **Arthritis**. 10–20 % der Kinder weisen eine **palmoplantare Pustulose** auf.

Diagnostik: Der Verdacht ergibt sich v. a. aus dem **Röntgenbild**: Es zeigt osteolytische Bezirke mit sklerosierenden und hyperostotischen Reparationsvorgängen (Abb. **18.11**). In der **MRT** und Skelettszintigrafie sensitiver Nachweis röntgenologisch stummer entzündlicher Veränderungen. **Histologisch** zeigt sich eine abakterielle Entzündung mit plasmazellulärer Infiltration und zunehmendem fibrotischem Umbau. Im Labor erhöhte BSG und CRP.

Differenzialdiagnose. s. Haupttext.

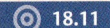 18.11

Ätiologie und Pathogenese: Bislang ungeklärt, ursächlich diskutiert wird eine autoinflammatorische Störung mit Kombination mehrerer Genvarianten, getriggert durch bakterielle Infektionen. Es besteht eine Verbindung zur Psoriasis.

Häufigkeit: Die CRMO beginnt üblicherweise im **Kindes- und Jugendalter**, der Altersgipfel liegt um das **10. Lebensjahr**. **Mädchen** sind doppelt so häufig betroffen wie Jungen.

Klinik: Leitsymptom sind **lokale Knochenschmerzen**, die in Ruhe und unter Belastung auftreten und häufig mit einer Schwellung und Überwärmung einhergehen. Einige Patienten entwickeln im Verlauf eine deutliche **Hyperostose** im Bereich des entzündlichen Knochenherds. Bevorzugt befallen sind die **Metaphysen von Tibia** und **Femur**, gefolgt von Klavikula und Fuß, Wirbelkörper und Becken; bei gelenknaher Manifestation können die Knochenschmerzen von einer **Arthritis** begleitet werden. 10–20 % der Kinder weisen eine **palmoplantare Pustulose** auf, die dem Formenkreis der Psoriasis zugeordnet wird.

Diagnostik: Der Verdacht ergibt sich aus der Klinik und dem **Röntgenbild:** Typisch sind **osteolytische Herde** mit oder ohne Periostreaktion, die frühzeitig mit sklerosierenden Veränderungen einhergehen und oft in einen **hyperostotischen Umbau** münden. An den langen Röhrenknochen führen metaphysäre, meist an die Epiphysenfugen angrenzende Osteolyseherde mit Randsklerose zur Diagnose (Abb. **18.11**). Mit der MRT können das Ausmaß der aktuellen Entzündung dargestellt sowie unklare röntgenologische Befunde verifiziert werden. Röntgenologisch stumme entzündliche Knochenherde können sehr sensitiv mithilfe der MRT oder Skelettszintigrafie (hohe Strahlenbelastung bei Indikation berücksichtigen) nachgewiesen werden. **Histologisch** handelt es sich um eine unspezifische chronische Entzündung mit überwiegend lymphoplasmazellulärer Infiltration und fibrotischem Umbau. Im **Labor** lassen sich oft eine erhöhte BSG und CRP nachweisen, das Blutbild ist unauffällig, Blutkulturen sind negativ.

Differenzialdiagnose. Septische Osteomyelitis, chronische Arthritiden, aseptische Knochennekrosen, Knochentumoren.

18.11 Chronische rekurrierende multifokale Osteomyelitis (CRMO)

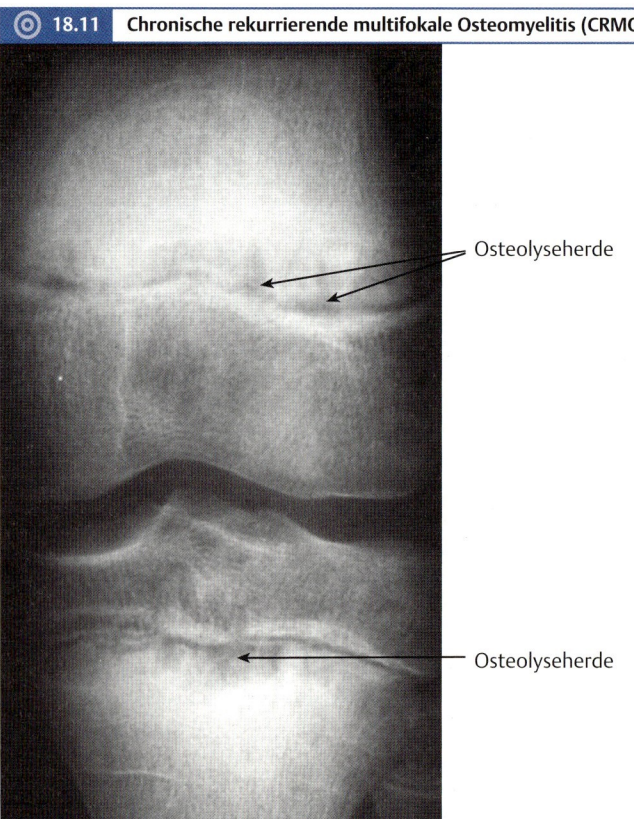

10-jähriges Mädchen mit charakteristischen metaphysären, an die Wachstumsfugen angrenzenden Osteolyseherden mit angrenzender Sklerose.

Therapie und Prognose: Je nach Klinik sind **Physiotherapie** und **Hilfsmittelversorgung** (z. B. bei Befall von Wirbelkörpern: Wirbelsäulenkorsett) wichtig. **NSAR** lindern die Schmerzen. Daneben wird die Gabe von Immunsuppressiva, Azithromycin, Bisphosphonaten, Kalzitonin und neuerdings Biologika (TNFα-Antagonisten) diskutiert. Die **Langzeitprognose** ist durch den **selbstlimitierenden Verlauf in der Regel günstig**, **Defektheilungen** sind jedoch **möglich**.

Infantile Sarkoidose

▶ **Synonym.** Blau Syndrom.

▶ **Definition.** Granulomatöse Systemerkrankung mit Beginn im Säuglings- oder Kleinkindalter, die nahezu alle Organe befällt, insbesondere Haut, Gelenke und Augen. Mädchen und Jungen sind gleich häufig betroffen.

Ätiologie und Pathogenese: Molekulargenetische Untersuchungen sowie ein vermehrt produziertes Interleukin-1β weisen auf eine **autoinflammatorische Pathogenese** hin.

Klinik: Die Klinik unterscheidet sich deutlich von der Symptomatik der adulten Sarkoidose. Die Kinder sind meist schwer krank. Charakteristisch ist **intermittierendes Fieber**, das mit der Trias **follikuläres Exanthem**, **Polyarthritis** und chronische **Uveitis** verbunden ist. Leber- und Milzvergrößerung, Parotisschwellung, Herz- sowie ZNS-, Lungen- und Nierenbeteiligung können in unterschiedlichem Muster hinzutreten.

Diagnostik: Der Verdacht ergibt sich aus dem **klinischen Bild**. **BSG** und **CRP** sind meist **erhöht**. Bestätigt wird die Diagnose **histologisch** durch Nachweis der typischen Granulome.

Differenzialdiagnose: Oft als SJIA verkannt (Uveitis schließt SJIA aus!), systemische Vaskulitissyndrome.

Therapie und Prognose: Die Behandlung erfolgt entsprechend der (systemischen) juvenilen idiopathischen Arthritis mit NSAR, Immunsuppressiva und evtl. Biologika, meist werden Glukokortikoide erforderlich. Prognostisch kann die Manifestation am ZNS und den inneren Organen bedrohlich werden. Häufig **bleibende Schäden** an Gelenken und Augen.

Makrophagen-Aktivierungssyndrom (MAS)

▶ **Synonym.** Hämophagozytierendes Syndrom.

▶ **Definition.** Lebensbedrohliche Störung durch unkontrollierte Aktivierung der Makrophagen mit akuter Hämophagozytose.

Ätiologie und Pathogenese: Das MAS tritt meist bei Kindern mit einer **rheumatischen** oder **malignen Grunderkrankung** auf, insbesondere bei SJIA. **Auslösend** können Infektionen und Medikamente wirken. Entscheidend ist eine ausgeprägte Aktivierung der Makrophagen mit Hämophagozytose und massiver Freisetzung von Zytokinen wie TNFα oder Interferon γ.

Klinik: Im Vordergrund stehen das plötzlich auftretende, meist **hohe Fieber** und **zentralnervöse Symptome** wie Bewusstseinstrübung, Unruhe und Krampfanfälle. Begleitend entwickeln sich oft Lymphknoten-, Leber- und Milzschwellung, Ikterus, Ödeme und Blutungen.

Diagnostik: **Leuko-** und **Thrombopenie** sowie Anämie (Panzytopenie). Triglyceride, Transaminasen und Bilirubin steigen an, typisch ist ein exzessiv hohes Ferritin. Die PTT ist verlängert, das Fibrinogen vermindert. Der Nachweis **hämophagozytierender Makrophagen** im **Knochenmarkpunktat** sichert die Diagnose.

▶ **Merke.** Wenn bei einem Patienten mit (S)JIA **Fieber** mit **zentralnervösen Symptomen**, in Verbindung mit einer Leuko- und Thrombozytopenie auftritt, immer an **MAS** denken!

Differenzialdiagnose: s. Haupttext.

Therapie und Prognose: Sofort alle Medikamente absetzen. Glukokortikoide hochdosiert, evtl. auch Ciclosporin A.

18.2.9 Schmerzverstärkende Syndrome (Schmerzsyndrome)

▶ **Synonym.**

Schmerzen bei fehlenden oder gering ausgeprägten objektiven Befunden. Übersicht, s. Tab. **18.16**.

Differenzialdiagnose: Reaktivierung der Grunderkrankung, Infektion, Reye-Syndrom, andere Nebenwirkungen der Medikamente.

Therapie und Prognose: Entscheidend ist das **sofortige Absetzen aller Medikamente** und die Gabe von **Glukokortikoiden** in hoher Dosis, bei schwerem Verlauf zusätzlich **Ciclosporin A**. **Hohe Letalität**, entscheidend sind frühzeitige Diagnose und Therapie.

18.2.9 Schmerzverstärkende Syndrome (Schmerzsyndrome)

▶ **Synonym.** Chronische Schmerzstörungen des Bewegungsapparates

Charakteristisch sind die **starken Schmerzen** im Bereich des Bewegungsapparates bei **fehlenden** bzw. **gering ausgeprägten objektiven Befunden**. Tab. **18.16** gibt einen Überblick über die entsprechenden Krankheitsbilder (Syndrome).

18.16 Schmerzsyndrome

	sog. Wachstumsschmerzen	generalisiertes Schmerzverstärkungssyndrom (juveniles Fibromyalgiesyndrom)	komplexes regionales Schmerzsyndrom (CRPS)[1]
Epidemiologie	4.–12. Lj., Jungen = Mädchen	ab 8.–10. Lj, zunehmde Häufigkeit in Adoleszenz, Mädchen > Jungen	spätes Kindesalter/Adoleszenz
Ätiopathogenese	unbekannt, genetische Disposition, vermutlich verminderte Schmerzschwelle oder Störung der zentralen Schmerzverarbeitung	familiäre Häufung, tiefgreifende Störung der Nozizeption mit zunehmender zentraler Sensibilisierung und vegetativen Störungen, ausgelöst und verstärkt durch Schmerzerfahrung (chronische Arthritis, CRMO, Traumen) und psychosoziale Überlastung	vermutet wird eine stressbedingte Sensibilisierung peripherer und zentraler Nozizeptoren mit Überreaktion des Sympathikus (Vasokonstriktion), Auslöser häufig Operationen – Bagatelltraumen, auch Überlastungen lokal überschießende Schmerzreaktion (Hyperalgesie) sowie Schmerzreaktion auf primär nicht schmerzhafte Reize wie Berührungen etc. (Allodynie)
Klinik	**rezidivierende, abendliche** oder **nächtliche Schmerzattacken**, v. a. in der unteren Extremität, tagsüber sind die Kinder beschwerdefrei, die Symptome kehren in unregelmäßigen Abständen wieder	**Starke, wellenförmig** wechselnde **Schmerzen im Bereich von Extremitäten und Rücken**, die bei nasskaltem Wetter und Belastungen zunehmen und oft symmetrisch auftreten, häufig kombiniert mit Kopf- und Bauchschmerzen, Schlafstörungen, Müdigkeit, Fehlempfindungen, **Angst** und **depressiver Stimmung**, Alltagsaktivitäten und soziale Kontakte werden reduziert, der Schulbesuch schließlich eingeschränkt.	**erheblicher lokalisierter Schmerz**, meist eine Hand bzw. ein Fuß betroffen, bizarre Haltung, Schwellung, **enorm berührungsempfindlich**, keine Belastung möglich, meist diffuse Schwellung, Haut kühl, blass oder bläulich (Abb. **18.12**)
Diagnostik	Klinik + Familienanamnese, Labor und Bildgebung unauffällig	klinisches Bild entscheidend, die Patienten klagen ohne Emotionen über stärkste Schmerzen (auf der VAS [visual analog scale] von 0–10 meist > 7–10 zugeordnet), die typischen druckschmerzhaften Sehnenansatzpunkte („tender-points") fehlen oft bei Kindern. Labor und Bildgebung normal	klinisches Bild entscheidend, im Röntgenbild im Verlauf Kalksalzverminderung
DD	Arthritis, Osteoidosteom, maligne Erkrankungen	JIA, Hypermobilitätssyndrom, kindliche Kollagenosen	Traumen, chronische Arthritiden
Therapie	Besserung durch Massagen, ggf. NSAR (Paracetamol, Ibuprofen)	Schmerzen ernst nehmen, Therapie frühzeitig beginnen, immer multimodal NSAR wenig hilfreich, Antidepressiva bei Kindern nicht bewährt, oft Spezialklinik mit multimodaler Schmerztherapie erforderlich, kombinierte stationäre und ambulante Langzeitbehandlung	entscheidend sind: frühzeitige multimodale Therapie, lokale Desensibilisierung (Wechselbäder, behutsames Rubbeln) und funktionelle Übungsprogramme mit Überwindung von Fehlhaltungen, frühzeitige Aufnahme in Spezialklinik mit multimodaler Schmerztherapie angezeigt

[1] Synonym: Algodystrophie, sympathische Reflexdystrophie

18.12 Komplexes regionales Schmerzsyndrom (CRPS)

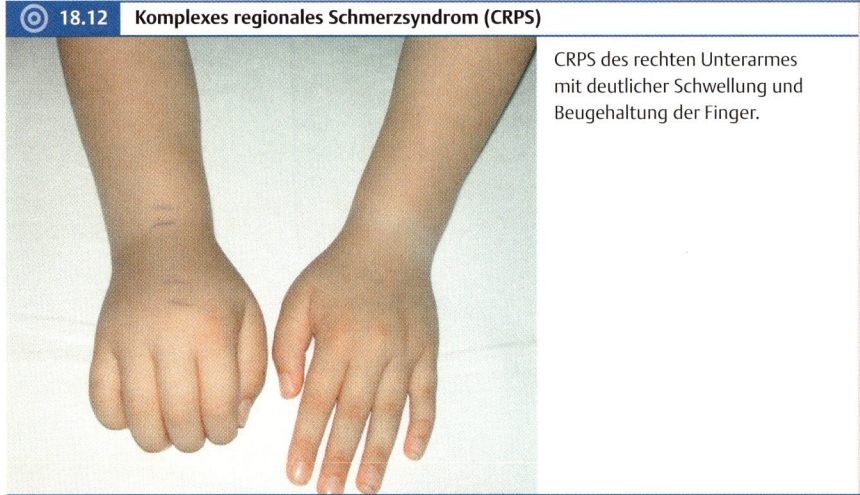

CRPS des rechten Unterarmes mit deutlicher Schwellung und Beugehaltung der Finger.

▶ **Klinischer Fall.** Ein 10-jähriger Junge klagte nach einem Tritt gegen das Schienbein beim Fußballspielen über anhaltende Schmerzen im Unterschenkel. Wenige Tage später entwickelte sich eine diffuse Schwellung des gesamten Fußes einschließlich des distalen Unterschenkels. Der Bereich war stark berührungsempfindlich, kühl und blass-livide verfärbt. Jede Bewegung des Fußes war extrem schmerzhaft, das Bein konnte nicht mehr belastet werden. Unter Verdacht auf eine septische Arthritis kam der Junge in die Klinik. Sein Allgemeinzustand war nicht beeinträchtigt, kein Fieber, Laborwerte und Röntgenbild unauffällig. Der Junge schilderte stärkste Schmerzen im Bein, lächelte dabei und wirkte emotional unbeteiligt.
Es wurde klinisch die Diagnose CRPS gestellt und sofort eine Therapie mit Desensitisierung und Belastungsübungen begonnen. Der Junge war sehr kooperativ, tolerierte die schmerzhafte Behandlung gut und freute sich über die täglichen Fortschritte. Eine Woche nach Therapiebeginn konnte er schmerzfrei und voll belastbar entlassen werden.

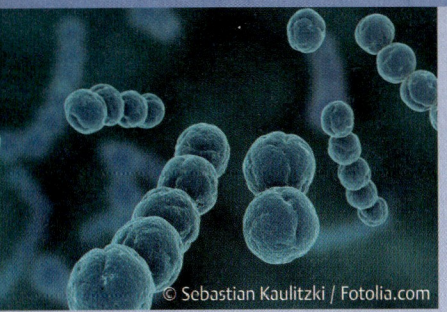

19 Infektionskrankheiten

19.1	Begriffsbestimmungen	566
19.2	Leitsymptom Fieber	567
19.3	Virale Krankheiten	569
19.4	Bakterielle Infektionen	599
19.5	Pilzinfektionen	638
19.6	Parasitosen	642

19.1 Begriffsbestimmungen

▶ Definition. **Infektiosität:** Fähigkeit der Mikroorganismen (Bakterien, Viren, Pilze, Protozoen), in den Makroorganismus (Mensch, Tiere) einzudringen, sich zu vermehren und pathogene Wirkungen zu erzielen (humanpathogen, tierpathogen).
Kontagiosität: Maß für die Übertragbarkeit und Haftfähigkeit eines Erregers. Der Kontagiositätsindex ist die Zahl der Erkrankten unter 100 empfänglichen exponierten Personen. Kontagiosität und Infektiosität sind also nicht gleichzusetzen. Beispiel: Tetanuserreger sind infektiös, aber Patienten mit Tetanus sind nicht kontagiös.
Kolonisation (Besiedelung): Anwesenheit von Mikroorganismen auf Haut oder Schleimhäuten.
Virulenz: Quantitatives Maß der krankmachenden Eigenschaften der Mikroorganismen gegenüber dem Makroorganismus (Anzahl der Mikroorganismen, ihre Haftfähigkeit, Infektiosität und Toxizität).
Pathogenität: Fähigkeit der Mikroorganismen (qualitatives Merkmal), im Makroorganismus definierte lokale und allgemeine Erscheinungen hervorzurufen.
Disposition: Empfänglichkeit, Ansprechbarkeit des Körpers für Krankheiten (angeboren, erworben).
Infektion: Eindringen von Erregern in den Organismus, die sich dort vermehren.
Inkubationszeit: Zeit zwischen Exposition und Auftreten der ersten klinischen Symptome.
Inzidenz: Anzahl der Neuerkrankungen an einer Krankheit pro Zeiteinheit im Verhältnis zu einer bestimmten Zahl (meist 100 000) exponierter Personen.
Prävalenz: Zahl der an einer bestimmten Krankheit Erkrankten (oder Häufigkeit eines Merkmals) im Verhältnis zur Anzahl der untersuchten Personen an einem Stichtag.
Morbidität: Anzahl der an einer bestimmten Krankheit erkrankten Patienten/100 000 Einwohner/Jahr.
Mortalität: Anzahl der an einer definierten Krankheit verstorbenen Patienten/100 000 Einwohner/Jahr.
Letalität: Anteil der tödlich endenden Fälle einer Krankheit in Prozent (also Sterberate der betroffenen Personen in %). Leider wird heutzutage fälschlicherweise immer öfter die Sterberate als Mortalität bezeichnet.
Endemie: Auftreten einer Infektionskrankheit in einer bestimmten Region ohne zeitliche Begrenzung.
Epidemie: Auftreten einer Infektionskrankheit in einem umschriebenen Gebiet und in einem begrenzten Zeitabschnitt.
Pandemie: Länder- und kontinentübergreifende Ausbreitung einer Infektionskrankheit.

▶ Merke. Häufig wird der Terminus „Infektion" als Oberbegriff für Kolonisation, Infektion und Infektionskrankheit benutzt (Abb. **19.1**). Bei einer Kolonisation oder Infektion ist eine Behandlung oft nicht notwendig. Neben invasiven Infektionskrankheiten gibt es lokale Infektionskrankheiten. In der Regel kommt es hier nicht zu einer Immunreaktion des Makroorganismus (Abszess, Zystitis).

19.1 Terminologie der Wechselwirkung zwischen Mikro- und Makroorganismus

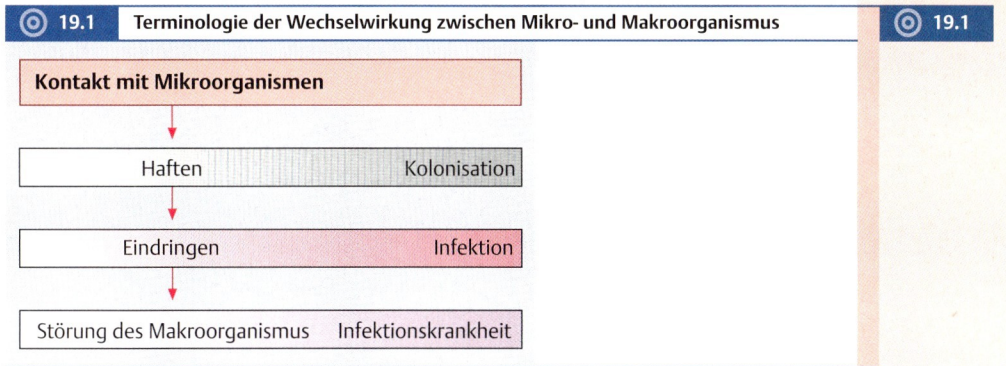

19.2 Leitsymptom Fieber

▶ **Definition.** Von Fieber spricht man bei einer rektalen Körpertemperatur ≥ 38,5 °C. Temperaturen bis 38,5 °C werden als subfebril bezeichnet.

Einteilung: Die unterschiedlichen Fieberarten zeigt Abb. **19.2**.

19.2 Fieberarten

Kontinua

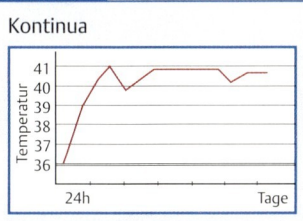

Durchgehend Fieber > 39 °C (z. B. Kawasaki-Syndrom, s. S. 558) über Tage bis Wochen.

Fieber unklarer Genese (FUG)

Fieber > 1 Woche (bei Adoleszenten auch > 2–3 Wochen) ohne befriedigende Diagnose (z. B. bei infektiösen oder autoimmunologischen Erkrankungen, die anfangs nicht mit relativ typischen Symptomen einhergehen; bei Neoplasien oder endokrinologischen Erkrankungen).

remittierend

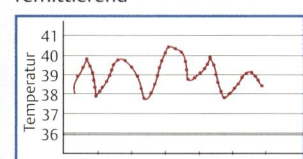

Das Fieber geht für Stunden zurück, erreicht aber nie die normale Körpertemperatur (z. B. bei Still-Syndrom, s. S. 545 systemischer Leishmaniose).

intermittierend

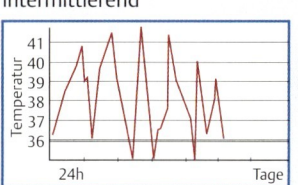

„Septische Temperaturen" mit Ausschwemmung von Keimen, Hyperthermie nachmittags/ abends (Blut für Keimkultur entnehmen!), Hypothermie in den Morgenstunden. Starke Beeinträchtigung des Allgemeinbefindens; auf Hautblutungen achten!

undulierend

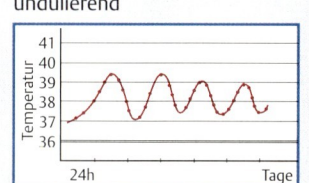

Entsprechend einer Sinuskurve Fieber im 24- bis 36-Stunden-Abstand (z. B. bei Brucellose oder „Ebstein-Typ" bei Morbus Hodgkin, s. S. 484).

Fiebermessung: Die Temperatur wird **rektal** gemessen. Bei der Messung **oral, axillär** oder im **Ohr** liegt sie um 0,3–0,6 °C niedriger. Die beiden letzten Methoden weisen große Schwankungen auf.

Ursachen: Fieber stellt im Kindesalter (seltener bei unreifen und reifen Neugeborenen) ein sehr häufiges Symptom dar, dessen Ursache geklärt werden sollte. Meist liegt dem Fieber eine **bakterielle oder virale Infektion** zugrunde, die sich in der Regel rasch diagnostizieren lässt. Bei Kleinkindern finden sich am häufigsten Infektionen der oberen Luftwege, eine Otitis media oder deren Folgeerkrankungen. Von der Vielzahl der möglichen Ursachen zeigt Tab. **19.1** die wichtigsten auf. Rezidivierende fieberhafte Episoden kommen besonders beim Kleinkind häufig vor; die Abgrenzung von periodischen Fiebersyndromen (s. Tab. **18.15**, S. 561) ist oft schwierig.

Diagnostik: Zur Basisdiagnostik gehören eine gründliche **Anamnese** (Fragestellungen s. Tab. **19.2**) und die **körperliche Untersuchung**, die immer am entkleideten Kind erfolgen sollte. Sofern hierdurch keine Diagnose gestellt werden kann, sind Labor- und evtl. apparative Untersuchungen indiziert (Tab. **19.2**).

19.1 Fieberursachen bei Kindern

häufig	selten
• typische Viruskrankheiten (z. B. Infekte der oberen Atemwege, Bronchitis, Bronchopneumonie) • Otitis media • Prodromalstadien von Virusinfektionskrankheiten (z. B. Masern, Exanthema subitum, EBV-Infektion) • Enteritis • Tonsillitis • Harnwegsinfekt • Bakteriämie/Sepsis (z. B. Streptococcus B bei Frühgeborenen) • Durstfieber (Dehydratation) • Bewegungstemperaturen (Nachmessung nach einer Ruhepause von ca. 30 min)	• bakterielle Darminfektionen (auch tropische Infektionskrankheiten) • Kawasaki-Syndrom • rheumatisches Fieber • systemischer Lupus erythematodes • „Drug-Fieber" • Intoxikationen (z. B. Atropin, Anticholinergika) • Diabetes insipidus centralis • akute lymphatische Leukämie (ALL) oder andere Leukämien bzw. maligne Erkrankungen (z. B. Neuroblastom) • periodische Fiebersyndrome • Endokarditis • systemische juvenile chron. Arthritis • Malaria • vorgetäuschtes bzw. selbst verursachtes Fieber (Febris factitia) • Sonnenbrand, Hitzschlag • Fieber unklarer Genese (FUG; s. Abb. **19.2**)

19.2 Diagnostisches Vorgehen bei Fieber

Diagnostik

Anamnese und Erstbefunde

- Beginn und Verlauf des Fiebers (Fieber nachmessen!)
- Begleitsymptome: z. B. Husten, Bronchitis, Durchfall, Schmerzen (v. a. Kopfschmerzen, Glieder- und Gelenkschmerzen), bei Neugeborenen und Säuglingen: Trinkschwäche, Hyperexzitabilität
- Reaktion des Kindes: adäquat, schläfrig, schlecht weckbar
- Medikamente („Arzneimittelfieber?")
- Umgebungserkrankungen (Familie, Kindergarten, Schule)
- Vorerkrankungen
- Auslandsaufenthalte

körperliche Untersuchung

- Lungenbefund (verschärftes AG, Rasselgeräusche, bei Neugeborenen und Säuglingen Einziehungen, Tachypnoe)
- Ohren- und Rachenbefund
- abdomineller Tast- und Auskultationsbefund
- Inspektion der Haut (Exanthem, Blutungen, Hautturgor, lokale Entzündungszeichen wie Schwellung, Rötung o. Ä.)
- meningitische Zeichen (bei Neugeborenen und Säuglingen Fontanelle beachten)

Laboruntersuchungen

- Urinstatus: bei V. a. HWI, Nephritis (**Merke:** Bei Blut im Urin ist die sofortige Krankenhauseinweisung zu veranlassen; V. a. Nierentrauma, Nephritis)
- Blutbild mit Differenzialblutbild (Leukozytose oder Leukopenie? Linksverschiebung?) **Merke:** Leukozytenzahl > 15 000/µl oder < 5000/µl rechtfertigt die sofortige Krankenhauseinweisung, da bedrohlicher Verlauf möglich (z. B. Meningitis, Sepsis, Leukämie)
- CRP (Infekt?)
- Azetonprobe im Urin: bei V. a. Diabetes mellitus, Dehydratation (bei hochfieberhaftem Infekt)
- Blut- und Urinzucker: bei V. a. Coma diabeticum (ausgelöst durch einen Infekt bei noch nicht klinisch manifestem Diabetes mellitus)
- Stuhlprobe (Blut im Stuhl): bei V. a. mechanischen Ileus, Kolitis
- Rachenabstrich (z. B. Streptokokken-Schnelltest), Abstrich Nase, evtl. Augen
- Blutkulturen: bei V. a. Sepsis
- Lumbalpunktion: bei V. a. Meningitis (**Merke:** Hohes Fieber kann meningitische Zeichen auslösen, Meningismus bedeutet aber nicht immer Meningitis; Klärung nur durch Lumbalpunktion möglich)

apparative Diagnostik

- Sonografie des Abdomens, der Niere und der ableitenden Harnwege: bei V. a. Erkrankungen der Bauchorgane oder ableitenden Harnwege
- Röntgen-Thorax: bei V. a. Pneumonie
- Röntgen und/oder MRT: bei V. a. Osteomyelitis
- Echokardiografie: bei V. a. rheumatische Erkrankung, Endo-, Peri- oder Myokarditis

Weiteres Vorgehen: Konnte keine klare Diagnose gestellt werden bzw. bei Zustandsverschlechterung muss das Kind erneut in der Praxis vorgestellt werden.

Weiteres Vorgehen: Wichtig ist die Einschätzung der Bedrohlichkeit der Situation (Krankenhauseinweisung erforderlich?). Ist unklar, welche Krankheit vorliegt, sollte das Kind erneut in der Praxis vorgestellt werden oder ein Hausbesuch erfolgen (bei

Säuglingen ggf. schon nach 1 h!). Im Falle einer Zustandsverschlechterung ist eine unverzügliche Wiedervorstellung notwendig.

Eine Klinikeinweisung und klinische Behandlung ist immer dann dringend anzuraten, wenn das Kind (insbesondere der Säugling), einen kranken Eindruck macht, d.h. lethargisch ist, kaum Augenkontakt aufnimmt, Dehydratationszeichen, Hautblutungen oder Exantheme aufweist und/oder die Atemfrequenz > 60/min beträgt (Tachypnoe).

Ist das Kind (insbes. der Säugling) lethargisch, dehydriert oder zeigt es Tachypnoe (Atemfrequenz > 60/min) oder Hautveränderungen, sollte eine Klinikeinweisung erfolgen.

▶ **Merke.** Fieber bei Säuglingen, insbesondere im Alter < 3 Monate, ist stets Zeichen einer ernsthaften Erkrankung und muss immer weiter geklärt werden. Hohes Fieber bei Säuglingen < 3 Monate legt den dringenden V.a. eine bedrohliche bakterielle oder virale Infektion nahe.

▶ **Merke.**

Therapie: Die Therapie ist symptomatisch. Fieber ist ein wichtiger Abwehrmechanismus. Ab einer Temperatur von 39 °C sollte es aber gesenkt werden, bei Neigung zu Fieberkrämpfen (s. S. 770) schon ab einer Temperatur von 38,5 °C. Medikamentöse und zusätzliche Maßnahmen der Fiebersenkung zeigt Tab. 19.3.

Therapie: Die Therapie des Fiebers ist symptomatisch. Fieber sollte ab 39 °C gesenkt werden, bei Neigung zu Fieberkrämpfen (s. S. 770) schon ab 38,5 °C. Medikamentöse und zusätzliche Maßnahmen zeigt Tab. 19.3.

≡ 19.3	Symptomatische Therapiemöglichkeiten bei Fieber
medikamentös	- **Ibuprofen*:** 5–7,5 mg/kgKG bis zu 4 × tgl., wirkt sehr stark antipyretisch (stärkster Hemmer der Prostaglandinsynthese) mit vorteilhafter therapeutischer Breite - **Paracetamol*:** 10–15 mg/kgKG bis zu 4 × tgl., geringe therapeutische Breite, bei hoher Dosierung Intoxikation möglich - **Azetylsalizylsäure*:** 10–20 mg/kgKG bis zu 4 × tgl., wird wegen der Gefahr eines Reye-Syndroms kaum mehr eingesetzt - **Metamizol*:** 10–15 mg/kgKG bis zu 3–4 × tgl., nur einsetzen, wenn durch o. g. Medikamente keine ausreichende Fiebersenkung erreicht werden konnte. Die i. v. Gabe muss wegen der Gefahr eines Schocks langsam erfolgen. Kontraindiziert bei Säuglingen < 3 Monate oder < 5 kg
weitere Maßnahmen	- **Körperoberfläche unbedeckt** lassen (z. B. bei Atropinintoxikation mit hohem Fieber) - **ausreichende Flüssigkeitszufuhr:** reichlich zu trinken anbieten (ggf. Infusion), besonders wenn erhöhter Flüssigkeitsverlust durch Erbrechen und Durchfälle besteht (gilt v. a. für Säuglinge) - **Merke:** Der Flüssigkeitsverlust durch Fieber kann 60–120 ml/24 h/°C Temperaturanstieg betragen. Ist eine ausreichende Flüssigkeitszufuhr nur durch Infusionen möglich, ist eine klinische Behandlung erforderlich.

*Näheres zu Gegenanzeigen, Anwendungsbeschränkungen, Neben- und Wechselwirkungen sowie Dosierung s. „Rote Liste"

Neben der symptomatischen Therapie hat sich die Behandlung natürlich nach der jeweils vorliegenden Ursache zu richten. Bei V.a. folgende Erkrankungen ist sofortiges Handeln erforderlich:
- Meningitis (s. S. 602)
- Enzephalitis (s. S. 750)
- Sepsis (s. S. 599)
- Harnwegsinfekt/Urosepsis (s. S. 409)
- Osteomyelitis (s. S. 666).

19.3 Virale Krankheiten

Ätiologie und Pathogenese: Viren sind infektiöse Mikroorganismen, die aus Desoxyribonukleinsäure (DNA) oder Ribonukleinsäure (RNA), einem Proteinmantel (Kapsid) und manchmal noch aus einer Hülle bestehen. Viren sind 25–350 nm groß. Sie besitzen keinen eigenen Stoffwechsel und können sich daher nur in Wirtszellen vermehren. Für die Überwindung einer Virusinfektion sind spezifische Antikörper

Ätiologie und Pathogenese: Viren besitzen keinen eigenen Stoffwechsel, sie können sich nur in Wirtszellen vermehren. Spezifische Antikörper und zelluläre Immunität sind an der Überwindung einer Virusinfektion beteiligt. Die Infektion kann eine jahre- bis jahrzehntelange Immunität hinterlassen.

und das zelluläre Immunsystem verantwortlich. Nach einer Virusinfektion kann eine jahre- bis jahrzehntelange, erregerspezifische Immunität bestehen.

Diagnostik: Die Diagnose einer Virusinfektion kann nur teilweise aus Anamnese und klinischem Untersuchungsbefund gestellt werden. Meist ist eine virologische Diagnostik erforderlich. Sie beinhaltet den Nachweis der viralen Antigene, der viralen Nukleinsäuren (Polymerasekettenreaktion; PCR), selten des Erregers (Virusisolierung und Anzüchtung in Zellkulturen) oder von virusspezifischen Antikörpern.

19.3.1 Atemwegsinfektionen (virale)

▶ **Synonym.** Grippaler Infekt, fieberhafter Infekt, akute respiratorische Erkrankung, Common Cold Disease.

Einteilung: Häufig erfolgt eine Unterteilung in „obere" und „untere" Atemwegsinfektionen. Zu den Infektionen des **oberen** Respirationstrakts rechnet man die Rhinitis, die Pharyngitis, die akute Otitis media, die akute Sinusitis und den Krupp. Zu den Infektionen der **unteren** Atemwege zählen die Tracheitis, Bronchitis und die verschiedenen Pneumonieformen. Unter dem Begriff der **unkomplizierten** Atemwegsinfektion werden Rhinitis, Pharyngitis, Laryngitis, Tracheitis und Bronchitis sowie deren Kombinationen zusammengefasst.

Ätiologie und Pathogenese: Die **unkomplizierte Atemwegsinfektion** wird zu 90–95 % durch etwa 200 verschiedene Viren verursacht, v. a. durch Rhinoviren (> 100 Serotypen), Respiratory-Syncytial-(RS-), Parainfluenza-, Adeno- und Coronaviren, humanes Metapneumovirus und humanes Bocavirus, Entero- oder Parechoviren sowie Influenzaviren (s. S. 587). Im Säuglingsalter sind RS-Viren (s. S. 591) neben Parainfluenza- und Adenoviren die häufigsten Erreger.

▶ **Exkurs.** **Adenoviren:** Die Gruppe der Adenoviren besteht aus zahlreichen Subtypen, die unterschiedliche Krankheitsbilder hervorrufen. Bedeutend sind neben den Atemwegsinfektionen die Gastroenteritis, die Keratokonjunktivitis epidemica und die schweren generalisierten Infektionen bei stammzelltransplantierten Kindern und Neugeborenen, die eine hohe Sterblichkeit haben. Am sichersten sind Adenoviren durch PCR nachzuweisen (für die generalisierte Infektion aus Blut). Für die Gastroenteritis ist auch der Antigen-Test im Stuhl geeignet. Serologische Nachweise sind nicht sinnvoll. Adenovirusinfektionen sind bei Immungesunden selbstlimitierend und werden symptomatisch behandelt. Bisher gibt es noch keine etablierte antivirale Therapie.

Viren sind neben A-Streptokokken (s. S. 608) häufig die Ursache für eine aerogen übertragene **Tonsillopharyngitis**. In der Ätiopathogenese der akuten **Otitis media** (s. S. 824) spielen Viren ebenfalls eine nicht unbedeutende Rolle, häufigste Erreger sind jedoch Pneumokokken und Haemophilus influenzae. Die Erreger des **Krupp** (die Bezeichnung „Pseudokrupp" ist nicht mehr zeitgemäß) sind v. a. Parainfluenza-(Typ-1-), Influenza- und Rhinoviren, seltener das Masernvirus, das Varicella-zoster-Virus (VZV, s. S. 595) und das Epstein-Barr-Virus (EBV, s. S. 585). Für eine nennenswerte Bedeutung von Luftverunreinigungen in der Ätiologie des Krupp gibt es keinen Beweis. Die akute **Bronchitis** und **Bronchiolitis** (s. S. 307) werden fast ausschließlich durch die o. g. Viren verursacht. Die ambulant erworbene **Pneumonie** (s. S. 320) wird dagegen eher selten durch Viren hervorgerufen (Ausnahme: RSV in den ersten 2 Lebensjahren), meist sind Pneumokokken, Mykoplasmen und Chlamydophila spp. die Erreger.

Häufigkeit: Atemwegsinfektionen sind die häufigsten Infektionskrankheiten. Sie sind für etwa 70 % aller Konsultationen bei Kinderärzten im niedergelassenen Bereich verantwortlich. Ein Kind macht in den ersten 10 Lebensjahren durchschnittlich 3–8 unkomplizierte Atemwegsinfektionen pro Jahr durch.

Klinik: Die **Inkubationszeit** beträgt je nach Erreger 12 Stunden bis wenige Tage. Asymptomatische und subklinische Infektionen kommen häufig vor. Bei einer Erkrankung werden vorwiegend Rhinitis, Pharyngitis, Tracheitis und Bronchitis diagnostiziert. Manche Kinder erkranken überaus oft (rezidivierende Atemwegsinfektion, „infektanfälliges" Kind). Risikofaktoren für diese Patienten sind u. a. Rauchen in der Umgebung, eine kurze Stillzeit und/oder der Besuch von Gemeinschaftseinrichtungen.

Diagnostik: Die Diagnose erfolgt meist aus klinischen Befunden sowie mithilfe spezieller virologischer Untersuchungen (Zellkulturen, Antigen- und Nukleinsäurenachweis, Antikörpertests).

19.3.1 Atemwegsinfektionen (virale)

▶ **Synonym.**

Einteilung: Rhinitis, Pharyngitis, Otitis media, Sinusitis und Krupp sind Infektionen der **oberen** Atemwege; Tracheitis, Bronchitis und Pneumonie sind Infektionen der **unteren** Atemwege. Unter dem Begriff der **unkomplizierten** Atemwegsinfektion werden Rhinitis, Pharyngitis, Laryngitis, Tracheitis und Bronchitis sowie deren Kombinationen zusammengefasst.

Ätiologie und Pathogenese: Unkomplizierte Atemwegsinfektionen sind in > 90 % viraler Genese (v. a. Rhino-, RS-, Parainfluenza-, Influenza-, Adeno- und Coronaviren sowie humanes Metapneumovirus).

▶ **Exkurs.**

Die **Tonsillopharyngitis** wird durch Viren oder A-Streptokokken hervorgerufen. Die akute **Otitis media** wird durch Bakterien und durch Viren verursacht. Erreger des **Krupp** sind v. a. Parainfluenza-, Influenza- und Rhinoviren. Akute **Bronchitis** und **Bronchiolitis** werden fast immer durch Viren verursacht. Ambulant erworbene **Pneumonien** sind häufig bakteriell bedingt (v. a. Pneumokokken).

Häufigkeit: Atemwegsinfektionen sind die häufigsten Infektionskrankheiten beim Kind.

Klinik: Die **Inkubationszeit** beträgt je nach Erreger 12 Stunden bis wenige Tage. Häufig sind asymptomatische und subklinische Formen. Eine Erkrankung zeigt sich meist mit Rhinitis, Pharyngitis, Tracheitis und Bronchitis.

Komplikationen: Eine virale Atemwegsinfektion kann durch eine **bakterielle Sekundärinfektion** kompliziert werden. Meist sind Haemophilus influenzae, Streptococcus pneumoniae, Moraxella catarrhalis, Staphylococcus aureus und A-Streptokokken die Erreger. Schwere Komplikationen sind bei akuter Otitis media (Mastoiditis, Meningitis) und bei Pneumonien (Ateminsuffizienz, Pleuritis) zu befürchten.
Seit 2003 wird weltweit über das **„Schwere akute respiratorische Syndrom" (SARS)** berichtet. Die Ursache sind Coronaviren. Die Patienten klagen über Fieber, Kopf- und Muskelschmerzen sowie nach 3–7 Tagen über trockenen Husten aufgrund der Beteiligung der unteren Atemwege (Falldefinition s. www.rki.de). Kinder erkranken seltener und leichter als Erwachsene; bei Patienten > 40 Jahre ist die Letalität hoch. Die Behandlung sollte wie bei der Pneumonie (s. S. 320) erfolgen (frühzeitige Beatmung). Es gibt kein wirksames Virostatikum.

Diagnostik: Für die Diagnose sind Anamnese, klinische Befunde und die epidemiologische Situation entscheidend. Eine Erregerisolierung ist bei Komplikationen bzw. bei V. a. bakterielle Sekundärinfektion anzustreben. Das gilt ganz besonders bei immundefizienten Patienten. Es gibt keinen befriedigenden Laborparameter, der es ermöglicht, eine virale Ätiologie von einer bakteriellen zu unterscheiden. Hilfreich sind Laborwerte wie Blutbild, Procalcitonin und C-reaktives Protein (CRP). Leukozytose, Neutrophilie und Linksverschiebung sowie hohe Procalcitonin- und CRP-Werte im Serum sprechen eher für eine bakterielle Ätiologie. Schnelltests sind v. a. im niedergelassenen Bereich eine Bereicherung.

Differenzialdiagnose: Am wichtigsten ist die Unterscheidung zwischen Virusinfektion und bakterieller Primär- und Sekundärinfektion. Bei akuter Otitis media ist ein Seromukotympanon auszuschließen.

▶ **Merke.** Die häufigen viralen Atemwegsinfektionen, auch „grippaler Infekt" genannt, sind nicht mit der Grippe (Influenza, s. S. 587) gleichzusetzen.

Therapie: Virusinfektionen der Atemwege werden meist symptomatisch behandelt. Antibiotika sind in der Regel nicht indiziert. Als Ausnahme gelten u. a. Atemwegsinfektionen mit überwiegend bakterieller Ätiologie (Pneumonie, z. T. auch akute Otits media), Komplikationen (anhaltendes Fieber oder erneuter Fieberanstieg) und Erkrankungen bei Patienten mit Abwehrschwäche. Bei einer schweren Infektion durch RS-Viren kann Ribavirin versucht werden. Zur antiviralen Therapie bei Influenza s. S. 587.

Prognose: Sie ist in den meisten Fällen gut. Andererseits kann aber selbst eine Rhinitis, z. B. beim Säugling, eine schwere Krankheit darstellen (erschwerte Atmung, Nahrungsverweigerung). Risikofaktoren sind u. a. das 1. Lebensjahr, Stadium der Rekonvaleszenz, Immundefizienz und schwere chronische Krankheiten.

Prophylaxe: Empfängliche Personen sollten, wenn möglich, engeren Kontakt zu Patienten mit akuter Atemwegsinfektion vermeiden. Der Nutzen von Immunglobulinen und den zahlreich angebotenen Immunstimulanzien pflanzlicher Herkunft ist nicht bewiesen. Gegen die meisten Erkrankungen gibt es keine Impfung (Influenza s. S. 588). Die passive Immunprophylaxe mit Palivizumab schützt vor einer RSV-Infektion und ist bei Risikokindern indiziert.

19.3.2 Enterovirus-Infektionen

Allgemeines: Enteroviren können verschiedene Organe befallen. Am bekanntesten ist die Poliomyelitis. Amerika und die Westpazifik-Region sind frei von Poliomyelitis; eine Infektion in Ländern wie Indien, Afghanistan, Pakistan, Tadschikistan, Russland oder Westafrika ist jedoch noch möglich.

Ätiologie und Pathogenese: Die Enteroviren gehören neben den Parechoviren („Sommerdiarrhö"), Rhino- und Hepatoviren (Hepatitis A) zur Familie der Picornaviren. Nach der neuen Klassifizierung werden die Enteroviren wie folgt unterteilt:
- Gruppe der Polioviren (3 Typen)
- humane Enteroviren Gruppe A (12 Typen, davon einige Coxsackie-A-Viren)

Komplikationen: Bei allen viralen Atemwegsinfektionen kommen **bakterielle Sekundärinfektionen** vor. Schwere Komplikationen treten v. a. bei akuter Otitis media und Pneumonie auf. Eine neue, schwere Form der Infektion der unteren Atemwege ist **SARS** (Schweres akutes respiratorisches Syndrom), ausgelöst vorwiegend durch Coronaviren. Es gibt kein wirksames Virostatikum.

Diagnostik: Anamnese und klinischer Status sind entscheidend. Erregerisolierung ist bei V. a. bakterielle Sekundärinfektion sinnvoll.
Labordiagnostik: Blutbild, Procalcitonin und C-reaktives Protein sowie Schnelltests können zur Unterscheidung zwischen bakterieller und viraler Ätiologie hilfreich sein.

Differenzialdiagnose: Wichtig ist die Unterscheidung zwischen viralen und bakteriellen Infektionen.

▶ **Merke.**

Therapie: Virale Atemwegsinfektionen werden meist symptomatisch behandelt, bei bakterieller Sekundärinfektion kommen Antibiotika zum Einsatz.

Prognose: Sie ist im Allgemeinen gut. Risikofaktoren für Komplikationen sind u. a. das 1. Lebensjahr, Stadium der Rekonvaleszenz, chronische Krankheiten und Immundefizienz.

Prophylaxe: Immunglobuline und pflanzliche Immunstimulanzien haben meist keinen Nutzen.

19.3.2 Enterovirus-Infektionen

Allgemeines: Die bekannteste Infektion durch Enteroviren ist die Poliomyelitis. Deutschland ist gegenwärtig frei von Poliomyelitis.

Ätiologie und Pathogenese: Früher zählten zu den Enteroviren Coxsackie-A- und -B und ECHO-Viren sowie neuere Enteroviren. Nach der neuen Klassifizierung unterscheidet man zwischen humanen Enteroviren A–D und Polioviren.

- humane Enteroviren Gruppe B (57 Typen, u.a. Coxsackie-B-Viren, viele ECHO-Viren)
- humane Enteroviren Gruppe C (10 Typen, früher Coxsackie-A-Viren)
- humane Enteroviren Gruppe D (bisher > 50 Typen, früher Enteroviren).

Die Viren vermehren sich überwiegend im oberen Gastrointestinal- oder Respirationstrakt. Einziges Erregerreservoir ist der Mensch. Die Übertragung erfolgt im Wesentlichen fäkal-oral und durch direkten Kontakt mit Nasen-Rachen-Sekreten (nicht aerogen). Einige Virustypen werden bis zu 6 Wochen im Stuhl ausgeschieden. Die Infektion hinterlässt eine typenspezifische Immunität.

Häufigkeit: Enteroviren kommen weltweit vor. Der Erkrankungsgipfel liegt zwischen Juni und September („Sommergrippe").

Klinik: Die **Inkubationszeit** beträgt 2–35, im Mittel 3–6 Tage. Infektionen durch nicht polioviralen Enteroviren bleiben bei > 95 % der Infizierten klinisch inapparent. Im Falle einer Erkrankung sind Herpangina (Coxsackie A), Hand-Fuß-Mund-Krankheit (Coxsackie A, Enterovirus 71), Exantheme, hämorrhagische Konjunktivitis (meist Enterovirus 70), Myalgia epidemica (Bornholm-Krankheit, meist Coxsackie B), Myoperikarditis, spinale Muskellähmungen, aseptische Meningitis und Enzephalitis am häufigsten; Neugeborene erkranken meist schwer.

▶ **Merke.** Bei jeder akuten schlaffen Lähmung ist eine Infektion durch Enteroviren, einschließlich Polioviren, auszuschließen.

Diagnostik: Eine klinische Diagnose ist nur ausnahmsweise möglich (z.B. bei Herpangina, Hand-Fuß-Mund-Krankheit, Myalgia epidemica). Blutbild, BSG und CRP zeigen häufig ähnliche Veränderungen wie bei einer bakteriellen Infektion. Die Klärung der Ätiologie erfolgt, wenn erforderlich, am besten durch PSR, gelegentlich durch **Virusisolierung** aus Stuhl, Liquor oder Bläscheninhalt. Die serologische Diagnostik ist möglich, eine exakte Typisierung ist aber aufgrund von Kreuzreaktionen oft schwierig.

Therapie und Prophylaxe: Die Behandlung erfolgt symptomatisch. Es gibt keine Impfung gegen nicht poliovirale Enteroviren. Zur Vorbeugung gegen Poliomyelitis wird die inaktivierte Vakzine empfohlen. Wichtig sind hygienische Maßnahmen (Händewaschen). Poliomyelitis ist eine **meldepflichtige** Krankheit (namentlich bei Verdacht/Erkrankung/Tod). Außerdem ist der Nachweis des Poliovirus vom Labor zu melden.

19.3.3 Erythema infectiosum

▶ **Synonym.** Ringelröteln, Megalerythem.

▶ **Definition.** Akute Viruskrankheit mit charakteristischem Exanthem.

Ätiologie und Pathogenese: Die Krankheit wird durch **Parvovirus B19** verursacht, das als das kleinste humanpathogene Virus gilt. Es vermehrt sich in mitotischen Zellen, bevorzugt in Erythroblasten, und hemmt die Bildung von Erythrozyten. Der wichtigste virale Rezeptor ist die Blutgruppensubstanz P. Der Mensch ist das einzige Erregerreservoir. Die Übertragung erfolgt über Tröpfchen und Kontakt (Hände), selten auch durch Bluttransfusion. Die Infektion geht mit einer hohen Virämie einher. Die Kontagiosität ist 4–10 Tage nach der Inokulation (vor Exanthemausbruch!) am höchsten. In der Schwangerschaft können die Viren den Fetus infizieren.

Häufigkeit: Die Durchseuchungsraten mit Parvovirus B19 betragen bei Kindern im Vorschulalter etwa 5–10 % und bei Erwachsenen etwa 40–60 %. Epidemien kommen immer wieder vor.

▶ **Merke.** Patienten mit Exanthem sind praktisch nicht mehr ansteckend. Personen, die erstmalig Kontakt zu einem Kind im Exanthemstadium haben, können sich also nicht mehr infizieren.

Klinik: Die **Inkubationszeit** beträgt 1–2 Wochen. Bei den meisten Menschen bleibt die Infektion klinisch stumm. Nur 15–20 % der Infizierten erkranken mit dem typischen Exanthem: Im Gesicht entstehen große rote Flecken, die zu einem erysipelartigen Exanthem konfluieren (Schmetterlingsfigur, Abb. **19.3**); in den nächsten Tagen entwickelt sich ein konfluierendes makulopapulöses Exanthem an den Streckseiten der Extremitäten und in der Glutäalregion. Durch zentrales Abblassen erhalten die Effloreszenzen ein girlanden- und gitterförmiges Aussehen. Das Exanthem kann innerhalb der nächsten 1–7 Wochen rezidivieren. Das Allgemeinbefinden der Patienten ist wenig beeinträchtigt; subfebrile Körpertemperaturen und grippeähnliche Symptome können auftreten. Abortive Formen (grippeähnliche Symptome ohne Exanthem) sind nicht selten. Bei jungen Erwachsenen ist ein vaskulitisches Exanthem an Händen und Füßen beschrieben (Gloves and Socks Syndrome). Bei **Patienten mit Immundefizienz** gibt es aufgrund der gestörten Viruselimination chronisch-rezidivierende Anämien. **Patienten mit einer chronisch hämolytischen Anämie** und verkürzter Erythrozyten-Überlebenszeit, die sich mit Parvovirus B19 infizieren, erkranken meist nicht mit einem Exanthem, sind aber dennoch sehr krank, v. a. wegen aplastischer Krisen.

Klinik: Die meisten Infektionen sind asymptomatisch. In 15–20 % entwickelt sich ein charakteristisches Exanthem, das im Gesicht schmetterlingsförmig (Abb. **19.3**), an den Streckseiten der Extremitäten girlandenförmig aussieht. Das Allgemeinbefinden ist kaum beeinträchtigt, subfebrile Temperaturen und grippeähnliche Symptome kommen vor. Es gibt Formen ohne Exanthem. Chronisch-rezidivierende Anämien sind bei Patienten mit **Immundefizienz**, aplastische Krisen bei Patienten mit **chronisch hämolytischer Anämie** möglich.

19.3 Erythema infectiosum

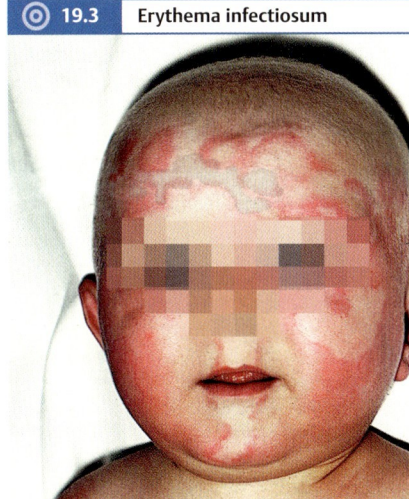

Gesichtserythem unter Aussparung von Kinn, Lippenregion und Nasenspitze (schmetterlingsförmig).

19.3

Komplikationen: Besonders bei Mädchen und jungen Frauen können **Arthralgien** mit bevorzugtem Befall der kleinen Gelenke auftreten, die 2 Wochen bis mehrere Monate anhalten. Eine Parvovirus-B19-Infektion des Fetus verursacht eine hochgradige Anämie und einen **Hydrops fetalis**; ein Abort oder eine Totgeburt können die Folgen sein. Embryopathien sind nicht bekannt.

Diagnostik: Bei typischer Symptomatik ist, insbesondere während einer Epidemie, die klinische Diagnose möglich. In unklaren Fällen und bei V. a. eine Infektion oder Erkrankung in der Schwangerschaft kann Blut auf spezifische IgM- und IgG-Antikörper untersucht werden. Weiterhin stehen PCR und Nukleinsäurehybridisierung zum Nachweis von Parvovirus-B19-DNA aus Blut, Knochenmark, Synovialflüssigkeit und Amnionflüssigkeit zur Verfügung (z. B. bei V. a. Infektion des Fetus). Diese Methoden sind besonders bei einer Infektion des Fetus zu empfehlen, da spezifische IgM-Antikörper häufig fehlen. Um frühzeitig einen Hydrops fetalis zu erkennen, sind infizierte Schwangere 7- bis 14-tägig sonografisch zu untersuchen.

Differenzialdiagnose: Andere Krankheiten mit makulopapulösem Exanthem (Tab. **19.4** und Tab. **19.5**) und Krankheiten mit Gelenkbeschwerden kommen infrage.

Therapie: Es gibt keine antivirale Therapie. Eine symptomatische Behandlung ist meist nicht notwendig. Beim Hydrops fetalis sind wiederholte intrauterine Erythrozytentransfusionen angezeigt (s. S. 131).

Prognose: Bei einem ansonsten gesunden Kind ist die Prognose gut. Bei der fetalen Infektion sind rechtzeitige Diagnose und Therapie entscheidend.

Komplikationen: Besonders bei Mädchen und jungen Frauen können **Arthralgien** auftreten. Die Infektion Schwangerer kann beim Fetus eine schwere Anämie mit **Hydrops fetalis** verursachen.

Diagnostik: Bei typischem Exanthem ist eine klinische Diagnose möglich. Im Zweifelsfall und in der Schwangerschaft ist der Nachweis von spezifischen Antikörpern und/oder Parvovirus-B19-DNA möglich. Infizierte Schwangere sollten wöchentlich mittels Sonografie untersucht werden.

Differenzialdiagnose: Tab. **19.4** und Tab. **19.5**.

Therapie: Keine antivirale Therapie. Bei Hydrops fetalis intrauterine Erythrozytentransfusionen.

Prognose: Die Prognose ist meist gut.

19.4 Differenzierung von ausgewählten Infektionskrankheiten mit makulopapulösem Exanthem

Diagnose	Inkubations-zeit (Tage)	Prodromi (Tage)	Exanthemform	Exanthemlokalisation	Mund	Fieber	Blutbild
Masern (s. S. 588)	8–12	4 (3–5)	großfleckig, konfluierend	Ausbreitung von oben (hinter den Ohren) nach unten	Koplik-Flecken, Enanthem	zweigipflig, beim 2. Anstieg Exanthemausbruch	Leukopenie mit Neutrophilie und Linksverschiebung
Röteln (s. S. 592)	14–21	1–2	mittelfleckig, nicht konfluierend	Beginn im Gesicht, Ausbreitung über Stamm und Extremitäten	keine, evtl. zartes Enanthem	gering, kann auch fehlen	Vermehrung von Plasmazellen
Erythema infectiosum (s. S. 572)	7–14	0	im Gesicht erysipelartig, sonst konfluierend, girlandenförmig	Gesicht, Streckseiten der Extremitäten, Glutäalregion	keine	subfebril	keine wesentlichen Besonderheiten
Exanthema subitum (s. S. 575)	5–15	3	mittelfleckig	nach Entfieberung, generalisiert, teilweise konfluierend	Enanthem	3(–5) Tage hoch	initial Leukozytose, später Leukopenie mit Lymphozytose

19.5 Differenzialdiagnose exanthematischer Krankheiten nach Erregern

Ätiologie	Formen des Exanthems		
	makulopapulös	vesikulär	petechial/purpural
Viren	Masern Röteln Exanthema subitum Erythema infectiosum Krankheiten durch Adeno-, Coxsackie-, ECHO- und Parainfluenzaviren Mononucleosis infectiosa Hepatitis B	Herpes simplex Varizellen Herpes zoster Herpangina Hand-Fuß-Mund-Krankheit Kuh- und Affenpocken Molluscum contagiosum	hämorrhagische Masern hämorrhagische Varizellen Zytomegalie hämorrhagisches Fieber (Gelbfieber, Dengue-Fieber, Lassa-Fieber etc.) Hantavirusinfektionen
Bakterien	Streptokokken • Scharlach • Erysipel • Erythema anulare • toxisches Schock-Syndrom Staphylokokken • Dermatitis exfoliativa • toxisches Schock-Syndrom Lyme-Borreliose Leptospirose Listeriose Lues Krankheiten durch Mykoplasmen Erysipeloid Salmonellosen	Dermatitis exfoliativa Impetigo	Sepsis mit disseminierter intravasaler Gerinnung Meningokokken-Sepsis Sepsis durch Pseudomonas, H. influenza u. a. subakute Endokarditis
Rickettsien	Fleckfieber		Fleckfieber
Pilze	Kandidose der Haut	Kandidose der Haut Tinea	
Protozoen	Toxoplasmose		Malaria
immunologisch	Erythema exsudativum multiforme Lupus erythematodes Dermatomyositis Erythema nodosum urtikarielle Vaskulitis	Erythema exsudativum multiforme	thrombozytopenische Purpura Purpura Schoenlein-Henoch Periarteriitis nodosa
Medikamente	Arzneimittelexanthem	Arzneimittelexanthem	Arzneimittelexanthem
unbekannt	Kawasaki-Syndrom		

Prophylaxe: Es gibt bisher keinen Impfstoff. Die Wirksamkeit von Immunglobulin ist nicht bewiesen. Patienten mit einer Virusvermehrung dürfen keinen Kontakt zu immundefizienten Patienten haben. Kontagiöse Patienten sind auf onkologischen Stationen oder auf Stationen mit immundefizienten Patienten zu isolieren. Nach Kontakt mit infektiösen Patienten ist Händewaschen die wichtigste Maßnahme. Schwangere mit Kontakt zu Kindern im Exanthemstadium sollten beruhigt werden (s. o.).

19.3.4 Exanthema subitum

▶ **Synonym.** Dreitagefieber, Roseola infantum.

▶ **Definition.** Das Exanthema subitum ist eine akute, gutartige Viruskrankheit mit generalisiertem Exanthem, das im Anschluss an eine meist 3-tägige Fieberperiode nach Entfieberung auftritt.

Ätiologie und Pathogenese: Die Krankheit wird durch das humane Herpesvirus Typ 6 (HHV-6) und vereinzelt auch durch das HHV-7 verursacht (s. Tab. **19.7**, S. 581). Nach Abklingen der akuten Infektion persistiert das Virus wie alle Herpesviren lebenslang im Körper (latente Infektion) und kann reaktiviert werden. Der Mensch ist das einzige Erregerreservoir für HHV-6 und -7. Die Übertragung erfolgt vorwiegend durch Speichel, evtl. auch über Tröpfchen. Seropositive gesunde Kinder und Erwachsene können das Virus intermittierend ausscheiden.

Häufigkeit: Das Exanthema subitum ist die häufigste exanthematische Viruskrankheit der ersten 2 Lebensjahre. Im 3. Lebensjahr sind nahezu alle Kinder durchseucht.

Klinik: Die **Inkubationszeit** beträgt 5–15 Tage. Typisch ist hohes Fieber unklarer Ätiologie für 3–5 Tage. Nach Entfieberung kann sich sehr schnell (subito) ein generalisiertes makulopapulöses, teilweise konfluierendes Exanthem ausbilden. Begleitend können ein Enanthem, Lidödeme, eine Enteritis, Husten und zervikalen Lymphknotenschwellungen auftreten. Abortive Formen (ohne Exanthem) sind nicht selten. Bei älteren Kindern kann die Primoinfektion ein mononukleoseähnliche Krankheit mit und ohne Hepatitis auslösen. Konnatale Infektionen, die meist subklinisch bleiben, kommen bei ca. 1% der Neugeboren vor. Bei **immunsupprimierten** Patienten sind persistierende Exantheme, interstitielle Pneumonie, Hepatitis, Enzephalitis und Retinitis beschrieben.

Komplikationen: Der plötzliche initiale Anstieg der Körpertemperatur ist nicht selten von Fieberkrämpfen begleitet. Eine Enzephalitis tritt nur sehr selten auf.

Diagnostik: Bei typischem Verlauf kann die Diagnose klinisch gestellt werden. Das Blutbild zeigt während der Exanthemphase eine Leukopenie mit relativer Lymphozytose. Der Nachweis spezifischer IgM-Antikörper oder einer Serokonversion von HHV-IgG-Antikörpern (durch 2 Blutabnahmen) mittels ELISA oder Immunfluoreszenztest (IFT) oder von HHV-6-DNA mit der PCR aus Blut, Urin, Speichel oder Liquor sichert die Diagnose. Ein positiver Befund ist aber immer in Verbindung mit anderen Befunden und Symptomen zu interpretieren (latente Infektion).

Differenzialdiagnose: Während des Fieberstadiums sind andere fieberhafte Krankheiten abzugrenzen (z. B. Harnwegsinfektion, Pneumonie, Meningitis). Wichtig ist, bei Kindern in den ersten 2 Lebensjahren mit Fieber nach der Impfung die Möglichkeit einer HHV-6-Infektion zu erwägen. Während des Exanthemstadiums umfasst die Differenzialdiagnose andere Krankheiten mit makulopapulösem Exanthem (s. Tab. **19.4** und Tab. **19.5**, S. 574). Bei Fieberkrampf immer an Meningitis denken (evtl. Lumbalpunktion).

Therapie und Prognose: Die Behandlung ist symptomatisch (Fiebersenkung). Bei Fieberkrampf gibt man Diazepam oder Clonazepam; stationäre Einweisung. Es gibt keine antivirale Therapie. Bei Enzephalitis ist ein Versuch mit Ganciclovir oder Foscarnet (in vitro gegen HHV-6 wirksam) möglich. Die Prognose ist – außer bei Auftreten einer Enzephalitis – gut. Fieberkrämpfe hinterlassen keine Dauerschäden.

19.3.5 Frühsommer-Meningoenzephalitis (FSME)

▶ **Synonym.** Zeckenenzephalitis, zentraleuropäische Enzephalitis.

▶ **Definition.** Die Frühsommer-Meningoenzephalitis ist eine vorwiegend in Europa vorkommende akute Viruskrankheit des ZNS, bei der die auslösenden Viren durch Zecken übertragen werden.

Ätiologie und Pathogenese: Die Frühsommer-Meningoenzephalitis wird durch das FSME-Virus verursacht. Es gehört zu den Flaviviren, Untergruppe Arboviren (**Ar**thropod **bo**rne Viruses), die von Arthropoden (Zecken, Mücken, Sandfliegen) übertragen werden. Hauptüberträger des FSME-Virus sind Zecken. Der wichtigste Vertreter in Mitteleuropa ist Ixodes ricinus, der Holzbock. Als Reservoir dienen neben Zecken Wildtiere, für die das FSME-Virus meistens apathogen ist. Eine einmal infizierte Zecke bleibt zeitlebens Virusträger. Durch den Zeckenstich werden neben virushaltigem Speichel auch anästhesierende Substanzen übertragen, weshalb viele Patienten sich nicht an den Stich erinnern können. Nicht jeder Zeckenstich führt zur Infektion und nicht jede Infektion zur Krankheit. In Hochrisikogebieten wird das Risiko für Nichtimmune, nach einem Zeckenstich zu erkranken, mit 1 : 1000 bis 1 : 2000 angegeben.

Häufigkeit: Die FSME kommt v. a. in Süddeutschland, Österreich, Südosteuropa, Osteuropa einschließlich Russland und Ostseeanrainern vor. Kleinere Naturherde gibt es auch in west- und südeuropäischen Ländern. Konkrete Angaben zu deutschen Endemiegebieten findet man unter www.zecken.de und www.rki.de. Die Naturherde in den neuen Bundesländern befinden sich seit Mitte der 70er Jahre in einem endemisch latenten Zustand, d. h. es besteht nur ein geringes Infektionsrisiko.

Klinik: Die **Inkubationszeit** beträgt 1–3 Wochen. Bei über 70 % der Infizierten bleibt die Infektion asymptomatisch. Die Krankheit macht sich zunächst mit grippeähnlichen Symptomen bemerkbar. Nach einem symptomfreien Intervall kommt es bei einem Teil der Patienten zu einer 2. Krankheitsphase mit **Meningitis, Meningoenzephalitis** oder **Meningoenzephalomyelitis.** Schwere Formen und Defektheilungen sind im Kindesalter selten.

Diagnostik: Der Nachweis von spezifischen **IgM-Antikörpern** sichert die Diagnose (ELISA, IFT). Eine Virusisolierung und der Nachweis von Virusgenomsequenzen mit der PCR aus Liquor und Serum sind nur in der 1. Krankheitsphase möglich. Mittels spezifischer IgG-Antikörper können ältere Infektionen, Durchseuchung der Bevölkerung und der Erfolg einer Impfung festgestellt werden.

Differenzialdiagnose: Bei anamnestischen Hinweisen auf einen Zeckenstich muss an andere durch Zecken übertragene Krankheiten (z. B. Borreliose, s. S. 628) gedacht werden. Auch eine durch andere Erreger verursachte Meningitis und Enzephalitis kommen infrage.

Therapie und Prognose: Die Behandlung ist symptomatisch. Die Prognose ist im Kindesalter günstig (meist leichte Formen). Bei Enzephalitis und Enzephalomyelitis, die beide besonders bei über 30-jährigen Patienten vorkommen, ist die Prognose schlechter (Lähmungen, Defektheilungen).

Prophylaxe: Personen, die sich vorübergehend oder dauerhaft in FSME-Risikogebieten aufhalten (einschließlich Freizeitaktivitäten), sollten geimpft werden (**aktive Immunisierung**). Die Indikation zur Impfung ist bei Kindern unter 3 Jahren zurückhaltend zu stellen (höhere Rate von Fieberreaktionen; s. S. 61). Eine passive Immunprophylaxe ist nicht möglich. Weiterhin wird empfohlen, abdeckende Kleidung zu tragen und Repellents zu verwenden, um Zeckenstiche zu vermeiden. Nach Aufenthalten im Freien sollte man den Körper (einschließlich des behaarten Kopfes) nach Zecken absuchen und ggf. Zecken frühzeitig entfernen. Der direkte oder indirekte Nachweis des Krankheitserregers ist **meldepflichtig**, soweit eine akute Infektion vorliegt.

19.3.6 Hepatitis

Allgemeines: Eine Hepatitis kann durch Hepatitisviren, verschiedene andere Viren, Bakterien, Protozoen oder durch Toxine hervorgerufen werden sowie Folge einer Autoimmunkrankheit, einer Stoffwechselerkrankung oder eines medikamentös-toxischen Geschehens sein. Von den Hepatitisviren sind bisher mindestens 5 bekannt (Tab. 19.6). Sie verursachen die Virushepatitis A, B, C, D und E.
Die akute Virushepatitis (A, B, C, D, E) ist **meldepflichtig** (namentlich bei Verdacht/Erkrankung/Tod). Zusätzlich ist der Erregernachweis zu melden.

19.6 Virushepatitiden

	Hepatitis A (HAV)	Hepatitis B (HBV)	Hepatitis C (HCV)	Hepatitis D (HDV)	Hepatitis E (HEV)
Virus	Picorna/RNA	Hepadna/DNA	Flavi/RNA	Viroid/RNA	Calici/RNA
Größe (nm)	27–32	42	38–45	36	32
Inkubationszeit	28 (14–28) Tage	3 (1–6) Monate	8 (2–26) Wochen	1–2 Monate (Koinfektion) 2–6 Monate (Superinfektion)	40 (14–60) Tage
Übertragung					
• fäkal-oral	+	–	–	–	+
• parenteral/Blut	(+)	+	+	+	(+)
• sexuell	(+)	+	(+)	+	(+)
• perinatal	(+)	+	(+)	+	(+), Zoonose?
Chronifizierung	–	+	+	+	–
Labordiagnose	Anti-HAV-IgM	HBsAg, Anti-HBc-IgM, HBeAg, HBV-DNA	Anti-HCV, HCV-RNA	Anti-HDV, HDV-RNA	Anti-HEV, HEV-RNA

+ = ja, (+) = selten, – = nein

Hepatitis A

Ätiologie und Pathogenese: Das Hepatitis-A-Virus (HAV) ist sehr stabil. Es vermehrt sich im Darm und in den Hepatozyten. Die Übertragung erfolgt fäkal-oral, selten auch über kontaminierte Meeresfrüchte (z. B. Austern). Ein infizierter Patient ist gewöhnlich 2 Wochen vor bis 1(–2) Wochen nach Ausbruch der Krankheit ansteckend. Neugeborene können das HAV über Monate ausscheiden. Die Zytopathogenität des HAV ist gering.

Häufigkeit: Früher war die Hepatitis A in Mitteleuropa eine „Kinderkrankheit". Durch den verbesserten Hygienestandard sind heutzutage weniger als 5 % der deutschen Kinder in den ersten 10 Lebensjahren mit HAV durchseucht. Die meisten sind demnach nicht immun, was bei Reisen in Endemiegebiete zu beachten ist. In Deutschland aufgewachsene ausländische Kinder infizieren sich häufig während des Urlaubs im Heimatland und können nach ihrer Rückkehr in Kindereinrichtungen Infektionsquelle sein.

Klinik: Bei Kindern überwiegen asymptomatische und leichte anikterische Formen. Die klinisch apparente Hepatitis beginnt nicht selten mit Symptomen einer fieberhaften respiratorischen Infektion, gefolgt von Übelkeit, Erbrechen, Oberbauchschmerzen, Inappetenz, dunklem Urin, entfärbtem Stuhl und manchmal Ikterus (zuerst an den Konjunktiven sichtbar). Nach 2–4 Wochen ist die Krankheit meist überstanden, es gibt aber auch 2- und mehrphasige Verläufe über mehrere Monate. Eine fulminante Hepatitis mit Leberversagen ist sehr selten.

Diagnostik: Die Serumwerte von GOT, GPT, γ-GT und (bei Ikterus) von direktem und indirektem Bilirubin sind erhöht. Durch den Nachweis von Anti-HAV-IgM (persistiert ca. 3 Monate, manchmal aber auch > 1 Jahr) wird die Diagnose gesichert. Anti-HAV-IgG persistiert lebenslang und bestätigt die Immunität. Auch eine RNA-Bestimmung aus dem Stuhl sichert die Diagnose (und zeigt Infektiosität an).

Differenzialdiagnose: Vor allem Hepatitis durch andere Hepatitisviren (Tab. 19.6), infektiöse Mononukleose und Zytomegalie.

Therapie und Prognose: Die Behandlung ist symptomatisch, die Prognose günstig.

Prophylaxe: Hygienische Maßnahmen (Händewaschen) reduzieren das Risiko der Schmierinfektion. Die Impfung nach dem 1. Lebensjahr ist für Kinder sinnvoll (auch in der frühen Inkubationsphase). Alternativ kann Standardimmunglobulin gegeben werden.

Hepatitis B

Ätiologie und Pathogenese: Das Hepatitis-B-Virus besteht aus **HBsAg**, **HBcAg** und **HBeAg**. Gegen jedes Antigen werden Antikörper gebildet. Anti-HBs zeigt Immunität an. Mutanten kommen vor, u. a. die **Prä-Core-Mutante** (bei Infektion ist kein HbeAg nachweisbar) und die **S-Variante** (kann Anti-HBs-positive Kinder infizieren). Das HBV wird durch Kontakt mit Sperma und Vaginalsekret (Sexualverkehr), mukokutanen Kontakt, Blut (Nadelstichverletzung) und Blutprodukte übertragen.

Möglich ist auch die vertikale Transmission sub partu mit hoher Infektionsrate des Neugeborenen.

Häufigkeit: In Deutschland sind 0,3–0,5 % der Einwohner HBsAg-positiv.

▶ **Merke.**

Klinik: Asymptomatische und subklinische Formen sind häufig. Bei einer Erkrankung ähneln die Symptome denen bei Hepatitis A. Extrahepatische Manifestationen kommen vor. Vertikal infizierte Kinder werden oft zu chronischen Virusträgern. Eine fulminante Hepatitis ist selten.

Diagnostik: Nachweis von HBsAg, HBeAg (Maß für die Infektiosität) und Anti-HBc-IgM im Serum sichert die Diagnose einer **akuten Hepatitis B** (Abb. **19.4**).

Differenzialdiagnose: Infrage kommen Hepatitis durch andere Hepatitisviren (Tab. **19.6**), Herpesviren (v. a. infektiöse Mononukleose, Zytomegalie) und Enteroviren, außerdem Toxoplasmose, Leptospirose, Listeriose, Reye-Syndrom, Arzneimittelreaktionen, Pilzintoxikation, Stoffwechselstörungen und Gallenwegserkrankungen.

Therapie und Prognose: Die Behandlung ist symptomatisch, es gibt keine kausale Therapie. Die Patienten können zu Hause behandelt werden. Die Prognose ist im Allgemeinen günstig (außer bei fulminanter Hepatitis); eine chronische Hepatitis oder ein Trägerstatus sind nicht bekannt.

Prophylaxe: Schmierinfektionen müssen verhindert werden. Am wichtigsten sind hygienische Maßnahmen (v. a. Händewaschen). Die Impfung gefährdeter Kinder nach dem 1. Lebensjahr ist zu empfehlen. Nach Exposition (in der frühen Inkubationsphase) ist die Impfung als so genannte Riegelungsimpfung sinnvoll (sie „überholt" – ähnlich wie die Masernimpfung – die natürliche Infektion und kann eine Erkrankung verhindern). Alternativ kann Standardimmunglobulin verabreicht werden (s. S. 61). Der Besuch von Schule und Kindertagesstätten ist bei Wohlbefinden 2 Wochen nach Erkrankungsbeginn möglich. Über Meldepflicht s. S. 577.

Hepatitis B

Ätiologie und Pathogenese: Das Hepatitis-B-Virus (HBV), früher DANE-Partikel genannt, besteht aus 3 Antigenen: Hepatitis-B-Oberflächen-Antigen (**HBsAg**, früher Australia-Antigen), Hepatitis-B-Kern-Antigen (**HBcAg**), **HBeAg** (ein Spaltprodukt des HBcAg). Das HBsAg setzt sich aus 3 Proteinen zusammen. Es gibt mindestens 9 Subtypen und mehrere Mutanten, u. a. **Prä-Core-Mutante** (Bei Infektion mit diesem Typ wird kein HbeAg, wohl aber Anti-HBe gebildet) und **S-Varianten** (Diese können Anti-HBs-positive Kinder und somit auch geimpfte Kinder infizieren). Gegen jedes Antigen werden Antikörper gebildet; wichtig sind Anti-HBs (zeigt Immunität an), Anti-HBc (IgG und IgM) und Anti-HBe. Das HBV kommt v. a. in Blut, Speichel, Sperma, Vaginalsekret und in mit Blut kontaminierten Körpersekreten vor. Die Übertragung erfolgt im Wesentlichen über Intimkontakte, mukokutanen Kontakt und bei hoher Konzentration an HBV durch minimale Mengen an Blut (0,1 µl) (Nadelstichverletzung!). Transfusionen oder die Gabe von Blutprodukten stellen in Deutschland kein Risiko mehr dar.

Eine infektiöse Schwangere überträgt das Virus selten intrauterin, aber häufig sub partu. 70–95 % der Neugeborenen HBeAg-positiver Mütter werden infiziert, bei HBsAg-positiven, HBeAg-negativen Müttern beträgt die Infektionsrate „nur" 10–20 %.

Häufigkeit: Weltweit gibt es etwa 350 Mio. HBsAg-Träger (ständige Infektionsquelle); in Deutschland beträgt ihr Anteil 0,3–0,5 % der Einwohner.

▶ **Merke.** Am häufigsten erkranken Jugendliche und junge Erwachsene. Die Hepatitis B kann auch als Geschlechtskrankheit bezeichnet werden.

Klinik: Asymptomatische und subklinische Formen kommen häufig vor. Eine apparente Hepatitis B kann klinisch einer Hepatitis A ähneln. Extrahepatische Manifestationen wie Arthralgien, Exantheme (Gianotti-Crosti-Syndrom), Myalgien, Vaskulitis, Glomerulonephritis, Myoperikarditis und Kryoglobulinämie sind möglich. Eine Infektion mit HBV während der Schwangerschaft verursacht keine Fehlbildungen beim Kind, eine akute Hepatitis B in der Spätschwangerschaft erhöht aber die Frühgeborenenrate. Vertikal infizierte Kinder bleiben meist klinisch symptomfrei, werden aber oft zu chronischen Virusträgern (s. o.). Eine fulminante Hepatitis kommt bei etwa 1 % der Patienten mit apparenter Hepatitis B vor.

Diagnostik: Eine **akute Hepatitis B** wird durch den Nachweis von Anti-HBc-IgM bewiesen. Das HBsAg ist wenige Wochen bis Monate nach Erkrankungsbeginn im Serum vorhanden. Die wichtigsten Marker für eine aktive Virusreplikation und damit für eine bestehende Infektiosität sind HBV-DNA und ggf. HBeAg. Beide Marker persistieren nach einer akuten Hepatitis B etwa 6–8 Wochen.

Eine Persistenz von HBsAg über 6 Monate wird als **chronische Hepatitis** definiert. Persistiert HBV-DNA länger als 8 Wochen, legt dies den V. a. die Entwicklung einer chronischen Hepatitis nahe. Patienten mit chronischer Hepatitis B durch eine Prä-Core-Mutante sind HBsAg-positiv, aber HBeAg-negativ, obwohl eine aktive Infektion mit HBV-Replikation besteht.
Bei Patienten, die länger als 6 Monate HBsAg-positiv sind, kann es sich auch um einen **HBsAg-Trägerstatus** handeln. Klärung bringt letzendlich nur die histologische Untersuchung der Leber.
Den zeitlichen Verlauf der verschiedenen Infektionsmarker im Blut zeigt Abb. **19.4**.

Bei Persistenz von HBsAg > 6 Monate liegt entweder eine **chronische Hepatitis** oder ein **HBsAg-Trägerstatus** vor. Bei chronischer Infektion mit der Prä-Core-Mutante fehlt HBeAg, aber HBV-DNA ist nachweisbar.

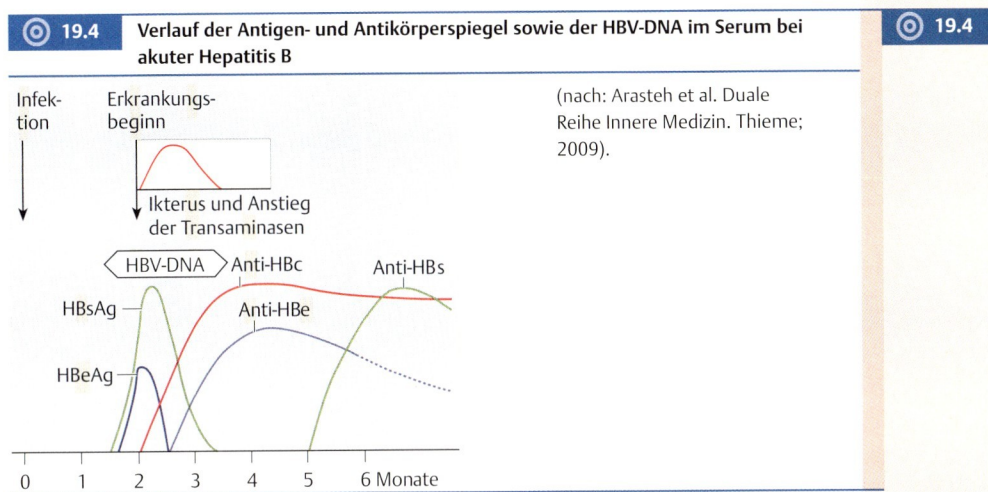

19.4 Verlauf der Antigen- und Antikörperspiegel sowie der HBV-DNA im Serum bei akuter Hepatitis B

(nach: Arasteh et al. Duale Reihe Innere Medizin. Thieme; 2009).

Therapie: Es gibt keine kausale Therapie. Kortikosteroide begünstigen eine Chronifizierung und sind zu vermeiden. Bei Kindern mit einer HBeAg-positiven chronischen Hepatitis mit Erhöhung der Serumtransaminasen (und HBV-DNA > 10^4 Kopien/ml) kann man versuchen, durch Behandlung mit **Interferon α** (5 Mio. IE/m^{2}KOF an 3 Tagen der Woche) oder mit **Peginterferon** (1,5 µg/kgKG/1 ×/Woche) (jeweils über 6 Monate) eine Serokonversion zu Anti-HBe zu induzieren und damit die Viruselimination zu beschleunigen. Weiterhin können **Nukleosidanaloga** (Lamivudin, Adefovir) versucht werden. Für Erwachsene sind auch Entecavir, Tenofovir und Telbivudin zugelassen.

Therapie: Es gibt keine kausale Therapie. Eine Behandlung mit Interferon (oder Peginterferon) über 6 Monate oder Nukleosidanaloga (Lamivudin, Adefovir) p. o. über > 1 Jahr kann die Serokonversion zu Anti-HBe und die Viruselimination beschleunigen.

Prognose: Bei fulminanter Hepatitis B ist die Letalität hoch. Die Chronifizierungsrate nimmt altersabhängig ab; bei Neugeborenen beträgt sie bis zu 85 %, bei Kleinkindern 25–40 %, bei Schulkindern und Erwachsenen 5(–10) %. Die Prognose der chronischen Hepatitis B wird von der Serokonversion von HBeAg zu Anti-HBe bestimmt. Bleibt diese aus, drohen Leberzirrhose und hepatozelluläres Karzinom (das sich aber auch ohne Chronifizierung entwickeln kann). Eine **Koinfektion** (gleichzeitige Infektion) oder eine **Superinfektion** (auf eine chronische HBV-Infektion aufgepfropfte Infektion) mit dem Hepatitis-D-Virus verschlechtert die Prognose deutlich. Bei Immunsuppression kann eine bereits ausgeheilte HBV-Infektion wieder reaktiviert werden.

Prognose: Bei fulminanter Hepatitis ist die Letalität hoch. Infektionen bei Neugeborenen werden in bis zu 85 % chronisch! Bei chronischer Hepatitis droht eine Leberzirrhose. Unabhängig von der Zirrhose kann sich ein hepatozelluläres Karzinom entwickeln. Zusätzliche Infektion mit dem Hepatitis-D-Virus verschlechtert die Prognose.

Prophylaxe: Zur Verhinderung einer perkutanen oder mukokutanen Übertragung von HBV sollte man beim Umgang mit infektiösem Material (Blut) Handschuhe tragen und Einmalgeräte verwenden sowie gebrauchte Kanülen in festen Behältern entsorgen. Eine Isolierung ist nicht notwendig. HBsAg-positive Kinder können in der Regel Gemeinschaftseinrichtungen besuchen (Aufklärung, Hygiene etc.). Zu Impfung und passiver Immunprophylaxe s. S. 53. Simultan geimpfte Neugeborene von HBsAg-positiven Müttern können gestillt werden; eine Trennung von Mutter und Kind nach der Geburt ist nicht erforderlich.
Zur **Meldepflicht** s. S. 577. Vom Laborarzt müssen alle Nachweise einer Hepatitis B gemeldet werden, die auf eine akute Infektion hinweisen. Virusträger und chronische Hepatitis werden in einigen Bundesländern freiwillig gemeldet.

Prophylaxe: Bei Umgang mit infektiösem Material sollte man Handschuhe tragen und Einmalgeräte benutzen. Postexpositionell kann spezifisches Immunglobulin (innerhalb von 12 h) die Erkrankung verhindern. Zu Impfung und passiver Immunprophylaxe s. S. 53.

Es besteht **Meldepflicht**.

Hepatitis C

Ätiologie und Pathogenese: Vom Hepatitis-C-Virus (HCV) existieren mindestens 6 Genotypen und über 90 Subtypen. In Mitteleuropa ist der Genotyp 1 am häufigsten. Mutationen sind häufig. Nach einer Infektion werden Anti-HCV-Antikörper gebildet. Das HCV wird überwiegend durch intravenösen Drogenabusus, seltener durch Sexualkontakte, Dialyse und kaum noch durch Blut und Blutprodukte übertragen. Eine vertikale Übertragung kommt bei 1–5 % der Kinder HCV-RNA-positiver Mütter vor. Das Infektionsrisiko bei einer Nadelstichverletzung ist deutlich geringer als bei der Hepatitis B.

Häufigkeit: Weltweit gibt es etwa 150 Mio. HCV-Infizierte, in Europa sind es ca. 4 Mio. In Deutschland macht die Hepatitis C etwa 10–15 % der gemeldeten Hepatitisfälle aus, etwa 0,4–0,5 % der Einwohner sind Anti-HCV-positiv.

Klinik: Asymptomatische und subklinische Formen sind häufig. Eine apparente Hepatitis kann klinisch einer Hepatitis A oder B ähneln. Eine Infektion mit HCV während der Schwangerschaft verursacht keine Fehlbildungen.

Diagnostik: In der Routinediagnostik wird Anti-HCV mit ELISA-Tests nachgewiesen (hohe Sensitivität und Spezifität). Sie erlauben aber keine Differenzierung zwischen akuter und chronischer Hepatitis C sowie einer ausgeheilten Infektion. Daher ist bei Nachweis von Anti-HCV eine PCR angezeigt, um die Virämie zu bestätigen oder auszuschließen. Darüber hinaus sollte der Genotyp bestimmt werden. Bei einer vertikalen HCV-Infektion kann HCV-RNA ab 1–2 Monate nach der Geburt nachgewiesen werden. Die Untersuchung von Nabelschnurblut ist nicht sinnvoll.

Therapie: Es gibt keine spezifische Therapie. Die chronische Hepatitis C (und evtl. auch die akute Hepatitis C) kann mit α-Interferon (3 Mio. IE/m² KOF, 3 ×/Woche s.c.) oder Peginterferon (1,5–2 µg/kgKG/Woche s.c.) plus Ribavirin (15 mg/kgKG/d p.o. über 24–48 Wochen je nach Genotyp und Ansprechverhalten behandelt werden. Das Ziel der antiviralen Therapie ist eine anhaltende virologische Remission.

Komplikationen und Prognose: Chronische Formen sind sehr häufig. Die Chronifizierungsrate beträgt bei Erwachsenen 60–80 %, im Kindesalter ist sie wahrscheinlich niedriger. Komplikationen der chronischen HCV-Infektion sind **Leberzirrhose** und das **hepatozelluläre Karzinom**. Risikofaktoren für eine erhöhte Progredienz sind Koinfektion mit anderen Hepatitisviren oder HIV, Alkoholkonsum, hepatotoxische Medikamente und Non-Hodgkin-Lymphome.

Prophylaxe: Eine Immunprophylaxe gibt es nicht. Es bleibt daher nur die Expositionsprophylaxe. Bei Anti-HCV-positiven Schwangeren sollte HCV-RNA quantitativ untersucht werden. Die akute Hepatitis C (nicht dagegen die chronische Form) ist **meldepflichtig** (s. S. 577). Mütter mit chronischer Hepatitis C dürfen ihr Kind stillen; es bleibt jedoch ein Restrisiko.

19.3.7 Herpes-simplex-Virus-Infektionen

▶ **Definition.** Die Herpes-simplex-Viren (HSV) verursachen Krankheiten der Haut und Schleimhäute sowie selten auch der inneren Organe.

Ätiologie und Pathogenese: Die Herpes-simplex-Viren gehören zur Gruppe der **humanpathogenen Herpesviren** (Tab. **19.7**). Es gibt 2 Typen: Das **HSV-1** verursacht meist Krankheiten von Haut und Schleimhäuten oberhalb des Nabels, während Infektionen durch **HSV-2** vorwiegend unterhalb der Gürtellinie lokalisiert sind (Genitalbereich). Das HSV-2 ist außerdem meist für Erkrankungen des Fetus und Neugeborenen verantwortlich. Die Übertragung von HSV erfolgt von Mensch zu Mensch durch engen Kontakt (z. B. bei HSV-2 v. a. Geschlechtsverkehr, Geburt). Die meisten HSV-Infektionen bleiben klinisch stumm. Eine HSV-1-Infektion verläuft bei immunkompetenten Personen in 90 % asymptomatisch. Bei 9 % der Infizierten verläuft sie subklinisch und führt bei 1 % zu den bekannten Krankheitsbildern. Alle Infizierten stellen aber ein Erregerreservoir dar. Bei Neugeborenen und immundefizienten Patienten führt eine HSV-Infektion fast immer zur klinischen Manifestation.

19.7 Humanpathogene Herpesviren

Herpesvirus	Krankheiten	Ort der Persistenz
Herpes-simplex-Virus Typ 1 (HSV-1)	Gingivostomatitis, Panaritium, Keratokonjunktivitis, Eczema herpeticatum, Enzephalitis; Herpes neonatorum und Herpes genitalis (seltener als bei HSV-2-Infektion)	sensorische Ganglienzellen
Herpes-simplex-Virus Typ 2 (HSV-2)	Herpes genitalis, Herpes neonatorum	sensorische Ganglienzellen
Varicella-zoster-Virus (VZV)	Varizellen, Herpes zoster	sensorische Ganglienzellen
Zytomegalievirus (CMV)	Zytomegalie	Monozyten, B-Lymphozyten
Epstein-Barr-Virus (EBV)	infektiöse Mononukleose, lymphoproliferative Krankheiten, verschiedene Malignome (z. B. Burkitt-Lymphom, Nasopharynxscarcinom)	B-Lymphozyten
Humanes Herpesvirus 6 (HHV-6)	Exanthema subitum	Speicheldrüsen, mononukleäre Blutzellen
Humanes Herpesvirus 7 (HHV-7)	Exanthema subitum (selten)	mononukleäre Blutzellen, lymphatisches Gewebe
Humanes Herpesvirus 8 (HHV-8)	Exanthem, Kaposi-Sarkom, bestimmte B-Zell-Lymphome	verschiedene Organe

Nach der **Primärinfektion** persistiert das Virus in Zellen der regionären sensorischen Ganglien als **latente Infektion**, die durch fieberhafte Infektionen (Pneumonie), UV-Bestrahlung, Menstruation, Immunsuppression und viele andere Faktoren reaktiviert werden kann. Nach neuraler zentrifugaler Wanderung des Virus kommt es zu einem inapparenten **(Rekurrenz)** oder apparenten Rezidiv **(Rekrudeszenz)** der Infektion.

Häufigkeit: HSV-Infektionen sind weltweit verbreitet. Die Durchseuchung mit HSV-1 beträgt bei Erwachsenen, abhängig vom sozioökonomischen Umfeld, 30–90 %. Die Durchseuchungsrate mit HSV-2 ist von der sexuellen Aktivität abhängig (hoch bei häufigem Partnerwechsel). Die Häufigkeit des Herpes neonatorum wird auf 1 : 3000–1 : 20 000 Lebendgeburten geschätzt.

Klinik: Die **Inkubationszeit** schwankt zwischen 1 und 26 Tagen. Die **Gingivostomatitis** (Stomatitis aphthosa) ist das häufigste Krankheitsbild einer HSV-Infektion bei Kleinkindern. Charakteristisch sind zahlreiche Bläschen und schmerzhafte Aphthen an den Lippen und im Mund. Hohes Fieber, Schluckbeschwerden, Nahrungsverweigerung und regionale Lymphknotenschwellungen können die Stomatitis zu einer schweren Krankheit werden lassen. Die Rezidive treten später meist in Form des **Herpes labialis** auf. Dabei entsteht perioral eine lokalisierte Rötung mit Juckreiz, Brennen und Spannungsgefühl, danach entwickeln sich Papeln, Bläschen und Krusten; die Läsionen heilen ab, ohne Narben zu hinterlassen.

Das **Herpes-Panaritium** (Abb. **19.5a**) entsteht meist durch sekundäre Autoinokulation („Abklatschinfektion"), z.B. durch Daumenlutschen bei florider Gingivostomatitis herpetica. Bei Kindern mit einer Neurodermitis kann eine primäre HSV-Infektion zum **Eczema herpeticatum** (Abb. **19.5b**) mit starker Beeinträchtigung des Allgemeinbefindens führen. Die meist einseitige **HSV-Keratokonjunktivitis** tritt bei

Nach **Primärinfektion** persistiert das Virus in sensorischen Ganglien (**latente Infektion**). Durch fieberhafte Infektionen, UV-Bestrahlung, Immunsuppression und andere Faktoren kann es zur **Reaktivierung** kommen.

Häufigkeit: 30–90 % der Erwachsenen sind mit HSV-1 durchseucht. Bei HSV-2 hängt der Durchseuchungsgrad von der sexuellen Aktivität ab.

Klinik: Die **Inkubationszeit** beträgt 1–26 Tage. Bei Kleinkindern kommt die **Gingivostomatitis** (Stomatitis aphthosa) mit Bläschen und Aphthen im Mund und an den Lippen am häufigsten vor. Rezidive zeigen sich meist in Form des **Herpes labialis** mit Rötung, Brennen, Spannungsgefühl, Bläschen und Krusten perioral. Die Läsionen heilen ohne Narbenbildung ab.

Durch Autoinokulation (z. B. Daumenlutschen) kann das **Herpes-Panaritium** (Abb. **19.5a**) entstehen. Bei Kindern mit Neurodermitis kann sich ein **Eczema herpeticatum** mit Fieber und Allgemeinsymptomen entwickeln (Abb. **19.5b**). Die **Keratokonjunktivitis** durch HSV ist bei Kindern eher selten.

19.5 Herpes-Panaritium (a) und Eczema herpeticatum (b)

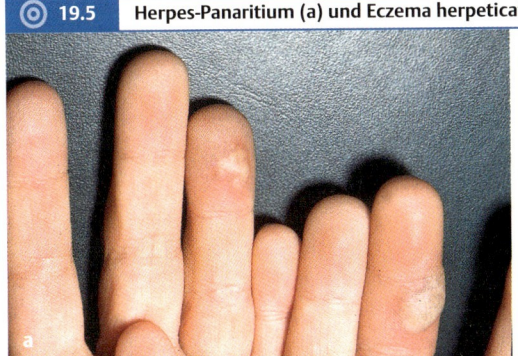
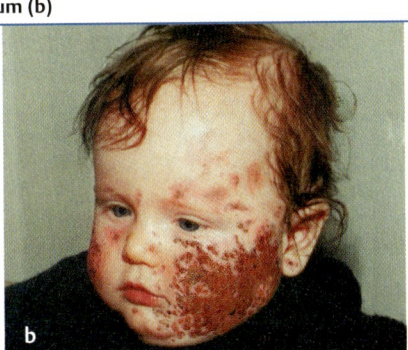

a Herpes-Panaritium („Abklatschinfektion").
b Im Ekzembereich finden sich linsengroße, einzeln oder in Gruppen angeordnete Bläschen und Pusteln, die platzen, ulzerieren und verkrusten.

19 Infektionskrankheiten

Kindern jenseits des Neugeborenenalters selten auf. Neben der Hornhaut können Uvea und Retina beteiligt sein. Alle diese Krankheiten können rezidivieren.

Die apparenten **genitalen HSV-Infektionen** äußern sich mit Bläschen und später mit Ulzerationen im Bereich von Vulva und Zervix bzw. Glans und innerer Vorhaut. Die primäre Infektion kann mit Lymphknotenschwellungen, Fieber und anderen stärkeren Allgemeinerscheinungen einhergehen. Die Rezidive sind oft auffallend mild und können leicht übersehen werden. Genitale HSV-Infektionen finden sich meist bei Jugendlichen; bei jüngeren Kindern muss an sexuellen Missbrauch gedacht werden.

Bei Patienten mit einer (zellulären) **Immundefizienz** kann sowohl eine primäre Infektion als auch eine Reaktivierung zu schweren disseminierten Krankheitsbildern führen. Dabei können u. a. ZNS (Enzephalitis), Auge, Lunge (Pneumonie), Leber und Gastrointestinaltrakt (Ösophagitis) betroffen sein.

Konnatale HSV-Infektion: Die seltene diaplazentare Infektion des Fetus verursacht ein Krankheitsbild mit Hypotrophie, bullösem Exanthem, Mikrozephalus und Augenbeteiligung (Mikrophthalmus, Chorioretinitis, Katarakt).

Herpes neonatorum: Das HSV wird während der Passage durch den Geburtskanal übertragen, selten transplazentar. Bei einer primären HSV-Infektion der Mutter werden ca. 30–50% der vaginal entbundenen Neugeborenen infiziert, bei Herpesrezidiven sind es <5%. Das infizierte Kind erkrankt meist nach etwa 1 Woche, manchmal auch erst später (bis 6. Lebenswoche). Nach dem Organbefall unterscheidet man 3 Formen, die annähernd gleich häufig vorkommen:
- Erkrankung von Haut, Schleimhäuten und Auge
- Erkrankung des ZNS (Meningitis, Enzephalitis)
- disseminierte systemische Infektion (sepsisartiges Krankheitsbild mit Beteiligung von Haut, Schleimhäuten, ZNS, Lunge, Leber).

Nur zwei von drei erkrankten Neugeborenen zeigen bullöse Effloreszenzen. Eine Beteiligung des ZNS äußert sich durch Krämpfe, Bewusstseinsstörung und andere neurologische Symptome.

▶ **Merke.** Zu Beginn der Krankheit können die Symptome sehr unspezifisch sein (Hyperexzitabilität, Lethargie, Ateminsuffizienz, Zyanose etc.). Die Unterscheidung von einer bakteriellen Sepsis ist dann schwierig.

Komplikationen: Gefürchtet ist v. a. die **Enzephalitis**. Sie kann bei primärer HSV-Infektion, seltener nach einer Reaktivierung auftreten. Die Ursache ist fast immer HSV-1 (Ausnahme: Herpes neonatorum, s. o.). Es handelt sich um eine fokale, hämorrhagisch-nekrotisierende Entzündung der Temporal- und Frontallappen. Die Kinder sind schwer krank (progressive neurologische Symptomatik bis hin zum Koma). Die primäre HSV-2-Infektion kann, v. a. bei Erwachsenen, durch eine aseptische Meningitis kompliziert werden.

Diagnostik: Bei einem typischen Exanthem im Mund- oder Genitalbereich ist die klinische Diagnose möglich. Das HSV lässt sich aus Bläschen, Schleimhautabstrichen, Liquor (Neugeborene) und bioptischem Material isolieren (Virusanzucht). Am besten ist das Virus mittels PCR nachweisbar. Antigentests mittels EIA oder direkter Immunfluoreszenz haben eine deutlich schlechtere Sensitivität. Der Antikörpernachweis ist wenig hilfreich. Für eine Enzephalitis sprechen fokale Veränderungen im Kernspintomogramm (MRT) und im Elektroenzephalogramm (EEG). Eine Hirnbiopsie ist nicht angezeigt. Liquor wird am besten mit der PCR untersucht.

Differenzialdiagnose: In Betracht kommen andere Krankheiten mit bläschenförmigem Exanthem (s. Tab. 19.5, S. 574) wie Zoster, Herpangina, Impetigo contagiosa und andere bakterielle Infektionen (je nach Lokalisation der HSV-Infektion). Bei V. a. eine konnatale oder neonatale Herpes-simplex-Virus-Infektion sind immer auch Toxoplasmose, Zytomegalie, Röteln etc. auszuschließen. Bei zentralnervösen Komplikationen ist zwischen Enzephalitis und Meningitis zu unterscheiden (unterschiedliche Prognose).

Therapie: Die HSV-Infektion ist antiviral behandelbar. Voraussetzung ist, dass die Behandlung innerhalb von 24 Stunden nach den ersten Symptomen beginnt! Indikationen für eine systemische Therapie mit **Aciclovir** i. v. (!) sind Enzephalitis (3 × 10–15 mg/kgKG/d über [14-]21 Tage), Herpes neonatorum (3 × 20 mg/kgKG/d über 21 Tage), Eczema herpeticatum, sonstige schwere Formen einer HSV-Infektion und HSV-Infektionen bei immundefizienten Patienten (3 × 5–10 mg/kgKG/d über 7–14 Tage).

▶ **Merke.** Die Möglichkeit der kausalen Therapie erfordert eine frühe Diagnose. Schwere (Enzephalitis) und lebensbedrohliche Formen sind bereits bei Verdacht zu behandeln! Der Beginn der virostatischen Therapie darf auf gar keinen Fall durch Kernspintomografie, EEG oder andere Untersuchungen verzögert werden! Stellt sich später heraus, dass die virostatische Therapie nicht indiziert ist, wird sie abgebrochen.

▶ **Merke.** Ärzte sind mitschuldig an der schlechten Prognose der Herpes-Enzephalitis!

Eine lokale virostatische Behandlung mit Aciclovir ist nur bei einer Augenbeteiligung zu empfehlen, evtl. auch im Frühstadium (Brennen, Spannungsgefühl) einer Haut-/Schleimhauterkrankung (Herpes genitalis, Herpes labialis). Die Stomatitis wird im Allgemeinen nur symptomatisch behandelt. Das Eczema herpeticatum erfordert wegen der häufigen bakteriellen Sekundärinfektion eine zusätzliche systemische antibiotische Behandlung.

Prognose: Enzephalitis, Herpes neonatorum und alle disseminierten Formen haben bei einer nicht rechtzeitigen Behandlung mit Aciclovir eine schlechte Prognose: Letalität und Defektheilungsrate sind hoch. Bei Augenbeteiligung (Keratitis) droht Erblindung. Alle anderen Formen einschließlich Meningitis haben eine gute Prognose, können sich aber vereinzelt zu einer schweren Krankheit (Stomatitis) ausweiten oder durch häufige Rezidive die Lebensqualität beeinträchtigen (Herpes genitalis).

Prophylaxe: Frauen mit floridem Herpes genitalis am Geburtstermin sollten möglichst durch Sektio entbunden und/oder mit Aciclovir (3 × 400 mg p.o.) behandelt werden. Neugeborene, die infiziert sein könnten, sind mindestens 2 Wochen stationär zu beobachten und virologisch mehrfach zu kontrollieren. Mütter mit einer rezidivierenden HSV-1-Infektion (Herpes labialis, Stomatitis) sollten am besten isoliert werden. Sie können ihr Kind pflegen und stillen; dabei darf das Kind aber nicht in Kontakt zu den Hautefloreszenzen kommen (nicht küssen, Läsionen abdecken, Mundschutz tragen, Hände desinfizieren). Eine primäre HSV-Infektion des Personals oder der Besucher (Familie) verbietet jeglichen Kontakt mit dem Kind, bei rezidivierenden Infektionen ist ein Kontakt erlaubt, wenn die Übertragung von HSV durch entsprechende Maßnahmen (s.o.) verhindert werden kann. Neugeborene mit neonatalem Herpes oder positiver HSV-Kultur ohne klinische Symptome müssen im Krankenhaus isoliert werden. Kinder mit unkompliziertem Herpes labialis oder leichter Gingivostomatitis können Kindereinrichtungen besuchen. Kinder mit akutem Ekzem sollten vor HSV-Kontakt geschützt werden.

19.3.8 HIV-Infektion

▶ **Synonym.** Human Immunodeficiency Virus (HIV) Infection, Acquired Immunodeficiency Syndrome (AIDS), erworbenes Immundefektsyndrom.

▶ **Definition.** Die HIV-Infektion ist eine chronische Infektionskrankheit, die durch einen zunehmenden Immundefekt mit Abnahme der CD4-positiven T-Zellen und klinisch durch zunächst leichte, später schwere Symptome bzw. Infektionen gekennzeichnet ist.

Ätiologie und Pathogenese: Man unterscheidet die beiden HIV-Typen 1 und 2. In Europa herrscht Typ 1 vor. Das HIV gehört zu den Retroviren. Zielzellen der Infektion sind CD4-positive T-Zellen, die bei Virusvermehrung zerstört werden. Das retrovirale Genom wird in die humane DNA integriert (latente Infektion). Die HIV-Replikationsrate sinkt nach einer initial hohen replikativen Phase ab und steigt dann,

Kinder werden in Deutschland vorwiegend vertikal (perinatal) infiziert. HIV kann auch über Muttermilch übertragen werden.

wenn die körpereigene Immunabwehr gegen HIV zurückgeht, wieder an. Die **Verminderung der CD4-positiven T-Zellen** verursacht eine schwere Immundefizienz mit charakteristischen Infektionen und Symptomen; bei fortgeschrittener Erkrankung manifestieren sich opportunistische Infektionen. Kinder werden vertikal von HIV-positiven Müttern infiziert. Die vertikale Übertragung erfolgt perinatal und über die Muttermilch.

Häufigkeit: Die meisten neu infizierten Kinder leben in Afrika. In Deutschland werden gegenwärtig jährlich < 10 vertikale Neuinfektionen gemeldet (unbekannte HIV-Infektion der Schwangeren, daher fehlende Prophylaxe).

Häufigkeit: Etwa 70 % aller neu mit HIV infizierten Kinder leben in Afrika südlich der Sahara. In Deutschland gibt es gegenwärtig jährlich < 10 vertikale Neuinfektionen, weil der HIV-Test in der Schwangerschaft immer noch nicht regelhaft durchgeführt wird. Bei Nachweis einer HIV-Infektion und optimaler Prophylaxe (s. u.) beträgt die Rate der vertikalen Infektion hierzulande nur noch 1–2 %. Aktuelle Daten zur sind unter www.rki.de zu finden.

Klinik: Die Krankheit beginnt bei vertikaler Infektion meist nach etwa 6–7 Jahren, nicht selten aber bereits im 1. Lebensjahr. Gefürchtet sind dann Pneumocystis-jiroveci-Pneumonie und Enzephalopathie. Unspezifische Symptome unklarer Ätiologie sollten auch im Säuglingsalter Anlass für eine HIV-Untersuchung sein.

Klinik: Vertikal infizierte Kinder erkranken unbehandelt meist nach etwa 6–7 Jahren. Bis zu 25 % der infizierten Kinder erkranken aber bereits im Säuglingsalter. Am meisten gefürchtet sind dann Pneumocystis-jiroveci-Pneumonie und Enzephalopathie. Auch unspezifische Symptome wie Thrombozytopenie, Enteropathie (Gewichtsverlust, Diarrhö), Lymphadenopathie, Hepatosplenomegalie, Dermatitis, Parotisschwellungen und rezidivierende Atemwegsinfektionen sollten bei unklarer Ätiologie Anlass für eine HIV-Untersuchung sein. Bei fortschreitender Infektion kommen weitere Symptome und Folgekrankheiten hinzu, wie z. B. persistierendes Fieber, schwere, rezidivierende bakterielle Infektionen, Herpesvirus-Infektionen, Mykosen Toxoplasmose (Enzephalitis), lymphoide interstitielle Pneumonie und maligne Tumoren.

Diagnostik: Eine Unterscheidung zwischen maternalen und kindlichen Antikörpern ist kaum möglich. Bei vertikaler Infektion persistieren die diaplazentar übertragenen Antikörper bis zu 24 Monate. Im Säuglingsalter muss daher das HIV nachgewiesen werden, am besten mittels PCR (HIV-RNA oder HIV-DNA). Zentrum konsultieren.

Diagnostik: Die diagnostischen Methoden müssen dem Alter des Kindes und dem Übertragungsmodus angepasst werden (Nachfrage in einem Zentrum). Da maternale Antikörper diaplazentar übertragen werden, weisen alle Kinder infizierter Mütter zunächst HIV-Antikörper auf. Eine Unterscheidung zwischen maternalen und kindlichen Antikörpern ist in den ersten 24 Lebensmonaten kaum möglich. In den ersten 4–6 Lebenswochen kann die Diagnose mit einer Sicherheit von > 90 % durch Nachweis der HIV-spezifischer DNA aus Lymphozyten oder HIV-RNA aus Plasma mittels PCR gestellt werden. Untersuchung von Nabelschnurblut ist nicht sinnvoll.

Therapie: Die Behandlung HIV-infizierter Kinder mit Virostatika-Kombinationen, Immunglobulinen etc. sollte immer unter Anleitung spezialisierter Zentren erfolgen.

Therapie: Sie ist aufgrund des medizinischen Fortschritts ständig im Wandel begriffen. Deshalb sollten die antivirale und die begleitende Therapie in spezialisierten Zentren oder unter Anleitung derselben erfolgen. Sekundärinfektionen sollten möglichst gezielt behandelt werden.

Prognose: Infaust.

Prognose: Bisher infaust. Bei Erwachsenen wird allerdings wiederholt über jahrzentelange Persistenz der HIV-Infektion ohne Ausbruch der Immunschwächekrankheit AIDS berichtet.

Prophylaxe: Das Risiko einer vertikalen Infektion lässt sich durch virostatische Therapie von Mutter **und** Kind, Entbindung durch Sektio vor Wehenbeginn und Stillverzicht auf 1–2 % reduzieren.

Prophylaxe: Eine **Reduktion der vertikalen Transmission** auf 1–2 % ist durch folgende Maßnahmen möglich:
- virostatische Behandlung der Schwangeren **und** des Neugeborenen
- elektive Schnittentbindung vor Wehenbeginn
- Stillverzicht.

Zur **Prophylaxe von Infektionen** empfehlen sich Expositionsprophylaxe, Chemoprophylaxe und Impfungen.

Der normale Umgang mit HIV-infizierten Kindern ist unbedenklich. Bei Kontakt mit kontaminiertem Material sollten Handschuhe getragen werden. Bei Stich-, Schnitt- oder Bissverletzungen werden sofortige Reinigung (Blutung anregen), Desinfektion und bei bekanntem HIV-Status eine virostatische Behandlung (sofortiger Beginn) empfohlen.
Es besteht **Meldepflicht**.

Der normale Umgang mit HIV-positiven Kindern ist unbedenklich. Bei Kontakt mit kontaminiertem Material (z. B. Versorgung blutender Wunden) sollten Handschuhe getragen werden. Bei Stich-, Schnitt- oder Bissverletzungen oder Kontamination von Schleimhaut oder entzündlich veränderter Haut werden sofortige gründliche Reinigung (Blutung anregen) und Desinfektion (Mittel auf alkoholischer Basis) empfohlen. Bei bekanntem HIV-Status des Index-Patienten sollte außerdem innerhalb von 24 Stunden eine virostatische Therapie eingeleitet werden.

Der **Nachweis** von HIV ist nichtnamentlich auf einem verschlüsselten Meldebogen zu **melden**.

19.3.9 Infektiöse Mononukleose

▶ **Synonym.** Mononucleosis infectiosa, Pfeiffer-Drüsenfieber.

▶ **Definition.** Die infektiöse Mononukleose ist die Erstmanifestation einer Infektion mit dem Epstein-Barr-Virus (EBV) bei immunkompetenten älteren Kindern und Erwachsenen.

Ätiologie und Pathogenese: Das EBV gehört zu den humanpathogenen Herpesviren (s. Tab. **19.7**, S. 581). Es infiziert primär lymphoepitheliales Gewebe im Rachenraum und sekundär B-Lymphozyten im Blut, die zu Lymphoblasten transformiert werden, sich nahezu unbegrenzt teilen können (Immortalisation) und heterophile Antikörper bilden. Bei immunkompetenten Personen werden die Lymphoblasten weitgehend eliminiert. Bei den atypischen Lymphozyten im Blutausstrich (**„Pfeiffer-Zellen"**) handelt es sich zum größten Teil um diese zytotoxischen T-Zellen. Nach der Infektion persistiert das EBV lebenslang in ruhenden B-Lymphozyten und kann reaktiviert werden. Der Mensch ist das einzige Erregerreservoir. Die Übertragung von EBV erfolgt meist durch Speichel („Kissing Disease"), selten durch Blutprodukte oder Organtransplantation. EBV kann noch Jahre nach der Krankheit mit dem Speichel ausgeschieden werden.

Häufigkeit: Am häufigsten erkranken Adoleszente. Nach dem 30. Lebensjahr sind fast alle Menschen mit EBV durchseucht. Infizierte Kleinkinder erkranken fast nie.

Klinik: Die **Inkubationszeit** schwankt zwischen 10 und 50 Tagen. Die Erstinfektion mit EBV verursacht bei immunkompetenten älteren Kindern, Jugendlichen und Erwachsenen das Krankheitsbild der infektiösen Mononukleose mit Fieber bis zu 3 Wochen, Lymphknotenschwellungen über mehrere Wochen, schwerer Angina (Abb. **19.6**), die aber auch fehlen kann, Hepatitits, Splenomegalie und Exanthem. Bei Kindern kann eine Infektion auch asymptomatisch bleiben oder abortiv verlaufen (leichte grippale Symptome, Transaminasenerhöhung).

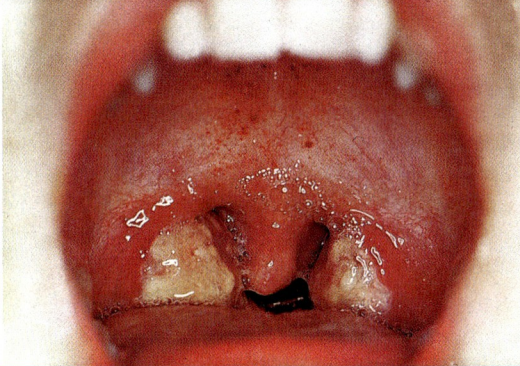

19.6 Tonsillopharyngitis bei infektiöser Mononukleose

Intensive Schwellung und Rötung der Tonsillen mit grauweißen bis gelbgräulichen dicken, nicht auf die Umgebung übergreifenden Belägen. Im Bereich des weichen Gaumens und der Uvula Rötung der Schleimhaut, oft mit Petechien.

Bei **angeborenen oder erworbenen Immundefekten** können schwere lymphoproliferative Krankheitsbilder bis hin zu malignen B-Zell-Lymphomen entstehen. Bestimmte Lymphome, wie das Burkitt-Lymphom, der Morbus Hodgkin, das Nasopharyngealkarzinom und einige T-Zell-Lymphome, sind mit EBV assoziiert, ein kausaler Zusammenhang ist jedoch noch nicht bewiesen. Die Haarleukoplakie kommt im Kindesalter kaum vor.

Komplikationen: Sie betreffen das Zentralnervensystem (Meningoenzephalitis, Guillain-Barré-Syndrom), das Immunsystem (Hepatitis, Milzruptur, Lymphome, Hypo- und Hypergammaglobulinämie, Bildung von Autoantikörpern), das hämatopoetische System (Anämie, Thrombozytopenie, Granulozytopenie), das Herz (Myo- und Perikarditis), die Haut (Ampicillin-Exantheme, Urtikaria, Vaskulitis) und die Nieren (Nephritis).

Diagnostik: Bei typischer Symptomatik lässt sich die Diagnose klinisch und mittels **Blutbild** stellen: Leukozytose (Lymphozytose) mit bis zu 90% mononukleären Zel-

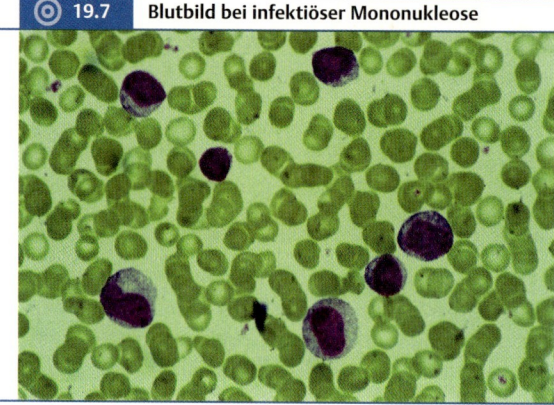

19.7 Blutbild bei infektiöser Mononukleose

Atypische Lymphozyten („Pfeiffer-Zellen") mit ovalem oder bohnenförmigem Kern und basophilem, fein vakuolisiertem Plasma, z. T. an Monozyten erinnernd.

19.7 Die Transaminasen sind meist erhöht. Bestätigung der Diagnose mittels Antikörper-Nachweis (Tab. **19.8**). Virusnachweis (PCR) am besten aus Blut.

len, sog. „**Pfeiffer-Zellen**" oder atypische Lymphozyten (Abb. **19.7**). Die **Transaminasen** sind fast immer erhöht (Hepatitis). Die Verdachtsdiagnose kann am besten serologisch durch Nachweis von **Viruskapsidantigen(VCA)-spezifischen IgM- und IgG-Antikörpern** bestätigt werden bei Abwesenheit von IgG gegen EBV-nukleäres Antigen (EBNA-1) (Tab. **19.8**). Der Nachweis heterophiler Antikörper mit der Paul-Bunnell-Reaktion oder mittels Schnelltest (Monospot) ist weitgehend überholt. Für den Virusnachweis mit der PCR sollte bevorzugt Blut eingesandt werden. Speichel ist ungeeignet, da ein Virusnachweis nicht zwischen frischen und älteren Infektionen unterscheiden lässt.

19.8 **19.8 Serologische Befunde verschiedener Stadien einer EBV-Infektion**

Diagnose	Anti-VCA-IgG	Anti-VCA-IgM	Anti-EBNA
akute Infektion	+	+	–
länger zurückliegende Infektion	+	–	+

VCA = Viruskapsidantigen, EBNA = Epstein-Barr-Virus-nukleäres Antigen

Differenzialdiagnose: Sie ist wegen der vielfältigen Symptomatik umfangreich. Differenzialdiagnosen beim Exanthem zeigt Tab. **19.5** (s. S. 574).

Differenzialdiagnose: Die **Angina** ist gegen eine Tonsillopharyngitis infolge einer A-Streptokokken- oder Virusinfektion sowie gegen eine Diphtherie und eine Angina Plaut Vincenti abzugrenzen. **Lymphknotenschwellungen** können auch durch bakterielle oder andere virale Infektionen verursacht werden oder ein Symptom von Toxoplasmose, Leukämie, Morbus Hodgkin und Non Hodgkin-Lymphomen sein. Andere Krankheiten mit **Exanthem** sind in Tab. **19.5** (s. S. 574) aufgeführt. Die Differenzialdiagnose der **Hepatitis** umfasst die Virushepatitiden A–E (s. S. 577) und die unspezifisch reaktive Hepatitis. Ähnliche **Blutbildveränderungen** wie bei Mononukleose kommen u. a. bei der Zytomegalie und der HIV-Primärinfektion vor.

Therapie: Es gibt keine antivirale Therapie. Antibiotika sind nicht indiziert, Ampicillin und Amoxicillin sind kontraindiziert (schwere Exantheme möglich!). Die Behandlung ist symptomatisch (Bettruhe, Antipyretika), evtl. Kortikosteroide (z. B. bei massiver Tonsillenhypertrophie, Thrombozytopenie). Neuerdings wird bei Kindern mit Immundefekt Rituximab versucht.

Therapie: Eine kausale Therapie gibt es nicht; Aciclovir ist nicht wirksam. Die Krankheit wird symptomatisch behandelt (Antipyretika, Bettruhe). Bei Komplikationen (massive Tonsillenhypertrophie, Thrombozytopenie) können Kortikosteroide versucht werden. Im akuten Stadium sollte keine Tonsillektomie mehr durchgeführt werden. Eine antibiotische Therapie ist nicht indiziert, auch nicht bei einer Tonsillopharyngitis mit starken Belägen. Ampicillin und Amoxicillin sind kontraindiziert, weil sie teilweise schwere Exantheme hervorrufen. Bei Kindern mit Immundefekt und schweren Krankheitsbildern werden neuerdings Rituximab und Etoposid versucht.

Prognose: Bei immunkompetenten Patienten günstig.

Prognose: Die Prognose ist bei immunkompetenten Patienten günstig; bei ihnen verläuft die infektiöse Mononukleose selbstlimitierend. Bei Immundefekten führt die Primärinfektion nicht selten zu schweren, häufig letalen lymphoproliferativen Krankheitsbildern bis hin zu malignen B-Zell-Lymphomen.

Prophylaxe: Übertragung der Erreger vermeiden („Kissing Disease").

Prophylaxe: Die Übertragung des Erregers („Kissing Disease") durch Speichel ist zu vermeiden. Eine Isolierung im Krankenhaus ist nicht erforderlich. Einen Impfstoff gibt es noch nicht. Bei tranplantierten Patienten evtl. frühzeitig Rituximab versuchen.

19.3.10 Influenza

▶ **Synonym.** Grippe.

Ätiologie und Pathogenese: Von den Influenzaviren sind 2 Typen humanpathogen, Typ A und B. Typ A kann anhand der Oberflächenantigene **Hämagglutinin (H)** und **Neuraminidase (N)** unterteilt werden. Das Genom ist fragmentiert, so dass durch Austausch der einzelnen Segmente (Reassortment) neue Subtypen entstehen können. Solche starken Antigenveränderungen werden **Antigen-Shift** genannt und treten nur bei Typ-A-Viren auf. Kleinere Veränderungen der Oberflächenantigene sind Antigenvariationen eines Subtyps. Sie entstehen durch Punktmutationen und werden als **Antigen-Drift** bezeichnet. Sie kommen auch beim Typ B vor. Als Reservoir für Influenzaviren werden viele Vogelarten, das Schwein und das Pferd angesehen. Die Übertragung erfolgt über Tröpfchen und indirekten Kontakt (kontaminierte Gegenstände). Eine Epidemie beginnt meist in Kindergruppen. Kontagiosität besteht 24 Stunden vor bis etwa 3–4 Tage nach Auftreten der ersten klinischen Symptome. Die **aviäre Influenza (Vogelgrippe)** ist eine Tierseuche, die nur selten bei Menschen mit engem Kontakt zu Wasservögeln oder infiziertem Hausgeflügel auftritt und dann schwere Krankheitsbilder hervorrufen kann. Die sog. **Schweinegrippe**, besser **neue Influenza H1N1** genannt, ist bisher eine leichte Form der Influenza.

Häufigkeit: Ungefähr in Abständen von 10–20 Jahren führt eine Antigen-Shift zur weltweiten Pandemie. Etwa alle 3–5 Jahre treten infolge der Antigen-Drift kleinere Epidemien auf. Die meisten Erkrankungen werden von Dezember/Januar bis März/April beobachtet (typische Grippesaison). Die aktuelle Epidemiologie in Deutschland ist unter www.influenza.rki.de/agi abrufbar.

Klinik: Die **Inkubationszeit** beträgt 2–3 Tage (4–8 Tage bei Vogelgrippe). Bei jungen Säuglingen ohne Leihimmunität kommen sepsisähnliche Krankheitsbilder vor. Ältere Säuglinge erkranken meist an obstruktiver Bronchitis und Bronchiolitis. Kleinkinder entwickeln oft auch gastrointestinale Symptome, Laryngotracheobronchitis, Krupp und Exantheme. Schulkinder und Jugendliche zeigen eine ähnliche Symptomatik wie Erwachsene: Fieber, Abgeschlagenheit, Kopf- und Gliederschmerzen, retrosternale Schmerzen, Pharyngitis, Husten und Nasenbluten. Die Rekonvaleszenz kann sich über Wochen hinziehen.

Komplikationen: Sie können sehr ernst sein. Bedroht sind v.a. Säuglinge, Kleinkinder, Schwangere, Menschen > 60 Jahre und Patienten mit chronischen Krankheiten und schweren Grundleiden. Bedeutsame Komplikationen betreffen vorwiegend die Atemwege (Pneumonie durch das Virus selbst oder durch bakterielle Sekundärinfektion), das Ohr (akute Otitis media), das Herz-Kreislauf-System (Myokarditis, Insuffizienz) und das ZNS (Enzephalitis, Myelitis). Bakterielle Sekundärinfektionen verschlechtern das Krankheitsbild erheblich und sind häufig die Todesursache. Evtl. ist das **Reye-Syndrom** (bei Gabe von Salizylaten) mit der Influenza assoziiert.

Diagnostik: Zu Zeiten mit hoher Influenzaaktivität (siehe hierzu www.rki.de) ist der positive Vorhersagewert des klinischen Bildes sehr hoch, sodass eine Labordiagnostik nur in Ausnahmefällen notwendig ist. Influenza-Antigen-Schnelltests haben eine Sensitivität von ca. 80% bei saisonaler Influenza (Nasen-Rachen-Sekret oder -Abstrich verwenden). Die Virusisolierung aus Rachenspülwasser oder Nasensekret ist möglich. Zur definitiven Diagnosesicherung ist heute die Diagnostik mittels PCR führend, v.a. bei Schweinegrippe. Bei V.a. Vogel- oder Schweinegrippe Subtypisierung per PCR anfordern. Die Serodiagnostik (ELISA, KBR etc.) ist wenig hilfreich.

Differenzialdiagnose: Alle viralen Atemwegsinfektionen, sog. „grippale" Infekte.

Therapie: Die virostatische Behandlung muss in den ersten 24(–48) Stunden nach Ausbruch der Krankheit begonnen werden. Da Amantadin heute häufig unwirksam ist, sind Neuraminidasehemmer zu bevorzugen. **Oseltamivir** ist für Kinder ab 1 Jahr (2 × 30–75 mg/d p.o.) zugelassen, **Zanamivir** für Kinder ab 5 Jahren (2 × 10 mg/d per inhalationem). Bei der Behandlung von Säuglingen (Oseltamivir, 2 × 2–3 mg/kgKG/d) sind Nutzen und Risiko ganz besonders gründlich abzuwägen. Die Neuraminidasehemmer wirken auch gegen Influenza B, Vogel- und Schweinegrippe.

▶ **Merke.** Bei Kindern wegen der Gefahr des Reye-Syndroms (s. S. 294) keine Salizylate zur Fiebersenkung verwenden!

Prognose: Die Influenza ist im Gegensatz zum „grippalen" Infekt eine schwere Krankheit. Die Letalität ist relativ hoch. Im Kindesalter sind besonders Säuglinge, Kleinkinder und Kinder mit Grundkrankheiten gefährdet. Die Prognose der Vogelgrippe ist schlecht, die der neuen Influenza H1N1 (Schweinegrippe) bisher aber besser als bei der „normalen" Influenza (u. a. deutlich niedrigere Letalität) – was sich jedoch bei einem Reassortment ändern kann.

Prophylaxe: Der sicherste Schutz ist die jährliche Impfung, die zumindest alle Personen mit Risikofaktoren erhalten sollten und alle, die das Virus auf gefährdete Personen übertragen können (z. B. medizinisches Personal). Der Impfschutz beginnt 2 Wochen post vaccinationem. Nicht oder zu spät geimpfte Personen können prophylaktisch Oseltamivir (1 × 30–1 × 75 mg/d p. o. für 10 Tage; zugelassen für Kinder ab 1 Jahr) oder Zanamivir (1 × 10 mg/d für 10 Tage; zugelassen ab 5 Jahre) erhalten; Säuglinge ab 3 Monate evtl. 1 × 2–3 mg Oseltamivir/kgKG/d.
Die Impfung gegen Schweinegrippe wirkt nicht gegen die saisonale Influenza (auch nicht bei H1N1) und umgekehrt. Die neuen Impfstoffe enthalten aber unterdessen Antigene von beiden Influenzaformen. Eine Expositionsprophylaxe ist schwierig. Bei V. a. Vogelgrippe sofort das Gesundheitsamt informieren und www.rki.de aufrufen.

19.3.11 Masern

▶ **Synonym.** Morbilli, Measles.

▶ **Definition.** Masern sind eine weltweit verbreitete, hoch kontagiöse, akute Viruskrankheit, die durch eine nahezu konstante Inkubationszeit, ein typisches Prodromalstadium und ein generalisiertes Exanthem gekennzeichnet ist.

Ätiologie und Pathogenese: Das Masernvirus ist ein RNA-Virus aus der Familie der Paramyxoviren. Es gibt nur einen Serotyp. Die Eintrittspforten sind die Schleimhaut der Atemwege und die Konjunktiven. Mit dem Auftreten des Exanthems erscheinen Antikörper und beenden die Virämie. Das Masernvirus ruft charakteristische Veränderungen hervor, wie z. B. vielkernige retikuläre Riesenzellen im lymphatischen System und umschriebene Nekroseherde der Schleimhäute (Koplik-Flecken). Die virusbedingten Veränderungen sind von den bakteriellen Sekundärinfektionen, die vornehmlich im Respirationstrakt vorkommen, zu unterscheiden. Der Mensch ist das einzige Erregerreservoir. Die Übertragung des Masernvirus erfolgt über Tröpfchen, sehr selten auch durch Luftzug. Der Infizierte ist 3–5 Tage vor bis 4 Tage nach Exanthemausbruch kontagiös. Der Kontagionsindex beträgt über 95 %.

Häufigkeit: Regional kommt es in Deutschland aufgrund mangelhafter Durchimpfungsraten immer noch zu Ausbrüchen. Bei hohen Durchimpfungsraten lassen sich Masern nahezu beseitigen (z. B. USA, ehemalige DDR).

Klinik: Die **Inkubationszeit** beträgt 8–12 Tage. Typisch ist der zweiphasige Verlauf (Abb. **19.8**). Das Prodromalstadium beginnt mit Fieber, Schnupfen, trockenem Husten, starker **Konjunktivitis** mit ausgeprägter Lichtscheu und reduziertem Allgemeinbefinden. Am 3. oder 4. Tag zeigen sich ein Enanthem im Mund und Rachen und die charakteristischen **Koplik-Flecken:** kalkspritzerartige, weißliche, fest haftende Stippchen mit gerötetem Hof, die meist auf der Wangenschleimhaut gegenüber den unteren Molaren lokalisiert sind. Das **Exanthem** beginnt hinter den Ohren, am Hals und im Gesicht und breitet sich innerhalb von 3 Tagen über Stamm und Extremitäten aus. Es ist makulopapulös, teilweise konfluierend („morbilliform") und manchmal hämorrhagisch (ohne prognostische Bedeutung). Nach 3–4 Tagen blasst das Exanthem von oben nach unten ab, wird bräunlich und verschwindet, oft unter zarter, kleieförmiger Schuppung.

Mitigierte Masern: Säuglinge sind im 1. Lebenshalbjahr, wenn diaplazentar Antikörper übertragen wurden, geschützt. Im 2. Lebenshalbjahr besteht eine Teilimmunität.

19.8 Symptome und Verlauf der Masern

Im Falle einer Erkrankung findet man eine längere Inkubationszeit, abgeschwächte Symptome und eine kürzere Krankheitsdauer. Diese abortive Form kann auch nach Gabe von Immunglobulinen auftreten.

Masern bei immundefizienten Patienten: Foudroyant-toxische Form, die von klassischen Masern völlig abweichen kann. Das Exanthem kann fehlen oder schnell verblassen („weiße Masern"). Riesenzellpneumonie, Enzephalitis (mit Hyperpyrexie, Krämpfen), Schock und Blutungen.

Atypische Masern: Sie traten früher nach Infektion mit dem Wildvirus nach Impfung mit dem Totimpfstoff (nicht mehr im Handel) auf. Das Exanthem beginnt distal an den Extremitäten; es kann zu schweren Pneumonien kommen.

Komplikationen: Durch das **Masernvirus selbst** bedingt sind Krupp, Bronchitis, Riesenzellpneumonie, Meningitis serosa, Enzephalitis. Von letzterer gibt es 3 Formen: akute Enzephalitis (innerhalb von 8 Tagen nach Beginn des Exanthems), Einschlusskörperchen-Enzephalitis (MIBE, 5 Wochen bis 6 Monate nach Beginn) und die subakute sklerosierende Panenzephalitis (SSPE, ca. 7 Jahre nach Masern). **Bakterielle Sekundärinfektionen** können in jedem Stadium der Masern auftreten. Besonders häufig sind Otitis media und Bronchopneumonie. **Immunologisch bedingte Komplikationen** beruhen auf der für Masern typischen anergischen Phase von etwa 6 Wochen. Der Tuberkulin-Test fällt negativ aus. In dieser Zeit ist die Abwehr gegen Infektionserreger reduziert. Eine Zweitinfektion (z. B. Keuchhusten) kann die Prognose verschlechtern, eine chronische Infektion (z. B. Tuberkulose) kann aktiviert werden.

Diagnostik: Während eines Ausbruchs lässt sich die Diagnose meist klinisch stellen. Bei Einzelerkrankung oder Erkrankung Geimpfter sollte die Diagnose immer durch Bestimmung der virusspezifischen IgM-Antikörper im ELISA ab dem 3. oder 4. Exanthem-Tag und/oder evtl. durch 4-fachen IgG-Titeranstieg gesichert werden. Die Virusanzucht aus Rachenspülwasser und Lymphozyten ist schwierig und nur selten notwendig.

Differenzialdiagnose: Andere exanthematische Krankheiten wie Röteln, Exanthema subitum, Scharlach und Arzneimittelexantheme müssen ausgeschlossen werden. Bei den makulopapulösen Exanthemen unterscheidet man gern zwischen morbilliformem, scarlatiniformem und rubeoliformem Exanthem. Keines dieser Exantheme ist pathognomonisch für eine Krankheit (s. Tab. 19.4 und Tab. 19.5, S. 574). Wichtigste Differenzialdiagnose **im Prodromalstadium** ist eine Atemwegsinfektion durch respiratorische Viren (s. S. 570). Konjunktivitis und Beginn des Exanthems hinter den Ohren sprechen für Masern. Bei Bauchschmerzen an Appendizitis denken.

Therapie: Es gibt keine antivirale Therapie. Die Behandlung ist symptomatisch (z. B. hustenstillende Medikamente, bei starker Konjunktivitis Zimmer abdunkeln). Bakterielle Sekundärinfektionen werden antibiotisch behandelt (Amoxicillin, Cephalosporine).

Prognose: Sie ist abhängig von den viralen und bakteriellen Komplikationen, die bei Erwachsenen häufiger auftreten als bei Kindern. Die Prognose der akuten Masern-

Symptome sind milder, die Krankheitsdauer ist kürzer.

Masern bei Immundefizienz: Das Exanthem kann fehlen („weiße Masern"). Sepsisähnliches Krankheitsbild.

Komplikationen: Häufig sind Krupp, akute Otitis media und Pneumonie. Seltene, aber sehr schwere Komplikationen sind Enzephalitis (akute Enzephalitis, MIBE, SSPE). Aufgrund der Anergie sind Zweitinfektionen (Keuchhusten) nicht selten und chronische Infektionen können aktiviert werden.

Diagnostik: Während eines Ausbruchs ist die klinische Diagnose möglich. Bei Einzelerkrankung oder Erkrankung Geimpfter sollte spezifisches IgM oder ein 4-facher IgG-Titeranstieg nachgewiesen werden. Virusnachweis nur gezielt anfordern.

Differenzialdiagnose: Andere exanthematische Krankheiten sind auszuschließen (s. Tab. 19.4, Tab. 19.5, S. 574), v. a. Röteln, Exanthema subitum, Scharlach, außerdem unkomplizierte virale Atemwegsinfektionen (s. S. 570) und Arzneimittelexantheme.

Therapie: Die Behandlung ist symptomatisch. Antibiotika werden bei bakteriellen Komplikationen eingesetzt.

Prognose: Sie wird durch die viralen und häufigen bakteriellen Komplikationen bestimmt.

19.3.12 Mumps

▶ **Synonym.** Parotitis epidemica, Ziegenpeter.

▶ **Definition.** Mumps ist eine akute, hoch kontagiöse, systemische Viruskrankheit, die vorzugsweise die Speicheldrüsen, mitunter aber auch Pankreas, ZNS, Keimdrüsen und andere Organe befällt.

Ätiologie und Pathogenese: Das Mumpsvirus gehört zu den Paramyxoviren. Das Virus gelangt durch den Nasen-Rachen-Raum in den Körper, vermehrt sich im Respirationstrakt und in den Speicheldrüsen und siedelt sich über eine Virämie in verschiedenen Organen an. Mumps kommt nur beim Menschen vor. Das Virus wird aerogen über Tröpfchen, durch direkten Kontakt (Küssen etc.) und durch speichelkontaminierte Gegenstände übertragen. Urin und Muttermilch, mit denen das Virus auch ausgeschieden wird, spielen bei der Übertragung keine wesentliche Rolle. Die Periode der Virusausscheidung reicht vom 5. Tag vor bis zum 9. Tag nach Ausbruch der Krankheit. Auch Personen mit inapparenter Infektion scheiden das Virus aus.

Häufigkeit: Heutzutage erkranken vorwiegend Schulkinder, nur etwa 10 % der Patienten sind älter als 15 Jahre. Jungen erkranken signifikant häufiger als Mädchen.

Klinik: Die **Inkubationszeit** beträgt 12–25, im Mittel 16–18 Tage. Etwa jeder dritte Infizierte bleibt symptomlos. Die Erkrankten leiden an einer Sialadenitis, häufig auch an einer Meningitis (klinisch relevant in 3–15 %, unbemerkt in bis zu 70 % der Erkrankten) und an einer Pankreatitis (15–40 %). Von den Speicheldrüsen ist v. a. die Glandula parotis ein- oder doppelseitig befallen (Abb. 19.9), erkennbar an einer Schwellung vor dem Ohr und Schmerzen beim Kauen. Meist besteht hohes Fieber und der Allgemeinzustand ist reduziert.

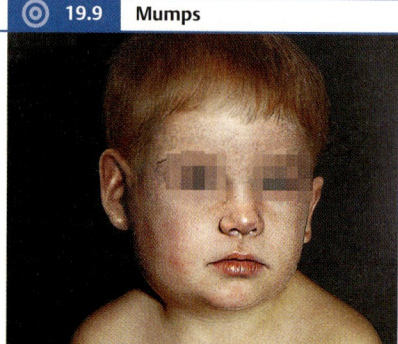

19.9 Mumps

Die Parotitis beginnt meist einseitig mit einer unscharf abgegrenzten, teigigen, schmerzhaften Schwellung vor und unter dem Ohr, die das Ohrläppchen abstehen lässt.

Eine Mumpsembryopathie ist nicht bekannt. Neugeborene von perinatal an Mumps erkrankten Müttern sind bei der Geburt bereits infiziert, erkranken in der Regel jedoch nicht. Junge exponierte Säuglinge sind bei einer mütterlichen Immunität gewöhnlich geschützt.

Weitere Manifestationen und Komplikationen: Epididymitis, Orchitis (20 % nach der Pubertät, sehr schmerzhaft), Oophoritis, Mastitis, Enzephalitis (Dauerschäden),

Akustikus-Neuritis, Labyrinthitis, außerdem Myelitis, Thyreoiditis, Myokarditis, Arthritis, Keratitis, Retinitis, Nephritis und thrombozytopenische Purpura. Die Existenz eines viral induzierten Diabetes mellitus ist nicht bewiesen.

Diagnostik: Das klinische Bild ist meist charakteristisch. Amylase im Serum ist oft erhöht. Bei Bedarf können spezifische IgM-Antikörper nachgewiesen werden. Möglich sind auch der RNA-Nachweis und die Virusanzucht aus Rachenabstrich, Speichel oder Liquor. Spezifische IgG-Antikörper beweisen Immunität. Der Liquor zeigt bei Meningitis eine lymphozytäre Pleozytose.

Differenzialdiagnose: Auszuschließen sind eine Lymphadenitis colli, Parotitis purulenta, rezidivierende Sialadenitis bzw. Parotisschwellung durch Sekretstau (Speichelsteine) oder Zysten; ferner Meningitis und Enzephalitis anderer Ätiologie. Bei Orchitis sollte man auch an Hodentorsion, Trauma und Tumor denken.

Therapie: Die Behandlung erfolgt symptomatisch, z. B. mit Analgetika/Antipyretika.

Prognose: Bei Enzephalitis sind Dauerschäden häufig (ca. 50 %). Bleibende Hörschäden bis hin zur Taubheit durch Beteiligung des N. vestibulocochlearis kommen bei 1 von 10 000 Patienten vor. Die Prognose der Meningitis ist dagegen gut, auch bei hoher Pleozytose. Eine Orchitis kann Infertilität zur Folge haben, die aber nur selten komplett ist.

▶ **Merke.** Man sollte immer eindeutig zwischen Meningitis oder Meningoenzephalitis (sehr häufig, gute Prognose) und Enzephalitis (selten, schlechte Prognose) unterscheiden.

Prophylaxe: Hospitalisierte Patienten sollten isoliert werden. Der Besuch von Gemeinschaftseinrichtungen ist bei Wohlbefinden 9 Tage nach Krankheitsbeginn wieder möglich. Ein spezifisches Immunglobulin ist nicht verfügbar und auch nicht erforderlich. Alle Kinder sollten 2-mal geimpft werden (s. S. 59 f.).

19.3.13 Respiratory-Syncytial-Virus-(RSV-)Infektionen

Ätiologie und Pathogenese: Vom RSV, ein Paramyxovirus, gibt es 2 Subtypen (Typ A und B). Der Mensch ist das einzige Erregerreservoir. Die Übertragung der Viren erfolgt über Tröpfchen und durch Schmierinfektion. Die RSV-Infektion kommt vorwiegend im Winter vor. Reinfektionen treten lebenslang auf. Die Zielorgane der neutralisierenden Antikörper sind die **G-Proteine** (verantwortlich für die Zellbindung) und die **F-Proteine** (fördern die Aufnahme des Virus in die Zelle und deren Fusion mit anderen Zellen → Bildung des Synzytiums).

Häufigkeit: Das RS-Virus ist die häufigste Ursache für Atemwegsinfektionen bei Kindern in den ersten 2 Lebensjahren. Bis zum Ende des 2. Lebensjahres sind fast alle Kinder durchseucht.

Klinik: Die **Inkubationszeit** beträgt 3–6 Tage; die Virusausscheidung dauert 3–8 Tage, bei Frühgeborenen und Immundefizienten bis 4 Wochen (und länger). Die Krankheitsbilder sind abhängig vom Alter und von Wirtsfaktoren. Charakteristisch sind bei Frühgeborenen und jungen Säuglingen Apnoen, im 1. Lebensjahr Bronchiolitis, bei älteren Kindern obstruktive Bronchitis. Die Reinfektionen bei Kleinkindern (und Erwachsenen) äußern sich als obere Atemwegsinfektion einschließlich Otitis media.

Komplikationen: Vor allem besonders gefährdete Kinder (s. u.) können an einer schweren Pneumonie erkranken, deren Letalität auch heute noch trotz intensivmedizinischer Therapie mit 1–2 % hoch ist. Bei immundefizienten Patienten können selbst Reinfektionen schwere Atemwegsinfektionen verursachen.

Diagnostik: Der PCR-Direktnachweis oder Antigennachweise mittels ELISA aus Nasopharyngealsekret erlauben eine schnelle Diagnose.

Therapie: Bei Hypoxämie ist die Gabe von Sauerstoff notwendig. Stationär werden inhalative β_2-Sympathikomimetika unter pulsoxymetrischer Kontrolle, systemische

---

(Dauerschäden), Akustikus-Neuritis, Labyrinthitis, u. a. Diabetes mellitus ist **keine** Komplikation.

Diagnostik: Meist ist die klinische Diagnose möglich. Die Serum-Amylase ist oft erhöht. Im Liquor findet man bei Meningitis eine lymphozytäre Pleozytose. Bei Bedarf ist der Nachweis von spezifischen IgM-Antikörpern möglich.

Differenzialdiagnose: Lymphadenitis colli, Parotitis purulenta, rezidivierende Sialadenitis, Meningitis und Enzephalitis anderer Ätiologie; bei Orchitis auch Hodentorsion, Trauma, Tumor.

Therapie: Die Behandlung ist symptomatisch (Analgetika).

Prognose: Nach Orchitis kommen Fertilitätsstörungen vor. Die Prognose der Meningitis ist gut, bei Enzephalitis sind Dauerschäden häufig. Hörschäden sind nach Befall des VIII. Hirnnervs möglich.

▶ **Merke.**

Prophylaxe: Alle Kinder sollten 2-mal geimpft werden (s. S. 59 f.). Eine passive Immunprophylaxe ist nicht erforderlich.

19.3.13 Respiratory-Syncytial-Virus-(RSV-)Infektionen

Ätiologie und Pathogenese: Vom RSV gibt es 2 Subtypen. Diese werden über Tröpfchen und durch Schmierinfektion übertragen. Die RSV-Saison dauert von November/Dezember bis März/April. Reinfektionen sind häufig und erfolgen lebenslang.

Häufigkeit: Die RSV-Infektion ist die häufigste Atemwegsinfektion in den ersten 2 Lebensjahren.

Klinik: Erkrankte leiden oft an Bronchiolitis (1. Lebenshalbjahr), Laryngitis subglottica, obstruktiver Bronchitis, Otitis media und/oder Pneumonie.

Komplikationen: Pneumonie, v. a. bei besonders gefährdeten Kindern (s. u.).

Diagnostik: Antigennachweis mittels ELISA, DNA-Nachweis durch PCR.

Therapie: O_2, β_2-Sympathikomimetika, systemisch Kortikosteroide, CPAP, ggf. Beatmung.

Kortikosteroide, CPAP und wenn erforderlich Beatmung angewendet. Die Wirksamkeit der Inhalation von Ribavirin ist nicht bewiesen.

Prognose: Gefährdet sind besonders Kinder in den ersten 2 Lebensjahren mit schweren chronischen Lungenkrankheiten (bronchopulmonaler Dysplasie), schweren angeborenen Herzfehlern, Frühgeborene im 1. Lebensjahr mit einem Gestationsalter von ≤ 28 (–35) Schwangeschaftswochen und Kinder mit Immundefekten.

Prophylaxe: Wichtig sind Hygienemaßnahmen wie Händewaschen und Händedesinfektion. Säuglinge sollten im Krankenhaus kohortiert werden. Die passive Immunprophylaxe mit Palivizumab (monoklonaler humanisierter Antikörper, teuer) ist **während der RSV-Saison** nur bei ausgewählten Indikationen angezeigt (u. a. bronchopulmonale Dysplasie, Frühgeborene ≤ 28 (–35) Schwangerschaftswochen, Kinder < 24 Lebensmonaten mit hämdynamisch bedeutsamem Vitium cordis).

19.3.14 Röteln

▶ **Synonym.** Rubella, Rubeola, German Measles.

▶ **Definition.** Röteln sind eine weltweit verbreitete, exanthematische, gutartige Viruskrankheit mit Lymphadenopathie, die in der Frühschwangerschaft schwere Folgen für das Kind haben kann (konnatale Röteln).

Ätiologie und Pathogenese: Das Rötelnvirus ist ein umhülltes RNA-Virus. Nach Befall der Nasen-Rachen-Schleimhaut entwickelt sich eine Virämie, die während der Schwangerschaft via Plazenta zu einer Infektion der Frucht führen kann. Da das Rötelnvirus nicht sehr pathogen ist, kommt es nur selten zum Abort oder zur Totgeburt, häufig aber zur Beeinträchtigung der Organogenese. Art und Schwere der Fehlbildungen hängen vom Zeitpunkt der Infektion ab. Mit zunehmendem Schwangerschaftsalter nimmt das Risiko einer Schädigung des Kindes ab. Eine primäre Infektion in der 1.–12. SSW schädigt 65–85 % der Kinder, bei einer Infektion der Mutter in der 13.– 17. SSW sinkt der Anteil auf „nur" 10 % der Kinder. Aber auch eine Infektion der Mutter nach dem 4. Schwangerschaftsmonat kann den Fetus schädigen (Schwerhörigkeit). Das Rötelnvirus kommt nur beim Menschen vor. Die Übertragung erfolgt über nasopharyngeale Sekrete. Ansteckungsfähigkeit besteht 7 Tage vor bis 7 Tage nach Exanthemausbruch. Kinder mit konnatalen Röteln können das Virus über 1 Jahr lang ausscheiden.

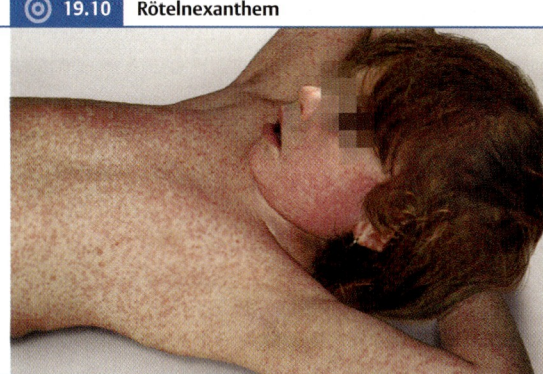

◎ 19.10 Rötelnexanthem

Runde und ovale, klein- bis mittelgroße, gering erhabene, einzeln stehende, rosarote Effloreszenzen.

Häufigkeit: Infolge unzureichender Durchimpfung verschiebt sich das Altersmaximum der Infizierten immer weiter zu Adoleszenten und Erwachsenen. In Deutschland sind etwa 1–6 % der Frauen im gebärfähigen Alter nicht immun gegen Röteln.

Klinik: Die **Inkubationszeit** beträgt 14–21 Tage. Bei bis zu 50 % der Infizierten bleibt die Infektion asymptomatisch. Manchmal bestehen leichte grippale Prodromalsymptome. Im Falle einer Erkrankung sind meist diskrete makulopapulöse, nicht konfluierende Effloreszenzen („rubeoliform") im Gesicht (ohne Aussparung der Mundpartie), am Körper und an den Extremitäten (Abb. **19.10**) sowie nuchale, okzipitale und retroaurikuläre Lymphknotenschwellungen charakteristisch. Die Körpertemperatur ist nur mäßig oder gar nicht erhöht. Das Exanthem klingt nach 1–3 Tagen ab. Besonders bei Jugendlichen und Erwachsenen – bevorzugt beim weiblichen Geschlecht – kann es zu einer transienten Arthritis (auch ohne Exanthem) kommen.

Konnatale Röteln: Die klassische Trias (**Gregg-Syndrom**) besteht aus Fehlbildungen von **Herz**, **Auge** und **Zentralnervensystem**. Neben den in Tab. 19.9 aufgeführten Symptomen findet man noch Frühgeburtlichkeit und beim Neugeborenen Mikrozephalus, Ikterus, Myokarditis, interstitielle Pneumonie, diskrete blaurote Hautefloreszenzen („Blueberry Muffin"), röntgenologisch Entkalkungszonen nahe den Metaphysen der langen Röhrenknochen („Celery Stalks") und Thrombozytopenie. Ein komplettes klinisches Bild ist jedoch selten, oft erscheinen die Neugeborenen sogar klinisch unauffällig. Die gezielte Untersuchung ergibt dann aber Hinweise auf die schwere Schädigung. Nicht selten sind monosymptomatische Formen, am häufigsten ist die Schwerhörigkeit. Später fallen Gedeihstörungen, eine Beeinträchtigung der motorischen und geistigen Entwicklung und Immundefekte auf.

Frauen) Arthritis. Nach 1–3 Tagen klingt das Exanthem wieder ab.

Konnatale Röteln: Die klassische Trias (**Gregg-Syndrom**) besteht aus Fehlbildungen von **Herz**, **Auge** und **ZNS**. Häufigste monosymptomatische Form ist die Schwerhörigkeit (Tab. 19.9).

19.9	Häufigkeit der Symptome bei konnatalen Röteln (%)
Taubheit	80–90
intrauterine Dystrophie	50–85
Katarakt	35
Retinopathie	35
offener Ductus arteriosus	30
Pulmonalstenose u. a. kardiale Fehlbildungen	25
schwere Verhaltensstörungen	10–20
Meningoenzephalitis	10–20
Hepatosplenomegalie	10–20
Hepatitis	5–10
Purpura	5–10
Mikrophthalmie	5

Komplikationen: Komplikationen treten nur selten auf: thrombozytopenische Purpura und Enzephalitis.

Diagnostik: Die klinischen Symptome sind oft wenig charakteristisch (Anamnese beachten). Im Blutbild findet man manchmal eine Vermehrung von Plasmazellen. Die Diagnose der Röteln wird meist serologisch durch den Nachweis von spezifischen IgM-Antikörpern gestellt. Bei der Interpretation der Befunde ist zu beachten, dass geringe Mengen an spezifischem IgM auch bei einer Reinfektion und bei einigen anderen Infektionen, z. B. durch Epstein-Barr-Viren, gebildet werden und dass die IgM-Antikörper über 1 Jahr persistieren können.

Komplikationen: Selten.

Diagnostik: Die klinische Diagnose ist oft schwierig (Anamnese!). Im Blutbild findet man evtl. vermehrte Plasmazellen. Zuverlässiger ist der serologische Nachweis von spezifischen IgM-Antikörpern (oder der Nachweis eines 4-fachen Titeranstiegs im HHT).

▶ **Merke.** Ein spezifischer IgM-Nachweis bestätigt nicht immer eine akute Infektion! Das gilt auch für andere Virusinfektionen! Um einen falsch positiven IgM-Befund auszuschließen, sind oft, z. B. in der Schwangerschaft, weitere Untersuchungen notwendig: Avidität, Antikörper gegen Strukturproteine, Untersuchung von Amnionflüssigkeit und Chorionzotten. Ein IgG-Antikörpertiter im Hämagglutinationhemmtest (HHT) von ≥ 1 : 32 vor der Schwangerschaft zeigt i. d. R. Immunität an und schließt eine Infektion des Fetus weitgehend aus. Dagegen ist ein 4-facher Titeranstieg im HHT diagnostisch beweisend.

▶ **Merke.**

Zur Diagnose der konnatalen Röteln ist der Erregernachweis durch PCR oder Virusanzucht erforderlich. Der spezifische IgM-Nachweis kann unsicher sein. Deshalb sind oft weitere Untersuchungen notwendig: Avidität, Antikörper gegen Strukturproteine des Virus, Untersuchung der Amnionflüssigkeit und der Chorionzotten.

Konnatale Röteln werden durch den Nachweis des Erregers (PCR, Kultur) bewiesen, evtl. Antikörper gegen Strukturproteine des Virus, Amnionflüssigkeit und Chorionzotten (PCR) untersuchen.

▶ **Merke.** Junge Frauen sollten möglichst **vor** einer Schwangerschaft auf Röteln, Zytomegalie, Toxoplasmose etc. untersucht werden, um im Falle einer Infektion oder Reinfektion in der Schwangerschaft mikrobiologische Befunde richtig interpretieren zu können.

▶ **Merke.**

Differenzialdiagnose: Sie umfasst Krankheiten mit makulopapulösem Exanthem (s. Tab. 19.4 und Tab. 19.5, s. S. 574) und Lymphknotenschwellungen.

▶ **Merke.**

Differenzialdiagnose: Neben Krankheiten mit makulopapulösem Exanthem (s. Tab. 19.4 und Tab. 19.5, s. S. 574) kommen Krankheiten mit Lymphknotenschwellungen wie infektiöse Mononukleose und Zytomegalie infrage. Bei konnatalen Röteln müssen konnatale Infektionen durch andere Erreger ausgeschlossen werden (v. a. Zytomegalie und Toxoplasmose).

▶ **Merke.** Die wichtigsten nicht bakteriellen Erreger konnataler Infektionen (Tab. 19.10) lassen sich unter dem Merkwort „TORCH" zusammenfassen (**T**oxoplasma gondii; **O**thers = VZV, Hepatitis-B-Virus, HIV, Parvovirus B19; **R**ötelnvirus; **C**MV; **H**SV Typ 1 und 2).

19.10 Prä- und perinatale Infektionen

Krankheit	Erreger	Manifestation	Vorbeugung	Therapie
Toxoplasmose	Toxoplasma gondii	konnatale Toxoplasmose	Behandlung der Erstinfektion während der Schwangerschaft; seronegative Schwangere sollten Kontakt zu Katzen meiden und kein rohes Fleisch essen	Pyrimethamin + Sulfadiazin
Varizellen	Varicella-zoster-Virus	fetales Varizellensyndrom (s. S. 595); konnatale Varizellen (s. S. 596)	2-malige VZV-Impfung, Varizellen-Zoster-Immunglobulin	symptomatisch, Aciclovir
AIDS	HIV 1, HIV 2	erworbenes Immundefektsyndrom des Säuglings bzw. Kindes (s. S. 583)	jede (!) Schwangere auf HIV untersuchen; virostatische Therapie der Schwangeren **und** des Neugeborenen; Entbindung durch Sektio	Nukleosidanaloga etc.
Erythema infectiosum	Parvovirus B19	Hydrops fetalis, fetale Anämie, Abort, Totgeburt	keine aktive oder passive Immunisierung; bei Infektion der Schwangeren häufige Ultraschallkontrollen	bei fetaler Anämie/Hydrops intrauterine Erythrozytentransfusion
Röteln	Rötelnvirus	konnatale Röteln	Rötelnschutzimpfung, Abruptio erwägen	symptomatisch
Zytomegalie	Zytomegalievirus	konnatale Zytomegalie (s. S. 598)	keine aktive Immunprophylaxe	Ganciclovir, Valganciclovir, Versuch von CMV-Ig
Listeriose	Listeria monocytogenes	Totgeburt, konnatale Listeriose	kein Verzehr u. a. von nicht pateurisierter Milch, aus Rohmilch hergestelltem Käse; Behandlung der Schwangeren	Ampicillin + Gentamicin
Lues	Treponema pallidum	Lues connata	Lues-Suchreaktion bei der Schwangerenvorsorge, Behandlung der Schwangeren	Penicillin G

Therapie: Es gibt keine antivirale Therapie. Kinder mit konnatalen Röteln benötigen eine umfassende Betreuung.

Prognose: Bei konnatalen Röteln hängt die Prognose von den Fehlbildungen ab, sonst ist sie gut.

Prophylaxe: Wichtig ist die 2-malige Impfung von Mädchen und Jungen (s. S. 59 f.). Bei Röteln in der Frühschwangerschaft ist eine Abruptio zu erwägen. Die Wirkung des spezifischen Immunglobulins ist unsicher. Patienten mit Röteln müssen isoliert werden, wenn Kontaktmöglichkeit zu Schwangeren besteht.

Konnatale Röteln (Virusnachweis) sind **meldepflichtig**.

Therapie: Eine kausale Therapie ist nicht möglich. Bei postnatal erworbenen Röteln ist meist keine Behandlung erforderlich. Kinder mit konnatalen Röteln müssen wegen der schweren Defekte umfassend betreut werden.

Prognose: Bei postnatal erworbenen Röteln ist die Prognose günstig (außer bei der seltenen Enzephalitis), bei konnatalen Röteln ungünstig.

Prophylaxe: Ziel ist die Verhütung konnataler Röteln. Alle Kinder, also auch die Jungen, sollten 2-mal gegen Röteln geimpft werden (s. S. 59 f.). Weiterhin sollte jede junge Frau, die nicht immun ist, geimpft werden. Bei Mitarbeiterinnen in Krankenhäusern, Arztpraxen, Schulen, Kindergärten etc. sollte die Immunität gegen Röteln serologisch nachgewiesen sein. Im Falle einer Schwangerschaft ist eine schnelle und optimale Diagnostik anzustreben. Innerhalb von 5 Tagen nach der Exposition verhindert die Gabe von spezifischem Immunglobulin zwar die Erkrankung der Schwangeren, aber nicht sicher die Infektion des Fetus. Daher ist bei Röteln in der Frühschwangerschaft eine Abruptio zu erwägen. Kinder mit postnatal erworbenen Röteln oder mit konnatalen Röteln sollten keinesfalls in Kontakt mit Schwangeren kommen.

Konnatale Röteln und der Nachweis des Rötelnvirus bei konnatalen Röteln sind **meldepflichtig**.

19.3.15 Varizellen/Zoster

▶ **Synonym.** Windpocken/Gürtelrose.

▶ **Definition.** Varizellen sind eine akute, hoch kontagiöse Viruskrankheit, die durch ein generalisiertes, schubweise auftretendes, vesikuläres Exanthem gekennzeichnet ist. Die sich anschließende latente Infektion kann reaktiviert werden und zum Zoster, einer Neuritis mit gruppiert angeordneten Bläschen in einem oder mehreren Dermatomen, führen.

Ätiologie und Pathogenese: Das Varicella-zoster-Virus (VZV) gehört zu den humanpathogenen Herpesviren (s. Tab. **19.7**, S. 581). Erregerreservoir ist ausschließlich der Mensch. Die Übertragung erfolgt vorwiegend über infektiöse Tröpfchen und durch direkten Kontakt mit Varizellen-Effloreszenzen (selten durch Kontakt mit Zoster-Effloreszenzen). Eine Übertragung mit der Luft („Windpocken") ist eher selten. Die Kontagiosität beginnt 1–2 Tage vor Ausbruch des Exanthems und besteht so lange, wie frische Bläschen vorhanden sind, i.d.R. bei immunkompetenten Patienten bis zum 5. Tag nach Exanthemausbruch (protrahierte Varizellen bei Patienten mit Abwehrschwäche sind länger ansteckend!). Das VZV tritt über die Schleimhäute des Respirationstraktes in den Körper ein. Durch die Virämie kommt es zur hämatogenen Aussaat in Haut und Schleimhäute und zum klinischen Bild der Windpocken. Gelegentlich werden auch verschiedene innere Organe befallen. Danach persistiert das Virus in sensorischen Ganglienzellen. Durch Reaktivierung entsteht der **Zoster**, der sich meist auf ein oder mehrere Dermatome beschränkt und nur selten in generalisierter Form auftritt.

Eine intrauterine VZV-Infektion kann das seltene **fetale Varizellen-Syndrom** (Varizellenembryopathie), **konnatale Varizellen** und **Zoster** in den ersten 2 Lebensjahren hervorrufen. VZV-Antikörper werden diaplazentar übertragen und schützen Säuglinge in den ersten Lebensmonaten weitgehend vor einer Infektion. Erkrankt eine Mutter aber im Zeitraum von 5 Tagen vor bis 2 Tage nach der Geburt an Varizellen (im Unterschied zum Zoster), werden keine bzw. keine ausreichenden Antikörpermengen auf das Neugeborene übertragen, so dass dieses meist schwer erkrankt.

Häufigkeit: Etwa 95% aller Kinder werden bis zum 14. Lebensjahr infiziert. Der Zoster tritt gewöhnlich erst nach dem 5. Lebensjahrzehnt auf. Im Kindesalter ist er selten; am häufigsten nach einer VZV-Infektion in utero im 1. Lebensjahr. Etwa 2% der Kinder von Schwangeren mit Varizellen in den ersten 20 SSW leiden an einem fetalen Varizellen-Syndrom.

Klinik: Varizellen: Die **Inkubationszeit** beträgt meist 14–16 Tage mit Schwankungen von 10–21 Tagen, nach Gabe von VZV-Immunglobulin bis 28 Tage. Die meisten infizierten Personen erkranken. Prodromi sind selten. Innerhalb weniger Stunden treten, manchmal unter Juckreiz, in dieser Reihenfolge rote Flecken, Papeln, Bläschen und Pusteln auf. Bläschen und Pusteln reißen ein, trocknen und verkrusten (Abb. **19.11**). Nicht jede Effloreszenz zeigt alle Stadien. Da außerdem in den nächsten Tagen mehrere Schübe folgen, ergibt sich das Bild des „Sternenhimmels" (verschiedene Stadien nebeneinander). Die Effloreszenzen sind v.a. am Kopf (einschließlich der behaarten Region), am Rumpf und auf den Schleimhäuten (Mundhöhle, Konjunktiven, Genitale) lokalisiert. An den Extremitäten ist das Exanthem weniger ausgeprägt, Handteller und Fußsohlen sind meist nicht befallen. Die Intensität des Exanthems variiert: wenige bis einige hundert Effloreszenzen, kleine bis große Bläschen. Das Exanthem dauert etwa 5 Tage. Bis zum Abfallen der Borken vergehen ca. 2 Wochen. Der Allgemeinzustand mit und ohne Fieber ist gewöhnlich gut.

Zukünftig werden vermehrt **Durchbruchvarizellen** auftreten. Diese leichte Form der Varizellen (meist < 50 Effloreszenzen, die oft nur makulopapulös sind, selten Fieber und Komplikationen) wird durch das Wildvirus verursacht und tritt bei Geimpften auf (frühestens 43 Tage nach der Impfung). Jährlich erkranken etwa 1–4% der Geimpften. Aufgrund der atypischen Symptomatik kann das Krankheitsbild fehlgedeutet werden. Die Kontagiosität ist geringer als bei Varizellen.

Fetales Varizellen-Syndrom: Die häufigsten Fehlbildungen sind Hautdefekte (Narben), Skelett- und Muskelhypoplasien, Augenanomalien (Mikrophthalmus, Aniso-

19.11 Klinischer Aspekt bei Varizellen

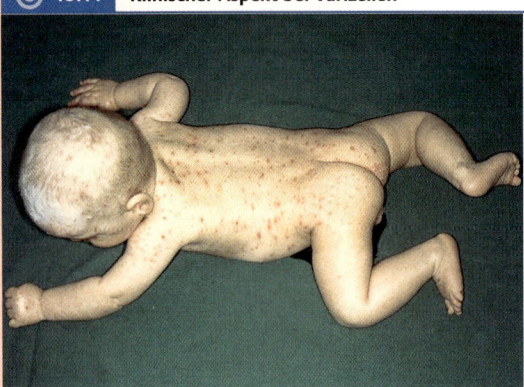
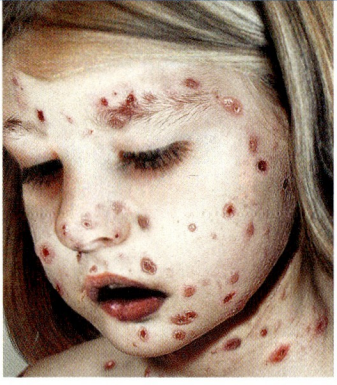
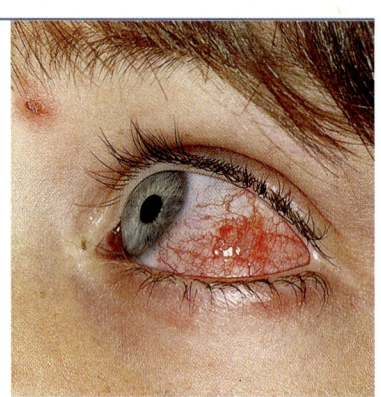

a 7 Monate alter Säugling mit Varizellen.
Die Abbildungen **a** und **b** zeigen die Polymorphie des Windpockenausschlages: rote Flecken, Papeln, Bläschen und beginnende Krustenbildung.

b Kleinkind mit Varizellen.

c Massiver Bindehautbefund bei Varizellen (mit freundl. Genehmigung von Prof. Ruprecht, Homburg/Saar).

chorie, Katarakt, Chorioretinitis), ZNS-Anomalien (Atrophie, Ventrikeldilatation, Kleinhirnhypoplasie). Die intrauterine VZV-Infektion kann aber auch asymptomatisch bleiben.

Konnatale Varizellen: Bei Varizellen der Mutter am Ende der Schwangerschaft erkranken die Kinder in den ersten 10–12 Lebenstagen an Windpocken. Ausdehnung und Schweregrad der Krankheit sind unterschiedlich (von einzelnen Bläschen bis hin zu schweren Organmanifestationen wie Pneumonie und Enzephalitis).

Zoster: Die Reaktivierung der VZV-Infektion macht sich durch Fieber, Abgeschlagenheit und Schmerzen im betroffenen Dermatom bemerkbar. Nach 3–4 Tagen sieht man Effloreszenzen wie bei Varizellen, jedoch auf ein oder mehrere Hautsegmente begrenzt (Abb. **19.12**); einzelne aberrierende Effloreszenzen können vorkommen. Die postzosterische Neuralgie ist bei Kindern im Gegensatz zu Erwachsenen leicht oder fehlt ganz.

Konnatale Varizellen: Bei Varizellen der Mutter am Ende der Schwangerschaft erkranken die Kinder in den ersten 10–12 Lebenstagen an Windpocken. Der Schweregrad ist unterschiedlich.

Zoster: Effloreszenzen wie bei Varizellen, jedoch auf ein oder mehrere Dermatome begrenzt (Abb. **19.12**). Die postzosterische Neuralgie ist im Kindesalter selten und meist leicht.

19.12 Zoster

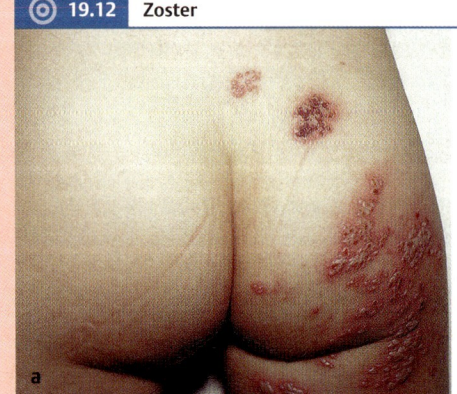
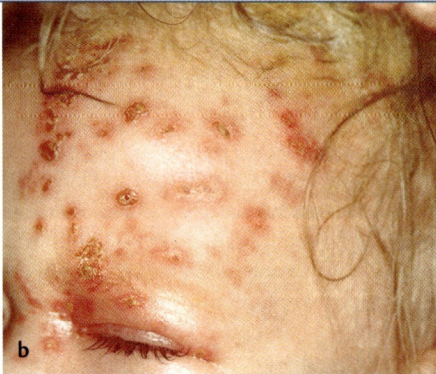

a Kleinere und größere, dicht stehende, z. T. konfluierende Bläschen mit wässrigem Inhalt auf gerötetem Grund, die halbseitig segmental lokalisiert sind.
b 16 Monate alter Junge mit Zoster. Exanthem wie bei Varizellen, jedoch ausschließlich im Versorgungsbereich vom N. trigeminus I.

Komplikationen: Durch Streptokokken oder Staphylokokken bedingte Sekundärinfektionen sind häufig. Weiterhin kommen Zerebellitis (häufig), Enzephalitis, zerebrale Vaskulitis, Pneumonien (primär viral oder bakteriell) und Thrombozytopenien vor.

Bei Kindern mit **Immundefizienz** ist die Komplikationsrate hoch. Zoster kann generalisieren. Zweitvarizellen sind (selten) möglich. Bei Zoster ophthalmicus können Sehstörungen, beim Zoster oticus Hörstörungen und Fazialisparese auftreten.

Komplikationen: Häufig sind bakterielle Sekundärinfektionen (meist durch Streptokokken und Staphylokokken), Impetigo, Narbenbildung, aber auch Abszesse, nekrotisierende Fasziitis und Toxin-Schock-Syndrom (s. S. 607) kommen vor. Weiterhin ist zu rechnen mit Zerebellitis (häufig), Enzephalitis (selten), zerebraler Vaskulitis (Hemiplegie, Aphasie, Visusausfälle – auch noch mehrere Monate nach Varizellen oder Zoster), Pneumonie (viral oder bakteriell bedingt), Thrombozytopenie, Hepatitis und Arthritis. Die Komplikationsrate ist bei Säuglingen und nach dem 16. Lebensjahr am höchsten. Ob das Reye-Syndrom mit Varizellen assoziiert ist, ist nicht bewiesen.

Bei **Kindern mit T-Zell-Defekt** sind Komplikationen wie Pneumonie, Enzephalitis, Hepatitis, Pankreatitis etc. besonders häufig und meist sehr schwer, außerdem treten immer wieder Schübe mit frischen Effloreszenzen und nicht selten „Riesenvarizellen" auf. Ein Zoster kann bei diesen Kindern generalisieren und ist dann kaum von Varizellen zu unterscheiden. Vereinzelt wird über Zweitvarizellen und rezidivierende VZV-Infektionen berichtet. Besondere Komplikationen des Zosters sind die bleibende Sehstörungen beim Zoster ophthalmicus sowie Hörstörungen, Fazialisparese und heftige Ohrenschmerzen beim Zoster oticus.

Diagnostik: Die Diagnose ist in der Regel klinisch zu stellen (bei Varizellen nach Bläschen auf dem behaarten Kopf suchen). Der Erregernachweis gelingt mit der PCR oder dem Virusantigen-Nachweis. Spezifische Antikörper lassen sich mittels ELISA und indirektem IFT nachweisen.

Differenzialdiagnose: Differenzialdiagnostisch abzuklären sind Krankheiten mit vesikulärem Exanthem (s. Tab. 19.5, S. 574), Strophulus infantum (behaarter Kopf und Mundschleimhaut sind nicht befallen), Insektenstiche, Urtikaria und Erythema exsudativum multiforme mit Blasenbildung. Zoster generalisatus und Eczema herpeticatum können Windpocken ähneln. Bei beginnendem Zoster muss man auch an Neuralgie, Pleuritis, Myositis, Erysipel und Herpes simplex denken.

Therapie: Bei Patienten mit Risikofaktoren (s. u.) und bei schweren Formen ist eine antivirale Therapie mit Aciclovir indiziert: 30(–45) mg/kgKG/d i. v. Wird Aciclovir per os gegeben, ist es wegen der schlechten Bioverfügbarkeit mit (60–)80 mg/kgKG/d hoch zu dosieren. Als Alternative kann Famciclovir (3 × 125–250 mg/d p. o.) verabreicht werden (bei Erwachsenen auch Brivudin). Unkomplizierte Varizellen und ein unkomplizierter Zoster werden symptomatisch behandelt (Juckreiz mit Tannosynt Lotio mildern, Fingernagelpflege); keine Salizylate zur Fiebersenkung (Reye-Syndrom). Bei bakteriellen Sekundärinfektionen kann eine Antibiotikatherapie notwendig sein.

▶ **Merke.** Alle Virostatika müssen innerhalb von 48(–72) Stunden nach Krankheitsbeginn verabreicht werden. Bei einer zu erwartenden schlechten Prognose (s. u.) sollte man deshalb sofort, evtl. bereits bei Verdacht, behandeln.

Prognose: Sie ist ernst bei abwehrgeschwächten Patienten (auch unter systemischer Kortikosteroidtherapie) und bei Kindern mit akutem Ekzem, bei Enzephalitis (gut dagegen bei Zerebellitis!), bei Zoster ophthalmicus und oticus, bei konnatalen Varizellen mit Krankheitsbeginn zwischen 5. und 10.(–12.) Lebenstag (Kinder von Müttern, die in der Zeit zwischen 5 Tage vor und 2 Tage nach der Geburt an Varizellen erkranken) und bei postnatal erworbenen Varizellen von Frühgeborenen in den ersten 6 Lebenswochen. Zoster in graviditate hat für das Neugeborene keine wesentlichen negativen Folgen.

Prophylaxe: Expositionsprophylaxe: Während eines stationären Aufenthaltes sollten Kinder mit Varizellen oder Zoster isoliert werden. Außerdem sollten alle exponierten, empfänglichen Patienten vom 8.–21. Tag bzw. bei Gabe von VZV-Immunglobulin bis zum 28. Tag nach Beginn der Exposition sowie Neugeborene von Müttern mit Varizellen während der Perinatalperiode isoliert werden. Bei Neugeborenen mit einem fetalen Varizellen-Syndrom ist keine Isolation notwendig. Der Nutzen des „Lüftens" ist nicht bewiesen. Ein Besuch von Kindergemeinschaftseinrichtungen kann nach Ende des kontagiösen Stadiums erlaubt werden.

Passive Immunprophylaxe: Die Gabe von VZV-Immunglobulin innerhalb von 96 Stunden nach Expositionsbeginn kann eine Erkrankung verhindern oder die Krankheit abschwächen. Dosis: 1 ml/kgKG i. v. oder 0,2–0,5 ml/kgKG i. m., max. 5 ml. Indiziert ist die passive Immunprophylaxe u. a. bei exponierten (empfänglichen) Kindern mit Abwehrschwäche, gefährdeten Neugeborenen, postnatal exponierten Frühgeborenen in den ersten 6 Lebenswochen und exponierten Schwangeren im letzten Schwangerschaftsmonat. Ob das fetale Varizellen-Syndrom durch VZV-Immunglobulin verhindert werden kann, ist nicht bewiesen.

▶ **Merke.** Kinder mit Varizellen sind bereits 1–2 Tage vor Exanthemausbruch kontagiös – dies muss bei der passiven Immunprophylaxe berücksichtigt werden.

Impfung: Die 2-malige aktive Impfung mit Lebendimpfstoff gegen VZV ist für alle Kinder zu empfehlen (s. S. 60). Die Impfung ist auch für die postexpositionelle Varizellenprophylaxe von Wert (Inkubationsimpfung). Durch die Impfung werden die Morbidität und die Komplikations- und Hospitalisierungsrate der Varizellen redu-

---

Diagnostik: Das klinische Bild ist meist typisch, im Zweifelsfall Erreger (PCR) oder Virusantigen nachweisen.

Differenzialdiagnose: Exantheme mit Bläschen (s. Tab. 19.5, S. 574), Strophulus, Insektenstiche, Eczema herpeticatum und Zoster generalisatus sind Varizellen ähnlich. Bei beginnendem Zoster auch an Neuralgie, Pleuritis, Myositis und Erysipel denken.

Therapie: Aciclovir i. v. ist bei gefährdeten Kindern bzw. schweren Erkrankungen indiziert. Bei bakteriellen Sekundärinfektionen sind Antibiotika mit Wirkung gegen Strepto- und Staphylokokken sinnvoll.

▶ **Merke.**

Prognose: Sie ist ernst bei allen VZV-Infektionen abwehrgeschwächter Kinder, Enzephalitis, konnatalen Varizellen zwischen 5. und 12. Lebenstag, postnatal erworbenen Varizellen von Frühgeborenen in den ersten 6 Lebenswochen, Zoster ophthalmicus und Zoster oticus.

Prophylaxe: Patienten mit Varizellen/Zoster im Krankenhaus sollten isoliert werden. Empfängliche Personen sollte man vom 8.–21. (–28.) Tag nach Exposition und Neugeborene von Müttern mit Varizellen während der Perinatalperiode isolieren. Der Besuch von Gemeinschaftseinrichtungen ist nach Ende des kontagiösen Stadiums möglich.

Passive Immunprophylaxe: Die Gabe von VZV-Immunglobulin innerhalb von 96 Stunden nach Expositionsbeginn ist bei Kindern mit Abwehrschwäche, gefährdeten Neugeborenen und Frühgeborenen sowie empfänglichen Schwangeren nach Exposition im letzten Monat der Schwangerschaft indiziert.

▶ **Merke.**

Impfung: Die aktive Immunisierung mit Lebendimpfstoff ist für alle Kinder zu empfehlen (s. S. 60). Sie scheint die Zoster-Inzidenz bei Geimpften zu reduzieren. Die Impfung ist auch für die postexpositionelle Prophylaxe geeignet.

Chemoprophylaxe: Aciclovir.

ziert sowie eine Herdimmunität induziert. Die Auswirkung der Varizellenimpfung auf die Zoster-Inzidenz der älteren Bevölkerung ist noch nicht bekannt. Bei den geimpften Kindern scheint die Zoster-Inzidenz zurückzugehen.
Chemoprophylaxe: Aciclovir (45 mg/kgKG/d p.o.) über 5–7 Tage in der 2. Inkubationswoche.

19.3.16 Zytomegalie

▶ Definition.

19.3.16 Zytomegalie

▶ **Definition.** Die Zytomegalie ist eine weltweit verbreitete Viruskrankheit, die vorwiegend bei immundefizienten Patienten und als konnatale Infektion vorkommt.

Ätiologie und Pathogenese: CMV vermehrt sich in epithelialen Zellen. Diese werden zu Riesenzellen mit intranukleären Einschlusskörpern („**Eulenaugenzellen**"). Das Virus persistiert in Lymphozyten und Monozyten. Reaktivierungen sind nicht selten. Das CMV wird horizontal (Speichel, Muttermilch, Blutprodukte, Organtransplantate) und vertikal (v. a. bei Erstinfektion der Schwangeren) übertragen.

Ätiologie und Pathogenese: Das Zytomegalievirus (CMV) ist das größte Virus aus der Gruppe der humanpathogenen Herpesviren (s. Tab. **19.7**, S. 581). Es vermehrt sich in epithelialen Zellen. In fast allen Organen verwandeln sich infizierte Zellen durch den zytopathogenen Effekt des CMV zu Riesenzellen mit Kerneinschlusskörpern („**Eulenaugenzellen**"). Nach der Infektion persistiert das Virus lebenslang in Lymphozyten und kann reaktiviert werden, z.B. durch Immunsuppression. Das Virus wird monate- bis jahrelang im Speichel, Urin und Genitalsekret ausgeschieden. Die Ursache der konnatalen Zytomegalie ist fast immer eine CMV-Erstinfektion (nur ausnahmsweise eine rekurrierende Infektion) in der Schwangerschaft. Neben der vertikalen Übertragung (diaplazentar und sub partu) wird das CMV horizontal über Speichel, Muttermilch, Urin und andere Körperflüssigkeiten, außerdem durch Blutprodukte und transplantierte Organe übertragen.

Häufigkeit: Ca. 30–40 % der Erwachsenen sind in Deutschland mit CMV durchseucht. Ca. 0,2–0,4 % der Neugeborenen sind infiziert, davon zeigen etwa 10 % Symptome.

Häufigkeit: In Deutschland sind etwa 30–40 % der Erwachsenen mit dem Zytomegalievirus durchseucht. Man nimmt an, dass etwa 0,2–0,4 % der Neugeborenen infiziert werden (konnatale CMV-Infektion), aber nur ca. 10 % dieser Kinder zeigen klinische Symptome (konnatale Zytomegalie).

Klinik: Bei Immunkompetenten bleibt die Infektion meist asymptomatisch; Fieber, Lymphadenopathie und Hepatosplenomegalie kommen nur selten vor (ähnliches Blutbild wie bei Mononukleose). Immundefiziente Patienten erkranken an Retinitis, Pneumonie, Ösophagitis, chronischer Diarrhö, Hepatitis. Bei Frühgeborenen ist ein septisches Krankheitsbild möglich.

Klinik: Die **Inkubationszeit** einer CMV-Infektion via Körpersekrete beträgt ca. 4–8 Wochen, nach einer Organtransplantation 4 Wochen bis 4 Monate und nach einer Bluttransfusion 3–12 Wochen. Die CMV-Infektion bleibt bei immunkompetenten Personen fast immer asymptomatisch. Bei einer Erkrankung erinnert die Symptomatik an eine Mononukleose mit Fieber, Lymphadenopathie und Hepatosplenomegalie (z.T. auch Blutbildveränderungen wie bei Mononukleose). Bei Patienten mit (zellulärer) Immundefizienz führt die Infektion häufig zu Chorioretinitis, Pneumonie, Ösophagitis, chronischer Diarrhö und Hepatitis. Bei postnatal durch Blutprodukte infizierten Frühgeborenen ist ein septisches Krankheitsbild mit Hepatosplenomegalie und Ateminsuffizienz beschrieben.

Konnatale Zytomegalie: Mikrozephalus, Chorioretinitis, Meningoenzephalitis, paraventrikuläre Verkalkungen, Hepatosplenomegalie, Ikterus, Pneumonie, Hautblutungen und Dystrophie sind typische Symptome. Auch asymptomatische Kinder können Spätschäden entwickeln.

Konnatale Zytomegalie: 90 % der intrauterin infizierten Kinder zeigen im Neugeborenenalter keine Symptome, können aber dennoch Spätschäden entwickeln (s.u.). Neugeborene mit einer konnatalen Zytomegalie können postnatal oder in den ersten Lebenswochen bis -monaten durch niedriges Geburtsgewicht, Trinkschwäche, Mikrozephalus, Chorioretinitis, intrazerebrale Verkalkungen, Krämpfe, Hepatosplenomegalie, Ikterus, Hautblutungen (Thrombozytopenie), Pneumonie und psychomotorische Retardierung auffallen.

Die **früh postnatal erworbene Infektion** verläuft dagegen meist asymptomatisch.

Im Gegensatz zur intrauterinen Infektion verläuft die **früh postnatal erworbene CMV-Infektion** fast immer asymptomatisch. Ausnahme s.o.

Diagnostik: Die Diagnose erfordert Nachweis von CMV (Kultur), Antigen, Genom (PCR, Hybridisierung) oder Eulenaugenzellen (obsolet) plus klinische Symptomatik. Die konnatale Zytomegalie wird durch den Erregernachweis in der 1.(–3.) Lebenswoche und Ausschluss anderer Ursachen diagnostiziert.

Diagnostik: Die Diagnose ist klinisch nur zu vermuten. Aus Urin, Speichel, Blut und anderen Körperflüssigkeiten können CMV isoliert und das Antigen pp65, das Genom (PCR, DNA-Hybridisierung) und Eulenaugenzellen (heute obsolet) nachgewiesen werden. Eine Zytomegalie ist aber erst bewiesen (latente Infektion), wenn der Erregernachweis mit der klinischen Symptomatik in Einklang steht. Spezifische IgM- und IgG-Antikörper lassen sich mit ELISA und indirektem IFT nachweisen. Die konnatale Zytomegalie wird am besten durch Erregernachweis in der 1.(–3.) Lebenswoche (!) diagnostiziert. Außerdem sind immer andere Ursachen einer konnatalen Infektion auszuschließen.

Differenzialdiagnose: Bei einer konnatalen Infektion ist die Zytomegalie von Röteln, Herpes neonatorum, Toxoplasmose, Listeriose, Lues connata und Morbus haemolyticus neonatorum abzugrenzen.

Therapie: Eine CMV-Infektion **immundefizienter** Patienten (einschließlich Patienten unter Immunsuppression) wird kausal mit Ganciclovir behandelt. Bei Nachweis von resistenten Stämmen kann Foscarnet versucht werden. Auch bei Säuglingen mit einer symptomatischen **konnatalen** CMV-Infektion ist ein Therapieversuch mit Ganciclovir sinnvoll: 10–15 mg/kgKG/d i.v. über 6 Wochen. Auch Valganciclovir p.o. kann zum Einsatz kommen. Ob eine asymptomatische konnatale CMV-Infektion behandelt werden sollte, ist derzeit unklar.

Prognose: Bei Retinitis besteht die Gefahr der Erblindung, bei Pneumonie und Enzephalitis ist die Letalität trotz virostatischer Therapie hoch. Die symptomatische konnatale CMV-Infektion führt bei etwa 90% der Kinder, die asymptomatische CMV-Infektion bei ca. 5–15% der Kinder zu Spätfolgen wie Hör- und Sehschäden (bis zur Erblindung), Zahndefekten und psychomotorischer Retardierung.

Prophylaxe: Jede Frau im gebärfähigen Alter sollte ihren CMV-Antikörperstatus kennen (und zwar **vor** einer Schwangerschaft [s. Tab. 19.10, S. 594]; gleiches gilt für Röteln und Toxoplasmose). Seronegative Frauen sollten versuchen, Speichelkontakt zu anderen Menschen zu meiden, z.B. nicht aus derselben Flasche trinken. Eine Isolierung im Krankenhaus ist nicht erforderlich. Die Einhaltung der hygienischen Regeln (Händedesinfektion) verhindert eine Übertragung weitgehend. Die Gabe von CMV-Immunglobulin bei Schwangeren mit florider oder kürzlich zurückliegender Primärinfektion kann das Risiko für eine konatale Infektion reduzieren.

Kinder mit CMV-Ausscheidung können Gemeinschaftseinrichtungen besuchen. Seronegative Empfänger sollten möglichst Blutprodukte und Organe von seronegativen Spendern erhalten. Das Risiko einer CMV-Übertragung durch Bluttransfusionen lässt sich auch durch Einsatz leukozytendepletierter Präparate (Filter) reduzieren. Die prophylaktische Gabe von Valganciclovir kann das Erkrankungsrisiko nach Transplantation senken. Eine Impfung ist noch nicht verfügbar. Seropositive Mütter können ihre reifgeborenen Kinder stillen. Bei Frühgeborenen sollte man die Muttermilch vorbehandeln.

19.4 Bakterielle Infektionen

19.4.1 Sepsis

▶ **Definition.** **Systemic inflammatory response syndrome (SIRS):** systemische entzündliche Reaktion auf verschiedene Schädigungen (z.B. Infektion, Trauma, Verbrennung).
Sepsis: systemische entzündliche Reaktion auf eine Infektion (SIRS + Infektion).
Septischer Schock: Sepsis mit Hypotonie (trotz ausreichender Volumensubstitution) und Perfusionsstörungen, die zum Multiorganversagen führen können.
Multiorganversagen: schwere Organfunktionsstörungen bei einem akut kranken Patienten; die Homöostase lässt sich ohne Interventionen nicht wiederherstellen.

Ätiologie: Erreger der Sepsis sind v.a. Bakterien, seltener Pilze.
Bei nosokomialen Infektionen ist die Zahl der Infektionen durch kaogulasenegative Staphylokokken und Enterokokken in den letzten Jahren angestiegen. Aber auch Fälle von Candida-Sepsis treten in zunehmendem Maße auf.
Bei Patienten ohne disponierende Grundkrankheit findet sich oft ein Infektionsfokus als Ausgangspunkt der Sepsis oder eine „Eintrittspforte" für die Erreger. Für die verschiedenen Eintrittspforten gibt es jeweils ein typisches Erregerspektrum (Tab. 19.11).
Bei Neugeborenen und jungen Säuglingen sowie bei Patienten mit Neutropenie bzw. Immunsuppression findet sich oft kein Fokus, die Eintrittspforte bleibt unbekannt. Häufig entstammen die Erreger der patienteneigenen Bakterienflora **(endogene Infektion)**, aber auch **exogene Infektionen** treten auf (bei nosokomialen Infektionen, z.B. Pseudomonas spp., Serratia spp.).

Tabelle 19.11 Beziehungen zwischen Eintrittspforte und Erreger bei Sepsis

Eintrittspforte	häufige Erreger
Harnwege, Niere	E. coli Enterokokken
Atemwege, Lunge	Pneumokokken Haemophilus influenzae Enterobacteriaceae (selten)
Darm (oft polymikrobielle Infektionen)	E. coli Klebsiellen Enterobacter Proteus Pseudomonas Bacteroides
Haut, Weichgewebe, Wunden	Staphylococcus aureus A-Streptokokken
Gefäßkatheter	Staphylococcus aureus Koagulase-negative Staphylokokken

Pathogenese: Die entscheidenden pathogenetischen Faktoren der Sepsis sind **Erreger** und **Patient** (oft mit entsprechender Disposition).

Bakterien und toxische Bakterienbestandteile (z. B. Endotoxine) lösen bei der Sepsis einen komplexen Prozess aus.

Der Makroorganismus reagiert auf Endo- und Exotoxine der Bakterien durch Ausschüttung von Mediatoren. Durch deren Wirkungen entwickelt sich der septische Schock.

Folge ist ein **distributiver Schock** mit Zunahme des venösen Blutpools. Zunächst wird das HZV kompensatorisch erhöht. Später fällt das Schlagvolumen infolge der beeinträchtigten Myokardfunktion wieder ab. Bei anhaltender Gewebshypoxie kommt es zum **Multiorganversagen**.

Häufigkeit: Die Sepsis-Inzidenz hat in den letzten 20–30 Jahren zugenommen (v. a. in der Neonatologie, Onkologie, Intensivmedizin). Sepsis bei Kindern ist in der Neonatalperiode am häufigsten (meist Hospitalinfektionen).

Klinik: Symptome und Befunde sind je nach Alter des Kindes, Erreger, Verlauf und Stadium der Sepsis unterschiedlich. Typisch sind Fieber (z. T. mit Schüttelfrost), Tachykardie, Hypotension (Tab. 19.12).

▶ Merke.

Diagnostik: Grundprinzipien:
- Schnelles Handeln!
- Diagnostik und Therapie verlaufen zunächst parallel!

Pathogenese: Die entscheidenden pathogenetischen Faktoren der Sepsis sind der **Patient**, insbesondere wenn eine Grundkrankheit vorliegt (z. B. Immunschwäche, Neutropenie, chronische Krankheit, Trauma), **diagnostische und therapeutische Maßnahmen** (operative Eingriffe, Intubation, Beatmung, Gefäß- und Blasenkatheter) und der **Erreger**.

Toxische Bakterienbestandteile und durch diese ausgelöste Reaktionen des Makroorganismus bewirken ein komplexes Geschehen, das vaskuläre, metabolische und hämodynamische Veränderungen umfasst. Die Folge ist eine Schädigung der Organe unterschiedlicher Ausprägung bis zum Tod.

Bakterielle Endo- und Exotoxine stimulieren die Ausschüttung von Entzündungsmediatoren. Dies führt u. a. über Wirkungen an Zellmembranen, Aktivierung von Leukozyten und humoralen Abwehrsystemen zu den für den septischen Schock typischen Veränderungen.

Es kommt zu einer Verteilungsstörung des zirkulierenden Blutvolumens (**distributiver Schock**) mit Zunahme des venösen Blutpools. Der Körper versucht zunächst, diese Verteilungsstörung zu kompensieren, indem er das Herzzeitvolumen (HZV) erhöht (**hyperdynamischer Schock**). In fortgeschrittenen Stadien ist auch die Myokardfunktion beeinträchtigt, so dass trotz des verminderten systemischen Gefäßwiderstands das Schlagvolumen wieder abfällt (hypodynamischer Schock). Hält die unzureichende Sauerstoffversorgung des Gewebes an, kann der septische Schock ins **Multiorganversagen** übergehen (Atemnotsyndrom, Nieren-, Leberversagen, hypoxische Schädigung von intestinalen Organen und ZNS).

Häufigkeit: Durch höhere Überlebensraten bei Patienten in Neonatologie, Intensivmedizin und Onkologie sowie zunehmend invasivere diagnostische und therapeutische Maßnahmen hat die Sepsis-Inzidenz in den letzten 2–3 Jahrzehnten zugenommen. Im Kindesalter treten die meisten septischen Infektionen in der Neonatalperiode auf. Dabei handelt es sich überwiegend um nosokomiale Infektionen, v. a. durch koagulasenegative Staphylokokken.

Klinik: Klinische Symptome und Befunde können je nach Alter des Kindes, Erreger, Verlauf und Stadium der Sepsis bzw. Schockphase unterschiedlich sein. Zu den Hauptsymptomen zählen Fieber (oft mit Schüttelfrost), Tachykardie und Hypotension (Spätsymptom!). Weitere Symptome und Befunde s. Tab. **19.12**.

▶ Merke. Eine Sepsis verläuft oft rasch progredient und erfordert schnelles Handeln. Diagnostik und Therapie laufen daher parallel.

Diagnostik: Grundprinzipien: Kein Zeitverzug! Diagnostik und therapeutische Intervention laufen parallel: Wiederherstellung bzw. Aufrechterhaltung des Herzzeitvolumens, Entscheidung über gerinnungsorientierte Therapie, frühzeitige Beatmung, Beginn der Antibiotika-Therapie sofort nach Entnahme der Blutkultur(en)!

19.12 Klinische Symptome und Befunde der Sepsis bzw. des septischen Schocks

Allgemeinzustand	Fieber (evtl. auch Hypothermie), Schüttelfrost
Herz, Kreislauf	Tachykardie, Hypotension
Haut	Rötung, Blässe, Blutungen, Mikroembolien, verlängerte Rekapillarisierungszeit
Niere	Oligurie, Anurie
Leber	Ikterus, Hepatomegalie
Lunge	Dyspnoe, Tachypnoe, Ateminsuffizienz (ARDS)
ZNS	Verwirrtheit, Irritabilität, Lethargie, Koma, Krampfanfälle, Meningismus
Magen-Darm-Trakt	Übelkeit, Erbrechen, Durchfall, Blutungen

Diagnostische Maßnahmen:
- Blut: Säure-Basen-Status, pO$_2$, zentral-venöse Sättigung, Laktat, Blutzucker, Elektrolyte, Nieren-, Leberwerte, Eiweiß, Bilirubin, Gerinnungsstatus, CRP bzw. PCT, Blutbild, Blutkultur(en)
- Liquor bzw. andere Punktate: Zellen, Eiweiß, Glukose, Laktat, Mikroskopie, bakteriologische Kultur.
- Urin: Zellen, Eiweiß, Glukose, bakteriologische Kultur
- weitere bakteriologische Untersuchungen: Abstriche entzündeter Haut- bzw. Schleimhautareale, Katheter- bzw. Tubusspitzen
- Blutdruckmessung(en)
- bildgebende Diagnostik: Ultraschall, Echokardiografie, Röntgen, CT oder MRT je nach Situation.

Je nach Notwendigkeit sind Kinderchirurg, Augenarzt, Neuropädiater oder pädiatrischer Infektiologe hinzuzuziehen.

▶ **Merke.** Eine negative Blutkultur schließt eine Sepsis nicht aus! Mögliche Ursachen sind z. B. Entnahmefehler, intermittierende Bakteriämie, bereits erfolgte Gabe von Antibiotika, schwierig anzüchtbare Erreger oder das Vorliegen einer Toxinämie statt einer Bakteriämie.

Differenzialdiagnosen: Die wichtigsten Differenzialdiagnosen sind Virusinfektionen, Typhus, rheumatisches Fieber, Morbus Still, Malaria, toxisches Schock-Syndrom, Kawasaki-Syndrom, kardiogener Schock (insbesondere bei hypoplastischem Linksherzsyndrom), hämolytisch-urämisches Syndrom, Ileus und Stoffwechselentgleisungen.

Therapie: Therapieziele sind:
- Wiederherstellung bzw. Aufrechterhaltung des HZV und der Oxygenierung
- Behandlung bzw. Vorbeugung der disseminierten intravasalen Gerinnung
- Elimination der Erreger durch Antibiotika.

Basismaßnahmen: Verlegung auf die Intensivstation zur Überwachung der Vitalfunktionen. Wichtig ist ein ausreichender venöser Zugang. Die Infektionsquelle sollte möglichst beseitigt werden, z. B. durch chirurgische Herdsanierung bzw. Entfernung infizierter Gefäßkatheter.

Antibiotikatherapie: Nach Entnahme des erforderlichen Untersuchungsmaterials wird sofort eine parenterale kalkulierte Antibiotikatherapie eingeleitet. Bei der Auswahl sind zu berücksichtigen:
- Vorerkrankungen, vorausgegangene Antibiotikatherapie
- mögliche Eintrittspforte (kutan, respiratorisch, enteral, urogenital)
- Hinweise auf bestimmte Erreger aufgrund von Laborbefunden oder Klinik (z. B. typische Hautefloreszenzen)
- Ort der Erkrankung (zu Hause, im Krankenhaus, nach Auslandsreise)
- Nieren- und Leberfunktion
- Notwendigkeit, spezielle Erreger zu erfassen (z. B. Pseudomonas, Anaerobier, Enterokokken, Sprosspilze) oder hohe Wirkspiegel in bestimmten Organen (z. B. Hirn, Knochen) zu erreichen.

19.12

Diagnostische Maßnahmen:
- Blut: Säure-Base-Status, pO$_2$, zentralvenöse Sättigung, Laktat, Blutzucker, Elektrolyte, Nieren-, Leberwerte, Eiweiß, Bilirubin, Gerinnungsstatus, CRP/PCT, Blutbild, Blutkultur(en)
- Liquor bzw. andere Punktate
- Urinuntersuchung
- bakteriologische Untersuchung von Abstrichen
- bildgebende Diagnostik.

▶ **Merke.**

Differenzialdiagnosen: Infektionen durch Viren, Malaria, Typhus und nicht infektiöse Erkrankungen.

Therapie: Sicherung von Kreislauf und Sauerstoffversorgung, Elimination der Erreger.

Basismaßnahmen: Aufnahme auf eine Intensivstation (Monitoring der Vitalfunktionen). Ein „Sepsisherd" muss möglichst beseitigt werden.

Antibiotikatherapie: Unmittelbar nach Entnahme des notwendigen Untersuchungsmaterials wird eine parenterale Antibiotikatherapie eingeleitet, die das vermutete Erregerspektrum abdeckt. Antibiotika müssen immer entsprechend der individuellen Situation ausgewählt werden!

Beispiele für eine kalkulierte Therapie:
- Piperacillin plus ß-Laktamase-Inhibitor
- Ceftazidim oder Cefepim, evtl. plus Piperacillin
- Meropenem oder Imipenem.

▶ **Merke.**

Supportive Therapie:
- Volumensubstitution und Einsatz von Katecholaminen richten sich nach klinischer Situation und Laborwerten.
- Die Indikation zur Beatmung sollte großzügig gestellt werden, evtl. Sauerstoffgabe bzw. CPAP.
- Gerinnungsorientierte Maßnahmen umfassen die Gabe von Heparin, AT III bzw. Alteplase.

Prognose: Organ- bzw. Multiorganversagen sind die wichtigsten Komplikationen. **Frühtodesfälle** sind meist auf irreversible Hypotension, **Spättodesfälle** auf Multiorganversagen zurückzuführen.

Prophylaxe:
- Dispositionsprophylaxe (Impfungen, Vermeidung von Risikofaktoren)
- Chemoprophylaxe bei Kontakt mit potenziellen Sepsiserregern
- Expositionsprophylaxe (Hygienemaßnahmen).

19.4.2 Bakterielle Meningitis

▶ **Definition.**

Ätiologie und Pathogenese: Die wichtigsten Erreger bei Kindern sind Meningo- und Pneumokokken.

19 Infektionskrankheiten

Beispiele für eine kalkulierte Therapie:
- Piperacillin plus ß-Laktamase-Inhibitor
- Ceftazidim oder Cefepim, evtl. plus Piperacillin
- Meropenem oder Imipenem
- bei V. a. Mykoplasmen/Legionellen: ß-Laktam plus Makrolid
- bei V. a. hochresistente grampositive Erreger evtl. Zugabe von Vancomycin oder Linezolid.

Die Meinungen über die Kombination mit einem Aminoglykosid sind nicht einheitlich.

▶ **Merke.** Eine frühzeitige, breite, hochdosierte Antibiotikagabe ist Standard bei der Sepsistherapie!

Supportive Therapie:
- Art und Menge der Infusionslösung sowie Einsatz von Katecholaminen hängen von der klinischen Situation bzw. der Schockphase ab. Die Infusionstherapie erfolgt unter Kontrolle von Kreislauf, Urinproduktion und Laborwerten. Bei Meningokokken-Sepsis kann aggressive Volumengabe Nekrosen vermeiden.
- Die Indikation zur Beatmung ist großzügig zu stellen. Die Entscheidung dazu hängt v.a. vom Zustand des Patienten ab. Auch Sauerstoffinsufflation und CPAP (Continuous positive Airway Pressure) kommen in Betracht.
- Zur Vorbeugung bzw. Behandlung von Störungen der Blutgerinnung werden Heparin, Antithrombin III (AT III) bzw. gerinnungsaktives Plasma (Fresh frozen Plasma [FFP]) und Alteplase eingesetzt.
- Weitere Maßnahmen richten sich nach der Situation: Schräglagerung bei drohendem Hirnödem (Oberkörperhochlagerung, Kopf in Mittelstellung), Antikonvulsiva, Bluttransfusion, Fiebersenkung, Schmerzbekämpfung, Antazida zur Ulkusprävention, chirurgische Eingriffe (Abszessdränage, Beseitigung von Obstruktionen, Entfernung von Nekrosen, infizierter Katheter u.a.).

Die Meinungen zur Gabe von Immunglobulinen sowie Kortikosteroiden sind nicht einheitlich.

Prognose: Die Sepsis kann zum Organversagen führen (u.U. Multiorganversagen); außerdem können Blutungen (DIC, Stressulkus) und sekundäre nosokomiale Infektionen (z.B. Katheterinfektion, Candida-Sepsis) auftreten. **Frühtodesfälle** sind meist durch irreversiblen Blutdruckabfall, **Spättodesfälle** durch Multiorganversagen bedingt. Der septische Schock ist die häufigste Todesursache bei Patienten auf der Intensivstation.

Prophylaxe: Hierzu zählen:
- Dispositionsprophylaxe: Impfungen (H. influenzae, Pneumokokken, Meningokokken), Vermeidung von Risikofaktoren für nosokomiale Infektionen (z.B. Beschränkung invasiver Interventionen auf das notwendige Maß), Kontrolle von Wundflächen und Kathetereintrittsstellen auf Entzündungszeichen
- Chemoprophylaxe: bei Kontakt mit Erregern, die eine Sepsis auslösen können (z.B. H. influenzae, Meningokokken)
- Expositionsprophylaxe: Einhalten der Hygienevorschriften.

19.4.2 Bakterielle Meningitis

▶ **Definition.** Bei der bakteriellen Meningitis handelt es sich um eine potenziell lebensbedrohliche Entzündung der Hirnhäute, die eine rasche Diagnostik und Therapie erfordert.

Ätiologie und Pathogenese: Relativ häufig vorkommende bakterielle Meningitis-Erreger sind in Deutschland Meningokokken, Pneumokokken und Borrelia burgdorferi. Selten bzw. sehr selten werden Meningitiden durch Haemophilus influenzae, Staphylokokken, Listerien, Treponema pallidum, Mycobacterium tuberculosis verursacht.

Die Häufigkeit bestimmter Meningitiserreger zeigt einen Zusammenhang mit dem Alter der Patienten:
- Im 1.–3. Lebensmonat sind Erkrankungen durch B-Streptokokken, E. coli und Listerien am häufigsten.
- Bei Säuglingen (ab 4. Monat) und Kleinkindern werden bakterielle Meningitiden am häufigsten durch Meningokokken und Pneumokokken verursacht.
- Schulkinder und (jüngere) Erwachsene erkranken v. a. an Meningitiden durch Meningokokken, Pneumokokken, B. burgdorferi und Mycoplasma pneumoniae.

Liegen bestimmte **Dispositionsfaktoren** vor (Tab. 19.13), ist auch mit anderen Erregern zu rechnen. Bei diesen Patienten können rekurrierende Meningitiden auftreten.

Je nach Alter der Kinder ist die Häufigkeit bestimmter Erreger unterschiedlich: Im 1.–3. Lebensmonat dominieren B-Streptokokken, E. coli und Listerien, danach Meningo- und Pneumokokken.

Bei Patienten mit bestimmten **Dispositionsfaktoren** können auch andere Erreger vorkommen (Tab. 19.13).

19.13 Beziehung zwischen Disposition und Ätiologie bei bakterieller Meningitis

Dispositionsfaktor	typische Erreger
Asplenie (anatomisch oder funktionell)	Pneumokokken, Meningokokken, H. influenzae
Immundefekt	
– zellulärer Immundefekt (Transplantation, HIV, Lymphom, Neutropenie)	Listerien, Pseudomonas aeruginosa, Enterobacteriaceae
– humoraler Immundefekt (HIV, Komplementsystem)	Pneumokokken, H. influenzae, Meningokokken
Neutropenie, zentraler Venenkatheter	Enterobacteriaceae, P. aeruginosa, S. epidermidis, S. aureus
Otitis media, Sinusitis	Pneumokokken, H. influenzae
Schädel-Hirn-Trauma (bzw. angeborene Fehlbildung im Kopfbereich)	Pneumokokken, H. influenzae, Pasteurella multocida (nach Hundebiss)
Dermalsinus, Myelomeningozele, Dermoidzyste	S. aureus, Enterobacteriaceae (z. B. E. coli)
ventrikuloperitonealer Shunt	S. aureus, S. epidermidis; selten: Pneumokokken, H. influenzae, Meningokokken
neurochirurgischer Eingriff	S. aureus, Enterokokken, gramnegative Stäbchenbakterien

Oft geht der bakteriellen Meningitis eine **respiratorische Virusinfektion** voraus. Bei Kindern handelt es sich meist um **primäre** bakterielle Meningitiden; diese entstehen **hämatogen**. Auf die Besiedlung des Nasopharynx folgt die Invasion der Erreger ins Blut mit Ansiedlung im ZNS. Die hämatogene Streuung kann auch von anderen Infektionsherden (z. B. Endokarditis, Haut-, Weichgewebe-, Knocheninfektionen) ausgehen.
Durch direkte Ausbreitung des infektiösen Prozesses kann es bei Otitis media, Mastoiditis, Sinusitis, Fehlbildungen (Dermalsinus, Myelomeningozele) bzw. posttraumatisch bei Liquorfistel (nach Tagen bis zu Jahren) zur **sekundären** Meningitis kommen. Eine weitere Möglichkeit ist das direkte Eindringen der Erreger ins ZNS im Rahmen eines neurochirurgischen Eingriffs.

Oft geht eine respiratorische **Virusinfektion** voraus.

Die meisten bakteriellen Meningitiden bei Kindern sind **primäre (hämatogene)** Meningitiden. **Sekundäre** bakterielle Meningitiden entstehen posttraumatisch, postoperativ oder fortgeleitet.

Häufigkeit: Die Inzidenz bakterieller Meningitiden (Abnahme in Industrieländern) wird durch verschiedene Faktoren beeinflusst:
- Ausmaß und Qualität prophylaktischer Maßnahmen (Hib-Impfung, Pneumokokken-Impfung, Rifampicin-Prophylaxe)
- soziale und hygienische Aspekte (Expositionsprophylaxe)
- Verfügbarkeit und Einsatz wirksamer Antibiotika bei bakteriellen Infektionen des Respirationstraktes.

Hauptsächlich betroffen sind Säuglinge und Kleinkinder.

Häufigkeit: Die bakterielle Meningitis tritt in Industrieländern zunehmend seltener auf. Im Kindesalter erkranken v. a. Säuglinge und Kleinkinder.

Klinik: Fieber, Erbrechen und Kopfschmerzen sind die häufigsten Symptome. Die meningitischen Zeichen finden sich meist erst ab dem Kleinkindalter, z. B. Nackensteife, Kernig-Zeichen (Beugung im Hüftgelenk führt zur Beugung im Kniegelenk), Brudzinski-Zeichen (passives Vorwärtsbeugen des Kopfes bewirkt Beugung im Knie- und Hüftgelenk). Bei Säuglingen stehen schrilles Schreien (später Lethar-

Klinik: Fieber, Erbrechen und Kopfschmerzen sind die häufigsten Symptome. Meningitische Zeichen findet man erst ab dem Kleinkindalter (Nackensteife, Kernig-, Brudzinski-Zeichen); beim Säugling vorgewölbte Fontanelle, auch Nahrungsverweigerung.

Weitere Symptome: Lichtscheu, Krampfanfälle, Hirnnervenausfälle und Hautblutungen.

Die Symptome können akut oder schleichend einsetzen. Bei Neugeborenen, Kindern mit Abwehrschwäche und nach neurochirurgischen Eingriffen ist das klinische Bild oft atypisch.
Komplikationen: Septischer Schock, Hirnabszess, Subduralerguss oder -empyem und Hirnödem mit Herniation sind möglich.

Diagnostik: Wichtigste Maßnahme ist die **Lumbalpunktion** (Kontraindikationen: Hirndrucksteigerung, fokale neurologische Zeichen, Herz-Kreislauf-Insuffizienz, Blutgerinnungsstörung, Entzündung an der Punktionsstelle).

Liquor-Untersuchungen: Zellzahl, Zelldifferenzierung, Eiweiß, Glukose, Erregernachweis.

Typische Befunde bei bakterieller Meningitis sind:
- trüber Liquor
- erhöhte Eiweißkonzentration
- verminderte Glukosekonzentration
- Nachweis von Bakterien

Bakterielle Meningitiden mit klarem Liquor bzw. geringgradiger Pleozytose finden sich u. U. bei Infektionen durch Mykoplasmen, Listerien, Mykobakterien, Borrelien, Treponemen, Leptospiren, Brucellen, Rickettsien; außerdem bei Hirnabszess, subduralem Empyem und in der Frühphase einer Meningitis durch „typische Erreger".

Ein mononukleäres Zellbild findet man bei Meningitiden durch Borrelien, Mykobakterien, Listerien.
Blut: Blutkulturen gehören zu den Standarduntersuchungen bei Meningitis. Bei V. a. Mykoplasmen, Chlamydien, Borrelien, Legionellen können serologische Untersuchungen sinnvoll sein.

Differenzialdiagnosen: Virusmeningitis, ZNS-Tumoren, Subduralerguss und -empyem, Intoxikation u. a.

Therapie: Die wichtigsten Maßnahmen sind **sofortige Antibiotika-Therapie** und Sicherung der Vitalfunktionen.
Initiale Therapie mit **Cefotaxim** (evtl. plus Ampicillin oder Piperacillin).

---

gie), Nahrungsverweigerung und vorgewölbte Fontanelle im Vordergrund. Weitere Symptome sind Lichtscheu, Verwirrtheit, Bewusstseinsstörungen, Krampfanfälle, Hirnnervenlähmungen, petechiale oder größere Hautblutungen. Auf Hautveränderungen muss sorgfältig geachtet werden (Meningokokken! s. S. 611).
Die Symptomatik kann akut bis perakut, aber auch schleichend beginnen. Neugeborene, Patienten mit gestörter Immunabwehr und Patienten nach neurochirurgischen Operationen (z. B. Liquor-Shunt), zeigen oft atypische oder nur gering ausgeprägte Symptome.

Komplikationen: Im Verlauf kann es zum septischen Schock, zu Hirninfarkten, Hirnabszessen, subduralen Ergüssen (oder Empyemen) kommen. Außerdem kann sich ein Hirnödem entwickeln (Gefahr der Herniation!).

Diagnostik: Die wichtigste diagnostische Maßnahme ist die **Lumbalpunktion**. Es gibt Gründe, auf diese zu verzichten bzw. sie erst später durchzuführen:
- Hinweise auf erhöhten Hirndruck (z. B. Stauungspapille) bzw. fokale neurologische Zeichen (vorher CT)
- Thrombozytenzahl < 50 Gpt/l bzw. Anzeichen einer Gerinnungsstörung
- kardiorespiratorische Instabilität (z. B. bei Frühgeborenen oder im Schock)
- Entzündung an der Punktionsstelle.

Untersuchung des Liquor cerebrospinalis: Farbe, Trübung, Zellzahl, Zelldifferenzierung, Eiweiß-, Glukose-Konzentration, Laktat, Mikroskopie (Gram-Färbung), bakteriologische Kultur, PCR.
Folgende Befunde weisen auf eine „klassische" bakterielle Meningitis hin:
- trüber Liquor, Nachweis von Bakterien
- Zellzahl > 1000 Mpt/l, > 70 % Granulozyten
- Protein > 1000 mg/l
- Laktat > 4,5 mmol/l
- Liquor-/Blutglukose-Relation < 0,5.

Alle Laborbefunde müssen im Zusammenhang mit klinischen und sonstigen Befunden interpretiert werden. Es gibt bakterielle Meningitiden mit klarem Liquor und gering- bis mäßiggradiger Pleozytose (sog. „seröse Meningitis"), dabei kann es sich handeln um:
- Infektionen durch M. pneumoniae, Listerien, Mykobakterien, Borrelien, Treponemen, Leptospiren, Brucellen, Rickettsien
- die Frühphase einer Meningitis durch „typische Erreger"
- eine Meningitis bei Hirnabszess oder subduralem Empyem.

Erreger bakterieller ZNS-Infektionen mit mononukleärem Zellbild sind B. burgdorferi, M. tuberculosis und Listerien (Einzelfälle).

Blut-Untersuchungen: Blutkulturen (aerob und anaerob) gehören zu den Standarduntersuchungen bei V. a. bakterielle Meningitis. Bei V. a. bestimmte, schwer nachweisbare Erreger können serologische Untersuchungen indiziert sein (Nachweis von Antikörpern z. B. gegen M. pneumoniae, Chlamydien, Legionellen, Borrelien).

Weitere Diagnostik:
- Augenhintergrund (Stauungspapille?)
- Sonografie (bei offener Fontanelle)
- CT-Indikationen: V. a. erhöhten Hirndruck, rekurrente Meningitis, V. a. Hirnabszess, Hirninfarkt, subduralen Erguss
- EEG: nach Krampfanfällen, bei Hinweis auf Defektheilung ggf. zusätzlich frühe akustisch oder somatosensorisch evozierte Potenziale (FAEP, SSEP).

Differenzialdiagnosen: Differenzialdiagnostisch abzugrenzen sind: Virusmeningitis bzw. -meningoenzephalitis, Polyneuritis bzw. Polyradikulitis, ZNS-Tumor mit Affektion der Hirnhäute, Subduralerguss bzw. -empyem, Intoxikation, Arzneimittelnebenwirkung, Sarkoidose, systemischer Lupus erythematodes und Kawasaki-Syndrom.

Therapie: Die wichtigsten Maßnahmen sind die **sofortige Antibiotika-Therapie** (nach Entnahme der Blut- und Liquorkultur) und Sicherung vitaler Funktionen.
Die Meningitis wird initial meist mit **Cefotaxim**, evtl. bei Vorhandensein von Risikofaktoren (Neugeborene) kombiniert mit Ampicillin oder Piperacillin (Listerien) behandelt.

Nach Eintreffen des Kulturergebnisses wird die Antibiotikatherapie ggf. umgestellt und je nach Erreger und Antibiogramm **gezielt** fortgeführt.

Therapiedauer: Sie beträgt bei Meningokokken mindestens 4 Tage, bei Pneumokokken, H. influenzae sowie Meningitis ohne Erregernachweis 7 Tage. Bei anderen Erregern richtet sich die Dauer nach dem Verlauf (bei Neugeborenen mindestens 14 Tage).

Symptomatische bzw. supportive Therapie: Die Intensivtherapie erfolgt nach klinischen Erfordernissen unter Einbeziehung von Infusions- und Schocktherapie (Flüssigkeitsbilanzierung), Beatmung, Hirnödem-Behandlung, Monitoring. Zur supportiven Therapie zählen antipyretische, antikonvulsive und chirurgische Maßnahmen (z. B. bei Subduralempyem, Hydrozephalus).

Der günstige Effekt von **Dexamethason** auf überschießende Entzündungsabläufe kann möglicherweise das Risiko von Spätschäden (z. B. Hörschäden) reduzieren. Nach neueren Untersuchungen wird der günstige Effekt jedoch bezweifelt. Eine 2-tägige Gabe von 2 × tgl. 0,4 mg/kgKG erscheint praktikabel, wobei die 1. Gabe vor der initialen Antibiotikagabe erfolgen sollte.

Prognose: Zeitpunkt von Diagnosestellung und Therapiebeginn, Typ und Virulenz des Erregers, Abwehrlage des Patienten, Qualität der Therapie und eventuelle Komplikationen beeinflussen die Prognose. Mögliche Spätfolgen sind Hörstörungen, Krampfleiden, Hirnnervenlähmungen, Entwicklungsrückstand, Verhaltensstörungen, Ataxie, Hydrozephalus. Kinder, die eine bakterielle Meningitis durchgemacht haben, sollten unbedingt nachbetreut werden.

Prophylaxe: Empfohlen werden Impfungen gegen Haemophilus influenzea Typ b (Hib; s. S. 57), Pneumokokken (s. S. 58) und Meningokokken (s. S. 58).

Eine **Chemoprophylaxe** mit Rifampicin ist Personen mit intensivem Kontakt zu Patienten mit H.-influenzae- oder Meningokokken-Meningitis zu empfehlen. Sie kann Sekundärinfektionen verhindern und reduziert die Zahl der Keimträger. Zur Sanierung des Mund-Nasen-Rachen-Raumes erhalten auch die erkrankten Kinder vor Entlassung Rifampicin (wenn sie mit Ampicillin bzw. Penicillin behandelt wurden). Die **Isolierung** der Patienten mit bakterieller Meningitis ist für 24 (–48) Stunden nach Therapiebeginn zu empfehlen.

Meldepflicht: Meningokokken-Meningitiden und Nachweise von Meningokokken bzw. H. influenzae in Liquor und Blut sind meldepflichtig.

19.4.3 Infektionen durch grampositive Kokken

Infektionen durch Staphylococcus aureus

Ätiologie und Pathogenese: Der Erreger kann durch Kontakt oder Tröpfchen, seltener durch kontaminierte Gegenstände übertragen werden. Infektionen des Respirationstrakts können durch vorausgehende Virusinfektionen gebahnt werden. Haut-Weichgewebe-Infektionen entstehen meist als Folge von Verletzungen oder operativen Eingriffen. Kinder mit Mukoviszidose sind disponiert für S.-aureus-Pneumonien.

> ▶ **Exkurs.** **MRSA:** Infektionen durch Methicillin (= Oxacillin)-resistente Staphylokokken (MRSA) kommen auch bei Kindern vor. Dabei muss zwischen HA-MRSA (Hospital-acquired)- und CA-MRSA (Community-acquired)-Stämmen unterschieden werden. Erstere verursachen Hospitalinfektionen, meist bei Patienten mit Risikofaktoren. Letztere treten im ambulanten Bereich, meist bei Patienten ohne Risikofaktoren, auf. Diese Stämme können das Panton-Valentine-Leukozidin produzieren und schwere Erkrankungen hervorrufen. CA-MRSA-Infektionen kommen in Deutschland selten vor.

Häufigkeit: Gesunde Kinder sind in 20–30 % permanent oder transitorisch mit S. aureus besiedelt (Hauptreservoir: Nase, aber auch Haut und Rachen). S.-aureus-Infektionen kommen häufig vor.

Krankheitsbilder: Typische Erkrankungen sind Impetigo contagiosa (s. S. 853), Phlegmone, Furunkel (s. S. 854), Paronychie, Wundinfektionen, Lymphadenitis, Osteomyelitis (s. S. 666), Arthritis, (Pleuro)-Pneumonie, Lungenabszess, Endo-/Perikarditis

Diagnostik und Differenzialdiagnosen: Die wichtigste diagnostische Maßnahme ist die kulturelle Anzüchtung von S. aureus.

Therapie: Neben der Gabe eines Staphylokokken-Antibiotikums sind u. U. chirurgische Eingriffe unverzichtbar.

Prognose und Prophylaxe: Haut- und Weichgewebeinfektionen haben meist eine gute Prognose. Die Prophylaxe besteht v. a. in hygienischen Maßnahmen. Eine perioperative Antibiotikaprophylaxe kann indiziert sein.

Staphylokokken-Toxin-Syndrome

Dermatitis exfoliativa neonatorum/Staphylogenes Lyell-Syndrom

▶ **Synonym.**

Ätiologie und Pathogenese: Eine Infektion durch Staphylokokken, die ein epidermolytisches Toxin (Exfoliatin) bilden, führt zu intraepidermalen Blasen.

Klinik: Oft geht eine Lokalinfektion voraus (z. B. Omphalitis). Auf dem Boden eines Erythems hebt sich die Haut in großen Blasen ab, es entstehen nässende Wundflächen.

Diagnostik und Differenzialdiagnosen: Diagnostisch wichtig ist der Nachweis von S. aureus. Andere Erkrankungen mit Blasenbildung sind auszuschließen, z. B. Stevens-Johnson-Syndrom.

Therapie, Prognose und Prophylaxe: Therapie mit Flucloxacillin oder Cephalosporin und supportive Maßnahmen wie bei einer Verbrühung. Bei korrekter Behandlung ist die Prognose meist gut. Erkrankte sollten isoliert werden.

Staphylogene Nahrungsmittelvergiftung

Ätiologie und Pathogenese: Die Erkrankung entsteht durch Kontamination von Nahrungsmitteln durch Enterotoxin-bildende Stämme von S. aureus.

Häufigkeit: Häufigste Form der Lebensmittelvergiftung.

Klinik, Diagnostik und Therapie: Oft erkranken mehrere Personen gleichzeitig. Wenige Stunden nach Nahrungsaufnahme kommt es zu Bauchschmerzen, Erbrechen und Durchfall.

und Sepsis. Seltener sind Sinusitis, Otitis, Hirnabszess, Meningitis (Patienten mit Liquor-Shunt).

Diagnostik und Differenzialdiagnosen: Die Diagnose basiert auf dem mikroskopischen und kulturellen Nachweis von S. aureus in Untersuchungsmaterial (Blut, Punktate, Eiter, Liquor, Abstrich, Katheterspitze). Differenzialdiagnostisch abzugrenzen sind Infektionen durch Streptokokken bzw. andere bakterielle Erreger.

Therapie: Von leichteren Hautinfektionen abgesehen, erfolgt meist eine systemische Therapie mit gegen S. aureus wirksamen Antibiotika, z. B. Flucloxacillin, Cefazolin, Cefuroxim, Clindamycin. Bei MRSA kommen am ehesten Vancomycin, Teicoplanin und Linezolid in Betracht. Bei Abszedierung sind chirurgische Eingriffe notwendig.

Prognose und Prophylaxe: Infektionen von Haut und Weichgewebe haben meist eine gute Prognose. Sepsis, Endokarditis und Pneumonie sind oft schwere, teilweise letal endende Infektionen. Als prophylaktische Maßnahme steht die Beachtung der Regeln der Krankenhaushygiene im Vordergrund. Bei chirurgischen Eingriffen mit hohem Infektionsrisiko kann evtl. eine perioperative Antibiotikaprophylaxe angezeigt sein.

Staphylokokken-Toxin-Syndrome

Dermatitis exfoliativa neonatorum/Staphylogenes Lyell-Syndrom

▶ **Synonym.** Neonatale Form: Staphylococcal scalded Skin Syndrome (SSSS)

Ätiologie und Pathogenese: Es handelt sich um Infektionen durch Staphylokokken, die exfoliatives Toxin produzieren. Das Toxin erreicht hämatogen die Haut und führt ohne begleitende Entzündung zur Bildung intraepidermaler Blasen. Im Blaseninhalt lassen sich keine Staphylokokken nachweisen. Es erkranken v. a. Neugeborene.

Klinik: Die Erkrankung geht meist von einer lokalisierten Staphylokokken-Infektion aus (z. B. Omphalitis, Konjunktivitis, Dermatitis). Zunächst entwickelt sich eine scarlatiniforme Erythrodermie, häufig begleitet von Fieber. Dann schießen Blasen auf, die platzen und nässende Wunden hinterlassen. Das Nikolski-Phänomen ist positiv.

Diagnostik und Differenzialdiagnosen: Die Diagnose basiert auf dem klinischen Bild; der Nachweis von Staphylokokken an der Eintrittsstelle ist hinweisend, beweisend ist das typische histologische Bild.
Als Differenzialdiagnosen kommen andere Erkrankungen mit Blasenbildung infrage wie Lyell-Syndrom ohne bakterielle Ätiologie, schwere Formen des Erythema exsudativum multiforme (Stevens-Johnson-Syndrom), bullöse Arzneimittelexantheme und Eczema herpeticatum.

Therapie, Prognose und Prophylaxe: Neben lokaler Wundbehandlung und supportiven Maßnahmen wie bei Verbrühung (z. B. Flüssigkeitsersatz) ist eine Therapie mit Flucloxacillin oder Cephalosporin (1./2. Generation) erforderlich. Bei korrekter Behandlung heilen die Wunden meist komplikationslos ab. Die Prophylaxe besteht in frühzeitiger Behandlung von Staphylokokken-Infektionen bei Neugeborenen. Erkrankte sollten isoliert werden.

Staphylogene Nahrungsmittelvergiftung

Ätiologie und Pathogenese: Verursacher sind Enterotoxin-bildende Stämme von S. aureus, die sich in kontaminierten Speisen (Salate, Mayonnaise usw.) vermehren und Enterotoxine bilden. Da die Toxine z. T. thermostabil sind, kommen auch gegarte Speisen in Betracht.

Häufigkeit: Staphylokokken-Enterotoxine verursachen die Mehrzahl aller Lebensmittelvergiftungen.

Klinik, Diagnostik, Therapie: Oft erkranken mehrere bzw. viele Personen gleichzeitig. Wenige Stunden nach Nahrungsaufnahme kommt es akut zu krampfartigen Bauchschmerzen, Übelkeit, Erbrechen und Durchfall. Staphylokokken lassen sich manchmal in Speiseresten und im Stuhl nachweisen. Die Therapie ist symptomatisch. Meist sistieren die Symptome nach 12–24 Stunden spontan.

Toxisches Schocksyndrom (TSS)

Ätiologie und Pathogenese: Dem TSS liegt eine Infektion durch S. aureus-Stämme zugrunde, die das Toxische-Schocksyndrom-Toxin 1 (TSST-1) oder Enterotoxin B bzw. C produzieren. Es kann sich um Wundinfektionen nach Trauma bzw. Operation oder um bakterielle Sekundärinfektionen, z.B. nach Varizellen oder viralen Atemwegsinfektionen, handeln. Die Toxine wirken als **Superantigene**. Bekannt ist die Assoziation zur Menstruation („Tamponkrankheit"). Heute machen menstruelle TSS-Fälle etwa die Hälfte aller TSS-Erkrankungen aus.

Häufigkeit: Die Erkrankung betrifft v.a. Adoleszente und jüngere Erwachsene. Bei jüngeren Kindern kommt ein TSS selten vor.

Klinik und Diagnostik: Tab. 19.14 zeigt die Haupt- und Nebenkriterien für das TSS. Um die Diagnose zu stellen, müssen alle Hauptkriterien und mindestens 3 Nebenkriterien erfüllt sein.

Laborbefunde: Neben den in Tab. 19.14 genannten Befunden können Anämie, Neutrophilie mit Linksverschiebung, erhöhte Kreatinphosphokinase, Hypokalzämie und Hypophosphatämie nachweisbar sein. Blutkulturen sind meist steril. Eine „sterile" Leukozyturie und eine Pleozytose im Liquor kommen vor. S. aureus kann in Abstrichen nachgewiesen werden (cave: Keimträger!)

19.14 CDC-Kriterien beim toxischen Schocksyndrom

Hauptkriterien	Nebenkriterien
• Fieber (≥ 38,9 °C) • diffuse makuläre Erythrodermie, nach 1–2 Wochen Schuppung (v.a. Handinnenflächen, Fußsohlen, Finger, Zehen) • Hypotension, orthostatische Dysregulation, Tachykardie, Zyanose, Ödeme, Schock	• Schleimhaut (Konjunktiva, Pharynx, Vagina): Hyperämie, Ulzera • Magen-Darm-Trakt: Erbrechen, Diarrhö, Bauchschmerzen • Muskulatur: Myalgien • Lunge: Tachypnoe, ARDS • Niere: Oligurie, Kreatinin-Anstieg • Leber: Anstieg von Transaminasen/Bilirubin • Blut: Thrombozytopenie, DIC • ZNS: Kopfschmerzen, Somnolenz, Konfusion

CDC = Centers for Disease Control and Prevention

Differenzialdiagnosen: Andere Erkrankungen durch S. aureus (z.B. Sepsis, Dermatitis exfoliativa neonatorum), Infektionen durch A-Streptokokken (Sepsis, Scharlach, Streptokokken-TSS) und andere Erreger (z.B. Meningokokken-Sepsis, Leptospirose, Rickettsiose, Masern, Enterovirus-Infektionen) sowie nichtinfektiöse Erkrankungen (z.B. toxische epidermale Nekrolyse, Stevens-Johnson-Syndrom, Arzneimittelnebenwirkung, Kawasaki-Syndrom) sind auszuschließen.

Therapie: Immer stationär, evtl. auf der Intensivstation. Neben organspezifischen supportiven Maßnahmen (u.a. Schockprophylaxe bzw. -behandlung) ist eine i.v. Therapie mit einem Staphylokokken-Antibiotikum erforderlich (Clindamycin plus Cephalosporin der 2. Generation); ggf. ist der Fokus zu sanieren. Der Einsatz von Kortikosteroiden und Immunglobulinen ist umstritten.

Prognose: Im Verlauf können Herzinsuffizienz, Lungenödem, ARDS, DIC, Niereninsuffizienz und Enzephalopathie auftreten. Die Letalitätsrate beträgt 2–4 %. Rezidive kommen vor.

Infektionen durch koagulasenegative Staphylokokken (KNS)

Zu den KNS gehören u.a. S. epidermidis, S. haemolyticus und S. saprophyticus. Bei Gesunden sind dies harmlose Saprophyten (Haut, Schleimhäute); d.h. aus Untersuchungsmaterial angezüchtete KNS sind oft Folge von Kontaminationen. Bei verminderter Infektionsabwehr (Frühgeborene, Immundefekt, Therapie mit Zytostatika, Immunsuppressiva) sowie Patienten mit implantierten Fremdkörpern (Gelenke,

KNS-Stämme können gegenüber verschiedenen Antibiotika resistent sein. Oft müssen infizierte Fremdkörper entfernt werden.

Infektionen durch A-Streptokokken

Allgemeines

Ätiologie und Pathogenese: A-Streptokokken sind Kettenkokken mit b-Hämolyse auf Blutagar. Sie werden durch Tröpfchen oder direkten Kontakt übertragen.

Häufigkeit: Erkrankungen sind im Alter von 4–12 Jahren am häufigsten. Bis zu 20% der gesunden Kinder sind Keimträger. Folgekrankheiten sind heute selten.

Krankheitsbilder: Typische Erkrankungen sind Tonsillopharyngitis, Impetigo, Erysipel, Phlegmone und Lymphadenitis colli. Mögliche Komplikationen sind Sepsis und Streptokokken-TSS.

Folgekrankheiten: Als Spätkomplikationen können rheumatisches Fieber, Glomerulonephritis oder Erythema nodosum 1–3 Wochen nach Infektion auftreten.

Diagnostik: Neben Anzüchtung (Kultur) gibt es Schnelltests zum Antigennachweis.

Therapie, Prognose und Prophylaxe: Penicillin ist Mittel der Wahl (in besonderen Fällen auch prophylaktisch). Alternativen: Cephalosporine, Makrolide. Die Prognose ist meist gut.

Tonsillopharyngitis

Häufigkeit: Bakterielle Tonsillopharyngitiden werden am häufigsten durch A-Streptokokken verursacht.

Klinik: Typisch sind akuter Beginn mit Fieber, Hals- und Schluckschmerzen, geröteten,

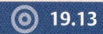 19.13

Herzklappen, Venenkatheter, Liquor-Shunts) kann es zu Infektionen kommen. Es handelt sich überwiegend um nosokomiale Infektionen. 60–80% aller Sepsisfälle in neonatologischen Intensivstationen und 40–65% aller Katheterinfektionen werden durch KNS verursacht.

KNS-Hospitalstämme sind oft sehr resistent. Ein Antibiogramm ist unbedingt notwendig. Fremdkörperinfektionen lassen sich nicht immer allein durch Antibiotika beherrschen. Oft muss das Implantat entfernt werden. Die Prognose der neonatalen KNS-Sepsis ist relativ günstig.

Infektionen durch A-Streptokokken

Allgemeines

Ätiologie und Pathogenese: A-Streptokokken (S. pyogenes) sind Kettenkokken, die auf Blutagar β-Hämolyse zeigen. Ein wichtiger Virulenzfaktor ist das M-Protein (es gibt 60 M-Serotypen). Die Immunität ist typspezifisch. Die Übertragung erfolgt durch Tröpfchen oder direkten Kontakt, seltener durch Lebensmittel.

Häufigkeit: Erkrankungen durch A-Streptokokken treten am häufigsten bei Kindern im Alter von 4–12 Jahren auf. Bis zu 20% der gesunden Kinder sind Keimträger (Rachen). Die Inzidenz der Folgekrankheiten (s. u.) nach Streptokokkeninfektion ist in industrialisierten Ländern rückläufig.

Krankheitsbilder: Häufig sind Tonsillopharyngitis, Impetigo contagiosa (s. S. 853), Phlegmone, Erysipel (s. S. 856) und Lymphadenitis, seltener Otitis media, Sinusitis, Osteomyelitis, Arthritis. Mögliche Komplikationen sind Peritonsillarabszess, Sepsis und das toxische Schock-Syndrom (Streptokokken-TSS).

Folgekrankheiten: Als Spätkomplikationen können rheumatisches Fieber, Glomerulonephritis oder Erythema nodosum etwa 1–3 Wochen nach einer A-Streptokokkeninfektion auftreten.

Diagnostik: Die mikrobiologische Diagnostik umfasst Kultur (Rachen-, Wundabstrich, Eiter, Punktate, Blut) sowie Schnelltests zum Antigennachweis im Rachenabstrich. Der Nachweis von Streptokokken-Antikörpern im Serum (Antistreptolysin O [ASO], Anti-DNAse B) ist nur bei Folgekrankheiten indiziert.

Therapie, Prognose und Prophylaxe: Mittel der Wahl ist Penicillin (es gibt keine A-Streptokokken-Stämme mit Penicillin-Resistenz). Alternativ können Cephalosporine oder Makrolide eingesetzt werden. Die Prognose der meisten Erkrankungen ist gut. Selten kommt es zu einer Sepsis bzw. einem TSS. Zu den Komplikationen zählen rheumatisches Fieber und Glomerulonephritis. Die Prophylaxe umfasst die Expositionsprophylaxe und in besonderen Fällen die Penicillinprophylaxe (z.B. zur Rezidivprophylaxe des rheumatischen Fiebers; heute sehr selten).

Tonsillopharyngitis

Häufigkeit: A-Streptokokken sind die wichtigsten Erreger der bakteriellen Tonsillopharyngitis. Die Erkrankung kommt bei Schulkindern am häufigsten vor.

Klinik: Typisch sind akuter Beginn, schnell ansteigendes Fieber, starke Halsschmerzen, Schluckbeschwerden, starkes Krankheitsgefühl sowie evtl. Kopf- und Bauch-

19.13 A-Streptokokken-Tonsillopharyngitis

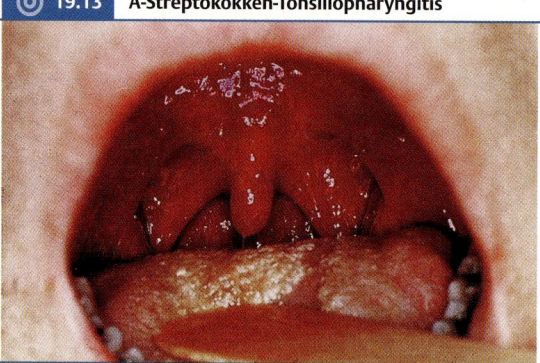

Geschwollene, intensiv gerötete Tonsillen, hochrote Schwellung der Rachenhinterwand, der Uvula und des weichen Gaumens.

schmerzen, Übelkeit und Erbrechen. Die Tonsillen sind gerötet, geschwollen, oft mit Exsudat bzw. Exprimat (Abb. **19.13**). Man findet große, meist schmerzhafte Lymphknoten an den Kieferwinkeln.

Diagnostik und Differenzialdiagnosen: Viele Patienten zeigen nicht die klassischen Symptome; das klinische Bild allein ermöglicht keine Unterscheidung zwischen bakterieller und viraler Infektion. Laboruntersuchungen sind hilfreich, z.B. ein **A-Streptokokken-Schnelltest**. Bei positivem Testergebnis wird die Therapie eingeleitet, bei negativem Ergebnis sollte man eine Kultur anlegen.
Für virale Genese sprechen subfebrile Temperatur, geringe Halsschmerzen, geringeres Krankheitsgefühl, nur leichte Schwellung der Kieferwinkellymphknoten, gleichzeitiges Bestehen von Husten, Heiserkeit, seröser Rhinitis, Stomatitis, gleichzeitige Erkrankung mehrerer Familienmitglieder sowie ein unauffälliges oder lymphomonozytäres Blutbild. Zu den Differenzialdiagnosen gehören infektiöse Mononukleose und andere virale Erkrankungen sowie (sehr selten) Angina Plaut-Vincenti und Diphtherie.

Therapie und Prognose: Fieber und Schmerzen werden mit Antipyretika und Mundpflege behandelt. Bei V. a. A-Streptokokken-Tonsillitis bzw. Nachweis von A-Streptokokken wird eine Therapie mit Penicillin eingeleitet, z.B. Penicillin V (p.o.) 100 000 IE/kgKG/Tag, aufgeteilt auf 2–3 Dosen, für 10 Tage. Versagt die Therapie, ist dies meist auf Einnahmefehler zurückzuführen. Alternativ können orale Cephalosporine (5 Tage) oder Makrolide eingesetzt werden, allerdings kommen Makrolid-resistente Stämme vor. Bei adäquater Therapie bilden sich die Symptome innerhalb weniger Tage zurück. Komplikationen (Peritonsillarabszess, Sepsis, rheumatisches Fieber) sind selten.

Scharlach

Ätiologie und Pathogenese: Es handelt sich um eine Lokalinfektion (meist Tonsillopharyngitis, seltener Wundinfektion) durch A-Streptokokken, die **erythrogenes Toxin** produzieren (es gibt 3 Toxine: A, B und C). Bei unzureichender antitoxischer Immunität kommt es zu toxischen Fernwirkungen (Exanthem), u.U. auch zu Folgekrankheiten.

Klinik: Die Inkubationszeit beträgt 2–5 Tage. Auf das Prodromalstadium mit Fieber, Halsschmerzen, vergrößerten Halslymphknoten (Tonsillopharyngitis), belegter Zunge und evtl. Erbrechen folgt nach 12–48 Stunden das typische Exanthem (Abb. **19.14a**): dicht stehende, hellrote Makulopapeln, beginnend am Schenkeldreieck, dann übergreifend auf Rumpf und Extremitäten, außerdem Enanthem des weichen Gaumens, typische Wangenrötung (mit perioraler Blässe). Der Zungenbelag wird nach einigen Tagen abgestoßen, durch Hervortreten der roten, geschwollenen Papillen entsteht das Bild der Himbeer- oder Erdbeerzunge (Abb. **19.14b**). In der 2.–4. Krankheitswoche kommt es zur Hautschuppung, zuerst im Gesicht, am Stamm und an den Extremitäten, dann an Händen und Füßen (Abb. **19.14c**). Schwere Verläufe bzw. **Komplikationen** sind selten (vgl. Tonsillopharyngitits).

geschwollenen Tonsillen (Abb. **19.13**) und zervikaler Lymphknotenschwellung.

Diagnostik und Differenzialdiagnosen: Laboruntersuchungen (z. B. **Schnelltest** auf A-Streptokokken) unterstützen die Abgrenzung von der viralen Tonsillopharyngitis. Bei Letzterer sind häufig gleichzeitig Husten und Schnupfen vorhanden, Halsschmerzen, Krankheitsgefühl und Lymphknotenschwellungen aber nicht so ausgeprägt. Differenzialdiagnostisch kommt, neben anderen Virusinfekten, eine infektiöse Mononukleose in Betracht.

Therapie und Prognose: Neben symptomatischen Maßnahmen wird bei V. a. A-Streptokokken bzw. bei nachgewiesener A-Streptokokken-Infektion eine Therapie mit Penicillin eingeleitet. Therapieversagen beruht meist auf ungenügender Compliance. Bei korrekter Behandlung bilden sich die Symptome binnen weniger Tage zurück. Komplikationen sind selten.

Scharlach

Ätiologie und Pathogenese: Scharlach ist eine Infektion durch A-Streptokokken, die **erythrogene Toxine** produzieren.

Klinik: Anfangs besteht eine Tonsillopharyngitis, die Zunge ist belegt. Nach 12–48 Stunden entwickelt sich ein feinfleckiges Exanthem (Abb. **19.14a**) mit Wangenrötung und perioraler Blässe. Der Zungenbelag wird abgestoßen, dadurch entsteht das Bild der „Himbeerzunge" (Abb. **19.14b**). In der 2.–4. Woche kommt es zur Hautschuppung (kleieförmig, an Händen und Füßen lamellös) (Abb. **19.14c**). Schwere Verläufe und **Komplikationen** sind selten.

19.14 Befunde bei Scharlach

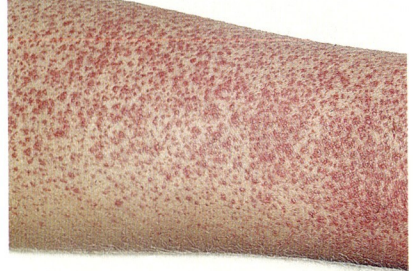

a Exanthem: kleine bis stecknadelkopfgroße, nicht konfluierende, dichtstehende, erst blassrosa, dann hochrote Fleckchen, die das Hautniveau leicht überragen und sich dadurch samtartig anfühlen.

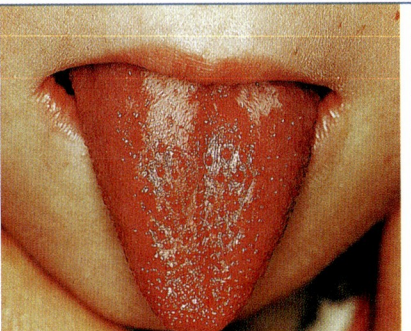

b Himbeerzunge: stärkeres Hervortreten der hochroten, geschwollenen Papillen.

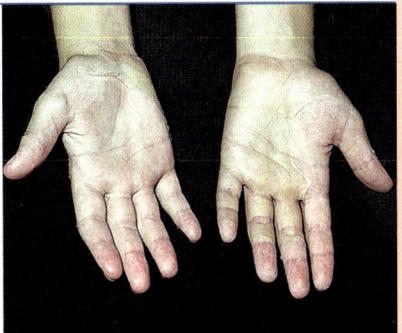

c Schuppung nach Scharlach.

Diagnostik und Differenzialdiagnosen: Meist reicht die Blickdiagnose aus. Exantheme bei Masern, Röteln und anderen Virusinfektionen, Allergien, Kawasaki-Syndrom sind auszuschließen.

Diagnostik und Differenzialdiagnosen: Scharlach ist eine Blickdiagnose. In Zweifelsfällen können die o.g. Laboruntersuchungen zum Nachweis von A-Streptokokken weiterhelfen (s. S. 608). Das Exanthem ist abzugrenzen von dem bei Röteln, Masern, Varizellen, anderen viralen Exanthemen, Allergie, Staphylokokken-TSS, Kawasaki-Syndrom.
Differenzialdiagnosen der Tonsillopharyngitis s. S. 609.

Therapie und Prognose: Scharlach wird wie die A-Streptokokken-Tonsillopharyngitis behandelt (s. S. 609). Die Prognose ist meist gut.

Therapie und Prognose: Scharlach wird wie die A-Streptokokken-Tonsillopharyngitis behandelt (s. S. 609). Die Prognose ist meist günstig. Die Patienten sind meist nach 1–2 Tagen fieberfrei und nach 24 Stunden nicht mehr kontagiös. Beim sog. Scharlach-Rezidiv („zweites Kranksein") dürfte es sich meist um Reinfektionen handeln.

Schwere systemische A-Streptokokken-Infektionen

Ätiologie und Pathogenese: Erreger sind Streptokokken mit bestimmten M-Antigenen, die Exotoxine produzieren. Die Erkrankung geht meist von Haut- und Weichteilinfektionen aus (z. B. Wundinfektionen, superinfizierte Varizellen).

Ätiologie und Pathogenese: Erreger sind meist A-Streptokokken mit den M-Antigenen 1 oder 3 (seltener 12, 18, 28), die pyrogene Exotoxine produzieren. Ausgangspunkt sind meist Haut- und Weichgewebeinfektionen (z. B. Wundinfektion nach Trauma oder chirurgischem Eingriff, superinfizierte Varizellen) sowie respiratorische Infektionen (Pharyngitis, Pneumonie). Bei manchen Patienten findet sich keine eindeutige Eintrittspforte.

Häufigkeit: Die Inzidenz nimmt zu; Kinder sind relativ selten betroffen.

Häufigkeit: Am häufigsten erkranken Erwachsene; Kinder sind relativ selten betroffen (z. B. nach Varizellen). Insgesamt nimmt die Inzidenz weltweit zu.

Krankheitsbilder: Sepsis, Streptokokken-TSS und nekrotisierende Fasziitis.

Krankheitsbilder: Sepsis, Streptokokken-TSS und nekrotisierende Fasziitis sind Beispiele für schwere systemische A-Streptokokken-Infektionen.

Klinik: Typisch ist der akute Beginn mit Fieber, starken Schmerzen, Hauteffloreszenzen, Ödemen, Nekrosen, Hypotonie und evtl. Schock mit Organfunktionsstörungen.

Klinik: Die Symptomatik der Lokalinfektion kann vorausgehen. Typisch ist eine plötzliche Verschlechterung des Allgemeinbefindens mit Fieber (> 38,5 °C), starken Schmerzen an der Infektionsstelle, Exanthem, Hautblasen, Petechien, Ödemen, Nekrosen, Kompartment-Syndrom sowie Hypotension. Es kann zum Schock mit Multiorganversagen kommen.

Diagnostik und Differenzialdiagnosen: Die **Diagnose** des Streptokokken-TSS orientiert sich an den CDC-Kriterien (Tab. **19.15**). **Differenzialdiagnostisch** kommen v. a. Staphylokokken-TSS und Kawasaki-Syndrom in Betracht.

Diagnostik, Differenzialdiagnosen: Die **Diagnose** orientiert sich beim Streptokokken-TSS an den CDC-Kriterien (Tab. **19.15**) und basiert auf klinischen und Laborbefunden: Entzündungsindikatoren, Gerinnungsstatus, Leber- und Nierenwerte; Erregernachweis aus Wundsekret, Abstrichen, Punktaten und Blut. Bei nekrotisierender Fasziitis kann eine rasche Bildgebung wegweisend sein. Wichtige **Differenzialdiagnosen** sind Staphylokokken-TSS und Kawasaki-Syndrom.

19.15 CDC-Kriterien für das Streptokokken-TSS

Kriterium	Bedeutung
1. Erregernachweis:	
Nachweis von A-Streptokokken aus einem normalerweise „sterilen" Untersuchungsmaterial	definitives Streptokokken-TSS
Nachweis von A-Streptokokken aus normalerweise nicht sterilem Untersuchungsmaterial	wahrscheinliches Streptokokken-TSS
2. Klinik: Hypotension/Schock plus	
beeinträchtigte Nierenfunktion	mindestens 2 der Kriterien müssen erfüllt sein
Gerinnungsstörung oder Thrombozytopenie	
Leberbeteiligung	
ARDS	
generalisiertes Exanthem	
nekrotisierende Fasziitis/Myositis/Gangrän	

Therapie und Prognose: Die Behandlung umfasst Antibiotika, chirurgische und supportive Maßnahmen. Es besteht das Risiko eines Multiorganversagens; die Letalitätsrate ist hoch.

Therapie und Prognose: Immer stationäre Aufnahme, evtl. Intensivstation. Die Behandlung umfasst i. v. Antibiotika (Clindamycin plus Cephalosporin) sowie chirurgische und supportive Maßnahmen. Bei raschem Fortschreiten kann es frühzeitig zum Multiorganversagen kommen. Die Letalitätsrate ist hoch.

Infektionen durch Pneumokokken (Streptococcus pneumoniae)

Ätiologie und Pathogenese: Pneumokokken sind grampositive Diplokokken, von denen es > 90 Serovare gibt. Kapselpolysaccharide sind verantwortlich für Virulenz und typspezifische Immunität.
Dispositionsfaktoren für Pneumokokken-Infektionen sind Säuglingsalter, Immundefekte, Fehlen von Komplementfaktoren, Zustand nach Splenektomie, vorausgegangene Virusinfektion, Sichelzellanämie (funktionelle Asplenie).

Häufigkeit: Pneumokokken-Infektionen kommen im Kindesalter häufig vor, besonders bei Kindern im Alter zwischen 6 Monaten und 4 Jahren. Es handelt sich überwiegend um endogene Infektionen. Exogene Infektionen sind aber auch möglich (Übertragung durch respiratorische Tröpfchen). Gesunde Kinder haben nicht selten Pneumokokken in der Rachenflora. Seit Einführung der Pneumokokken-Konjugat-Impfstoffe ist die Inzidenz invasiver Infektionen deutlich gesunken.

Krankheitsbilder: Hierzu gehören Meningitis, Pneumonie bzw. Pleuropneumonie, Otitis media, Sinusitis und Sepsis (z. B. nach Splenektomie). Seltener sind primäre Peritonitis (z. B. bei Kindern mit nephrotischem Syndrom), Arthritis, Osteomyelitis, Endo- bzw. Perikarditis, Zellulitis, Konjunktivitis.

Diagnostik: Für den Erregernachweis (mikroskopisch, kulturell) kommen Blut, Liquor, Pleura- und andere Punktate, Sputum, Eiter und Wundabstriche in Betracht.

Differenzialdiagnosen: Abzugrenzen sind insbesondere Organinfektionen durch andere bakterielle Erreger (z. B. Meningokokken, H. influenzae). Im Falle einer Pneumonie müssen Infektionen durch Viren, Mykoplasmen, Chlamydien und Legionellen ausgeschlossen werden.

Therapie: In Deutschland sind Pneumokokken meist penicillinempfindlich. Aus anderen Ländern (z. B. Spanien) wird über Zunahme penicillinresistenter Stämme berichtet. Besteht bei Patienten mit invasiven Infektionen durch diese Stämme Empfindlichkeit gegenüber Cefotaxim, wird dieses eingesetzt, bei Resistenz bzw. bei Betalaktam-Unverträglichkeit kommen Vancomycin und evtl. Rifampicin in Betracht.

Prognose: Die Prognose hängt davon ab, welches Organ betroffen ist. Die Pneumonie hat heute eine relativ gute Prognose, die Meningitis eine schlechtere als z. B. Meningitiden durch H. influenzae oder Meningokokken. Die Sepsis bei Kindern nach Splenektomie zeigt häufig einen foudroyanten Verlauf und endet oft letal.

Prophylaxe: Es gibt verschiedene Pneumokokken-Vakzinen (s. S. 58).

19.4.4 Infektionen durch gramnegative Kokken

Infektionen durch Meningokokken

Ätiologie und Pathogenese: Meningokokken sind gramnegative Diplokokken. Aufgrund spezifischer Kapselpolysaccharide werden sie in Serogruppen eingeteilt. Die wichtigsten sind A, B, C, Y und W-135. Bekapselte Stämme sind virulent, unbekapselte gelten als relativ apathogen. In Deutschland sind ⅔ der Erkrankungen auf die Serogruppe B zurückzuführen, an 2. Stelle folgt Serogruppe C. Die Übertragung erfolgt durch Tröpfchen, Eintrittspforte ist der Respirationstrakt. Kontaktpersonen von Erkrankten haben ein höheres Erkrankungsrisiko als Personen ohne Kontakt. Die Inkubationszeit beträgt meist weniger als 4 Tage.
Bei Störungen der Komplement-Kaskade ist das Erkrankungsrisiko erhöht.

Systemische Infektionen: Meningokokken können Sepsis, Meningitis oder Pneumonie verursachen. Ein Teil der später im Krankheitsverlauf auftretenden Organbeteiligungen (z. B. Peri- bzw. Myokarditis, Endophthalmitis, Urtikaria, Arthritis) ist offensichtlich nicht auf eine primäre Erregerinvasion zurückzuführen; hier scheinen zirkulierende Immunkomplexe eine Rolle zu spielen.

Lokalinfektionen: Meningokokken können Ursache von Tonsillopharyngitis, Sinusitis, Konjunktivitis und Urogenitalinfektionen sein. Diese Lokalinfektionen können zum Ausgangspunkt für systemische Infektionen werden.

Häufigkeit: In Deutschland treten ca. 1–2 systemische Meningokokken-Infektionen/100 000 Einwohner/Jahr auf, meist bei Säuglingen und Kleinkindern. Bei 10–15 % der Gesunden findet man eine Kolonisation der Rachenschleimhaut (in der Umgebung Erkrankter 40–60 %).

Klinik: Bei systemischen Infektionen steht meist die Symptomatik einer **Meningitis** (s. S. 602 mit oder ohne Sepsis im Vordergrund. Hauptsymptome und -befunde der **Meningokokkensepsis** sind Fieber, Hautefloreszenzen, evtl. Schocksymptome. 60–70 % der Patienten mit systemischen Infektionen zeigen typische **Hautbefunde** (Petechien, Ekchymosen). Anzahl und Aussehen der Effloreszenzen sind in Abhängigkeit von Erkrankungsstadium und Verlauf variabel.

10–20 % der systemischen Infektionen verlaufen als **perakute Sepsis (Waterhouse-Friderichsen-Syndrom**, s. S. 613) (Abb. **19.15c**).

Häufigkeit: In Industrieländern zählt man jährlich etwa 1–2 systemische Infektionen pro 100 000 Einwohner. Es gibt sporadische Erkrankungen und Fallhäufungen, z. B. in Kindergärten, seltener in Schulen. Die meisten Patienten sind ältere Säuglinge (6.–12. Lebensmonat) und Kleinkinder, etwa 50 % aller Erkrankungen betreffen Kinder bis zum 5. Lebensjahr. Bei 10–15 % der Gesunden findet man Meningokokken im Rachenraum; in der Umgebung Erkrankter steigt diese Rate auf 40–60 %. Meningokokken sind die häufigsten Erreger der bakteriellen Meningitis (s. S. 602).

Klinik: Bei **systemischer Infektion** mit Organmanifestation steht die **Meningitis** im Vordergrund (s. S. 602). Meningokokken sind die häufigsten Erreger der bakteriellen Meningitis und die Meningitis ist die häufigste klinische Manifestation einer invasiven Meningokokken-Infektion. Sie kann mit oder ohne septische Symptome verlaufen. Charakteristische Hautbefunde (Petechien, Ekchymosen) finden sich bei 60–70 % der Patienten mit systemischen Infektionen.

Bei systemischer Infektion ohne Organmanifestation **(Sepsis)** sind Fieber und Hautefloreszenzen die Hauptsymptome, im weiteren Verlauf können rasch Schocksymptome hinzukommen. Die **Hautveränderungen** können zu Beginn diskret sein (Abb. **19.15a**). Sie zeigen sich v. a. am Stamm und an den Beinen. Je nach Krankheitsphase bzw. -verlauf können sie in Aussehen und Anzahl variieren (Maculae, Petechien, Ekchymosen, Abb. **19.15b**).

Etwa 10–20 % aller systemischen Infektionen verlaufen als **perakute Meningokokkensepsis** (Purpura fulminans, **Waterhouse-Friderichsen-Syndrom**) (Abb. **19.15c**). Näheres s. S. 613.

19.15 Meningokokken-Sepsis

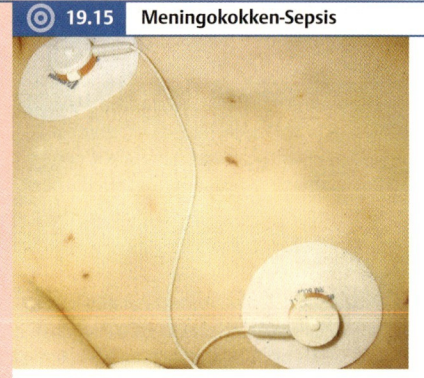
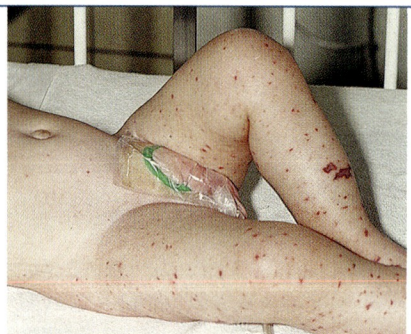
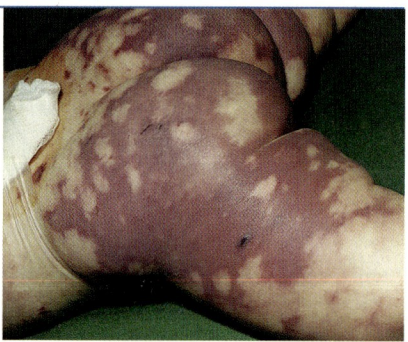

a Zu Beginn der Erkrankung sind z. T. nur einzelne Petechien erkennbar.   **b** Bei fortgeschrittener Erkrankung sieht man oft zahlreiche Petechien und flächenhafte Hautblutungen.   **c** Kind mit Waterhouse-Friderichsen-Syndrom.

Die **Meningokokken-Pneumonie** verläuft meist ohne Hautbefunde oder andere Sepsiszeichen. Rekurrierende systemische Infektionen bei Patienten mit **Komplementdefekten** verlaufen meist leicht.

Diagnostik: Die Diagnose basiert auf der Klinik und dem Erregernachweis.

▶ **Merke.**

2–3 **Blutkulturen** sind unverzichtbar. Bei ca. 50 % der systemischen Infektionen ist die Blutkultur positiv. Die **Liquorkultur** ist bei Meningitis in 60–90 % positiv.

Differenzialdiagnosen: Sepsis und Meningitis durch andere Bakterien (bei Waterhouse-Friderichsen-Syndrom z. B. Pneumokokken, H. influenzae), Endokarditis, Vaskulitis,

Der **Meningokokken-Pneumonie** geht meist ein respiratorischer Virusinfekt voraus. Die Kinder zeigen typische Symptome und Befunde einer Pneumonie. Hautefloreszenzen und andere Anzeichen einer Sepsis fehlen meist. Systemische Infektionen bei Patienten mit **Komplementdefekten** zeigen häufig einen rekurrierenden und im Allgemeinen leichten Verlauf.

Diagnostik: Die Diagnose basiert auf klinischen Symptomen und dem Erregernachweis.

▶ **Merke.** Eine schnelle Diagnosestellung liegt nicht nur im Interesse der Erkrankten, sondern ermöglicht auch einen frühen Beginn der Chemoprophylaxe für die Kontaktpersonen.

Die **Blutkultur** ist nur bei etwa 50 % der systemischen Infektionen positiv. Es sollten jeweils 2–3 Blutkulturen angelegt werden. Der Erregernachweis im **Liquor** gelingt bei Meningitis in 60–90 % der Fälle mittels Kultur und/oder Mikroskopie. In Speziallabors ist eine PCR verfügbar.

Differenzialdiagnosen: Vor allem Sepsis und Meningitis durch andere Bakterien sind abzugrenzen. Ein Waterhouse-Friderichsen-Syndrom kann z. B. auch durch H. influenzae oder Pneumokokken hervorgerufen werden. Weitere Differenzialdiagnosen sind bakterielle Endokarditis (Hautefloreszenzen!), Vaskulitiden (z.B. Purpura Schoenlein-Henoch), thrombozytopenische Purpura, Leukämie, toxisches Schocksyndrom (TSS).

Therapie: Sofortige Antibiotikatherapie und supportive Maßnahmen zur Sicherung der Vitalfunktionen.

Antibiotika: Bis zum Vorliegen des bakteriologischen Befundes wird meist Cefotaxim eingesetzt. Bei Nachweis von Meningokokken erfolgt die weitere Therapie mit Penicillin G i.v.; bei Stämmen mit verminderter Penicillin-Empfindlichkeit bzw. -Resistenz oder Penicillin-Allergie wird die Behandlung mit Cefotaxim fortgeführt. Bei unkomplizierter Meningokokken-Infektion beträgt die Therapiedauer mindestens 4 Tage, bei Komplikationen ist eine längere Behandlung indiziert.

Weitere Maßnahmen: Bei Gerinnungsstörungen, die einer DIC vorausgehen bzw. diese ankündigen, sollte frühzeitig eine Heparinisierung eingeleitet werden. Ein AT-III-Mangel muss durch Substitution ausgeglichen werden. Bei sich entwickelnden Nekrosen ist eine thrombolytische Therapie zu erwägen.

Prognose: Die Entwicklung eines Schocks oder einer DIC ist prognostisch ungünstig. Das Waterhouse-Friderichsen-Syndrom endet oft tödlich. Ansonsten hat die Meningokokken-Meningitis bei rechtzeitig begonnener, adäquater Therapie eine relativ günstige Prognose.
Bei Sepsis und DIC können thromboembolische Gefäßverschlüsse zu Nekrosen führen, die eine Amputation erforderlich machen oder Wachstumsstörungen der Extremitäten zur Folge haben.
Die Gesamtletalität der Meningokokkeninfektionen in Industrieländern liegt bei 5–10% (Meningitis 1–5%, Sepsis einschließlich Waterhouse-Friderichsen-Syndrom 20–50%).

Prophylaxe: Bei Kontaktpersonen empfiehlt sich eine **Chemoprophylaxe**, z.B. mit Rifampicin. Auch Keimträger können mit Rifampicin in 80–90% saniert werden (z.B. Patienten, die eine Meningokokkenerkrankung durchgemacht haben. Penicillin beseitigt das Keimträgertum nicht!). Ärzte und Schwestern erhalten im Allgemeinen nur dann eine Prophylaxe, wenn es zu einem engen Kontakt gekommen ist (z.B. Mund-zu-Mund-Beatmung). **Immunprophylaxe:** Die Ständige Impfkommission (STIKO) empfiehlt die Impfung für alle Kinder ab dem 2. Lebensjahr mit Konjugat-Impfstoff gegen C-Meningokokken. Für die Serogruppen A, C, Y, W 135 steht ein Konjugat-Impfstoff zur Verfügung, für den Typ B ist er eingereicht. Auch Kontaktpersonen sollen zusätzlich zur Chemoprophylaxe geimpft werden, z.Z. zum Teil noch mit Polysaccharid-Impfstoff.

Meldepflicht: Sepsis und Meningitis sind meldepflichtig.

19.4.5 Infektionen durch grampositive Stäbchenbakterien

Diphtherie

Ätiologie und Pathogenese: Erreger ist Corynebacterium diphtheriae, ein grampositives pleomorphes Stäbchenbakterium. Der entscheidende pathogenetische Faktor ist das **Diphtherie-Toxin**. Die genetische Information zur Exotoxinbildung befindet sich in Bakteriophagen, die in das Genom der Bakterienzelle integriert werden. Neben Toxin-produzierenden Stämmen gibt es Stämme ohne Toxinbildung (diese können Tonsillitis und invasive Infektionen auslösen). Die typische Symptomatik der Diphtherie ist Toxin-bedingt. Erregerquellen sind Erkrankte und Keimträger. Die Übertragung geschieht durch Kontakt oder Tröpfchen.
Das Exotoxin kann zu Ödem, fibrinöser Entzündung und Nekrosen in verschiedenen Organen führen (z.B. Myokard). Auf den Schleimhäuten von Nase, Rachen, Larynx und Trachea bilden sich Beläge („Pseudomembranen").

Häufigkeit: Die Diphtherie betrifft Personen ohne bzw. ohne ausreichenden Impfschutz. In Deutschland ist die Inzidenz sehr niedrig.

Klinik: Die Inkubationszeit beträgt 2–5 Tage. Die **Verdachtsdiagnose** sollte gestellt werden bei Patienten mit verdächtigen klinischen Symptomen, die ungeimpft sind bzw. deren Impfstatus unbekannt ist, insbesondere nach Aufenthalt in Endemie- bzw. Epidemiegebieten (z.B. Indien) bzw. nach Kontakt mit Erkrankten.

Typische klinische Symptome sind Halsschmerzen, zervikale Lymphknotenschwellung, Pseudomembranen im Rachen, Stridor und beeinträchtigter Allgemeinzustand.

Verlaufsformen:
- **Rachendiphtherie:** Tonsillopharyngitis mit weißlich-gelben, schwer abwischbaren Belägen, die auf Gaumen und Uvula übergreifen können (Abb. **19.16**)
- **Nasendiphtherie:** v. a. bei Säuglingen blutig-eitriger Schnupfen mit Erosionen und Krusten
- **Kehlkopfdiphtherie:** Heiserkeit bis Aphonie, Luftnot mit Stridor („echter Krupp").

Komplikationen: Es gibt schwere Formen mit massivem Ödem („Cäsarenhals"), Kreislaufinsuffizienz, Myokarditis und neurologischen Ausfällen (z. B. Gaumensegelparese). Membranen können zu lebensbedrohlicher Atemwegsobstruktion führen.

Diagnostik und Differenzialdiagnosen: Der Erreger wird durch Kultur von Rachenabstrichen nachgewiesen. Auszuschließen sind Tonsillitis, Epiglottitis und Krupp durch andere Erreger.

Therapie und Prognose: Die wichtigste Maßnahme ist die Antitoxin-Gabe! Außerdem wird eine Therapie mit Penicillin oder Makrolid durchgeführt. Letalität beträgt 10–20 %.

Prophylaxe: Die beste Prophylaxe ist die aktive Immunisierung! Erkrankte müssen isoliert werden.
Es besteht **Meldepflicht**.

Listeriose

Ätiologie und Pathogenese: Listerien sind grampositive Stäbchenbakterien, die sich intrazellulär vermehren. Neonatale **Frühinfektionen** werden vertikal übertragen (Schwangere sind relativ empfänglich für Infektionen), neonatale **Spätinfektionen** auch horizontal (nosokomial).

19 Infektionskrankheiten

Zu den typischen klinischen Symptomen und Befunden zählen Halsschmerzen, vergrößerte zervikale Lymphknoten, Pseudomembranen mit serosanguinösem Sekret, Stridor, Gaumensegelparalyse, systemische toxische Zeichen und Fieber.
Man unterscheidet verschiedene Verlaufsformen:
- **Rachendiphtherie:** Sie macht sich zunächst durch Hals- und Schluckschmerzen bemerkbar. Auf den Tonsillen sieht man weißlich-gelbe, konfluierende Beläge, die auf Gaumen und Uvula übergreifen können (Abb. **19.16**). Beim Versuch, die Beläge zu entfernen, treten Blutungen auf. Typisch ist ein süßlicher Foetor ex ore.
- **Nasendiphtherie:** Besonders bei Säuglingen kann ein blutig-eitriger Schnupfen mit Erosionen und Krusten am Naseneingang auftreten.
- **Kehlkopfdiphtherie:** Heiserkeit bis zur Aphonie und Luftnot mit Stridor („echter Krupp").
- **weitere Formen:** Haut und Nabeldiphtherie sind in Industrieländern selten, kommen in Entwicklungsländern häufiger vor (Infektionsrisiko für Touristen).

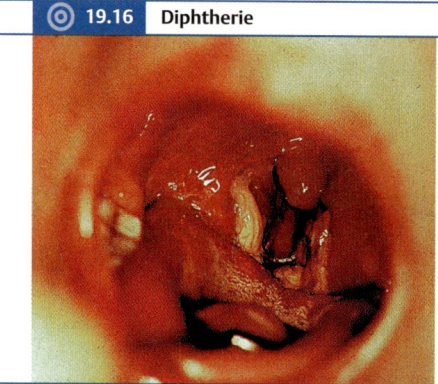

19.16 Diphtherie

Gerötete und geschwollene Tonsillen mit gelb-weißen, fest haftenden Belägen.

Komplikationen: Es gibt schwere Formen (toxische oder maligne Diphtherie) mit Kreislaufinsuffizienz, Myokarditis, neurologischen Ausfällen (z. B. Gaumensegelparese, Augenmuskelparesen, Fazialisparesese), Leber- und Nierenschädigung, Blutungen durch Gefäßschädigung. Ausgehend von einer Rachendiphtherie kann sich im umgebenden Gewebe ein ausgeprägtes Ödem entwickeln („Cäsarenhals"). Rachen- und Kehlkopfdiphtherie können durch Obstruktion der Luftwege zu respiratorischer Insuffizienz führen.

Diagnostik und Differenzialdiagnosen: Zur Diagnosesicherung sollte für den kulturellen Erregernachweis ein Rachenabstrich vom Rand (oder unterhalb) der Pseudomembranen entnommen werden. Wichtig ist die Prüfung auf Toxigenität der angezüchteten Erreger. Zu den Differenzialdiagnosen zählen Tonsillitis durch A-Streptokokken, Mononukleose, Angina Plaut-Vincenti, Epiglottitis, Laryngotracheobronchitis durch andere Erreger.

Therapie und Prognose: Schon bei Verdacht muss sofort die Behandlung mit Antitoxin eingeleitet werden. Außerdem wird eine Therapie mit einem Makrolid oder Penicillin (für 14 Tage) durchgeführt. Intubation oder Tracheotomie können erforderlich sein. Die Letalitätsrate liegt bei 10–20 %.

Prophylaxe: Die wichtigste Maßnahme ist die aktive Immunisierung (Boosterung alle 10 Jahre). Erkrankte müssen isoliert werden. Personen, die engen Kontakt mit Erkrankten hatten, sollten prophylaktisch Antibiotika erhalten.
Es besteht **Meldepflicht**.

Listeriose

Ätiologie und Pathogenese: Listerien sind grampositive Stäbchen, die sich intrazellulär vermehren. Wichtigster Vertreter ist Listeria monocytogenes. Intrazellulär sind die Erreger vor Immunabwehr und Wirkung von Antibiotika bis zu einem gewissen Grade geschützt. Schwangere sind besonders empfänglich für Infektionen durch Listerien. Sie können den Erreger intrauterin oder sub partu auf das Kind übertragen, auch wenn sie selbst nicht erkrankt sind. Die Folge ist eine **Frühinfektion** des

Neugeborenen. Neonatale **Spätinfektionen** können auch durch horizontale Übertragung entstehen (Hände, Geräte, Instrumente). Jenseits der Neonatalperiode stehen Nahrungsmittel als Keimquelle im Vordergrund: rohes Gemüse, nicht pasteurisierte Milch, Weichkäse, Eiscreme, Fleisch, Wurst.

▶ **Merke.** L. monocytogenes kann sich auch bei Kühlschranktemperatur vermehren.

Die Aufnahme der Erreger über kontaminierte Nahrungsmittel führt jenseits der Neonatalperiode selten zu Erkrankungen, z.B. bei Patienten mit angeborener oder erworbener Immundefizienz (Malignome, Therapie mit Immunsuppressiva oder Kortikosteroiden, chronische Hämodialyse u.a.). Bei diesen Patienten kommt es meist zu einer **Meningitis** oder **Meningoenzephalitis** (Sonderform: Rhombenzephalitis). Weitere mögliche Erkrankungen sind Sepsis, Arthritis, Peritonitis, Hepatitis, Leberabszess, Endophthalmitis, Lymphadenitis, Endo- bzw. Perikarditis.

Häufigkeit: In Mittel- und Westeuropa treten 1–10 Fälle pro 1 Mio. Einwohner und Jahr auf. Meist handelt es sich um sporadische Infektionen. Etwa ⅓ aller Listeriosen betrifft Schwangere und Neugeborene. Bei Neugeborenen überwiegen Frühinfektionen (d.h. in der 1. Lebenswoche). Jenseits der Neonatalperiode sind Listeriosen bei Kindern selten.

Klinik:
- **prä- und perinatale Infektion:** Die intrauterine Infektion kann eine Fehl- oder Totgeburt zur Folge haben oder zur Geburt eines schwer erkrankten Kindes führen (evtl. als Granulomatosis infantiseptica).
- **Frühinfektionen** (bis 5. Lebenstag): Die Kinder sind oft Frühgeborene. Im Vordergrund stehen septische bzw. respiratorische Symptome (Atemnotsyndrom, Pneumonie), z.T. finden sich auch Hepatosplenomegalie, charakteristische Hautveränderungen (makulopapulös, vesikopapulös, petechial) oder Meningitiden.
- **Spätinfektionen** (nach 5. Lebenstag): Der Anteil der reifen Neugeborenen ist höher. Die ZNS-Symptomatik (Meningitis, Enzephalitis) steht im Vordergrund.
- **Infektionen jenseits der Neonatalperiode:** Bei Schwangeren verläuft die Infektion oft asymptomatisch oder mit uncharakteristischen Symptomen wie bei einem grippalen Infekt. Bei Patienten mit Abwehrschwäche bestehen meist Symptome und Befunde einer Meningitis oder Meningoenzephalitis (Kopfschmerzen, Meningismus, Bewusstseinsstörungen, Hirnnervenausfälle, Ataxie, Tremor). Es gibt auch septische Krankheitsbilder mit Pneumonie und Hepatosplenomegalie u.a.

Diagnostik und Differenzialdiagnosen: Die Diagnose basiert auf dem Erregernachweis aus Blut, Liquor oder Mekonium. Serologische Untersuchungen (Antikörper-Nachweis) sind unbrauchbar. Differenzialdiagnostisch kommen Sepsis oder Meningitis durch andere Erreger in Betracht.

Therapie: Mittel der Wahl ist Ampicillin in Kombination mit einem Aminoglykosid (synergistische Wirkung); auch Cotrimoxazol ist wirksam.

Prognose: Die Letalitätsrate ist beträchtlich (ca. 30%). Bei Frühinfektionen ist sie höher (40–60%) als bei Spätinfektionen bzw. Infektionen jenseits der Neonatalperiode. Nach Enzephalitis muss mit bleibenden Schäden gerechnet werden.

Prophylaxe: Risikopatienten (Schwangere, Immunsupprimierte) sollten möglichst Nahrungsmittel meiden, die Listerien enthalten können, z.B. Rohmilch und Weichkäse (gilt auch für den Umgang mit Nahrungsmitteln in der Küche).

Tetanus

Ätiologie und Pathogenese: Erreger des Tetanus (Wundstarrkrampf) ist Clostridium tetani, ein grampositives, anaerob wachsendes Stäbchenbakterium. C. tetani ist in der Natur weit verbreitet (Boden, Staub, Kot von Mensch und Tier). Seine Sporen (Dauerformen) sind gegen Austrocknung und Hitze resistent. Infektionen entstehen meist exogen durch Verletzungen (auch Bagatelltraumen), v.a. durch Eindringen von kontaminierten Fremdkörpern. In Entwicklungsländern führt die Infektion der Nabelwunde bei Neugeborenen zum Tetanus neonatorum.

Jenseits der Neonatalperiode sind Nahrungsmittel die wichtigste Keimquelle.

▶ **Merke.**

Orale Aufnahme der Keime führt selten zu Erkrankungen. Bei Patienten mit Immundefizienz kann es zu **Meningitis, Meningoenzephalitis**, Sepsis, Hepatitis, Endophthalmitis, Endo- und Perikarditis, Arthritis u.a. kommen.

Häufigkeit: Listeriosen betreffen im Kindesalter überwiegend Neugeborene. Meist handelt es sich um Frühinfektionen.

Klinik:
- **Prä- und perinatale Infektion:** Nach intrauteriner Infektion sind Abort, Totgeburt oder Geburt eines schwerkranken Kindes möglich.
- **Frühinfektion:** septisches Krankheitsbild mit Pneumonie, Hepatosplenomegalie, makulopapulösen Hautveränderungen.
- **Spätinfektion:** Meningitis und Enzephalitis stehen im Vordergrund.
- **Infektionen jenseits der Neonatalperiode:** Bei Schwangeren oft keine oder uncharakteristische Symptome („Grippe"). Bei Patienten mit Abwehrschwäche meist Meningitis/Meningoenzephalitis.

Diagnostik und Differenzialdiagnosen: Der kulturelle Erregernachweis aus Liquor, Blut oder Mekonium sichert die Diagnose. Andere Sepsis-/Meningitiserreger sind auszuschließen.

Therapie: Therapie der Wahl ist Ampicillin plus Aminoglykosid.

Prognose: Die Letalität ist bei Neugeborenenlisteriose (besonders Frühinfektionen) hoch, insgesamt liegt sie bei ca. 30%.

Prophylaxe: Gefährdete Patienten sollten Nahrungsmittel, die Listerien enthalten könnten, meiden.

Tetanus

Ätiologie und Pathogenese: Der Erreger ist C. tetani, ein grampositives, anaerobes, sporenbildendes Stäbchen. Es ist in der Natur weit verbreitet. Zur Infektion kommt es meist nach Verletzungen (auch Bagatelltrauma, in Entwicklungsländern Nabelwunde).

Vom Erreger produzierte Exotoxine erreichen hämatogen und über Nervenbahnen das ZNS und führen zu erhöhtem Tonus und Spasmen der Muskulatur.

Häufigkeit: Tetanuserkrankungen sind in Industrieländern sehr selten.

Klinik: Man unterscheidet:
- **Generalisierte Form** (am häufigsten): Die ersten Symptome sind oft Schreckhaftigkeit und Spasmen der Gesichts- und Kaumuskulatur (Trismus, Risus sardonicus). Später sind auch andere quergestreifte Muskeln betroffen (Opisthotonus), einschließlich der Atemmuskulatur. Die Spasmen werden oft durch äußere Reize ausgelöst. Vegetative Symptome können hinzukommen.
- **Lokalisierte Form:** Spasmen der Muskeln im Bereich der Eintrittspforte, Übergang in die generalisierte Form möglich.
- **Neonataler Tetanus:** Trinkschwäche, Opisthotonus, Konvulsionen.

Komplikationen: Aspirationspneumonie, Ateminsuffizienz, Frakturen.

Diagnostik und Differenzialdiagnosen: Die Diagnose beruht auf Anamnese, klinischem Befund, evtl. Toxinnachweis.

Abzugrenzen sind z. B. Vergiftungen, Tetanie und Epilepsie.

Therapie:
- Débridement der Wunde
- Gabe von Tetanus-Hyperimmunglobulin
- Antibiotika
- supportive Maßnahmen (Sedierung, Muskelrelaxation, Beatmung).

Prognose und Prophylaxe: Die Letalität beträgt 20–50 %. Die beste Prophylaxe ist die Schutzimpfung.

Botulismus

Ätiologie und Pathogenese: Erreger ist C. botulinum, ein sporenbildendes, anaerobes, grampositives Stäbchen. Infektionsquellen sind meist durch Sporen kontaminierte Nahrungsmittel, in denen es unter anaeroben Bedingungen zur Germination und Toxinbildung kommt. Nach oraler Aufnahme werden die Toxine resorbiert. Botulinustoxine sind Neurotoxine, die durch Hemmung der

▶ Merke.

---

19 Infektionskrankheiten

Nach Eindringen ins Gewebe vermehren sich die Erreger im Bereich der Eintrittspforte und bilden Exotoxine (z. B. Tetanospasmin), welche hämatogen und über Nervenbahnen das ZNS erreichen. Die Toxine rufen einen erhöhten Tonus sowie Muskelspasmen hervor. Die Erkrankung hinterlässt keine bleibende Immunität.

Häufigkeit: In Industrieländern kommen Tetanuserkrankungen selten vor, in Entwicklungsländern sind sie häufiger.

Klinik: Die Dauer der Inkubationszeit hängt von Art der Verletzung und eingebrachter Keimmenge ab und beträgt meist 3–14 Tage (manchmal auch Monate). Verlaufsformen:
- **Generalisierte Form** (am häufigsten): Der Beginn ist schleichend mit Allgemeinsymptomen und Irritabilität. Es folgen Spasmen der Kau- und Gesichtsmuskulatur. Der Mund kann nicht vollständig geöffnet werden (Trismus). Es entsteht der typische Gesichtsausdruck („Risus sardonicus"). Später kommt es auch zu tonischen und paroxysmalen Spasmen anderer Muskeln, die durch äußere Reize (Licht, Geräusch, Berührung) ausgelöst und im Krankheitsverlauf heftiger werden (z. B. Opisthotonus durch Spasmen der Rücken- und Nackenmuskulatur). Auch Larynx- und Atemmuskeln können beteiligt sein. Später kann das vegetative Nervensystem mitbetroffen sein (Fieber, Schwitzen, Tachykardie, Hypertonie, Dysurie, Harnretention). Das Bewusstsein ist ungetrübt.
- **Lokalisierte Form:** Hier sind die Muskeln im Bereich der Eintrittspforte betroffen. Der lokalisierte Tetanus kann in die generalisierte Form übergehen.
- **Zephaler Tetanus:** Eintrittsstelle im Kopfbereich, Befall von Hirnnerven.
- **Neonataler Tetanus:** Trinkschwäche, Opisthotonus, Konvulsionen.

Komplikationen: Befall der Atem- und Larynxmuskulatur kann zu respiratorischer Insuffizienz und Aspirationspneumonie, heftige Spasmen können zu Frakturen (z. B. der Wirbelkörper) führen.

Diagnostik und Differenzialdiagnosen: Die Diagnose wird klinisch gestellt, ergänzt durch die Anamnese (Tetanus-Schutzimpfung? Verletzungen?). Der Nachweis des Tetanustoxins in Wundmaterial oder Serum des Patienten ist mittels Tierversuch möglich.

Differenzialdiagnostisch abzugrenzen sind Spasmen anderer Genese, z. B. bei Vergiftungen, hypokalzämischer Tetanie oder Epilepsie.

Therapie: Neben Wundversorgung (Débridement) ist Gabe von humanem Tetanus-Hyperimmunglobulin erforderlich, um zirkulierende Toxine zu neutralisieren. Außerdem wird eine Therapie mit Penicillin G i.v. für 10–14 Tage durchgeführt. Symptomatische Maßnahmen je nach Verlauf: Abschirmung gegenüber akustischen und optischen Reizen, Muskelrelaxation, Beatmung, Tracheotomie, Sedierung, Betablocker gegen Tachykardien, Intensivpflege.

Prognose und Prophylaxe: Auch bei optimaler Behandlung liegt die Letalitätsrate bei 20–50 % (respiratorische Insuffizienz, kardiovaskuläre Komplikationen). Die beste Prophylaxe ist die Tetanusimpfung (Boosterung alle 10 Jahre).

Botulismus

Ätiologie und Pathogenese: Erreger ist Clostridium botulinum, ein sporenbildendes, grampositives, anaerob wachsendes Stäbchen, das Neurotoxine bildet. Die Erreger kommen in Erde, Staub, Oberflächenwasser sowie im Darm von Tieren (Schweine, Fische) vor. Infektionsquellen sind meist durch Sporen kontaminierte Nahrungsmittel, in denen es unter anaeroben Bedingungen zur Germination, Vermehrung und Toxinproduktion kommt. Nach oraler Aufnahme toxinhaltiger Nahrungsmittel werden die Toxine resorbiert. Die Nahrungsmittel sind nicht immer geschmacklich oder optisch verändert, auch zeigen Konserven nicht unbedingt Zeichen der Gasbildung („Bombage").

▶ Merke. Botulinustoxine gehören zu den stärksten bakteriellen Toxinen, die Aufnahme sehr geringer Mengen kann bereits zum Tode führen.

Die **Toxinwirkung** beruht auf Hemmung der Azetylcholin-Freisetzung an motorischen Endplatten der peripheren Nerven, die Folge sind schlaffe Lähmungen. In der Regel handelt es sich um **Intoxikationen durch toxinhaltige Lebensmittel**, nicht um eine Kolonisation bzw. Infektion.

Bei Säuglingen im Alter von 6–8 Monaten ist selten auch eine Kolonisation des Dickdarms nach oraler Aufnahme von Sporen (z.B. mit Honig) mit nachfolgender Toxinproduktion und -resorption im Darm möglich (für Erwachsene sind die Sporen ungefährlich). Die Folge ist der **Säuglingsbotulismus**. Sehr selten sind Wundinfektionen mit Toxinproduktion im Gewebe **(Wundbotulismus)**.

Häufigkeit: Botulismus ist eine seltene Erkrankung.

Klinik: Je nach aufgenommener Toxinmenge beträgt die Inkubationszeit 12–36 Stunden (in Einzelfällen 2 Stunden bis 8 Tage). Die Symptome können akut oder schleichend einsetzen. Beim Säuglingsbotulismus kann die Inkubationszeit wesentlich länger dauern (3–30 Tage).

Bei einigen Patienten kommt es zunächst zu gastrointestinalen Symptomen (Übelkeit, Erbrechen). Lähmungserscheinungen betreffen oft zuerst die Augenmuskulatur (Doppelbilder, verschwommenes Sehen). Es folgen Schluck-, Sprachstörungen und Mundtrockenheit. Das Sensorium bleibt intakt. Später treten Ateminsuffizienz, Tachykardie und Störungen der Harn- und Stuhlentleerung auf.

Beim Säuglingsbotulismus findet man Trinkschwäche, Hypotonie, Obstipation, Ptosis und Mydriasis sowie Lähmungserscheinungen im Versorgungsgebiet weiterer Hirnnerven.

Diagnostik und Differenzialdiagnosen: Die Diagnose basiert auf Anamnese (oft erkranken mehrere Personen gleichzeitig), klinischer Symptomatik und Toxinnachweis in Serum, Mageninhalt, Stuhl und Speiseresten durch Tierversuch (Maus). Bei V.a. Säuglingsbotulismus sollte außerdem der kulturelle Erregernachweis im Stuhl erfolgen.

Abzugrenzen sind neurologische Erkrankungen mit ähnlicher klinischer Symptomatik wie Myasthenia gravis, Guillain-Barré-Syndrom, Enzephalitis und Poliomyelitis.

Therapie: Gabe von Botulinum-Immunglobulin i.v. bei Säuglingsbotulismus bzw. von Antitoxin vom Pferd bei Nahrungsmittel- bzw. Wundbotulismus. Wichtig sind Überwachung und Aufrechterhaltung der Vitalfunktionen (intensivmedizinische Betreuung, evtl. Beatmung).

Prognose und Prophylaxe: Die Patienten können an Ateminsuffizienz oder sekundären Infektionen versterben, die Letalitätsrate beträgt 5–10%. Die Letalität des Säuglingsbotulismus ist relativ niedrig. Die Prophylaxe besteht in sachgemäßer Herstellung von Nahrungsmitteln bzw. im sachgerechten Umgang mit diesen. Säuglinge sollten im 1. Lebensjahr keinen Honig erhalten.

Meldepflicht: Botulismus ist meldepflichtig.

Clostridium-difficile-assoziierte Enterokolitis

Ätiologie und Pathogenese: Clostridium difficile ist ein sporenbildendes, grampositives, anaerob wachsendes Stäbchenbakterium, das sich bei bis zu 50% der gesunden Neugeborenen und jungen Säuglinge im Darm findet (aber nur bei bis zu 5% der Kinder über 2 Jahre). Es produziert Toxine (v.a. Toxin A und Toxin B).

Unter Antibiotikatherapie kann es zur Selektion der Erreger und zu vermehrter Toxinproduktion im Darm kommen. Die Folge ist eine **Antibiotika-assoziierte Enterokolitis**. Nahezu alle üblichen Antibiotika kommen als Ursache in Betracht (z.B. Clindamycin, Breitspektrum-Penicilline, Cephalosporine, Makrolide). Aber es gibt auch Erkrankungen ohne vorausgehende Antibiotikagabe. Viele Fälle treten im Krankenhaus auf, zunehmend erkranken auch Patienten außerhalb von Kliniken. Zu schweren Verläufen kommt es z.B. bei neutropenischen Kindern mit Leukämie, bei Patienten mit Morbus Crohn oder Morbus Hirschsprung.

Klinik: Leitsymptome sind wässrige oder blutig-schleimige, evtl. eitrige Durchfälle **(pseudomembranöse Enterokolitis)**, Fieber und krampfartige Bauchschmerzen. Als **Komplikationen** kann sich ein toxisches Megakolon oder eine Darmperforation entwickeln.

Diagnostik: Klinisches Bild, Toxin-Nachweis, endoskopischer Befund.

Therapie: Antibiotikatherapie absetzen. In schweren Fällen sind zusätzlich supportive Maßnahmen und Metronidazol oder Vancomycin oral indiziert.

19.4.6 Infektionen durch gramnegative Stäbchenbakterien

Infektionen durch Haemophilus influenzae

Ätiologie und Pathogenese: H. influenzae ist ein gramnegatives Stäbchenbakterium, das oft zur Normalflora gehört. Systemische Infektionen werden fast ausschließlich durch bekapselte Stämme (v. a. Typ b) hervorgerufen. Lokalisierte Infektionen werden oft durch unbekapselte Stämme ausgelöst. Es gibt exogene und endogene Infektionen.

Häufigkeit: Systemische Infektionen sind durch die Impfung selten geworden.

Klinik:
- **Meningitis** (s. S. 602): oft mit raschem Verlauf, u. U. mit septischem Schock
- **Epiglottitis:** oft perakuter Verlauf mit hohem Fieber, Schluckbeschwerden, Atemnot, kloßiger Sprache
- **Phlegmone (Zellulitis):** mit Schwellung und Überwärmung, evtl. Verfärbung (meist der Wangen- oder Periorbitalregion)
- Otitis media, Sinusitis, Pneumonie, Osteomyelitis, Arthritis.

Diagnostik: Entscheidend ist der Erregernachweis z. B. aus Blut, Liquor u. a. Punktaten.

Therapie: Bei systemischen Infektionen Cefotaxim, bei lokalen Infektionen orale Cephalosporine (2./3. Gen.).

Prognose: Die Letalität der **Meningitis** liegt bei ca. 5 %.

Diagnostik: Die Diagnose basiert auf der klinischen Symptomatik, evtl. auf dem Befund der Koloskopie und auf dem Nachweis der C.-difficile-Toxine im Stuhl. Der Ribotyp 027 produziert vielfach höhere Mengen an Toxin und ist für den Anstieg der Inzidenz und Letalität verantwortlich.

Therapie: Schon bei Verdacht sollte das Antibiotikum (wenn möglich) abgesetzt werden. Bei leichteren Erkrankungen reicht diese Maßnahme oft aus, ansonsten symptomatische Maßnahmen (Ausgleich von Wasser- und Elektrolytverlust, Intensivpflege) und Erregerbekämpfung mit Metronidazol oder Vancomycin (oral).

Prophylaxe: Hygiene-Maßnahmen, rationeller Einsatz von Antibiotika.

19.4.6 Infektionen durch gramnegative Stäbchenbakterien

Infektionen durch Haemophilus influenzae

Ätiologie und Pathogenese: Haemophilus (H.) influenzae ist ein kleines, gramnegatives Stäbchen, das häufig zur Normalflora des Nasenrachenraums gehört. Kapselbildende Stämme, v. a. Typ b, sind Ursache der meisten systemischen H.-influenzae-Infektionen. Lokale respiratorische Infektionen (Otitis, Sinusitis, Bronchitis) werden meist durch unbekapselte Stämme verursacht.

Lokalen und systemischen Infektionen geht oft eine Virusinfektion voraus. Im Einzelfall ist es meist unmöglich zu klären, ob es sich um eine endogene oder exogene Infektion (Übertragung durch respiratorische Tröpfchen oder direkten Kontakt) handelt. Kinder aus der Wohngemeinschaft oder der Kindergartengruppe eines Indexfalles haben ein erhöhtes Erkrankungsrisiko.

Die ersten Lebensjahre disponieren für derartige Infektionen, weil zu dieser Zeit in der Regel protektive Antikörper gegen Typ b fehlen bzw. ungenügend produziert werden.

Häufigkeit: Die Inzidenz systemischer H.-influenzae-Infektionen ist in Regionen mit hoher Durchimpfungsrate extrem zurückgegangen.

Klinik:
- **Meningitis:** Die Erkrankung betrifft meist Kinder im Alter von 6–18 Monaten. Rasch entwickelt sich das Bild einer purulenten Meningitis, u. U. mit septischem Schock (s. S. 602).
- **Epiglottitis:** Diese Kinder sind etwas älter (etwa 3–6 Jahre). Der Verlauf ist meist perakut. Typisch sind hohes Fieber, Schluckbeschwerden, Speichelfluss, Atemnot, kloßige Sprache. Es kann schnell zur Ateminsuffizienz kommen. Entscheidend ist die rechtzeitige Intubation bzw. Tracheotomie. Differenzialdiagnostisch ist zwischen Epiglottitis und Laryngitis subglottica zu unterscheiden (s. S. 818).
- **Phlegmone ("Zellulitis"):** Die Infektion tritt meist als Wangen-, Orbital- bzw. Periorbitalphlegmone in Erscheinung. Die Region ist geschwollen, warm, u. U. livide verfärbt.
- **Otitis media:** H. influenzae ist zweithäufigster bakterieller Erreger der Otitis media im Kindesalter.
- weitere klinische Manifestationen: Sinusitis, Pneumonie, Osteomyelitis, Arthritis.

Diagnostik: Im Vordergrund steht der Erregernachweis (Blut-, Liquorkultur). Bei Meningitis ist auch der Nachweis von H.-influenzae-Antigen im Liquor möglich.

Therapie: Die kalkulierte Therapie systemischer Infektionen erfolgt mit Cefotaxim. Bei lokalisierten Infektionen kommen orale Cephalosporine (2./3. Generation) in Betracht.

Prognose: Auch bei regelrechter Therapie können nach **Meningitis** Schwerhörigkeit (5–10 %) und andere neurologische Schäden (bis 20 %) zurückbleiben. Die Letalität beträgt etwa 5 %.

Die anderen klinischen Manifestationen haben (außer bei Epiglottitis) bei rechtzeitiger und korrekter Diagnostik und Therapie eine eher gute Prognose.

Prophylaxe: Impfstoffe sind verfügbar, die zuverlässig vor H.-influenzae-b-Infektionen schützen. Bei nicht komplett immunisierten Kindern mit Kontakt zu einem Kind mit einer H.-influenzae-b-Infektion ist eine Prophylaxe mit Rifampicin empfehlenswert.

Infektionen durch Bordetella pertussis (Keuchhusten)

Ätiologie und Pathogenese: Bordetella pertussis ist ein kleines, gramnegatives Stäbchen. Infektionsquellen sind Kranke (Ende der Inkubationszeit, katarrhalisches Stadium) und Keimträger. Die Erreger werden durch Tröpfchen übertragen, gelangen über die Atemwege in die Bronchien, haften an Epithelzellen, vermehren sich und bilden Toxine, die für die meisten Symptome verantwortlich sind.

▶ **Merke.** Keuchhusten ist hochkontagiös. Der Kontagionsindex für Kinder ohne Impfschutz beträgt fast 100 %!

Häufigkeit: Die Pertussis-Inzidenz in einer Region wird im Wesentlichen von der Durchimpfungsrate bestimmt. Erkrankungen werden am häufigsten gegen Ende des Winters und im Frühjahr beobachtet. Heute erkranken hauptsächlich Erwachsene.

Klinik: Die Krankheitsdauer beträgt im Allgemeinen insgesamt 6–8 Wochen, die Inkubationszeit 1–2 (–3) Wochen. Der Krankheitsverlauf lässt sich in 3 Stadien einteilen (gilt für die ersten Lebensjahre, nicht für Schulkinder):

- **Stadium catarrhale** (1–2 Wochen): uncharakteristischer Husten, Schnupfen, subfebrile Temperaturen, Konjunktivitis.
- **Stadium convulsivum** (2–4 Wochen): Paroxysmale, stakkatoartige Hustenattacken (besonders nachts) mit vorgestreckter Zunge und nachfolgender tiefer Inspiration. Mehrere Attacken können aufeinander folgen. Es kann zu Zyanose, Einflussstauung und Apnoen kommen. Am Ende der Hustenattacke würgt das Kind glasigen Schleim heraus. Auch Erbrechen am Ende der Attacke ist nicht selten. Mögliche Begleiterscheinungen sind Petechien, Konjunktivalblutungen und Zungenbandgeschwüre.
- **Stadium decrementi** (1–2 Wochen): Die Hustenanfälle werden langsam milder und klingen schließlich ab.

▶ **Merke.** Perseveration von Hustenanfällen ist noch über Wochen (bis Monate) möglich; dies ist **keine** Zweiterkrankung an Pertussis.

Bei Erkrankungen junger Säuglinge sind die typischen Stadien oft nicht erkennbar. Der „Hustenanfall" kann atypisch verlaufen oder fehlen, das Kind wird plötzlich livid oder blass (apnoischer Anfall).

Komplikationen: Schwere und komplizierte Verlaufsformen kommen v. a. bei jüngeren Kindern vor. Mögliche Komplikationen sind Pneumonie und Otitis media (meist Superinfektionen durch Pneumokokken oder H. influenzae, seltener durch Streptokokken oder S. aureus). Selten kommt es zur Pertussis-Enzephalopathie (Risiko einer bleibenden Schädigung).

Diagnostik: Die Diagnose basiert auf Anamnese (fehlender oder nicht ausreichender Impfschutz, Kontakt zu Erkrankten), klinischem Bild und mikrobiologischen Befunden.
PCR (Rachenabstrich): Sie ist die Methode der Wahl (schneller und sensitiver als die Kultur, auch tote Bakterien werden erfasst, bereits erfolgte Antibiotikagaben stören nicht). **Kultur:** hohe Spezifität, relativ niedrige Sensitivität, sehr aufwändig, dauert mindestens 3 Tage. **Antikörper-Nachweis** im Serum: für Frühdiagnostik (insbesondere bei Kindern) ungeeignet.
Blutbild: Typisch ist eine Leukozytose mit absoluter und relativer (bis 80 %) Lymphozytose ab der 2. Krankheitswoche. Bei Säuglingen oder teilimmunisierten Patienten kann die Lymphozytose fehlen.

Differenzialdiagnosen: Pertussiforme Krankheitsbilder können hervorgerufen werden durch Infektionen mit Chlamydia trachomatis, Mycoplasma pneumoniae,

Moraxella catarrhalis, Adeno- und RS-Viren. Abzugrenzen ist auch eine Fremdkörperaspiration.

Therapie: Säuglinge sollten wegen des oft schweren Krankheitsverlaufs stationär behandelt werden.
Antibiotika: Die Behandlung mit Antibiotika sollte so frühzeitig wie möglich beginnen. Makrolide sind Mittel der Wahl (Clarithromycin, Azithromycin, Erythromycin). Bei Makrolid-Unverträglichkeit ist Cotrimoxazol eine Alternative. B. pertussis ist Cephalosporin-resistent.
Therapie-Dauer: 5–14 Tage (je nach Antibiotikum). Durch Antibiotikagabe im Stadium catarrhale und frühen Stadium convulsivum wird der Krankheitsverlauf günstig beeinflusst und die Kontagiosität beendet (nach 5 Tagen Therapie gilt das Kind als nicht mehr ansteckend). Im späten Stadium convulsivum sind die Symptome durch Antibiotika kaum noch beeinflussbar.
Bei Superinfektion durch andere Erreger kommen Aminopenicillin plus b-Laktamase-Inhibitor oder Cephalosporine in Betracht.

Prognose: Die Letalitätsrate ist bei adäquater Behandlung niedrig.

Prophylaxe: Impfung: (s. S. 56).
Chemoprophylaxe: Eine Prophylaxe mit einem Makrolid (Dosis und Dauer wie bei Therapie) ist bei engem Kontakt empfänglicher Kinder mit Pertussis-Patienten sinnvoll. Besonders zu schützen sind Säuglinge bzw. Kinder mit kardialen oder pulmonalen Grundkrankheiten.

Infektionen durch Enterobacteriaceae

Ätiologie und Pathogenese: Enterobacteriaceae sind gramnegative, relativ anspruchslose Bakterien mit beachtlicher Widerstands- und Vermehrungsfähigkeit in der Umwelt. Der natürliche Standort der meisten Arten ist der Darm von Mensch und Tier. Ein gemeinsamer Faktor in der Pathogenese von Infektionen durch diese Erreger sind Lipopolysaccharide der äußeren Bakterienmembran, die beim Zerfall frei werden und im Organismus als **Endotoxine** wirken; sie können Fieber, Schock und Verbrauchskoagulopathie verursachen. Zu den Enterobacteriaceae zählen Salmonellen, Campylobacter, Yersinien, Shigellen, Escherichia coli, Klebsiella, Enterobacter, Proteus u. a.

Diagnostik: Die Labordiagnostik basiert auf kulturellem Erregernachweis mit nachfolgender Speziesbestimmung mittels biochemischer und serologischer Methoden.

Typhus

Ätiologie und Pathogenese: Erreger ist Salmonella Typhi. Infektionsquelle ist der Mensch (Kranke, Rekonvaleszente, Ausscheider). Die Erreger werden mit Stuhl und Urin ausgeschieden und fäkal-oral, z. B. über kontaminiertes Wasser oder Lebensmittel, aufgenommen. Es kommt zur **Bakteriämie** (Generalisation). Die Keime gelangen in verschiedene Organe (Leber, Milz, Knochenmark, Myokard, ZNS). Im Dünndarm können sich in den Peyer-Plaques Nekrosen und Ulzerationen bilden mit Gefahr von Blutungen und Perforationen. Typhus ist eine zyklische Infektionskrankheit.

Häufigkeit: Typhus kommt in Industrieländern selten und sporadisch (z. B. nach Reisen in Endemiegebiete), in Entwicklungsländern endemisch vor (z. B. Indien, Bangladesh, Pakistan).

Klinik: Die Inkubationszeit beträgt 1–2 (–3) Wochen. Die Krankheit beginnt mit stufenweisem Temperaturanstieg, Kopfschmerzen, Inappetenz, zunehmendem Krankheitsgefühl, Husten, Obstipation sowie geblähtem Abdomen. Am Ende der 1. Woche besteht Fieber als **Kontinua** mit 39–40 °C **(relative Bradykardie)**. Es kann zu Bewusstseinsstörungen kommen. Leber und Milz sind vergrößert. Auf der Haut finden sich **Roseolen** (kleine Makulae, die bakteriellen Embolien entsprechen). Die Zunge ist grau-braun belegt. Charakteristisch sind **erbsbreiartige Stühle** bei druckschmerzhaftem Abdomen, dieses Symptom fehlt aber oft. Ab der 3. Woche bilden sich die Krankheitserscheinungen langsam zurück.

Therapie: Bei Säuglingen ist stationäre Aufnahme indiziert.
Antibiotika: Die Behandlung mit Antibiotika sollte frühzeitig beginnen. Makrolide sind die Antibiotika der Wahl, eine Alternative ist Cotrimoxazol. Im St. catarrhale und frühen St. convulsivum lässt sich durch Antibiotika der Verlauf günstig beeinflussen. Im späten St. convulsivum sind die Symptome toxinbedingt und durch Antibiotika kaum beeinflussbar. Bei bakterieller Superinfektion kommen andere Antibiotika in Betracht.

Prognose: Die Letalitätsrate ist gering.

Prophylaxe: Impfung: (s. S. 56).
Chemoprophylaxe mit Makroliden kann für empfängliche Kontaktpersonen sinnvoll sein (v. a. Säuglinge, Kinder mit kardialen oder pulmonalen Grundleiden).

Infektionen durch Enterobacteriaceae

Ätiologie und Pathogenese: Enterobacteriaceae sind gramnegative Stäbchenbakterien. Sie gehören z. T. zur normalen Darmflora von Mensch und Tier. Lipopolysaccharide können beim Zerfall der Keime freigesetzt werden und als **Endotoxine** Fieber, Schock und Verbrauchskoagulopathie verursachen.

Diagnostik: Am wichtigsten ist der kulturelle Erregernachweis.

Typhus

Ätiologie und Pathogenese: S. Typhi ist Erreger des Typhus. Infektionsquelle ist der Mensch. Die Erreger werden mit Stuhl und Urin ausgeschieden und fäkal-oral aufgenommen. Es kommt zur **Bakteriämie**; alle Organe können infiziert werden. Im Dünndarm ist in den Peyer-Plaques die Entwicklung von Ulzera möglich.

Häufigkeit: Typhus ist in den Industrieländern selten.

Klinik: Die Erkrankung beginnt mit grippeartigen Symptomen und Fieberanstieg bis auf 39–40 °C. Nach einer Woche persistiert das Fieber als **Kontinua bei relativer Bradykardie**. Weitere Befunde sind Hepatosplenomegalie, Bewusstseinsstörungen, Roseolen, Erbsbreistühle. Ab der 3. Woche bilden sich die Symptome zurück. Bei Kindern ist der Verlauf oft leichter mit uncharakteristischen Symptomen.

Dieser stadienhafte Verlauf ist typisch für Patienten, die nicht mit Antibiotika behandelt werden. Bei Kindern sind die Krankheitszeichen (z.B. Fieberkurve) manchmal uncharakteristisch und z.T. geringer ausgeprägt.

Komplikationen: Die wichtigsten Komplikationen sind Darmblutungen bzw. -perforationen mit Gefahr der Peritonitis. Die Bakteriämie kann zu Myokarditis, Osteomyelitis und Erkrankung weiterer Organe führen.

Diagnostik und Differenzialdiagnosen: Der **Erregernachweis** ist in den ersten 10 Krankheitstagen v.a. durch **Blutkulturen** möglich, später aus dem Stuhl (evtl. Urin). Ab der 2. Woche kann der Nachweis agglutinierender Antikörper gegen O-Antigene (Widal-Reaktion) versucht werden (wird nur noch selten durchgeführt).

Therapie: Am häufigsten werden Cefotaxim und Ciprofloxacin eingesetzt. Zunehmend wird über Stämme mit verminderter Empfindlichkeit bzw. Resistenz sowie über Therapieversagen berichtet.
Die Behandlungsdauer beträgt im Allgemeinen 14 Tage.

Prognose: Bei rechtzeitigem Therapiebeginn liegt die Letalitätsrate unter 1 %, Rezidive sind selten. Nach Abschluss der Behandlung werden 3 negative Stuhlproben im Abstand von 1–2 Tagen gefordert (die 1. Probe frühestens 24h nach Therapieende). In 2–4 % kommt es zu einer länger anhaltenden Ausscheidung der Erreger mit dem Stuhl. Hält diese länger als 3 Monate an, gilt der Betroffene als **Dauerausscheider** und unterliegt besonderen Regelungen durch die Gesundheitsbehörden.

Prophylaxe: Am wichtigsten ist die **Expositionsprophylaxe**. Eine Schutzimpfung ist möglich.
Typhus ist **meldepflichtig**.

Paratyphus

S. Paratyphi A, B und C verursachen beim Menschen den Paratyphus. S. Paratyphi C kommt nur beim Menschen, S. Paratyphi B auch bei Tieren und S. Paratyphi A auch beim Hausgeflügel vor. Bei S. Paratyphi B gibt es d-Tartrat-positive (S. Java) und d-Tartrat-negative Stämme.
Beim Paratyphus handelt es sich um eine bakteriämische Allgemeininfektion (mit metastatischen Organinfektionen) oder die Infektion verläuft als Enteritis (S. Java). In Deutschland sind Paratyphus-Erkrankungen selten, meist handelt es sich um importierte Infektionen. Ciprofloxacin galt lange Zeit als Mittel der Wahl. Es wird aber zunehmend über Stämme mit verminderter Empfindlichkeit bzw. Resistenz gegen einige Antibiotika berichtet.
Paratyphus ist meldepflichtig.

Infektionen durch Enteritis-Salmonellen

Ätiologie und Pathogenese: Von den Enteritis-Salmonellen gibt es ca. 2000 verschiedene Serovare. Die Erreger haben ihren primären Standort bei Tieren. Infektionsquellen für den Menschen sind Haus- und Nutztiere. Die Übertragung erfolgt durch kontaminierte Nahrungsmittel (Fleisch, Eier, Milch, Milchprodukte, aber auch Obst und Gemüse), nur in Ausnahmefällen direkt von Tier zu Mensch (z.B. von im Haushalt gehaltenen Reptilien oder Amphibien) bzw. von Mensch zu Mensch (z.B. bei Infektionen Neugeborener).
Zu klinischen Symptomen kommt es erst nach Aufnahme hoher Keimzahlen, d.h. in der Regel ist eine **Keimvermehrung im kontaminierten Nahrungsmittel** vorangegangen. Die Erreger durchdringen die Epithelzellen der Dünndarmmukosa und werden von Makrophagen aufgenommen, in denen sie sich vermehren. Die Folge ist eine erhöhte Ausscheidung von Flüssigkeit und Elektrolyten in das Darmlumen (Diarrhö). Vor allem bei Patienten mit Abwehrschwäche (z.B. Lupus erythematodes) kann es durch hämatogene Streuung der Erreger zur Sepsis und zu Absiedelungen kommen (z.B. Osteomyelitis, Arthritis, Meningitis, Pneumonie).

Häufigkeit: Salmonella-Enteritiden sind häufig. Die gemeldeten machen nur einen Teil der tatsächlichen Infektionen aus. Neben sporadischen Erkrankungen kommt es zu Fallhäufungen (Kleinraumepidemien).

Klinik: Die häufigsten Symptome sind Erbrechen, wässriger (selten blutiger) Durchfall, Leibschmerzen und Fieber. Seltener treten Symptome einer Sepsis bzw. einer extraintestinalen Manifestation hinzu.

Diagnostik und Differenzialdiagnosen: Der Erreger kann im Stuhl, bei septischen Verläufen auch im Blut kulturell nachgewiesen werden. Durchfallerkrankungen anderer Ätiologie sind abzugrenzen.

Therapie: Im Vordergrund steht die Substitution der Wasser- und Elektrolytverluste durch Infusion (in leichten Fällen auch orale Elektrolytlösungen); Antibiotika nur bei systemischen Infektionen (z. B. Cefotaxim).

Prognose und Prophylaxe: Bei Neugeborenen und Immunsupprimierten kann die Erkrankung lebensbedrohlich sein, sonst ist die Prognose günstig. Die Prophylaxe umfasst hygienische Maßnahmen. Es besteht **Meldepflicht**.

Bakterielle Ruhr (Shigellose)

Ätiologie und Pathogenese: Erreger der bakteriellen Ruhr sind Shigellen. Die Gattung Shigella umfasst 4 Arten: S. sonnei, S. flexneri sowie die in tropischen Ländern verbreiteten S. boydii und S. dysenteriae. Infektionsquelle ist der Mensch.

Die Erreger werden durch Schmierinfektion, kontaminierte Lebensmittel oder Wasser übertragen.

Shigellen dringen in die Mukosa des unteren Dünn- und Dickdarms ein und führen zu Ulzerationen.

Häufigkeit: In Deutschland handelt es sich meist um Reiseinfektionen.

Klinik: Nach kurzer Inkubationszeit kommt es zur Enteritis mit wässrigem, später blutig-schleimigem Durchfall und Tenesmen, evtl. auch Fieber.

Komplikationen: Darmblutungen oder -perforationen, Krampfanfälle, reaktive Arthritis.

Diagnostik: Die Diagnose beruht auf dem typischen klinischen Bild und dem kulturellen Erregernachweis im Stuhl (Einsatz von Selektivnährböden). Wichtig sind Antibiogramme.

Differenzialdiagnosen: Andere Erreger können ähnliche Krankheitsbilder hervorrufen, auch Morbus Crohn und Colitis ulcerosa sind auszuschließen.

Klinik: 8–48 Stunden nach Aufnahme der kontaminierten Lebensmittel entwickelt sich eine Enteritis mit Erbrechen, Leibschmerzen, wässrigen (selten blutigen) Durchfällen und häufig Fieber. Die Symptome klingen nach etwa 2–4 Tagen ab. Bei hämatogener Streuung können Symptome einer Sepsis bzw. einer extraintestinalen Infektion hinzukommen.

Diagnostik und Differenzialdiagnosen: Entscheidend sind Stuhluntersuchungen zum kulturellen Nachweis der Erreger, bei septischen Verläufen Blutkulturen und Kulturen von Punktaten, Eiter etc. Abzugrenzen sind Darminfektionen anderer Ätiologie (z. B. virale Gastroenteritis, staphylogene Nahrungsmittelintoxikation), septische Erkrankungen durch andere Erreger, nichtinfektiöse Erkrankungen mit Durchfällen.

Therapie: Im Vordergrund steht die Substitution der Wasser- und Elektrolytverluste durch orale Elektrolytlösung bzw. durch Infusion. Bei Enteritiden sind Antibiotika im Allgemeinen nicht indiziert, da sie den klinischen Verlauf kaum günstig beeinflussen, die Dauer der Keimausscheidung aber verlängern können. Bei systemischen Infektionen muss mit parenteralen Antibiotika behandelt werden (Cefotaxim, u. U. Ciprofloxacin).

Prognose und Prophylaxe: Bei immunkompetenten Kindern jenseits des Säuglingsalters verläuft die Erkrankung in der Regel gutartig. Schwere Erkrankungen, evtl. mit Exitus letalis, können bei abwehrgeschwächten Patienten und Neugeborenen auftreten. Die Prophylaxe besteht v. a. in hygienischen Maßnahmen (Veterinärhygiene, Lebensmittelüberwachung, Händehygiene). Die **Meldepflicht** ist zu beachten.

Bakterielle Ruhr (Shigellose)

Ätiologie und Pathogenese: Shigellen sind die Erreger der bakteriellen Ruhr. Die Gattung Shigella umfasst 4 Arten: S. sonnei (Erreger der Sommerruhr oder E-Ruhr, kommt in Mitteleuropa vor), S. flexneri (Erreger der Flexner-Ruhr, in Mitteleuropa und in tropischen Ländern) sowie die vorwiegend in tropischen Ländern vorkommenden S. dysenteriae und S. boydii. Der Typ 1 von S. dysenteriae produziert das **Shiga-Toxin**. Infektionsquelle ist der Mensch (Erkrankte, Ausscheider).
Die Übertragung erfolgt fäkal-oral als Schmierinfektion oder indirekt über kontaminierte Lebensmittel (Fliegen!) oder Wasser. Die Erreger sind hochkontagiös, die Infektionsdosis ist klein.
Nach oraler Aufnahme siedeln sich die Erreger im unteren Dünn- und Dickdarm an. Besonderes Kennzeichen der Shigellen ist ihre **Invasivität**. Sie dringen in die Epithelzellen der Mukosa ein und zerstören sie. Dies führt zu Ulzerationen, gelegentlich mit Pseudomembranen.

Häufigkeit: Die bakterielle Ruhr kommt weltweit vor (besonders häufig in Entwicklungsländern). In Deutschland handelt es sich meist um Reiseinfektionen.

Klinik: Nach einer Inkubationszeit von 2–5 Tagen zeigen sich Symptome einer Enteritis mit zunächst wässrigem Durchfall, später sind die Stühle oft blutig-schleimig (selten bei S.-sonnei-Infektionen). Die Patienten klagen über Leibschmerzen und Tenesmen. Die Erkrankung kann mit Fieber, Lethargie und Kopfschmerzen einhergehen.

Komplikationen: Zu den Komplikationen zählen Darmblutung, Perforationsperitonitis, Enzephalopathie mit Krampfanfällen. In seltenen Fällen kann sich eine reaktive Arthritis oder ein hämolytisch-urämisches Syndrom entwickeln.

Diagnostik: Die Diagnose beruht auf dem klinischen Bild und dem kulturellen Erregernachweis im Stuhl. Die Stuhlproben müssen umgehend dem Labor übergeben werden, andernfalls sind spezielle Transportmedien zu benutzen. Wichtig sind Antibiogramme (zunehmende Resistenzen), bei V. a. Bakteriämie Blutkulturen.

Differenzialdiagnosen: Ruhr ist ein klinischer Begriff. Ähnliche Krankheitsbilder können durch Amöben (Amöben-Ruhr), andere Bakterien oder Viren verursacht werden. Auch entzündliche Darmerkrankungen anderer Genese kommen in Betracht (z. B. Morbus Crohn, Colitis ulcerosa).

Therapie: Im Vordergrund stehen Flüssigkeits- und Elektrolytersatz. Eine Antibiotikatherapie für 5 Tage ist indiziert, um die Dauer der Erkrankung und der Erregerausscheidung zu verkürzen. Gegenüber früher üblichen Antibiotika besteht meist Resistenz. Cephalosporine (3. Generation) und Ciprofloxacin sind meist wirksam, auch Azithromycin wurde erfolgreich eingesetzt.

Prognose: Die Letalitätsrate liegt in Industrieländern unter 1 %. Die Erreger werden selten länger als 3 Monate ausgeschieden.

Prophylaxe: Wichtig sind Isolierung der Patienten, Tragen von Schutzkitteln, Händedesinfektion und Desinfektion von Ausscheidungen und Gegenständen, mit denen der Patient Kontakt hatte. Entscheidend ist ein hoher Standard in der Lebensmittelhygiene (einschl. Fliegenbekämpfung). Es besteht **Meldepflicht.**

Infektionen durch Escherichia coli

Ätiologie und Pathogenese: Es handelt es sich um gramnegative, aerob wachsende Stäbchenbakterien. Hauptstandort ist der Darm von Mensch und Tier. E. coli gilt als Indikatorkeim für fäkale Verunreinigungen von Wasser und Lebensmitteln. Man unterscheidet **fakultativ pathogene** Stämme der normalen Darmflora von **obligat pathogenen** Stämmen, die bestimmte, z. T. phagen- oder plasmidkodierte Pathogenitätsfaktoren aufweisen und Darminfektionen hervorrufen, die meldepflichtig sind.

Diagnostik: Bei **extraintestinalen Infektionen** sind die kulturelle Anzucht aus verschiedenen Untersuchungsmaterialien und die Abgrenzung von anderen Enterobakterien leicht möglich.
Die Diagnose von **Darminfektionen** ist komplizierter, da sich E. coli als normaler Darmbewohner in jeder Stuhlprobe nachweisen lässt. Die weitere Differenzierung der Erreger kann aber bei langwierigen oder schweren Erkrankungen (z. B. mit hämolytisch-urämischem Syndrom [HUS]) sinnvoll sein oder wenn mehrere Patienten erkranken und ein epidemiologischer Zusammenhang vermutet wird. Zu den einzelnen, durch darmpathogene E. coli hervorgerufene Erkrankungen, s. Tab. **19.16**.

Therapie: Im Vordergrund steht die Substitution der Wasser- und Elektrolytverluste. Außerdem erfolgt eine Antibiotikatherapie (nach Antibiogramm).

Prognose: Letalitätsrate in Industrieländern unter 1 %.

Prophylaxe: Hygienische Maßnahmen stehen im Vordergrund (Expositionsprophylaxe). Shigella-Infektionen sind **meldepflichtig.**

Infektionen durch Escherichia coli

Ätiologie und Pathogenese: Bei E. coli unterscheidet man **fakultativ pathogene** Stämme, die zur normalen Darmflora gehören und z. B. Harnwegsinfektionen, Wundinfektionen und neonatale Infektionen (Sepsis, Meningitis) hervorrufen können, von **obligat pathogenen** Stämmen, die Darminfektionen verursachen.

Diagnostik: Bei **extraintestinalen Infektionen** reicht der kulturelle Nachweis von E. coli aus. Bei **Darminfektionen** ist die Diagnostik komplizierter, da obligat pathogene Arten von normalen Darmbewohnern abgegrenzt werden müssen. Zu den einzelnen Erkrankungen s. Tab. **19.16**.

Tab. 19.16 Infektionen durch darmpathogene E. coli

Erreger	Ätiologie/Vorkommen	Klinik	Therapie	Komplikationen	Prognose
enterotoxische E. coli (ETEC)	„Reisediarrhö" in warmen Ländern, verursacht durch 2 verschiedene Exotoxine, „Montezumas Rache"	Erbrechen; wässriger Durchfall, Bauchschmerzen	Flüssigkeits- und Elektrolytersatz; nur bei schweren Verläufen Antibiotika	bei frühzeitiger parenteraler Flüssigkeitszufuhr: keine	gut
enteroinvasive E. coli (EIEC)	Virulenz wie Shigellen, Übertragung durch Nahrung	Ruhr-ähnliche Kolitis, blutig-schleimige Durchfälle, Exsikkose	Flüssigkeits- und Elektrolytersatz; bei schweren Verläufen Antibiotika	bei frühzeitiger parenteraler Flüssigkeitszufuhr: keine	gut
enteropathogene E. coli (EPEC)	v. a. Säuglinge und Kleinkinder, fäkal-orale und Nahrungsübertragung, in Deutschland selten	leichter bis schwerer wässriger Durchfall, evtl. rasche Exsikkose bis zum Koma	Flüssigkeits- und Elektrolytzufuhr, keine Antibiotika	wenn die Exsikkose frühzeitig behoben wird: keine	gut
enterohämorrhagische E. coli (EHEC)	E. coli O157 u. a. Serotypen, Bildung von Verotoxinen (Shiga-Toxin), mögliche Infektionsquellen: Rinder; Übertragung durch Wasser und Milch	hämorrhagische Kolitis	Flüssigkeits- und Elektrolytzufuhr, Antibiotika-Therapie wird nicht empfohlen	hämolytisch-urämisches Syndrom (HUS), v. a. bei Kleinkindern und älteren Menschen	bei HUS ungewiss, 10–30 % chronische Niereninsuffizienz
enteroaggregative E. coli (EAEC)	Kleinkinder	akute und chronische Durchfälle	Flüssigkeits- und Elektrolytzufuhr, Antibiotika nur nach Resistogramm	langwierige Bauchschmerzen nach Durchfall, Dystrophie	gut

19 Infektionskrankheiten

Komplikationen: Insbesondere nach Infektionen mit EHEC besteht als Folge der Shigatoxinbildung des Erregers die Gefahr der Ausbildung eines hämolytisch-urämischen Syndroms (HUS). Es ist gekennzeichnet durch Anämie, Thrombozytopenie und Nierenversagen und tritt gegen Ende des evtl. blutigen Durchfalls oder einige Tage danach auf. Etwa 90 % aller HUS-Fälle bei Kindern sind EHEC-bedingt. EHEC-Infektionen sollten nicht mit Antibiotika behandelt werden (verstärkte Toxinfreisetzung!). Therapie des HUS s. S. 399.

Infektionen durch Klebsiella, Enterobacter, Serratia, Proteus

Diese Keime spielen v. a. eine Rolle als Erreger nosokomialer Infektionen, z. B. in Neonatologie und Intensivmedizin. Wegen ihrer meist ausgeprägten Antibiotikaresistenz gelten sie als „Problemkeime". Sie verursachen bei disponierten Patienten vielfältige, z. T. schwere Infektionen (z. B. Pyelonephritis, Sepsis). Wichtig sind kultureller Erregernachweis und Antibiogramm.

Infektionen durch Pseudomonas

Ätiologie und Pathogenese: Unter den Pseudomonas-Arten ist Pseudomonas (P.) aeruginosa der wichtigste Vertreter. Es handelt sich um gramnegative Stäbchen mit geringen Kultivierungsansprüchen. Typisch sind Bildung blau-grüner Farbstoffe (blau-grüner Eiter) und charakteristischer Geruch (Abb. 19.17). Pseudomonas-Arten sind in der Umwelt verbreitet (Erde, Wasser, Pflanzen). Auch im Krankenhaus finden sie in feuchtem Milieu ausreichende Lebensbedingungen (Blumenvasen, Waschbecken, Schlauchsysteme medizinischer Geräte, Vernebler). Die pathogene Wirkung beruht auf Exotoxinen und Enzymen mit destruierender Wirkung auf Gewebe. Bei chronischen Infektionen (z. B. bei Mukoviszidose) finden sich oft Stämme mit Schleimkapsel, die vor Phagozytose schützt.

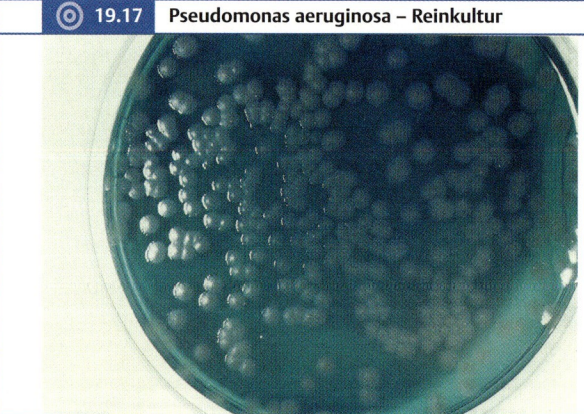

Abb. 19.17 Pseudomonas aeruginosa – Reinkultur

Das Nährmedium wird von dem durch die Bakterien gebildeten blaugrünen Farbstoff gefärbt (aus: Hof H, Dörries R. Duale Reihe Medizinische Mikrobiologie. Thieme; 2009).

Bei den meisten Erkrankungen handelt es sich um nosokomiale Infektionen. Die Erreger werden über die Hände, durch Aerosole (Beatmung) sowie Instrumente und Geräte übertragen. Empfänglich sind v. a. hospitalisierte Patienten mit Grundkrankheiten, die zur Beeinträchtigung der Abwehr führen (z. B. Operationen, Verbrennungen, Malignome, Granulozytopenie), aber auch Neu- und Frühgeborene. Oft geht der Infektion eine Antibiotikatherapie voraus. Neben exogenen gibt es auch endogene Infektionen.

Krankheitsbilder: Möglich sind Wundinfektionen (z. B. nach Verbrennungen bzw. Operationen), Harnwegsinfektionen (besonders bei Harnentleerungsstörungen), Pneumonie (z. B. bei Patienten mit malignen Erkrankungen und Granulozytopenie), Endokarditis (bei Drogensüchtigen), chronisch-suppurative Otitis media, maligne Otitis externa. Auch Haut- (Ecthyma gangraenosum) und Knocheninfektionen (z. B. nach penetrierenden Fußverletzungen) kommen vor.
Aber auch Gesunde können an Pseudomonas-Infektionen erkranken: Nach Kontakt mit Pseudomonas-haltigem Wasser (Pools, Badewannen, Teich- bzw. Seewasser) kann sich eine Pseudomonas-Follikulitis (Whirlpool-Dermatitis), ein Hot-Foot-Syn-

drom (Hidradenitis) oder eine Otitis externa („Schwimmer-Ohr") entwickeln; bei Trägern von Kontaktlinsen kommen Augeninfektionen vor.

Diagnostik: Die Diagnose kann durch kulturellen Erregernachweis geführt werden. Antibiogramme sind in Anbetracht häufiger Resistenzen wichtig. Bei Pseudomonas-Nachweis muss man zwischen Infektion und Besiedlung durch diese Erreger unterscheiden.

Therapie: Zu den wirksamen Antibiotika zählen Piperacillin, Ceftazidim, Cefepim, Imipenem, Meropenem, Aztreonam, Gentamicin, Tobramycin, Amikacin, Ciprofloxacin.
Bei systemischen Infektionen sollten β-Laktam-Antibiotika mit Aminoglykosiden kombiniert werden. Zur Lokaltherapie (z. B. Inhalation bei Mukoviszidose) kommen auch Tobramycin und Polymyxin infrage.

Prognose: Systemische Pseudomonas-Infektionen, besonders bei Patienten mit schwerer Grundkrankheit, können schwer, u. U. letal verlaufen.

Prophylaxe: Die Einhaltung krankenhaushygienischer Regeln (insbesondere korrekte Wartung und Aufbereitung von Geräten und Instrumenten) ist entscheidend. Es dürfen nur Desinfektionsmittel verwendet werden, die auch gegen Pseudomonas wirksam sind. Wichtig ist ein vernünftiger Umgang mit Antibiotika. Häufungen nosokomialer Infektionen sind **meldepflichtig.**

Diagnostik: Wichtig sind kultureller Erregernachweis und Antibiogramm.

Therapie: Carbapeneme, Piperacillin, Aminoglykoside, Ceftazidim, Cefepim sind oft wirksam gegen P. aeruginosa.

Bei systemischer Infektion sollte man β-Laktame mit Aminoglykosiden kombinieren.

Prognose: Systemische Infektionen bei Patienten mit schwerer Grunderkrankung haben eine ernste Prognose.
Prophylaxe: Im Vordergrund stehen Expositionsprophylaxe (Krankenhaushygiene) und ein vernünftiger Umgang mit Antibiotika. Häufungen nosokomialer Infektionen sind **meldepflichtig**.

Infektionen durch Yersinien

Ätiologie und Pathogenese: Yersinien sind gramnegative Stäbchenbakterien und gehören zu den Enterobacteriaceae. Sie sind in der Tierwelt weit verbreitet. Die optimale Vermehrungstemperatur beträgt 28 °C, aber selbst bei 4 °C findet noch Vermehrung statt. Die Übertragung auf den Menschen erfolgt meist über Lebensmittel (bzw. Wasser), selten durch direkten Tierkontakt, sehr selten bei einer Bluttransfusion. Wichtigster Vertreter ist Yersinia enterocolitica.

Yersinien können eine Ileokolitis mit mesenterialer Lymphadenitis, lymphoider Hyperplasie und Abszessbildung in den Peyer-Plaques verursachen. Bei Y. pseudotuberculosis entstehen außerdem Granulome in den mesenterialen Lymphknoten. Das Krankheitsbild hängt vom Alter des Patienten und von evtl. vorhandenen Dispositionsfaktoren ab (z. B. Eisenüberladung, Diabetes mellitus, Leberzirrhose, Immunsuppression, Niereninsuffizienz). Im Kindesalter kommt es in 90–95 % der Fälle zu enteralen bzw. mesenterialen Manifestationen (80–85 % **Enteritis**, 10–15 % **Pseudoappendizitis**).

Häufigkeit: Y. enterocolitica ist für etwa 1 % der akuten Enteritiden verantwortlich. Neben sporadischen Infektionen kommt es zu Kleinraumepidemien.

Klinik: Die Inkubationszeit beträgt 3–10 Tage (evtl. länger). Man kann 2 Verlaufsformen unterscheiden:
- **Enteritis:** Meist erkranken Säuglinge und Kleinkinder. Symptome sind Übelkeit, Erbrechen, Fieber, Leibschmerzen und wässrig-schleimige Durchfälle (evtl. mit Blutbeimengung).
- **Pseudoappendizitis:** Betroffen sind meist Schulkinder und Jugendliche. Typisch sind Fieber und Schmerzen im rechten Unterbauch.

Andere Manifestationen sind bei Kindern selten, z. B. Osteomyelitis, Meningitis, Abszesse in Leber, Milz oder Hirn und Sepsis. Chronische Verlaufsformen sind möglich. Besonders bei entsprechender Disposition (HLA-B 27) können reaktive Arthritis und Erythema nodosum auftreten.

Diagnostik:
- Erregernachweis im Stuhl (Blut, Gewebematerial) mittels bakteriologischer Kultur
- Nachweis von Antikörpern im Serum mittels Immunoblot-Technik.

Die Diagnose „Lymphadenitis mesenterialis" wird durch **Ultraschalluntersuchung** gestellt.

Infektionen durch Yersinien

Ätiologie und Pathogenese: Yersinien sind gramnegative Stäbchenbakterien. Sie können sich selbst bei 4 °C vermehren. Die Übertragung erfolgt meist über kontaminierte Lebensmittel bzw. Wasser.

Yersinien können eine Ileokolitis mit mesenterialer Lymphadenitis, lymphoider Hyperplasie und Abszessen in den Peyer-Plaques verursachen.
Das Krankheitsbild hängt vom Alter des Patienten und vom Vorhandensein von Dispositionsfaktoren ab (z. B. Hämosiderose). Bei Kindern sind **Enteritis** und **Pseudoappendizitis** häufigste Manifestationen.

Häufigkeit: Y. enterocolitica ist Ursache von ca. 1 % aller Enteritiden.

Klinik: Man unterscheidet 2 Verlaufsformen:
- **Enteritis:** Übelkeit, Erbrechen, wässrig-schleimiger Durchfall (evtl. Blutbeimengungen)
- **Pseudoappendizitis:** Fieber, Schmerzen im rechten Unterbauch.

Diagnostik:
- kultureller Erregernachweis im Stuhl (Blut, Gewebematerial)
- Antikörper-Nachweis (Immunoblot).

Die Lymphadenitis mesenterialis ist **sonografisch** nachweisbar.

Differenzialdiagnosen: Abzugrenzen sind akute Appendizitis und mesenteriale Lymphadenitis durch andere Erreger, Enteritis sowie entzündliche Darmerkrankungen anderer Genese (z. B. Morbus Crohn).

Therapie: Die unkomplizierte Enteritis verläuft meist selbstlimitierend. Nur bei systemischen Infektionen sind parenterale Antibiotika indiziert (Cephalosporine der 3. Generation, Meropenem, evtl. Ciprofloxacin).

Prognose: Akute Erkrankungen verlaufen im Allgemeinen gutartig. Die Diarrhö dauert meist nur wenige Tage. Bei disponierten Patienten kann es zu systemischen, u. U. schwer verlaufenden Infektionen kommen.

Prophylaxe: Der Genuss von ungekochtem Fleisch und roher Milch sollte vermieden werden. Es besteht **Meldepflicht**.

Infektionen durch Campylobacter jejuni

Ätiologie und Pathogenese: Campylobacter-Bakterien sind gramnegative Stäbchen mit besonderen Nährbodenansprüchen. C.-jejuni-Infektionen kommen weltweit vor. Infektionsquellen sind Wild-, Haus- und Nutztiere. Die Übertragung auf den Menschen erfolgt durch rohe tierische Nahrungsmittel (Fleisch, Milch, Milchprodukte) oder Wasser. Besonders empfänglich sind Säuglinge und Kleinkinder.

Häufigkeit: C. jejuni ist heute der häufigste Erreger bakterieller Enteritiden in den Industrieländern. Neben sporadischen Infektionen kommt es zu Fallhäufungen (v. a. im Sommer und Herbst). Auch nosokomiale Infektionen sind beschrieben.

Klinik: Nach einer Inkubationszeit von 2–6 Tagen kommt es zu wässrigen, z. T. blutigen Durchfällen, Übelkeit, Kopfschmerzen, Fieber, Glieder- und Bauchschmerzen. Die Erkrankung dauert meist eine Woche und verläuft selbstlimitierend. Systemische Infektionen (v. a. bei Abwehrschwäche) sind selten.

Komplikationen: Bei disponierten Patienten kann es zu reaktiven Prozessen kommen (reaktive Arthritis, Guillain-Barré-Syndrom, Reiter-Syndrom, Erythema nodosum). Systemische Infektionen kommen selten vor.

Diagnostik: Die Diagnose basiert auf dem kulturellen Erregernachweis im Stuhl, ggf. in der Blutkultur.

Differenzialdiagnosen: Enterokolitiden durch andere Erreger sowie Morbus Crohn und Colitis ulcerosa.

Therapie und Prognose: Die Therapie besteht v. a. im Ersatz von Wasser und Elektrolyten. Makrolid-Antibiotika können Dauer der Beschwerden und Keimausscheidung verkürzen (Makrolid-Resistenzen sind möglich). Auch Ciprofloxacin ist wirksam. Weltweit wird aber über Ciprofloxacin-resistente Stämme berichtet. Ingesamt hat die unkomplizierte Enteritis eine gute Prognose. Bei systemischen Infektionen kommen i. v. Antibiotika zum Einsatz, z. B. Imipenem und Gentamicin.

Prophylaxe: Entscheidend sind hygienische Maßnahmen (Lebensmittelhygiene, ausreichendes Erhitzen von Nahrungsmitteln). Es besteht **Meldepflicht**.

Infektionen durch Legionellen

Ätiologie und Pathogenese: Legionellen sind gramnegative Stäbchen. Es gibt mehr als 35 Arten (mindestens 17 sind humanpathogen). Sie kommen weltweit vor. Am bedeutsamsten ist Legionella pneumophila (16 Serovare).

Die Erreger haben ihren typischen Standort im Wasser. Sie vermehren sich besonders gut in warmem Wasser (25–42 °C). Zu einer Infektion kommt es durch Einatmen eines Legionellen-haltigen Aerosols (Duschen, Whirlpools, Saunen, Klimaanlagen, Zimmerspringbrunnen). Eine Übertragung von Mensch zu Mensch scheint es nicht zu geben.

In den Atemwegen vermehren sich die Erreger **intrazellulär**. In den befallenen Lungenabschnitten entwickelt sich eine z. T. nekrotisierende Pneumonie. Vor allem Immunsupprimierte und Patienten mit kardiopulmonalen Grunderkrankungen sind betroffen. Bei Kindern mit normaler Immunabwehr kommt es eher zu subklinischen Infektionen.

Häufigkeit: Legionellosen können sporadisch und epidemisch auftreten. Betroffen sind bevorzugt ältere Menschen. Bei Kindern ist nur etwa 1 % der Pneumonien durch Legionellen bedingt.

Klinik: Die Inkubationszeit beträgt 2–12 Tage. Die Legionellen-Pneumonie (**Legionärskrankheit**) beginnt mit Fieber (39–40 °C), Kopfschmerzen, Schwäche, Myalgien. Einige Tage später folgen trockener Husten (später evtl. produktiv), Atemnot, pleuritische Schmerzen und evtl. Hämoptysen. Relativ häufig werden Durchfälle und neurologische Auffälligkeiten beobachtet.

Verläuft die Infektion lediglich mit grippeähnlichen Symptomen, spricht man vom **Pontiac-Fieber**.

Diagnostik und Differenzialdiagnosen: Die diagnostische Methode der Wahl ist der Nachweis von L.-pneumophila-Antigen (Serovar 1) im Urin (ELISA). Des Weiteren können die Erreger mittels Immunfluoreszenz in bronchoalveolärer Lavage (BAL), Trachealsekret oder Sputum nachgewiesen werden (kulturelle Anzucht aus diesen Materialien ist möglich). Das Röntgenbild zeigt fleckige Infiltrate bzw. das Bild einer interstitiellen Pneumonie.

Differenzialdiagnostisch abzugrenzen sind respiratorische Infektionen mit ähnlicher Symptomatik, z. B. durch Mykoplasmen, Chlamydien oder Viren.

Therapie: Das klassische Mittel ist Erythromycin, evtl. kombiniert mit Rifampicin. Neuere Makrolide (v. a. Azithromycin) und Chinolone sind aber offensichtlich effektiver.

Prognose: Die Prognose hängt von eventuellen Grundleiden und vom Zeitpunkt der Behandlung mit einem wirksamen Antibiotikum ab. Die Angaben zur Letalität schwanken zwischen 5 und 15 %.

Prophylaxe: Wichtig ist die korrekte Wartung von Warmwasser- und Klimaanlagen, besonders im Krankenhaus. Bei disponierten Patienten (z. B. Immunsupprimierte) sind spezielle präventive Maßnahmen indiziert.

Infektionen durch Bartonella henselae (Katzenkratzkrankheit)

Ätiologie und Pathogenese: Bartonellen sind kleine, gramnegative Stäbchen, die **intrazellulär** leben. Als Erreger der Katzenkratzkrankheit gilt Bartonella henselae. Der Erreger wird bei engem Kontakt mit (v. a. jungen) Katzen übertragen. Die Katzen selbst sind symptomfrei. Eintrittspforten sind die Haut (in 50 % obere Extremität), seltener die Konjunktiven.

Häufigkeit: Die Katzenkratzkrankheit kommt weltweit vor. Betroffen sind überwiegend Kinder und Adoleszente.

Klinik: Die Inkubationszeit beträgt 6–12 (3–30) Tage. In typischen Fällen zeigt sich zunächst eine Hautveränderung an der Inokulationsstelle. Aus einer kleinen, roten Papel entwickelt sich ein Bläschen (bzw. Pustel) und schließlich eine Kruste (Dauer 1–2 Wochen). Bei ca. 30 % der Patienten tritt leichtes Fieber auf. 1–6 Wochen nach Auftreten der Primärläsion entwickelt sich eine regionäre Lymphadenopathie (meist ein, seltener mehrere tastbar vergrößerte, schmerzhafte Lymphknoten). In 10–20 % der Fälle kommt es zur Einschmelzung dieser Lymphknoten. Meist bilden sich die Allgemeinsymptome innerhalb von 2–3 Wochen und die Lymphadenopathie innerhalb von 2–4 Monaten zurück (auch ohne Therapie). Bei manchen Patienten kann die Lymphadenopathie 1–2 Jahre persistieren. Seltenere Manifestationen (2–10 % der Patienten) sind das okuloglanduläre Syndrom (Morbus Parinaud), Enzephalopathie, Myelitis, Erythema nodosum, Leber- und Milzbeteiligung, Lymphadenitis mesenterialis, Osteomyelitis, Arthropathie, atypische Pneumonie, Endokarditis und Neuroretinitis.

Diagnostik: Die Diagnose basiert auf Anamnese, klinischem Befund und Antikörpernachweis (Antikörper lassen sich in 85–95 % der Fälle nachweisen). Auch die histologische Untersuchung (z. B. Lymphknoten) kann diagnostisch relevant sein. Der

Weitere Möglichkeiten sind Kultur (schwierig) und PCR.

Differenzialdiagnosen: Sie umfasst Lymphadenitis durch andere Erreger und maligne Lymphome.

Therapie und Prognose: Bei schweren Verläufen und Patienten mit Abwehrschwäche sind Antibiotika (Makrolide) indiziert. Die **Prognose** ist meist gut, auch bei Organbeteiligung (Verkalkungen nach Leber- und Milzbeteiligung möglich). Die Letalitätsrate ist niedrig.

19.4.7 Infektionen durch Borrelien, Treponemen, Leptospiren

Infektionen durch Borrelia burgdorferi (Lyme-Borreliose)

Ätiologie und Pathogenese: Borrelien sind gramnegative Schraubenbakterien, die schwierig anzüchtbar sind. Erregerreservoire sind Nagetiere, Vögel und Haustiere. B. burgdorferi wird durch Zecken übertragen. Die Erreger können hämatogen verschiedene Organe erreichen und dort persistieren.

Häufigkeit: Das Erkrankungsrisiko nach einem Zeckenstich beträgt in Mitteleuropa 2–4 %.

Klinik: Die Erkrankung verläuft in Stadien.

Frühe Manifestationen: ringförmiges Erythem (**Erythema migrans**) mit zentrifugaler Ausbreitung bei zentraler Abblassung (Abb. **19.18**), z. T. mit Begleitsymptomen. Auch Fieber und Myalgien, umschriebene Hautveränderungen mit Rötung und Schwellung (**Lymphadenosis cutis benigna**, z. B. am Ohrläppchen), Symptome einer Meningitis, Enzephalitis oder Fazialisparese und kardiale Symptome sind möglich.

Späte Manifestationen: 60 % der unbehandelten Patienten erkranken an Arthritiden (**Lyme-Arthritis**) mit rezidivierenden Symptomen, die ein oder mehrere Gelenke betreffen können. Auch neurologische Symptome (periphere Neuropathie, progressive Enzephalomyelitis) und als Spätmanifestation

kulturelle Erregernachweis ist schwierig. Der Nachweis von Bartonella-DNA mittels PCR ist möglich.

Differenzialdiagnosen: Abzugrenzen sind maligne Lymphome (z. B. Morbus Hodgkin), Lymphadenitis durch andere Erreger (z. B. S. aureus, S. pyogenes, typische und atypische Mykobakterien) und Sarkoidose.

Therapie und Prognose: Antibiotika sollten bei schweren Verlaufsformen sowie bei Patienten mit beeinträchtigter Immunabwehr eingesetzt werden. Wirksam sind z. B. Makrolide.
Die **Prognose** ist im Allgemeinen gut, auch bei Organmanifestationen. Bei Leber- bzw. Milzbeteiligung können Verkalkungen zurückbleiben. Die Letalität ist sehr niedrig.

19.4.7 Infektionen durch Borrelien, Treponemen, Leptospiren

Infektionen durch Borrelia burgdorferi (Lyme-Borreliose)

Ätiologie und Pathogenese: Borrelien sind gramnegative Schraubenbakterien. Erregerreservoire sind v. a. Nagetiere, aber auch Vögel. Borrelia burgdorferi wird durch Zecken (in Mitteleuropa Ixodes ricinus) übertragen. Borrelien gelangen von der Haut über Lymphbahnen in regionale Lymphknoten. Durch Invasion in Blutgefäße erreichen sie Leber, Milz, Gelenke, ZNS u. a. Organe. Sie können in verschiedenen Organsystemen über Monate bis Jahre persistieren.

Häufigkeit: Infektionen durch B. burgdorferi kommen in den gemäßigten Zonen der nördlichen Halbkugel vor. Sie treten v. a. in buschreichen Gebieten während der Sommer- und Herbstmonate auf. Trotz hoher Durchseuchung der Zecken mit B. burgdorferi in Mitteleuropa (bis 30 %) ist das Erkrankungsrisiko mit 2–4 % relativ niedrig.

Klinik: Man unterscheidet frühe und späte Formen der Lyme-Borreliose. Die Erkrankung kann sich auch erst im fortgeschrittenen Stadium klinisch manifestieren.
Frühe Manifestationen: 1–4 Wochen nach dem Zeckenstich zeigt sich ein ringförmiges Erythem, das sich bei zentraler Abblassung zentrifugal ausbreitet: **Erythema migrans** oder Wanderröte (Abb. **19.18**). Erythemata migrantia machen fast 90 % aller Manifestationen der Lyme-Borreliose aus. Als Begleitsymptome können Fieber, Übelkeit, Müdigkeit, Myalgien und Arthralgien („Sommergrippe") auftreten.
Ebenfalls in den ersten Wochen nach Infektion kann die **Lymphadenosis cutis benigna** auftreten („Lymphozytom" mit umschriebenen Schwellungen und Rötungen, z. B. an Ohrläppchen, Mamille). Besonders häufig tritt bei Kindern die frühe **Neuroborreliose** auf mit lymphozytärer Meningitis (mit oder ohne Hirnnervenlähmung, meist Fazialisparese). Kardiale (Myokarditis mit AV-Block) und ophthalmologische Symptome (Uveitis, Choriorentinitis, Konjunktivitis) kommen vor.

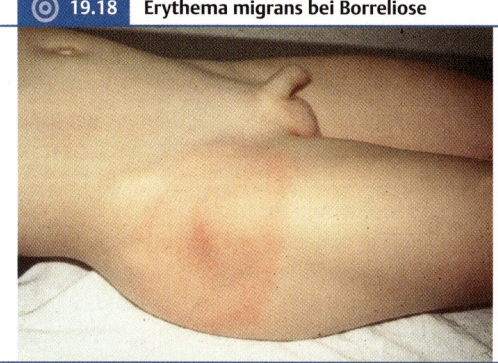

19.18 Erythema migrans bei Borreliose

Man erkennt eine Rötung, die sich zentrifugal ausbreitet und zentral abblasst.

Späte Manifestationen: Monate bis Jahre nach der Infektion sind neurologische Symptome (periphere Neuropathie, progressive Enzephalomyelitis) möglich.
Häufiger ist die **Lyme-Arthritis** (mit Gelenkschwellung fast immer eines Kniegelenks) als episodische Arthritis, die nach einigen Tagen verschwindet, jedoch nach

einigen Wochen wiederkehrt. Atrophische Hautveränderungen mit Pigmentverschiebungen werden **Acrodermatitis chronica atrophicans** genannt.

Diagnostik: Die Diagnose basiert auf der Anamnese (ein Zeckenstich wird allerdings oft nicht bemerkt und nur von weniger als der Hälfte der Patienten angegeben), dem klinischen Bild (das Erythema migrans ist recht charakteristisch und wird ohne Serologie diagnostiziert) und serologischen Befunden.

Serologie: Zum Antikörpernachweis setzt man als Suchtest einen ELISA ein. Positive Befunde sollten durch Western-Blot (Nachweis spezifischer Banden) bestätigt werden. IgM-Antikörper werden erst ca. 3–4 Wochen nach Erkrankungsbeginn, IgG-Antikörper nach 6–8 Wochen gebildet. Auch nach erfolgreicher Therapie können die Antikörper über Monate oder Jahre persistieren. Bei Spätformen findet man meist hochtitrig IgG-Antikörper.

Wie bei allen serologischen Untersuchungen kann man nicht zwischen aktiver Infektion und „Seronarbe" unterscheiden, was bei Borreliose auch für IgM-Antikörper gilt (viele gesunde Menschen ohne anamnestischen Hinweis auf Borreliose haben Antikörper gegen Borrelien, möglicherweise Folge einer subklinisch verlaufenen Infektion).

Die Antikörperbefunde müssen stets im Zusammenhang mit dem klinischen Befund interpretiert werden. Bei Neuroborreliose werden eine lymphozytäre Pleozytose und bei späteren Formen eine intrathekale Antikörperbildung nachgewiesen.

Der kulturelle Erregernachweis und die PCR-Diagnostik bieten gegenüber den genannten Verfahren keinen Vorteil.

Differenzialdiagnosen:
Bei Erythema migrans sind Insektenstiche, Kontaktekzem, Tinea und Erysipel auszuschließen, bei Neuroborreliose periphere Neuropathien anderer Genese (z. B. viral, durch Tumor) und Meningitiden durch andere Erreger sowie multiple Sklerose. Bei Lyme-Arthritis sind Gelenkinfektionen durch andere Erreger, reaktive Arthritis, Gelenktrauma und juvenile idiopathische Arthritis zu erwägen.

Therapie: Die Art der Antibiotika-Therapie hängt vom Krankheitsstadium und von eventuellen Organmanifestationen ab:
- **Erythema migrans:** Therapie bei Kindern > 9 Jahren mit Doxycyclin, bei Kindern < 9 Jahren mit Amoxicillin für jeweils 2 Wochen p. o. (länger bei Persistenz der Symptomatik), bei Penicillin- bzw. Ampicillinallergie Cefuroxim-Axetil oder Azithromycin.
- Die **Neuroborreliose** sollte immer parenteral behandelt werden, z. B. mit Ceftriaxon über 14 Tage.
- **Späte Manifestationen** werden entweder 4 Wochen oral oder 2 Wochen parenteral behandelt.

Prognose: Bei adäquater Frühbehandlung ist die Prognose gut.

Prophylaxe: In Endemiegebieten ist das Tragen heller Kleidung (Zecken gut sichtbar), langärmliger Hemden bzw. Blusen sowie langer Hosen und das Auftragen von Repellents sinnvoll. Der Körper sollte abends nach Zecken abgesucht, Zecken schnell und vollständig entfernt werden. Ein Zeckenstich ist keine Indikation für eine Antibiotika-Prophylaxe. Ein Impfstoff ist nicht verfügbar.

Infektionen durch Treponemen (Syphilis)

Konnatale Syphilis

Ätiologie und Pathogenese: Erreger ist Treponema pallidum. Die Infektion des Fetus kann in jedem Stadium der Gravidität und in jedem Syphilis-Stadium der nicht oder ungenügend behandelten Mutter erfolgen. Die Übertragungsrate ist umso höher, je kürzer der zeitliche Abstand zwischen Infektion der Mutter (vor der Schwangerschaft) und Konzeption ist. Infiziert sich die Mutter während der Schwangerschaft, beträgt die Übertragungsrate 100 %. Neben der transplazentaren Infektion ist auch eine Infektion des Kindes bei Geburt möglich.

Häufigkeit: In den letzten Jahren nahm in vielen Ländern, besonders in den USA, die Inzidenz zu; in Deutschland ist die konnatale Syphilis eine seltene Erkrankung.

Klinik: Abort, Totgeburt oder Tod des Kindes kurz nach Geburt sind möglich. Viele Kinder sind bei Geburt unauffällig, einige zeigen unspezifische Symptome und Befunde (Atemnot, Ödeme, Hepatosplenomegalie, Hauteffloreszenzen).

Weitere Symptome können in den ersten Lebensmonaten hinzukommen oder erstmalig auftreten: makulopapulöse Hautveränderungen (Abb. **19.19**), Petechien, Ikterus, Hepatosplenomegalie, Schleimhautulzera, Lymphknotenschwellungen, Durchfälle, Condylomata lata, Pseudoparalyse (durch Osteochondritis oder Periostitis).

 19.19

Im 3.–6. Lebensmonat können Meningitissymptome auftreten.

Bei manchen Kindern macht sich die Erkrankung erst im Kleinkindalter oder später bemerkbar: Uveitis, Keratitis, Tonnenzähne, Schwellung der Kniegelenke, Säbelscheidentibia, Sattelnase, Taubheit, Rhagaden, Hirnnervenausfälle, Krampfanfälle.

Diagnostik: Im Vordergrund steht der Antikörpernachweis.
Serologie: Diese wird erschwert durch transplazentar übertragene mütterliche Antikörper. Mit dem kindlichen Serum sollte immer gleichzeitig auch mütterliches Serum untersucht werden. Mit dem TPHA-Test werden treponemenspezifische IgG- und IgM-Ak nachgewiesen. Ein positiver IgM-Ak-Nachweis beim Kind spricht für Syphilis. Mit dem CMT- bzw. VDRL-Test werden nichttreponemenspezifische Ak nachgewiesen (in der Frühphase der Infektion und bei unbehandelter Syphilis).

Liquoruntersuchung: Pleozytose, erhöhtes Eiweiß und ein positiver Ak-Nachweis sprechen für eine ZNS-Beteiligung.

Röntgendiagnostik: Bei mindestens der Hälfte der Kinder ergeben sich Hinweise auf metaphysäre Osteochondritis oder diaphysäre Periostitis.

Differenzialdiagnosen: Konnatale Infektionen wie Röteln, Toxoplasmose, Zytomegalie sind auszuschließen.

Klinik: Die intrauterine Infektion führt in 30–40 % der Fälle zu Abort, Totgeburt oder Tod des Kindes kurz nach der Geburt. Etwa 50–60 % der infizierten Kinder sind bei Geburt klinisch unauffällig. Ein Teil der Neugeborenen (meist Frühgeborene) zeigt unmittelbar post natum uncharakteristische Befunde: Dyspnoe, Tachypnoe, Ödeme, Hydrops, Hepatosplenomegalie, Hauteffloreszenzen, geblähtes Abdomen.

In der folgenden Zeit (besonders im 2. und 3. Lebensmonat) können weitere Symptome und Befunde hinzukommen oder erstmalig auftreten: Fieber, makulopapulöse oder vesikuläre Effloreszenzen (später Hautschuppungen, Abb. **19.19**), Petechien, Fissuren (z. B. am Nagelfalz), Mundwinkelrhagaden, Blässe (durch Anämie), Ikterus, Ödeme, Hepatosplenomegalie, nachlassende Trinkleistung, Gedeihstörung, Schleimhautulzera (Plaques muqueuses), Pseudoparalyse (durch Osteochondritis oder Periostitis), Lymphknotenschwellungen, Condylomata lata, therapieresistente Durchfälle (z. T. hämorrhagisch), Laryngitis mit Heiserkeit.

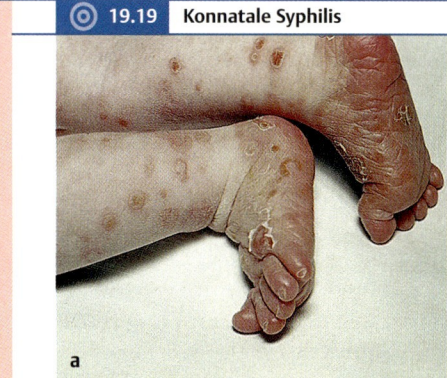

19.19 Konnatale Syphilis

a Makulopapulöse Hautveränderungen bei einem Neugeborenen.
b Periostitis (Doppelkonturen der Kortikalis [Pfeil])

Klinische Symptome und Befunde einer Meningitis treten meist zwischen 3. und 6. Lebensmonat auf.

Bei manchen Kindern zeigen sich erst im Kleinkindalter oder später Befunde durch Beteiligung verschiedener Organe, z. B. Uveitis, interstitielle Keratitis, Tonnenzähne, Schwellungen der Kniegelenke, Verdickungen an der Tibia (Säbelscheidentibia als Folge einer hypertrophischen Periostitis), gummöse Ulzera am Gaumen, Vorwölbung der Stirn, Sattelnase, Taubheit, Rhagaden (perioral, perinasal, perianal), Hydrozephalus, Hirnnervenausfälle, Krampfanfälle.

Diagnostik: Im Vordergrund steht der Nachweis von Antikörpern aus Venenblut.
Serologie: Mit dem kindlichen Serum sollte immer gleichzeitig auch mütterliches Serum untersucht werden.
Der TPHA- bzw. TPPA-Test ist ein Erythrozyten- bzw. Partikel-Agglutinationstest, der ca. 4 Wochen nach Infektion positiv wird. Bei positivem Reaktionsausfall besteht V. a. konnatale Syphilis, die durch den Nachweis spezifischer IgM-Antikörper gesichert werden kann (IgM-Antikörper können die Plazentaschranke nicht überwinden).
Mittels des Cardiolipin-Mikroflockungstests (CMT bzw. VDRL) werden lipoidale Antikörper nachgewiesen (vorwiegend in der Frühphase der unbehandelten Syphilis). Der Test gilt als Methode der Wahl zur Therapie-Kontrolle. Falsch positive Ergebnisse sind möglich.
Liquoruntersuchung: Für eine ZNS-Beteiligung sprechen Pleozytose, erhöhte Eiweißkonzentration und erhöhter Antikörper-Index (lokale spezifische Antikörperproduktion).
Röntgendiagnostik: Knochenveränderungen finden sich bei 50–60 % der Kinder: metaphysäre Osteochondritis, diaphysäre Periostitis, seltener Osteomyelitis. Die Veränderungen sind meist symmetrisch, am häufigsten betroffen sind Radius, Ulna, Tibia, Femur, Humerus und Fibula.

Differenzialdiagnosen: Infrage kommen andere konnatale Infektionen (Röteln, Zytomegalie, Toxoplasmose), Plexuslähmung (bei Neugeborenen) sowie andere Ursachen für Hepatosplenomegalie.

Therapie: Mittel der Wahl ist Penicillin G. Neugeborene erhalten täglich 100 000–200 000 E/kgKG Penicillin G i.v., verteilt auf 2 (1. Lebenswoche) bzw. 3 Dosen (ab 2.–4. Lebenswoche). Die Behandlungsdauer beträgt meist 10–14 Tage.

Postnatal erworbene Syphilis

Eine erworbene Syphilis bei älteren Kindern ist fast immer Folge sexuellen Missbrauchs.

Infektionen durch Leptospiren

Ätiologie und Pathogenese: Leptospiren sind zarte spiralige Stäbchen. Die Erreger der wichtigsten Leptospirosen sind L. icterohaemorrhagiae (Morbus Weil, schwerste, meist ikterische Verlaufsform), L. canicola (Kanikola-Fieber, mittelschwere Leptospirose), L. pomona (Schweinehüterkrankheit, meist leichter Verlauf), L. hyos und L. grippotyphosa (Feld-, Ernte-, Sumpffieber, benigne, meist anikterische Leptospirose). Infektionsquellen sind Wildtiere (v.a. Nager) und Haustiere (z.B. Schwein, Hund), die die Erreger mit dem Urin ausscheiden. Die Übertragung auf den Menschen geschieht bei Kontakt mit erregerhaltigem Urin bzw. über Wasser, das mit erregerhaltigem Urin verunreinigt wurde (bei beruflicher Tätigkeit, bei Wassersportlern, bei Triathleten). Auch beim Kontakt mit Fleisch infizierter Tiere kann man sich infizieren. L. canicola wird häufig durch direkten Kontakt mit Hunden übertragen.

Nach Eindringen über Hautverletzungen, Konjunktiven oder Schleimhäute des oberen Verdauungstraktes gelangen die Erreger in regionale Lymphknoten, wo sie sich vermehren. Sie brechen in die Blutbahn ein (leptospirämische Phase), gelangen in verschiedene Organe (Leber, Niere, ZNS) und rufen dort eine Vaskulitis hervor (Organmanifestation, sog. Immunphase). Die Erkrankung hinterlässt eine bleibende serovarspezifische Immunität.

Häufigkeit: Leptospirosen kommen weltweit vor. Erkrankungshäufungen werden im Sommer und Frühherbst beobachtet. In Deutschland sind Leptospirosen selten.

Klinik: Die Inkubationszeit beträgt 1–2 Wochen. Subklinische und uncharakteristische Verläufe sind häufig. Der typische Verlauf ist biphasisch (2-gipflige Fieberkurve). Die Krankheit beginnt mit Fieber (Schüttelfrost), Kopfschmerzen, Myalgien, Übelkeit, Erbrechen und Lethargie. Auch Konjunktivitis und Exantheme können auftreten. Dieses leptospirämische Stadium dauert 3–7 Tage. Dann klingt das Fieber ab, steigt aber bald wieder an. Im 2. Krankheitsstadium (Immunstadium) können Meningitis, Leberfunktionsstörung mit Ikterus und Nephritis (evtl. mit Nierenversagen) auftreten. Die Symptome bestehen 3–4 Wochen und klingen dann ab.

Diagnostik: In der 1. Krankheitsphase können die Erreger in Blut und Liquor, in der 2. Phase im Urin nachgewiesen werden; dies gelingt allerdings nicht immer. Daher steht der Nachweis von Antikörpern (Agglutinations-Lysis-Tests u.a. Methoden) ab Ende der 1. Krankheitswoche im Vordergrund (maximale Antikörperspiegel nach 6–8 Wochen).

Differenzialdiagnosen: Differenzialdiagnostisch abzugrenzen sind Meningitiden durch andere Erreger (v.a. Borrelien, Mykobakterien, Viren), Hepatitis, Enterovirus-Infektionen, Salmonellose, Brucellose, rheumatisches Fieber, toxisches Schocksyndrom u.a.

Therapie: Wichtig ist ein frühzeitiger Therapiebeginn, z.B. mit Penicillin G, Doxycyclin oder Cefotaxim; Behandlungsdauer: 7 Tage.

Prognose und Prophylaxe: Anikterische Verlaufsformen haben eine gute Prognose. Die ikterischen Formen (Morbus Weil) haben eine Letalität von 10–25%. Erkrankte und Kontaktpersonen müssen nicht isoliert werden. Als prophylaktische Maßnahmen sind funktionierende Abwasserbeseitigung und Nagetierbekämpfung wichtig.

19.4.8 Infektionen durch Mykoplasmen

Infektionen durch Mycoplasma pneumoniae

Ätiologie und Pathogenese: Mykoplasmen sind sehr kleine, unter dem Lichtmikroskop nicht sichtbare Bakterien. Sie besitzen keine Zellwand, sind daher unempfindlich gegen Beta-Laktam-Antibiotika.
Die Erreger werden durch Tröpfchen oder direkten Kontakt mit infizierten Personen übertragen. Sie binden sich an Epithelzellen der Atemwege und bewirken hier Entzündung und Ziliostase. Die Infektion hinterlässt keine bleibende Immunität.

Häufigkeit: M.-pneumoniae-Infektionen treten weltweit hauptsächlich bei Kindern und jüngeren Erwachsenen auf. Nicht selten erkranken mehrere Kinder einer Kindereinrichtung bzw. Personen eines Haushalts. Erkrankungen treten während des ganzen Jahres auf, v. a. im Spätsommer und Herbst.

Klinik: Die Inkubationszeit beträgt etwa 3 Wochen (10–25 Tage). In den meisten Fällen kommt es zu einer **Pharyngitis** oder **Tracheobronchitis**. Bei einem kleinen Teil der Patienten entwickelt sich eine **„atypische" Pneumonie** (s. S. 325).

Komplikationen: Sie sind selten. Zu den **pulmonalen** Komplikationen zählen Pleuraerguss, Lungenabszess, Pneumatozele, Lungenfibrose, ARDS und Atelektasen. **Extrapulmonale** Komplikationen können verschiedene Organe betreffen, z. B. ZNS (Meningitis, Enzephalitis, Guillain-Barré-Syndrom, Herz (Peri-, Myokarditis), Blut (hämolytische Anämie, DIC, Thrombozytopenie, Gelenke (Arthralgie, Arthritis) und Magen-Darm-Trakt (Hepatitis, Pankreatitis, Enteritis).

Diagnostik: Die Verdachtsdiagnose wird klinisch gestellt. Das Blutbild zeigt eine Neutrophilie bei normaler oder leicht erhöhter Leukozytenzahl. Bei Verläufen mit Pneumonie finden sich in ca. 50 % der Fälle im Serum **erhöhte Kälteagglutinintiter**. Das **Röntgenbild** zeigt am häufigsten vergrößerte Hiluslymphknoten mit interstitiellen Lungeninfiltraten. Die Diagnose wird meist **serologisch** durch den Nachweis von Antikörpern im Serum gesichert.
Der Direktnachweis im Nasopharyngealsekret oder Liquor ist mittels PCR möglich.

Differenzialdiagnosen: Respiratorische Infektionen bzw. Pneumonien durch Viren, Chlamydien, Legionellen, Rickettsien, Mykobakterien und „typische" Pneumonie-Erreger (Tab **12.9**, S. 321) sowie Lungentumor oder -infarkt.

Therapie und Prognose: Die Therapie der Pneumonie erfolgt mit Makroliden oder Doxycyclin. Die Prognose ist bei unkompliziertem Verlauf gut. Rezidive kommen in seltenen Fällen vor.

Infektionen durch genitale Mykoplasmen

Ureaplasma urealyticum und Mycoplasma hominis gelten als fakultativ pathogene Erreger. Die Übertragung erfolgt durch sexuelle Kontakte oder bei Geburt. Bei unreifen Frühgeborenen kann es bei Infektion mit **U. urealyticum** zu einer Pneumonie oder einer Meningoenzephalitis kommen. Neugeborene, die bei der Geburt mit **M. hominis** kolonisiert werden, erkranken nur selten.

19.4.9 Infektionen durch Chlamydien

Chlamydien sind sehr kleine Bakterien, die sich ausschließlich in eukaryoten Wirtszellen vermehren **(obligat intrazellulär)**. Sie lassen sich mikroskopisch mit Spezialfärbungen darstellen.

Infektionen durch Chlamydia trachomatis

Ätiologie und Pathogenese: Die Serotypen A–C verursachen das Trachom, die Typen D–K Genitalinfektionen und Infektionen bei Neugeborenen und jungen Säuglingen. Die Übertragung erfolgt durch Sexualkontakt bzw. bei Geburt.

Häufigkeit: Infektionen durch C. trachomatis sind weltweit verbreitet. So betrifft z. B. das Trachom Millionen Menschen in Ägypten, China, Indien; es führt häufig zur Erblindung. In den Industrieländern ist C. trachomatis der wichtigste Erreger der durch Sexualkontakte übertragenen Infektionen (v. a. bei Adoleszenten und jungen Erwachsenen).

Klinik: Infektionen im Kindesalter betreffen v. a. Neugeborene und junge Säuglinge. Die perinatal erworbene Infektion führt meist zwischen 5. und 14. Lebenstag zur Konjunktivitis (Rötung, schleimig-eitrige Sekretion, Lidödem). Die Symptome treten meist einseitig auf und können ohne Therapie Monate anhalten. Bei etwa der Hälfte der Kinder kommt es zwischen 4. und 12. Woche zur Pneumonie. Fieber fehlt meist, es finden sich trockener (z. T. pertussoider) Husten, Tachypnoe, Bronchovesikuläratmen, später fein- und grobblasige Rasselgeräusche.

Diagnostik und Differenzialdiagnosen: Der **Erregernachweis** gelingt durch PCR (Konjunktivalabstrich bzw. Rachenabstrich oder Sekret der unteren Atemwege). Bei Pneumonie kann ein Nachweis von Antikörpern im Serum verursacht werden. Das **Röntgenbild** der Lunge zeigt bei der Säuglingspneumonie beidseitig interstitielle und fleckförmige alveoläre Infiltrate, Atelektasen und Überblähung. Nicht selten findet sich eine Eosinophilie.
Differenzialdiagnostisch abzugrenzen sind neonatale Konjunktivitis durch andere Erreger (z. B. Gonokokken) und Pneumonien anderer Ätiologie.

Therapie, Prognose und Prophylaxe: Makrolide sind Antibiotika der Wahl. Sie sollten auch bei der Konjunktivitis systemisch verabreicht werden (neben lokaler Anwendung), um die Entwicklung einer Pneumonie zu verhindern.
Die Prognose ist gut.
Die **Credé-Augenprophylaxe** verhindert eine Chlamydieninfektion nicht in jedem Fall.

Infektionen durch Chlamydophila

Chlamydophila pneumoniae ist Erreger respiratorischer Infektionen. Die Erstinfektion erfolgt meist bei Kindern und Jugendlichen. Chlamydophila psittaci verursacht die Psittakose (Ornithose).

19.4.10 Infektionen durch Mykobakterien

Tuberkulose

> ▶ **Definition.** Die Tuberkulose (Tb) ist eine weltweit verbreitete, chronische, bakterielle Infektionskrankheit, die durch Granulombildung im infizierten Gewebe und zellvermittelte Überempfindlichkeit charakterisiert ist. Hauptmanifestationsort ist die Lunge.

Ätiologie und Pathogenese: Mykobakterien sind langsam wachsende, säurefeste, stäbchenförmige Bakterien, die nur auf Spezialnährböden wachsen. Die Tb wird in Deutschland fast ausschließlich durch **Mycobacterium (M.) tuberculosis** hervorgerufen. Die Übertragung erfolgt meist aerogen über Tröpfchen von Mensch zu Mensch. Infektionsquellen sind fast ausschließlich Erwachsene mit noch nicht diagnostizierter offener Lungen-Tb, häufig Familienmitglieder. Infektionen über die Nahrung („Fütterungstuberkulose" durch M. bovis) und diaplazentare Infektionen sind in Industrieländern sehr selten. Besonders gefährdet sind neben Säuglingen, Kleinkindern und Adoleszenten immunsupprimierte und unterernährte Personen. Das histologische Bild der Tb ist durch entzündliche Infiltrationen mit Epitheloidzellen und Langhans-Riesenzellen (Tuberkel) gekennzeichnet. Im weiteren Verlauf kommt es zu Nekrose („Verkäsung"), Fibrose und Verkalkung. In den verkalkten Herden können die Erreger jahrelang überleben.
In der Pathogenese der Tb spielen zelluläre Immunprozesse eine wichtige Rolle. Es entwickelt sich eine Allergie vom verzögerten Typ gegen Bestandteile der Erreger, die diagnostisch verwertbar ist **(Tuberkulin-Reaktion)**.

Nach der Infektion entsteht zunächst ein entzündlicher Herd im Bereich der Eintrittspforte (meist Lunge) mit Beteiligung regionärer Lymphknoten (**Primärkomplex**). Seltener sind Primärkomplexe im Hals- oder Abdominalbereich nach oraler Infektion.

Ausgehend vom Primärkomplex kann sich die Infektion per contiguitatem oder bronchogen ausbreiten (**Primärtuberkulose**), durch hämatogene Streuung können andere Organe erreicht werden. Primärherd und Streuherde können jahre- bis jahrzehntelang latent bleiben und dann – begünstigt durch hohes Alter, Hunger, Schwangerschaft, gestörte Immunabwehr – reaktiviert werden (**Sekundärtuberkulose**). Durch primäre oder sekundäre Streuung entstehen die **Organ-Tuberkulosen**. Neben der Lunge können ZNS, Nieren und Knochen betroffen sein. Die schwersten Verlaufsformen nach hämatogener Aussaat sind **Miliartuberkulose** und Meningitis.

Häufigkeit: In Industrieländern ist die Tb heute eine seltene Erkrankung. Weltweit ist sie eine der wichtigsten Todesursachen. In Deutschland sind oft Kinder mit Migrationshintergrund betroffen.

Klinik: Die Symptomatik hängt davon ab, welches Organ betroffen ist und welches Stadium der Erkrankung vorliegt. Häufig sind die Symptome uncharakteristisch: subfebrile Temperaturen, Müdigkeit, Nachtschweiß, Gewichtsverlust, evtl. Erythema nodosum.

- **Primäre Lungen-Tb:** Häufig geringe oder keine Symptome. Bronchialobstruktion durch vergrößerte Hiluslymphknoten möglich (Husten, Stridor, Bronchospasmus); selten schwere Verläufe.
- **Pleuritis tuberculosa:** Meist beidseitig mit Erguss. Symptome sind Fieber, Reizhusten, Schmerzen. Perikarditis und Peritonitis sind selten.
- **Postprimäre Lungen-Tb:** Meist bei Adoleszenten oder Erwachsenen (kann z. B. von reaktivierten Herden in der Lungenspitze ausgehen, Neigung zu Kavernenbildung). Oft geringe Symptome (Husten, Auswurf, Ermüdbarkeit, Nachtschweiß).
- **Miliartuberkulose:** Die Patienten sind schwer krank (rascher körperlicher Verfall). Bei Lungenbefall kann es zu Tachypnoe und Zyanose kommen. Der Auskultationsbefund kann unauffällig sein.
- **Meningitis tuberculosa:** Schleichender Beginn mit Fieber, Apathie, Kopfschmerzen, Erbrechen, später meningitische Zeichen, Krampfanfälle, Somnolenz, Hirnnervenausfälle, evtl. Koma und Hyperpyrexie.

Im Bereich der Eintrittspforte (meist Lunge) entsteht 4–12 Wochen nach Inhalation der Erreger ein entzündlicher Herd (**Primärherd**). Von dort aus erreichen die Bakterien über Lymphbahnen regionale Lymphknoten, wo sie eine Entzündung auslösen (Primärherd und beteiligte Lymphknoten bilden den **Primärkomplex**). Primärkomplexe können (seltener) auch im Hals- oder im Abdominalbereich auftreten (nach oraler Infektion).

Der Primärkomplex bildet sich meist spontan zurück. Nur selten breitet sich die Infektion vom Primärkomplex ausgehend in das umgebende Gewebe aus oder bricht in den Bronchus ein mit bronchogener Aussaat in Lunge oder obere Atemwege (**Primärtuberkulose**). Durch hämatogene Streuung können die Erreger weiter entfernte Organe erreichen.

Meist kommt es nach Primärinfektion zu einer lebenslangen Balance zwischen Erreger und Immunsystem. Primärkomplexe (und hämatogen entstandene Herde) sind **latente Herde**. Nach einer Latenzzeit von Jahren bis Jahrzehnten kann es bei entsprechender Disposition (Schwangerschaft, hohes Alter, Krankheit, Hunger, AIDS, gestörte Immunabwehr) zur Reaktivierung dieser Herde kommen (**Sekundärtuberkulose**). Durch Reaktivierung unbehandelter Primärherde und sekundäre Streuung oder durch Exazerbation latenter Streuherde entstehen die **Organ-Tuberkulosen**. Sie verlaufen meist chronisch mit intrakanalikulärer Ausbreitung und käsig einschmelzender Entzündung (Kavernen). Am häufigsten sind Lunge, ZNS, Nieren und Knochen betroffen.

Die schwersten Verlaufsformen bei hämatogener Streuung sind die **Miliartuberkulose** und die Meningitis.

Häufigkeit: Die Tb ist bei Kindern in Industrieländern (hoher Ernährungs- und Hygienestandard, effektive Therapie Erkrankter, Expositionsprophylaxe, Chemoprophylaxe) heute eine seltene Erkrankung. In Entwicklungsländern ist sie noch immer eine Krankheit mit hoher Inzidenz und Letalität. Weltweit ist die Tb eine der wichtigsten Todesursachen. Bei in Deutschland erkrankten Kindern handelt es sich meist um Kinder mit Migrationshintergrund.

Klinik: Die Inkubationszeit beträgt 2–8 Wochen. Die Symptomatik hängt davon ab, welches Organ betroffen ist (> 90 % der Erkrankungen bei Kindern betreffen die Lunge), welches Stadium der Infektion und welche Verlaufsform vorliegen. Die Symptome sind oft uncharakteristisch: Appetitlosigkeit, Gewichtsabnahme, Nachtschweiß, Müdigkeit, nachlassende Leistungsfähigkeit, Fieber, subfebrile Temperaturen. Ein Erythema nodosum kann auftreten.

- **Primäre Lungen-Tb:** Sie verläuft oft asymptomatisch oder mit wenig ausgeprägten, uncharakteristischen Symptomen (leichtes Fieber, Müdigkeit, Appetitlosigkeit). Vergrößerte Lymphknoten, z. B. im Hilusbereich, können zu Bronchusobstruktion mit Husten, Stridor oder Bronchospasmen führen. Seltener kommt es zu einem schweren, u. U. letalen Verlauf.
- **Pleuritis tuberculosa:** Sie tritt meist einige Monate nach der Primärinfektion auf und ist in der Regel beidseitig lokalisiert mit Pleuraerguss. Symptome sind Fieber, Reizhusten und Schmerzen. Die Beteiligung von Perikard (mögliche Spätfolge: Pericarditis constrictiva) und Peritoneum ist seltener.
- **Postprimäre Lungen-Tb:** Tritt meist in der Adoleszenz oder bei Erwachsenen auf, z. B. durch Reaktivierung von Herden in den Lungenspitzen. Die entzündlichen Infiltrate neigen zur Einschmelzung mit Kavernenbildung (nach Anschluss an einen Bronchus). Der Patient ist dann hochkontagiös (**„offene" Tb**). Die klinische Symptomatik ist oft relativ gering ausgeprägt (z. B. Husten, Auswurf, Nachtschweiß, rasche Ermüdbarkeit).
- **Miliartuberkulose:** Betroffen sind meist Patienten mit geschwächter Immunabwehr. Sie sind schwer krank und der körperliche Verfall schreitet rasch fort („galoppierende Schwindsucht"). Der pulmonale Befall kann mit Tachypnoe und Zyanose einhergehen, der Auskultationsbefund kann unauffällig sein.
- **Meningitis tuberculosa:** Sie entsteht hämatogen meist in den ersten 6 Monaten nach der Primärinfektion. Die Symptomatik entwickelt sich allmählich: Fieber, Apathie, Reizbarkeit, Kopfschmerzen, Erbrechen u. a. Es folgen meningitische Zeichen und im weiteren Verlauf Krampfanfälle, Verwirrtheit, Somnolenz, Hirnnervenausfälle. Bei ausbleibender Behandlung folgen Bewusstlosigkeit, unregelmäßige Atmung und Hyperpyrexie.

- **Lymphknoten-Tb** (häufigste extrapulmonale Tb): Oft finden sich multiple zervikale Lymphknotenschwellungen beidseits. Die Lymphknoten sind hart, nicht druckschmerzhaft und meist nicht mit der Haut verbacken. Nicht selten kommt es zur Einschmelzung oder Fistelbildung.
- **Abdominelle Tb** (selten): Mögliche Symptome sind chronische Diarrhö, blutige Stühle, Meteorismus, Aszites, chronischer Subileus, Splenomegalie und Bauchschmerzen (oft ähnliche Symptomatik wie bei Morbus Crohn).
- **Urogenital-Tb:** Sie manifestiert sich üblicherweise erst nach langer Latenz, meist nach der Pubertät. Hinweise sind rezidivierende Hämaturie und sterile Leukozyturie.
- **Skelett-Tb:** Knochenbefall durch Tb ist bei Kindern selten, z. B. Spondylitis tuberculosa.

Diagnostik: Wichtig ist eine sorgfältige Anamnese: Fragen nach Kontakt zu einer Person mit Tb bzw. mit chronischem Husten, zu Patienten mit AIDS, Asylbewerbern, Auslandsaufenthalt, Einwanderung, Immunsuppression (krankheits- oder therapiebedingt), BCG-Impfung.

Tuberkulin-Hauttest (nach Mendel-Mantoux): Die Tuberkulin-Reaktion ist der Prototyp einer Immunreaktion vom verzögerten Typ. Man appliziert Tuberkulin streng intrakutan (Innenseite linker oder rechter Unterarm). Die Ablesung erfolgt nach 72 Stunden. Bei Kindern mit kürzlichem Kontakt zu kontagiöser Tb gilt eine Induration von > 5 mm, bei anderen Kindern eine Induration von > 10 mm bzw. > 15 mm als **positiv** (Abb. **19.20a**).

Ein **schwach positiver** Befund kann bedingt sein durch eine Infektion mit atypischen Mykobakterien oder eine BCG-Impfung. Die Stärke der Tuberkulin-Reaktion nach BCG-Impfung wird beeinflusst vom Alter des Kindes bei Impfung, Art des Impfstoffs, Anzahl der Impfungen sowie vom Abstand zwischen Impfung und Tuberkulin-Test. Eine Induration von > 15 mm spricht bei einem BCG-geimpften Kind für eine Infektion durch M. tuberculosis.

Neben technischen Fehlern gibt es Situationen, die zu einem **falsch negativen** Testergebnis führen können: z. B. anergische Reaktionslage durch Immundefekte, AIDS, Steroid- bzw. immunsuppressive Therapie. Eine transitorische Anergie kann durch Infektionen (Masern, Mumps, Varizellen, Influenza, Pertussis) sowie Impfungen (Masern, Mumps) induziert werden. Bei frischen Infektionen (erste 3–10 Wochen) ist der Test noch negativ, bei schweren Verlaufsformen wie Miliartuberkulose kann die Tuberkulin-Reaktion schwächer oder negativ werden.

Ein neuer immunologischer Test, der **Interferon-γ-Release-Assay**, misst in vitro die Interferon-γ-Bildung durch sensibilisierte T-Lymphozyten nach Stimulation mit M.-tuberculosis-spezifischen Antigenen. Diese werden von Bakterien des M.-tuberculosis-Komplexes gebildet, nicht von atypischen Mykobakterien [MOTT, s. S. 637] und BCG-Stämmen.

Röntgen: Die Thoraxaufnahme ist bei Tuberkulin-Konversion auch ohne pulmonale Symptome indiziert. Der Primärkomplex (Abb. **19.20b**) bleibt allerdings radiologisch oft inapparent.
- Bei der **primären Lungen-Tb** findet man vergrößerte Hilus- und Mediastinallymphknoten (in ca. 90 % einseitig, in etwa 10 % beidseitig). Sichtbare Verkalkungen sind frühestens nach 6 Monaten zu erwarten.
- Bei **Miliartuberkulose** zeigt das Röntgenbild der Lunge beidseitig typische peripher gelegene miliare Herde („Schneeflockenlunge").

- **Lymphknoten-Tb:** Multiple, beidseitige, indolente, derbe Schwellungen der zervikalen Lymphknoten mit Neigung zur Einschmelzung (häufigste extrapulmonale Tb).
- **Abdominelle Tb** (selten): Diarrhö, blutige Stühle, Bauchschmerzen (Symptome ähnlich wie bei Morbus Crohn).
- **Urogenital-Tb:** Meist nach der Pubertät; rezidivierende Hämaturie und sterile Leukozyturie können hinweisend sein.
- **Skelett-Tb:** Bei Kindern selten, meist Spondylitis.

Diagnostik: Wichtig ist eine sorgfältige Anamnese (BCG-Impfung, Kontakt zu Personen mit Tb, Immunsuppression, Auslandaufenthalt etc.)

Tuberkulin-Hauttest (nach Mendel-Mantoux): 72 h nach intrakutaner Applikation von Tuberkulin wird die Reaktion abgelesen (Abb. **19.20a**). Je nach Situation gelten unterschiedliche Interventionsgrenzwerte.

Ein **schwach-positiver** Tuberkulin-Test kann durch Infektion mit atypischen Mykobakterien oder BCG-Impfung bedingt sein.

Falsch negative Ergebnisse kommen vor bei Immundefekt, immunsuppressiver Therapie, vorübergehend bei bestimmten Infektionen (Masern, Mumps, Varizellen, Influenza, Pertussis) und nach Masern- oder Mumps-Impfung. Bei frischer Infektion (erste 3–10 Wochen) und Miliartuberkulose kann der Test ebenfalls negativ ausfallen.

Der **γ-Interferon-Test** ist ein neuer immunologischer Test in der Tb-Diagnostik.

Röntgen: Bei Tuberkulin-Konversion immer Lunge röntgen; Primärkomplex (Abb. **19.20b**) ist radiologisch aber oft inapparent.
- **Primäre Lungen-Tb:** meist einseitig vergrößerte Hilus- und Mediastinallymphknoten
- **Miliartuberkulose:** beidseitig peripher gelegene miliare Herde (Schneeflockenlunge).

19.20 Positiver Tuberkulin-Test (a) und tuberkulöser Primärkomplex im Röntgenbild (b)

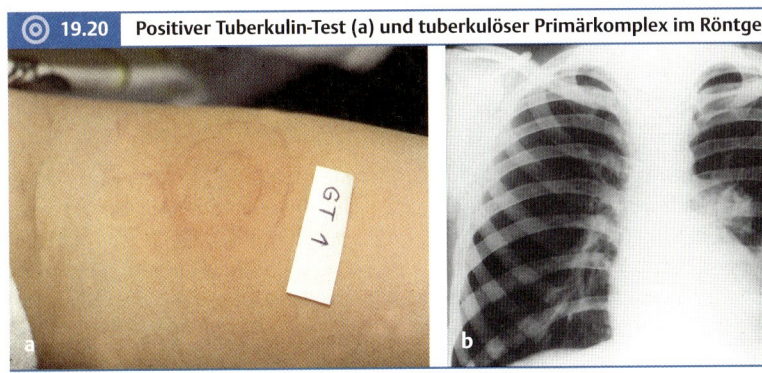

Liquor: Bei Meningitis findet sich eine mäßiggradige Pleozytose (lymphozytär), Eiweiß ist erhöht, Glukose häufig deutlich vermindert. PCR, kulturelle und mikroskopische Untersuchung auf Mykobakterien sind entscheidend.

Urin: Bei Urogenitaltuberkulose sterile Leukozyturie, evtl. Hämaturie.

Mikrobiologische Diagnostik: Erregernachweis aus Sputum, Magensaft, Morgenurin (jeweils an 3 aufeinanderfolgenden Tagen), Tracheal- oder BAL-Aspirat, Pleurapunktat.

▶ **Merke.**

Mikroskopischer Nachweis von säurefesten Stäbchen beweist keine Tb (es kann sich auch um atypische Mykobakterien handeln). Kultur dauert 1–8 Wochen. Der bakteriologische Nachweis einer Tb gelingt bei Kleinkindern selten. Die PCR erlaubt eine schnelle Stellung der Diagnose.

Differenzialdiagnosen: Bronchitis und Pneumonie durch andere Erreger, Infektionen durch atypische Mykobakterien, Tumoren, Sarkoidose, Mukoviszidose.

Therapie: Die Behandlung der Lungen-Tb kann ambulant fortgeführt werden (außer bei offener Tb, Grundkrankheiten, schlechten sozialen Bedingungen, resistenten Erregern).

Man gibt 2 Monate INH + RMP + PZA. Dann 4 Monate (bei unkomplizierter Tb) oder 7 Monate und länger (bei komplizierter Tb) INH + RMP. Bei V. a. resistente Erreger zusätzlich Ethambutol oder Streptomycin.

Bei Multiresistenz kommen weitere Substanzen in Betracht.

Bei Pleuritis, Meningitis, Miliartuberkulose, Perikarditis und endobronchialer Tb kann Prednisolon sinnvoll sein.

Prognose: Bei adäquater Therapie sind Patienten mit offener Tb nach 2–4 Wochen nicht mehr kontagiös. Die Prognose hängt vom Zeitpunkt des Therapiebeginns ab. Bei Primärtuberkulose und rechtzeitig behandelter Meningitis ist sie gut. Bei Miliartuberkulose ist die Letalität hoch.

Prophylaxe: Personen mit offener Tb sind zu isolieren, bis 3 aufeinander folgende Sputumuntersuchungen mikroskopisch negativ sind. Auch extrapulmonale Tb mit Erregerausscheidung über Urin oder Eiter gilt als „offen". Strenge Isolierungsmaßnahmen sind bei Infektionen durch resistente Stämme notwendig. Tb ist **meldepflichtig**.

Bei nicht eindeutigen Röntgenbefunden kann ein CT indiziert sein.

Liquor: Bei V. a. ZNS-Beteiligung erfolgt eine Lumbalpunktion. Im Falle einer Meningitis findet sich meist eine mäßiggradige (überwiegend lymphomonozytäre) Pleozytose mit (je nach Stadium) mehr oder weniger deutlich erhöhter Eiweiß- und häufig deutlich verminderter Glukosekonzentration. Der Liquor wird mittels PCR, mikroskopisch und kulturell auf Mykobakterien untersucht.

Urin: Bei der Urogenitaltuberkulose finden sich eine unterschiedlich ausgeprägte „sterile" Leukozyturie und evtl. Hämaturie.

Mikrobiologische Diagnostik: Bei V. a. Lungen-Tb kann der Erregernachweis aus Sputum (Materialgewinnung an mindestens 3 aufeinander folgenden Tagen), Magenspülflüssigkeit (ebenfalls an 3 Tagen, jeweils morgens nüchtern), Tracheal- bzw. BAL-Aspirat oder Pleurapunktat, bei V. a. Urogenitaltuberkulose aus Morgenurin (Probengewinnung an 3 aufeinander folgenden Tagen) mittels bakteriologischer Kultur erfolgen („Goldstandard").

▶ **Merke.** Eine **Resistenztestung** ist bei Tuberkulose obligatorisch.

Der mikroskopische Nachweis säurefester Stäbchen ist kein Beweis für Tb (es kann sich um atypische Mykobakterien [MOTT, s. S. 637] handeln). Die Anzucht der Mykobakterien ist für Differenzierung und Empfindlichkeitstestung unerlässlich. In Abhängigkeit von der Keimdichte ist ein Ergebnis nach 1–8 Wochen zu erwarten. Der bakteriologische Nachweis einer Lungen-Tb gelingt bei Kleinkindern nur selten. Die PCR erlaubt eine schnelle Stellung der Diagnose und eine Abgrenzung zu MOTT-Infektionen.

Differenzialdiagnosen: Von einer Lungen-Tb abzugrenzen sind chronisch-rezidivierende Bronchitiden bzw. Pneumonien durch andere Erreger, MOTT-Infektionen, Fremdkörperaspiration, Tumoren, Sarkoidose, Mukoviszidose, Fehlbildungen des Bronchialsystems u. a.

Therapie: Nach stationärem Beginn kann die Therapie einer Lungen-Tb ambulant fortgeführt werden. Indikationen für die stationäre Therapie sind offene Tb, schlechter Allgemeinzustand, schwere Grundkrankheit, schlechte soziale Bedingungen, resistente Erreger. Die Therapie sollte immer als Kombinationstherapie durchgeführt werden, in der Regel über viele Monate.

Zunächst gibt man für 2 Monate Isonikotinsäurehydrazid (INH) plus Rifampicin (RMP) plus Pyrazinamid (PZA) täglich. Dann folgt eine Behandlung über 4 Monate (bei primär unkomplizierter Tb) bzw. 7 Monate und länger (bei primär komplizierter Tb) mit INH und RMP. Bei V. a. resistente Erreger wird zusätzlich Ethambutol oder Streptomycin verabreicht, bis das Ergebnis des Antibiogramms vorliegt.

Bei Multiresistenz der Erreger kommen weitere Substanzen in Betracht (Protionamid, Ciprofloxacin, Rifabutin, Clofazimin, Para-Aminosalicylsäure, Cycloserin). Dabei müssen mindestens 2 Medikamente kombiniert eingesetzt werden, auf die die Erreger ansprechen.

Bei bestimmten Verlaufsformen kann die zusätzliche Gabe von Prednisolon sinnvoll sein, z. B. bei endobronchialer Tb, Pleuritis exsudativa, Miliartuberkulose, Perikarditis und Meningitis.

Prognose: Die Prognose ist abhängig vom Zeitpunkt des Behandlungsbeginns, evtl. vorhandenen Grunderkrankungen und bereits eingetretenen Organschäden. Die Primärtuberkulose hat bei adäquater Therapie im Allgemeinen eine gute Prognose. Patienten mit offener Tb sind etwa 2–4 Wochen nach Therapiebeginn nicht mehr kontagiös. Die Prognose der Tb-Meningitis ist bei frühzeitiger Diagnostik und Therapie gut, bei verzögertem Behandlungsbeginn ist mit bleibenden Schäden zu rechnen. Bei Miliartuberkulose ist die Letalität auch mit Behandlung hoch.

Prophylaxe: Im Vordergrund steht die Expositionsprophylaxe. Tb ist **meldepflichtig**. Zur **Expositionsprophylaxe** sollten Patienten mit offener Lungen-Tb isoliert werden, bis 3 konsekutive Sputen mikroskopisch negativ sind (in der Regel 3 Wochen nach Beginn der Chemotherapie). Auch Patienten mit extrapulmonaler Tb sind zu isolieren, wenn eine Erregerausscheidung, z. B. mit Urin oder Eiter (abszedierende Lymphknoten-Tb), stattfindet.

Generell ist bei Behandlung von Patienten mit Erregerausscheidung darauf zu achten, dass keine Aerosole entstehen (Verbandswechsel, keine offene Spülung von Wunden). Strenge Isolierungsmaßnahmen sind bei Patienten mit resistenten Stämmen notwendig.

Chemoprophylaxe: Sie wird mit INH durchgeführt: Tuberkulin-negative, nicht BCG-geimpfte, offensichtlich gesunde Kinder erhalten nach Kontakt mit an offener Lungen-Tb Erkrankten INH über 3 Monate. Ist der Tuberkulin-Test nach Ablauf dieser Zeit positiv, wird die INH-Gabe als präventive Chemotherapie fortgeführt.

Präventive Chemotherapie: Nicht BCG-geimpfte, klinisch gesunde Kinder (unauffälliges Röntgenbild der Lunge) mit positivem Tuberkulin-Test erhalten INH für 9–12 Monate. Insbesondere betrifft dies Kinder im Alter ≤ 5 Jahren.

Eine präventive Chemotherapie ist auch bei Kindern mit Tuberkulin-Starkreaktion (Induration von > 15 mm) und Patienten mit bekannter inaktiver Tuberkulose bei erhöhtem Reaktivierungsrisiko (z. B. durch Immunsuppression) indiziert.

BCG-Impfung: Aufgrund der problematischen Nutzen-/Risiko-Relation wird die Impfung nicht mehr empfohlen. An neuen Impfstoffen wird gearbeitet.

Infektionen durch andere Mykobakterien

▶ **Definition.** Unter den Begriffen MOTT (Mycobacteria other than Tuberculosis) bzw. NTM (nicht tuberkulöse Mykobakterien) fasst man alle Mykobakterien außer M.-tuberculosis-Komplex und M. leprae zusammen. Erkrankungen durch MOTT wurden früher als atypische Mykobakteriosen und werden heute als **Umweltmykobakteriosen** bezeichnet.

Ätiologie: MOTT sind potenziell humanpathogene säurefeste Stäbchenbakterien. Es gibt über 80 verschiedene Spezies. Sie kommen in Erde, Staub, Wasser (auch Leitungswasser) und bei Tieren vor.

Pathogenese: Die Übertragung auf den Menschen erfolgt durch Wasser, Staub- oder Bodenkontakt. Eine direkte Übertragung von Mensch zu Mensch spielt keine Rolle. Als Krankheitserreger sind v. a. langsam wachsende Arten wichtig (M. avium intracellulare, M. kansasii).

Krankheitsbilder: Die Infektionen verlaufen bei Immunkompetenten und Immundefizienten unterschiedlich.

Die häufigste Erkrankung bei immunkompetenten Kindern im Alter von 1–4 Jahren (v. a. M. avium intracellulare), ist die **chronische zervikofaziale Lymphadenitis**. Zu den lokalisierten extrapulmonalen Erkrankungen zählt auch das Schwimmbad-Granulom durch M. marinum (auch Fischzüchter- bzw. Aquariengranulom genannt). Bei Immundefizienz (z. B. AIDS) sind Infektionen durch verschiedene MOTT-Spezies möglich (v. a. M. avium intracellulare, M. kansasii). Neben Lungenerkrankungen (ähnlich wie Tb) kann es zu disseminierten Infektionen und intestinalen, kutanen und systemischen Manifestationen (u. U. mit ZNS-Beteiligung) kommen. Bei Patienten mit vorbestehender Lungenerkrankung sind chronische pulmonale Infektionen am häufigsten (z. B. bei Mukoviszidose).

Häufigkeit: MOTT-Erkrankungen werden in Regionen mit niedriger Tb-Inzidenz häufiger diagnostiziert. Exakte Angaben zur Inzidenz in Deutschland fehlen.

Klinik: Bei der **chronischen zervikofazialen Lymphadenitis** kommt es meist zur unilateralen, nicht schmerzhaften Lymphknotenschwellung. Sie besteht meist schon seit Wochen oder Monaten und spricht nicht auf übliche Antibiotika an. Allgemeinsymptome fehlen in der Regel. Die Haut über den Lymphknoten ist zunächst unverändert, später wird sie dünn und verfärbt sich rot-violett. Es kann zu Spontanperforation, Fistelbildung und Vernarbung kommen.

Diagnostik: Die Erreger lassen sich aus verschiedenen Untersuchungsmaterialien (Blut, Eiter, Sputum, Wundabstriche, Biopsate, Bronchialsekret) in der Kultur anzüchten. Der Tuberkulin-Test ist meist schwach positiv, der Interferon-γ-Freisetzungstest negativ.

Zur Diagnostik von Organinfektionen gehören auch verschiedene Methoden der bildgebenden Diagnostik. Histologisch findet sich (wie bei Tb) eine chronische granulomatöse Entzündung.

Differenzialdiagnosen: Abzugrenzen sind Infektionen durch M. tuberculosis, andere Bakterien (Staphylokokken, Streptokokken, Bartonella henselae, Aktinomyzeten), Toxoplasmen, aber auch Lymphome und Leukämie (bei Lymphadenitis).

Therapie: Die Behandlung hängt von der Art der Organmanifestation und der Grunderkrankung ab: Die Standard-Therapie bei **zervikaler Lymphadenitis** durch MOTT ist die chirurgische Exstirpation der betroffenen Lymphknoten. Inzision und Dränage sind unzureichend. Wenn eine komplette Entfernung nicht möglich ist, werden Antibiotika eingesetzt (Clarithromycin oder Azithromycin in Kombination mit Rifampicin bzw. Rifabutin über mehrere Monate).

Invasive Infektionen mit Organbeteiligung (meist bei Immundefizienz) machen immer eine Antibiotika-Therapie über Monate erforderlich. Zum Einsatz kommen neben Makroliden auch Ethambutol, Protionamid, Ciprofloxacin, Amikacin, Clofazimin u.a. Bei Immundefizienten ist der Behandlungserfolg unsicher, oft gelingt es nicht, den Erreger völlig zu eradizieren und den Prozess zur Abheilung zu bringen (Spezialisten konsultieren!).

Prognose: Die Prognose wird im Wesentlichen von der disponierenden Grundkrankheit bestimmt. Immungesunde haben eine gute Prognose (z.B. die zervikale Lymphadenitis des Kleinkindes).

19.5 Pilzinfektionen

Bei Patienten auf der Intensivstation, in Neonatologie und Hämatologie/Onkologie steht der Arzt oft vor dem Problem einer möglichen systemischen Pilzinfektion, der Interpretation eines mykologischen Befundes (Besiedlung? Infektion?) bzw. der Frage des Beginns oder der Beendigung einer antimykotischen Therapie. In den vergangenen 2 Jahrzehnten hat die Zahl der systemischen Pilzinfektionen bei Kindern zugenommen. Gleichzeitig wurden mehrere neue systemisch wirksame Antimykotika entwickelt und in die Praxis eingeführt.

19.5.1 Candida-Infektionen

Ätiopathogenese: Candida-Arten gehören zu den Hefepilzen. Häufigster Erreger systemischer Pilzinfektionen ist Candida (C.) albicans. Der relative Anteil von „Non-albicans-Arten" scheint zuzunehmen (C. parapsilosis, C. tropicalis, selten C. glabrata, C. krusci).

Candida-Arten gehören zur Normalflora der Schleimhäute des Menschen (Mundhöhle, Darm, Genitalregion). Bei länger dauernder Antibiotikatherapie kann es zur Vermehrung dieser Pilze kommen. Bei entsprechender Disposition kann aus der Kolonisation eine lokale oder systemische Infektion hervorgehen. Zu den **Dispositionsfaktoren** gehören Unreife (Frühgeborene), Gefäßkatheter, Störungen der Immunabwehr (z.B. zelluläre Immundefekte, Leukosen, Therapie mit Zytostatika, Immunsuppressiva, Antibiotika, Kortikosteroiden), schwere Operationen (v.a. Transplantationen), großflächige Hautwunden (z.B. nach Verbrennungen), Diabetes mellitus, Mukoviszidose, Malignome und (selten) Endokrinopathien. Mögliche Eintrittspforten für systemische C.-Infektionen sind Darm, Respirationstrakt, Wunden und Gefäßkatheter.

Säuglinge, insbesondere in den ersten Lebensmonaten, sind besonders empfänglich für Mund- und Windelsoor.

Häufigkeit: Die Inzidenz von Candida-Infektionen hat in den letzten 10–20 Jahren zugenommen. Überwiegend handelt es sich um endogene Infektionen; aber auch exogene (meist nosokomiale) Infektionen kommen vor.

Klinik: Candida-Infektionen können je nach Verlauf unterschiedliche klinische Symptome zeigen. Das Spektrum reicht vom nahezu asymptomatischen Mundsoor bis zur Sepsis. Dabei kann die klinische Symptomatik durch Symptome der Grundkrankheit überdeckt werden. Das klinische Bild hängt davon ab, welche Organe in welchem Ausmaß betroffen sind.

- **Mundsoor:** Charakteristisch sind weiße Beläge, die sich mit dem Spatel nicht leicht abwischen lassen. Kratzt man den Belag ab, entsteht eine (evtl. blutende) Erosion. Säuglinge mit Mundsoor trinken schlechter. Ausgeprägter Mundsoor kann ein Hinweis auf AIDS sein. Bei disponierten Patienten kann es zum Übergang des Soors auf Larynx, Epiglottis und Ösophagus kommen.
- **Ösophagitis:** Besonders bei Patienten mit gestörter zellulärer Immunität muss mit dieser Komplikation gerechnet werden. Hinweise sind retrosternale Schmerzen, Übelkeit, Erbrechen, Dysphagie; auch asymptomatische Verläufe kommen vor.
- **Windeldermatitis:** Gefördert durch Urin und Stuhl entstehen rötliche, papulovesikuläre, später auch pustulöse sowie granulomatöse Effloreszenzen. Diese stehen zunächst einzeln und konfluieren später (s. S. 867).
- **Chronische mukokutane Kandidose:** Haut, Schleimhaut und Nägel sind gleichzeitig befallen (die Nägel sind krümelig und dystroph; dazu kommen Onycholyse und subunguale Hyperkeratosen); es handelt sich um ein seltenes Krankheitsbild bei zellulärem Immundefekt (s. S. 858).
- **Infektionen der Harnwege:** Diese treten nur bei disponierten Patienten auf (anatomische Fehlbildungen, häufige Antibiotikagaben, Diabetes mellitus). Eine Nierenbeteiligung mit Kandidurie kann hämatogen im Rahmen einer Candida-Sepsis bzw. Kandidämie auftreten, es gibt aber auch aszendierende Harnwegsinfektionen. Pilzbezoare können zur Obstruktion der Harnwege (bis zum Harnverhalt) führen.
- **Katheterinfektionen** mit Kandidämie: Die Besiedlung eines Gefäßkatheters geht meist von der Haut im Bereich der Eintrittsstelle aus mit nachfolgender Infektion (intermittierende Kandidämie).
- **Kandidämie, Candida-Sepsis, systemische (disseminierte) Kandidose:** Die Übergänge zwischen diesen Zuständen sind fließend. Charakteristisch ist persistierendes Fieber bei sich verschlechternder klinischer Symptomatik und ausbleibender Wirkung von Antibiotika. Schreitet die Infektion fort, entwickeln sich u.U. schwere Krankheitsbilder mit Befall verschiedener Organe (Lunge, Herz, Niere, Leber, Milz, Knochen, Gelenke, Haut, Muskulatur, Auge, ZNS) bzw. septischem Schock. Besonders schwer verlaufen **Candida-Endokarditis** (meist Patienten mit künstlicher Herzklappe) und **Candida-Meningitis bzw. -Enzephalitis**. Hämatogen entstandene Hautläsionen und Myalgien können Hinweis auf eine Kandidämie sein.

Diagnostik: Haut- und Schleimhautkandidosen sind **Blickdiagnosen**. In weniger eindeutigen Fällen ist der **kulturelle** und **mikroskopische Pilznachweis** von großer Bedeutung. Als Untersuchungsmaterialien kommen Abstriche, Bronchialsekret, BAL-Sekret, Punktate, Blut, Liquor und Urin in Betracht. Als Beweis für eine Kandidose gilt (neben dem histologischen Nachweis von Pseudomyzelien und Sprosszellen im Gewebe) die Anzüchtung von Hefen aus normalerweise sterilen Körperflüssigkeiten bzw. -regionen (Blut, Liquor, Punktate). Bei Candida-Nachweis in Haut- und Schleimhautabstrichen ist es schwierig, zwischen Infektion und Besiedlung zu unterscheiden (ebenso bei Sputum).

▶ **Merke.** Haut- und Schleimhautkandidosen sind meist Blickdiagnosen.

Resistenzbestimmungen gegenüber Antimykotika sind keine Routinemethoden. In Einzelfällen sollte die Empfindlichkeit jedoch geprüft werden.

Serologie: Die Ergebnisse serologischer Untersuchungen (Antigen- bzw. Antikörpernachweis) sind nicht immer leicht zu interpretieren. Auch bei Kolonisation werden Antikörper gebildet. Aufgrund nicht ausreichender Empfindlichkeit der serologischen Methoden kann andererseits bei negativem Reaktionsausfall (insbesondere der Antigen-Tests) eine Mykose nicht sicher ausgeschlossen werden.

Weitere Untersuchungen: Zur Diagnostik gehören auch Blutbild, CRP sowie Parameter der Leber- und Nierenfunktion. Je nach Organlokalisation kommen Röntgen, Ultraschall, CT, MRT, Echokardiografie sowie Endoskopie (z. B. bei V. a. Ösophagitis) zum Einsatz. Die Fundoskopie zeigt bei Kandidämie bzw. Sepsis oft (manchmal frühzeitig) verdächtige Infiltrationen („Cotton-wool-Plaques") am Augenhintergrund als Ausdruck einer hämatogen entstandenen Endophthalmitis. Risikopatienten sollten regelmäßig durch den Augenarzt untersucht werden.

- **Mundsoor:** Typisch sind weiße, schwer abwischbare Beläge der Mundschleimhaut. Entfernt man die Beläge, sieht man (evtl. blutende) Erosionen.
- **Ösophagitis:** Meist bei Patienten mit gestörter zellulärer Immunität: Symptome: retrosternaler Schmerz, Übelkeit, Erbrechen und Dysphagie.
- **Windeldermatitis:** Gefördert durch das feuchtwarme Milieu entwickeln sich typische Effloreszenzen (s. S. 867).
- **Chronische mukokutane Kandidose:** seltenes Krankheitsbild (s. S. 858).
- **Harnwegsinfektionen:** Sie können bei disponierten Patienten sowohl hämatogen als auch aszendierend entstehen (z. B. bei Diabetes, Fehlbildungen).
- **Katheterinfektion:** Besiedlung von Gefäßkathetern mit nachfolgender Fungämie.
- **Disseminierte Kandidose (Candida-Sepsis):** Persistierendes Fieber und sich verschlechternder Allgemeinzustand bei ausbleibender Wirkung von Antibiotika können Anzeichen einer Candida-Sepsis sein. Im Verlauf kann sich ein septischer Schock entwickeln; der Befall verschiedener Organe ist möglich. C.-Endokarditis und C.-Meningitis sind schwere Erkrankungen.

Diagnostik: Haut-, Schleimhautbefall: meist **Blickdiagnose**. Wichtig ist der **kulturelle** und **mikroskopische Pilznachweis** in verschiedenen Untersuchungsmaterialien. Blutkulturen sind oft negativ. Als Beweis für eine Infektion gilt (neben histologischem Nachweis der Pilzinvasion in Gewebeschnitten) der kulturelle Pilznachweis aus normalerweise sterilen Körperflüssigkeiten (z. B. Blut, Liquor).

▶ **Merke.**

Resistenzbestimmungen gegenüber Antimykotika sind in Einzelfällen sinnvoll.

Serologie: Der Nachweis von Candida-Antigen bzw. -Antikörpern im Serum ist nicht immer leicht zu interpretieren. Die Tests können auch bei Kolonisation positiv ausfallen.

Weitere Untersuchungen: Bestimmung der Entzündungsparameter, bildgebende Diagnostik je nach Organlokalisation, Endoskopie (Ösophagitis). Augenärztliche Untersuchung: Bei der hämatogen entstandenen Endophthalmitis finden sich z. T. Cotton-wool-artige Läsionen am Augenhintergrund.

Differenzialdiagnosen: Haut-, Schleimhaut-, Organerkrankungen durch andere Erreger bzw. Ursachen.

Therapie: Dispositionsfaktoren sollten soweit möglich beseitigt werden (z. B. Katheter entfernen).

Antimykotika: Haut- und Schleimhautkandidosen: lokale Behandlung mit Nystatin, Miconazol, Clotrimazol, evtl. Fluconazol systemisch bei Immunsupprimierten. Bei Windelsoor: lokale Therapie und orale Applikation des Antimykotikums gegen die Pilze im Darm.

Eine systemische antimykotische Therapie erfolgt meist bereits bei entsprechendem klinischem Verdacht als kalkulierte Therapie.

▶ Merke.

Therapiedauer: 3–4 Wochen (und länger)

Prognose: Grunderkrankung, Schweregrad der Kandidose und Art der Therapie bestimmen die Prognose. Sie ist günstig bei Haut- und Schleimhautmykosen, während bei Sepsis, Meningitis und Endokarditis die Letalität hoch ist.

Prophylaxe: Die Vermeidung bzw. Beseitigung von Dispositionsfaktoren ist die wirksamste Prophylaxe von Mykosen!

Eine **Chemoprophylaxe** mit Nystatin oder Miconazol oral oder lokal (Mundschleimhaut), z. B. in Neonatologie und Onkologie, kann das Risiko invasiver Kandidosen vermindern.

Bei onkologischen Patienten mit schwerer, anhaltender Neutropenie kommen Fluconazol und andere Antimykotika prophylaktisch zum Einsatz (Problem: Zunahme resistenter Pilzarten).

Überwachung von Risikopatienten: Der Wert regelmäßiger mykologischer Überwachungskulturen bei Risikopatienten wird nicht einheitlich beurteilt.

Hygiene-Maßnahmen schützen vor exogenen Candida-Infektionen.

Differenzialdiagnosen: Abzugrenzen sind z. B. Haut-, Schleimhaut- bzw. Organinfektionen durch Viren (HSV, CMV), Bakterien (z. B. Erysipel, Sepsis) bzw. Erkrankungen anderer Genese (mechanisch, allergisch, toxisch).

Therapie: Dispositionsfaktoren sollten nach Möglichkeit beseitigt werden: z. B. Entfernung von Kathetern, Beendigung einer Antibiotika- oder Kortikosteroid-Therapie (wenn dies möglich ist).

Antimykotika: Haut- und Schleimhautkandidosen können mit Nystatin, Miconazol oder Clotrimazol lokal behandelt werden. Bei Immunsupprimierten kommt auch Fluconazol (systemisch) in Betracht. Da Soor im Windelbereich fast immer mit Pilzvermehrung im Darm einhergeht, sollte das Antimykotikum nicht nur lokal, sondern auch oral appliziert werden. Bei Candida-Ösophagitis haben sich Azole (Fluconazol) bewährt. Bei Candida-Zystitis werden Blasenspülungen mit Amphotericin B durchgeführt.

Die Therapie bei V. a. Vorliegen einer systemischen Kandidose wird meist **vor** Vorliegen eines Pilznachweises begonnen und u. U. auch bei dessen Ausbleiben fortgeführt (z. B. neutropenische Patienten mit Fieber, das nicht auf Antibiotika anspricht). Die bisher meist eingesetzen Antimykotika waren Amphotericin B und Fluconazol. Mit Voriconazol, Posaconazol, Caspofungin und Micafungin stehen heute wirksame und besser verträgliche Antimykotika zur Verfügung.

▶ Merke. Die Entscheidung für eine systemische antimykotische Therapie bei klinischem Verdacht basiert im Einzelfall auf anamnestischen, klinischen, mykologischen und histologischen Befunden sowie Ergebnissen der bildgebenden Diagnostik.

Die Therapiedauer beträgt meist 3–4 Wochen; u. U. muss länger behandelt werden.

Prognose: Der Krankheitsverlauf ist von der Grundkrankheit, dem Ausmaß und Schweregrad der Kandidose sowie von Art und Dosis des Antimykotikums, Zeitpunkt des Therapiebeginns und der Therapiedauer abhängig. Haut- und Schleimhautsoor beim gesunden Säugling haben eine gute Prognose. Die Letalität bei Candida-Sepsis, -Meningitis, -Endokarditis ist beträchtlich.

Prophylaxe: Die wirksamste Maßnahme besteht in der Vermeidung bzw. Beseitigung von Dispositionen (z. B. Erhalt der physiologischen Keimflora, keine unnötige Antibiotikatherapie, Vermeidung bzw. Entfernung von Gefäßkathetern).

Chemoprophylaxe: Insbesondere bei Neugeborenen und Säuglingen mit Disposition für eine Kandidose, z. B. bei systemischer Antibiotikatherapie, hat sich die prophylaktische Gabe eines Antimykotikums (z. B. Nystatin oder Miconazol) bewährt. Dabei wird das Antimykotikum oral appliziert, um eine Keimvermehrung sowie eine dadurch mögliche Invasion mit Kandidämie zu verhindern. Solange Frühgeborene noch keine Nahrung vertragen, wird die Mundschleimhaut mit dem Antimykotikum eingepinselt.

Auch bei anderen Risikopatienten kann durch orale bzw. lokale Applikation von Nystatin u. U. eine Mykose verhindert werden. Der prophylaktische Einsatz von Fluconazol (und anderer Antimykotika) bei onkologischen Patienten mit anhaltender Neutropenie wird häufig empfohlen, kann allerdings zur Zunahme der Besiedlungsrate (evtl. auch Infektionsrate) durch Fluconazol-resistente Pilze (z. B. C. krusei, Aspergillen) führen.

Überwachung von Risikopatienten: Der prophylaktische Wert regelmäßiger mykologischer Überwachungskulturen bei Risikopatienten wird unterschiedlich beurteilt. Bei Nachweis von Sprosspilzen in Haut- und Schleimhautabstrichen und/oder Urin (insbesondere bei mehrfachem Nachweis) sollte der Arzt aber an die Möglichkeit einer invasiven Mykose denken und dementsprechend handeln. Ergebnisse von Überwachungskulturen können erste Hinweise auf Zunahme bestimmter Pilzspezies ergeben (z. B. C. krusei, C. tropicalis, Aspergillen).

Hygiene-Maßnahmen: Händewaschen, Handschuhe etc. sind besonders in Intensiv- und Transplantationseinheiten wichtig, da in diesen Bereichen die Übertragung von Candida spp. von einem Patienten zum anderen durch Personal nachgewiesen werden konnte.

19.5.2 Aspergillus-Infektionen

Ätiologie und Pathogenese: Wichtigster Erreger ist Aspergillus (A.) fumigatus (seltener: A. flavus, A. terreus). Die Übertragung erfolgt durch Inhalation. Fallhäufungen in Kliniken wurden mit Baumaßnahmen, defekten Klimaanlagen oder Kühlschränken assoziiert. Aspergillosen entstehen praktisch nur bei Patienten mit Grundkrankheiten, z. B. Tb, AIDS, Mukoviszidose, Malignome (v. a. bei Neutropenie), septische Granulomatose, andere Immundefekte. Ein besonders großes Risiko für invasive Aspergillosen besteht nach Transplantation (z. B. Stammzelltransplantationen). Bei Immunsupprimierten neigen Aspergillen dazu, in die Wand von Blutgefäßen einzudringen. Dies kann zu Infarzierung bzw. Nekrose und hämatogener Dissemination führen.

Häufigkeit: Aspergillus-Sporen kommen ubiquitär vor, z. T. kann man sie auf den Schleimhäuten Gesunder als Saprophyten finden. Erkrankungen sind selten, die Inzidenz hat zugenommen.

Klinik: Am häufigsten ist die **Lunge** betroffen. Hier kann sich ein Aspergillom entwickeln (z. B. bei Tb, Bronchiektasen, Herzvitien); es kann zu einer allergischen bronchopulmonalen Aspergillose (z. B. bei Mukoviszidose) oder zu einer invasiven Aspergillose (bei Tumorpatienten bzw. Immunsuppression) kommen. Auch eine chronische Aspergillus-Sinusitis ist möglich.
Durch **hämatogene Streuung** können andere Organe betroffen sein, z. B. ZNS (in etwa 30%), Knochen, Gelenke, Herz, Urogenitaltrakt, Haut.

Diagnostik und Differenzialdiagnosen: Die Diagnose basiert auf dem (möglichst) mehrfachen mikroskopischen und/oder kulturellen Nachweis von Aspergillus. Der Erregernachweis in der Blutkultur gelingt selten.
Bei stark immunsupprimierten Patienten wird der Aspergillus-Nachweis in Bronchialsekret und BAL-Flüssigkeit, der entweder kulturell oder immunologisch als Aspergillus-Antigen (Galactomannan) erfolgen kann, als pathognomonisch für eine pulmonale Aspergillose angesehen.
Aspergillus-Antigen kann auch im Serum oder Liquor nachgewiesen werden.
Es ist oft schwierig, zwischen Kolonisation und Infektion zu unterscheiden. Beweisend für die Infektion sind der **histologische** Nachweis von Aspergillus-Myzelien im Gewebe und die mykologische Anzüchtung aus **Biopsaten**, z. B. der Lunge („Goldstandard"). Nachweise in Schleimhautabstrichen sind nur im Zusammenhang mit klinischen Befunden relevant. Serologisch können Präzipitine, bei allergischer Aspergillose IgE-Antikörper mittels RAST nachgewiesen werden.
Das **Röntgenbild** der Lunge kann Rundherde zeigen (evtl. mit Luftsichel), diese Befunde sollten Anlass für eine CT sein. Bei V. a. Aspergillus-Sinusitis sind Röntgen und CT sowie Sinuspunktion von Bedeutung.
Differenzialdiagnostisch abzugrenzen sind v. a. systemische Mykosen durch andere Pilzarten.

Therapie: Therapie der Wahl war bisher Amphotericin B (konventionelles bzw. liposomales Amphotericin). A. flavus zeigt eine verminderte Empfindlichkeit gegenüber Amphotericin B.
Mit Itraconazol, Voriconazol und Caspofungin stehen wirksame moderne Antimykotika zur Verfügung.
Aspergillome werden operativ entfernt. Bei Sinusitis spielen Dränage und Wiederherstellung der Ventilation eine wichtige Rolle.

Prognose: Die Prognose wird wesentlich von der Grundkrankheit mitbestimmt. Frühzeitige Diagnosestellung und Therapie sind besonders wichtig. Dennoch ist die Letalität invasiver Aspergillosen beträchtlich.

19.5.3 Cryptococcus-Infektionen

Ätiopathogenese: Cryptococcus (C.) neoformans kommt weltweit vor. Besonders häufig wird der Erreger in Taubenkot gefunden. Die Übertragung erfolgt durch Inhalation.

C. neoformans siedelt sich primär in der Lunge an. Die pulmonale Infektion kann inapparent verlaufen. Hämatogen können weitere Organe befallen werden (ZNS, Nieren, Haut). Gefährdet sind besonders Patienten mit AIDS bzw. anderen Immundefekten, Malignomen oder nach Transplantation. Die C.-Meningoenzephalitis gehört zu den AIDS-definierenden Erkrankungen. Immunkompetente Menschen erkranken sehr selten. Kinder erkranken seltener als Erwachsene.

Klinik: Symptome der Meningitis sind ähnlich wie die der Tuberkulose-Meningitis.

Klinik: Die Symptome der C.-Meningoenzephalitis ähneln denen der Tb-Meningitis (s. S. 634). Daneben kommen Zellulitis, Pneumonie und Osteomyelitis vor.

Diagnostik und Differenzialdiagnosen: Im Tuschepräparat des Liquors sind Pilzzellen mit Kapsel nachweisbar. Kultureller Erregernachweis ist möglich, außerdem Antigennachweis in Serum, Liquor, Urin. Abzugrenzen sind Infektionen durch andere Pilze (Candida, Aspergillen), Mykobakterien und Toxoplasmen.

Diagnostik und Differenzialdiagnosen: Im Liquor lassen sich mikroskopisch (Tusche-Präparat) Pilzzellen mit einem Hof (= Kapsel) erkennen. Die kulturelle Anzucht ist möglich. Methoden zum Antikörpernachweis sind verfügbar. Bei florider Infektion kann lösliches C.-Antigen in Serum, Liquor und Urin nachgewiesen werden. Der Abfall des Antigen-Titers gilt als Maß für die Effektivität einer Therapie. Abzugrenzen sind Infektionen durch andere Pilze, Mykobakterien, Toxoplasmen.

Therapie, Prognose und Prophylaxe: Behandelt wird meist mit Dreifachkombination. Bei AIDS-Patienten ist meist eine lebenslange Reinfektionprophylaxe (z. B. mit Fluconazol) erforderlich. Letalität der C.-Meningitis bei AIDS 10–30 %. Gefährdete Patienten sollten Tierkontakt (Tauben) meiden.

Therapie, Prognose, Prophylaxe: Die Behandlung erfolgt oft mit der Kombination Amphotericin B plus 5-Fluorocytosin plus Fluconazol.
Bei AIDS-Patienten folgt auf eine erfolgreiche Behandlung meist eine lebenslange Reinfektionsprophylaxe (bzw. Suppressionstherapie) zur Vermeidung von Rezidiven (z. B. mit Fluconazol). Unbehandelt verläuft die Cryptococcus-Meningitis letal; bei adäquater Behandlung sinkt ihre Letalität bei AIDS-Patienten auf 10–30 %. Disponierte Patienten sollten Tierkontakte (Tauben!) meiden.

19.5.4 Infektionen durch Dermatophyten

s. S. 856 ff.

19.5.4 Infektionen durch Dermatophyten

Vgl. Kapitel Hautkrankheiten S. 856.

19.6 Parasitosen

▶ **Definition.**

▶ **Definition.** Obwohl alle am oder im Menschen lebenden Mikroorganismen als Parasiten (Mitesser, Schmarotzer) anzusehen sind, werden in der Medizin nur die durch Einzeller (Protozoen), Würmer (Helminthen) und Gliederfüßler (Arthropoden) verursachten Erkrankungen als Parasitosen bezeichnet.

Klassifikation: Parasitosen können nach ihrer Lokalisation eingeteilt werden. Je nachdem, ob der Darm, ein anderes inneres Organ oder die Haut betroffen ist, unterscheidet man **intestinale** bzw. **extraintestinale Parasitosen** und **Ektoparasitosen**.

Klassifikation: Parasitosen können nach ihrer Lokalisation eingeteilt werden:
- intestinale Parasitosen: auf den Darm beschränkt
- extraintestinale Parasitosen: andere innere Organe betreffend
- Ektoparasitosen: durch ausschließlich auf oder in der Haut lebende Arthropoden (Ektoparasiten) verursachte Erkrankungen (s. S. 860).

19.6.1 Intestinale Parasitosen

19.6.1 Intestinale Parasitosen

Intestinale Helmintheninfektionen

Intestinale Helmintheninfektionen

Ätiologie: Adulte Faden- und Bandwürmer, die im Darm leben (Tab. **19.17**).

Ätiologie: Intestinale Helmintheninfektionen werden durch **Fadenwürmer (Nematoden)** und **Bandwürmer (Zestoden)** verursacht, deren adulte Stadien im Darm des Menschen leben und sich fortpflanzen (Tab. **19.17**).

Pathogenese: Infizierte Menschen scheiden infektiöse Eier oder Larven der Erreger aus.

Pathogenese: Infizierte Menschen scheiden mit dem Stuhl die larvenhaltigen Eier oder die Larven der in Tab. **19.17** aufgeführten Würmer aus. Diese Eier oder Larvenstadien sind entweder bereits infektiös bzw. benötigen Stunden bis Wochen an der Luft, um infektiös zu werden, oder sie reifen nach Aufnahme in einem Zwischenwirt zu infektiösen Stadien heran.

Nematodeninfektionen werden fäkal-oral oder fäkal-transkutan übertragen.

Bei **Nematoden** gibt es zwei Übertragungswege:
- **fäkal-oral:** Die Eier oder Larven werden mit kontaminierten Nahrungsmitteln geschluckt.

- **fäkal-orale Transmission:** Die Eier oder Larvenstadien werden über kontaminierte Hände oder Lebensmittel oral aufgenommen. Die geschlüpften bzw. aufgenommenen Larven entwickeln sich im Darm zu erwachsenen Würmern. Nur bei der Spulwurminfektion durchwandert die im oberen Dünndarm freigesetzte Larve

19.6 Parasitosen

19.17 Intestinale Helmintheninfektionen

Erreger	Erkrankung
Fadenwürmer (Nematoden)	
Hakenwürmer (Ancylostoma duodenale, Necator americanus*)	Ankylostomiasis
Spulwürmer (Ascaris lumbricoides*, Abb. **19.21a**)	Askariasis
Madenwürmer (Enterobius vermicularis*, Abb. **19.21b**)	Enterobiasis (Oxyuriasis)
Zwergfadenwürmer (Strongyloides stercoralis*)	Strongyloidiasis
Trichinella spiralis	Trichinose
Peitschenwürmer (Trichuris trichiura*)	Trichuriasis
Bandwürmer (Zestoden)	
Fischbandwurm (Diphyllobothrium latum*)	Diphyllobothriasis
Gurkenkernbandwurm (Dipylidium caninum)	Dipylidiasis
Rinderbandwurm (Taenia saginata, Abb. **19.21c**)	Taeniasis
Schweinebandwurm (Taenia solium)	
Zwergbandwurm (Hymenolepis nana*)	Hymenolepiasis

* In Klammern aufgeführt sind die Erreger mit der größten humanmedizinischen Relevanz.

19.21 Erregerstadien intestinaler Helmintheninfektionen

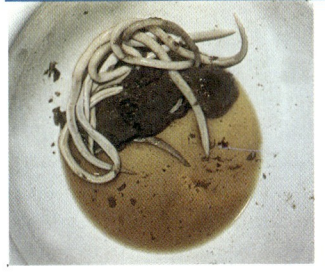 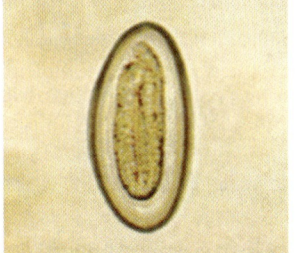 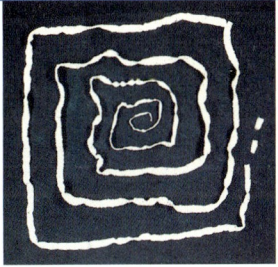

a Mit dem Stuhl ausgeschiedene adulte Spulwürmer der Art **Ascaris lumbricoides**. Sie können eine Länge von bis zu 40 cm erreichen und haben ein regenwurmartiges Aussehen.

b Ei von **Enterobius vermicularis** in der Lichtmikroskopie (Länge ca. 50 μm); erkennbar sind die optisch dichte Eiwand sowie die von ihr umschlossene Larve (aus: Kayser FH, Bienz KA, Eckert J, Zinkernagel RM. Medizinische Mikrobiologie. Thieme; 2005).

c Ungefärbte Glieder (Proglottiden) des Rinderbandwurms **(Taenia saginata)**, der bis zu 5 m lang werden kann.

die Darmwand, um in die Lunge zu gelangen, wo sie durch die Gefäße in die Alveolen wandert. Retrograd gelangt sie über die Trachea in den Darm, wo sie zum adulten Wurm reift.
- **fäkal-transkutane Transmission:** Die mit dem Stuhl ausgeschiedenen Zwergfadenwurmlarven und die aus den ausgeschiedenen Eiern nach Tagen geschlüpften Hakenwurmlarven durchbohren bei Berührung die intakte menschliche Haut, gelangen über Lymphe und Blut in die Lunge und retrograd in den Darm.

Bandwurminfektionen werden über die Aufnahme infektiöser Eier (Hymenolepiasis), das versehentliche Verschlucken von Zwischenwirten (Katzen- und Hundeflöhe bei der Dipylidiasis) oder die Aufnahme von Parasitenstadien durch den Verzehr infizierten Fleisches der Zwischenwirte (Fische, Schweine, Rinder) übertragen.

Häufigkeit: Nach Schätzungen der Weltgesundheitsorganisation (WHO) lebt weltweit 1 Milliarde Menschen mit Hakenwürmern, weitere 750 Millionen mit Spul- und Peitschenwürmern. In Deutschland ist der intestinale Wurmbefall aufgrund des hohen Hygienestandards eine Rarität. Verlässliche epidemiologische Daten zu Helmintheninfektionen in Deutschland fehlen, jedoch steht im Kindesalter vermutlich die Madenwurminfektion (Enterobiasis) an erster Stelle.

Klinik: Der Wurmbefall des Darmes ist meist asymptomatisch, kann aber auch unspezifische abdominale Beschwerden (Schmerzen, Diarrhö, Obstipation) verursachen. Enterobiasis und Dipylidiasis gehen häufig mit perianalem Pruritus einher,

- **fäkal-transkutan:** Die Larven von Haken- und Zwergfadenwürmern durchbohren bei Kontakt die Haut, gelangen durch das Gefäßsystem in die Lunge und von hier retrograd in den Darm.

Die häufigsten **Bandwurminfektionen**, v. a. die **Taeniasis**, werden durch Aufnahme des infizierten Fleisches von Zwischenwirten übertragen.

Häufigkeit: Intestinale Helmintheninfektionen kommen bei mindestens einem Drittel aller Menschen vor. In Deutschland sind sie eine Rarität; bei Kindern am häufigsten ist hier vermutlich die Enterobiasis.

Klinik: Intestinaler Wurmbefall ist meist asymptomatisch. Unspezifische Symptome sind Bauchschmerzen, Diarrhö und Obstipation.

Enterobiasis und Dipylidiasis führen oft zu perianalem Juckreiz, Hakenwurmbefall zu Blutverlust, Fischbandwurmbefall zu Vitamin-B$_{12}$-Mangel.

Wandernde Larven können kutane (juckendes Exanthem) und pulmonale (Husten, radiologisch erkennbare Infiltrate) Symptome hervorrufen.

Diagnostik: Intestinaler Wurmbefall wird in der Regel durch **mikroskopischen Nachweis** von Eiern und Larven **im Stuhl** diagnostiziert. Enterobius vermicularis legt die Eier perianal ab, sodass die Stuhluntersuchungen negativ bleiben. Hier führen Abklatschpräparate der perianalen Haut zur Diagnose.

Eine **Eosinophilie** wird vorwiegend bei Larvenwanderung beobachtet.

 Merke.

Therapie: Die Wahl des Anthelminthikums richtet sich nach der Wurmart (Tab. 19.18).

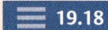 19.18

Prophylaxe: Je nach Wurmart sind einfache Hygienemaßnahmen, die Ektoparasitenbekämpfung bei Haustieren oder das Kochen von Fleisch/Fisch effektiv.

Intestinale Protozoeninfektionen

Ätiologie und Pathogenese: Die in Tab. 19.19 aufgeführten Erreger parasitieren im Darm, weshalb die Infektionen **fäkal-oral übertragen** werden.

Häufigkeit: Pro Jahr werden 4000 Fälle von Giardiasis und etwa 800 Fälle von Kryptosporidiose in Deutschland gemeldet. Die übrigen

---

der insbesondere nachts auftritt und zu Schlaf- und Konzentrationsstörungen führen kann. Hakenwurminfektionen können mit Blut- und Eisenverlust einhergehen und zu mikrozytärer Anämie führen. Fischbandwurmbefall kann einen Vitamin-B$_{12}$-Mangel auslösen und so eine makrozytäre Anämie hervorrufen.
Durch die Haut wandernde Larven können innerhalb von Stunden zu einem juckenden Exanthem (Larva-migrans-cutanea-Syndrom, s. S. 646) führen, das auch unbehandelt innerhalb von Tagen abheilt. Larvenwanderung durch die Lungen kann sich klinisch durch Husten, radiologisch durch wandernde, sog. **Löffler-Infiltrate** äußern.

Diagnostik: Der Nachweis von Nematoden-Eiern oder -Larven oder Bandwurmgliedern (Proglottiden) gelingt üblicherweise durch **mikroskopische Stuhluntersuchungen**. Da Parasiten intermittierend ausgeschieden werden, sollten bei V. a. intestinale Parasitosen 3 Stuhlproben von verschiedenen Tagen untersucht werden. Enterobius vermicularis legt die Eier perianal ab, sodass die Stuhluntersuchungen negativ bleiben. Der Nachweis der Eier gelingt durch die Mikroskopie von Klebestreifen, die morgens auf die perianale Haut aufgeklebt, sofort wieder entfernt und auf einen Objektträger geklebt werden (Abklatschpräparat). Zwergfadenwurmlarven werden nur in geringer Zahl ausgeschieden, sodass sie sich meist nur mittels spezieller Kultur nachweisen lassen.
Eine **Eosinophilie** findet man typischerweise bei Infektion mit Haken- oder Zwergfadenwürmern während der Larvenwanderung und bei Hymenolepiasis.

▶ **Merke.** Ebenso wenig wie der Nachweis einer Eosinophilie eine Wurminfektion beweist, schließt eine fehlende Eosinophilie eine Helmintheninfektion aus!

Der Nachweis von Antikörpern ist diagnostisch nicht relevant.

Therapie: Die Wahl des Anthelminthikums richtet sich nach der Wurmart (Tab. 19.18). Die Lebensspanne der Nematoden ist auf Monate bis zwei Jahre begrenzt, sodass bei Ausschluss einer Reinfektion die Infektion auch ohne Therapie selbstlimitierend ist. Helmintheninfektionen mit Möglichkeit der Autoinfektion, wie Enterobiasis, Hymenolepiasis oder Strongyloidiasis, sistieren nicht spontan. Da Anthelminthika keine Wirkung auf Eier haben, ist bei der Enterobiasis typischerweise eine mehrzeitige Therapie an den Tagen 1, 14 und 28 erforderlich, um eine Eradikation zu erzielen. Bandwurminfektionen können unbehandelt jahrzehntelang persistieren.

19.18	Therapie intestinaler Helmintheninfektionen
Erreger	**Therapeutika der 1. Wahl**
Fadenwürmer (Nematoden)	Benzimidazole (z. B. Mebendazol), Pyrantel
Bandwürmer (Zestoden)	Praziquantel, Niclosamid

Prophylaxe: Je nach Wurmart und Infektionsweg lassen sich Infektionen vermeiden durch Händewaschen, Bereitstellung sauberen Trinkwassers (Vermeidung von Kontaminationen mit Fäkalien), Benutzung von Toiletten, das Tragen fester Schuhe, Ektoparasitenbekämpfung bei Haustieren und den Verzicht des Verzehrs von unzureichend gegartem oder rohem Fleisch und Fisch.

Intestinale Protozoeninfektionen

Ätiologie und Pathogenese: Die in Tab. 19.19 aufgeführten Erreger parasitieren im Darm. Infizierte scheiden Protozoenzysten mit dem Stuhl aus, die umweltresistent sind und über Monate infektiös bleiben. Die Infektionen werden **fäkal-oral übertragen**. Nach Aufnahme wandeln sich die Zysten in sog. **Trophozoiten** (auf die Ernährung gerichtete Form) um, die sich vermehren. Amöben und Flagellaten vermehren sich im Darmlumen, während Kokzidien in Darmzellen eindringen und sich intrazellulär vermehren.

Häufigkeit: Die Amöbiasis wird typischerweise aus Ländern mit niedrigem Hygienestandard importiert, jedoch nur sehr selten im Kindesalter. Die nach Infektionsschutzgesetz meldepflichtige Giardiasis wird auch in Deutschland erworben; pro

19.19 Intestinale Protozoeninfektionen

Erreger	Erkrankung
Entamoeba histolytica	intestinale Amöbiasis (Amöbenruhr), extraintestinale Amöbiasis (Amöbenleberabszess nach hämatogener Streuung)
Giardia lamblia (= Lamblia intestinalis, L. duodenalis)	Giardiasis (Lambliasis)
Kokzidien	
• Cryptosporidium parvum, Cryptosporidium hominis	Kryptosporidiose
• Cyclospora cayetanensis	Cyclosporiasis
• Isospora belli	Isosporiasis

Jahr werden ca. 4000 nachgewiesene Infektionen gemeldet. Während Kryptosporidien auch in deutschen Gewässern gefunden werden (ca. 800 gemeldete Erkrankungen pro Jahr), werden die beiden anderen humanpathogenen Kokzidienarten aus dem Ausland importiert oder durch importierte Nahrungsmittel übertragen.

Klinik: Der Darmbefall mit Amöben **(Amöbiasis)** bleibt überwiegend asymptomatisch. Es können aber auch Tage bis Monate nach der Infektion blutig-schleimige Durchfälle auftreten **(Amöbenruhr)**, meist begleitet von Fieber. Unabhängig von der Darmsymptomatik können sog. Magnaformen des Erregers in Gefäße der Darmwand wandern und nach hämatogener Streuung zu einem **Amöbenleberabszess** führen, der mit Fieber, Leberschmerzen sowie je nach Lokalisation mit Oberbauch- und Brustschmerzen einhergeht. Sowohl die Amöbenruhr als auch der Leberabszess sind lebensbedrohlich.

Heftiger **Lamblienbefall** führt, da sich die Trophozoiten an die Wand des oberen Dünndarms heften und eine Atrophie der Mikrovilli bewirken, zu Malabsorption. Sie äußert sich in übel riechenden Blähungen und Steatorrhö, evtl. auch in Wachstumsverzögerung.

Auch bei den **Kokzidieninfektionen** stehen Durchfälle im Vordergrund, selten von geringem Fieber begleitet. Die Infektion ist beim Immungesunden typischerweise selbstlimitierend. Kryptosporidiose kann bei Immunsupprimierten zu lebensbedrohlichen Diarrhöen und Gallengangserkrankungen mit Leberzirrhose führen.

Diagnostik: Der Nachweis der Erreger gelingt durch **mikroskopische Stuhluntersuchung**. Da Protozoen intermittierend ausgeschieden werden, sollten drei Stuhlproben von verschiedenen Tagen untersucht werden. Bei sonografischem V. a. einen **Amöbenleberabszess** sind Antikörper gegen E. histolytica im Serum beweisend. Der Nachweis von Giardia lamblia und Kryptosporidien ist **meldepflichtig**.

Therapie: Amöbiasis bedarf umgehend einer 5- bis 10-tägigen Therapie mit einem Nitroimidazol (z. B. Metronidazol). Besserung des Allgemeinzustandes und rückläufige laborchemische Entzündungszeichen zeigen den Therapieerfolg an, während ein Leberabszess über Monate sonografisch nachweisbar bleibt und Antikörper persistieren können. Zur **Rezidivprophylaxe** muss bei Amöbenruhr und -leberabszess eine zusätzliche Behandlung mit Paromomycin oder Diloxanidfuroat für 8–10 Tage durchgeführt werden, um die Amöbenzysten im Darm zu eliminieren.
Der symptomatische **Lamblienbefall** wird mit Tinidazol oder Ornidazol für 1–2 Tage oder mit Metronidazol für 5–10 Tage therapiert.
Isosporiasis und **Cyclosporiasis** sollten beim Immungesunden nur bei anhaltender Symptomatik mit Cotrimoxazol therapiert werden. Eine kausale Therapie der **Kryptosporidiose** ist bisher nicht bekannt. Bei Immunsupprimierten sistiert die Symptomatik sehr schnell nach Rekonstitution der zellulären Immunität. Rinderkolostrum kann zur symptomatischen Therapie des Durchfalls vorübergehend erfolgreich eingesetzt werden.

intestinalen Protozoonosen sind überwiegend importiert und seltener.

Klinik: Bei **Amöbiasis** können blutig-schleimige Diarrhöen auftreten **(Amöbenruhr)**. Unabhängig davon kann sich ein **Amöbenleberabszess** entwickeln. Er geht mit Fieber und Leberschmerzen einher. Beide Erkrankungsformen sind lebensbedrohlich.

Bei ausgeprägtem **Lamblienbefall** kommt es zu Malabsorption mit Steatorrhö und evtl. Wachstumsverzögerung.

Kokzidien verursachen v. a. Diarrhöen. Kryptosporidiose bei Immunsupprimierten ist potenziell lebensbedrohlich.

Diagnostik: Intestinale Protozoeninfektionen werden durch **mikroskopische Stuhluntersuchungen**, der Amöbenleberabszess sonografisch und durch Nachweis spezifischer Antikörper im Serum diagnostiziert. Es besteht **Meldepflicht**.

Therapie: Die symptomatische **Amöbiasis** wird mit einem Nitroimidazol therapiert. Zur Eradikation der Zysten im Darm ist die alleinige oder zusätzliche Gabe von Paromomycin oder Diloxanidfuroat erforderlich.

Symptomatischer **Lamblienbefall** wird mit einem Nitroimidazol behandelt.

Bei intakter Immunität ist bei **Isosporiasis** oder **Cyclosporiasis** nur bei anhaltenden Symptomen eine Cotrimoxazoltherapie indiziert. **Kryptosporidiose** wird bei Immunsupprimierten symptomatisch behandelt (z. B. Rinderkolostrum).

19.6.2 Extraintestinale Parasitosen

Extraintestinale Helmintheninfektionen

Ätiologie, Pathogenese und Klinik: Weltweit sind die durch Filiarien (Onchocerca volvulus, Wuchereria bancrofti) verursachten Erkrankungen wie Onchozerkose und lymphatische Filariasis die häufigsten extraintestinalen Helmintheninfektionen. Da diese sehr selten nach Deutschland importiert werden, wird hierzu auf Lehrbücher der Tropenmedizin und Parasitologie verwiesen.

Die in Deutschland bedeutsamen extraintestinalen Helmintheninfektionen werden durch Larvenstadien meist tierpathogener Würmer verursacht. Bei akzidenteller Infektion mit Eiern oder Larven der in Tab. **19.20** aufgeführten tierpathogenen Helminthen kann der Mensch zum Fehlwirt bzw. zum nicht vorgesehenen Zwischenwirt werden. Daher können sich die Parasiten nicht bis zu adulten Würmern entwickeln, jedoch können die Larven und Zysten je nach Lokalisation die Gesundheit erheblich beeinträchtigen. Durch konsequente Entwurmung der Haus- und Nutztiere sowie allgemeine Hygienemaßnahmen sind akzidentelle Infektionen in Deutschland selten.

19.20 Extraintestinale Infektionen mit Helminthenlarven

Erreger	Erkrankung	Pathogenese und Klinik
Fadenwürmer (Nematoden)		
Larven tierpathogener Hakenwürmer (Ancylostoma caninum und Ancylostoma brasiliense*)	Larva-migrans-cutanea-Syndrom (LMC, Larva migrans externa, Hautmaulwurf, Creeping Eruption)	Larven von Hunde- und Katzenhakenwürmern durchdringen die menschliche Haut, gelangen aber nicht in tiefere Hautschichten, irren also in der Haut umher. Aus- und Abscheidungen der Larven verursachen eine allergische Reaktion, die zu einer rötlichen „Spur" führt (Hautmaulwurf).
Larven tierpathogener Spulwürmer (Toxocara canis und Toxocara cati*)	Toxokariasis	orale Aufnahme von Eiern → Freisetzung von Larven im Dünndarm → die Larven durchdringen die Darmwand und wandern im Körper (Larva-migrans-viscerallis, LMV). Unspezifische abdominelle Beschwerden, bei Augen- oder ZNS-Befall Visusseinschränkung bzw. Lähmungen oder Krampfanfälle.
Bandwürmer (Zestoden)		
Larven des Schweinebandwurms (Taenia solium)	Zystizerkose	orale Aufnahme von Eiern → Freisetzung von Larven im Dünndarm, die die Darmwand durchwandern → hämatogene Streuung → Absiedlung und Entwicklung zu Finnen (Zystizerken) v. a. in Skelettmuskulatur und Gehirn → Bildung von Zysten mit granulomatöser Entzündung und später Verkalkung. Die Symptomatik ist abhängig von der Lokalisation der Zysten: ZNS-Befall äußert sich z. B. in Paresen und Krampfanfällen.
Larven des Hundebandwurms (Echinococcus granulosus)	zystische Echinokokkose (Hydatidenkrankheit)	orale Aufnahme von Eiern → Larven → hämatogene Streuung (s. Schweinebandwurm) → Absiedlung in Leber und/oder anderen Organen. Es entwickelt sich eine verdrängend wachsende, flüssigkeitsgefüllte Zyste (Hydatide), in der Tochterzysten mit Kopfanlage (Skolex) entstehen. Meist ist die Zyste asymptomatisch, bei Lokalisation in der Leber können Oberbauchbeschwerden auftreten. Eine Zystenruptur kann eine anaphylaktische Reaktion und eine Aussaat in andere Organe auslösen.
Larven des Fuchsbandwurms (E. multilocularis)	alveoläre Echinokokkose	orale Aufnahme von Eiern → Larven → hämatogene Streuung → Absiedlung in Leber, selten auch in andere Organe; es bildet sich eine Zyste (mit Kopfanlage), an deren Außenseite Tochterzysten mit Kopfanlage entstehen, sodass die alveoläre Echinokokkose infiltrierend wie ein Malignom wächst. Unbehandelt hat diese Erkrankung eine hohe Letalität. Auch hier kann eine Zystenruptur eine anaphylaktische Reaktion und eine Aussaat in andere Organe verursachen.

* In Klammern aufgeführt sind die Erreger mit der größten humanmedizinischen Relevanz.

Diagnostik: Da die Parasiten sich nicht zu adulten Würmern entwickeln, sind auch keine Parasitenstadien wie Eier oder Larven in Körperausscheidungen nachweisbar, sodass die Verdachtsdiagnose nur durch Nachweis spezifischer **Antikörper** im Serum, ggf. in Liquor und Augenkammerwasser, bzw. durch den Nachweis von **Parasitenteilen in den Zysten** gesichert werden kann. Ausnahme: Der „Hautmaulwurf" wird klinisch diagnostiziert.

Der direkte und indirekte Nachweis von Echinokokken ist **meldepflichtig**.

Therapie: Larva migrans cutanea wird lokal mit einem Benzimidazol (z. B. Tiabendazol) therapiert, bei ausgeprägtem oder hartnäckigem Befall wird zusätzlich mit sehr gutem Erfolg einmalig Ivermectin p. o. verabreicht.

Die nachgewiesene **Toxokariasis** erfordert eine mehrwöchige Therapie mit Albendazol, bei Augenbefall müssen zusätzlich Steroide gegeben werden.

Die **Zystizerkose** wird je nach Zustand und Lokalisation der Zyste mit Albendazol und/oder Praziquantel, ggf. zusätzlich neurochirurgisch therapiert.

Die **zystische Echinokokkose** wird mit Albendazol über drei Monate therapiert. Alternativ kommen chirurgische Zystenentfernung unter Albendazolschutz in Betracht sowie je nach Lokalisation auch das sog. **PAIR-Verfahren**. Dabei wird unter Ultraschallkontrolle die Zyste **p**unktiert, der Inhalt **a**spiriert, Alkohol oder 20%ige Kochsalzlösung **i**nstilliert, für ca. 1 Stunde belassen und dann **r**easpiriert. Zysten können aber auch „absterben", sodass die Vorgehensweise in Abhängigkeit vom sonografischen Befund mit einem Behandlungszentrum abgesprochen werden sollte. Ist der Befall bei **alveolärer Echinokokkose** beschränkt, kommt eine Leberteilresektion mit nachfolgender Albendazoltherapie, sonst nur eine lebenslange Albendazoltherapie in Betracht.

Therapie: Bei **Larva migrans cutanea** ist meist eine lokale Therapie mit einem Benzimidazol (z. B. Tiabendazol) ausreichend.

Toxokariasis wird mit Albendazol, bei Augenbefall zusätzlich mit Steroiden behandelt.

Zysten von Bandwürmern (**Zystizerkose, Echinokokkose**) erfordern je nach Entwicklungsstand ggf. eine invasive operative oder lebenslange medikamentöse (z. B. Albendazol-)Therapie.

Extraintestinale Protozoeninfektionen

Leishmaniasis

Ätiologie, Pathogenese und Klinik: Diese im Mittelmeerraum, in Afrika, Lateinamerika und Asien endemische, in Deutschland jedoch seltene (meist importierte) Erkrankung wird durch Leishmanien hervorgerufen. Erregerreservoir sind Nagetiere und Hunde, Überträger sind Schmetterlingsmücken (Phlebotomen, Sand Flies). Im Menschen befallen sie das mononukleäre Phagozytensystem; mögliche Befallmuster und Symptome zeigt Tab. **19.21**.

Extraintestinale Protozoeninfektionen

Leishmaniasis

Ätiologie, Pathogenese und Klinik: Erreger der in Deutschland seltenen Erkrankung sind Leishmanien. Sie werden durch Schmetterlingsmücken auf den Menschen übertragen und befallen Makrophagen (Befallmuster und Klinik s. Tab. **19.21**).

19.21 Leishmaniasis

Erkrankungsform	*Ausbreitung der Erreger*	*Klinik*
kutane Leishmaniasis (KL, Orient- oder Aleppo-Beule)	auf die Haut am Inokulationsort beschränkt	juckende Papel, die ulzeriert und dann von Schorf bedeckt wird, aber nicht abheilt
mukokutane Leishmaniasis (ML)	vom Inokulationsort auf angrenzende Haut und Schleimhäute	nicht heilende Haut- und Schleimhautulzerationen
viszerale Leishmaniasis (VL, Kala-Azar)	vom Inokulationsort über die Lymphe in Organe des mononukleären Phagozytensystems (z. B. Milz, Leber, Knochenmark)	täglich auftretendes, häufig 2-gipfeliges Fieber, Allgemeinsymptome (Leistungsminderung, Gewichtsverlust, Nachtschweiß), Hepatosplenomegalie, bei ausgeprägter Knochenmarkdepression Anämie, Blutungen (Thrombopenie) und bakterielle, septische Infektionen (Leukopenie), unbehandelt in 90 % der Fälle letal

19.21

Diagnostik: Die Diagnose wird gesichert durch den mikroskopischen Nachweis intrazellulär gelegener Leishmanien im Abstrich oder in der Biopsie (je nach Erkrankungsform Haut- [KL], Schleimhaut- [ML] oder Knochenmark-, Leber- oder Milzbiopsie [VL]). Es sollte versucht werden, die Erreger mittels Kultur bzw. ihre DNA mittels PCR nachzuweisen und die Art zu bestimmen. Bei entsprechender Symptomatik ist der Nachweis spezifischer Antikörper mittels Immunfluoreszenz beweisend für eine VL.

Differenzialdiagnose: Die Abgrenzung der KL von Pyodermien gelingt meist durch die Anamnese, denn die Pyodermie hat eine kurze Inkubationszeit und die Hautulzerationen haben wechselnde Lokalisationen. Die häufigste Differenzialdiagnose der VL sind Leukämien.

Diagnostik: Die Diagnose wird durch mikroskopischen, kulturellen oder DNA-Nachweis in Läsionen bzw. Knochenmark/Leber/Milz gesichert. Bei entsprechender Symptomatik ist der Antikörpernachweis mittels Immunfluoreszenz beweisend für VL.

Differenzialdiagnose: KL wird anamnestisch von Pyodermien abgegrenzt. Die häufigste Differenzialdiagnose der VL sind Leukämien.

19 Infektionskrankheiten

Therapie: Die KL der Alten Welt heilt unbehandelt unter Narbenbildung innerhalb eines Jahres ab. Die Abheilung lässt sich beschleunigen durch lokale Paromomycin-Therapie oder mehrfache Unterspritzungen mit Antimonpräparaten.

Die aus Lateinamerika importierte KL, die ML und die VL werden abhängig von der Erregerart nur lokal oder überwiegend systemisch behandelt. Zu Dosierungen und aktuellen Therapieempfehlungen siehe die Leitlinien der Deutschen Gesellschaft für Tropenmedizin und Internationale Gesundheit (DTG) unter www.awmf.org.

Malaria

Ätiologie, Pathogenese und Klinik: Diese weltweit häufigste, in weiten Teilen der Tropen und Subtropen endemische Infektionskrankheit, wird durch Plasmodien verursacht (Tab. 19.22). Diese werden von dämmerungs- und nachtaktiven Anophelesmücken von Mensch zu Mensch übertragen. Im Menschen findet nur eine ungeschlechtliche Vermehrung in der Leber und in Erythrozyten statt.

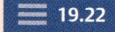

Tab. 19.22 Malariaform und Erreger

Erreger	Erkrankungsform
P. ovale, P. vivax	Malaria tertiana (alle 48 h ein Fieberschub)
P. malariae	Malaria quartana (alle 72 h ein Fieberschub)
P. falciparum	Malaria tropica (anhaltendes oder nicht rhythmisches Fieber)
P. knowlesi	ein der Malaria tropica ähnliches Krankheitsbild, bisher ohne eigene Bezeichnung

Nach einer Inkubationszeit von wenigstens 5, meistens 7–10 Tagen (Malaria tropica), aber auch noch nach Wochen oder Monaten treten Kopf-, Nacken-, evtl. Gliederschmerzen, Fieber mit Schüttelfrost und bei Kindern häufig gastrointestinale Beschwerden auf. Nach der Art auftretender Komplikationen (z. B. akute Niereninsuffizienz, intravasale Hämolyse, Krampfanfälle) unterteilt man die Malaria tropica in eine komplizierte und unkomplizierte Form (Näheres s. www.dtg.org).

Die in Südostasien endemische, durch Plasmodium knowlesi verursachte Malaria ist bisher klinisch nicht von den anderen Formen unterscheidbar.

Diagnostik und Differenzialdiagnosen: Bei unklarem Fieber nach Aufenthalt in einem Endemiegebiet muss an eine Malaria gedacht und diese ausgeschlossen oder nachgewiesen und therapiert werden. Der Erregernachweis erfolgt mikroskopisch im **„dicken Tropfen"** und im **Blutausstrich**. Typisch, aber nicht spezifisch und nicht immer vorhanden sind: Thrombozytopenie, seltener Anämie, erhöhte LDH-Konzentration, (Hepato-)Splenomegalie. Differenzialdiagnostisch kommen andere Tropenkrankheiten wie Dengue-Fieber, Katayama-Fieber, Leishmaniasis, Trypanosomiasis in Betracht, wobei der Erregernachweis die Diagnose sichert, die bei Verdacht innerhalb von Stunden gestellt werden sollte. Der Nachweis von Plasmodien ist **meldepflichtig**.

Therapie: Die Therapie richtet sich nach dem Erregertyp, dem Vorkommen von Chloroquin- und/oder weiteren Resistenzen im Endemiegebiet und der Schwere der Erkrankung. Malaria quartana und Malaria tertiana können ambulant mit Chloroquin therapiert werden. Zur Rezidivprophylaxe bei Malaria tertiana ist eine 14-tägige Therapie mit Primaquin nötig, dem einzigen Medikament, das auf die Hypnozoiten in der Leber wirkt. Die unkomplizierte Malaria tropica wird stationär mit Mefloquin, Atovaquon/Proguanil, Artemether-Lumefantrin oder Piperaquin/Dihydroartemisinin therapiert. Die komplizierte Malaria tropica wird unter intensivmedizinischen Bedingungen mit Chinin i. v. behandelt, ggf. in Kombination mit Clindamycin oder Doxycyclin. Zu Dosierungen und aktuellen Therapieempfehlungen siehe die Leitlinien der Deutschen Gesellschaft für Tropenmedizin und Internationale Gesundheit (DTG) unter www.awmf.org.

Prophylaxe: Sie besteht aus der Aufklärung des Reisenden über das Malariarisiko sowie Expositions- und Chemoprophylaxe. Aktuelle Empfehlungen sind unter www.dtg.org abrufbar.

Toxoplasmose

Ätiologie und Pathogenese: Die Erkrankung wird durch die Einzeller Toxoplasma gondii verursacht, deren einziger bekannter Endwirt die Katze ist.
Katzen infizieren sich durch das Fressen von Zwischenwirten (z.B. Nagetieren). Bei nicht immunen, insbesondere jungen Katzen kommt es zur geschlechtlichen Vermehrung der Toxoplasmen im Darm und zur Ausscheidung der Parasitenstadien **(Oozysten)**, die frühestens nach 24 Stunden an der Luft infektiös werden. Diese nimmt der Mensch durch Kontakt mit Katzenkot (kontaminierte Hände bzw. Nahrungsmittel) auf. Die aus den Oozysten freigesetzten, schnell wachsenden **Tachyzoiten** dringen in Zellen ein und vermehren sich ungeschlechtlich; es kommt zur Parasitämie. Die Wirtsreaktion führt dazu, dass sich Tachyzoiten v.a. in Skelett- und Herzmuskulatur und im Gehirn in stoffwechselarme **Bradyzoiten** umwandeln und in Zysten persistieren. Bei Abwehrschwäche oder Aufnahme von Zysten aus Zwischenwirten und anderen akzidentellen Wirten (z.B. beim Essen von unzureichend gegartem Schweinefleisch) können sie sich wieder in stoffwechselaktive Tachyzoiten wandeln, die freigesetzt werden.

Bei einer Erstinfektion während der Schwangerschaft ist eine diaplazentare Übertragung möglich. Die Häufigkeit der kindlichen Infektion korreliert positiv mit dem Alter der Schwangerschaft, die Schwere korreliert negativ mit dem Infektionszeitpunkt. Das heißt: Bei einer Infektion im letzten Schwangerschaftstrimenon ist das Übertragungsrisiko auf den Fetus hoch, die Wahrscheinlichkeit einer kindlichen Schädigung jedoch gering; im 1. Trimenon verhält es sich umgekehrt.

Häufigkeit: Der Erreger ist in Deutschland bei Haus-, Nutz- und Nagetieren weit verbreitet. Seroepidemiologischen Untersuchungen zufolge entspricht die Durchseuchung des Menschen etwa dem Lebensalter, d.h. bei 10% der 10-Jährigen sind spezifische Antikörper nachweisbar. Pro Jahr werden weniger als 20 konnatale Infektionen in Deutschland gemeldet.

Klinik: Die **postnatale Toxoplasmose** verläuft meist klinisch inapparent oder mit selbstlimitierenden Symptomen wie Halsschmerzen, Lymphadenopathie und gelegentlich Fieber. Da die Zysten im Körper lebenslang persistieren, kann es zur Reaktivierung einer latenten Toxoplasmose kommen, die sich als Chorioretinitis, bei Immunsupression typischerweise als Enzephalitis oder generalisierte Infektion mit Pneumonie manifestiert

Die **konnatale Toxoplasmose** kann sich bereits bei Geburt mit der Trias Hydrozephalus (Abb. 19.22), intrazerebrale Verkalkungen und Chorioretinitis manifestieren (Zeichen der frühen intrauterinen Infektion mit Enzephalitis) oder als fieberhafte Erkrankung mit Hepatosplenomegalie, Ikterus und Dyspnoe einhergehen. Sie kann aber auch asymptomatisch sein und sich erst nach Monaten bis Jahren als Chorioretinitis, ggf. mit Visusverlust manifestieren.

19.22 Befunde bei konnataler Toxoplasmose

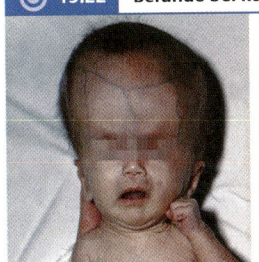
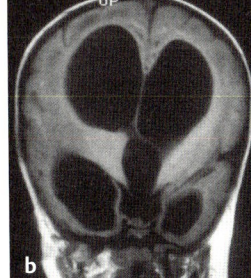

a Ausgeprägter Hydrozephalus bei einem Säugling.
b Starke Erweiterung des gesamten Ventrikelsystems (Hydrocephalus internus).

Diagnostik: Wesentlich sind der Nachweis spezifischer IgG-, IgA- und IgM-Antikörper sowie die Bestimmung ihrer Avidität. Bei V.a. eine Erstinfektion während der Schwangerschaft sollte frühzeitig ein Konsiliarlabor zur Interpretation der Ergebnisse der Immundiagnostik hinzugezogen werden.
Die **postnatale Toxoplasmose** wird durch Nachweis spezifischer Antikörper diagnostiziert.

Der Nachweis einer **konnatalen Toxoplasmose** ist pränatal evtl. durch Erregernachweis aus Nabelschnurblut und Plazentabiopsie mittels Kultur oder Tierversuch oder mittels PCR möglich. Bei Neugeborenen kann Erregernachweis mit den genannten Methoden aus dem Liquor versucht werden. Wesentlich ist der Nachweis spezifischer IgM- und IgA-Antikörper. Er ist bei bis zu 25 % der infizierten Neugeborenen nicht möglich, sodass die Infektion erst über den Anstieg der Konzentration spezifischer IgG-Antikörper im 1. Lebenshalbjahr diagnostiziert werden kann.
Die konnatale Toxoplasmose ist **meldepflichtig**.

Therapie: Die **postnatale Toxoplasmose** klingt auch unbehandelt spontan ab. Die reaktivierte Toxoplasmose beim Immunsupprimierten wird 4–6 Wochen mit Pyrimethamin und Sulfadiazin behandelt. Bei anhaltender Immunsuppression ist eine kontinuierliche Sekundärprophylaxe erforderlich.
Für die Prävention der **konnatalen Toxoplasmose** sind die frühe Diagnose und die frühzeitige Therapie mit Pyrimethamin und Sulfadiazin der Schwangeren wesentlich. Die Wirksamkeit der postnatal begonnenen Therapie einer konnatalen Toxoplasmose mit Pyrimethamin und Sulfadiazin konnte unabhängig von der Dauer und Art in Studien nicht sicher belegt werden.

Prophylaxe: Toxoplasma-gondii-seronegative Schwangere sollten rohes oder unzureichend gegartes Fleisch nicht verzehren und auf peinliche Händehygiene nach Gartenarbeit und nach Zubereitung von Gemüse sowie Fleisch achten. Sie sollten den Kontakt mit jungen Katzen, die nicht ausschließlich im Haus gehalten werden, und insbesondere den Kontakt mit Katzenkot meiden.

19.6.3 Ektoparasitosen

s. S. 860

20 Erkrankungen der Bewegungsorgane

20.1 Erkrankungen und Verletzungen der Haltungs- und Bewegungsorgane 651
20.2 Neuromuskuläre Erkrankungen 688

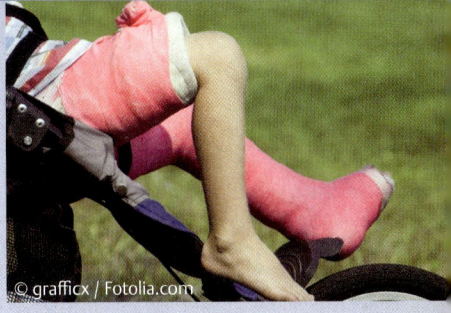

20.1 Erkrankungen und Verletzungen der Haltungs- und Bewegungsorgane

20.1.1 Wachstum und Wachstumsstörungen

Anatomie, Physiologie und Pathophysiologie der Wachstumszone

Das Wachstum der Haltungs- und Bewegungsorgane umfasst die Zeitspanne von der knorpeligen Anlage in der Embryonalzeit bis zur Reifung des Skeletts mit dem Verschluss der Wachstumsfugen in der Pubertät. Das Leitsymptom der während dieser Zeit auftretenden Erkrankungen und Verletzungen des Skelettsystems ist daher die generalisierte oder lokalisierte **Wachstumsstörung**. Für die Diagnose und Therapie von Wachstumsstörungen müssen die allgemeinen und lokalen Bedingungen der Wachstumsprozesse bekannt sein.

Obwohl physikalisch fest, ist das Skelett ein lebendes Gewebe, das ständigen Remodellierungsvorgängen unterworfen ist. Diese **biologische Plastizität** ist v. a. während des Wachstums besonders ausgeprägt, aber auch nach Wachstumsabschluss muss das Skelett den sich ständig ändernden Anforderungen an die Stützfunktion gerecht werden. Möglich ist dies durch den **strukturellen Aufbau des menschlichen Knochens**, der sich aus der mechanischen Beanspruchung der jeweiligen Skelettregion ergibt.

Röhrenknochen lassen sich unterteilen in Diaphyse, Metaphyse und Epiphyse (Abb. **20**.1). Die **Epiphyse** umfasst die gelenknahen Knochenanteile und ist aus einem schwammartigen Netzwerk von Knochenbälkchen (Spongiosa) aufgebaut, das eine bessere Verteilung der Belastung erlaubt. Die Epiphyse ist während der Wachstumszeit durch die **Wachstumsfuge** (**Wachstumsplatte, Epiphysenfuge**) von der Metaphyse getrennt. Die Wachstumsfuge ist knorpelig und besitzt einen mehrschichtigen Aufbau. Die sich teilenden Zellen sind epiphysennah lokalisiert. Mit zunehmender Entfernung von der Epiphyse drängen sich die Knochenbälkchen

20.1.1 Wachstum und Wachstumsstörungen

Anatomie, Physiologie und Pathophysiologie der Wachstumszone

Das Leitsymptom der während der Wachstumsperiode auftretenden Erkrankungen und Verletzungen der Haltungs- und Bewegungsorgane ist die **Wachstumsstörung**, für deren Abklärung die Bedingungen der Wachstumsprozesse bekannt sein müssen.

Das Skelett besitzt eine **biologische Plastizität**, die besonders während des Wachstums ausgeprägt ist. Ursache ist der **strukturelle Aufbau des Knochens**, der sich der mechanischen Beanspruchung der jeweiligen Skelettregion anpasst.

Röhrenknochen lassen sich unterteilen in Diaphyse, Metaphyse und Epiphyse (Abb. **20**.1). Die **Epiphyse**, der gelenknahe Knochen, ist während des Wachstums durch die knorpelige **Wachstumsfuge** (**Wachstumsplatte, Epiphysenfuge**) von der Metaphyse getrennt. In der Wachstumsfuge sind die sich teilenden Zellen epiphysennah lokalisiert.

Abb. 20.1 Anatomie und Physiologie der Wachstumszone

Die Wachstumsfuge ist zwischen Epi- und Metaphyse eingeschaltet, welche jeweils eine eigene Blutversorgung besitzen. Zellteilung und enchondrales Wachstum erfolgen in der Proliferationszone. Die mechanisch schwächste Region ist die Ossifikationszone. Das Dickenwachstum findet appositionell im Perichondrium statt, gleichzeitig wird im Inneren Knochen resorbiert. Zum Vergleich das Röntgenbild der Wachstumszone des Hüftkopfes bei einem 6 Monate alten Kind.

20 Erkrankungen der Bewegungsorgane

*In der Wachstumsfuge sind die sich teilenden Zellen epiphysennah lokalisiert. In der **Metaphyse** drängen sich die Knochenbälkchen zusammen und werden im Bereich der **Diaphyse** zur Kompakta.*

zusammen (**Metaphyse**) und erreichen im Bereich der **Diaphyse** als Kompakta einen hohen Verdichtungsgrad. Im Bereich des spongiösen Knochens lässt sich die Ausrichtung der Knochenbälkchen nach funktionellen Gesichtspunkten in Druck- und Zugtrajektorien unterteilen, die die Richtung der durch das Skelett geleiteten Kräfte wiedergeben.

*Das **enchondrale Längenwachstum** findet in der Wachstumszone durch die epiphysennah stattfindende Zellteilung statt. Die in der Reifungszone blasig umgewandelten Knorpelzellen verkalken in der Ossifikationszone, die die mechanisch schwächste Stelle der Wachstumsfuge ist.*

In der Wachstumszone erfolgt das **enchondrale Längenwachstum**: Der Längenzuwachs resultiert aus der Zellteilung und der daraus resultierenden Zunahme der Zellzahl in der epiphysennahen Proliferationszone. Die in der Reifungszone blasig umgewandelten Knorpelzellen verkalken in der Ossifikationszone, die die mechanisch schwächste Stelle der Wachstumsfuge ist. Bei Lockerung oder Zerreißung der Wachstumsfuge, z. B. Epiphyseolysis capitis femoris (s. S. 686), tritt die Ruptur immer in der Ossifikationszone auf, so dass die Zone des sich teilenden Knorpels mit der Epiphyse verbunden bleibt. Eine Schädigung der Proliferationszone ist immer dann anzunehmen, wenn auch die Epiphyse verletzt ist (s. S. 664).

*Epiphyse und Metaphyse besitzen jeweils eine eigene **Blutgefäßversorgung** (Abb. 20.1). Die die Epiphyse versorgenden Blutgefäße sind Endgefäße und bei intraartikulärer Lage (z. B. Hüftgelenk) besonders verletzlich (s. S. 684).*

Epiphyse und Metaphyse besitzen jeweils eine eigene **Blutgefäßversorgung**, solange die Wachstumsfuge noch nicht geschlossen ist (Abb. 20.1). Die Wachstumsfuge wird nicht von Anastomosen durchkreuzt, so dass sie eine Barriere für die Ausbreitung z. B. infektiöser Prozesse oder von Tumoren ist. Die die Epiphyse versorgenden Blutgefäße sind Endgefäße. Sie verlaufen an einigen Gelenken (Hüftgelenk, Schultergelenk) intraartikulär und sind somit besonders verletzlich. Die Durchblutung dieser Epiphysen ist daher primär kritisch. Sie kann durch eine Vielzahl intraartikulärer Prozesse geschädigt werden (s. S. 684).

*Das **periostale (perichondrale) Dickenwachstum** erfolgt appositionell durch Osteoblasten des Periosts.*

Das **periostale (perichondrale) Dickenwachstum** erfolgt appositionell aus Osteoblasten, die dem Periost entstammen. Gleichzeitig wird im Inneren der Röhrenknochen Knochensubstanz abgebaut, so dass insgesamt eine Zunahme des Querdurchmessers resultiert.

*Für die **Regulation des Wachstums** sind **systemische** (genetische, hormonelle und metabolische Einflüsse) und **lokale Faktoren** (die Beanspruchung des Skeletts) von Bedeutung. Eine andauernde Abweichung der auf die Wachstumsfuge wirkenden Kräfte von der Norm führt zu Wachstumsstörungen. Andererseits führt Wachstum bei ungestörter Biomechanik zur Korrektur von Deformitäten.*

Für die **Regulation des Wachstums** sind systemische und lokale Faktoren von Bedeutung: **Systemische** Faktoren sind genetische, hormonelle und metabolische Einflüsse; **lokal** ist die Beanspruchung des Skeletts der wesentliche Faktor. Enchondrales und perichondrales Wachstum folgen den Gesetzen der Biomechanik: Die Wachstumsfuge richtet sich stets senkrecht zu den auf sie wirkenden Kräften aus. Bei einer fortdauernden Abweichung dieser Kräfte von der Norm, z. B. bei muskulärem Ungleichgewicht bei spastischer Zerebralparese oder Überbeanspruchung durch Leistungssport, kommt es daher zu Wachstumsstörungen. Eine normale Skelettentwicklung ist praktisch nur bei einem Gleichgewicht der muskulären Kräfte möglich. Andererseits können bei ungestörter Biomechanik selbst ausgeprägte Deformitäten durch Wachstum korrigiert werden (sich „verwachsen").

*Der genetisch vorgegebene Bauplan einerseits und die mechanische Beanspruchung andererseits führen zu einer **Variationsbreite der normalen Skelettentwicklung**, die sich z. B. an der Wirbelsäule durch eine „physiologische Krümmung" äußert.*

Der genetisch vorgegebene Bauplan einerseits und muskuläre Beanspruchung des Skeletts andererseits führen zu einer gewissen **Variationsbreite der normalen Skelettentwicklung**. So sind v. a. an der Wirbelsäule zahlreiche Krümmungsvarianten vom Flachrücken bis zum Hohlrundrücken bekannt, denen keine krankhafte Bedeutung zukommt und die daher mit dem Begriff der „physiologischen" Wirbelsäulenkrümmung belegt werden.

▶ **Merke.** Die Variationsbreite der Skelettentwicklung ist die wesentliche Ursache dafür, dass eine strikte Abgrenzung des Krankhaften vom Normalen oft nicht möglich ist.

*Unter dem Einfluss von Hormonen **kommen die Wachstumsvorgänge in der Pubertät zum Abschluss**, bei Mädchen durchschnittlich um das 14., bei Jungen um das 16. Lebensjahr, an verschiedenen Körperregionen jedoch zu unterschiedlichen Zeiten.*

Unter dem Einfluss von Hormonen **kommen die Wachstumsvorgänge in der Pubertät zum Abschluss**: Das Skelett ist ausgereift. Dieses Stadium wird bei Mädchen durchschnittlich um das 14., bei Jungen um das 16. Lebensjahr erreicht. Die Wachstumsprozesse finden jedoch nicht an allen Wachstumszonen zur gleichen Zeit ihren Abschluss. So ist z. B. das Wachstum des Fußes bei Knaben im 14. Lebensjahr weitgehend abgeschlossen, das Wirbelsäulenwachstum dauert dagegen bis zum 17. oder 18. Lebensjahr an.

*Wesentlicher Parameter für die Prognose und die Beurteilung der Therapieoptionen von Wachstumsstörungen ist die **Wachstumsreserve**, der noch zu erwartende Längenzuwachs eines Skelettabschnitts (Abb. 20.2).*

Wesentlicher Parameter für die Prognose und die Beurteilung der Therapieoptionen von Wachstumsstörungen ist die **Wachstumsreserve**, das noch verbleibende Restwachstum einer Skelettregion. Besteht z. B. im 6. Lebensjahr eine Skoliose der Wirbelsäule von 25°, so ist eine Abnahme der Skoliose nur durch verstärktes Längenwachstum auf der Seite der Konkavität und Wachstumsstillstand auf der Seite der Konvexität möglich. Die Wachstumsreserve auf der Konkavseite der Krümmung ist allerdings im 6. Lebensjahr bereits nicht mehr groß genug, um selbst bei optimalen Bedingungen eine völlige Ausgradung zu erreichen (Abb. **20.2**). Die Kenntnis der Physiologie des Wachstums bewahrt hier vor einer Fehleinschätzung und falschen Behandlung.

20.2 Wachstumsreserve am Beispiel der Skoliose

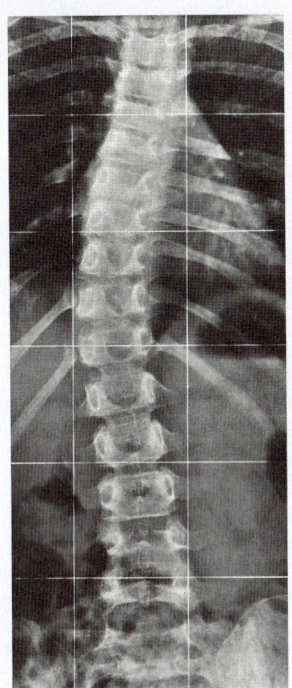
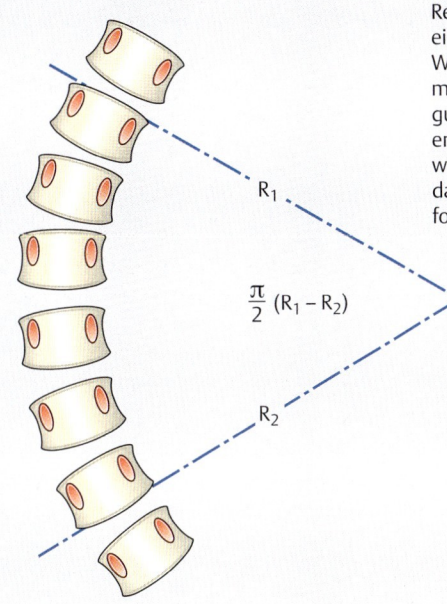

$$\frac{\pi}{2}(R_1 - R_2)$$

Die Wachstumsreserve, das noch verbliebene Restwachstum einer Skelettregion, reicht bei einem 6-jährigen Kind mit einer Skoliose der Wirbelsäule von 25° (s. Röntgenbild) nicht mehr aus, um selbst unter optimalen Bedingungen eine Ausgradung der Wirbelsäule zu erreichen. Die Formel beschreibt das Restwachstum auf der Konkavseite der Skoliose, das für die Ausgradung der Wirbelsäule erforderlich wäre.

▶ **Merke.** Das Kompensationsvermögen durch Wachstum ist der noch bestehenden Wachstumsreserve direkt proportional. Alle Wachstumsstörungen haben daher eine altersabhängige Dynamik.

Zu Zeiten eines beschleunigten Wachstums (Kleinkindesalter, präpubertärer Wachstumsschub) ist die Plastizität des Skeletts besonders groß. Während dieser Zeiten kann es daher besonders rasch zur Entstehung von Skelettdeformitäten (Schräglagedeformität des Kleinkindes, Plagiozephalus, Fußdeformitäten bei Bauchliegern; s. S. 676) oder auch zu Verschlechterung vorbestehender Deformitäten (Skolioseprogredienz vor der Pubertät) kommen. Von besonderer Bedeutung ist der **präpubertäre Wachstumsschub**, der für zahlreiche Erkrankungen mit Formstörungen der Gelenke als **Krisenzeit** gewertet werden muss. Zeiten des beschleunigten Wachstums können jedoch auch im Rahmen der Therapie besonders genutzt werden. So ist bei großer Wachstumsgeschwindigkeit rasch ein Erfolg durch wachstumslenkende Maßnahmen (z. B. redressierende Gipse bei Klumpfuß; s. S. 678) zu erreichen. Aus Kenntnis der Wachstumsvorgänge, insbesondere der Wachstumszonen, ergeben sich darüber hinaus Ansätze für die operative Behandlung von Wachstumsstörungen durch Verödung oder Verklammerung der Wachstumszonen (s. S. 654).

▶ **Merke.**

Bei beschleunigtem Wachstum ist die Plastizität des Skeletts besonders groß. Während dieser Zeit können sich bestimmte Deformitäten rasch verschlechtern (**präpubertärer Wachstumsschub**, Skolioseprogredienz). Diese Zeiten können aber auch für die Wachstumslenkung durch konservative und operative Maßnahmen genutzt werden.

Ätiologie und Klassifikation von Wachstumsstörungen

Die Ursachen von Wachstumsstörungen sind in Tab. **20.1** aufgeführt. Wachstumsstörungen können **generalisiert** als Minder- oder Hochwuchs oder **lokalisiert** als Hypoplasie, Hyperplasie oder Fehlwachstum in Erscheinung treten. Von besonderem Interesse ist das Fehlwachstum, das sich durch Störungen im Bereich der Epiphyse entwickeln kann.

Läsionen der Wachstumsfuge entstehen durch:
- **Traumen:** Stauchung oder Fraktur im Bereich der Wachstumszone

Ätiologie und Klassifikation von Wachstumsstörungen

s. Tab. **20.1**.

Wachstumsstörungen können **generalisiert** als Minder- oder Hochwuchs oder **lokalisiert** als Hypoplasie, Hyperplasie oder Fehlwachstum in Erscheinung treten.

Läsionen der Wachstumsfuge entstehen durch:
- **Traumen**

20.1 Ursachen von Wachstumsstörungen

systemische Ursache	• **genetische Faktoren:** z. B. Minderwuchs bei Turner-Syndrom, genetisch bedingter Hochwuchs • **endokrine Erkrankungen:** z. B. Minderwuchs bei Hypophyseninsuffizienz, Gigantismus bei STH-produzierenden Tumoren • **metabolische Störungen:** z. B. renaler Minderwuchs	lokale Ursache	• **Organdefekte** • **mechanische Einflüsse:** Störungen des muskulären Gleichgewichts bei infantiler Zerebralparese (Abb. **20.3**) oder bei anderen Lähmungen mit Auswirkungen auf Gelenke, Plagiozephalus und Fußdeformitäten als Folge anhaltenden mechanischen Druckes bei Bauch- oder Rückenlage im Säuglingsalter • **Läsionen der Wachstumszone**

20.3 Entwicklung spastisch bedingter Hüftgelenksluxationen

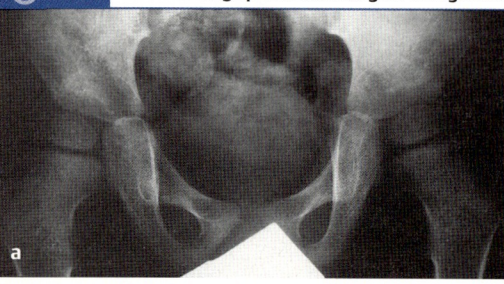 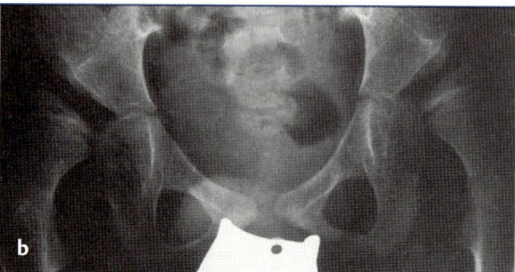

Bei einem 6 ½-jährigen Mädchen mit spastischer Tetraparese besteht ein muskuläres Ungleichgewicht im Bereich der Hüften mit erhöhtem Adduktorentonus links (**a**). Dieser führt zur vollständigen linksseitigen Hüftgelenksluxation im 8. Lebensjahr (**b**) als Ausdruck einer mechanisch bedingten Wachstumsstörung des linken Hüftgelenks.

- **Infektion** (hämatogene Osteomyelitis im Kindesalter)

- **Vaskularisationsstörungen:** Sie führen, bevorzugt bei Endgefäßen (Hüftkopf!), zur Nekrose des epiphysären Knochens, evtl. mit Knorpelbeteiligung (aseptische Osteochondrose, Osteochondronekrose).

- **Röntgenbestrahlung:** Läsionen der Wachstumsfugen mit der Folge eines vorzeitigen Wachstumsstillstandes, aber auch vermehrten Wachstums sind möglich.

- **Operation:** Das Wachstum der Epiphysenfuge kann durch Operation geschädigt, aber auch gezielt beeinflusst werden. Eine **temporäre Bremsung** des Wachstums ist **durch Verklammerung der Wachstumsfuge**, ein **irreversibler Wachstumsstopp durch Verödung** derselben möglich.

▶ **Merke.**

- **Infektion:** Die hämatogene Osteomyelitis im Kindesalter siedelt sich bevorzugt in den Metaphysen an und kann bei Destruktion der Wachstumsfuge zu Störungen des epiphysären Wachstums führen.

- **Vaskularisationsstörungen:** Sie führen zur Nekrose des epiphysären Knochens, evtl. mit Beteiligung des Knorpelgewebes im Wachstumsfugen- oder Gelenkknorpelbereich (aseptische Osteochondrose bzw. Osteochondronekrose). Derartige Wachstumsstörungen können in allen Epiphysen auftreten. Bevorzugt sind allerdings Lokalisationen mit einer primär kritischen Durchblutung, z. B. der Hüftkopf (s. S. 684).

- **Röntgenbestrahlung:** Nach Bestrahlung maligner Tumoren im Kindesalter kann es zu ausgeprägten Läsionen der Wachstumsfugen mit den Folgen eines vorzeitigen Wachstumsstillstandes, aber auch zu vermehrtem Wachstum kommen (z. B. radiogene Lumbalskoliose nach Bestrahlung von Wilms-Tumoren).

- **Operation:** Das Wachstum der Epiphysenfuge kann durch operative Maßnahmen geschädigt, aber auch gezielt beeinflusst werden. Bei jeder Operation an einer Wachstumszone ist eine Störung des Wachstums möglich. Bei Osteosynthesen kindlicher Frakturen sind daher Materialien und Techniken zu bevorzugen, die das epiphysäre Wachstum nicht stören, z. B. transepiphysäre Fixation mit Kirschner-Drähten. Andererseits kann die Wachstumsfuge durch operative Eingriffe gezielt beeinflusst werden: **Durch Verklammerung** ist eine **temporäre Bremsung des Längenwachstums** möglich, durch die operative **Wachstumszonenverödung** kann **das Wachstum definitiv beendet** werden.

▶ **Merke.** Jede Schädigung des germinativen Knorpelgewebes in der Wachstumszone kann zu Störungen des Wachstums führen.

Prävention von Wachstumsstörungen

Erkrankungen der Haltungs- und Bewegungsorgane im Neugeborenen-, Kleinkindes- und Kindesalter werden bei den Früherkennungsuntersuchungen **U 1 – U 10 / J 1** erfasst; am häufigsten ist die Hüftgelenksdysplasie.

Prävention von Wachstumsstörungen

Im Neugeborenen- und Kindesalter spielen Erkrankungen der Haltungs- und Bewegungsorgane eine besondere Rolle. Dem wird durch die Früherkennungsuntersuchungen **U 1 – U 10 / J 1** Rechnung getragen (s. S. 42). Die häufigste Diagnose bei den Vorsorgeuntersuchungen in Deutschland ist die Hüftgelenksdysplasie. Kaum weniger bedeutungsvoll sind andere Fehlbildungen des Skelettsystems und die zerebralen Bewegungsstörungen.

Bei allen Erkrankungen der Haltungs- und Bewegungsorgane im Kindesalter gilt grundsätzlich, dass ihre Prognose umso günstiger ist, je früher sie erkannt werden. Die Früherkennung dieser Erkrankungen (Sekundärprävention) spielt daher eine große Rolle.

20.1.2 Angeborene Anomalien von Skelett- und Bindegewebe

▶ **Definition.** Bei den angeborenen Anomalien von Skelett- und Bindegewebe handelt es sich um lokalisierte oder generalisierte Erkrankungen, die vorgeburtlich determiniert, aber zum Zeitpunkt der Geburt nicht immer zu erkennen sind und bei denen eine fehlerhafte Anlage und Entwicklungspotenz der Knorpel- oder Knochenzellen vorliegen. Zahlreiche angeborene Skelettanomalien manifestieren sich erst im späten Säuglings- und Kindesalter. Dies gilt nicht für die durch exogene Faktoren verursachten Fehlentwicklungen wie Klumpfüße oder Hüftgelenksdysplasie.

Ätiologie: Ätiologisch kommen unterschiedliche Faktoren infrage, die zu einer Störung der Embryogenese (1.–3. Schwangerschaftsmonat) oder der Fetogenese (ab dem 4. Schwangerschaftsmonat) führen können. Eine wesentliche Rolle spielen **genetische Faktoren**, z.B. bei der Achondroplasie oder multiplen kartilaginären Exostosen, **Erkrankungen** oder **Medikamenteneinnahme der Mutter** während der ersten 3 Schwangerschaftsmonate wie bei der Röteln- bzw. der Thalidomidembryopathie, **Bestrahlungen** während der gesamten Schwangerschaft, da sie zu Fehlentwicklung des Amnions führen können, **intrauterine Fehlentwicklungen** und **intrauterine Zwangslagen** wie bei der Hüftgelenksluxation bei Steißlage.

▶ **Merke.** Unterschiedliche Faktoren können die Differenzierung des Skeletts und Bindegewebes stören und zu derselben Deformität führen (**Phänokopie**). Umgekehrt kann bei gleichen Ursachen eine völlig unterschiedliche Ausprägung (**Expressivität**) der Erkrankung oder Deformität vorliegen. Aus der Art der angeborenen Anomalie lassen sich daher keine Rückschlüsse auf die Ursache der Störung ziehen.

Klassifikation: Die angeborenen **Entwicklungsstörungen** des Skeletts werden eingeteilt in Hypo- und Hyperplasien, Dysplasien, Dysostosen und Dystrophien: **Hypo- und Hyperplasien** sind Größenveränderungen einzelner oder mehrerer Knochen oder des gesamten Skeletts. **Dysplasien** sind systemhafte Entwicklungsstörungen des Knorpel- und Knochengewebes. Somit handelt es sich nicht um Organ-, sondern um **Gewebedefekte**. Bei **Dysostosen** liegen angeborene Entwicklungsstörungen einzelner Knochen in Kombination vor. Somit handelt es sich formalgenetisch um **Organdefekte** und nicht um systemhafte Defekte. **Dystrophien** sind die Folge angeborener oder erworbener metabolischer Störungen des Knorpel- und Knochengewebes.
Die Einteilung der angeborenen Anomalien von Skelett und Bindegewebe ist in Tab. **20.2** wiedergegeben.

Prognose: Je früher die Störung eintritt, umso schwerwiegender sind die Folgen, umso ungünstiger ist die Prognose und umso aufwendiger die Behandlung. Bei gleicher Expression der Störung, z.B. einer Hüftgelenksluxation, ist die Prognose schlecht, wenn sich die Störung bereits in den ersten Embryonalmonaten entwickelt hat, günstiger dagegen, wenn sie erst perinatal entstanden ist (wie z.B. meist bei der Hüftgelenksluxation).

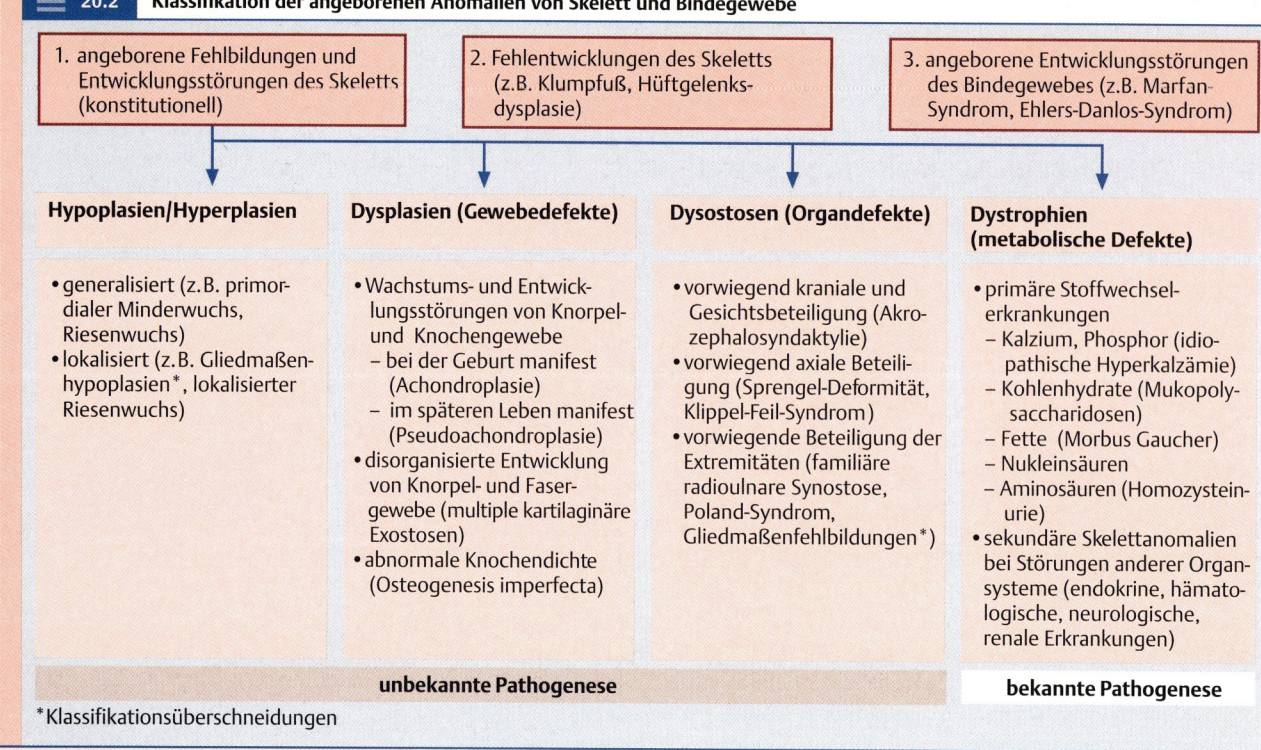

Skelettdysplasien

▶ Definition.

Skelettdysplasien

▶ Definition. Skelettdysplasien sind Entwicklungsstörungen des Knorpel- und Knochengewebes, also Gewebedefekte. Ihnen liegt eine fehlerhafte Anlage und Entwicklungspotenz der Knorpel- bzw. Knochenzelle zugrunde. Das Erscheinungsbild ist sehr unterschiedlich: Es existieren etwa 130 Krankheitsbilder.

Häufigkeit: 2–3 Erkrankungsfälle pro 10 000 Neugeborene.

Klinik: An eine Skelettdysplasie ist zu denken bei **Kleinwuchs, symmetrischen Skelettveränderungen, „Stigmata"** bei **familiärer Häufung.**

Diagnostik: Zur Sicherung der Diagnose sind Röntgenaufnahmen v. a. der Wirbelsäule, des Beckens und der Hände angezeigt. Bei frühzeitiger Diagnose sind zahlreiche Dysplasien im Verlauf günstig zu beeinflussen.

Häufigkeit: Dysplasien sind selten, ihre Häufigkeit liegt bei 2–3 Erkrankungsfällen pro 10 000 Neugeborene.

Klinik: An eine Skelettdysplasie ist zu denken bei Vorliegen folgender Konstellation: **Kleinwuchs, symmetrischen Skelettveränderungen** sowie „**Stigmata**" (fehlende Ähnlichkeit mit Familienangehörigen) **bei familiärer Häufung.**

Diagnostik: Zur Sicherung der Diagnose sind Röntgenaufnahmen, vorwiegend der Wirbelsäule, des Beckens und der Hände angezeigt. Pathologische Befunde können durch ergänzende Aufnahmen anhand von Dysplasieatlanten eingeordnet werden. Eine frühestmögliche Diagnose ist der wichtigste Schritt, um genaue Vorhersagen über die definitive Körpergröße, die zu erwartenden Deformitäten oder Begleiterkrankungen und über das genetische Risiko für die Familie machen zu können. Bei frühzeitiger Diagnose können zahlreiche Dysplasien im Verlauf günstig beeinflusst und Komplikationen vermieden werden.

Achondroplasie

Die **häufigste Skelettdysplasie** ist die **Achondroplasie** (**Chondrodysplasie, Chondrodystrophia fetalis**), eine autosomal-dominant vererbte, kurzgliedrige Form des **Kleinwuchses**. Die **enchondrale Ossifikation** ist gestört.
Klinisch: kurze Extremitäten, Crura vara, plumpe Hände und Füße, relativ großer Schädel, **einfallende Nasenwurzel** (Abb. 20.4) und **Wirbelsäulenveränderungen.**

Achondroplasie

Die mit einer Inzidenz von 2–3/100 000 Geburten **häufigste Skelettdysplasie** ist die **Achondroplasie** (**Chondrodysplasie, Chondrodystrophia fetalis**), eine kurzgliedrige Form des Kleinwuchses mit einer durchschnittlichen Erwachsenenkörpergröße von etwa 125 cm. Der autosomal-dominant vererbten Erkrankung liegt eine **Störung der enchondralen Ossifikation** zugrunde.
Klinisch fallen schon bei Geburt **kurze Extremitäten, Crura vara**, plumpe Hände und Füße, ein relativ großer Schädel, die **einfallende Nasenwurzel** (Abb. 20.4), eine **thorakolumbale Kyphose** und eine **verstärkte Lendenlordose** auf.

20.4 Achondroplasie

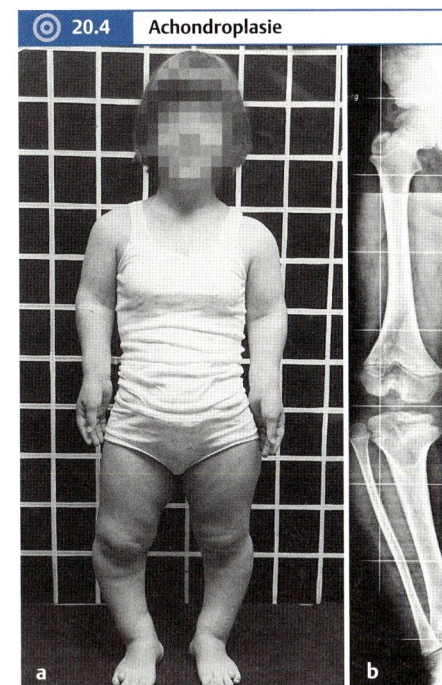
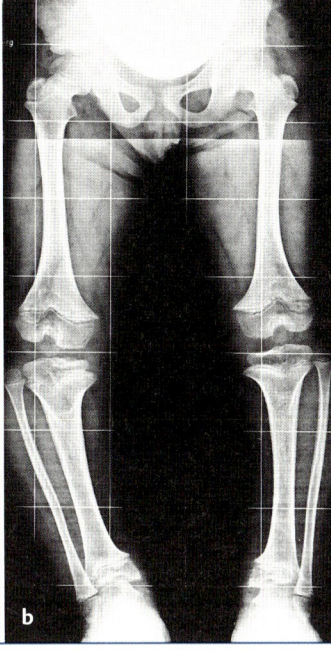
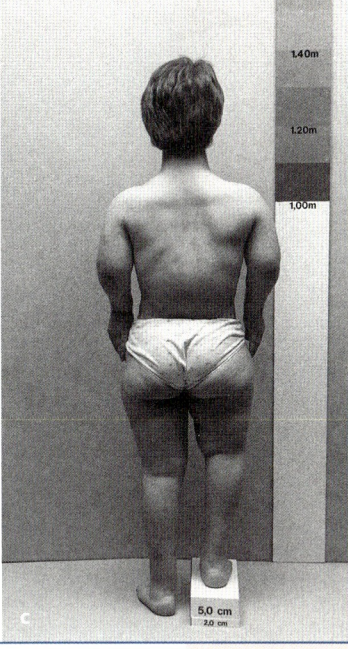

a Minderwuchs mit Extremitätenverkürzung.
b Im Röntgenbild Verbreiterung der Epiphysen, Unregelmäßigkeiten der Gelenkkonturen und der Wachstumsfuge.
c Nach Verlängerungsosteotomie zunächst des linken Beines resultiert ein Längengewinn von bis zu 20 cm.

Röntgenologisch finden sich verkürzte, verbogene Diaphysen der langen Röhrenknochen und verbreiterte Epiphysen, das Becken und die Wirbelkörper sind im sagittalen Durchmesser verkürzt, die Wirbelkörper verengen den Spinalkanal.
Die **Therapie** ist symptomatisch und konzentriert sich auf die funktionellen Behinderungen durch die Beinachsendeformität und die thorakolumbale Kyphose. Bei beginnenden Lähmungen sind dekomprimierende und stabilisierende Eingriffe an der Wirbelsäule erforderlich. Bei Körpergrößen unter 150 cm können mit modernen Methoden der operativen Beinverlängerung Längengewinne bis zu 20 cm erreicht werden.

Röntgenologisch: Verkürzte, verbogene Diaphysen und verbreiterte Epiphysen, Becken und Wirbelkörper sind im sagittalen Durchmesser verkürzt, Letztere verengen den Spinalkanal.

Die **Therapie** ist symptomatisch und konzentriert sich auf die funktionellen Behinderungen. Bei Körpergrößen unter 150 cm können durch operative Beinverlängerungen Längengewinne erreicht werden.

▶ **Klinischer Fall.** Bei einem 12-jährigen Mädchen mit Achondroplasie besteht bei einer Körpergröße von 113 cm ein disproportionierter Minderwuchs mit Extremitätenverkürzung (Abb. **20.4a**). Im Alter von 8 Jahren finden sich im Röntgenbild die typischen Zeichen der epiphysären Dysplasie mit Verbreiterung der Epiphysen, Unregelmäßigkeiten der Gelenkkonturen und der Wachstumsfuge (Abb. **20.4b**). Wegen des erheblichen Minderwuchses wurde kurz vor Wachstumsabschluss eine Verlängerungsosteotomie im Bereich beider Ober- und Unterschenkel durchgeführt. Damit konnte eine Zunahme der Körpergröße um 20 cm auf nunmehr 145 cm erreicht werden (Abb. **20.4c**).

▶ **Klinischer Fall.**

Weitere Skelettdysplasien

Bei der **Pseudoachondroplasie** ist die Wachstumsstörung im Gegensatz zur Achondroplasie zum Zeitpunkt der Geburt klinisch noch nicht erkennbar. Sie entwickelt sich erst im Kleinkindesalter und bleibt ohne Veränderungen des Gesichtsschädels.
Bei der **spondyloepiphysären Dysplasie** besteht eine bereits bei Geburt sichtbare Wachstumsstörung der Wirbelsäule mit Rumpfverkürzung (ovale Wirbelkörper, Platyspondylie).
Bei der **multiplen epiphysären Dysplasie** bestehen Ossifikationsstörungen mehrerer Epiphysen von unterschiedlichstem Schweregrad. Bei der leichteren Verlaufsform mit autosomal-rezessivem Erbgang (**Typ Ribbing**) sind besonders die Hüftgelenke und die Wirbelsäule betroffen. Bei der schweren Verlaufsform (**Typ Fairbank**) kann es aufgrund der hochgradigen Deformität der Epiphysen frühzeitig zu arthrotischen Veränderungen an den Gelenken (Hüft-, Knie- und Sprunggelenke) kommen.
Bei den autosomal-dominant vererbten **multiplen kartilaginären Exostosen** liegt eine Überschussbildung der Spongiosa im Bereich der Metaphyse zugrunde. Bereits im Kleinkindesalter treten über das gesamte Skelettsystem verteilt zahlreiche Knochenauswüchse von unterschiedlicher Größe auf (Abb. **20.5**). Die Exostosen können

Weitere Skelettdysplasien

Bei der **Pseudoachondroplasie** entwickelt sich die Wachstumsstörung erst im Kleinkindesalter und bleibt ohne Veränderungen des Gesichtsschädels.
Bei der **spondyloepiphysären Dysplasie** besteht eine Störung des Wirbelsäulenwachstums.
Bei der **multiplen epiphysären Dysplasie** finden sich Ossifikationsstörungen mehrerer Epiphysen. Beim **Typ Ribbing** sind Wirbelsäule und Hüftgelenke betroffen. Beim schweren **Typ Fairbank** treten frühzeitig arthrotische Gelenkveränderungen auf.

Bei den autosomal-dominant vererbten **multiplen kartilaginären Exostosen** treten über das gesamte Skelettsystem verteilt zahlreiche epiphysenfugennahe Knochenauswüchse auf (Abb. **20.5**). Sie können maligne entarten.

20 Erkrankungen der Bewegungsorgane

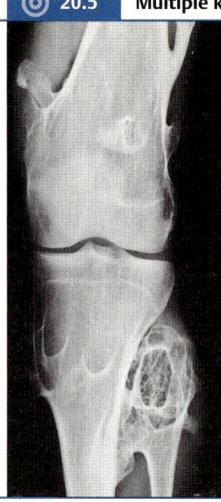

20.5 Multiple kartilaginäre Exostosen bei 17-jährigem Jungen
Derartige Exostosen finden sich in der Nähe von Wachstumsfugen über den ganzen Körper verteilt.

Bei der **Enchondromatose** finden sich Knorpelnester in normalem Knochengewebe, die zu Wachstumsstörungen führen können. Der Befall einer Körperhälfte wird als **Hemichondrodystrophie** (**Morbus Ollier**) bezeichnet. Maligne Entartung ist möglich.

Bei der **fibrösen Dysplasie** treten fibröse Herde in den Markräumen von Röhrenknochen auf, die zu Spontanfrakturen und zunehmender Deformierung, nahe des Hüftgelenks z. B. zu **Coxa vara** (**Hirtenstabdeformität**), führen können. Beim **McCune-Albright-Syndrom** ist sie mit Pubertas praecox und Pigmentanomalien kombiniert.

Die **Neurofibromatose** (von-Recklinghausen-Syndrom, s. S. 729) wird autosomal-dominant vererbt. Neben Neurofibromen können ein **Crus varum congenitum** und eine Unterschenkelpseudarthrose auftreten. Im frühen Kindesalter entwickelt sich eine **Skoliose**.

Die **Osteogenesis imperfecta** (**Glasknochenkrankheit**) ist durch kongenitale Osteoporose mit vermehrter Knochenbrüchigkeit und Minderwuchs gekennzeichnet. Es existieren 7 Formen. Charakteristisch sind blaue Skleren.

▶ **Klinischer Fall.**

maligne entarten (Risiko etwa 2%) und sollten daher nach Wachstumsabschluss kontrolliert werden.

Bei der **Enchondromatose** finden sich bereits im Kleinkindesalter röntgenologisch erkennbare Knorpelnester in normalem Knochengewebe, die zur Schwächung des Knochens und damit zu Wachstumsstörungen und Deformitäten führen können. Der Befall einer Körperhälfte wird als **Hemichondrodystrophie** (**Morbus Ollier**) bezeichnet. Bei ausgeprägten enchondromatösen Läsionen ist eine maligne Entartung möglich.

Bei der **fibrösen Dysplasie** entwickeln sich fibröse Herde in den Markräumen der Röhrenknochen, weshalb die Erkrankung auch den tumorähnlichen Läsionen zugeordnet wird. Im Frühstadium können Schmerzen auftreten. Spontanfrakturen und zunehmende Deformierung sind möglich. Bei hüftgelenknahem Befall kann es zur ausgeprägten **Coxa vara** (**Hirtenstabdeformität**) kommen. Die Erkrankung kann monostotisch, polyostotisch oder zusammen mit Pubertas praecox und Pigmentanomalien (**McCune-Albright-Syndrom**) auftreten. Die Erkrankung kommt jedoch in der Pubertät häufig spontan zum Stillstand.

Die **Neurofibromatose** (von-Recklinghausen-Syndrom, s. S. 729) gehört zu den häufigsten autosomal-dominant vererbten Erkrankungen. Neurofibrome können in allen Organen auftreten. Bereits zum Zeitpunkt der Geburt können eine Varusdeformität des Unterschenkels (**Crus varum congenitum**) und eine u. U. erst später auftretende Unterschenkelpseudoarthrose vorliegen, deren Behandlung durch mangelnde Heilungsfähigkeit im neurofibromatotischen Gewebe äußerst problematisch ist. Eine **Skoliose** entsteht durch den Zusammenbruch neurofibromatotisch veränderter Wirbel im Kindesalter.

Kennzeichen der **Osteogenesis imperfecta** (**Glasknochenkrankheit**) sind Knochenbrüchigkeit bei kongenitaler Osteoporose und Minderwuchs. Derzeit werden 7 Formen mit meist autosomal-dominantem Erbgang und sehr unterschiedlicher Prognose unterschieden. Für mehrere Formen sind die blauen Skleren charakteristisch. Die Frakturen liegen bereits bei Geburt vor oder treten erst mit Beginn der Vertikalisierung auf. Eine Therapie mit Bisphosphonaten kann die Häufigkeit von Knochenbrüchen senken.

▶ **Klinischer Fall.** Ein 14 Monate altes Mädchen zeigt die Charakteristika des Typs I der Osteogenesis imperfecta: blaue Skleren und eine hochgradige Osteoporose. Mit Beginn der Vertikalisierung kommt es durch Ermüdungsbrüche im Bereich beider Oberschenkel zur Varus-Fehlstellung (Abb. **20.6a**). Um die Vertikalisierung des Kindes zu ermöglichen, ist die Ausgradung der Oberschenkelknochen und intramedulläre Schienung durch Teleskopnägel angezeigt, die in diesem Fall bereits im 2. Lebensjahr durchgeführt wurde (Abb. **20.6b**). Nachfolgend ist das Mädchen frei gehfähig. Mit einer – ebenfalls operativ zu versorgenden – Verbiegung im Unterschenkelbereich muss gerechnet werden.

20.6 Osteogenesis imperfecta

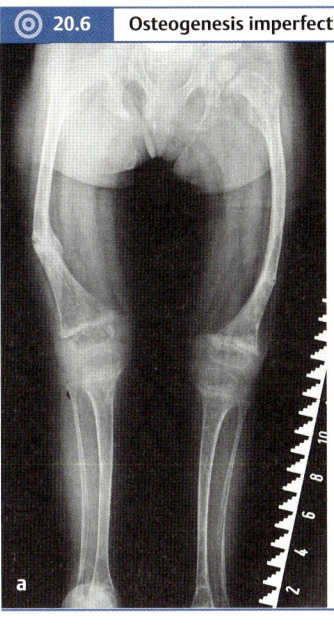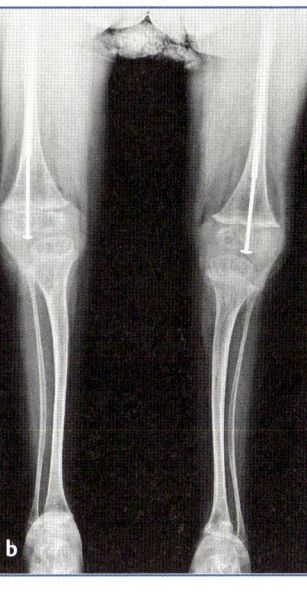

a Varus-Fehlstellung durch Ermüdungsbrüche beider Oberschenkel.
b Z. n. intramedullärer Schienung durch Teleskopnägel.

Dysostosen

▶ **Definition.** Bei den Dysostosen liegen angeborene Entwicklungsstörungen einzelner Knochen in Kombination vor. Somit handelt es sich formalgenetisch um Organdefekte.

Die Dysostosen werden nach ihrer vorwiegenden Lokalisation in 3 Gruppen unterteilt:

- **vorwiegend kraniale und Gesichtsbeteiligung:** Akrozephalosyndaktylie beim Apert-Syndrom, der häufigsten Dysostose mit typischer Schädelform (hohe Stirn, flacher Hinterkopf) aufgrund einer Kraniosynostose und Syndaktylien
- **vorwiegend axiale Beteiligung:** Fehlbildungen im Bereich der Halswirbelsäule, Klippel-Feil-Syndrom: Wirbelfehlbildungen im zervikothorakalen Übergang
- **vorwiegend Extremitätenbeteiligung:** Gliedmaßendefekte, Polydaktylien.

Dystrophien

In dieser Gruppe werden zahlreiche angeborene Skelettsystemerkrankungen zusammengefasst, die auf dem Boden von kongenitalen Störungen des Kohlenhydratstoffwechsels, z. B. bei Mukopolysaccharidosen und Mukolipidosen (s. S. 180), des Kalzium- und Phosphat-, Fett-, Nukleinsäure-, Aminosäure- oder Metallstoffwechsels oder kongenitaler Störungen von Organsystemen, z. B. der Niere (s. S. 400) entstehen.

Fehlentwicklungen des Skeletts

Fehlentwicklungen des Skeletts sind durch exogene Faktoren verursacht und nicht wie die Skelettdysplasien auf eine fehlerhafte Anlage und Entwicklungspotenz von Zellen zurückzuführen. Beispiele für Fehlentwicklungen sind der Klumpfuß (s. S. 678) und die Hüftgelenksdysplasie (s. S. 681).

Angeborene Entwicklungsstörungen des Bindegewebes

Dies sind Erkrankungen, die sich auf eine kollagene Reifungsstörung zurückführen lassen. Klinisch besonders bedeutsam sind das Marfan-Syndrom und das Ehlers-Danlos-Syndrom.
Das **Marfan-Syndrom** (Abb. **20.7a**) ist durch **Herz- und Aortenektasien**, durch **Linsenluxation** (Abb. **20.7c**) und Skelettbeteiligung gekennzeichnet: Es finden sich ein **Hochwuchs** mit disproportionierter Überlänge der Extremitäten und der Phalangen (Abb. **20.7b**), **Brustkorbdeformitäten** sowie eine **Kyphose** bzw. **Skoliose**. Die Skoliose

20.7 Marfan-Syndrom

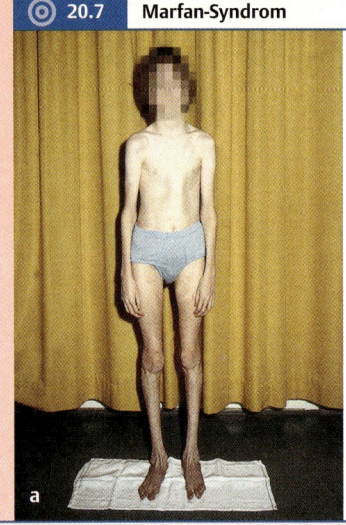
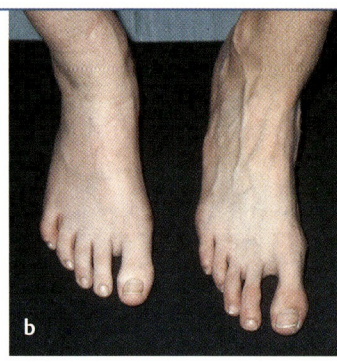
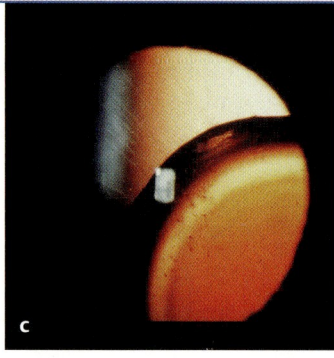

a 9-jähriges Mädchen mit Marfan-Syndrom. Deutliche Langgliedrigkeit der Hände und Füße, angedeutete Hühnerbrust und Subluxatio lentis mit Visusverlust (s. Abb. **20.7**c).
b Fuß eines Kindes mit Marfan-Syndrom im Vergleich mit einem Fuß eines gesunden gleichaltrigen Kindes.
c Subluxatio lentis bei Marfan-Syndrom (mit freundl. Genehmigung von Prof. Ruprecht, Homburg/Saar).

Letztere ist rasch progredient und erfordert eine sorgfältige Beobachtung.

Charakteristika des **Ehlers-Danlos-Syndroms** sind die **Hyperelastizität** und **Verletzbarkeit** der **Haut**, Gefäße mit Blutungsneigung und die **Hypermobilität der Gelenke**. Letztere führt zu **Gelenkinstabilitäten** bzw. **-luxationen**.

Angeborene Muskelerkrankungen

s. S. 701 f.

20.1.3 Erworbene Wachstumsstörungen

▶ **Definition.**

▶ **Merke.**

ist durch rasche Progredienz gekennzeichnet, erfordert eine sorgfältige Beobachtung und evtl. frühzeitige operative Stabilisierung.

Die Charakteristika des **Ehlers-Danlos-Syndroms** sind die **Hyperelastizität** der Haut, die **Verletzbarkeit der Haut und Gefäße** mit Blutungsneigung und die **Hypermobilität der Gelenke**. Auch das Auftreten von **Hernien** weist auf eine Bindegewebsschwäche hin. Zurzeit sind 11 Formen des Ehlers-Danlos-Syndroms mit unterschiedlicher Heredität bekannt. Die orthopädischen Probleme dieser Erkrankung sind die **Skoliose** sowie **Gelenkinstabilitäten** bzw. **-luxationen**.

Angeborene Muskelerkrankungen

s. S. 701 f.

20.1.3 Erworbene Wachstumsstörungen

▶ **Definition.** Generalisiert oder lokalisiert auftretende Störungen des normalen Knochenwachstums, die erst im Verlauf des Kindes- und Jugendalters erworben werden. Da Wachstumszonen auf endogene und exogene Noxen gleich reagieren, ergibt sich bei unterschiedlichster und zum Teil unbekannter Ätiologie der Erkrankungen ein ähnliches klinisches Bild.

Ätiologie und Klassifikation: Erworbene Wachstumsstörungen können **generalisiert** (Minderwuchs oder Hochwuchs) oder lokalisiert auftreten. Minderwuchs ist die Folge metabolischer Störungen, z. B. Störungen des Kalzium- oder Phosphatstoffwechsels, und/oder endokriner Störungen. Hochwuchs tritt dagegen in der Regel ausschließlich bei endokrinen Grunderkrankungen auf. **Lokalisierte Wachstumsstörungen** können durch die unterschiedlichsten endogenen und exogenen Noxen verursacht werden. Ihre Ausprägung ist ausschließlich von der Lokalisation abhängig. Bei **Schäden im metaphysären und diaphysären Bereich** kommt es durch die Störung des periostalen Breitenwachstums zur Verjüngung des Knochens, evtl. auch zu geringfügigen Achsenabweichungen. Bei ausgedehnten Läsionen im Epiphysenbereich, z. B. bei Osteochondrosis dissecans, entstehen Verformungen der Gelenkfläche. Von besonderem Interesse aber sind die Läsionen im Bereich der **Wachstumsfuge:** Je nach Lokalisation wird daraus ausschließlich eine Störung des Längenwachstums oder auch eine zusätzliche Achsenabweichung resultieren.

▶ **Merke.** Jede Schädigung des germinativen Knorpelgewebes in der Wachstumsfuge kann zu Störungen des Längenwachstums und zu Achsenabweichungen führen.

Aseptische Osteochondrosen

▶ **Definition.** Bei Kindern können Durchblutungsstörungen im Epiphysenbereich zu lokalisierten Störungen der Verknöcherungsvorgänge führen (aseptische Osteochondrosen), u. U. mit begleitenden Knochennekrosen. Seltener führen sie auch zu Knorpelnekrosen (Osteochondronekrosen). Die Ursache der Durchblutungsstörung ist meistens unbekannt.

Aseptische Osteochondrosen können **an allen Epiphysen** auftreten. Am häufigsten betroffen sind der Hüftkopf (Morbus Perthes, s. S. 684), die Wirbelkörper (Morbus Scheuermann, s. S. 673), die Tibiaapophyse (Morbus Osgood-Schlatter), das Os naviculare pedis (Morbus Köhler I) und die Femurkondylen (Osteochondrosis dissecans) (Abb. 20.8).

Aseptische Osteochondrosen

▶ **Definition.**

Aseptische Osteochondrosen können **an allen Epiphysen** auftreten. Ihre Lokalisation geht aus Abb. 20.8 hervor. Am häufigsten ist der Hüftkopf (Morbus Perthes) betroffen.

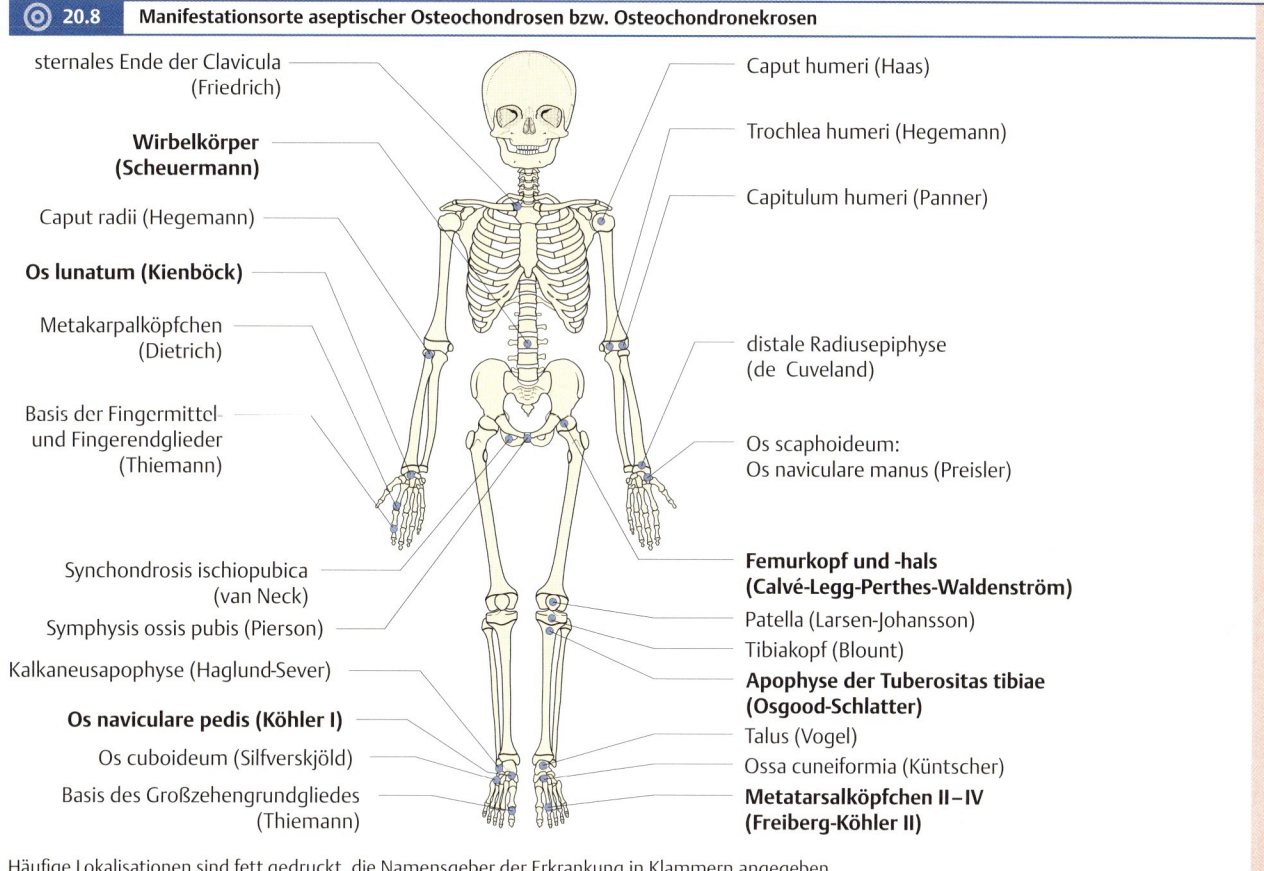

20.8 Manifestationsorte aseptischer Osteochondrosen bzw. Osteochondronekrosen

Häufige Lokalisationen sind fett gedruckt, die Namensgeber der Erkrankung in Klammern angegeben.

Aseptische Osteochondrosen zeigen trotz unterschiedlicher Lokalisation einen gleichartigen Verlauf. Bei geringgradigem Befall der Epiphysen können sie symptomlos verlaufen und ohne jeglichen Defekt ausheilen. Bei stärkerem Befall treten in der betroffenen Region Belastungsschmerzen auf, die häufig als Wachstumsschmerzen gedeutet werden. Bei einer Nekrose des epiphysären Knochens lässt sich röntgenologisch dessen Ab-, Um- und Wiederaufbau verfolgen, der im ungünstigsten Fall mit einer Deformierung der Epiphyse und der Gelenkflächen enden kann (s. S. 684). Je nach Ausdehnung der Veränderungen können die pathologischen Abläufe Monate (Morbus Osgood-Schlatter) bis über 5 Jahre in Anspruch nehmen (Morbus Perthes, Morbus Scheuermann).

Der Verlauf aseptischer Osteochondrosen ist trotz unterschiedlicher Lokalisation gleich. Bei geringgradigem Befall der Epiphysen können sie symptomlos verlaufen und ausheilen, bei stärkerem Befall treten Belastungsschmerzen auf. Eine Nekrose des epiphysären Knochens kann zu Deformierung der Epiphyse und der Gelenkflächen führen. Heilungsverläufe können Monate bis Jahre dauern.

Beinlängendifferenz

Eine Beinlängendifferenz ist im Wachstumsalter ein häufiges Symptom. Im Säuglingsalter ist sie leicht zu übersehen. Darüber hinaus kann es bei Kleinkindern schwierig sein, zwischen der Hyperplasie des einen und der Hypoplasie des gegenseitigen

Beinlängendifferenz

Eine Beinlängendifferenz ist im Kleinkindesalter schwierig zu erkennen. Es wird zwischen **anatomischen** (reellen) und **funktionellen** Beinverkürzungen unterschieden (Abb. 20.9).

20.9 Beinlängendifferenz

Definitionen:
Reelle Beinlängendifferenz = Differenz der anatomischen Beinlänge.
Funktionelle Beinlängendifferenz = Beckenschiefstand bei seitengleicher anatomischer Beinlänge.

Ursachen der reellen Beinlängendifferenz:
- Minderwuchs
- longitudinale und transversale Fehlbildungen
- alte Hüftgelenksluxationen
- Z. n. Hüftkopfnekrose
- Coxa vara
- Z. n. Trauma
- angeborene Unterschenkelpseudarthrose
- fibröse Dysplasie
- Enchondromatose
- Neurofibromatose
- Störungen des Epiphysenwachstums:
  – Epiphysenfrakturen
  – Pyarthros bzw. epiphysäre Osteomyelitis
  – Strahlentherapie
- iatrogen
- idiopathisch
- Hochwuchs:
  – Klippel-Trenaunay-Syndrom
  – Z. n. diaphysärer bzw. metaphysärer Fraktur
  – chronische diaphysäre bzw. metaphysäre Osteomyelitis
  – Hochwuchs verursachende Tumoren, z.B. Osteoidosteom

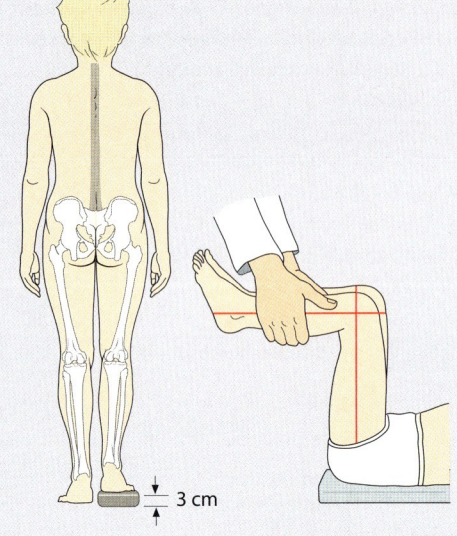

Reelle Beinverkürzung: unterschiedliche anatomische Beinlängen mit ungleichem Beckenstand und Seitverbiegung der Wirbelsäule

Funktionelle Beinverkürzung: gleiche anatomische Beinlänge, aber ungleicher Beckenstand mit Seitverbiegung der Wirbelsäule infolge von Kontrakturen an Hüfte (hier Hüftanspreizkontraktur links), Knie und Fuß

Eine Beinlängendifferenz ist mit Beginn des Kindesalters am besten im Stehen bei Orientierung an den Beckenkämmen zu erkennen und zu vermessen. Das Ausmaß der Verkürzung kann durch Unterlegen von Brettchen bestimmt werden

Beim Kleinkind wird die Untersuchung in Rückenlage mit parallel liegenden Beinen durchgeführt. Eine Verkürzung von Ober- bzw. Unterschenkel ist an einer Verschiebung des Kniegelenkes am verkürzten Bein nach dorsal bzw. distal zu erkennen

---

Letztere entstehen durch Bewegungseinschränkungen im Hüft-Lenden-Bereich im Stehen.

Im Kindesalter sollte jede Beinlängendifferenz von ≥ 0,5 cm ausgeglichen werden, um Sekundärschäden an Hüftgelenken und Wirbelsäule zu vermeiden. Bei Verkürzungen ≤ 5 cm ist der Ausgleich durch Sohlen- und **Absatzerhöhung**, darüber hinaus durch **Orthese** möglich. Alternativ ist ein Ausgleich durch **Verkürzungsosteotomie, Verödungen** oder **Verklammerungen** der kontralateralen Wachstumsfuge, bei einer Längendifferenz von > 5 cm auch durch **Verlängerungsosteotomien** möglich.

20.1.4 Gelenkdeformitäten

▶ Definition.

Beines zu unterscheiden. Beinverkürzungen können **anatomisch** (**reell**) oder **funktionell** bedingt sein (Abb. 20.9). Die Ursache von reellen Beinverkürzungen geht aus Abb. 20.9 hervor, funktionelle Beinverkürzungen entstehen z.B. bei Kontrakturen im Hüft- und Lendenbereich, die beim Gehen und Stehen das Anheben eines normal langen Beines erzwingen (Anspreizkontraktur des Hüftgelenks, Lendenskoliose).
Bei Beinverkürzungen im Kindesalter sollte jede Beinlängendifferenz von 0,5 cm und mehr ausgeglichen werden, um Sekundärschäden an Hüftgelenken und Wirbelsäule (Lumbalskoliose) zu vermeiden. Bei Verkürzungen bis zu 5 cm kann ein Ausgleich durch Sohlen- und **Absatzerhöhung** erfolgen, darüber hinaus durch einen Apparat (**Orthese**). Bei einer Beinlängendifferenz von 3 cm und mehr ist differenzialtherapeutisch der operative Ausgleich zu erwägen. Der sicherste und schnellste Ausgleich kann nach präpubertärem Wachstumsschub durch **Verkürzungsosteotomie** an der längeren Extremität erreicht werden. Diese ist bei einer Längendifferenz von bis zu ca. 5 cm möglich. Im Wachstumsalter kommen **Verödungen** und **Verklammerungen** der Wachstumsfuge infrage, wenn das zu erwartende Längenwachstum der kürzeren Extremität ausreicht, um bei sistierendem Wachstum an der Gegenseite zu einem völligen Ausgleich zu führen. Bei größerer Beinlängendifferenz sind **Verlängerungsosteotomien** indiziert.

20.1.4 Gelenkdeformitäten

▶ Definition. Gelenkdeformitäten sind angeborene (Fehlanlagen) oder erworbene (Fehlentwicklungen) Abweichungen von der normalen Gelenkform.

Fehlanlagen der Gelenke können genetisch bedingt sein (z. B. Achondroplasie), metabolische Ursachen haben (z. B. Hypothyreose) oder durch mechanische Einwirkungen entstehen wie die Hüftgelenksluxation bei intrauteriner Zwangslage (s. S. 681), die häufigste Fehlanlage eines Gelenks. Entscheidend für Erscheinungsbild, Prognose und Therapie ist der Zeitpunkt der Entstehung.

▶ **Merke.** Je früher die Fehlanlage auftritt, umso schwerwiegender sind die Folgen, umso ungünstiger ist die Prognose und umso aufwendiger die Behandlung.

Fehlentwicklungen der Gelenke können infolge unterschiedlichster gelenknaher Schädigungen (Traumen, s. S. 663, oder Infektionen, s. S. 665) auftreten. Die größte klinische Bedeutung haben die Osteochondrosen Morbus Perthes (s. S. 684) und Morbus Scheuermann (s. S. 673).

Fehlanlagen und Fehlentwicklungen der Gelenke können zu Störungen des Gelenkschlusses mit der Folge der **Subluxation** oder **Luxation** führen (z. B. Dysplasie des femoropatellaren Gleitlagers als Ursache der habituellen Patellaluxation). Daraus ergibt sich in der Regel auch eine Überbelastung der Gelenkstrukturen (**präarthrotische Deformität**; Abb. **20.10**). Deren frühzeitige Diagnose ist von großer Bedeutung, da präarthrotische Deformitäten im Kindesalter häufig durch einfache konservative wachstumslenkende Maßnahmen beseitigt oder in ihrer klinischen Relevanz gemindert werden können.

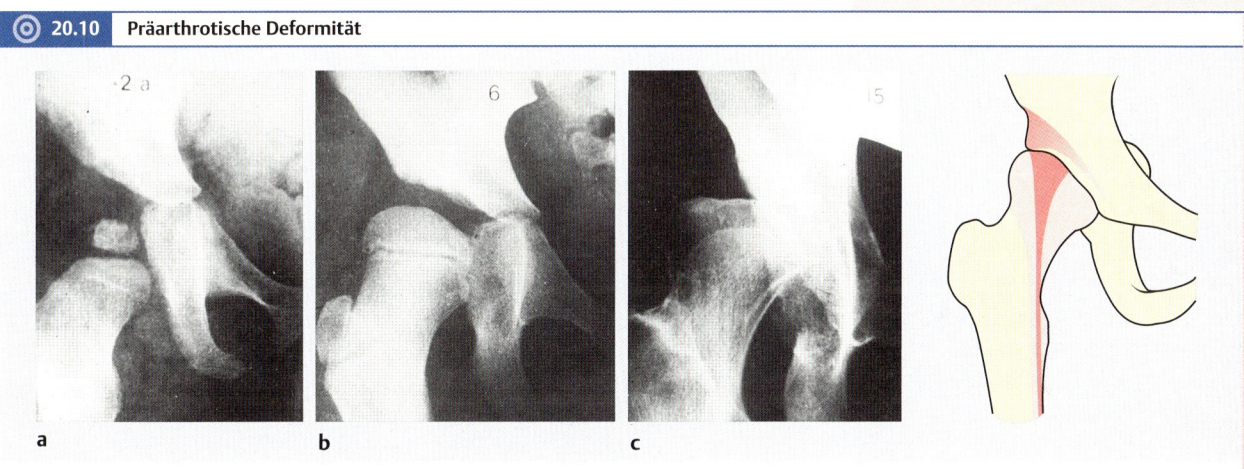

20.10 Präarthrotische Deformität

Die nach konservativer Behandlung einer Hüftgelenksluxation am Ende des 2. Lebensjahres verbliebene Restdysplasie (**a**) führt über eine Pfannendysplasie im 6. Lebensjahr (**b**) zur ausgeprägten präarthrotischen Deformität im 15. Lebensjahr (**c**) mit den röntgenologischen Zeichen der Überlastung: beginnender Gelenkspaltverschmälerung und Pfannendachsklerose (Skizze).

20.1.5 Verletzungen von Knochen und Gelenken

Die Elastizität des Knochens und der Weichteile bedingen die **alterstypische Verletzungen** im Kindes- und Jugendalter:

- Während der **Geburt** kann eine **Klavikulafraktur** auftreten, die durch Prominenz und Krepitation an der Klavikula auffällt. Die Therapie besteht in Lagerung auf der nicht verletzten Seite bis zur Ausheilung nach 2–3 Wochen.
- Im **Kleinkindesalter** ist die **Radiuskopf- bzw. -halsfraktur** die häufigste Verletzung.
- Im **Jugendalter** stehen **Läsionen des Kniegelenks** bei sportlicher Betätigung im Vordergrund.
- Während des **präpubertären Wachstumsschubs** sind die Epiphysenfugen besonders verletzlich. Es kommt daher typischerweise zu **knöchernen Ausrissen an der Wachstumsfuge** oder im Bereich der Apophysen, vor allen Dingen im Bereich des Beckens.

Die **Diagnose** derartiger Verletzungen ist v. a. im Kleinkindesalter **erschwert**, weil sich die Läsionen der knorpeligen, epiphysären Regionen dem röntgenologischen Nachweis entziehen. Seitenvergleichende Röntgenaufnahmen oder die Kernspintomografie sichern die Diagnose.

20 Erkrankungen der Bewegungsorgane

Die **Therapie** ist bei 80–90 % der Frakturen und Gelenkverletzungen im Kindesalter konservativ.

Die **Prognose** wird v. a. von möglichen Wachstumsstörungen der germinativen Zellschicht in der Epiphysenfuge bestimmt. Hier können selbst geringe Läsionen zu schwerwiegenden Verletzungsfolgen führen. Verletzungen ohne Läsion der Wachstumszone haben eine überwiegend gute Prognose.

Spezielle kindliche Frakturen

Frakturen im Kindesalter sind sowohl hinsichtlich des Entstehungsmechanismus als auch der Frakturform und v. a. der Therapie von denen des Erwachsenen abzugrenzen. Von besonderer Bedeutung ist die **Beziehung der Frakturen zu den Wachstumszonen**. Überkreuzt die Fraktur das Stratum germinativum der Epiphysenfuge, können Kallusbrücken mit erheblichen Auswirkungen auf das Wachstum entstehen. Eine weitere Besonderheit kindlicher Frakturen liegt in dem den kindlichen Knochen umgebenden starken Periostmantel. Bleibt dieser bei der Verletzung vollständig oder teilweise intakt, kommt es im Diaphysenbereich zur **Grünholzfraktur** – vergleichbar dem Abknicken eines grünen Zweiges –, im metaphysären Bereich zum **Wulstbruch** (Abb. 20.11). Der kräftige Periostmantel kann die Reposition dislozierter Frakturen erschweren.

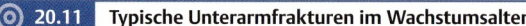

20.11 Typische Unterarmfrakturen im Wachstumsalter

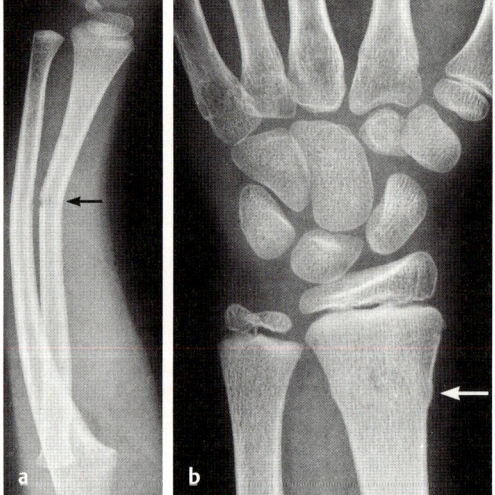

a Die **Grünholzfraktur** entsteht beim Kleinkind im Bereich der Diaphyse. Dabei kommt es zur Knochenknickung, aber nicht vollständigen Durchtrennung des dicken Periostes (vergleichbar der Knickung eines grünen Zweiges).
b Der **Wulstbruch** entsteht in der Metaphyse durch Stauchung der elastischen Spongiosabälkchen.

Verletzungen am Kapsel-Band-Apparat

Sie entstehen durch plötzliche Überdehnung der Strukturen. Dabei kann es zur **Zerrung** (elastische Verformung), **Dehnung** (plastische Verformung) und zur vollständigen **Ruptur** von Kapsel und Bändern kommen.

Bei allen Kapsel-Band-Verletzungen, v. a. bei vollständigen Rupturen, ist an begleitende Gelenkflächenverletzungen zu denken. Diese können sich dem radiologischen Nachweis entziehen, wenn es sich ausschließlich um knorpelige Läsionen handelt (Abscherungen der Gelenkfläche, „Flake-Frakturen"). Gelenkverletzungen bedürfen daher stets einer genauen Abklärung, u. U. mittels Arthroskopie.

Bei ausgedehnten Kapsel-Band-Verletzungen kann insbesondere nach inkonsequenter Behandlung eine Instabilität des Gelenks mit Neigung zu immer wieder auftretenden Mikrotraumatisierungen (Schlottergelenk) oder zu **posttraumatisch rezidivierenden Luxationen**, z. B. des Knie- oder Schultergelenks, auftreten.

Verletzungsfolgen

Als Verletzungsfolgen können am Skelett primäre oder sekundäre Deformitäten auftreten. **Primäre Deformitäten** nach Knochenbruch sind Verkürzungen und/oder Achsenfehler. Grundsätzlich gilt, dass die Möglichkeiten der Spontankorrektur derartiger Deformitäten umso ausgeprägter sind, je größer die Wachstumsreserve ist, d. h. je jünger das Kind zum Zeitpunkt der Verletzung ist. Bei Kindern bis zum

20.1 Erkrankungen und Verletzungen der Haltungs- und Bewegungsorgane

6. Lebensjahr können Achsenabweichungen von 20° in der Frontal- und Sagittalebene ausgeglichen werden (Abb. **20.12**). Jenseits des 10. Lebensjahres ist dagegen auf eine möglichst achsengerechte Reposition von Frakturen zu achten. Torsionsfehler, d.h. Verdrehungen der Gelenkachsen gegeneinander, können sich auch im Kleinkindesalter kaum verwachsen.

Jenseits des 10. Lebensjahres muss die Reposition möglichst achsengerecht erfolgen. Torsionsfehler sind auch im Kleinkindesalter kaum auszugleichen.

Abb. 20.12 Spontankorrektur einer suprakondylären Femurfraktur vom 2. (a) bis 6. Lebensjahr (b)

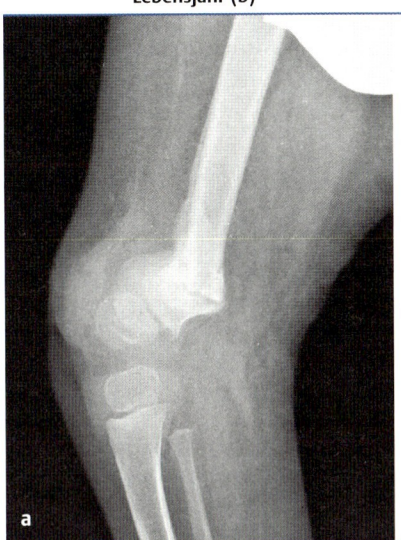
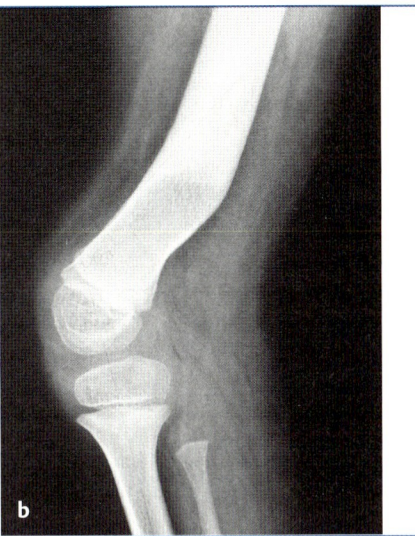

Abb. 20.12

Sekundäre Deformitäten entstehen durch Läsion des Stratum germinativum der Epiphysenfuge. Ist die gesamte Epiphysenfuge betroffen, z.B. nach Stauchung oder Vaskularisationsstörung im Bereich der Epiphysenfuge, kommt es zur Verkürzung der Extremität. Bei partieller Läsion entstehen Achsenfehler, die umso schwerwiegender sind, je jünger die Kinder zum Zeitpunkt der Verletzung waren (Abb. **20.13**).

Sekundäre Deformitäten entstehen durch Läsion des Stratum germinativum der Epiphysenfuge. Ist die gesamte Epiphysenfuge betroffen, entsteht eine Verkürzung, bei partieller Läsion eine Achsenabweichung (Abb. **20.13**).

Abb. 20.13 Sekundäre Deformität nach suprakondylärer Femurfraktur

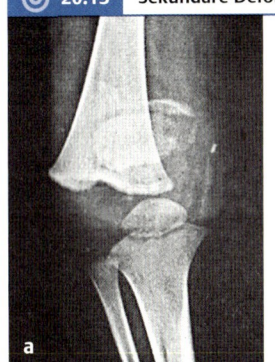
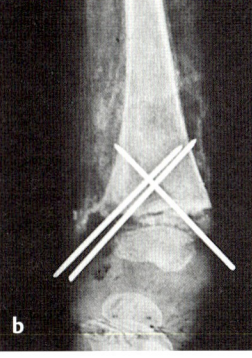
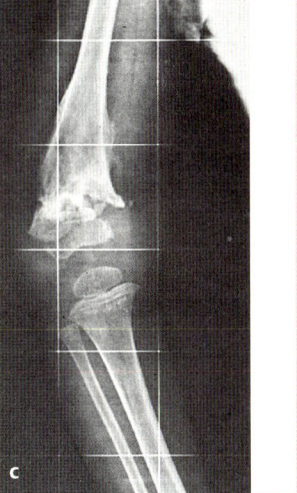

Suprakondyläre Femurfraktur mit Zerreißung der Wachstumsfuge bei einem 18 Monate alten Kleinkind (**a**). Trotz idealer Rekonstruktion (**b**) kommt es wegen einer Läsion der medialen Wachstumsfuge bereits innerhalb eines Jahres zu einem ausgeprägten und korrekturbedürftigen Genu varum (**c**).

20.1.6 Infektionen von Knochen und Gelenken

▶ **Definition.** Die primär im Markraum lokalisierten Knocheninfektionen sind eine Allgemeinerkrankung mit Organmanifestation und werden als **hämatogene Osteomyelitis** bezeichnet. Gelenkinfektionen – **Arthritiden** – können Folge einer Allgemeininfektion oder einer Inokulation von Erregern sein.

▶ **Definition.**

Durch die Antibiotikatherapie sind Knochen- und Gelenkinfektionen im Wachstumsalter selten geworden.

Osteomyelitis

Ätiologie und Pathogenese: Erreger sind überwiegend Streptokokken und Staphylokokken.
Der Verlauf der Osteomyelitis ist altersabhängig (Abb. **20.14**).

Knochen- und Gelenkinfektionen können zu Schädigung der Wachstumszonen und Einsteifung des betroffenen Gelenks führen. Durch die Antibiotikatherapie sind diese Erkrankungen im Wachstumsalter selten geworden.

Osteomyelitis

Ätiologie und Pathogenese: Als Erreger kommen im Kindesalter überwiegend Streptokokken und Staphylokokken infrage.
Da sich das Vaskularisationsmuster des Knochens mit dem Lebensalter ändert, ist auch der Verlauf der Osteomyelitis altersabhängig (Abb. **20.14**).

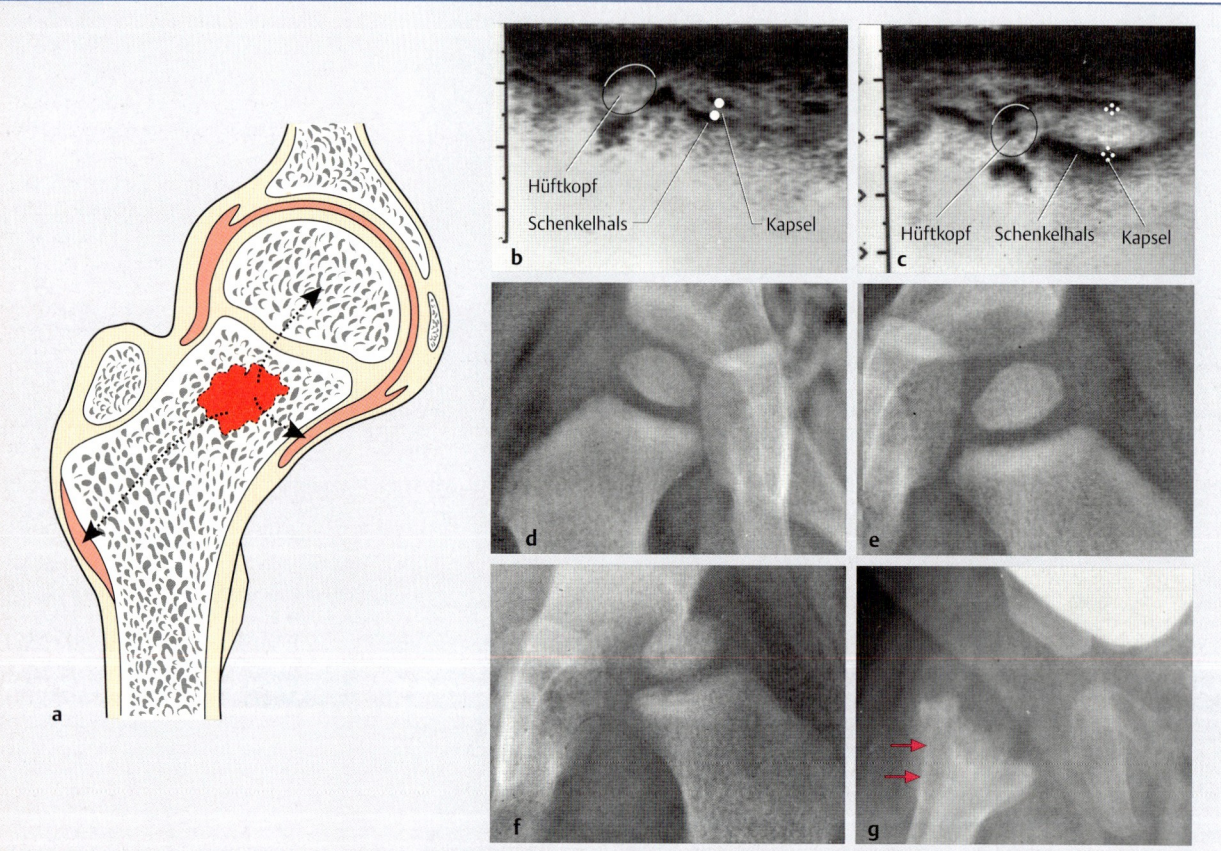

20.14 Pathogenese und Klinik der Osteomyelitis im Wachstumsalter

Bei Säuglingen sind Meta- und Epiphyse vaskulär verbunden, sodass eine direkte Ausbreitung der Infektion in das Gelenk möglich ist. Bei älteren Kindern stellt die Wachstumsfuge eine Barriere dar, die Ausbreitung erfolgt vorwiegend nach subperiostal (subperiostaler Abszess, **g**, durch Pfeile gekennzeichnet) und zum Markraum (Markraumphlegmone). Eine Ausbreitung in das Gelenk ist nur dort möglich, wo die Gelenkkapsel bis zur Metaphyse reicht, z. B. beim Hüftgelenk. Sie führt zum eitrigen Gelenkerguss (Pyarthros), der am Hüftgelenk frühzeitig sonografisch nachzuweisen ist: Das Sonogramm zeigt im Seitenvergleich (rechts = **b**, links = **c**) eine Distension der Gelenkkapsel links (Sternchen), während röntgenologisch zunächst keine auffälligen Veränderungen bestehen (rechts = **d**, links = **e**). Unbehandelt kommt es am linken Hüftgelenk jedoch innerhalb weniger Tage zur Distensionsluxation (**f**).

Bei **Säuglingen** können Bakterien von der Metaphyse über die Epiphyse in das Gelenk eindringen und zum **eitrigen Gelenkerguss (Pyarthros)** führen. Bei Penetration der Kortikalis kommt es zu **periostaler Knochenneubildung** (Abb. **20.14g**).

Bei **älteren Kindern** bleibt die **Infektion** wegen der Unüberwindbarkeit der **avaskulären Epiphysenfuge** in der Regel auf den **metaphysären Bereich beschränkt**. Typisch sind ausgedehnte **Knocheninfarkte**, die als **Sequester** im Zentrum des Entzündungsherdes zurückbleiben und von einer reaktiven Randsklerose (**Totenlade**) umgeben sein können.

Bei **Säuglingen** laufen die terminalen Blutgefäße durch die knorpelige Epiphysenfuge. Die Bakterien können daher von der Metaphyse über die Epiphyse in das Gelenk eindringen und zum **eitrigen Gelenkerguss (Pyarthros)** führen. Die Eiterherde im Knochenmark sind besonders groß. Bei Penetration der Kortikalis kommt es zur Periostabhebung und **periostalen Knochenneubildung** über dem entstehenden Abszess (Abb. **20.14g**).

Bei **Kindern (> 2. Lebensjahr)** dagegen stellt die **avaskuläre Epiphysenfuge** eine unüberwindbare Grenze dar. Die **Infektion** bleibt daher **auf den metaphysären Bereich beschränkt**. Ein Eindringen der Bakterien in das Gelenk ist nur dort möglich, wo die Kapsel den metaphysären Bereich einbezieht, z. B. am Hüftgelenk. Bei Thrombosierung von Venen und Arterien entstehen häufig ausgedehnte **Knocheninfarkte**. Durch Aktivierung der Osteoklasten wird der lebende vom toten Knochen getrennt. Der Knocheninfarkt bleibt dann im Zentrum des Entzündungsherdes als

Sequester zurück. Durch reaktive Knochenneubildung in dieser Region kann das Sequester von einer Randsklerose (sog. **Totenlade**) umgeben sein.

Akute hämatogene Säuglingsosteomyelitis

▶ **Definition.** Eitrige Infektion des Knochenmarks, vorwiegend im metaphysären Bereich, die wegen der Gefäßdurchdringung der Epiphysenfuge auch in die Epiphyse selbst und von dort aus in das Gelenk einbrechen kann. Betroffen ist v. a. die Femurmetaphyse.

Ätiologie und Pathogenese: Häufig gehen der Osteomyelitis Allgemeininfektionen voraus. Bei den Erregern handelt es sich überwiegend um Streptokokken, Pneumokokken und Staphylokokken.

Klinik und Diagnostik: Der Verlauf ist akut mit hohem **Fieber** und **Allgemeinsymptomen**. Es finden sich Entzündungszeichen. Das Röntgenbild zeigt erst 3 Wochen nach Infektion einen pathologischen Befund: eine Auftreibung der Metaphyse, evtl. unter Einbeziehung der Epiphyse. Die Abhebung des Periosts mit Verkalkung imponiert als Periostitis ossificans. Eine frühzeitige Diagnose ist entscheidend, sie gelingt mittels Kernspintomografie (MRT, Abb. **20.15**), am Hüftgelenk auch mittels Sonografie (Abb. **20.14**). Der **Erregernachweis** gelingt aus der Blutkultur oder durch Direktpunktion der befallenen Region.

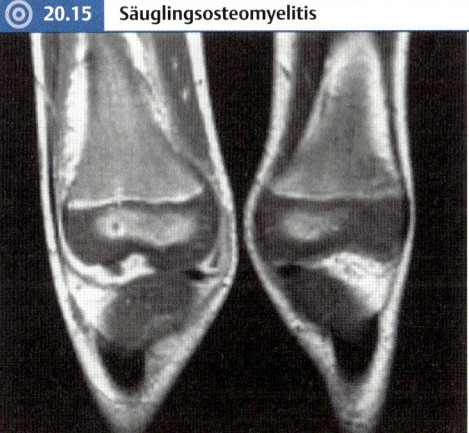

20.15 Säuglingsosteomyelitis

Kernspintomografischer Frühbefund einer Säuglingsosteomyelitis in der distalen Femurepiphyse: Knochenmarködem mit kleiner zentraler Einschmelzung. Ein derartiger Befund ist röntgenologisch nicht zu erkennen.

Therapie und Prognose: Therapie der Wahl ist die parenterale Gabe von Antibiotika und die **Ruhigstellung** der betroffenen Region. Bei Einbruch des Prozesses in ein Gelenk ist die **Spülung** des Gelenks durch Punktion oder Anlage einer **Saug-Dränage** nach **Spülung** erforderlich. Bei frühzeitiger Behandlung ist die Prognose gut. Ist jedoch der Prozess fortgeschritten und hat zur Destruktion der Wachstumsfuge geführt, kann eine erhebliche Wachstumsstörung verbleiben, die regelmäßig Kontrollen und u. U. sekundär rekonstruktive Maßnahmen bis zum Wachstumsabschluss erforderlich macht.

Akute hämatogene Osteomyelitis im Kindesalter

▶ **Definition.** Eitrige Knochenmarkentzündung, die sich wegen der Epiphysenfugenbarriere nach dem 2. Lebensjahr vorwiegend im meta- und diaphysären Bereich ausbreitet.

Pathogenese und Häufigkeit: Diese Osteomyelitis tritt am häufigsten im 8. Lebensjahr nach Allgemeininfektionen auf, bei Jungen häufiger als bei Mädchen. Hauptlokalisationen sind Tibia und Femur.

Klinik und Diagnostik: Wie bei der Osteomyelitis im Säuglingsalter handelt es sich um eine schwere **Allgemeinerkrankung** mit Fieber und Schüttelfrost. Lokal imponieren Rötung, Schwellung und Schmerzen. Das Röntgenbild zeigt u. U. Usuren der

Im Röntgenbild finden sich u. U. Usuren der Kortikalis mit darüber liegenden periostalen Ossifikationen. Kortikalissequester sind häufig. Der gesamte Röhrenknochen kann befallen sein. Die Destruktionen reichen bis an die Epiphysenfugen heran.

▶ **Merke.** Klinisches und Röntgenbild können mit einem Ewing-Sarkom (s. S. 495) verwechselt werden (Abb. 20.16). Eine sorgfältige differenzialdiagnostische Abklärung ist daher erforderlich (→ MRT).

20.16 Akute hämatogene Osteomyelitis im Kindesalter

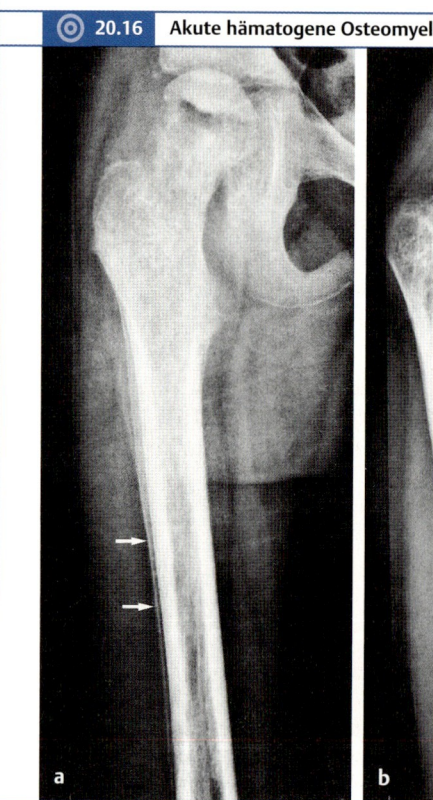
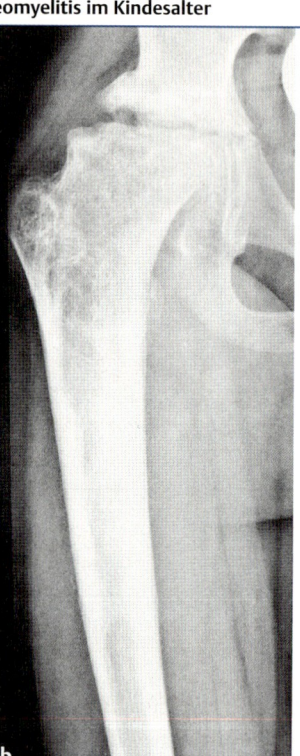

a Akute Osteomyelitis mit periostalen Abhebungen und Ossifikationen (Pfeile).
b Z. n. akuter Osteomyelitis: Hüftkopfnekrose mit Deformierung des Gelenks und Beinverkürzung.

Therapie und Prognose: Im Frühstadium der Erkrankung sind **gezielte Antibiotikatherapie** und **Ruhigstellung** des betroffenen Skelettabschnittes angezeigt. Bei Markphlegmone oder subperiostalem Abszess kann eine **chirurgische Intervention** erforderlich sein. Der Übergang in eine chronische Osteomyelitis ist selten. Die Prognose hängt wesentlich von den Schäden an der Wachstumsfuge ab. Diese können zu bleibenden schweren Deformitäten und Verkürzungen einer Extremität führen.

Chronische Osteomyelitis

▶ **Definition.** Chronische Infektion des Knochens mit Neigung zu Therapieresistenz und Rezidiven.

Die chronische Osteomyelitis kann **primär** oder **sekundär** auftreten. Der Übergang einer akuten hämatogenen Osteomyelitis in eine chronische Form, also eine sekundäre chronische Osteomyelitis endogenen Ursprungs, ist im Wachstumsalter selten. Häufiger ist die sekundär chronische Osteomyelitis (Osteitis) exogenen Ursprungs, die nach Traumen und Operationen auftritt. Merkmal der chronischen Osteomyelitis sind die ausgedehnten Knochenumbauprozesse mit Sklerosierung. Im Bereich der Röhrenknochen entwickelt sich eine ausgeprägte Verdickung der Kortikalis mit dazwischen liegenden nekrotischen Arealen, im metaphysären Bereich als **Brodie-Abszess** bezeichnet. Der Markraum wird zunehmend durch Bindegewebe ausgefüllt. Seltene Formen der chronischen Osteomyelitis sind die **tuberkulöse Osteomyelitis** (häufigste spezifische chronische Knochenentzündung, hervorgerufen durch Mycobacterium tuberculosis) und die **infantile kortikale Hyperostose (Caffey)**. Letztere ist eine nur bei Säuglingen vorkommende Osteopathie mit Hyperostose, die die langen Röhrenknochen, den Unterkiefer, seltener das Schulterblatt, die Schlüsselbeine und die Rippen betrifft.

Eitrige Arthritis

▶ **Definition.** Eitrige Gelenkentzündung, die sowohl endogen im Rahmen einer hämatogenen Osteomyelitis als auch exogen durch Inokulation von Erregern ausgelöst werden kann.

Eine fortgeleitete Gelenkinfektion bei hämatogener Osteomyelitis tritt im Kindesalter vor allen Dingen dort auf, wo die Kapsel den metaphysären Bereich einbezieht, z. B. am Hüft- und Kniegelenk. Bleibt die Entzündung zunächst auf die Synovialis beschränkt, kommt es zum **eitrigen Gelenkerguss (Empyem, Pyarthros)**. Die destruktiven Veränderungen sind in diesem Stadium noch gering. Die **Panarthritis** führt innerhalb kürzester Zeit zu einer ausgeprägten Zerstörung der Gelenkflächen. Diese und die Schrumpfung des Gewebes führen zu einer fibrösen Steife oder knöchernen Ankylose des Gelenks. Als Symptome finden sich die **klassischen Entzündungszeichen** Rötung, Schwellung, Überwärmung und Funktionseinschränkung. Die Diagnostik erfolgt durch Sonografie bzw. MRT und Gelenkpunktion. Beweisend ist die bakteriologische **Untersuchung des Gelenkpunktats**. Die Therapie besteht im Frühstadium in Punktion und Spülung, später in der konsequenten chirurgischen Ausräumung des Herdes mit Entfernung der infizierten Synovialis (Synovialektomie) und Einlegen einer Dränage. Gleichzeitig wird eine hochdosierte Antibiotikatherapie eingeleitet.

20.1.7 Benigne Knochentumoren

Allgemeine Diagnostik

Im Frühstadium eines Tumorbefalls sind die Symptome wenig richtungsweisend. Die wesentlichen Symptome sind zunächst Schwellung und Schmerz. Zahlreiche benigne und maligne Knochentumoren des Wachstumsalters finden sich in **Kniegelenksnähe**. Aus der Altersverteilung und Symptomlokalisation ergeben sich Verdachtsmomente, denen durch ein Röntgenbild nachgegangen werden muss.
Bei einigen Knochentumoren ist der **radiologische Aspekt** typisch, z. B. bei der solitären Knochenzyste und kartilaginären Exostosen. In diesen Fällen kann der Verlauf beobachtet werden. Ist die Diagnose aus dem Röntgenbild allein nicht zu stellen, sind weitere diagnostische Hilfsmittel erforderlich (MRT, Computertomografie, Szintigrafie und Angiografie).
In Zweifelsfällen ist eine Biopsie zur Abklärung der Dignität des Tumors erforderlich. In den meisten Fällen ist eine offene Biopsie angezeigt, um genügend Gewebe für eine aussagefähige Beurteilung durch den Pathologen zu erhalten. Eine Nadelbiopsie ist bei ungünstigen Lokalisationen und speziellen Tumoren möglich.

Osteochondrom

▶ **Synonym.** Osteokartilaginäre Exostose

▶ **Definition.** Das Osteochondrom ist ein metaphysennah wachsender, pilzförmiger Knochentumor mit aufliegender Knorpelkappe. Er ist mit 40 % aller benigner Knochentumoren der häufigste Tumor während des Wachstumsalters und wird meist zufällig in der 2. Lebensdekade entdeckt. Bei der **Exostosenkrankheit** (multiple kartilaginäre Exostosen) handelt es sich um eine erbliche Sonderform (s. S. 657).

Klinik: Die solitären Osteochondrome sind in der Hälfte der Fälle im Bereich der distalen Femurmetaphyse sowie der proximalen Metaphyse von Tibia und Humerus lokalisiert. Die Symptomatik wird meist von der Größe des Tumors bestimmt. Das Risiko einer sarkomatösen Entartung (peripheres Chondrosarkom) ist bei solitären Exostosen sehr gering, aber bei rumpfnaher Lokalisation (Becken, Wirbelsäule, Ska-

sehr gering, aber bei rumpfnaher Lokalisation erhöht.

Diagnostik und Therapie: Im Röntgenbild ist die pilzartige Vorwölbung des Tumors zu erkennen. Bei Funktionseinschränkung wird der Tumor reseziert.

pula) erhöht, bei den multiplen hereditären Exostosen sogar bis 2 %. Eine Größenzunahme ist daher sorgfältig zu beobachten.

Diagnostik und Therapie: Im Röntgenbild ist die pilzartige Vorwölbung des Tumors zu erkennen. Die Therapie besteht in der Entfernung des Tumors, wenn Funktionseinschränkungen vorliegen.

Enchondrom

▶ **Definition.**

Enchondrom

▶ **Definition.** Enchondrome sind gutartige, im Markraum des Knochens liegende Tumoren aus hyalinem Knorpelgewebe. Sie sind mit ca. 20 % die zweithäufigsten Knochentumoren des Kindesalters. Ein Viertel aller Enchondrome tritt während des Wachstums auf.

Klinik: Sie sind häufig an Händen und Füßen lokalisiert. Symptome sind: Auftreibung über dem betroffenen Knochen oder Spontanfraktur.

Diagnostik: Das Röntgenbild zeigt den zentral in den Phalangen gelegenen Tumor als blasige Auftreibung des Knochens (Abb. **20.17**).

Klinik: Etwa die Hälfte der Tumoren liegt in den kurzen Röhrenknochen der Hände und Füße. Symptome sind eine Auftreibung über dem betroffenen Knochen oder eine Spontanfraktur.

Diagnostik: Das Röntgenbild zeigt den zentral in den Phalangen gelegenen Tumor als blasige Auftreibung des Knochens, evtl. mehrfach gekammert und scharf gegenüber den übrigen Knochenstrukturen abgegrenzt (Abb. **20.17**).

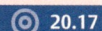

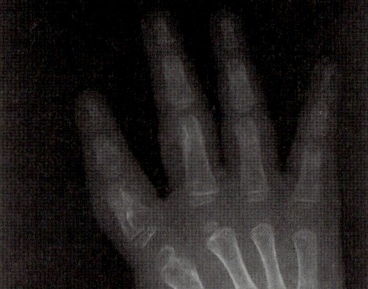

≡ 20.17 Enchondrome der Handknochen

Typischer Befund von Enchondromen in Grund- und Mittelphalanx des Zeigefingers.

Therapie: Asymptomatische solitäre Enchondrome werden kontrolliert. Bei deutlicher Größenzunahme und erhöhter Speicherung im Szintigramm die Exzision im Gesunden.

Therapie: Asymptomatische solitäre Enchondrome erfordern ausschließlich Beobachtung. Bei deutlicher Größenzunahme mit Schmerzen und erhöhter Speicherung im Szintigramm muss der Tumor weit im Gesunden entfernt werden, um die Rezidivquote zu senken.

Osteoidosteom und Osteoblastom

▶ **Definition.**

Osteoidosteom und Osteoblastom

▶ **Definition.** Osteoidosteom und Osteoblastom sind gutartige osteoblastische Tumoren mit zentraler Aufhellungszone (Nidus) im Röntgenbild bzw. MRT, die meistens in der 2. Lebensdekade auftreten. Das Osteoidosteom ist vorwiegend in der Kortikalis lokalisiert und erreicht eine Größe bis 2 cm; das Osteoblastom liegt dagegen im spongiösen Bereich und ist größer.

Klinik: Meist sind die Röhrenknochen (Femur, Tibia, Humerus), seltener die Lendenwirbelsäule betroffen, wo sie zu Skoliose führen können. Symptome sind konstante, häufig nächtliche Schmerzen, die auf Analgetika, speziell Azetylsalizylsäure, ansprechen.

Klinik: Größtenteils ist die Diaphyse oder Metaphyse der Röhrenknochen (Femur, Tibia, Humerus) betroffen. Eine durchaus häufige Lokalisation ist die Lendenwirbelsäule, wo der Tumor zu ausgeprägter Skoliose führen kann. ¾ der Patienten klagen über konstante Schmerzen, die unabhängig von der Funktion, häufig sogar nachts auftreten. Als typisch gilt die Rückbildung des Schmerzes unter Analgetika, speziell Azetylsalizylsäure.

20.18 Osteoidosteom des Schenkelhalses bei 13-jährigem Jungen

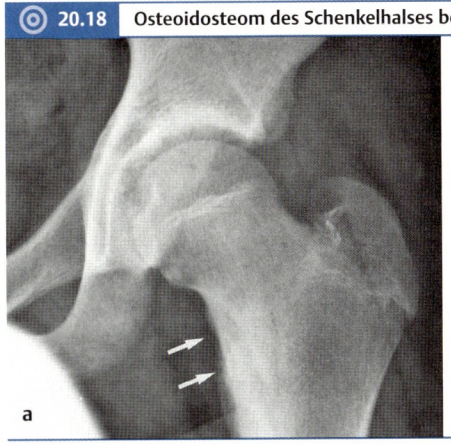
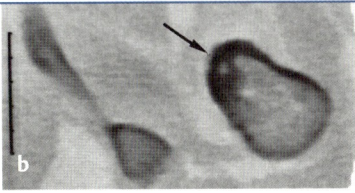
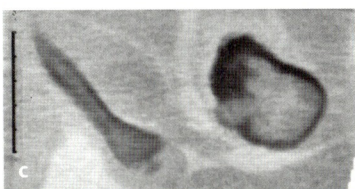

Die a.–p. Röntgenaufahme (**a**) zeigt die ausgeprägte Sklerosierung, das CT (**b**, **c**) ermöglicht die exakte Lokalisation des Nidus (→).

Diagnostik: Die radiologischen Veränderungen sind in der Regel charakteristisch: eine Auftreibung der Kortikalis mit einer etwa 1–2 cm großen, runden Sklerose, in deren Zentrum sich eine kleine Aufhellungszone (Nidus) darstellen lässt (Abb. **20.18a**). Szintigrafisch findet sich eine erheblich vermehrte Speicherung. CT und MRT helfen, den Nidus genau zu lokalisieren (Abb. **20.18b** und **c**).

Therapie: Das Osteoidosteom kann perkutan und computergesteuert durch medikamentöse Verödung des Nidus behandelt werden. Beim Osteoblastom ist in der Regel lediglich Kürettage und Spongiosaauffüllung erforderlich.

Histiozytäres Fibrom

▶ **Synonyme.** Nicht ossifizierendes Fibrom, fibröser Kortikalisdefekt, fibröser metaphysärer Defekt, fibröses Xanthom, histiozytäres Xanthogranulom

Es handelt sich um einen aus fibrösem Gewebe bestehenden Knochentumor als Ausdruck einer lokalen Wachstumsstörung und mit gutartigem Verlauf. Bei 20–30 % aller Kinder zwischen dem 5. und 10. Lebensjahr werden entsprechende Veränderungen gefunden. Der radiologische Befund ist typisch: eine Osteolyse mit schmaler Randsklerose, die eine typische Traubenkonfiguration aufweisen kann (Abb. **20.19**). Eine Therapie ist nur bei großen Tumoren mit der Gefahr von Spontanfrakturen angezeigt.

Diagnostik: Radiologisch findet sich eine Auftreibung der Kortikalis und eine Sklerose mit zentraler Aufhellungszone (Nidus) (Abb. **20.18a**). CT und MRT helfen, den Nidus exakt zu lokalisieren (Abb. **20.18b** und **c**).

Therapie: Das Osteoidosteom kann perkutan und computergesteuert durch Verödung des Nidus behandelt werden. Beim Osteoblastom ist meist nur Kürettage und Spongiosaauffüllung erforderlich.

Histiozytäres Fibrom

▶ **Synonym.**

Es handelt sich um einen aus fibrösem Gewebe bestehenden Knochentumor. Typischer radiologischer Befund ist eine Osteolyse mit schmaler Randsklerose (Abb. **20.19**). Eine Therapie ist nur bei großen Tumoren mit der Gefahr von Spontanfrakturen indiziert.

20.19 Histiozytäres Fibrom der Tibia bei 12-jährigem Mädchen

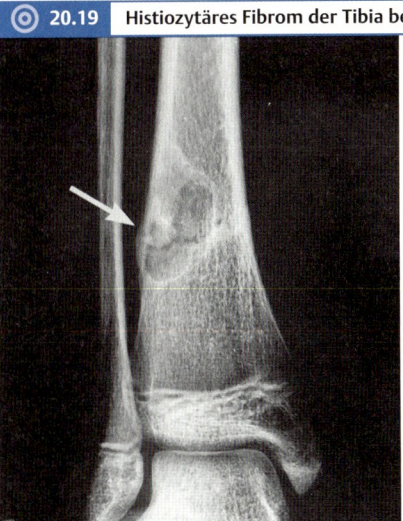
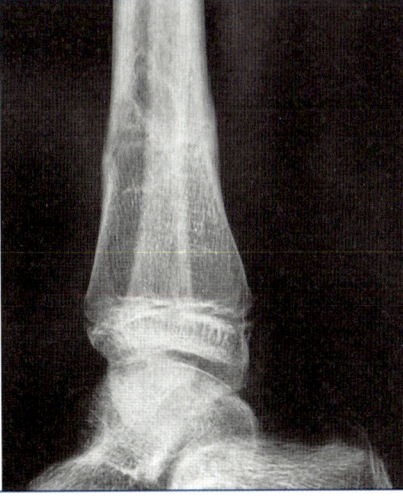

Spontanfraktur im Zentrum des Tumors wegen Kortikalisverdrängung (→).

Solitäre juvenile Knochenzyste

Die solitäre juvenile Knochenzyste tritt meist im proximalen Oberarm- und Oberschenkelbereich während des Wachstumsalters auf. Sie ist mit seröser Flüssigkeit gefüllt, wächst expansiv und wird daher auch den tumorähnlichen Knochenläsionen zugeordnet. Das Röntgenbild ist charakteristisch: Es zeigt eine von einem schmalen sklerotischen Saum umgebene Hohlraumbildung. Die Therapieempfeh-

Solitäre juvenile Knochenzyste

Die solitäre juvenile Knochenzyste tritt meist im proximalen Oberarm- und Oberschenkelbereich während des Wachstumsalters auf. Sie ist mit seröser Flüssigkeit gefüllt und wächst expansiv. Das Röntgenbild ist charakteristisch (Hohlraumbildung mit sklerotischem Randsaum).

20.1.8 Spezielle Erkrankungen an Wirbelsäule und Rumpf

Funktionelle Anatomie der Wirbelsäule

Während des Wachstums unterliegt die Wirbelsäulenform einer großen Schwankungsbreite. In der Phase der Vertikalisierung ist zunächst eine vermehrte Hohlrundung der Lendenwirbelsäule (**Hyperlordose**) auffällig, die mit einer ungenügenden Hüftstreckung korreliert. Die weitere Entwicklung der Wirbelsäulenform wird v.a. von der muskulären Leistungsfähigkeit bestimmt. Das Wachstum der Wirbelsäule endet bei Jungen durchschnittlich mit dem 17., bei Mädchen mit dem 15. Lebensjahr.

Fehlhaltung, Fehlform

Schwächen der muskulären Leistungsfähigkeit, wie sie z.B. bei Kindern mit generalisierter Hypotonie beobachtet werden, führen zur **Fehlhaltung der Wirbelsäule**. Eine Fehlhaltung liegt vor, wenn die Wirbelsäule nicht in ihrer Normalform gehalten werden kann, passiv ein Ausgleich jedoch möglich ist. In Abhängigkeit vom Alter und Entwicklungszustand des Kindes werden verschiedene **Haltungstypen** (Abb. **20.20**) unterschieden, von denen vor allen Dingen der Hohlrücken und der Rundrücken zu bleibenden Funktionsstörungen der Wirbelsäule auch im Erwachsenenalter führen können.

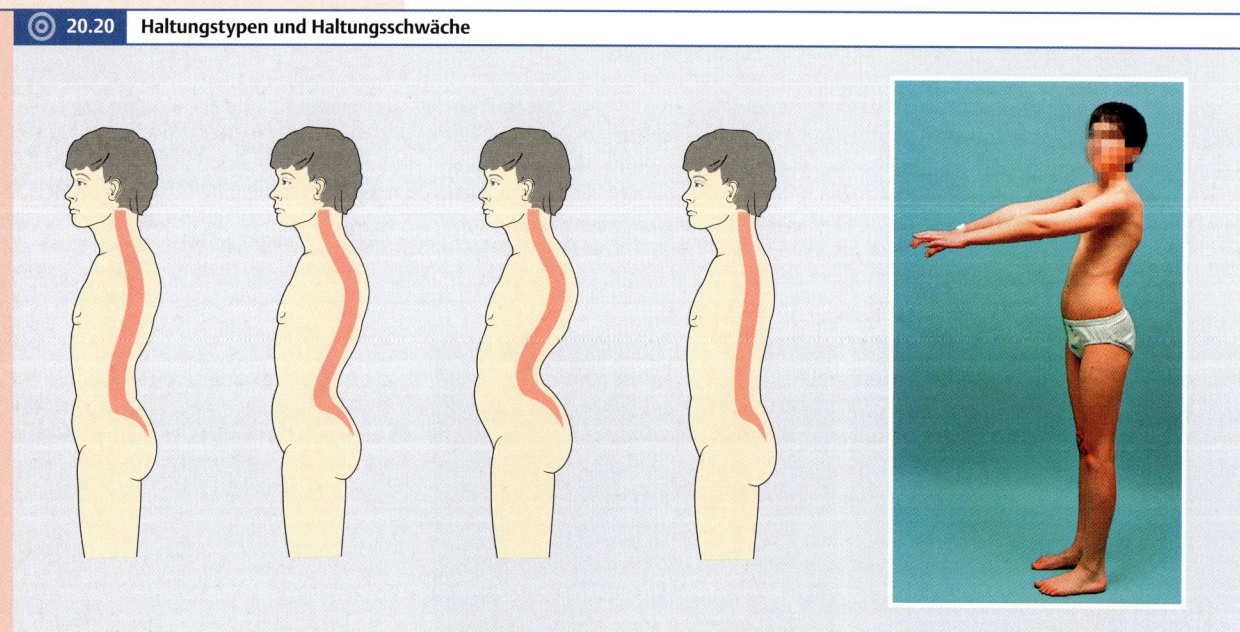

20.20 Haltungstypen und Haltungsschwäche

a Normalrücken   b Rundrücken   c Hohlrundrücken   d Flachrücken   e Haltungstest nach Mathiass

Eine **Haltungsschwäche** liegt vor, wenn Kinder aufrecht stehend mit vorgestreckten Armen innerhalb von 30 Sekunden ihre normale Wirbelsäulenform nicht halten können und in den Hohlrundrücken „abrutschen" (**Haltungstest nach Matthiass, e**).
Beim **Vorschiebeversuch** kniet das zu untersuchende Kind und versucht, durch langsames Vorschieben des Rumpfes mit ausgestreckten Armen auf der Unterlage einen Rundrücken auszugraden. Gelingt dies nicht, liegt nicht nur eine Fehlhaltung, sondern eine **Fehlform** vor.

Bei persistierender Fehlhaltung kommt es durch die Überlastung der Wachstumszonen im Bereich der Wirbelsäule auch zu strukturellen Veränderungen und damit zur **Fehlform**. Das Ziel jeglicher Bemühungen muss sein, Kinder mit ungünstiger Prognose frühzeitig zu erkennen und geeigneten präventiven Maßnahmen (Übungsprogramm, evtl. Krankengymnastik) zuzuführen. Eine Haltungsschwäche ist durch den Haltungstest nach Matthiass nachzuweisen (Abb. **20.20**). Die Differenzierung von

Fehlhaltung und Fehlform gelingt durch den Vorschiebeversuch, der eine ungenügende Aufrichtbarkeit der Wirbelsäule beweist.

Kyphose

▶ **Definition.** Dorsal konvexe Fehlform der Wirbelsäule, vorwiegend im Bereich der Brustwirbelsäule als Hyperkyphose, aber auch im Bereich der Lenden- oder Halswirbelsäule als Verlust der Lordose möglich.

Ätiologie und Pathogenese: Eine vermehrte Kyphosierung der Wirbelsäule ist möglich durch
- muskuläre Schwäche (Haltungsschwäche, Fehlhaltung)
- neurologische Grunderkrankungen (infantile Zerebralparese, Poliomyelitis)
- Veränderungen an den Wirbelkörpern (angeborene Segmentierungsstörungen, Z. n. Wirbelkörperosteomyelitis, Tumor oder Trauma).

Klinik: Das Erscheinungsbild ist unverkennbar. Bei Kyphosierung der Brustwirbelsäule entwickelt sich eine kompensatorische Lordose der Hals- und Lendenwirbelsäule. Bei Kyphosierung der Lendenwirbelsäule entsteht ein Flachrücken. Beschwerden werden im Wachstumsalter in der Regel nur bei destruktiven Veränderungen an der Wirbelsäule beklagt; sie treten erst im Erwachsenenalter und dann wegen der erhöhten Beanspruchung meist im Bereich der kompensatorischen Krümmungen auf. Bei stärksten Kyphosierungen (Lähmungskyphosen) kann eine erhebliche Beeinträchtigung der Vitalfunktionen (Lungenfunktion, Magen-Darm-Funktion) durch Kompression der Hohlorgane entstehen.

Therapie: Sie ist v. a. vom Ausmaß der Kyphose abhängig und kann im Extremfall in der operativen Aufrichtung und Fixierung der Wirbelsäule (Spondylodese) bestehen.

Morbus Scheuermann

▶ **Synonyme.** Kyphosis juvenilis deformans, Adoleszentenkyphose

▶ **Definition.** Fehlform der Wirbelsäule mit vermehrter Kyphose im Brustwirbelsäulenbereich oder verminderter Lordose im Lendenwirbelsäulenbereich (lumbaler Scheuermann) durch Wachstumsstörungen an den Deck- und Grundplatten der Wirbelkörper mit Bandscheibenverschmälerung und Keilwirbelbildung.

Ätiologie und Pathogenese: Veränderungen des Morbus Scheuermann werden bei bis zu 30 % der Jugendlichen beobachtet. Ursächlich spielen die Überbeanspruchung der Deck- und Grundplatten bei Fehlhaltung, aber auch die mechanische Beanspruchung bei Leistungssportlern (Turner, Trampolinspringer) eine wesentliche Rolle. Darüber hinaus werden Kollagenstoffwechselstörungen der Wirbelabschlussplatten diskutiert.
Verlauf und Schweregrad der Erkrankung werden vom Einbruch von Bandscheibengewebe in die Deck- und Grundplatten der benachbarten Wirbelkörper bestimmt: es kommt zu persistierenden Dellenbildungen (**Schmorl-Knötchen**) oder Abscherungen des knorpeligen Randwulstenanulus mit den Folgen einer **Keilwirbelbildung**. Im Bereich der Brustwirbelsäule resultiert daraus eine vermehrte Kyphose, im Bereich der Lendenwirbelsäule eine Verminderung der Lordose. Im weiteren Verlauf kommt es zu einer erheblichen Einschränkung oder Aufhebung der Beweglichkeit in den befallenen Bewegungssegmenten. Die klinische Relevanz des Morbus Scheuermann ergibt sich dann aus der Überbeanspruchung der wenigen nicht betroffenen Bewegungssegmente im lumbosakralen Übergang.

Klinik: Die Symptomatik des Morbus Scheuermann wird bestimmt durch die Ausprägung der Veränderungen, die resultierende Deformität und die biomechanischen Auswirkungen auf die gesamte Wirbelsäule. Das führende Symptom ist der **Hohlrundrücken**, bei lumbaler Manifestation besteht eine Entlordosierung der Lendenwirbelsäule als **Flachrücken**. Über bandscheibenbedingte Schmerzen wird im Akutzustand der Erkrankung oder im Erwachsenenalter geklagt.

Diagnostik: Das Röntgenbild zeigt die Kyphose und die charakteristischen Veränderungen an Deck- und Grundplatten der Wirbelkörper (Abb. 20.21).

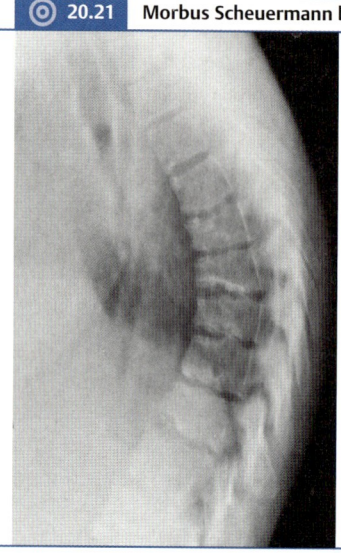

Abb. 20.21 Morbus Scheuermann bei einem 14-jährigen Jungen

Thorakale Kyphose mit Schmorl-Knötchen, unregelmäßiger Kontur der Deck- und Grundplatten sowie Keilwirbeln.

Therapie: Sie besteht im Frühstadium der Erkrankung in **sportlichen Übungen**, v. a. Rückenschwimmen und Gymnastik. Bei deutlicher ausgeprägten Befunden ist gezielte **Krankengymnastik** erforderlich. Eine **Korsettbehandlung** ist bei schweren Kyphosen angezeigt. Die operative Behandlung ist die Ausnahme.

Skoliose

▶ **Definition.** Seitverbiegung der Wirbelsäule mit Torsion und Fixation.

Ätiologie, Pathogenese und Klassifikation: Nach der Ätiologie der Skoliose lassen sich folgende Formen der Skoliose unterscheiden:
- **idiopathisch** (ca. 85 % der Fälle)
- **neuropathisch**, z. B. infantile Zerebralparese
- **myopathisch**, z. B. Muskeldystrophie
- **osteopathisch (Fehlbildungsskoliose)**, z. B. Wirbelfehlbildungen.

Für die Einschätzung der Prognose ist der Zeitpunkt der Skolioseentstehung von wesentlicher Bedeutung. Nach prognostischen Gesichtspunkten werden die Skoliosen daher eingeteilt in
- infantile Skoliosen (bis zum 4. Lebensjahr)
- juvenile Skoliosen (bis zum 10. Lebensjahr)
- adoleszente Skoliosen.

Die Verbiegung der Wirbelsäule geht mit einem Wachstumsrückstand der Wirbelstrukturen auf der Seite der Konkavität einher. Gleichzeitig kommt es zu einer Verdrehung der Wirbelsäule und der Wirbelkörperachse (Torsion), die konvexseitig zu **Rippenbuckel** und **Lendenwulst** führt (Abb. 20.22). Die Progredienz der Deformität korreliert mit der Wachstumsgeschwindigkeit. Skoliosen zeigen insbesondere **im präpubertären Wachstumsschub** eine Tendenz zur schnellen Verschlechterung.

Klinik und Diagnostik: Die **Säuglingsskoliose** ist meist durch einseitige Lagerung bedingt (**Schräglagedeformität**) und hat eine gute Prognose. Die kongenitalen Fehlbildungsskoliosen fallen oft erst nach Vertikalisierung der Kinder im 2. oder 3. Lebensjahr auf.

Die von der Häufigkeit im Vordergrund stehende **idiopathische Skoliose** wird in der Regel um das 10. Lebensjahr diagnostiziert. Sie ist bei Mädchen 4-mal häufiger als bei Jungen. Die Frühdiagnose ist durch den **Vorbeugetest** möglich (Abb. 20.22). Geringe Verdrehungen der Rumpfachse bei der Einschulungsuntersuchung sollten in jedem Fall beobachtet und bei Verschlechterung auch röntgenologisch kontrolliert werden.

20.22 Skoliose

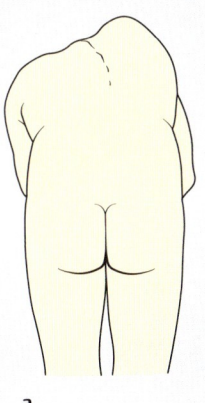 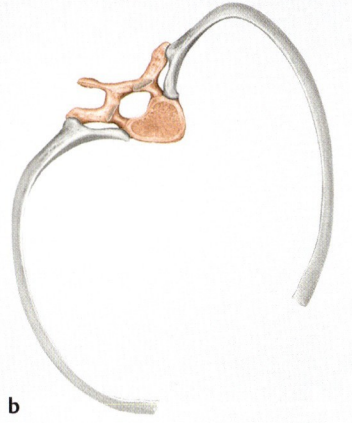 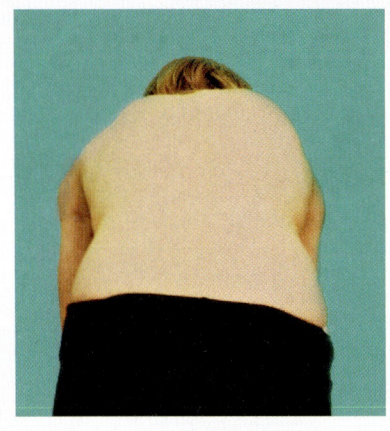

a   b   c

Die Skoliose ist eine Seitverbiegung der Wirbelsäule mit Fixation und Torsion. Die Torsion der Wirbelsäule führt konvexseitig zur Prominenz der dorsalen Rippen (Rippenbuckel) bzw. der Querfortsätze der Lendenwirbelsäule (Lendenwulst). Diese Veränderungen des Rumpfprofils werden beim Vorbeugetest auffällig, noch bevor sich Veränderungen bei der bloßen Betrachtung der Wirbelsäule im Stehen zeigen.

Therapie: Sie ergibt sich aus der Ätiologie, dem Alter des Kindes und dem Ausmaß der Deformität. Neuro- und myopathische Skoliosen sind in der Regel frühzeitig operationspflichtig. Bei idiopathischen Skoliosen werden Krümmungen unter 10° lediglich beobachtet, solche zwischen 10° und 20° können krankengymnastisch behandelt werden. Bei Progredienz ist die Korsett- oder die operative Behandlung angezeigt.

Therapie: Geringgradige Skoliosen werden beobachtet, mittelgradige krankengymnastisch behandelt. Bei Progredienz ist eine Korsett- oder operative Behandlung angezeigt.

Spondylolyse und Spondylolisthese

▶ **Definition.** Die Unterbrechung des Wirbelbogens im Bereich der Interartikularportion wird als Spondylolyse bezeichnet. Dadurch wird die Wirbelsäule instabil: die Wirbelkörper verschieben sich gegeneinander. Es kommt zum Wirbelgleiten (Spondylolisthese).

Ätiologie und Pathogenese: Die Spondylolyse wird vorwiegend im Bereich der unteren Lendenwirbelsäule beobachtet. Sie ist offenbar Ausdruck der vermehrten Beanspruchung dieser Region durch den aufrechten Gang und kommt vorwiegend durch eine Ermüdungsfraktur im Kleinkindesalter zustande. Wird die Stabilität der Wirbelsäule durch die Wirbelbogenstrukturen nicht mehr gewährleistet, kann bei etwa 10 % der betroffenen Kinder eine Spondylolisthese eintreten.

Klinik: Die Entwicklung der Spondylolyse bleibt meistens unbemerkt. Sie wird häufig als Zufallsbefund bei einer Röntgenuntersuchung entdeckt. Der Beginn einer Spondylolisthese geht dagegen häufig mit Schmerzen im lumbosakralen Übergang einher. Bei stärkeren Gleitprozessen mit Traktion an der Dura tritt zusätzlich eine Bewegungseinschränkung der Lendenwirbelsäule auf: Der gesamte Rumpf kann von den Fersen her angehoben werden (**Hüftlendenstreckstarre**, Abb. **20.23**).

Spondylolyse und Spondylolisthese

▶ **Definition.**

Ätiologie und Pathogenese: Eine Spondylolyse wird vorwiegend an der unteren Lendenwirbelsäule (LWS) beobachtet. Hauptursache ist eine Ermüdungsfraktur im Kleinkindesalter. Bei 10 % der betroffenen Kinder kommt es zu Spondylolisthese.

Klinik: Während die Spondylolyse häufig unbemerkt entsteht, treten zu Beginn der Spondylolisthese Schmerzen im lumbosakralen Übergang auf. Bei stärkeren Gleitprozessen und Traktion an der Dura entsteht außerdem eine **Hüftlendenstreckstarre** (Abb. **20.23**).

20.23 Spondylolyse und Spondylolisthese

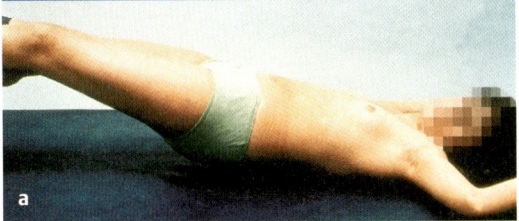 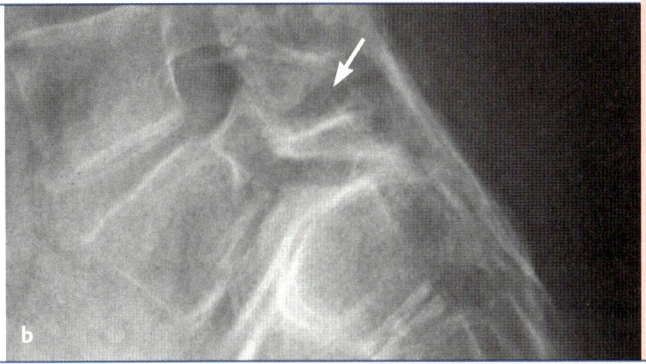

a   b

13-jähriges Mädchen mit Hüftlendenstreckstarre (**a**). Ursache ist eine Spondylolisthese im lumbosakralen Übergang infolge einer Spondylolyse (Pfeil), wie die Seitaufnahme zeigt (**b**).

Diagnostik: Die Spondylolyse ist durch Schrägaufnahmen der Lendenwirbelsäule zu erkennen, die Spondylolisthese auf Seitaufnahmen.

Therapie: Der Zufallsbefund einer Spondylolyse ist ohne Relevanz. Bei Spondylolisthese ist jedoch zumindest eine sorgfältige Beobachtung, ggf. eine Sportkarenz, bei fortschreitendem Gleitprozess auch eine operative Stabilisierung erforderlich. Krankengymnastische Behandlung kann die Spondylolisthese nicht verhindern.

Muskulärer Schiefhals

▶ **Definition.** Fixierte, durch einseitige Verkürzung des Musculus sternocleidomastoideus hervorgerufene Zwangshaltung des Kopfes mit Neigung zur erkrankten und Drehung zur Gegenseite.

Ätiologie und Pathogenese: Die Schiefhaltung des Kopfes kann durch intrauterine Zwangslage, geburtstraumatische Schäden am Musculus sternocleidomastoideus und postnatal durch asymmetrische Entwicklung bei Schräglagedeformität entstehen. Bei persistierender Kopfschiefhaltung kommt es zum Fehlwachstum der Halswirbelsäule, die schließlich eine Korrektur des Schiefhalses nicht mehr erlaubt.

Klinik und Diagnostik: Die Schiefhaltung fällt erst Wochen nach der Geburt auf. Bei persistierender Kopfschiefhaltung kommt es zum Fehlwachstum des Gesichtsschädels (**Gesichtsskoliose**). Der verkürzte Muskel ist als derber Strang zu palpieren.

Differenzialdiagnose: Okuläre und otogene Ursachen der Kopfschiefhaltung sind auszuschließen.

Therapie: Sie besteht vorwiegend in krankengymnastischen Übungsmaßnahmen, bevorzugt auf neurophysiologischer Basis. In wenigen Fällen ist die operative Ablösung des Sternokleidomastoideus erforderlich, die vor Ende des 1. Lebensjahres durchgeführt werden sollte, um eine stärkere Gesichtsskoliose zu vermeiden.

Trichterbrust (Pectus excavatum)

Die Ursache der trichterförmigen Einziehung der vorderen Thoraxwand ist unbekannt. Die Trichterbrust ist im Wesentlichen eine kosmetisch beeinträchtigende Deformität. Der Verlauf ist durch konservative Maßnahmen nicht zu beeinflussen. In schweren Fällen kann bei Nachweis psychischer Beeinträchtigung die vordere Thoraxwand plastisch angehoben werden. Diese Operation sollte um das 12. Lebensjahr durchgeführt werden.

20.1.9 Spezielle Erkrankungen der unteren Extremität

Fußdeformitäten

▶ **Merke.** Das Behandlungsziel bei allen Fußdeformitäten ist der plantigrade Auftritt und die ungestörte Abrollbewegung. Dies setzt eine normale Form des Fußes inklusive der Gewölbekonstruktionen und eine normale Funktion mit freier Beweglichkeit in allen Fußgelenken voraus. Bei Mädchen hat der Fuß nach 1 und bei Jungen nach 1 ½ Jahren bereits die Hälfte seiner endgültigen Größe erreicht. Daraus ergibt sich die Bedeutung der Frühbehandlung aller Fußdeformitäten.

Lagerungsschäden des Fußes

So wie sich bei konsequenter Rückenlage des Säuglings ein abgeflachter Hinterkopf entwickelt, kann sich bei konsequenter Seit- oder Bauchlagerung eine Fußdeformität einstellen. Werden die Beine in Bauchlage nach außen gedreht, resultiert eine **Eversion der Fußachse**, die sich bis in den Unterschenkel fortsetzt. Die außengedrehte Fußachse führt bei Vertikalisierung des Kindes zum **„Charly-Chaplin-Gang"** (Abb. **20.24**).

20.24 Lagerungsschäden des Fußes

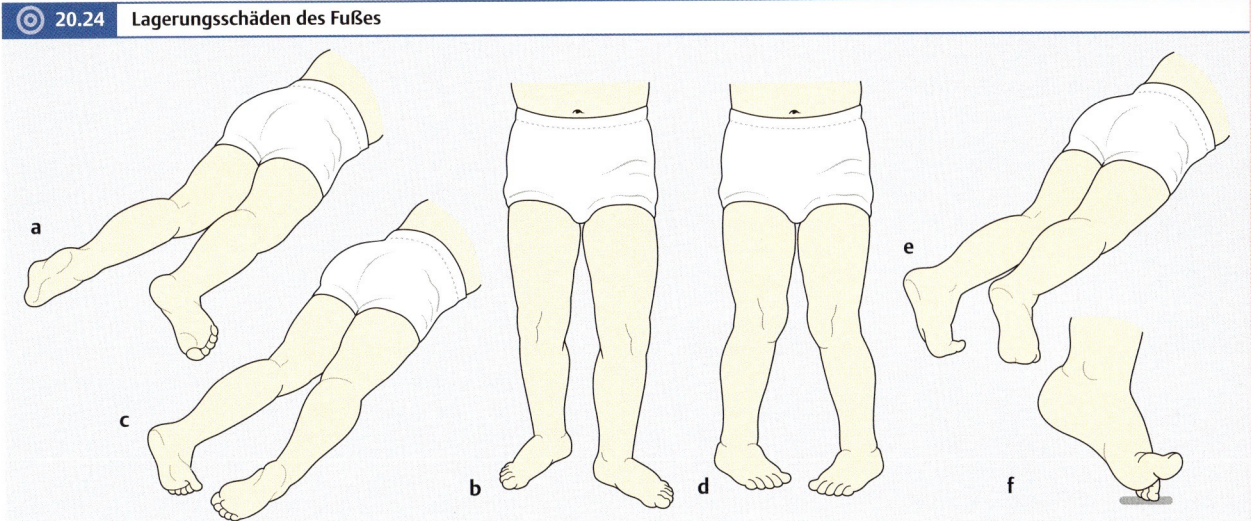

Wegen der großen Wachstumsgeschwindigkeit ist das kindliche Skelett während der ersten Lebensmonate stark verformbar. Bei ausschließlicher Lagerung des Säuglings in einer Position kann der Auflagedruck daher zur Verformung des Skeletts führen. Bei konsequenter Bauchlage mit außengedrehten Beinen (Froschstellung; **a**) zeigen die Kinder mit der Vertikalisierung den **Charly-Chaplin-Gang** (**b**). Die Bauchlagerung mit innengedrehten Beinen (**c**) führt bei Vertikalisierung zum Gang **„über den großen Onkel"** (**d**). Diese Kinder fallen durch ihre Ungeschicklichkeit auf, da sie über ihre Füße stolpern. Werden die Füße genau senkrecht aufgelegt (**e**), verformt sich die Großzehe (Hallux flexus, **„Stupszehe"**), u. U. mit Kontraktur im Grundgelenk (**f**). Ungünstig sind Schräglagen, die zu einer Verziehung des gesamten Rumpfes führen können. Bei Extrembefunden kann das Gehen und schnelle Laufen jahrelang beeinträchtigt sein. Eine Prophylaxe ist z. B. durch Freilagerung der Beine in Schaumgummiringen möglich.

Bei der Mehrzahl der Säuglinge kommt es durch Auflage bei innengedrehten Hüften zu einer **Inversion der Fußachsen**. Mit Vertikalisierung des Kindes wird der Gang über die Großzehe (**„über den großen Onkel"**, „toeing-in") auffällig (Abb. **20.24d**). Bei Auflage des Fußes auf die Großzehe entwickelt sich ein **Hallux flexus** (**„Stupszehe"**, Abb. **20.24f**), der zum Unterschlagen der 2. Zehe (Digitus secundus subductus) und damit zu erschwerter Schuhversorgung führen kann.
Die Prognose der Lagerungsschäden des Fußes ist grundsätzlich gut. Bestehen gegen Ende des 1. Lebensjahres fortgeschrittene Deformitäten, sind ggf. Nachtlagerungsschienen in Korrekturstellung erforderlich.

Sichelfuß

▶ **Definition.** Vermehrte Adduktion des Mittel- und Vorfußes (Abb. **20.25a**).

20.25 Fußdeformitäten

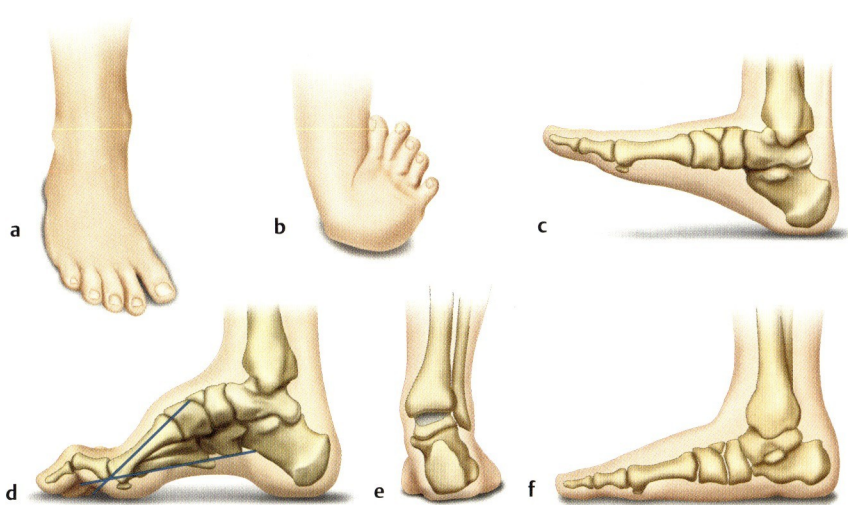

Die Fußdeformitäten werden nach der Stellung des Vor- und Rückfußes sowie der Position des Gesamtfußes zur Knöchelachse eingeteilt.
a Sichelfuß = Adduktion des Vorderfußes.
b Klumpfuß = Adduktion und Supination des Vorderfußes, Varus des Rückfußes, Spitzfuß (Equinus) des Gesamtfußes.
c Hackenfuß = Steilstellung des Rückenfußes.
d Hohlfuß = Steilstellung des Rückenfußes, Steilstellung und Pronation des Vorfußes (Achse von 1. und 5. Metatarsale kreuzen sich).
e Knickfuß = Valgusstellung des Rückfußes.
f Plattfuß = Steilstellung des Sprungbeines, Aufbiegung des Vorfußes.

(aus: Füeßl HS, Middeke M. Duale Reihe Anamnese und Klinische Untersuchung. Thieme; 2010)

Der **kongenitale Sichelfuß** ist selten und weist immer eine begleitende Valgusstellung des Rückfußes (Knickfuß, Abb. **20.25e**) auf. Die Adduktion des Vorfußes ist kontrakt. Der kongenitale Sichelfuß bedarf einer sofortigen Redressionsbehandlung. Davon abzugrenzen ist der **Kletterfuß** mit weicher und passiv völlig ausgradbarer Adduktion des Vorfußes. Er entsteht infolge einer intrauterinen Lage mit angewinkelten Beinen und der Uterusinnenwand anliegenden Füßen und bildet sich spontan zurück. Ein Sichelfuß ohne Rückfußbeteiligung kann sich durch einen Lagerungsschaden entwickeln.

Klumpfuß

▶ **Definition.** Komplexe Fußdeformität mit Verkürzung sämtlicher Sehnen und Kapsel-Band-Strukturen in der dorsomedialen Fußregion. Daraus ergeben sich eine Spitzfußstellung, eine Varusstellung des Rückfußes, eine Hohlfußkomponente und eine Adduktion des Vorfußes (Abb. **20.25b**).

Ätiologie: Meist ist die Ursache unbekannt (**idiopathischer Klumpfuß**); Jungen sind doppelt so häufig betroffen wie Mädchen, bei 50% tritt der Klumpfuß beidseits auf. Selten ist die Deformität auf **neuromuskuläre Erkrankungen** wie Arthrogryposis multiplex congenita oder Myelomeningozele zurückzuführen. Klumpfüße können sich auch als Folge einer **Muskelimbalance während des Wachstumsalters** entwickeln, z.B. bei infantiler Zerebralparese, spastischer Spinalparalyse, Tethered-Cord-Syndrom.

Klinik: Meist ist die Deformität bereits bei Geburt vorhanden. Das klinische Bild ist unverkennbar (Abb. **20.25b**).

Differenzialdiagnose: Abzugrenzen sind Klumpfußhaltungen, die bei intrauteriner Raumenge (z.B. Oligohydramnion) entstehen können.

Therapie: Derzeit hat sich die **Redressionsbehandlung** nach Ponseti durchgesetzt: Der Klumpfuß wird anfänglich redressiert, die verkürzte Achillessehne frühzeitig durchtrennt. Anschließend erfolgt eine evtl. mehrjährige Schienenbehandlung.

Hackenfuß

▶ **Definition.** Fußdeformität mit Steilstellung der Ferse (Abb. **20.25c**).

Durch intrauterine Zwangslage sind **Hackenfußstellungen** bei Geburt häufig. **Kontrakte Hackenfüße** entstehen vorwiegend bei neuromuskulären Erkrankungen mit Ausfall der Wadenmuskulatur. Klinisch imponiert die Steilstellung der Ferse. Hackenfußstellungen sind prognostisch günstig und bedürfen lediglich einer manuell redressierenden Behandlung durch die Mutter. Kontrakte Hackenfüße werden durch altersentsprechende korrigierende Schalenlagerungen und Schuhversorgungen behandelt, nach Abschluss des Wachstums in schweren Fällen auch operativ.

Angeborener Plattfuß

▶ **Definition.** Fußdeformität mit völliger Aufhebung des Fußlängsgewölbes, durch Steilstellung des Talus mit Hochstand des Fersenbeins und Luxation im Talonavikulargelenk (Abb. **20.25f**).

Der angeborene Plattfuß tritt überwiegend bei **neuromuskulären Erkrankungen** wie Myelomeningozele oder Arthrogrypose auf. Wegen des ausgeprägten Sohlenfettgewebes beim Säugling wird die Steilstellung des Talus bei Geburt häufig verkannt. Die Deformität ist prognostisch ungünstig und erfordert eine sofortige Therapie.

Hohlfuß

▶ **Definition.** Fußdeformität mit Verstärkung des Fußlängsgewölbes (Abb. **20.25d**).

Der Hohlfuß entsteht überwiegend infolge neurologischer Erkrankungen, die sich im Kindesalter manifestieren, z.B. peronäale Muskelatrophie Charcot-Marie-Tooth, Friedreich-Ataxie, Tethered-Cord-Syndrom, aber auch posttraumatisch. Die Behandlung erfolgt primär mit korrigierenden Einlagen, bei progredienten Formen sind operative Maßnahmen unumgänglich.

Achsenfehlstellungen

▶ **Definition.** Als **Achsenfehlstellung** bezeichnet man Abweichungen der Bein- bzw. Gelenkachsen von der Normallage, mit den Folgen einer Überbelastung der Skelett- und Gelenkstrukturen. Eine Abweichung der frontalen Kniegelenkachse in die X-(Valgus-)Stellung bezeichnet man als **Genu valgum** (X-Bein), in die O-(Varus-)Stellung als **Genu varum** (O-Bein). Eine Verlagerung der sagittalen Achse nach dorsal (Rekurvation) führt zu einem **Genu recurvatum**, eine Verlagerung nach ventral (Antekurvation) zum **Genu antecurvatum** (Abb. **20.26**).

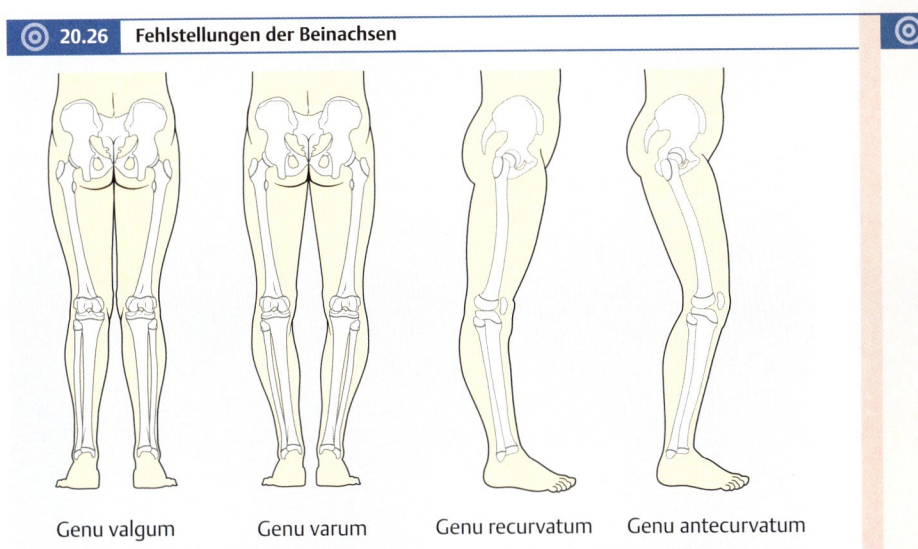

⊚ 20.26 Fehlstellungen der Beinachsen

Genu valgum Genu varum Genu recurvatum Genu antecurvatum

Beim Säugling besteht in der Regel als Formabweichung in der Frontalebene ein O-Bein, das sich nach Vertikalisierung bis zum 4. Lebensjahr in ein **X-Bein** umwandelt (sog. **umwegige Beinachsenentwicklung**). Im weiteren Verlauf kommt es zur Ausgradung der Beinachsen, die endgültig während des präpubertären Wachstumsschubs abgeschlossen wird.

Bei O- und X-Beinen ist die Beurteilung anhand einer Momentaufnahme kaum möglich und eine **Verlaufsbeobachtung** angezeigt. Persistiert die Fehlstellung, ist die korrigierende Schalenlagerung oder sind Schuhzurichtungen erforderlich. Posttraumatische Fehlstellungen müssen konsequent konservativ, in vielen Fällen auch operativ durch Umstellungsosteotomien angegangen werden.

Torsionsfehler

▶ **Definition.** Als Torsionsfehler bezeichnet man eine Verdrehung der Achsen von Hüft-, Knie- und Sprunggelenk.

Zum Zeitpunkt der Geburt ist die Schenkelhalsachse in der Regel gegenüber der Kniegelenkachse nach vorn verdreht (**Antetorsion**). Daraus resultiert nach Vertikalisierung des Kindes zunächst ein Gangbild mit vermehrt nach innen gedrehten Kniegelenken (**Antetorsionssyndrom**, Abb. **20.27**), bei starker Ausprägung auch ein **Kniestolpern**. Im Verlauf von Wachstumsschüben bildet sich die vermehrte Antetorsion auf physiologische Werte zurück (**Detorsionsschübe**).

20.27 Antetorsionssyndrom

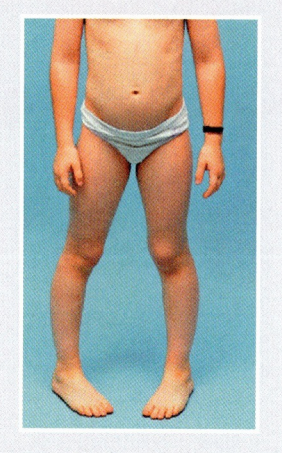

Im Kleinkindesalter ist die Schenkelhalsachse physiologisch vermehrt gegen die Achse der Femurkondylen nach vorn gedreht (Antetorsion, **a**). Daraus resultieren ein vermehrter innenrotatorischer und ein verminderter außenrotatorischer Bewegungsumfang des Hüftgelenks, v. a. in Streckung. Klinisch fallen das Gangbild mit stark nach innen gedrehten Kniegelenken (**b**) und das Sitzen mit nach außen abgewinkelten Unterschenkeln (Najadensitz) auf. Das Antetorsionssyndrom bildet sich in der Regel bis zum Wachstumsabschluss weitgehend zurück und ist daher keine präarthrotische Deformität.

Osteochondrosis dissecans

▶ **Definition.** Aseptische Osteochondrose eines umschriebenen Gelenkflächenareals, die mit der Abstoßung eines Gelenkflächenfragments (Gelenkmaus, Dissekat) unter Hinterlassung eines Gelenkflächendefekts (Mausbett) enden kann.

Ätiologie und Pathogenese: Die Osteochondrosis dissecans kann an fast allen Gelenken des menschlichen Körpers auftreten, bevorzugt im Wachstumsalter, aber auch nach Wachstumsabschluss. Die Ursache ist unbekannt. Dauerbelastungen der Gelenkflächen, z. B. bei Leistungssport, werden angeschuldigt. Die Erkrankung entsteht auf dem Boden einer subchondralen Vaskularisationsstörung. Zu Beginn kommt es zur Demarkierung eines subchondralen Knochenbereichs mit Sklerosierung. Durch Mikrofrakturen im Bereich des Sklerosierungssaums kann sich der Knorpel-Knochen-Bereich aus der Gelenkfläche lösen (**Gelenkmaus, Dissekat, Corpus liberum**). Es bleibt ein von fibrösem Gewebe ausgekleidetes Mausbett zurück, das im weiteren Verlauf durch fortlaufende Umbauten im Bereich der Randzone geglättet wird. Die Umbauten führen jedoch dazu, dass das Gelenkflächenareal aufgebraucht wird. Bei regressiven Veränderungen des Gelenkknorpels entsteht eine Synovialitis.

Klinik und Diagnostik: Im Frühstadium der Erkrankung können ein Bewegungs- und ein lokalisierter Druckschmerz die einzigen Symptome sein. Nach Freisetzung des Dissekats treten u. U. **Gelenkblockierungen** auf. Am Kniegelenk kann das Dissekat gelegentlich im Bereich des oberen Rezessus getastet werden. Richtungsweisend ist das **Röntgenbild** (Abb. **20.28**). Die Vitalität eines Dissekates kann durch die MRT mit Kontrastmittelgabe (Gadolinium) überprüft werden.

Osteochondrosis dissecans

▶ **Definition.**

Ätiologie und Pathogenese: Die Ursache ist unbekannt. Infolge einer subchondralen Vaskularisationsstörung kommt es zur Demarkierung eines subchondralen Knochenbereichs mit Sklerosierung. Nach Mikrofrakturen des Sklerosierungssaums kann sich der Knorpel-Knochen-Bereich als **Dissekat (Gelenkmaus)** aus der Gelenkfläche lösen und einen Gelenkflächendefekt (Mausbett) hinterlassen.

Klinik und Diagnostik: Frühsymptome sind Bewegungs- und lokalisierter Druckschmerz. Nach Freisetzung des Dissekats kommt es u. U. zu **Gelenkblockierungen**. Richtungsweisend ist das **Röntgenbild** (Abb. **20.28**) und die MRT.

20.28 Osteochondrosis dissecans des Kniegelenks bei einem 16-jährigen Jungen

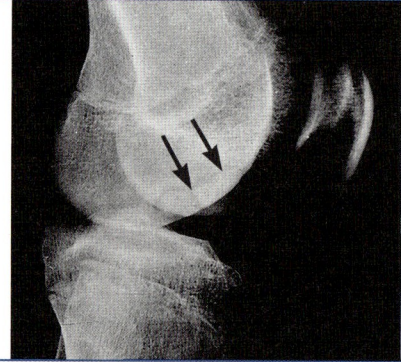
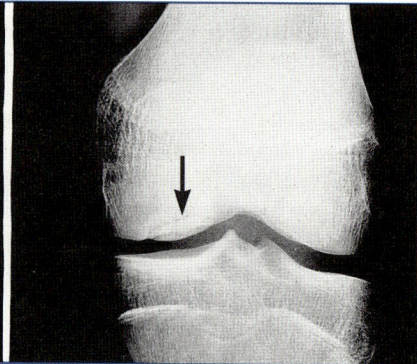

20.1 Erkrankungen und Verletzungen der Haltungs- und Bewegungsorgane

Differenzialdiagnose: Abzugrenzen sind lokalisierte Ossifikationsstörungen in den Epiphysen, die im Kindesalter häufig als Normvariante auftreten.

Therapie: Sie ist vom Alter, von dem betroffenen Gelenk, der Lokalisation der Osteochondrose und dem Stadium der Erkrankung abhängig. Im Kindesalter ist häufig nur eine vorübergehende Entlastung oder Ruhigstellung des Gelenks erforderlich. Eine operative Versorgung ist die Ausnahme.

Patellaluxation

▶ **Definition.** Unvollständige (Subluxation) oder vollständige (Luxation) Störung des Gelenkschlusses zwischen Kniescheibe und Oberschenkelrolle.

Die Verrenkung der Kniescheibe ist im Kindes- und Jugendalter die **häufigste gewohnheitsmäßige (habituelle) Luxation**. Sie entsteht auf dem Boden einer Fehlentwicklung des femoropatellaren Gleitlagers (Dysplasie). Häufig aus banaler Ursache kommt es zur ersten Verrenkung, die noch schwierig zu reponieren ist. Später häufen sich die Luxationen und die Reposition gelingt leicht. Subjektiv besteht eine erhebliche Instabilität des Kniegelenks. Bei jeder Erstluxation ist mit erheblichen Begleitschäden im Kniegelenk zu rechnen, die einer Abklärung durch Arthroskopie bedürfen. Jede weitere Luxation kann zu erheblichen Knorpelschäden im Kniegelenk führen, sodass eine frühzeitige Stabilisierung der Kniescheibe durch operative Maßnahmen angezeigt ist.

Morbus Osgood-Schlatter

▶ **Synonym.** Osteochondrosis deformans juvenilis der Tuberositas tibiae

▶ **Definition.** Osteochondrose der knorpeligen Tuberositas tibiae, die über eine Ossifikationsverzögerung zur verstärkten Verknöcherung und Prominenz der Tuberositas und zur Freisetzung von Knochenpartikeln führen kann.

Klinik und Diagnostik: Meist während des präpubertären Wachstumsschubs kommt es durch mechanische Überlastung der Apophyse zu Ossifikationsstörungen mit stark **druckschmerzhafter Prominenz** an der Tuberositas tibiae. Röntgenologisch findet sich eine verzögerte Verknöcherung an der Apophyse.

Therapie: Die Behandlungsbedürftigkeit ergibt sich aus dem Schmerzbefund. In den meisten Fällen reicht Sportkarenz aus, selten ist eine Ruhigstellung im Gipstutor erforderlich. Die Erkrankung heilt in der Regel folgenlos aus und hinterlässt nur in seltenen Fällen eine knöcherne Prominenz der Tuberositas tibiae oder freie Ossikel.

Hüftgelenksdysplasie und -luxation

▶ **Definition.** Die **Hüftgelenksdysplasie** kennzeichnet Fehlentwicklungen der Hüftform, vor allen Dingen im Bereich der Hüftpfanne (Pfannendysplasie): Das Pfannendach ist flach und steilgestellt. Die **Hüftgelenksluxation** ist eine Komplikation: Da der Hüftkopf in der dysplastischen Hüftpfanne keinen Halt findet, rutscht er durch Muskelzug oder bei Belastung nach hinten oben weg.

Ätiologie und Pathogenese: Ursache der Hüftgelenksdysplasie und somit der Hüftgelenksluxation ist eine **Kombination endogener und exogener Faktoren**. Neben der familiären Disposition scheint die hormonale Konstellation der Schwangeren eine Rolle zu spielen. Sie bewirkt eine Auflockerung des Beckenrings und offenbar bei weiblichen Feten eine vermehrte Lockerung der Hüftgelenkkapsel. Dies erklärt, dass die Hüftgelenksluxation bei Mädchen 7-mal häufiger als bei Jungen vorkommt. Eine Zwangslage in utero als exogener Faktor kann zu einer Verschiebung des Hüftkopfes in der Hüftpfanne führen und so die Hüftgelenksluxation einleiten. Daher wird diese bei der Steißlage 25-mal häufiger als bei Normallagen beobachtet.

20 Erkrankungen der Bewegungsorgane

Zum Zeitpunkt der Geburt ist zunächst oft nur eine **Instabilität des Gelenks** nachweisbar. Diese bildet sich bei 80 % der Neugeborenen spontan zurück, sodass sich das Hüftgelenk normal weiterentwickelt. Kommen jedoch weitere exogene Faktoren hinzu, wie die frühzeitige Wickelung der Hüftgelenke in Streckstellung, drückt der Hüftkopf gegen die noch minderentwickelten knorpeligen Pfannenrandbereiche und es bilden sich sekundäre Pfannendeformitäten. Die Dislokation des Hüftkopfes führt zu Verkürzungen der Muskulatur, die die Reposition erschweren. Bei vollständiger Luxation kann sich die Gelenkkapsel einschlagen und die Einstellung des Hüftkopfes verhindern. Die Behandlung der Hüftgelenksdysplasie und -luxation wird somit umso schwieriger und aufwendiger, je älter die Kinder sind.

Häufigkeit: Die Hüftgelenksdysplasie ist die häufigste angeborene Fehlbildung. Für Deutschland wird eine Inzidenz der Hüftgelenksdysplasie von 2–4 % und der Hüftgelenksluxation von 2‰ angenommen.

Klinik: Bei Neugeborenen ist die **Instabilität des Hüftgelenks** das führende Symptom. Sie lässt sich durch das **Ortolani-Zeichen** (Subluxierbarkeit des Hüftkopfes, Abb. 20.29), überprüfen. Ein vollständiges Aus- und Einrenkphänomen wird als **Barlow-Zeichen** bezeichnet. Auch bei geringer Dezentrierung des Hüftkopfes in der Hüftpfanne entwickelt sich während der ersten Lebenswochen eine **Abspreizhemmung** (Abb. 20.29) am betroffenen Hüftgelenk. Dieses Zeichen muss in jedem Fall zu weiteren Untersuchungen veranlassen. Die **Faltenasymmetrie** dagegen ist ein unsicheres Zeichen. Sie liegt verlässlich nur dann vor, wenn es bereits zur **Hüftgelenksluxation** mit Verkürzung des Oberschenkels gekommen ist.

Diagnostik: Die klinische Untersuchung erfasst nicht alle Fälle von Hüftgelenksdysplasie bzw. -luxation, die Diagnose lässt sich jedoch durch **Kombination von klinischer und sonografischer Untersuchung** frühzeitig stellen. In Deutschland ist ein hüftsonografisches Screening an die Vorsorgeuntersuchung **U3** und für Kinder mit **Risikofaktoren** (Ortolani positiv, Geburt aus Beckenendlage, positive Familienanamnese, andere intrauterine Lagedeformitäten) auch an die U2 gebunden. Eine radiologische Untersuchung ist heutzutage nur noch bei behandlungsbedürftigen Kindern erforderlich. Mit der **sonografischen Untersuchung nach Graf** ist eine Beurteilung der Relation zwischen Hüftkopf und Hüftpfanne sowie der knorpeligen Pfannendachverhältnisse möglich. Graf unterscheidet 4 Grundtypen der Hüftgelenkmorphologie (Tab. 20.3). Qualitative Veränderungen des Knochengewebes können jedoch nicht erkannt werden. Zum Ausschluss von Hüftkopfnekrosen muss daher nach jeder behandelten Hüftgelenksluxation eine abschließende Röntgenuntersuchung durchgeführt werden.

20.3 Sonografische Einteilung der Hüftgelenkstypen (modifiziert nach Graf)

α-Winkel	β-Winkel	Typ	knöcherner Erker qualitativ	knorpeliger Erker qualitativ	Therapieempfehlung
> 60	< 55	I a	eckig	(weit) übergreifend	entfällt
> 60	> 55	I b	stumpf	(kurz) übergreifend	entfällt
50–59	> 55	II a (bis einschl. 3. Lebensmonat)	rund	übergreifend	Kontrolle in der Regel ausreichend
50–59	> 55	II b (nach 3. Lebensmonat)	rund	übergreifend	Abspreizbehandlung
43–49	< 77	II c	rund bis flach	noch übergreifend	Abspreizbehandlung
43–49	> 77	II d	rund bis flach	verdrängt	sichere Fixation
< 43	> 77	III a/III b	flach	verdrängt ohne oder mit Strukturstörung	Reposition/Fixation
< 43	nicht messbar	IV	flach	nach kaudal verdrängt	Reposition/Fixation

Therapie: Die Therapie hängt v. a. vom klinischen und sonografischen Befund und dem Alter des Kindes ab. In Leitlinien sind Empfehlungen für das Vorgehen in Abhängigkeit von klinischem und sonografischem Befund festgehalten (Abb. 20.30). Besteht jenseits der 2.–4. Lebenswoche eine Instabilität des Hüftgelenks, ist eine **Spreizhosenbehandlung** angezeigt. Ist es bereits zur Abspreizhemmung und Kon-

20.29 Klinische und morphologische Befunde bei Hüftgelenksdysplasie und -luxation

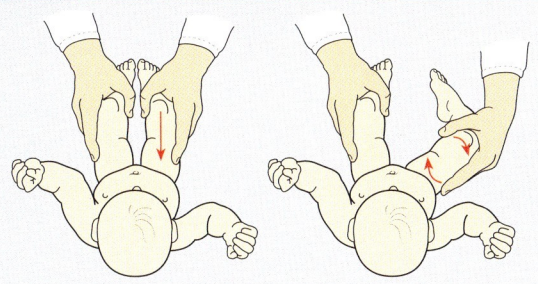
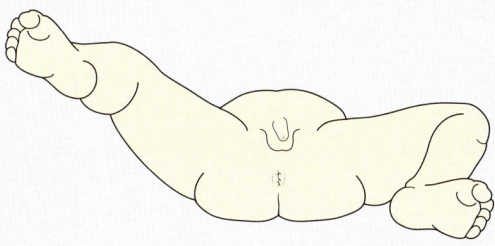

a Die **Instabilitätsuntersuchung** ist vor allem in den ersten 2 Lebenswochen von Bedeutung. Beide Knie- und Hüftgelenke werden 90° gebeugt. Die Stellung des Beinchens, das zunächst nicht untersucht wird, bleibt unverändert. Bei dem zu untersuchenden Bein wird das Kniegelenk so umfasst, dass der Mittelfinger auf dem Trochanter major liegt. In Adduktionsstellung wird ein Dorsalschub ausgeübt. Danach wird die Hüfte abgespreizt und über den Trochanter nach ventral gehebelt. Bei subluxierenden Hüften ist ein Schnappen palpabel (Ortolani-Zeichen positiv).

b Die **Abspreizhemmung** (hier deutliche Abspreizbehinderung rechts) ist für die Früherkennung der Hüftgelenksdysplasie und -luxation ab der 4. Lebenswoche von Bedeutung.

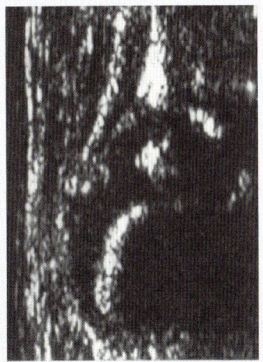
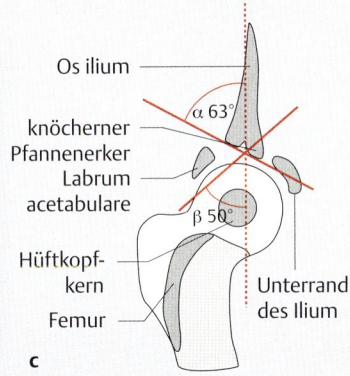
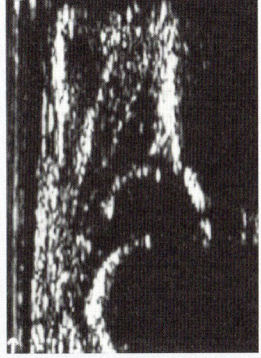
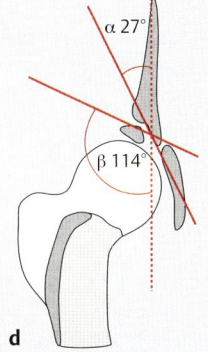

c Gesundes Hüftgelenk eines 4 Monate alten Kindes. Der knöcherne Erker ist eckig. Dahinter kommt es zum Schallschatten. Das knorpelige Pfannendach ist kurz übergreifend angelegt (Schallreflexion am Hüftkopfkern). Der Hüftkopf ist komplett überdacht.

d Hüftgelenksluxation bei einem 3 Monate alten Kind. Der knöcherne Pfannenerker ist flach, das knorpelige Pfannendach, dessen laterale Begrenzung das Labrum acetabulare markiert, überdeckt nur noch partiell den Hüftkopf und ist nach kranial abgedrängt.

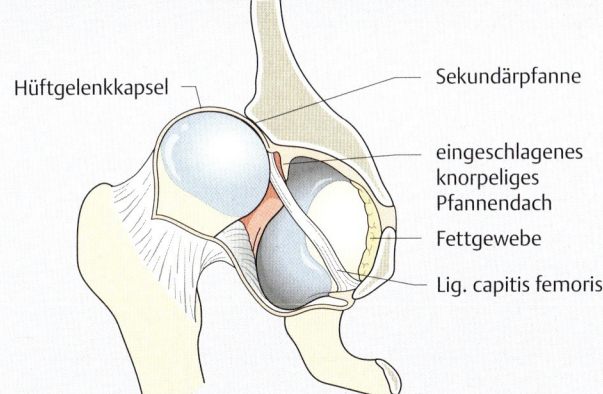

e **Anatomische Skizze** der Hüftgelenksluxation. Es besteht immer eine Abflachung des knöchernen Pfannenerkers (Pfannenerker = knöchernes und knorpeliges Pfannendach). Der nach kranial/dorsal aus der Ursprungspfanne austretende Hüftkopf ist von der Hüftgelenkskapsel überzogen. Die Ursprungspfanne wird durch Fettgewebe und das elongierte Lig. capitis femoris ausgefüllt.

(nach Niethard FU, Pfeil J. Duale Reihe Orthopädie. Thieme; 2005)

traktur gekommen, sind zunächst muskelentspannende Maßnahmen wie **Krankengymnastik**, bei stark ausgeprägten Kontrakturen auch **Traktionsbehandlung** erforderlich, bevor die Reposition des Hüftkopfes erfolgen kann. Die Reposition des Hüftkopfes unter Druck kann nämlich zu einer Durchblutungsstörung der Hüftkopfepiphyse und Hüftkopfnekrose mit persistierender Dysplasie und darüber hinaus zur Beinverkürzung führen. Die **Reposition des Hüftkopfes** kann manuell oder mithilfe von Bandagen oder Apparaten (Pavlik-Bandage, Extensions-Repositions-Gerät) vorgenommen werden. Nachfolgend ist eine **Retention** des eingerenkten Hüftkopfes erforderlich, bis sich die durch die (Sub-)Luxation entstandenen Verände-

Liegt bereits eine Abspreizhemmung und Kontraktur vor, sind zusätzlich muskelentspannende Maßnahmen (**Krankengymnastik, Traktionsbehandlung**) angezeigt. Bei Subluxation und Luxation ist zunächst die **Reposition** des Hüftkopfes erforderlich, die manuell oder mithilfe von Bandagen oder Apparaten erfolgt. Danach muss der Hüftkopf mittels Bandagen oder Schienen **retiniert** werden, bei instabilem Gelenk u. U. mittels

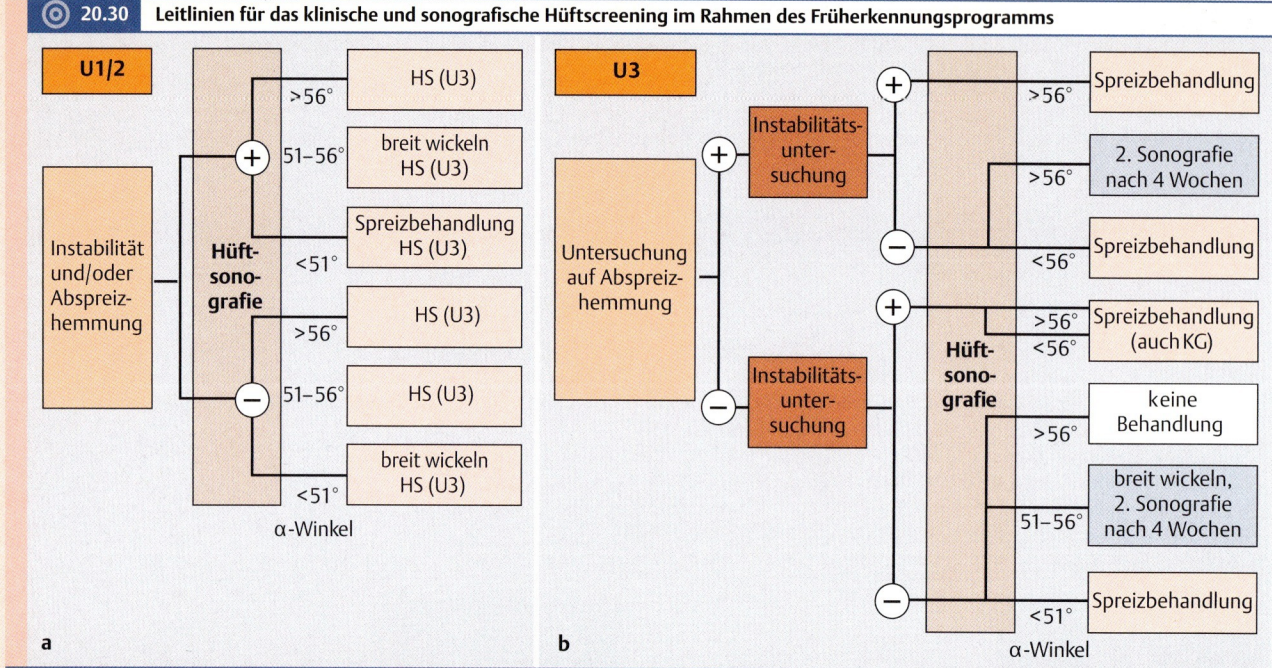

Abb. 20.30 Leitlinien für das klinische und sonografische Hüftscreening im Rahmen des Früherkennungsprogramms

---

Gipsverband, bis sich die Veränderungen an der Hüftpfanne zurückgebildet haben.

Eine **konservative Behandlung** ist mit Abschluss des 2. Lebensjahres nicht mehr sinnvoll. Dann bestehende ausgeprägte Restdysplasien bedürfen einer **operativen Behandlung** – Beckenosteotomie oder Pfannendachplastiken –, um die sekundäre Pfannendysplasie zu beseitigen.

Eine nach Behandlung verbleibende Coxa valga bei normaler Pfannendachkonfiguration ist keine Indikation zur Operation.

Morbus Perthes

▶ **Synonym.**

▶ **Definition.**

Ätiologie: Die Durchblutung des kindlichen Hüftkopfes ist primär kritisch. Die Ursache der Durchblutungsstörung bei Morbus Perthes ist unbekannt.

Pathogenese: Der Morbus Perthes hat einen typischen Verlauf, der von der Ausdehnung der aseptischen Osteochondrose abhängt (Abb. **20.31**). Dem **Initialstadium** (Gelenkspaltverbreiterung) folgen das **Kondensationsstadium** (Verdichtung des Knochenkerns des Hüftkopfes), **Fragmentationsstadium** (Auflösung des Hüftkopfkerns), das **Reparationsstadium** (Wiederaufbau des Hüftkopfkerns) und schließlich das definitive **Ausheilungsstadium**.

---

gen an der Hüftpfanne zurückgebildet haben. Sie kann mittels Pavlik-Bandage oder Abspreizschienen, evtl. Laufschienen durchgeführt werden. Bei instabilen Gelenken ist u. U. eine vorübergehende **Ruhigstellung im Gipsverband** angezeigt. Als Faustregel gilt: die Behandlung dauert etwa zweimal so lang wie das Alter bei Behandlungsbeginn.

Die **konservativen Behandlungsmaßnahmen** greifen im Wesentlichen während des 1., weniger während des 2. Lebensjahres. Eine Restdysplasie nach Abschluss des 2. Lebensjahres wird, wenn sie gering ausgeprägt ist, beobachtet, da die Aussicht auf spontane Normalisierung besteht. Sind die Sekundärveränderungen an der Hüftpfanne ausgeprägt, sind **operative Maßnahmen** indiziert, um das Fortschreiten der Veränderungen zu verhindern. Die sekundäre Pfannendysplasie lässt sich durch **Beckenosteotomien** nach Salter oder **Pfannendachplastiken** beseitigen.

Eine nach Behandlung der Hüftgelenksdysplasie und -luxation verbleibende, vermehrte Steilstellung des Schenkelhalses (Coxa valga) bei normaler Pfannendachkonfiguration ist dagegen keine Indikation für operative Maßnahmen.

Morbus Perthes

▶ **Synonyme.** Morbus Legg-Calvé-Perthes, Osteochondrosis deformans coxae, juvenile Hüftkopfnekrose, idiopathische kindliche Hüftkopfnekrose

▶ **Definition.** Beim Morbus Perthes handelt es sich um eine meist zwischen dem 5. und 7. Lebensjahr auftretende aseptische Osteochondrose (Osteochondronekrose, s. S. 661) der Femurkopfepiphyse.

Ätiologie: Die Durchblutung der Femurkopfepiphyse ist wegen der intraartikulär am oberen Schenkelhalsrand verlaufenden Blutgefäße primär kritisch. Die Ursache der Durchblutungsstörung bei Morbus Perthes ist unbekannt.

Pathogenese: Der Morbus Perthes hat einen typischen Verlauf, der v. a. von der Ausdehnung der aseptischen Osteochondrose abhängig ist und mit Variationen auch bei den anderen Osteochondrosen beobachtet wird (Abb. **20.31**): Mit Beginn der Durchblutungsstörung verzögert sich das Wachstum des Ossifikationskerns des Hüftkopfes, was zu einer Zunahme der Gelenkspaltbreite im Röntgenbild führt (**Initialstadium**). Später kommt es zur Nekrose des Ossifikationskerns, der sich durch Mikrofrakturen verdichtet (**Kondensationsstadium**). Mit fortschreitendem Abbau der Knochenbälkchen bilden sich Lücken im Hüftkopfkern (**Fragmentationsstadium**). Es folgt der Wiederaufbau des Hüftkopfes durch Bildung neuer Knochenbälkchen

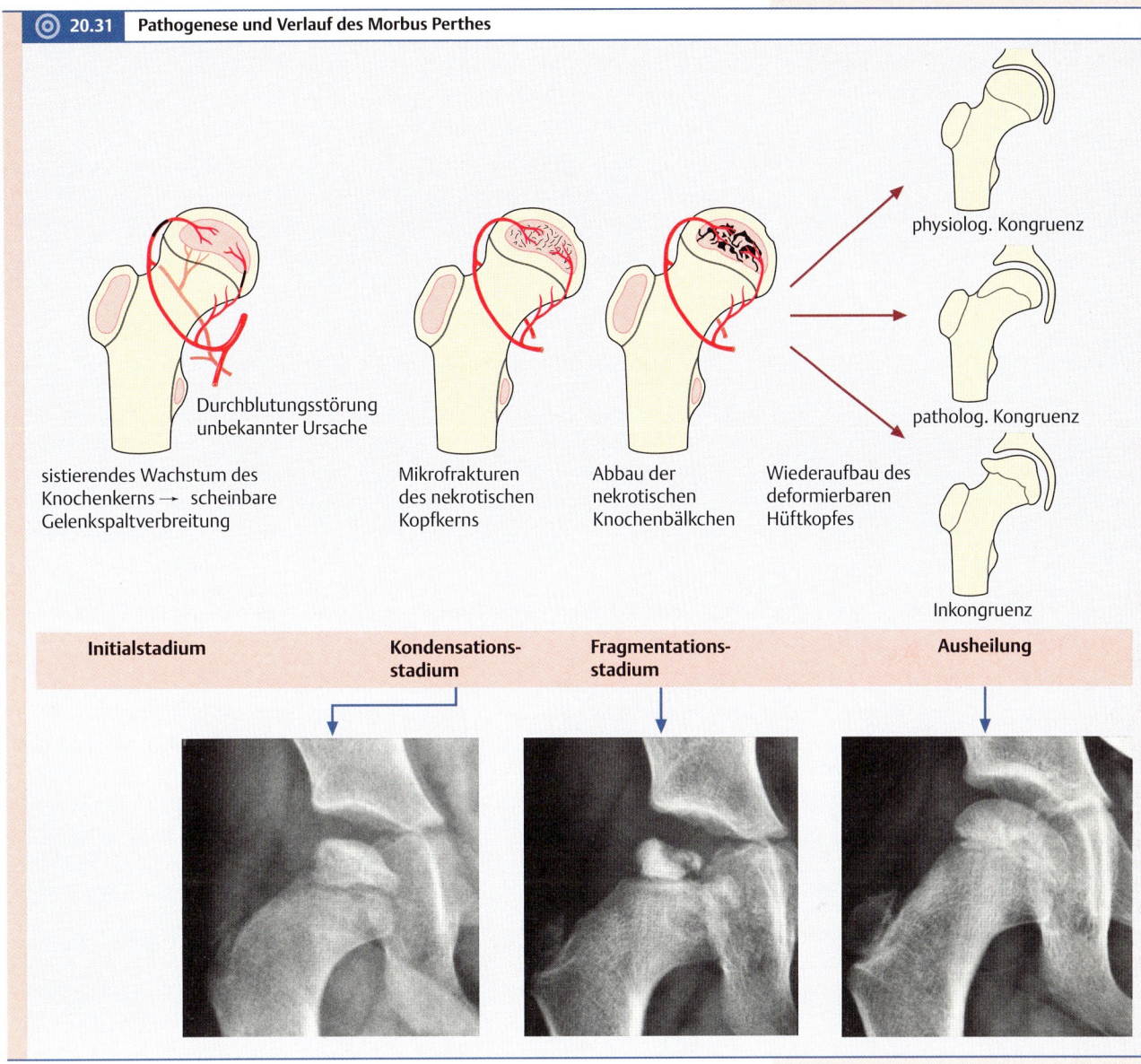

20.31 Pathogenese und Verlauf des Morbus Perthes

(**Reparationsstadium**). Das Reparationsstadium geht schließlich in das definitive **Ausheilungsstadium** über. Während der knöchernen Umbauvorgänge ist die Femurkopfepiphyse vermindert belastungsfähig, sodass die Erkrankung mit Deformität ausheilen kann: Typisch ist eine Abflachung und Vergrößerung des Hüftkopfes (**Coxa plana/magna, Pilzform**). Je nach Ausdehnung der Osteochondrose kann dieser Um- und Aufbauprozess wenige Monate bis mehr als 5 Jahre dauern.

Klinik: Hinken und Schmerzen zunächst häufig im Kniegelenk (!) sind frühe Symptome.

Diagnostik: Die klinische Untersuchung kann bei blanden Verlaufsformen unauffällig sein. Mit zunehmender Ausdehnung des Hüftkopfbefalls kommt es jedoch in der Regel zu einer Bewegungseinschränkung des Hüftgelenks, vorwiegend bei Abduktion und rotatorischen Bewegungen (**positives Viererzeichen**). Die Diagnose wird anhand des **Röntgenbilds** gestellt, aus dem auch das Stadium der Erkrankung ersichtlich ist. Die MRT kann den Frühzustand und Verlauf darstellen, ist aber bislang wenig relevant für die therapeutischen Entscheidungen. Das Sonogramm zeigt den Gelenkerguss.

Differenzialdiagnose: Aufgrund des klinischen Befundes ist v. a. die Coxitis fugax abzugrenzen. Nach einer flüchtigen Hüftgelenksentzündung sollte eine Nachuntersuchung die Entwicklung eines Morbus Perthes ausschließen.

Wegen der verminderten Belastungsfähigkeit kann der Hüftkopf deformieren (**Coxa plana/magna, Pilzform**).

Klinik: Hinken und Knieschmerzen sind frühe Symptome.

Diagnostik: Bei stärkerem Hüftkopfbefall ist eine Einschränkung der Abduktion und der Rotation im Hüftgelenk typisch (**positives Viererzeichen**). Die Diagnose wird anhand des **Röntgenbilds** gestellt, aus dem auch das Stadium der Erkrankung ersichtlich ist.

Differenzialdiagnose: Coxitis fugax.

Therapie: Ziel der Therapie ist es, durch Entlastung des betroffenen Beines (Sportverbot, Stockstützen, evtl. entlastender Apparat) eine Deformierung des Hüftkopfes während der Phase der verminderten Belastbarkeit zu verhindern. Bei eingetretener Deformierung muss die Gelenkkongruenz u. U. durch operative Maßnahmen (Umstellungsosteotomien) wiederhergestellt werden.

Prognose: Die Prognose ist bei Kindern < 4 Jahre sehr gut. Bei Kindern > 8 Jahre, bei ausgeprägter Epiphysenbeteiligung, früher Deformierung mit Subluxation des Hüftkopfes und persistierender Bewegungseinschränkung ist mit arthrotischen Veränderungen im 4. Lebensjahrzehnt zu rechnen.

Coxitis fugax

▶ **Definition.** Flüchtige, abakterielle Hüftgelenkentzündung.

Im Kleinkind- und Kindesalter kommt es im Gefolge von Infektionen v. a. der oberen Luftwege gelegentlich zu einer begleitenden Synovialitis der Hüftgelenke. Die Zusammenhänge sind unklar. Klinisch imponieren Hinken und Bewegungseinschränkung. Sonografisch ist ein Hüftgelenkerguss nachweisbar, der sich innerhalb weniger Tage zurückbildet (flüchtige Entzündung, „Coxitis fugax"). Bei Persistenz der Beschwerden muss ein Morbus Perthes ausgeschlossen werden.

Epiphyseolysis capitis femoris

▶ **Definition.** Dislokation der Hüftkopfepiphyse, v. a. während des präpubertären Wachstumsschubs.

Ätiologie und Pathogenese: Die Epiphysenlösung des Hüftkopfes tritt meist während des präpubertären Wachstumschubs und 3-mal häufiger bei Knaben als bei Mädchen auf. Für die Entstehung sind Wachstumsgeschwindigkeit und hormonale prädisponierende Faktoren (Dystrophia adiposogenitalis, eunuchoider Hochwuchs) von Bedeutung.

Zu Beginn der Erkrankung liegt eine Auflockerung der Epiphysenfuge am Hüftkopf vor (**Epiphyseolysis incipiens**). Nach einmalig vermehrter Belastung, z. B. beim Schulsport, kann die Hüftkopfepiphyse vollständig abrutschen (**Epiphyseolysis capitis femoris acuta**). Daraus resultiert in der Regel eine Störung der Blutversorgung des Hüftkopfes mit hoher Hüftkopfnekroserate. Bei genügender Festigkeit der Epiphysenfuge kann diese langsam auf dem metaphysären Plateau nach hinten unten abrutschen (**Lentaform**). Daraus ergibt sich eine Fehlstellung des Beines in Streckung mit Außenrotation und Adduktion. Starke Dislokationen der Epiphyse führen zur Störung des Gelenkschlusses und sind als **präarthrotische Deformität** aufzufassen. Eine besonders ungünstige Prognose besteht bei begleitender Chondromalazie des Hüftgelenks (Morbus Waldenström). Geringere Dislokationen können folgenlos ausheilen.

Klinik und Diagnostik: Führende Symptome bei beginnender Epiphyseolyse und der Lentaform sind **Schmerzen im Hüft-, aber auch Kniegelenk** sowie der auffällige Konstitutionstyp. Mit eingetretener Dislokation weicht das Hüftgelenk bei Beugung in Außenrotation und Abduktion aus (**positives Drehmann-Zeichen**). Der Befund des akuten Abrutsches entspricht demjenigen einer Schenkelhalsfraktur und ist unverkennbar. Die Dislokation ist häufig nur im axialen Strahlengang (Lauenstein-Aufnahme) zu erkennen (Abb. **20.32b**).

Therapie: Die Behandlung besteht bei der Epiphyseolysis acuta in sofortiger Entlastung des Hüftgelenks, Reposition und Fixation. Bei der Lentaform ist die Therapie abhängig vom Ausmaß der Dislokation. Bei geringerer Dislokation ist lediglich eine Fixation der Epiphyse mit Drahtstiften, bei stärkerer Dislokation eine Korrekturosteotomie zur Wiederherstellung der Hüftkopfpfannenrelation erforderlich.

20.32 Epiphyseolysis capitis femoris

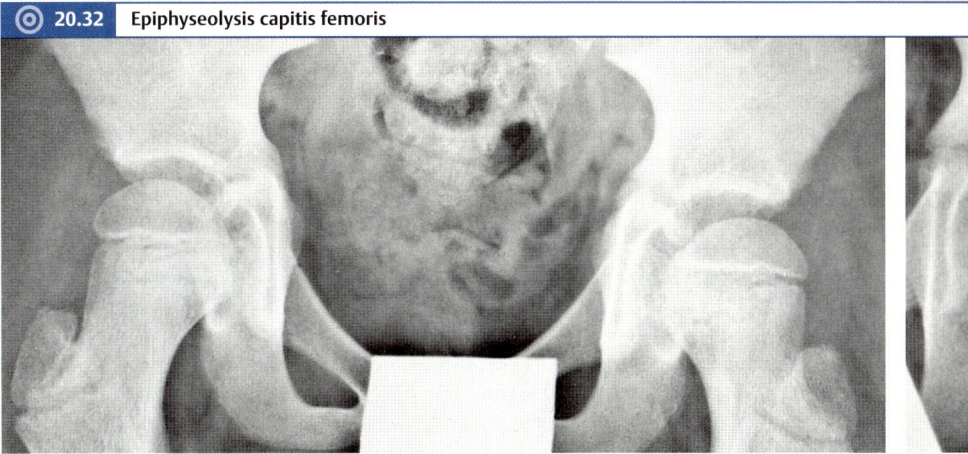

a A.–p. Strahlengang.

b Axialer Strahlengang (Lauenstein-Aufnahme).

▶ **Klinischer Fall.** Ein 10-jähriger Junge kam wegen belastungsabhängiger Schmerzen in der linken Leistenbeuge zur ärztlichen Untersuchung. Es wurde lediglich eine Röntgenaufnahme der Hüftgelenke im a.-p.-Strahlengang angeordnet und für normal befunden (Abb. **20.32a**). Wegen Zunahme der Schmerzen wurde nach 7 Wochen erneut eine Röntgenuntersuchung durchgeführt, sowohl im a.-p. als auch im axialen Strahlengang (Lauenstein-Aufnahme). Die Röntgenaufnahme im a.-p. Strahlengang ist kaum verändert, die Lauenstein-Aufnahme zeigt den deutlichen Abrutsch der Hüftepiphyse nach dorsal (Abb. **20.32b**, Pfeile). Diagnose: Epiphyseolysis capitis femoris.

20.1.10 Spezielle Erkrankungen der oberen Extremität

Ihre Aufgabe als Greiforgane können die oberen Extremitäten nur übernehmen, wenn eine gute Mobilität in allen Gelenken vorliegt. Formabweichungen ohne funktionelle Einbußen sind daher für die oberen Extremitäten weniger bedeutungsvoll. Verkürzungen oder Achsendeviationen können toleriert werden, solange die Funktion der Arme und Hände nicht eingeschränkt ist.

Geburtstraumatische Plexusläsionen

s. S. 114.

Pronatio dolorosa

▶ **Synonym.** Chassaignac-Lähmung

▶ **Definition.** Schmerzhafte Subluxation des Caput radii innerhalb des Ligamentum anulare radii.

Wegen der besonderen Elastizität der Weichteilstrukturen kommt diese Erkrankung vorwiegend im Kleinkindesalter vor. Wenn Kleinkinder beim Spielen oder beim Zurückhalten vor Überqueren einer Straße plötzlich am Arm hochgezogen werden, kann das Caput radii aus dem Ligamentum anulare radii herausschlüpfen und das Ligament sich in das Gelenk einschlagen. Dann liegt eine schmerzhafte Kontraktur des Ellenbogengelenks in Pronationsstellung des Unterarmes vor. Durch vorsichtige Supination des Unterarmes lässt sich die Einklemmung rasch beseitigen. Weitere Maßnahmen sind nicht erforderlich.

20.2 Neuromuskuläre Erkrankungen

▶ **Definition.** Zu den neuromuskulären Erkrankungen (NME) zählen Erkrankungen der Motoneurone in der Medulla oblongata (Bulbärparalyse) bzw. im Rückenmark (spinale Muskelatrophien), Erkrankungen peripherer Nerven (Neuropathien), der Nerv-Muskel-Synapsen (Transmissionsstörungen = neuromuskuläre Überleitungsstörungen) und der Skelettmuskulatur (Myopathien).

Häufigkeit: Die Prävalenz erblicher und erworbener NME beträgt mindestens 1 : 1500.

Ätiologie: Erkrankungen der Motoneurone und peripherer Nerven sind genetisch oder durch Infektion, Autoimmunerkrankung, Toxine, Ischämie oder Trauma bedingt. **Neuromuskuläre Überleitungsstörungen** sind genetisch bedingt oder werden durch Autoimmunprozesse, Antikörpertransfer und Toxine ausgelöst. **Myopathien** entstehen aufgrund von Fehlanlagen oder genetisch determinierten Funktions-, Stoffwechsel- oder Strukturveränderungen der Skelettmuskulatur sowie postnatal durch Infektion, Autoimmun- oder endokrine Erkrankung, Toxine, Ischämie oder Trauma.

Pathogenese: Ausfall oder Schädigung motorischer Vorderhornzellen bzw. peripherer Nerven führen zu kompletter oder partieller Denervierung der Muskelfasern, die atrophieren (**sekundäre Muskelatrophie**) und z. T. ganz ausfallen. Neuromuskuläre Überleitungsstörungen gehen mit verminderter Azetylcholinbildung und/oder -freisetzung sowie verminderter Wirkung am postsynaptischen Azetylcholinrezeptor und **funktionellem Ausfall betroffener Muskelfasern** einher. Bei Myopathien betrifft die Schädigung die Muskelzellen direkt. Liegt ein Gendefekt vor, wird die primär fehlerhafte Muskelfaser nach und nach abgebaut (**primäre Muskeldystrophie**). Eine Entzündung zunächst gesunder Muskulatur wie bei Dermatomyositis führt oft zu einer perifaszikulär betonten Faseratrophie (**primäre Muskelatrophie**). Primäre und sekundäre Muskelatrophien bzw. -dystrophien gehen mit einer zunehmenden Fibrosierung und Fetteinlagerung der Muskulatur einher (**Fibrolipomatose**). Außerdem wird die **Muskelmembran** in unterschiedlichem Maße **durchlässig**, was die erhöhte Konzentration muskeleigener Enzyme im Serum erklärt. Die Funktion von Beugern und Streckern ist in unterschiedlichem Maß eingeschränkt, was **Kontrakturen und Skoliosen** zur Folge hat.

Klinik: Die Leitsymptome und -befunde zeigt Tab. **20.4** und Tab. **20.5**.

20.4	Leitsymptome bei neuromuskulären Erkrankungen
Entwicklungsverzögerung	Verlust motorischer Funktionen
rasche Ermüdbarkeit	Antriebsminderung
häufiges Hinfallen	Stolpern
Ungeschicklichkeit	Steifheit
Parästhesien	Myalgien, Muskelkrämpfe

20.5	Klinische Befunde bei neuromuskulären Erkrankungen
Hypotonie	Hypo-(A-)Reflexie
Muskelatrophie	(Pseudo)hypertrophie
Muskelschwäche	Kontrakturen
Hüftschaukeln	Wirbelsäulendeformität
Zehengang	Fußfehlstellung beim Gehen
Sensibilitätsstörungen	Tremor
Ptosis, Ophthalmoplegie	Perkussionsmyotonie

Diagnostik: Die Anamnese liefert wichtige Leitsymptome, die an eine neuromuskuläre Erkrankung denken lassen können (Tab. **20.4**).

Die **klinische Untersuchung** erbringt wichtige Hinweise (Tab. **20.5**, Abb. **20.33**). Hypotonie und Muskelschwäche führen zu folgenden Phänomenen:
- **Henkelstellung der Arme**, die bewegungsarm nach oben geschlagen sind (s. Abb. **20.36a**, S. 695)
- **Froschhaltung der Beine**, die abduziert und außenrotiert sind (s. Abb. **20.36a**, S. 695)
- **Taschenmesser-Phänomen:** Beim Sitzversuch klappt der Körper nach vorn zusammen.
- **Durchschlüpfphänomen:** Gesunde Säuglinge und Kleinkinder in aufrechter Körperstellung halten, wenn sie an den Oberarmen hochgehoben werden, die Arme einige Sekunden senkrecht zur Körperachse. Bei Muskelschwäche klappen die Arme sofort nach oben und das Kind gleitet durch die Hände des Untersuchers nach unten.
- Beim **Schubkarrenfahren** mit gestreckten und angehobenen Beinen in Bauchlage tragen die Arme das Körpergewicht nicht, im Gegensatz zu gesunden Säuglingen, bei denen die Kraft in Schultergürtel und Armen vom 9. Lebensmonat an ausreicht, um Schubkarre zu fahren.
- **Gowers-Phänomen:** Noch nach dem 4. Lebensjahr steht das Kind aus der Vierfüßlerstellung auf, indem es sich an seinen Beinen abstützt (s. Abb. **20.41a**, S. 704). Ursache ist eine Schwäche der Rücken- und Kniestrecker.

20.33 Muskuläre Hypotonie bei 12 Tage altem Neugeborenen mit Zellweger-Syndrom

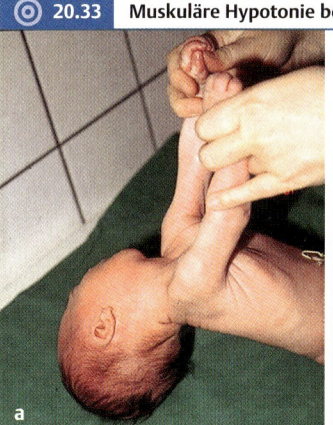
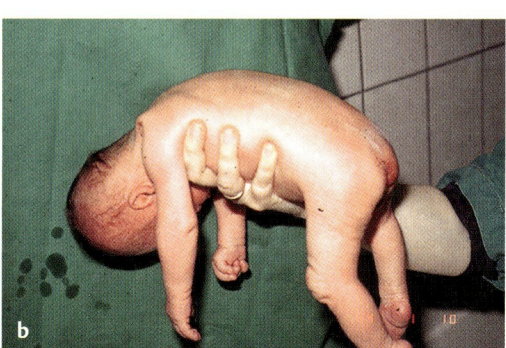

a Nachhängen des Kopfes beim Traktionsversuch.
b Fehlende Kopfkontrolle sowie hängende Gliedmaßen beim Hochheben in Bauchlage.

Die Befunderhebung setzt die Kenntnis der motorischen und zeitgebundenen Funktionen bei gesunden Kindern (Tab. **20.6**) und die Quantifizierung der Muskelkraft (Tab. **20.7**) voraus. In der Differenzialdiagnose sind weitere Ursachen für das Hypotoniesyndrom im Kindesalter zu berücksichtigen (Tab. **20.8**).

20.6 Motorische und zeitgebundene Funktionen bei gesunden Kindern

motorische Funktion	im Alter (Jahre)	vorhanden bei (%) der Kinder
Hockstellung	1	95
Aufstehen	1	> 90
Rennen (17 m)	2	97
Zehengang	2	90
Einbeinstand	3	95
Hackengang	3,5	90
Seiltänzergang	4	90
Hüpfen (3 m)	5	92

zeitgebundene Funktionen	Alter (Jahre)	Dauer (s)
Aufstehen (Rückenlage)	3–14	< 4
4 Treppen steigen	3–14	< 5
Rennen (10 m)	3–14	< 6

Tabelle 20.7 Skalen zur Quantifizierung der Muskelkraft

MRCS	PG	Funktion
5	0	aktive Bewegung gegen Erdanziehung und maximalen Widerstand
4–5	1	aktive Bewegung gegen Erdanziehung und deutlichen Widerstand
4	2	aktive Bewegung gegen Erdanziehung und mäßigen Widerstand
3	3	aktive Bewegung nur gegen Erdanziehung
2	4	aktive Bewegung möglich, wenn die Erdanziehung ausgeschaltet ist
1	5	Muskelkontraktion tastbar, jedoch keine Bewegung sichtbar
0	6	keine Muskelkontraktion tastbar, keine Bewegung sichtbar

MRCS = Medical Research Council Scale; PG = Paresegrad

Tabelle 20.8 Ursachen für das Hypotoniesyndrom im Kindesalter

Hirnerkrankungen	atonische Form der infantilen Zerebralparese, Kernikterus, Morbus Down, Enzephalomyopathien (Mitochondriopathien), Entzündung, degenerativer Prozess
Rückenmarkerkrankungen	Trauma, Tumor, Dysplasie, Entzündung, degenerativer Prozess
Neuropathien	Entzündung, genetische Determinierung
Störungen der Nerv-Muskel-Synapse	Myasthenia gravis (kongenital, postnatal)
Myopathien	
metabolische und endokrine Erkrankungen	Störungen des Aminosäurestoffwechsels, Lipomukopolysaccharidosen, Neurolipidosen, Störungen des Kalzium- und Magnesiumstoffwechsels, Folsäuremangel, peroxisomale Erkrankungen, Hypothyreose, Bindegewebsstörungen
Hypotonien unklarer Pathogenese	gastrointestinale Erkrankungen, Vitium cordis, Prader-Willi-Syndrom, benigne kongenitale Hypotonie (Walton)

▶ **Merke.** Kann ein Kind bis zum 18. Lebensmonat nicht frei laufen, muss an eine NME gedacht werden!

Bei **Laboruntersuchungen** sollte zwischen **basisdiagnostischen** und **speziellen** Untersuchungen differenziert werden (Tab. **20.9**).

Laboruntersuchungen: Bei Verdacht auf eine neuromuskuläre Erkrankung sind Laboruntersuchungen sinnvoll. Dabei sollte immer eine **Basisdiagnostik** erfolgen, die in Abhängigkeit von der Fragestellung um **speziellere Untersuchungen** ergänzt werden kann (Tab. **20.9**).

▶ **Merke.**

▶ **Merke.** Die Konzentration muskeleigener Enzyme im Serum ist abhängig
- vom **Belastungsgrad der Muskulatur**; CK-Kontrollen sind deshalb nur verlässlich nach relativer muskulärer Ruhepause von 72 Stunden
- vom **Krankheitstyp** – bei Duchenne-Muskeldystrophie ist sie immer erhöht, was ein Screening ermöglicht – und der **Krankheitsdauer**.

Bei erhöhten GOT- und GPT-Werten und V. a. NME muss die Serumkonzentration der CK bestimmt werden, um eine Leberschädigung auszuschließen. Normalwerte der muskeleigenen Enzyme im Serum schließen eine NME nicht aus.

Neurophysiologische Zusatzbefunde s. Abb. **20.34**.

Bildgebende Verfahren: Myosonografie, CT und MRT können differenzialdiagnostisch weiterhelfen. Die ^{31}P-Nuklearmagnetresonanzspektroskopie erfasst die muskuläre Glykolyse und den oxidativen Stoffwechsel.

Neurophysiologische Zusatzbefunde s. Abb. **20.34**.

Bildgebende Verfahren: Myosonografie, CT (Darstellung von Kalk) und MRT können bei der Differenzialdiagnose weiterhelfen. Die ^{31}P-Nuklearmagnetresonanzspektroskopie erlaubt die In-vivo-Überprüfung muskulärer glykolytischer und oxidativer Stoffwechselabläufe (ATP, Phosphokreatin und -monoester, anorganisches Phosphat, pH). Glykogenosen sind z. T. gut differenzierbar.

20.9 Laboruntersuchungen und biochemische Zusatzbefunde bei Verdacht auf NME

Diagnostik	typische Befunde, Interpretation
Basisdiagnostik	
CK, GOT, GPT, LDH, Aldolase im Serum	
Ergänzungsdiagnostik	
Laktat, Pyruvat in Serum + Urin + Liquor	erhöht bei Mitochondriopathie
Ammoniak im Serum	erhöht bei Lipidmyopathien
Carnitin in Serum + Urin	erhöht bei Lipidmyopathien
Dicarbonsäuren im Urin	nachweisbar bei Lipidmyopathien
Kalium im Serum	erhöht oder erniedrigt bei episodischer Parese
biochemische Zusatzbefunde	
nichtischämischer Arbeitstest	• fehlender Laktatanstieg bei Defekt der Glyko(geno)lyse • fehlender Ammoniakanstieg bei Myoadenylatdeaminase-Mangel
Muskelbelastungstest	verstärkter Laktatanstieg bei mitochondrialen Myopathien
Glukosetoleranztest	deutlicher Laktatanstieg (mind. um das Doppelte) nach 30–120 min bei Mitochondriopathien
24-Stunden-Hungertest	fehlende Ketonkörperbildung bei Lipidmyopathien

20.34 Neurophysiologische Befunde

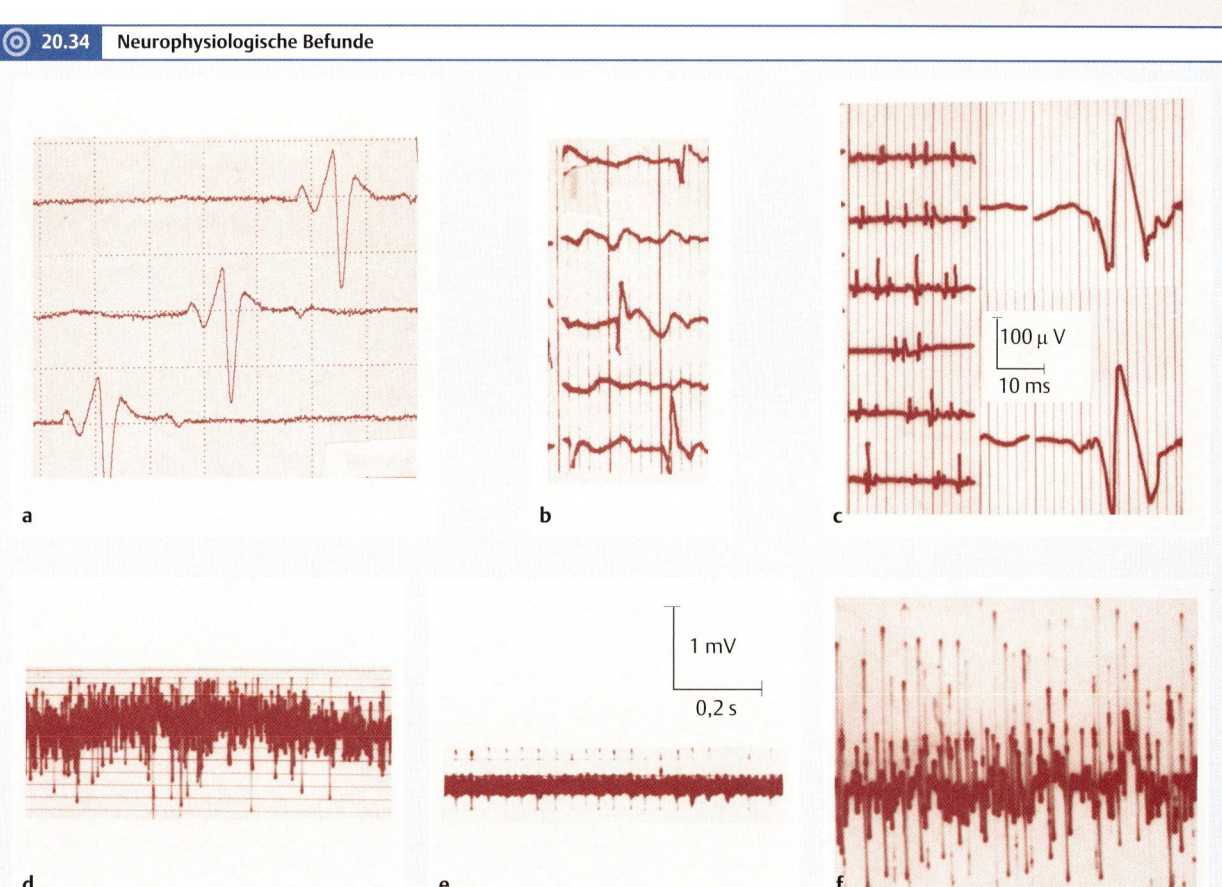

1. Elektromyogramm (EMG)
Das EMG des gesunden Muskels zeigt in Ruhe eine geringe Aktivität, Einzelpotenziale von bestimmter Dauer und Amplitude (**a**) und bei Maximalaktivität ein Interferenzmuster von gewisser Amplitude, bei dem die Nulllinie nicht mehr erkannt wird (**d**). Myogene Prozesse weisen schmalere und niedrigere Einzelpotenziale (**b**) und ein Interferenzmuster mit geringer Amplitude (**e**) auf. Bei neurogenen Prozessen sind die Einzelpotenziale breiter und die Amplituden höher (**c**) und das Muster bei Maximalaktivität ist gelichtet, so dass die Nulllinie erkennbar ist (**f**).

Fortsetzung auf S. 692–693 ▶

20.34 Neurophysiologische Befunde (Fortsetzung)

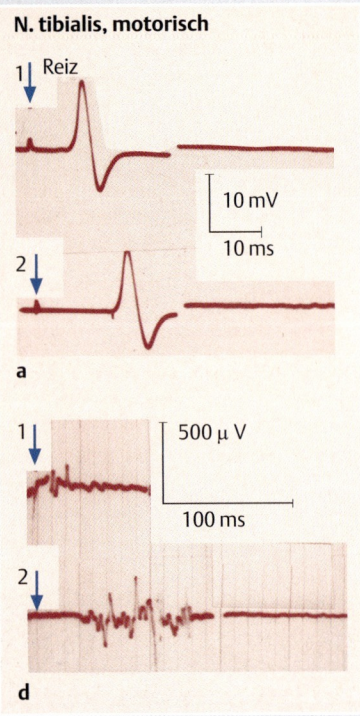
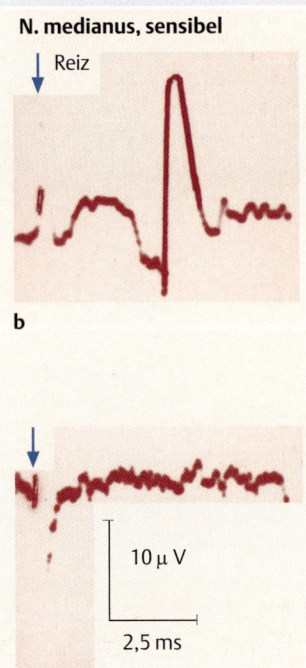
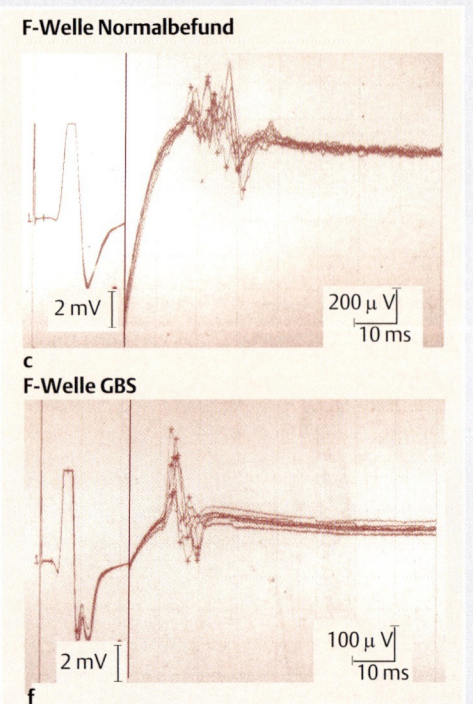

2. Nervenleitungsgeschwindigkeit (NLG)

Die **motorische NLG** wird durch distale und proximale Stimulation peripherer Nerven bestimmt, z. B. des N. tibialis am Malleolus internus (**a1**) und in der Kniekehle (**a2**). Bei peripheren demyelinisierenden und toxischen Neuropathien ist die NLG oft deutlich vermindert, ebenso das Summenpotenzial, da zahlreiche Nervenfasern unterschiedlich schnell leiten (**d**) (hereditäre Neuropathie). Sensible Nervenpotenziale, die z. B. durch Stimulation am Zeigefinger ausgelöst und volar am Handgelenk abgeleitet werden (**b** beim Gesunden), zeigen aufgrund der Zeitdispersion im Krankheitsfall eine Amplitudenminderung (**e**). **F-Wellen** sind späte motorische Antworten, die dadurch entstehen, dass z. B. bei Reizung des N. medianus am Handgelenk die antidrom nach proximal fortgeleitete Erregung in 5–10% der Neuronen umgekehrt wird und wieder in die Peripherie läuft. Dies erklärt, dass die Amplitude der F-Welle (**c**) normalerweise im Vergleich zum direkt ausgelösten motorischen Summenpotenzial (M-Antwort) vermindert ist. Die F-Welle erlaubt die Beurteilung proximaler Nervenabschnitte, die bei der Bestimmung der motorischen und sensiblen NLG nicht erfasst werden. Verminderte F-Wellen-Antworten und verlängerte Latenzzeiten belegen pathologische Verhältnisse, z. B. beim Guillain-Barré-Syndrom (**f**).

Fortsetzung auf S. 693 ▶

Die histologischen Befunde von **Biopsien** von Muskel (Abb. **20.35**), Haut und Nerv (N. suralis) sind diagnostisch oft entscheidend.
Molekulargenetische Untersuchungen sind verlässlich, ergiebig, wenig belastend und erlauben oft eine Pränataldiagnostik.

Therapie und Prognose: Sie richten sich nach dem Krankheitsbild.

20.2.1 Spinale Muskelatrophien

▶ **Definition.**

Die histologischen Befunde von **Biopsien** von Muskel (Abb. **20.35**), Haut und Nerv sind diagnostisch oft entscheidend.
Molekulargenetische Untersuchungen (Blut, Gewebe) setzen eine präzise Verdachtsdiagnose voraus, sind sehr verlässlich und z. T. sehr ergiebig, ersparen den Patienten unnötige Belastungen und ermöglichen oft eine Pränataldiagnostik.

Therapie und Prognose: Sie richten sich nach dem Krankheitsbild.

20.2.1 Spinale Muskelatrophien

▶ **Definition.** Spinale Muskelatrophien (SMA) umfassen klinisch und genetisch heterogene Krankheitsbilder, die durch einen progredienten Untergang von Vorderhornzellen im Rückenmark und z. T. im Hirnstamm charakterisiert sind. Je nachdem, wo sich die SMA bevorzugt manifestiert, unterscheidet man proximale und distale Atrophien. Außerdem können eine progressive Bulbärparalyse, ein bevorzugter Befall des Schultergürtels und SMA plus auftreten, d. h. SMA mit Stimmbandlähmung bzw. Mikrozephalus, geistiger Behinderung, zerebellärer Hypoplasie, Arthrogryposis congenita und Frakturen.

20.34 Neurophysiologische Befunde (Fortsetzung)

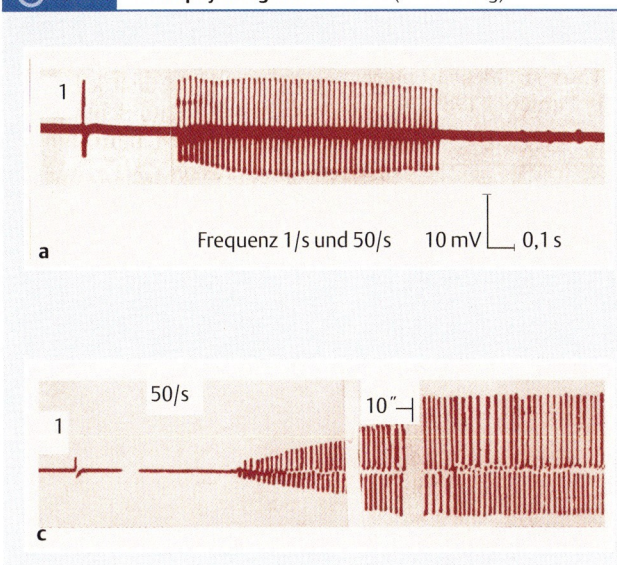
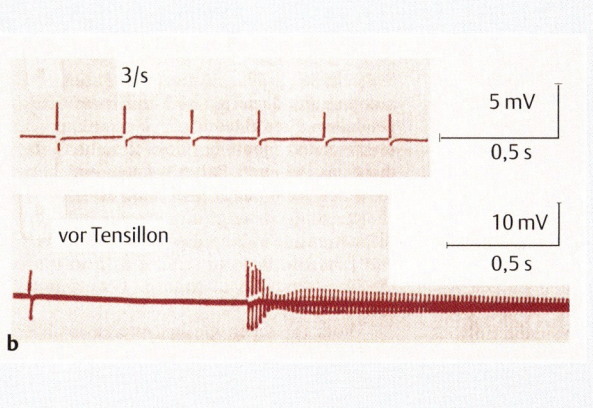

3. Neuromuskuläre Transmission

Neuromuskuläre Überleitungsstörungen werden durch Serienstimulationen an Nerven und Ableitung der ausgelösten Summenpotenziale am innervierten Muskel überprüft. Repetitive Stimulationen von 3–50 Hz zeigen normalerweise keine ausgeprägte Amplitudenminderung (**a**); der Reizserie geht ein singuläres Summenpotenzial voraus (1). Bei postsynaptischen Störungen, z. B. Myasthenia gravis, führen bereits 3 Hz zu einer deutlichen Amplitudenminderung des 5. Potenzials gegenüber dem 1. (>10%) (**b**, oben) und 10–50 Hz akzentuieren diesen Amplitudenabfall (**b**, unten). Bei präsynaptischen Störungen, z. B. Botulismus, ist schon der Einzelreiz vor der Reizserie stark vermindert (**c1**) und bei höheren Reizfrequenzen steigen die Summenpotenziale deutlich an (**c**, rechts).

Beachte unterschiedliche Maßstäbe in den Abbildungen!

Ätiologie: Ursache sind genetische Defekte mit vorwiegend autosomal-rezessivem, selten autosomal-dominantem Erbgang. Für die **autosomal-rezessive proximale SMA** mit akutem oder milderem Verlauf besteht eine Kopplung mit genetischen Markern auf Chromosom 5q: Die SMA-Genregion auf Chromosom 5q enthält jeweils eine telomerische und zentromerische Kopie der NAIP (**n**euronal **a**poptosis **i**nhibitory **p**rotein-) bzw. SMN-(**s**urvival **m**otor **n**euron-)Gene (telSMN- bzw. cenSMN-Gen). Exon 7 und 8 der SMN-Genkopien sind unterschiedlich und ermöglichen den Nachweis relevanter **Deletionen** für die SMA im telSMN-Gen. Exon 7 des telSMN-Gens fehlt homozygot bei 95% der Patienten mit autosomal-rezessiver proximaler SMA. Bei weiteren 5% werden auf einem Allel eine Deletion und auf dem anderen Allel eine Punktmutationen nachgewiesen, was als **komplexe Heterozygotie** bezeichnet wird. Deletionen im NAIP-Gen (20–50%) sind weniger bedeutsam und immer mit einer Deletion im telSMN-Gen kombiniert. Der Verlust des cenSMN-Gens verursacht keine SMA. Das kodierte Protein ist im Zytoplasma und Zellkern lokalisiert. Da das SMN-Protein am stärksten in Rückenmark, Gehirn, Leber und Niere exprimiert ist, dürften **Mutationen im telSMN-Gen für die Degeneration von Motoneuronen im Rückenmark verantwortlich** sein. Die klinische Variabilität dieser SMA wird durch eine erhöhte Kopiezahl des cenSMN-Gens mit erhöhter SMN-Proteinproduktion beim Typ II und III gegenüber dem Typ I bedingt. Da asymptomatische Geschwister und Eltern einiger SMA-Patienten auch homozygote telSMN-Gendeletionen aufweisen, müssen weitere Faktoren eine Rolle spielen.

Die SMA mit respiratorischer Insuffizienz und eher distal betonten Atrophien ist eine Sonderform der SMA; sie wird verursacht durch Mutationen im IGHMBP2-Gen (IGHMBP = Immunglobulin mu binding Protein) auf Chromosom 11q.

Häufigkeit: Die autosomal-rezessive proximale SMA hat einen Anteil von 97% an den **proximalen** SMA. Die Inzidenz der autosomal-rezessiven proximalen SMA beträgt 1 : 10 000 Geburten, die der autosomal-dominanten proximalen < 1: 200 000. Die Prävalenz chronischer SMA (Typ II und III) ist ca. 1,3 : 100 000. 10% aller SMA gehören zum **distalen Typ**, bei dem primär die Unterschenkelmuskulatur, selten Hand- und Unterarmmuskeln betroffen sind.

Ätiologie: Ursache sind Gendefekte, die häufiger autosomal-rezessiv als -dominant vererbt werden. Die **autosomal-rezessive proximale SMA** ist an Chromosom 5q gekoppelt: Die SMA-Genregion auf Chromosom 5q enthält eine telomerische und eine zentromerische Kopie der NAIP bzw. SMN-Gene (telSMN bzw. cenSMN). Exon 7 des telSMN-Gens fehlt homozygot bei 95% der Patienten mit autosomal-rezessiver proximaler SMA. Bei 5% findet sich eine **komplexe Heterozygotie** mit Deletion auf dem einen und Punktmutationen auf dem anderen Allel. Deletionen im NAIP-Gen gehen immer mit Deletionen im telSMN-Gen einher. Der Verlust des cenSMN-Gens ist folgenlos. Das kodierte Protein im Zytoplasma und Zellkern ist u. a. am stärksten im Rückenmark und Gehirn exprimiert. Dies unterstreicht die Relevanz der Mutationen im telSMN-Gen für die **Degeneration der Vorderhornzellen**. Die klinische Variabilität ist u. a. durch die unterschiedliche Höhe der Kopiezahl des cenSMN-Gens bedingt. Weitere Faktoren sind bislang unbekannt.

Häufigkeit: Die autosomal-rezessive SMA hat einen Anteil von 97% an den **proximalen** SMA. 10% der SMA gehören zum **distalen Typ**, bei dem primär die Unterschenkelmuskulatur betroffen ist.

20 Erkrankungen der Bewegungsorgane

20.35 Histologische Befunde der Skelettmuskulatur im Querschnitt

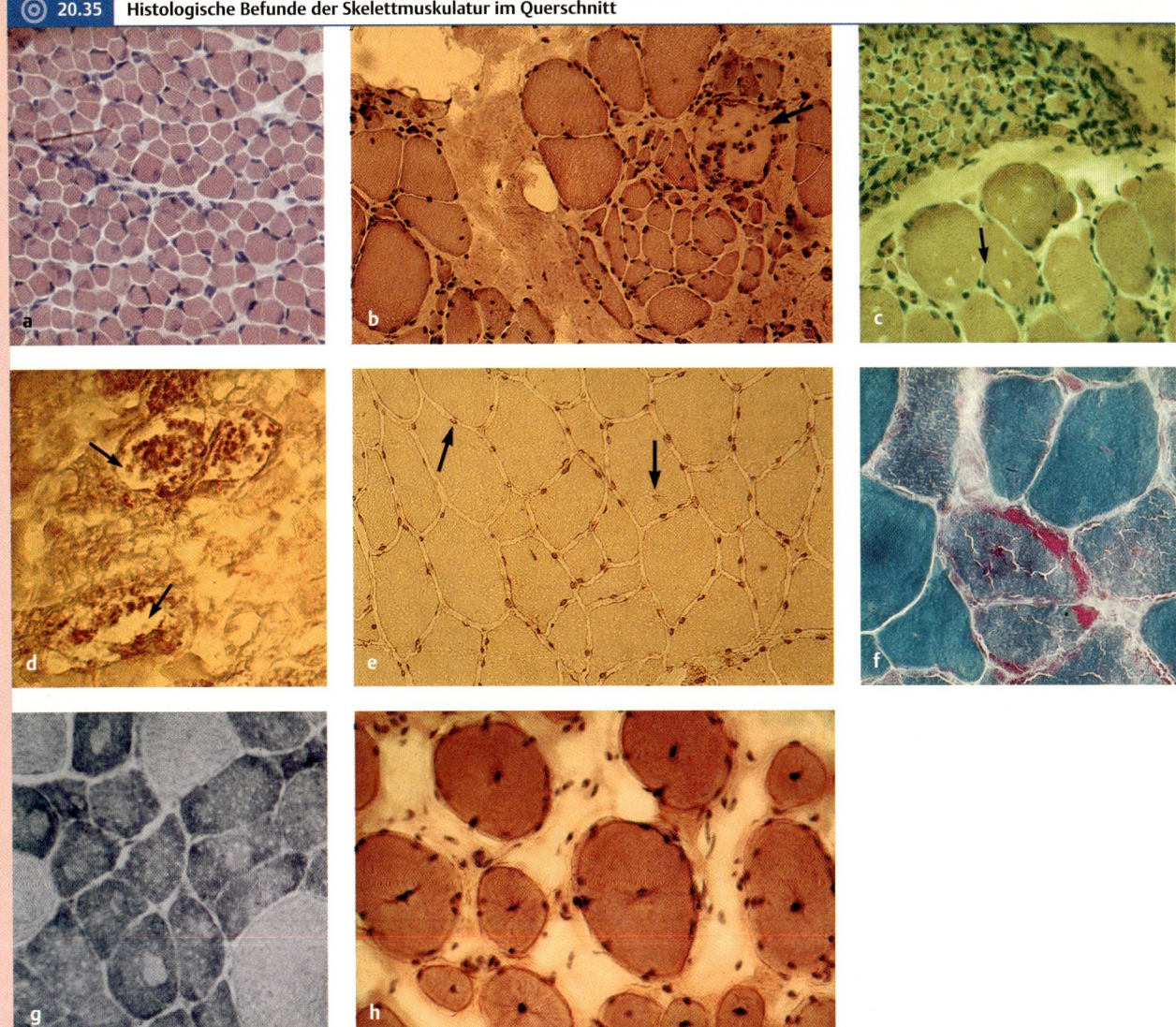

1. Charakteristische Gewebebilder

a **Normale Muskulatur** mit etwa gleich großen polygonalen Fasern, subsarkolemmal gelegenen Kernen (17 Tage altes Kind, M. vastus lateralis).

b **Myogene Veränderungen** mit Faseratrophie und -hypertrophie, zentral liegenden Kernen, Nekrose (→), endo- und perimysiale Bindegewebsvermehrung (Duchenne-Muskeldystrophie, M. vastus lateralis).

c **Neurogene Veränderungen** mit faszikulärer Faseratrophie, perimysial betonter Fibrose, subsarkolemmal dichter liegenden Kernen und angulären Faserkonfigurationen (→) (spinale Muskelatrophie, Typ Werdnig-Hoffmann, M. vastus lateralis).

d Muskelfasern mit zahlreichen Vakuolen, die teilweise mit Glykogen gefüllt sind (→) (Glykogenose Typ II, M. vastus lateralis).

2. Charakteristische histologische Hinweise

e Das **Protein Emerin** ist normalerweise in den Kernmembranen nachweisbar (→), fehlt aber bei der Emery-Dreifuss-Muskeldystrophie (immunhistochemischer Nachweis mit monoklonalen Anti-Emerin-Antikörpern).

f **Ragged-red-Fasern** weisen in der Trichromfärbung rötlich gefärbte Mitochondrien in der Faserperipherie auf, die auf eine mitochondriale Myopathie hinweisen.

g Bei der **Central-Core-Myopathie** mit autosomal-dominantem Erbgang (Mutationen im Ryanodinrezeptor auf Chromosom 19q) fehlen in den zentralen Arealen vieler Typ-1-Muskelfasern (dunkel) Mitochondrien und damit oxidative Enzyme, was in enzymhistochemischen Färbungen deutlich wird (M. vastus lateralis).

h Bei der **zentronukleären (myotubulären) Myopathie** mit autosomal-dominantem, evtl. auch autosomal- oder X-chromosomal-rezessivem Erbgang (Mutation im MTM1-Gen auf dem langen Arm des X-Chromosoms bekannt, bei autosomal-dominantem Erbgang Mutationen im Dynamin-2-Gen bekannt) liegen zahlreiche Kerne zentral in abgerundeten Muskelfasern.

Klinik: Die **autosomal rezessive proximale SMA** manifestiert sich meist im Neugeborenen- oder Kindesalter, selten später. Nach dem Verlauf wird sie in drei Typen unterteilt (Tab. 20.10).

- **akute SMA (Typ I, Typ Werdnig-Hoffmann):** 30 % der Patienten fallen bereits in utero auf: Die Kindsbewegungen sind schwach oder fehlen. Postnatal stehen eine **generalisierte proximale Muskelschwäche**, **Areflexie** und **Muskelhypotonie** im Vordergrund. Die Symptomatik zeigen Abb. 20.33 und Abb. 20.36a. Da die

20.2 Neuromuskuläre Erkrankungen

Tab. 20.10 Klassifikation und Prognose der autosomal-rezessiven proximalen SMA (nach Mortier)

Typ	Verlauf	Manifestation	Funktionserwerb	Lebenserwartung (manifest bzw. verstorben)
Ia	akut	pränatal (30 %) bis zum 3.–6. Lebensmonat	kein Drehen und kein Sitzen	< 30 Monate (100 %) < 18 Monate (95 %) < 7 Monate (50 %)
Ib	subakut-chronisch	wie Ia	wie Ia	2,5–20 Jahre
II	intermediär-chronisch	Geburt bis 24 Monate	Sitzen	2,5–30 Jahre
IIIa	chronisch; verzögerte motorische Entwicklung	bis 3 Jahre	Laufen	4.–6. Dekade
IIIb	chronisch; normale motorische Entwicklung	> 3–18 Jahre	Laufen	z. T. normal

Interkostalmuskulatur betroffen ist, steht die **Zwerchfellatmung** im Vordergrund. Sie hat eine glockenähnliche Thoraxverformung, Atelektasen und häufig rezidivierende **Pneumonien** zur Folge. **Faszikulationen der Zungenmuskulatur** sind typisch. Die psychische Wachheit der Kinder, die ohne Kopfbewegung mit ihren Augen lebhaft Bewegungen in ihrer Nähe verfolgen, steht deutlich im Kontrast zur Immobilität und zu Kindern mit einer allgemeinen psychomotorischen Retardierung. Im Spätstadium treten Schluckstörungen als Zeichen bulbärer Ausfälle auf. Einige Patienten mit akuter SMA werden älter als 2,5 Jahre (Typ Ib, Tab. **20.10**), können allerdings nie sitzen.

Postnatal bestehen eine **generalisierte proximale Muskelschwäche, -hypotonie** (Abb. **20.33**, Abb. **20.36a**) und **Areflexie** bei psychischer Wachheit. Hypotonie der Interkostalmuskulatur führt zu **rezidivierenden Pneumonien. Faszikulationen der Zunge** sind typisch. Schluckstörungen sind ein Spätsymptom. Einige Patienten werden älter als 2,5 Jahre (Tab. **20.10**).

Abb. 20.36 Formen der spinalen Muskelatrophien

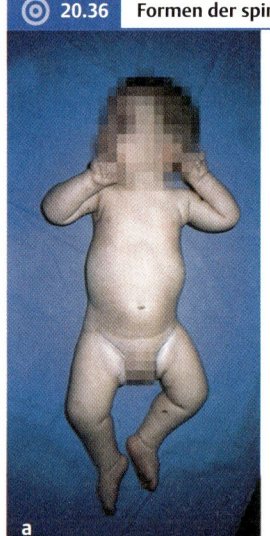 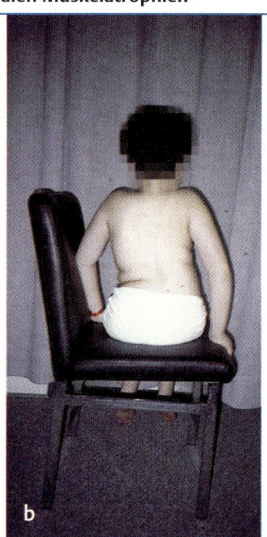 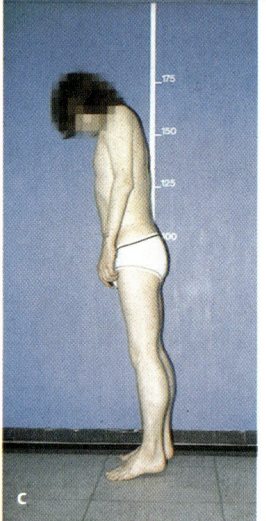

a 3,5 Monate alter Junge mit SMA Typ Werdnig-Hoffmann. Beachte die aufmerksame Blickwendung, die Henkelstellung der Arme und Abduktion der Oberschenkel (aus: Keller W, Wiskott A. Lehrbuch der Kinderheilkunde. Thieme; 1991).
b 10-jähriger, steh- und gehunfähiger Junge mit Wirbelsäulenskoliose bei intermediärer Form der SMA.
c 20-jähriger Mann, der vom 11. Lebensjahr an Schwierigkeiten bei raschem Laufen, Treppensteigen und Aufstehen vom Boden hatte. Beachte das Stehen auf Zehenspitzen und die Wadenhypertrophie.

- **intermediärer Typ der SMA (Typ II):** Auch hier dominieren symmetrische proximale Muskelschwäche, -hypotonie und Hyporeflexie, häufig assoziiert mit einem feinschlägigen **Fingertremor**. Die Kinder lernen zu sitzen, jedoch nicht zu gehen. Insbesondere nachdem die Kinder frei sitzen können, treten deutliche Skoliosen der Wirbelsäule auf (Abb. **20.36b**).
- **milde Form der SMA (Typ III, Typ Kugelberg-Welander):** Bei Frühmanifestation, d. h. im Alter unter 3 Jahren (40 %), stehen verzögertes Laufenlernen, Gehschwierigkeiten, häufiges Hinfallen und Watschelgang im Vordergrund. Bei späterem Beginn dominiert Schwäche der Beinmuskeln (Abb. **20.36c**). Häufig sind Faszikulationen, einschließlich der Zungenmuskulatur, Schwäche der Gesichts- und Halsmuskeln, Fingertremor und Muskelkontrakturen (Spitz-, Klumpfüße, Skoliose, Hüftgelenksluxationen). Nach Monaten oder Jahren werden auch die oberen Extremitäten betroffen.

Diagnostik: Diagnostische Kriterien sind in Tab. **20.11** aufgeführt. Zu neurogenen Veränderungen im EMG und in der Muskelbiopsie s. Abb. **20.34** und Abb. **20.35**. Bei klinischer Symptomatik beweist eine homozygote Deletion oder eine komplexe

- **intermediärer Typ:** Es dominieren symmetrische proximale Muskelschwäche, -hypotonie, Hyporeflexie und feinschlägiger **Fingertremor**. Die Kinder lernen zu sitzen (in der Folge treten Wirbelsäulenskoliosen auf; Abb. **20.36b**), aber nicht zu gehen.
- **milde Form der SMA (Typ III, Typ Kugelberg-Welander):** Bei Frühmanifestation dominieren verzögertes Laufenlernen und Gehschwierigkeiten, bei späterem Beginn Schwäche der Beinmuskeln (Abb. **20.36c**), häufig mit Faszikulationen, Schwäche der Gesichts- und Halsmuskulatur, Fingertremor und Kontrakturen (nach Monaten oder Jahren Übergriff auf die Arme).

Diagnostik: s. Tab. **20.11**; neurogene Veränderungen im EMG bzw. in der Muskelbiopsie s. Abb. **20.34** und Abb. **20.35**.

20 Erkrankungen der Bewegungsorgane

Bei klinischer Symptomatik beweist eine Mutation des telSMN-Gens eine proximale autosomal-rezessive SMA (Deletionen beim Typ I, II und III in 98, 95 bzw. 85%).

Bei klinischer Symptomatik beweist eine Mutation des telSMN-Gens oder eine Heterozygotie im telSMN-Gen eine proximale, autosomal-rezessive SMA. Deletionen finden sich in ca. 98% beim Typ I, in 95% beim Typ II sowie in ca. 85% beim Typ III der SMA.

≡ 20.11

≡ 20.11	Diagnostische Kriterien proximaler spinaler Muskelatrophien
Einschlusskriterien	Muskelschwäche: symmetrisch, proximal > distal, Beine > Arme, Beteiligung der Rumpf- und Interkostalmuskulatur Denervation: klinisch Faszikulationen, im EMG und in der Muskelbiopsie neurogene Veränderungen
Ausschlusskriterien	weitere Organe betroffen (Augen, Ohren), Augenmuskelbeteiligung, stärkere Gesichtsmuskelbeteiligung, CK > 5fach über oberem Grenzwert

Differenzialdiagnose: Bei fehlender Mutation im telSMN-Gen alle in Tab. **20.8** genannten Ursachen.

Therapie: Physiotherapie, orthopädische Hilfsmittel, bei Kontrakturen oder Skoliose Operationen.

Differenzialdiagnose: Bei fehlender Mutation im telSMN-Gen sind andere Ursachen eines Hypotoniesyndroms (Tab. **20.8**) in Betracht zu ziehen.

Therapie: Sie ist symptomatisch und besteht aus Physiotherapie, orthopädischen Hilfsmitteln und bei Kontrakturen oder Skoliose aus Operationen. Für medikamentöse Therapieansätze (z. B. mit Valproinsäure zur Erhöhung der cenSMN-Kopien und Natriumphenylbutyrat) gibt es derzeit keine einheitlichen Therapieempfehlungen (Stand Mitte 2011).

Prognose: s. Tab. **20.10**: Beim Typ I sind Pneumonien, Schluckstörungen und massenhafte Fibrillationen im EMG prognostisch ungünstig.

Prognose: s. Tab. **20.10**. Beim Typ I sind Pneumonien, Probleme bei der Nahrungsaufnahme und massenhafte Fibrillationen im EMG prognostisch ungünstig. Trotzdem ist die individuelle Vorhersage unmöglich, so dass besonders in den ersten 2 Lebensjahren ein früher Tod oder der Übergang in den Typ II oder seltener in Typ III möglich ist.

Prophylaxe: Bei nachgewiesener Mutation im telSMN-Gen sollte eine genetische Beratung erfolgen, in der die Betroffenen auf die Möglichkeit der Pränataldiagnose hingewiesen werden. Ein **Heterozygotentest** ist möglich.

Prophylaxe: Bei nachgewiesener Mutation im telSMN-Gen sollte eine genetische Beratung erfolgen, in der die Betroffenen auf die Möglichkeit der **Pränataldiagnose** hingewiesen werden. Ein **Heterozygotentest** ist durch Genotypanalyse (indirekt) oder Bestimmung der Anzahl der Kopien des telSMN-Gens (direkt) möglich.

20.2.2 Erkrankungen peripherer Nerven

Neurale Muskelatrophien

▶ **Synonym.** Hereditäre motorisch-sensorische Neuropathien (HMSN)

▶ **Definition.** Die hereditären motorisch-sensorischen Neuropathien (HMSN) sind klinisch und genetisch heterogen. Die häufigsten HMSN, **Typ I–III**, sind Krankheitsbilder mit einer Manifestation überwiegend im Kindes- und Jugendalter; Muskelschwäche und -atrophie an Unterschenkeln und Füßen stehen hier im Vordergrund (sog. **Charcot-Marie-Tooth-Syndrom**). Bei der HMSN **Typ IV**, dem **Refsum-Syndrom**, unterscheidet man eine infantile und eine adulte Verlaufsform. Bei den seltenen **Typen V–VII** bestehen zusätzlich zu den Symptomen der HMSN I–III Spastik, Optikusatrophie oder Retinitis pigmentosa.

Häufigkeit: Die Prävalenz der HMSN Typ I–III beträgt 1 : 2500.

Ätiologie und Pathogenese (s. Tab. **20.12**): Heute sind für die HMSN Mutationen in mehr als 40 Genen identifiziert. Bei den HMSN Typ I–III führen Mutationen an Myelinproteinen (PMP22, P_0, Connexin 32) zu einem gestörten Myelinaufbau. Ein bestimmter Phänotyp kann multigenisch, unterschiedliche Phänotypen durch Mutationen eines Gens bedingt sein.

Ätiologie und Pathogenese: Heute sind für die HMSN Mutationen in mehr als 40 Genen identifiziert. Bei den HMSN Typ I–III sind unterschiedliche Mutationen an verschiedenen Genorten, u. a. Chromosom 1, 3, 5, 8, 10, 11, 16, 17, 19, X verantwortlich für Störungen des Proteinaufbaus der Myelinscheiden. Betroffen sind u. a. PMP22 (peripheres **M**yelin**p**rotein 22), P_0 (Myelinprotein P_0), CX32 (Connexin 32), Periaxin. Ein Phänotyp, z. B. HMSN I, kann durch Mutationen in verschiedenen Myelinproteingenen, unterschiedliche klinische Bilder können durch Mutationen desselben Gens verursacht sein. Zur Pathologie s. Tab. **20.12**.

Klinik und Diagnostik: s. Tab. **20.12** und Abb. **20.37**.

Therapie und Prognose: (s. Tab. **20.12**): Physiotherapie, orthopädische Hilfsmittel und evtl. korrigierende Fußoperationen.

Therapie und Prognose: Sie besteht in Physiotherapie, orthopädischen Hilfsmitteln und evtl. korrigierenden Fußoperationen. Zur Prognose s. Tab. **20.12**.

20.12 Charakteristika der HMSN Typen I–III

Charakteristika	HMSN I	HMSN II	HMSN III
Erbgang	häufig autosomal-dominant, seltener autosomal-rezessiv oder X-chromosomal-dominant; sehr selten X-chromosomal-rezessiv	häufig autosomal-dominant, seltener autosomal-rezessiv	autosomal-dominant (oft De-novo-Mutation) oder -rezessiv
Pathologie	Nerv: zwiebelschalenartige Hypertrophie der Myelinscheiden durch De- und Remyelinisierung, Muskel: neurogene Atrophie, oft Begleitmyopathie	axonale Schädigung mit sekundärer Demyelinisierung	an Nerven zwiebelschalenartige Hypertrophie der Myelinscheiden durch De- und Remyelinisierung, zusätzlich oft axonale Schädigung
Beginn	1. > 2. Dekade, oft in den ersten Lebensjahren	später als Typ I, meist im Schulalter	kongenital meist in den ersten 2 Lebensjahren, seltener später bis Jugendzeit
Klinik	peronäal betonte Paresen („Storchenbeine"/„Steppergang")		verzögerte motorische Entwicklung
• proximale Beinmuskeln	meist verschont		betroffen
• Handmuskeln	spät betroffen		früh betroffen
• Sensibilitätsstörungen	gering ausgeprägt, distal betont (Vibration, Berührung)		ausgeprägt, auch Dysästhesien
• Skelettdeformitäten	Hohlfuß häufig		Hohlfuß in 50 % der Fälle vorhanden
• verdickte Nervenstränge	evtl. palpabel (Typ I > II)		evtl. palpabel
Neurophysiologie	motorische NLG < 38 m/s (meist um 20 m/s)	motorische NLG > 38 m/s (= normal)	motorische NLG < 10 m/s
Verlauf	langsam progredient		rasch > langsam progredient
Prognose	lange arbeitsfähig; bei autosomal-rezessivem Erbgang und Manifestation < 5 Jahre rasche Progredienz in 2. Dekade		ausgeprägte körperliche Behinderung, oft Skoliose

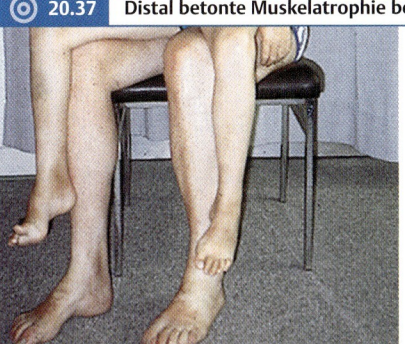

20.37 Distal betonte Muskelatrophie bei HMSN Typ

Deutliche Hohlfußbildung und Sensibilitätsausfälle bei 7-jährigem Jungen und 41-jährigem Vater, Erbgang autosomal-dominant.

Guillain-Barré-Syndrom

s. S. 756.

Friedreich-Ataxie

s. S. 747.

20.2.3 Störungen der neuromuskulären Überleitung

Störungen der neuromuskulären Überleitung können **prä**- und **postsynaptisch** auftreten. **Botulismus** bedingt eine präsynaptische Störung (s. S. 616 und Abb. **20.34-3**). Prä- und postsynaptische Störungen sind bei **Medikamenten** möglich, u. a. mit Neomycin, Streptomycin, Polymyxin, Phenytoin und **jodierten Kontrastmitteln** wie Gadolinium. Die häufigste Störung der neuromuskulären Überleitung – die **Myasthenia gravis pseudoparalytica** – ist eine postsynaptische Störung.

Myasthenia gravis pseudoparalytica

▶ **Definition.** Die Myasthenia gravis pseudoparalytica (MG) ist eine humoral bedingte Autoimmunerkrankung, die mit einem Funktionsverlust der Azetylcholinrezeptoren einhergeht und zu wechselnder Schwäche und abnormer Ermüdbarkeit der Skelettmuskulatur führt.

Ätiologie und Pathogenese: **Zirkulierende Antikörper** gegen Nikotin-Azetylcholinrezeptoren (AChR) und aktiviertes Komplement lösen eine Immunreaktion aus, die zur Abnahme der AChR an der motorischen Endplatte führt. Beim Verlust von 75 % der AChR treten klinische Symptome auf. Ursache der Antikörperproduktion ist eine Fehlfunktion regulatorischer Lymphozyten, die **thymusabhängig** ist. Die Keimzentren im Thymus sind hyperplastisch. **Histokompatibilitätsproteine** spielen eine wichtige Rolle: Die MG ist vorwiegend mit HLA-A1, -B8 und -DR3 bzw. dem HLA-DQ-β-Gen auf Chromosom 6 assoziiert. Die MG wird **multigenisch** bestimmt mit einer Quote von 40 % bei eineiigen Zwillingen und 1 % bei Geschwistern. Myastheniepatienten ohne AChR-Antikörper im Serum haben offenbar Antikörper gegen andere Determinanten der motorischen Endplatte, z. B. gegen die muskelspezifische Kinase (MuSK) oder das Muskelprotein Titin. Patienten mit MuSK-Antikörpern haben einen unauffälligen Thymus.

Eine Sonderform ist die **transiente neonatale Form** der MG. Sie entsteht durch diaplazentare Übertragung von AChR-Antikörpern von einer schwangeren MG-Patientin auf den Fetus. 21 % der Neugeborenen von MG-Patientinnen weisen myasthenische Symptome auf, besonders diejenigen, deren HLA-Typ mit dem der Mutter identisch ist. Sehr selten wird eine transiente neonatale Form der MG durch diaplazentare Übertragung von MuSK-Antikörpern bedingt.

Häufigkeit: Die Inzidenz variiert von 6–11 : 10^6, die Prävalenz von 118–150 : 10^6. Mindestens 10 % der Patienten sind Kinder.

Klinik: Symptome manifestieren sich nach dem 2. Lebensjahr, meist im Präpubertäts- und Pubertätsalter, bei Mädchen 6-mal häufiger als bei Jungen. Augen-, Gesichts- und Schlundmuskulatur sind besonders und zuerst betroffen. Nach dem häufigen Frühsymptom einer ein- oder beidseitigen Ptosis (Abb. 20.38) ist in 65 % der Fälle innerhalb von 2–3 Jahren mit einer Generalisation zu rechnen. Die obere Extremität ist zunächst stärker als die untere betroffen, die proximalen Muskeln mehr als die distalen. Typisch ist die **Zunahme der Symptomatik im Laufe des Tages und nach körperlicher Anstrengung**. Eine Ateminsuffizienz weist auf Beteiligung der Atemmuskulatur hin. Unbehandelt kommt es schließlich zur **myasthenischen Krise** mit Atemnot, Muskelschwäche, Mydriasis, Unruhe, Angst und erhöhter Reizbarkeit. Nach Beginn der Therapie kann bei Überdosierung von Cholinesterasehemmern (s. u.) eine **cholinerge Krise** auftreten mit Miosis, Tränen- und Speichelfluss, abdominalen Koliken, Übelkeit und schließlich Lähmung der Skelettmuskulatur (Depolarisationsblock).

Die **transiente neonatale Form** der MG kann sich bereits **pränatal** durch ein Polyhydramnion oder verminderte Kindsbewegungen äußern. **Postnatal** manifestieren sich meist innerhalb weniger Stunden, spätestens bis zum 3. Lebenstag Saugschwierig-

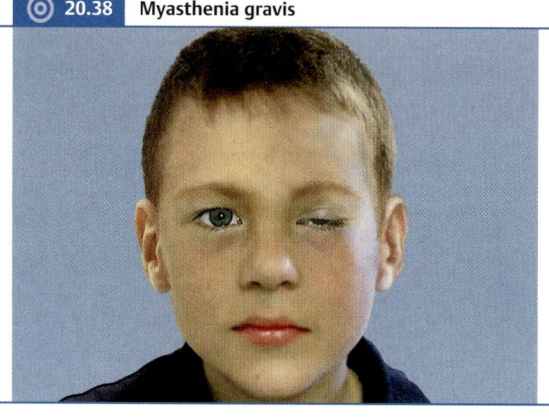

20.38 Myasthenia gravis

10-jähriger Junge mit einseitiger Ptosis 6 Monate nach Manifestation einer juvenilen Myasthenia gravis.

keiten, generalisierte Hypotonie, schwaches Schreien, Schluck- und Atemstörungen, seltener Ptosis und Ophthalmoplegie. Konnatale Kontrakturen durch intrauterine Immobilität sind möglich.

Diagnostik: Die Diagnose wird durch Anamnese, klinische Untersuchung, Nachweis von AChR-, MuSK- und Titin-Antikörpern im Serum (95% der Patienten mit generalisierter und 50% mit okulärer Myasthenie weisen AChR-Antikörper auf), distale und proximale Serienstimulation (s. Abb. **20.34**, S. 691) und den **Edrophoniumchloridtest** gestellt: 2–10 mg Edrophoniumchlorid i.v. führen innerhalb von 1–5 Minuten zu einer deutlichen Symptomminderung (Atropin als Antidot und Beatmungsbeutel bereithalten!). Ein Teil der Patienten ohne AChR-Antikörper weist Antikörper gegen die muskelspezifische Kinase (MuSK) bzw. Titin auf.

Differenzialdiagnose: Gesteigerte körperliche Ermüdbarkeit findet sich besonders bei **metabolischen Myopathien**, einschließlich Mitochondriopathien. Charakteristisch ist die Zunahme einer Gangstörung im Laufe des Tages beim **Segawa-Syndrom** (s. S. 743).

Therapie:
- Regulierung des Azetylcholinhaushalts mit **Azetylcholinesterasehemmern:** Pyridostigminbromid (Mestinon, 1 mg/kgKG oral 4-stündlich) hat geringere Nebenwirkungen als Neostigmin (Prostigmin, 0,3 mg/kgKG 4-stündlich). Die Gesamtdosis muss individuell bestimmt werden. Patienten mit MuSK-Antikörpern sprechen unterschiedlich gut auf Azetylcholinesterasehemmer an.
- **Prednison** oder **ACTH** ist als Immunsuppressivum indiziert bei Kindern mit generalisierter MG, bei denen die Behandlung mit Azetylcholinesterasehemmern oder die Thymektomie (s. u.) wirkungslos sind, sowie zur Vorbereitung auf eine Thymektomie und bei okulärer Form der MG, wenn Azetylcholinesterasehemmer versagen. Als steroidsparendes Immunsuppressivum sollte frühzeitig der Einsatz von Azathioprin diskutiert werden.
- **Hochdosierte 7S-Immunglobuline** (400 mg/kgKG/d) und **Plasmapherese** sind indiziert, wenn eine rasche Intervention nötig ist und bei therapierefraktären Verläufen.
- Nach Stabilisierung ist bei generalisierter und progredienter MG die **Thymektomie** indiziert, da das operative Risiko gering ist und spontane Remissionen selten und nicht voraussehbar sind. Vor dem 5. Lebensjahr wird die Thymektomie nicht empfohlen. Bei Patienten mit MuSK-Antikörpern ist eine Thymektomie nicht indiziert.

Therapie der transienten neonatalen Form der MG: Pyridostigminbromid (z. B. Mestinon) wirkt prompt und kann nach ca. 4 Wochen abgesetzt werden.

Prognose: Eine komplette Remission ist nach einer Thymektomie 10-mal häufiger als bei MG-Patienten ohne Operation. Rezidive sind auch nach erfolgreicher Operation möglich und werden mit Azetylcholinesterasehemmern bzw. Immunsuppressiva behandelt. Bei MG-Patienten mit MuSK-Antikörpern ist die Prognose unterschiedlich. Regelmäßige Kontrollen in einer dafür ausgerichteten Spezialambulanz sind sinnvoll.

Hereditäre kongenitale myasthenische Syndrome

▶ **Definition.** Es handelt sich um eine heterogene Gruppe seltener hereditärer Störungen der neuromuskulären Überleitung, die sich überwiegend innerhalb der ersten 2 Lebensjahre und grundsätzlich bis zum Erwachsenenalter manifestieren.

Ätiologie und Pathogenese: Aufgrund genetischer Defekte sind prä- und/oder postsynaptische Strukturen und Funktionen sowie die Endplatten-Azetylcholinesterase gestört, u. a. die Azetylcholinvesikel, die Freisetzung und die Interaktion von Azetylcholin mit AChR, Zahl und/oder Funktion der AChR, Ionenkanäle. Nach dem Erbgang bzw. Auftreten unterscheidet man 3 Typen (Tab. **20.13**).

20.13 Klassifikation des kongenitalen myasthenischen Syndroms

Typ	Erbgang/Auftreten	Krankheit
I	autosomal-rezessiv	Ia familiäre infantile Myasthenie Ib Gürtelform-Myasthenie Ic Azetylcholinesterase-Mangel Id Azetylcholinrezeptor-Mangel
II	autosomal-dominant	IIa „Slow-Channel"-Syndrom
III	sporadisch	unterschiedliche Phänotypen ohne familiäre Häufung

Klinik: Leitsymptome sind Ptose, Ophthalmoplegia externa, Schwäche der Gesichtsmuskulatur, Fütterungsschwierigkeiten, abnorme Muskelermüdbarkeit, selten proximal betonte Muskelschwäche mit Kardiomyopathie und/oder Katarakt. Schwere Verläufe können mit kongenitaler Arthrogrypose oder respiratorischen Krisen einhergehen.

Diagnostik: Die Diagnose ergibt sich aufgrund der Klinik, Serienstimulation, Einzelfaser-EMG und durch Spezialverfahren an entnommenen Muskelfasern mit motorischen Endplatten bzw. DNA-Analysen. Mutationen in den Genen für die α-, β-, δ-, ε-Untereinheit des AChR, für Rapsyn, Azetylcholinesterase, Cholinazetyltransferase, „downstream of kinase 7" (DOK7), muskelspezifische Tyrosinkinase und den Na_v 1.4-Natrium-Kanal sind bekannt.

Therapie: Pyridostigminbromid (z.B. Mestinon) wirkt bei einigen Formen, ist bei Azetylcholinesterase-Mangel jedoch kontraindiziert. 3,4-Diaminopyridin kann besonders bei prä-, aber auch bei postsynaptischen Defekten eine positive Wirkung zeigen (nicht bei ACHE-Defizienz). Bei Mutationen im DOK7-Gen und beim Azetylcholinesterase-Mangel ist Ephedrin effektiv. Bei Mutationen im Na_v 1.4-Natrium-Kanal-Gen sind Natriumkanalblocker indiziert.

Prognose: Bei jedem Typ sind milde und schwere Verläufe möglich.

20.2.4 Myopathien

▶ **Definition.** Myopathien umfassen **genetisch** determinierte und **erworbene** Funktions-, Stoffwechsel- und Strukturveränderungen der Skelettmuskulatur; muskuläre **Anlagestörungen** können hereditär oder intrauterin erworben sein.

Klassifikation: Eine Übersicht über die wichtigsten Formen der Myopathien gibt Tab. **20.14**. In den meisten Fällen handelt es sich um **hereditäre** (genetisch determinierte) Myopathien, **erworbene** Myopathien treten selten auf. Je nach Manifestationszeitpunkt werden **kongenitale** und **später auftretende** Myopathien unterschieden.

20.14 Hauptgruppen genetisch determinierter und erworbener Myopathien

genetisch determinierte (hereditäre) Myopathien	- kongenitale Myopathien - Muskeldystrophien - myotonische Muskeldystrophien - Ionenkanalkrankheiten (Membranstörungen: nicht dystrophe Myotonien und periodische Paresen) - metabolische Myopathien - Entwicklungsstörungen der Muskulatur
erworbene Myopathien	- nichtentzündliche Myopathien, z.B. toxisch, traumatisch, endokrin (Hypo- oder Hyperthyreose, s. S. 203 ff.), vaskulär, nutritiv - entzündliche Myopathien, z.B. Dermatomyositis (s. S. 533)

Kongenitale Myopathien

▶ **Definition.** Kongenitale Myopathien umfassen eine heterogene Gruppe genetisch determinierter oder erworbener Myopathien (Tab. **20.14**), die überwiegend bei Geburt oder innerhalb der ersten 6 Lebensmonate zu Symptomen führen:
- kongenitale metabolische Myopathien (Glykogenosen, Lipidmyopathien, Mitochondriopathien, Hypothyreose)
- Polymyositis (kongenitale, infantile Form)
- kongenitale myotonische Muskeldystrophie (Dystrophia myotonica, DM1)
- Myopathie mit Mangel an Strukturproteinen, Typ-VI-Kollagen-Mangel
- kongenitale Muskeldystrophien (derzeit 10 Formen, z. B. Merosin-negative kongenitale Muskeldystrophie (MDC1A))
- Myopathien mit charakteristischen Strukturveränderungen, z. B. „Central Cores" oder Stäbchenaggregaten.

Ätiologie und Pathogenese: Neben der Frühmanifestation metabolischer Myopathien (s. unten) bzw. einer Polymyositis führen Mutationen oder intrauterin bzw. postnatal wirksame Noxen unklarer Art zu Enzymdefekten, fehlender Proteinexpression oder zu spezifischen oder unspezifischen Veränderungen.

Häufigkeit: Die Prävalenz kongenitaler Myopathien beträgt 1 : 29 000. Ein α_2-Lamininketten-(Merosin-)Mangel macht 30–40 % kongenitaler Muskeldystrophien aus.

Klinik: Hauptsymptome sind Muskelhypotonie, Muskelschwäche, Hypo-/Areflexie und verzögerte motorische Entwicklung. Je nach Form können zusätzlich Augen- und/oder Hirnveränderungen bestehen (Abb. **20.39**).

20.39 Demyelinisierte Areale im Gehirn (MRT bei α_2-Lamininkettenmangel)

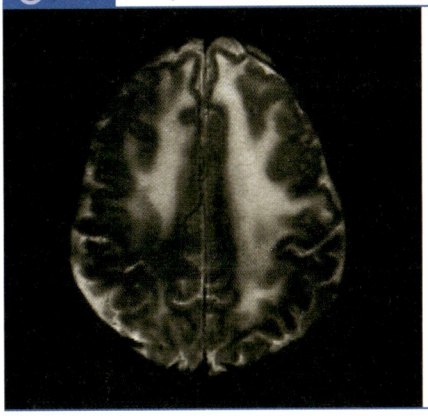

MRT-Befund ähnlich einer Leukodystrophie bei α_2-Lamininketten-(Merosin-) Mangel.

Diagnostik: Die Diagnose wird durch Anamnese, klinische Untersuchung, Bestimmung der Muskelenzyme im Serum, Muskelbiopsie (histologische, enzymhistochemische, immunhistologische, Western-Blot bzw. elektronenoptische Untersuchung) oder molekulargenetische Untersuchung gestellt. Bei der **Muskeldystrophie mit α_2-Lamininkettenmangel** fehlt z. B. in der Muskelbiopsie die α_2-Lamininkette (Abb. **20.40**), was immunhistologisch und im Western Blot erfasst wird. Die Immunfluoreszenz bei Verwendung von Antikörpern gegen die α_2-Lamininkette ist negativ wie bei der Duchenne-Muskeldystrophie mit Antikörpern gegen Dystrophin (Abb. **20.42**). CK-Werte über 1000 U/l und Veränderungen wie bei Demyelinisierung im Gehirn (Abb. **20.39**) sind charakteristisch für diese Muskeldystrophieform. Im LAMA2-Gen auf Chromosom 6q sind Mutationen nachzuweisen. Der Nachweis **anderer kongenitaler Myopathien** gelingt **lichtmikroskopisch** (u. a. die zentronukleäre Myopathie, Abb. **20.35h**), **enzymhistochemisch** (u. a. Central-Core-Myopathie, Abb. **20.35g**) oder **elektronenoptisch** (z. B. Nemaline- oder Stäbchenmyopathie mit autosomal-rezessivem und -dominantem Erbgang).

Differenzialdiagnose: Hier ist besonders das Hypotoniesyndrom (Tab. **20.8**) zu beachten.

20.40 Schematisches Modell des Dystrophins und des Dystrophin-Glykoprotein-Komplexes, der Proteine der Kernmembran, des kontraktilen Teils sowie des Zytoskeletts

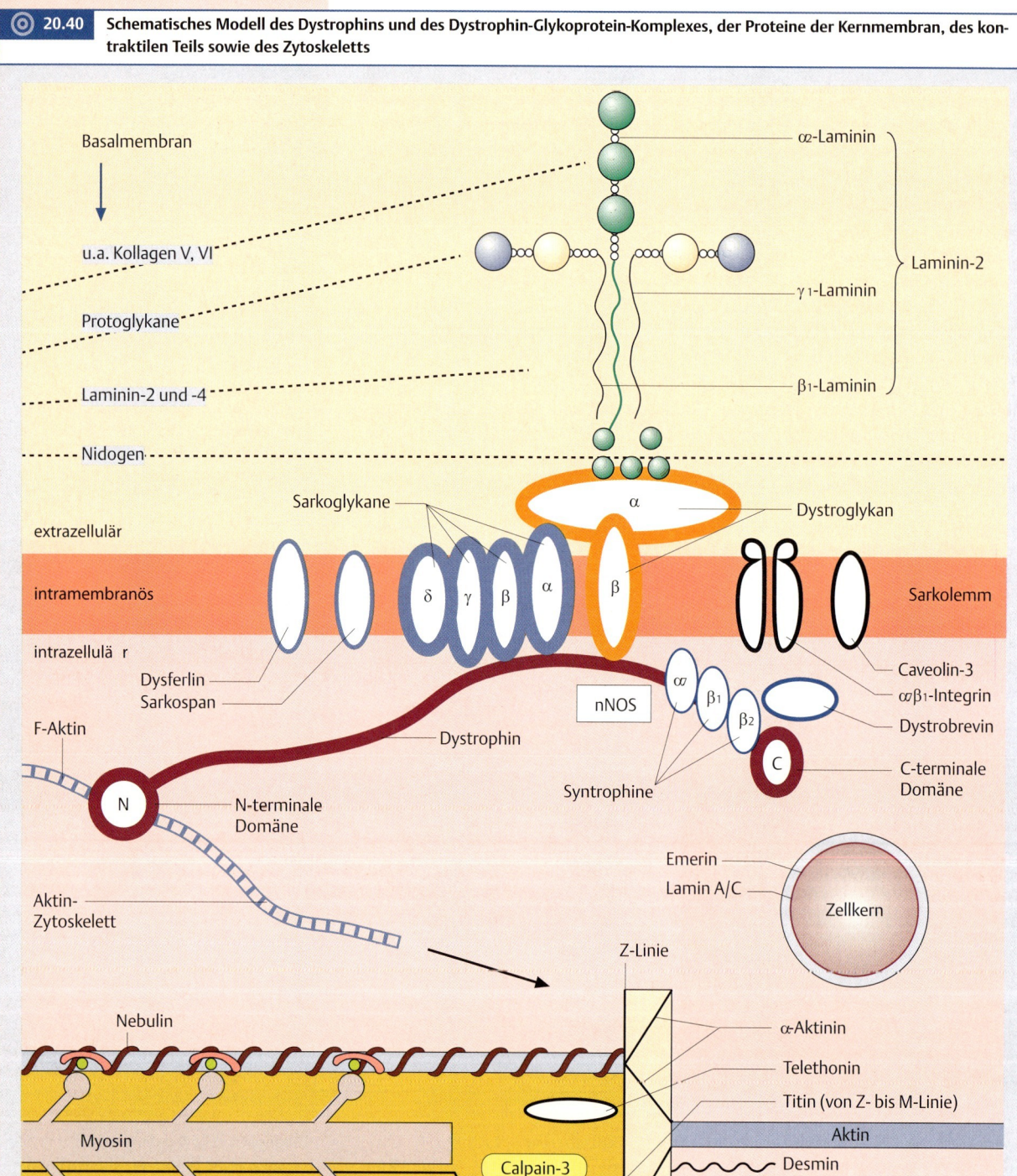

Die N-terminale Domäne von Dystrophin ist mit dem filamentösen Aktin, einem Bestandteil des Zytoskeletts, verbunden. Der Anfangsteil der C-terminalen Domäne von Dystrophin bindet β-Dys-troglykan, das über α-Dystroglykan an $α_2$-Laminin bindet. Die Syntrophine binden an den letzten Teil der C-terminalen Domäne von Dystrophin.

Therapie: Sie besteht in Physiotherapie, Hilfsmittelversorgung, evtl. Beatmung und Sondenernährung.

Prognose: Bei einzelnen Formen ist rasche Progredienz, bei anderen Formen sind milde Verläufe möglich.

Therapie: Sie besteht in Physiotherapie und Hilfsmittelversorgung, evtl. Beatmung und Sondenernährung. Bei Kontrakturen oder Skoliose sind operative Maßnahmen zu erwägen.

Prognose: Bei einzelnen Formen sind rasch progrediente Verläufe möglich mit Tod an Ateminsuffizienz im 1. Lebensjahr, Unfähigkeit zu gehen oder Verlust der Gehfähigkeit in der 1. oder 2. Dekade. Andere Formen zeigen milde Verläufe mit dauerhafter Gehfähigkeit.

Muskeldystrophien

▶ **Definition.** Unter Muskeldystrophien (MD) versteht man genetisch determinierte, progressive, primär degenerative Myopathien. Es handelt sich um eine klinisch und genetisch heterogene Krankheitsgruppe.

Ätiologie und Pathogenese: Ursache sind **Genmutationen**, die einen Mangel an Strukturproteinen oder Enzymen bewirken. Die Strukturproteine Dystrophin, Dystroglykane, Sarkoglykane (α, β, γ, δ) sowie Syntrophine gehören zum **Dystrophin-Glykoprotein-Komplex** (DGK) und stabilisieren das Sarkolemm. $α_2$-Laminin hat Kontakt zum α-Dystroglykan, das mit β-Dystroglykan, Dystrophin und Aktin die **Dystrophinachse** bildet; diese verbindet den Extrazellulärraum (Basalmembran) mit dem Zytoskelett der Muskelfaser (Abb. 20.40). Eine Strukturschwäche der Dystrophinachse an einer Stelle führt zu einer Schädigung der äußeren Muskelfasermembran, zu erhöhter intrazellulärer Kalziumkonzentration, Störungen der Signalübertragung und Verlust zellulärer Substanzen. Primärer **Mangel eines Proteins des DGK** hat häufig einen Abbau assoziierter Proteine zur Folge. Dies führt zum progredienten Abbau der Herz- und Skelettmuskulatur, der bei den verschiedenen Dystrophieformen unterschiedlich schnell erfolgt. Der Mangel der Proteine Caveolin-3 und Plektin am Sarkolemm bzw. intermyofibrillär und von Emerin an der Innenseite der Kernmembran hat dieselben Folgen. Ein **Mangel des Enzyms Calpain-3**, einer neutralen, kalziumregulierten Protease, führt ebenfalls zu progredientem Muskelfaserverlust (Störung der Myogenese/Muskelfaserregeneration). Trotz des ähnlichen – **dystrophen – histologischen Bildes** (Abb. 20.35b) der unterschiedlichen Dystrophieformen sind ihre Ursache und Pathogenese unterschiedlich.

Duchenne-Muskeldystrophie

▶ **Synonyme.** DMD, maligne Dystrophinopathie

▶ **Definition.** Es handelt sich um eine X-chromosomal-rezessiv vererbte Dystrophinopathie. Aufgrund von Mutationen im Dystrophin-Gen, die zu einer Leserasterstörung bei der Transkription und somit zur gestörten Dystrophinsynthese führen, fehlt Dystrophin oder ist stark vermindert.

Ätiologie und Pathogenese: Ursache sind Mutationen im Dystrophin-Gen auf dem kurzen Arm des X-Chromosoms bei Xp21 (in 80% der Fälle Deletionen und Duplikationen, in ca. 20% Punktmutationen). Die Folge ist ein Dystrophingehalt der Skelettmuskulatur unter 5% der Norm. Der **Dystrophinmangel** führt zum Abbau anderer Proteine im DGK und zu progredientem Verlust der Muskelfasern. Zwei Drittel der Patienten erben die Mutation von der Mutter, die Konduktorin ist, bei einem Drittel liegt eine Neumutation vor, die in über 50% durch ein Keimzellmosaik bei der Mutter entsteht.

Häufigkeit: Die Inzidenz bei männlichen Neugeborenen beträgt 1 : 3500, die Prävalenz liegt bei 1 : 25 000. Die DMD macht **über 50% der Muskeldystrophien** aus.

Klinik: Die DMD manifestiert sich zwischen dem 1. und 6. Lebensjahr, betrifft zuerst den Becken-, später den Schultergürtel und ist progredient. Aufgrund der Muskelschwäche im Beckengürtel- und Oberschenkelbereich lernen die Patienten oft verspätet Laufen, der **Gang** ist **unsicher**, sie stolpern und stürzen häufig. Rasches Laufen und Treppensteigen fällt schwer, **Rennen** ist **niemals** möglich. Beim Aufstehen vom Boden aus Rückenlage drehen sich die Jungen in die Bauchlage, nehmen die Vierfüßlerstellung ein und stützen sich beim Aufstehen mit den Händen zunächst an den Unter-, dann an den Oberschenkeln ab (**Gowers-Phänomen**, Abb. 20.41a). Häufig sind eine **betonte Lendenlordose** und **Spitzfüße** sowie **(Pseudo)hypertrophie der Wadenmuskulatur (Gnomenwaden)** Abb. 20.41b,c). Diese Symptome finden sich bei 90% der Patienten im Alter von 5 Jahren. Gleichzeitig oder wenige Jahre später führt

20.41 Klinische Befunde bei Duchenne-Muskeldystrophie

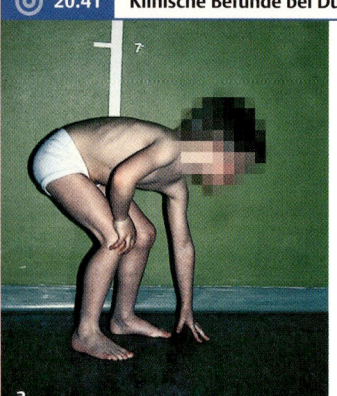
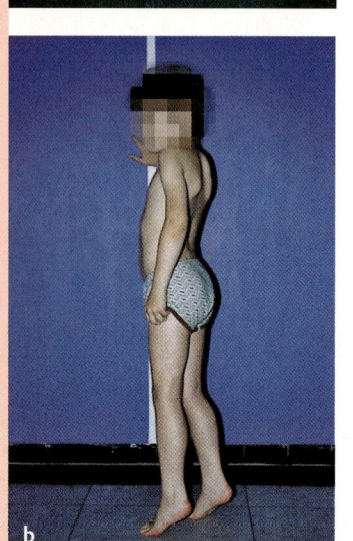
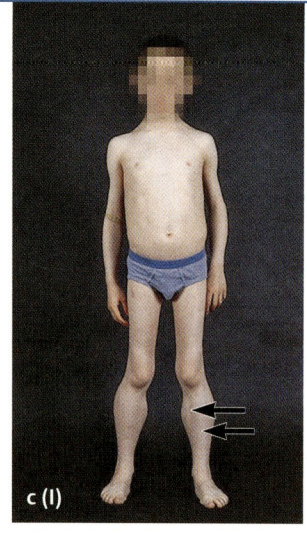
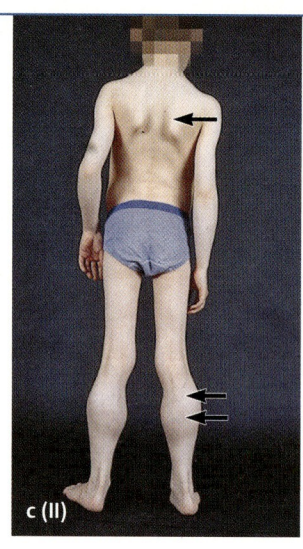
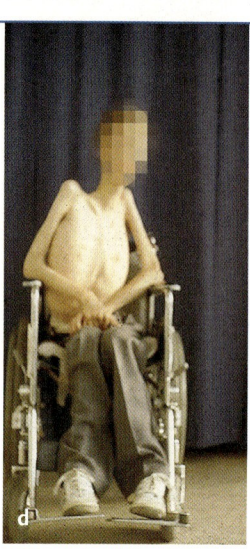

a Gowers-Phänomen bei Duchenne-Muskeldystrophie (5-jähriger Junge).
b Deutliche Hyperlordose der Lendenwirbelsäule, betonte Wadenhypertrophie und Kontrakturen der Fußgelenke mit Spitzfüßen bei Duchenne-Muskeldystrophie (8-jähriger Junge).
c Atrophie der oberen Extremitäten, Scapulae alatae (→) und massive Wadenhypertrophie (Gnomenwaden, ⇉) bei Duchenne-Muskeldystrophie (10-jähriger Junge).
d Progrediente Kyphoskoliose bei Duchenne-Muskeldystrophie. 16-jähriger Junge mit DMD. Bei ausgeprägter Muskelschwäche und -atrophie besteht seit 3 Jahren Rollstuhlabhängigkeit.

■ **Scapulae alatae** (Abb. **20.41c**). Ein fehlender Patellarsehnen- bei erhaltenem Achillessehnenreflex ist die Regel. 5–10 Jahre nach Erstmanifestation werden die Patienten gehunfähig, mit 12 Jahren sind 95 % **rollstuhlabhängig**. Dann treten innerhalb eines Jahres eine progrediente **Skoliose** (Abb. **20.41d**) und zunehmende Hypoxämie, erst nachts, dann auch tagsüber, auf. Bei Patienten über 10 Jahren besteht meist eine klinisch relevante **Kardiomyopathie**. **Intelligenzminderung** und **Klein- oder Minderwuchs** können auftreten.

Muskelschwäche der oberen Extremitäten beim Hochheben der Arme zum Seitwärtsgleiten der Schulterblätter bzw. zum Abstehen von der Thoraxwand (**Scapulae alatae**, Abb. **20.41c**). Die Muskeleigenreflexe der oberen Extremität verschwinden früh, ebenso der Patellarsehnenreflex, während der Achillessehnenreflex erhalten bleibt. 5–10 Jahre nach Erstmanifestation wird der Patient gehunfähig; 95 % der Patienten sind mit 12 Jahren rollstuhlabhängig. In diesem Stadium tritt meist innerhalb eines Jahres eine progrediente Skoliose auf (Abb. **20.41d**). Diese reduziert die Vitalkapazität, die ohnehin jährlich sinkt, da die **Atemmuskulatur auch betroffen** ist. Hypoxämie tritt zunächst nachts (Alpträume), später auch tagsüber auf (Kopfschmerzen, „Einnicken"). Der Herzmuskel ist meist mitbetroffen: Im Alter unter 10 Jahren besteht eine präklinische, über 10 Jahren meist eine klinisch relevante **Kardiomyopathie**. Eine nicht progrediente **Intelligenzminderung** besteht bei etwa 30 % der DMD-Patienten; **endokrine Störungen** sind inkonstant: Häufig besteht ein Minder- bzw. Kleinwuchs noch unklarer Ätiologie; die Patienten sind grundsätzlich fortpflanzungsfähig.

Diagnostik: Hinweisend sind **Anamnese**, **erhöhte CK** (> 1000 U/l), **Myosonogramm, myogene EMG-Veränderungen** (Abb. **20.34b**). Die **Molekulargenetik** ermöglicht in 80 % der Fälle den Nachweis von Deletionen und Duplikationen sowie in 20 % von Punktmutationen. In ungeklärten Fällen erfolgt die Muskelbiopsie; das dystrophe Bild (Abb. **20.35b**) und die **Immunhistologie** (stark verminderte oder fehlende Dystrophinexpression) sind entscheidend (Abb. **20.42**).

Diagnostik: Hinweise auf die Diagnose geben die **Anamnese** (in der Regel nur Jungen betroffen), die **erhöhte Konzentration der CK im Serum** (regelhaft > 1000 U/l), die massiv erhöhte Echogenität im **Myosonogramm** und **myogene EMG-Veränderungen** (Abb. **20.34b**). Molekulargenetisch sind mittels der MLPA-Methode (Multiplex Ligation-abhängige Probenamplifizierung) bei 80 % der Patienten Deletionen, kleine Deletionen und Duplikationen nachweisbar, durch die Sequenzierung des gesamten Gens bei weiteren 20 % der Patienten Punktmutationen. Die **Muskelbiopsie** ist indiziert in ungeklärten Fällen und zeigt ein dystrophes Bild (Abb. **20.35b**). Entscheidend ist **immunhistologisch** die fehlende bzw. spurenhafte Expression von Dystrophin (Abb. **20.42**) bzw. die fehlende Dystrophinbande im Western-Blot.

20.2 Neuromuskuläre Erkrankungen

20.42 Dystrophinexpression in normaler Skelettmuskulatur und bei Duchenne-Muskeldystrophie

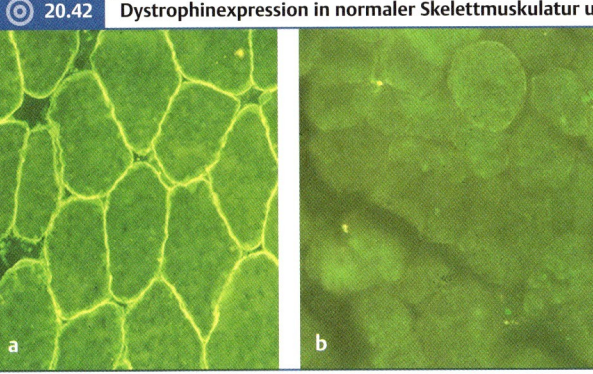

Mit monoklonalen Antikörpern ist Dystrophin immunhistologisch, hier in der Immunfluoreszenz, an quer geschnittenen normalen Muskelfasern als heller Membransaum nachzuweisen (**a**), fehlt jedoch bei Duchenne-Muskeldystrophie (**b**).

Differenzialdiagnose: Kongenitale Myopathien, periphere Neuropathien und spinale Muskelatrophien können anamnestisch, klinisch, elektromyografisch, bioptisch und/oder molekulargenetisch abgegrenzt werden. (**Pseudo)hypertrophie der Muskulatur** kommt bei der Becker-Muskeldystrophie, bei chronischer Polymyositis, der myotonischen Muskeldystrophie und dem Typ III der spinalen Muskelatrophie vor (Abb. **20.36c**). Besonders **Sarkoglykanopathien** können eine DMD imitieren; sie können immunhistologisch und molekulargenetisch abgegrenzt werden.

Therapie: Sie ist symptomatisch. Neben **Krankengymnastik** sind frühzeitig, vom 5. Lebensjahr an, **kontrakturlösende Eingriffe** an Hüft-, Knie- und Fußgelenken indiziert. **Kortikosteroide** werden regelhaft eingesetzt, solange Gehfähigkeit besteht und Nebenwirkungen zu tolerieren sind. In Einzelfällen kann der weitere Einsatz sinnvoll sein, um die Muskelkraft in den oberen Extremitäten länger zu erhalten und die positive Wirkung auf Herz und Atemmuskulatur zu nutzen. Nebenwirkungen, besonders Adipositas, Katarakt und Osteoporose, sind zu berücksichtigen. Kortikosteroide und frühzeitige Operationen verzögern das Fortschreiten der DMD um ca. 3 Jahre und verbessern längerfristig die Lebensqualität. Bei **Kardiomyopathie** verabreicht man **ACE-Hemmer** und ggf. Digitalis, Diuretika und Azetylsalizylsäure. Bei **chronischer Hypoxämie** oder Hyperkapnie ist die nichtinvasive **assistierte Beatmung** über Nasen- und/oder Mundmaske indiziert, bei **fortschreitender Kyphoskoliose** (Krümmungswinkel > 20° nach Cobb) die **operative Versteifung der Wirbelsäule**. Auch die psychischen und sozialen Belange der Patienten und Familien müssen Beachtung finden.

Prognose: Im Verlauf treten Kontrakturen sowie Wirbelsäulendeformitäten auf, spätestens 10 Jahre nach Manifestation wird der Patient gehunfähig. Der Tod tritt bei ca. 75 % der Patienten in der zweiten Hälfte des 2. Lebensjahrzehnts, sonst in der 3. Dekade ein, überwiegend durch Ateminsuffizienz, seltener durch Herzversagen. Ob die oben genannte symptomatische Therapie die Lebensdauer verlängern kann, ist derzeit nicht abschließend zu beurteilen.

Prophylaxe: Hauptpunkte der genetischen Beratung sind
- den Eltern die Bedeutung des X-chromosomalen **Erbgangs** und der **Spontanmutationen** klarzumachen,
- Heterozygote (**Konduktorinnen**) durch Stammbaumanalyse, indirekte und direkte Genotypanalyse zu erfassen, ihre Symptomatik (Muskelschwäche und Wadenhypertrophie in 10 % der Fälle, myokardiale Veränderungen, erhöhter CK-Wert,

Differenzialdiagnose: Kongenitale Myopathien, periphere Neuropathien und spinale Muskelatrophien sind abzugrenzen. **(Pseudo)hypertrophie der Muskulatur** kommt bei der Becker- und myotonischen MD, bei chronischer Polymyositis und spinaler Atrophie Typ III vor. Besonders **Sarkoglykanopathien** können eine DMD imitieren.

Therapie: Neben **Krankengymnastik** sind frühzeitig, vom 5. Lebensjahr an, **kontrakturlösende Eingriffe** an Hüft-, Knie- und Fußgelenken indiziert. **Kortikosteroide** werden eingesetzt, solange Gehfähigkeit besteht bzw. die Nebenwirkungen beherrschbar sind. Bei **Kardiomyopathie** sind **ACE-Hemmer**, evtl. Digitalis, Diuretika und Azetylsalizylsäure indiziert, bei **chronischer Hypoxämie nichtinvasive assistierte Beatmung**, bei **Kyphoskoliose** (> 20° nach Cobb) **operative Versteifung der Wirbelsäule**. Die psychischen und sozialen Probleme der Patienten und Familien sind zu beachten.

Prognose: Der Tod tritt bei ca. 75 % der Patienten bis zum 20. Lebensjahr, sonst in der 3. Dekade ein, überwiegend durch Ateminsuffizienz.

Prophylaxe: Hauptpunkte der genetischen Beratung sind
- den Eltern die Bedeutung des X-chromosomalen **Erbgangs** und der **Spontanmutationen** klarzumachen
- Heterozygote (**Konduktorinnen**) zu erfassen und zu beraten

▶ **Klinischer Fall.** Ein 3-jähriger Junge wird wegen Verdachts auf eine Hepatopathie aufgenommen, da GOT und GPT i. S. mit 217 bzw. 263 U/l erhöht sind. Hinweise für eine Lebererkrankung fehlen jedoch; stattdessen ergeben sich aus der Anamnese Anhaltspunkte für eine verzögerte motorische Entwicklung: Sitzen mit 12 und freies Laufen mit 24 Monaten. Die Wadenmuskulatur ist hypertroph, das Gangbild ungeschickt. Die CK i. S. ist mit 18 700 U/l deutlich erhöht. In der Familienanamnese gibt es keine Hinweise auf neuromuskuläre Erkrankungen. In der weiteren Diagnostik zeigt die Myosonografie eine generalisierte massive Echogenitätsanhebung, die Muskelbiopsie ein dystrophes Bild. Dystrophin ist immunhistologisch nicht nachzuweisen. Molekulargenetisch ist eine Deletion der Exons 45–53 nachzuweisen, die bei der Dystrophinsynthese zu einer Leserasterstörung führt. Die Daten belegen eine Duchenne-Muskeldystrophie des Oberschenkels. Die symptomatische Therapie umfasst die Physiotherapie, konservative bzw. operative orthopädische Maßnahmen, Überwachung der kardialen und pulmonalen Funktionen, ggf. eine Steroid-Langzeittherapie. Eine genetische Beratung ist zu empfehlen, um den X-chromosomal-rezessiven Erbgang mit der Familie zu erörtern, den möglichen Konduktorinnenstatus der Mutter und der Schwester zu belegen/auszuschließen und die mögliche Pränataldiagnostik zu besprechen.

- die **Pränataldiagnostik** mit den Eltern zu besprechen.

Becker-Muskeldystrophie

▶ **Synonym.**

▶ **Definition.**

Ätiologie und Pathogenese: Gendefekte im Dystrophin-Gen bei Xp21 allel zur DMD. In ca. 90 % der Fälle keine Leserasterverschiebung, dadurch teilweise funktionstüchtiges Dystrophin. Haben die Patienten Töchter, sind diese immer Konduktorinnen.

Häufigkeit: Die Inzidenz liegt bei ca. 1 : 16 000 männlicher Geburten, die Prävalenz bei 1 : 17 000.

Klinik: Sie ähnelt der DMD, doch manifestiert sie sich meist später und schreitet langsamer voran. Bei der **klassischen Form** tritt Muskelschwäche zuerst im **Beckengürtel** auf, 2–15 Jahre später in der oberen Extremität, häufig bestehen **Wadenhypertrophie** (Abb. 20.43a) und **Veränderungen am Herzen** (keine Korrelation zur Skelettmuskulatur!). Im Gegensatz zur DMD fehlen Kontrakturen und Skoliosen meist, Intelligenzminderung ist seltener (10 % der Fälle) und restriktive Lungenveränderungen sind die Ausnahme.

erhöhtes Narkoserisiko bei Verwendung von Triggersubstanzen der malignen Hyperthermie, S. 712) zu dokumentieren und sie zu beraten,
- die **Pränataldiagnostik** mit den Eltern zu besprechen (bei bekannter Dystrophin-Gen-Mutation in der Familie direkte, sonst indirekte Genotypdiagnostik).

Becker-Muskeldystrophie

▶ **Synonym.** BMD, mildere Form der Dystrophinopathie

▶ **Definition.** Die BMD ist eine X-chromosomal-rezessiv vererbte Dystrophinopathie mit Mutationen im Dystrophin-Gen ohne Leserasterstörungen. Sie manifestiert sich meist zwischen dem 5. und 15. Lebensjahr mit Muskelschwäche und betrifft zunächst den Beckengürtel, später den Schultergürtel. Sie zeigt überwiegend eine leichte Progredienz, sodass die Patienten meist durchschnittlich 30–50 Jahre lang gehfähig bleiben und die Lebenserwartung bei durchschnittlich 35–52 Jahren liegt. Das Spektrum der Symptomatik ist breit.

Ätiologie und Pathogenese: Ursache sind Gendefekte auf dem X-Chromosom, allel zum Duchenne-Genort Xp21. Etwa 90 % der Deletionen verursachen keine Leserasterverschiebung, sodass ein teilweise funktionstüchtiges Protein exprimiert wird. Haben die Patienten Töchter, sind diese immer Konduktorinnen.

Häufigkeit: Die Inzidenz liegt bei ca. 1 : 16 000 männlicher Geburten, die Prävalenz bei 1 : 17 000.

Klinik: Sie ähnelt der Duchenne-Form, doch manifestiert sie sich meist später (Häufigkeitsgipfel 5–15 Jahre) und schreitet langsamer voran. Zu den Leitsymptomen s. u. Bei der **klassischen Form** tritt Muskelschwäche zuerst im **Beckengürtel** auf, 2–15 Jahre später gefolgt von Muskelschwäche im Schulter- und Oberarmbereich; **Wadenhypertrophie** ist häufig (Abb. 20.43a). Die **Herzmuskulatur** ist häufig mitbetroffen: Unter 16 Jahren findet sich bei 17 % der Patienten keine, über 30 Jahren bei allen Patienten eine Herzbeteiligung (Kardiomyopathie, Rhythmusstörungen, unspezifische Schädigung). Die Veränderungen am Herzen korrelieren nicht mit dem Schwächegrad der Skelettmuskulatur. Im Unterschied zur DMD fehlen Kontrakturen (mit Ausnahme der oberen Sprunggelenke), Skoliose und andere Deformitäten meist, sie treten nur nach längerer Rollstuhlabhängigkeit auf. Intelligenzminderung ist ebenfalls seltener (bei 10 % der Patienten IQ < 70). Restriktive Lungenveränderungen sind die Ausnahme.

20.43 Becker-Muskeldystrophie

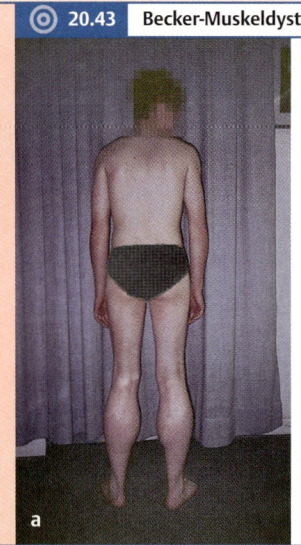
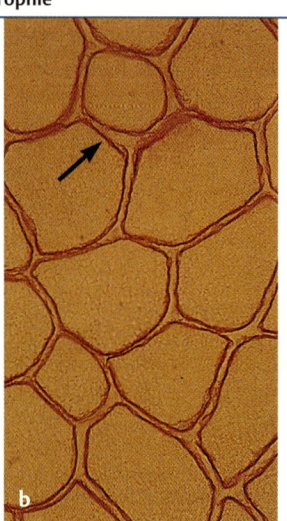
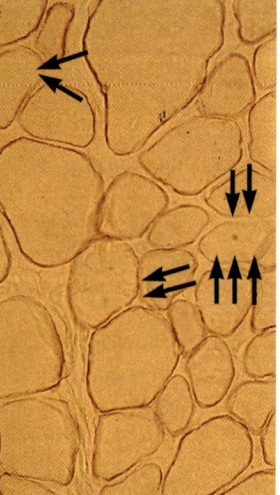

a 16-jähriger Junge mit deutlicher Wadenhypertrophie beidseits.
b Dystrophinexpression bei Becker-Muskeldystrophie im Vergleich zu normaler Skelettmuskulatur. Mit monoklonalen Antikörpern ist Dystrophin immunhistologisch, hier immunhistochemisch, an quer geschnittenen normalen Muskelfasern als bräunlicher Membransaum nachzuweisen (→), bei Becker-Muskeldystrophie jedoch nur unvollständig (⇉) oder an einzelnen Fasern gar nicht (⇉) vorhanden.

> **Merke.** Leitsymptome mit breitem Spektrum:
> - asymptomatische CK-Erhöhung
> - belastungsinduzierte Myalgien und/oder Muskelkrämpfe
> - episodische Myoglobinurie nach Belastung
> - Quadrizepsmyopathie
> - isolierte Kardiomyopathie
> - klassische Form mit proximaler Muskelschwäche
> - assoziierte distale Muskelschwäche
> - intermediäre Form: Symptomatik zwischen DMD und BMD.

Diagnostik: Die Diagnose wird durch die **Anamnese** (in der Regel nur Jungen betroffen), das **klinische Bild**, die meistens **erhöhte Konzentration der CK im Serum** und **myogene EMG-Veränderungen** gestellt. **Molekulargenetisch** sind mittels der MLPA-Methode (Multiplex Ligation-abhängige Probenamplifizierung) bei 80 % der Patienten Deletionen und Duplikationen nachweisbar, durch die Sequenzierung des gesamten Gens bei weiteren 20 % der Patienten Punktmutationen. Die **Muskelbiopsie** ist in ungeklärten Fällen indiziert und zeigt meist ein dystrophes Bild (Abb. 20.43b). Entscheidend ist die **Immunhistologie** (Abb. 20.43b): das im Muskelbiopsat reduziert vorhandene oder fehlende Dystrophin bzw. die schmale oder verschobene Dystrophinbande im Western-Blot.

Differenzialdiagnose: Abzugrenzen sind die Polymyositis, die spinale Muskelatrophie Typ III und autosomal vererbte Gürtelformen der MD. Bei Wadenhypertrophie außerdem Glykogenose Typ II (saurer Maltasemangel), Glykogenose V (McArdle-Krankheit), zentronukleäre und Central-Core-Myopathie beachten.

Therapie: Sie besteht in **Physiotherapie**. Eventuell sind operative Eingriffe nötig, insbesondere eine Achillessehnenverlängerung. Bei Rhythmusstörungen kann ein Herzschrittmacher, bei Kardiomyopathie eine Herztransplantation indiziert sein.

Prognose: Bei der klassischen Form tritt Gehunfähigkeit im Alter zwischen 30 und 40 Jahren ein, bei früher Manifestation in der 1. oder 2. Dekade. Die Patienten sterben im Alter zwischen 2–90 (durchschnittlich 45) Jahren überwiegend an Herzversagen.

Prophylaxe: Sie entspricht der bei DMD. Bei Töchtern von Vätern mit BMD ist eine genetische Beratung angezeigt (Konduktorinnen!).

Myotonische Muskeldystrophie

▶ **Synonym.** Dystrophia myotonica (DM1) Curschmann-Steinert

▶ **Definition.** Autosomal-dominant vererbte Kombination einer Muskeldystrophie mit Myotonie und multisystemischen Veränderungen, zu denen häufig Katarakt, Gonadenatrophie und Innenohrschwerhörigkeit zählen. Die Erkrankung manifestiert sich meist im frühen Erwachsenenalter (adulte Form), selten beim Neugeborenen (kongenitale Form) oder im Kindesalter (infantile Form).

Ätiologie und Pathogenese: Ursache ist eine abnorme **Vermehrung einer Trinukleotidfolge** von Cytosin-Thymin-Guanin (**CTG**) in der Genregion für die Myotonin-Proteinkinase auf Chromosom 19q. Gesunde haben CTG-Frequenzen von 5–27, Patienten Frequenzen von 50 bis über 2000, die von Generation zu Generation zunehmen; dies praktisch nur bei mütterlicher Vererbung, die Weitergabe größerer CTG-Komplexe durch kranke Väter an ihre Kinder wird dagegen gehemmt. Unterschiedliche CTG-Frequenzen erklären eine ungleiche Penetranz in betroffenen Familien und die von Generation zu Generation frühere Manifestation (Antizipation). Die Myotonie ist auf einen **überexprimierten** speziellen **Kaliumkanal** und/oder **erhöhte Natriumleitfähigkeit** zurückzuführen. Der Pathomechanismus ist noch unklar, jedoch unterschiedlich von dem bei der Myotonia congenita (s. u.).

Häufigkeit: Die Prävalenz der kindlich-adulten Form beträgt 1 : 8000, die Inzidenz der kongenitalen Form bis 1 : 3500. Neumutationen sind selten.

Klinik: s. Tab. 20.15.

Klinik: Die kongenitale und die kindliche bzw. adulte Form sind in Tab. 20.15 gegenübergestellt.

Tab. 20.15 Hauptsymptome bei kongenitaler und kindlicher bzw. adulter Dystrophia myotonica (DM1) nach statistischer Häufigkeit

kongenitale DM	kindliche bzw. adulte DM
- Fazialisparese beidseits	- Müdigkeit, Kraftlosigkeit, Intelligenzminderung
- muskuläre Hypotonie	- Muskelatrophie/-schwäche im Gesicht und distal betont
- psychomotorische Retardierung	- Katarakt
- psychische Retardierung	- Innenohrschwerhörigkeit
- Trinkschwäche	- Stirnglatze
- Klumpfuß	- Myotonie (Hand, Auge, EMG-Befund)
- Atemstörungen	- Hodenatrophie, Menstruationsstörung
- Polyhydramnion	- Dysarthrie
- Kindsbewegung vermindert	- Kardiomyopathie, Atemstörung

Diagnostik: Hinweise ergeben die Familienanamnese, die Leitsymptome und die Befunde bei der Mutter (Myotonie im EMG, Abb. **20.44c**). In 98 % der Fälle lässt sich die Diagnose durch die direkte DNA-Genotypanalyse sichern.

Diagnostik: Hinweise ergeben die Familienanamnese, die Leitsymptome und die Befunde bei der Mutter (Aktivitäts- und Perkussionsmyotonie [S. 709], Myotonie im EMG, Abb. **20.44c**). In 98 % der Fälle lässt sich die Diagnose durch die direkte DNA-Genotypanalyse sichern. Die kongenitale Form zeigt eine CTG-Repeat-Länge von 500–2000, spätere Formen von 100–1000.

Abb. 20.44 Myotonia congenita

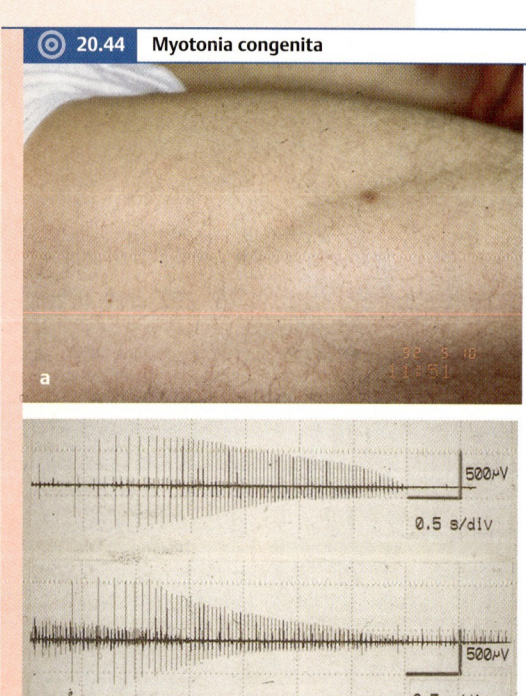
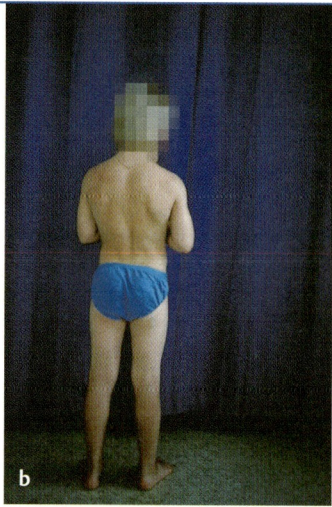

a Nach Perkussion deutliche Dellenbildung in der Muskulatur des rechten Oberschenkels.
b Typ Thomsen: 4-jähriger Junge mit Muskelsteifigkeit seit Geburt. Nach längerem Sitzen bestehen Schwierigkeiten beim Aufstehen mit ungeschickten und unsicheren Bewegungen. Perkussionsmyotonie an allen Extremitätenmuskeln. Die Mutter ist ebenfalls betroffen.
c Entladungsserie im EMG bei kongenitaler Myotonie. Hochfrequente, in der Amplitude abnehmende myotone Entladungen nach Perkussion.

Differenzialdiagnose: Bei kongenitaler Form Hypotoniesyndrom (s. Tab. **20.8**, S. 690), bei späterer Manifestation Myotonien mit distal betonter Symptomatik und die **proximale myotonische MD** (PROMM, DM2).

Differenzialdiagnose: Bei kongenitaler Form sind andere Ursachen des **Hypotoniesyndroms** (s. Tab. **20.8**, S. 690), bei späterer Manifestation **Myotonien mit distal betonter Symptomatik** und die **proximale Form** der **myotonischen MD** (PROMM, DM2) mit Lokalisation auf Chromosom 3q (Erbgang auch autosomal-dominant, Katarakt, Myotonie) abzugrenzen.

Therapie und Prognose: Physiotherapie, ggf. heilpädagogische Förderung, evtl. operative Maßnahmen. Bei Narkosen **Succinylcholin meiden** (Cave: Ateminsuffizienz!). Bei der kongenitalen Form Tod bei 16 % der Patienten in der Perinatalzeit, sonst mit < 30 Jahren. Bei späterer Manifestation ist die Lebenserwartung fast normal.

Therapie und Prognose: Sie besteht in **Physiotherapie**, ggf. heilpädagogischer Förderung, evtl. auch operativen Maßnahmen (bei Klumpfuß oder Katarakt). Bei Narkosen ist **Succinylcholin** zu **meiden**. Bei Gabe von Succinylcholin kann eine potenzierte Myotoniereaktion auftreten mit Gefahr anhaltender Ateminsuffizienz. Bei der kongenitalen Form sterben 16 % der Patienten in der Perinatalzeit, die Übrigen im Alter unter 30 Jahren. Bei späterer Manifestation ist die Lebenserwartung evtl. nur gering verkürzt.

Weitere Formen der Muskeldystrophie

Hierzu zählen:
- **Muskeldystrophien (MD) mit Frühkontrakturen und Kardiomyopathie** (Typ Emery-Dreifuss), X-chromosomal-rezessiv bzw. autosomal-dominant vererbt
- **fazioskapulohumerale MD** (Typ Landouzy-Déjérine), autosomal-dominant vererbt
- **Gürtelformen der MD,** autosomal-rezessiv > -dominant vererbt
- **distale MD,** autosomal-rezessiv und -dominant vererbt.

Diese selteneren MD manifestieren sich auch im Kindes-/Jugendalter und sind durch einen anderen Erbgang und/oder Phänotyp bzw. molekulare Spezialbefunde von Dystrophinopathien bzw. durch fehlende Myotonie von der myotonischen MD zu unterscheiden.

Nicht dystrophe Myotonien und periodische Paralysen (Ionenkanalkrankheiten)

▶ **Definition.** Myotonien und periodische Paralysen sind erbliche Erkrankungen der Skelettmuskulatur, die durch Über- oder Untererregbarkeit der Zellmembran hervorgerufen werden. Übererregbarkeit hat eine unwillkürliche Muskelsteifigkeit (Myotonie) zur Folge, die bei muskulärer Aktivität als Relaxationsstörung auftritt; Untererregbarkeit führt zu Muskelschwäche oder Lähmungen.

Ätiologie und Pathogenese: Ursache sind Mutationen, die zu fehlerhafter Funktion von Ionenkanälen (Chlorid-, Natrium- und Kalziumkanälen) führen.

Chloridkanalkrankheiten (Myotonia congenita)

Die Myotonia congenita (MC) tritt in einer autosomal-dominanten Form (**Thomsen**; Prävalenz ca. 1 : 400 000) und einer autosomal-rezessiv vererbten Form (**Becker**; Prävalenz < 1 : 50 000) auf.

Ätiologie und Pathogenese: Verschiedene Mutationen im Gen für den Chloridkanal der Skelettmuskulatur auf Chromosom 7q haben eine verringerte Aktivität des Chloridkanals zur Folge. Die reduzierte Chloridleitfähigkeit der Muskelfasermembran führt zu verminderter Stabilität des Ruhemembranpotenzials und so zur Übererregbarkeit. Diese äußert sich klinisch als **Myotonie**: Nach einer willkürlichen Muskelkontraktion, z.B. Faustschluss, kommt es zu einer tonischen Kontraktion und die Relaxation des Muskels ist verzögert, d.h. der Patient kann die Hand nur langsam öffnen. Die tonische Kontraktion kann durch Beklopfen der Muskulatur induziert werden (**Perkussionsmyotonie**, Abb. 20.44a). Das elektrophysiologische Korrelat der Myotonie ist eine repetitive Membrandepolarisation mit einer Aktionspotenzialserie, die im EMG als **Entladungsserie** (Abb. 20.44c) erfasst wird. Das Geräusch der Entladungen ähnelt dem des Startens von Motorrädern bzw. von tief fliegenden Flugzeugen. Bei Muskelaktivität führt die repetitive Entladung der Fasermembran zur Muskelsteife bzw. „aktiven" Myotonie.

Klinik: s. Tab. **20.16** und Abb. **20.44b**.

20.16	Myotonia congenita (MC)	
Charakteristika	**MC Thomsen**	**MC Becker**
Erbgang	autosomal-dominant	autosomal-rezessiv
Manifestation	von Geburt an	6 Jahre und später
transiente Muskelschwäche	keine	oft nach Muskelruhe
phänotypische Muskelentwicklung (Abb. 20.44 b)	sehr gut	sehr gut
häufiges Fallen, ungeschicktes Greifen	vorhanden	vorhanden
Schwierigkeiten beim Aufstehen und Gehen nach Ruhe (15–20 min)	vorhanden	vorhanden

Diagnostik: Die Diagnose wird durch Anamnese, klinisches Bild und EMG (myotone Entladungen) gestellt; die Molekulargenetik sichert die Diagnose.

Therapie und Prognose: Die Gabe von Mexiletin, einem Lidocainabkömmling und Natriumkanalblocker (25 mg/kgKG/d), und Carbamazepin (200–600 mg/d) ist möglich, wird jedoch nur bei stärkst betroffenen Kindern und nur vorübergehend empfohlen.

Natriumkanalkrankheiten

Ursache der Natriumkanalkrankheiten sind Mutationen im adulten muskulären Natriumkanal. Die Folgen sind eine gestörte Inaktivierung des Kanals nach Depolarisation und somit ein vermehrter Natriumeinstrom in die Muskelzelle. Dies erklärt eine Zunahme der Symptomatik nach Muskelaktivität (**paradoxe Myotonie**). Aufgrund der erhöhten Natriumleitfähigkeit depolarisiert die Muskelfasermembran, wenn die extrazelluläre Kaliumkonzentration steigt bzw. bei Kälte und die Symptomatik nimmt ebenfalls zu. Die Inzidenz beträgt 2×10^{-5} für 3 Formen der Natriumkanalkrankheiten. Ihre Klinik, Diagnose, Therapie und Prophylaxe sind in Tab. **20.17** dargestellt.

Tab. 20.17 Natriumkanalkrankheiten

Formen	Klinik	Diagnose	Therapie und Prophylaxe
Paramyotonia congenita (Eulenburg)	• paradoxe Myotonie mit Zunahme der Steifheit bei fortgesetzter muskulärer Aktivität • bei Kälte Zunahme der Myotonie mit oft folgender Muskelschwäche	• CK häufig erhöht • EMG mit myotonen Entladungen (Abb. **20.44c**) • Provokation mit Kühltest: 15 min bei 15°C → zunehmende Muskelsteifigkeit	**Therapie:** Mexiletin blockiert defekte Natriumkanäle; Dauerbehandlung nicht notwendig; bei besonderen Anlässen (Feiern, Sport, Musik) Applikation 4 Stunden vorher, Optimum nach 3-tägiger Einnahme **Prophylaxe:** Kälte meiden
hyperkaliämische periodische Parese	• episodisch auftretende Lähmungsphasen oft in Ruhe nach Muskelaktivität bzw. kaliumreicher Nahrung • regelhaft erhöhte Kaliumwerte i.S. während der Episoden • in seltenen Fällen Myotonie vor einer Lähmung	• CK evtl. erhöht • bei Lähmung erhöhte Kaliumwerte i.S. (> 5 mM) • Provokation durch orale Kaliumgabe (0,1 g/kgKG Kaliumchlorid) unter EKG-Kontrolle	**Therapie:** Hydrochlorothiazid bzw. Acetazolamid **Prophylaxe:** keine muskuläre Anstrengung vor gutem Frühstück, längeres Sitzen durch Herumgehen unterbrechen, kaliumreiche Speisen meiden, häufig kleine kohlenhydratreiche Mahlzeiten
kaliumsensitive Myotonie	• ähnlich MC Thomsen, jedoch verstärkt eine orale Kaliumaufnahme die Myotonie	• Provokation durch Kaliumgabe (s. o.), Auftreten von Muskelsteifheit nach 20 min (**Cave:** Ateminsuffizienz!) • Kühltest negativ	**Therapie:** Mexiletin (s. o.), Acetazolamid oder Carbamazepin

Hypokaliämische periodische Parese (Kalziumkanalkrankheit)

Diese Krankheit mit autosomal-dominantem Erbgang wird durch Punktmutationen in der α-Untereinheit eines Kalziumkanals (Dihydropyridinrezeptor) auf Chromosom 1q verursacht (Pathomechanismus unklar). Sie muss differenzialdiagnostisch von der hyperkaliämischen periodischen Parese abgegrenzt werden. **Lähmungen** treten vom Kleinkindalter an episodisch betont nachts und morgens auf, bis hin zur schlaffen Tetraparese, wobei vorangehende körperliche Aktivität abends oder eine kohlenhydratreiche Mahlzeit provozierend wirken. Das Serumkalium ist dann vermindert. Schwere Attacken werden mit Kaliumgaben behandelt.

Metabolische Myopathien

Hierzu zählen Glykogenosen (s. S. 177), Mitochondriopathien einschließlich Lipidmyopathien sowie Störungen des Purinstoffwechsels und die maligne Hyperthermie.

Mitochondriopathien (s. auch S. 739)

▶ **Definition.** Mitochondriopathien sind Erkrankungen mit Defekten im mitochondrialen Energiestoffwechsel. Es treten Störungen der oxidativen Phosphorylierung, der mitochondrialen Dehydrogenasen und Transportsysteme, der oxidativen Energiegewinnung und der Substratsynthese auf.

Ätiologie und Pathogenese: Mutationen des mitochondrialen Genoms und in nukleären Genen sind möglich. Mitochondriopathien treten spontan auf oder zeigen einen maternalen, autosomal-rezessiven oder autosomal-dominanten Erbgang.

Häufigkeit: Mitochondriopathien sind selten.

Klassifikation: Es können Mitochondrien der Skelettmuskulatur (**mitochondriale Myopathien**), des Hirngewebes (**Enzephalomyopathien**) und anderer Organe (Herz, Niere, hämatopoetisches System, endokrine Drüsen, Fibroblasten) (**mitochondriale Zytopathien**) betroffen sein. Die **biochemische Klassifikation** unterscheidet Defekte des Lipidstoffwechsels, der Atmungskette, der oxidativen Phosphorylierung, des Pyruvatstoffwechsels, des Zitronensäurezyklus und des Malat-Aspartat-„Shuttles".

Klinik: s. Tab. 20.18.

Mitochondriopathien

▶ **Definition.**

Ätiologie und Pathogenese: Mutationen des mitochondrialen Genoms und in nukleären Genen. Spontanes Auftreten, maternale, autosomal-rezessive oder -dominante Vererbung.

Häufigkeit: Mitochondriopathien sind selten.

Klassifikation: Je nach Lokalisation lassen sich mitochondriale Myopathien, Enzephalomyopathien und mitochondriale Zytopathie unterscheiden. Die **biochemische Klassifikation** unterscheidet unterschiedliche Defekte.

Klinik: s. Tab. 20.18.

20.18 Klinische Klassifikation und Leitsymptome bei Mitochondriopathien

Krankheitsform	Klinik
mitochondriale Myopathien	Muskelschwäche (oft okulär, fazioskapulohumeral), Belastungsintoleranz und/oder Myalgien, Kardiomyopathie oder Dyspnoe, De-Toni-Fanconi-Debré-Sequenz (s. S. 421)
mitochondriale Enzephalomyopathien	
▪ neonatale Form	Hypotonie, Apathie, Koma, Ateminsuffizienz, Laktatazidose
▪ infantile, juvenile, adulte Form	allgemein: psychomotorische Retardierung und/oder Ataxie, periphere Neuropathie, Epilepsie, extrapyramidale Bewegungsstörungen, Minderwuchs, Schilddrüsenstörungen, Pseudohypoparathyreoidismus, De-Toni-Fanconi-Debré-Sequenz als Syndrom bzw. spezielles Krankheitsbild (s. S. 421)

Diagnostik: Die Diagnose wird gestellt durch Anamnese (maternaler, autosomal-dominanter, -rezessiver Erbmodus?), klinisches Bild und Laborbefunde: Laktatwerte im Blut, Urin und Liquor (erhöht?), Laktatwerte nach Körperbelastung (erhöht?), Blutgasanalyse und Ammoniak, Carnitin i.S., Muskelhistologie (z.B. Trichromfärbung – „Ragged-red-Fasern", Abb. **20.35f**, S. 694), Elektronenmikroskopie (Muskel), Messung der mitochondrialen Enzyme, Analyse des mitochondrialen Genoms, Analyse ausgewählter nukleärer Gene (Lipidstoffwechsel).

Therapie: Sie ist symptomatisch und besteht u.a. in der Gabe von Coenzym Q zur Steigerung der oxidativen Phosphorylierung.

Störungen des Purinstoffwechsels (Myoadenylatdeaminase-Mangel)

Der Myoadenylatdeaminase-(MAD-)Mangel wird autosomal-rezessiv vererbt und durch Mutationen im MAD-Gen auf Chromosom 1p bedingt. MAD desaminiert Adenosinmonophosphat im Purinnukleotidzyklus und ist bei körperlicher Aktivität für den Energiegewinn wichtig. Dieser Enzymdefekt führt häufig zu **belastungsabhängigen Myalgien** und muss differenzialdiagnostisch gegenüber Störungen der Glykolyse, Mitochondriopathien und der MD vom Typ Becker bedacht werden. Die Diagnose erfolgt mit dem nichtischämischen Unterarm-Arbeitstest (NH3 steigt nicht normal an), enzymhistochemisch in der Muskelbiopsie oder durch DNA-Analyse.

Therapie: Stärkere körperliche Belastung möglichst meiden; die Einnahme von D-Ribose vor körperlicher Belastung kann positiv wirken.

Diagnostik: Anamnese (Erbmodus?), klinisches Bild und Laborbefunde: Laktat in Blut und Liquor, Ammoniak i. S., Carnitin in Serum und Urin, Blutgasanalyse. Entscheidend sind Muskelbiopsie (z. B. „Ragged-red-Fasern", Abb. **20.35f**), Elektronenmikroskopie, mitochondriale Enzyme und Molekulargenetik.

Therapie: Coenzym Q zur Steigerung der oxidativen Phosphorylierung.

Störungen des Purinstoffwechsels (Myoadenylatdeaminase-Mangel)

Autosomal-rezessiv vererbter Enzymdefekt, der häufig zu **belastungsabhängigen Myalgien** führt. Diagnose durch nichtischämischen Unterarm-Arbeitstest, enzymhistochemisch oder durch DNA-Analyse.

Therapie: Ggf. D-Ribose vor körperlicher Belastung.

Maligne Hyperthermie (MH)

▶ **Definition.** Primäre Störung im Stoffwechsel des Skelettmuskels. Volatile Anästhetika und depolarisierende Muskelrelaxanzien triggern lebensbedrohliche Stoffwechselentgleisungen.

Bei anderen NME, besonders bei Duchenne-Muskeldystrophie, führen Triggersubstanzen einer MH ebenfalls zu MH-ähnlichen Reaktionen (Herzstillstand!)

▶ **Merke.** Bei allen **neuromuskulären Erkrankungen** sollten bei Narkosen **Triggersubstanzen einer MH** gemieden werden!

Ätiopathogenese: Autosomal-dominanter Erbgang. Besonders Mutationen im Ryanodinrezeptor auf dem langen Arm von Chromosom 19 führen zu längerer und häufigerer Öffnung des Kalziumkanals, sobald volatile Anästhetika oder depolarisierende Muskelrelaxanzien einwirken. Es kommt zur überschießenden Freisetzung von Kalzium im Myoplasma und zu unkontrolliert ablaufenden Muskelkontraktionen. Mindestens 6 weitere Genorte sind mit der MH-Anlage assoziiert.

Häufigkeit: Die Prävalenz für eine genetische Disposition zur malignen Hyperthermie liegt bei ca. 1 : 15 000 bei Kindern.

Klinik: Bei Triggerung einer MH-Reaktion kommt es häufig zu Masseterspasmus und innerhalb von Minuten zu Tachykardie, Herzrhythmusstörungen, vertieften Atemzügen, Zyanose, generalisierter Muskelrigidität, Verbrauchskoagulopathie und schließlich zu Temperaturerhöhung auf 39–41 °C, evtl. höher.

Diagnostik: Klinik, begleitet von einer pCO_2-Erhöhung, metabolischen Azidose, Hyperkaliämie, Verbrauchskoagulopathie, Erhöhung von CK und Myoglobin i. S. sowie Myoglobinurie. Der **In-vitro-Kontraktur-Test** (indiziert bei Verdacht) wird an exzidierten Muskelfasern in einem Spezialbad durchgeführt, dem entweder Koffein oder Halothan in steigenden Konzentrationen zugeführt wird. Das Ergebnis ist MH-spezifisch, wenn dabei erhöhte Kontrakturen eintreten. Bei positiver Familienanamnese mit bekannter Mutation auf Chromosom 19 ist die genetische Diagnose ausreichend.

Therapie: Beseitigung der Triggersubstanzen, Adaptation der Ventilation, Gabe von 100 % Sauerstoff. Dantrolen i. v., Pufferung der Azidose und allgemeine Kühlung mit Eis. Bei bekannter Disposition zur MH sollte eine genetische Beratung erfolgen und ein Muskelpass ausgestellt werden.

21 Neuropädiatrie

- 21.1 Allgemeine Grundlagen 713
- 21.2 Leitsymptom Kopfschmerz 714
- 21.3 Fehlbildungen und Entwicklungsstörungen des Nervensystems .. 717
- 21.4 Neurometabolische und erbliche neurodegenerative Erkrankungen 731
- 21.5 Entzündliche Erkrankungen des Nervensystems 749
- 21.6 Verletzungen des Nervensystems 758
- 21.7 Durchblutungsstörungen des Nervensystems 763
- 21.8 Zerebrale Anfälle (Epilepsien) 766
- 21.9 Zerebrale Bewegungsstörungen (infantile Zerebralparesen) 772
- 21.10 ZNS-Tumoren 774

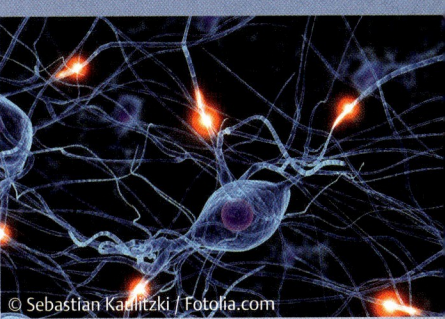
© Sebastian Kaulitzki / Fotolia.com

21.1 Allgemeine Grundlagen

Untersuchung des Nervensystems beim Kind: Die Entwicklungsvorgänge, die sich während der Kindheit am Nervensystem vollziehen, haben zur Folge, dass nicht nur seine Struktur, sondern auch seine Funktionsweise ständigen Änderungen unterliegt. Dies hat Konsequenzen für Diagnostik und Therapie. Es erfordert eine komplexe Sichtweise, die genetische Faktoren und Einflüsse der Umwelt berücksichtigt. Bei der neurologischen Untersuchung wird die Funktion des zentralen und des peripheren Nervensystems in Abhängigkeit vom Entwicklungsstand differenziert geprüft. Anhand anamnestischer Informationen und der Untersuchungsbefunde – wesentlich sind die Symptome und die Verlaufsdynamik – lässt sich ein **neurologisches Syndrom** diagnostizieren (Abb. 21.1 und Abb. 21.2). Dieses ermöglicht eine

21.1 Allgemeine Grundlagen

Untersuchung des Nervensystems beim Kind: Aufgrund der Entwicklung des Nervensystems ändern sich seine Struktur und Funktionsweise während der Kindheit ständig. Dies hat Konsequenzen für Diagnostik und Therapie.
Nach differenzierter Prüfung der Funktion des Nervensystems in Abhängigkeit vom Entwicklungsstand lässt sich aufgrund von Anamnese und Befund ein **neurologisches Syndrom** diagnostizieren (Abb. 21.1 und Abb. 21.2), das eine Lokalisation der Funktionsstörung

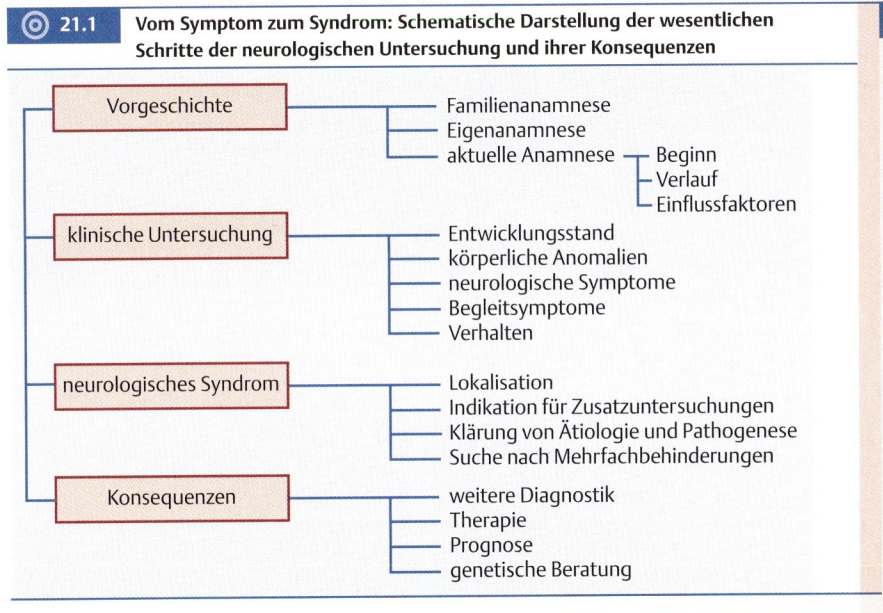

21.1 Vom Symptom zum Syndrom: Schematische Darstellung der wesentlichen Schritte der neurologischen Untersuchung und ihrer Konsequenzen

21.2 Verlaufsdynamik neurologischer Erkrankungen und mögliche Rückschlüsse auf ihre Ätiologie (nach Schulte)

21.2 Leitsymptom Kopfschmerz

▶ **Definition.** Im Bereich des Kopfes lokalisierte schmerzhafte Beschwerden unterschiedlicher Qualität, die primär, ohne organpathologisches Korrelat (**idiopathisch**), oder sekundär, als Folge einer Grunderkrankung (**symptomatisch**), vorkommen.

Ätiologie: Kopfschmerzen treten bei Kindern immer häufiger auf. Bereits im Vorschulalter haben 20 % der Kinder, bis zum Ende der Grundschulzeit > 50 % Kopfschmerzerfahrungen. Akute Kopfschmerzen finden sich häufig in Verbindung mit einem Infekt. Bei chronischen bzw. rezidivierenden Kopfschmerzen handelt es sich meistens um Spannungskopfschmerzen oder um Migräne. Eine Übersicht möglicher Ursachen kindlicher Kopfschmerzen gibt Tab. 21.1.

Tab. 21.1 Mögliche Ursachen von Kopfschmerzen bei Kindern und ihre (Begleit-)Symptome

Ursachen	Symptome
idiopathischer Kopfschmerz	
• **Spannungskopfschmerz** (meist bei älteren Kindern) – episodische Form (< 15 Tage/Monat) – chronische Form (> 15 Tage/Monat)	beidseitiger, häufig stirnbetonter oder ringförmig um den Kopf („wie ein Band") als drückend oder ziehend empfundener Schmerz ohne Erbrechen oder neurologische Begleitsymptome, typisch: depressive Begleitsymptomatik
• **Migräne** (mit und ohne Aura) (Näheres s. S. 716)	ab dem Pubertätsalter meist halbseitige, pochende Kopfschmerzen in Verbindung mit Übelkeit, Erbrechen und Lichtscheu, mit oder ohne neurologische Begleitsymptomatik (s. S. 716); im Kleinkindalter ist der Kopfschmerz häufig beidseits frontal lokalisiert!
• **Clusterkopfschmerzen**	im Kindesalter sehr selten, besonders heftiger, periodisch auftretender, einseitig retro- bis periorbital oder temporal lokalisierter Kopfschmerz, der mit vegetativen Begleitsymptomen (Gesichtsrötung) einhergeht
symptomatischer bzw. organischer Kopfschmerz	
• **begleitender Kopfschmerz** bei Infektionen (z. B. fieberhafter Infekt)	akuter, diffuser Kopfschmerz in Verbindung mit Zeichen eines Infektes
• **fortgeleiteter Kopfschmerz** bei Otitis media, Sinusitis, Zahnaffektionen, HWS-Syndrom	lokalisierter, evtl. lageabhängiger Kopfschmerz (z. B. Zunahme der Symptomatik beim Beugen des Kopfes nach vorne/unten)
• **Kopfschmerz durch meningeale Reizung** bei Sonnenstich, Meningitis, Enzephalitis, Meningeosis leucaemica	beidseitiger Kopfschmerz, Nackensteife, Fieber, evtl. Benommenheit und neurologische Begleitsymptome
• **Kopfschmerz durch intrakranielle Drucksteigerung** bei raumforderndem intrakraniellem Tumor (am häufigsten Tumoren der hinteren Schädelgrube oder im Bereich des oberen Halsmarks), durch eine Subarachnoidalblutung, einen Hydrocephalus occlusus oder posttraumatisch	diffuser, progredienter beidseitiger Kopfschmerz, häufig einhergehend mit Erbrechen, Übelkeit und neurologischen Begleitsymptomen (posttraumatische Kopfschmerzen können in unmittelbarem Anschluss oder einige Zeit nach einem Schädel-Hirn-Trauma auftreten)
• **Kopfschmerz durch intrakranielle Druckabnahme** nach Liquorpunktion oder nach Schädel-Hirn-Trauma mit Liquorverlust	diffuser, mitunter lageabhängiger Kopfschmerz, häufig in Verbindung mit Übelkeit
• **metabolisch bedingter Kopfschmerz** bei Hypoglykämie, auch bei Hypoxie, Hyperkapnie, Anämie oder anderen metabolischen Störungen, Beschwerden bei Schlafapnoe-Syndrom	diffuser Kopfschmerz bei Hypoglykämie z. B. in Verbindung mit Zittern, Schweißausbruch, Heißhunger
• **Kopfschmerz durch Sehfehler** wie Hyperopie, Myopie oder Astigmatismus, v. a. bei seitendifferenten Sehfehlern, Glaukom	chronisch, diffuser Kopfschmerz, auch im Bereich der Augen lokalisiert, der häufig z. B. durch längeres Lesen verstärkt wird
• **Kopfschmerz durch Intoxikation**, z. B. durch Alkohol, Nikotin, Kohlenmonoxid	akuter, diffuser Kopfschmerz, Übelkeit und Erbrechen
• **medikamentös induzierter Dauerkopfschmerz**	diffuser Kopfschmerz, häufig durch Analgetikamissbrauch induziert (ausdosierte Analgetikatherapie an mehr als 3 aufeinanderfolgenden Tagen oder mehr als 7 Tagen pro Monat)

21.2 Leitsymptom Kopfschmerz

Diagnostik: Zur Basisdiagnostik gehören eine gründliche **Anamnese** sowie die **körperliche**, v. a. **neurologische Untersuchung**. Sehr hilfreich für die Diagnose ist das Führen eines Kopfschmerz-Tagebuchs (z. B. um Triggerfaktoren zu erkennen). Meist kann durch diese Maßnahmen bereits die Diagnose gestellt werden, eine weiterführende apparative Diagnostik ist eher selten erforderlich, darf jedoch bei Bedarf nicht versäumt werden (Tab. 21.2).

Diagnostik: Meist kann die Diagnose schon durch die **Anamnese** und **körperliche/neurologische Untersuchung** gestellt werden (Tab. 21.2).

21.2 Diagnostisches Vorgehen bei Kopfschmerzen

Diagnostik	Fragestellung	
Anamnese	Seit wann besteht der Kopfschmerz (Dauer)?	• akut oder chronisch • rezidivierend (Häufigkeit?) • zunehmend (progredient)
	Welcher Art (Schmerzqualität) und Intensität ist der Kopfschmerz?	• z. B. dumpf, stechend, pulsierend, bohrend, drückend, ziehend • vernichtend, stark, mäßig, leicht
	Wo ist der Kopfschmerz lokalisiert?	• einseitig (z. B. Migräne) • beidseitig (z. B. Spannungskopfschmerz)
	Wann tritt der Kopfschmerz auf?	• nach Genuss bestimmter Lebensmittel (Nüsse, Käse), z. B. bei Migräne • bevorzugt nachts, z. B. bei Sinusitis, adenoider Hyperplasie oder Hirndrucksteigerung (z. B. Tumor!) • belastungsabhängig (Sport, Stress), z. B. Migräne
	Begleitsymptome?	• Übelkeit, Erbrechen, Lichtempfindlichkeit (z. B. Migräne) • fieberhafter Infekt (z. B. begleitender Kopfschmerz)
	Psychische Belastung?	• Depression, Stress (z. B. Spannungskopfschmerz)
	Vorerkrankungen?	• z. B. Infekte, Infektionen (Ohren), Exantheme
Anamnese beim Kleinkind	Kleinkinder sind nicht in der Lage, die Schmerzen zu verbalisieren. Folgende Verhaltensweisen können hier eventuell hinweisend sein und sind über die Eltern zu erfragen: Kind zieht sich zurück, legt sich hin, meidet Licht und Lärm, greift sich an den Kopf, zaust sich die Haare.	

körperliche Untersuchung

Ganzkörperuntersuchung einschließlich:
- neurologischer Untersuchung (dem Alter des Kindes angepasst)
- Hirnnervenprüfung (z. B. Augenmotilität, Mimik, evtl. Fundoskopie)
- Blutdruckmessung (z. B. Hypertonie, orthostatische Dysregulation)
- Prüfung der HWS und der Schulter- und Nackenmuskulatur (z. B. HWS-Syndrom)
- augenärztliche Untersuchung (Fundus, Gesichtsfeld, Sehschärfe)
- HNO-Untersuchung (z. B. Sinusitis)
- Zahnstatus (z. B. Zahnwurzelabszess)

Laboruntersuchungen

- Blutbild, CRP (Entzündungszeichen?)
- Glukose (Nüchternwert, Glukosebelastung)
- Liquordiagnostik: bei V. a. entzündliche ZNS-Erkrankung (z. B. Meningitis, Borreliose u. a.)

weiterführende Diagnostik
(Notwendigkeit und Reihenfolge der Untersuchungen ergeben sich aus Anamnese und klinischem Befund)

- Schellong-Test: bei V. a. orthostatische Dysregulation
- Schlaflabor: z. B. bei verstärkt in der Nacht auftretenden Kopfschmerzen, V. a. Schlafapnoe-Syndrom
- Röntgen: z. B. bei V. a. Sinusitis
- MRT, evtl. CT: bei V. a. raumforderndem Prozess, Subarachnoidalblutung, Z. n. Schädeltrauma

▶ **Merke.** Bei Kindern unter 3 Jahren ist Kopfschmerz ein seltenes Symptom, das prinzipiell weiter zu klären ist (MRT, Liquorpunktion). Daneben bedürfen Kopfschmerzen, die lange anhalten, im Verlauf ihren Charakter ändern, mit neurologischen Ausfällen oder Nüchternerbrechen einhergehen, ebenfalls immer einer weiterführenden Diagnostik.

▶ **Merke.**

Therapie: Im Vordergrund der Therapie kindlicher Kopfschmerzen steht zunächst die **nichtmedikamentöse Behandlung**; so können leichte Kopfschmerzen häufig schon durch Ruhe, Entspannung oder Ablenkung zum Verschwinden gebracht werden (s. auch „Prophylaxe"). Stärkere und länger anhaltende Schmerzen (Migräne)

Therapie: Primär **nichtmedikamentös** (z. B. Ruhe, Entspannung). Stärkere Schmerzen (Migräne) bedürfen der medikamentösen Therapie, Mittel der Wahl sind Ibuprofen und Paracetamol.

Spannungskopfschmerzen werden durch Entspannungs- und Biofeedbackmethoden behandelt. Bei **organischen Kopfschmerzen** richtet sich die Therapie nach der Grunderkrankung.

Prophylaxe:
Allgemeinmaßnahmen: hohe Trinkmenge und ausreichend Schlaf. Um Triggerfaktoren zu erkennen, **Kopfschmerz-Tagebuch** führen. Bei chronischen Spannungskopfschmerzen können **Entspannungs-** und **Biofeedbackverfahren** vorbeugend eingesetzt werden.

21.2.1 Migräne

▶ Definition.

Formen und Klinik:
- **Migräne ohne Aura:** plötzliche heftige Kopfschmerzen im Kindesalter häufig **bilateral** und in Verbindung mit Übelkeit, Erbrechen und Lichtscheu. Zur sicheren Diagnose nötig: mind. **5 Attacken** mit einer Dauer von 2–48 Stunden.

- **Migräne mit Aura:** Aurasymptome (z. B. Flimmerskotom) sind im Kindesalter selten. Die Aura darf nicht länger als 1 Stunde dauern und geht den Kopfschmerzen voraus. Zur sicheren Diagnose nötig: mind. **2 Attacken** mit einer Dauer von 2–48 Stunden.
- **Basilarismigräne:** heftiger Schwindel mit Übelkeit, Gleichgewichts- und Sehstörungen.

- **abdominelle Migräne:** zyklisches Erbrechen ohne Kopfschmerzen.

Diagnostik: Anamnese und klinischer Befund geben erste Hinweise. Das detaillierte diagnostische Vorgehen zeigt Abb. **21.3**.

▶ Merke.

---

bedürfen jedoch der **medikamentösen Therapie**. In erster Linie kommen Ibuprofen (10–15 mg/kgKG) und Paracetamol (15–20 mg/kgKG), meist als Einzeldosis, zum Einsatz (bis zu 3 × tgl.; Näheres zur Therapie der Migräne s. S. 717).

Spannungskopfschmerzen haben eine psychogene Ursache und sollten in erster Linie durch Entspannungs- und Biofeedbackmethoden behandelt werden; eine medikamente Behandlung ist heute nicht mehr indiziert (u. U. kurzzeitig Analgetika). Bei **organisch bedingten Kopfschmerzen** hängt die Therapie von der jeweils vorliegenden Grunderkrankung ab (s. jeweilige Krankheitsbilder).

Prophylaxe:
Allgemeinmaßnahmen: hohe Trinkmenge, regelmäßige Nahrungsaufnahme, ausreichende Schlafzeiten, aerober Ausdauersport, Alkoholkarenz, ggf. Freizeitaktivitäten reduzieren (mehr Ruhe). Entscheidend ist das Führen eines **Kopfschmerz-Tagebuchs**, um Triggerfaktoren zu erkennen.

Vor allem bei chronischen Spannungskopfschmerzen, aber auch bei Migräne, können **Entspannungs-** und **Biofeedbackverfahren** vorbeugend eingesetzt werden, um Stärke bzw. Anfallshäufigkeit der Kopfschmerzen zu reduzieren.

21.2.1 Migräne

▶ **Definition.** Diese Störung im zerebralen Gefäßsystem wird von verschiedenen Ursachen (vasogen und entzündlich) in einem komplexen, bezüglich vieler Details noch nicht geklärten, pathogenetischen Geschehen ausgelöst. Sie führt zu anfallsartigen starken Kopfschmerzen und wird von vegetativen und/oder neurologischen Funktionsstörungen begleitet. Die Migränedauer ist im Kindesalter kürzer (mind. 2 h) als bei Erwachsenen (mind. 4 h).

Formen und Klinik:
- **Migräne ohne Aura:** Plötzliche heftige Kopfschmerzen, die im Kindesalter häufig **bilateral** oder bifrontal angegeben werden. Die typische Hemikranie tritt meist erst ab dem Pubertätsalter auf. Erbrechen, Übelkeit, Lichtscheu, Blässe und Abgeschlagenheit sind übliche Begleiterscheinungen. Das beschwerdefreie Intervall ist von unterschiedlich langer Dauer. Eine familiäre Belastung kommt häufig vor (ca. 50 %). Zur sicheren Diagnose sind mind. **5 Attacken** mit einer Dauer von 2–48 Stunden nötig.
- **Migräne mit Aura (klassische Migräne):** Aurasymptome wie visuelle Symptome oder Flimmerskotome sind im Kindesalter relativ selten. Sie verschwinden meist rasch, mitunter treten Seh- und Hörstörungen bzw. Dysästhesien auf. Die Aura geht den Kopfschmerzen voraus (max. 1 h). Gelegentlich kommen komplexe Illusionen vor („Alice-im-Wunderland-Syndrom"). Zur sicheren Diagnose sind mind. **2 Attacken** mit einer Dauer von 2–48 Stunden nötig.
- **Basilarismigräne:** heftiger Schwindel mit Übelkeit, Gleichgewichts- und Sehstörungen. Später oft Migräne mit Aura (s. o.). Selten ist die konfusionelle Migräne mit Verwirrtheit oder einem Gefühl der Ich-Entfremdung, z. B. nach leichtem Schädel-Hirn-Trauma bei Migränepatienten (Status migraenosus).
- **abdominelle Migräne:** geht mit zyklischem Erbrechen, aber ohne Kopfschmerzen einher. Meist bei Kleinkindern. Sie gilt als Vorläufer einer Migräne.

Diagnostik: Die Familienanamnese und der klinische Befund geben erste Hinweise. Das detaillierte diagnostische Vorgehen zeigt Abb. **21.3**.

▶ **Merke.** Indikationen für eine **MRT** sind: chronisch zunehmende Kopfschmerzen, ein Wechsel der Schmerzcharakteristik, chronische Kopfschmerzen und zusätzlich unklare neurologische oder ophthalmologische Auffälligkeiten sowie ungewöhnlich junges Alter (Kinder < 3 Jahre). **Lumbalpunktionen** sind selten indiziert, außer bei V. a. Pseudotumor cerebri (Hirndruckzeichen bei normalem MRT) oder V. a. eine protrahierte Infektion (Borrelien).

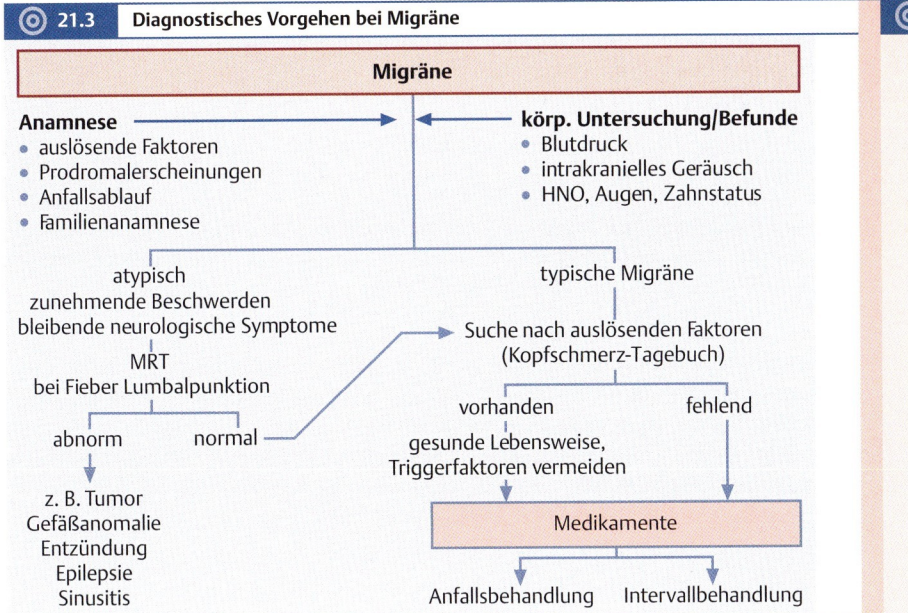

21.3 Diagnostisches Vorgehen bei Migräne

Differenzialdiagnose: Vor allem Tumoren; seltener können auch Gefäßveränderungen (z.B. Aneurysmen, Angiome), entzündliche Veränderungen oder Verletzungsfolgen migräneartige Beschwerden verursachen (s. Tab. 21.1, S. 714).

Therapie: Prinzipiell ist eine vernünftige Lebensführung wichtig, die auch allgemein roborierende Maßnahmen (aerober Ausdauersport, Wechselduschen etc.) enthalten sollte. Durch genaue Beobachtung (Migräne-Tagebuch) ist herauszufinden, welche Faktoren (z.B. Käse, Nüsse) migräneauslösend sind, da diese dann gemieden werden können (selten!).

Beim **akuten Migräneanfall** ist zunächst eine Reizabschirmung (z.B. abgedunkelter Raum) günstig, kühlende Umschläge auf die Stirn können zudem schmerzlindernd wirken. Insbesondere bei Kleinkindern kann die Migräneattacke ggf. durch Schlaf kupiert werden. Zur medikamentösen Therapie eignen sich besonders **Ibuprofen** (10–15 mg/kgKG) und **Paracetamol** (10–15 mg/kgKG), wobei die Dosis bis zu 3(–4) × tgl. wiederholt werden kann. Diese Präparate müssen möglichst frühzeitig und relativ hoch dosiert verabreicht werden. Ergotaminhaltige Medikamente sollten nicht mehr eingesetzt werden. Bei schweren und durch o. g. Medikamente nichtbeherrschbaren Attacken kann ggf. der Serotonin-Antagonist Sumatriptan als Nasenspray verabreicht werden (ab dem 6. Lebensjahr, 10 mg Einzeldosis).

Eine **Intervallbehandlung** ist indiziert, wenn die Kopfschmerzattacken mehr als 3 × pro Monat auftreten, sehr stark sind, länger als 48 h anhalten und die Akutbehandlung versagt oder unerwünschte Nebenwirkungen verursacht. Die β-**Blocker** Metoprolol bzw. Propranolol sind Mittel der 1. Wahl (1–2 mg/kgKG/d, bevorzugt abends). Der Kalziumantagonist Flunarizin ist effektiv (ab 40 kgKG 5 bzw. 10 mg abends), weist aber ein hohes Nebenwirkungsspektrum auf. Ein erster Therapieversuch sollte ca. 6 Monate dauern und dann beendet werden.

Prognose: Die Prognose ist schwer voraussehbar. Bei ca. einem Drittel der Patienten verschwinden die Symptome mit der Pubertät, bei einem Drittel werden sie besser und bei einem weiteren Drittel persistieren sie lebenslang.

21.3 Fehlbildungen und Entwicklungsstörungen des Nervensystems

▶ **Definition.** Als **Fehlbildung (Malformation)** im engeren Sinne bezeichnet man eine primäre Anlagestörung. Wird die Entwicklung einer primär normalen Anlage aufgrund exogener Ursachen gestört, spricht man von einer **Disruption**. Mechanisch bedingte Verformungen oder Lageanomalien bezeichnet man als **Deformation**. **Dysplasien** sind Folge einer Störung der Gewebedifferenzierung.

Klassifikation: Die Einteilung der Fehlbildungen des Nervensystems orientiert sich noch an der Embryogenese. In Zukunft könnte eine Einteilung anhand molekulargenetischer Faktoren möglich werden.

Ätiologie: Fehlbildungen entstehen, wenn die Organbildung in der Embryonalphase gestört wird. Die Ursache sind genetische oder exogene Faktoren. Häufig sind Fehlbildungen multifaktorieller Genese.

Häufigkeit: Größere Fehlbildungen kommen bei etwa einem von 100 neugeborenen Kindern (einschließlich Totgeburten) vor. Mit 70–80 % übertrifft die Häufigkeit der Anomalien des Zentralnervensystems die der übrigen Organe, zu 90 % handelt es sich um dysrhaphische Fehlbildungen.

Klinik: Die Auswirkungen von Fehlbildungen des Nervensystems werden von Art, Lokalisation und Ausdehnung der entstandenen Läsionen bestimmt. Manche Anomalien verursachen keine Symptome, andere sind nicht oder nur kurz mit dem Leben vereinbar. Häufig finden sich Bewegungsstörungen, Intelligenzminderung, zerebrale Anfälle und Verhaltensauffälligkeiten. In unterschiedlicher Kombination gehen sie meist mit einer verzögerten körperlichen Entwicklung einher.

Komplikationen: Bei Fehlbildungen des Nervensystems können Regulationsstörungen von Atmung, Kreislauf oder Temperatur auftreten. Behinderung der Liquorpassage führt zum Verschlusshydrozephalus.

Diagnostik: Hinweise auf die Ätiologie erbringen die Anamnese – Familiengeschichte, Verlauf von Schwangerschaft und Geburt, Lebensbedingungen der Familie, Exposition gegenüber Viren, Chemikalien oder Strahlen – und der **klinische Befund**: Äußere Anomalien (z. B. eine kraniofaziale Dysmorphie) können auf Fehlbildungen des Gehirns, Hautveränderungen im Bereich der Medianlinie an Schädel und Rücken auf eine Dysrhaphie hindeuten. Der Kopfumfang liegt häufig unterhalb der Norm (Mikrozephalie).
Bildgebende Verfahren sichern die Diagnose: Die **Sonografie** ist beim Säugling durch die offene Fontanelle noch gut möglich, die **Magnetresonanztomografie (MRT)** ist das Standardverfahren.

Neurophysiologische Untersuchungen (z. B. EEG, Messung von Nervenleitgeschwindigkeit und evozierten Potenzialen) dokumentieren funktionelle Veränderungen, z. B. bei vegetativen Regulationsstörungen.

Therapie: Die Behandlung kann bei Fehlbildungen nur symptomatisch sein; bestimmte Komplikationen, z. B. ein Verschlusshydrozephalus, sind erfolgreich zu behandeln.

Prognose: Vielfach führen Fehlbildungen zu einer deutlichen Beeinträchtigung der Entwicklung sowie zu körperlicher und geistiger Behinderung. Die Lebenserwartung kann stark vermindert sein.

Prophylaxe: Durch genetische Beratung lässt sich ggf. ein Wiederholungsrisiko feststellen. Bei manchen Fehlbildungen ist eine pränatale Diagnose möglich, oft durch Ultraschall oder Untersuchung von Amnionflüssigkeit bzw. Nabelschnurblut. Teratogene Substanzen (u. a. Alkohol und Nikotin) müssen in der Schwangerschaft gemieden werden. Zur Prophylaxe dysrhaphischer Fehlbildungen wird Frauen im gebärfähigen Alter die **Folsäuresubstitution** empfohlen (0,4 mg/d). Die Substitution muss allerdings bereits (3 Monate) vor der Empfängnis beginnen um wirksam zu sein!

21.3.1 Dysrhaphische Fehlbildungen (Neuralrohrdefekte)

Eine Störung der Entwicklung des Neuralrohrs führt zur Dysrhaphie. Sie findet sich immer in der Medianlinie des Körpers. Je nach Anzahl der beteiligten Strukturen kann sie recht unterschiedlich ausgeprägt sein: Das Spektrum reicht vom harmlosen Wirbelbogendefekt über die doppelte Anlage des Rückenmarks (**Diplomyelie**) oder der Teilung des Rückenmarks durch knöcherne oder bindegewebige Septen (**Diastematomyelie**) bis zu **Anenzephalus** (rostral) und **Meningomyelozele** (kaudal). Höhlen bzw. Zysten im Bereich des Zentralkanals führen zu **Syringomyelie**.

Anenzephalie

Die schwerste Fehlbildung am rostralen Ende des Neuralrohrs kommt bei 1 von 10 000 lebend geborenen Neugeborenen vor. **Kalotte und Großhirnhemisphären fehlen**, der Gesichtsschädel aber ist weitgehend normal ausgebildet (Abb. **21.4a**). Reste der Hirnstrukturen bilden die sog. Area cerebrovasculosa. Teile des Di- bzw. Mesenzephalons und die Hypophyse sind vorhanden, der N. opticus fehlt. Anenzephale Kinder können gelegentlich einige Wochen überleben.

Anenzephalie (Randspalte)

Die schwerste Fehlbildung des Gehirns ist nicht mit längerem Leben vereinbar. **Kalotte und Großhirnhemisphären fehlen**, der Gesichtsschädel ist aber weitgehend normal ausgebildet (Abb. **21.4a**).

Abb. 21.4 Anenzephalie

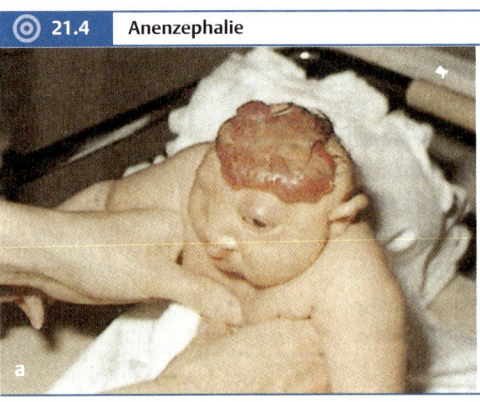
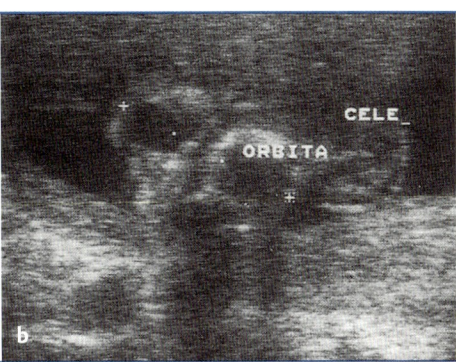

a Klinischer Befund (aus: Niessen KH. Pädiatrie. Thieme; 2001).
b Sonografischer pränataler Befund. Man erkennt das typische „Froschkopfphänomen" mit Protrusio bulbi beidseits und eine als „Cele" bezeichnete Struktur, die rudimentärer Zerebralsubstanz entspricht (aus: Stauber M, Weyerstahl T. Duale Reihe Gynäkologie und Geburtshilfe. Thieme; 2005).

Bei Ultraschalluntersuchungen (Abb. **21.4b**) ist schon pränatal sowohl die mangelnde Ausbildung des Kopfes als auch ein gestörtes Bewegungsverhalten zu erkennen. Die pränatale Diagnose kann durch den Nachweis von **α-Fetoprotein** in der Amnionflüssigkeit bestätigt werden. Heute ist die Diagnose meist Anlass für einen Schwangerschaftsabbruch. Das Wiederholungsrisiko beträgt 3–5 %.

Die pränatale Diagnose durch Ultraschall (Abb. **21.4b**) wird mit dem Nachweis von **α-Fetoprotein** in der Amnionflüssigkeit gesichert. Das Wiederholungsrisiko beträgt 3–5 %.

Enzephalozele

Als Enzephalozele bezeichnet man eine Vorwölbung von Haut, Hirnhäuten und Teilen des Gehirns durch eine median gelegene **Lücke am Hirn- oder Gesichtsschädel**. In Kombination mit anderen Anomalien kommt die Enzephalozele bei Fehlbildungssyndromen vor, z. B. beim Meckel-Gruber-Syndrom (Enzephalozele, Polydaktylie, polyzystische Nieren). Am häufigsten ist sie **okzipital** lokalisiert, selten nasal, frontoethmoidal oder parietal. Die Symptomatik wird von der Größe des prolabierten Hirnanteils bestimmt, der besonders bei okzipitalen Enzephalozelen recht ausgedehnt sein kann (Exenzephalie). Eine operative Behandlung ist möglich. Im Anschluss werden Hydrozephalus und Mikrozephalie beobachtet.

Enzephalozele (Randspalte)

Die Enzephalozele ist eine Vorwölbung von Haut, Hirnhäuten und Teilen des Gehirns durch eine median gelegene **Lücke am Hirn- oder Gesichtsschädel**. Sie tritt meist **okzipital**, seltener frontal auf. Eine operative Behandlung ist möglich, danach werden jedoch Hydrozephalus und Mikrozephalie beobachtet.

Spina bifida

▶ **Definition.** Die Spina bifida ist eine dysrhaphische Fehlbildung der Wirbelsäule, meist auch des Rückenmarks. Bei **Spina bifida occulta** liegt lediglich ein Defekt des Wirbelbogens vor. Bei **Spina bifida cystica (aperta)** wölben sich zusätzlich Rückenmarkhäute (Meningozele), evtl. auch Rückenmarkgewebe (Meningomyelozele) durch den Wirbelbogendefekt vor (Abb. **21.5**). Bei der **Myelozele** liegt das Rückenmark im Niveau der Hautoberfläche.

▶ **Definition.**

Abb. 21.5 Spina-bifida-Formen (schematisch)

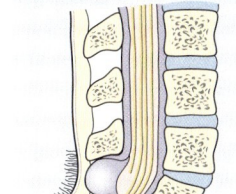
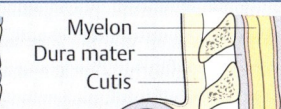
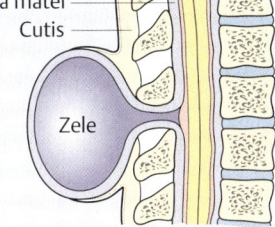
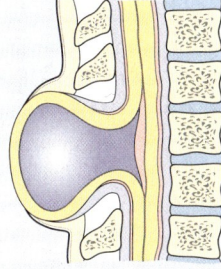
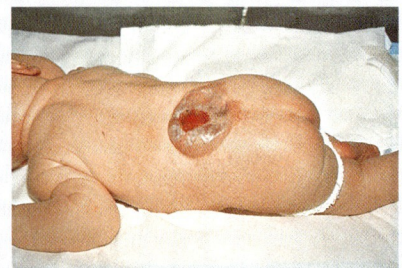

Myelon
Dura mater
Cutis
Zele

a Spina bifida occulta
b Meningozele
c Meningomyelozele
d Klinisches Bild einer Meningomyelozele mit Lähmung der Gesäßmuskulatur

Ätiologie: Die Ätiologie ist multifaktoriell (exogene und genetische Faktoren). Das **Wiederholungsrisiko** beträgt 3–5 %. Zur Prävention wird die Gabe von Folsäure (hoch dosiert) empfohlen (s. S. 76).

Häufigkeit: Die Häufigkeit beträgt in Deutschland 1–3 auf 1000 Geburten.

Klinik: Die Dysrhaphie ist v. a. **lumbal** und **sakral**, seltener thorakal oder zervikal lokalisiert. Eine Dysrhaphie am unteren Ende des Rückenmarks ist immer von Haut bedeckt, dabei kommen Lipome und eine Verdickung des Filum terminale vor (**Tethered-cord-Syndrom**). Die Dysrhaphie kann zusammen mit einer **Chiari-Anomalie** vom Typ II auftreten (s. Abb. 21.6), die zu einem Verschlusshydrozephalus führt.

Folge der Dysrhaphie ist eine komplette oder inkomplette **Querschnittslähmung** mit schlaffer, selten spastischer Parese unterhalb der Läsion, Sensibilitätsstörungen, Blasen- und Darmlähmung (Obstipation, Kotsteine, Analprolaps). Die **neurogene Blasenstörung** führt zu Harntransportstörungen mit dem Risiko von Nierenfunktionsstörungen.

Muskuläres Ungleichgewicht verursacht Kontrakturen und Deformierungen (Skoliose, Klumpfüße), Sensibilitätsstörungen begünstigen Veränderungen der Trophik und Dekubitus.
Bei 80–90 % der Patienten entsteht ein **Verschlusshydrozephalus**, z. B. durch eine Chiari-Anomalie (Abb. **21.6a**).

Ätiologie: Genetische Faktoren (u. a. das Gen VANGL1), ggf. Medikamente (z. B. Valproinsäure) oder Toxine und evtl. niedriger Folsäurekonsum spielen pathogenetisch eine Rolle und führen im Sinn eines Schwellenwerteffektes zur Manifestation der Dysrhaphie. Das **Wiederholungsrisiko** beträgt 3–5 %. Zur Prävention wird die Gabe von Folsäure (5–10 mg/d) empfohlen (s. S. 76). Beachte: Die Mütter haben keine manifeste Hypovitaminose (megaloblastäre Anämie). Die Fehlbildung ist folsäureresponsiv, aber meist nicht Ausdruck eines Folsäuremangels.

Häufigkeit: Ihre Häufigkeit ist regional unterschiedlich. In Deutschland ist mit einer Frequenz von 1–3 auf 1000 Geburten zu rechnen.

Klinik: Die Dysrhaphie bei Spina bifida ist meist **lumbal** oder **sakral**, seltener zervikal oder thorakal gelegen. Ausnahmsweise kommt sie ventral vor (split notochord syndrome). Eine Dysrhaphie am unteren Ende des Rückenmarks ist immer von Haut bedeckt, meist mit Hautgrübchen, einem Haarbüschel, Pigmentfleck oder anderen Hautveränderungen, nicht selten auch mit einem Lipom und einer Verdickung sowie bindegewebigen Verwachsung des Filum terminale (**Tethered-cord-Syndrom**) kombiniert. Dies verhindert die Aszension des Rückenmarks während des Wachstums. Eine Dysrhaphie tritt sehr oft (80–90 %) zusammen mit einer **Chiari-Anomalie** vom Typ II auf, bei der das Kleinhirn fehlgebildet und durch das Foramen magnum nach kaudal verlagert ist (s. Abb. **21.6**). Die Foramina Luschkae und Magendii können dadurch verschlossen werden.

Je nach Lokalisation und Ausprägung der Dysrhaphie des Rückenmarks besteht eine komplette oder inkomplette **Querschnittslähmung**. Unterhalb der Schädigungsebene beobachtet man eine schlaffe, selten auch eine spastische Parese, Sensibilitätsstörungen sowie eine Beeinträchtigung der Blasen- und Darmfunktion. Besteht eine Sphinkteratonie, kommt es zu einer „Durchlaufblase", besteht eine Sphinkter-Detrusor-Dyssynergie, zu einer „Überlaufblase" mit Wandhypertrophie und Pseudodivertikeln. In jedem Fall hat die **neurogene Blasenstörung** durch Restharnbildung und rezidivierende Infektionen ungünstige Auswirkungen auf die Nierenfunktion. Die neurogene Darmstörung führt zu Obstipation und zur Bildung von Kotsteinen. Ein Analprolaps kann auftreten.

Nicht selten verursacht das muskuläre Ungleichgewicht zwischen gelähmter und funktionsfähiger Muskulatur bereits intrauterin Gelenkkontrakturen und Deformierungen wie Skoliose oder Klumpfüße. Im Bereich der paretischen Extremitäten besteht eine Neigung zu Dekubitalgeschwüren und trophischen Störungen.

Bei 80–90 % der Patienten tritt ein **Verschlusshydrozephalus** auf, bedingt durch eine Chiari-Anomalie vom Typ II (Abb. **21.6a**), durch Veränderungen im Bereich der hinteren Schädelgrube oder eine Aquäduktstenose.

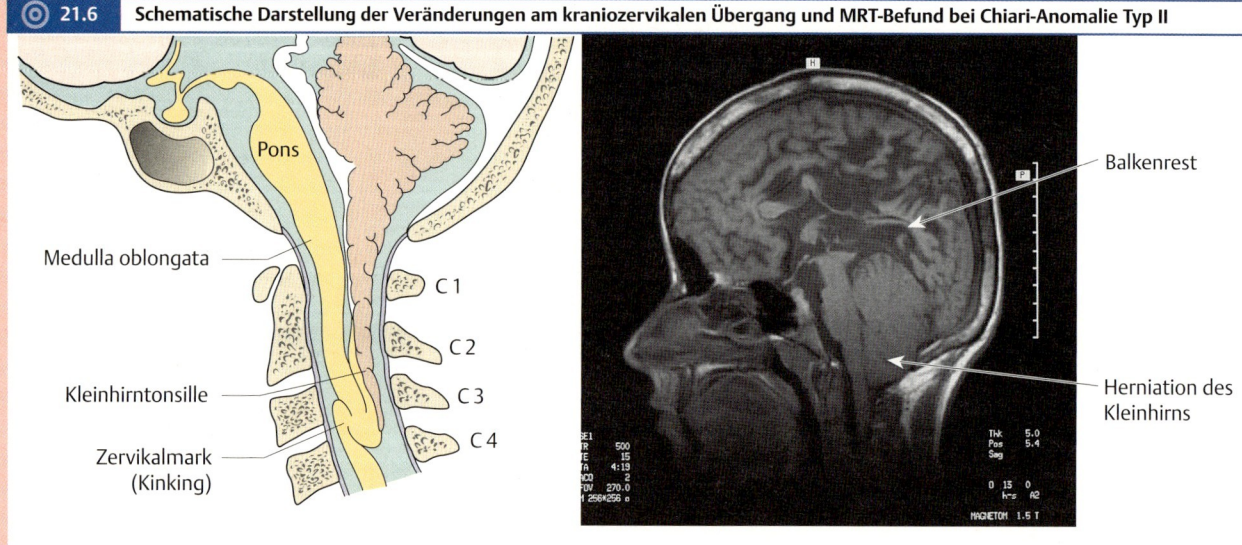

21.6 Schematische Darstellung der Veränderungen am kraniozervikalen Übergang und MRT-Befund bei Chiari-Anomalie Typ II

a Die Kleinhirntonsillen sind nach kaudal verlagert, der 4. Ventrikel und die Medulla oblongata ausgezogen mit Kinking am Übergang zum Zervikalmark.

b 12 Jahre alter Junge mit Spina bifida, Hydrocephalus und Balkendysgenesie.

21.3 Fehlbildungen und Entwicklungsstörungen des Nervensystems

Diagnostik: Hautveränderungen und Paresen geben Hinweise auf die Diagnose. Sie wird mittels bildgebender Verfahren, insbesondere Sonografie und MRT (Abb. **21.6b**), gesichert. Letztere ist besonders dazu geeignet, ein „tethered cord" oder eine Kompression des Hirnstamms im Bereich der hinteren Schädelgrube nachzuweisen.

Frühzeitig ist durch Bestimmung der Restharnmenge mittels Ultraschall und Miktionszystourethrogramm zu klären, welche Form der neurogenen Blasenstörung vorliegt. Bei Hypertonie des M. sphincter urethrae ist frühzeitig intermittierendes Katheterisieren nötig.

Eine **pränatale Diagnose** ist durch Ultraschalluntersuchung sowie durch Bestimmung von α-Fetoprotein (AFP) und Azetylcholinesterase in der Amnionflüssigkeit möglich.

Therapie: Eine **Spina bifida aperta** sollte innerhalb des 1. Lebenstags operativ verschlossen werden, um die Infektionsgefahr zu beseitigen. Ausfallserscheinungen sind nicht zu bessern, manchmal nehmen Paresen nach der Operation sogar noch zu. Das Spektrum der kognitiven Entwicklung reicht von „normal" bis „schwer behindert".

Bei **Verschlusshydrozephalus** (s. S. 725) ist eine Shuntoperation erforderlich (ventrikuloatrialer oder ventrikuloperitonealer Shunt).

Mehrfachbehinderte Spina-bifida-Kinder sollten durch ein interdisziplinäres Team, bestehend aus Pädiater, Neuropädiater, Orthopäde, Urologe, Neurochirurg, Physiotherapeut, Ergotherapeut u. a. betreut werden (Abb. **21.7**). Verschiedene Hilfsmittel wie Schienen, Stehapparat oder Rollstuhl und rechtzeitige orthopädische Korrekturoperationen (Skoliose etc.) können ein weitgehend selbstständiges Leben ermöglichen. Die Selbsthilfeorganisation „Arbeitsgemeinschaft Spina bifida und Hydrozephalus" gibt wirksame Unterstützung.

Sorgfältige Kontrolluntersuchungen sind besonders in Phasen vermehrten Wachstums nötig, z. B. während der Pubertät, zumal sich dann auch verstärkt psychosoziale Probleme einstellen.

Diagnostik: Hautveränderungen und eine Parese geben Hinweise auf die Diagnose. Sie wird durch bildgebende Verfahren, insbesondere Sonografie und MRT (Abb. **21.6b**) gesichert.

Diagnostik der neurogenen Blasenstörung: Sonografie und Miktionszystourethrografie.

Eine **pränatale Diagnose** ist durch Bestimmung von α-Fetoprotein (AFP) in der Amnionflüssigkeit möglich.

Therapie: Die **Spina bifida aperta** muss innerhalb des 1. Lebenstags operativ verschlossen werden, um einer Infektion vorzubeugen.

Bei **Verschlusshydrozephalus** (s. S. 725) frühzeitig liquorableitende Operation.

Die Betreuung mehrfach behinderter Spina-bifida-Kinder sollte interdisziplinär erfolgen (Abb. **21.7**).

Sorgfältige Kontrolluntersuchungen sind besonders in Phasen vermehrten Wachstums nötig, z. B. während der Pubertät.

Abb. 21.7 Behandlungsmaßnahmen bei Spina bifida

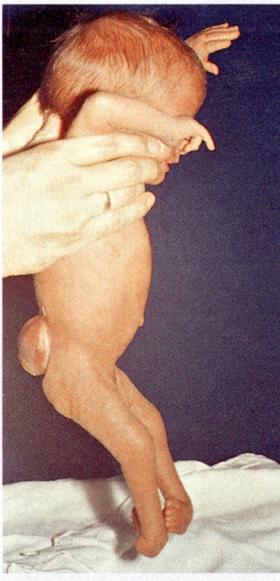

Neurochirurg
Meningozele
Myelomeningozele
Hydrozephalus

Kinderurologe
Inkontinenz
Retention
Pyelonephritis
Niereninsuffizienz

Kinderchirurg
anorektale Inkontinenz

Kinderorthopäde
Skoliose
Lordose
Hüftluxation
Kontrakturen
Fußdeformitäten
Ulzera

Orthopädiemechaniker
Orthesen

Pädiater/Neuropädiater/Neurologe
Hydrozephalus
Blasenfunktion

Physiotherapeut

Ergotherapeut

Logopäde

Psychologe

Sozialpädagoge/Sozialarbeiter

Bei dem abgebildeten Kind liegt eine Meningomyelozele mit Blaseninkontinenz (Harnträufeln beim Hochnehmen), Parese der Gesäßmuskeln und der Beine vor.

> ▶ **Klinischer Fall.** Nach der Geburt des Kindes fiel sofort eine rötliche Vorwölbung in der Lumbalregion auf. Sonst wurden bei dem kräftigen, lebensfrischen Neugeborenen – bis auf eine leichte Bewegungsarmut der Beine – keine Störungen festgestellt. Die Schwangerschaft war normal verlaufen, Eltern und 2 Geschwister waren gesund. Am 2. Lebenstag wurde der Defekt operativ verschlossen. Die Beweglichkeit der Beine blieb unverändert. Der Anus des Kindes war nicht kontrahiert, beim Hochnehmen des Kindes kam es zudem zu Harnträufeln. In der 2. Lebenswoche nahm der Kopfumfang stark zu; es fielen weite Schädelnähte und Verknöcherungsstörungen der Kalotte auf. Die MRT zeigte ein deutlich erweitertes Ventrikelsystem sowie eine Chiari-Anomalie vom Typ II. Somit war eine liquorableitende Operation erforderlich. Das Kind erholte sich rasch und machte bei der Physiotherapie gute Fortschritte. Es wurde kein Restharn gefunden, später traten trotzdem immer wieder Harnwegsinfekte auf, die antibiotisch behandelt wurden. Im Alter von 2 Jahren waren bei guter Stabilität der Hüftmuskeln Schienen anzupassen, mit denen Gehen möglich wurde. Das Kind konnte einen Regelkindergarten besuchen. Wegen einer Insuffizienz des Ventrikeldränagesystems, die sich durch Kopfschmerzen, Erbrechen und Bewusstseinsstörung bemerkbar machte, war akut eine Operation nötig. Später erfolgte die Einschulung. Die Ausbildung einer Skoliose erforderte das Tragen eines Korsetts, später eine Aufrichtungsoperation. Der Patient macht derzeit eine Ausbildung zum Bürokaufmann.

21.3.2 Dysgenesien des ZNS

Holoprosenzephalie

▶ **Definition.** Als Holoprosenzephalie bezeichnet man eine unvollständige oder fehlende Differenzierung des Prosenzephalons, das sich aus dem Telenzephalon (Riechhirn, Basalganglien, Balken, Kommissuren und Hemisphären) und dem Dienzephalon (Hypothalamus, Thalamus und 3. Ventrikel) zusammensetzt. Das Spektrum reicht vom isolierten Fehlen des Riechhirns (Arrhinenzephalie) bis zum Fehlen der Trennung der Hemisphären, oft mit fusionierten Thalami und Stammganglien. Dann ist nur ein Ventrikel angelegt (Monoventrikulie).

Ätiologie: Mögliche Ursachen sind Genmutationen (mindestens 12 Gene beteiligt), Chromosomenanomalien, v. a. das Pätau-Syndrom (Trisomie 13) und das 18p-Syndrom, sowie Teratogene, z. B. Dioxin.

Klinik: Mögliche Folgen sind ein schwerer Entwicklungsrückstand mit epileptischen Anfällen, Mikrozephalie, Muskelrigidität und vegetative Regulationsstörungen. Damit assoziiert treten Gesichtsfehlbildungen (mediane Lippen-Kiefer-Gaumenspalte, singulärer Schneidezahn) und Hypotelorismus auf.

Diagnostik und Therapie: Sonografie und MRT sichern die Diagnose. Die Therapie ist symptomatisch.

Anomalien der Medianstrukturen des Gehirns

Anomalien von in der Mittellinie des Gehirns gelegenen Strukturen kommen isoliert und im Rahmen komplexer Fehlbildungen vor. Bei der **Agenesie** (Synonym: **Aplasie**) **des Corpus callosum**, dem Balkenmangel, fehlt die große Kommissur und damit die Verbindung zwischen den Hemisphären, der 3. Ventrikel ist nach oben verlagert, die Seitenventrikel sind nach lateral disloziert (s. MRT Abb. **21**.**8**). Die Anordnung der Windungen an der Medianseite der Hemisphären ist verändert. Da andere Kommissuren vorhanden sind und zusätzlich Probst-Bündel ausgebildet werden, ist keinesfalls immer ein Diskonnektionssyndrom (split brain) zu beobachten. Balkenmangel wird zwar häufiger bei Patienten mit zerebralen Anfällen, geistiger Behinderung und zerebralen Bewegungsstörungen beobachtet, dies könnte aber Folge von Ausleseeffekten sein. Er ist auch als Zufallsbefund bei Menschen ohne zerebrale Störungen festgestellt worden.

Auch das Septum pellucidum kann fehlen, ohne dass Symptome auftreten.
Höhlen im Bereich der Medianstrukturen – Cavum septi pellucidi und Cavum vergae oder 5. Ventrikel – sind Normvarianten.
Gelegentlich treten Fehlbildungstumoren wie Balkenlipom oder Hamartome auf.

Störungen der Hirnrindenentwicklung

Die Zellschichten der Hirnrinde und die Gyri bzw. Sulci der Hirnoberfläche entstehen, nachdem die Neuroblasten von ihrem Ursprungsort im Bereich der subependymalen, periventrikulären Keimlagerzone entlang den Fortsätzen von Gliazellen an ihren Bestimmungsort gewandert sind; dabei kommen die am weitesten außen gelegenen Zellen aus den tiefsten Schichten. **Migrationsstörungen** entstehen um

21.3 Fehlbildungen und Entwicklungsstörungen des Nervensystems

21.8 Anomalien der Medianstrukturen des Gehirns

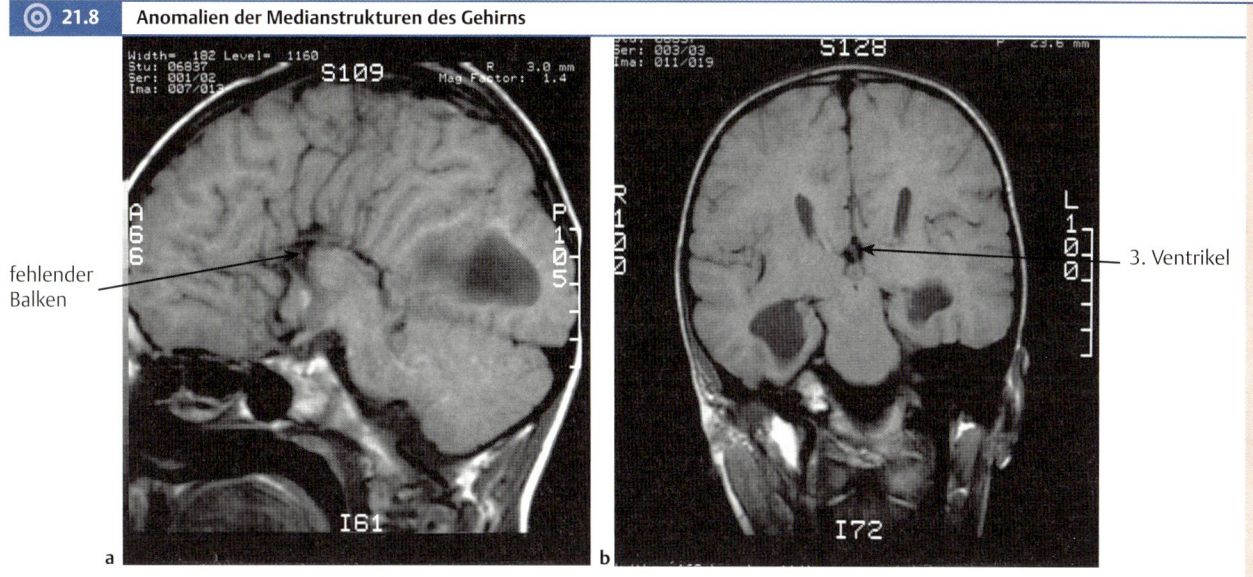

MRT bei Balkenmangel (Agenesie des Corpus callosum) im sagittalen (**a**) und frontalen Bild (**b**). Veränderungen des Furchenreliefs, Hochstand des 3. Ventrikels.

den 3.–4. Schwangerschaftsmonat. Es resultiert eine Fehlverschaltung von Nervenzellen, häufig auch eine mangelnde oder veränderte Ausbildung der Furchen. Die nur geringgradige Anlage von Großhirnwindungen bezeichnet man als **Agyrie** oder, wenn breite, plumpe Windungen vorliegen, als **Pachygyrie**, zusammengefasst auch als **Lissenzephalie**. Das Vorliegen abnorm kleiner und schmaler Windungen bezeichnet man als Mikrogyrie, eine vermehrte Anzahl als Polymikrogyrie.

Die **Lissenzephalie** (lisson = glatt) tritt isoliert oder im Rahmen von Syndromen auf, z. B. beim **Miller-Dieker-Syndrom**, bedingt durch eine Mikrodeletion am Chromosom 17 (17 p13). Hier beobachtet man zusätzlich eine faziale Dysmorphie sowie andere Anomalien. Autosomal-rezessive Vererbung kommt vor (Lis1-Gen). Die Symptome der Lissenzephalie sind unspezifisch: Mikrozephalie, zerebrale Anfälle, Bewegungsstörungen und geistige Behinderung. Die Diagnose ist mittels MRT einfach zu stellen (Abb. **21.9a**). Die Therapie ist symptomatisch.

Die mangelnde oder geringgradige Ausbildung von Großhirnwindungen bezeichnet man als **Agyrie** oder, wenn breite, plumpe Windungen vorliegen, als **Pachygyrie**, zusammengefasst als **Lissenzephalie**. Auch Mikrogyrie und Polymikrogyrie können auftreten.

Die **Lissenzephalie** tritt isoliert oder bei Syndromen, z. B. dem **Miller-Dieker-Syndrom** (Deletion am Chromosom 17) auf. Sie geht mit Mikrozephalie, zerebralen Anfällen, Bewegungsstörungen und geistiger Behinderung einher. Der Befund in der MRT (Abb. **21.9a**) ist typisch. Die Therapie ist symptomatisch.

21.9 Störungen der Hirnrindenentwicklung

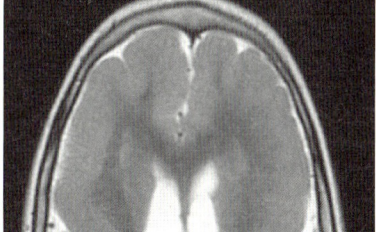 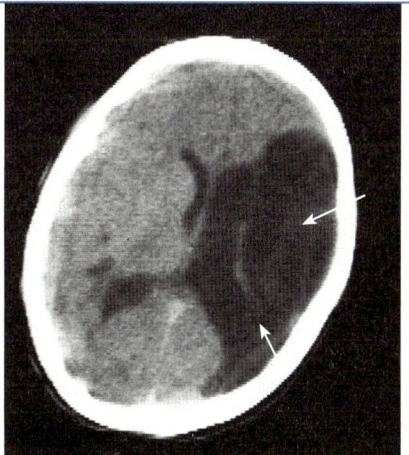 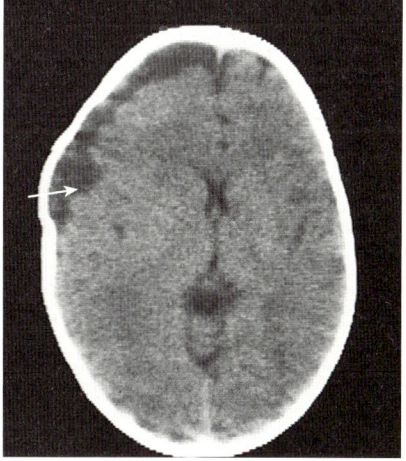

a MRT bei **Lissenzephalie (Miller-Dieker-Syndrom)**: 3 Monate alter Säugling mit Mikrozephalie, schwerer Retardierung, Bewegungsstörung und zerebralen Anfällen. Pachygyrie mit deutlicher Einsenkung im Bereich der Sylvischen Fissur (Pfeil).

b **Porenzephalie** im CT-Bild: 8 Jahre altes Mädchen mit Hemiparese, geistiger Behinderung und therapieresistenten Anfällen. Ausgedehnter Parenchymdefekt (Pfeile), Kommunikation mit dem Ventrikelsystem.

c CT bei temporaler **Arachnoidalzyste** (Pfeil): 3 Jahre alter Junge mit knöcherner Vorwölbung ohne neurologische Symptome. Volumenvermehrung im Bereich der betroffenen Schädelhälfte.

▶ **Klinischer Fall.** Das zweite Kind gesunder Eltern (Schwester altersgemäß entwickelt) wurde nach ungestörter Schwangerschaft normal geboren, sein Kopfumfang lag im Bereich der 10. Perzentile. In den ersten Wochen war die Entwicklung unauffällig, dann wurden abnorme Haltung und Beweglichkeit sowie vermehrte Unruhe bemerkt. Bei der Untersuchung im Alter von 3 Monaten waren eine dystone Bewegungsstörung sowie ein deutlicher Entwicklungsrückstand festzustellen. Seit einigen Tagen traten auch tonische Krampfanfälle auf. Das EEG zeigte neben epilepsietypischen Potenzialen (EPS) auffallend hohe Beta-Wellen über den vorderen Hirnabschnitten. Bei der MRT waren die Veränderungen der Lissenzephalie (Typ I) zu erkennen. Das Kind ist in seiner Entwicklung stark zurückgeblieben, mikrozephal (Kopfumfang unterhalb der 3. Perzentile) und hat immer wieder epileptische Anfälle, obwohl eine antikonvulsive Behandlung durchgeführt wird. Es besteht eine spastische infantile Zerebralparese mit geistiger Behinderung.

Die **Porenzephalie**, eine umschriebene Höhlenbildung, ist Folge einer Destruktion von Hirnrinde und -mark, oft bedingt durch Zirkulationsstörungen. Die Höhlen kommunizieren meist mit dem Ventrikelsystem (Abb. **21.9b**). Auch bei großen Defekten können die Ausfallserscheinungen recht gering sein. Abgegrenzt werden müssen primäre Fehlbildungen und **Arachnoidalzysten** (Abb. **21.9c**).

Bei der **Porenzephalie** kommt es meist aufgrund pränataler Infarkte nach Gefäßverschluss zur umschriebenen Destruktion von Hirnrinde und angrenzendem Mark. Es entstehen Höhlen, die meist mit dem Ventrikelsystem kommunizieren (Abb. **21.9b**). Der Defekt kann erstaunlich groß sein und – wenn früh entstanden – ohne deutliche Ausfallserscheinungen bleiben. Die Unterscheidung von primären Fehlbildungen ist oft nur durch histologische Untersuchung möglich. Porenzephale Höhlen sind von **Arachnoidalzysten** zu differenzieren, die sich insbesondere in der Temporalregion finden: Falls sie keinen Abfluss haben, wirken sie raumfordernd und führen zur Kompression von Hirngewebe, nicht selten auch zu einer Vorwölbung der Kalotte (Abb. **21.9c**). Dann ist eine operative Behandlung notwendig.

Folge von Migrationsstörungen sind **Heterotopien (Dystopien)**, versprengte Gruppen von Nervenzellen in der weißen Substanz. Sie können die Ursache von Funktionsausfällen sein.

Folge von Migrationsstörungen sind **Heterotopien** (Synonym: **Dystopien**), versprengte Gruppen von grauen Nervenzellen in der weißen Substanz. Oft bilden sie die morphologische Grundlage mancher Hirnfunktionsstörungen, z. B. von Teilleistungsschwächen und epileptischen Anfällen.

Störung der Massenentwicklung des Gehirns

Mikrozephalie

▶ **Definition.**

▶ **Definition.** Man spricht von Mikrozephalie, wenn der frontookzipitale Kopfumfang **unterhalb der 3. Perzentile** liegt und ein deutliches Missverhältnis zwischen Hirn- und Gesichtsschädel besteht.

Ätiologie: Ursachen sind genetisch bedingte Störungen, Chromosomenanomalien und exogene Einflüsse.

Ätiologie: Ursache ist ein vermindertes Hirnwachstum (Mikroenzephalie). Es ist oft genetisch bedingt, kann aber auch Folge pränataler Infektionen (Röteln, Zytomegalie), einer maternalen Hyperphenylalaninämie und der Einwirkung ionisierender Strahlen oder Chemikalien sein. Mikrozephalie tritt bei verschiedenen Fehlbildungs-Retardierungs-Syndromen auf, v. a. bei Chromosomenanomalien (Down-Syndrom).

Bei **primärer Mikrozephalie** liegt der Kopfumfang schon bei Geburt unterhalb der Norm. Eine **sekundäre Mikrozephalie** entsteht z. B. nach hypoxisch-ischämischer Enzephalopathie oder Enzephalitis.

Bei **primärer Mikrozephalie** liegt der Kopfumfang schon bei Geburt unterhalb der Norm, dann ist eine pränatale Ursache wahrscheinlich. Bei Hirnschädigung durch z. B. hypoxisch-ischämische Enzephalopathie des Neugeborenen, entzündliche Hirnerkrankungen im Säuglingsalter oder syndromale Erkrankungen resultiert eine **sekundäre Mikrozephalie**, oft mit vorzeitigem Verschluss der Fontanelle.

Klinik: Kopfumfang unterhalb der 3. Perzentile (Missverhältnis zwischen Hirn- und Gesichtsschädel), geistige Behinderung, Bewegungsstörungen und zerebrale Anfälle.

Klinik und Diagnostik: Der Kopfumfang liegt unterhalb der 3. Perzentile. Es besteht ein Missverhältnis zwischen Hirn- und Gesichtsschädel. Die geistige und motorische Entwicklung ist oft verzögert; Bewegungsstörungen und zerebrale Anfälle kommen vor.

Makrozephalie

▶ **Definition.**

▶ **Definition.** Man spricht von Makrozephalie, wenn der frontookzipitale Kopfumfang **oberhalb der 97. Perzentile** liegt.

Ätiologie: Makrozephalie kann bei verschiedenen übergeordneten Syndromen, der Glutarazidurie Typ 1 oder der Hemi-Megalenzephalie auftreten.

Ätiologie: Makrozephalie kann Folge von Genmutationen sein oder bei verschiedenen Syndromen auftreten, z. B. beim zerebralen Gigantismus (Sotos-Syndrom) oder bei Fragilem-X-Syndrom. Weitere mögliche Ursachen sind eine Organoazidurie (Glutarazidurie Typ 1) bzw. eine abnorme Massenzunahme des Gehirns (Megalenzephalie), die mitunter halbseitig vorkommt.

Klinik und Diagnostik: Die Makrozephalie kann symptomlos bleiben.

Klinik und Diagnostik: Die Makrozephalie muss nicht immer Symptome verursachen. Da sie mit Differenzierungsstörungen der Hirnstruktur einhergehen kann,

21.3 Fehlbildungen und Entwicklungsstörungen des Nervensystems

wird gelegentlich die Entwicklung eines Hamartoms, d. h. eines Fehlbildungstumors beobachtet.

Besonders beim Säugling kann die Makrozephalie von einem Hydrozephalus oder Subduralerguss sowie von Tumoren und Speicherkrankheiten verursacht sein. Mithilfe von Sonografie und anderen bildgebenden Verfahren muss die Diagnose gestellt werden.

21.3.3 Hydrozephalus

▶ **Definition.** Unter einem Hydrozephalus versteht man die Erweiterung der Liquorräume, verursacht durch Störungen der Liquorzirkulation, -produktion oder -resorption sowie eine Atrophie von Hirngewebe.

Klassifikation:
- nach der Pathogenese: Bei partieller oder totaler Blockade der Liquorwege entsteht ein **Verschlusshydrozephalus** (**H. occlusus** oder **obstructivus**), bei vermehrter Liquorproduktion ein **H. hypersecretorius**, bei unzureichender Resorption an den Arachnoidalzotten (Pacchioni-Granulationen) ein **H. non-(a-)resorptivus**.
- rein deskriptiv: Bei Erweiterung der Ventrikel spricht man vom **H. internus**, bei Erweiterung des Subarachnoidalraums vom **H. externus**, bei Kombination beider und erhaltener Kommunikation zwischen inneren und äußeren Liquorräumen vom **H. communicans**. Ein **Hydrocephalus e vacuo** entsteht durch Atrophie von Hirngewebe ohne Störung der Liquordynamik (Normaldruckhydrozephalus).

Ätiologie: Der **H. occlusus** macht 60 % aller Fälle von Hydrozephalus aus. Häufig entsteht er sekundär durch Blutungen, Entzündungen, Tumoren oder Gefäßanomalien. Primär (seltener) ist er Folge von Fehlbildungen wie Aquäduktatresie oder -stenose, die gelegentlich geschlechtsgebunden rezessiv vererbt wird (z. B. L1CAM-Gen). Der **H. hypersecretorius** (10 % der Hydrozephalusfälle) kommt als Folge einer Hyperplasie des Plexus chorioideus, bei Entzündungen und Intoxikationen (z. B. durch Kohlenmonoxid oder Quecksilber), aber auch beim Plexuspapillom vor. Einen **H. nonresorptivus** (30 %) beobachtet man oft nach Haubenmeningitis oder Blutungen (subarachnoidal oder subdural).

Klinik: Die Symptomatik des „aktiven", d. h. wachsenden Hydrozephalus wird vom Manifestationsalter bestimmt: Beim **Säugling** vergrößert sich der Kopfumfang rasch, die große Fontanelle ist evtl. vorgewölbt, die Schädelvenen sind gestaut und das „Sonnenuntergangsphänomen" (s. S. 7) ist zu beobachten. Es wird verursacht durch eine vermehrte Vorwölbung der Stirn oder eine vertikale Blickparese infolge Hirndrucksteigerung (Abb. **21.10a**). Das Kind wirkt auffallend unruhig, schreit schrill und lehnt beruhigendes Umhertragen ab. Strabismus ist häufig, eine Stauungspapille selten festzustellen. Die motorische und geistige Entwicklung können verzögert sein.

21.10 Befunde und Diagnostik bei Hydrozephalus

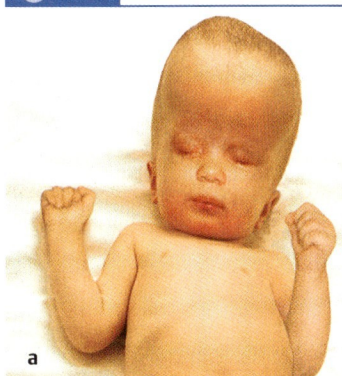
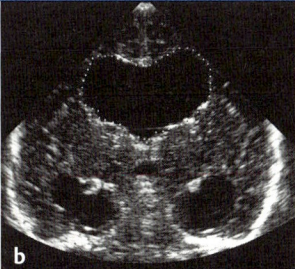
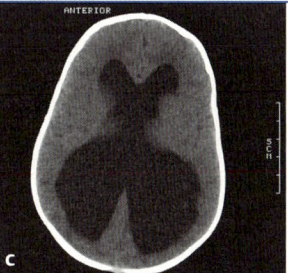
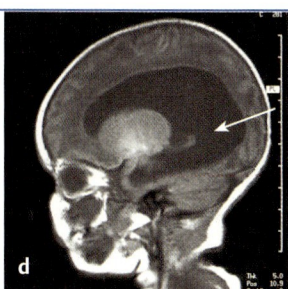

a Hydrozephalus bei 6 Monate altem Kind: Starkes Kopfwachstum in den letzten 3 Wochen. Prominente Stirn, vorgewölbte Fontanelle.
b Sonogramm: erweiterte Ventrikel bei frontaler Schallebene (Koronarschnitt).
c CT: deutliche Erweiterung des Ventrikelsystems.
d Sagittales Bild in der MRT: Erweiterung des Seitenventrikels (Pfeil). Aquäduktstenose.

Sind die **Schädelnähte geschlossen**, führt Hirndrucksteigerung zu Kopfschmerz, Erbrechen, Stauungspapille und Verhaltensänderungen. Durch Massenverlagerung besteht die Gefahr der Herniation von Hirngewebe.

Diagnostik: Der klinische Befund deutet auf die Diagnose hin, Sonografie, CT und MRT sichern sie (Abb. **21.10**). Manchmal ist die Messung des intrakraniellen Druckes nötig.

Differenzialdiagnose: Blutungen, Subduralerguss, Tumoren, Stoffwechselstörungen mit Speicherung, Makrozephalie u. a.

Therapie: Nach Möglichkeit muss die Ursache beseitigt werden. Ist dies nicht möglich, wird ein liquorableitendes System eingesetzt (ventrikuloatrialer oder ventrikuloperitonealer Shunt). Komplikationen sind relativ häufig und erfordern eine rasche Behandlung. Mitunter sind endoskopische Operationen möglich.

Kurzfristig ist die Liquorproduktion medikamentös, z. B. durch Diuretika, zu beeinflussen.

Prognose: Bei rechtzeitiger Behandlung kann die Entwicklung normal verlaufen; wichtig für die Prognose ist die Ursache des Hydrozephalus.

Wenn die **Schädelnähte bereits geschlossen** sind, macht sich die Hirndrucksteigerung durch Kopfschmerzen, Erbrechen, Stauungspapille und Verhaltensänderungen bemerkbar. Bei akuter Massenverlagerung besteht die Gefahr der Herniation von Hirngewebe; dann treten Bewusstlosigkeit, Streckkrämpfe und Atemlähmung auf. Anzeichen einer Massenverlagerung sind veränderte Reaktionsfähigkeit, abnorme Pupillenreaktion, pathologische Reflexe (okulozephaler Reflex, sog. Puppenaugenphänomen bei oberer Einklemmung) und Meningismus.

Diagnostik: Ein Hydrozephalus ist anhand des klinischen Befundes (Kopfumfangskurve) zu vermuten und wird durch bildgebende Verfahren – Sonografie bei offener Fontanelle, CT und v. a. MRT (Abb. **21.10**) – bestätigt. Manchmal wird die Messung des intrakraniellen Druckes mittels epiduralem, subduralem oder intraventrikulärem Druckfühler notwendig.

Differenzialdiagnose: Vom Hydrozephalus abzugrenzen sind Erkrankungen, die aus einem anderen Gund zu einem Makrozephalus führen, wie Blutungen, Subduralerguss, Tumoren, Stoffwechselstörungen mit Speicherung, Makrozephalie, Achondroplasie, Osteogenesis imperfecta, Rachitis u. a.

Therapie: Nach Möglichkeit muss die Ursache des Hydrozephalus beseitigt werden, z. B. ein die Liquorpassage verlegender Tumor. Gelingt dies nicht, ist eine liquorableitende Dränage erforderlich. Nach intraoperativer Druckmessung wird ein geeignetes Ventil meist mit ventrikuloperitonealem Shunt installiert. Ventrikuloatriale Shunts sind Alternativen. Häufige Komplikationen mit Indikation zur Revision sind Obstruktion des zentralen oder peripheren Katheterendes, Diskonnektion, Abstoßung und Infektion des Systems mit „Ventilsepsis". Durch endoskopische Operationen können schonend Kommunikationen zwischen Ventrikelsystem und Subarachnoidalraum geschaffen werden.

Gelegentlich ist die Liquorproduktion mit einer kurzfristigen symptomatischen Therapie, z. B. durch Diuretika bzw. den Carboanhydrasehemmer Azetazolamid, zu beeinflussen.

Prognose: Bei rechtzeitiger Behandlung kann die Entwicklung eines Kindes mit Hydrozephalus völlig normal verlaufen, auch wenn mehrere Revisionen des Shuntsystems erforderlich sind. Bedeutsam ist jeweils die Ursache des Hydrozephalus, weshalb bei kongenitalem Hydrozephalus die Prognose besonders vorsichtig gestellt werden muss.

▶ **Klinischer Fall.** Der 9 Monate alte Junge wurde eingewiesen, nachdem ein abnormes Kopfwachstum aufgefallen war. Er hatte schon bei der Geburt einen relativ großen Schädel, was als Familieneigenheit angesehen wurde, zumal die Entwicklung normal verlief. Bei der Untersuchung wurden ein Kopfumfang über der 97. Perzentile, eine vorgewölbte Stirn, gestaute Schädelvenen, eine große, gespannte Fontanelle sowie ein Sonnenuntergangsphänomen festgestellt. Der Muskeltonus in den Beinen war leicht vermehrt. Sonografie und MRT bestätigten die Verdachtsdiagnose: Seitenventrikel und 3. Ventrikel waren deutlich erweitert, während der 4. Ventrikel nicht dilatiert erschien. Somit konnte eine Aquäduktstenose als Ursache angenommen werden (Abb. **21.10d**). Nach Anlegen eines ventrikuloperitonealen Shuntsystems nahm der Kopfumfang etwas ab. Wegen Insuffizienz der Dränage wurden mehrere Revisionen erforderlich. Die Entwicklung des Kindes verlief weitgehend normal; eine motorische Dyskoordination konnte durch physiotherapeutische Maßnahmen gut beeinflusst werden. Der Junge besucht jetzt die Realschule.

21.3.4 Fehlbildungen von Strukturen der hinteren Schädelgrube

Bei Fehlbildungen von Kleinhirn und Hirnstamm kann die Liquorzirkulation beeinträchtigt werden.

Die **Kleinhirnhypoplasie** betrifft das gesamte Kleinhirn oder einzelne Strukturen (Kleinhirnwurm, Hemisphären) (Abb. **21.11**). Nicht selten kommen Begleitanomalien vor. Meist tritt eine Ataxie auf.

Beim **Dandy-Walker-Syndrom** führt eine Fehlbildung des Kleinhirnwurms zu einer zystischen Erweiterung des 4. Ventrikels mit Liquorabfluss-Störung. Eine Dränage der Ventrikel, oft auch der Zyste, ist erforderlich.

21.3.4 Fehlbildungen von Strukturen der hinteren Schädelgrube

Bei der Entwicklung von Kleinhirn und Hirnstamm kann es zur Aplasie, Hypoplasie oder Fehldifferenzierung kommen. Gelegentlich wird dabei die Liquorzirkulation beeinträchtigt.

Die **Kleinhirnhypoplasie** (Abb. **21.11**) betrifft das gesamte Kleinhirn oder einzelne Strukturen (Kleinhirnwurm, Hemisphären). Als Begleitanomalien kommt dies beim Carbohydrate-Deficient-Glycoprotein-(CDG-)Syndromvor. Meist besteht eine Ataxie in unterschiedlicher Ausprägung (Rumpf- oder Extremitätenataxie).

Beim **Dandy-Walker-Syndrom** führt eine Fehlbildung des Kleinhirnwurms zu zystischer Erweiterung des 4. Ventrikels mit oder ohne Verschluss der Aperturen und zum Hochstand von Tentorium und Torcular (Confluens sinuum). Wird die Liquorpassage beeinträchtigt, entsteht ein Hydrozephalus. Die Diagnose ist zu vermuten,

21.3 Fehlbildungen und Entwicklungsstörungen des Nervensystems

21.11 MRT-Bild bei Kleinhirnhypoplasie

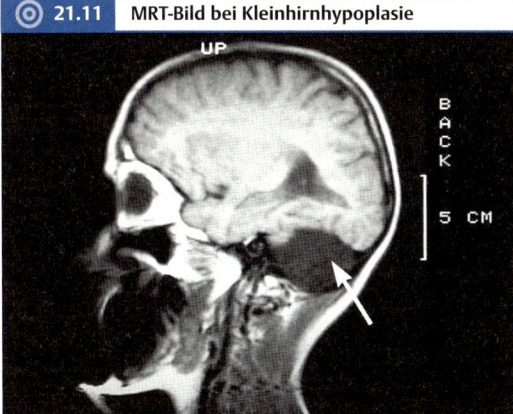

2 Jahre altes Mädchen mit kongenitaler Ataxie und allgemeiner Retardierung. Ausgeprägte Hypoplasie des Zerebellums, Erweiterung der Cisterna magna (Pfeil).

wenn sich bei vergrößertem Kopfumfang die Okzipitalschuppe besonders stark vorwölbt. Bestätigung bringen Sonografie und MRT. Eine Dränage der Ventrikel, oft auch der Zyste, ist erforderlich.

Die **Chiari-Anomalie**, eine Verlagerung des fehlgebildeten Zerebellums in das Foramen magnum, kommt in verschiedenen Varianten mit unterschiedlicher Ausdehnung vor (Typ I–IV). Am häufigsten ist Typ II, der als assoziierte Fehlbildung bei Spina bifida auftritt und die Liquorpassage beeinträchtigt (s. Abb. **21.6**, S. 720). Gelegentlich entstehen lokal Kompressionserscheinungen mit Hirnnervenausfällen und Atemstörungen durch Druck auf den Hirnstamm. Eine Liquordränage ist erforderlich, manchmal auch entlastend eine Operation mit Dekompression der hinteren Schädelgrube.

Beim autosomal-rezessiv vererbten **Joubert-Syndrom** findet sich eine Kleinhirnhypoplasie mit Nystagmus, Ataxie und periodischer Hyperventilation (Tachypnoe). Die Gesamtentwicklung ist unterschiedlich stark beeinträchtigt.

Bei der **Chiari-Anomalie** ist das Zerebellum in das Foramen occipitale magnum verlagert. Typ II (s. Abb. **21.6**, S. 720) tritt häufig bei Spina bifida auf. Es kann zu Hirnnervenausfällen und Atemstörungen durch Druck auf den Hirnstamm kommen. Liquordränage ist erforderlich.

Beim autosomal-rezessiv vererbten **Joubert-Syndrom** finden sich Ataxie und periodische Hyperventilation.

21.3.5 Fehlbildungen der Hirnnerven

Eine Aplasie von Hirnnervenkernen, v. a. des Ncl. abducens und des Ncl. facialis, wird im Rahmen des **Möbius-Syndroms** beobachtet. Beim **Poland-Syndrom** ist sie kombiniert mit Extremitätenanomalien, z. B. der Aplasie des M. pectoralis und Fingerdefekten.

Durch den Faseraustausch zwischen 3., 5. und 7. Hirnnerv kommt es beim **Marcus-Gunn-Phänomen** zu einer einseitigen kongenitalen Ptose. Beim Saugen bzw. beim Kauen zuckt das ptotische Lid rhythmisch nach oben. Die Augenbewegungen sind bis auf eine gelegentliche Heberschwäche aber nicht gestört.

Beim **Duane-Retraktionssyndrom** liegt eine Schädigung des N. abducens vor, einhergehend mit einer Fehlinnervation des M. rectus lateralis durch den N. oculomotorius. Die Folgen sind eine Abduktionslähmung des betroffenen Auges und eine Bulbusretraktion mit Lidspaltenverengung bei Adduktion.

Beim **Klippel-Feil-Syndrom** sind zervikale Nerven als Folge von Anomalien der Wirbelsäule, besonders am kraniozervikalen Übergang, beeinträchtigt. Es werden ausgeprägte assoziierte Bewegungen (Synkinesien) beobachtet.

Eine Aplasie von Hirnnervenkernen beobachtet man im Rahmen des **Möbius-** und des **Poland-Syndroms**.

Durch den Faseraustausch zwischen 3., 5. und 7. Hirnnerv kommt es beim **Marcus-Gunn-Phänomen** zur kongenitalen Ptosis; bei Saug-/Kaubewegungen hebt sich das ptotische Lid.

Typisch für das **Duane-Retraktionssyndrom** ist eine Abduktionslähmung infolge einer Schädigung des N. abducens.

Beim **Klippel-Feil-Syndrom** kommen aufgrund einer Dysfunktion zervikaler Nerven ausgeprägte assoziierte Bewegungen vor.

21.3.6 Schädelanomalien

▶ **Definitionen.** Das Wachstum der Belegknochen des Schädels erfolgt an den Nähten und ist eng auf die Massenzunahme des Gehirns abgestimmt. Bei vorzeitiger Verknöcherung der Nähte (prämature Nahtsynostose, Kraniostenose) kommt es zu Formanomalien (Abb. **21.12**):

- bei Sagittalnahtsynostose zu **Dolichozephalie** (Langschädel), syn: **Skaphozephalie** (Kahnschädel)
- bei vorzeitiger Synostose der Koronarnaht zu **Brachyzephalie** (Kurzschädel)
- bei Synostose mehrerer Nähte zu **Turri-** oder auch **Oxyzephalie** (Turmschädel), **Akrozephalie** (Spitzschädel), oft verbunden mit abnormem Wachstum der Schädelbasis

▶ **Definition.**

- bei Synostose der Frontalnaht zu **Trigonozephalie**, einem Dreiecksschädel mit vorspringender Stirn
- bei einseitiger Synostose, z. B. der Lambdanaht, zu **Plagiozephalie** (Schiefschädel).

Als Normvarianten kommen **3. Fontanelle** oder **Foramina parietalia permagna** vor.

21.12 Schematische Darstellung verschiedener Formen von Kraniostenose (nach Bushe und Glees)

a Normaler kindlicher Schädel.

b Kraniostenose von Koronar- und Lambdanaht oder aller Nähte: Turmschädel (Turrizephalus).

c Kraniostenose der Sagittalnaht: Langschädel (Dolichozephalus) bzw. Kahnschädel (Skaphozephalus).

d Kraniostenose der Koronarnaht: Kurzschädel (Brachyzephalus).

Ätiologie: Kraniostenosen kommen im Rahmen genetisch bedingter Syndrome vor (z. B. Crouzon- und Apert-Syndrom).

Klinik und Diagnostik: Gelegentlich treten bei Missverhältnis zwischen Hirn- und Schädelwachstum Zeichen der Hirndrucksteigerung auf.

Die Diagnose wird mittels Röntgenaufnahmen und CT gestellt.

Therapie: Chirurgische Nahtsprengung bei Einzelnahtstenosen. Bei ausgedehnten Kraniostenosen müssen im 1. Lebensjahr operativ neue Nähte geschaffen werden.

Ätiologie: Kraniostenosen beobachtet man im Rahmen von (genetisch bedingten) Syndromen, z. B. bei Dysostosis craniofacialis (Crouzon-Syndrom) oder Akrozephalosyndaktylie (Apert-, Saethre-Chotzen-, Carpenter-Syndrom). Selten tritt eine Kraniostenose nach Dränage eines Hydrozephalus, bei Hypothyreose oder Hypophosphatasie auf. Vielfach bleibt die Ursache unklar (z. T. Mutation des FGFR-Gens).

Klinik und Diagnostik: Die abnorme Schädelform fällt bald nach der Geburt auf. Gelegentlich entstehen wegen eines Missverhältnisses zwischen Kopf- und Hirnwachstum Zeichen einer Hirndrucksteigerung (Kopfschmerzen, Erbrechen, Stauungspapille, neurologische Symptome).

Die Nahtsynostose ist im Röntgenbild durch verstärkte Sklerosierung gut zu erkennen, meist sind später die Impressiones digitatae der Kalotte deutlich vermehrt, bei der CT wird eine dreidimensionale Darstellung möglich.

Therapie: Chirurgische Nahtsprengung bei Einzelnahtstenosen. Bei ausgedehnter Kraniostenose werden neue Nähte geschaffen. Eine „Rekonstruktion" des Schädels ist v. a. bei Synostosen im Bereich der Schädelbasis und bei Hirndrucksymptomen erforderlich. Die Indikation muss rechtzeitig, d. h. während des intensiven Wachstums im 1. Lebensjahr, gestellt werden. Bei syndromalen Formen (s. o.) und Mehrfachnahtstenosen besteht die Gefahr des Visusverlustes. Beim Plagiozephalus kann eine Behandlung mit speziell angepasstem Helm erfolgen.

21.3.7 Phakomatosen (neurokutane Syndrome)

Phakomatosen sind die Folge ektodermaler Dysplasien, also von Differenzierungsstörungen der Haut und Nervensystem, auch von mesodermalen Strukturen. Ursache sind meist dominante Genmutationen. Es können Tumoren entstehen.

21.3.7 Phakomatosen (neurokutane Syndrome)

Phakomatosen sind die Folge ektodermaler Dysplasien, also von Differenzierungsstörungen der Haut und des Nervensystems, die auch zusammen mit mesodermalen Anomalien auftreten können. Ursache sind meist autosomal-dominante Genmutationen. Die Ausprägung der Symptome ist wegen wechselnder Expressivität und schwankender Penetranz des dominanten Gens bzw. genetischer Heterogenie recht unterschiedlich, die Symptomatik gelegentlich progredient. Nicht selten entstehen (meist gutartige) Tumoren.

Neurofibromatose

Die häufigste Phakomatose wird autosomal-dominant vererbt. Neumutationen werden in 50 % der Fälle beobachtet.

Neurofibromatose 1 (von-Recklinghausen-Syndrom)

Ätiologie und Häufigkeit: Die Neurofibromatose 1 (NF-1, Typ I) macht 90 % der Fälle von Neurofibromatose aus, das verantwortliche Gen liegt auf Chromosom 17 (Genprodukt Neurofibromin).

Klinik: Beim Neugeborenen oder Kleinkind beobachtet man multiple Café-au-lait-Flecken (Abb. **21.13a**) und auch Pigmentflecken in der Achselhöhle („axillary freckling") und inguinal. Später entstehen Neurinome und Neurofibrome v. a. entlang der peripheren Nerven. Eine maligne Entartung zu metastasierenden Neurofibrosarkomen ist möglich. Im ZNS entwickeln sich ebenfalls Tumoren, v. a. Astrozytome und Optikusgliome, neben diffusen Veränderungen (Abb. **21.13b**). Irishamartome treten auf (Lisch-Knötchen). Gelegentlich beobachtet man Riesenwuchs von Körperteilen, z. B. als Rankenfibrom im Gesicht; auch Skoliose, Schädelasymmetrie und Knochenveränderungen wie Pseudarthrosen der Unterschenkelknochen und Keilbeinflügeldysplasie kommen vor. Epileptische Anfälle können auftreten.

Abb. 21.13 Befunde bei Neurofibromatose 1

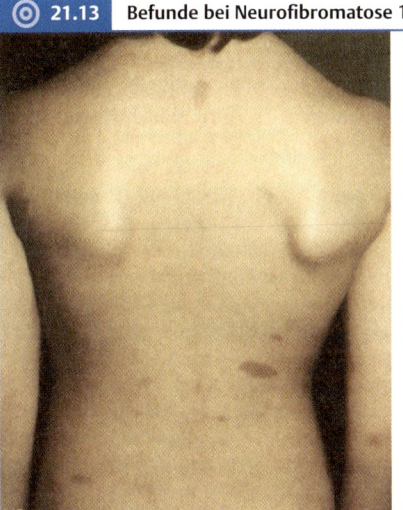
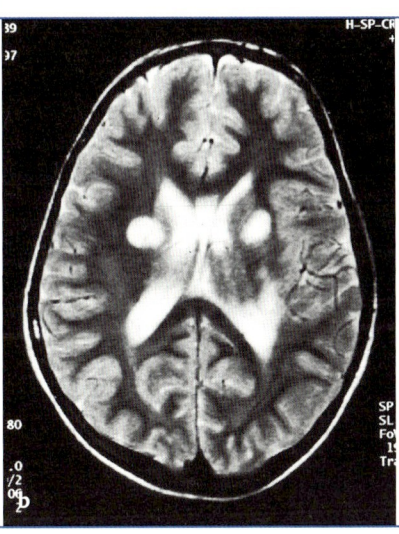

a Café-au-lait-Flecken am Rumpf (aus: Niessen KH. Pädiatrie. Thieme; 2001).
b MRT-Befund: Signalintensive Areale im Bereich der Stammganglien („unidentified bright objects"), Bedeutung noch unklar (Gliaveränderungen?).

Diagnostik und Therapie: Diagnostische Kriterien sind das Auftreten von mindestens 6 Café-au-lait-Flecken (Durchmesser mehr als 5 mm präpubertär, mehr als 15 mm postpubertär) oder von Lisch-Knötchen, Neurofibromen, Optikusgliom oder Knochenveränderungen bzw. eine positive Familienanamnese. Zwei dieser Kriterien erlauben die Diagnosestellung. Die Therapie erfolgt meist symptomatisch, störende bzw. wachsende Tumoren werden entfernt. Ras-Pathway-Inhibitoren sind ein vielversprechender neuer Ansatz.

Neurofibromatose 2

Ätiologie: Das verantwortliche Gen liegt auf Chromosom 22 (Genprodukt Schwannomin oder Merlin).

Klinik: Bei Neurofibromatose 2 (NF-2, Typ II) treten zentral und peripher Neurinome auf, charakteristisch sind **bilaterale Akustikusneurinome** (Hörverlust!). Außerdem entwickeln sich häufig Astrozytome oder Meningeome. Café-au-lait-Flecken fehlen meist.

Diagnostik und Therapie: Die Diagnose wird gestellt, wenn bilaterale Akustikusneurinome auftreten oder wenn ein einseitiger Akustikustumor und ein Verwandter ersten Grades mit NF2 existiert. Alternativ: ein Verwandter 1. Grades und 2 der folgenden Symptome: Neurofibrom, Meningeom, Gliom, Schwannom, präsenile Katarakt. Die Therapie ist symptomatisch.

Tuberöse Sklerose (Bourneville-Pringle-Syndrom)

▶ **Definition.** Erbliches Dysplasiesyndrom mit der Trias Adenoma sebaceum, Epilepsie und geistige Behinderung. Die Ausprägung ist allerdings sehr variabel.

Ätiologie: Nach molekulargenetischen Untersuchungen ist das verantwortliche Gen auf dem Chromosom 9 oder auf Chromosom 16 gelegen (Genprodukt Hamartin bzw. Tuberin). Der Erbgang ist autosomal-dominant.

Klinik und Diagnostik: Nicht selten sind **BNS-Krämpfe** (s. S. 767) im Säuglingsalter die ersten Symptome, ansonsten weiße blatt- oder lanzettförmige Flecken auf der Haut des Rumpfes (Abb. **21.14a**) bzw. an den proximalen Extremitätenabschnitten. Im Schulalter entsteht ein **Adenoma sebaceum** (Pringle): Auf den Wangen finden sich orangerötliche Adenofibrome in schmetterlingsförmiger Ausdehnung (Abb. **21.14b**). Kleinste Fibrome, v. a. am Rücken, verleihen der Haut eine lederartige Oberfläche (Chagrinlederhaut). Fibrome an den Nägeln (sub- und periungual) werden als **Koenen-Tumoren** bezeichnet. Auch an der Gingiva bilden sich Fibrome. Durch bildgebende Verfahren (CT, MRT) sind frühzeitig verkalkende Knötchen aus Gliagewebe in der Ventrikelwand oder im Hirnparenchym nachzuweisen (Abb. **21.14c**). Gelegentlich entstehen Riesenzellastrozytome, die raumfordernd sind oder die Liquorpassage verlegen. Hamartome kommen auch im Herzen (Rhabdomyom, schon bei Neugeborenen), in den Nieren und in der Lunge vor. Zystennieren und Lungenfibrose können auftreten. Häufig finden sich Gliaknötchen am Augenhintergrund (Abb. **21.14d**). Im Röntgenbild zeigen sich Sklerosierung und Strukturanomalien der Knochen. Vielfach, aber keineswegs immer, resultiert eine schwere Mehrfachbehinderung mit Intelligenzminderung.

21.14 Tuberöse Sklerose

 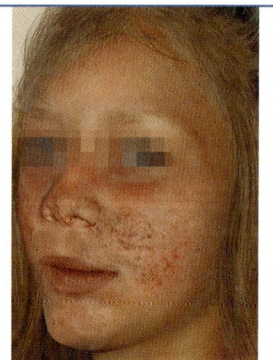 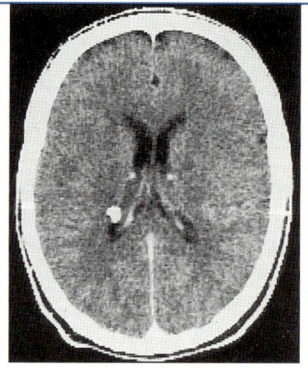 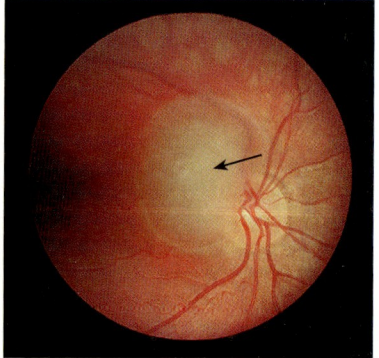

a Tuberöse Sklerose bei einem 12-jährigen Mädchen mit geistiger Behinderung, zerebralen Anfällen und Spastik: weiße blattförmige Hautflecken am Rücken.

b Adenoma sebaceum (Pringle).

c CT bei tuberöser Sklerose: verkalkte Gliaknötchen im Bereich der Ventrikelwand.

d Astrozytäres Hamartom der Netzhaut an der Papille bei tuberöser Sklerose (Pfeil) (mit freundl. Genehmigung von Prof. Ruprecht, Homburg/Saar).

Therapie und Prognose: Die Behandlung erfolgt weitgehend symptomatisch. Neue Therapieansätze u. a. mit Rapamycin (mTOR-Inhibitor) sind vielversprechend: Hamartin und Tuberin hemmen physiologisch das Zellwachstum mittels des mTOR-Pathways. Sind diese Gene defekt, fällt ein Teil der physiologischen Hemmung aus, die man mit Rapamycin medikamentös wieder steigern, also normalisieren kann. Die Lebenserwartung ist v. a. durch das Tumorrisiko vermindert.

▶ **Klinischer Fall.** Ein 6 Monate alter Junge wurde zur Untersuchung gebracht, weil die Eltern seit etwa 3 Wochen kurz dauernde Zuckungen beobachtet hatten, die sie und die konsultierte Kinderärztin zunächst als Erschrecken deuteten. Zudem sei das Kind in letzter Zeit weniger lebhaft. Schon bei der Untersuchung wurden typische BNS-Krämpfe beobachtet; das EEG zeigte eine Hypsarrhythmie. Am Rumpf und an den Oberschenkeln waren weiße, blattförmige Flecken zu sehen. Der CT-Befund (Abb. **21.14c**) bestätigte die Diagnose einer tuberösen Sklerose durch Nachweis mehrerer subependymal gelegener Gliaknötchen. Mit einer ACTH-Behandlung und durch Antikonvulsiva waren die Anfälle zu vermindern, aber nicht völlig zu beseitigen; im EEG wurde weiterhin hypersynchrone Aktivität nachgewiesen. Die Entwicklung des Kindes verlief langsam. Trotz Physiotherapie und Frühförderung lernte der Junge erst mit 3 Jahren laufen, er sprach mit 6 Jahren wenige Wörter. Weiterhin hatte er kurz dauernde tonische Anfälle, die durch Antikonvulsiva (Vigabatrin) beeinflusst wurden. Mit 8 Jahren trat ein Adenoma sebaceum auf (Abb. **21.14b**). Bei der ophthalmologischen Untersuchung wurden Gliaknötchen am Fundus beobachtet, ohne dass eine Sehbehinderung vorliegt. Mit 12 Jahren musste ein Riesenzellastrozytom entfernt werden.

Sturge-Weber-Syndrom

▶ **Synonym.** Enzephalotrigeminale Angiomatose

Ätiologie und Klinik: Das Sturge-Weber-Syndrom tritt sporadisch auf, sehr selten familiär. Es ist gekennzeichnet durch einen angeborenen, meist einseitigen **Naevus flammeus** ungefähr im Ausbreitungsgebiet eines **Trigeminusastes** (s. S. 852, Abb. 25.5) und durch **Angiome** der homolateralen Hirnhälfte. Sie führen im 1. Lebensjahr häufig zu Hemiparese und Halbseitenanfällen; oft entsteht ein Glaukom.

Diagnostik: Allgemeine und augenärztliche Untersuchung, MRT und evtl. CT.

Therapie: Die Therapie ist symptomatisch (Glaukom- und antiepileptische Therapie). Bei therapieresistenten Anfällen ist frühzeitig ein neurochirurgischer Eingriff in Betracht zu ziehen.

Weitere Phakomatosen

Weitere Phakomatosen sind das **Syndrom des linearen Naevus sebaceus** (Schimmelpenning-Feuerstein-Mims) mit sklerodermieähnlichen Hautveränderungen und Hirnfehlbildungen, die **Incontinentia pigmenti** (Bloch-Sulzberger) mit charakteristischem Exanthem und Hirnfunktionsstörungen, das **Ito-Syndrom** (Incontinentia pigmenti achromians), das **Von-Hippel-Lindau-Syndrom** mit angiomatöser Fehlbildung im Kleinhirn und in der Retina und das **Louis-Bar-Syndrom** (s. S. 528).

21.4 Neurometabolische und erbliche neurodegenerative Erkrankungen

21.4.1 Allgemeine Grundlagen

Neurometabolische Erkrankungen beruhen auf erblichen Störungen in biologischen Reaktionsabläufen, die im Wesentlichen das ZNS betreffen. Viele andere Stoffwechselstörungen gehen mit neurologischen Symptomen einher, aber manifestieren sich auch in anderen Organsystemen (s. S. 168). Metabolische Störungen werden durch den Funktionsausfall einer **enzymatischen Reaktion** oder eines **Transportvorgangs** verursacht. In der Folge kommt es zum Mangel an essenziellen biologischen Substanzen (z. B. ATP) oder zur Anhäufung von schädigenden organischen Substanzen. Da das ZNS besonders empfindlich auf Mangelzustände und Anreicherung von giftigen Substanzen reagiert, werden entsprechende Stoffwechselstörungen als neurometabolische Erkrankungen zusammengefasst.

Nervenzellen können sich postnatal nicht durch Zellteilung vermehren, sodass eine anhaltende Schädigung zu einem kontinuierlichen Verlust von Nervenzellen, d. h. zu einer **Neurodegeneration**, führt. Klinisch resultiert ein Verlust zuvor erworbener, insbesondere kognitiver Fähigkeiten, der als Demenz bezeichnet wird. Die Schädigung der Nervenzellen kann auf einer **neurometabolischen Störung** basieren, aber auch eine **andere Ursache** haben, wie z. B. eine chronisch-entzündliche ZNS-Erkrankung (s. S. 749). Lassen sich bei erblichen neurodegenerativen Erkrankungen keine Stoffwechselmarker nachweisen, so bezeichnet man diese auch als heredodegenerative Erkrankungen.

Klinik: Ein wesentliches **Leitsymptom** neurometabolischer und neurodegenerativer Erkrankungen ist der Verlust zuvor erlernter Fähigkeiten (kindliche Demenz). Diese sog. **Entwicklungsrückschritte** sprechen immer dann für eine neurometabolische Erkrankung, wenn eine entzündliche oder onkologische ZNS-Krankheit ausgeschlossen wurde. Weiterhin gibt die Art der Frühsymptome einen Hinweis darauf, ob primär die graue oder die weiße Hirnsubstanz betroffenen ist (Tab. 21.3).

Im Rahmen der **klinischen Untersuchung** können dysmorphe Stigmata, Symptome der Haut und Haare, der Augen, des Herzens, des Skelettsystems sowie Organvergrößerungen wichtige diagnostische Hinweise liefern. Die neurologische Untersuchung sollte klären, in welchem Ausmaß ZNS, Hirnnerven, periphere Nerven betroffen und

21.3 Neurologische Symptome bei degenerativen Erkrankungen

	primär neuronal ("grey matter disease")	primär myelinär ("white matter disease")
Frühsymptome	Störung der Kognition, der Sprache, des Visus und des Verhaltens, Epilepsie	Störung der Motorik und der Wahrnehmung, Spastik, Paresen, Ataxie
Spätsymptome	Störung der Motorik (bei Kleinhirnbeteiligung gehört Ataxie zu den Frühsymptomen)	Störung der Kognition und der Sprache, Epilepsie

Muskeleigenreflexe, Muskelkraft, Muskeltonus sowie Koordination und Sensibilität beeinträchtigt sind.

Diagnostik: Die Diagnostik beruht auf **Laboranalytik** (Basisuntersuchungen s. Tab. 21.4), Neurophysiologie (EEG u. a.) und kranieller Bildgebung. Zur Diagnosesicherung werden gezielte (biochemische, enzymatische und molekulargenetische) **Spezialuntersuchungen** veranlasst.

Diagnostik: Die Diagnostik neurometabolischer Erkrankungen beruht auf **Laboruntersuchungen** (Basisuntersuchungen s. Tab. **21.4**), **neurophysiologischen Verfahren** (v. a. EEG, VEP, AEP, SSEP, motorische und sensible Nervenleitgeschwindigkeit) und auf der **Bildgebung des Gehirns**. Unter Berücksichtigung dieser Untersuchungsbefunde werden dann gezielte (biochemische, enzymatische und molekulargenetische) **Spezialuntersuchungen** veranlasst, um die Verdachtsdiagnose zu bestätigen.

21.4 Basisuntersuchungen bei Verdacht auf neurometabolische Erkrankung

Material	Untersuchung/Parameter	nachgewiesene Störung bei abnormen Befunden
Blut	Glukose, Elektrolyte	Hypoglykämie, Elektrolytstörung
	Laktat, BGA	Energiestörung, Azidose, Alkalose
	AST, ALT, γGT, Ammoniak	Hepatopathie, Harnstoffzyklusdefekt
	Kreatinin, Harnstoff, Harnsäure	Nephropathie, Purinstoffwechselstörung
	Aminosäuren, Homozystein	Eiweißstoffwechselstörungen, wie z. B. Organoazidopathien
	Acylcarnitine	Fettsäureoxidationsstörung
	Kreatinkinase	Muskelerkrankung, nach Krampfanfall
	Transferrin-Elektrophorese	Störung der N-Glykosilierung
	Blutausstrich (vakuolisierte Lymphozyten, Akanthozyten)	Speichererkrankung, Akanthozytose
Urin	Ketonkörper	vermehrte Fettsäureoxidation (z. B. beim Fasten), Abbaustörung der Ketonkörper
	organische Säuren	Organoazidopathien
	Mukoplysaccharide, Oligosaccharide, Sialinsäure, Sulfatide	Speichererkrankung
Liquor	Laktat	Hypoxämie, Mitochondriopathie
	Glukose (Quotient: Liquor/Plasma)	Glukosetransporterdefekt (GLUT 1)
	Aminosäuren (Quotient Liquor/Plasma)	spez. Aminoazidopathien
	Neurotransmitter	Störungen der Neurotransmission
	Methyltetrahydrofolat	zerebraler Folatmangel

21.4.2 Neurometabolische Erkrankungen

Störungen des Aminosäuren-, Kohlenhydrat- und Lipidstoffwechsels s. S. 168.
Störungen des Harnstoffzyklus s. S. 197.

Lysosomale Erkrankungen

Lysosomale Erkrankungen beruhen auf **Funktionsstörungen der Lysosomen** – das sind intrazelluläre Organellen, in denen der **Abbau von biologischen Molekülen** (komplexe Zucker, Lipide, Proteine und Nukleinsäuren) stattfindet. In der Regel verursachen Ausfälle von lysosomalen Enzymen eine **intralysosomale Anhäufung unvollständig abgebauter Substrate**, die letztlich zu einer Funktionsstörung betroffener Zellen führt. Die klinischen Merkmale lysosomaler Erkrankungen werden durch die beteiligten Gewebe bestimmt: Tritt eine Speicherung in kernhaltigen Blutzellen auf, so kommt es zu Leber-/Milzvergrößerung und Funktionsstörung des Knochenmarks. Eine Anhäufung von Speichermaterial im Bindegewebe führt zu vergröberten Gesichtszügen, Makroglossie, Makrozephalie, Skelettveränderungen (Dysostosis multiplex) und Herzbeteiligung. Diese Form von Multisystemerkrankung findet sich z.B. bei den Mukopolysaccharidosen (s. S. 180).

Eine Einteilung lysosomaler Erkrankungen nach klinischen Symptomen zeigt Tab. **21.5**.

21.5 Einteilung lysosomaler Erkrankungen nach klinischen Symptomen

klinische Symptome	Speichermaterial	lysosomale Erkrankungen
faziale Dysmorphie, Dysostosis multiplex, Hepatosplenomegalie, variable ZNS-Störung	Mukopolysaccharide, Oligosaccharide, Sphingolipide	• Mukopolysaccharidosen (s. S. 180) • Oligosaccharidosen (s. u.) • Mukolipidosen • multipler Sulfatase-Mangel • GM_1-Gangliosidose (s. S. 185) • Galaktosialidose
Hepatosplenomegalie, variable ZNS-Störung	(Sphingo)Lipide	• Sphingolipidosen (s. S. 185) • Morbus Wolman
ZNS-Störung	Sphingolipide, Proteine	• GM_2-Gangliosidose (s. u.) • metachromatische Leukodystrophie (s. u.) • Globoidzell-Leukodystrophie (Morbus Krabbe) (s. u.) • neuronale Zeroid-Lipofuszinosen (s. u.)
Muskelerkrankung, Hepatomegalie, Kardiomegalie	Glykogen	• Glykogenose Typ II (Pompe) (s. S. 179)

GM_2-Gangliosidosen

▶ **Definition.** Autosomal-rezessiv vererbte Defekte der Hexosaminidase A (**Morbus Tay-Sachs**), der Hexosaminidase A und B (**Morbus Sandhoff**) oder des GM_2-Aktivator-Proteins mit Speicherung von GM_2-Gangliosiden (Zellmembranlipide mit komplexem Kohlenhydratanteil) in Nervenzellen.

Häufigkeit: Der Morbus Tay-Sachs tritt in bestimmten Populationen (Ashkenazi-Juden, Frankokanadier, Cajuns u.a.) mit höherer Inzidenz auf (ca. 1:3600) als in der amerikanisch-europäischen Normalbevölkerung (Inzidenz ca. 1:250 000). Der Morbus Sandhoff besitzt eine ähnliche Häufigkeit in der europäischen Bevölkerung. Der GM_2-Aktivator-Mangel ist seltener.

Klinik: Initial fallen häufig motorische Defizite und Sehstörungen (fehlende Fixierung) auf. Sehr charakteristisch sind erhöhte Schreckhaftigkeit auf akustische Reize und der **kirschrote Makulafleck** (Abb. **21.15a**). Weitere Symptome und Befunde sind: Entwicklungsrückschritte bzw. Verlust erlernter Fähigkeiten, sekundäre Makrozephalie, Sehstörung mit Nystagmus, Strabismus, Myoklonien, Streck- oder BNS-Krämpfe (selten auch Lachanfälle aus dem Schlaf heraus), schließlich Blindheit, Tetraspastik, Dezerebration. Beim Morbus Sandhoff können auch viszerale Organe (Leber, Milz, Niere) beteiligt sein. Abhängig von der enzymatischen Restfunktion manifestieren sich die Erkrankungen als **infantile** (Beginn mit 3–6 Monaten), **juvenile** (Beginn mit 2–6 Jahren) oder adulte Form.

21.15 Lysosomale Erkrankungen

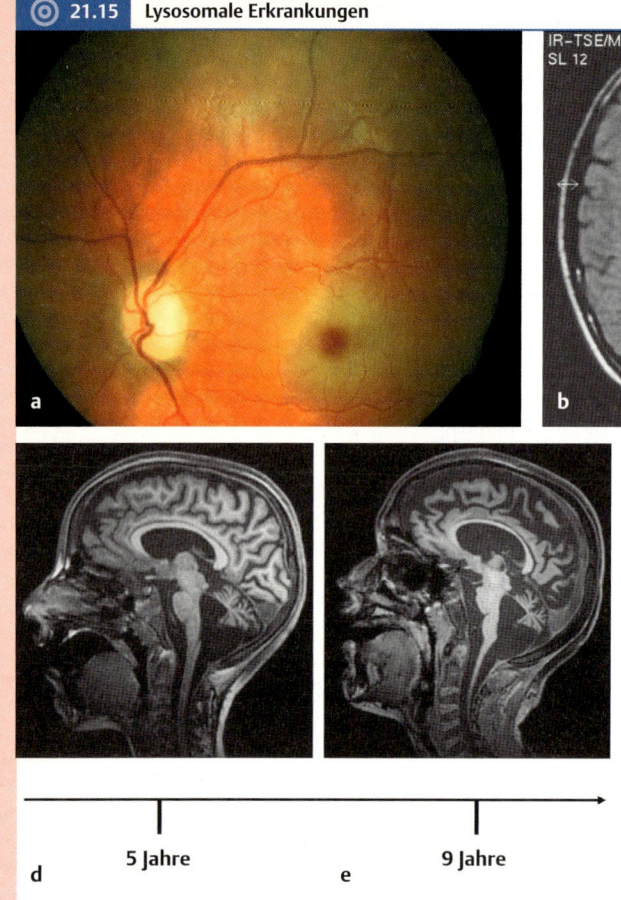

a **GM₂-Gangliosidose** (Morbus Tay-Sachs): kirschroter Makulafleck am Augenhintergrund (dieser ist auch Merkmal anderer Speichererkrankungen, u. a. Sialidose, s. Tab. 21.7, GM₁-Gangliosidose, Morbus Niemann-Pick, s. Kap. 9).
b **Metachromatische Leukodystrophie**: cMRT (axiale FLAIR-Aufnahme) mit periventrikulären, symmetrischen Läsionen der weißen Hirnsubstanz bei einem juvenilen MLD-Patienten.
c **Globoidzell-Leukodystrophie**: cMRT (axiale T2-Aufnahme) mit periventrikulären, symmetrischen Läsionen der weißen Hirnsubstanz, Hirnatrophie und erweiterten Seitenventrikeln bei einem infantilen Krabbe-Patienten.
d–f **Neuronale Zeroid-Lipofuszinose (NCL)**: cMRT (sagittale T1-Aufnahmen, d und e) mit fortschreitender zerebraler und zerebellärer Hirnatrophie eines Patienten mit spätinfantiler NCL. Fundoskopie (f) mit Pigmentablagerungen, Gefäßarmut und retinaler Degeneration (Retinitis pigmentosa) eines juvenilen NCL-Patienten.

Diagnostik: Nachweis des Enzymdefekts oder Mutationsanalyse.

Diagnostik: Eine fehlende Aktivität der β-Hexosaminidase A (Morbus Tay-Sachs) bzw. A und B (Morbus Sandhoff) im Serum, in Leukozyten und Fibroblasten sichert die Diagnose. Portrahierte Verlaufsformen gehen mit erhöhter enzymatischer Restaktivität einher. Durch molekulargenetische Untersuchung lassen sich Mutationen im HEXA-Gen (Morbus Tay-Sachs), im HEXB-Gen (Morbus Sandhoff) oder im GM₂A-Gen (GM₂-Aktivator-Defekt) nachweisen. Im Urin finden sich pathologische Oligosaccharide.

Therapie und Prognose: Keine kausale Therapie, der Tod tritt im Kindesalter ein.

Therapie und Prognose: Es gibt derzeit keine kausale Behandlungsmöglichkeit. Die Kinder versterben bei der frühkindlichen Form im Alter von 2–4 Jahren meist im Rahmen eines Infektes, bei juvenilen Verlaufsformen zwischen dem 6. und 16. Lebensjahr.

Metachromatische Leukodystrophie (MLD)

Metachromatische Leukodystrophie (MLD)

▶ **Definition.**

▶ **Definition.** Autosomal-rezessiv vererbte Defekte der Arylsulfatase A oder selten eines Aktivatorproteins (Saposin B), die zu einer Sulfatidspeicherung und nachfolgenden Demyelinisierung des zentralen und peripheren Nervensystems führen. Die Sulfatidspeicherung bewirkt die besondere Anfärbbarkeit der weißen Hirnsubstanz (metachromatisch).

Häufigkeit: Inzidenz in Deutschland 1 : 40 000 bis 1 : 170 000. Der Saposin-B-Defekt ist sehr selten.

Klinik: Initial fallen häufig motorische Defizite (z. B. Gangstörung, Ataxie) und Sprachentwicklungsverzögerung auf. Weiterhin kommt es zu Verhaltensauffälligkeiten und einer zunehmenden Optikusatrophie. Charakteristisch ist die Kombination von **abgeschwächten Muskeleigenreflexen** und einer progressiven **spastischen Tetraparese**. Einige Patienten entwickeln eine Cholezystitis aufgrund der Anhäufung von Sulfatiden im Gallenblaseepithel.
Die enzymatische Restfunktion beeinflusst den Krankheitsbeginn und -verlauf. Man unterscheidet eine **spätinfantile** (Beginn mit ½–4 Jahren), **juvenile** (Beginn mit 4–16 Jahren) und **adulte** (Beginn ab 17 Jahren) Form. Letztere manifestiert sich v. a. mit psychiatrischen Symptomen wie intellektuellem Abbau, Gedächtnisstörung, Halluzinationen oder Wahnvorstellungen.

Diagnostik: Das cMRT zeigt die sich von periventrikulär ausbreitende Demyelinisierung (Abb. **21.15b**). Die motorische und sensible Nervenleitgeschwindigkeit ist vermindert. Bei frühem Krankheitsbeginn findet sich häufig ein erhöhtes Liquoreiweiß. Die Aktivität der Arylsulfatase A ist in Urin, Leukozyten und Fibroblasten deutlich reduziert und die Sulfatidausscheidung im Urin erhöht. Eine molekulargenetische Diagnostik ist möglich.

Therapie und Prognose: Die intrathekale Enzymersatztherapie wird in klinischen Studien geprüft. Weitere zukünftige Therapieansätze sind Stammzelltransplantation und Gentherapie. Unbehandelt führt die spätinfantile MLD etwa 5 Jahre nach Krankheitsbeginn zum Tod.

Globoidzell-Leukodystrophie (GLD)

▶ **Synonym.** Morbus Krabbe

▶ **Definition.** Autosomal-rezessiv vererbter Defekt der β-Galaktozerebrosidase oder selten eines Aktivatorproteins (Saposin A), der im zentralen und peripheren Nervensystem zur Speicherung von Galaktosyl-Zeramid und Galaktosyl-Sphingosin (= Psychosin) führt. Letzteres soll direkt zytotoxisch auf die Oligodendroglia wirken. Das unverdaute Galaktosyl-Zeramid findet sich in mehrkernigen Makrophagen (Globoidzellen) der weißen Hirnsubstanz.

Häufigkeit: Inzidenz etwa 1 : 100 000, in Nordeuropa etwas häufiger. Der Saposin-A-Defekt ist sehr selten.

Klinik: Neben einer psychomotorischen Retardierung fallen die Übererregbarkeit und Schreiattacken nach optischen, akustischen und taktilen Reizen in der Frühphase auf. Im Säuglingsalter entwickeln die Patienten Krampfanfälle, eine Optikusatrophie sowie eine spastische Tetraparese mit opisthotoner Körperhaltung. Im dezerebrierten Endstadium manifestiert sich die periphere Neuropathie stärker, die Patienten werden schlaff und zeigen eine Bulbärsymptomatik.
Die klassische infantile GLD beginnt im 1. Lebenshalbjahr (3–6 Monate), mildere Verläufe mit späterem Krankheitsbeginn (bis 40 Jahre) korrelieren mit einer höheren enzymatischen Restaktivität.

Diagnostik: Im cMRT findet sich eine periventrikuläre Leukodystrophie insbesondere der parieto-okzipitalen weißen Hirnsubstanz und eine frühe Demyelinisierung im Bereich des Hirnstamms und des Kleinhirns. Charakteristisch ist auch die globale Hirnatrophie (Abb. **21.15c**). Der Nachweis des Enzymdefektes in den Leukozyten oder Fibroblasten sowie die Mutationsanalyse sichern die Diagnose. Die motorische Nervenleitgeschwindigkeit ist vermindert, das Liquoreiweiß ist bei der infantilen GLD erhöht.

Therapie und Prognose: Eine Knochenmarktransplantation vor Krankheitsbeginn kann den Verlauf verzögern. Andere kausale Therapien stehen zurzeit nicht zur Verfügung. Patienten mit einer infantilen GLD versterben meist innerhalb des 2. Lebensjahres.

Neuronale Zeroid-Lipofuszinosen (NCL)

▶ **Definition.** Die neuronalen Zeroid-Lipofuszinosen (NCL) umfassen verschiedene, vorwiegend autosomal-rezessiv vererbte Erkrankungen, die alle mit einem Untergang der **grauen Hirnsubstanz** einhergehen und sich durch lysosomale Akkumulation von Lipopigmenteinschlüssen (Zeroid-Lipofuszin) auszeichnen. Übersicht der NCL s. Tab. **21.6**.

Tab. 21.6 Übersicht über die neuronalen Zeroid-Lipofuszinosen (NCL)

Krankheitsbild	klinische Symptome (Reihenfolge entspricht zeitlicher Abfolge der Symptome)	Alter bei Beginn (Lebenserwartung)	Gendefekte
kongenitale NCL	Mikrozephalie, zerebrale Krampfanfälle, zentrale Atemstörung	Neugeborene (Wochen – Monate)	Cathepsin D (CLN10)
infantile NCL	Statomotorische Regression, zerebrale Krampfanfälle, muskuläre Hypotonie, Ataxie, Mikrozephalie, Sehstörung	6–24 Monate (< 10 Jahre)	Palmitoyl-Proteinthioesterase 1 (CLN1)
spätinfantile NCL	Sprachentwicklungsverzögerung, Ataxie, psychomotorische Regression, (Myoklonus-)Epilepsie, Sehstörung	2–4 Jahre (< 20 Jahre)	Tripeptidyl-Peptidase 1 (CLN2), CLN5, CLN6, CLN7, CLN8
juvenile NCL	Sehstörung, Verhaltensauffälligkeiten, psychomotorische Regression, kognitiver Abbau, zerebrale Krampfanfälle	5–8 Jahre (20–40 Jahre)	CLN3, CLN1, CLN2, CLN10
adulte NCL	psychiatrische Symptome, Sehstörung, kognitiver Abbau, Ataxie, zerebrale Krampfanfälle	Adoleszenz – 3. Lebensdekade (?)	DNAJC5 (CLN4), CLN6, CLN1, CLN5, CLN10

Häufigkeit: Die Gesamtinzidenz aller NCL-Erkrankungen liegt in Mitteleuropa bei ca. 1 : 30 000 Neugeborene. Die spätinfantile (CLN2) und juvenile NCL (CLN3) sind die beiden häufigsten Formen.

Klinik: (Tab. **21.6**): Das klinische Bild ist gekennzeichnet durch die Kombination aus **progredienter Bewegungs- und Entwicklungsstörung**, **Epilepsie** und **Visusverlust**, wobei nicht alle Symptome gleichzeitig auftreten müssen. Bei einigen NCL-Formen (CLN3, CLN5, CLN10) steht initial die Sehstörung im Vordergrund, die oftmals vom Augenarzt als Retinitis pigmentosa befundet wird (Abb. **21.15f**). Verhaltensauffälligkeiten sowie kognitive und motorische Störungen folgen häufig Jahre später. Die Mehrzahl der infantilen und spätinfantilen NCL-Formen (CLN1, CLN2, CLN6, CLN7, CLN8) fallen durch Entwicklungsverzögerung, motorische Defizite und schwer therapierbare (Myoklonus-)Epilepsien auf. Die Sehstörungen folgen hier erst im fortgeschrittenen Krankheitsverlauf.

Diagnostik: Das cMRT zeigt bei den früh (< 5 Jahre) beginnenden NCL-Erkrankungen eine Atrophie der grauen Hirnsubstanz, besonders des Kleinhirns (Abb. **21.15d, e**). Im EEG und in den visuell evozierten Potenzialen können im Frühstadium der Erkrankung übersteigerte Antworten auf Blitzreize nachgewiesen werden. Die CLN1-, CLN2- und CLN10-Erkrankungen können durch enzymatische Untersuchungen diagnostiziert werden, die übrigen Formen nur durch molekulargenetische Verfahren. Bei der CLN3-Erkrankung lassen sich lichtmikroskopisch in den peripheren Lymphozyten Speichervakuolen finden. Bei den übrigen NCL-Formen gelingt der Nachweis von Speichermaterial elektronenmikroskopisch in Lymphozyten und Hautbiopsat.

Therapie und Prognose: Kausale Therapien befinden sich in der Entwicklung. Im Vordergrund steht die antikonvulsive Therapie, im Spätstadium die Behandlung der Spastik. Prognose s. Tab. 21.3.

Therapie und Prognose: Nur symptomatische Therapie möglich. Prognose s. Tab. 21.3.

Oligosaccharidosen

▶ **Definition.** Eine Gruppe autosomal-rezessiv vererbter lysosomaler Speichererkrankungen, bei denen der Abbau kurzkettiger Zucker (Oligosaccharide) gestört ist und die klinisch den Mukopolysaccharidosen (s. S. 180) ähneln. Alle Formen weisen eine fortschreitende psychomotorische Retardierung und progrediente neurologische Symptome sowie häufig zerebrale Krampfanfälle auf. Skelettveränderungen und Hepato(spleno)megalie finden sich in wechselnder Ausprägung (Tab. 21.7).

Oligosaccharidosen

▶ **Definition.**

Tab. 21.7 Übersicht über die Oligosaccharidosen

Krankheitsbild (Manifestationsalter)	klinische Symptome	Gendefekt
Mannosidose (Säuglings- bis Schulalter)		
▪ α-Mannosidose	vergröberte Gesichtszüge, mentale Retardierung, Hepatosplenomegalie, Schwerhörigkeit, Hornhaut- und Linsentrübung, Leisten- und Nabelhernie, Dysostosis multiplex, später Ataxie und Spastik	α-Mannosidase
▪ β-Mannosidose	Vergröberte Gesichtszüge, mentale Retardierung, Schwerhörigkeit, Skelettveränderungen, Angiokeratome, periphere Neuropathie	β-Mannosidase
Fukosidose (Säuglings- bis Schulalter)	psychomotorische Retardierung, Kleinwuchs, Dysostosis multiplex, Hepatosplenomegalie, Angiokeratome	α-Fukosidase
Aspartylglucosaminurie (Säuglings- bis Schulalter)	Sprachentwicklungverzögerung, mentale Retardierung, Angiokeratome, Skelettveränderungen, geringe Hepatosplenomegalie	Aspartylglucosaminidase
Morbus Schindler (Säuglings- bis Schulalter)	psychomotorische Entwicklungsverzögerung, Myoklonusepilepsie, Angiokeratome	α-N-Azetylgalaktosaminidase
Sialidose (Typ I: Schulalter bis Adoleszenz; Typ II: Neugeborene bis frühes Schulalter)	Typ I: progrediente Sehstörung, kirschroter Makulafleck, Myoklonusepilepsie, Ataxie	α-Neuraminidase
	Typ II: Hydrops fetalis (kongenital), psychomotorische Entwicklungsverzögerung, kirschroter Makulafleck, Hepatoplenomegalie, vergröberte Gesichtszüge, Skelettveränderungen	α-Neuraminidase

Diagnostik: Als Screening-Methode eignet sich die Analyse der Oligosaccharide im Urin. Die Sicherung der Diagnose gelingt mit enzymatischen Untersuchungen (Leukozyten und Fibroblasten) oder durch molekulargenetische Analysen.

Diagnostik: Oligosaccharide im Urin, Enzymdiagnostik, Molekulargenetik.

Therapie und Prognose: Für die α-Mannosidose ist eine Enzymersatztherapie in klinischer Erprobung, ansonsten bleibt derzeit nur die symptomatische Behandlung. Die Oligosaccharidosen mit früher Manifestation führen in der Regel innerhalb von einigen Jahren zum Tod.

Therapie und Prognose: Symptomatische Behandlung. Bei früher Manifestation überleben die Kinder nur einige Jahre.

Peroxisomale Erkrankungen

Peroxisomen sind Zellorganellen, die an einer Vielzahl von Stoffwechselwegen (v. a. des Fettstoffwechsels) beteiligt sind und bei deren Funktionsverlust es zu neurodegenerativen Erkrankungen kommt. Werden Peroxisomen nicht oder nur sehr unvollständig gebildet, so sind zahlreiche peroxisomale Stoffwechselprozesse betroffen und man spricht von **Peroxisomenbiogenesedefekten** (PBD). Im Gegensatz dazu werden bei **isolierten Defekten** eines peroxisomalen Stoffwechselweges die Peroxisomem regelrecht gebildet.

Peroxisomale Erkrankungen

Peroxisomenbiogenesedefekte (PBD)

▶ **Definition.** Gruppe autosomal-rezessiv vererbter Erkrankungen, die zu einer fehlenden oder unvollständigen Peroxisomenbildung führt. Das klassische Krankheitsbild mit schwerer Verlaufsform wird als **Zellweger-Syndrom** (zerebrohepatorenales Syndrom) bezeichnet. Zu den milder verlaufenden Formen zählen **neonatale Adrenoleukodystrophie** (NAL) und **infantiler Morbus Refsum**. Die klinisch unterschiedlichen PBD-Formen werden heute unter dem Begriff **Zellweger-Spektrum** zusammengefasst. Eine weitere Erkrankung ist die **Rhizomelia chondrodysplasia punctata**, bei welcher der Import bestimmter Proteine in die Peroxisomen gestört ist. Sie ist klinisch durch Verkürzung der proximalen Röhrenknochen charakterisiert.

Pathogenese: Etwa ⅔ der Patienten des Zellweger-Spektrums besitzen Mutationen im **PEX1-Gen**.

Klinik: PBD-Patienten mit **schwerer Verlaufsform** fallen unmittelbar postnatal durch faziale Dysmorphie (hohe Stirn, große Fontanelle, Epikanthus, dysplastische Ohren, Abb. 21.16a), schwere muskuläre Hypotonie, Trinkschwäche, Krampfanfälle und eine deutliche psychomotorische Entwicklungsstörung auf. Die Leber ist meist vergrößert, häufig finden sich Nierenzysten und eine vorzeitige Verkalkung der Kniescheibe.
Bei den **milderen Verlaufsformen** ist neben der psychomotorischen Retardierung der kombinierte Hör- und Sehverlust charakteristisch.

Diagnostik: Im Rahmen biochemischer Screeninguntersuchungen werden **überlangkettige Fettsäuren** (immer erhöht, außer bei Rhizomelia chondrodysplasia punctata), Phytansäure und Gallensäuren im Plasma (häufig erhöht bei PBD) sowie Plasmalogene in den Erythrozyten (erniedrigt bei Rhizomelia chondrodysplasia punctata) bestimmt. Die Diagnose wird molekulargenetisch gesichert (Mutation im PEX-Gen).

Therapie und Prognose: Eine kausale Therapie steht nicht zur Verfügung, die symptomatische Behandlung vermindert Krampfanfälle, Entwicklungsverzögerung und Gedeihstörung. Bei Rhizomelia chondrodysplasia punctata profitieren die Patienten geringfügig von einer Phytansäure-armen Diät oder von Plasmapheresen. Patienten mit klassischem Zellweger-Syndrom versterben meist innerhalb des 1. Lebensjahres. Bei Erstmanifestation im Schulalter wird das Erwachsenenalter erreicht.

21.16 Peroxisomale Erkrankungen

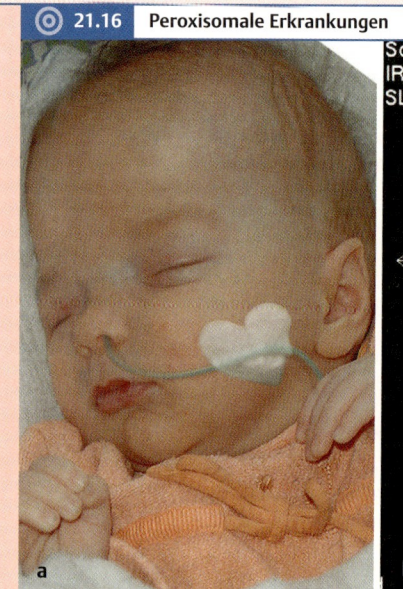 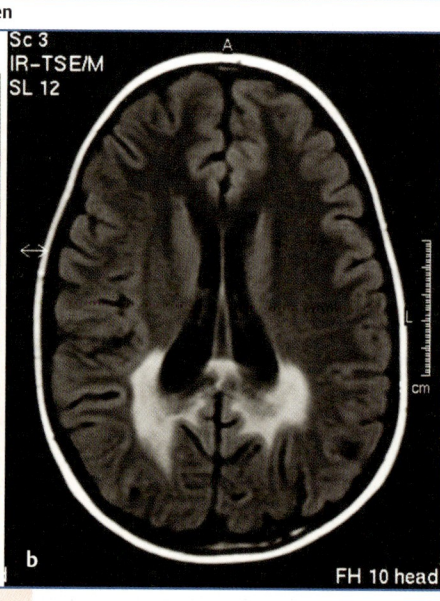

a **Zellweger-Syndrom:** hohe Stirn, große Fontanelle, Epikanthus, dysplastische Ohren bei einem Neugeborenen mit klassischem Zellweger-Syndrom.
b **X-chromosomale Adrenoleukodystrophie:** Die cMRT (axiale FLAIR-Aufnahme) zeigt eine vom hinteren Balken ausgehende schmetterlingsförmige Läsion der weißen Hirnsubstanz (10-jähriger Patient).

Defekte der peroxisomalen Stoffwechselwege

▶ **Definition.** Gruppe von Stoffwechselstörungen mit isolierten peroxisomalen Enzymdefekten. Im Unterschied zu den PBD werden hier die Peroxisomen vollständig gebildet. Gleichwohl können sich einzelne Enzymdefekte klinisch wie PBD manifestieren. Zu den wichtigsten Krankheitsbildern zählen die **X-chromosomale Adrenoleukodystrophie** (X-ALD) und der **klassische Morbus Refsum**.

Pathogenese: Bei der X-ALD liegt ein Funktionsverlust des ALDP-Transporters (**A**drenol**e**uk**o**d**y**strophie-**P**rotein) vor, der zu einer Anhäufung von gesättigten überlangkettigen Fettsäuren in Körpergeweben und -flüssigkeiten führt. Der klassische Morbus Refsum entsteht durch eine Störung der α-Oxidation der Phytansäure (Phytanoyl-CoA-Hydroxylase-Mangel).

Häufigkeit: Die X-ALD ist die häufigste peroxisomale Erbkrankheit. Die anderen Erkrankungen sind deutlich seltener.

Klinik: X-chromosomalen Adrenoleukodystrophie: Die **kindliche zerebrale Form** (ca. ⅓) beginnt im frühen Schulalter mit Verhaltensauffälligkeiten, Hyperaktivität und schulischem Leistungsabfall und führt im weiteren Verlauf zu Verlust der Seh- und Hörfähigkeit, der Sprache sowie zu spastischen Paresen und Demenz. Knapp die Hälfte der männlichen X-ALD-Patienten erkrankt erst in der 2.–3. Lebensdekade an einer entzündlichen Demyelinisierung des Rückenmarks, der sog. **Adrenomyeloneuropathie (AMN)**. Diese Patienten weisen Gangstörungen, Blasen- und Mastdarmschwäche sowie Potenzstörungen auf.

Eine seltene Manifestationsform ist die isolierte Nebennierenrindeninsuffizienz (typische Hyperpigmentierungen).

Klassischer Morbus Refsum: Diese Erkrankung manifestiert sich meist im Schulalter durch eine schleichende Sehstörung (**Nachtblindheit**) infolge einer Retinitis pigmentosa. Im weiteren Krankheitsverlauf treten periphere Polyneuropathien, zunehmender Hörverlust und zerebelläre Ataxie auf.

Diagnostik: Bei der zerebralen X-ALD finden sich in der **cMRT** demyelinisierende Läsionen des zentralen Marklagers (Abb. 21.16). Zeichen einer Nebennierenrindeninsuffizienz im Kindesalter (ACTH erhöht, fehlende Kortisolstimulation im ACTH-Test) sollten immer auf X-ALD hin abgeklärt werden. Die biochemische Bestimmung der **überlangkettigen Fettsäuren** (erhöht bei X-ALD), der **Phytansäure** (erhöht bei Morbus Refsum) und Gallensäuren im Plasma sowie der Plasmalogene in den Erythrozyten kann für die Diagnosestellung ausreichen. Molekulargenetische Analysen sind häufig nicht erforderlich, aber hilfreich für die Pränataldiagnostik.

Therapie: Die Transplantation von hämatopoetischen Stammzellen ist derzeit die einzig kurative Behandlung der zerebralen X-ALD und muss frühzeitig durchgeführt werden. Die Nebenniereninsuffizienz im Rahmen der X-ALD wird mit Hydrokortison behandelt. Beim Morbus Refsum kann durch eine Phytansäure-arme Diät und regelmäßige Plasmapheresen die Phytansäure-Konzentration im Plasma reduziert werden.

Prognose: Nach erfolgreicher Stammzelltransplantation bei zerebraler X-ALD kann von einer Heilung ausgegangen werden. Beim Morbus Refsum führt die Senkung der Phytansäure-Konzentration im Plasma zu einer Verzögerung des Krankheitsverlaufs.

Mitochondriopathien

▶ **Definition.** Unter den **primären Mitochondriopathien** versteht man Störungen der zellulären Energiegewinnung und insbesondere der ATP-Synthese, die durch **Defekte** im **Pyruvatdehydrogenase-Komplex** (PDH-Komplex), im **Zitratzyklus** oder im Bereich der **Atmungskette** hervorgerufen werden.

Auch andere Stoffwechselstörungen (z.B. Störungen der Fettsäureoxidation, Friedreich-Ataxie, s. S. 747) können zu einer Beeinträchtigung der mitochondrialen Funktion führen (sog. sekundäre Mitochondriopathien), diese werden hier aber nicht näher erläutert.

Ätiologie und Pathogenese: Mitochondriopathien liegen meist Defekte der nukleären DNA (**nDNA**) zugrunde, selten werden sie durch Defekte der eigenen, nur maternal vererbten mitochondrialen DNA (**mtDNA**) verursacht. Betroffen sind insbesondere **energieabhängige Organe** wie Gehirn, Netzhaut, Muskel, Herz etc.

Häufigkeit: Die Inzidenz der primären Mitochondriopathien liegt bei 1:5000.

Klinik: Leitsymptome im Kindesalter sind häufig **Störungen des ZNS** (z. B. Entwicklungsverzögerung, Krampfanfälle, Bewegungsstörungen). Oft kommen **muskuläre Symptome** (z. B. Muskelhypotonie, Ptosis) oder die Beteiligung anderer Organe (z. B. Retina) hinzu. Die klinische Symptomatik ist sehr vielgestaltig. Pädiatrisch wichtige Mitochondriopathien s. Tab. **21.8**.

Ätiologie und Pathogenese: Mitochondrien besitzen als Besonderheit neben der nukleären DNA (**nDNA**) eine eigene, nur maternal vererbte mitochondriale DNA (**mtDNA**). Die häufiger vorkommenden Defekte der nDNA zeigen in der Regel einen schweren Krankheitsverlauf und manifestieren sich meist im Kindesalter. Nur etwa 5–10% der pädiatrischen Fälle beruhen auf Defekten der mtDNA.
Grundsätzlich sind bei Mitochondriopathien besonders **energieabhängige Organe** wie Gehirn, Netzhaut, Muskel, Herz, Leber oder Niere betroffen. Die teilweise gewebespezifische Ausprägung der mitochondrialen Funktionsstörung resultiert in einer sehr variablen klinischen Symptomatik.

Häufigkeit: Die Inzidenz aller primären Mitochondriopathien liegt bei etwa 1:5000. Leigh- und Alpers-Syndrom (Tab. **21.8**) kommen am häufigsten vor.

Klinik: Die Leitsymptome im Kindesalter sind häufig **Störungen des ZNS** wie Entwicklungsverzögerung oder -regression, schlaganfallähnliche Symptome, zerebrale Krampfanfälle (v. a. Myoklonusepilepsie), Bewegungsstörungen (Dystonie, Ataxie), Hirnstammzeichen (Strabismus, Nystagmus, Schluckstörungen). Oftmals kommen **muskuläre Symptome** wie Muskelschwäche, Muskelhypotonie, Ptosis, externe Ophthalmoplegie und Belastungsintoleranz hinzu. Auch weitere Organe wie Retina, Innenohr, endokrine Drüsen, Herz, Leber, Nieren, Blut und Darm können beteiligt sein. Die Symptomatik der Mitchondriopathien ist sehr vielgestaltig und häufig gibt es Überschneidungen hinsichtlich der genetischen Ursache. Tab. **21.8** gibt einen Überblick über pädiatrisch wichtige Mitochondriopathien. Häufig beobachtete Symptomenkomplexe werden dabei als mitochondriale Syndrome zusammengefasst.

21.8 Häufige Mitochondriopathien im Kindesalter

Krankheitsbild	klinische Symptome	Alter bei Beginn	typischer Gendefekt
kongenitale Laktatazidose	Muskelschwäche, Hyperventilation, Gedeihstörung **cMRT**: zerebrale Atrophie	neonatal	**nDNA**: PDH-Komplex, Komplexe I–V
Leigh-Syndrom (subakute nekrotisierende Enzephalopathie)	statomotorische Retardierung, muskuläre Hypotonie, Gedeihstörung, Strabismus, Nystagmus, Ataxie, Pyramidenbahnzeichen **cMRT**: bilaterale Läsionen in Basalganglien und Hirnstamm	neonatal bis 2 Jahre	**nDNA**: PDH-Komplex, Komplexe I–V, SURF1, SCO2 **mtDNA**: Komplex V
Alpers-Syndrom	psychomotorische Retardierung, Epilepsia partialis continua, Ataxie, Leberinsuffizienz	2–4 Jahre	**nDNA**: Polymerase γ
MNGIE	**m**yo**n**euro**g**astro-**i**ntestinale **E**nzephalopathie Myopathie, Neuropathie, Episoden mit intestinaler Pseudoobstruktion, externe Ophthalmoplegie	5–15 Jahre	**nDNA**: Thymidinkinase, Polymerase γ
Pearson-Syndrom	Anämie, Panzytopenie, exokrine Pankreasinsuffizienz, Hepatopathie, Laktatazidose	Säuglingsalter	**mtDNA**: Deletion/Duplikation
MELAS	**m**itochondriale **E**nzephalopathie, **L**aktat**a**zidose, **s**chlaganfallartige Episoden *zusätzlich:* Myopathie, Kleinwuchs, Migräne, Diabetes mellitus	5–15 Jahre	**mtDNA**: tRNALeu
MERRF	**M**yoklonus**e**pilepsie, **R**agged-**R**ed-**F**ibers *zusätzlich:* Enzephalomyopathie, Neuropathie, progrediente Demenz, Ragged-red-Fibers sind Ausdruck der Anhäufung von Mitochondrien in Muskelzellen (s. Abb. **20.35**, S. 694).	5–15 Jahre	**mtDNA**: tRNALys
NARP	**n**eurogene Atrophie, **A**taxie, **R**etinitis **p**igmentosa	5–30 Jahre	**mtDNA**: Komplex V
Kearns-Sayre-Syndrom (KSS)	externe Ophthalmoplegie, Retinopathie, Ptosis, Taubheit, Ataxie, Herzrhythmusstörungen	5–30 Jahre	**mtDNA**: Deletion/Duplikation

▶ **Merke.**

▶ **Merke.** Mitochondriopathien sollten bei allen **Multisystemerkrankungen mit Beteiligung des ZNS und/oder der Muskulatur** differenzialdiagnostisch berücksichtigt werden.

21.4 Neurometabolische und erbliche neurodegenerative Erkrankungen

Diagnostik: Leitbefund der Mitochondriopathien ist die **Laktaterhöhung** in Blut, Liquor und Urin. Allerdings schließt eine fehlende Laktaterhöhung eine Mitochondriopathie nicht aus (etwa ⅓ zeigt keine Laktaterhöhung).
Weitere laborchemische Hinweise für eine Mitochondriopathie sind: Alaninerhöhung in Plasma und Liquor, CK-Erhöhung im Serum, Myoglubinurie und Liquoreiweißerhöhung.
In der **cMRT** finden sich häufig Läsionen im Bereich der Basalganglien und des Hirnstamms (Morbus Leigh) oder auch globale Veränderungen wie zerebrale und zerebelläre Atrophie. In der MR-Spektroskopie ist ein erhöhter Laktat-Peak sehr charakteristisch, sofern keine entzündliche ZNS-Erkrankung vorliegt.
Zur Diagnosestellung wird entweder eine **molekulargenetische Analyse** oder eine **Muskelbiopsie** (Histologie, Aktivitätsmessung der Atmungskettenenzyme) herangezogen.

▶ **Merke.** Wichtig ist die korrekte Blutabnahme (ungestaute, wenn möglich arterielle Blutentnahme).

Therapie und Prognose: Durch die Substitution von Kofaktoren und Antioxidanzien (z. B. Thiamin, Coenzym Q10, Riboflavin) sowie die medikamentöse Förderung des Energietransfers können geringe klinische Verbesserungen erzielt werden. Die ketogene Diät führt über die bevorzugte Energiegewinnung durch Fettsäureoxidation zu einer Laktatreduktion (PDH-Defekt und Komplex-IV-Defekt). Ansonsten bleibt nur die symptomatische Behandlung, z. B. Antiepileptika bei Krampfanfällen (Cave: kein Valproat!), Azidosekorrektur etc.
Die Prognose der frühkindlichen Mitochondriopathien ist schlecht, die meisten Patienten versterben innerhalb einiger Jahre nach Krankheitsbeginn.

Kongenitale Defekte der Glykosylierung (CDG)

Defekte der Protein-N-Glykosylierung

▶ **Definition.** Autosomal-rezessiv vererbte Störungen der kovalenten Kopplung von Oligosacchariden an Asparagin-Reste von Proteinen. Das „N" steht für das Stickstoffatom, über das die Zuckerbindung erfolgt. Mehr als 20 verschiedene Defekte der N-Glykosylierung sind bisher bekannt. Die häufigste Form ist der **Defekt der Phosphomannomutase (CDG Typ Ia)**, der bei etwa 80 % der Patienten vorliegt.

Häufigkeit: Die Inzidenz beträgt etwa 1:40 000 in Europa.

Pathogenese: Zahlreiche Enzyme, Hormone und Transport- und Membranproteine sind erst nach Glykosylierung voll funktionsfähig. Die N-Glykosylierung kann bereits im **endoplasmatischen Retikulum (ER)** gestört sein und wird dann als **CDG Typ I** bezeichnet. Eine gestörte N-Glykosylierung im Bereich des **Golgi**-Apparats wird **CDG Typ II** genannt. Sekundäre Glykosylierungsstörungen treten bei chronischem Alkoholismus, Galaktosämie und Fruktoseintoleranz auf.

Klinik: Fast alle Patienten weisen eine **psychomotorische Retardierung** auf und zeigen bereits im Säuglingsalter charakteristische Symptome. Patienten mit **CDG Typ Ia** fallen durch invertierte Mamillen, ungewöhnliche gluteale Fettpolster, Gedeihstörung, Augenbewegungsstörungen und muskuläre Hypotonie auf. Im weiteren Verlauf zeigen diese Patienten eine Retinitis pigmentosa, schlaganfallähnliche Episoden und Epilepsie. Auch weitere Organe (Herz, Leber, Niere, endokrine Drüsen, Skelett) und die Gerinnungsfaktoren können beeinträchtigt sein.
Patienten mit **CDG Typ Ib** zeigen **keine** psychomotorische Retardierung; typisch sind gastrointestinale Symptome, Hepatopathie, Leberfibrose, Gerinnunsstörungen und hyperinsulinämische Hypoglykämien.

Diagnostik: Als Screeninguntersuchung hat sich die isoelektrische Fokussierung (IEF) des Serum-Transferrins etabliert (Abb. **21.17a**). Die Diagnosestellung erfolgt durch enzymatische (Leukozyten und Fibroblasten) und molekulargenetische Untersuchungen. In der cMRT zeigen sich eine ausgeprägte Kleinhirnatrophie und teilweise Dysmyelinisierung (Abb. **21.17b**).

21.17 CDG-Syndrom

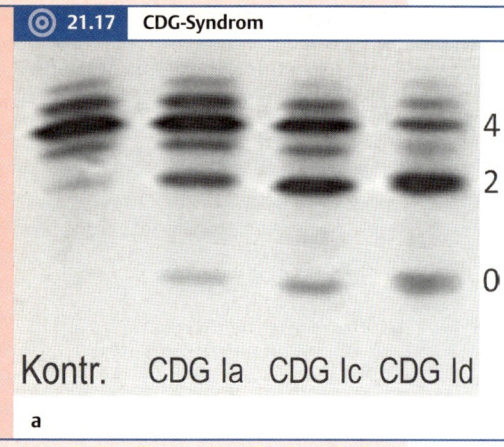

a **Isoelektrische Fokussierung (IEF)** des Serum-Transferrins von einer Kontrollprobe (Kontr.) und von Patienten mit CDG Typ Ia, Ic und Id. Bei CDG-Patienten ist die Intensität des Tetrasialotransferrins (4) im Vergleich zum Disialotransferrin (2) und Asialotransferrin (0) reduziert.
b **CDG-Syndrom Typ Ia:** cMRT (sagittale T2-Aufnahme) mit deutlicher Kleinhirnhypoplasie (4-jähriger Patient).

Therapie: Eine Therapie steht nur für CDG Typ Ib (**Mannose**) und für CDG Typ IIc (**Fukose**) zur Verfügung.

Therapie und Prognose: CDG Typ Ib lässt sich durch **Mannose** behandeln, Patienten mit CDG Typ IIc profitieren von einer **Fukose**-Einnahme. Alle anderen Erkrankungen können derzeit nur symptomatisch behandelt werden. Patienten mit CDG Typ Ia zeigen einen sehr variablen Krankheitsbeginn und -verlauf. Mildere Verlaufsformen weisen eine stabile mentale Retardierung im Erwachsenenalter auf.

Defekte der Protein-O-Glykosylierung

▶ **Definition.**

Defekte der Protein-O-Glykosylierung

▶ **Definition.** Autosomal-rezessiv vererbte Störungen der kovalenten Kopplung von Oligosacchariden an Serin- oder Threonin-Reste von Proteinen. Das „O" steht für das Sauerstoffatom, über das die Zuckerbindung erfolgt.

Pathogenese: Bedeutsam sind Funktionsstörung von α-Dystroglykan (sog. **Dystroglykanopathien**). Sie führen zu Instabilität der Plasmamembran der Muskelzelle und Defekten der Glia limitans (Migrationsstörung).

Pathogenese: Bei Glykosylierungsdefekten, die die Bindung von Mannose an Serin/Threonin betreffen, kommt es häufig zur Funktionsstörung von α-Dystroglykan (sog. **Dystroglykanopathien**), das an der extrazellulären Seite der Plasmamembran lokalisiert ist. Aufgrund der fehlenden Glykosylierung bindet α-Dystroglykan nicht mehr an Proteine der Extrazellulärmatrix (Laminin); es kommt zu Instabilität und fehlender Verankerung der Plasmamembran der Muskelzelle (s. Abb. **20.40**, S. 702) und zu Defekten der Glia limitans (Migrationsstörung).

Klinik: Dystroglykanopathien weisen **Muskeldystrophien** sowie **ZNS-** und **Augenfehlbildungen** auf.

Klinik: Die Dystroglykanopathien manifestieren sich im neonatalen bis spätinfantilen Lebensalter und weisen alle neben einer **Muskeldystrophie** deutliche **ZNS-** und **Augenfehlbildungen** auf. Zu den klinischen Krankheitsbildern zählen die „Muscle-Eye-Brain"-Krankheit, das Walker-Warburg-Syndrom und einige kongenitale Muskeldystrophien, die z. T. durch Mutationen in den gleichen Genen verursacht werden.

Diagnostik: Muskelbiopsie, Western-Blot und molekulargenetische Untersuchungen.

Diagnostik: Im Muskelbiopsat fällt die fehlende oder reduzierte Anfärbung von α-Dystroglykan an der Plasmamembran auf. Im Western-Blot erkennt man die verminderte Glykosylierung des α-Dystroglykans. Die Sicherung der Diagnose erfolgt durch molekulargenetische Untersuchungen.

Therapie und Prognose: Symptomatische Behandlung. Die Prognose ist infaust.

Therapie und Prognose: Die symptomatische Behandlung umfasst u. a. Hilfsmittelversorgung, Förderung und antikonvulsive Medikation. Die Prognose ist infaust.

Weitere Glykosylierungsdefekte

Weitere Glykosylierungsdefekte

Neben den o. g. N- und O-Glykosylierungsstörungen existieren auch kombinierte Störungen beider und Störungen der Lipidglykosilierung.

Neben den oben genannten N- und O-Glykosylierungsstörungen existieren auch kombinierte Störungen, die mit enzephalomyopathischen Krankheitsbildern einhergehen. Es wurden auch Störungen der Lipidglykosylierung beschrieben, die zu frühkindlichen zerebralen Krampfanfällen und schwerer psychomotorischer Retardierung führen.
Störungen im Stoffwechsel der Purine und Pyrimidine (s. S. 199), Cholesterolsynthesedefekte (u. a. Smith-Lemli-Opitz-Syndrom, s. S. 149 u. a.).

Störungen der Neurotransmission

Eine Störung der Neurotransmission wird durch einen Mangel an Neurotransmittern (z. B. Dopamin oder Serotonin) oder durch eine Anhäufung von Metaboliten, die die Neurotransmission beeinflussen (z. B. 4-Hydroxybutyrat), verursacht. Die Synthesestörungen der Neurotransmitter (biogene Amine) beruhen auf Defekten der an der Synthese beteiligten Enzyme oder häufiger auf dem Mangel an enzymatischen Kofaktoren (Tetrahydrobiopterin, Vitamin B_6 u. a.).

Tetrahydrobiopterin-Mangel

Pathogenese und Klinik: Da Tetrahydrobiopterin (BH4) Kofaktor verschiedener Hydoxylasen ist (Tab. 21.9), führt ein BH4-Mangel zu einer **erhöhten Konzentration von Phenylalanin** (atypische Phenylketonurie, vgl. S. 189) und zu einem kombinierten **Dopamin- und Serotonin-Mangel**. In der Mehrzahl folgt der BH4-Mangel einem autosomal-rezessiven Erbgang und resultiert in einer frühkindlichen epileptischen Enzephalopathie mit schwerer psychomotorischer Retardierung.

21.9 Folgen des Tetrahydrobiopterin-Mangels

Enzym	Metabolitenveränderung	klinische Symptome	Behandlung
Phenylalanin-hydroxylase	Phenylalanin ↑	Phenylketonurie, mentale Retardierung (vgl. S. 190)	Gabe von BH4
Tyrosin-hydroxylase	Dopamin ↓, Homovanillinmandelsäure ↓	hyperton-dystone Bewegungsstörung, Miosis, Ptosis, häufig stärkere Symptome im Tagesverlauf	Gabe von L-Dopa/Carbidopa
Tryptophan-hydroxylase	Serotonin ↓, 5-Hydroxyindolessigsäure ↓	Schlafstörungen, Depression, Störungen der Temperaturregulation, gestörte Darmmotilität	Gabe von 5-Hydroxy-Tryptophan

Klinik: Tetrahydrobiopterin-Mangel zeigt meist eine frühkindliche epileptische Enzephalopathie mit schwerer psychomotorischer Retardierung. Eine Ausnahme stellt die **Dopa-responsive Dystonie** (Segawa-Syndrom) dar. Sie geht mit einem isolierten Dopamin-Mangel einher und beginnt zwischen dem 2. und 14. Lebensjahr mit einer hyperton-dystonen Bewegungsstörung der Beine, die im Tagesverlauf zunimmt. Die mentale Entwicklung ist altersentsprechend. Eine Testdosis mit L-Dopa zeigt eine deutliche Besserung der Symptomatik.

Diagnostik: Die Analyse der Neurotransmitter und Pterine (BH4-Vorstufen) im Liquor ist wegweisend. Die Phenylalaninkonzentration im Plasma ist meist erhöht. Die Sicherung der Diagnose erfolgt molekulargenetisch.

Therapie und Prognose: s. Tab. 21.9. Häufig ist die Lebenserwartung reduziert.

Störungen des Vitamin-B_6-Stoffwechsel

Pathogenese: Vitamin B_6 (= Pyridoxin) wird über mehrere Reaktionswege zum wirksamen Metaboliten Pyridoxalphosphat umgewandelt, das u. a. für die Synthese von Dopamin und Serotonin erforderlich ist. Vier autosomal-rezessiv vererbte Defekte sind bisher bekannt und beruhen entweder auf einem Synthesedefekt oder auf einer gesteigerten Inaktivierung von Pyridoxalphosphat.

Klinik: Die häufigste Manifestationsform ist die **neonatale epileptische Enzephalopathie** mit Krampfanfällen unmittelbar nach Geburt, Grimassieren und abnormen Augenbewegungen. Spätere Manifestationen (nach dem Neugeborenenalter) mit Myoklonus-Epilepsie und psychomotorischer Entwicklungsverzögerung wurden auch beschrieben.

Diagnostik: Die Diagnose kann durch enzymatische und molekulargenetische Untersuchungen gesichert werden.

▶ **Merke.** Bei jedem Neugeborenen und jungen Säugling mit (therapieresistenter) Epilepsie muss ein Vitamin-B_6-Stoffwechseldefekt ausgeschlossen werden.

Therapie und Prognose: Bei frühzeitiger Behandlung mit Pyridoxin bzw. Pyridoxalphosphat ist die Prognose gut.

Störungen des GABA-Stoffwechsels

Pathogenese: GABA (γ-Aminobuttersäure) wirkt beim Neugeborenen exzitatorisch, danach fungiert GABA als inhibitorischer Neurotransmitter im Gehirn (oberhalb des Hirnstamms). Zwei autosomal-rezessiv vererbte Defekte des GABA-Abbaus sind bekannt. Beim **GABA-Transaminase-Mangel** kommt es zu einer Akkumulation von GABA, beim **Succinat-Semialdehyd-Dehydrogenase-(SSADH-)Mangel** zur Anhäufung von GABA und 4-Hydroxybutyrat, das die GABA-Wirkung erhöht und die Dopamin-Ausschüttung verstärkt.

Klinik: Der **GABA-Transaminase-Mangel** manifestiert sich als neonatale epileptische Enzephalopathie mit statomotorischer Entwicklungsverzögerung, muskulärer Hypotonie und Makrosomie.
Der **SSADH-Mangel** weist einen variablen Phänotyp auf. Eine psychomotorische Retardierung tritt konstant auf, weitere Symptome sind muskuläre Hypotonie, Hyporeflexie, Ataxie, Epilepsie, Hyperkinesie, bei älteren Patienten autistisches Verhalten und psychotische Symptome.

Diagnostik: Die Liquoranalyse ergibt eine erhöhte GABA-Konzentration. Die Diagnose wird durch enzymatische oder molekulargenetische Untersuchungen bestätigt.

Therapie und Prognose: Keine kausale Therapie möglich. Je nach Enzymdefekt verläuft die Erkrankung entweder langsam progredient oder führt innerhalb der ersten 2 Lebensjahre zum Tod.

Zerebraler Kreatinmangel

Der zerebrale Kreatinmangel ist das gemeinsame Merkmal einer Gruppe von Erkrankungen, die durch **Defekte in der Kreatinbiosynthese** (**GAMT-** und **AGAT-Mangel**) oder **im Transport von Kreatin** (**CRT1-Defekt**) verursacht werden. Klinische Symptomatik und charakteristische biochemische Marker s. Tab. 21.10. Bei allen 3 Defekten lässt sich eine erniedrigte Konzentration von Kreatin im ZNS durch MR-Spektroskopie nachweisen. Durch enzymatische und molekulargenetische Verfahren kann die Diagnose gesichert werden. Eine hoch dosierte Kreatingabe reduziert bei GAMT- und AGAT-Mangel die klinische Symptomatik. Derzeit existiert keine kausale Therapie für Patienten mit CRT1-Defekt.

21.10 Zerebraler Kreatinmangel		
Krankheit (Vererbung)	*klinische Symptome*	*biochemische Marker (in Urin, Plasma, Liquor)*
Guanidinoazetat-Methyltransferase- (**GAMT-**)Mangel (autosomal-rezessiv)	mentale Retardierung, Sprachentwicklungsverzögerung, therapieresistente Epilepsie, extrapyramidal-motorische Symptome, autistisches Verhalten	• Guanidinoazetat ↑ ↑ • Kreatin ↓ • Kreatinin ↓
Arginin-Glyzin-Amidinotransferase- (**AGAT-**)Mangel (autosomal-rezessiv)	mentale Retardierung, Sprachentwicklungsverzögerung, (Epilepsie)	• Guanidinoazetat ↓ • Kreatin normal – ↓ • Kreatinin normal – ↓
Kreatintransporter-(**CRT1-**) Defekt (X-chromosomal)	mentale Retardierung, Sprachentwicklungsverzögerung, Epilepsie, autistisches Verhalten	• Guanidinoazetat normal • Kreatin: Urin ↑, Plasma normal, Liquor ↓ • Kreatinin n – ↓ • Kreatin/Kreatinin ↑ (Urin)

Zerebrale Transportdefekte

Glukosetransporter-(GLUT1-)Defekt

Es handelt sich um einen meist autosomal-dominant vererbten **Defekt** des **Glukosetransporters GLUT1** mit intrazerebralem Glukosemangel. Typisch sind **zerebrale Krampfanfälle** im 1. Lebensjahr. Weitere Symptome sind Mikrozephalie, Ataxie, dyston-spastische Bewegungsstörungen und psychomotorische Retardierung. Das Ansprechen der Symptome auf Kohlenhydratzufuhr (z.B. morgendlicher Bedarf an zuckerhaltigen Nahrungsstoffen) ist ein wichtiger anamnestischer Hinweis. Neben dem klassischen Krankheitsbild einer infantilen epileptischen Enzephalopathie existieren auch erheblich mildere Verläufe mit frühkindlicher Absence-Epilepsie (vor dem 5. Lebensjahr), aktivitäts-induzierter paroxysmaler Dyskinesie, mentaler Retardierung und hämolytischer Anämie. Zum Nachweis des zerebralen Glukosemangels wird eine Lumbalpunktion durchgeführt. Entscheidend ist der Liquorglukose/Blutglukose-Quotient (pathologisch unter 0,4; verdächtig sind Werte zwischen 0,4 und 0,6; Normwert: 0,65 ± 0,1). Die Diagnose wird durch Mutationsanalyse im GLUT1-Gen gesichert.

▶ **Merke.** Ausschluss eines GLUT1-Defekts bei unklarer Epilepsie im Kindesalter!   ▶ **Merke.**

Durch eine **ketogene Diät** (alternative zerebrale Energiegewinnung) können die Epilepsie und die Bewegungsstörung gut behandelt werden. Bei frühzeitiger Therapie ist die Prognose günstig.

Zerebrale Folattransportdefizienz

Die zerebrale Folattransportdefizienz wird autosomal-rezessiv vererbt. Die schwerste Verlaufsform ist die frühkindliche epileptische Leukenzephalopathie mit dyston-ataktischer Bewegungsstörung nach initial unauffälliger Entwicklung (bis etwa 2. Lebensjahr). Mildere Verläufe mit psychomotorischer Retardierung, Ataxie und autistischem Verhalten sind möglich. Diagnostisch hinweisend sind deutlich erniedrigte Konzentrationen von 5-Methyl-Tetrahydrofolat im Liquor bei gleichzeitig niedrig-normaler Folatkonzentration im Serum. Die Diagnosesicherung erfolgt durch molekulargenetische Untersuchungen. Eine frühzeitige Behandlung mit Folinat verhindert das Auftreten der beschriebenen Symptome. Bei spätem Therapiebeginn sind zumindest Epilepsie und Bewegungsstörung gut behandelbar. Die Prognose ist unter Behandlung günstig.

Zerebrale Folattransportdefizienz

Es gibt schwere Verlaufsformen (frühkindliche epileptische Leukenzephalopathie mit dyston-ataktischer Bewegungsstörung), aber auch milde Verläufe mit psychomotorischer Retardierung, Ataxie und autistischem Verhalten. Die Diagnose wird durch molekulargenetische Untersuchungen gesichert. Eine frühzeitge Behandlung mit Folinat verhindert die beschriebenen Symptome.

Menkes-Syndrom (Kinky-Hair-Krankheit)

Ursache ist ein X-chromosomal-rezessiv vererbter **Defekt einer kupfertransportierenden ATPase** (ATP7A), der zu einem Kupfermangel in Gehirn und Leber sowie einer Kupferakkumulation in fast allen übrigen Organen bzw. Zellen führt. Bereits in den ersten Lebenswochen treten zerebrale Anfälle, eine Hypothermie und subdurale Hygrome auf. Das Haar ist pigmentarm und struppig (**Pili torti** = in sich gedrehte Haare, Abb. **21.18b**). Die Kinder haben einen typischen Gesichtsausdruck („Karpfenmund") und zeigen eine deutliche psychmotorische Entwicklungsverzögerung (Abb. **21.18a**). Bei älteren Kindern kann eine Megazystis (= ausgeprägte Erweiterung der Harnblase) mit rezidivierenden Harnwegsinfekten auftreten. Die frühzeitige subkutane Injektion von Kupferhistidin kann den neurodegenerativen Verlauf verzögern. Die Prognose ist aber auch unter Therapie ungünstig.

Menkes-Syndrom (Kinky-Hair-Krankheit)

X-chromosomal-rezessiv vererbter **Defekt des Kupfertransportproteins ATPase 7A** mit zerebralen Anfällen, psychomotorischer Entwicklungsverzögerung, typischem Gesichtsausdruck und **Pili torti** (Abb. 21.18). Die Prognose ist auch unter Therapie (Kupferhistidin) ungünstig.

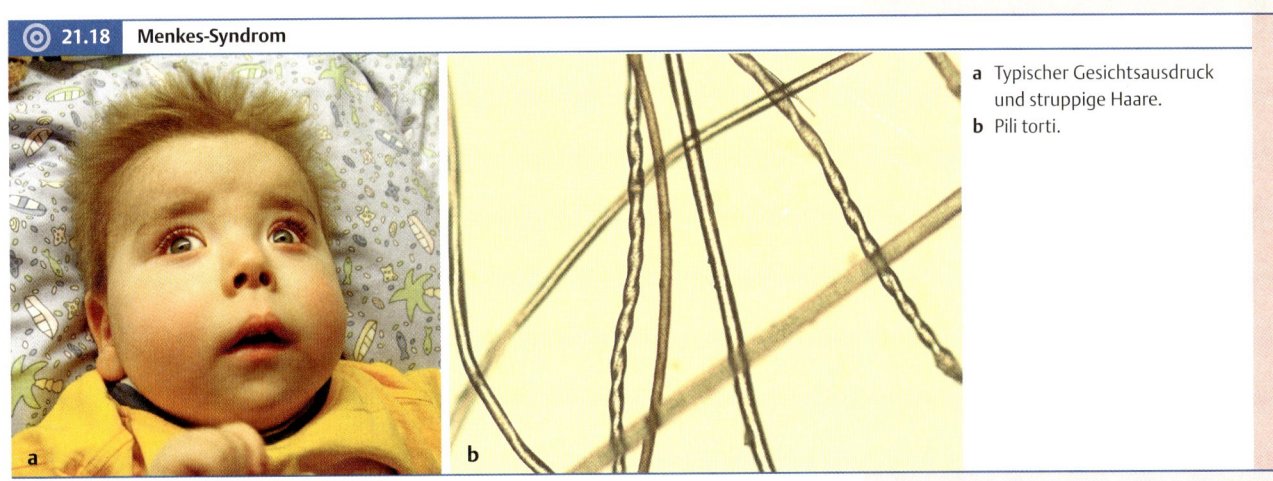

21.18 Menkes-Syndrom

a Typischer Gesichtsausdruck und struppige Haare.
b Pili torti.

▶ **Merke.** Der **Morbus Wilson** ist ebenfalls eine Kupferstoffwechselstörung mit Defekt der hepatozellulären **ATPase 7B.** Da bei diesen Patienten die primäre Stoffwechselstörung in der Leber liegt, wird dieses Krankheitskapitel in Kap. „Stoffwechselstörungen" (s. S. 202) erläutert.

Störungen des renal-tubulären Transportsystems

Lowe-Syndrom

Das Lowe-Syndrom ist eine X-chromosomal-rezessiv vererbte Tubulopathie, assoziiert mit okulären und renalen Anomalien (**okulozerebrorenales Syndrom**). Ursache ist ein Defekt des Gens OCRL1 auf Xq23–26, das für das Enzym Inositolphosphonat-5-Phosphatase kodiert. Bei den betroffenen Knaben beobachtet man Katarakt und kongenitales Glaukom, Muskelhypotonie, Insuffizienz der Nierentubuli mit Hyperaminoazidurie, Rachitis, Minderwuchs und geistige Behinderung. Die Therapie erfolgt symptomatisch (u. a. Korrektur der Azidose, Rachitis, Hypophosphatämie, Augenanomalien).

Andere neurometabolische Erkrankungen

Morbus Canavan (spongiöse Dystrophie)

Der Morbus Canavan wird durch einen autosomal-rezessiv vererbten **Defekt der** im Zytoplasma lokalisierten **Aspartoacylase** (= Aminoacylase 2) verursacht. Im 1. Lebensjahr kommt es zu Entwicklungsstillstand und Muskelhypotonie, später zu Spastik, Anfällen und Erblindung. Es wird eine Makrozephalie beobachtet. In Urin und Liquor lässt sich eine deutlich erhöhte Konzentration von N-Azetyl-Aspartat nachweisen. In der **cMRT** zeigt sich eine diffuse Leukodystrophie (Abb. **21.19**), in der MR-Spektroskopie fällt der hohe N-Azetyl-Aspartat (NAA)-Peak auf. Die Autopsie zeigt subkortikal spongiöse Veränderungen. Eine kausale Therapie ist derzeit nicht verfügbar. Bei progredientem Verlauf beträgt die Lebenserwartung nicht mehr als 5 Jahre.

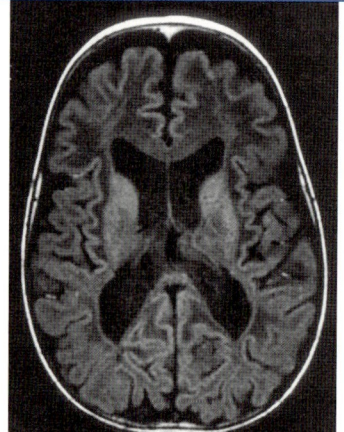

21.19 Morbus Canavan (spongiöse Dystrophie)

(aus: Masuhr KF, Neumann M. Duale Reihe Neurologie. Thieme; 1998)

Rett-Syndrom

Das Rett-Syndrom wird fast nur bei Mädchen beobachtet. Das verantwortliche Gen (MECP2) ist auf dem X-Chromosom lokalisiert und kodiert für ein Protein, das über DNA-Methylierung die Transkription einer Vielzahl von Genen reguliert und die chromosomale Struktur beeinflusst. Nach zunächst ungestörter Entwicklung im 1. Lebensjahr kommt es zum Stillstand bzw. Verlust bereits erworbener Fähigkeiten und zu zunehmenden Koordinationsstörungen. Das Verhalten weist autistische Züge auf, charakteristisch sind stereotype Wasch- und Wringbewegungen der Hände. Regelmäßig entsteht eine sekundäre Mikrozephalie. Nicht selten werden Hyperventilation und zerebrale Anfälle (bei etwa 60%) beobachtet.

21.4.3 Erbliche neurodegenerative Erkrankungen

Erkrankungen der Basalganglien

Erkrankungen mit primärer oder sekundärer Beteiligung der Basalganglien verursachen in der Regel Bewegungsstörungen, die sich am häufigsten als **Chorea** (plötzlich einschießende, unwillkürliche Extremitätenbewegungen) und **Athetose** (langsame, geschraubte Extremitätenbewegungen) oder **Dystonie** (gestörte Muskelanspannung mit folgender abnormer Haltung) manifestieren, seltener zu Tremor, Parkinsonismus und Myoklonus führen.

Chorea Huntington

Mehr als 14 Gendefekte sind mit einer primären Chorea assoziiert; davon stellt die Chorea Huntington den bekanntesten dar. Diese autosomal-dominant vererbte Erkrankung beruht auf einer Verlängerung von CAG-Nukleotidwiederholungen im Huntington-Gen auf Chromosom 4 p16.3. In der Regel wird die Chorea Huntington erst jenseits des 30. Lebensjahres symptomatisch. Gelegentlich führt sie schon beim Kind oder Jugendlichen zu Symptomen wie **Rigor**, **Ataxie** und **Krampfanfällen**, später folgen Choreoathetose, Dysarthrie und Demenz. In der cMRT zeigt sich eine Atrophie des Nucleus caudatus und des Putamen.

Dystonien

Mehr als 15 primäre, monogene Dystonien werden derzeit unterschieden, davon ist die **DYT1-Dystonie** die häufigste Form. Sie beginnt im Jugendalter in einer Extremität und breitet sich im Verlauf von unten nach oben auf andere Körperbereiche aus. Die **Dopa-responsive Dystonie** (s. S. 743) beginnt schon im Kindesalter mit einer dystonen Gangstörung und zeigt eine auffällige tageszeitliche Schwankung mit Besserung nach Schlaf. Sie lässt sich durch Gabe von Dopa/Carbidopa behandeln. Weiterhin können zahlreiche traumatische, infektiöse, vaskuläre, metabolische und neurodegenerative Erkrankungen sekundäre Dystonien verursachen.

Erbliche Ataxien (Heredoataxien)

Es handelt sich um degenerative Veränderungen im Bereich des Kleinhirns, Hirnstamms und Rückenmarks mit unterschiedlichen Erbgängen und variablem Manifestationsalter. Sie zeigen charakteristische Symptome wie **Ataxie** und Gleichgewichtsstörung, **Dysmetrie** (ausfahrend-ungezielte Bewegungen), Koordinationsstörung, **Muskelhypotonie**, **Intentionstremor** und **Nystagmus**. Zusätzlich können Augen, Ohren, Haut oder Immunsystem in Mitleidenschaft gezogen sein. Die Progredienz der Symptome hilft bei der Abgrenzung von sekundären Ursachen (Trauma, Entzündung, Entwicklungsstörung, Intoxikation). Die größte Gruppe dieser Erkrankungen stellen die spinozerebellären Ataxien (SCA) dar, die einem autosomal-rezessiven, X-chromosomalen oder autosomal-dominanten Erbgang folgen und mit mehr als 50 verschiedenen Gendefekten assoziiert sind. Die häufigste Form davon ist die Friedreich-Ataxie mit einer Prävalenz von 1:30 000 bis 1:50 000.

Friedreich-Ataxie

Die Friedreich-Ataxie beruht auf einer Verlängerung der GAA-Trinukleotidwiederholungen; ab einer kritischen Trinukleotid-Wiederholung (> 66) kommt es zur reduzierten Expression des Genproduktes Frataxin, die mit einer Degeneration der Hinterstränge, spinozerebellären und kortikospinalen Bahnen sowie myelinisierter sensibler Fasern assoziiert ist.

Die Erkrankung ist durch langsam progrediente ataktische Symptome im frühen Schulalter, **abgeschwächte** oder **fehlende Muskeleigenreflexe**, **pathologische Reflexe** (Babinski), **Hohlfüße** (Abb. 21.20), **Dysarthrie**, Kardiomyopathie und Diabetes mellitus gekennzeichnet. Die Diagnose ergibt sich aus dem klinischen Bild, der Verlangsamung der sensiblen Nervenleitungsgeschwindigkeit und dem molekulargenetischen Befund. Die Behandlung ist symptomatisch; Therapieversuche mit Conenzym Q oder dem Derivat Idebenone verzögern die Kardiomyopathie, haben aber keinen Einfluss auf den neurologischen Verlauf.

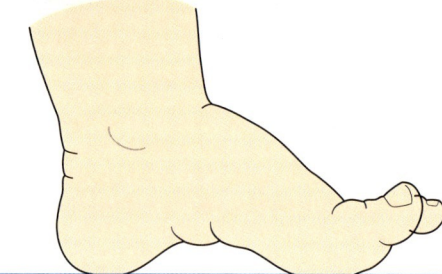

Abb. 21.20 Hohlfußbildung bei Friedreich-Ataxie

Ataxia teleangiectatica (Louis-Bar-Syndrom)

▶ Definition. Kennzeichen dieser Erkrankung sind eine progrediente Ataxie, okuläre Apraxie (Störung willkürlicher, seitlicher Blickbewegungen), Teleangiektasien der Konjunktiven sowie eine Immunschwäche und Neigung zu malignen Erkrankungen.

Ätiologie und Pathogenese: Die Erkrankung wird autosomal-rezessiv vererbt. Das verantwortliche ATM-Gen liegt auf Chromosom 1q22-23. In der Pathogenese spielt eine gestörte Erkennung und Reparatur von DNA-Doppelstrangbrüchen eine Rolle, womit Chromosomenbrüchigkeit, Radiosensitivität, Immundefekte und Veränderungen an Gehirn und Haut erklärt werden.

Klinik: Beim Kleinkind treten **Ataxie, okulomotorische Apraxie** und Nystagmus sowie **Infekte** vor allem **der Atemwege** auf. Danach bilden sich **Teleangiektasien** im Bereich der Konjunktiven (s. Abb. 16.4, S. 528), später auch an Ohrmuscheln und Gesichtshaut. Im Schulalter nehmen die ataktischen Symptome deutlich zu. Im weiteren Verlauf treten extrapyramidal-motorische Bewegungsstörungen auf und es bildet sich eine **Demenz**. Neben der Neigung zu bösartigen Tumoren des lymphoretikulären Systems beobachtet man eine vorzeitige Alterung zahlreicher Organe.

Diagnostik: Die Konzentration von **α-Fetoprotein** im Plasma ist **erhöht**, die Konzentration von Immunglobulinen (insbes. IgA und IgG_2) vermindert. Als Screeningmethode eignet sich die quantitative Messung der strahlungsinduzierten Blockade des Zellzyklus, die aufgrund der vermehrten **Chromosomenbrüchigkeit** pathologisch erhöht ist. Die molekulargenetische Analyse ist beweisend.

Therapie: Es gibt bisher keine kausale Therapie.

Degenerative Erkrankungen des spinalen Systems

Spastische Spinalparalyse (hereditäre spastische Paraplegie, HSP)

▶ Definition. Die Erkrankung kann dem autosomal-dominanten, autosomal-rezessiven oder X-chromosomalen Erbgang folgen und ist durch eine axonale Schädigung der kortikospinalen Bahnen charakterisiert. Nach der retrograden, längenabhängigen axonalen Schädigung folgt eine Neurodegeneration. Klinisch zeigt sich eine aufsteigende spastische Parese der Beine mit mehr oder weniger ausgeprägten Begleitsymptomen (**reine** oder **komplizierte spastische Spinalparalyse**).

Klinik und Diagnostik: Zunächst tritt eine **spastische Parese der Beine**, später der Arme, evtl. auch eine Pseudobulbärparalyse auf. Begleitsymptome wie Ataxie, Nystagmus, Retinopathie, Dysarthrie, Taubheit, Optikusatrophie, Balkenfehlbildungen, Epilepsie, mentale Retardierung und Demenz können hinzukommen und werden dann als **komplizierte** spastische Spinalparalyse bezeichnet. Lage- und Vibrationsempfinden sind intakt. Im Kindesalter manifeste Formen sind meist autosomal-rezessiv vererbt und gehen oft mit einer mentalen Retardierung einher, die die Diagnosestellung erschwert. Bei den autosomal-dominanten Formen sind etwa 50 % **reine** spastische Spinalparalysen ohne Begleitsymptome und weisen häufig eine positive Familienanamnese auf.

Differenzialdiagnose: Spinale Tumoren können ein ähnliches Bild verursachen und werden durch bildgebende Verfahren ausgeschlossen. Die Friedreich-Ataxie ist durch das gestörte Lage- und Vibrationsempfinden, Zerebralparesen sind durch ihre residuelle Eigenart abzugrenzen.

Spinale Muskelatrophie

s. S. 692

Degenerative Erkrankungen peripherer Nerven

s. S. 696

21.5 Entzündliche Erkrankungen des Nervensystems

Ätiologie: Ursachen entzündlicher Erkrankungen des Nervensystems sind Erreger (meistens Bakterien, Viren, Mykoplasmen, Pilze), „neuroallergische Vorgänge" bei para- und postinfektiösen Erkrankungen oder chemische Noxen.

Klinik und Diagnostik: Die entzündlichen Erkrankungen unterscheiden sich in ihrem Verlauf und in ihrer Prädilektion für bestimmte Strukturen des Nervensystems: Meist setzen sie akut ein, aber auch subakute, intermittierende und chronische Verläufe kommen vor. Je nachdem, ob es sich um eine Polioenzephalitis, Leukenzephalitis, Myelitis oder Radikulitis handelt, entstehen unterschiedliche Syndrome.
Die ätiologische Diagnose kann schwierig sein, da nicht immer ein Erreger zu identifizieren ist. Hinweise geben epidemiologische Beobachtungen, Verlaufsdynamik, klinische Befunde und Allgemeinsymptome, Liquoranalyse, EEG-Befunde und bildgebende Verfahren.

21.5.1 Meningitiden

▶ **Definition.** Es handelt sich um eine Entzündung der Hirnhäute und benachbarter Strukturen (und damit auch des Kortex).

Ätiologie: Bei **Neugeborenen** ist eine Meningitis meist durch E. coli, Streptokokken der Gruppe B, Listerien und Enterokokken bedingt, bei **Kleinkindern** häufig durch Meningokokken, Pneumokokken und Haemophilus influenzae Typ B. Die genannten Erreger verursachen eine eitrige Meningitis. Seröse Meningitiden werden von Viren, Borrelien, Mykoplasmen und Mycobacterium tuberculosis hervorgerufen (lymphozytäre Pleozytose). Die wichtigsten neurotropen Viren sind Herpes-simplex-Virus, CMV, EBV und HHV-6.

Klinik und Diagnostik: Zur Neugeborenenmeningitis s. S. 138, zur bakteriellen Meningitis s. S. 602.

Therapie: Antibiotikatherapie bei eitriger (bakterieller) Meningitis s. Tab. **21.11**. Die Gabe von Steroiden (Dexamethason etc.) bessert die Prognose nicht. Zur Therapie der Neugeborenenmeningitis s. S. 141.

Prognose: Ausschlaggebend sind das Alter des Kindes, die Art des Erregers und eine rasch wirksame Therapie. Zwar ist die Letalität durch Antibiotika deutlich gesunken, doch treten auch heute noch Folgeschäden auf, z. B. Schwerhörigkeit, Taubheit, Bewegungsstörungen, zerebrale Anfälle und Beeinträchtigung der geistigen Entwicklung.
Bei basaler Meningitis (Tuberkulose) kann ein Verschlusshydrozephalus entstehen. Die Prognose ist ernst. Virus- und Borrelienmeningitiden haben mitunter einen langwierigen chronischen Verlauf; die Prognose ist aber meist günstig.

21.11 Behandlungsschema der eitrigen (bakteriellen) Meningitis (jenseits der Neugeborenen-Säuglingsperiode) bei Immunkompetenten

Erreger	Therapeutika		
	Antibiotika I. Wahl (bei unbekannter Resistenzlage)		minimale Behandlungsdauer (Tage)
N. meningitides, S. pneumoniae, H. influenzae, unbekannt	Cefotaxim oder Ceftriaxon		7 (evtl. bis 21)
Substanz	Dosierung		
	Alter < 1 Jahr	Alter > 1 Jahr	maximale Tagesdosis (ab 7. Lebensjahr)
Cefotaxim	3–4 × 50 mg/kgKG	4 × 50 mg/kgKG	3–4 × 2 g
Ceftriaxon	1 × 100 mg/kgKG, danach 1 × 75 mg/kgKG	1 × 75–100 mg/kgKG	1 × 2 (–4) g

21.5.2 Enzephalitiden

▶ **Definition.**

▶ **Definition.** Bei der Enzephalitis kommt es zur Entzündung des Hirnparenchyms, nicht selten verbunden mit einer Meningitis.

Ätiologie und Pathogenese: Eine Enzephalitis wird häufig durch **Viren**, selten durch Protozoen, Pilze oder Bakterien hervorgerufen. Bei bakteriellen und viralen Meningitiden kann sich eine Meningoenzephalitis entwickeln, mit reaktivem Hirnödem, perivaskulären Infiltraten, Mikrogliaproliferation, Nervenzelldegeneration und sekundärer Demyelinisierung. Bei den para- und postinfektiösen Enzephalopathien stehen Immunreaktionen (mit perivaskulären Infiltraten und Demyelinisierung) im Vordergrund.

Ätiologie und Pathogenese: Eine Enzephalitis wird häufig durch **Viren** (Herpes-simplex-Virus [HSV], Varizella-zoster-Virus [VZV], Zytomegalie- [CMV], Masern-, Mumps-, Enteroviren u. a.), gelegentlich durch Protozoen oder Pilze, selten durch Bakterien hervorgerufen. Bei bakteriellen und viralen Meningitiden kann es zur Mitbeteiligung des Gehirns kommen (Meningoenzephalitis). Die Erkrankungen treten sporadisch, aber auch endemisch oder epidemisch auf (z. B. Frühsommer-Meningoenzephalitis). Die Infektion erfolgt hämatogen, selten fortgeleitet entlang der Nerven. Die Folgen sind ein reaktives Hirnödem, perivaskuläre Infiltrate, Mikrogliaproliferation, Nervenzelldegeneration (Neuronophagie, Bildung von Einschlusskörperchen) und sekundäre Demyelinisierung. Bedeutsam ist immer das immunologische Wechselspiel zwischen Erreger und Wirt, besonders bei den Prionen- und „Slow-Virus"-Infektionen, also der SSPE nach Maserninfektion (s. S. 588) bzw. der im Rahmen onkologischer Behandlung auftretenden multifokalen Leukenzephalopathie (JC-Virus). Bei den para- und postinfektiösen Enzephalopathien stehen Immunreaktionen im Vordergrund; es kommt zu perivaskulären Infiltraten und Demyelinisierung.

Klinik: Meist akut und oft nach einer Vorerkrankung treten Fieber, Kopfschmerzen und Erbrechen auf, anschließend eine zunehmende Bewusstseinsstörung, Anfälle, Meningismus, Lähmungen oder Dyskinesien.

Klinik: Häufig wird von einer katarrhalischen Vorerkrankung berichtet. Meist akut setzen Allgemeinsymptome ein: Fieber, Kopfschmerzen und Erbrechen. Es treten eine zunehmende Bewusstseinsstörung, generalisierte oder fokale Anfälle, Meningismus, Somnolenz, selten Lähmungen oder Hyperkinesien sowie stereotype Bewegungen (Flockenlesen) auf.

Komplikationen: Bei intrakranieller Drucksteigerung droht die Gefahr der Herniation. Die Enzephalitis kann Residualsyndrome wie geistige Behinderung, Epilepsie und Bewegungsstörungen nach sich ziehen.

Komplikationen: Bei intrakranieller Drucksteigerung droht die Gefahr der Herniation von Hirngewebe mit Streckkrämpfen, Atemstörung und Hirntod. Eine Enzephalitis kann Residualsyndrome wie geistige Behinderung, Epilepsie, Bewegungsstörungen und Funktionsminderung der Sinnesorgane (Blindheit, Taubheit) nach sich ziehen. Sie entstehen durch Untergang von Nervenzellen und Demyelinisierung.

Diagnostik: Hinweisend sind die Kardinalsymptome Fieber, Bewusstseinsstörung, neurologische Reiz- und Ausfallserscheinungen. Das diagnostische Vorgehen ist in Abb. **21.21** dargestellt. Der Schweregrad der Bewusstseinsstörung lässt sich anhand der Glasgow-Koma-Skala (Tab. **21.12**) ermitteln. Im Liquor finden sich oft Pleozytose und Eiweißvermehrung. Die MRT zeigt Ödem und Demyelinisierung. Die Ätiologie ist durch Erregernachweis zu klären.

Diagnostik: Hinweisend sind die Kardinalsymptome Fieber, Bewusstseinsstörung, neurologische Reiz- und Ausfallserscheinungen sowie apparative Untersuchungen (Abb. **21.21**). Der Schweregrad der Bewusstseinsstörung lässt sich anhand der Glasgow-Koma-Skala (Tab. **21.12**) feststellen. Im Liquor findet man oft, jedoch nicht immer, eine mäßige Pleozytose mit Eiweißvermehrung. Verschiebungen in der Elektrophorese deuten auf eine Störung der Blut-Liquor-Schranke hin, ebenso Elektrolyt- und Enzymveränderungen. Das EEG zeigt eine ausgeprägte Allgemeinstörung (vorwiegend Verlangsamung), auch Seitendifferenzen, Herdbefunde sowie epilepsietypische Potenziale.

MRT (oder CT) ergeben Hinweise auf Ödem, Schrankenstörung und Demyelinisierung. Die Ätiologie ist durch Erregernachweis zu klären; Antigene und Antikörper sind nicht immer zu erfassen, jedoch kann die PCR weiterhelfen.

21.5 Entzündliche Erkrankungen des Nervensystems

21.12 Glasgow-Koma-Skala (GKS)

Die Skala hilft dabei, die Komatiefe eines Patienten anhand verschiedener Kriterien festzulegen und Veränderungen im Verlauf sowie in Beziehung zu anderen Symptomen zu verfolgen. Da die Verwendung der Glasgow-Koma-Skala bei Kindern unter 36 Monaten wegen der fehlenden verbalen Kommunikation nur beschränkt einsetzbar ist, wurde für jüngere Kinder eine modifizierte Skala entwickelt. Die Punktewerte (P.) der neurologischen Funktionen I–III werden addiert, die maximale Punktzahl ist 15, die minimale 3. Neurointensivpflege ist erforderlich, wenn der Wert ≤ 8 Punkte beträgt.

	I Augen öffnen		II beste verbale Kommunikation		III beste motorische Reaktion	
GKS für Kinder > 36 Monate und Erwachsene	spontan	4 P.	konversationsfähig, orientiert	5 P.	auf Aufforderung	6 P.
	auf Aufforderung	3 P.	konversationsfähig, desorientiert	4 P.	auf Schmerzreiz gezielte Abwehrreaktion	5 P.
	auf Schmerzreiz	2 P.	inadäquate Äußerungen (Wortsalat)	3 P.	auf Schmerzreiz ungezielte Abwehr (Anziehen der Arme)	4 P.
	kein Augenöffnen auf Schmerzreiz	1 P.	unverständliche Laute	2 P.	auf Schmerzreiz Beugeabwehr (abnorme Beugung)	3 P.
			keine Reaktion auf Ansprache	1 P.	auf Schmerzreiz Strecksynergismen	2 P.
					keine motorische Antwort auf Schmerzreiz	1 P.
GKS für Kinder < 36 Monate	spontan	4 P.	plappern, brabbeln	5 P.	spontane Bewegungen	6 P.
	auf Schreien	3 P.	schreien, aber tröstbar	4 P.	auf Schmerzreiz gezielte Abwehrreaktion	5 P.
	auf Schmerzreiz	2 P.	schreien, untröstbar	3 P.	auf Schmerzreiz ungezielte Abwehr	4 P.
	kein Augenöffnen auf Schmerzreiz	1 P.	stöhnen oder unverständliche Laute	2 P.	auf Schmerzreiz Beugeabwehr (abnorme Beugung)	3 P.
			keine Lautäußerung	1 P.	auf Schmerzreiz Strecksynergismen	2 P.
					keine motorische Antwort auf Schmerzreiz	1 P.

21.21 Flussdiagramm zum diagnostischen und therapeutischen Vorgehen bei Verdacht auf Enzephalitis

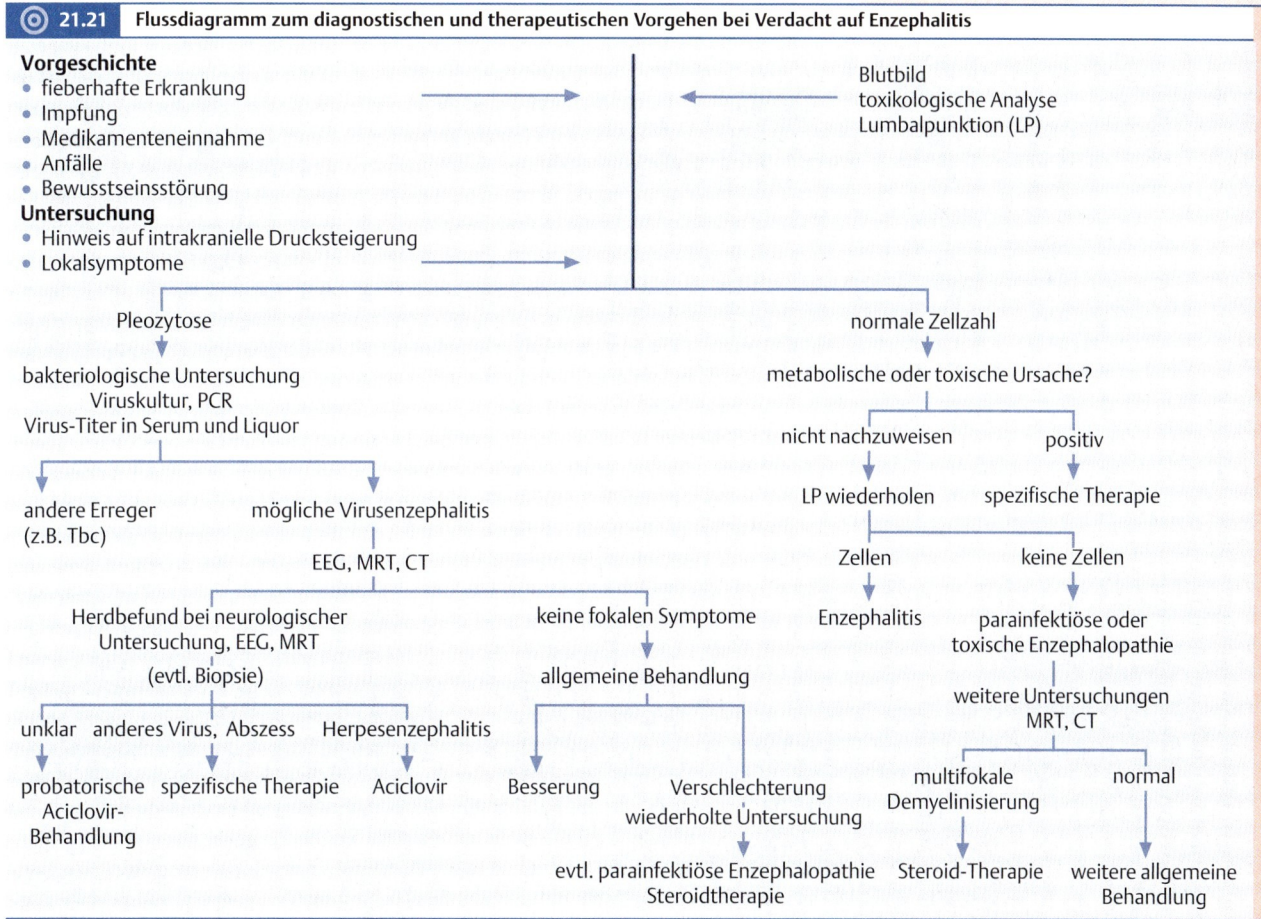

Differenzialdiagnose: Bei schweren Allgemeinerkrankungen, besonders bei Fieber, kann das Nervensystem beteiligt sein. Hirntumoren, Intoxikationen, metabolische und degenerative Erkrankungen, gehen im Allgemeinen mit normaler Körpertemperatur einher.

Differenzialdiagnose: Schwere Allgemeinerkrankungen; bei Hirntumor, Intoxikation, metabolischen und degenerativen Erkrankungen ist die Körpertemperatur meist normal.

Therapie: Bei bakteriellen Enzephalitiden werden gezielt Antibiotika, bei HSV- oder VZV-Enzephalitis wird Aciclovir eingesetzt. Als symptomatische Therapie werden Antikonvulsiva und Antipyretika sowie Kortikoide und Immunglobuline, v. a. bei para- und postinfektiösen Enzephalopathien, gegeben. Wichtig ist eine sorgfältige Neurointensivpflege mit Herz-Kreislauf-Unterstützung, geeigneter Lagerung, Blasenkatheterisierung, Dekubitus- und Spitzfußprophylaxe etc. Frühzeitig sollten Rehabilitationsmaßnahmen eingeleitet werden.

Prognose: Im akuten Krankheitsstadium ist es schwierig, den weiteren Verlauf abzuschätzen. Ungünstig sind junges Alter, lang dauernde Bewusstlosigkeit und häufige Anfälle. Je nach Ursache ist mit einer Letalität von 5–30 % zu rechnen. Residualsyndrome kommen bei 20–30 % der Patienten vor (v. a. nach Herpes simplex Typ 1!).

▶ **Klinischer Fall.** Der 9 Jahre alte, bis dahin gesunde, normal entwickelte Junge erkrankte mit Blässe, Fieber und Erbrechen, wurde zunehmend verwirrt und inkontinent. Bei der Aufnahme reagierte er nur auf Licht und Geräusche, nicht auf Ansprache. Die Muskeleigenreflexe waren schwach auszulösen, das Babinski-Phänomen war positiv, es bestand ein leichter Opisthotonus. Das EEG zeigte eine mittelschwere Allgemeinstörung und epilepsietypische Potenziale über der linken Hemisphäre, das CT eine Dichteanhebung der Hirnrindenregion nach Kontrastmittelgabe sowie Zeichen des Hirnödems. Im Liquor wurden 380 Zellen/µl (vorwiegend lymphozytär) und 81 mg/dl Gesamteiweiß nachgewiesen. Der VZV-Titer betrug 1 : 8, nach 3 Wochen 1 : 256. Hinweise für andere Virusinfektionen waren nicht zu finden. Die Therapie erfolgte mit Aciclovir und Dexamethason. Nach 3 Wochen traten stereotype Schmatz- und Kaubewegungen, Augenverdrehen und allgemeine Übererregbarkeit auf, die sich nach Verabreichung von Phenytoin und Tiaprid besserten. Unter intensiver physiotherapeutischer Betreuung kam es langsam zur Restitution motorischer Funktionen. Im EEG war nur noch eine leichte Allgemeinstörung nachzuweisen, das MRT ließ eine Erweiterung der inneren und äußeren Liquorräume sowie Signalveränderungen im Bereich der Stammganglien erkennen. Nach Behandlung in einer Rehabilitationsklinik war etwa 1 Jahr später stundenweise Schulbesuch möglich. Es bestand weiterhin eine choreatische Bewegungsunruhe, die sich allmählich besserte. Seit dem 11. Lebensjahr treten generalisierte Anfälle auf (Grand Mal), die durch Antikonvulsiva nur schwer zu beherrschen sind. Es besteht eine Lernbehinderung.

Herpesenzephalitis

▶ **Definition.** Bei Neugeborenen führt das HSV Typ 2 zu einer generalisierten Infektion, später ist Typ 1 für enzephalitische Erkrankungen aller Altersgruppen verantwortlich. Es kommt zu einer akuten hämorrhagisch-nekrotisierenden Entzündung v. a. im Bereich des Temporallappens.

Klinik: Treten rezidivierende febrile Anfälle (fokal oder generalisiert) auf, muss unbedingt an eine HSV-Enzephalitis gedacht werden. Meningismus oder umschriebene neurologische Symptome erhärten den Verdacht. Im höheren Alter (Jugendliche und Erwachsene) kann das Fieber fehlen und manchmal sogar lediglich eine Bewusstseinstrübung vorliegen.

Diagnostik: Das EEG zeigt Herdveränderungen und häufig periodische Komplexe. In der MRT und CT werden Signalveränderungen besonders temporal beobachtet. Im Kindesalter zeigt sich im Liquor praktisch immer eine lymphozytäre Pleozytose. Der Liquor ist manchmal xanthochrom oder blutig. Ab dem Jugendalter ist die Pleozytose nicht mehr verlässlich zu finden und lediglich die PCR kann die Diagnose sichern. Mit modernen virologischen Methoden (PCR, Antigen- bzw. Antikörpernachweis im Verlauf) ist der Erreger zu finden.

Therapie: Aciclovir muss bei bestehendem Verdacht sofort eingesetzt werden! Bei nachgewiesener oder vermuteter Herpesinfektion wird es intravenös in einer Dosis von 3 × 10–15 mg/kgKG/d (bzw. 500–750 mg/m² KOF) 2–3 Wochen lang (altersabhängige Behandlungsdauer) gegeben. Die Prognose ist entscheidend vom frühzeitigen Therapiebeginn abhängig.

Zerebellitis

Im Anschluss an Varizellen, seltener auch andere Virusinfektionen (meist etwa 10–14 Tage nach der Erkrankung), kommt es akut zu Ataxie ohne Bewusstseinsstörung und Hirndruckerscheinungen. Selten findet sich eine Pleozytose oder Eiweißvermehrung im Liquor. Die MRT kann Strukturveränderungen aufdecken (Signalintensität). Die Erkrankung ist meist selbstlimitierend. Eine Therapie ist – falls erforderlich – mit Aciclovir möglich, die Prognose meist günstig. Bei akuter Ataxie muss differenzialdiagnostisch immer auch an Intoxikationen und Tumoren (paraneoplastisch) gedacht werden.

21.5.3 Parainfektiöse bzw. immunologisch bedingte Entzündungen

Bei den para- und den postinfektiösen Enzephalopathien stehen pathogenetisch Immunreaktionen im Vordergrund. In Einzelfällen können kreuzreaktive Antikörper gegen neuronale Zellbestandteile nachgewiesen werden.

- **Masernenzephalitis:** 3–5 Tage nach Exanthembeginn, aber auch schon vor oder bei Exanthemausbruch, treten Fieber, Teilnahmslosigkeit, Bewusstseinsstörung, Erbrechen, Krämpfe und meningitische Symptome auf. Oft finden sich eine Pleozytose und Eiweißvermehrung im Liquor. Seit Einführung der Masernimpfung ist die Masernenzephalitis, die eine Letalität von 10 % hat, selten. Die Impfung ist dringend zu empfehlen, da regionale Epidemien bis heute regelmäßig vorkommen!
- **Pertussisenzephalopathie:** Bei schwer verlaufendem Keuchhusten können besonders im Säuglingsalter schwere, evtl. tödliche Apnoen auftreten. Im höheren Alter entstehen durch die außergewöhnlich lang dauernden massiven Hustenattacken petechiale Haut- und Hirnblutungen sowie ein Hirnödem mit bleibenden Folgen. Nach Pertussisimpfung gibt es keine Enzephalopathie, wohl aber Fieberkrämpfe.
- **Rötelnenzephalitis:** Diese sehr seltene Komplikation der Rubeolen äußert sich als akute Bewusstseinsstörung mit Krämpfen und Lähmungen. Bei persistierender Infektion, Folge einer besonderen Immunlage des Patienten, kann der Verlauf chronisch sein.
- **Mumpsenzephalitis:** Während eine seröse Meningitis bei Mumps sehr oft vorkommt, ist die Enzephalitis, charakterisiert durch Bewusstseinsstörung, selten. Durch eine Ependymitis kann die Liquorpassage behindert werden und ein Verschlusshydrozephalus entstehen.

Subakute sklerosierende Panenzephalitis (SSPE)

▶ **Definition.** Die SSPE ist auf die Infektion mit einem „Slow Virus", einem modifizierten Masernvirus, zurückzuführen. Die Inkubationszeit ist sehr lang (3–7 Jahre). Immer geht eine Masernerkrankung voraus, man findet extrem hohe Antikörpertiter in Blut und Liquor. Die Frequenz der Erkrankung hat seit Einführung der Masernimpfung deutlich abgenommen.

Klinik: Die SSPE beginnt langsam mit Verhaltensauffälligkeiten und Leistungsknick als ersten Zeichen eines psychoorganischen Syndroms. Betroffen werden überwiegend Knaben im Alter von 5–15 Jahren. Nach Wochen oder Monaten treten charakteristische Myoklonien auf, die sich rhythmisch alle 5–15 Sekunden wiederholen. Es kommt zur Ausbildung einer spastischen Bewegungsstörung mit fortschreitender Demenz, gelegentlich auch zu zerebralen Anfällen. Schließlich folgt ein Dezerebrationsstadium.

Diagnostik: Das EEG zeigt früh periodische, sog. Radermecker-Komplexe (Abb. **21.22**), später eine zunehmende Allgemeinstörung. Bei der Liquorproteinanalyse ist v. a. die Konzentration von Gammaglobulinen und Masernantikörpern (oligoklonale IgG) erhöht; spezifische serologische Reaktionen werden positiv.

Therapie: Mit auf das Immunsytem wirkenden Substanzen wie Interferon und Isoprinosin ist der Verlauf im Allgemeinen nicht nachhaltig zu beeinflussen. Es kommen daher nur symptomatische Behandlungsmaßnahmen infrage.

21.22 EEG-Befund bei subakut sklerosierender Panenzephalitis (SSPE)

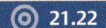

Radermecker-Komplexe, die in rhythmischen Abständen periodisch während der gesamten Ableitung auftreten, oft synchron mit myoklonischen Zuckungen; individuell unterschiedliche Ausprägung.

Encephalomyelitis disseminata

▶ **Synonym.** ED, Multiple Sklerose

Im Vergleich zum Erwachsenen wird bei Kindern eine Multiple Sklerose viel seltener beobachtet. Nur ca. 3 % aller MS-Patienten sind jünger als 16 Jahre. Nach dem gegenwärtigen Kenntnisstand ist ein möglicherweise von Virusinfektionen (z. B. EBV) ausgelöster Autoimmunprozess bei entsprechender genetischer Prädisposition als Ursache anzunehmen.

Klinik und Diagnostik: Frühsymptome sind Sehstörungen aufgrund einer retrobulbären Neuritis, milde Paresen (Pyramidenbahn) und Ataxie. Kennzeichnend ist ein intermittierender Verlauf mit Schüben und symptomfreien Intervallen. Im Liquor ist besonders die Konzentration der Gammaglobuline und der oligoklonalen Antikörper erhöht. Demyelinisierungsherde werden mit der MRT gut erfasst (Abb. 21.23). Veränderungen der visuell evozierten Potenziale gelten als diagnostisch hilfreich.
Die Diagnose wird für alle Altersgruppen nach den sog. modifizierten McDonalds-Kriterien gestellt. Diese erlauben eine Diagnose bereits nach dem ersten Schub durch den Nachweis der räumlichen und zeitlichen Verteilung von Symptomen und Erkrankungszeichen im MRT (räumlich: klinische Symptome, die auf mind. 2 Herde hinweisen oder gleichsinnige MRT-Befunde; zeitlich: z. B. 2. Schub oder neue zusätzliche Herde im MRT).

Differenzialdiagnose: Tumoren und degenerative Erkrankungen müssen ausgeschlossen werden. Daneben ist die **akute disseminierte Enzephalomyelitis (ADEM)** abzugrenzen, die v. a. bei Kindern vorkommt und mit Anfällen, Ataxie, Verhaltensauffälligkeiten und Bewusstseinsstörungen einhergeht. In ca. 70 % der Fälle heilt die Erkrankung komplett aus und tritt in der Regel nur einmalig auf. Bei ca. 30 % der Betroffenen kommt es später zur Diagnosestellung einer ED. Kortikoide oder Immunsuppressiva können den Verlauf beeinflussen. Differenzialdiagnosen sind der erste Schub einer Multiplen Sklerose und eine Herpes-simplex-Enzephalitis.

21.23 Demyelinisierungsherde bei Multipler Sklerose

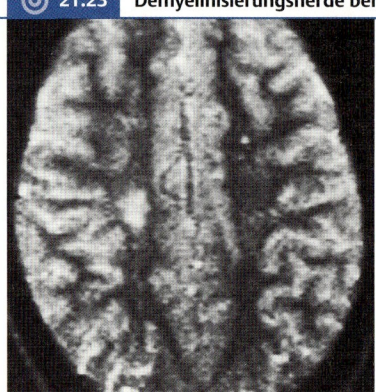

8 Jahre altes Mädchen mit rezidivierenden ataktischen Symptomen und retrobulbärer Neuritis. Verschiedene Demyelinisierungsherde, besonders im rechten Marklager.

Therapie: Durch moderne Therapien erreicht man in etwa eine Halbierung der Schubfrequenz und der Schubdauer. Eingesetzt werden zur akuten Schubbehandlung Kortikoide, zur Dauertherapie Interferone (IFNβ-1a und -1b), Glatirameracetat u. a.

Enzephalitis bei HIV-Infektion

Eine progressive Enzephalopathie betrifft mehr als die Hälfte der mit HIV infizierten Kinder, sowohl seropositive Patienten als auch solche mit AIDS und AIDS-related Complex. Sie wird nicht durch opportunistische Erreger, sondern durch HIV selbst verursacht. Die Inkubationszeit beträgt 2 Monate bis 5 Jahre. Unter adäquater Therapie nimmt die Häufigkeit deutlich ab. Wesentliche Symptome sind der Verlust bereits erworbener Fähigkeiten, Intelligenzminderung und eine fortschreitende Bewegungsstörung. Es entsteht eine sekundäre Mikrozephalie.

21.5.4 Hirnabszess

Ätiologie und Pathogenese: Abszesse entstehen **lokal** bei Einschmelzen einer umschriebenen (meist bakteriell bedingten) Enzephalitis, **hämatogen-metastatisch** ausgehend von pulmonalen, mediastinalen und kardialen Infektionen (v. a. bei zyanotischen Herzfehlern) oder **fortgeleitet** von Entzündungen der Nasennebenhöhlen oder des Innenohrs (otogener Abszess). Als Erreger werden meist Staphylokokken, Streptokokken und Anaerobier nachgewiesen, oft in einer Mischflora. Bevorzugt sind Hirnabszesse frontal und temporal lokalisiert, seltener in der hinteren Schädelgrube. Sie besitzen eine kapillarreiche Kapsel, die von einem deutlichen Ödem umgeben ist.

Klinik: Häufig machen sich Hirnabszesse durch die Zeichen eines raumfordernden intrakraniellen Prozesses bemerkbar: Kopfschmerzen, Erbrechen und Bewusstseinsstörung. Neben Fieber können fokale neurologische Symptome auftreten, wie Anfälle oder Lähmungen.

Diagnostik: Im Blutbild findet man entzündliche Veränderungen, das CRP ist erhöht. Im Liquor ist eine Pleozytose nachweisbar. Vor der Lumbalpunktion sollte eine Stauungspapille ausgeschlossen sein und ggf. eine MRT angefertigt werden: Nach Kontrastmittelgabe kommt es zur deutlichen Anreicherung in der Abszesskapsel, was zusammen mit dem fokalen Ödem ein kokardenförmiges Aussehen bedingt (Abb. **21.24**). Das EEG zeigt meist einen Fokus mit Deltaaktivität (regionale Verlangsamung).

Therapie: Je nach Erreger (ggf. Blutkultur) wird gezielt antibiotisch behandelt. Besonders bei Raumforderung ist eine neurochirurgische Intervention sinnvoll. Meist reicht es zunächst, den Abszess durch Punktion zu entleeren, die bakteriologische Diagnose zu sichern und Antibiotika zu instillieren (nicht bei V. a. Echinokok-

---

Therapie: Akute Schubbehandlung mit Kortikoiden, Dauertherapie mit Interferonen (IFNβ-1a und -1b), Glatirameracetat u. a.

Enzephalitis bei HIV-Infektion

Sie betrifft mehr als die Hälfte der mit HIV infizierten Kinder und wird durch HIV selbst verursacht. Es kommt zum Verlust bereits erworbener Fähigkeiten, zu Intelligenzminderung, fortschreitender Bewegungsstörung und Mikrozephalie.

21.5.4 Hirnabszess

Ätiologie und Pathogenese: Abszesse können **lokal** oder **hämatogen-metastatisch** entstehen, auch **fortgeleitet** sein. Die häufigsten Erreger sind Staphylokokken, Streptokokken und Anaerobier, oft als Mischflora. Hirnabszesse finden sich meist frontal und temporal.

Klinik: Häufig sind Hirndruckzeichen die ersten Symptome, Fieber und fokale neurologische Symptome wie Anfälle oder Lähmungen treten auf.

Diagnostik: Die CT zeigt nach Kontrastmittelgabe die typische Kokardenform eines Abszesses (Abb. **21.24**). Vor einer Lumbalpunktion muss eine MRT erfolgen (Einklemmungsgefahr?). Im Liquor findet sich eine Pleozytose.

Therapie: gezielte Antibiose nach Punktion des Abszesses, ggf. operative Exzision.

21.24 CT-Befund bei Hirnabszess

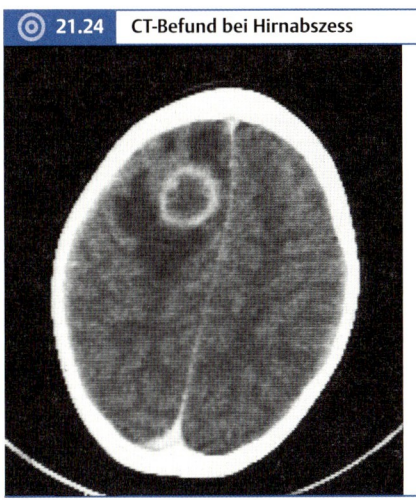

7-jähriges Mädchen mit fokalen Anfällen und Entzündungszeichen in Blut und Liquor. Anreicherung des Kontrastmittels in der Abszessmembran, umgebendes Ödem.

Prognose: Es können Residualsymptome zurückbleiben.

21.5.5 Myelitis

Ätiologie und Pathogenese: Auslöser einer Entzündung des Rückenmarks können sein:
- Viren
- von Wirbelprozessen fortgeleitete Entzündungen
- Immunreaktionen (para- und postinfektiöse Myelitiden).

Klinik und Diagnostik: Bei der **Myelitis transversa** kommt es akut zu einem **Querschnittssyndrom**. Selten finden sich entzündliche Veränderungen im Liquor, gelegentlich positive serologische Reaktionen.

Differenzialdiagnose: Bei der Myelitis transversa sind spinale Tumoren, degenerative Erkrankungen und psychogene Lähmungen auszuschließen.

Therapie und Prognose: Die Therapie der Myelitis transversa erfolgt mit Kortikosteroiden; bei Rückenmarkkompression Laminektomie. Oft bleiben spastische Bewegungsstörungen zurück.

21.5.6 Idiopathische Polyradikuloneuritis (Guillain-Barré-Syndrom, GBS)

▶ **Definition.**

Ätiologie und Pathogenese: Entzündungen der Nervenwurzeln (Radikulitis), die auf periphere Nerven (Polyneuritis) oder auf das Rückenmark übergreifen (Myelitis), werden verursacht durch Viren, Borrelien, Toxine, Medikamente, Alkohol, Blei und treten bei Diabetes mellitus auf.

---

kus-Zyste!). Später muss ggf. das Abszessgebiet exzidiert werden. Gelegentlich ist Heilung durch konservative Maßnahmen zu erreichen.

Prognose: Residualsymptome wie Epilepsie, Paresen, organisches Psychosyndrom können zurückbleiben.

21.5.5 Myelitis

Ätiologie und Pathogenese: Manchmal bleibt die Ursache unklar. Auslöser einer Entzündung des Rückenmarks können sein:
- Viren: Polioviren bei Poliomyelitis (epidemische Kinderlähmung), HSV Typ 2, VZV, CMV, HIV als häufigste Erreger der Myelitis transversa
- von Wirbelprozessen fortgeleitete Entzündungen (epiduraler Abszess)
- Immunreaktionen: para- bzw. postinfektiöse Myelitis.

Klinik und Diagnostik: Bei der **Myelitis transversa** treten akut **Querschnittssymptome** auf: Paraparese der Beine, Sensibilitätsstörungen, Lähmung von Blase und Darm; Muskeleigen- und Bauchhautreflexe fehlen. Die Höhenlokalisation ist aufgrund der Ausfallserscheinungen festzulegen. Entzündliche Veränderungen im Liquor sind selten, mitunter deuten positive serologische Reaktionen auf eine Virusätiologie hin.

Differenzialdiagnose: Bei der Myelitis transversa ist zum Ausschluss spinaler Tumoren eine MRT notwendig (ohne und mit Kontrastmittelgabe), gelegentlich auch eine CT und Myelografie. Neben Tumoren kommen degenerative Erkrankungen und psychogene Lähmungen infrage.

Therapie und Prognose: Die Therapie der Myelitis transversa mit hoch dosierten Kortikosteroiden ist üblich, aber die Wirksamkeit nicht sicher belegt. Bei Kompression des Rückenmarks wird eine Laminektomie erforderlich. Auf Dekubitusprophylaxe ist zu achten. Die Harnentleerung muss gesichert sowie einer Infektion rechtzeitig vorgebeugt werden. Oft bleibt eine spastische Bewegungsstörung zurück. Zur Rehabilitation sind spezielle Einrichtungen verfügbar.

▶ **Klinischer Fall.** Ganz plötzlich traten bei einem 10 Jahre alten Mädchen Schwächegefühl und Kribbeln in den Beinen auf. Innerhalb von 2 Stunden war Gehen nicht mehr möglich, auch wurde eine Störung der Blasenfunktion bemerkt. In einer neurologischen Klinik ergab die sofort durchgeführte Untersuchung ein Querschnittssyndrom in Höhe von Th12/L1; MRT und CT sowie Myelografie zeigten keinen pathologischen Befund. Im Liquor wurden 12 Zellen/μl bei normalem Eiweißwert gefunden. Die Diagnose einer Myelitis transversa war nach Verlegung in die Kinderklinik zu bestätigen: Kontrollen des Liquors ergaben eine leichte entzündliche Reaktion. Die serologisch-virologische Analyse konnte die Ätiologie nicht klären. Innerhalb von 6 Wochen entwickelte sich eine spastische Paraparese. Gehen wurde allmählich an Stützen wiedererlernt. Die neurogene Blasenstörung war durch Gabe von Dibenzyran nur wenig zu beeinflussen; der Harndrang wird zwar verspürt, führt aber so rasch zu Entleerung, dass die Blasenkontrolle nur schwer möglich ist. 1 Jahr nach der Erkrankung ist die Parese der Beine wenig gebessert; selbstständiges Gehen gelingt nur über kurze Distanz.

21.5.6 Idiopathische Polyradikuloneuritis (Guillain-Barré-Syndrom, GBS)

▶ **Definition.** Die idiopathische Polyradikuloneuritis (Syn.: GBS, akute inflammatorische demyelinisierende Polyneuropathie) tritt oft nach vorausgehenden Infekten auf und wird als postinfektiöse Immunerkrankung interpretiert. Im Liquor zeigt sich die typische zytoalbuminäre Dissoziation. Hiervon abzugrenzen ist die seltenere chronische inflammatorische demyelinisierende Polyneuropathie (CIPD). Hier sind die Symptome ähnlich, es kommt aber zu einem chronisch-rezidivierenden Verlauf.

Ätiologie und Pathogenese: Entzündungen der Nervenwurzeln (Radikulitis), die auf periphere Nerven (Polyneuritis) oder auf das Rückenmark übergreifen (Myelitis), gelegentlich auch enzephalitische Symptome verursachen, werden von Viren (Enteroviren, Epstein-Barr-Virus u.a.), Borrelien, Toxinen (Diphtherie, Botulismus) oder chemischen Noxen (Alkohol, Blei) hervorgerufen; sie treten auch bei metabolischen Störungen auf (Diabetes mellitus). Die Ätiologie ist nicht immer zu klären. Die postinfektiöse Form (nach Infekt, ggf. Impfung) ist am häufigsten.

Klinik und Komplikationen: Die Erkrankung beginnt oft mit Rückenschmerzen. Sensibilitätsstörungen (strumpfförmig, nicht segmental angeordnet) können bei Kindern fehlen. Bei ihnen treten häufig als erstes Symptom **distal beginnende, langsam aufsteigende, symmetrische, schlaffe Paresen der Beine (Gehverlust!), später auch der Arme** auf. Die Muskulatur ist hypoton, Muskeleigenreflexe sind nicht auszulösen. Im Gegensatz zur Poliomyelitis sind die Symptome symmetrisch; anders als bei spinalen Tumoren kommt es nur selten zu einer Störung der Blasen-Darm-Funktion. Gelegentlich sind aber isolierte oder multiple Hirnnervenparesen zu beobachten. Auch das autonome Nervensystem kann betroffen sein (Regulationsstörung von Herzfrequenz und/oder Blutdruck). Bei schnell aufsteigender Lähmung kann eine Landry-Paralyse mit Schlucklähmung und Atemstörungen (**Bulbärparalyse**) entstehen. Infektionen und Dekubitalgeschwüre werden begünstigt.

Diagnostik: Hinweisend sind die Verlaufsdynamik und der neurologische Befund. Bei Guillain-Barré-Syndrom findet man im **Liquor** eine ausgeprägte **Eiweißvermehrung** bei normaler oder nur gering vermehrter Zellzahl. Eine Störung der Blut-Liquor-Schranke wird durch die Elektrophorese des Liquors aufgedeckt. Die neurophysiologische Untersuchung zeigt einen sog. Überleitungsblock. In unklaren Fällen muss nach Vorerkrankungen und exogenen Noxen (Schwermetalle, Arsen, Thallium, Medikamente) gefahndet werden (serologische und toxikologische Untersuchungen). Eine Atemlähmung kann zu letalem Ausgang führen (Lungenfunktion, Pulsoxymetrie und Blutgasanalyse).

Differenzialdiagnose: Spinale Tumoren, Poliomyelitis, Traumafolgen, Myopathien, Stoffwechselstörungen (Hypokaliämie, Porphyrie), psychogene Lähmungen.

Therapie: Sofern die Ursache nicht bekannt ist und beeinflusst werden kann, bleibt die Therapie symptomatisch: Plasmapherese kann günstig wirken, auch die Gabe von Immunglobulin. Einer Herzrhythmusstörung ist rechtzeitig zu begegnen (Monitor, evtl. Schrittmacher). Frühzeitig müssen Rehabilitationsmaßnahmen eingeleitet werden. Beim Guillain-Barré-Syndrom sind Kortikosteroide wirkungslos, Immunglobuline und Plasmapherese sind gleich wirksam. Bei der CIPD sind Kortikosteroide, Immunglobuline und Plasmapherese wirksam.

Prognose: Bei Kindern verläuft eine Polyradikuloneuritis (GBS) meist günstig. So ist auch nach schwerem Verlauf völlige Restitution möglich. Die Symptome bilden sich in der umgekehrten Reihenfolge ihrer Entstehung zurück, mitunter bleiben Restparesen, v. a. distal, bestehen.

Klinik und Komplikationen: Die Polyradikuloneuritis beginnt beim Kind oft mit Rückenschmerzen. Sensibilitätsstörungen (strumpfförmig, nicht segmental angeordnet) können bei Kindern fehlen. Es entwickeln sich **symmetrische schlaffe Paresen, die von distal aufsteigen**. Die Muskulatur ist hypoton, Muskeleigenreflexe sind nicht auszulösen. Isolierte oder multiple Hirnnervenparesen und Regulationsstörungen von Herzfrequenz und Blutdruck können auftreten. Bei schnell aufsteigender Parese kann es zur **Bulbärparalyse** (Landry) kommen.

Diagnostik: Verlaufsdynamik und neurologischer Befund sind wegweisend. Im **Liquor** ist bei normaler Zellzahl die **Eiweißkonzentration** erhöht. Die Nervenleitungsgeschwindigkeit ist verlängert.

Differenzialdiagnose: u. a. spinale Tumoren, Poliomyelitis, Traumafolgen, Myopathien.

Therapie: GBS: Bei unbekannter Ursache ist die Therapie symptomatisch: Plasmapherese, Gabe von Immunglobulinen. Kortikosteroide sind wirkungslos! Frühzeitig müssen Rehabilitationsmaßnahmen eingeleitet werden. CIDP: Kortikosteroide, Plasmapherese und Immunglobuline.

Prognose: Bei Kindern ist der Verlauf meist günstig, selten bleiben distale Paresen bestehen.

> ▶ **Klinischer Fall.** Ein 6 Jahre alter Junge wurde wegen Rückenschmerzen und Schwierigkeiten beim Gehen eingewiesen; bis vor 2 Tagen war er völlig gesund gewesen. Bei der neurologischen Untersuchung fanden sich ein leichter Meningismus (Opisthotonus) und eine Kraftminderung besonders in den Beinen. Muskeleigenreflexe konnten an den Armen nur schwach, sonst nicht ausgelöst werden; Sensibilitätsstörungen waren nicht zu objektivieren. Bei der Lumbalpunktion wurde eine Eiweißvermehrung auf 230 mg/dl festgestellt. Die Zellzahl betrug 5/µl. Der Nachweis einer verzögerten Nervenleitungsgeschwindigkeit bestätigte die Diagnose Polyradikuloneuritis. Später zeigten serologische Reaktionen, dass eine Infektion mit Epstein-Barr-Virus ursächlich sein könnte. Unter symptomatischen Maßnahmen besserten sich die Paresen nach 3 Tagen allmählich. Der Junge lernte unter physiotherapeutischer Betreuung wieder allein zu laufen.

21.5.7 Fazialisparese

Ätiologie: Ursache sind oft **Borrelien** (s. auch S. 628), außerdem Affektionen des Mittelohrs, Infektionen mit Viren oder neuroallergische Vorgänge (idiopathische Parese).

Klinik: Die Funktion der mimischen Muskulatur ist – meist einseitig – gestört: Stirnrunzeln und Augenschluss sind nicht möglich, das Bell-Phänomen wird sichtbar. Die Nasolabialfalte ist verstrichen, der Mund verzogen, es kommt zu Speichelträufeln. Manchmal werden Dysästhesien und Schmerzen angegeben. Je nach der befallenen Verlaufsstrecke des Nervs werden auch Hyperakusis (N. stapedius), Geschmacksstörungen (Chorda tympani) oder Veränderung der Tränensekretion (N. petrosus superficialis major) beobachtet. Bei zentraler Fazialisparese ist der Stirnast ausgespart. Die Affektion im Kerngebiet wird oft von einer Abduzensparese begleitet.

Ätiologie: Ursache sind oft **Borrelien** (s. auch S. 628), außerdem Mittelohraffektionen, Viren oder Immunreaktionen.

Klinik: Die Funktion der mimischen Muskulatur ist meist einseitig gestört: Stirnrunzeln und Augenschluss nicht möglich; Bell-Phänomen, verstrichene Nasolabialfalte, verzogener Mund, Speichelträufeln, evtl. auch Hyperakusis, Geschmacksstörungen, Störungen der Tränensekretion. Bei zentraler Parese ist der Stirnast ausgespart.

Diagnostik: Wegen der möglichen infektiösen Genese (Borrelien) empfiehlt sich immer eine Liquoruntersuchung: Sie kann Zell- und Eiweißvermehrung zeigen, besonders bei Borrelieninfektion (ca. 90 % d. F.). Durch elektroneurografische Untersuchungen kann die Funktion des N. facialis objektiviert werden.

Differenzialdiagnose: Abzugrenzen sind kongenitale (Kernaplasie) oder traumatische Paresen (Druckläsion) (s. a. S. 765), Tumoren der Parotis oder des Kleinhirnbrückenwinkels, beim Säugling das asymmetrische Schreigesicht durch Aplasie mimischer Muskeln (Nasolabialfalte bleibt gerade).

Therapie: Eine Borrelieninfektion wird mit Cephalosporin behandelt (s. S. 628). Bei Erwachsenen und Jugendlichen kann eine Therapie mit Kortikosteroiden die Rückbildung beschleunigen (aber die endgültige Prognose nicht verbessern). Physikalische Maßnahmen dienen zur Besserung der Funktion mimischer Muskeln. Zur Prophylaxe eines Ulcus corneae wird ein Augenverband angelegt (ggf. künstliche Tränenflüssigkeit).

Prognose: Nach der Parese kann ein Faszialisspasmus auftreten; bei fehlerhafter Reinnervation treten manchmal abnorme Mitbewegungen auf. Die Prognose ist beim Kind insgesamt günstig (Restitutio in ca. 90 % d. F.).

21.6 Verletzungen des Nervensystems

21.6.1 Schädel-Hirn-Trauma und Komplikationen

▶ **Definition.** Beim offenen Schädel-Hirn-Trauma (SHT) entsteht eine **Hirnwunde**. Die gedeckte Verletzung mit und ohne Fraktur des Knochens führt zur **Commotio** oder **Contusio cerebri** (Hirnerschütterung). Diese unterscheiden sich durch die Dauer der Bewusstlosigkeit – bei Commotio längstens 1 Stunde, meist nur Minuten, bei Contusio länger als 1 Stunde. Die **Compressio cerebri** (Hirnquetschung) ist Folge intrakranieller Blutungen oder umschriebener Ödembildung und führt zum Verlagerungssyndrom. Nach dem Ausmaß der Bewusstseinsstörung unterscheidet man 3 Schweregrade (Tab. **21.13**). Es ist auch eine Klassifikation nach Glasgow-Koma-Skala möglich (s. S. 751, Tab. **21.14**).

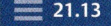

21.13	Klassifikation der Bewusstseinsstörung bei SHT
Grad I	Bewusstseinsverlust < 1 h, EEG-Veränderungen für max. 24 h, vollständige Genesung
Grad II	Bewusstlosigkeit < 24 h
Grad III	Bewusstlosigkeit > 24 h und/oder Hirnstammzeichen

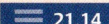

21.14	Einteilung der SHT nach der Glasgow-Koma-Skala (GKS)
leichtes SHT	13–15 GKS-Punkte
mittelschweres SHT	9–12 GKS-Punkte
schweres SHT	3–8 GKS-Punkte

Ätiologie: Entwicklungsstörungen oder Verhaltensauffälligkeiten gelten als disponierende Faktoren (s. S. 790).

Pathogenese: Das traumatisch bedingte, zytotoxische **Hirnödem** kann sehr rasch, aber auch protrahiert entstehen. Steigt der intrakranielle Druck durch Volumenzunahme des Gehirns, wirkt sich dies auf die zerebrale Perfusion aus (Blutdrucksteigerung). Durch Zirkulationsstörungen können hypoxische Läsionen entstehen, die neben mechanisch verursachten Schäden (direkte Gewalteinwirkung, Verlagerungssyndrom) für bleibende Folgen verantwortlich sind.

Häufigkeit: Bei Unfällen ereignen sich oft SHT, da der relativ große Kopf des Kindes besonders exponiert ist. Von häuslichen Unfällen sind v. a. Säuglinge und Kleinkinder betroffen, im Vorschul- und Schulalter droht die größte Gefahr vom Straßenverkehr. Jährlich werden in der Bundesrepublik rund 200 000 (!) Kinder wegen eines Unfalls stationär eingewiesen. Jungen sind häufiger betroffen als Mädchen.

Klinik: Eine **Bewusstseinsstörung** tritt meist unmittelbar nach dem Trauma auf, selten später. Nach umschriebenen Läsionen beobachtet man fokale Symptome wie Lähmungen.

▶ **Merke.** Bei V. a. ein Polytrauma sind gegebenenfalls weitere Untersuchungen zu veranlassen (Röntgenaufnahmen, Sonografie, CT), da Symptome durch die Bewusstlosigkeit verschleiert sein können.

Häufig kommt es zu **vegetativen Funktionsstörungen**: Erbrechen, Blutdruckanstieg oder Schock, Brady- oder Tachykardie, Hyper- oder Hypoventilation (periodische Atmung, Schnappatmung, Cheyne-Stokes-Atmung) bzw. Atemstillstand. Deshalb müssen Atmung, Puls und Blutdruck kontinuierlich überwacht werden. Urinausscheidung, Pupillenreaktion und Reflexe sind regelmäßig zu prüfen. Eine einseitige Mydriasis (Okulomotoriusparese) und Halbseitensymptome deuten auf eine intrakranielle Blutung hin. Streckkrämpfe und eine bestimmte Körperhaltung (Abb. **21.25**) können Folge eines dienzephalen oder mesenzephalen Syndroms sein und sind Hinweise auf **Einklemmungserscheinungen** (s. u.). **Zerebrale Anfälle** treten v. a. bei kortikalen Verletzungen schon in der Frühphase auf.

Häufigkeit: Der Kopf des Kindes ist bei Unfällen besonders exponiert. Von häuslichen Unfällen sind v. a. Säuglinge und Kleinkinder betroffen, im Vorschul- und Schulalter droht die größte Gefahr vom Straßenverkehr. Jungen sind häufiger betroffen als Mädchen.

Klinik: Unmittelbar nach dem Trauma tritt eine **Bewusstseinsstörung** auf. Umschriebene Läsionen führen zu fokalen Symptomen.

▶ **Merke.**

Häufig kommt es zu **vegetativen Funktionsstörungen**. Deshalb sind Atmung, Puls, Blutdruck kontinuierlich zu kontrollieren. Einseitige Mydriasis und Halbseitensymptome deuten auf eine intrazerebrale Blutung hin. Eine bestimmte Körperhaltung tritt bei **Einklemmungssyndromen** auf (Abb. **21.25**). **Zerebrale Anfälle** entstehen v. a. bei kortikalen Verletzungen frühzeitig.

21.25 Unterschiedliche Körperhaltung bei Einklemmungssyndromen infolge intrakranieller Drucksteigerung

a Dienzephales Syndrom. **b** Mesenzephales Syndrom. **c** Bulbäres Syndrom.

Diagnostik: (Abb. **21.26**): Unfallhergang und äußere Verletzungen müssen genau dokumentiert werden, auch wegen der oft nachfolgenden versicherungsrechtlichen Fragen. Besteht ein Widerspruch zwischen anamnestischen Angaben und Traumafolgen, muss an Kindesmisshandlung gedacht werden. Primär sind die Vitalfunktionen (Atmung, Herz, Kreislauf) zu sichern, bevor nach weiteren Verletzungen gesucht wird (Skelett, innere Organe). Die Bewusstseinslage wird geprüft und nach der Glasgow-Koma-Skala (s. Tab. **21.12**) festgelegt. Bei der neurologischen Untersuchung muss v. a. auf Pupillenreaktion, Hirnnervenausfälle, proprio- und exterozeptive Reflexe, Abwehrbewegungen und Körperhaltung bei Stimulation geachtet werden. Mittels klinischer Untersuchung, Sonografie und ggf. Röntgenaufnahmen und CCT sind Kalotten- und Schädelbasisfrakturen nachzuweisen. CT und MRT zeigen umschriebene Läsionen, Blutungen, Ödembildung und Zeichen des Hirndrucks (Verquellen der Zisternen, kleine Ventrikel). Bei einem Punktwert der Glasgow-Koma-Skala von ≤ 8 (also schweres SHT) muss die Verlegung in eine Intensivstation erfolgen, wo ggf. weitere diagnostische Maßnahmen durchzuführen sind (Angiografie usw.). Begleitverletzungen der HWS müssen ausgeschlossen werden.

Differenzialdiagnose: Anamnese und äußere Verletzungen geben den entscheidenden Hinweis auf ein Trauma. Auszuschließen sind Subarachnoidalblutung, Tumorblutung, zerebrale Anfälle, Intoxikationen, akute Entzündungen. An eine mögliche Kindesmisshandlung muss v. a. bei unklarem Unfallhergang immer gedacht werden.

Diagnostik: (Abb. **21.26**): Unfallhergang und äußere Verletzungen sind genau zu dokumentieren. Primär müssen die Vitalfunktionen gesichert werden, dann wird nach weiteren Verletzungen gesucht. Bei der neurologischen Untersuchung ist auf Pupillenreaktion, Hirnnervenausfälle, Reflexe, Abwehrbewegungen und Körperhaltung bei Stimulation zu achten. Röntgenaufnahmen, CT und MRT zeigen Verletzungen, Blutungen und Ödembildung. Bei einem Punktwert der Glasgow-Koma-Skala ≤ 8 (also schweres SHT) muss die Verlegung auf eine Intensivstation erfolgen.

Differenzialdiagnose: Subarachnoidalblutung, Tumorblutung, zerebrale Anfälle, Intoxikationen, akute Entzündung. Bei unklaren Unfällen ist Kindesmisshandlung auszuschließen.

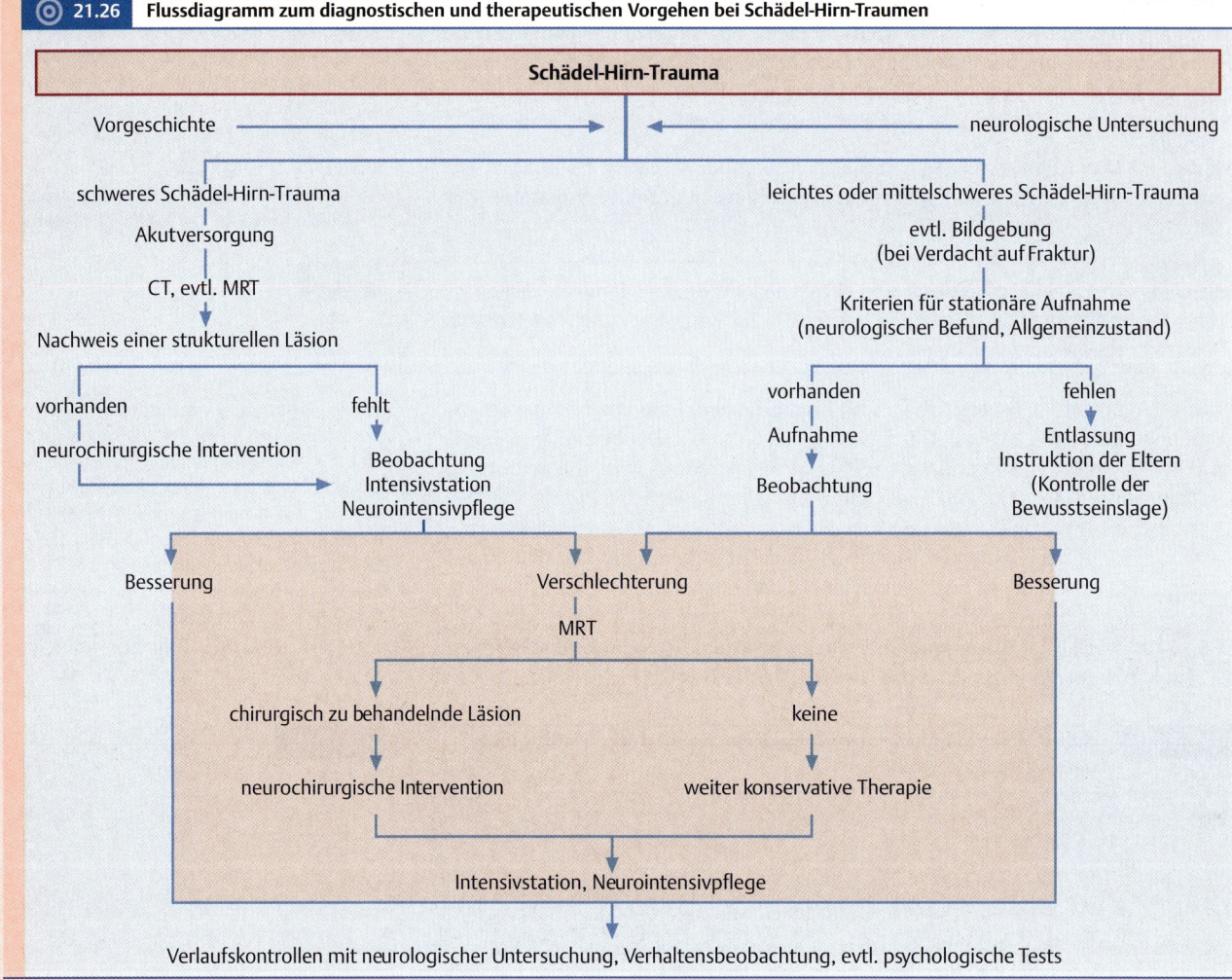

Abb. 21.26 Flussdiagramm zum diagnostischen und therapeutischen Vorgehen bei Schädel-Hirn-Traumen

Komplikationen: Bei offenen Verletzungen und Rindenprellungsherden entstehen umschriebene Läsionen, die zu fokalen Symptomen führen (**Aphasie, Apraxie, Anfälle**).

Besonders bei offenem Schädel-Hirn-Trauma können Infektionen zu **Abszessen** führen. Bei Verletzung der A. meningea media entsteht ein **epidurales Hämatom**, das zu einer Kompression des Gehirns führt (Abb. **21.27**). Rasche Diagnose und Therapie sind erforderlich.

Zur **traumatischen Subarachnoidalblutung** s. S. 764.

Subdurale Hämatome werden v. a. im Säuglingsalter beobachtet. Sie sind Folge des Zerreißens von Brückenvenen, was zu einer Blutung in Duralamellen bzw. zwischen Dura und Arachnoidea führt. Es entsteht eine langsam progrediente intrakranielle Drucksteigerung, die nach Resorption des Hämatoms durch die Bildung von Hygromen zunimmt. Die Diagnose wird durch Sonographie, CT und MRT gestellt (Abb. **21.28**). Eine operative Ausräumung wird nötig, wenn mehrere Punktionen nicht erfolgreich sind.

Komplikationen: Bei offenen Verletzungen oder durch Rindenprellungsherde (auch als Contrecoup) entstehen umschriebene Läsionen, die fokale Symptome zur Folge haben (**Aphasie, Apraxie**) und zu **epileptischen Anfällen** disponieren (Frühest- und Frühanfälle).

Infektionen, besonders bei Hirnwunden, können zur **Abszessbildung** führen. **Intrakranielle Hämatome** sind nur dann von klinischer Bedeutung, wenn sie raumfordernden Charakter annehmen: Ein **epidurales Hämatom** entsteht bei Verletzung der A. meningea media mit oder ohne Fraktur der Temporalschuppe. Die meist rasch zunehmende arterielle Blutung zwischen Kalotte und Dura führt zu Verlagerung des Gehirns zur Gegenseite (Abb. **21.27**) mit homolateraler Okulomotoriusparese und kontralateralen Halbseitensymptomen. Später kommt es zu einem mesenzephalen oder bulbären Syndrom, wenn nicht rechtzeitig entlastet wird.

Zur **traumatischen Subarachnoidalblutung** s. S. 764.

Subdurale Hämatome werden v. a. im Säuglingsalter beobachtet mit Blutung zwischen Duralamellen bzw. zwischen Dura und Arachnoidea nach Einreißen von Brückenvenen (z. B. bei Schütteltrauma). Es resultiert eine langsam zunehmende intrakranielle Drucksteigerung, die beim Säugling zur Vergrößerung des Kopfes, zu vermehrter Venenzeichnung und Vorwölbung der großen Fontanelle führt. Präretinale Blutungen und Sonnenuntergangsphänomen (durch teilweises Verschwinden der Iris unter dem Unterlid) kommen oft, Stauungspapille, Strabismus und Halbseitensymptome nur selten vor. Entwicklungsverzögerung und Bewegungsstörungen werden deutlich, v. a. wenn sich nach Resorption des Hämatoms eiweißreiche Hygrome ausbilden, die von einer kapillarreichen Membran umgeben sind und allmählich an Größe zunehmen. Sie werden durch Sonografie, CT und MRT nachgewiesen (Abb. **21.28**). Eine operative Ausräumung wird nötig, wenn (sonografiegesteuerte) Fontanellenpunktionen nicht erfolgreich sind.

21.27 CT-Bild bei epiduralem Hämatom

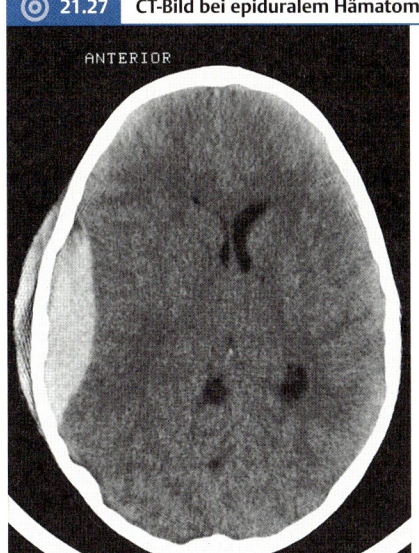

Hyperdense Raumforderung temporal mit Verlagerung und Kompression des Ventrikels. Zusätzlich extrakranielles Hämatom.

21.28 Bildgebende Diagnostik bei subduralem Hämatom nach Schleudertrauma (Kindesmisshandlung)

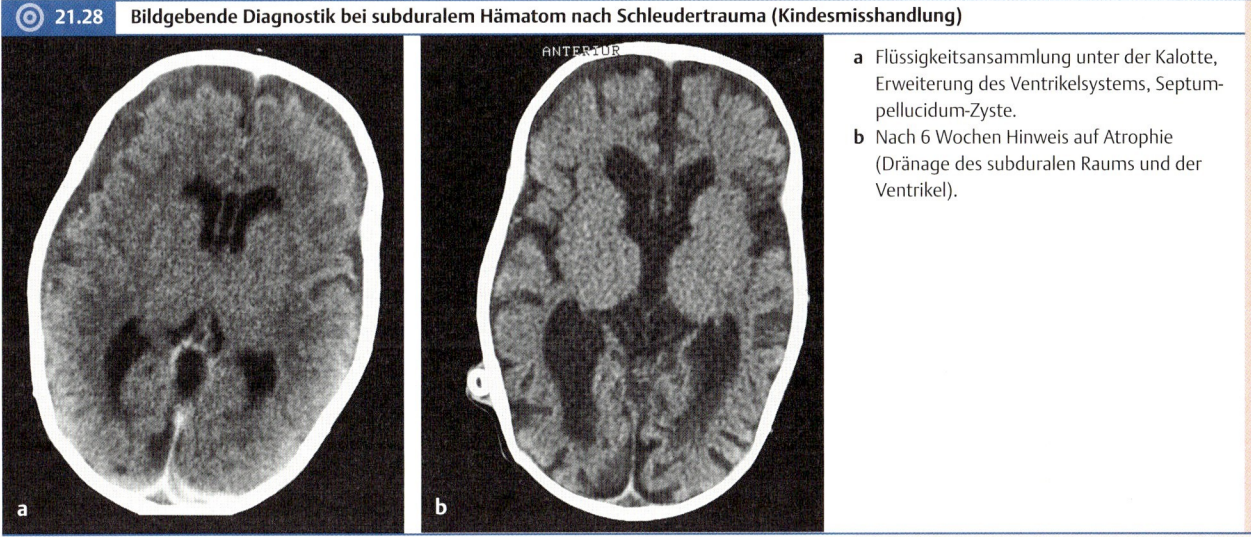

a Flüssigkeitsansammlung unter der Kalotte, Erweiterung des Ventrikelsystems, Septumpellucidum-Zyste.
b Nach 6 Wochen Hinweis auf Atrophie (Dränage des subduralen Raums und der Ventrikel).

Folge des posttraumatischen Hirnödems mit intrakranieller Drucksteigerung sind **Einklemmungssyndrome** (dienzephal, mesenzephal, bulbär), die eine bestimmte Körperhaltung zur Folge haben (s. Abb. **21.25**). Beim **apallischen Syndrom** kommt es zu einer funktionellen Trennung zwischen Kortex (Ausfall der Hirnrinde) und dienzephal-mesenzephalen Zentren. Die Patienten erscheinen wach (Coma vigile), reagieren aber nicht auf visuelle oder akustische Reize und sprechen nicht. Es treten verschiedene automatische Reaktionen auf, beispielsweise sog. Primitivreflexe (Greif-, Beißreflex). Eine Rückbildung der Symptome ist möglich, allerdings mit bleibenden Folgen (Residualsyndrom).

▶ **Merke.** **Liquorfisteln** entstehen v. a. bei Schädelbasisfrakturen (Siebbein, Felsenbein). Es kommt zu Liquorfluss aus Nase und Ohr. Der Nachweis erfolgt durch Bestimmung des Glukosegehalts mit Dextrostix-Streifen (im normalen Nasensekret findet sich keine Glukose). Bleibt ein spontaner Verschluss der Liquorfistel aus, muss sie wegen der Gefahr rezidivierender Meningitiden operativ verschlossen werden.

Therapie: Die Erstversorgung am Unfallort umfasst die Sicherung der Vitalfunktionen (ggf. Intubation, Beatmung, Herzmassage) und Schockbekämpfung (Infusion). Nach orientierender Untersuchung muss das Kind möglichst rasch und schonend (stabile Lagerung mit leicht erhöhtem Kopf) in die nächstgelegene Klinik transportiert werden.

Bei **schweren SHT** ist Neurointensivbehandlung erforderlich. Frühzeitige Intubation und adäquate Oxygenierung mit kontinuierlicher Registrierung vegetativer Funktionen und des intrakraniellen Drucks (epiduraler oder subduraler Druckfühler) sind obligat. Zur Bekämpfung des **Hirnödems** dienen optimale Ventilation (Beatmung), schonende Pflege mit möglichst wenig Manipulationen, leichte Hochlagerung des Kopfes, Kreislaufstabilisierung, und Analgosedierung. Mitunter wird eine chirurgische Dekompression nötig. Bei Anfällen müssen Antikonvulsiva verabreicht werden (Diazepam, Barbiturate, Phenytoin); prophylaktische Gaben können einer Epilepsie nicht vorbeugen. Eine prophylaktische Antibiotikagabe sollte bei Infektionsgefahr (z. B. Liquorfistel) und pulmonalen oder abdominellen Komplikationen erfolgen.

Bei **leichten SHT**, auch nach Schädelfrakturen, ist eine sorgfältige Überwachung (Vigilanz, Pupillenreaktion, Puls, Blutdruck) des Kindes für mind. 24 Stunden notwendig. Die Eltern des Kindes müssen über die Symptome möglicher Komplikationen genau informiert werden (Hirnblutung: zu Beginn meist zunehmende Müdigkeit, erst später Einschränkung der Pupillenreaktion). Falls Symptome vorliegen, ist eine klinische Beobachtung nötig.

Bei **Impressionsfrakturen** ist eine operative Behandlung indiziert, wenn die Dislokation des Knochens mehr als Kalottenhöhe beträgt. Eine Therapie erübrigt sich bei der Impressionsfraktur des Neugeborenen, da diese „Tischtennisballfraktur" spontan verschwindet. Im Säuglingsalter kann es zu einer **„wachsenden Fraktur"** kommen, wenn Interposition von Dura zu einer langsamen Vergrößerung des Bruchspaltes führt. Dies ist im Röntgenbild und CT nachzuweisen und erfordert meist eine operative Behandlung.

Während der Intensivtherapie und nach Operationen sollte den Eltern frühzeitig Kontakt mit dem Kind ermöglicht werden. Abnorme psychische Reaktionen auf die als bedrohlich empfundene Umgebung sind ein „Dornröschenschlaf-Syndrom" oder mutistisches Verhalten, das sich rasch nach Verlegung des Kindes bessert. Die Eltern sollten frühzeitig über Prognose und möglicherweise bleibende Folgen nach schweren SHT aufgeklärt werden.

Prognose: Die Ausdehnung und Lokalisation der traumatischen Läsion, aber auch das Ausmaß des Hirnödems und dadurch bedingte Komplikationen bestimmen die Prognose. Eine völlige Restitution ist auch nach schwerem Trauma möglich. Die Prognose wird ungünstig, wenn die Bewusstlosigkeit länger als 3–4 Wochen dauert oder Frühanfälle und ein dienzephales, mesenzephales oder apallisches Syndrom auftreten. Schwere Kontusionen hinterlassen fast immer neurologische Residualsyndrome: Lähmungen, Dyskinesien, zerebrale Anfälle (posttraumatische Epilepsie) und/oder ein psychoorganisches Syndrom mit Antriebsstörung, Leistungsschwierigkeiten, Intelligenzminderung und Verhaltensauffälligkeiten. Bei Verletzungen im frühen Kindesalter ist die Prognose meist schlechter als bei später entstandenen, umschriebenen Läsionen.

Psychosoziale Faktoren sind für die weitere Entwicklung des hirnverletzten Kindes entscheidend. Deshalb sollten frühzeitig umfassende **Rehabilitationsmaßnahmen** organisiert werden.

Eine häufige Traumafolge sind vegetative Regulationsstörungen und Kopfschmerzen. Oft ist ein direkter Zusammenhang eher fraglich. Sie erfordern symptomatische Behandlung, manchmal psychotherapeutische Maßnahmen.

Prophylaxe: Aufklärung der Eltern und Erzieher über Möglichkeiten der Unfallentstehung und -verhütung. Bei Verletzungen sind diagnostische und therapeutische Maßnahmen möglichst rasch und rationell durchzuführen.

> ▶ **Klinischer Fall.** Ein 12 Jahre alter Junge geriet auf die Fahrbahn, als er einem Hund ausweichen wollte. Er wurde von einem Auto seitlich erfasst und weggeschleudert, war sofort bewusstlos und erbrach beim Transport in die Klinik. Nach vorübergehender Besserung trat erneut tiefe Bewusstlosigkeit ein (Glasgow-Koma-Skala: 5 Punkte). Es wurde eine Pupillendifferenz festgestellt und die Verlegung in eine neurochirurgische Klinik veranlasst. Die CT zeigte Hinweise auf eine frontobasale Kontusion mit ausgeprägtem Hirnödem (Abb. **21.29**). Nachdem sich der Zustand bei konservativen Behandlungsmaßnahmen nicht besserte, wurden die traumatisch veränderten Hirnbezirke operativ entfernt. Trotz vorübergehender Stabilisierung war dann erneut Beatmung erforderlich, es wurde eine Tracheotomie durchgeführt. Als in der CT die Ventrikelweite deutlich zunahm, musste eine offene Liquorableitung installiert werden; der Liquordruck war erhöht (30 cm H$_2$O). Danach besserte sich der Allgemeinzustand langsam; eine Halbseitenparese bildete sich allmählich bis auf Restsymptome zurück. Es bestanden weiter deutliche Symptome eines psychoorganischen Syndroms mit Antriebsarmut, Konzentrationsschwäche, Stimmungslabilität und Teilleistungsstörungen. Es blieben Gedächtnisstörung und leichte Intelligenzminderung sowie allgemeine Ungeschicklichkeit zurück.

21.29 CT nach frontobasaler Verletzung

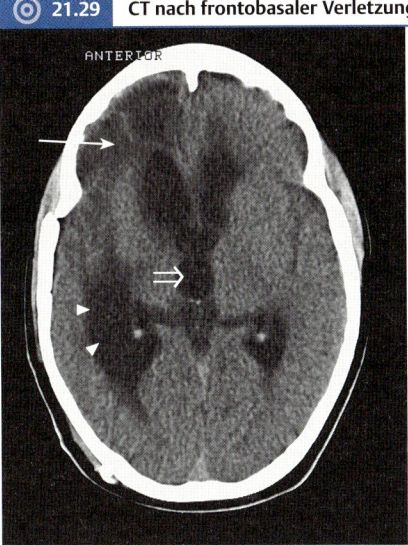

CT bei frontobasaler Verletzung. Rechts frontal ausgeprägtes Ödem (Pfeil), Erweiterung der Seitenventrikel (Pfeilspitzen) und des 3. Ventrikels (offener Pfeil).

21.6.2 Spinale Verletzungen

Ein traumatisch bedingtes Querschnittssyndrom, komplett oder partiell, kann bei Unfällen oder nach komplizierter Geburt entstehen. Unterhalb der Läsionsebene entsteht eine Paraparese mit Sensibilitätsstörungen sowie Dysfunktion von Blase und Darm. Wirbelverletzungen sind nicht immer nachweisbar, die Läsion ist aber im MRT meist gut zu erkennen. Sofern erforderlich und möglich, sind operative Maßnahmen unverzüglich durchzuführen. Immer müssen durch eine sorgfältige Neurointensivpflege Komplikationen wie Dekubitus oder Harnwegsinfektion vermieden werden. Trotz umfassender Rehabilitation bleibt oft eine Querschnittslähmung bestehen.

21.6.3 Verletzung peripherer Nerven

Isolierte Nervenläsionen sind bei Kindern seltener als bei Erwachsenen, z.B. nach Schnittwunden oder durch Druck an exponierten Stellen (N. ulnaris, N. peroneus) bzw. Blutungen (Kompartmentsyndrom, z.B. des N. femoralis, bei Hämophilie). Es kommt zu Paresen, Sensibilitätsstörungen im Versorgungsgebiet des betroffenen Nervs und Durchblutungsstörungen, oft auch zu vegetativen Symptomen. Sofern möglich, werden Nervennaht oder Entlastungsmaßnahmen durchgeführt; die Regenerationsmöglichkeiten sind meist gut.

Zu **Verletzungen des Plexus brachialis** s. S. 115.

21.7 Durchblutungsstörungen des Nervensystems

Angeborene Anomalien, Tumoren oder Gefäßverschlüsse können eine akute Ischämie und Hypoxie zur Folge haben; bei **Frühgeborenen** treten relativ oft **Hirnblutungen** auf, hauptsächlich im Bereich der **subependymalen Keimlagerzone**. In der Pathogenese der hypoxisch-ischämischen Enzephalopathie des Neugeborenen stellen Hirnblutungen und die sog. periventrikuläre Leukomalazie die beiden Hauptfaktoren dar. Intrazerebrale und subarachnoidale Blutungen können in jedem Lebensalter vorkommen. Thrombosen oder Embolien weisen oft auf eine kardiale Erkrankung oder andere extrazerebrale Störungen hin.

21.7.1 Akute Subarachnoidalblutung

▶ Definition. Blutung in den Subarachnoidalraum nach Ruptur von Hämangiomen, arteriovenösen Aneurysmen oder Arterienwandaneurysmen.

Ätiologie: Arteriovenöse Aneurysmen sind angeboren, Hämangiome Folge von Fehlbildungen des Gefäßsystems. Nach einer Verletzung der Gefäßwand können traumatische Aneurysmen auftreten (z. B. des Sinus cavernosus). Seltener enstehen sie nach bakteriellen Embolien oder mykotischen Infektionen (meist bei immunsupprimierten Patienten).

Klinik: Akut tritt Bewusstlosigkeit auf, vorher können Übelkeit und heftigster Kopfschmerz empfunden werden. Meningismus, Erbrechen und Blutdruckanstieg sind häufig zu beobachten.

Komplikationen: Die durch Hirndrucksteigerung bedingte vegetative Dysregulation kann zu Herz-Kreislauf-Versagen und Atemlähmung führen. Als Spätfolge kommt eine Beeinträchtigung der Liquorzirkulation mit Ausbildung eines Hydrocephalus aresorptivus vor.

Diagnostik: Das klinische Bild ist hinweisend. Eventuell ist bei arteriovenösen Aneurysmen ein Gefäßgeräusch über dem Schädel auskultierbar. Falls wegen V. a. Meningitis eine Lumbalpunktion durchgeführt wird, gewinnt man blutigen Liquor. In der CT wie auch MRT (mit Angiosequenzen) ist der Nachweis der Blutung und der Aneurysmen bzw. Angiome möglich (Abb. **21.30c**), eine Angiografie wird zur genauen Lokalisation erforderlich.

21.30 Bildgebende Diagnostik bei Aneurysma der V. magna Galeni

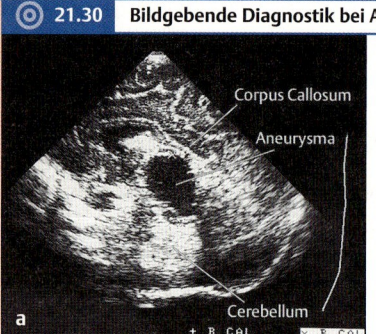
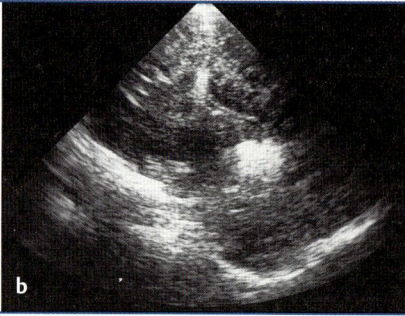

a Echoarme Struktur hinter dem 3. Ventrikel.
b Veränderung nach interventioneller Neuroradiologie mit Thrombosierung des Aneurysmas.

Differenzialdiagnose: Meningitis, Trauma, Tumor, Intoxikation und intrazerebrale Blutungen anderer Ursache (hämorrhagische Diathese) sind in Betracht zu ziehen.

Therapie: Zuerst müssen Schock und intrakranielle Drucksteigerung bekämpft werden, ohne neue Blutungen zu provozieren. Eine operative Intervention kommt oft erst nach Stabilisierung des Patienten infrage. Nach Möglichkeit wird die Blutungsquelle beseitigt und das Hämatom entfernt. Aneurysmen können mit Clips ausgeschaltet werden. Bei ausgedehnten angiomatösen Prozessen hat die interventionelle Neuroradiologie mit Embolisation über Katheter unter Sichtkontrolle gute Erfolgschancen.

Prognose: Je nach Sitz der Blutungsquelle und Ausdehnung des Hämatoms unterschiedlich. Rezidive sind möglich, weshalb nach der Behandlung nochmals eine Angiografie durchgeführt werden sollte.

Prophylaxe: Gefäßveränderungen kommen bei Phakomatosen und Stoffwechselstörungen vor; Aneurysmen und Angiome treten gelegentlich familiär auf (ca. 10 % d. F.). Bei entsprechendem Risiko sollten MRT und Angiografie durchgeführt werden; mitunter ist es günstig, eine Operation vorzunehmen, bevor es zu Blutungen kommt.

▶ **Klinischer Fall.** Das 3 Wochen alte Mädchen wurde wegen Herzinsuffizienz mit V.a. Vitium cordis congenitum eingewiesen. Bei der kardiologischen Untersuchung konnte keine Ursache gefunden werden. Im Sonogramm des Schädels fiel aber eine große zystische Struktur in der Medianebene oberhalb des Aquädukts auf; die Ventrikel waren erweitert (Abb. **21.30a**). Jetzt war auch ein Gefäßgeräusch auszukultieren. MRT (Abb. **21.30c**) und Angiografie bestätigten, dass es sich um ein Aneurysma der V. magna Galeni mit einem hohen Shuntvolumen handelte. Mittels interventioneller Neuroradiologie wurden die zuführenden Gefäße embolisiert, was in mehreren Etappen erfolgte. Die Herzinsuffizienz verschwand; sonografische Kontrollen (Abb. **21.30b**) zeigten, dass es zu einer Thrombosierung im Aneurysmagebiet gekommen war. Der Hydrocephalus occlusus ist befriedigend dräniert. Das Kind entwickelt sich etwas langsam und zeigt im Alter von 9 Monaten Hinweise für eine beginnende spastische Bewegungsstörung.

21.7.2 Akute Hemiparese im Kindesalter

▶ **Definition.** Eine Halbseitenlähmung kann bei Kindern plötzlich auftreten, evtl. begleitet von Bewusstseinsstörung und Krämpfen. Verantwortlich sind meist Durchblutungsstörungen als Folge von Gefäßanomalien, Gefäßtumoren, stenosierenden Gefäßerkrankungen oder thromboembolischen Verschlüssen. Es resultieren Ischämie und Hypoxie im betroffenen Gebiet mit entsprechenden Ausfallserscheinungen.

Ätiologie: Mögliche Ursachen sind fibromuskuläre Dysplasie, Phakomatosen, Moya-Moya-Krankheit, Periarteriitis nodosa, Lupus erythematodes sowie thromboembolische Gefäßverschlüsse (bei Endokarditis, Herzvitien mit Rechts-links-Shunt, Entzündungen [Lymphadenitis colli, Tonsillitis], Hyperlipidämie, Homozystinurie, traumatischen Läsionen und Polyglobulie).

Klinik: Zunächst entsteht eine schlaffe Hemiparese, die allmählich spastisch wird. Muskeleigenreflexe sind zuerst nicht auslösbar, später gesteigert. Eine Fazialisparese wird oft beobachtet, die Bauchhautreflexe auf der betroffenen Seite fehlen. Bewusstseinsstörung und Krämpfe treten nur ausnahmsweise auf. Die Tiefensensibilität wird beeinträchtigt. Motorische, sensorische oder gemischte Aphasie, Apraxie, Agnosie sowie Gesichtsfeldausfälle kommen vor. Bei arteriovenösen Aneurysmen mit großem Shuntvolumen (v.a. bei Säuglingen) steht eine kardiale Dekompensation im Vordergrund.

Komplikationen: Die Lähmung und andere Ausfallserscheinungen sind allenfalls teilweise reversibel.

Diagnostik: Verlauf und klinischer Befund sind hinweisend. Rasch muss eine MRT (vor und nach Gabe von Kontrastmittel) inkl. diffusionsgewichteten Aufnahmen (DWI) bzw. eine CT angefertigt werden. Blutungen sind bei optimaler Technik sofort erkennbar; bei einem ischämischen Infarkt kann die „isodense Phase" zunächst ein normales Bild vortäuschen, erst die Kontrolle nach einigen Tagen klärt die Situation. Durch transkranielle Doppler-Sonografie ist die zerebrale Zirkulation zu beurteilen. Eine Angiografie sollte nur erfolgen, wenn der Zustand des Patienten dies gestattet und therapeutische Konsequenzen abzusehen sind.

Differenzialdiagnose: Abzugrenzen sind Fehlbildungen (Porenzephalie), Arachnoidalzysten, Tumoren und umschriebene Entzündungen.

Therapie: Im Allgemeinen kommen nur symptomatische Maßnahmen infrage. Die Anwendung thrombolytischer (fibrinolytischer) Mittel ist bei akuten Gefäßverschlüssen möglich. Diese muss innerhalb von 3 Std. (systemische Thrombolyse) bis max. 6 Stunden (lokale Thrombolyse) erfolgen. Kontrollierte Studien liegen im Kindesalter nicht vor (heterogene Ätiologie und starke Altersabhängigkeit). Nach ausgeschlossener Blutung kann eine niedrig dosierte Heparinisierung erfolgen. Als Rezidivprophylaxe wird Azetylsalizylsäure eingesetzt. Rehabilitative Maßnahmen sind notwendig (Krankengymnastik, Ergotherapie, Logopädie, Hilfsmittel).

Prognose: Beim ischämischen Insult ist fast immer mit bleibenden Störungen zu rechnen (Halbseitenlähmung, Aphasie, Apraxie, evtl. zerebrale Anfälle).

21.7.3 Sinusvenenthrombose

Ätiologie und Pathogenese: Eine Thrombose des Sinus transversus oder sigmoideus kann durch eine fortgeleitete Otitis media oder Mastoiditis entstehen, eine Thrombose des Sinus cavernosus geht von Entzündungen der Orbita, des Gesichts und der Nasennebenhöhlen aus. Starke Dehydratation beim Säugling kann die Thrombose des Sinus sagittalis zur Folge haben. Mitunter sind Medikamente verantwortlich, z.B. Asparaginase.

Klinik: Hirndrucksymptome (s.S. 725) mit Somnolenz und epileptischen Anfällen, Protrusio bulbi oder Vorwölbung der Fontanelle treten auf.

Diagnostik: Bei der Blutuntersuchung findet man evtl. Entzündungszeichen. Hinweise auf die Thrombose geben CT, MRT und Angiografie. Die Diagnosestellung ist oft schwierig, da ähnliche Symptome bei enzephalitischen Erkrankungen, epi- oder subduralem Empyem auftreten.

Therapie: Vollheparinisierung, bei fortgeleiteten Entzündungen antibiotische Therapie, evtl. auch eine entlastende Operation.

21.8 Zerebrale Anfälle (Epilepsien)

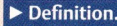 **Definition.** Zerebrale Anfälle sind die Folge einer paroxysmalen Funktionsstörung des Gehirns. Aufgrund unterschiedlicher Ursachen kommt es zu abnormem Auftreten und Ausbreiten hirnelektrischer Aktivität bzw. zu unzureichender Hemmung. Es resultieren Bewusstseinsstörung und verschiedene motorische Phänomene bzw. Verhaltensänderungen. Bei jedem Menschen kann ein zerebraler Anfall ausgelöst werden, wenn starke Reize auf das Gehirn einwirken, z.B. elektrischer Strom, Hypoglykämie oder Hyponatriämie. Bei etwa 10% aller Menschen ist die Krampfschwelle vermindert und es kommt zu einzelnen Gelegenheitsanfällen (z.B. ausgelöst durch Fieber im Kindesalter, Hyponatriämie oder Chemotherapie in allen Altersgruppen). Eine **Epilepsie** liegt vor, wenn **unprovozierte epileptische Anfälle rezidivierend vorkommen**. Etwa 0,6% der Bevölkerung sind betroffen. Nicht selten beginnen Epilepsien bereits im Kindesalter (ca. 40%).

Einteilung: Die Einteilung der Epilepsie erfolgt nach Ätiologie und Symptomatik. Ätiologisch unterscheidet man:
- **idiopathische** Epilepsie (ca. 50% im Kindesalter): genetische Disposition

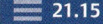

21.15 Formen epileptischer Anfälle

generalisierte Anfälle
- primär generalisierte „**große**" Anfälle (früher: Grand Mal)
  - tonisch-klonisch
  - tonisch
  - klonisch
- primär generalisierte „**kleine**" Anfälle (früher: Petit Mal)
  - atonisch-astatisch
  - myoklonisch
  - myoklonisch-astatisch
  - Absencen

fokale Anfälle (Partialanfälle)
- fokale Anfälle mit elementarer Symptomatik (**einfache** Partialanfälle, d.h. ohne Bewusstseinsverlust)
  - motorische Herdanfälle
  - versive und Haltungsanfälle
  - inhibitorische Anfälle
  - somatosensorische und sensorische Anfälle
- fokale Anfälle mit komplexer Symptomatik (**komplexe** Partialanfälle, d.h. wie oben, aber **mit Bewusstseinsverlust**)

Anfälle, die nicht sicher klassifiziert werden können

21.8 Zerebrale Anfälle (Epilepsien)

- **symptomatische** Epilepsie (ca. 30% im Kindesalter): nachweisbare symptomatische Ursache, z. B. Hirntrauma, Hirntumor, Meningoenzephalitis
- **kryptogene** Epilepsie (ca. 20% im Kindesalter): symptomatische Ursache wird angenommen, kann aber nicht belegt werden.

Einteilung nach Symptomatik s. Tab. **21.15**.

Klinik: Epileptische Anfälle führen zu sehr unterschiedlichen Symptomen, die nur schwer einem einfachen Schema zuzuordnen sind. Tab. **21.15** zeigt eine aus didaktischen Gründen vereinfachte Klassifikation epileptischer Anfälle.

Die Gesamtheit der Anfallssymptomatik bildet zusammen mit der vermuteten Ätiologie (z. B. bei Absencen: idiopathisch) das „Epilepsiesyndrom" (z. B. Absence-Epilepsie des Kindesalters). Unterschiedliche Epilepsiesyndrome sind durch Kombinationen verschiedener epileptischer Anfälle gekennzeichnet (z. B. Absence-Epilepsie: 100% d. F. Absencen, 30% d. F. auch generalisiert tonisch-klonische Anfälle). Im Folgenden werden charakteristische altersgebunde Anfallstypen und das damit meist verbundene Epilepsiesyndrom vorgestellt.

Für die Praxis ist hilfreich, aufgrund des zeitlichen Verlaufs und der Symptome große von kleinen Anfällen zu unterscheiden. **Große Anfälle** (generalisierte tonisch-klonische Anfälle, **Grand Mal**) lassen sich weiter unterteilen in primär generalisierte Anfälle – ohne Fokus – und sekundär generalisierte Anfälle – von einem Fokus ausgehend. Bei primär generalisierten Anfällen tritt als erstes Symptom Bewusstlosigkeit auf, bei sekundär generalisierten Anfällen fokaler Genese gehen ihr oft andere Symptome, häufig eine **Aura** (Vorboten), voraus.

Der generalisierte tonisch-klonische Anfall (Grand-Mal-Anfall) führt immer zu **Bewusstlosigkeit**. Er beginnt mit einer **tonischen Phase**, die von Atemstillstand und Zyanose begleitet wird und meist 30–60 Sekunden dauert. Es folgt die **klonische Phase** mit Zuckungen, die etwa 3–5 Minuten anhalten, gelegentlich auch länger. Dabei kann es zu Verletzungen (Zungenbiss) sowie zu Urin-, seltener zu Stuhlabgang kommen. Nach Ausklingen der Zuckungen kommt der Patient rasch wieder zu sich, fällt aber bald in einen **Nach-** oder **Terminalschlaf**, der mehrere Stunden anhalten kann. Manchmal geht großen Anfällen eine Prodromalphase mit Verhaltensänderungen voraus. Der Anfallstyp kommt bei einer Vielzahl unterschiedlicher Epilepsiesyndrome vor und kann z. B. bei einer Temporallappen-Epilepsie genauso wie bei einer Absence-Epilepsie auftreten.

Treten mehrere Anfälle hintereinander auf und erlangt der Patient im Intervall das Bewusstsein wieder, spricht man von einer **Anfallsserie**. Treten sie wiederholt auf, ohne dass der Patient zu Bewusstsein kommt, oder beträgt die Dauer mehr als 30 Minuten, spricht man von einem **Status epilepticus**.

Kleine Anfälle (Petit Mal) sind meist von wesentlich kürzerer Dauer als große Anfälle. Sie lassen sich nach der Pathogenese in primär generalisierte und fokale (partielle) Anfälle unterteilen. Letztere können sekundär generalisieren.

Einige Petit-Mal-Anfallsformen (z. B. Absencen) sind **altersgebunden**, andere unabhängig vom Entwicklungsstand.

Bei Neugeborenen kommen als altersgebundene Anfälle **amorphe epileptische Anfälle** mit uncharakteristischen Symptomen wie Myoklonien, kurzes Versteifen einzelner Extremitäten, Apnoen, Schmatzen, Strampeln oder Rudern. Sie sind oft nur schwer von Hyperexzitabilität oder Automatismen zu differenzieren. Die polygrafische EEG-Ableitung hilft dabei. Mögliche Ursachen sind Hypokalzämie, Hypoglykämie, intrazerebrale Blutung oder Infektion; dies ist durch Sonografie sowie Blut- und Liquoranalyse zu klären. Im Neugeborenenalter sind spezifische Epilepsiesyndrome selten.

Im Säuglingsalter können **Blitz-Nick-Salaam-Anfälle** (BNS-Anfälle, West-Syndrom) auftreten: kurze Propulsivbewegungen der Extremitäten (Blitzkrämpfe), des Kopfes (Nickkrämpfe) oder in Kombination, auch mit tonischer Versteifung (Salaamkrämpfe, Abb. **21.31a**). Ein Anfall dauert wenige Sekunden. Meist kommen die BNS-Krämpfe in Serien mehrmals hintereinander, verbunden mit einer leichten Beeinträchtigung des Bewusstseins und Schmerzäußerung. Vielfach werden die Symptome zunächst als Erschrecken oder Blähungen fehlgedeutet. Im EEG zeigt sich eine **Hypsarrhythmie** (Abb. **21.31b** und Abb. **21.32**). Ursachen sind **Schädigungen der grauen Substanz**, z. B. infolge von Asphyxie, Fehlbildungen, tuberöser Sklerose, Stoffwechselstörungen (z. B. Glukosetransporterdefekt, GLUT-1) oder Infektionen.

- nach Symptomatik (Tab. **21.15**).

Klinik: Zerebrale Anfälle zeigen unterschiedliche Symptome. In Tab. **21.15** ist eine vereinfachte Klassifikation aufgeführt.

Große Anfälle (generalisiert tonisch-klonische Anfälle, **Grand Mal**) lassen sich in primär generalisierte und sekundär generalisierte Anfälle unterteilen: Bei Ersteren tritt als erstes Symptom Bewusstlosigkeit auf, bei Letzteren gehen der Bewusstlosigkeit andere Symptome (**Aura**) voraus.

Der Grand-Mal-Anfall ist durch **Bewusstlosigkeit**, eine **tonische Phase** mit Atemstillstand und Zyanose und eine **klonische Phase** mit Zuckungen, evtl. Zungenbiss, Urin- und Stuhlabgang charakterisiert, gefolgt vom **Nach-** oder **Terminalschlaf**.

Treten mehrere Anfälle hintereinander auf und der Patient kommt im Intervall zu Bewusstsein, besteht eine **Anfallsserie**, kommt er nicht zu Bewusstsein, ein **Status epilepticus** (länger als 30 min).

Kleine Anfälle (Petit Mal) sind von kürzerer Dauer als große Anfälle und sind primär generalisiert oder fokal (partiell); Letztere können sekundär generalisieren. Einige Petit-Mal-Anfallsformen (z. B. Absencen) sind **altersgebunden**.

Bei Neugeborenen treten **amorphe epileptische Anfälle** auf, die oft schwer von Hyperexzitabilität zu unterscheiden sind. Die Ursache (Hypokalzämie, Hypoglykämie, intrazerebrale Blutung oder Infektion) muss durch entsprechende Untersuchungen geklärt werden.

Im Säuglingsalter treten bevorzugt **Blitz-Nick-Salaam-Anfälle** (West-Syndrom) auf: Propulsivbewegungen (Abb. **21.31a**) mit leichter Bewusstseinsstörung, auch tonischer Versteifung. Sie dauern wenige Sekunden und treten meist in Serien auf. Das EEG zeigt eine **Hypsarrhythmie** (Abb. **21.31b** und Abb. **21.32**). Ursache sind Hirnschädigungen, die meist schon vor Auftreten der Krämpfe zu **Entwicklungsverzögerung** führen (ungünstige Prognose).

21.31 Befunde bei zerebralen Krampfanfällen im Säuglingsalter

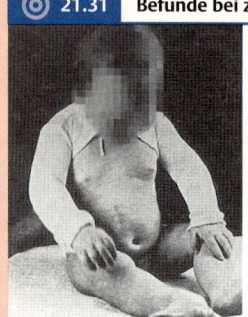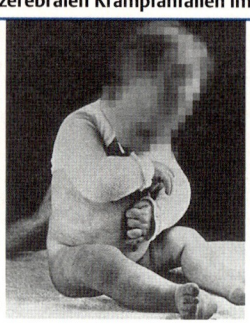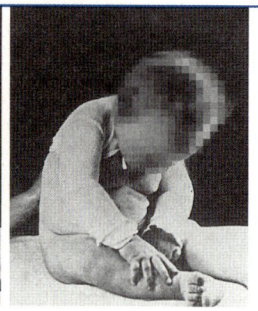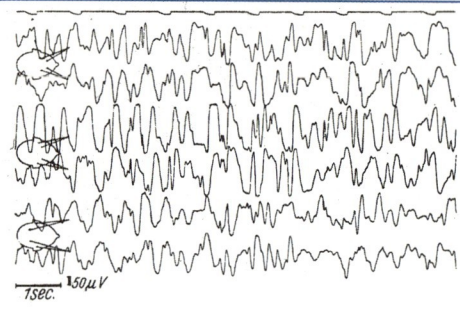

a Propulsiv-Anfälle bei West-Syndrom (BNS-Anfälle): typische Bewegungsabfolge beim Säugling.

b Hypsarrhythmie: diffuse gemischte epilepsietypische Potenziale im EEG bei West-Syndrom.

Sie haben meist schon vor dem Auftreten der Krämpfe zu einer **Entwicklungsverzögerung** geführt und sind für die oft ungünstige Prognose verantwortlich. Zur Klärung der Ätiologie werden MRT, Liquorpunktion und biochemische, evtl. auch molekulargenetische Analysen erforderlich.

▶ **Merke.** Das **West-Syndrom** ist durch die Trias Blitz-Nick-Salaam-Anfälle (obligat), Hypsarrhythmie (obligat) und Entwicklungsverzögerung (fakultativ) gekennzeichnet.

21.32 Hypsarrhythmie bei 8 Monate altem Säugling mit West-Syndrom vor und nach medikamentöser Therapie

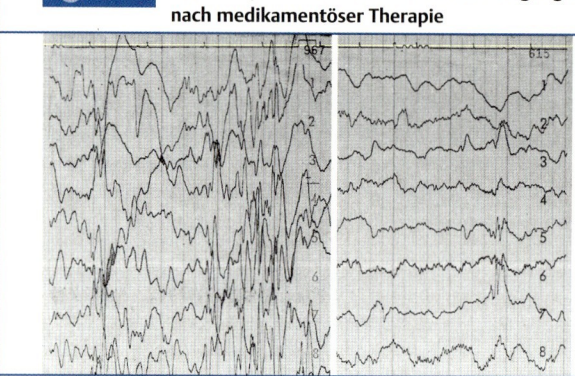

Links: vor der Therapie Hypsarrhythmie; rechts: nach Therapie mit Clonazepam fokale Veränderungen (im MRT Porenzephalie, nach neonatalem Infarkt).

Bei den **myoklonisch-astatischen Anfällen des Kleinkindes** (myoklonisch-astatischer Epilepsie) kommt es zu kurzen Myoklonien mit anschließendem Tonusverlust und Sturz.

Pyknoleptische Absencen treten v. a. im **Schulalter**, bei Mädchen und typischerweise täglich gehäuft auf: kurze Bewusstseinspausen mit Augenbewegungen, Retropulsion des Kopfes, evtl. Automatismen. Das **EEG** zeigt **3/s-Spike-wave-Muster** (Abb. 21.33). Gute Prognose.

Im **Jugendalter** und **jungen Erwachsenenalter** treten auf: die **juvenile myoklonische Epilepsie** (morgendliche Myoklonien der Arme ohne Bewusstseinsstörung) und die **Aufwach-Grand-Mal-Epilepsie** (keine Myoklonien, Anfälle nach Schlafentzug oder Alkoholkonsum).

Bei den **myoklonisch-astatischen Anfällen des Kleinkindalters** (Epilepsiesyndrom: myoklonisch-astatische Epilepsie, Lennox-Gastaut-Syndrom u. a.) kommt es zum Auftreten von Myoklonien der Extremitäten oder Lautäußerungen und plötzlichem Tonusverlust mit Hinstürzen. Bei häufigen Anfällen verzögert sich die zuvor normale geistige Entwicklung. Ursachen sind entweder genetische Disposition oder kortikale Läsionen (z. B. Fehlbildungen).

Pyknoleptische Absencen treten bevorzugt im **Schulalter**, bei Mädchen und typischerweise täglich gehäuft auf (z. B. 80–100 ×/d). Es sind kurze Bewusstseinspausen (5–30 s), die mit Augenbewegungen, einer Retropulsivbewegung des Kopfes, gelegentlich mit oralen Automatismen und Nestelbewegungen der Hände einhergehen. Das **EEG** zeigt das typische **3/s-Spike-wave-Muster** (Abb. 21.33). In der Pathogenese sind genetische Faktoren bedeutsam. Die Prognose ist im Allgemeinen gut. In ca. 30 % der Fälle treten einzelne generalisierte tonisch-klonische Anfälle auf (Grand Mal).

Im **Jugendalter** und **jungen Erwachsenenalter** (Gipfel: 15. Lj.) tritt die **juvenile myoklonische Epilepsie** auf. Es kommt zu morgendlichen Myoklonien der Arme ohne Bewusstseinsstörung in den ersten 30 Minuten nach dem Erwachen. Im Verlauf kommt es zusätzlich immer zu generalisierten tonisch-klonischen Anfällen und in 30 % d. F. zu Absencen. Im gleichen Alter tritt die **Aufwach-Grand-Mal-Epilepsie** auf. Es fehlen die morgendlichen Myoklonien und die Anfälle treten meist nach Schlafentzug oder vorausgehendem Alkoholkonsum am nächsten Morgen auf. Die Ursache ist eine genetische Prädisposition.

21.33 Pyknoleptische Absencen

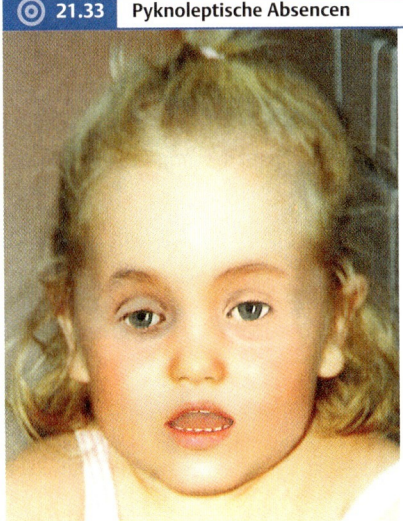
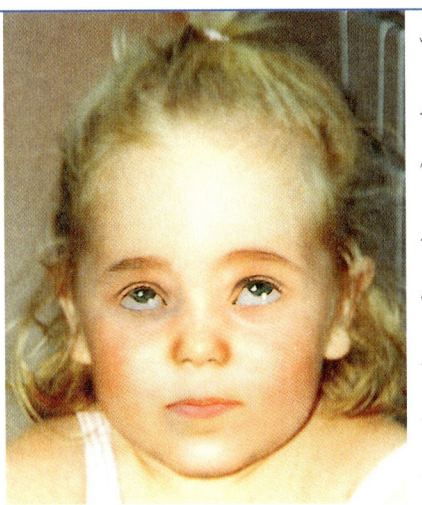
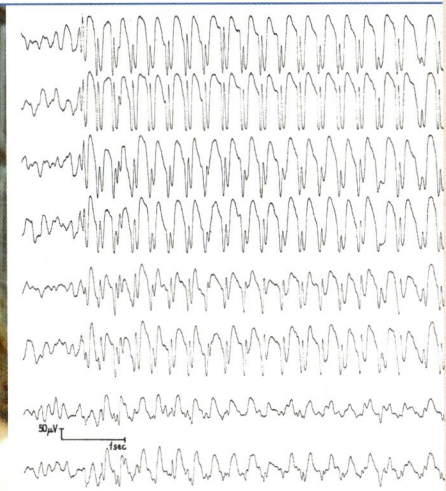

a Klinischer Befund.

b 3/s-Spike-wave-Muster bei pyknoleptischer Absence.

Fokale Anfälle (Partialanfälle) kommen ohne oder mit Bewusstseinsstörung vor. Bei den **einfach-partiellen** Anfällen treten ohne Bewusstseinsstörung meist motorische Symptome auf: klonische Zuckungen, die sich manchmal im Sinn des „Jackson-Marsches" ausbreiten, beispielsweise von der Hand auf Arm, Gesicht, Bein und gelegentlich auf die andere Körperseite. Sensorische und andere Symptome sind seltener (Auren, vegetative Störungen). Ursachen sind kortikale Läsionen unterschiedlicher Lokalisation.

Bei den **komplex-partiellen** Anfällen (psychomotorische Anfälle, Temporallappenepilepsie, Dämmerattacken) ist das Bewusstsein eingeengt (Dämmerzustand). Bei einem Temporallappenanfall kommt es zu stereotypen Bewegungsfolgen (Nesteln etc.) und vegetativen Symptomen wie Blässe, Erröten, Speichelfluss, Tachykardie und psychischen Symptomen (Angst!). Ein solcher Anfall beginnt langsam und endet allmählich mit einer Reorientierungsphase. Oft geht ihm eine **Aura** voraus, die das Kind nicht gut beschreiben kann („komisches Gefühl"). Ursache ist eine Läsion des Temporallappens (z. B. des Hippokampus). Im Anfall zeigt das EEG einen temporalen Herdbefund. Die Anfälle sind häufig medikamentös schlecht behandelbar. Die Therapie der Wahl ist dann die Epilepsiechirurgie, die bei Temporallappenepilepsien sehr gute Erfolge zeigt.

Bei der **Rolando-Epilepsie** (Epilepsie mit zentrotemporalem Fokus), einer gutartigen fokalen Epilepsie, die im Kindesalter häufig auftritt, kommen Anfälle meist im Alter zwischen 3 und 12 Jahren vor, hauptsächlich aus dem Schlaf heraus. Bei erhaltenem Bewusstsein entstehen Missempfindungen im Gesicht und tonisch-klonische Krämpfe der Fazialis-, Kau- und Schlundmuskulatur, evtl. mit sekundärer Generalisation. Das EEG zeigt ein zentrotemporales Sharp-wave-Muster. Meist sistieren die Anfälle spätestens in der Pubertät spontan.

Der **nonkonvulsive Status epilepticus** (früher: Petit-Mal-Status) äußert sich durch Verhaltensänderung (Langsamkeit, Apathie) bei gering ausgeprägten motorischen Symptomen. Er ist am besten mit dem EEG zu diagnostizieren.

Diagnostik: Wesentlich für die Diagnosestellung bei epileptischen Anfällen sind eine genaue **(Fremd-)Anamnese**, mit der Symptome und Begleitumstände erfasst werden, und der **EEG-Befund**. Bedeutsam ist auch die ätiologische Differenzierung: Bei **posttraumatischen** Epilepsien sind alte, prä-, peri- oder postnatal entstandene Läsionen im Gehirn nachzuweisen, Epilepsien mit prozesshaftem Verlauf führen zu fortschreitenden Symptomen und sind Folge von chronischen Entzündungen oder degenerativen Erkrankungen bzw. Stoffwechselstörungen (u. a. mitochondriale Erkrankungen). Bei **idiopathischen** Epilepsien werden keine pathologischen Befunde erhoben. EEG und Familienuntersuchungen sprechen aber für die Bedeutung genetischer Faktoren in der Pathogenese, molekulargenetisch können dann in exemplarischen Familien gelegentlich Hinweise auf bestimmte Mutationen gefun-

Fokale Anfälle (Partialanfälle) können ohne oder mit Bewusstseinsstörung auftreten. Bei **einfach-partiellen** Anfällen entsteht keine Bewusstseinsstörung. Meist treten motorische Symptome in Form klonischer Zuckungen auf, die sich ausbreiten können. Ursache sind verschiedene kortikale Läsionen.

Bei **komplex-partiellen** (psychomotorischen) **Anfällen** kommt es zu Bewusstseinseinengung, stereotypen Bewegungsfolgen und vegetativen Symptomen, gefolgt von einer Reorientierungsphase. Oft geht eine **Aura** voraus. Ursache ist meist eine Läsion des Temporallappens. Spricht die Epilepsie nicht schnell auf Antiepileptika an, muss ein epilepsiechirurgischer Eingriff erwogen werden.

Bei der **Rolando-Epilepsie** treten zwischen dem 3. und 12. Lebensjahr v. a. aus dem Schlaf heraus tonisch-klonische Krämpfe der Gesichts-, Kau- und Schlundmuskulatur auf. Meist sistieren die Anfälle in der Pubertät (benigne Partialepilepsie).

Der **nonkonvulsive Status epilepticus** (früher: Petit-Mal-Status) äußert sich im Wesentlichen durch Verhaltensänderung. Diagnose: EEG.

Diagnostik: Die Diagnose ergibt sich aus der **(Fremd-)Anamnese** und dem **EEG-Befund**. Wichtig ist die ätiologische Klärung. Bei **posttraumatischen** Epilepsien sind Läsionen im Gehirn nachzuweisen, **idiopathische** Epilepsien haben überwiegend genetische Ursachen.

den werden. Die Gruppe **kryptogenetischer** Epilepsien ist durch verbesserte diagnostische Möglichkeiten klein geworden. Nach Anfallsform, EEG-Befund und Verlauf wird ein Epilepsiesyndrom klassifiziert.

▶ **Merke.** Insbesondere bei fokalen (partiellen) und sekundär generalisierten Epilepsien sind alle verfügbaren diagnostischen Methoden einzusetzen, um die Läsion zu lokalisieren (Doppelbildaufzeichnung, Langzeit-EEG, MRT, SPECT, PET). Dies ermöglicht evtl. einen epilepsiechirurgischen Eingriff.

Differenzialdiagnose: s. Tab. 21.16.

21.16 Differenzialdiagnose der wichtigsten Ursachen von Anfällen und Gelegenheitskrämpfen (bezogen auf das Alter, geordnet nach der Häufigkeit)

Neugeborene	Säuglinge und Kleinkinder	Schulkinder
■ intrakranielle, intrazerebrale, intraventrikuläre Blutung ■ hypoxisch-ischämische Enzephalopathie ■ intrauterine Infektionen ■ Hypoglykämie ■ Hypokalzämie ■ Meningitis, Enzephalitis, Sepsis ■ Hirnfehlbildungen ■ Stoffwechselstörungen	■ Fieberkrämpfe ■ Meningitis, Enzephalitis ■ Vergiftungen ■ Dehydratation ■ Hypoglykämie (Stoffwechselentgleisung, spontan) ■ Subduralhämatom ■ Hypokalzämie ■ Affektkrämpfe	■ Meningitis, Enzephalitis ■ Hypoglykämie (Insulinbehandlung) ■ Synkopen (QT-Syndrom) ■ Hypertensionsenzephalopathie ■ Tumoren, „Pseudotumor cerebri" ■ Schädel-Hirn-Trauma ■ psychogene Anfälle

Gelegenheitskrämpfe (Fieberkrämpfe)

Gelegenheitskrämpfe werden durch bestimmte Situationen ausgelöst, bei Kindern **am häufigsten** von **hohem Fieber** (ohne ZNS-Infektion). Als begünstigende Faktoren kommen Lebensalter, vorbestehende Läsionen und familiäre Disposition (in 30 % der Fälle) in Betracht. Am häufigsten sind Kinder im Alter von ½–5 Jahren betroffen. Das Fieber steigt im Allgemeinen rasch auf meist über 39 °C.

Fieberkrämpfe werden als **einfach** eingeordnet, wenn sie:
- als generalisierte tonisch-klonische Anfälle verlaufen
- weniger als 15 Minuten dauern
- innerhalb von 24 Stunden nur ein einziges Mal auftreten.

Das Epilepsierisiko nach einem einfachen Fieberkrampf ist nur minimal erhöht (2–3 % vs. ca. 1 % bei Kindern ohne Fieberkrampf.)

▶ **Merke.** Wesentlich ist, bei Kindern mit Fieberkrämpfen eine entzündliche Erkrankung des Nervensystems als Ursache auszuschließen. Deshalb wird meist eine Lumbalpunktion (bei Säuglingen obligat) erforderlich.

Fieberkrämpfe neigen zu **Rezidiven**: Bei 30 % der Patienten treten 2 und mehr Anfälle auf.
Bei der **Therapie** stehen eine konsequente **Antipyrese** ab 38 °C und – falls nötig – zur Anfallsunterbrechung die Gabe eines Antikonvulsivums im Vordergrund, v. a. **Diazepam rektal** (Säuglinge 5 mg, Kleinkinder 10 mg, Schulkinder bis 20 mg), evtl. auch Lorazepam buccal (0,05 mg/kgKG, max. 2,5 mg).

Nichtepileptische Anfälle

Nichtepileptische Anfälle, die epileptischen täuschend ähnlich sehen können, kommen bei **kardialen Erkrankungen** infolge von Erregungsleitungsstörungen vor. Bei Kindern ist v. a. an das Long-QT-Syndrom (Romano-Ward-Syndrom, Jervell-Lange-Nielsen-Syndrom) zu denken. **Synkopen** können bei einer **Kreislaufregulationsstörung** zu anfallsartigen Symptomen führen. Stoffwechselbedingte Anfälle ereignen sich bei **Hypoglykämie** (Komplikation der Diabetesbehandlung) oder bei **Hypokalzämie**. Die **Narkolepsie** oder andere paroxysmale Schlafstörungen sind schwer zu diagnostizieren. Bei Kleinkindern treten **respiratorische Affektkrämpfe** auf, wenn während eines durch Schmerz oder Wut ausgelösten längeren Schreiens (meist 10–15 s) die Inspiration ausbleibt. Bewusstlosigkeit und Krampf können die Folge sein, bevor wieder ausreichend eingeatmet werden kann. „**Blasse Affektkrämpfe**" treten nach Schmerz oder Schreck auf und führen zu Blutdruckabfall und Bradykardie. Die Kinder stürzen mit blasser Gesichtsfarbe innerhalb von 1–2 s nach dem Stimulus zu Boden. **Psychogene Anfälle** sind mitunter schwer von epileptischen zu differenzieren, vor allem, wenn sie mit diesen kombiniert auftreten.

Therapie: Beim **akuten generalisierten epileptischen Anfall** oder **Anfallstatus** werden Lorazepam, Diazepam, bzw. Clonazepam, Phenobarbital oder Phenytoin intravenös injiziert, bei schwierigem Zugang Diazepam rektal oder Lorazepam buccal. Anschließend ist nach der Ursache zu suchen.

Eine **Langzeitbehandlung** mit Antikonvulsiva ist indiziert, wenn epileptische Anfälle mehrmals, mindestens 2–3-mal, aufgetreten sind, im Allgemeinen also nicht nach dem 1. Anfall. Die Auswahl des Medikaments wird von der Art der Anfälle und vom EEG-Befund bestimmt (Tab. 21.17). Grundsätzlich beginnt man mit einer **Monotherapie** in niedriger Dosierung. Die Dosis wird allmählich gesteigert, bis die Anfälle sistieren oder inakzeptable Nebenwirkungen auftreten; in letzterem Fall ist auf eine alternative Substanz mit gleichem Indikationsgebiet zu wechseln. Um Nebenwirkungen frühzeitig zu erkennen, ist eine sorgfältige Therapiekontrolle nötig: Je nach verabreichtem Medikament müssen Blutbild, Gerinnungsfaktoren, Leberfunktionswerte und harnpflichtige Substanzen in regelmäßigen Abständen bestimmt werden. Lassen sich Anfälle durch eine Monotherapie nicht beherrschen, kommt eine Kombinationstherapie mit zwei oder mehr Antikonvulsiva infrage. Die Kontrolle der Serumspiegel kann pharmakokinetische Interaktionen vermeiden helfen. Bei etwa 10–20 % der Patienten ist trotzdem ein befriedigendes Behandlungsergebnis nicht zu erreichen. Manchmal sind dann epilepsiechirurgische Maßnahmen (Entfernen eines epileptogenen Herdes) angezeigt.

„**Blasse Affektkrämpfe**" treten nach Schmerz oder Schreck auf und führen zu Blutdruckabfall und Bradykardie. **Psychogene Anfälle** können schwer zu differenzieren sein, v. a. bei Kombination mit epileptischen Anfällen.

Therapie: Beim **akuten generalisierten Anfall** oder **Anfallstatus** werden Lorazepam, Diazepam bzw. Clonazepam, Phenobarbital oder Phenytoin i. v. gegeben.

Eine **Langzeitbehandlung** ist indiziert, wenn rezidivierend zerebrale Anfälle auftreten. Anfallsart und EEG-Befund (Epilepsie-Syndrom) bestimmen die Auswahl des Medikaments (Tab. 21.17). Man beginnt mit einer **Monotherapie** in niedriger Dosierung. Die Dosis wird allmählich gesteigert, bis die Anfälle sistieren oder inakzeptable Nebenwirkungen auftreten.

Lassen sich Anfälle durch Monotherapie nicht beherrschen, ist eine Kombinationstherapie angezeigt (Kontrolle der Serumspiegel!). Bei 10–20 % der Patienten sind die Anfälle trotzdem nicht zu beherrschen.

21.17 Pharmakotherapie häufiger epileptischer Anfälle (Epilepsie-Syndrome)

Epilepsieform		Antiepileptika 1. Wahl	Antiepileptika weiterer Wahl
idiopathische Epilepsie mit zentro-temporalen Spikes (Rolando-Epilepsie)		Sultiam	Gabapentin, Clobazam, Valproat, Carbamazepin, Lamotrigin
symptomatische fokale Epilepsien mit einfach- und komplex-partiellen sowie sekundär generalisierten Anfällen		Lamotrigin, Oxcarbazepin, Levetirazetam	Valproat, Topiramat
generalisierte Epilepsien (idiopathisch und symptomatisch)	Absence-Epilepsie	Ethosuximid, Valproat	Lamotrigin
	myoklonische Epilepsien	Valproat, Levetirazetam, Lamotrigin	Topiramat, Brom
	Grand-Mal-Epilepsie	Valproat, Levetirazetam	Brom, Topiramat
besondere Epilepsie-Syndrome	West-Syndrom	Vigabatrin, ACTH, Dexamethason, Valproat	Clobazam, Vitamin B_6, Levetirazetam, Lamotrigin, Topiramat

Wenn Anfälle 2 Jahre lang nicht mehr aufgetreten sind und das EEG unauffällig ist, kann die Dosis reduziert und die Behandlung beendet werden (2 Jahre: nach einfach kontrollierbaren; 5 Jahre: nach schwer kontrollierbaren Epilepsien). Sind EEG-Veränderungen trotz Anfallsfreiheit weiterhin zu beobachten, sollte man mit einer Dosisreduktion vorsichtig sein, um Rezidive zu vermeiden.

Die Behandlung darf sich nicht auf Medikamente allein beschränken. Auch psychosoziale Probleme im Zusammenhang mit dieser chronischen Erkrankung müssen gelöst werden (spezialisierte Sozialarbeiter, Selbsthilfegruppen). Die Lebensführung sollte durch die Epilepsie nur wenig eingeschränkt sein. Wichtig ist, Verletzungen zu meiden, die bei Anfällen drohen.

Die Therapie kann meist beendet werden, wenn mind. 2 Jahre Anfallsfreiheit besteht und das EEG unauffällig ist (bei therapieschwierigen Epilepsien wartet man 5 Jahre).

Die Behandlung muss zahlreiche psychosoziale Probleme des Epilepsiekranken berücksichtigen.

21.9 Zerebrale Bewegungsstörungen (infantile Zerebralparesen)

▶ **Definition.** Infantile Zerebralparesen sind bleibende, aber nicht unveränderliche Störungen der Haltung und Beweglichkeit des Körpers, neurologisch charakterisiert durch Spastik, Dyskinesie oder Ataxie. Sie entstehen als Folge einer nicht fortschreitenden Erkrankung des sich entwickelnden Gehirns. Zusätzliche Störungen wie Epilepsie, Intelligenzminderung, Sehstörungen etc. sind häufig anzutreffen, aber nicht obligat.

Ätiologie: Zerebralparesen sind immer Residualsyndrome als Folge von Fehlbildungen oder Entwicklungsstörungen, pränatalen Infektionen, perinatalen Komplikationen (Frühgeburt, hypoxisch-ischämische Enzephalopathie, Hirnblutungen) oder postnatalen Traumen und Entzündungen.

Häufigkeit: Die infantile Zerebralparese tritt bei 2–2,5 von 1000 Neugeborenen auf (bei Frühgeborenen bis zu 80 von 1000 je nach Gestationsalter).

Klinik: Läsionen von unterschiedlicher Lokalisation und Ausdehnung führen zu zerebralen Funktionsstörungen, die eine **Veränderung des Muskeltonus**, meist als **Spastik**, seltener als Rigor, Dystonie (bzw. Dyskinesie) oder Ataxie bewirken. Nach der Kombination verschiedener Symptome werden mehrere Syndrome differenziert (Tab. 21.18), die in Abhängigkeit vom Entwicklungsstand oft erst nach einiger Zeit deutlich abzugrenzen sind.

21.18 Neurologische Syndrome infantiler Zerebralparesen (CP)

spastische CP (90 %): ▪ **bilateral** spastische CP (spastische Tetraparese) ▪ **unilateral** spastische CP (spastische Hemiparese, Abb. 21.34b)	**Bilaterale Form:** spastische Paresen an den oberen und unteren Extremitäten mit Streckung in Hüften, Knien und Sprunggelenken (Spitzfuß) sowie einem Überwiegen der Adduktion (Kreuzung der Beine). Die Arme sind adduziert und gebeugt, mit gefausteten Händen. Es finden sich gesteigerte Muskeleigenreflexe und positive Pyramidenbahnzeichen (Babinski). Oft kombiniert mit hochgradiger **geistiger Behinderung, Epilepsie, Sprach- und Schluckstörung** (Pseudobulbärparalyse). Die Bewegungsstörung ist meist stark beinbetont (sog. spastische Diparese = spastische Diplegie; Abb. 21.34a). **Unilaterale Form:** einseitiges Auftreten der Spastik. Insgesamt meist deutlich milderer Verlauf bzgl. der Begleiterkrankungen.
dyskinetische CP (6 %)	**Wechselnder Muskeltonus,** unwillkürliche Hyperkinesien mit **Dystonie** (langsame proximal betonte drehende Bewegungen und Haltungsschablonen) oder **Choreoathetose** (schnellere, distal betonte drehende und ausfahrende Bewegungen) sind charakteristisch (Abb. 21.34c). Die Bewegungsstörung ist meist sehr schwer ausgeprägt und der Grad der Behinderung ist erheblich.
ataktische CP (4 %)	Erniedrigter Muskeltonus, **Stand-** und **Gangataxie, Tremor** und **Dysmetrie** sind charakteristisch; oft kombiniert mit **geistiger Behinderung** (die Differenzialdiagnose zu den neurometabolischen Erkrankungen muss hier sorgfältig beachtet werden).

Als Ausdruck einer zerebralen Dysfunktion sind infantile Zerebralparesen oft mit anderen Störungen kombiniert, mit Intelligenzminderung, Epilepsie, Teilleistungsschwächen, Verhaltensauffälligkeiten (Mehrfachbehinderung).

Komplikationen: Als Folge der Bewegungsstörung kommt es zu Veränderungen an Muskeln, Knochen und Gelenken mit Verkürzung, Deformierung, Kontrakturen und Luxationen. Besonders häufig ist eine Spitzfußstellung (Abb. 21.34a) durch Verkürzung der Achillessehne. Die Spastik der Hüftmuskeln, besonders der Adduktoren, disponiert wegen zunehmender Coxa-valga-Stellung zur Hüftluxation. Unkoordinierte Aktionen der Rückenmuskeln begünstigen das Entstehen einer Skoliose. Folge der zerebralen Dysfunktion sind fokale oder sekundär-generalisierte Anfälle, die nicht immer einfach zu beeinflussen sind. Wahrnehmungsstörungen oder begrenzte kognitive Fähigkeiten als Ausdruck eines psychoorganischen Syndroms führen zu Schulschwierigkeiten.

Diagnostik: Die Symptome können sich im Verlauf der Entwicklung wandeln. Das neurologische Syndrom einer infantilen Zerebralparese ist oft erst im 2. Lebensjahr eindeutig zu diagnostizieren. Die Früherkennung bei Vorsorgeuntersuchungen

21.9 Zerebrale Bewegungsstörungen (infantile Zerebralparesen)

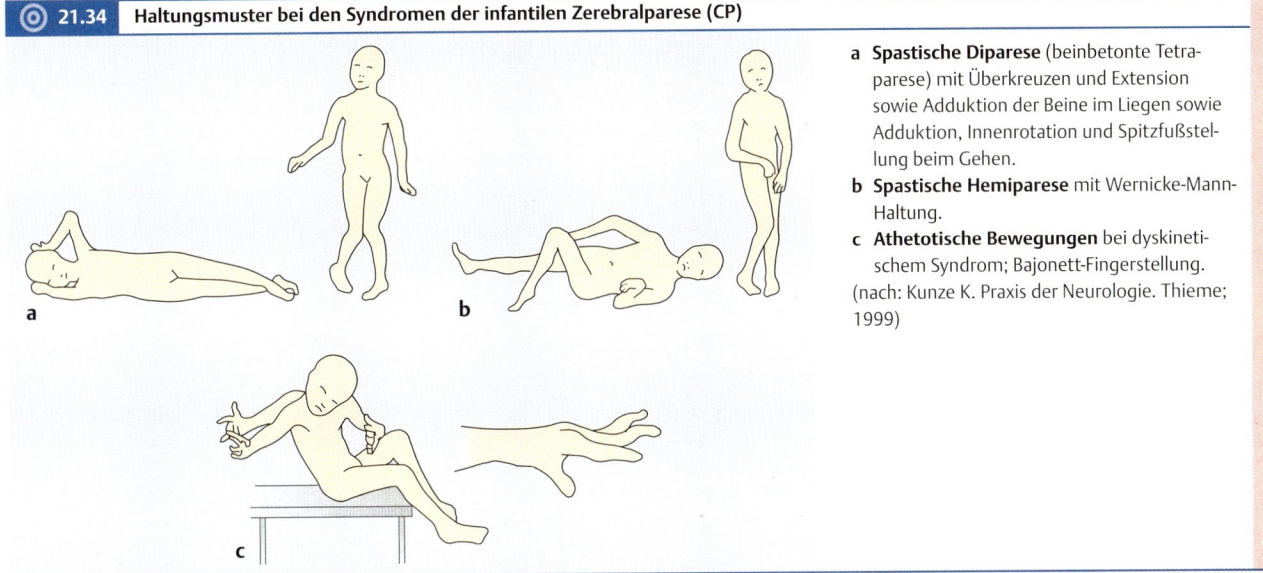

21.34 Haltungsmuster bei den Syndromen der infantilen Zerebralparese (CP)

a **Spastische Diparese** (beinbetonte Tetraparese) mit Überkreuzen und Extension sowie Adduktion der Beine im Liegen sowie Adduktion, Innenrotation und Spitzfußstellung beim Gehen.
b **Spastische Hemiparese** mit Wernicke-Mann-Haltung.
c **Athetotische Bewegungen** bei dyskinetischem Syndrom; Bajonett-Fingerstellung.
(nach: Kunze K. Praxis der Neurologie. Thieme; 1999)

stützt sich auf den Nachweis einer Entwicklungsverzögerung (Retardierung) und auf die Beobachtung abnormer motorischer Symptome, wobei Veränderungen nicht selten sind, auch spontane Besserung. Je nach Anamnese und klinischen Befunden sind weitere Untersuchungen zu veranlassen, um Ätiologie und Pathogenese zu klären: MRT, Liquorpunktion, Blut- und Urinanalysen.

Differenzialdiagnose: Progrediente Erkrankungen des ZNS (Stoffwechselstörungen, heredodegenerative Erkrankungen, Tumoren) können zu Beginn ganz ähnliche Symptome verursachen, sie führen aber meist zu einem deutlichen Entwicklungsknick. Erkrankungen des Rückenmarks und der peripheren Nerven (neuromuskuläre Erkrankungen) lassen sich aufgrund des klinischen Befundes meist gut abgrenzen.

Therapie: Das Residualsyndrom ist nur in begrenztem Umfang zu beeinflussen. Bei einer Frühdiagnose bestehen gute Aussichten, nachteilige Sekundärfolgen zu verhindern und Entwicklungsvorgänge zu unterstützen. Eine umfassende Therapie und Förderung ist nur dann möglich, wenn durch mehrdimensionale Diagnostik die Bedürfnisse des Kindes unter Berücksichtigung seiner Gesamtsituation ermittelt werden. Krankengymnastik auf neurophysiologischer Grundlage erfolgt meist nach der Methode von Bobath oder von Vojta. Man versucht, abnorme Reflexe und Reaktionen zu hemmen und neue Bewegungen zu bahnen, die der Aufrichtung und Fortbewegung sowie dem unabhängigen Gebrauch der Hände dienen. Dabei werden auch wichtige propriozeptive Informationen vermittelt, die möglicherweise bei der „Programmierung" im Zentralnervensystem helfen. Dabei sind die Eltern einzubeziehen, damit die Übungen zu Hause fortgeführt werden. Hilfsmittel können erforderlich sein, z. B. Rollstuhl, Stehbrett und Schienen. Frühzeitig ist deshalb eine enge Kooperation mit einem auf diesem Gebiet erfahrenen Orthopäden nötig.

- **Frühförderung:** Heilpädagogisch orientierte Maßnahmen der frühen Hilfe für Kind und Familie vermitteln Stimuli über verschiedene Sinneskanäle, regen kognitive Funktionen an, unterstützen emotionale Reaktionen und soziale Interaktionen.
- **orthopädische Maßnahmen:** Kontrakturen und Deformitäten sind nach Möglichkeit zu verhindern. Dazu dienen Schienen, Gipsverbände oder Korsett. Operationen werden nötig (strenge Indikationsstellung!), wenn Luxationen eintreten (Umstellungsosteotomie), verkürzte Sehnen behindernd wirken (Achillotenotomie) bzw. eine Skoliose zu korrigieren ist.
- **Augen- bzw. ohrenärztliche Maßnahmen:** Die Störung von Sinnesfunktionen erfordert eine möglichst frühzeitige und gute Korrektur durch Verordnung von Brillen oder Hörgeräten.

Beim Säugling deuten Entwicklungsverzögerung und abnorme motorische Symptome darauf hin. Die Ätiologie ist zu klären (MRT, Liquorpunktion, Blut-, Urinanalysen).

Differenzialdiagnose: Progrediente Erkrankungen des ZNS, die zu einer Bewegungsstörung führen, sind abzugrenzen.

Therapie: Frühdiagnose und Frühbehandlung schaffen günstige Voraussetzungen. Krankengymnastik auf neurophysiologischer Grundlage erfolgt nach der Methode von Bobath oder von Vojta. Die Eltern werden in die Therapie einbezogen, damit die Übungen zu Hause fortgeführt werden. Wenn erforderlich, sind Hilfsmittel zu verordnen. Frühzeitig sollte eine enge Kooperation mit einem auf diesem Gebiet erfahrenen Orthopäden erfolgen.

- **Frühförderung:** Frühe Hilfen für Kind und Familie zielen darauf ab, die Entwicklung bestmöglich zu unterstützen.

- **orthopädische Maßnahmen:** Schienen oder orthopädische Operationen können die Bewegungsmöglichkeiten verbessern.

- **Augen- bzw. ohrenärztliche Maßnahmen:** möglichst frühzeitige Versorgung mit Brillen oder Hörgeräten.

- **Medikamente:** Antispastisch wirken z. B. Benzodiazepine und Baclofen (Lioresal). Bei Dyskinesien werden Neuroleptika (Dopaminrezeptor-Antagonisten) eingesetzt. Mittels Botulinumtoxin kann der Tonus spezifischer Muskelgruppen (z. B. Gastrogemini, Adduktoren und Ischiokruralmuskulatur) normalisiert werden.
- **Integration und Förderung:** Kinder mit infantiler Zerebralparese sollten nach Möglichkeit in Regeleinrichtungen aufwachsen (Kindergarten, Schule, berufliche Ausbildung). Individuell ist zu entscheiden, ob eine Sondereinrichtung notwendig wird.

Prognose: Trotz Frühbehandlung und intensiven Maßnahmen ist meist mit einer bleibenden Beeinträchtigung zu rechnen.

Prophylaxe: Primäre Prävention ist möglich, wenn Risiken, die Läsionen am Zentralnervensystem verursachen, zu vermeiden sind. Dies hat der Wandel in Art und Häufigkeit von Zerebralparesen bei besserer Schwangerenbetreuung und neonataler Intensivversorgung gezeigt. Sekundäre Prävention wird mit Früherkennung und Frühbehandlung angestrebt, indem bei Vorsorgeuntersuchungen eine beginnende Zerebralparese frühzeitig diagnostiziert und einer Behandlung zugeführt wird.

21.10 ZNS-Tumoren

s. S. 502.

22 Kinder- und Jugendpsychiatrie

- 22.1 Aufgaben der Kinder- und Jugendpsychiatrie 775
- 22.2 Die kinder- und jugendpsychiatrische Untersuchung 775
- 22.3 Psychische Störungen im Kindes- und Jugendalter 776

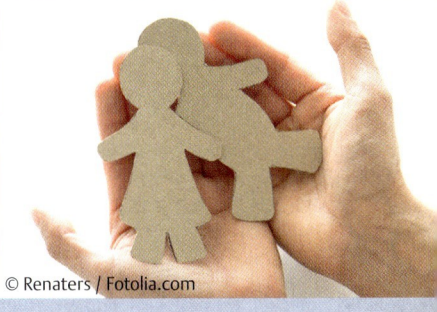

© Renaters / Fotolia.com

22.1 Aufgaben der Kinder- und Jugendpsychiatrie

▶ **Definition.** Die Kinder- und Jugendpsychiatrie und -psychotherapie umfasst die Erkennung, nichtoperative Behandlung, Prävention und Rehabilitation bei psychischen, psychosomatischen, entwicklungsbedingten und neurologischen Erkrankungen oder Störungen sowie bei psychischen und sozialen Verhaltensauffälligkeiten im Kindes- und Jugendalter.

Klassifikation und Dokumentation: Durch die **Klassifikation** können Störungsmuster voneinander abgegrenzt und nach übergeordneten Gesichtspunkten der Ähnlichkeit gruppiert werden, mithilfe der **Dokumentation** ist die standardisierte Erfassung von Symptomen, Diagnosen und Behandlungsmaßnahmen möglich. Da psychiatrische Diagnosen teilweise recht unterschiedliche Elemente enthalten, ist ihre Reduktion auf einen Symptom- oder Syndrombereich, auf eine Achse oder Dimension eine starke Vereinfachung, die über das zugrunde liegende Störungsmuster wenig aussagt. Mithilfe multiaxialer Klassifikationssysteme versucht man, relevante Aspekte der Erkrankung, Entwicklung und Lebenssituation eines Kindes auf verschiedenen Ebenen oder Achsen zu erfassen. Für die Kinder- und Jugendpsychiatrie sind ICD-10 und DSM-IV besonders relevant.

22.1 Aufgaben der Kinder- und Jugendpsychiatrie

▶ **Definition.**

Klassifikation und Dokumentation: Die **Klassifikation** grenzt Störungsmuster voneinander ab und gruppiert sie nach übergeordneten Gesichtspunkten. Durch die **Dokumentation** werden Symptome, Diagnosen und Behandlungsmaßnahmen standardisiert erfasst. Für die Kinder- und Jugendpsychiatrie sind ICD-10 und DSM-IV besonders relevant.

22.2 Die kinder- und jugendpsychiatrische Untersuchung

An dieser Stelle kann nur in knapper Form auf einige Besonderheiten der Untersuchung eingegangen werden. Hinsichtlich der organmedizinischen Untersuchungen sei auf die entsprechenden Kapitel dieses Buches verwiesen. Von großer Bedeutung ist auch die testpsychologische Untersuchung, die hier allerdings nicht näher beschrieben werden kann.

Die somatische, psychiatrische und psychologische Untersuchung soll primär diagnostisch relevante Daten über den Patienten liefern. Um diagnostisch wichtige Informationen zu erhalten, sind hierbei aber nicht nur die Symptome des Patienten, sondern die Familie als Gesamtsystem mit vielfältigen gegenseitigen Abhängigkeiten der Angehörigen untereinander von Bedeutung.

Im Rahmen der Erhebung der **Vorgeschichte des Kranken (Anamnese)** sollte in der Kinder- und Jugendpsychiatrie neben Erkrankungen und Belastungsfaktoren immer auch das Sozialverhalten des Patienten sowie seine Einbettung in das Lebensumfeld erfragt werden. Wie in anderen Gebieten der Medizin werden Familienanamnese, Eigenanamnese, aktuelle Anamnese (jetzige Anamnese) und, speziell in der Psychiatrie, die biografische Anamnese erhoben.

Bei der **subjektiven Anamnese** werden die Angaben vom Patienten selbst erhoben, stammen sie von Angehörigen oder Außenstehenden, die den Patienten gut kennen, handelt es sich um eine **objektive Anamnese**, wobei natürlich auch hierbei sehr subjektive Angaben gemacht werden können. Angaben Dritter sind in der Kinder- und Jugendpsychiatrie aber wichtiger als in anderen medizinischen Fachgebieten,

22.2 Die kinder- und jugendpsychiatrische Untersuchung

Primär zielt die Untersuchung auf die Erfassung der diagnostisch relevanten Daten über den Patienten ab.

Vorgeschichte des Kranken (Anamnese):
- Familienanamnese
- Eigenanamnese
- aktuelle Anamnese
- biografische Anamnese.

Subjektive Anamnese: Angaben werden vom Patienten selbst erhoben.
Objektive Anamnese: Angaben von Angehörigen oder Außenstehenden, die den Patienten gut kennen.

weil Kinder naturgemäß über ihre frühkindliche Entwicklung keine Auskunft geben können.

Während die Anamnese zur Aufgabe hat, die für die Diagnose wichtige „Vergangenheit" des Patienten zu ermitteln, befasst sich die **Exploration** gezielt mit den aktuellen Krankheitserscheinungen und vermittelt dem Untersucher so ein Bild von den psychischen Abläufen (z. B. Aufmerksamkeit, Gedächtnis, Denken, Affektivität). Die Exploration ist die **eigentliche psychiatrische Untersuchungstechnik** und soll ein geschickt geführtes Gespräch sein, in das Fragen nach den psychischen Einzelfunktionen mehr oder weniger unauffällig eingeflochten werden.

Mit der Untersuchung der psychischen Einzelfunktionen und der systematischen Einordnung ihrer Störungen befasst sich die **allgemeine Psychopathologie** (Tab. 22.1). Normalfunktion und Abweichung sind im Rahmen der psychopathologischen Exploration gemeinsam zu betrachten.

22.1 Im Rahmen der psychopathologischen Exploration zu prüfende psychische Einzelfunktionen und deren Störungen (nach Remschmidt)

1. Bewusstsein
- quantitativ (Abstufungen der Bewusstseinshelligkeit): Somnolenz, Sopor, Koma
- qualitativ (Art des Bewusstseinszustandes, Inhalte des Bewusstseins): amentielles Syndrom, delirantes Syndrom, Dämmerzustände (organisch und psychogen)

2. Wahrnehmung
- quantitativ: Über- bzw. Unterempfindlichkeit gegen Sinnesreize, Verlangsamung der Wahrnehmungsvorgänge
- qualitativ (Sinnestäuschungen): Wahrnehmungsanomalien (z. B. Mikropsie, Makropsie), illusionäre Verkennungen (Wirklichkeitsverkennungen), Halluzinationen (Trugwahrnehmungen), Pseudohalluzinationen

3. Orientierung
- zeitlich, räumlich, situativ und zur eigenen Person

4. Gedächtnis (Altgedächtnis, Neugedächtnis, mittelbares und unmittelbares Gedächtnis)
- quantitativ: Amnesie (retrograde, psychogene Amnesie), allmähliches Nachlassen der Gedächtnistätigkeit
- qualitativ: wahnhafte Erinnerungsentstellungen, Pseudologia phantastica, Déjà-vu-Erlebnisse, Jamais-vu-Erlebnisse, Merkfähigkeitsstörungen (Vergesslichkeit)

5. Antrieb und Aktivität (Motivation)
- quantitativ: Antriebsvermehrung, Antriebsminderung
- qualitativ (Art und Richtung): Zwangsantriebe, Drang- und Impulshandlungen

6. Affektivität (Emotionalität)
- quantitativ: Überempfindlichkeit, affektive Veröden
- qualitativ (Art der Gefühlslage): manisch-euphorisches Syndrom, depressives Syndrom
- Regulationsstörungen (Abstimmung der Affektlagen): Stimmungslabilität, Affektinkontinenz

7. Denken
- formal (Ablauf des Denkens): Denksperre, Denkhemmung, Ideenflucht, Perseveration (Haften), Zerfahrenheit
- inhaltlich: Zwangsideen (Zwangsgedanken), überwertige Ideen, Wahnideen (primäre und sekundäre Wahnideen)

8. Intelligenz
- quantitativ: niedrige intellektuelle Leistungsfähigkeit
- qualitativ: Teilausfälle der Intelligenz (neuropsychologische Syndrome, umschriebene Entwicklungsstörungen)

9. Persönlichkeit
- subjektiv (der Patient selbst erlebt sich oder Teile seines Körpers als fremd): Depersonalisation, Derealisation, Ich-Störungen
- objektiv (die Auffälligkeiten werden von Außenstehenden bemerkt): Persönlichkeitsstörungen

Die Exploration ist nicht an die angegebene Reihenfolge gebunden.

22.3 Psychische Störungen im Kindes- und Jugendalter

22.3.1 Intelligenzminderungen

▶ **Definition.** Bei der Intelligenzminderung handelt es sich um eine angeborene oder erworbene eingeschränkte kognitive Leistungsfähigkeit, die in Art und Ausmaß sehr unterschiedlich ausgeprägt sein kann.

Hiervon abzugrenzen ist der Begriff der **Demenz**, der sich auf einen Abbau vormals vorhandener intellektueller Funktionen erstreckt (z. B. durch Enzephalitis, Epilepsie).

Von diesen Störungen zu unterscheiden sind **intellektuelle Minderleistungen** durch extreme Vernachlässigung und mangelhafte Förderung von Kindern („psychischer Hospitalismus" oder „Deprivationssyndrom").

22.2 Varianten der intellektuellen Grundausstattung nach ICD-10 (nach Remschmidt und Schmidt)

Intelligenzbereich	IQ-Bereich	verbale Klassifikation	Kurzcharakteristik
1. sehr hohe Intelligenz	IQ > 129	weit überdurchschnittliche Intelligenz	
2. hohe Intelligenz	IQ 115–129	überdurchschnittliche Intelligenz	
3. Normvariante	IQ 85–114	durchschnittliche Intelligenz	
4. niedrige Intelligenz	IQ 70–84	unterdurchschnittliche Intelligenz	Leicht eingeschränkte intellektuelle Leistungsfähigkeit, im täglichen Leben selbstständig, häufig Grund- und Hauptschulabschluss.
5. leichte Intelligenzminderung (ICD-Nr. F70)	IQ 50–69 (bei Erwachsenen Intelligenzalter von 9 bis < 12 Jahren)	Debilität	In der Regel Besuch einer Sonderschule für Lernbehinderte: die praktische Intelligenz ist meist besser als die theoretische, konkrete Denkoperationen sind möglich, die Kulturtechniken können erlernt werden.
6. mittelgradige Intelligenzminderung (ICD-Nr. F71)	IQ 35–49 (bei Erwachsenen Intelligenzalter von 6 bis < 9 Jahren)	Imbezillität	In der Regel nur in Sonderschulen für geistig Behinderte (praktisch Bildbare), erheblicher seelisch-geistiger Entwicklungsrückstand. Der Erwerb von Kulturtechniken ist nicht möglich.
7. schwere Intelligenzminderung (ICD-Nr. F72)	IQ 20–34 (bei Erwachsenen Intelligenzalter von 3 bis < 6 Jahren)	ausgeprägte Imbezillität	Z. T. noch Besuch einer Sonderschule für praktisch Bildbare möglich.
8. schwerste Intelligenzminderung (ICD-Nr. F73)	IQ < 20 (bei Erwachsenen Intelligenzalter < 3 Jahren)	Idiotie	In der Regel außerordentlich eingeschränkte Bildungsfähigkeit. In vielen Fällen ist weder Gehen noch selbstständig Essen oder Sprechen möglich. Neigung zu Bewegungsstereotypien und Primitivreaktionen. Das erreichbare Entwicklungsalter entspricht etwa dem 18 Monate alter Kinder, die intellektuellen Funktionen bewegen sich auf der sensomotorischen Stufe. Eine Ökonomisierung des Lernens durch Sprache ist nicht mehr möglich.

Klassifikation:
- **Klassifikation nach dem Intelligenzquotienten:** Hierdurch wird das ganze Spektrum intellektueller Fähigkeiten und nicht nur die Intelligenzminderung berücksichtigt (Tab. 22.2).
- **Klassifikation nach der Förderungsmöglichkeit:** Unter dem Gesichtspunkt der schulischen Förderbarkeit können die Lernbehinderung (IQ ca. 50–80) und die geistige Behinderung (IQ ca. 30–55) unterschieden werden.
- **Klassifikation nach der Ätiologie:** Diese Klassifikation ist insofern problematisch, als die Ätiologie in weniger als 30% der Fälle aufgeklärt werden kann.

Ätiologie und Pathogenese: Schwere und schwerste intellektuelle Behinderungen sind in der Regel durch Erkrankungen oder Verletzungen des Gehirns, Fehlbildungssyndrome, erbliche Stoffwechselanomalien oder chromosomale Aberrationen bedingt.

Häufigkeit: Intelligenzminderungen unterschiedlicher Schweregrade kommen bei etwa 3% der Gesamtbevölkerung vor. Je schwerer die intellektuelle Behinderung ist, umso seltener tritt sie auf.

Diagnostik und Differenzialdiagnose: Die Diagnostik hat primär die Aufdeckung der Störungsursache zum Ziel. Außerdem sollen durch die differenzierte Beschreibung des Störungsmusters Anhaltspunkte für die individuelle Förderung und Prognose und ggf. Erkenntnisse für die genetische Familienberatung gewonnen werden. Differenzialdiagnostisch abzugrenzen sind Demenzzustände, autistische Störungen, zerebrale Anfallsleiden und das Landau-Kleffner-Syndrom (erworbene Aphasie mit Epilepsie).

Therapie: Die Behandlung kann in den meisten Fällen nicht kausal, sondern nur symptomatisch erfolgen. Daher muss der Behandlungsplan die Bereiche berücksich-

---

Klassifikation:
- **Klassifikation nach dem Intelligenzquotienten:** s. Tab. 22.2.
- **Klassifikation nach der Förderungsmöglichkeit**
- **Klassifikation nach der Ätiologie**

Häufigkeit: Intelligenzminderungen kommen bei etwa 3% der Gesamtbevölkerung vor.

Diagnostik und Differenzialdiagnose: Aufdeckung der Ursache, differenzierte Beschreibung des Störungsmusters, evtl. genetische Familienberatung.

Therapie: Nur symptomatisch:

- funktionelle Übungsbehandlung
- verhaltenstherapeutische Maßnahmen
- medikamentöse Behandlung
- Beratung der Bezugspersonen und des sozialen Umfeldes
- schulische und berufliche Förderung.

Prognose: Abhängig von Art und Ausmaß der intellektuellen Behinderung und den Förderbedingungen.

22.3.2 Störungen der Nahrungsaufnahme

Ess- und Appetitstörungen bevorzugt im Kleinkind- bzw. Kindesalter

Ätiologie und Pathogenese: Ess- und Appetitstörungen treten gehäuft bei hirngeschädigten, geistig behinderten und autistischen Kindern, aber auch als rein psychogene Störung auf.

Häufigkeit: Bei Kleinkindern kommen gestörtes Essverhalten und Appetitstörungen relativ häufig vor.

Klinik: u. a. Verweigerung des Essens, Ablehnen bzw. Bevorzugung bestimmter Speisen, endlose Hindehnung des Essvorgangs.

Diagnostik: Genaue Analyse der Interaktion zwischen Mutter und Kind.

Therapie: Die Beratung und Behandlung orientiert sich an verhaltenstherapeutischen Prinzipien.
Prognose: Insgesamt günstig.

Die Ess-Störungen Anorexia nervosa und Bulimia nervosa werden auf S. 802 besprochen.

Rumination

▶ **Definition.**

Ätiologie und Pathogenese: Rumination kann selbststimulierenden Charakter haben oder psychogen verursacht sein.

Häufigkeit: Auftreten im Säuglingsalter.

Klinik: Die Mehrzahl der betroffenen Kinder ist fehlernährt und befindet sich in einer emotionalen Deprivationssituation.

---

22 Kinder- und Jugendpsychiatrie

tigen, die den Betroffenen im Alltag am meisten beeinträchtigen und am ehesten erfolgreich angegangen werden können:
- funktionelle Übungsbehandlung
- verhaltenstherapeutische Maßnahmen
- medikamentöse Behandlung
- Beratung der Bezugspersonen und des sozialen Umfeldes
- schulische und berufliche Förderung.

Prognose: Abhängig von Art und Ausmaß der intellektuellen Behinderung, von einer möglichen Progredienz der Störung und von den Förderbedingungen.

22.3.2 Störungen der Nahrungsaufnahme

Ess- und Appetitstörungen bevorzugt im Kleinkind- bzw. Kindesalter

Ätiologie und Pathogenese: Ess- und Appetitstörungen können als rein psychogene Störungen bei Auseinandersetzungen innerhalb der Familie und einer massiven Beeinträchtigung der Eltern-Kind-Beziehung vorkommen, treten aber auch gehäuft bei hirngeschädigten, geistig behinderten und autistischen Kindern auf. Bevor die Diagnose einer psychogenen Ess-Störung gestellt wird, müssen pädiatrische Krankheitsbilder (z. B. Malabsorptionssyndrome, Infektion des Magen-Darm-Trakts, s. S. 242 ff.) ausgeschlossen werden.

Häufigkeit: Relativ häufig im Kleinkindalter: etwa 30 % der 4-Jährigen zeigen ein inkonstantes und wählerisches Essverhalten. Aber auch im Vorschulalter und bei Schulanfängern weisen noch zwischen 12 und 34 % der Kinder eine Ess- und Appetitstörung auf.

Klinik: Die Symptomatik zeigt sich in der Verweigerung des Essens, im Ablehnen bzw. in der Bevorzugung bestimmter Speisen, in einer endlosen Hindehnung des Essvorgangs und oft auch im Bestehen auf einer ganz bestimmten Nahrungskonsistenz (z. B. Annahme ausschließlich flüssiger Nahrung).

Diagnostik: Nach Ausschluss organischer Störungen kommt der genauen Analyse der Interaktion zwischen Mutter und Kind eine große Bedeutung zu.

Therapie: Die Beratung der Mütter orientiert sich ebenso an verhaltenstherapeutischen Prinzipien wie die direkte Behandlung der betroffenen Kinder.

Prognose: Günstig, sofern nicht organische Schädigungen, eine geistige Behinderung oder eine schwere Persönlichkeitsstörung vonseiten der Mutter vorliegen.
Da sich die Ess-Störungen Anorexia nervosa und Bulimia nervosa grundlegend von den Ess- und Appetitstörungen im Kleinkind- bzw. Kindesalter unterscheiden, werden diese gesondert auf S. 802 abgehandelt.

Rumination

▶ **Definition.** Bewusst herbeigeführtes Heraufwürgen von Nahrung, die erneut gekaut und meist wieder geschluckt oder auch aus dem Mund herausbefördert wird.

Ätiologie und Pathogenese: Der psychogenen Form liegt eine schwerwiegende Störung der Mutter-Kind-Beziehung zugrunde. Eine andere Form der Rumination hat selbststimulierenden Charakter und tritt bei geistig behinderten und zerebral geschädigten Kindern auf.

Häufigkeit: Das Symptom tritt im Säuglingsalter und häufiger bei Jungen als bei Mädchen auf.

Klinik: Das Heraufwürgen von Nahrung findet man gelegentlich auch bei sonst unauffälligen Kindern, die Mehrzahl der betroffenen Kinder ist jedoch fehlernährt, befindet sich in einer emotionalen Deprivationssituation und ist häufig depressiv und zurückgezogen. Meist bestehen noch andere Auffälligkeiten wie Jaktationen, motorische Stereotypien oder auch Kotschmieren.

Diagnostik: Entscheidend ist eine sorgfältige Beobachtung der Ess-Situation und der Mutter-Kind-Beziehung.

Therapie: Die Behandlung besteht meist in der Beratung der Mutter und der Herstellung einer normalen Mutter-Kind-Beziehung.

Prognose: Bei rechtzeitigem Therapiebeginn und Fehlen einer schwerwiegenden anderweitigen Erkrankung (z. B. Autismus oder geistige Behinderung) günstig.

Pica

▶ **Definition.** Unter Pica versteht man das Essen ungenießbarer, nicht zum Essen geeigneter Substanzen oder Gegenstände.

Ätiologie und Pathogenese: Es gibt keine einheitliche Ursache, aber eine Reihe von Hypothesen (z. B. Ausdruck einer schweren organischen Grunderkrankung). Die Störung tritt gehäuft bei geistig behinderten, extrem vernachlässigten, aus sehr ungünstigem sozialem Milieu stammenden Kindern und bei Kindern mit psychosozialem Minderwuchs auf.

Klinik: Die betroffenen Kinder essen z. B. Abfälle, Schmutz, Kot, Sand, Mörtel oder Farbe.

Therapie: Die Symptomatik ist außerordentlich hartnäckig. Die Behandlung ist meist verhaltenstherapeutisch ausgerichtet und muss mit einer entsprechenden Elternberatung kombiniert werden.

Prognose: Abhängig vom Verlauf der zugrunde liegenden Störung.

22.3.3 Störungen der Ausscheidungsfunktionen

Enuresis

▶ **Definition.** Am Tag oder in der Nacht auftretende unwillkürliche Urinausscheidung nach Vollendung des 4. oder 5. Lebensjahres (je nach Definition) ohne fassbare organische Ursache.

Ätiologie und Pathogenese: Biologisch-konstitutionelle Ansätze beziehen sich auf die genetische Disposition, körperliche Reifungsdefizite, die die Entwicklung der Blasenkontrolle verzögern, anatomische Abweichungen der ableitenden Harnwege, eine reduzierte „funktionelle Blasenkapazität" sowie gehäufte Harnwegsinfekte.
Im Rahmen **psychologischer bzw. psychosozialer** Ansätze spielen lerntheoretische Überlegungen eine herausragende Rolle. Der Erwerb der Blasenkontrolle kann als Lernprozess verstanden werden, bei dem körperliche und psychische Vorgänge ineinandergreifen. So ist beispielsweise ein bestimmter körperlicher Reifezustand Voraussetzung für eine erfolgreiche Reinlichkeitserziehung. Wird dieser Vorgang durch inadäquate Maßnahmen beeinträchtigt (z. B. durch zu frühe, zu strenge oder inkonsequente Sauberkeitserziehung sowie eine entsprechende Erziehungshaltung), kann es leicht zur Ausbildung von Störungen kommen. Emotionale Belastungsfaktoren im Sinne von Stressoren können bei der Entwicklung einer sekundären Enuresis eine Rolle spielen (z. B. Trennung der Eltern, Tod eines Elternteils, Trennung des Kindes von der Mutter oder Geburt eines Geschwisterkindes).

Häufigkeit: Ca. 15–29 % der 5-Jährigen, 5 % der 10-Jährigen und 2 % der 12–14-Jährigen nässen noch ein. Bis zum Alter von 5 Jahren sind Jungen und Mädchen gleich häufig betroffen, danach sind die Jungen in der Mehrzahl (im Alter von 11 Jahren sind es doppelt so viele Jungen wie Mädchen).

Klinik: Von einer Enuresis sollte erst dann gesprochen werden, wenn das Einnässen mehrfach im Monat auftritt. Je nach Zeitpunkt des Einnässens unterscheidet man **Enuresis nocturna (nachts), Enuresis diurna (tagsüber)** oder **Enuresis nocturna et diurna.** Die Einnässfrequenz ist unterschiedlich.

Im Hinblick auf die bereits gelungene oder nicht gelungene Reinlichkeitserziehung unterscheidet man:
- **primäre Enuresis** (Enuresis persistens): Das Kind war noch nie trocken.
- **sekundäre Enuresis** (Enuresis acquisita): Das Kind beherrschte bereits für einen bestimmten Zeitraum (½ Jahr bis 1 Jahr) die Blasenkontrolle und begann dann wieder einzunässen.

Diagnostik und Differenzialdiagnose: Die Diagnose stützt sich auf eine sorgfältige Anamnese mit besonderem Schwerpunkt auf biografischen Faktoren und familiären Belastungen sowie auf die körperliche Untersuchung einschließlich einer genauen neurologischen Untersuchung. Wichtige Informationen können zudem Verfahren wie Sonografie, Uroflowmetrie, Beckenboden-Elektromyografie sowie Laboruntersuchungen (Mittelstrahlurin) liefern. Zur allgemeinen Abklärung gehören auch testpsychologische Zusatzuntersuchungen und – nach stationärer Aufnahme – eine kurzfristige Verlaufsbeobachtung.

Therapie: Je nach Ursache kommen verschiedene Verfahren zur Anwendung, die auf den individuellen Fall abgestimmt sein müssen. Es gibt kein einheitliches, „standardisiertes" Vorgehen.
- **medikamentöse Therapie:** Wirksam sind trizyklische Antidepressiva vom Imipramin-Typ. Verantwortlich für die Wirkung ist vermutlich der anticholinerge Effekt (Entspannung des Detrusors). Wegen der möglichen Kardiotoxizität von Imipramin werden zunehmend auch andere Substanzen verwendet, z. B. Desmopressin (Minirin), ein synthetisches Analogon des antidiuretischen Hormons, oder Oxybutinin (Dridase), ein spasmolytisch, anticholinerg und lokal analgetisch wirkendes Medikament.
- **verhaltenstherapeutische Techniken:** An erster Stelle steht hier die apparative Behandlung mittels eines Weckgerätes („Klingelhose", früher auch „Klingelmatte"). Diese reagiert auf Feuchtigkeit und weckt das Kind beim ersten Zeichen des Einnässens durch einen lauten Ton, was eine Miktionshemmung auslöst. Folgt mehrfach hintereinander die Kombination von Aufwachen und Miktionshemmung, kommt es mit der Zeit zu einer Senkung der Weckschwelle (d. h. das Kind wacht leichter auf) und zu einer Anhebung der Miktionsschwelle (d. h. das Kind lernt, den Harn zunehmend besser zu halten). Diese Art der Konditionierungsbehandlung hat in bis zu 80% der Fälle Erfolg, wobei die Erfolgskriterien sehr unterschiedlich sind (meist 14 aufeinanderfolgende trockene Nächte). Sie wird vor allem dann eingesetzt, wenn das Einnässen sehr häufig auftritt, d. h. vor allem bei der primären Enuresis nocturna. Andere verhaltenstherapeutische Methoden kombinieren z. B. die Konditionierungsbehandlung mit einer systematischen Belohnung der Kinder nach trockenen Nächten (Lernen am Erfolg, operante Konditionierung).
- **Blasentraining:** Bei allen Formen des Blasentrainings geht man davon aus, dass das Kind die Blasenkontrolle nicht hinreichend gelernt hat und versucht, dies durch Üben nachzuholen. Im Rahmen der Übungen lernen die Kinder z. B. durch Hinauszögern oder Unterbrechung der Miktion allmählich den Miktionsvorgang direkt zu beeinflussen. Diese Methoden werden häufig mit Verhaltenstherapie kombiniert, insbesondere mit der operanten Konditionierung (s. o.).
- **Kombinationsbehandlungen:** „Breitband"-Verfahren, die sich aus den genannten Verfahren zusammensetzen (z. B. „Dry-Bed-Training" von Azrin).

Prognose: Im Allgemeinen günstig.

Enkopresis

▶ **Definition.** Gemäß ICD-10 versteht man unter Enkopresis das wiederholte willkürliche oder unwillkürliche Absetzen von Stuhl normaler oder fast normaler Konsistenz an Stellen, die im soziokulturellen Milieu des betroffenen Kindes dafür nicht vorgesehen sind. Die Störung kann entweder eine abnorme Verlängerung der normalen infantilen Inkontinenz darstellen oder einen Kontinenzverlust, nachdem eine Darmkontrolle bereits vorhanden war. Darüber hinaus kann sie das absichtliche Absetzen von Stuhl an dafür nicht vorgesehenen Stellen trotz normaler physiologischer Darmkontrolle beinhalten.

Ätiologie und Pathogenese: Bei der **primären** Enkopresis besteht die Ursache häufig in einer allgemeinen Entwicklungsverzögerung, einer Einschränkung der intellektuellen Funktionen oder in Behinderungen verschiedener Art. Vorgeschädigte und psychisch beeinträchtigte Kinder brauchen länger und bedürfen einer intensiveren Reinlichkeitserziehung als gesunde und normal begabte Kinder. Primäres Einkoten kann aber auch bei normal entwickelten und intelligenten Kindern auftreten. Dann sind häufig eine inkonsistente, zu frühe und zu strenge Reinlichkeitserziehung oder auch seelische Belastungen ein Grund, warum die Kinder die Darmkontrolle nicht zeitgerecht erlernen.

Bei der **sekundären** Enkopresis liegen in aller Regel belastende Erlebnisse oder akute bzw. chronische Konflikte vor, die dazu führen, dass das Kind auf eine frühere Entwicklungsstufe „regrediert" (z. B. Disharmonie in der Familie, Rivalität nach Geburt eines jüngeren Geschwisterkindes, psychiatrische Erkrankung eines Elternteils). Lerntheoretisch kann die Enkopresis als fehlgeschlagener Lernprozess und/oder als Ausdruck einer emotionalen Störung aufgefasst werden, wobei biologische Faktoren (z. B. Reifungsverzögerung, organische Anomalien) eine wesentliche Rolle spielen können.

Häufigkeit: Die Häufigkeit der Störung ist altersabhängig, 1,5 % der 7- bis 8-Jährigen koten noch ein, wobei das Symptom bei Jungen häufiger (2,3 %) als bei Mädchen (0,7 %) vorkommt. Bei den 10- bis 12-Jährigen sind ca. 1,3 % der Jungen betroffen und 0,3 % der Mädchen. Enkopresis ist häufig mit Enuresis vergesellschaftet.

Klinik: Wie bei der Enuresis werden zwei Formen unterschieden:
- **primäre (persistierende) Enkopresis:** Die Kinder waren über das 4. Lebensjahr hinaus noch nie sauber.
- **sekundäre Enkopresis:** Nach abgeschlossener Sauberkeitserziehung kommt es zum erneuten Einkoten.

Das Einkoten geschieht meist tagsüber und ist oft wahllos über den Tag verteilt, manchmal auch nachts. Manche Kinder koten auch nach unangenehmen Anlässen ein; vielfach wird die beschmutzte Unterwäsche von den Kindern versteckt. Wird der Stuhlgang immer weiter hinausgezögert, folgt eine weitere Eindickung des Stuhls mit Obstipation und größeren eingehaltenen Stuhlmassen (u. U. Ausweitung des Enddarms bis hin zum chronischen Megakolon); hierbei kann es zu unkontrollierten Stuhlabgängen kommen (sog. **Überlaufenkopresis**).

In der Regel legen die Kinder eine merkwürdige Gleichgültigkeit an den Tag, sodass man den Eindruck hat, die Störung und ihre Folgen berühren sie gar nicht. Auf Befragen geben sie vielfach an, den Stuhlgang nicht zu spüren. Häufig werden sie wegen des unangenehmen Geruchs gemieden, aber auch dies scheint manche Kinder nicht zu stören. Man hat den Eindruck, dass sie das gesamte Störungsbild ausblenden.

Diagnostik und Differenzialdiagnose: Auszuschließen sind organische Erkrankungen, insbesondere ein Megakolon (s. S. 269), bzw. neurologische Erkrankungen, die zur Inkontinenz führen können. Zu jeder Untersuchung eines Kindes mit einer Enkopresis gehört daher eine digitale Untersuchung des Rektums sowie eine sorgfältige neurologische Untersuchung.

Therapie: Je nach Ursache ist auch die Therapie unterschiedlich. Liegen Anhaltspunkte vor, dass die Beherrschung der Darmfunktion nicht richtig erlernt werden konnte, so muss dieser Vorgang im Rahmen eines verhaltenstherapeutisch ausgerichteten Sauberkeits- und Toilettentrainings nachgeholt bzw. wiedererlernt werden. In schweren Fällen können initial abführende Maßnahmen (z. B. durch Klistiere) notwendig sein. Ziel der therapeutischen Bemühungen ist das Erreichen eines regelmäßigen, normalen Stuhlgangs. Unterstützt werden kann dieses Vorgehen durch operante Techniken, in deren Rahmen die erfolgreiche Durchführung belohnt wird.

Ist die Enkopresis Ausdruck eines emotionalen Konfliktes oder einer Beeinträchtigung des Kindes, dann sollten diese Konflikte z. B. durch Spieltherapie zusätzlich zum Toilettentraining angegangen werden. Eine Elternberatung ist immer erforderlich.

Prognose: Günstig, sofern keine zusätzlichen Belastungsfaktoren vorliegen und das Kind altersentsprechend entwickelt ist.

22.3.4 Teilleistungsstörungen

Lese-Rechtschreib-Störung

▶ **Synonym.** Legasthenie

▶ **Definition.** Hauptmerkmal dieser Störung ist eine umschriebene und erhebliche Beeinträchtigung der Entwicklung der Lese- und Rechtschreibfähigkeit, die nicht auf Intelligenzminderung, Sinnesmängel oder die Folgen einer Erkrankung zurückgeführt werden kann.

Ätiologie und Pathogenese: Trotz einer Vielzahl von Untersuchungen ist die Ätiologie nicht geklärt. Es existieren jedoch verschiedene Hypothesen (genetisch, Störung der Informationsverarbeitung, Veränderung der Hirnstruktur und Hirnfunktion). Neuere Untersuchungen unterstützen die genetische Hypothese.

Häufigkeit: Die Störung kommt bei Jungen deutlich häufiger vor als bei Mädchen (ca. 2 : 1). Die Häufigkeit beträgt in der 2.–3. Grundschulklasse etwa 6–7 %, bezogen auf eine repräsentative Schülerpopulation bis zum 18. Lebensjahr 8 %.

Klinik: Lesestörungen sind häufig auf Entwicklungsstörungen des Sprechens und der Sprache zurückzuführen. Gemeinsam mit der Lesestörung tritt häufig auch eine Rechtschreibstörung auf, weshalb beide Störungen zusammen als Lese-Rechtschreib-Störung bezeichnet werden. Spezielle diagnostische Kriterien sind:
- eine Leseleistung, die deutlich unter der Altersnorm liegt (z. B. 1,5–2 Standardabweichungen) und nicht durch Intelligenzmängel erklärt werden kann
- eine Rechtschreibleistung deutlich unter der Altersnorm
- Sprachentwicklungsstörungen im Vorschulalter (bei ca. 60 %)
- Intelligenzquotient über 70
- normale Schulerfahrung.

Die Kinder weisen charakteristischerweise noch eine Reihe anderer Störungen auf: ca. ⅓ zeigen Aufmerksamkeitsstörungen und Hyperaktivität und ca. 5–10 % Auffälligkeiten im visuellen bzw. visomotorischen Bereich. Als sekundäre Folgeprobleme treten Störungen im Lern- und Leistungsverhalten, emotionale Störungen, Konzentrationsschwäche, psychosomatische Symptome (Kopf-, Bauchschmerzen, Übelkeit, v. a. vor Schulleistungsanforderungen), depressive Verstimmungen sowie Störungen des Sozialverhaltens auf.

Diagnostik und Differenzialdiagnose: Die Diagnose erfolgt durch sorgfältige Anamnese sowie klinische und testpsychologische Untersuchung. Neben der Sprachentwicklung im Vorschulalter ist auch das Vorkommen von Lese-Rechtschreib-Störungen in der Familie von Interesse. Die klinisch-psychiatrische und neurologische Untersuchung konzentriert sich auf zusätzliche Symptome und den neurologischen Befund. Bei der klinischen Untersuchung ist die Hör- und Sehprüfung sowie die Prüfung anderer Sinnesfunktionen wichtig. Die testpsychologische Untersuchung hat schließlich die Aufgabe, in standardisierter Weise die Lese- und Rechtschreibfähigkeit sowie die Rechenfähigkeit (differenzialdiagnostisch wichtig) zu erfassen. Differenzialdiagnostisch muss eine Lese-Rechtschreib-Schwäche bei intellektueller Minderbegabung, eine erworbene Dyslexie oder Alexie sowie eine erworbene Lese- bzw. Rechtschreibstörung infolge einer emotionalen Störung abgegrenzt werden.

Therapie: Die Behandlung basiert auf drei Ansätzen:
- funktionelle Übungsbehandlung des Lesens und Rechtschreibens (Abb. 22.1)
- Unterstützung des Kindes bei der psychischen Bewältigung der Störung
- Behandlung der sekundären psychischen Symptome unter Einbeziehung des familiären und außerfamiliären Umfeldes sowie schulischer Förderungsmöglichkeiten.

Prognose: Nur etwa 20–25 % aller Kinder mit einer Lese-Rechtschreib-Schwäche erreichen im Verlauf des Grundschulalters altersgemäße Rechtschreibleistungen. Bei schwerer Legasthenie ist sogar nur in 4 % eine Normalisierung möglich.

22.1 Legasthenie bei einem 10-jährigen Jungen, 3. Klasse Grundschule

Zustand nach 1,5 Jahren Therapie (aus: Möller HJ, Laux G, Deister A. Duale Reihe Psychiatrie und Psychotherapie. Thieme; 2005).

22.3.5 Hyperkinetische Störungen

▶ **Definition.** Hyperkinetische Störungen sind gekennzeichnet durch die Kardinalsymptome beeinträchtigte Aufmerksamkeit, motorische Überaktivität und ausgeprägte Impulsivität.

Ätiologie und Pathogenese: Eine einheitliche Ursache der hyperkinetischen Störung ist nicht bekannt. Eine entscheidende Rolle spielen konstitutionelle Faktoren im Sinne einer genetischen Prädisposition. Reifungsverzögerungen im Bereich des Frontalhirns, der Basalganglien und des Kleinhirns werden ebenfalls für die Störung verantwortlich gemacht.

Andererseits scheinen der Schweregrad, die Art der Begleitsymptomatik und der langfristige Verlauf auch im engen Zusammenhang mit Umwelteinflüssen zu stehen. Letzteres trifft v.a. auf die Gruppe hyperkinetischer Kinder mit Sozialverhaltensstörungen zu.

Häufigkeit: Die Angaben schwanken erheblich, ca. 3 % der Kinder im Grundschulalter gelten als auffällig. Jungen sind etwa 3-mal, in klinischen Stichproben sogar 6- bis 9-mal häufiger betroffen als Mädchen. Die Störung manifestiert sich bereits in frühester Kindheit und wirkt sich in der Schule besonders gravierend aus.

Klinik: Die **Aufmerksamkeitsstörung** zeigt sich v.a. im vorzeitigen Abbruch von Aufgaben und Tätigkeiten. Die Kinder scheinen leicht das Interesse an einer Aufgabe zu verlieren, weil sie von anderen Reizen abgelenkt werden. Die **motorische Überaktivität** führt nicht nur zu einem stärkeren Bewegungsdrang, sondern auch zu exzessiver Ruhelosigkeit. Dies fällt besonders in Situationen auf, die relative Ruhe und ein hohes Maß an Eigenkontrolle erfordern. Die **Impulsivität** als Neigung zu vorschnellem, unüberlegtem Handeln tritt im Alltagsleben und besonders auch in Leistungssituationen auf. In der Schulsituation haben die Kinder einen „impulsiven Arbeitsstil", d.h. es fällt ihnen schwer abzuwarten, bis sie an der Reihe sind, sie unterbrechen andere und schreien ihre Antworten hinaus, ohne die vollständige Frage abzuwarten. Ein Teil der Kinder begibt sich leichtfertig in Gefahrensituationen, ohne die Konsequenzen zu bedenken (**„Gefahrenblindheit"**).

Diagnostik und Differenzialdiagnose: Die Diagnosestellung bereitet aufgrund der Vielzahl und Heterogenität der Symptome, der situativen Abhängigkeit und der damit verbundenen Wechselhaftigkeit der Symptomatik erhebliche Schwierigkeiten. Da das Ausmaß der motorischen Aktivität eines Kindes sehr stark in Abhängigkeit von Alter und Entwicklungsstand variiert, muss bei der Diagnostik auch die Entwicklung berücksichtigt werden. Nicht zuletzt spielen auch normative Einschätzungen eine Rolle, die in die Beurteilung eines Kindes als „auffällig" mit einfließen. Aufgrund dieser Probleme sollte die Diagnostik möglichst umfassend und breit angelegt sein. Hierzu existieren Hilfsmittel, wie z.B. Conners-Skalen.

Differenzialdiagnostisch ist zu berücksichtigen, dass Auffälligkeiten im Sinne von komorbiden Störungen auftreten können. Dabei bereitet besonders die Abgrenzung zu den Störungen des Sozialverhaltens große Probleme. Die Einrichtung einer Überlappungskategorie zwischen hyperkinetischen und Sozialverhaltensstörungen ist Ausdruck dieser Sachlage (hyperkinetische Störung des Sozialverhaltens, ICD-10: F

22 Kinder- und Jugendpsychiatrie

90.1). Nicht selten weisen Kinder mit Störungen des Sozialverhaltens eine hyperkinetische Störung in der Vorgeschichte auf.

Neben den Störungen des Sozialverhaltens treten als weitere komorbide Störungen affektive Störungen, Angststörungen und spezifische Lernstörungen auf.

Therapie: Da eine einzige, allein wirksame therapeutische Maßnahme nicht existiert, muss die Behandlung mehrdimensional bzw. multimodal sein. Die Therapieprogramme umfassen verschiedene Komponenten und sind so flexibel, dass ein **einzelfallbezogenes Vorgehen** möglich ist.

Je nach Schweregrad der Störung spielt die **medikamentöse Behandlung** eine wichtige Rolle. Vor allem Stimulanzien (Methylphenidat, Dextroamphetamin) kommen zum Einsatz. Daneben wurde kürzlich Atomoxetin, ein (hoch-)selektiver Noradrenalin-Wiederaufnahmehemmer (NARI), für die Behandlung zugelassen. Die Stimulanzienbehandlung kann die spezifischen hyperkinetischen Symptome (z. B. die Aufmerksamkeitsstörung) positiv beeinflussen, sie beseitigt jedoch nicht die Störung des Sozialverhaltens. Bei etwa 10–15 % der hyperkinetischen Kinder haben Stimulanzien keinen Effekt, bei weiteren 20 % verlieren sie nach etwa 6 Monaten an Wirksamkeit. Bei rund 40 % der Kinder kann die Behandlung nach etwa 1–2 Jahren eingestellt werden, ohne dass die Symptomatik in ausgeprägter Form wieder auftritt.

▶ **Merke.** Die medikamentöse Behandlung kann jedoch nie die ausschließliche Therapieform sein. Ihr kommt die Aufgabe zu, den Kindern die Bewältigung einer wichtigen Entwicklungsetappe zu erleichtern, ohne die Störung ursächlich beheben zu können.

Die medikamentöse Behandlung wird häufig mit **verhaltenstherapeutischen Maßnahmen** kombiniert. Durch ein sog. „Selbstinstruktionstraining" versucht man, die Fähigkeit zur Selbststeuerung zu verbessern, indem Handlungsanweisungen für Problemsituationen systematisch verbalisiert und geübt werden. Das soziale Kompetenztraining soll ein sozial angepassteres, verträglicheres Kontaktverhalten im Umgang mit anderen und damit letztlich auch eine Stabilisierung der emotionalen Befindlichkeit ermöglichen. Hierzu tragen auch funktionelle Übungsbehandlungen bei, die vorhandene Defizite im Lern- und Leistungsbereich beheben und auf diesem Weg das Selbstwertgefühl steigern können.

Von großer Bedeutung ist schließlich die **Zusammenarbeit mit den Eltern**. Dabei geht es um eine allgemeine Orientierung über das Störungsbild sowie eine Veränderung der Wahrnehmung ihres Kindes, die zumeist sehr stark auf dessen negative Verhaltensweisen fixiert ist.

Prognose: Ca. ¾ der Betroffenen haben weiterhin Schwierigkeiten in Schule und Ausbildung, Familie und allgemeiner sozialer Anpassung. Diese Entwicklung setzt sich auch im Erwachsenenalter fort. Die Betroffenen sind insbesondere im Bereich Sucht und Delinquenz gefährdet.

22.3.6 Ticstörungen und Gilles-de-la-Tourette-Syndrom

▶ **Definition.** Als **Tics** bezeichnet man unwillkürliche, plötzlich einsetzende und wiederholt auftretende umschriebene Zuckungen oder Lautäußerungen, die vom Patienten als unvermeidbar empfunden werden, jedoch zeitweise unterdrückbar sind.

Beim **Gilles-de-la-Tourette-Syndrom** handelt es sich um eine besondere Form der Ticstörung, bei der es zum gemeinsamen Auftreten multipler motorischer Tics und mindestens einem vokalen Tic kommt. Die vokalen und motorischen Tics müssen hierbei nicht notwendigerweise gleichzeitig vorkommen.

Ätiologie und Pathogenese: Es werden genetische bzw. neurobiologische Befunde diskutiert, wie z. B. eine Dysfunktion des dopaminergen Systems, wobei Umweltfaktoren offenbar den Schweregrad der Störung mitbestimmen.

Häufigkeit: Vorübergehende Ticstörungen sind im Kindes- und Jugendalter sehr häufig, wobei der Anteil der Jungen deutlich überwiegt (Lebenszeitprävalenz bis zu 25 %). Die geschätzte Prävalenz für chronische Ticstörungen liegt bei 2–3 %. Je nach Ausprägungsgrad betragen die Prävalenzangaben für das Tourette-Syndrom zwischen 1 : 100 und 1 : 1000.

Wie auch andere Tics kommt das Gilles-de-la-Tourette-Syndrom bei Jungen rund 2- bis 3-mal häufiger vor als bei Mädchen. Das mittlere Manifestationsalter liegt bei ca. 7 Jahren.

Klinik: Vorübergehende Ticstörungen sind im Kindes- und Jugendalter sehr häufig und bestehen nicht länger als 1 Jahr. Am häufigsten kommen **Gesichtstics** vor (Augenzwinkern, Grimassieren), es können aber auch andere Körperteile betroffen sein. Es kann auch zum gleichzeitigen Auftreten mehrerer Tics kommen. Die Intensität schwankt stark, wobei emotionale Belastungssituationen (z. B. schulische Anforderungen) die Symptomatik verstärken. Ein Verschwinden der Tics und ein Wiederauftreten nach 1–2 Monaten ist möglich.

Bei der **chronischen motorischen oder vokalen Ticstörung** treten entweder motorische oder vokale Tics auf. Sie treten nicht gleichzeitig, möglicherweise aber zeitlich einander folgend auf. Im Gegensatz zur vorübergehenden Ticstörung besteht die Symptomatik in der Regel länger als ein Jahr und ist meist durch multiple Tics gekennzeichnet.

Das **Gilles-de-la-Tourette-Syndrom** wurde 1885 von Gilles de la Tourette erstmalig beschrieben und ist durch muliple Tics und Phonationstics (Ausstoßen unartikulierter Laute, z. B. Räuspern, Husten, Grunzen bzw. Palilalien und Koprolalien) gekennzeichnet (Abb. **22.2**). Die Störung beginnt immer im Kindesalter und setzt sich häufig bis ins Erwachsenenalter fort. Die motorischen Tics konzentrieren sich am häufigsten auf Kopf und Gesicht, später auf Rumpf und Extremitäten. Bei 50 % der Patienten beginnt die Erkrankung mit einem einzelnen motorischen Tic, der meist im Gesicht lokalisiert ist. Die Symptomatik hat einen fluktuierenden Verlauf.

Klinik: Vorübergehende Ticstörungen kommen im Kindes- und Jugendalter sehr häufig vor. Am häufigsten sind **Gesichtstics**. Emotionale Belastungssituationen (z. B. schulische Anforderungen) verstärken die Symptomatik.

Chronische motorische oder vokale Ticstörung: Auftreten entweder motorischer oder vokaler Tics, wobei die Symptomatik in der Regel länger als ein Jahr besteht.

Gilles-de-la-Tourette-Syndrom: Dieses 1885 von Gilles de la Tourette erstmalig beschriebene Syndrom ist durch multiple Tics und Phonationstics (Ausstoßen unartikulierter Laute bzw. Koprolalien) gekennzeichnet (Abb. **22.2**).

22.2 Gilles-de-la-Tourette-Syndrom

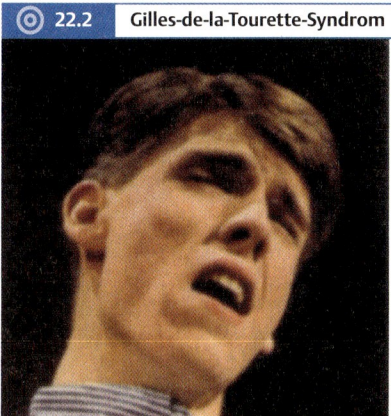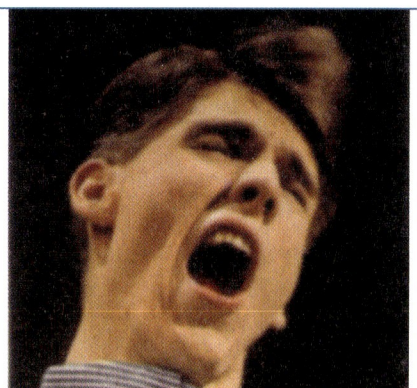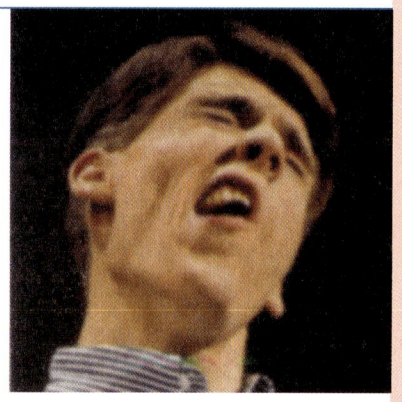

Motorische und vokale Tics bei einem Tourette-Patienten (hempel media - www.hempel media.de).

Diagnostik und Differenzialdiagnose: Die Diagnose wird klinisch durch Anamnese und Beobachtung gestellt. Differenzialdiagnostisch abgegrenzt werden müssen choreiforme Bewegungen im Rahmen anderer Erkrankungen (z. B. Chorea minor Sydenham, Myoklonien, v. a. Einschlafmyoklonien, epileptische Anfälle. Etwa ⅓ aller Kinder mit Tourette-Syndrom weist auch ein hyperkinetisches Syndrom auf, bei etwa 30 % der Jugendlichen mit dieser Störung besteht auch eine Zwangsstörung.

Therapie: Die Therapie hängt stark von der Schwere der Symptomatik und der damit verbundenen sozialen Beeinträchtigung ab. In der Regel besteht sie aus drei Komponenten: einer **ausführlichen Aufklärung** über die Natur der Erkrankungen, einer **medikamentösen Behandlung** und einer individuell auf den einzelnen Patienten abgestimmten **psychotherapeutischen Intervention**. Im Vordergrund der medikamentösen Behandlung stehen D_2-Rezeptorantagonisten, Medikament der 1. Wahl ist Tiaprid, Medikamente der 2. Wahl sind Risperidon, Pimozid und Haloperidol. Bei der psychotherapeutischen Behandlung haben sich verhaltenstherapeutische Methoden bewährt. Bei einfachen Tics im Schulalter genügt in der Regel die Beratung der Eltern und ggf. der vorübergehende Einsatz von Medikamenten.

Diagnostik und Differenzialdiagnose: Die Diagnose wird klinisch durch Anamnese und Beobachtung gestellt, z. B. choreiforme Bewegungen, Myoklonien, epileptische Anfälle, Zwangsstörung und hyperkinetisches Syndrom.

Therapie: Die Therapie besteht in der Regel aus drei Komponenten: einer **ausführlichen Aufklärung** über die Natur der Erkrankungen, einer **medikamentösen Behandlung** (Medikament der 1. Wahl ist Tiaprid) und einer individuell auf den einzelnen Patienten abgestimmten **psychotherapeutischen Intervention**.

Prognose: Die Prognose der Ticstörungen ist recht günstig, wenn man vom Gilles-de-la-Tourette-Syndrom absieht.

22.3.7 Alterstypische, habituelle Verhaltensauffälligkeiten

Jaktationen

▶ **Definition.** Es handelt sich um stereotype, rhythmische Bewegungen, die hauptsächlich vor dem Einschlafen oder beim Alleinsein auftreten und für das Kind lustbetont sind.

Ätiologie und Pathogenese: Jaktationen kommen gehäuft bei Kindern mit Zerebralschäden, Intelligenzminderung sowie statomotorischer und sprachlicher Entwicklungsretardierung vor, es sind aber auch zahlreiche normal intelligente und nicht vorgeschädigte Kinder betroffen. Wie andere habituelle Verhaltensweisen ist auch die Jactatio eine lustbetonte Reaktion mit einer Wiederholungstendenz.

Häufigkeit: Ca. 4% der 10- bis 11-jährigen Kinder sind betroffen, Jungen etwa doppelt so häufig wie Mädchen. Unter Heimkindern und Kindern, die stark emotional vernachlässigt sind, tritt das Symptom häufiger auf.

Klinik: Die häufigsten Formen sind die Jactatio capitis (Kopfschaukeln) und die Jactatio corporis (Schaukeln mit dem ganzen Körper). Dieses rhythmische Schaukeln wird z. B. in Rücken- oder Bauchlage, im Sitzen, manchmal auch in Knie-Ellenbogen-Lage durchgeführt. Typisch für die Symptomatik ist die Abkapselung von der Umwelt, die Selbstbezogenheit des Symptoms und die Möglichkeit, es durch Umweltreize zu unterbrechen. Das gehäufte Vorkommen beim Einschlafen ist nicht zufällig, sondern hängt mit dem hypnoiden Zustand der Kinder zusammen.

Diagnostik und Differenzialdiagnose: Die Diagnose wird klinisch gestellt. Von Jaktationen sind motorische Stereotypien, Tics, choreatiforme Bewegungen und Myoklonien abzugrenzen. Dies ist in der Regel nicht sehr schwierig, da die meisten anderen Störungen nicht den typischen rhythmischen Charakter aufweisen und auch nicht ganze Körperregionen ergreifen.

Therapie: Die Behandlung richtet sich nach den zugrunde liegenden Ursachen (z. B. Unterbrechung einer Vernachlässigung des Kindes).

Prognose: Bei normaler Intelligenz und Fehlen schwerwiegender Milieunoxen günstig.

Motorische Stereotypien

▶ **Definition.** Unter dieser Bezeichnung werden sehr verschiedene motorische Abläufe zusammengefasst, deren Gemeinsamkeit in ihrem gleichförmigen Auftreten, ihrer Wiederholungstendenz und im Fehlen eines sinnvollen Handlungscharakters liegt.

Ätiologie und Pathogenese: Stereotypien werden als Ergebnis einer Unter- oder Überstimulation des Organismus aufgefasst, als direkte Folge einer neurologischen Störung oder als operante Verhaltensweisen, die den Organismus durch interne Stimulation (Selbststimulation) belohnen.

Klinik: Da Stereotypien oft den Charakter von Verlegenheitsgesten besitzen, kann man sie als solche nicht immer gleich erkennen. Das Erscheinungsbild ist sehr vielfältig: rhythmische Fingerbewegungen, Schaukeln mit Armen oder Oberkörper, rhythmisches Hin- und Herbewegen der gespreizten Hand vor den Augen, Auf- und Abbewegen des Kopfes bei gleichzeitigem Schnüffeln, Rotationsbewegungen mit der Hand (mit oder ohne Gegenstände), Zehenspitzen- oder Hackengang, Knirschen mit den Zähnen, abnorme Mundbewegungen, sprachliche Stereotypien, Ausstoßen von Lauten oder Worten können vorkommen.

Diagnostik und Differenzialdiagnose: Die Diagnose wird durch Verhaltensbeobachtung und anamnestische Hinweise gestellt. Abzugrenzen sind extrapyramidale

Bewegungsstörungen, Zwangssyndrome, andere habituelle Bewegungsmuster, gelegentlich auch motorische Automatismen im Rahmen einer psychomotorischen Epilepsie.

Therapie: Stereotypien sind häufig sehr hartnäckig, besonders bei geistig behinderten, hirngeschädigten, autistischen und psychotischen Kindern. Mit gewissem Erfolg werden verhaltenstherapeutische Maßnahmen (operantes Konditionieren, Aversivtherapie) angewendet.

sind z. B. extrapyramidale Bewegungsstörungen und Zwangssyndrome.

Therapie: Verhaltenstherapeutische Behandlung.

Schlafstörungen

Schlafstörungen zeigen eine typische Altersbindung und kommen im Vorschulalter am häufigsten vor. Zu den Schlafstörungen wird auch das Schlafwandeln (Somnambulismus) gezählt, häufig auch der Pavor nocturnus, der eigentlich keine Schlafstörung ist, sondern eher zu den Angstsyndromen gerechnet werden muss. Das Schlafbedürfnis variiert je nach Alter des Kindes. Während ein Kind gegen Ende des 1. Lebensjahres ca. 16 Stunden Schlaf benötigt, braucht ein Kind im Stadium der Einschulung etwa 10–12 Stunden.

Ätiologie und Pathogenese: Einschlafstörungen treten am häufigsten im Vorschulalter auf und sind sehr oft mit Angstzuständen vergesellschaftet. Die häufigste Ursache sind psychische Konflikte innerhalb der Familie oder in Kindergarten bzw. Schule. Oft benötigen die Kinder ein bestimmtes Ritual (z. B. Lieblingstier oder bestimmtes Verhalten der Eltern), andernfalls können sie nicht einschlafen und suchen nachts immer wieder ihre Eltern auf. Häufig werden Einschlafstörungen auch durch Tagesereignisse verursacht, die das Kind nicht verarbeiten kann. Da Einschlafstörungen allerdings auch durch zu langen Nachtschlaf bedingt sein können, sollten die Eltern zunächst immer nach der Schlafdauer befragt werden.

Bei der **Durchschlafstörung** wachen die Kinder wieder auf, nachdem sie bereits eingeschlafen sind. Sie zeigen dann häufig Angstsymptome, klagen über unangenehme Träume und kommen ins Schlafzimmer der Eltern.

Eine Sonderform der Schlafstörungen ist der **Pavor nocturnus** (nächtliches Aufschrecken). Es handelt sich hierbei um eine meist vor Mitternacht auftretende Angstsymptomatik mit massiver Furcht und Panik, die evtl. von heftigem Schreien und starker Erregung begleitet wird. Häufig besteht anschließend eine Amnesie. Nach dem Aufwachen wirken die Kinder extrem ängstlich, häufig motorisch unruhig und sind noch schläfrig, d. h. man muss sie erst aufwecken, um den Angstzustand zu unterbrechen.

Beim **Schlafwandeln (Somnambulismus)** kommt es im Stadium des Tiefschlafes zu geordneten Handlungsabläufen, für die die Kinder später eine Amnesie haben.
Sie stehen meist aus dem Bett auf, laufen in der Wohnung umher oder gehen evtl. auch auf die Straße und führen Handlungen durch, an die sie sich später nicht mehr erinnern (z. B. Schrank ausräumen, Blumen abbrechen). Dabei kann es selten auch zur Selbstgefährdung kommen. Schlafwandeln kommt häufiger bei Jungen vor als bei Mädchen, häufig bestehen außerdem Albträume und Angstzustände. Die Störung wird mit einer Verzögerung der Hirnreifung in Verbindung gebracht. Das Schlafwandeln bildet sich mit zunehmender Reifung in der Regel von selbst zurück.

Diagnostik und Differenzialdiagnose: Die Diagnose wird klinisch gestellt. Differenzialdiagnostisch ist an ein Anfallsleiden, aber auch Funktionsanomalien des ZNS (z. B. Formatio reticularis) zu denken, denn für den Eintritt des Schlafes sind eine Reihe vegetativer Vorgänge erforderlich, die z. B. durch Hirnfunktionsstörungen beeinträchtigt sein können. Auch das Vorliegen einer Depression kann die Ursache v. a. für Einschlaf- oder Durchschlafstörungen sein.

Therapie: Die Behandlung richtet sich nach der vermuteten Ursache. Zugrunde liegende Konflikte sollten mit Kind und Eltern geklärt werden. Gemeinsam mit den Eltern lassen sich fast immer Veränderungen im Verhalten der Familie herbeiführen, die bei der Überwindung der Schlafstörung helfen. Bei einer Depression empfiehlt sich eine antidepressive Behandlung, bei starken Angstzuständen kann vorübergehend auch ein Anxiolytikum eingesetzt werden. Beim Schlafwandeln kann in hartnäckigen Fällen ein Antidepressivum die Schlaftiefe erfolgreich reduzieren. Im Allgemeinen kommt man jedoch ohne Medikamente aus.

Schlafstörungen

Schlafstörungen kommen im Vorschulalter am häufigsten vor.

Ätiologie und Pathogenese: Einschlafstörungen treten am häufigsten im Vorschulalter auf und hängen sehr oft mit Angstzuständen zusammen. Häufigste Ursache sind psychische Konflikte innerhalb der Familie oder in Kindergarten bzw. Schule.

Durchschlafstörungen: Die Kinder wachen, nachdem sie bereits eingeschlafen sind, wieder auf.

Beim **Pavor nocturnus** kommt es meist vor Mitternacht zu einem plötzlichen Aufschrecken, das von massiver Angst und Panik begleitet wird. Häufig besteht anschließend eine Amnesie.

Beim **Schlafwandeln** kommt es im Stadium des Tiefschlafes zu geordneten Handlungsabläufen, für die die Kinder später eine Amnesie haben. Kinder, die schlafwandeln, leiden häufig an Albträumen oder Angstzuständen.

Diagnostik und Differenzialdiagnose: Ausgeschlossen werden müssen Anfallsleiden, Funktionsanomalien des ZNS und psychiatrische Störungen (z. B. Depression).

Therapie: Die Behandlung richtet sich nach der Ursache.

22.3.8 Störungen der Sprache und des Sprechens

Herkömmlicherweise unterscheidet man Störungen der Stimme, der Sprache und des Sprechens. Die Störungen der **Stimme** (z. B. organisch, Entzündung oder Polypen am Kehlkopf, s. S. 816) gehören in das Fachgebiet der Phoniatrie. Die Störungen der **Sprache** betreffen die Sprachentwicklung und -struktur (z. B. Sprachentwicklungsstörung mit Ausbleiben oder fehlerhaftem Eintreten des kindlichen Spracherwerbs, z. B. infolge von Hörstörungen). **Sprechstörungen** beziehen sich auf den Ablauf des Sprechens. Die beiden letztgenannten Störungsbereiche sind in der ICD-10 als „umschriebene Entwicklungsrückstände des Sprechens und der Sprache" klassifiziert.

Sprachentwicklungsstörungen

Agrammatismus und Dysgrammatismus

▶ **Definition.** Es handelt sich um Sprachstörungen, die auf der Unfähigkeit zu grammatikalisch korrektem Sprechen beruhen. Kennzeichnend sind Einwortsätze oder Sprechen im Telegrammstil. Bei erheblicher Ausprägung kann die Sprache unverständlich sein.

Ätiologie und Pathogenese: Wie das Stammeln ist auch der Dysgrammatismus ein normales Durchgangsstadium im Verlauf des Spracherwerbs. Als krankhaft ist die Störung erst anzusehen, wenn sie nach dem 4. Lebensjahr auftritt. Ursachen für dysgrammatische Störungen können frühkindliche Hirnschädigungen, Mehrfachbehinderungen, geistige Entwicklungsbehinderungen, Schädel-Hirn-Traumen (z. B. gemeinsames Vorkommen von Dysgrammatismus und Aphasie) und genetische Einflüsse sein. Als **Hörstummheit oder Audimutitas** (Stummheit des hörfähigen Kindes) wird die über das 3. Lebensjahr hinaus bestehende Stummheit trotz uneingeschränkter Hörfähigkeit und normaler Intelligenz bezeichnet. Eine synonyme Bezeichnung ist die der Entwicklungsaphasie.

Häufigkeit: Ca. 3 % der 6-jährigen Jungen und 1,5 % der gleichaltrigen Mädchen sind betroffen.

Therapie: Oberstes Prinzip der Behandlung ist die Motivation und Unterstützung zum (korrekten) Sprechen.

Sprechstörungen (Redeflussstörungen)

Im Folgenden werden die klinisch besonders relevanten Sprechstörungen Stottern und Poltern erläutert.

Stottern

▶ **Definition.** Störung des Sprechablaufs (des Redeflusses) mit Unterbrechungen, Innehalten, Wiederholungen sowie Dehnung von Lauten, Silben oder Wörtern.

Ätiologie und Pathogenese: Erbliche, hirnorganische und psychogene Einflüsse werden angenommen und fließen in ein multifaktorielles Ursachenmodell ein.

Häufigkeit: Die Lebenszeitprävalenz beträgt ca. 5 %, das männliche Geschlecht ist häufiger betroffen (Jungen: Mädchen ca. 2–3:1, im Erwachsenenalter ca. 4–5:1). Der Beginn liegt häufig um das 3.–6. Lebensjahr; weitere Altershäufungen: 6.–7. Lebensjahr (Einschulung) und 12.–14. Lebensjahr (Pubertät).

Klinik: Man unterscheidet 3 Formen:
- **klonisches** Stottern, das sich in Wiederholungen beim Sprechbeginn äußert
- **tonisches** Stottern, das durch Blockierungen beim Sprechablauf in Erscheinung tritt und
- **tonisch-klonisches** oder kombiniertes Stottern.

Auftreten und Intensität sind häufig situationsabhängig, was zu einem Vermeidungsverhalten gegenüber Lauten und Wörtern, aber auch gegenüber bestimmten Sprechsituationen führen kann.

Diagnostik: Charakteristisch sind **Wortdehnungen** (z. B. vieeeeeelen Dank), **Laut-** und **Silbenwiederholungen** (viele-le-le-le-le-len Dank) und **Blockierungen** z. B. durch Pressen (vielen D----------ank). Darüber hinaus kommt es oft zu Koordinationsstörungen gekoppelter Funktionen (Atmung, Mimik, Gestik, Stimmgebung) sowie zu vegetativen Reaktionen (Erröten, Schweißausbruch).

Vom Stottern abzugrenzen ist das sog. **Entwicklungsstottern** bei 3- bis 5-jährigen Kindern. Hierbei sind Denken und Sprechen nicht im Einklang, z. B. wenn das Kind nach einem Wort sucht, bis es ihm einfällt (z. B. der-der-der-der Tom ist hingefallen). Entwicklungsstottern legt sich meist auch ohne Therapie, sollte jedoch beobachtet werden, weil sich bei einem Teil behandlungsbedürftiges Stottern entwickelt.

Therapie: Bereits Beratung und Psychoedukation bewirken eine Entlastung. Therapeutische Ansätze bestehen in allgemeinen Maßnahmen (z. B. Nichtbeachten des Stotterns, Abmildern auslösender oder aufrechterhaltender Bedingungen) und Übungsbehandlungen (z. B. Atemübungen, logopädische Redeübungen, Einbeziehung von Rhythmik, Entspannungsübungen). Die Beobachtung, dass Stottern in der überwiegenden Mehrzahl der Fälle beim Singen nicht vorkommt, wird ebenfalls therapeutisch genutzt.

Prognose: Bei rechtzeitiger und intensiver Behandlung wird ⅓ der Patienten beschwerdefrei, ⅓ zeigt deutliche Besserung und ⅓ bleibt unbeeinflusst.

Poltern

▶ **Definition.** Störung des Sprechablaufs (des Redeflusses) mit überstürztem Reden sowie Verschlucken von Lauten, Silben oder Wörtern.

Ätiologie und Pathogenese: Als Ursache werden erbliche und/oder hirnorganische Veränderungen angenommen.

Häufigkeit: Tritt bei 7-jährigen Kindern in etwa 1–1,5 % der Fälle auf, später verringert sich die Quote.

Klinik: Der Sprechvorgang wirkt beschleunigt und hastig, der Redefluss zerfahren. Es werden Laute, Silben oder Wörter „verschluckt", sodass Lautverschmelzungen resultieren (z. B. Fuball statt Fußball, Haflur statt Hausflur). Die Sprache ist infolge der „verwaschenen" Artikulation oder Entstellung von Wörtern manchmal schwer zu verstehen. Im Gegensatz zum Stottern zeigt der Polterer wenig Anstrengungen beim Sprechen und die Rede verbessert sich, wenn er seine Aufmerksamkeit darauf richtet.

Therapie: Die Behandlung richtet sich nach der vorherrschenden Komponente. Beim Vorliegen eines reinen Polterns sind Sprechübungen erforderlich, wobei besonderer Wert auf langsames Sprechen, Zuwendung der Aufmerksamkeit auf den Sprechvorgang und Mitklopfen der Silbenzahl gelegt wird.

22.3.9 Sprachabbau- und Sprachverlustsyndrome

Sprachabbau- und Sprachverlustsyndrome kommen bei einer ganzen Reihe von **Stoffwechsel-** und **degenerativen Erkrankungen** vor. Sie müssen von einem vorübergehenden Stillstand oder Rückschritt in der Sprachentwicklung abgegrenzt werden, der bei manchen Kindern nach Infektionen, Unfällen oder traumatischen Erlebnissen auftreten kann. Man unterscheidet:

- **Sprachabbau** bei kindlichen Demenzprozessen (z. B. subakute sklerosierende Panenzephalitis, amaurotische Idiotie, Dementia infantilis Heller, diffuse Hirnsklerose, Chorea Huntington)
- **Sprachverlust** im Rahmen von **Aphasien** aufgrund einer hirnorganischen Schädigung. Wie im Erwachsenenalter unterscheidet man eine **motorische** (Broca-Aphasie: Sprachverständnis weitgehend erhalten, expressive Komponente der

Sprachproduktion gestört) von einer **sensorischen Form** (Wernicke-Aphasie: Sprachverständnis gestört, während die für die Sprachproduktion erforderlichen motorischen Abläufe nicht wesentlich beeinträchtigt sind), **totale Aphasie, anamnestische Aphasie** (Wortfindungsstörungen und Umschreibungen von Begriffen). Reine Aphasieformen sind selten, Mischformen überwiegen.

Die **Behandlung** richtet sich nach der zugrunde liegenden Erkrankung, häufig ist jedoch keine kausale Therapie möglich.

Unter **Mutismus** wird das Nicht-Sprechen bei erhaltenem Sprachvermögen verstanden. Es wird unterschieden zwischen einem **elektiven Mutismus** und einem **totalen Mutismus**. In ersterem Falle sprechen die Betroffenen elektiv mit bestimmten Personen und mit anderen nicht, wohingegen beim totalen Mutismus der sprachliche Kontakt zu allen Menschen eingestellt wird.

22.3.10 Tiefgreifende Entwicklungsstörungen

Als „Tiefgreifende Entwicklungsstörungen" werden in der ICD-10 (Kategorie F84) der „Frühkindliche Autismus", der „Atypische Autismus", das „Rett-Syndrom", das „Asperger-Syndrom", die „Überaktive Störung mit Intelligenzminderung und Bewegungsstereotypien" sowie eine Reihe von desintegrativen Störungen des Kindesalters zusammengefasst. Im folgenden Abschnitt werden der frühkindliche Autismus nach Kanner und das Asperger-Syndrom abgehandelt. Beide Syndrome werden heute unter dem Begriff der „Autismus-Spektrum-Störungen" zusammengefasst.

Frühkindlicher Autismus

▶ **Synonym.** Kanner-Syndrom

▶ **Definition.** Das Leitsymptom des frühkindlichen Autismus ist eine hochgradige interpersonelle Kontaktstörung, deren erste Anzeichen bereits in den ersten Lebensmonaten auftreten.

Ätiologie und Pathogenese: Verschiedene Faktoren werden diskutiert. Für **genetische Einflüsse** sprechen die Ergebnisse von Familienuntersuchungen und Zwillingsstudien. Geschwister autistischer Patienten haben ein Erkrankungsrisiko von ca. 3 %, was einem 60- bis 100-mal häufigeren Vorkommen als in der Allgemeinbevölkerung entspricht. Zwillingsstudien haben außerdem ergeben, dass die Konkordanzrate bei monozygoten Zwillingen um ein Vielfaches höher liegt als bei dizygoten Zwillingen. Es liegen auch eine Vielzahl von Beobachtungen vor, die alle auf das Vorliegen **struktureller oder funktioneller Veränderungen des Gehirns** hindeuten. Hierzu zählen eine Reihe neurobiologischer Besonderheiten (z. B. Störungen des Schlafrhythmus, Ess-Störungen, abnormes Schreien, Störungen der Ausscheidungsfunktionen, Übererregbarkeit), die man bei gesunden Kindern nicht findet. Ferner entwickeln rund 30 % der betroffenen Kinder später epileptische Anfälle. Auch eine Reihe neurologischer Syndrome ist überzufällig häufig mit frühkindlichem Autismus assoziiert. Zudem wurden auch Besonderheiten des Hirnstoffwechsels festgestellt.

Die These einer **Störung der kognitiven und emotionalen Entwicklung** stützt sich auf die bereits von Leo Kanner (1943) beschriebene Beobachtung, wonach Kinder mit frühkindlichem Autismus eine „angeborene Unfähigkeit zur Aufnahme der üblichen und biologisch vorgesehenen Kontakte zu anderen Menschen" aufweisen. Aufgrund dieses grundlegenden Defizits sind sie auch nicht in der Lage, weitere ganz normale Entwicklungsfortschritte zu erzielen, in deren Verlauf Kinder sonst frühzeitig lernen, dass auch andere Menschen affektive Beziehungen, Vorstellungen und Gedanken haben, die man z. T. aus ihrem Verhalten erschließen und in die man sich auch hineinversetzen kann.

Häufigkeit: Die Prävalenz beträgt etwa 4–5 pro 10 000 Kinder und Jugendliche. Jungen sind häufiger betroffen als Mädchen im Verhältnis von etwa 2 : 1 bis 3 : 1. Der frühkindliche Autismus manifestiert sich bereits vor dem 3. Lebensjahr.

Klinik: Die ersten Anzeichen der Störung treten zwar bereits in den ersten Lebensmonaten auf, sind aber in dieser Zeit nur schwer zu erkennen. Die Kinder bleiben in ihrer emotionalen und motorischen Entwicklung zurück, nehmen keinen Blickkontakt auf und verhalten sich gegenüber Bezugspersonen bei jeder Kontaktaufnahme abweisend und abwehrend. Das Intelligenzniveau zeigt eine große Variationsbreite, allerdings liegt bei ¾ der Betroffenen eine ausgeprägte Intelligenzminderung vor. Darüber hinaus zeigen sie ein ängstliches Festhalten am Gewohnten (Veränderungsangst), eine Reihe von Sprachauffälligkeiten (verzögerte Sprachentwicklung, Echolalie, pronominale Umkehr, dysgrammatische Sprache), vielfach auch Auffälligkeiten der Stimme und der Sprachmelodie, sowie eine Reihe von anderen Verhaltensauffälligkeiten, unter denen zwanghaftes und selbstverletzendes Verhalten, aggressive Impulsdurchbrüche sowie fehlende Angst vor realen Gefahren häufig vorkommen.

Diagnostik und Differenzialdiagnose: Die Diagnose wird aufgrund der Anamnese und der klinischen Beobachtung gestellt. Hierzu gibt es Hilfsmittel in Form von Skalen.
Differenzialdiagnostisch ist zunächst zwischen frühkindlichem Autismus und autistischer Persönlichkeitsstörung (Asperger-Syndrom, s. S. 791) zu unterscheiden. Weiterhin ist das Rett-Syndrom auszuschließen, das durch einen fortschreitenden demenziellen Abbauprozess gekennzeichnet ist. Von großer praktischer und klinischer Bedeutung ist außerdem die Abgrenzung von der Schizophrenie des Kindesalters (s. S. 792). Auch an Sinnesdefekte oder Oligophrenien muss gedacht werden.

Therapie: Leitlinie zur Therapie, Intervention und Rehabilitation ist die vielfach belegte Erfahrung, dass stärker verhaltensorientierte, direkte und strukturierte Behandlungsmethoden größere Erfolge aufweisen als solche, die ein „Laissez-faire-Prinzip" verfolgen und die Patienten stark sich selbst überlassen. Dabei muss jeder Behandlungsansatz das individuelle Entwicklungsprofil des autistischen Kindes berücksichtigen. Das Therapieprogramm wird dann gewissermaßen auf dieses Entwicklungsprofil hin „maßgeschneidert". Folgende Maßnahmen haben sich hierbei als nützlich und weiterführend erwiesen:
- **Frühförderung**
- **verhaltenstherapeutische Methoden**
- **körperbezogene Therapiemaßnahmen.**

Prognose: Die wichtigsten prognostischen Indikatoren sind der Stand der Sprachentwicklung und die Intelligenz um das 5.–6. Lebensjahr. Autistische Kinder, die bis zu diesem Zeitpunkt über eine relativ gut entwickelte Sprache und Intelligenz verfügen (IQ > 80), haben eine vergleichsweise günstige Prognose, sofern nicht zusätzliche Komplikationen wie epileptische Anfälle oder andere neurologische Symptome hinzutreten. Eine Heilung ist jedoch bislang nicht möglich.

Asperger-Syndrom

▶ **Definition.** Beim Asperger-Syndrom handelt es sich um eine Variante der Autismus-Spektrum-Störungen. Die Kinder weisen ebenfalls eine Beziehungsstörung auf, die aber weniger stark ausgeprägt ist als beim frühkindlichen Autismus. Sie sind nicht selten gut bis überdurchschnittlich intelligent und werden später auffällig als die Kinder mit Kanner-Syndrom, und zwar dann, wenn besondere Anforderungen an ihre soziale Eingliederungsfähigkeit gestellt werden (Besuch des Kindergartens oder spätestens in der Schule). Der Ausprägungsgrad der Störung ist sehr unterschiedlich.

Ätiologie und Pathogenese: Das Asperger-Syndrom wird durch eine Desintegration der intellektuellen und emotionalen Bereiche der Persönlichkeit oder eine Störung der intuitiven Fähigkeiten erklärt. Da in der weiteren Verwandtschaft von Kindern mit Asperger-Syndrom vermehrt ähnliche oder gleiche abnorme Persönlichkeiten gefunden wurden, wird ein genetischer Faktor angenommen. Umweltnoxen und frühe hirnorganische Schädigungen spielen als (Mit-)Ursachen ebenfalls eine Rolle.

Häufigkeit: Unter Zugrundelegung einer großzügigen Definition wurden Häufigkeiten bis zu 7 auf 1000 Kinder im Alter von 7–16 Jahren beschrieben.

Klinik: Die Sprachentwicklung erfolgt frühzeitig, häufig beginnen die Kinder noch vor dem freien Laufen zu sprechen und gewinnen eine wandlungsfähige Sprache mit großem Wortschatz und originellen Wortschöpfungen. Die kommunikative Funktion ihrer Sprache ist in einer anderen Weise gestört als bei Kindern mit Kanner-Syndrom. Sie reden, wann sie wollen, ohne Anpassung an die Zuhörer (Spontanrede) und führen häufig Selbstgespräche. Sie zeigen niemals die charakteristischen Abweichungen in der präverbalen und verbalen Kommunikation wie frühkindliche Autisten, dagegen sind bei ihnen aber ähnliche Auffälligkeiten der Sprechstimme (monoton, unmoduliert) zu finden. Sie denken originell und verfügen über gute logische und abstrahierende Fähigkeiten. Häufig haben sie übermäßig intensive, eng umgrenzte und praxisferne Sonderinteressen. Manchmal besteht auf bestimmten Gebieten ein lexikales Wissen, wobei jedoch die reine Wissensspeicherung dominiert und die Einordnung des Wissens in größere Zusammenhänge oft unterbleibt. Trotz ihrer guten Intelligenz sind Kinder mit Asperger-Syndrom wegen einer ausgeprägten Aufmerksamkeitsstörung oft schlechte Schüler, da sie durch die Beschäftigung mit sich selbst innerlich abgelenkt werden. Von klein auf zeigen sie eine auffällige motorische Ungeschicklichkeit, man beobachtet bei ihnen auch häufig dyspraktische Störungen. Sie können sich nur begrenzt auf Mitmenschen oder soziale Situationen einstellen, sind rücksichtslos bei der Durchsetzung ihrer Wünsche, freuen sich oft am Ärger anderer, haben kein Gefühl für persönliche Distanz und keinen Sinn für Humor.

Diagnostik und Differenzialdiagnose: Die Diagnose wird aufgrund der Vorgeschichte, der Exploration und der Verhaltensbeobachtung, auch außerhalb der Untersuchungssituation, gestellt. Eine sorgfältige psychologische Untersuchung unter Berücksichtigung neuropsychologischer Gesichtspunkte, kognitiver Funktionen und der Persönlichkeit ist für die diagnostische Einordnung von großer Bedeutung. Probleme ergeben sich in der Abgrenzung gegenüber dem frühkindlichen Autismus, Persönlichkeitsstörungen im Zusammenhang mit hirnorganischen Schädigungen und anderen Persönlichkeitsstörungen (z. B. schizoide Persönlichkeitsstörung).

Therapie: Die Annahme einer genetischen Disposition schließt die Therapierbarkeit der Störung nicht aus. Aus präventiven Gründen sollte die Beratung der wichtigsten Beziehungspersonen möglichst frühzeitig einsetzen. Dazu ist eine subtile Kenntnis der Eigenart der Kinder im Allgemeinen und des einzelnen Kindes im Besonderen, einschließlich seines gesamten Reifungszustandes, erforderlich. Bei sekundären Neurotisierungen kann eine Psychotherapie unter Einbeziehung der Eltern notwendig werden. Eine frühzeitige sensomotorische Übungsbehandlung sollte wegen der motorischen Störungen erfolgen.

Prognose: Die Prognose ist meist günstig. Die soziale Eingliederung gelingt Menschen mit Asperger-Syndrom umso besser, je älter sie werden. Dies liegt an der zunehmenden Reife ihres Intellekts, bei einigen auch an einer gewissen sozialen Nachreifung, den Lernerfolgen bei der verstandesmäßigen Einstellung auf Menschen und Situationen sowie der Tatsache, dass eine Verständigung auf rationaler Ebene unter Erwachsenen leichter gelingt als unter Kindern.

22.3.11 Schizophrenie

▶ **Definition.** Schizophrene Psychosen sind schwerwiegende psychische Erkrankungen, die zu einer Desintegration der Persönlichkeit führen. Sie verlaufen teils akut, teils schleichend unter Auftreten produktiver Symptome wie z. B. Wahn und Halluzinationen. Von psychoreaktiven Störungen und neurotischen Entwicklungen unterscheiden sie sich durch den Verlust des Realitätsbezuges. Im Kindesalter ist die Diagnose schwierig, da die Symptomatik von der Schizophrenie Erwachsener abweichen kann.

Ätiologie und Pathogenese: Genetische, organische und psychogene Einflussfaktoren sind bekannt. Nach der Dopamin-Hypothese liegt bei der Schizophrenie eine Überempfindlichkeit der dopaminergen Rezeptoren, vorwiegend im mesolimbischen System, vor. Diese These wurde aufgrund der Wirksamkeit von Neuroleptika aufgestellt, die vorwiegend am Dopaminrezeptor binden. Für die sog. negative Symptomatik wird eine unzureichende Aktivität am Serotoninrezeptor verantwortlich gemacht.

Häufigkeit: Etwa 4 % aller Schizophrenien treten vor dem 15. und nur ca. 1 % vor dem 10. Lebensjahr auf. Etwa 10 % der schizophrenen Psychosen manifestieren sich zwischen 14 und 20 Jahren, 42 % zwischen 21 und 30 Jahren.

Häufigkeit: Etwa 4 % aller Schizophrenien treten vor dem 15. Lebensjahr auf und nur etwa 1 % vor dem 10. Lebensjahr.

22.3 Unterformen der Schizophrenie

paranoide Schizophrenie (F20.0):	Vorherrschend sind Wahnideen und akustische Halluzinationen. Daneben sind Störungen des Denkens und der Affektivität vorhanden. Diese Form der Erkrankung führt meist nicht zu einer Persönlichkeitsveränderung, auch die Intelligenz bleibt oft unberührt.
Hebephrenie (F20.1):	Beginn meist nach der Pubertät mit Antriebsverarmung, Denkzerfahrenheit, affektiver Verflachung und läppischer, gelegentlich heiterer Grundstimmung. Die jugendlichen, sehr oft intelligenten und gewissenhaften Patienten, versagen plötzlich in der Schule, ziehen sich von Freunden und aus der Familie zurück, verlieren alle Interessen und werden häufig zu Langzeitpatienten, die in Einrichtungen untergebracht werden müssen.
katatone Schizophrenie (F20.2):	Bei dieser Form stehen motorische Phänomene wie akute Erregungs- oder Erstarrungszustände (Stupor) mit mutistischem Verhalten im Vordergrund. Daneben kommen aber auch viele andere Symptome vor, am häufigsten Wahnideen und Halluziationen, die auch mit einem traumähnlichen (oneiroiden) Zustand einhergehen können.
Schizophrenia simplex (F20.6):	Diese Form führt langsam und schleichend, ohne besonders auffällige Symptome, zu einem kognitiven Defektzustand. Die Patienten sind antriebsarm, abgestumpft, ohne Initiative und Energie, depressiv oder verstimmt und versagen in der Schule oder im Beruf. Häufig geben sie ihre gewohnte Tätigkeit auf oder wechseln die Stelle, lassen sich treiben und verwahrlosen.
schizophrene Rest- und Defektzustände:	Hierbei handelt es sich um chronische Formen der Schizophrenie, in der die Symptome, die von der akuten Phase weiterbestehen, meistens ihre Schärfe verloren haben. Das Gefühlsleben ist abgestumpft, die Denkstörungen, auch wenn sie grob auffällig sind, verhindern nicht, dass alltägliche Routinetätigkeiten ausgeübt werden können. Häufig ist die Intelligenz im Vergleich zur Zeit vor der Erkrankung deutlich beeinträchtigt.

Klinik: Während im Kindesalter die klassischen Formen der Schizophrenie (Tab. **22.3**) selten sind, werden sie im Jugendalter deutlich häufiger.
Die häufigste Form der Schizophrenie im Kindes- und Jugendalter ist die **paranoide Schizophrenie**. Neben **produktiven Symptomen** wie Denkstörungen, Wahn und Halluzinationen können auch **negative Symptome** (z. B. verflachte oder inadäquate Affekte, Sprachverarmung, Gedankenabreißen) vorkommen.

- **Symptome im kognitiven und Wahrnehmungsbereich:** Häufig treten formale Denkstörungen, Wahnideen und Halluzinationen auf. Diese Symptome stehen bei der paranoiden Schizophrenie im Vordergrund, die geradezu den Prototyp der schizophrenen Psychose darstellt. Zu den formalen Denkstörungen gehören auch Ich-Störungen wie z. B. Gedankenlautwerden, Gedankeneingebung, Gedankenentzug oder Gedankenausbreitung.
- Eine Systematisierung des Wahns ist bei Kindern vor dem 10. Lebensjahr außerordentlich selten, tritt im Jugendalter jedoch häufig auf. Relativ oft bestehen im Jugendalter leibhypochondrische Erlebnisse sowie Verfolgungs-, Beziehungs-, Beeinflussungs- und Vergiftungsideen. Akustische Halluzinationen überwiegen, im Kindesalter kommen häufiger optische Halluzinationen vor.
- **Störungen im emotionalen Bereich, Kontakt- und Sozialverhalten:** Häufig besteht bei Jugendlichen eine ausgeprägte Rückzugs- und Isolationssymptomatik. Affektstörungen, insbesondere misstrauisch-ängstliche Grundstimmung, Affektlabilität, Negativismus und Regressionen auf infantile Verhaltensformen sind ebenfalls häufig.
- **Störungen der Sprache:** Veränderungen der Sprechweise, gesteigerter Rededrang, Perseverationsneigung, Sprachstereotypien oder Echolalie (Wiederholung der an den Patienten gerichteten Fragen) sind möglich.
Bei sich früh manifestierenden kindlichen Schizophrenien kann eine Abgrenzung gegenüber der Autistensprache schwer sein. Wortneubildungen und eine Bedeutungsverschiebung oft gebrauchter Worte sind häufig.
- **Störungen der Motorik:** In der Spontanmotorik besteht oft eine allgemeine Disharmonisierung (Steifheit, Eckigkeit) sowie eine Reduktion der Spontanbewegungen. Gelegentlich kommen katatone Bilder und kataleptische Erscheinungen vor. Relativ häufig sind motorische Stereotypien (z. B. eine stereotype Körperhaltung oder bizarre Fingerspiele).

Klinik: Klassische Formen der Schizophrenie (Tab. **22.3**) sind bei Kindern selten. Es können **produktive** und **negative Symptome** auftreten. Die häufigste Form der Schizophrenie im Kindes- und Jugendalter ist die **paranoide Schizophrenie**.

- **Symptome im kognitiven und im Wahrnehmungsbereich:** Häufig treten formale Denkstörungen, Wahnideen und Halluzinationen auf.

- **Störungen im emotionalen Bereich, Kontakt- und Sozialverhalten:** Häufig ausgeprägte Rückzugs- und Isolationssymptomatik. Affektstörungen, misstrauisch-ängstliche Grundstimmung.

- **Störungen der Sprache:** Veränderungen der Sprechweise, gesteigerter Rededrang, Perseverationsneigung, Sprachstereotypien, Echolalie oder Phonographismus sind möglich.

- **Störungen der Motorik:** In der Spontanmotorik wird häufig eine allgemeine Disharmonisierung sowie eine Reduktion der Spontanbewegungen beobachtet. Relativ häufig sind motorische Stereotypien.

- **Antriebsstörungen:** Ein wichtiges Charakteristikum ist die häufig zu findende Antriebslosigkeit. Die Jugendlichen verlieren jede Spontaneität und Initiative, sitzen stundenlang teilnahmslos im Zimmer und haben keinerlei Interesse, einer Unterhaltung zu folgen, zu lesen oder sich zu beschäftigen. Die Antriebslosigkeit kann so ausgeprägt sein, dass die Betroffenen völlig regungslos dasitzen, weder sprechen noch essen und auch ihre Ausscheidungsfunktionen nicht mehr willentlich regulieren. Diesen Zustand bezeichnet man als Stupor.

Diagnostik und Differenzialdiagnose: Die Diagnose erfolgt aufgrund der Anamnese und der klinischen Symptomatik. Die diagnostischen Kriterien der Schizophrenie nach ICD-10 umfassen eine Reihe charakteristischer psychotischer Symptome sowie eine zeitliche Kategorie (Krankheitsdauer von mindestens einem Monat). Differenzialdiagnostisch muss das Vorliegen einer **schizoaffektiven Psychose** ausgeschlossen werden. Hierbei treten manische oder depressive Symptome gleichzeitig mit schizophrenen Symptomen auf. Die Störung entspricht diagnostisch weder einer Schizophrenie noch einer affektiven Psychose (manische oder depressive Phase). Entscheidend ist die Gleichzeitigkeit der schizophrenen und affektiven Symptomatik.

Beim Vorliegen v. a. optischer Halluzinationen muss auch immer an **organische Zustandsbilder bzw. Intoxikationen** gedacht werden.

Therapie: In der Akutphase der Schizophrenie ist eine **neuroleptische Behandlung** erforderlich. Zur Behandlung akut psychotischer Zustandsbilder mit vorwiegend produktiver Symptomatik werden Butyrophenon-Derivate eingesetzt (v. a. Haloperidol und Benperidol) sowie die Phenothiazine Perazin (Taxilan), Fluphenazin (Dapotum, Lyogen), Perphenazin (Decentan) und Chlorprothixen (Truxal). Bei starker Unruhe kann Levopromazin (Neurocil) wegen seiner dämpfenden Wirkung gegeben werden. Neben diesen „klassischen" Neuroleptika werden heute bevorzugt **„atypische" Neuroleptika** eingesetzt, die kaum extrapyramidalmotorische Nebenwirkungen haben und auch die Negativsymptomatik günstig beeinflussen. Die wichtigsten Substanzen sind Clozapin (Leponex), Olanzapin (Zyprexa), Risperidon (Risperdal), Amisulprid (Solian), Quetiapin (Seroquel), Ziprasidon (Zeldox) und Aripiprazol (Abilify). Clozapin ist sehr gut wirksam, erfordert aber wegen der potenziellen Gefahr einer Agranulozytose besondere Vorsichtsmaßnahmen (wöchentliche Blutbildkontrollen in den ersten 18 Wochen der Behandlung, danach monatliche Kontrollen). Bei psychotischen Zustandsbildern mit nicht produktiver Symptomatik, bei denen Antriebsarmut, Negativismus, autistisches Verhalten, Gehemmtheit und Rückzug im Vordergrund stehen, werden häufig atypische Neuroleptika eingesetzt. Generell ähnelt die medikamentöse Behandlung der Schizophrenie bei Kindern und Jugendlichen der von Erwachsenen.

Die **Psychotherapie** stellt eine gleichwertige Ergänzung der medikamentösen Therapie dar und umfasst die psychische Führung des Patienten, Ermutigung, Eingehen auf seine alltäglichen Probleme und Sorgen, Steigerung des Selbstwertgefühls und der Kontakt- und Kommunikationsfähigkeit. Im Rahmen einer solchen **stützenden Psychotherapie** ist es wichtig, dass die Patienten ihrer Neigung zum Rückzug nicht nachgehen können. Durch ein **kognitives Trainingsprogramm** wird die sog. kognitive Basisstörung (Störung der allgemeinen psychischen Leistungsfähigkeit, einschl. Konzentration, Merkfähigkeit oder Gedächtnis) behandelt. Wichtig ist auch die **neuroleptische Rezidivprophylaxe**, die häufig über mehrere Jahre erforderlich ist.

▶ **Merke.** Eine aufdeckende Psychotherapie ist bei schizophrenen Erkrankungen in der Akutphase kontraindiziert.

Prognose: Je früher die schizophrene Psychose beginnt, desto ungünstiger ist der Verlauf. Im Jugendalter kommt es in 23% zur Vollremission und in 25% zur Teilremission. Bei 52% der Betroffenen tritt eine Chronifizierung ein. Etwa 40% der Adoleszenten, die an einer Schizophrenie erkranken, können aufgrund der Chronifizierung ihrer Erkrankung oder ausgeprägter Störungen innerhalb ihrer Familie nicht unmittelbar nach der stationären Behandlung die schulische oder berufliche Tätigkeit aufnehmen oder ins häusliche Milieu zurückkehren. Für diese Gruppe ist ein Rehabilitationsprogramm erforderlich, das die Integration der Patienten nach 1- bis

22.3.12 Affektive Störungen

▶ **Definition.** Unter dieser Bezeichnung werden verschiedene Störungsbilder zusammengefasst, die folgende Gemeinsamkeiten aufweisen:
- ausgeprägte Veränderungen der Stimmungslage und des Antriebs, wobei die Stimmung nach der depressiven oder der manischen Seite ausgelenkt sein kann
- zusätzliche kognitive und körperliche Symptome
- häufig rezidivierender Verlauf, oft mit Chronifizierung; auch einmalige Episoden können auftreten.

Ätiologie und Pathogenese: Als relevante Faktoren gelten die genetische Prädisposition, Persönlichkeitsfaktoren (Introversion, Angstbereitschaft und Neurotizismus fördern die Manifestation depressiver Störungen), traumatische Erfahrungen und aktuelle psychosoziale Belastungen. Zu den neurobiologischen Faktoren gehören die Katecholamin- und die Serotonin-Hypothese, die ein Defizit des jeweiligen Transmitters am Rezeptor postulieren, sowie neuroendokrinologische Hypothesen, die von einer Störung der Hypothalamus-Hypophysen-Nebennierenrinden-Achse bzw. der Hypothalamus-Hypophysen-Schilddrüsen-Achse ausgehen.

Häufigkeit: Affektive Störungen sind bereits im Kindesalter bekannt, treten jedoch deutlich häufiger in der Adoleszenz auf.

Klinik: Die Klassifikation folgt der ICD-10. Tab. **22.4** gibt einen Überblick über verschiedene Formen affektiver Störungen und ihre Symptome.

22.4 Überblick über verschiedene Formen affektiver Störungen

- **depressive Episode (F32):** Die einzelne depressive Episode wird als eigenes Störungsbild abgegrenzt, weil bei ihrem erstmaligen Auftreten häufig nicht klar ist, ob sie Bestandteil einer umfassenderen Störung ist. Charakteristisch sind die **Kardinalsymptome** depressiver Störungen: gedrückte und traurige Grundstimmung, Antriebsminderung, Verlust der Interessen und Schlafstörungen sowie erhöhte Ermüdbarkeit. Hinzu treten als weitere häufige Symptome Konzentrationsstörungen, vermindertes Selbstwertgefühl und Selbstvertrauen, Schuldgefühle, pessimistische Zukunftsperspektiven, Suizidgedanken oder -handlungen, Denkhemmung, Grübeln. **Körperliche Symptome** wie Schlafstörungen, Appetit- und Gewichtsverlust, diffuse Ängste, mitunter auch motorische Unruhe sind ebenfalls typisch. Man unterscheidet verschiedene Schweregrade: leichte, mittelgradige oder schwere Episoden („major depression"), bei Letzteren können auch psychotische Symptome auftreten.
- **rezidivierende depressive Störungen (F33):** Die Symptomatik ist identisch mit der depressiven Episode; die Episoden treten jedoch wiederholt auf.
- **manische Episode (F30):** Charakteristisch ist Antriebsüberschuss, Distanzlosigkeit, planlose Umtriebigkeit und Hyperaktivität, gesteigertes Selbstwertgefühl und überhöhte Selbsteinschätzung; ferner Größenideen oder absolut unrealistische Zukunftspläne. In diesen Phasen benötigen die Patienten kaum Schlaf und sind ständig in Bewegung. In der Adoleszenz zeigt die Manie oft schizophrenietypische Symptome mit Wahn und Halluzination und kann somit leicht mit einer schizophrenen Psychose verwechselt werden.
- **bipolare affektive Störung (F31):** Wechsel von depressiven und manischen Episoden, die zwischenzeitlich durch Phasen normalen psychischen Befindens *(Remission)* unterbrochen sind. Bipolare Störungen sind im Kindesalter außerordentlich selten.
- **anhaltende affektive Störungen (F34):** Anhaltende und gewöhnlich fluktuierende Stimmungsstörungen. Die einzelnen Episoden sind meist nicht schwer genug, um als hypomanische oder depressive Episode bezeichnet zu werden. Die Störungen dauern jahrelang an und betreffen in erster Linie Erwachsene.
  - **Zyklothymie (F34.0):** Andauernde Instabilität der Stimmungslage, die sowohl durch leichte depressive Episoden als auch durch Episoden mit gehobener Stimmung gekennzeichnet ist. Diese Störung kann bereits im Kindes- und Jugendalter auftreten, wenngleich die Diagnose in dieser Lebensphase außerordentlich schwer zu stellen ist.
  - **Dysthymie (F34.1):** Chronische depressive Verstimmung, die meist monatelang anhält, aber immer wieder durch kürzere Perioden psychischen Wohlbefindens unterbrochen wird. Kennzeichnend ist ein depressives Zustandsbild, das in der Regel einer traumatischen Erfahrung folgt. Die traumatisierende Erfahrung kann auch ein länger anhaltender Konflikt sein, mit dem sich das Kind oder der Jugendliche lang und kontinuierlich (oft auch unbewusst) beschäftigt hat. Häufig ist außerdem eine ausgeprägte Angstsymptomatik vorhanden. Die Symptomatik erreicht jedoch nicht den Schweregrad einer leichten oder mittelgradigen rezidivierenden depressiven Störung.

Diagnostik und Differenzialdiagnose: Die Diagnosestellung erfolgt aufgrund der Vorgeschichte und der klinischen Symptomatik. Es existiert auch eine Reihe von Interviews, Checklisten und standardisierten Skalen. Differenzialdiagnostisch müssen andere psychiatrische Erkrankungen (z. B. Schizophrenie), organische Erkrankungen und andere affektive Störungen ausgeschlossen werden.

Therapie: Die **medikamentöse Behandlung** erfolgt zunehmend mit selektiven Serotonin-Wiederaufnahmehemmern (SSRI) oder Serotonin-Noradrenalin-Wiederaufnahmehemmern (SNRI). Die bisher häufig eingesetzten trizyklischen Antidepressiva haben sich im Kindes- und Jugendalter als unwirksam erwiesen. Darüber hinaus bergen sie ein nicht unerhebliches kardiales Risiko.

Lithium wird bei bipolaren Störungen zur Rezidivprophylaxe sowie bei der akuten Manie eingesetzt. Die regelmäßige Kontrolle des Lithium-Serumspiegels (0,8–1,2 mmol/l) ist wichtig. Auch Carbamazepin hat sich in der Behandlung affektiver Störungen und zur Rezidivprophylaxe bei schizoaffektiven Störungen bewährt.

Bei der **Psychotherapie** depressiver Störungen im Kindes- und Jugendalter sind moderne Formen der Verhaltenstherapie unter Nutzung kognitiver Aspekte wirksam unter Berücksichtigung folgender Ziele: Aufbau einer tragfähigen Beziehung, Abbau belastender Kognitionen (Gedanken und Vorstellungen), Aufbau neuer Bewältigungsstrategien sowie Förderung positiver Lebensbezüge und sozialer Kontakte.

▶ **Merke.** Bei V. a. auf Suizidalität sollte eine stationäre Aufnahme erfolgen. Suizidalität äußert sich im Kindes- und Jugendalter in einem auffälligen Rückzug, dem Nachlassen von Interessen sowie in Form von Suizidgedanken, mitunter auch in der Ankündigung von Suizidhandlungen.

Prognose: Schwere depressive Störungen („major depression") sind bei Kindern und Jugendlichen langwierig und dauern durchschnittlich 7–9 Monate. Die Rückfallrate beträgt 40 % innerhalb der ersten 2 Jahre und 70 % innerhalb der ersten 5 Jahre nach Erkrankungsbeginn. Höhere Rückfallraten haben Kinder und Jugendliche, die einem konfliktreichen Familienklima ausgesetzt sind. Etwa 20–40 % der Jugendlichen mit einer schweren depressiven Episode entwickeln innerhalb von 5 Jahren eine bipolare Störung.

22.3.13 Selbstverletzendes Verhalten und Suizidalität

Obwohl selbstverletzendes Verhalten und suizidales Verhalten gemeinsam haben, dass sich ein schädigender Impuls gegen den eigenen Körper richtet, unterscheiden sie sich darin, dass **selbstverletzendes Verhalten** in der Regel **nicht** die **Beendigung des eigenen Lebens** zum Ziel hat, sondern die **wiederholte Beschädigung des eigenen Körpers** („Automutilation"). Selbstverletzendes Verhalten ist keine Diagnose im engeren Sinne, sondern tritt in der Regel im Kontext eines umfassenderen Störungsbildes auf, z. B. bei Autismus, geistiger Behinderung, Stoffwechselstörungen und Fehlbildungssyndromen, Zwangssyndromen, Gilles-de-la-Tourette-Syndrom oder Persönlichkeitsstörungen (v. a. vom Borderline-Typ). Aufritzen („Ritzen") oder Aufschneiden der Haut an Armen (oft am Unterarm) oder auch an Beinen, Bauch oder Brust dient häufig der Spannungsreduktion.

Stereotypes selbstverletzendes Verhalten: Diese Formen der Selbstbeschädigung treten meist in Verbindung mit einer Intelligenzminderung auf. Folgende Verhaltensweisen können vorkommen: wiederholtes Kopfschlagen, Ins-Gesicht-Schlagen, Augenbohren, Beißen in Hände, Lippen oder andere Körperpartien. Neben diesen Symptomen selbstverletzenden Verhaltens können jedoch bei Kindern und Jugendlichen auch **habituelle Verhaltensweisen** vorkommen, die evtl. zu gesundheitlichen Beeinträchtigungen führen (Trichotillomanie mit Trichophagie, Rumination, Pica-Symptomatik [s. S. 779]).

Suizidalität: Das **präsuizidale Syndrom** kann als Vorläufer einer manifesten Suizidalität angesehen werden und ist durch situative und dynamische Einengung, Einschränkung der zwischenmenschlichen Beziehungen und der Wertwelt sowie durch Suizidphantasien mit Todeswünschen gekennzeichnet. Weitere wichtige Anhaltspunkte für manifeste Suizidalität sind das Ausmaß vorhandener Dysphorie, Angst, Desorganisiertheit, stark erhöhte Impulsivität und unkontrollierbare affektive Labilität.

Suizidale Krisen werden bei Patienten mit einer Störung des Sozialverhaltens oder einer Persönlichkeitsstörung häufig von Phasen mit gesteigertem selbstverletzendem Verhalten eingeleitet und begleitet. **Suiziddrohungen** und demonstrativ anmutende **parasuizidale Handlungen** besitzen nicht selten eine Appellfunktion und verweisen auf bereits manifeste psychische Störungen und/oder zugrunde liegende akute bzw. chronische Belastungen im familiären und sozialen Umfeld. Meist sind diese Belastungsfaktoren zugleich Risikofaktoren für fortbestehende Suizidalität und Selbstbeschädigung.

Ätiologie und Pathogenese: Als empirisch gesicherte Risikofaktoren für suizidales Verhalten im Jugendalter gelten die in Tab. 22.5 aufgeführten Punkte. Aber auch schwere depressive Syndrome und affektive Psychosen sind ebenfalls mit einem deutlich erhöhten Suizidrisiko behaftet.

22.5	Risikofaktoren für suizidales Verhalten im Jugendalter (nach Schulz)
• Verlust einer bedeutungsvollen Bezugsperson • Broken-Home-Situation • Suizid in der Familie • soziale Isolation • Probleme im Sexualbereich	• aggressives und/oder delinquentes Verhalten • Alkohol- und Drogenmissbrauch • hoher Leistungsdruck (Überforderung) • Nachahmungs-Suizid

Häufigkeit: Der vollendete Suizid steht bei Kindern an 10. Stelle aller Todesursachen, bei den 15- bis 25-Jährigen an 2.–3. Stelle. Suizide sind für ca. 12 % der Gesamtmortalität in dieser Diagnose- und Altersgruppe verantwortlich. Man geht davon aus, dass Suizidversuche etwa 8- bis 10-mal häufiger vorkommen als vollendete Suizide und von Mädchen etwa 2- bis 3-mal häufiger als von Jungen durchgeführt werden, während bei den vollendeten Suiziden Jungen deutlich überwiegen. Bei 70–80 % der Jugendlichen, die einen Suizidversuch hinter sich haben, wurde dieser auch vorher angekündigt. Im weiteren Verlauf vollenden 10–15 % dieser Jugendlichen den Suizid.

Diagnostik und Differenzialdiagnose: Generell muss die Exploration bei V. a. auf Suizidalität im Jugendalter klären, ob latente Suizidgedanken und genaue Vorstellungen über die Vorgehensweise vorhanden sind. Jede Suiziddrohung, so demonstrativ sie auch erscheinen mag, muss ernst genommen werden. Differenzialdiagnostisch muss suizidales von chronisch selbstverletzendem Verhalten abgegrenzt werden.

Therapie: Der Umgang mit Suizidalität und selbstverletzendem Verhalten gehört zu den schwierigsten therapeutischen Herausforderungen und stellt einen **psychiatrischen Notfall** dar, der meist eine Krisenintervention erfordert. Bei akuter **Suizidalität** ist in der Regel eine stationäre Aufnahme erforderlich. Die zugrunde liegende psychische Erkrankung sowie familiäre bzw. psychosoziale Belastungsfaktoren müssen dabei berücksichtigt werden. Je nach Grunderkrankung kann auch eine medikamentöse Behandlung erforderlich sein (z. B. bei Psychosen oder einem schweren depressiven Syndrom). Aufgrund der Komplexität und meist multikausalen Genese des suizidalen Verhaltens ist eine multimodale, individuelle Therapie erforderlich. Zur Anwendung kommen gesprächspsychotherapeutische, supportive, kognitive, familienzentrierte und verhaltenstherapeutische Methoden.

Prognose: Diese hängt von der zugrunde liegenden Störung und vom Schweregrad der Symptomatik im Einzelfall ab.

22.3.14 Angststörungen

▶ **Definition.** Unter dem Begriff Angststörungen werden unterschiedliche Syndrome zusammengefasst, die durch zwei Merkmale gekennzeichnet sind: Eine ungewöhnlich starke und situationsunangemessene Angst und ein ebenso ausgeprägtes Vermeidungsverhalten (Tab. 22.6).

Häufigkeit: Angststörungen gehören zu den häufigsten psychiatrischen Diagnosen im Kindes- und Jugendalter. Die Prävalenz bei Kindern und Jugendlichen liegt zwischen 5,5 und 8,5 %. Etwa die Hälfte aller Angststörungen beginnt in Kindheit und Jugend. Die Komorbidität mit anderen psychischen Störungen, insbesondere weiteren Angststörungen und Depressionen, ist hoch (25–70 %).

22.6 Kriterien für pathologische Angst (nach Remschmidt)

- übermäßig ausgeprägte Angstintensität (quantitativer Aspekt)
- ungewöhnliche Inhalte und Objekte der Angstzustände (qualitativer Aspekt)
- Unangemessenheit der Angstreaktion im Verhältnis zur Situation, in der sie auftritt
- Chronifizierung der Angstsituation
- Fehlen von Möglichkeiten zur Reduktion bzw. Bewältigung der Angst
- spürbare Beeinträchtigung der alterstypischen Lebensvollzüge durch den Angstzustand und das Vermeidungsverhalten

Monosymptomatische (spezifische) und soziale Phobien

▶ **Definition.** Bei den monosymptomatischen (spezifischen) Phobien bezieht sich die Angst auf bestimmte Objekte und Situationen.

Ätiologie und Pathogenese: Von Bedeutung sind konstitutionelle und genetische sowie psychologische und psychosoziale Faktoren. Viele „monosymptomatische" oder „spezifische" Phobien treten bereits im Kindesalter auf (v.a. Tierphobien), während die sozialen Phobien meist in der Pubertät oder Frühadoleszenz beginnen.

Häufigkeit: Die Prävalenz bei Kindern und Jugendlichen liegt zwischen 2,5 und 10 %. Während die monosymptomatischen (spezifischen) Phobien bereits im Kindesalter auftreten, sind die häufigsten Phobien im Jugendalter die sozialen Phobien. Dies hat mit dem entwicklungsbedingten Wandel der Angstthematik zu tun, die sich zu Beginn der Adoleszenz von spezifischen Objekten auf soziale Situationen verlagert.

Klinik: Die angstauslösenden Objekte bzw. Situationen der monosymptomatischen Phobien sind vielfältig. Häufig sind Tierphobien, Höhenphobien, Klaustrophobie, Phobie vor der Dunkelheit, vor dem Fliegen, phobische Angst vor dem Zahnarztbesuch, vor Verletzungen oder vor Erkrankungen (z.B. AIDS-Phobie). Die betroffenen Kinder oder Jugendlichen erleben massive Angstzustände, wenn sie einem solchen Objekt oder einer entsprechenden Situation ausgesetzt werden (Abb. **22.3**).

22.3 Beispiele für angstauslösende Situationen und Objekte

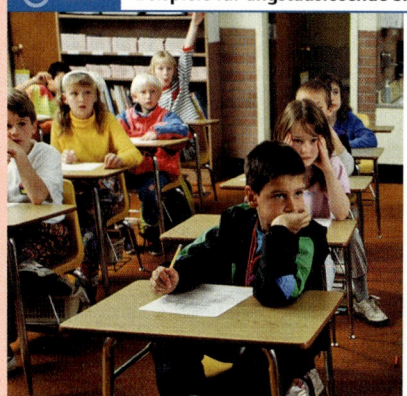
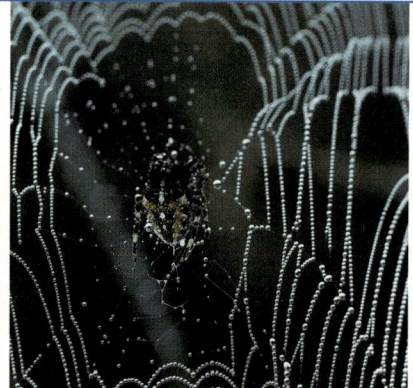
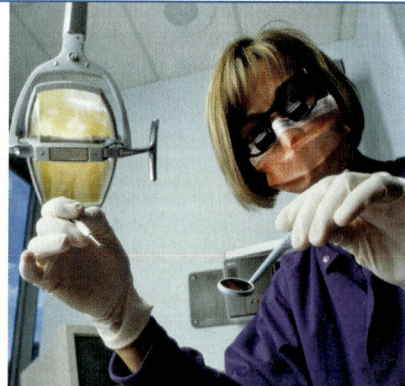

a Schule (© Photo Disc).   b Spinne (© MEV).   c Zahnarzt (© PhotoDisc).

Soziale Phobien betreffen häufig Prüfungssituationen, das Essen in der Öffentlichkeit, Treffen mit dem anderen Geschlecht und alle Formen des Auftretens in der Öffentlichkeit.

Diagnostik und Differenzialdiagnose: Die Diagnose erfolgt aufgrund der Anamnese und der klinischen Symptomatik. Differenzialdiagnostisch abzugrenzen sind Panikattacken, Agoraphobie und die generalisierte Angststörung.

Therapie: Sowohl bei monosymptomatischen (einfachen) als auch bei sozialen Phobien stellen verschiedene Strategien der **Verhaltenstherapie** die wirksamste Behandlungsmethode dar. Bei der **systematischen Desensibilisierung** wird der Patient schrittweise, zunächst gedanklich, dann real, mit dem phobischen Objekt bzw. der entsprechenden Situation konfrontiert. Dadurch wird er in die Lage versetzt, das angstauslösende Objekt oder die angstauslösende Situation zunächst in der Vorstellung und später auch in der Realität zu ertragen.

Exposition und Reaktionsverhinderung (Flooding) sind das wirksamste Verfahren zur Behandlung phobischer Syndrome. Die Methode enthält Elemente der systematischen Desensibilisierung, nur dass der Patient rascher der angstauslösenden Situation oder dem angstauslösenden Objekt ausgesetzt wird. In der Angstphase wird seine übliche Reaktion (z. B. Weglaufen, verschiedene Vermeidungstechniken) verhindert.

Auch die Anwendung **kognitiver Strategien** kann hilfreich sein. Zu ihnen gehören verschiedene Formen des Problemlösungs- und Selbstinstruktionstrainings, die mit einem Selbstsicherheitstraining kombiniert werden können.

Im Rahmen der **medikamentösen Therapie** werden im Wesentlichen Antidepressiva und Benzodiazepine angewandt.

Prognose: Spezifische Phobien sprechen recht gut auf Behandlung an. Im Allgemeinen neigen Angststörungen jedoch zur Chronifizierung.

Panikattacken und Agoraphobie

▶ **Definition.** Kennzeichen von Panikattacken sind schwere rezidivierende Angstattacken (Panikanfälle), die plötzlich auftreten und nicht an eine spezifische Situation oder besondere Umstände gebunden sind und daher nicht vorausgesagt werden können. Agoraphobie ist eine Sammelbezeichnung für Befürchtungen vor Öffentlichkeit und Menschenansammlungen an vielen und sehr verschiedenen Orten.

Ätiologie und Pathogenese: Psychophysiologische Erklärungsansätze gehen von der Beobachtung aus, dass Angstanfälle häufig von den Patienten zuallererst über körperliche Symptome beschrieben werden. Dies deutet darauf hin, dass die körperliche Symptomatik das primäre und die Angst das sekundäre Ereignis ist.

Häufigkeit: Agoraphobien gehören zu den häufigsten Angstsyndromen überhaupt. Bei 7- bis 11-jährigen Kindern liegt die Häufigkeit dieser Störung um 1,5 %. Häufig leiden die Betroffenen unter einer weiteren Angststörung (Komorbidität). Angstanfälle und Agoraphobien treten in etwa 10 % der Fälle vor dem 16. Lebensjahr auf.

Klinik: Die Symptome sind im Einzelfall sehr variabel, gehen jedoch immer mit einer Reihe von z. T. bedrohlich erscheinenden körperlichen Symptomen einher, wie beispielsweise Atemnot, Beklemmungsgefühle, Benommenheit, Unsicherheit, Ohnmachtsgefühl, Tachykardie, Schwitzen oder Zittern. Die Dauer der einzelnen Anfälle erstreckt sich nur auf wenige Minuten, ihre Häufigkeit ist sehr variabel (einige Anfälle im Monat bis zu mehreren täglich sind möglich).

Diagnostik und Differenzialdiagnose: Die Diagnose erfolgt bei beiden Störungen aufgrund der Anamnese und der beschriebenen Symptomatik. Differenzialdiagnostisch abgegrenzt werden müssen andere Angstsyndrome sowie substanzinduzierte Angststörungen, z. B. durch Intoxikation oder Entzug (Alkohol, Koffein, Nikotin, Medikamente, Drogen) und organische Erkrankungen, z. B. endokrinologischer (z. B. Hyperthyreose, Phäochromozytom, Karzinoid) oder kardialer (z. B. Herzrhythmusstörungen) Natur.

Therapie: Bewährt haben sich Konfrontationsbehandlung (z. B. Herbeiführen körperlicher Angstauslöser), kognitive Strategien der Angstbewältigung (z. B. Umbewertung von Symptomen), Vermittlung von allgemeinen Bewältigungsstrategien (z. B. Entspannungsverfahren), Medikamente (z. B. trizyklische Antidepressiva, MAO-Hemmer, Benzodiazepine).

Prognose: Beide Störungen haben eine starke Tendenz zur Chronifizierung, sofern keine Behandlung erfolgt und wenn sie bereits längere Zeit bestehen.

Generalisierte Angststörung

▶ **Definition.** Führendes Symptom dieser Störung ist die generalisierte, nicht an eine bestimmte Situation gebundene, frei flottierende Angst, die als eine Art dauerhafte Grundbefindlichkeit persistiert und mit vielfältigen körperlichen Beschwerden einhergeht.

Ätiologie und Pathogenese: Bei der generalisierten Angststörung wird eine ausgeprägte prämorbide Angstbereitschaft angenommen. Meist beginnt die Störung erst in der Spätadoleszenz oder im Erwachsenenalter. Oft besteht auch eine begleitende Depression.

Klinik: Typische Symptome sind Zukunftsängste, körperliche Unruhe, Konzentrationsstörung, Spannungskopfschmerz und vegetative Übererregbarkeit (z. B. Schwitzen, Tachykardie, Tachypnoe, Schwindelgefühl, Mundtrockenheit, Oberbauchbeschwerden).

Diagnostik und Differenzialdiagnose: Die Diagnose erfolgt aufgrund der Anamnese und der beschriebenen Symptomatik. Differenzialdiagnostisch abgegrenzt werden müssen andere Angstsyndrome sowie organische Erkrankungen.

Therapie: Die Behandlungsmaßnahmen richten sich auf die Angstreduktion im Allgemeinen und auf die Entwicklung von Bewältigungsstrategien. Bewährt haben sich Entspannungsübungen (z. B. autogenes Training oder progressive Muskelentspannung nach Jacobson), Einbeziehung der körperlichen Symptomatik in die Behandlung (z. B. durch Biofeedback-Methoden), Medikamente (v. a. Antidepressiva).

Prognose: Die Störung neigt zur Chronifizierung. Die Prognose bezüglich einer Heilung ist umso ungünstiger, je länger die Störung besteht.

Trennungsangst

▶ **Definition.** Es handelt sich um eine emotionale Störung des Kindesalters, bei der eine ausgeprägte Angst vor der realen oder befürchteten Trennung von nahen Bezugspersonen besteht.

Eine besondere Manifestation der Trennungsangst ist die sog. **Schulphobie**, die bei entsprechend disponierten und ängstlichen Kindern auftreten kann.

Ätiologie und Pathogenese: Die familiäre Dynamik spielt für die Entstehung der Störung eine große Rolle. Charakteristisch ist eine übermäßig enge Bindung zwischen der Bezugsperson und dem betroffenen Kind, die sich in aller Regel bereits in der frühesten Kindheit entwickelt und bis in die Adoleszenz fortgesetzt hat. Die Kinder sind oft ängstlich und kontaktgehemmt und haben häufig eine sehr ängstliche Mutter, die keine Ablösung gestattet.

Häufigkeit: Die Prävalenz bei Kindern und Jugendlichen liegt um 5 %.

Klinik: Die Trennungsangst ist durch Schulverweigerung, eine Reihe massiver körperlicher Beschwerden (z. B. morgendliche Übelkeit, Kopfschmerzen, Bauchschmerzen), insbesondere vor dem Schulgang, und eine übermäßig enge Bindung an eine Bezugsperson (meist die Mutter) gekennzeichnet. Obwohl diese Form der Störung auch als Schulphobie bezeichnet wird, liegt der Ort der Störung nicht in der Schule, sondern zu Hause.
Die Angst kann sich bei diesem Syndrom auf sehr vielfältige Weise manifestieren. Durch die reale oder befürchtete Trennungssituation kommt es sekundär zur Schulverweigerung, die dann in erster Linie mit den körperlichen Symptomen begründet wird. Diese führen dazu, dass die Eltern das Kind oder den Jugendlichen zu Hause lassen und zunächst eine körperliche Untersuchung durchgeführt wird. Daher ist der Hausarzt oder Kinderarzt häufig die erste Person, die mit der Trennungsangst konfrontiert wird. Charakteristisch ist, dass die körperlichen Symptome vor dem anstehenden Schulgang oder am Wochenanfang besonders ausgeprägt sind, während sie in den Ferien weitgehend fehlen.

Diagnostik und Differenzialdiagnose: Die Diagnose erfolgt aufgrund der Anamnese und der Symptomatik.

Es ist wichtig, die Trennungsangst („Schulphobie") von Schulangst und Schuleschwänzen zu unterscheiden. Kinder mit Trennungsangst sind in der Regel gut begabt und haben mit der Schulleistung meist keine Schwierigkeiten. Sie haben auch bei detaillierter Exploration keine Angst vor Personen oder Situationen innerhalb der Schule. Kinder mit **Schulangst** zeigen hingegen deutliche Ängste, die mit schulischen Faktoren direkt zusammenhängen, sei es Leistungsangst, Angst vor Lehrern oder auch vor anderen Schülern. Beim **Schuleschwänzen** sind in der Regel deutliche dissoziale Tendenzen vorhanden. Der Oberbegriff für alle drei Syndrome ist **Schulverweigerung**. Differenzialdiagnostisch abgegrenzt werden müssen ferner organische Erkrankungen, depressive Syndrome und schizophrene Psychosen.

Therapie: Das Kind sollte so schnell wie möglich wieder in die Schule integriert werden. Je länger die Schulverweigerung andauert, umso häufiger kommt es in der Familie zu einem sekundären pathogenen Prozess, der zusätzliche Symptome und Befürchtungen in Gang setzt.

Prognose: Die Prognose ist umso günstiger, je jünger das Kind ist und je früher es behandelt wird.

22.3.15 Zwangsstörungen

▶ **Definition.** Zwangsstörungen sind durch das hartnäckige Auftreten von Zwangsgedanken und/oder Zwangshandlungen gekennzeichnet. Dabei handelt es sich um stereotyp auftretende Wiederholungsphänomene, die vom Patienten subjektiv als sinnlos erlebt werden, gegen die er sich jedoch nicht oder nur unzureichend wehren kann.

Ätiologie und Pathogenese: Etwa 20–25 % der betroffenen Kinder haben einen Elternteil, der ebenfalls an einer Zwangskrankheit leidet, was auf einen genetischen Faktor hinweist. Auf Transmitterebene werden Zwangsstörungen mit einer Dysfunktion des serotonergen und dopaminergen Systems in Verbindung gebracht. Gestützt wird diese These durch die Wirksamkeit selektiver Serotonin-Wiederaufnahmehemmer (SSRI) und durch die hohe Komorbidität von Zwangsstörungen mit Ticstörungen andererseits.

Klinik: Zwangsstörungen können in Form von **Zwangsgedanken** oder Grübelzwang auftreten oder sich vorwiegend in **Zwangshandlungen** oder Zwangsritualen äußern. Mischbilder der Störung mit Zwangsgedanken und Zwangshandlungen treten ebenfalls auf. Die Zwangssymptome sind für den Patienten in der Regel als eigene Gedanken oder Impulse erkennbar, werden aber als wesensfremd erlebt.
Die Betroffenen versuchen sich gegen sie zu wehren. Da jüngere Kinder zu dieser Differenzierung oft nicht in der Lage sind, erleben sie die Symptomatik als von außen induziert. Die häufigsten Zwangshandlungen im Kindes- und Jugendalter sind Waschrituale und Kontrollzwänge. Zwangsgedanken beinhalten z.B. Befürchtungen vor Kontamination mit Schmutz oder Sekreten sowie Ängste vor eigenen aggressiven Impulsen. Zwangsstörungen sind häufig mit komorbiden Störungen wie Angststörungen, depressiven Störungen und auch Persönlichkeitsstörungen assoziiert.

Diagnostik und Differenzialdiagnose: Zwangsphänomene werden dann als psychiatrische Störung angesehen, wenn sie über einen längeren Zeitraum anhalten, die Alltagsfunktionen des Betroffenen stören und als quälend erlebt werden. Zur Diagnose gehört, dass der Patient in der Lage ist, die Unsinnigkeit seiner Gedanken oder Handlungen zu erkennen. Zwangsgedanken und Zwangshandlungen können auch bei schweren depressiven Erkrankungen und im Rahmen von Ticstörungen auftreten (s.S. 784). wobei die Differenzialdiagnose nicht immer einfach ist. Zwangsrituale und Stereotypien im Rahmen von Intelligenzminderung und tiefgreifenden Entwicklungsstörungen müssen ebenfalls abgegrenzt werden (s.S. 776, 790). Ferner können Zwangssymptome auch im Vorfeld oder im Rahmen einer Schizophrenie auftreten (s.S. 792).

Therapie: Verhaltenstherapeutische und medikamentöse Behandlung werden miteinander kombiniert. Desensibilisierungstechniken sind besonders in den Fällen erfolgreich, bei denen es im Zusammenhang mit der Zwangsstörung zum Auftreten von starker Angst kommt. Ferner wurden kognitive Strategien mit handlungsorientierten Maßnahmen kombiniert (z. B. Gedankenstopp). Die medikamentöse Therapie erfolgt mit serotoninspezifisch wirksamen Antidepressiva (z. B. Clomipramin) oder selektiven SSRI (z. B. Fluoxetin, Fluvoxamin, Paroxetin). Der Behandlungserfolg setzt in der Regel nach 3–4 Wochen ein.

Prognose: Die Prognose von Zwangsstörungen ist auch im Kindes- und Jugendalter eher ungünstig. Im Verlauf kann sich die Zwangssymptomatik vielfach ändern. Bei etwa 30–40 % der Betroffenen tritt eine Chronifizierung ein. Im Lauf der Zeit lernen viele Patienten, die Zwänge in ihren normalen Tagesablauf zu integrieren. Die Prognose ist auch abhängig von evtl. bestehenden komorbiden Störungen.

22.3.16 Ess-Störungen: Anorexia nervosa und Bulimia nervosa

▶ **Definition.** Ess-Störungen sind gekennzeichnet durch eine gestörte Einstellung zur Nahrungsaufnahme, die sich als massive Beeinträchtigung des Essverhaltens äußert.

Ätiologie und Pathogenese: Beide Ess-Störungen sind **multifaktoriell** verursacht. Zwillings- und Familienstudien weisen auf die Bedeutung **genetischer Faktoren** hin, wobei unklar ist, ob Anorexia nervosa oder Bulimia nervosa einen gemeinsamen genetischen Hintergrund haben. Einen **psychologischen** und **psychosozialen Einfluss** besitzt u. a. das in den westlichen Ländern verbreitete Schlankheitsideal. Durch die in der Pubertät bei Mädchen stärker als bei Jungen erfolgende Fettzunahme geraten diese mit dem Schlankheitsideal in Konflikt. Ursächlich sind außerdem der hohe, oft selbst gewählte Leistungsdruck der Mädchen in unserer Gesellschaft, prämorbide Ess-Störungen in der Kindheit (s. S. 778) und familiäre Einflüsse, deren Bedeutung heute allerdings geringer eingeschätzt wird als in früheren Jahren. Für die Bedeutung soziokultureller Faktoren spricht auch das erhöhte Auftreten bei Einwanderern in westliche Länder und die Häufigkeit der Störungen in besonderen Risikogruppen, die ein ausgeprägtes Schlankheitsideal aufweisen (z. B. Balletttänzerinnen, Leistungsturnerinnen, Schauspielerinnen, Models).

Ein gemeinsamer Grundmechanismus für beide Störungen soll in einer besonderen **Vulnerabilität des serotonergen Systems** bestehen. Diese Annahme entstand durch die Beobachtung, dass Patientinnen mit Anorexia nervosa nach Gewichtsnormalisierung eine erhöhte, Patientinnen mit Bulimia nervosa hingegen eine verminderte zentrale Serotoninaktivität aufwiesen. Diese Dysregulationsthese passt auch zu den Beobachtungen über **komorbide Störungen:** Ess-Störungen gehen vermehrt mit depressiven Verstimmungen, Angst- und Zwangsstörungen einher.

Häufigkeit: Es handelt sich um häufig vorkommende Ess-Störungen im Kindes- und Jugendalter. Der Altersgipfel bei Erstmanifestation der Anorexia nervosa liegt bei 14 Jahren, bei der Bulimia nervosa bei 17–18 Jahren (in den letzten Jahren ist es zu einem Anstieg der Anorexia nervosa gekommen). Die Prävalenz der Anorexia nervosa wird bei jungen Mädchen und Frauen mit bis zu 1 % angegeben, die der Bulimia nervosa mit etwa 2–3 %. Beide Erkrankungen betreffen überwiegend das weibliche Geschlecht.

Klinik: Bei der **Anorexia nervosa** stehen der eklatante Gewichtsverlust und die Nahrungsverweigerung, ein abnormes Essverhalten, Obstipation und eine sekundäre Amenorrhö im Vordergrund. Die Patientinnen versuchen unter allen Umständen, eine fortschreitende Gewichtsabnahme zu erreichen bzw. ein extrem niedriges Gewicht aufrechtzuerhalten. Viele Patienten versuchen auch, durch übermäßige körperliche Aktivitäten (z. B. extreme Gymnastik) ein niedriges Gewicht beizubehalten. Reines Fasten kann als ausschließliche Methode im Vordergrund der Störungen stehen (sog. **restriktive Form**), es können aber auch andere Methoden zur Beschränkung der Nahrungsaufnahme wie Erbrechen, Laxanzien- oder Diuretikaabusus hinzutreten (sog. **„Purging"-Typus**).

Psychisch sind die Mädchen durch eine asthenische Persönlichkeit, oft auch durch histrionische oder schizoide Persönlichkeitszüge, Neigung zu depressiven Verstimmungen, ausgeprägten Ehrgeiz sowie durch eine in der Regel gute Intelligenz gekennzeichnet. Die depressiven Verstimmungen zeigen eine deutliche Abhängigkeit vom Gewicht. Mit der extremen Gewichtsabnahme ist eine massive Einstellungsänderung und häufig eine völlig unrealistische Einschätzung des eigenen Körperbildes verbunden (Körperschemastörung).

Die **körperliche** Symptomatik umfasst eine Vielzahl von gewichtsabhängigen Auffälligkeiten, die sich nach Gewichtsnormalisierung überwiegend zurückbilden: Amenorrhö, Akrozyanose, Haarausfall, Blutbildveränderungen (Leukopenie, Anämie), Elektrolytstörungen, schwere endokrine Störung sowie Osteoporose und eine im CT und MRT nachweisbare Pseudoatrophia cerebri.

Wesentliches Merkmal der **Bulimia nervosa** sind episodische Heißhungerattacken mit Verzehr großer Mengen hochkalorischer Nahrungsmittel („Essanfall"), die meist durch selbst herbeigeführtes Erbrechen wieder zu Tage gefördert werden. Den Patienten ist die Abnormität ihres Essverhaltens bewusst. Die Betroffenen sind besorgt um ihr Körpergewicht und befürchten einen Kontrollverlust, wenn sie einmal mit dem Essen begonnen haben. Nach dem Essen kommt es zu Schuldgefühlen und Selbstvorwürfen. Häufig bestehen depressive Verstimmungen, gastrointestinale Beschwerden und Angstzustände. Aufgrund des Essverhaltens treten häufig Gewichtsschwankungen auf, wobei das durchschnittliche Gewicht in aller Regel deutlich höher ist als bei der Anorexia nervosa. Manche Patientinnen sind auch übergewichtig.

Diagnostik und Differenzialdiagnose: Das wichtigste Unterscheidungsmerkmal zur Anorexia nervosa ist die Heißhungerattacke. Verlaufsuntersuchungen zeigen, dass ein Übergang von der Anorexia nervosa in die Bulimia nervosa häufig ist, der umgekehrte Fall kommt jedoch äußerst selten vor (Tab. 22.7).

22.7 ICD-10-Kriterien für Anorexia und Bulimia (nach Remschmidt und Schmidt)

Anorexia nervosa (F50)	*Bulimia nervosa (F50.2)*
- Körpergewicht mindestens 15 % unterhalb der Norm bzw. BMI* ≤ 17,5 - Gewichtsverlust ist selbst verursacht - Körperschemastörung und „überwertige" Idee, zu dick zu sein - endokrine Störung auf der Hypothalamus-Hypophysen-Gonaden-Achse (Amenorrhö) - bei Erkrankungsbeginn vor der Pubertät: Störung der pubertären Entwicklung einschließlich des Wachstums, die nach Remission häufig reversibel ist	- andauernde Beschäftigung mit Essen und **Heißhungerattacken**, bei denen große Mengen Nahrung in kurzer Zeit konsumiert werden - Versuche, dem dickmachenden Effekt des Essens durch verschiedene Verhaltensweisen entgegenzusteuern, z.B. selbstinduziertes Erbrechen, Laxanzienabusus, restriktive Diät - krankhafte Furcht, zu dick zu werden - häufig Anorexia nervosa in der Vorgeschichte

*Body-Mass-Index (BMI) = Körpergewicht (kg) geteilt durch Länge (m)^2 (s. S. 72)

Therapie: Entscheidend ist bei beiden Erkrankungen die Integration aller Behandlungsmaßnahmen in einen **Behandlungsplan**. Ob eine stationäre oder ambulante Behandlung erforderlich ist, richtet sich nach dem Schweregrad der Störung und der Kooperationsbereitschaft der Patientin bzw. ihrer Familie. Während bei der **Anorexia nervosa** zunächst die **Gewichtsnormalisierung** im Vordergrund steht, richtet sich die Behandlung bei der **Bulimia nervosa** in erster Linie auf die **Normalisierung des Essverhaltens**. Eine Behandlung mit Antidepressiva hat sich bei der Anorexia nervosa (trotz des häufigen komorbiden Vorkommens von depressiven Störungen) nicht als effektiv erwiesen, wohl aber bei der Bulimia nervosa. Hier werden mit Erfolg SSRI (z.B. Fluoxetin, Fluvoxamin) eingesetzt.

Der **Behandlungsplan** der Anorexia nervosa wie auch der der Bulimia nervosa besteht aus mehreren Phasen (Tab. 22.8):

Prognose: Bei der **Anorexia nervosa** haben nach 6–8 Jahren etwa ⅔ der Patienten ihre Ess-Störung verloren, bei ⅓ kommt es zu einer Chronifizierung oder zu einer Persistenz, die zwar nicht mehr die Kriterien der Anorexia nervosa erfüllt, die Patientinnen aber weiterhin beeinträchtigt. Auch nach 6–8 Jahren leiden rund 20–30 % an Angststörungen, Drogen- oder Alkoholabusus und Persönlichkeitsstörungen. Mit einer Letalitätsrate von 5–13 % ist die Prognose häufig als ernst zu betrachten.

22.8 Behandlungsplan der Anorexia nervosa und der Bulimia nervosa

Anorexia nervosa

- **1. Phase:** Anhebung des Körpergewichts.
- **2. Phase:** Die Patientin erhält einen abgesprochenen Essensplan, für dessen Einhaltung sie verantwortlich ist, der aber gleichzeitig vom Pflegepersonal sorgfältig überwacht wird.
- **3. Phase:** Ziel ist die „Selbststeuerung der Nahrungsaufnahme" durch die Patientin.
- **4. Phase:** jüngere Patientinnen: Schwerpunkt liegt auf Familienarbeit; ältere Patientinnen: Schwerpunkt liegt auf einer zunehmenden Verselbstständigung in allen Lebensbereichen, Vorbereitung der Entlassung aus der Klinik (Dauer der klinischen Behandlung [Phase 1–4] ca. 4–6 Monate).
- **5. Phase:** ambulante Nachbetreuung und Fortsetzung eingeleiteter therapeutischer Maßnahmen über einen Zeitraum von bis zu 2 Jahren.

Bulimia nervosa

- **1. Phase:** Unterbrechung pathologischer Essgewohnheiten durch die Herstellung einer tragfähigen Beziehung zum Therapeuten, Einführung eines strukturierten Essplans mit regelmäßigen Mahlzeiten, genaue Aufklärung über die Erkrankung und mögliche Schädigungen, Bezugspersonen einbeziehen und alternative Verhaltensweisen, insbesondere für Phasen bulimischer Attacken aufbauen.
- **2. Phase:** Aufdecken der Faktoren, die zur Chronifizierung des gestörten Essverhaltens beigetragen haben (Bedingungsanalyse der Einflüsse, die das Fortbestehen des bulimischen Verhaltens ermöglichen, z. B. depressive Verstimmungen, Körperschemastörungen, ungeeignete Konfliktlösungsstrategien).
- **3. Phase:** Erzielte Fortschritte aufrechterhalten und künftige Problemsituationen mittels entsprechender Lösungsstrategien konstruktiv zu bewältigen.

Auch bei der **Bulimia nervosa** kommt es im Verlauf von 2–3 Jahren in maximal 50 % der Fälle zur Heilung.

Auch bei der **Bulimia nervosa** wird nach 2- bis 3-jähriger Katamnesezeit über Heilungsraten bis maximal 50 % berichtet. Bei der anderen Hälfte kommt es entweder zu einer Chronifizierung oder zu zusätzlichen psychischen Störungen (z. B. Alkohol- und Drogenmissbrauch oder Persönlichkeitsstörungen).

22.3.17 Körperliche Misshandlung und Vernachlässigung

▶ **Definition.**

▶ **Definition.** **Kindesmisshandlung** beschreibt die nicht unfallbedingte körperliche Verletzung eines Kindes oder Jugendlichen durch einen Elternteil oder eine Betreuungsperson; **Kindesvernachlässigung** den Mangel eines Minimums an Pflege, emotionaler Zuwendung oder Beaufsichtigung eines Kindes.

Ätiologie und Pathogenese: Kindesmisshandlung und -vernachlässigung kommen durch ein multifaktorielles Geschehen zustande (Tab. 22.9).

Ätiologie und Pathogenese: Kindesmisshandlung und -vernachlässigung kommen durch ein multifaktorielles Geschehen zustande. Einige wichtige Faktoren sind in Tab. 22.9 wiedergegeben. Im Einzelfall können die einzelnen Faktoren unterschiedlich schwer wiegen. Die Einflussfaktoren können das Kind betreffen oder die Eltern oder auch die Familie als Ganzes. Treten zusätzliche Schwierigkeiten auf, so kann sich die Spannung in einer Aggression gegenüber dem hilflosesten Teil der Familie, dem Kind, entladen. So kann Kindesmisshandlung als Ausdruck der Unfähigkeit bzw. der Hilflosigkeit gesehen werden, mit den speziellen Bedürfnissen des Kindes angemessen umzugehen.

22.9 Determinierende Faktoren für das Zustandekommen einer Kindesmisshandlung

Kind	Eltern	Familienmerkmale
- niedriges Geburtsgewicht und Unreife (30 %) - Fehlbildungen und Deformationen - Unerwünschtheit - Entwicklungsstörungen (bis 70 %) - normabweichendes und unerwartetes Verhalten	- psychiatrische Erkrankung (Alkoholismus, Psychose, Persönlichkeitsstörungen) - bestimmte Persönlichkeitszüge (mangelnde Impulssteuerung, Sensitivität, Isolationstendenz, hoher Angstpegel) - Misshandlungen in der eigenen Vorgeschichte - körperliche Züchtigung wird akzeptiert - Mangel an erzieherischer Kompetenz - hohe Rate an aggressivem Verhalten - niedrige positive und hohe negative Interaktionsrate - relativ niedriger Ausbildungsstand	- niedriges Einkommen - Arbeitslosigkeit des Vaters - Kinderreichtum - Isolation von der Gemeinschaft - Streit und eheliche Auseinandersetzungen

Häufigkeit: Nach Angaben der polizeilichen Kriminalstatistik werden jährlich in Deutschland etwa 1700 Fälle von Kindesmisshandlung durch Eltern oder erwachsene Erziehungspersonen registriert. Man kann jedoch davon ausgehen, dass die Dunkelziffer deutlich höher ist.

Häufigkeit: Nach Angaben der polizeilichen Kriminalstatistik werden jährlich in Deutschland etwa 1700 Fälle von Kindesmisshandlung durch Eltern oder erwachsene Erziehungspersonen registriert. Man kann davon ausgehen, dass das Dunkelfeld die Zahl der registrierten Fälle bei weitem übersteigt. Schätzungen bewegen sich zwischen 20 000 und 400 000 Fällen pro Jahr in Deutschland. Bei ca. 10 % der

Kinder, die wegen Verletzungen ärztlich untersucht werden, besteht der V. a. auf Kindesmisshandlung, bei weiteren 10 % auf Kindesvernachlässigung.

Diagnostik und Differenzialdiagnose: Für die Diagnose der Kindesmisshandlung und -vernachlässigung sind anamnestische Angaben ausschlaggebend. Aber gerade sie sind aus begreiflichen Gründen oft nicht zu erhalten oder sehr unzuverlässig.

Diagnostik und Differenzialdiagnose: Anamnestische Angaben sind ausschlaggebend, aber oft unzuverlässig.

22.4 Veränderungen im Rahmen von Kindesmisshandlung

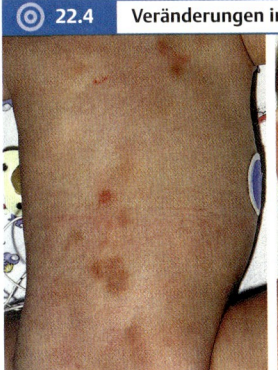
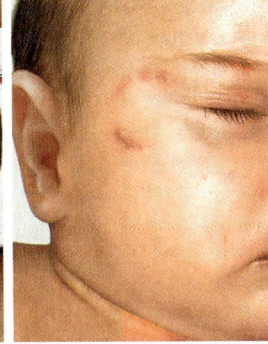
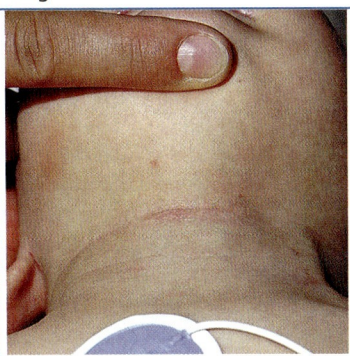
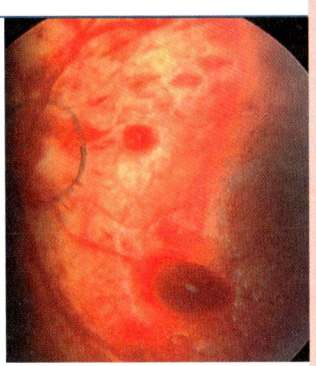

a Hämatome am Rücken.   b Hämatom am Kopf.   c Würgemal am Hals.   d Zentrale intra- und präretinale Blutungen nach Schütteltrauma (mit freundl. Genehmigung von Prof. Käsmann-Kellner; Homburg/Saar).

An Kindesmisshandlung oder -vernachlässigung muss man denken, wenn das **Kind** folgende **Auffälligkeiten** zeigt:
- nicht erklärbarer körperlicher Befund, Hinweise auf frühere Verletzungsfolgen (Abb. **22.4**)
- Zeichen für physische und psychische Vernachlässigung, für die sich keine adäquate Erklärung (z. B. Ernährungsstörung) findet
- besonders ausgeprägte Ängstlichkeit des Kindes
- bei jüngeren Kindern Fehlen des Schutzsuchens bei den Eltern und Zugehen auf andere Erwachsene in einer für das Kind neuen bzw. angstbesetzten Situation
- bei älteren Kindern „Mauern" gegen alle Anzeichen eines Konfliktes sowie gleichzeitig Zeichen überangepassten Verhaltens.

Im Einzelnen kann das klinische Bild durch folgende Merkmale gekennzeichnet sein: körperliche Schäden, Wachstumsstörungen, intellektuelle Beeinträchtigung, emotionale Störungen und Verhaltensauffälligkeiten sowie Beeinträchtigungen der Persönlichkeit. Auch vonseiten der **Eltern** sind bestimmte Verhaltensweisen und **Auffälligkeiten** verdächtig. Entsprechend der Bezeichnung „Misshandlungssyndrom", die ja den Kontext mehrerer Faktoren umschreibt, muss auch diesen Faktoren besondere Bedeutung beigemessen werden. Bei Vorliegen folgender Faktoren ist an eine Kindesmisshandlung oder -vernachlässigung zu denken:
- Diskrepanz zwischen Befund und Schilderung der Eltern
- nicht kooperatives bis feindseliges Verhalten der Eltern
- Verweigerung und Verzögerung der ärztlichen Untersuchung
- inadäquate Reaktion gegenüber der Verletzung des Kindes
- Hinweise auf Erregungszustände und Kontrollverlust
- kein Besuch stationär aufgenommener Kinder
- Misshandlung und Vernachlässigung in der eigenen Vorgeschichte
- infantile eheliche Gemeinschaft oder Partnerbeziehung
- starke Isolierungstendenzen der Familie, Fehlen von Nachbarschaftskontakten
- unrealistische Erwartungen an das Kind
- häufiger Arzt- oder Krankenhauswechsel
- Alkoholmissbrauch.

In vielen Fällen liegt eine Kombination mehrerer der hier genannten Faktoren vor. Hinzu kommen oft noch Merkmale der sozialen Situation wie Arbeitslosigkeit, soziale Diskriminierung oder spezielle Konflikte.
Ebenso können psychische Störungen der Eltern bzw. der Mutter (z. B. Depression, Psychose) eine große Rolle spielen. Eine besondere Form der Misshandlung entsteht

Folgende **Auffälligkeiten** des **Kindes** sind verdächtig:
- nicht erklärbarer körperlicher Befund (Abb. **22.4**)
- Zeichen für physische und psychische Vernachlässigung
- besonders ausgeprägte Ängstlichkeit
- bei jüngeren Kindern Fehlen des Schutzsuchens bei den Eltern
- bei älteren Kindern „Mauern", überangepasstes Verhalten.

Auch vonseiten der **Eltern** sind bestimmte Verhaltensweisen und **Auffälligkeiten** verdächtig, so z. B. Diskrepanz zwischen Befund und Schilderung der Eltern, nicht kooperatives bis feindseliges Verhalten der Eltern, Verweigerung und Verzögerung der ärztlichen Untersuchung, inadäquate Reaktion gegenüber der Verletzung des Kindes, kein Besuch stationär aufgenommener Kinder oder Misshandlung und Vernachlässigung in der eigenen Vorgeschichte.

In vielen Fällen liegt eine Kombination mehrerer Faktoren vor.

Eine besondere Form der Misshandlung entsteht durch die „**Münchhausen-by-Proxy-**

durch die **„Münchhausen-by-Proxy-Störung"**. Hiervon spricht man, wenn beispielsweise die Eltern (überwiegend Mütter) bei ihren (häufig noch nicht sprachfähigen) Kindern körperliche Erkrankungen verursachen, indem sie z. B. potenziell schädliche Medikamente verabreichen (z. B. Insulin, Diuretika, Kortison, blutgerinnungshemmende Mittel), die Kinder vergiften (z. B. mit Quecksilber) oder ihnen Wunden zufügen, sie schlecht versorgen bzw. wiederholt mit Erregern kontaminieren (chronische Wundheilungsstörung). Dies kann aufwendige diagnostische oder therapeutische Maßnahmen oder wiederholte Klinikaufenthalte nach sich ziehen. Die Ursachen dieser Störungen sind in der Regel komplex; von besonderer Bedeutung ist jedoch, dass die Misshandler durch die beim Kind induzierten Krankheitsbilder vermehrt Aufmerksamkeit und Zuwendung erhalten.

Therapie, Rehabilitation und Prävention: An erster Stelle steht die **akute Intervention und Indikationsstellung für das weitere Vorgehen**. Jeder, der mit misshandelten und vernachlässigten Kindern zu tun hat, versteht sich auch als Anwalt der Kinder. Daher entsteht leicht die Neigung, beim Vorliegen eines Misshandlungstatbestandes rechtliche Maßnahmen, etwa die Entziehung des Rechtes der elterlichen Sorge, einzuleiten (z. B. Jugendamt, Gericht). Allerdings sollte diese Maßnahme an letzter und nicht an erster Stelle stehen. Zwar existieren zahlreiche gesetzliche Regelungen vom Grundgesetz über das Bürgerliche Gesetzbuch, das Jugendhilfegesetz bis zum Strafgesetzbuch, im Einzelfall muss jedoch stets geprüft werden, wie es zur Kindesmisshandlung kam und welche Möglichkeiten der Behandlung bestehen. Es ist ein großer Unterschied, ob ein Kind in systematisch vorbereiteter Weise sadistisch gequält wird oder ob eine überforderte Mutter mit 5 Kindern in einer Krisensituation so zuschlägt, dass das Kind ernsthaft verletzt wird. Für die Indikationsstellung bezüglich weiterer Behandlungsmaßnahmen sind folgende Gesichtspunkte wichtig:

- Zunächst muss ein Urteil darüber gebildet werden, ob bei einer schwerwiegenden Kindesmisshandlung eine **Wiederholungsgefahr** besteht. In solchen Fällen muss das Kind aus der Familie herausgenommen werden.
- Danach ist zu prüfen, ob beim misshandelnden **Elternteil** eine behandlungsbedürftige **psychiatrische Erkrankung** vorliegt. Wenn dies gegeben ist, so muss eine entsprechende Behandlung eingeleitet werden.
- Aus der Einzelanalyse lässt sich ableiten, welche Art einer Kindesmisshandlung vorliegt und ob es möglich sein wird, mit den Kindern oder den Bezugspersonen i. S. einer therapeutischen Intervention zusammenzuarbeiten. Kann diese Frage bejaht werden, so lässt sich diese Zusammenarbeit während des stationären Aufenthaltes des Kindes beginnen, und es wird im Verlauf der Behandlung entschieden, wann eine ambulante Fortführung der Behandlung möglich ist.

Der akuten Gefahr, die durch Misshandlungen für die Kinder entsteht, versucht man zunehmend durch institutionelle Maßnahmen zu begegnen. Unter ihnen spielen zunächst Kinderkliniken sowie kinder- und jugendpsychiatrische Kliniken eine wichtige Rolle, ferner existieren an verschiedenen Stellen Kinderschutzzentren und Frauenhäuser. Letztere sind besonders dann von Bedeutung, wenn die Mütter der Kinder ebenfalls von Misshandlungen betroffen sind. Ein Teil dieser akuten Fälle ist durch den Alkoholismus des Vaters (oder auch der Mutter) bedingt.

Übergeordnetes Ziel der **psychotherapeutischen Arbeit mit den Eltern und der Familie** ist die Modifikation des elterlichen bzw. partnerbezogenen Verhaltens. Zum einen sollen die eigenen frühkindlichen Defizite der Eltern durch intensive Zuwendung kompensiert werden („reparenting"), zum anderen wird versucht, die tiefer liegenden Ursachen des Verhaltens zu eruieren.

Bei der **psychotherapeutischen Arbeit mit dem Kind** ist zu beachten, dass das misshandelte Kind ganz individuelle psychotherapeutische Hilfen benötigt, da häufig Störungen im emotionalen Bereich und oft auch langfristige Beeinträchtigungen der Persönlichkeit nach der Misshandlung festzustellen sind. Solche Hilfen sind auch wichtig, um zu verhindern, dass sich der Zyklus der Misshandlung wiederholt und dass aus dem misshandelten Kind später selbst ein misshandelnder Elternteil wird. Die Therapie muss auf Alter und Entwicklungsstand abgestimmt sein. Bei jüngeren Kindern empfiehlt sich eine Spieltherapie, bei älteren Kindern Behandlungen, die stärker verbale Elemente berücksichtigen. Das Ziel ist zunächst, dem Kind zu helfen, seine Ängste und Konflikte auszudrücken und zu verarbeiten, das häufig verloren gegangene Vertrauen zu Erwachsenen wiederherzustellen und ein angemessenes

Selbstwertgefühl wiederzuerlangen. Auf diese therapeutischen Angebote reagieren Kinder in der Regel positiv, und zwar umso besser und schneller, je jünger sie zum Zeitpunkt der Therapie sind.

Rezidivprophylaxe: Schon in der Akutsituation der Kindesmisshandlung muss man sich ein Urteil darüber bilden, ob eine Rückfallgefahr vorliegt. Diese ist für das Kind immer bedrohlich und oft auch lebensgefährlich. Die Gefahr eines Rezidivs ist nicht einfach abzuschätzen. Dazu müssen die in Tab. 22.10 aufgeführten Gesichtspunkte beachtet werden.

22.10 Rezidivprophylaxe bei Kindesmisshandlung (nach Remschmidt)

Persönlichkeit und Folgen der Misshandlung für die Eltern	• Die Wiederholungsgefahr bei Kindesmisshandlung ist groß, wenn die Eltern bzw. der misshandelnde Elternteil psychiatrisch auffällig sind oder die Persönlichkeit als extrem reizbar und explosibel beschrieben werden muss. In solchen Fällen ist zunächst eine Herausnahme des Kindes aus der Familie dringend indiziert, weil durch die Wiederholung der Misshandlung schwere Schäden für das Kind entstehen können. Auch ausgeprägter Alkoholmissbrauch verstärkt die Wiederholungsgefahr.
Persönlichkeit und Folgen der Misshandlung für das Kind	• Auch seitens des misshandelten Kindes gibt es Einflüsse, die eine Wiederholungsgefahr begünstigen: ängstliches Verhalten, Leistungsversagen, ein immer stärkeres Abweichen von der elterlichen Erwartung, Regression in der eigenen Entwicklung (z. B. Wiedereinkoten, Wiedereinnässen) tragen dazu bei, dass der misshandelnde Elternteil das Kind zunehmend ablehnt und in Situationen, in denen die Belastung zu groß wird, auf das Kind erneut einschlägt.
Art und Ausmaß der Misshandlung	• Es gibt Misshandlungen, die so ausgeprägt sind, dass eine Entfernung des Kindes aus der Familie in jedem Falle in der Akutphase indiziert ist. Hierzu gehören Formen der Misshandlung, die schon primär lebensbedrohlich sind wie Würgen, Beibringen massiver Kopfverletzungen, Schlagen mit Gegenständen und ausgesprochen sadistische Verhaltensweisen, denen ohnehin ein hohes Wiederholungsrisiko innewohnt. Aber auch „mildere" Arten der Misshandlung geben keine Garantie für ein künftiges Unterlassen gewalttätiger Handlungen gegenüber dem Kind.
Einsichts- und Kooperationsfähigkeit der Familie	• Auch wenn die Familie bzw. der misshandelnde Elternteil wenig Einsicht in sein Fehlverhalten hat, die Verletzungen des Kindes verharmlost oder fadenscheinige Erklärungen für die Verletzungen liefert, die nicht stimmen können, ist die Wiederholungsgefahr groß. Gleiches gilt für eine Verweigerung der Kooperation durch die Familie sowie für beobachtete Hinweise eines emotional kalten und barschen Umgangs der Eltern mit ihren bereits misshandelten Kindern.

22.3.18 Sexueller Missbrauch und sexuelle Misshandlung

▶ **Definition.** Unter **sexuellem Missbrauch** versteht man die Einbeziehung von Kindern und Jugendlichen in sexuelle Aktivitäten, deren Funktion und Tragweite sie nicht überschauen können. Sexueller Missbrauch liegt auch dann vor, wenn diese Handlungen nicht ausdrücklich gegen den Willen eines Kindes und ohne die Anwendung von Gewalt erfolgen. Von **sexueller Misshandlung** wird gesprochen, wenn die sexuellen Aktivitäten gegen den Willen des Kindes herbeigeführt werden und es zur Gewaltanwendung kommt.

Ätiologie und Pathogenese: Individuumzentrierte Ansätze gehen davon aus, dass es sich bei den Tätern häufig um introvertierte, zurückhaltende, passive, unter sozialer Isolierung leidende Männer, überwiegend aus dem nahen sozialen Umfeld des Opfers handelt. Sie haben oft selbst eine Vorgeschichte mit sexueller Misshandlung und ein geringes Selbstwertgefühl, sind egozentrisch und autokratisch im Umgang mit den Familienmitgliedern. Häufig handelt es sich um narzisstische Persönlichkeiten mit wenig ausgeprägten Fähigkeiten zur Aufnahme zwischenmenschlicher Beziehungen und insbesondere sexueller Partnerschaften.

Interaktionsorientierte Ansätze betrachten den sexuellen Missbrauch innerhalb der Familie als eine Störung des gesamten Familiensystems. Inzestfamilien haben Schwierigkeiten, mit den Grenzen zwischen den Familienmitgliedern umzugehen (sog. „verstrickte Familien") und neigen dazu, zwischen der Familie und der Umwelt besonders starre Grenzen zu errichten. So spielen sich nahezu alle Aktivitäten innerhalb der Familie ab, während nach außen eine Abriegelung betrieben wird. Diese Isolation führt zu einer starken wechselseitigen Abhängigkeit der Familienmitglieder untereinander. Die Erwachsenen haben häufig unrealistische Erwartungen an die Kinder, die bis zur Befriedigung sexueller Bedürfnisse reichen. Durch die intrafamiliären Verstrickungen und die Entwicklung symbiotischer Beziehungen wird sexueller Missbrauch erleichtert.

Soziologische Erklärungsansätze beziehen neben wirtschaftlichen Faktoren und mangelhaften Sozialisationsbedingungen folgende Faktoren ein: Wandel der Sexualmoral mit Enttabuisierung der Sexualität und Verwischung der Grenzen zwischen erlaubten und unerlaubten sexuellen Handlungen, Bedrohung der klassischen dominanten Sexualrolle des Mannes, die bei Männern Angst vor den sexuellen Wünschen der Frauen erzeugt, die Zunahme der Zahl an Familien, in denen Erwachsene mit nicht blutsverwandten jungen Mädchen zusammenleben und die zunehmende soziale Isolation von Familien (abgegrenzte und auf sich bezogene Kleinfamilie).

Häufigkeit: Am häufigsten kommt sexueller Missbrauch in der Familie oder im Bekanntenkreis vor. Über die Hälfte der Fälle ereignet sich innerhalb der Familie und über ⅓ wird durch bekannte Personen begangen, während völlig unbekannte Täter nur 12 % ausmachen. Bei männlichen Opfern überwiegen ebenfalls Familienmitglieder und Bekannte als Täter.

Klinik: Sexueller Missbrauch von Kindern und Jugendlichen kommt in sehr unterschiedlichen Formen und mit unterschiedlichen Begleitumständen vor (intrafamiliär oder extrafamiliär, mit oder ohne Gewaltanwendung). Eine häufige Form des sexuellen Missbrauchs ist der **Inzest**, d. h. die Ausübung des Geschlechtsverkehrs mit Familienangehörigen. Dabei kommen sexuelle Beziehungen zwischen Vater und Tochter bzw. Stiefvater und Stieftochter am häufigsten vor. Jeder dieser Fälle ereignet sich in einer asymmetrischen Macht- und Abhängigkeitssituation zuungunsten des kindlichen Opfers. Ohne Gewaltanwendung findet in der Regel die sexuelle Verführung Minderjähriger statt, wobei es aber fast regelmäßig zur Ausübung eines erheblichen psychischen Druckes kommt.

Eine zuverlässige Übersicht über einzelne Formen sexueller Misshandlung wird durch die große Dunkelziffer, die Tabuisierung dieser Straftat und auch durch das sehr unterschiedliche Anzeigeverhalten erschwert. Aufgrund dieser und anderer Schwierigkeiten stützen sich Erhebungen über den sexuellen Missbrauch von Kindern im Wesentlichen auf die retrospektiven Angaben von Erwachsenen über ihre Kindheit. Danach stehen bei Opfern beiderlei Geschlechts Vaginal- oder Analverkehr an erster Stelle, gefolgt von orogenitalen Kontakten bei männlichen und genitalen Manipulationen bei weiblichen Opfern. Andere Praktiken kommen bei Opfern beiderlei Geschlechts etwa gleich häufig vor.

Diagnostik und Differenzialdiagnose: Der Untersucher muss an die Möglichkeit denken und entsprechende Verdachtsmomente ernst nehmen. Hinweise sind:
- Aussage des Kindes
- gestörtes Verhalten oder Verhaltensänderung des Kindes
- physische Symptome oder Anzeichen von Misshandlung/Missbrauch
- Verknüpfung mit anderen Formen der Misshandlung
- Beschuldigungen durch Eltern, Verwandte oder andere Erwachsene.

Anhand dieser breitgefassten Kriterien kann die Frage, ob ein sexueller Missbrauch tatsächlich stattgefunden hat, allerdings nur grob abgeschätzt werden. Bei den nachfolgenden Hinweisen sollte eine ausführliche Diagnostik erfolgen:
- altersunangemessenes Sexualverhalten oder -wissen des Kindes
- Aussage des Kindes über sexuellen Missbrauch oder Inzest
- körperliche Hinweise, die einen sexuellen Missbrauch vermuten lassen
- Bericht eines Geschwisterkindes oder andere Informationen über einen sexuellen Missbrauch.

Die Diagnostik ist stets kompliziert, da weder in Bezug auf das Kind noch auf den Täter eindeutige Merkmale bzw. Symptome existieren. Viele Informationen aus verschiedenen Quellen müssen zusammengeführt werden, bevor man sich eine fundierte Meinung bilden kann. Da sich körperliche Hinweise nur bei einem kleinen Teil der Opfer von sexuellem Missbrauch finden, erhält die psychiatrische Diagnostik einen hohen Stellenwert (Tab. **22.11**).

Wenn direkte Hinweise auf sexuellen Missbrauch oder sexuelle Misshandlung fehlen, das Kind aber in der erwähnten Weise auffällig ist, muss differenzialdiagnostisch an eine posttraumatische Belastungsstörung gedacht werden.

22.11 Allgemeine diagnostische Prinzipien bei sexuellem Missbrauch

- Art und Gründlichkeit der diagnostischen Bemühungen sollten in einer vernünftigen Relation zum Ausmaß des Verdachts im Einzelfall stehen (Prinzip der Verhältnismäßigkeit).
- Traumatische Konsequenzen der körperlichen Untersuchung sollten vermieden werden, indem diese z. B. bei Widerstand aufgeschoben wird und Berührungen auf das Notwendigste beschränkt werden. Multiple Untersuchungen sollten möglichst vermieden werden. Die zuerst gewählte Vertrauensperson sollte das Kind zu allen Untersuchungen begleiten.
- Externe Informationsquellen sollten so weit wie möglich genutzt werden. Dabei geht es in erster Linie um eine Objektivierung von Verhaltensänderungen oder Auffälligkeiten des Kindes, ohne dass der Missbrauchsverdacht vorzeitig mitgeteilt wird.
- Bei Aussagen von Kindern oder Jugendlichen ist stets auch deren Glaubwürdigkeit zu bedenken. Falsche Aussagen durch Kinder sind eher selten, kommen im Jugendalter jedoch häufiger vor. Auch die Möglichkeit einer Falschbezichtigung muss erwogen werden, insbesondere wenn es sich um psychisch auffällige Jugendliche handelt.
- Spezielle Verfahren der Glaubwürdigkeitsdiagnostik erlauben eine Entscheidung darüber, ob Aussagen von Kindern über einen sexuellen Missbrauch einen realen Erlebnishintergrund haben oder nicht.

Therapie: Die psychotherapeutischen Maßnahmen sind stets in einen Gesamtplan zu integrieren, der alle Betroffenen und darüber hinaus auch die mit dem Fall befassten Instanzen (z. B. Jugendamt, Gericht, Kliniken) einbezieht.

Zunächst erfolgt die **akute Intervention** und **Indikationsstellung** für das weitere Vorgehen. Man muss sich ein Bild über Art und Ausmaß des sexuellen Missbrauchs/Misshandlung machen und die akute Gefährdung für das Kind abschätzen. Deshalb empfiehlt es sich zunächst in jedem Fall, die Gefahr einer weiteren Misshandlung durch die **Trennung vom Täter** zu unterbinden, was juristische Maßnahmen erforderlich machen kann. Danach muss über das weitere Vorgehen entschieden werden, wobei man 3 Interventionen unterscheiden kann: Bei der **primären Strafintervention** erfolgt eine Trennung des Kindes vom Misshandler und eine Verurteilung desselben. Eine Entfernung der Vaterfigur aus der Familie und dessen dauerhafte Verurteilung hat allerdings erhebliche langfristige Auswirkungen auf die Familie. Bei der **primären Kinderschutzintervention** wird das Kind zum eigenen Schutz von der Familie getrennt. Auf diese Weise wird aber beiden Eltern der Vorwurf des Versagens gemacht und nicht nur dem Täter. Darüber hinaus wird das Kind häufig auch jenem Elternteil entzogen, zu dem es eine gute Beziehung hat. Durch die **primäre therapeutische Intervention** versucht man, die ganze Familie in ein therapeutisches Konzept einzubeziehen. Dieses zielt nicht auf die Bestrafung des Misshandlers ab, sondern auf die Rekonstruktion einer angemessenen Familiensituation. Diese Intervention kann – je nach Situation – mit oder ohne Entfernung des Kindes aus der Familie erfolgen.

Psychotherapeutische Arbeit mit dem Opfer: Die individuelle Arbeit mit dem misshandelten Kind ist von ausschlaggebender Bedeutung und beginnt in der Regel als individuelle Psychotherapie, kann aber, je nach Alter des Kindes, auch in einer Kleingruppe betroffener Kinder erfolgen. Je nach Alter können auch Hilfsmittel wie Puppen und Spielmaterialien hilfreich verwendet werden. Bei Kindern im Schulalter ist bereits der verbale Zugang recht gut möglich.

Therapieziele sind:
- Hilfestellung für das Kind, über die sexuelle Misshandlung zu sprechen
- Überwindung des Gefühls der Machtlosigkeit
- Aufbau eines angemessenen Selbstwertgefühls
- Wiedergewinnung des Vertrauens in Erwachsene
- Entwicklung von Selbstständigkeit und Entscheidungsfähigkeit.

Prognose: Die kurz-, mittel- und langfristigen Folgen des Missbrauchs sind sowohl vom Tatbestand selbst als auch von den Begleitumständen (z. B. Gewaltanwendung, Familienangehöriger als Täter, Situation der Heimlichkeit) abhängig.

Kurzfristige Folgen sind z. B. körperliche Verletzungen, Schmerzen, Enttäuschung, Misstrauen, Resignation und Depression, Beeinträchtigung des Selbstwertgefühls, Gefühl der Ohnmacht und des Ausgeliefertseins, Leistungsversagen in der Schule, sozialer Rückzug, Suizidgedanken oder Suizidversuche.

Mittel- bis langfristige Folgen sind im Wesentlichen Beeinträchtigungen der sexuellen Befriedigung und Partnerschaftsstörungen, Störungen der Identitätsentwicklung sowie psychische Störungen und Erkrankungen im engeren Sinne. Zu den langfristigen Folgen zählen außerdem chronische Konflikte oder schwere psychische

Erkrankungen. Häufig treten depressive Verstimmungen, Appetit- und Schlafstörungen, Suizidgedanken, massive Lern- und Leistungsstörungen, Verwahrlosungstendenzen, die oft neurotischen Charakter haben und mit Weglaufen, ausgeprägtem Oppositionsverhalten und der Ablehnung jeder familiären Beziehung assoziiert sind, sowie hysterische Reaktionen und Konversionssyndrome auf.

22.3.19 Psychische Störungen bei chronischen Erkrankungen und Behinderungen

Chronische Erkrankungen und Behinderungen kommen im Kindes- und Jugendalter relativ häufig vor. Etwa jedes 10. Kind ist chronisch krank oder behindert. Das Spektrum reicht von leichten Erkrankungen (z. B. atopisches Ekzem) bis zu lebensbedrohlichen oder sogar tödlich verlaufenden Erkrankungen (z. B. Mukoviszidose, Niereninsuffizienz, Malignome).

Da körperliche Merkmale im Kindesalter einen besonderen Stellenwert besitzen, führen chronische Erkrankungen und Behinderungen häufig zu einschneidenden Veränderungen des Erlebens und Verhaltens und wirken sich letztlich auf die gesamte Persönlichkeitsentwicklung aus. Die tägliche Lebensführung ist häufig eingeschränkt, die Kinder können daher nicht in vollem Umfang normale Lebenserfahrungen sammeln.

Die Ursachen psychischer Störung bei chronischen Erkrankungen und Behinderungen sind vielfältig: Der psychische Entwicklungsstand, der Zeitpunkt und die Art der Erkrankung sowie ihr Verlauf, die Reaktion der Familie und die Bewältigungsmöglichkeiten, die dem Kind zur Verfügung stehen – alle diese Faktoren beeinflussen die Entstehung einer psychischen Störung.

Bei vielen chronischen Krankheiten ist eine regelmäßige medikamentöse Behandlung notwendig (z. B. Antikonvulsiva bei Epilepsie oder Insulin bei Diabetes mellitus), die mit Problemen bei der Compliance einhergehen kann. Andere Erkrankungen erfordern häufige Klinikaufenthalte (z. B. Dialyse) oder gehen mit Entstellungen einher (z. B. Chemotherapie), was evtl. die soziale Integration des Kindes erheblich beeinträchtigt. Darüber hinaus muss es die häufige Trennung von Eltern, Geschwistern und Freunden ertragen und wird immer wieder mit seiner außergewöhnlichen Lebenssituation konfrontiert. Das tägliche Leben der Kinder kann durch diese Faktoren so stark geprägt sein, dass daraus psychische Störungen resultieren.

Obwohl chronische Erkrankungen bzw. Behinderungen ähnliche Auswirkungen auf die Psyche haben können, hängt die Wechselwirkung zwischen der Krankheit, psychosozialen Faktoren und dem Kind doch sehr stark von der Art der Erkrankung bzw. Behinderung ab. Es ist daher in jedem Fall wichtig, seine individuelle Situation und bisherigen Bewältigungsversuche sowie die familiäre und soziale Situation zu berücksichtigen. So können dann evtl. vorhandene Ressourcen identifiziert und mobilisiert werden.

Psychosoziale Faktoren können sowohl für die Krankheitsentstehung als auch für die Aufrechterhaltung der Problematik von entscheidender Bedeutung sein. Ein Verständnis der psychosozialen Faktoren, die das Krankheitsgeschehen beeinflussen, ist daher für den richtigen Umgang mit den betroffenen Kindern und ihre erfolgreiche Behandlung außerordentlich wichtig (Abb. **22.5**).

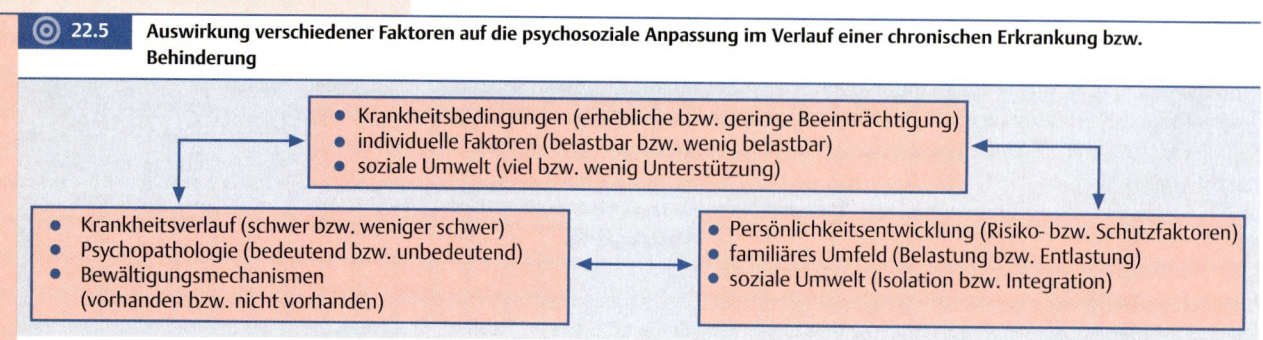

22.5 Auswirkung verschiedener Faktoren auf die psychosoziale Anpassung im Verlauf einer chronischen Erkrankung bzw. Behinderung

(nach Wehmeier PM. Psychische Störungen bei chronischen Krankheiten und Behinderungen. In: Remschmidt H, Hrsg. Kinder- und Jugendpsychiatrie. Eine praktische Einführung. Thieme; 2000)

22.3 Psychische Störungen im Kindes- und Jugendalter

Chronische Erkrankungen und Behinderungen können erhebliche **Auswirkungen** auf das Kind haben. Dazu gehören u. a. **Ängste** und **depressive Phasen**. Die meisten Patienten neigen zu Verschlossenheit und gewähren nur selten Einblick in ihre Probleme. Es fällt ihnen oft sehr schwer, ihr Selbsterleben mitzuteilen und ihre Emotionen auszudrücken. Häufig ist das Selbstbewusstsein beeinträchtigt und es bestehen Probleme im Umgang mit Gleichaltrigen. Kinder im Vorschulalter fühlen sich häufig schuldig und erleben ihre Krankheit als Strafe, Kinder zwischen etwa 7 und 10 Jahren verstehen schon eher, dass etwas mit ihrem Körper nicht in Ordnung ist und dass die medizinische Behandlung durchgeführt wird, damit sie wieder gesund werden. Trotz zeitweiliger Einsicht und Kooperation bekommen kranke Kinder im Behandlungsverlauf häufig Angst und verzweifeln angesichts ihrer schwierigen Lage. In solchen Situationen der Überforderung und Frustration kann es zu aggressiven Durchbrüchen kommen. In manchen Fällen verschlechtert sich die Kooperationsbereitschaft sogar so weit, dass es zum Behandlungsabbruch kommt. Allerdings ist der Zweck einer psychotherapeutischen Begleitung nicht in erster Linie die Verhinderung von Behandlungsabbrüchen.

Psychotherapeutische Behandlung: Entscheidend ist die gute Kooperation zwischen dem betroffenen Kind, seinen Eltern, den behandelnden Ärzten und dem hinzugezogenen Psychiater bzw. Psychotherapeuten. Seine Aufgabe ist es, den Patienten psychotherapeutisch zu begleiten, zusammen mit ihm Bewältigungsmöglichkeiten zu finden, seine allgemeine psychosoziale Anpassung zu fördern und ggf. psychische Störungen gezielt zu behandeln (Tab. **22.12**).

22.12	Psychische Behandlungsziele bei chronischen Erkrankungen und Behinderungen im Kindes- und Jugendalter (nach Wehmeier)
• Unterstützung der medizinischen Behandlung • Förderung der Compliance • psychologische Begleitung des Patienten • Therapie psychischer Störungen • ggf. Krisenintervention	• Symptomkontrolle • Prävention • Förderung der psychosozialen Anpassung und der sozialen Reintegration • Rehabilitation • Mobilisierung von Ressourcen

Eine Erfolg versprechende Behandlung setzt – unabhängig von der Erkrankung oder Behinderung – ein Verständnis der intrapsychischen Vorgänge des Patienten und der kommunikativen Situation in der Familie voraus. Wenn ein Psychiater bzw. Psychotherapeut hinzugezogen wird, geht es folglich darum, zunächst eine vertrauensvolle Beziehung zum Patienten und seiner Familie aufzubauen. Da chronisch kranke oder behinderte Kinder jedoch wenig über ihre Empfindungen sprechen, sind häufig **nonverbale Zugangsweisen** (z. B. gemeinsames Spielen oder Malen) erforderlich. So ergeben sich Anknüpfungspunkte für Gespräche und Möglichkeiten für erste unterstützende Interventionen.

Im Fall einer ausgeprägten psychischen Störung kann eine regelrechte **Psychotherapie** erforderlich sein. Verschiedenste Therapiemethoden stehen hier zur Verfügung, die im Rahmen einer Kombinationstherapie auch parallel angewandt werden können (z. B. Verhaltenstherapie, klientenzentrierte Methoden, tiefenpsychologische Ansätze, Spieltherapie, Entspannungsverfahren). Vor Beginn der Behandlung muss eine ausführliche Diagnostik erfolgen, die dem Psychotherapeuten wichtige Informationen über das Störungsbild gibt und die Indikationsstellung liefert.

Zur Begleitung des Patienten gehört unbedingt auch die **Beratung der Familie** in medizinischen und psychiatrischen Fragen. Es ist wichtig, dass die Eltern ihrem Kind im Behandlungsverlauf genug Unterstützung geben im Sinne von emotionaler Zuwendung, einem gewissen Maß an Lenkung und Kontrolle, Förderung der sozialen Integration und Anregung zu angemessener körperlicher Aktivität. Der Therapeut sollte den Eltern bei der Erfüllung dieser schwierigen Aufgabe beistehen. Gelegentlich ist eine Familien- oder eine Paartherapie sinnvoll. Auch die Geschwister des Patienten benötigen Zuwendung. Leider werden ihre Bedürfnisse häufig übersehen, obwohl gerade sie oft besonders große Schwierigkeiten bei der Anpassung an die veränderte Familiensituation haben. Werden die Belange der Geschwister übergangen, können sie psychische Auffälligkeiten entwickeln. Die psychosoziale Unterstützung sollte allerdings nicht zur Entmündigung der Betroffenen führen, sondern dazu beitragen, ihre eigenen Ressourcen zu mobilisieren.

23 Erkrankungen des HNO-Bereichs

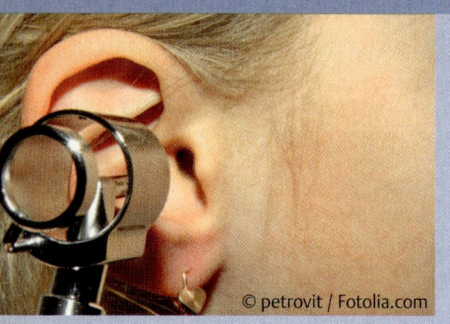

23.1 Erkrankungen der oberen Atemwege und der Halsweichteile 812
23.2 Erkrankungen des Ohrs 819

23.1 Erkrankungen der oberen Atemwege und der Halsweichteile

23.1.1 Leitsymptom Nasenatmungsbehinderung

Die Behinderung der Nasenatmung durch eine ein- oder beidseitige Obstruktion ist ein häufiges Symptom im Kindesalter. Typisches Begleitsymptom ist immer eine vermehrte Mundatmung. Die zugrunde liegenden Ursachen sind vielfältig (Tab. 23.1). Meist sind Anamnese und klinische Untersuchung für die genaue Einordnung ausreichend. Nur in Einzelfällen ist die Endoskopie der Nasenhaupthöhlen erforderlich.

▶ Merke. Bei einseitiger Nasenatmungsbehinderung mit Rhinorrhö muss ein endoskopischer Fremdkörperausschluss erfolgen!

23.1 Ursachen bei Nasenatmungsbehinderung

	mögliche Ursache	Begleitsymptome/Hinweise	weitere Maßnahmen
konnatal	• Choanalatresie/-stenose	Trinkschwäche, Rhinorrhö	Endoskopie, Bildgebung
	• peripartale Septumluxation	Spontangeburt bes. in Gesichtslage	Palpation, Inspektion
akut	• Fremdkörper	einseitige Rhinorrhö	Inspektion, ggf. Endoskopie
	• viraler/bakterieller Infekt	allgemeine Infektzeichen	Inspektion
	• allergische Rhinitis	Konjunktivitis, Hautreaktionen	Inspektion, Allergietestung
	• Nasentrauma	Septumhämatom, Nasenschiefstand	Inspektion, Palpation, Bildgebung
chronisch-erworben	• Adenoide	Rhonchopathie (Schnarchen), Tonsillenhypertrophie, Paukenerguss	Inspektion des Oropharynx, Otoskopie
	• Choanalpolyp (gestielter Schleimhautpolyp der NNH im Nasenrachen)	nasale Sprache, chronische Sinusitis	Endoskopie, Bildgebung
	• allergische Rhinitis	saisonal/perennial, Konjunktivitis, Reizhusten	Allergietestung

23.1.2 Leitsymptom zervikale Lymphknotenvergrößerung

Vergrößerte Halslymphknoten sind im Kindesalter ein häufiges Begleitsymptom **entzündlicher Erkrankungen** (**Lymphadenitis colli**, s. u.). Seltene Ursachen sind **Karzinome** und **maligne Lymphome**. Weitere Ursachen, Begleitsymptome und Diagnostik s. Tab. 23.2. Die Sonografie ist für Differenzialdiagnostik und Verlaufskontrolle besonders geeignet. Eine diagnostische Lymphknotenexstirpation darf nur bei strenger Indikationsstellung durchgeführt werden.

▶ Merke. Hinweise auf eine **infektiöse** Ursache sind Druckdolenz, Überwärmung und lokales Erythem. **Maligne** LK-Vergrößerungen sind dagegen meist indolent, nicht gerötet, eher schlecht verschieblich und oft derb tastbar.

23.2 Ursachen bei zervikaler Lymphknotenvergrößerung

	mögliche Ursache	Begleitsymptome	weitere Maßnahmen
beidseitig	rezidivierende Tonsillitis	Fieber, Halsschmerzen	klinische Kontrollen
	Atemwegsinfekte	Fieber, Husten, Schnupfen, allg. Infektzeichen	–
	Masern, Röteln	Exanthem	Serologie
	Toxoplasmose	Milzvergrößerung	Serologie
	EBV-Infektion	Hepatosplenomegalie, Tonsillitis	Serologie
einseitig/asymmetrisch	maligne Lymphome	indolent, AZ-Verschlechterung, generalisierte LK-Vergrößerung	Blutbild, Knochenmarkpunktion
	abszedierende Lymphadenitis	Fieber, druckdolent	Sonografie
	Tuberkulose	variabel	Biopsie
	atypische Mykobakteriose	langsame Progredienz, Hautbeteiligung	Sonografie, MRT
	Katzenkratzkrankheit	oft typische Hautveränderungen	Serologie
	Kawasaki-Syndrom	hohes Fieber, Exanthem, Lacklippen, Erdbeerzunge	pädiatrische Abklärung

23.1.3 Leitsymptom inspiratorischer Stridor

Inspiratorischer Stridor im Kindesalter hat eine vielfältige Ätiologie. Oft ist eine kausale Therapie gut möglich, unbehandelt droht hingegen nicht selten eine ernste Gefährdung. Daher ist eine konsequente Abklärung erforderlich (Tab. 23.2).

23.1.3 Leitsymptom inspiratorischer Stridor

Ursachen, Begleitsymptome und Diagnostik s. Tab. 23.2.

23.3 Ursachen bei inspiratorischem Stridor

	mögliche Ursache	Begleitsymptome	weitere Maßnahmen
konnatal	• kongenitale Krikoidstenose	konstanter Stridor, Trinkschwäche	diagnostische Mikrolaryngoskopie
	• kongenitale beidseitige Rekurrensparese	weitere Neurologie, auch isoliert möglich	Endoskopie in Sedierung bei Spontanatmung
	• Kehlkopffehlbildung (Glottis-Web, Abb. 23.1, Ringknorpelspalte etc.)	Heiserkeit, Aspiration	diagnostische Mikrolaryngoskopie
	• Epiglottomalazie	lageabhängig, im Schlaf verstärkt	Endoskopie in Sedierung bei Spontanatmung
	• Hämangiome, Zysten endolaryngeal, Papillome	ggf. Heiserkeit, Stridor schwankend, Progredienz	bei Hämangiomen MRT, bei Papillomen Abtragung und Virus-Typisierung
	• Pierre-Robin-Sequenz	Mittelgesichts- und Ohrfehlbildung	CPAP-Maske, Tracheotomie
akut	• Fremdkörper	Reizhusten, Schluckbeschwerden	Röntgen-Thorax, Endoskopie in Narkose
	• Laryngitis subglottica	trocken-bellender Husten, infektassoziiert	Cave Endoskopie!
	• akute Epiglottitis	kloßige Sprache, Fieber, Infektparameter erhöht	rasche i. v. Antibiose, stationäre Überwachung
chronisch	• subglottische narbige Stenose (meist intubationsassoziiert)	Stridor konstant	diagnostische Mikrolaryngoskopie/Tracheoskopie
	• glottische Stenose	Heiserkeit	transnasale Endoskopie in Spontanatmung
	• Fehlbildung der Trachealringe	in- und exspiratrischer Stridor, konstant	häufig assoziiert mit kardialen Fehlbildungen

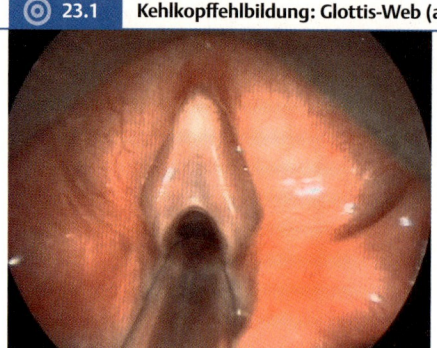

23.1 Kehlkopffehlbildung: Glottis-Web (angeborene Synechierung der Stimmlippen)

23.1.4 Nase und Nasennebenhöhlen

Choanalatresie

▶ **Definition.** Kongenitaler einseitiger (1:10 000) oder beidseitiger (1:50 000) Verschluss der Choanen, meist knöchern, selten membranös.

Klinik: Die **einseitige** Choanalatresie oder eine Choanalstenose wird erst nach mehreren Lebensmonaten durch eine **einseitige Rhinorrhö** auffällig, ggf. auch Trinkschwäche. Die **beidseitige** Choanalatresie zeigt sich mit Zyanose, Aspiration und Trinkunfähigkeit.

▶ **Merke.** Neugeborene sind obligate Nasenatmer, die beidseitige Choanalatresie erfordert daher ein umgehendes Eingreifen!

Therapie: In praktisch allen Fällen ist die **Resektion der Atresieplatte** transnasalendoskopisch möglich. Bei beidseitiger Choanalatresie muss eine sofortige Intervention erfolgen, ansonsten im Intervall nach CT-Diagnostik. Der Versuch der „blinden" Sondierung oder Durchstoßung sollte möglichst unterlassen werden, ebenso die längere Anwendung von Platzhaltern.

Chronische Rhinitis und Sinusitis

Bei den **chronischen Rhinitiden** steht im Kindesalter die saisonale oder perenniale **allergische Rhinitis** im Vordergrund. Sie äußert sich klinisch durch Nasenatmungsbehinderung, wässrige bis trübe Rhinorrhö, livide Hypertrophie der Nasenschleimhaut sowie maulbeerartige Hypertrophie der Nasenmuscheln. Die Diagnose wird durch eine Allergietestung (Prick-Test) gestellt. Die Behandlung erfolgt durch Allergenkarenz (sofern möglich) sowie topische Applikation von Antihistaminika und Kortikosteroiden, ggf. auch durch orale Antihistaminika (keine systemische Kortikosteroidgabe!). Bei passender Allergenkombination ist eine spezifische Immuntherapie (Hyposensibilisierung) sinnvoll, die durch subkutane Injektionen, bei Gräserallergie auch durch sublinguale Applikation erfolgt.

▶ **Merke.** Der dauerhafte Gebrauch (> 2 Wochen) von abschwellenden Nasentropfen ist streng kontraindiziert, da die Gefahr der Gewöhnung und Schleimhautschädigung besteht!

Chronische Sinusitiden sind ätiologisch unklar (jedenfalls nicht erregerbedingt). Typische Symptome sind Stirnkopfschmerzen, posteriore Rhinorrhö und nasale Sprache. Konventionelle Röntgenaufnahmen der Nasennebenhöhlen sind obsolet, da die Strahlenbelastung vergleichsweise hoch und die Aussagekraft sehr gering ist; bei erforderlicher Bildgebung sollte primär eine koronare CT veranlasst werden. Die Aussagekraft der Sonografie ist bei Nasennebenhöhlenerkrankungen umstritten. Die konservative Therapie besteht aus topischen Kortikosteroiden, Inhalationen und Nasenspülungen. Kommt es durch die hypertrophierte Schleimhaut der Nasennebenhöhlen zur einer Verlegung der Nasenhaupthöhlen und der Choanen („Choanalpolyp"), ist eine funktionell-endoskopische Nasennebenhöhlenoperation angezeigt.

> ▶ Exkurs. Die Entwicklung der Nasennebenhöhlen erfolgt weitgehend erst nach der Geburt. Bei Geburt sind nur das Siebbein und in ganz geringem Ausmaß die Kieferhöhle vorhanden. Ab dem 4. Lebensjahr beginnt etwa die Belüftung der Stirn- und Keilbeinhöhle. Erst mit dem Erwachsenenalter ist die Belüftung der Nasennebenhöhlen abgeschlossen.

Akute Rhinitis und Sinusitis

Die akute Rhinitis und Sinusitis wird in über 95 % der Fälle durch **Viren** verursacht, insbesondere der Rhino-, RS- und Parainfluenzagruppe. Primär bakterielle Infektionen werden selten durch Staphylococcus aureus, Streptokokken oder Pneumokokken verursacht. Meist sind sämtliche Schleimhäute des oberen Respirationstrakts betroffen mit den Symptomen Fließschnupfen, Niesreiz, Husten und Fieber. Eine bakterielle Superinfektion ist bei Persistenz/Progredienz nach 7 Tagen zu vermuten und ggf. kann der kalkulierte Einsatz eines Antibiotikums (Cephalosporin, Breitbandpenicillin oder Makrolid) sinnvoll sein. Abschwellende Nasentropfen sind kurzzeitig unbedenklich, die längere Anwendung muss vermieden werden!

23.1.5 Nasenrachen und Mundrachen

Adenoide Hyperplasie

Adenoide Vegetationen sind lymphatisch aktives Gewebe im Bereich des Epipharynx (Dach und Hinterwand). Die reaktive **Hyperplasie dieser Rachenmandel** entsteht durch **rezidivierende Infekte**. Durch Verlegung der Choanen kommt es zu Mundatmung, geschlossenem Näseln und Rhonchopathie (Schnarchen). Die Obstruktion der Tubenostien bewirkt einen Paukenerguss mit Schallleitungsschwerhörigkeit, die schon nach ca. 3 Monaten eine Sprachentwicklungsverzögerung nach sich ziehen kann. Daher sollte die **Adenotomie**, meist mit simultaner Parazentese des Trommelfells, nicht zu spät indiziert werden.

Tonsillenhyperplasie

Die Hyperplasie des lymphatischen Rachenrings (primär Gaumenmandeln, aber auch Rachenmandeln) ohne akute oder rezidivierende Entzündungen nimmt in den Industrieländern deutlich zu. Ätiologisch werden Ernährungsgewohnheiten und Stoffwechselerkrankungen diskutiert. Die mechanische Obstruktion der Atem- und Speisewege führt zu Rhonchopathie (Schnarchen) bis hin zur Schlafapnoe, Tagesmüdigkeit mit intellektueller Leistungsminderung und Gedeihstörungen. Therapie der Wahl ist die **Tonsillotomie** (eine partielle intrakapsuläre Mandelentfernung). Postoperative Schmerzen sowie Nachblutungen sind hier wesentlich geringer als bei der Tonsillektomie und die Funktion des Organs bleibt erhalten. Bei Kindern nach dem 6. Lebensjahr oder mit Neigung zu Tonsilliten ist die Tonsillotomie kontraindiziert, da das Risiko späterer Peritonsillarabszesse steigt.

Tonsillopharyngitis

Entzündliche Veränderungen im Rachenbereich gehören zu den häufigsten Erkrankungen überhaupt. Die Pharyngitis ist eine Entzündung der Rachenschleimhaut; meist tritt sie jedoch zusammen mit einer Tonsillitis auf. Das **Erregerspektrum** entspricht der akuten Rhinitis (s. o.). Bakterielle Superinfektionen sind möglich, die ortsständige Mischflora macht den gezielten Erregernachweis aber nahezu unmöglich. Die Therapie ist symptomatisch.

Die **akute Tonsillitis** kann sowohl viral als auch bakteriell verursacht sein. Die Ansammlung von Entzündungssekreten an den Kryptenöffnungen führt zu den typischen „**Stippchen**", die allerdings auch mit harmlosem Detritus verwechselt werden können. Die Erkrankung beginnt akut mit Halsschmerzen, die oft ins Ohr ausstrahlen, sowie Schluckbeschwerden. Weitere Symptome sind Engegefühl des Halses, Fieber mit starkem Krankheitsgefühl, partielle Kieferklemme und druckdolente geschwollene Halslymphknoten.

Differenzialdiagnose: Mehrfache Tonsillitiden können zu einem **Peritonsillarabszess** führen, der sich durch eine gerötete Vorwölbung des Gaumenbogens, massive Schwellung und Kieferklemme äußert. Die Nähe zur Halsgefäßscheide erfordert die notfallmäßige Intervention durch Abszesstonsillektomie (Cave: erschwerte Intubation!). Die **infektiöse Mononukleose** geht mit schmutzig-grauen Fibrinbelägen auf stark hyperplastischen Tonsillen sowie ausgeprägter Lymphknotenvergrößerung einher (Cave: Aminopenicilline → Arzneimittelexanthem in > 90 %!)

Von einer **chronischen Tonsillitis** spricht man bei gehäuften Anginen (> 4/Jahr) oder geringen chronischen Halsschmerzen. Pathogenetisch zeigen sich intratonsillär vermehrt Sekundärfollikel, aktive Reaktionszentren und teilweise Mikroabszesse. Dieser Entzündungsfokus kann eine Verschlimmerung chronischer Erkrankungen wie Urtikaria, Asthma bronchiale, Psoriasis vulgaris, Glomerulonephritis oder Endokarditis bewirken. Die Interpretation eines erhöhten Antistreptolysintiters ist nur in Zusammenschau mit dem klinischen Bild sinnvoll. Die Therapie besteht in der Tonsillektomie; die Tonsillotomie ist streng kontraindiziert, da durch die narbige Versiegelung der Tonsillenkrypten das Risiko eines späteren Peritonsillarabszesses steigt.

23.1.6 Kehlkopf und Trachea

Epiglottomalazie

▶ **Definition.** Kollaps des Kehlkopfeingangs durch unreifebedingte Weichheit der Epiglottis oder Schleimhautfehlbildung.

Klinik: Die Symptome der Epiglottomalazie treten unmittelbar postnatal oder in den ersten Lebenswochen auf. Es zeigt sich ein inkonstanter endinspiratorischer Stridor, der in Bauchlage geringer ist. In ausgeprägten Fällen kommt es zu Trinkschwäche und Gedeihstörung. Überwiegend selbstlimitierender Verlauf bis zum 24. Lebensmonat.

Diagnostik: In Anbetracht der Vielfalt möglicher Ursachen des kindlichen Stridor ist die Abklärung eines signifikanten Atemgeräusches obligat. Auch wenn die typische Klinik einer Epiglottomalazie vorliegt, muss immer die Diagnose mittels flexibler transnasaler Laryngoskopie (häufig ausreichend) oder Endoskopie mit starrer Optik in Sedierung bei erhaltener Spontanatmung (Goldstandard) gesichert werden.

Therapie: Die Laser-Supraglottoplastik erlaubt in allen ausgeprägten Fällen eine minimalinvasive und effektive Therapie und kann simultan mit der diagnostischen Endoskopie ausgeführt werden.

▶ **Klinischer Fall.** Ein 4 Wochen altes, am Termin geborenes und sonst unauffälliges Neugeborenes zeigt einen wechselnd ausgeprägten Stridor am Ende der Inspirationsphase. Insgesamt angestrengt wirkendes Kind mit deutlicher Trinkschwäche, zögerlicher Gewichtszunahme und unruhigem Schlaf. Trotz stets ausreichender pulsoxymetrischer Sauerstoffsättigung sind die Eltern stark beunruhigt und befürchten die plötzliche Erstickung. Endoskopisch zeigt sich eine Verengung des Kehlkopfeingangs durch eine Fehlbildung der Plicae aryepiglotticae sowie ein Schleimhautüberschuss der Regio arytaenidea (Abb. **23.2a**). Nach Laser-Supraglottoplastik deutliche Erweiterung des Kehlkopfeingangs, der nun nicht mehr bei Inspiration kollabiert (Abb. **23.2b**). Klinisch nach wenigen Tagen kein Stridor mehr, nun unauffälliges Trinkverhalten und rasche Gewichtszunahme.

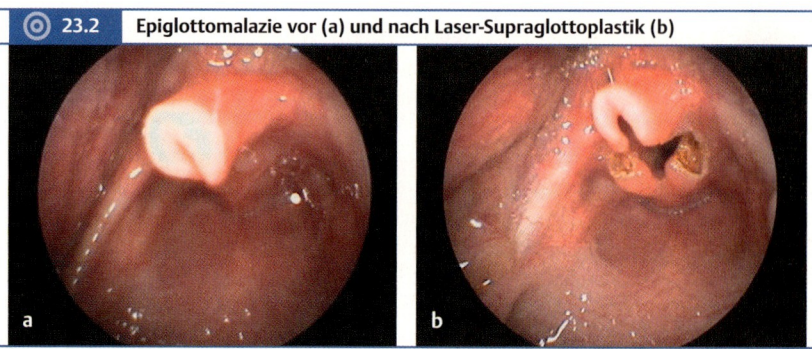

◉ 23.2 Epiglottomalazie vor (a) und nach Laser-Supraglottoplastik (b)

Laryngotracheale Stenosen

Eine laryngotracheale Stenose ist meist erworben und entsteht häufig durch intubationsbedingte Schleimhautischämien mit nachfolgender Entzündung und Vernarbung, insbesondere bei Frühgeborenen (Abb. **23.3a**). Nach Ausreifung des Narbengewebes zeigt sich ein konstanter, jedoch belastungsabhängiger **inspiratorischer Stridor**. Seltenere Ursachen sind konnatale benigne Neubildungen (v. a. Hämangiome). Häufigste Lokalisation ist die **subglottische Trachea** in Höhe des Ringknorpels (engste Stelle des Atemweges). Die Diagnosestellung erfolgt mittels Laryngotracheoskopie in Sedierung mit starrem Endoskop. In ausgewählten milden Fällen kann die Stenose durch Hochdruck-Ballondilatation behoben werden. Bei höhergradigen Stenosen ist die Rekonstruktion über einen offenen Zugang indiziert (Abb. **23.3b**). Subglottische Hämangiome reagieren exzellent auf eine systemische Therapie mit Propanolol.

Laryngotracheale Stenosen

Eine laryngotracheale Stenose entsteht meist durch intubationsbedingte Schleimhautischämien mit nachfolgender Vernarbung (Abb. **23.3a**). Häufigste Lokalisation ist die **subglottische Trachea**. Klinisch zeigt sich ein belastungsabhängiger **inspiratorischer Stridor**. Die Diagnose wird mittels Laryngotracheoskopie gestellt. Je nach Schweregrad wird die Stenose durch Hochdruck-Ballondilatation oder operative Rekonstruktion (Abb. **23.3b**) behoben.

23.3 Laryngotracheale Stenose

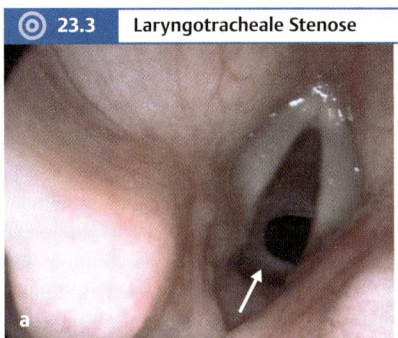
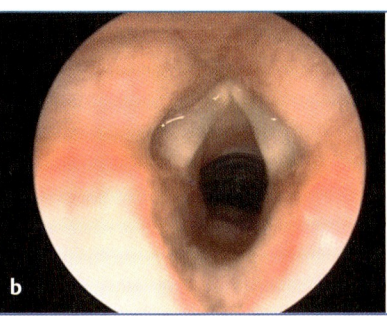

Vor (**a**) und nach offener Rekonstruktion (cricotracheale Resektion; **b**).

Respiratorische rezidivierende Papillomatose

Die respiratorische rezidivierende Papillomatose wird häufig durch **humane Papillomaviren** ausgelöst, die bei der Geburt von der Mutter übertragen werden. Bei entsprechender Disposition können im Bereich des Larynx und der Trachea Papillome entstehen. Eine disseminierte Aussaat mit Verlegung der Atemwege ist dabei möglich (Abb. **23.4**). Die Behandlung besteht in der funktionsorientierten mikrochirurgischen Abtragung. Wegen der hohen Rezidivfreudigkeit sind oft mehrere Eingriffe erforderlich; eine zu große operative Radikalität muss vermieden werden. Die wiederholte intraläsionale Injektion des Virostatikums Cidofovir scheint bei vielen Patienten die rezidivfreien Intervalle erheblich zu verlängern.

Die Inzidenz der respiratorischen rezidivierenden Papillomatose sollte durch die Einführung der HPV-Impfung zukünftig abnehmen.

Respiratorische rezidivierende Papillomatose

Sie wird häufig durch **humane Papillomaviren** ausgelöst, die bei der Geburt von der Mutter übertragen werden. Bei disseminierter Aussaat können die Atemwege verlegt werden (Abb. **23.4**). Die Behandlung erfolgt durch mikrochirurgische Abtragung.

23.4 Respiratorische rezidivierende Papillomatose

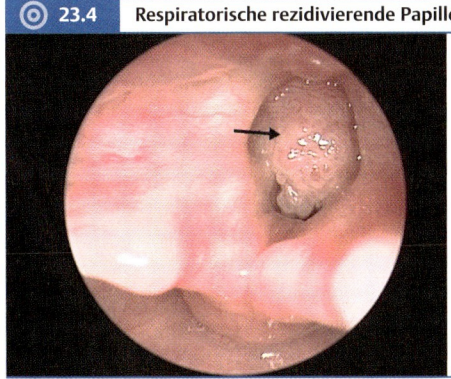

23.4

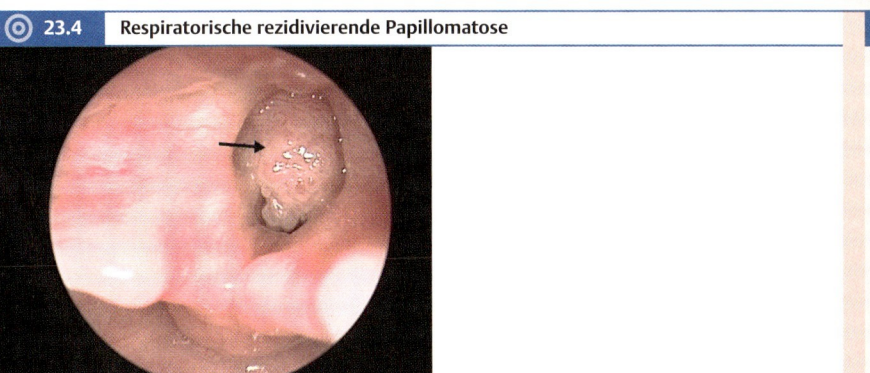

Laryngitis

Ätiologie und Klinik: Die Laryngitis ist eine Kehlkopfentzündung, die meist akut im Rahmen einer viralen Infektion der oberen Atemwege entsteht. Es kommt zu Heiserkeit bis hin zur Aphonie sowie trockenem Reizhusten unterschiedlicher Ausprägung. Bei Mitbeteiligung der Trachea zeigt sich ggf. retrosternal eine schmerzhafte

Laryngitis

Ätiologie und Klinik: Eine Kehlkopfentzündung entsteht meist akut im Rahmen einer viralen Infektion der oberen Atemwege. Typisch sind Heiserkeit und trockener Reizhusten.

Inspiration. Eine chronische Laryngitis ist im Kindesalter selten und meist durch eine Stimmüberlastung oder eine Refluxerkrankung bedingt.

Diagnostik: Die Diagnose wird klinisch gestellt. Bei Persistenz sollte eine Laryngoskopie, bei chronischen Laryngitiden eine phoniatrische Mitbeurteilung und ggf. Refluxdiagnostik erfolgen.

Therapie: Die akute Laryngitis wird symptomatisch mit Inhalation, Antitussiva und Stimmruhe therapiert. Bei chronischer Laryngitis erfolgt eine Behandlung des Grundleidens.

Laryngitis subglottica

▶ **Definition.** Akute entzündliche Stenosierung des subglottischen Kehlkopfs, meist ausgelöst durch Parainfluenza-, RS- und Influenzaviren. Die Erkrankung tritt vorwiegend zwischen dem 18. Lebensmonat und dem 5. Lebensjahr auf, vermehrt im Herbst bis Spätwinter.

Klinik: Die Symptome entwickeln sich typischerweise in den Nachtstunden beginnend mit Heiserkeit, charakteristisch **trocken-bellendem Husten** bis hin zum Stridor mit jugulären und epigastrischen Einziehungen und Ateminsuffizienz.

Diagnostik: Die Symptomatik ist so typisch, dass die klinische Diagnose meist ausreicht. Im akuten Stadium ist die direkte und indirekte Endoskopie wegen der Gefahr einer weiteren Schwellungszunahme nicht sinnvoll!

Differenzialdiagnose: Die **akute Epiglottitis** (meist ausgelöst durch Haemophilus influenzae) imponiert primär durch die typische **kloßige Sprache**, stark erhöhte Infektparameter und Fieber. Die Kinder sind schwer krank, unbehandelt droht Tod durch Ersticken. Seit Einführung der Haemophilus-influenzae-Impfung ist die akute Epiglottits jedoch eine **extrem seltene** Entität geworden.

Therapie: Die Therapie richtet sich nach dem Schweregrad des Anfalls. Zunächst kühle Luft atmen lassen; Befeuchtung ist nicht effektiv. Sehr wirksam ist die Inhalation mit Epinephrin-Aerosol, ggf. ergänzt durch die rektale Gabe von Kortikosteroiden. Auch schwere Anfälle haben in aller Regel eine exzellente Prognose, erfordern jedoch eine klinische Überwachung. Bei hoher Anfallsfrequenz ist es sinnvoll, die Eltern zur häuslichen Inhalationstherapie mit Epinephrin sowie der Applikation von Kortison-Suppositorien anzuleiten, um die oft dramatische Symptomatik rasch zu unterbrechen.

23.1.7 Halsweichteile

Lymphadenitis colli

▶ **Definition.** Entzündliche Schwellung der regionalen Halslymphknoten.

Ätiologie: Die **unspezifische** Lymphadenitis ist die häufigste benigne Lymphknotenerkrankung. Sie tritt meist im Rahmen viral oder bakteriell bedingter Infektionen des HNO-Bereichs auf und ist Ausdruck einer reversiblen Aktivierung des Immunsystems mit Vergrößerung der regionalen Lymphknoten. Seltener handelt es sich um **spezifische** Lymphadenitiden (z.B. bei infektiöser Mononukleose [EBV], Toxoplasmose, Katzenkratzkrankheit, Bruzellose, Tularämie, Tuberkulose).

Klinik: Meist schmerzlose, ein- oder beidseitig vergrößerte zervikale Lymphknoten. Rötung, Überwärmung und zunehmende Druckdolenz deuten auf eine beginnende Abszedierung hin.

Diagnostik und Differenzialdiagnose: Bei der **unspezifischen** Lymphadenitis colli sind Anamnese (bekannte entzündliche Primärerkrankung) und Palpation (Druckdolenz) zur Diagnostik meist ausreichend. In der Ultraschalluntersuchung finden sich in Kette liegende, echoarme und überwiegend ovale Lymphknoten von deutlich über 1 cm Durchmesser. Laborchemisch sind die Entzündungsparameter erhöht.

Nur wenn bei der initialen Untersuchung keine eindeutige Ursache zu finden ist oder wenn die Lymphknotenvergrößerung persistiert, sind weitere diagnostische Schritte angezeigt: Serumtiteruntersuchungen auf EBV, Toxoplasmose, Katzenkratzkrankheit, Bruzellose sowie Tularämie (die Serologie ist allerdings oft nicht eindeutig zu interpretieren und zudem ohne klinische Konsequenz). Wichtiger erscheint schon bei geringem Verdacht der definitive Ausschluss einer Lymphknotentuberkulose oder eines malignen Lymphoms, der nur histologisch sicher möglich ist.

Therapie: Die unspezifische Lymphadenopathie erfordert in der Regel keine Therapie und bildet sich spontan zurück. Klinische Kontrollen sind angezeigt, um eine mögliche eitrige Einschmelzung im Sinne einer Abszessbildung frühzeitig zu erkennen. Neben einer antibiotischen Therapie (anaerobe Keime einschließen!) sind dann eine operative Inzision und Abszessdränage erforderlich.

▶ **Exkurs.** **Halslymphknotentuberkulose:** Die klassische Infektion mit Mycobacterium tuberculosis muss von der häufiger werdenden Infektion mit atypischen Mykobakterien unterschieden werden.
Bei der **klassischen** Halslymphknotentuberkulose handelt es sich fast immer um eine postprimäre hämatogene Lymphknotentuberkulose, die als geschlossene Tuberkulose gilt und meist eine isolierte Manifestation darstellt. Die oft schwierige Diagnosesicherung fußt auf der Histologie, dem mikrobiologischen Erregernachweis und insbesondere dem molekularbiologischen Nachweis durch die PCR. Der Stellenwert moderner Screening-Tests (z. B. T-SPOT.TB) in der Pädiatrie ist noch unsicher. Im Vordergrund der Therapie steht die medikamentöse tuberkulostatische Kombinationsbehandlung.
Besonders Kleinkinder sind gefährdet für Infektionen mit **atypischen Mykobakterien** (meist Mykobakterium avium), deren bevorzugte Eintrittspforte die orale Mukosa ist. Typisch ist eine über Wochen persistierende oder progrediente Lymphknotenschwellung mit entzündlicher Rötung und Infiltration der Haut. Die oft schwierige Diagnosesicherung gelingt nur durch histologischen und mikrobiologischen Erregernachweis. Eine medikamentöse Behandlung führt nur selten zur Ausheilung, sodass eine chirurgische Sanierung durch einen erfahrenen HNO-Operateur indiziert ist. Postoperativ schließt sich eine mehrmonatige antibiotische Therapie an.

Halszysten und Halsfisteln

Laterale Halsfisteln sind Residuen des Kiemenbogensystems und haben stets eine Öffnung am Vorderrand des M. sternocleidomastoideus in unterschiedlicher Höhe. Diese Öffnung ist bei Geburt vorhanden und wird meist durch Sekretion und rezidivierende Infektion bemerkt. Der Fistelgang reicht bis an den unteren Tonsillenpol. Die Therapie ist stets chirurgisch.
Laterale Halszysten sind hingegen Ausdruck heterotoper Epitheleinschlüsse in zervikalen Lymphknoten. Typischerweise werden sie im 2.–3. Lebensjahrzehnt durch infektassoziierte Größenzunahme bemerkt und bilden sich dann nicht mehr zurück. Behandlung der Wahl ist die operative Entfernung.
Mediale Halszysten entwickeln sich aus Überresten des Ductus thyreoglossus und treten meist bis zum 5. Lebensjahr in Erscheinung. Epithelial ausgekleidete Gangstrukturen füllen sich mit kolloidartigem Material. Es besteht eine sehr enge Lagebeziehung zum Zungenbein, das daher bei der operativen Sanierung teilweise mitentfernt werden muss, um Rezidive zu vermeiden. Mediale Halsfisteln entstehen nur sekundär nach mehrfacher Infektion der Zyste oder im Rahmen von Rezidiven nach operativer Entfernung, wenn das Zungenbein erhalten wurde.

23.2 Erkrankungen des Ohrs

23.2.1 Leitsymptom Schwindel

Gleichgewichtsstörungen und Schwindel sind bei Kindern seltener als bei Erwachsenen. Bis auf wenige Ausnahmen sind die Ursachen gleichartig, die Häufigkeitsverteilung unterscheidet sich aber grundlegend. Im Kindesalter sind **migräneassoziierte** Schwindelformen für mehr als die Hälfte der Gleichgewichtsstörungen verantwortlich. Der überwiegend günstige Spontanverlauf macht eine medikamentöse Behandlung meist entbehrlich. Das Vermeiden von Auslösern und sportliche Betätigung sind in der Regel ausreichend. Weiterführende diagnostische Maßnahmen

23 Erkrankungen des HNO-Bereichs

Die **klinische Untersuchung** beinhaltet die Untersuchung unter der Frenzel-Brille (Spontan- oder Provokationsnystagmus?), die Ohrmikroskopie sowie ggf. die Durchführung einer Audiometrie.

Primär müssen periphere von zentralen Schwindelformen abgegrenzt werden (häufige Ursachen s. Tab. **23.4**).

bleiben oft ohne Konsequenz und sollten daher nur bei wegweisenden Befunden der klinischen Schwindeldiagnostik verfolgt werden.

Die wichtigste **klinische Untersuchung** bei Schwindel ist die Beobachtung eines Spontan- oder Provokationsnystagmus unter der Frenzel-Brille. Die Ohrmikroskopie im Rahmen eines HNO-Status ist zur Abklärung obligat. Die Indikation zur Audiometrie sollte wegen der engen physiologischen und anatomischen Nachbarschaft zwischen Vestibularisapparat und Innenohr großzügig gestellt werden.

Für die primäre Diagnostik ist die Abgrenzung des peripher-vestibulären vom zentral bedingten Schwindel notwendig (häufige Ursachen s. Tab. **23.4**).

23.4 Schwindelformen und deren Ursachen und Charakteristika (Auswahl)

	mögliche Ursache	Charakteristika	Therapie
peripher	migräneassoziiert (benigner paroxysmaler Schwindel des Kindesalters)	oft unspezifisches Unwohlsein, ggf. Aura und begleitender Kopfschmerz	Vermeiden von Auslösern, sportliche Betätigung, medikamentöse Prophylaxe nur im Einzelfall
	akute einseitige Vestibulopathie (viral, bakteriell, traumatisch, idiopathisch)	Drehschwindel und Horizontalnystagmus, Übelkeit und Erbrechen	spezifische Therapie nach Ursache, Schwindeltraining zur Förderung der Kompensation
	benigner paroxysmaler Lagerungsschwindel	kurzzeitiger Drehschwindel in bestimmten Körperlagen	Befreiungsmanöver
	Perilymphfistel	ggf. begleitend Hörminderung bis Taubheit, plötzliche Ursache spontan oder nach Barotrauma	operative Deckung (sehr strenge Indikation nach Bildgebung)
	bilaterale Vestibulopathie (konnatal, toxisch, infektiös, degenerativ)	kein Nystagmus, Gangunsicherheit besonders im Dunkeln	Gangschulung und Gleichgewichtstraining, ggf. spezifische Therapie der Ursache
zentral	zentrale Läsion (neoplastisch, degenerativ/hereditär, traumatisch, epileptisch)	Schwankschwindel, neurologische Begleitsymptome	ggf. spezifische Therapie der Ursache
	psychosomatischer (psychogener) Schwindel	unspezifische Befunde	psychosomatische Evaluation, ggf. Verhaltenstherapie
	Reisekrankheit	Übelkeit bei wechselnden (Quer-)Beschleunigungen	visuelle Stabilisierung („aus dem Fenster schauen"), ggf. Prophylaxe mit Dimenhydrinat 1–1,5 mg/kgKG

Bei **peripher**-vestibulären Störungen ist die Kombination aus Drehschwindel und horizontalem Nystagmus typisch und für die Diagnosestellung meist ausreichend.

Ein horizontaler Nystagmus bei Drehschwindel („wie im Karussell"), der plötzlich aufgetreten ist, reicht für die Diagnose eines **peripher-vestibulären** Schwindels zumeist aus. Wichtig ist die Abgrenzung von zentralen Schwindelformen, die typischerweise mit Schwankschwindel („wie auf dem Schiff") und anderen Nystagmusformen einhergehen. Die periphere Vestibularisdiagnostik durch kalorische Stimulation ist im Kindesalter nur schwierig durchführbar und bleibt zumeist ohne Konsequenz.

▶ **Merke.**

▶ **Merke.** Die Kombination aus Drehschwindel und Horizontalnystagmus spricht für eine einseitige peripher-vestibuläre Ursache. Bei beidseitigen peripher-vestibulären und zentral bedingten Störungen ist diese Befundkonstellation eher untypisch.

Hörminderung, rotatorische oder Up- und Downbeat-Nystagmen sowie neurologische Begleitsymptome können auf eine zentrale Ursache hinweisen und erfordern eine weiterführende Diagnostik (Bildgebung, neurologische Untersuchung).

Eine simultane (Innenohr-)Hörminderung, rotatorische oder Up- und Downbeat-Nystagmen sowie neurologische Begleitsymptome sind verdächtig für eine zentrale Ätiologie der Schwindelbeschwerden und erfordern zeitnah eine weitere bildgebende Diagnostik und ggf. eine neuropädiatrische Evaluation.

23.2.2 Grundlagen

23.2.2 Grundlagen

Physiologie: Das Ohr ist das empfindlichste Sinnesorgan des Menschen. Für den **Hörsinn** ist Schall der adäquate Reiz.

Physiologie: Das Ohr ist das empfindlichste Sinnesorgan des Menschen. Für den **Hörsinn** ist Schall der adäquate Reiz. Er gelangt durch den äußeren Gehörgang an das Trommelfell, welches als Membran den Gehörgang abschließt und die Grenze zum luftgefüllten Mittelohr bildet. Durch die Gehörknöchelchen des Mittelohrs wird der Schall auf die Hörschnecke (Kochlea) ins Innenohr übertragen. Dort wird die mechanische Energie des Schalls in elektrische Impulse übersetzt, die über den Hörnerv die Hörzentren des Gehirns erreichen und dort für sinnvolle Höreindrücke sorgen. Störungen der Schallverarbeitung proximal der Kochlea werden daher als retrokochleär bezeichnet.

Eine weitere Funktion des Innenohrs ist die Kontrolle des **Gleichgewichtssinns**.

Eine weitere Funktion des Ohrs ist die Kontrolle des **Gleichgewichtssinns**.

Pathophysiologie: Erkrankungen des Ohrs manifestieren sich durch wenige typische Symptome. Neben Schmerzen und Ohrausfluss (Otorrhö) können Schwerhörigkeit, Ohrgeräusche, Gleichgewichtsstörungen (Dreh- und/oder Schwankschwindel) oder eine Gesichtsnervenlähmung auftreten.

Pathophysiologie: Erkrankungen des Ohrs manifestieren sich meist durch Schmerzen, Schwerhörigkeit, Ohrgeräusche, Gleichgewichtsstörungen, Ohrausfluss (Otorrhö) oder Gesichtsnervenlähmung.

23.2.3 Hörstörungen

▶ **Definition.** Hörverlust ≥ 25 dB bei mehr als einer Frequenz im Hauptsprachbereich der altersspezifischen Hörschwelle (Tab. **23.5**).

▶ **Definition.**

Da das Hörsystem des Menschen erst nach der Geburt ausreift und dadurch die Hörschwelle eines Säuglings zuerst noch oberhalb der Hörschwelle eines Erwachsenen liegt, erscheint eine absolute Definition von Schwerhörigkeit im Kindesalter nicht sinnvoll.

Eine Übersicht der feststellbaren Reaktionsschwelle auf akustische Reize in Abhängigkeit vom Alter eines Kindes zeigt Tab. **23.5**.

23.5	Altersabhängige Hörschwelle (modifiziert nach AWMF-Leitlinien der DGPP)	
Alter	**mittlere Hörschwelle (dB)**	**Prüfungsart**
0–6 Wochen	78	Augenblinzeln im Freifeld
6 Wochen bis 4 Monate	70	Augen- bzw. angedeutete Kopfbewegung im Freifeld
4–7 Monate	51	Lauschen und Kopfbewegung im Freifeld
7–9 Monate	45	Lokalisation von Schallreizen seitlich im Freifeld
ab 1 Jahr	32	direkte Lokalisation von Schallreizen im Freifeld
ab 3 Jahre	15	Kopfhörerprüfung
4 Jahre	10	Kopfhörerprüfung
13 Jahre	5	Kopfhörerprüfung

Die normale Hörschwelle eines Erwachsenen liegt bei 0–5 dB.

Einteilung: Die Schwerhörigkeit lässt sich nach der Dauer in **vorübergehende** (bis zu 3 Monaten Dauer) und **permanente** Schwerhörigkeit einteilen. Nach dem Pathomechanismus unterscheidet man **Schallleitungs-** (Störung der Schallüberleitung im Außen- bzw. Mittelohr) und **Schallempfindungsschwerhörigkeit** (Störung der Schallwahrnehmung, i.d.R. im Innenohr und sehr selten im zentralen Bereich des Hörsystems). Häufig sind beide Entstehungsmechanismen beteiligt, sodass von **kombinierter Schwerhörigkeit** gesprochen wird.

Einteilung:
- nach Dauer: **permanente** und **vorübergehende** (< 3 Monate) Schwerhörigkeit
- nach Ursache: **Schallleitungs-** und **Schallempfindungsschwerhörigkeit** sowie kombinierte Formen

Diagnostik:

Anamnese: Verdachtsmomente in Bezug auf kindliche Hörstörungen ergeben sich primär aus der Befragung der Eltern. Typische Zeichen einer Höreinschränkung sind u. a. das Ausbleiben der 2. Lallphase (6.–8. Lebensmonat) oder fehlende gerichtete Reaktion auf akustische Reize. Intelligente Kinder können durch vorwiegend visuelle Kompensationsmechanismen sogar schwerwiegende Hörminderungen teilweise ausgleichen. Dies gilt insbesondere für einseitige Schwerhörigkeiten.

Diagnostik:

Anamnese: Verdachtsmomente in Bezug auf kindliche Hörstörungen ergeben sich primär aus der Befragung der Eltern.

▶ **Merke.** Vermutungen der Eltern, dass das Kind Höreinschränkungen aufweisen könnte, sind sehr ernst zu nehmen, da diese häufig in der Diagnostik bestätigt werden.

Klinische Untersuchung: Sie sollte sich auf Auffälligkeiten wie Fehlbildungen der Ohrmuschel, Anhängsel, Fisteln etc. richten. Auch der Mund- und Rachenraum sowie die Nase sollten untersucht werden. Es ist auf eine auffällige Mundatmung (V. a. Nasenatmungsbehinderung) oder auffällige Atemgeräusche zu achten. Vor Durchführung einer audiologischen Untersuchung sollte unbedingt ein zumindest **otoskopischer**, idealerweise **ohrmikroskopischer** Befund erhoben werden. Hier kann ggf. Zerumen festgestellt und entfernt werden, welches sonst das Ergebnis einer Hörprüfung verfälschen würde. Beurteilt werden Trommelfelleinziehungen, Farbe, Narben, Gefäßreaktionen, Perforationen und sichtbares Sekret hinter dem Trommelfell (Paukenerguss).

Hörprüfverfahren (Audiologie): Die Hörprüfungen finden in schallgedämmten Räumen mit kalibrierten Geräten statt. Es handelt sich dabei um physikalische Messverfahren, deren Ergebnisse durch verschiedene Störfaktoren infrage gestellt werden können. Die Auswahl des Messverfahrens erfolgt nach dem Alter des Kindes. Grundsätzlich werden **objektive** (keine Mitarbeit des Kindes erforderlich) und **subjektive** (Kind muss mitarbeiten) **Messverfahren** unterschieden (Tab. 23.6). Bei Kindern unter 3 Jahren ist die Aussagefähigkeit einer subjektiven Hörprüfung ganz wesentlich von der Erfahrung des Untersuchers abhängig. Daher liegt der Schwerpunkt der Diagnostik in dieser Altersgruppe im Bereich der objektiven Verfahren.

Hörscreening: Das Hörscreening erfolgt in der Regel während der ersten Tage nach der Geburt beidseitig entweder durch eine Messung von transitorisch evozierten otoakustischen Emissionen (**TEOAE**) oder mittels automatisierter Hirnstammaudiometrie (**AABR**). Auffällige TEOAE-Befunde sind generell mittels AABR zu kontrollieren. Risikokinder (z. B. Frühgeborene, Kinder mit schweren Infektionen, Kinder mit syndromalen Erkrankungen) sollten generell mit AABR untersucht werden, da diese Methode eine höhere Zuverlässigkeit aufweist.

23.6 Subjektive und objektive Hörprüfverfahren im Kindesalter

Verfahren	Beschreibung und Bedeutung
subjektive Hörprüfverfahren	
▪ **Reflexaudiometrie**	Beobachtung von Reflexreaktion (z. B. Lidschlag) auf akustische Reize (z. B. durch Bárány-Lärmtrommel); geeignet für Kinder bis zum 2. Lebensjahr als orientierende Hörprüfung
▪ **Stimmgabelversuche** nach Rinne und Weber	schnelle orientierende Prüfung der Hörschwelle bei einer Prüffrequenz (entspricht der Länge der Stimmgabel); erlaubt Unterscheidung zwischen Luft- und Knochenleitung; in der Regel ab dem 4. Lebensjahr möglich
▪ **Tonschwellenaudiometrie**	Bestimmung der Hörschwelle erfolgt frequenzspezifisch mittels akustischer Reize aus Lautsprechern im Raum oder über Kopfhörer (seitengetrennte Prüfung möglich)
▪ **Sprachaudiometrie**	Überprüfung der Funktion des gesamten Hörsystems (Voraussetzung: Kooperationsfähigkeit des Patienten)
objektive Hörprüfverfahren	
▪ **Impedanzaudiometrie** (Tympanometrie und Stapediusreflexmessung)	Überprüfung der Schallleitung (Voraussetzung: intaktes Trommelfell!); die Stapediusreflexmessung ist für kleinere Kinder weniger geeignet.
▪ **otoakustische Emissionen (OAE)**	Überprüfung der Schallempfindung (Voraussetzung: intakter Schallleitungsapparat!) **TEOAE:** Sehr sensitives Verfahren, das im Rahmen des Hörscreenings bei Neugeborenen eingesetzt wird.
▪ **Hirnstammaudiometrie** (**BERA**, brainstem-evoked response audiometry)	Überprüfung der Schallempfindung, Bestimmung der Hörschwelle (Voraussetzung: intakter Schallleitungsapparat!) **AABR:** Automatisierte Hirnstammaudiometrie, die im Rahmen des Hörscreenings bei Neugeborenen eingesetzt wird.

23.2.4 Ohrfehlbildungen

Fehlbildungen des Ohrs können im Bereich der Ohrmuschel (Formanomalien), des Gehörgangs (z. B. Gehörgangsstenose) sowie des Mittel- und des Innenohrs vorkommen. Eine Ohrmuschelfehlbildung ist äußerlich leicht erkennbar und stellt ein klinisches Warnzeichen bei Neugeborenen dar, da diese zusammen mit Fehlbildungen weiterer Organe auftreten können. Die Therapie richtet sich primär nach funktionellen (Hören) und später nach ästhetischen (Ohrmuschelaufbau) Aspekten.

23.2.4 Ohrfehlbildungen

Fehlbildungen können am äußeren Ohr (Ohrmuschel, Gehörgang) sowie Mittel- und Innenohr vorkommen. Bei Ohrmuschelanomalien muss nach Fehlbildungen weiterer Organe gesucht werden. Die Therapie richtet sich primär nach funktionellen und später nach ästhetischen Aspekten.

23.2.5 Äußeres Ohr

Cerumen obturans

▶ **Definition.** Ansammlung von Ohrenschmalz, die den Gehörgang verlegt und die Sicht auf das Trommelfell verhindert.

Cerumen obturans kann bei vollständiger Verlegung des Gehörgangs eine meist geringgradige Schallleitungsschwerhörigkeit verursachen. Nach Eindringen von Wasser in den Gehörgang kommt es zu einer luftdichten Abschottung des Gehörgangs mit subjektiv wahrgenommener Hörminderung. Die Entfernung des Pfropfes gelingt entweder durch Absaugen, mechanischem Herauslösen mittels Kürette oder Ausspülen mit körperwarmem Wasser.

▶ **Merke.** Das Zerumen sollte nicht mittels Wattestäbchen entfernt werden, da dies den Pfropf in der Regel hinein statt heraus fördert und darüber hinaus das Trommelfell dabei verletzt werden kann!

23.2.5 Äußeres Ohr

Cerumen obturans

▶ **Definition.**

Das Cerumen obturans führt meist zu einer geringgradigen Hörminderung (insbesondere nach Eindringen von Wasser in den Gehörgang). Das Entfernung des Pfropfes kann entweder durch Absaugen, mechanisches Herauslösen mittels Kürette oder Ausspülen mit körperwarmem Wasser erfolgen.

▶ **Merke.**

23.2.6 Mittelohr

Mittelohrentzündung (Otitis media) ist der Oberbegriff für alle entzündlichen Erkrankungen des Mittelohrs. Die Unterteilung in **akute** und **chronische** Verlaufsformen ergibt sich nicht nur aus dem zeitlichen Verlauf, sondern auch aus der Pathogenese. Die Grenzen zwischen den verschiedenen Formen der Otitis media sind fließend. Ursachenunabhängig ist eine Tubenbelüftungsstörung als Anfangsstadium aller Formen der Mittelohrentzündung zu betrachten.

Akute Tubenbelüftungsstörung

▶ **Definition.** Akute Insuffizienz der ansonsten bei jedem Schluckvorgang ausgelösten Öffnung der Tuba auditiva Eustachii (Ohrtrompete).

Äthiologie und Pathogenese: Ein akuter Tubenverschluss tritt am häufigsten infolge einer vorübergehenden Schleimhautschwellung, z. B. im Rahmen von Infekten oder allergischen Reaktionen, auf. Dadurch wird das Mittelohr nicht mehr belüftet. Da die Luft in der Pauke resorbiert wird, entsteht ein Unterdruck, der eine Retraktion des Trommelfells und ein Schleimhautödem mit Sekretbildung verursacht. Das Sekret staut sich aufgrund der gestörten Tubenfunktion in der Pauke (Serotympanon). Dieser Zustand entspricht dem Anfangsstadium einer akuten Mittelohrentzündung.

Klinik: Typische Symptome sind ein Druck im Ohr, Hörminderung, Knackgeräusch beim Schlucken, gelegentliche Ohrschmerzen.

Diagnostik: Bei der Otoskopie bzw. der Ohrmikroskopie finden sich Sekretspiegel (gelegentlich mit Blasen) hinter einem retrahierten oder vorgewölbten, jedoch kaum geröteten Trommelfell (Abb. 23.5a). Das Tympanogramm zeigt eine Minderung der Trommelfellbeweglichkeit; die Überprüfung des Gehörs mittels Stimmgabel oder Audiogramm ergibt eine Schallleitungsstörung auf dem betroffenen Ohr.

23.2.6 Mittelohr

Akute Tubenbelüftungsstörung

▶ **Definition.**

Ätiologie: Ein akuter Tubenverschluss tritt am häufigsten infolge einer vorübergehenden Schleimhautschwellung (Infekte, allergische Reaktionen) auf.

Klinik: Druck im Ohr, Hörminderung, Knackgeräusch beim Schlucken, Ohrschmerzen.

Diagnostik: Otoskopie (Abb. **23.5a**), Ohrmikroskopie, Tympanogramm, Hörprüfung mittels Stimmgabel oder Audiogramm, Epipharyngoskopie.

Therapie: Abschwellende Nasentropfen, Inhalation, Valsalva-Manöver.

Prognose: gut.

Prävention: Valsalva-Manöver oder bei kleinen Kindern die Rezeptur eines mit der Nase aufzublasenden Luftballons (Abb. **23.5b**).

Therapie: Im akuten Stadium sollte die Nasenatmung durch abschwellende Nasentropfen und Sole-Inhalation verbessert werden. Ein Druckausgleich in der Pauke kann durch wiederholte Valsalva-Manöver erreicht werden.

Prognose: Im Allgemeinen kehrt die normale Tubenfunktion in wenigen Tagen zurück. Andernfalls geht der Zustand in eine chronische Tubenfunktionsstörung über.

Prävention: Bei Anfälligkeit für diesen Zustand empfiehlt sich die prophylaktische Durchführung eines Valsalva-Manövers oder bei kleinen Kindern die Rezeptur eines mit der Nase aufzublasenden Luftballons. Dies wird spielerisch geübt und erlaubt die visuelle Kontrolle des über die Nase aufgebauten Drucks und damit der Effektivität der Behandlung (Abb. **23.5b**).

23.5 Akute Tubenbelüftungsstörung

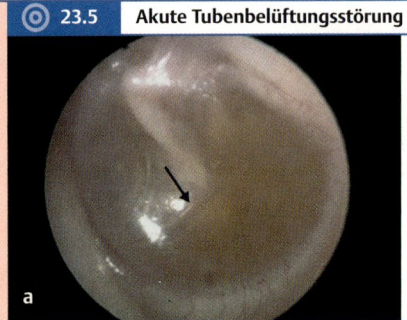
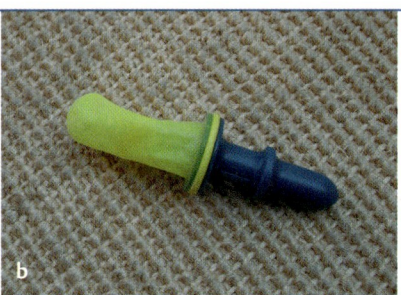

a Akuter Tubenverschluss mit Sekretspiegel (Pfeil) hinter intaktem und transparentem Trommelfell.
b Die prophylaktische Durchführung eines Valsalva-Manövers bei Kindern wird durch einen mit der Nase aufzublasenden Luftballon spielerisch geübt.

▶ **Klinischer Fall.** Ein 4-jähriger Junge wird wegen Dauerschnupfen, Schnarchen und rezidivierender Ohrschmerzen vorgestellt. Auf Nachfrage berichtet die Mutter, dass ihr Sohn unruhig schlafe und tagsüber müde und unaufmerksam sei. Der Junge fällt durch eine Mundatmung und nasale Sprache auf. In der Nase findet sich gelb-grünliches, schleimiges Sekret. Die Inspektion des Mundes und des Rachens zeigt vergrößerte, jedoch reizlose Gaumenmandeln. Otoskopisch finden sich retrahierte verdickte Trommelfelle beidseits. Die endoskopische Untersuchung des Nasenrachens zeigt eine Hyperplasie des adenoiden Gewebes mit praktisch vollständiger Obstruktion der Choane. Die Stimmgabelprüfung nach Weber wird in der Mitte des Kopfes angegeben, der Test nach Rinne ist beidseits negativ. Das Tympanogramm zeigt eine aufgehobene Trommelfellbeweglichkeit. Es erfolgen eine Adenotomie und Parazentese beidseitig, die zu einer vollständigen Rückbildung der Hörprobleme und der Mundatmung innerhalb von wenigen Wochen führen. Laut Mutter schlafe das Kind jetzt wieder ruhig und sein soziales Verhalten habe sich enorm positiv verändert.

Akute Mittelohrentzündung

Akute Mittelohrentzündung

▶ **Synonym.**

▶ **Synonym.** Akute Otitis media.

▶ **Definition.**

▶ **Definition.** Akute eitrige oder seröse Entzündung der Mittelohrschleimhaut, assoziiert mit einer Mitbeteiligung der Mastoidzellen in unterschiedlicher Ausprägung und einer Funktionsstörung der Tuba auditiva Eustachii als Dränage und Belüftungsweg zum Nasenrachen.

Ätiologie und Pathogenese: Häufig im Anschluss an Infekte der oberen Atemwege. Es handelt sich fast immer um eine bakterielle Infektion über die Tuba auditiva.

Ätiologie und Pathogenese: Die akute Mittelohrentzündung tritt häufig im Anschluss an Infekte der oberen Atemwege auf. Es handelt sich fast immer um eine bakterielle Infektion über die Tuba auditiva, wobei die 3 häufigsten Erreger Streptococcus pneumoniae, β-hämolysierende Streptokokken und Haemophilus influenzae sind.

Häufigkeit: Bis zum 5. Lebensjahr erkranken 75–80 % aller Kinder mindestens 1-mal.

Häufigkeit: Die akute Mittelohrentzündung kann in jedem Alter auftreten. Bis zum 5. Lebensjahr sind 75–80 % aller Kinder mindestens 1-mal erkrankt. Bei einer Ersterkrankung vor dem 18. Lebensmonat ist eine Rezidivneigung zu erwarten. Die Erkrankung tritt häufig im Herbst und Winter auf. Der Kontakt mit anderen Kindern, z. B. in Kindertagesstätten, erhöht das Risiko zusätzlich.

▶ **Merke.**

▶ **Merke.** Die akute Mittelohrentzündung ist die häufigste Erkrankung im Kindesalter.

Klinik: Das Kardinalsymptom sind **Ohrenschmerzen**. In Abhängigkeit vom Alter des Patienten können Fieber, Erbrechen oder

Klinik: Das Kardinalsymptom sind **Ohrenschmerzen**. In Abhängigkeit vom Alter des Patienten können Fieber, Erbrechen oder allgemeines Krankheitsgefühl im Vordergrund stehen. Bei Säuglingen und Kleinkindern überwiegen Schmerzen und

23.6 Akute Mittelohrentzündung

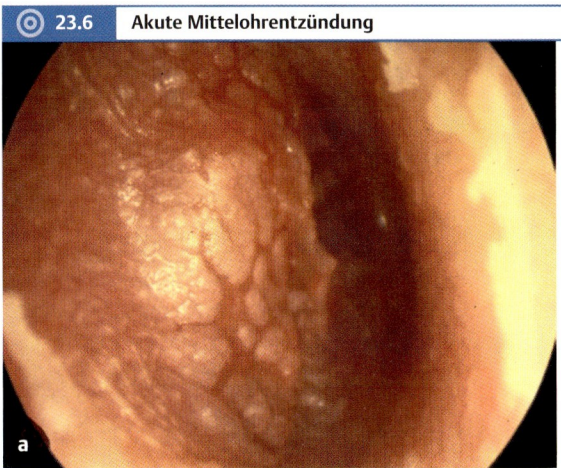
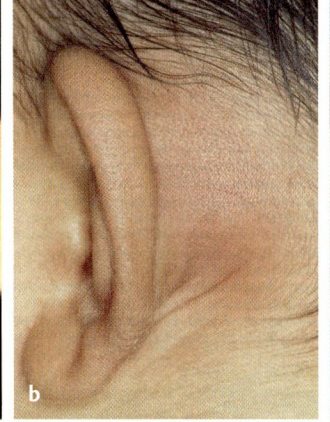
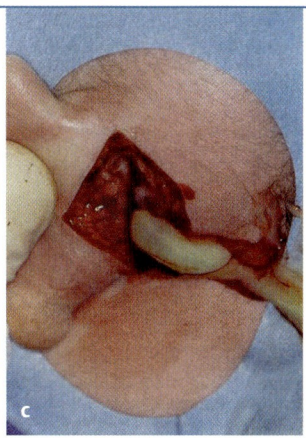

a Otoskopischer Befund mit gerötetem Trommelfell.   **b, c** Komplikation der akuten Mittelohrentzündung: abstehende Ohrmuschel bei Mastoiditis (**b**) und frisch eröffneter subperiostaler Abszess (**c**).

allgemeine Symptome, während Jugendliche häufiger durch lokale Symptome und Schwerhörigkeit beeinträchtigt sind.

Diagnostik: Die Diagnose wird anhand des otoskopischen oder ohrmikroskopischen Befundes gestellt. Das Trommelfell ist gerötet (Abb. **23.6**), oft verdickt und entdifferenziert (die Struktur des Hammergriffs lässt sich nicht erkennen). Häufig wölbt das in der Pauke unter Druck stehende Sekret das Trommelfell vor. Durch eine Parazentese kann Paukensekret zur Erregerbestimmung gewonnen werden (→ gezielte antimikrobielle Therapie).

Therapie: Die Therapie umfasst abschwellende Nasentropfen, Analgetika und Antipyretika sowie die Gabe von systemischen Antibiotika, i.d.R. Amoxicillin oder Cephalosporine (bei Allergie: Makrolide). Im Frühstadium (24–48 h nach Beginn) ist meist keine antibiotische Therapie notwendig (Ausnahmen: Kinder < 6 Monate und immunsupprimierte Patienten). Bei früher Antibiotikagabe konnte ein schnelleres Abklingen der Ohrschmerzen, aber kein Unterschied in der Heilungstendenz im Vergleich zur symptomatischen Therapie festgestellt werden.

Prognose: Die Prognose der unkomplizierten akuten Mittelohrentzündung ist gut. Nach einer Perforation schließt sich das Trommelfell innerhalb von wenigen Tagen nach Sistieren der akuten Sekretion mit Bildung einer kleinen Narbe. Episoden von mehreren akuten Mittelohrentzündungen pro Jahr werden häufig im Kindesalter beobachtet und zur Verbesserung der Paukenventilation oft durch eine Adenotomie (Entfernung der Rachenmandel), eine Parazentese oder ggf. die Einlage einer Paukendränage behandelt.

Komplikationen: Die Komplikationen betreffen die um das Mittelohr befindlichen Strukturen. Am häufigsten ist die Verselbstständigung der Entzündung im Mastoid in Form einer **Mastoiditis** mit Osteomyelitis und Abszessbildung (Abb. **23.6b**). Die betroffenen Kinder sind typischerweise schwer krank und die Ohrmuschel steht ab. Bei Abszessbildung ist eine operative Dränage mittels Mastoidektomie unvermeidbar (Abb. **23.6c**). Eine **Labyrinthitis** mit Schwindel und Innenohrschwerhörigkeit sowie eine **Fazialisparese** sind ebenfalls möglich. Intrakranielle Komplikationen wie Meningitis und Enzephalitis, Sinusvenenthrombosen und Hirnabszess sind im Zeitalter der Antibiotika selten, dann aber auch schwierig zu diagnostizieren.

Prävention: Vorbeugend wirkt die Übertragung von Antikörpern der Mutter durch eine längere Stillperiode im Säuglingsalter. In den letzten Jahren wurde ein Pneumokokken-Konjugatimpfstoff eingeführt, der eine schützende Immunantwort bei Kindern ab dem 2. Lebensmonat hervorruft.

allgemeines Krankheitsgefühl im Vordergrund stehen.

Diagnostik: Die Diagnose wird anhand des otoskopischen Befundes gestellt (Abb. **23.6**).

Therapie: Abschwellende Nasentropfen, Analgetika und Antipyretika; bei Bedarf Gabe von systemischen Antibiotika (i.d.R. Amoxicillin oder Cephalosporine).

Prognose: Gut bei der unkomplizierten akuten Mittelohrentzündung. Bei rezidivierenden Erkrankungen im Kindesalter kann zur Verbesserung der Paukenventilation eine Adenotomie (Entfernung der Rachenmandel), eine Parazentese oder ggf. die Einlage einer Paukendränage durchgeführt werden.

Komplikationen: Sie betreffen die umliegenden Strukturen: **Mastoiditis** (Abb. **23.6b** und **c**), Osteomyelitis, **Labyrinthitis**, **Fazialisparese**, Sinusvenenthrombose, Meningitis und Hirnabszess.

Prävention: Vorbeugend wirkt die Übertragung von Antikörpern der Mutter durch eine längere Stillperiode im Säuglingsalter.

Chronische Mittelohrentzündung

Eine chronische Mittelohrentzündung kann in 2 Formen auftreten. Die Invasion des Trommelfellplattenepithels in die Pauke oder in das Mastoid wird als **chronische Knoceneiterung** bezeichnet. Bei einer Trommelfellperforation ohne eine solche Invasion wird von einer **chronischen Schleimhauteiterung** gesprochen.

Chronische Schleimhauteiterung des Mittelohrs

▶ **Definition.** Chronische eitrige oder seröse Entzündung der Mittelohrschleimhaut mit Bildung einer persistierenden Perforation der Pars tensa des Trommelfells, obligat begleitet von einer variablen Mitbeteiligung der Mastoidzellen und assoziiert mit einer Funktionsstörung der Tuba auditiva Eustachii.

Ätiologie und Pathogenese: Der **persistierende Defekt** des gespannten Trommelfellanteils (**Pars tensa**) kann infolge von abgelaufenen Entzündungen, mechanischen oder Barotraumen oder auch iatrogen entstanden sein. Während sich die Perforation bei gesunden Schleimhautverhältnissen innerhalb von wenigen Tagen spontan schließt, kommt es bei diesem Krankheitsbild zu einer Epithelisation der Defekträndern durch das Plattenepithel des Trommelfells und die Defektausheilung bleibt aus. Die dadurch mögliche bakterielle Infektion des Mittelohrs von außen, z. B. nach Wasserkontakt, aber auch die Schleimhautsekretion aus dem Mittelohr führen zu rezidivierender Sekretion aus dem Gehörgang (Otorrhö). Es wird angenommen, dass eine Veranlagung zur Minderbelüftung der Pauke infolge von Tubenventilationsstörungen für den chronischen Verlauf der Entzündung verantwortlich ist.

Klinik: Das Kardinalsymptom ist die Ohrsekretion (**Otorrhö**). In Abhängigkeit von der individuellen Ausprägung kommen Schwerhörigkeit, Schwindel oder Tinnitus hinzu. Schmerzen sind selten (meist nur im Rahmen von akuten Exazerbationen oder bei Mitbeteiligung des Gehörgangs).

Diagnostik: Die Diagnose wird anhand des otoskopischen oder ohrmikroskopischen Befundes gestellt (Perforation des Trommelfells, ggf. Sekretion). Die Hörprüfung erfolgt mittels Stimmgabel oder Audiogramm. Die Überprüfung der Tubendurchgängigkeit mittels Valsalva- oder Politzer-Manöver ist entscheidend für die Prognose der operativen Trommelfellrekonstruktion.

Therapie: Bei einer **akuten Exazerbation** einer chronischen Schleimhauteiterung wird zuerst eine symptomatische lokale Therapie mit 3%-H_2O_2-Ohrentropfen und täglicher Reinigung eingeleitet. Nach Erregernachweis erfolgt die gezielte lokale antibiotische Therapie. Eine systemische Antibiotikagabe ist selten notwendig.
Die **definitive Behandlung** der chronischen Mittelohrentzündung erfolgt chirurgisch. Es gibt eine Vielfalt an mikrochirurgischen Techniken (Tympanoplastiken), deren Ziel die autologe Rekonstruktion eines stabilen Trommelfells und ggf. der Gehörknöchelchenkette ist.

Prognose: Die Prognose der unkomplizierten chronischen Schleimhauteiterung ist relativ gut. Eine generelle Abschätzung ist aufgrund der extrem variablen Verhältnisse und der unterschiedlichen operativen Behandlungsmethoden nicht möglich. Die einfache Rekonstruktion des Trommelfells (Tympanoplastik Typ I) als Ersteingriff gelingt in ca. 90 % der Fälle.

Prävention: Die chronische Schleimhauteiterung des Mittelohrs wird häufig im Kindesalter vorprogrammiert. Daher ist die adäquate Kontrolle durch den HNO-Arzt bei Neigung zu Mittelohrentzündungen und ggf. die Beseitigung der Ursachen einer Tubenventilationsstörung (Entfernung der adenoiden Vegetationen) die beste Prophylaxe.

Chronische Knocheneiterung des Mittelohrs (Cholesteatom)

▶ **Definition.** Chronische osteoklastische Entzündung mit der Bildung einer persistierenden Perforation der Pars flaccida des Trommelfells, obligat begleitet von einer variablen Knochenzerstörung durch Invasion von verhornendem Plattenepithel des Trommelfells und des Gehörgangs in die Schleimhautbereiche der Pauke und/oder des Mastoids.

Ätiologie und Pathogenese: Bei der chronischen Knocheneiterung kommt es zu einer Invasion von Plattenepithel in die normalerweise mit Schleimhaut ausgekleideten Mittelohrräume über einen **Trommelfelldefekt** (meist im Bereich der **Pars flaccida**, Epitympanon). Die dadurch ausgelöste Entzündungsreaktion führt zu zunehmendem Knochenabbau und in Verbindung mit einer bakteriellen Infektion zu rezidivierender fötider Sekretion aus dem Gehörgang. Die häufigste Ursache des Krankheitsbildes ist eine Veranlagung zur Minderbelüftung der Pauke infolge von Tubenventilationsstörungen.

Ätiologie und Pathogenese: Die chronische Knocheneiterung wird durch eine osteoklastische Plattenepithelinvasion in die normalerweise mit Schleimhaut ausgekleideten Mittelohrräume ausgelöst. Der **Trommelfelldefekt** sitzt hier meist im Bereich der **Pars flaccida**. Häufigste Ursache ist eine Tubenventilationsstörung.

Klinik: Kardinalsymptom ist die **fötide** Ohrsekretion (**Otorrhö**). Schmerzen treten selten auf (v. a. bei akuten Exazerbationen oder Mitbeteiligung des Gehörgangs). Die Ohrsekretion kann Juckreiz und eine Mazeration des Gehörgangs und der Ohrmuschel verursachen. Die unbehandelte chronische Knocheneiterung kann über Jahre symptomarm verlaufen und erst im sehr fortgeschrittenen Stadium durch dramatische, lebensbedrohliche Komplikationen auffallen.

Klinik: Kardinalsymptom ist die **fötide** Ohrsekretion (**Otorrhö**).

Komplikationen: Die Komplikationen sind potenziell lebensbedrohlich. Am häufigsten ist die Ausdehnung der Entzündung in Form einer **Mastoiditis** mit Osteomyelitis. Eine Labyrinthfistel mit Schwindel und Innenohrschwerhörigkeit als Zeichen der **Labyrinthitis** sowie eine **Fazialisparese** sind ebenfalls möglich. Intrakranielle Komplikationen wie Meningitis, Enzephalitis und Hirnabszess sowie Sinusvenenthrombosen sind im Antibiotikazeitalter selten geworden.

Komplikationen: Am häufigsten tritt eine **Mastoiditis** mit Osteomyelitis auf; Labyrinthitis oder Fazialisparese sind ebenfalls möglich.

▶ **Merke.** Die chronischen Entzündungsprozesse des Mittelohrs führen primär zu einer Störung der Schallübertragung. Häufig ist jedoch das Innenohr nach jahrelangem Verlauf mitbeteiligt, sodass eine **kombinierte Schwerhörigkeit** festgestellt wird.

▶ **Merke.**

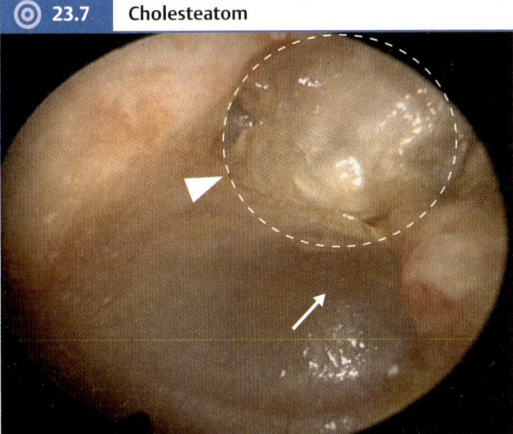

◎ 23.7 Cholesteatom

Im Epitympanon, oberhalb des intakten Trommelfells (Pfeil zeigt auf den Umbo in der Mitte des Trommelfells), ist das Cholesteatom sichtbar (Pfeilspitze).

Diagnostik: Die Diagnose wird anhand des otoskopischen Befundes gestellt. Es besteht eine epitympanale randständige Einziehung oder ein Defekt des Trommelfells (Abb. **23.7**). Das typische Cholesteatom hat eine perlenartig schimmernde, leuchtend weiße, schuppige Erscheinung.

Diagnostik: Der otoskopische Befund sichert die Diagnose (Abb. **23.7**).

Therapie: Die Behandlung der chronischen Knocheneiterung erfolgt aufgrund der gefürchteten intrakraniellen Komplikationen immer **chirurgisch**. Bei akutem Hörverlust, Schwindel oder Meningitiszeichen muss eine Notfalloperation erfolgen, da sich innerhalb von Stunden fatale Folgen entwickeln können.
Primäres Ziel der operativen Behandlung ist die vollständige Elimination des Plattenepithels aus dem Schleimhautbereich und die Rekonstruktion des Trommelfells als stabile Grenze zwischen Schleimhaut und Plattenepithel. Sekundär wird die Gehörknöchelchenkette zur Hörverbesserung rekonstruiert.

Therapie: Methode der Wahl ist eine **chirurgische** Behandlung (Elimination des Plattenepithels aus dem Schleimhautbereich, Rekonstruktion des Trommelfells).

Prognose: Sie hängt vom Stadium der Erkrankung bei der Erstdiagnose ab. Eine generelle Abschätzung ist aufgrund der extrem variablen Verhältnisse und der unterschiedlichen operativen Behandlungsmethoden nicht möglich. Häufig sind mehrere Operationen bis zur vollständigen und dauerhaften Sanierung notwendig.

Prognose: Sie hängt vom Stadium der Erkrankung bei der Erstdiagnose ab.

23.2.7 Innenohr

Bei einer **Schallempfindungsschwerhörigkeit** im Kindesalter ist die Schädigung nahezu immer im Innenohr lokalisiert. Neben einer ein- oder beidseitigen Schwerhörigkeit können Gleichgewichtsstörungen, Ohrgeräusche und eine Gesichtsnervenlähmung auftreten. Bei vielen Patienten mit angeborenen Höreinschränkungen verläuft die Erkrankung progredient.

Ätiologie und Pathogenese: Häufige exogene und endogene Ursachen von Schallempfindungsstörungen im Kindesalter sind:
- **Trauma:** Commotio labyrinthi
- **Entzündung:** bakterielle Meningitis, Zoster oticus, Mumps, Masern
- **Ototoxizität:** Aminoglykoside, Diuretika, Zytostatika, Stoffwechselstörungen
- **genetische Ursachen:** syndromale (z. B. Alport-Syndrom, Usher-Syndrom; Tab. 23.7) und nicht syndromale Hörstörungen (z. B. als Punktmutation)
- **Fehlbildungen:** komplexe Fehlbildungen unter Beteiligung des Labyrinths

Bei den exogenen Ursachen stehen Entzündungen im Vordergrund. Diese können im Rahmen einer Meningitis (also vom ZNS ausgehend) oder als Komplikation einer Otitis media in Form einer Begleitlabyrinthitis entstehen.

> ▶ **Merke.** Bei allen **akuten entzündlichen Prozessen** im Innenohr kann sich eine postinflammatorische Fibrose und Sklerose mit nachfolgender Obliteration der Hörschnecke entwickeln, die eine Versorgung mittels Kochlea-Implantat (CI) unmöglich macht. Daher ist in solchen Fällen die Diagnostik des Hörvermögens und ggf. die Indikation für eine CI-Operation mit Nachdruck zu verfolgen.

Die Erforschung der genetischen Ursachen der Innenohrschwerhörigkeit hat in den letzten Jahren zur Identifikation mehrerer Gene geführt, welche spezifische Proteine des Innenohrs codieren. Es besteht die Hoffnung, dass in absehbarer Zukunft durch die Entdeckung neuer Gendefekte die noch nicht vollständig aufgeklärten Mechanismen des Hörens besser verstanden werden und dadurch zur Entwicklung neuer Therapiestrategien führen.

23.7 Syndrome mit Innenohrbeteiligung (Auswahl)

Syndrom	Symptome: Schwerhörigkeit +
Crouzon-Syndrom	Turmschädel, Exophthalmus, geistige Behinderung
Apert-Syndrom	Turmschädel, Exophthalmus, geistige Behinderung, Syndaktylie
Alport-Syndrom	Nephritis, Retinitis pigmentosa
Usher-Syndrom	Blindheit
Waardenburg-Syndrom	weiße Stirnlocke, blaue Skleren
Pendred-Syndrom	Hypothyreose, geistige Behinderung
Cogan-Syndrom	Erblindung, Arthritis, Nierenbeteiligung, Ataxie

> ▶ **Klinischer Fall.** Ein 3-jähriges Mädchen mit bis dahin völlig normaler sprachlicher, körperlicher und geistiger Entwicklung fiebert im Rahmen eines banalen Infektes innerhalb von wenigen Stunden auf über 40 °C. Trotz antipyretischer Maßnahmen und der Einleitung einer oralen antibiotischen Therapie kommt es innerhalb von 24 Stunden zu einer deutlichen Verschlechterung des allgemeinen Zustandes und einer Eintrübung des Bewusstseins. Das Kind wird stationär eingewiesen und zeigt das klinische Bild einer akuten Meningitis. Ursächlich konnten in der Liquorpunktion Pneumokokken identifiziert werden. Die eingeleitete i. v. Therapie mit Ampicillin und Cefotaxim stabilisiert den Zustand des kurzzeitig beatmungspflichtigen Kindes. Im Verlauf der 2. Woche bessert sich auch der Bewusstseinszustand des Kindes stetig. Der Mutter fällt nach wenigen Tagen jedoch auf, dass die Reaktionen auf Ansprache, aber auch die spontanen verbalen Äußerungen des Kindes zunehmend undeutlich werden. Trotz allgemeiner Verbesserung des Zustandes wirkt das Kind abwesend. Es erfolgt eine MRT und eine audiologische Diagnostik. In der MRT zeigt sich eine deutliche Kontrasterhöhung im Bereich der Innenohrstrukturen beidseits. Die Reaktionsaudiometrie zeigte eine Hörschwelle von über 90 dB. Die anschließende Hirnstammaudiometrie bestätigt die Hörschwelle von 85 dB. Es wird eine sofortige bilaterale Hörgeräteversorgung veranlasst, welche vom Kind nur unzureichend akzeptiert wird. Die Kontroll-MRT nach 4 Wochen zeigt erste Hinweise auf eine Obliteration der Hörschnecke, sodass innerhalb von weiteren 2 Wochen die bilaterale CI-Versorgung durchgeführt wird. Bereits bei der Erstanpassung nach 4 Wochen kann eine gute Hörreaktion erzielt werden. Im Verlauf von wenigen Monaten intensiver Hörrehabilitation erreicht das Kind eine praktisch normale Kommunikationsfähigkeit, zumindest in ruhiger Umgebung.

24 Augenerkrankungen

24.1	Visuelle Entwicklung und klinische Untersuchung	829
24.2	Amblyopie	831
24.3	Strabismus	831
24.4	Erkrankungen der Orbita	833
24.5	Erkrankungen der Lider	834
24.6	Erkrankungen der Tränenwege	835
24.7	Erkrankungen der Bindehaut	836
24.8	Erkrankungen der Linse	837
24.9	Glaukome	838
24.10	Erkrankungen der Netzhaut	839
24.11	Erkrankungen des Sehnervs	842

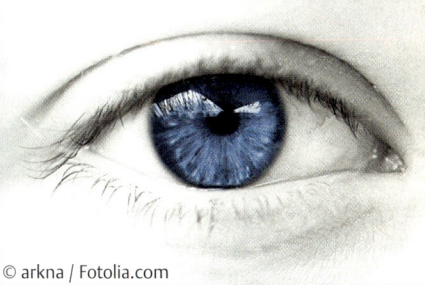

© arkna / Fotolia.com

24.1 Visuelle Entwicklung und klinische Untersuchung

Augenerkrankungen im Kindesalter nehmen eine Sonderstellung in der Augenheilkunde ein. Die frühzeitige Diagnose und Therapie dieser Erkrankungen hat einen hohen präventiv- und sozialmedizinischen Stellenwert.

24.1.1 Visuelle Entwicklung

Die visuelle Entwicklung ist ein komplexer Differenzierungsprozess, der sowohl auf retinaler als auch auf kortikaler Ebene stattfindet. Zum Zeitpunkt der Geburt sind die wesentlichen Strukturen des visuellen Systems angelegt, die morphologische und funktionelle Ausdifferenzierung erfolgt postnatal während der ersten 4–6 Jahre (= **sensitive Phase**). Entscheidend für eine regelrechte visuelle Entwicklung sind insbesondere die ersten 12 Lebensmonate (hochsensitive Phase; s. a. Tab. **24.1**). Bis zum 8.–10. Lebensjahr besteht eine sog. Restsensitivität.

▶ **Merke.** Eine regelrechte visuelle Entwicklung findet nur bei adäquater visueller Stimulation statt. Jede Behinderung des Sehvorganges in den ersten Lebensjahren (z. B. durch Katarakt, Ptosis, Refraktionsfehler, Schielen) kann daher zu dauerhaften und irreversiblen Sehstörungen führen.

24.1 Visuelle Entwicklung und klinische Untersuchung

24.1.1 Visuelle Entwicklung

Die visuelle Entwicklung erfolgt postnatal während der ersten 4–6 Jahre (= **sensitive Phase**). Entscheidend für eine regelrechte visuelle Entwicklung sind die ersten 12 Lebensmonate (Tab. **24.1**).

▶ **Merke.**

≡ 24.1 Visuelle Entwicklung

Lebensalter	Visus	visuelle Funktionen, Reflexe
1.–4. Woche	0,05–0,1	Fixationsreflex, Fixation wird aber nur kurz gehalten, Folgebewegungen sakkadiert und dysmetrisch
bis 6. Woche	0,2	Fixation wird stabiler und länger, Säugling erkennt bekannte Gesichter, erstes reaktives Lächeln, Beginn der Nah-fern-Einstellung
bis 8. Woche	0,3	gezielt eingesetzte Akkommodation, Entwicklung von Binokularität und Stereopsis, glatte Folgebewegungen
bis 12. Woche	0,4	Hand-Auge-Koordination unter Führung der Hand, sichere Akkommodation, Stereopsis, Farb- und Kontrastsehen fast völlig ausgereift
6. Monat	0,6	Farb- und Kontrastsehen ausgereift, Gesichtsfeldgrenzen annähernd frei, aufmerksame langanhaltende Fixation, Beginn der Auge-Hand-Koordination unter Führung der Augen
9. Monat	0,8–1,0	sog. „Krümelvisus", auch kleinste Teile werden aufgesammelt, sicher ausgebildeter Pinzettengriff mit opponiertem Daumen
12. Monat bis 2. Lj.	1,0	visuelle Funktionen in allen Bereichen ausgereift

≡ 24.1

24.1.2 Klinische Untersuchung

Einfach und schnell durchzuführende **Screening-Untersuchungen** sind:
- **Inspektion:** Lider, Hornhaut, Schielstellung?
- **Durchleuchtungstest nach Brückner:** seitengleiche Rotreflexe?
- **Prüfung der Hornhautlichtreflexe:** symmetrisch?
- **alternierendes Abdecken:** unterschiedliche Reaktion des Kindes?

Bei der **U7a** müssen beim Kinderarzt die **Sehschärfe** sowie das **räumliche Sehen** geprüft werden (Abb. **24.1**).

▶ Merke.

24.1.2 Klinische Untersuchung

Die für den Kinderarzt einfach und schnell durchzuführenden **Screening-Untersuchungen** in den ersten 3 Lebensjahren sind sehr effektiv bei der Erkennung sowohl morphologischer Pathologien als auch von Visusminderungen:
- **Inspektion:** Asymmetrien der Lider (z. B. bei Ptosis), Größe der Augen, Trübungen der Hornhaut, Schielstellung, Nystagmus, Fixationsaufnahme? Auch Inspektion des Kindes: syndromatische Zeichen, Kopfzwangshaltung, Hypotonie, Spastik, Dystrophie?
- **Durchleuchtungstest nach Brückner:** seitengleiche Rotreflexe? (Pathologisch bei asymmetrischer Intensität; z. B. Hinweis auf Katarakt oder Hornhauttrübungen sowie auf Strabismus.)
- **Prüfung der Hornhautlichtreflexe:** symmetrisch? (asymmetrisch z. B. bei Schielstellung)
- **wechselseitiges Abdecken der Augen** (möglich ab U4!): Jedes Auge wird ca. 3–4 s abgedeckt und dabei das Kind beobachtet. Unterschiedliche Reaktion des Kindes beim Abdecken des linken oder rechten Auges (z. B. Kind wehrt sich oder weint) weist auf das Vorliegen einer Amblyopie (Sehschwäche) hin!

Bei der **U7a** im Alter von **34–36 Monaten** müssen beim Kinderarzt die **Sehschärfe** mit einem standardisierten Test (z. B. LEA-Test, www.lea-test.fi) sowie das **räumliche Sehen** (z. B. Lang-Stereotest) geprüft werden (Abb. **24.1**).

▶ Merke. Visusprüfungen im Rahmen der U7a müssen **immer monokular** (seitengetrennt) und mit sicherer **Abdeckung** des Gegenauges (Okklusionspflaster) durchgeführt werden. **Eine binokulare Visusprüfung kann keine Amblyopie aufdecken!**

24.1 Sehschärfentestung im Rahmen der U7a beim Kinderarzt

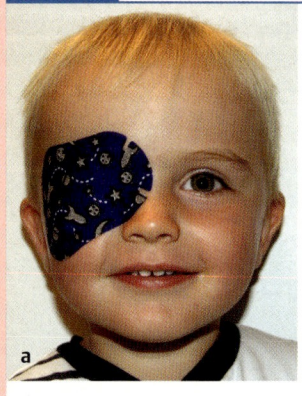 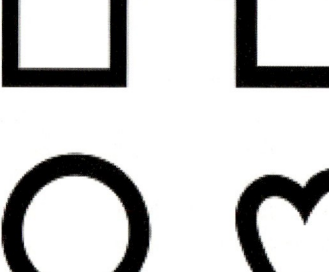 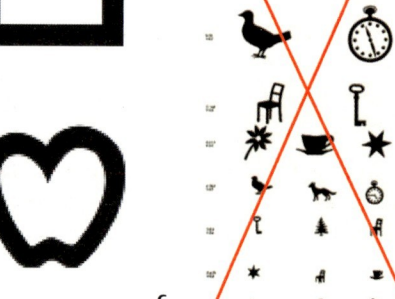

Sie darf nur seitengetrennt und nur mit Okklusionspflaster (nicht mit Hand, Papier etc.) durchgeführt werden (**a**). Ideal zur verbalen oder nonverbalen Visusprüfung beim Kinderarzt sind die Lea-Symbole (**b**). Aufgrund des Wiedererkennungseffekts sind Kinderbilder nicht geeignet (**c**).

▶ Exkurs.

▶ Exkurs. Mit sog. **Preferential-looking-Testverfahren** kann bereits bei noch nonverbalen, sehr jungen Kindern und bei aus anderen Gründen nonverbalen Kindern (Mehrfachbehinderung) die Sehschärfe bestimmt werden. Dabei werden dem Kind vor neutralem Hintergrund zwei Areale angeboten: auf der einen Seite homogenes Grau, auf der anderen ein Gittermuster oder die Umrisse eines Objekts, wobei die Linienstärke variiert werden kann. Der Bildteil der Tafel hat die gleiche Leuchtdichte wie der homogen graue Teil. Die untersuchten Kinder wenden dabei ihren Kopf nur dann dem „interessanteren" Feld zu, wenn sie die Gitter- bzw. Objektlinien visuell auflösen können. Die so ermittelte Sehschärfe heißt **Gittersehschärfe**.

24.2 Amblyopie

▶ **Definition.** Eine **Amblyopie** ist ein in der Regel **einseitiges**, seltener beidseitiges **Defizit der Sehschärfe** ohne okulär-organische Ursache. Sie entsteht durch den fehlenden Gebrauch des Auges und ist in den meisten Fällen durch frühkindliches Schielen bedingt.

Epidemiologie: Eine Amblyopie findet sich bei 7–10 % der Bevölkerung. Trotz der intensivierten Vorsorgeuntersuchungen ist die Prävalenz in den letzten 20 Jahren kaum gesunken, was zum einen daran liegt, dass bei den Vorsorgeuntersuchungen nicht alle Kinder vorgestellt werden und die Testdurchführung methodisch fehlerhaft sein kann, zum anderen, dass Amblyopien oft erst bei der Einschulungsuntersuchung erkannt werden und dann einer Therapie nicht mehr zugänglich sind.

Ätiologie: Eine Amblyopie entsteht aufgrund einer unzureichenden Stimulation des visuellen Kortex im Kleinkindesalter. Je früher eine mangelnde Stimulation in der sensitiven Phase eintritt, desto schwerer die Amblyopie. Die häufigste Form ist die **Schielamblyopie** (weitere Formen s. Tab. **24.2**).

24.2	Typen und Ursachen einer Amblyopie
Suppressionsamblyopie (Schielamblyopie) häufigste Amblyopieform	• Suppression des schielenden Auges zur Vermeidung von Doppelbildern, Suppression führt zur mangelnden kortikalen Stimulation • häufig überlappend mit Refraktionsamblyopien
Refraktionsamblyopie	• durch Refraktionsunterschied beider Augen, v. a. bei Hyperopie • Das hyperopere Auge steht oft in konvergenter Schielstellung (Koppelung: Akkommodation – Konvergenz!).
(Stimulus-) Deprivationsamblyopie	• durch organisch bedingten gestörten oder fehlenden visuellen Input des Auges und des visuellen Kortex • z. B. bei einseitiger Ptosis oder einseitiger Katarakt

Diagnostik: Entscheidend ist die **seitengetrennte** (monokulare) Prüfung des Visus bzw. die seitengetrennte Beurteilung des Fixationsverhaltens des Kindes.

▶ **Merke.** Mit einer binokularen Visusprüfung kann keine Amblyopie aufgedeckt werden.

Therapie: Entsprechend der Ursachen müssen eventuell vorhandene optische Hindernisse beseitigt (z. B. Kataraktoperation) oder Refraktionsfehler mittels Brille korrigiert werden. Anschließend wird durch **Okklusion** (Abkleben) des besseren Auges versucht, die visuelle „Nachreifung" des amblyopen Auges zu fördern. Je früher dabei die Behandlung in der sensitiven Phase einsetzt, desto effektiver kann die Sehschärfe des betroffenen Auges angeglichen werden.

24.3 Strabismus

▶ **Definition.** Schielen bezeichnet die Abweichung der Sehachse eines Auges von der Sollrichtung. Die häufigste Form des Schielens ist das Begleitschielen.

24.3.1 Begleitschielen (Strabismus concomitans)

▶ **Definition.** Beim Begleitschielen ändert sich der Schielwinkel in verschiedenen Blickrichtungen kaum, das schielende Auge „begleitet" das fixierende Auge.

Epidemiologie: Betroffen sind ca. 4–5 % der Bevölkerung.

▶ **Merke.**

Ätiologie: Der wichtigste Risikofaktor ist eine unkorrigierte **Hyperopie**.

Klinik: Nach der Art der Schielabweichung unterscheidet man **manifestes** und **latentes** Schielen. Das Auge kann dabei nach innen (**Einwärtsschielen**), nach außen (**Auswärtsschielen**), nach unten oder oben (**Höhenschielen**) abweichen. Beim sog. **Mikrostrabismus** ist der Schielwinkel sehr klein (Cave: Amblyopiegefahr ↑↑ durch Übersehen des Schielens!).

Diagnostik: Asymmetrische Hornhautreflexbilder, ungleiche Fundusreflexe im Durchleuchtungstest nach Brückner und ein auffälliger Abdecktest sind Hinweise auf eine Schielstellung.

Therapie: Zunächst sollten vorhandene **Refraktionsfehler** ausgeglichen und bei Gefahr einer Amblyopie eine **Okklusionsbehandlung** durchgeführt werden. Die **operative** Korrektur des Schielwinkels wird in der Regel im 5. Lebensjahr und erst nach erfolgreicher Amblyopietherapie empfohlen (Abb. **24.2**).

Epidemiologie: Begleitschielen beginnt fast immer in der Kindheit. Betroffen sind ca. 4–5 % der Bevölkerung.

▶ **Merke.** Schielen im Kleinkindalter nie als Babyschielen verniedlichen!

Ätiologie: Obgleich bislang keine eindeutigen Ursachen bekannt sind, gibt es allerdings Faktoren, die ein kindliches Schielen begünstigen:
- unkorrigierte **Hyperopie**, v. a. bei Seitenunterschied (wichtigster Risikofaktor!)
- positive Familienanamnese (genetische Komponente des Schielens mittlerweile gesichert)
- schwere frühkindliche Erkrankungen
- Zustand nach Früh- oder Mangelgeburt
- angeborene Augenbewegungsstörungen
- angeborene Sehbehinderung, Nystagmus.

Klinik: Nach der Art der Schielabweichung unterscheidet man **manifestes** (Heterotropie) oder **latentes** (Heterophorie) **Schielen**. Während bei der manifesten Form die Einstellbewegung des Schielauges immer bei Abdeckung des anderen Auges erfolgt, kann diese beim latenten Schielen erst bei abwechselndem, die Fusion unterbrechendem Abdecken beobachtet werden.

Die Achse des schielenden Auges kann in verschiedene Richtungen abweichen: **Einwärtsschielen** (Strabismus convergens od. Esotropie), **Auswärtsschielen** (Strabismus divergens od. Exotropie) und **Höhenschielen** (Hypertropie bzw. Hypotropie).

Eine spezielle Form ist der sog. **Mikrostrabismus** (Mikroschielen), der aufgrund des kleinen Schielwinkels (< 5°) inspektorisch nicht auffällt und gerade deswegen mit einer hohen Amblyopiegefahr verbunden ist.

Diagnostik: Bei Verdacht auf das Vorliegen einer Schielstellung (asymmetrische Hornhautreflexbilder, ungleiche Fundusreflexe im Durchleuchtungstest nach Brückner, auffälliger Abdecktest, aber auch anamnestische Hinweise der Eltern auf zeitweiliges Schielen) muss das Kind zur spezifischen Diagnostik an einen Augenarzt überwiesen werden. Dort werden u. a. die Sehschärfe, der Schielwinkel, das räumliche Sehen sowie die Refraktion in Zykloplegie überprüft.

Therapie: Die Behandlung kindlichen Schielens sollte so früh wie möglich erfolgen. Prinzipiell gibt es 3 Behandlungssäulen, die auch als zeitliches Kontinuum zu sehen sind:

1. **Refraktionsausgleich** (Brille): Durch einen Hyperopieausgleich ist hier bereits eine deutliche Winkelreduktion möglich.
2. **Okklusionsbehandlung:** Besteht die Gefahr einer Amblyopie oder liegt diese bereits vor, wird das besser sehende Auge mit Okklusionpflaster intermittierend abgeklebt, um das sehschwache Auge zu trainieren. Ziel ist, einen nahezu seitengleichen Visus beider Augen zu erreichen. Häufig ist eine (zeitlich ausschleichende) Behandlung bis zum 8.–10. Lebensjahr notwendig, um den gewonnenen Visus zu erhalten.
3. **Chirurgische Schielwinkelkorrektur** (Abb. **24.2**): Ein idealer Zeitpunkt ist das 5. Lebensjahr nach erfolgreicher Amblyopietherapie und Stabilisierung der in den ersten Lebensjahren oft noch schwankenden Schielwinkel. Durch die Operation kann allerdings keine beidäugige Wahrnehmung erlangt werden, d. h. es muss weiterhin die Refraktion ausgeglichen und ggf. okkludiert werden!

◉ 24.2

◉ 24.2 5-jähriges Mädchen vor (a) und ca. 4 Wochen nach der Schieloperation (b)

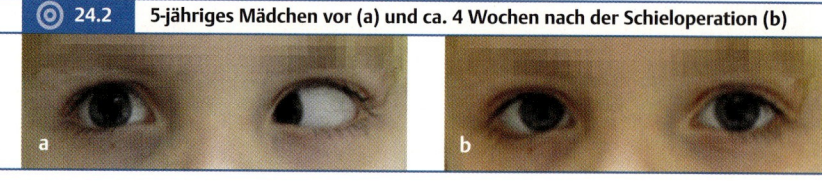

24.3.2 Lähmungsschielen (Strabismus paralyticus oder incomitans)

Diese Form des kindlichen Schielens wird durch eine Augenmuskellähmung (bzw. durch eine Parese der Hirnnerven III, IV oder VI) verursacht. Sie zeichnet sich durch ein inkomitantes Schielen aus, d.h. der Schielwinkel ist in den verschiedenen Blickrichtungen unterschiedlich groß. Je nach Zugrichtung des Augenmuskels vergrößert bzw. verkleinert sich der Schielwinkel und ist in Zugrichtung des betroffenen Muskels am größten. Häufig bestehen bei den Betroffenen Doppelbilder und eine Kopfzwangshaltung zur Diplopievermeidung. Bei akut aufgetretenen Augenmuskellähmungen muss immer eine neuropädiatrische und neuroradiologische Untersuchung erfolgen, da die beiden häufigsten Ursachen für Augenmuskelparesen intrakranielle Raumforderungen und zerebrale Infektionen sind. Die Therapie richtet sich nach der Grunderkrankung.

24.4 Erkrankungen der Orbita

24.4.1 Entzündliche Orbitaerkrankungen

▶ **Merke.** Entzündliche Orbitaerkrankungen im Kindesalter müssen aufgrund der Erblindungsgefahr und potenzieller zerebraler Ausbreitung (Cave: Sinus-cavernosus-Thrombose) **immer** als **Notfall** behandelt werden.

Ätiologie: Ursache im Kindesalter sind bei über 70% fortgeleitete Infektionen der Nasennebenhöhlen. Weitere Ursachen können Fremdkörperverletzungen und fortgeleitete Mittelohrinfektionen sein.

Klinik: Man unterscheidet zwei Schweregrade entzündlicher Orbitaerkrankungen. Während sich bei der orbitalen Zellulitis das entzündliche Geschehen vor dem Septum orbitale abspielt, sind bei der Orbitaphlegmone die gesamten Orbitainhalte betroffen.
- **orbitale Zellulitis:** Sie ist durch Schwellung, Rötung und Überwärmung der Lider gekennzeichnet (Abb. 24.3a). Zudem besteht eine leichte Druckdolenz. Bindehautinjektionen, Bewegungsschmerz oder -defizit sind nicht vorhanden.
- **Orbitaphlegmone:** Klinische Zeichen sind eine druckdolente, hochrote Lidschwellung und Bindehautinjektionen mit Fieber und allgemeinem Krankheitsgefühl (Abb. 24.3b). Durch Anschwellen des orbitalen Gewebes kommt es zu Motilitätsstörungen und Exophthalmus. Die größte Gefahr besteht in einem persistierenden Visusverlust durch eine entzündlich oder kompressiv bedingte Optikusneuropathie.

24.3 Entzündliche Orbitaerkrankungen

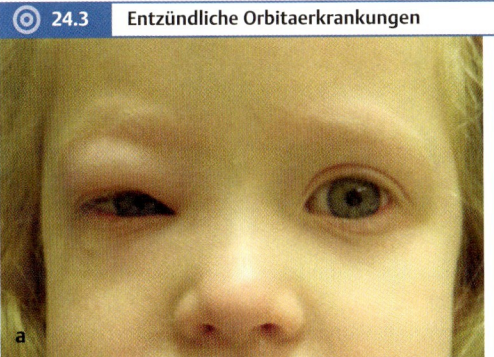
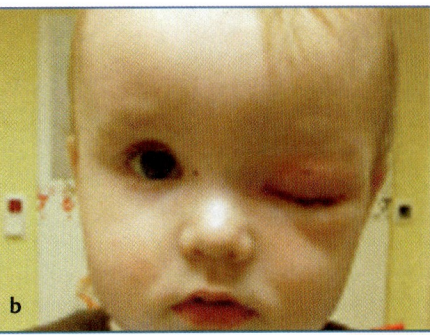

Präseptale **orbitale Zellulitis** im Rahmen einer Sinusitis (**a**) und **Orbitaphlegmone** nach Fremdkörpereinflug in die Orbita (**b**).

Therapie: Es muss eine sofortige stationäre Aufnahme erfolgen und eine systemische antibiotische Therapie eingeleitet werden. Wichtig ist eine HNO-ärztliche Mitbetreuung. Eine MRT-Untersuchung kann erforderlich sein. Ggf. erfolgt eine operative Entlastung.

24.4.2 Tumoren der Orbita

Tumoren der Orbita sind potenziell lebensbedrohlich und daher sollte bei Verdacht auf postseptale Ausdehnung eine neuropädiatrische und bildgebende Abklärung erfolgen. Häufige Orbitatumoren s. Tab. **24.3**.

Tab. 24.3 Häufige Orbitatumoren

Tumor	Manifestationsalter
kapilläre Hämangiome	Geburt bis 6. Lebensmonat
Dermoidzysten	Geburt (danach langsame Größenzunahme)
Optikusgliome	Kindheit
Rhabdomyosarkom	Schulalter
orbitale Metastasen	Neuroblastom: erste Lebensjahre; Leukämie: Kindheit; Osteosarkom: Jugend

24.5 Erkrankungen der Lider

Trotz unterschiedlicher Pathogenese der Liderkrankungen muss sich die Behandlung immer danach ausrichten, die möglichen Folgen durch Verdeckung der Pupille (Amblyopie, Strabismus) oder durch den fehlenden bzw. nicht ausreichenden Lidschluss (Hornhauttrübung) zu minimieren.

24.5.1 Fehlstellungen und Fehlbildungen der Lider

Lidfehlstellungen und -fehlbildungen können angeboren oder erworben sein (Tab. **24.4**).

Tab. 24.4 Fehlstellungen und Fehlbildungen der Lider im Kindesalter (Auswahl)

Leitsymptom	angeboren	erworben
Lidschlussdefekt	• Ablepharon (Fehlen des Lides) • Lidkolobom (Kontinuität der Lidkante nicht entwickelt) • Ektropium, Entropium • Dyskranien mit Lidfehlstellungen (z. B. Apert- oder Crouzon-Syndrom, s. S. 149, Tab. 8.1)	• Narbenektropium • Narbenentropium • traumatische Lidkantendefekte
Ptosis (= Herabhängen des Lides)	• kongenitale myogene Ptosis • sekundäre Ptosis (z. B. bei Marcus-Gunn-Syndrom, s. S. 727)	• Ptosis (neurogene, myogene, traumatische oder mechanische Ursache) • Horner-Syndrom
Lidtumor	• Hämangiom • Dermoidzyste • Neurofibrom (NF I)	• Neurofibrom • Hordeolum, Chalazion

24.5.2 Entzündliche Liderkrankungen

Zu den bakteriellen Lidentzündungen zählen vor allem die recht häufigen Entzündungen der Meibom-Drüsen (Hordeolum und Chalazion) sowie die meist durch Staph. aureus hervorgerufene Lidkantenentzündung (Blepharitis).

- **Hordeolum und Chalazion:** Beim Hordeolum handelt es sich um eine **hochakute** druckdolente schmerzhafte Entzündung und Verlegung eines Meibom-Drüsenausführungsganges. Diese geht häufig in die **chronische** Form (= Chalazion) über, die durch eine schmerzlose nicht gerötete Schwellung gekennzeichnet ist. Das Hordeolum spricht gut auf lokale antibiotische (z. B. Erythromycin) und antiinflammatorische (Rivanol-Umschläge) Maßnahmen an, während ein Chalazion in

der Regel nur durch eine operative Ausschälung des betroffenen Ausführungsgangs zu behandeln ist.
- **Blepharitis:** Bei den **viral** bedingten Lidentzündungen imponiert vor allem die herpetisch bedingte Blepharitis (Herpes-simplex-Virus Typ I) mit den typischen bläschenförmigen Ulzerationen und schuppiger Rötung. Nach Ausschluss einer konjunktivalen, kornealen und intraokulären Beteiligung ist eine antivirale Augensalbe (z. B. Acyclovir) die Behandlung der Wahl. Die **Blepharitis posterior**, die häufig verkannt wird, äußert sich mit Epiphora und Fremdkörpergefühl – hier sind die Ausführungsgänge der Meibom-Drüsen häufig verlegt und das klinische Bild spricht gut auf Lidrandmassage und pflegende Therapie an.

24.5.3 Lidtumoren

Zu den häufigsten Lidtumoren im Kindesalter zählen kapilläre Hämangiome, Dermoidzysten, Neurofibrome und Lymphangiome (s. S. 834).

24.6 Erkrankungen der Tränenwege

Neugeborene haben ab ca. der 4. Lebenswoche eine normale Tränensekretion. Bei etwa 95 % aller Kinder sind die Tränenwege bei Geburt offen. Ist dies nicht der Fall, kann es zu einem Tränenträufeln (**Epiphora**) kommen.

24.6.1 Kongenitale Tränenwegsstenose

▶ **Definition.** Bei der kongenitalen Tränenwegsstenose sind die ableitenden Tränenwege vor allem im Bereich der Hasner-Membran (unteres Ende des Ductus lacrimalis) noch nicht komplett kanalisiert.

Klinik: Typisch ist das persistierende **Tränenlaufen** (Cave: DD Buphthalmus). Darüber hinaus kann es durch den Sekretrückstau zu Krustenbildung und Rötung im nasalen Lidwinkel sowie Lidkantenverklebungen und Hautmazerationen kommen. Selten bildet sich eine chronische oder akute Dakryozystitis.

Therapie: Eine spontane Kanalisierung erfolgt sehr häufig (90 %) im 1. Lebensjahr und kann mit einer regelmäßig durchgeführten **Tränenwegsmassage** unterstützt werden. Falls bis nach dem 6. Lebensmonat keine Besserung eintritt, sollten eine Tränenwegssondierung und -spülung in Kurznarkose (ambulant) vorgenommen werden.

24.6.2 Akute Dakryozystitis

▶ **Definition.** Akute Tränensackentzündung, die häufig im Zusammenhang mit Tränenwegsstenosen entsteht. Häufigste Erreger sind Staphylokokken, Pneumokokken und Anaerobier.

Klinik: Die in der Regel unter 2 Jahre alten Kinder fallen durch eine schmerzhafte Schwellung und Rötung nasal und unterhalb des inneren Lidwinkels auf (Abb. **24.4**). Das Allgemeinbefinden kann beeinträchtigt sein, Temperaturerhöhungen sind möglich. Gelegentlich kommt es zu einer spontanen Öffnung durch die Haut und zu Fistelbildungen.

▶ **Merke.** Bei Ausbreitung der Entzündung besteht die Gefahr einer Sepsis, Orbitaphlegmone oder Sinus-cavernosus-Thrombose.

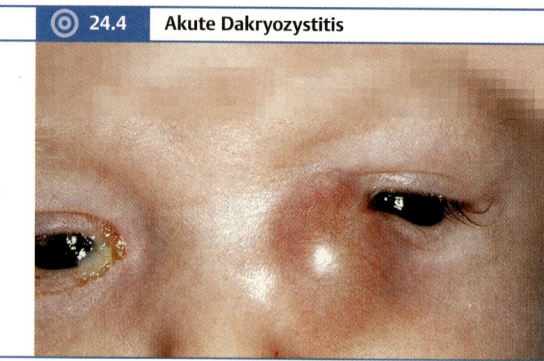

24.4 Akute Dakryozystitis

Kind im Alter von 3 Wochen. Rechtes Auge: Tränenwegsstenose mit verklebten Lidern. Linkes Auge: akute druckdolente Dakryozystitis.

Therapie: Nach Abstrich zur mikrobiologischen Diagnostik erfolgt eine antibiotische systemische und lokale Therapie. Nach Abheilung: Operation der Tränenwegsstenose.

Therapie: Nach Gewinnung von Material für die Mikrobiologie erfolgt eine gezielte systemische und lokale antibiotische Therapie. Im entzündungsärmeren Intervall muss eine operative Sanierung der Tränenwegsstenose erfolgen.

24.7 Erkrankungen der Bindehaut

24.7.1 Ophthalmia neonatorum

Der Zeitpunkt der Manifestation nach der Geburt gibt wesentliche Hinweise auf die möglichen Erreger (Tab. **24.5**).

Eine Ophthalmia neonatorum tritt definitionsgemäß innerhalb der ersten 4 Lebenswochen auf. Der Zeitpunkt der Manifestation nach der Geburt ist differenzialdiagnostisch von Bedeutung (Tab. **24.5**), da Rückschlüsse auf den Erreger gezogen werden können. Die betroffenen Neugeborenen sollten notfallmäßig bei einem Augenarzt vorgestellt werden, um Probleme wie Hornhauttrübungen und Ausbildung von Symblephara (Verwachsung von Lid- und Bulbusbindehaut) zu vermeiden.

▶ **Merke.**

▶ **Merke.** Bei einer Ophthalmia neonatorum muss immer ein Abstrich durchgeführt werden!

24.5 Verschiedene Formen der Ophthalmia neonatorum

Zeitpunkt des Auftretens	Auslöser	Klinik	Komplikationen	Therapie
12–36 h pp	chemische Reizung (Silbernitrat, Antibiotika)	kurzfristige Bindehautrötung ohne Sekret	keine	lokal pflegend
1.–3. Tag pp	Gonokokken	massive konjunktivale Injektion, massive Lidschwellung, purulentes Sekret (Abb. **24.5**), Pseudomembranbildung	Hornhauteinschmelzung, Hornhautnarben, Symblepharon	lokale und systemische Penicillingabe
5.–7. Tag pp	Herpes simplex	Konjunktivitis, oft mit Bläschenbildung am Lid	Hornhautbeteiligung, intraokulare Beteiligung	antiviral lokal, ggf. systemisch
6.–14. Tag pp	Chlamydien	akut, mukopurulent, Papillen subtarsal	Bindehautnarben, Hornhauttrübungen	Erythromycin lokal und systemisch, Behandlung der Mutter

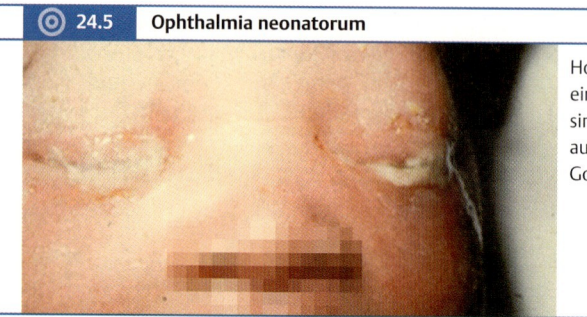

24.5 Ophthalmia neonatorum

Hochakute Konjunktivitis eines Neugeborenen. Die Lider sind verklebt und Sekret quillt aus den Lidspalten (Abstrich: Gonokokken).

24.7.2 Konjunktivitis

Im Laufe der Kindheit können weitere, weniger dramatisch verlaufende Konjunktividen auftreten. Je nach Ursache unterscheidet man:
- **bakterielle Konjunktivitis (häufig):** Die häufigsten Erreger sind Staphylo-, Strepto- oder Pneumokokken. Die Erkrankung beginnt perakut und dauert nur wenige Tage. Oft bestehen gleichzeitig eine Blepharitis und Keratitis punctata superficialis. Manchmal zeigt sich eine eitrige Absonderung. Bei Verdacht sollte zügig mit einem lokalen Breitbandantibiotikum behandelt werden (z. B. Ofloxazol oder Erythromycin). Bei Nichtansprechen muss ein Abstrich mit Antibiogramm erfolgen.
- **virale Konjunktivitis – Konjunktivitis epidemica:** Auslöser dieser hoch kontagiösen Erkrankung sind Adenoviren. Es kommt zu einer follikulären Bindehautentzündung mit wässrigem Sekret und Fremdkörpergefühl. Pathognomonisch sind u. a. eine Rötung und Schwellung der Karunkel sowie präaurikulär geschwollene Lymphknoten. Die Behandlung erfolgt symptomatisch. Die Aufklärung der Familie über die Infektiosität ist dringend erforderlich, Schul- oder Kindergartenbesuch muss für 10 Tage nach Auftreten der Symptome unterbleiben!
- **allergische Konjunktivitis:** Bei der heuschnupfenassoziierten Konjunktivitis finden sich meist weitere allergische Reaktionen wie Lidschwellung, Epiphora, Naselaufen und Juckreiz.

24.8 Erkrankungen der Linse

24.8.1 Kongenitale Katarakt

▶ **Definition.** Bei der Katarakt (grauer Star) handelt es sich um eine Undurchsichtigkeit der Augenlinse infolge einer Trübung des Linseneiweißes. Diese kann hereditär, durch Störung in der Embryogenese, oder sekundär bedingt sein.

Ätiologie: Man unterscheidet verschiedene Formen und Ursachen:
- **genetisch bedingte Formen:** Sie können entweder ohne weitere Erkrankungen oder im Rahmen von chromosomalen Syndromen (z. B. Trisomie 21) sowie genetisch bedingten multisystemischen Dysmorphiesyndromen (z. B. Lowe-Syndrom, Zellweger-Syndrom) auftreten.
- **intrauterine Schädigungen (embryotoxische Katarakt):** Ursachen sind Infektionen der Mutter (Röteln, Varizellen, Toxoplasmose), Röntgenstrahlen oder Medikamenteneinnahme während der Schwangerschaft (z. B. Chlorpromazin, Steroide, Sulfonamide).
- **Katarakt bei Stoffwechselstörungen:** z. B. im Rahmen der Galaktosämie durch Galaktokinasemangel; aber auch mütterliche Stoffwechselstörungen (z. B. Diabetes mellitus) können eine kindliche kongenitale Katarakt auslösen.
- **okuläre Entwicklungsanomalien:** z. B. persistierender hyperplastischer primärer Glaskörper (PHPV), Peters-Anomalie, angeborener Mikrophthalmus.

Klinik: Klinische Zeichen der kongenitalen Katarakt sind ein- oder beidseitiger **grauer Reflex** in der Pupillarebene, sog. **Leukokorie** (Abb. **24.6**), und ein Strabismus. Bei bilateraler Katarakt finden sich eine fehlende Fixationsaufnahme sowie die Ausbildung eines Nystagmus, wenn die Linsenentfernung zu spät durchgeführt wird. Hat der Nystagmus eingesetzt (4.–8. Lebenswoche), wird er auch nach OP persistieren und eine Sehbehinderung verursachen. Essenziell ist daher bei bilateraler Katarakt die **Operation vor Auftreten des Nystagmus**.

◉ **24.6 Kongenitale Katarakte**

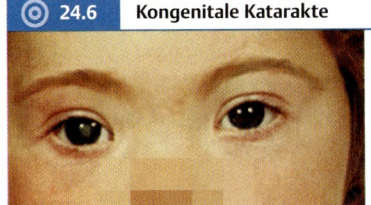

Dichte kongenitale Katarakt rechts bei Down-Syndrom. Links Z. n. Kataraktoperation.

Zur Differenzialdiagnose der Leukokorie s. Tab. **24.6**.

24.6 Differenzialdiagnose der Leukokorie

- Katarakt
- refraktionsbedingt (Anisometropie)
- Strabismus (das heller aufleuchtende Auge ist das schielende Auge)
- Retinoblastom
- persisierender hyperplastischer primärer Glaskörper (PHPV)
- Retinopathia praematurorum
- Leukämie
- Netzhautablösung
- Glaskörperblutung

Diagnostik: Neben der augenärztlichen Untersuchung müssen zusätzlich die Galaktosebestimmung und ein **Enzymscreening** (Ausschluss der klassischen Galaktosämie und des UDP-4-Galaktose-Epimerasemangels) erfolgen; auch andere Stoffwechselerkrankungen oder Syndrome müssen abgeklärt werden.

Therapie: Visusrelevante Linsentrübungen müssen zur Vermeidung von schweren Amblyopien bzw. nystagmusbedingten Sehbehinderungen umgehend nach Diagnosestellung operiert werden. Bei der **Kataraktoperation** wird die getrübte Linse entfernt und bei Kindern unter 2 Jahren zunächst keine Kunstlinse eingesetzt, sondern bis zu diesem Alter die Aphakie durch Kontaktlinsen oder eine spezielle Brille ausgeglichen.

▶ **Merke.** Die Katarakt bei Galaktosämie kann sich bei schneller Diagnostik und milchfreier (Sojaprodukte!) Ernährung in den ersten Lebenswochen als einzige Kataraktform zurückbilden!

24.9 Glaukome

▶ **Definition.** Das Glaukom (grüner Star) ist eine Krankheit mit kontinuierlichem Verlust der retinalen Ganglienzellen und Atrophie der Nervenfasern des Sehnervs. Die Folgen sind eine zunehmende Exkavation (Aushöhlung) des Sehnervenkopfes und progrediente, nicht reversible Gesichtsfeldausfälle. Ein Hauptrisikofaktor ist die Erhöhung des Augeninnendrucks.

Es gibt verschiedene Typen der Glaukome im Kindesalter. Für alle gilt, dass die Glaukomdiagnostik und Therapie im Kindesalter besonders schwierig ist, da wesentliche psychophysische und morphometrische apparative Untersuchungen noch nicht durchführbar sind, wie automatisierte Perimetrie (Gesichtsfelduntersuchung), OCT (dreidimensionale Vermessung der Exkavation), Goldmann-Applanationstonometrie (Augendruckmessung) etc.

24.9.1 Kongenitales Glaukom (Buphthalmus)

Pathogenese: Das kongenitale Glaukom entsteht durch eine Fehldifferenzierung im Bereich des Kammerwinkels. Persisierendes embryonales Gewebe (sog. Barkan-Membran) verlegt den Kammerwinkel und blockiert damit den Abfluss des Kammerwassers über das Trabekelmaschenwerk (→ erhöhter Augeninnendruck).

Klinik: Zunächst kommt es durch den erhöhten Augeninnendruck aufgrund der noch dehnbaren Sklera und Hornhaut zu einer Vergrößerung des Bulbus (sog. **Buphthalmus**, Ochsenauge; Abb. **24.7**). Bald treten vermehrter Tränenfluss (**Epiphora**), Blendungsempfindlichkeit (**Fotophobie**) und Blepharospasmus auf.

▶ **Merke.** Bei Kindern mit vermeintlich „großen, schönen Augen" in Kombination mit Lichtscheu und Augentränen muss umgehend ein kongenitales Glaukom ausgeschlossen werden. Bei vermeintlicher Tränenwegsstenose auch an Buphthalmus denken!

24.7 Kongenitales Glaukom (Buphthalmus)

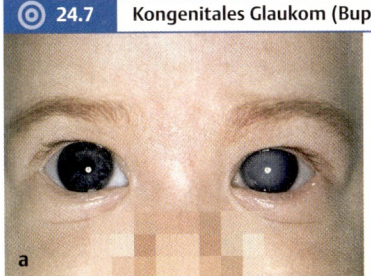
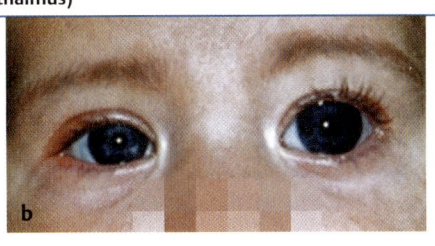

a Kongenitaler Buphthalmus (links >> rechts). Links druckbedingte Hornhautdekompensation. Beachte Irisstrukturauffälligkeiten rechts durch Dehnungseffekte.
b Kongenitaler Buphthalmus links mit Zustand nach Trabekulotomie. Die Größendifferenz und Achsenmyopie persistiert auch nach erfolgreicher OP.

Diagnostik:

▶ **Merke.** Ein unilateraler Befund wird immer schneller diagnostiziert als ein bilateraler Buphthalmus („schöne große Augen").

Bei Verdacht auf ein kongenitales Glaukom muss die **Messung des Augeninnendrucks** (erhöht bei > 21 mmHg, bei Kindern Normwerte zwischen 10 und 14 mmHg) erfolgen. Zudem werden Hornhautdurchmesser sowie Bulbuslänge (Ultraschall) bestimmt. Bei der Spiegelung des Augenhintergrundes wird nach evtl. vorhandener Papillenexkavation und Sehnervatrophie (Optikusatrophie) gesucht. Die Hornhaut kann Trübungen (Ödem) oder Risse in der Descemet-Membran (Haab-Leisten) aufweisen (Abb. **24.7a**). Ein Blitz-VEP kann eventuell eingetretene Sehnervschäden objektivieren und ist ein wesentlicher Parameter der Glaukom-Verlaufskontrolle im Kindesalter.

Therapie: Die Therapie des kongenitalen Buphthalmus ist **immer operativ**. Dabei wird die Barkan-Membran inzidiert und so der Kammerwinkel der Kammerwasserzirkulation zugänglich gemacht. Bei frühzeitiger Operation kann sich – anders als beim Glaukom des Erwachsenen – die glaukomatöse Exkavation wieder zurückbilden. Es sind lebenslange Kontrollen notwendig. Ggf. muss eine Amblyopiebehandlung durchgeführt werden (z. B. bei seitendifferenter Visusentwicklung aufgrund der oft bestehenden Achsenmyopie und Anisometropie).

▶ **Exkurs.** **Glaucoma praematurorum:** In den letzten Jahren wurde vermehrt über die Assoziation einer Optikusatrophie mit glaukomatös erscheinender Exkavation und mäßig erhöhten Augendruckwerten bei ehemaligen Frühgeborenen berichtet. In Analogie zur Retinopathia praematurorum wird diese Glaukomform Glaucoma praematurorum genannt. Durch die erschwerte Differenzialdiagnose zur zerebral bedingten Optikusatrophie wird die glaukomatöse Komponente oft übersehen, was zur Erblindung führen kann. Die Diagnose wird auch heute noch aufgrund der schlechten Untersuchbarkeit oft verspätet gestellt.

24.10 Erkrankungen der Netzhaut

Zu den angeborenen Netzhauterkrankungen zählen Albinismus, die Leber'sche tapetoretinale Dystrophie und die Iris-Netzhaut-Aderhaut-Kolobome.
Zu den später manifesten Erkrankungen gehören die Retinopathia praematurorum (s. u.) sowie das Retinoblastom (s. S. 499).

24.10.1 Retinopathia praematurorum

▶ **Synonyme.** Frühgeborenen-Retinopathie.

▶ **Definition.** Die Retinopathia praematurorum (Retinopathy of Prematurity, **ROP**) ist Folge einer gestörten retinalen Gefäßentwicklung, bedingt durch Frühgeburtlichkeit mit niedrigem Geburtsgewicht und Unreife sowie der Notwendigkeit längerdauernder Sauerstoffgaben.

24 Augenerkrankungen

Pathogenese: Durch die postnatale Sauerstoffgabe beim Frühgeborenen kommt es zunächst zu einem Stillstand der retinalen Angiogenese. Wird der zugeführte Sauerstoff herunterreguliert, kommt es zu einem überschießenden und pathologischen Wachstum insuffizienter retinaler Gefäße.

Pathogenese: Ein relativer Sauerstoffmangel in der peripheren Netzhaut ist der Wachstumsanreiz zur Aussprossung der retinalen Gefäße. Durch die postnatale Sauerstoffgabe kommt es beim Frühgeborenen zunächst zu einem Stillstand der retinalen Angiogenese. Wird der zugeführte Sauerstoff herunterreguliert, kommt es zu einem überschießenden und pathologischen Wachstum der retinalen Gefäße, die sowohl von minderer Qualität sind als auch ihre vorgegebene Wachstumsstruktur verlassen (extraretinale Proliferation, Einsprossung in den Glaskörper mit Traktionen der Netzhaut und nachfolgender Netzhautabhebung).

▶ **Merke.**

▶ **Merke.** Bekannte Risikofaktoren einer ROP sind: niedriges Geburtsgewicht und Unreife, hoher O_2-Bedarf, intrauterine Wachstumsretardierung sowie weitere Manifestationen der Unreife (z. B. Hirnblutungen), Operationen in der Neugeborenenperiode.

Stadien: Man unterscheidet die **akuten Stadien** der ROP und die **Narbenstadien** der ROP.

Stadien: Man unterscheidet die **akuten Stadien** der ROP und die **Narbenstadien** der ROP, die sich auch bei stattgefundener Therapie nach dem ersten Lebensjahr manifestieren können und lebenslang persistieren.

Retinopathia praematurorum – akute Stadien

Pathogenese und Klinik: Die **Zoneneinteilung der Netzhaut** (Abb. 24.8) spielt für Diagnose und Prognose eine wichtige Rolle. Je weiter zentral die retinalen Veränderungen zu finden sind, desto schwerer verläuft die Erkrankung.

Pathogenese und Klinik: Die **Zoneneinteilung der Netzhaut** (Abb. 24.8) ist für die Diagnose und prognostische Wertung einer akuten ROP unerlässlich. Sie beschreibt das Vorliegen der typischen Stadienveränderung im Hinblick auf ihre **Lokalisation** in der Netzhaut, wobei die Papille als Bezugspunkt dient. Da die Pathophysiologie auf einer gestörten Gefäßausreifung der Netzhaut beruht und die Gefäße vom Sehnervenkopf (Papille) aus in die Netzhautperipherie wachsen, verläuft die Erkrankung umso schwerer, je weiter zentral die retinalen Veränderungen zu finden sind.

⊙ 24.8

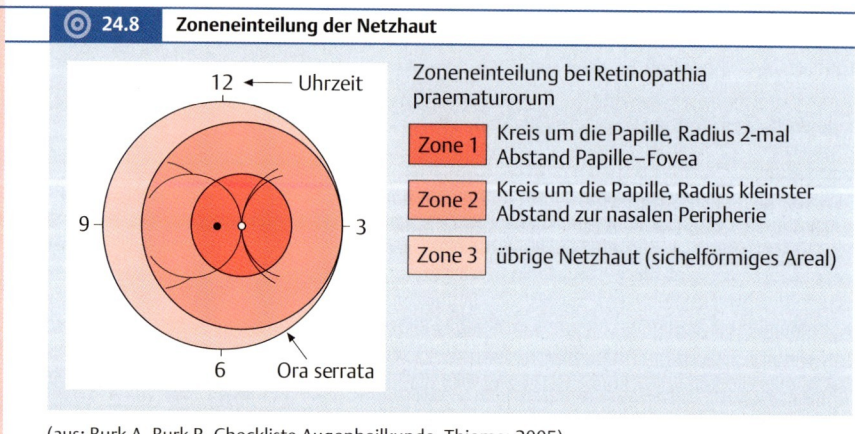

⊙ 24.8 Zoneneinteilung der Netzhaut

(aus: Burk A, Burk R. Checkliste Augenheilkunde. Thieme; 2005)

Stadieneinteilung der ROP s. Tab. **24.7**.

Die **Stadieneinteilung** der akuten ROP beschreibt in einzelnen Schritten die Befunde der unreifen Netzhaut von der Demarkationslinie bis hin zu einer unkontrollierten extraretinalen Gefäßaussprossung mit anschließender partieller oder totaler Netzhautablösung (Tab. **24.7**).

≡ 24.7	Stadieneinteilung der akuten ROP (nach der International Classification of Retinopathy of Prematurity ICROP)
Stadium	*Befunde der unreifen Netzhaut*
Stadium 1	dünne, scharf begrenzte **Demarkationslinie** zwischen peripherer avaskulärer und zentraler vaskularisierter Netzhaut
Stadium 2	**prominente Leiste:** zunehmende Ausdehnung der Demarkationslinie in Breite und Höhe; die Leiste kann weißlich oder rötlich gefärbt sein und retinale Gefäße können einsprossen (Abb. **24.9a**).
Stadium 3	prominente Leiste + **extraretinale fibrovaskuläre Proliferationen** (Gefäßneubildungen mit Ausdehnung in den Glaskörper) (Abb. **24.9b**)
Stadium 4	**partielle traktive (zugbedingte) Abhebung** der Netzhaut ohne oder mit Makulabeteiligung
Stadium 5	**komplette traktive Netzhautabhebung** mit Ausbildung eines zentralen Netzhauttrichters

24.10 Erkrankungen der Netzhaut

24.9 Akute Retinopathia praematurorum (ROP)

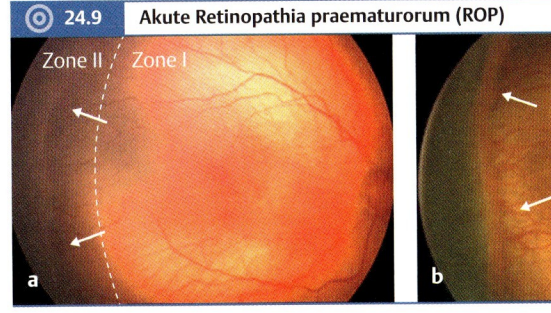

a ROP Stadium 2: temporale hochprominente Leiste aus fibrovaskulärem Gewebe.
b ROP Stadium 3: temporale hochprominente Leiste, an deren Rand deutliche Gefäßproliferationen und beginnende extraretinale Vaskularisationen erkennbar sind.

Prophylaxe: Die primäre Prophylaxe der ROP erfolgt durch kontinuierliche **Überwachung der postnatalen Sauerstofftherapie** mittels Blutgasanalysen sowie transkutan gemessener O_2-Sättigung bzw. -Partialdrücke.
Die wichtigste Maßnahme zur Verbesserung der ophthalmologischen Prognose bei Frühgeborenen mit ROP und letztlich zur Vermeidung von Erblindung ist das konsequente und standardisierte **Retinopathie-Screening** bei allen Risikofrühgeborenen. Zu diesen gehören:
- Frühgeborene mit einem Gestationsalter **unter 32 Wochen**, unabhängig von einer zusätzlichen O_2-Gabe
- Frühgeborene mit nicht sicher bekanntem Gestationsalter und **Geburtsgewicht ≤ 1500 g**, unabhängig von einer O_2-Gabe
- Frühgeborenen zwischen 32 und 36 Wochen Gestationsalter, wenn **postnatal länger als 3 Tage O_2** gegeben wurde.

Die Durchführung des Screenings (Augenspiegelung durch **indirekte Ophthalmoskopie**) und Indikationsstellung zur Therapie muss durch einen ROP-erfahrenen Augenarzt erfolgen. Die 1. Untersuchung findet in der 6. postnatalen Woche statt; die Terminierung der Folgeuntersuchungen richtet sich nach dem jeweiligen Augenhintergrundsbefund. Die Abstände sollten 2 Wochen nicht überschreiten, bei deutlicher Progression können Kontrollen alle 1–2 Tage notwendig sein.

Therapie: Bei 90 % aller Frühgeborenen bilden sich die ersten Stadien einer ROP (Stadium 1, 2 und Stadium 3 über nur vereinzelte Uhrzeiten) spontan zurück und bedürfen keiner Therapie.
Eine Therapie muss erfolgen, wenn sich in mehr als 5 zusammenhängenden oder 8 einzeln verteilten Uhrzeiten ein Stadium 3 der ROP findet. Ein früheres Einschreiten ist bei der seltenen, aber extrem schnell progressiven akuten zentralen ROP erforderlich.
Die Therapie erfolgt nach dem Prinzip, den Sauerstoffbedarf der peripheren Netzhaut zu senken und somit die unkontrollierte Gefäßproliferation zu stoppen. Dies wird durch eine zirkulär durchgeführte dichte **Laserkoagulation** der peripheren Netzhaut erreicht. Bei sehr peripher gelegenen Befunden kommt eventuell eine transsklerale **Kryotherapie** ergänzend zum Einsatz.
Die Fortschritte in der Entwicklung der **VEGF-Hemmer** in der Ophthalmologie kommen mittlerweile auch den Frühgeborenen zugute: durch eine operative VEGF-Gabe in den Glaskörperraum kann eventuell ein Fortschreiten der akuten ROP zu einem laserbedürftigen Stadium vermieden werden. Bisher sind VEGF-Hemmer zur Behandlung der ROP nicht zugelassen (Stand 2011).
Sollte bereits eine Netzhautablösung vorliegen, muss eine **vitreoretinale Chirurgie** erfolgen: der Glaskörper muss entfernt (Verminderung der Zugwirkung auf die Netzhaut) und eine bulbuseindellende Cerclage angelegt werden, um die Netzhaut wieder anzulegen.

Retinopathia praematurorum – Narbenstadien

Auch wenn die Stadien 1–3 der akuten ROP meist spontan zurückgehen (nahezu 100 % bei Stadium 1/2; bis 80 % bei Stadium 3) und selten eine chirurgische Therapie erfordern, so findet man doch regelmäßig bei ehemaligen Frühgeborenen typische **narbige Veränderungen** der peripheren und zentralen Netzhaut, die als Narbenstadien oder regredierte ROP anzusehen sind (Abb. 24.10). Diese Netzhautveränderungen können die spätere Sehschärfe deutlich limitieren. Eine Narben- ROP ist nicht

Prophylaxe: Die primäre Prophylaxe erfolgt durch kontinuierliche **Überwachung der postnatalen Sauerstofftherapie** (Blutgase, O_2-Sättigung bzw. -Partialdrücke). Bei der Auswahl der Frühgeborenen zum **ROP-Screening** spielen das Gestationsalter (< 32 Wochen), das Geburtsgewicht (≤ 1500 g) sowie die Dauer der O_2-Gabe (> 3 Tage) ein Rolle. Die Durchführung muss durch einen **ROP**-erfahrenen Augenarzt erfolgen.
Die Durchführung des Screenings (Augenspiegelung durch **indirekte Ophthalmoskopie**) findet in der 6. postnatalen Woche statt. Die Folgeuntersuchungen richten sich nach dem jeweiligen Befund.

Therapie: Die ersten Stadien (Stadium 1, 2 und Stadium 3 über nur vereinzelte Uhrzeiten) einer ROP bilden sich meist spontan zurück und bedürfen keiner Therapie. Eine Therapie muss erst bei fortgeschrittenem Befund im Stadium 3 erfolgen.
Je nach Schwere des Befunds kommen folgende Therapieformen in Betracht: Laserkoagulation, transsklerale Kryotherapie, VEGF-Hemmer, vitreoretinale Chirurgie.

Retinopathia praematurorum – Narbenstadien
Nach einer durchgemachten ROP kann es sowohl bei Stadien ohne Therapieindikation als auch nach operativer Therapie zu typischen **narbigen Veränderungen** der peripheren und zentralen Netzhaut kommen, die die spätere Sehschärfe deutlich limitieren können (Abb. **24.10**).

immer stabil und kann im Laufe des kindlichen Wachstums zu retinalen Komplikationen mit weiterem Visusabfall führen (z. B. Netzhautlochbildung, Netzhautablösung).

> **Merke.** Bei ehemaligen Frühgeborenen sind unabhängig vom Stadium der akuten ROP **lebenslange augenärztliche Kontrollen** notwendig, um Spätfolgen wie Kataraktentstehung, Glaukomentstehung oder Netzhautablösung frühzeitig zu erkennen. Zudem finden sich bei ehemaligen ROP-Augen gehäuft hohe Myopien, Strabismus, Optikusatrophien und Nystagmus.

24.10 Narbenstadien einer ROP (Komplikationen im Langzeitverlauf)

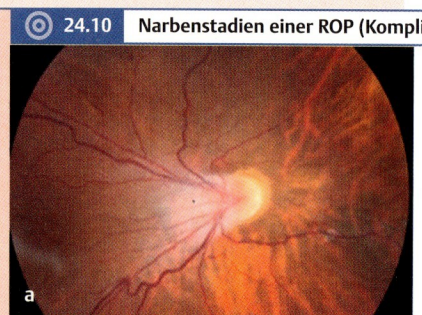 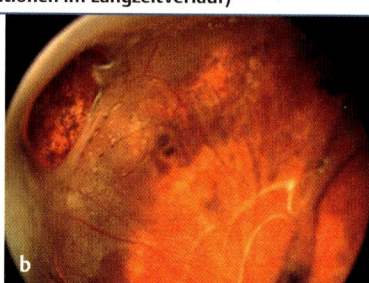

a Zentrale Veränderungen: verzogener Gefäßbaum, Optikusatrophie und Makulaverziehung (Makulaektopie).
b Periphere Netzhautdefekte, Glaskörpertrübungen, rechts unten starre Netzhautfalte.

> **Exkurs.** Auch bei ehemaligen Frühgeborenen ohne ROP sind **Myopie**, **Strabismus**, **Nystagmus** sowie **Glaukom** und **Optikusatrophie** häufiger zu finden. Je nach Ausmaß der Unreife bei der Geburt und abhängig vom Vorliegen einer ROP sollten daher ehemals frühgeborene Kinder bis zum 6. Lebensjahr alle 4–6 Monate augenärztlich untersucht werden, ab dem 6. Lebensjahr jährlich. Eltern und Kinder sollten darauf hingewiesen werden, dass visuelle Veränderungen das Eintreten von Komplikationen (wie Netzhautablösung) bedeuten können und eine augenärztliche Vorstellung daher keinesfalls verzögert erfolgen sollte.

24.11 Erkrankungen des Sehnervs

24.11.1 Optikusatrophie

Noch vor 30 Jahren führten insbesondere kongenitale Katarakte oder der Buphthalmus zu Sehbehinderung im Kindesalter. Mittlerweile ist der häufigste Befund einer kindlichen Sehbehinderung die Optikusatrophie, die meist in Verbindung mit anderen allgemeinen Behinderungen oder Mehrfachbehinderungen auftritt. Die Fortschritte der gesamten Perinatologie führen dazu, dass deutlich mehr Risikokinder überleben – dies aber anteilig mit schweren Beeinträchtigungen. Die Optikusatrophie ist somit auch für den Kinderarzt ein sehr relevanter Befund. Ätiologisch unterscheidet man verschiedene Formen (Tab. 24.8).

24.8 Optikusatrophie

Form	Ursachen
hereditäre Optikusatrophie	genetisch bedingt, autosomal-dominant oder -rezessiv im Rahmen syndromaler Erkrankungen (z. B. PEHO-Syndrom: **p**rogressive **E**nzephalopathie, **H**ypsarrhytmie, **O**ptikusatrophie)
konsekutive Optikusatrophie	Retinopathien, Glaukom, Drusen des Sehnervs, Optikusgliome, nach ausgeprägter Stauungspapille, bei ehemaligen Frühgeborenen mit Z. n. Hirnblutungen und periventrikulärer Leukomalazie (häufigste Ursache kindlicher Optikusatrophien!)
metabolische Optikusatrophie	Stoffwechselerkrankungen (juveniler Diabetes), Medikamente oder Drogen (intrauterine oder postnatale Exposition)
demyelinisierende Optikusatrophie	ADEM-Syndrom mit Papillitis oder Retrobulbärneuritis, kindliche od. juvenile Multiple Sklerose
postinflammatorische Optikusatrophie	Meningitis oder Enzephalitis
traumatische Optikusatrophie	schweres Bulbustrauma, Schädel-Hirn-Verletzung

24.11.2 Entzündliche Sehnervenerkrankungen und Stauungspapille

Papillitis und Retrobulbärneuritis

Bei Kindern sind **entzündliche Sehnervenerkrankungen** eher selten (insbesondere im Vergleich zur Optikusatrophie). Je nach Lokalisation des entzündlichen Infiltrats unterscheidet man:

- **Papillitis** (häufiger): Entzündung des vordersten Sehnervenabschnitts (Papille). In der Funduskopie ist der Sehnervenkopf typischerweise unscharf begrenzt, hyperämisch und ödematös (DD: Stauungspapille).
- **Retrobulbärneuritis:** Entzündung des Sehnervs im weiteren Verlauf der Orbita. Die funduskopisch beurteilte Papille sieht unauffällig aus. Bei fehlender Therapie bzw. Spontanremission wird sich jedoch innerhalb einiger Wochen eine Optikusabblassung einstellen.

Beide Formen gehen mit einer **akuten Sehverschlechterung** und einem zentralen Gesichtsfelddefekt einher.

Die **zugrunde liegenden Erkrankungen** bei der Retrobulbärneuritis und der Papillitis sind in jüngerem Kindesalter vor allem die akute disseminierte Enzephalomyelitis (ADEM, s. S. 754). Bei Jugendlichen liegt in der Regel eine frühe Form der Enzephalomyelitis disseminata vor (s. S. 754). Papillitiden finden sich auch bei viralen und bakteriellen Enzephalitiden.

▶ **Merke.** Während bei der Retrobulbärneuritis die Papille unauffällig ist („Patient sieht nichts, Arzt sieht auch nichts"), findet sich bei der Papillitis eine geschwollene Papille.

Stauungspapille

Im Gegensatz zur Papillitis und Retrobulbärneuritis gehen **Stauungspapillen** (pilzartige Vorwölbung der Papille) in der Regel nicht mit einem Visusabfall und Gesichtsfeldausfällen einher. Die Kinder werden vor allem aufgrund von Kopfschmerz, Übelkeit und anderen Symptomen mit Verdacht auf eine entzündliche oder neoplastische ZNS-Erkrankung vorgestellt.

Die häufigsten **Ursachen** von Stauungspapillen im Kindesalter sind entzündliche oder tumorös bedingte Hirndrucksteigerungen durch Liquorabflussstörungen und nachfolgendem axoplasmatischem Stau in den Nervenfaserbündeln des Sehnervs.

Stauungspapillen bedürfen genau wie Papillitis und Retrobulbärneuritis immer einer umfassenden neuropädiatrischen Abklärung inklusive Bildgebung und Liquordiagnostik. Zur klinischen **Differenzialdiagnose** s. Tab. 24.9.

Tab. 24.9 · Differenzialdiagnose von Papillitis, Retrobulbärneuritis und Stauungspapille

klinische Diagnostik	Papillitis	Retrobulbärneuritis	Stauungspapille
Visus	↓↓↓	↓↓↓	∅ unverändert
Farbentsättigung	ja	ja	nein
Bewegungsschmerz	evtl.	öfter	nein
afferentes Defizit	+++	+++	(+)
Gesichtsfeldausfall	+++	+++	((+)) oder ∅
Kopfschmerzen, Übelkeit	selten	selten	häufiger, aber nicht obligat

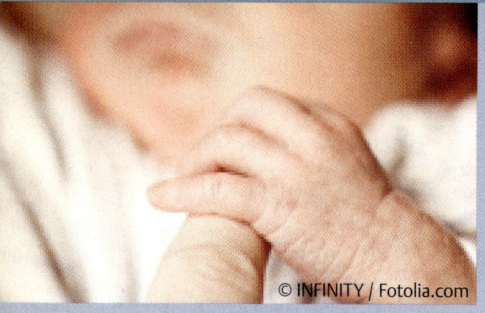

25 Hauterkrankungen

25.1 Leitsymptom Pruritus 844
25.2 Genodermatosen 845
25.3 Nävi 849
25.4 Infektiöse Hauterkrankungen 853
25.5 Ekzemkrankheiten/Dermatitis 862
25.6 Allergische Hauterkrankungen 868
25.7 Psoriasis 873
25.8 Acne vulgaris 876

Hauterkrankungen kommen bei Kindern häufig vor und zeigen meist ein für das Kindesalter typisches Erscheinungsbild.

Hautkrankheiten sind bei Kindern häufig. Man kann fast alle entzündlichen und infektiösen Hauterkrankungen beobachten, die auch bei Erwachsenen vorkommen. Daneben finden sich für das Kindesalter typische Infektionen der Haut sowie Neubildungen mit Rückbildungstendenz, die in dieser Form bei Erwachsenen nicht auftreten. Eine besondere Rolle spielt die Erstdiagnostik hereditärer Hauterkrankungen (Genodermatosen, s. S. 845). Pruritus im Kindesalter ist ein wichtiges Leitsymptom zahlreicher Hauterkrankungen unterschiedlichster Ätiologie und kann zu einer erheblichen Beeinträchtigung der Lebensqualität führen (s. u.).

25.1 Leitsymptom Pruritus

25.1 Leitsymptom Pruritus

▶ **Definition.**

▶ **Definition.** Unter Juckreiz versteht man eine unangenehme Empfindung der Haut, die den Patienten zum Kratzen zwingt.

Ätiologie: Pruritus beim Kind tritt überwiegend im Rahmen dermatologischer Krankheitsbilder, am häufigsten bei Vorliegen eines atopischen Ekzems auf. Mögliche Ursachen zeigt Tab. **25.1**.

Ätiologie: Pruritus beim Kind tritt überwiegend im Rahmen dermatologischer Krankheitsbilder, am häufigsten bei Vorliegen eines atopischen Ekzems auf. Seltener finden sich systemische, genetisch oder psychisch bedingte Erkrankungen als Ursache. Mögliche Differenzialdiagnosen zeigt Tab. **25.1**.

25.1 Mögliche Ursachen für Pruritus im Kindesalter

juckende Hautkrankheiten	- atopisches Ekzem (s. S. 863) - parasitäre Hautkrankheiten (s. S. 860) - Urtikaria (s. S. 868) - Arzneimittelexanthem (z. B. Antibiotika) (s. S. 870) - Kontaktdermatitis (s. S. 866) - Infektionskrankheiten (z. B. Varizellen, Masern, Mykosen, Oxyuriasis) - Strophulus infantum (s. S. 862) - Insektenstiche - Lichen ruber planus - seborrhoisches Säuglingsekzem (s. S. 862) - Genodermatosen (s. S. 845) - Psoriasis vulgaris (s. S. 873) - Mastozytose
systemische Erkrankungen	- Leber- und Gallenwegserkrankungen (z. B. Hepatitis, Leberzirrhose, Verschlussikterus) - renale Erkrankungen (z. B. Niereninsuffizienz) - hämatologische und onkologische Erkrankungen (z. B. ALL, Morbus Hodgkin) - Diabetes mellitus - HIV/AIDS
Arzneimittelnebenwirkungen	- Arzneimittelexantheme (z. B. Antibiotika)
psychogene Ursachen (selten)	- Zwangsneurose (z. B. Waschzwang) - Depression - Schizophrenie

Diagnostik: Die ausführliche Anamnese und körperliche Untersuchung sind diagnostisch oft schon richtungsweisend. Die wichtigsten anamnestischen Fragen bei Pruritus zeigt Tab. **25.2**.

Therapie: Therapieprinzipien bei Pruritus:
- Diagnostik und Therapie der Grunderkrankung
- Beseitigung auslösender Faktoren
- symptomatische lokale und systemische Therapie (Tab. **25.3**)
- ggf. psychosomatische Betreuung.

Die kausale Therapie richtet sich nach der Grunderkrankung (s. jeweilige Krankheitsbilder).

25.2 Anamnestische Hinweise für die Ursache von Pruritus

Frage	mögliche Ursachen (Auswahl)
Handelt es sich um einen generalisierten Juckreiz?	z. B. atopisches Ekzem (auch lokalisierter Juckreiz möglich), Urtikaria, Infektionskrankheiten, systemische Erkrankungen, Arzneimittelexanthem, psychogen (s. Tab. **25.1**)
Bei lokalisiertem Juckreiz: Wo ist der Juckreiz lokalisiert?	Kopf: z. B. seborrhoisches Ekzem, Tinea capitis, Pediculosis Fingerzwischenräume: z. B. Skabies Zehenzwischenräume: z. B. Tinea pedum Ellen-/Kniebeugen: z. B. atopisches Ekzem Analbereich: z. B. Oxyuriasis
Juckreiz als Begleitsymptom: z. B. Geht der Juckreiz mit Hautveränderungen einher?	Ja: Es kommen alle unter „juckende Hautkrankheiten" aufgeführten Ursachen infrage (s. Tab. **25.1**). Nein: Es kommen alle anderen in Tab. **25.1** aufgeführten Ursachen infrage.
Wird der Juckreiz durch äußere Faktoren beeinflusst (Verschlimmerungsfaktoren)?	z. B. Wärme und Wolle auf nackter Haut können den Juckreiz bei atopischem Ekzem verstärken.
Sind Grunderkrankungen bekannt?	z. B. Diabetes mellitus, Niereninsuffizienz
Besteht eine Medikamentenanamnese?	z. B. Antibiotika

25.3 Symptomatische lokale und systemische Therapie bei Pruritus

lokal	• pflegende Maßnahmen: z. B. rückfettende Externa • Zusätze zur Juckreizstillung: z. B. Polidocanol, Menthol, Campher, Gerbstoff, Capsaicin, Calcineurininhibitoren, UV-Therapie
systemisch	• Antihistaminika (z. B. bei atopischem Ekzem) • Kortikosteroide (z. B. bei Arneimittelexanthem) • Mastzellstabilisatoren (z. B. bei Urtikaria)

25.2 Genodermatosen

25.2.1 Ichthyosen

▶ **Definition.** Ichthyosen sind das gesamte Integument betreffende Verhornungsstörungen mit charakteristischer Schuppung. Sie sind durch Mutationen oder Deletion verschiedener Gene bedingt, die zu fehlerhaften epidermalen Struktur- oder Funktionsproteinen führen.

Klassifikation: Man unterscheidet 2 Ichthyosetypen, **vulgäre** und **kongenitale** Ichthyosen, denen sich heute nach klinischen, genetischen, histologischen, ultrastrukturellen und biochemischen Kriterien mindestens 20 verschiedene Ichthyoseformen zuordnen lassen. Innerhalb eines Typs wird differenziert, ob die Hautveränderung isoliert vorkommt oder mit anderen Symptomen assoziiert, d. h. Teil eines Syndroms

Vulgäre Ichthyosen

▶ **Definition.** Bei den vulgären Ichthyosen sind zum Zeitpunkt der Geburt keine Hautveränderungen sichtbar. Histologisch liegt diesen Krankheitsbildern eine **Retentionshyperkeratose** (verminderte Abschilferung der Haut bei normaler Epidermisproliferation) zugrunde.

Formen und Klinik:

Autosomal-dominante Ichthyosis vulgaris: Diese häufigste Ichthyosisform (1:250 Neugeborene) zeigt meist einen milden Verlauf und wird oft nicht als Krankheit empfunden. Meist im 1. (bis 2.) Lebensjahr manifestiert sich eine variabel ausgeprägte, **feine**, trockene **Schuppung** der Haut am Stamm und an den Streckseiten der Extremitäten, häufig in Verbindung mit Juckreiz. Die Schuppung kann pityriasiform, feinlamellär-spiegelnd, hautfarben oder schmutzig grau aussehen. Die **Gelenkbeugen** sind stets **ausgespart** (Abb. 25.1a). Die Linienzeichnung von Handflächen und Fußsohlen ist oft auffällig betont („**Ichthyosishand**", Abb. 25.1b). Häufig bestehen follikuläre Hyperkeratosen.

X-chromosomal-rezessive Ichthyosis vulgaris: Bei dieser zweithäufigsten Ichthyoseform (1:2000–1:6000 männliche Neugeborene) besteht ein Steroidsulfatasemangel mit Störung des Cholesterinstoffwechsels der Haut. Bei 80% der betroffenen Jungen kann eine Deletion des Steroidsulfatasegens nachgewiesen werden. Bei etwa einem Drittel dieser Jungen ist der Geburtsvorgang aufgrund einer Wehenschwäche der Mutter verzögert, da die Sulfatase für die Öffnung des Muttermundes notwendig ist; es kommt zu Zangengeburten oder Kaiserschnittentbindungen. Das Vollbild der Erkrankung zeigt sich nur bei männlichen Merkmalsträgern (Konduktorinnen haben allenfalls eine trockene Haut). In der 2.–3. Lebenswoche treten feine Schuppen auf. Diese werden zunehmend ersetzt durch **größere, bräunlich** pigmentierte, polygonale, fest haftende **Schuppen** (Abb. 25.1c). Mit fortschreitendem Alter nehmen die Schuppen an Dicke und Fläche zu. Häufig ist auch der Nacken betroffen. Die dunklen Schuppen führen zu einem schmutzig grauen Aspekt, der den Anschein vermittelt, der Betroffene habe sich nicht gewaschen, was völlig unzutreffend, für den Patienten jedoch sehr belastend ist.

Bei einem Teil der Patienten sind auch die großen Gelenkbeugen befallen. Handflächen und Fußsohlen bleiben frei. Bei ca. 20% der Jungen besteht ein Kryptorchismus, der im Einzelfall mit einem Hypogonadismus einhergeht.

Assoziierte vulgäre Ichthyosen: Ichthyosen als Teil eines Syndroms finden sich bei den beiden autosomal-rezessiv vererbten Krankheitsbildern **Refsum-Syndrom** und **multipler Sulfatasemangel**, die u.a. mit neurologischen Symptomen kombiniert sind.

25.1 Ichthyosis vulgaris

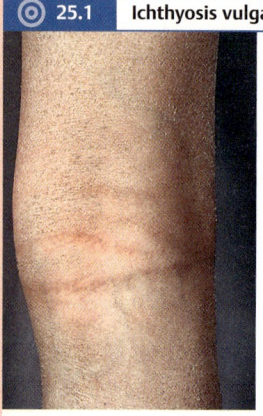
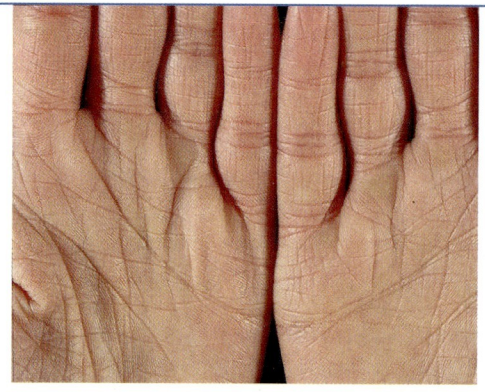
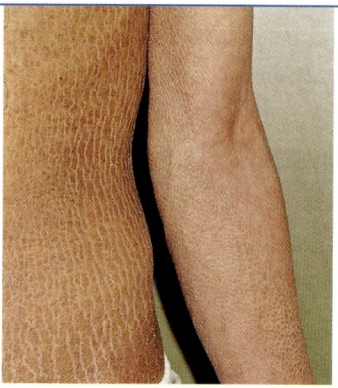

a Autosomal-dominante Ichthyosis vulgaris: feinlamelläre Schuppung unter Aussparung der Kniebeugen bei einem 7-jährigen Jungen.

b Autosomal-dominante Ichthyosis vulgaris: vergrößertes Handlinienrelief bei einem Kind („Ichthyosishand").

c X-chromosomal-rezessive Ichthyosis vulgaris: grobfeldrige Schuppung des gesamten Integuments.

Therapie und Prognose: Meist ist eine äußerliche, hautpflegende Behandlung mit Ölbädern und harnstoff-, milchsäure- oder kochsalzhaltigen Salben (sog. Moisturizer) zur Verbesserung der Hydratisierung des Stratum corneum ausreichend. Schwere Verlaufsformen können zusätzlich durch systemische Gabe von Retinoiden (Acitretin) günstig beeinflusst werden. Im Hinblick auf Nebenwirkungen (insbesondere Störungen des Knochenwachstums) erfordert die Dosierung und Überwachung der Retinoidbehandlung bei Kindern spezielle Erfahrung. Die meisten Ichthyosepatienten lernen mit fortschreitendem Alter, besser mit ihrer Hautkrankheit umzugehen und fühlen sich weniger beeinträchtigt.

Kongenitale Ichthyosen

▶ **Definition.** Bei kongenitalen Ichthyosen bestehen Symptome einer gestörten Verhornung (Proliferationshyperkeratose: erhöhte Epidermisproliferation) und/oder Entzündung der Haut schon zum Zeitpunkt der Geburt. Sie werden überwiegend autosomal-rezessiv vererbt. Es handelt sich um seltene Ichthyoseformen mit meist schwerwiegendem Verlauf.

Formen und Klinik:
Bullöse ichthyosiforme Erythrodermie Brocq: Bei der Geburt zeigt sich eine generalisierte Rötung der Haut mit lamellärer Schuppung und Blasenbildung (in ausgeprägten Fällen unter dem Bild des „**verbrühten Kindes**"). Schubweise treten schlaffe Blasen und Erosionen auf. Im weiteren Verlauf entwickeln sich trockene, kammartige oder streifenförmige Hyperkeratosen und ausgeprägte Palmoplantarkeratosen. Eine Neigung zu mechanisch auslösbarer Blasenbildung bleibt erhalten.
Nicht bullöse Ichthyosen: s. Tab. 25.4.
Assoziierte kongenitale Ichthyosen: Ein Beispiel ist das **Sjögren-Larsson-Syndrom**, bei dem die Hautveränderung mit Oligophrenie, spastischer Diplegie und evtl. weiteren Symptomen kombiniert ist.

Therapie und Prognose: Die Behandlung ist symptomatisch (s. o.). Bei allen erythrodermischen und bullösen Ichthyoseformen nimmt die Neigung zu Entzündungen und Blasenbildung mit zunehmendem Alter der Patienten ab. Kinder mit Ichthyosis congenita gravis (Tab. 25.4) sind früher meist in den ersten Lebenswochen an Ateminsuffizienz verstorben. Inzwischen gibt es Berichte über anhaltende Besserung und Überleben der Kinder unter sofort einsetzender Retinoidbehandlung und sorgfältiger Pflege.

25.4	Nicht bullöse kongenitale Ichthyosen (klinische Einteilung)
ichthyosiforme Erythrodermie	Bei Geburt **massive Hautrötung**, im weiteren Verlauf entwickelt sich eine feinlamelläre Schuppung.
lamelläre Ichthyose (Kollodium-Baby)	Von Geburt an grob gefelderte Schuppung am ganzen Körper einschließlich Palmae und Plantae. Das Neugeborene wird von einer **pergamentartigen Hülle** umgeben. Erytheme fehlen.
Ichthyosis congenita gravis (Harlekin-Fötus)	Schwerste Verlaufsform der Ichthyosen: Die Haut der Kinder (meist Frühgeburten) ist mit **panzerartigen**, durch tiefe Einrisse getrennte **Hornplatten** bedeckt, die Bewegungen unmöglich machen. Augen-, Mund und Genitalschleimhäute sind ektropioniert. Häufig kommt es zu Ateminsuffizienz.

25.2.2 Hereditäre Epidermolysen

▶ **Definition.** Hereditäre Epidermolysen sind Krankheiten der Haut und Schleimhäute mit der Neigung, auf geringfügige mechanische Belastung mit Blasenbildung zu reagieren. Mutationen in 13 Genen wurden bisher identifiziert, die zu fehlerhaften Strukturproteinen der Epidermis und dermo-epidermalen Verbindungszone führen.

Klassifikation: Man unterscheidet etwa 20 verschiedene hereditäre Epidermolysen, die je nach Lokalisation der Spalt- und Blasenbildung in 3 Hauptgruppen unterteilt werden (Tab. 25.5).

▶ Merke.

Klassifikation: Nach klinischen, genetischen (Mutationsanalysen) und morphologischen (Elektronenmikroskopie, Antigen-Mapping) Kriterien unterscheidet man heute über 20 verschiedene Epidermolysen. Diese sehr seltenen Krankheiten werden in 3 Hauptgruppen eingeteilt, die sich im Hinblick auf die Lokalisation der Spalt- und Blasenbildung in der Haut unterscheiden: epidermolytisch, junktional, dermatolytisch. Tab. 25.5 bietet eine Übersicht über die wesentlichen Formen.

▶ Merke. Bei allen Epidermolysen ist die genetische Beratung der Eltern wichtig. Eine pränatale Diagnostik ist zur Abgrenzung der schweren Verlaufsformen möglich. Eine kausale Therapie existiert nicht. Im Vordergrund symptomatischer Behandlungsstrategien stehen pflegerische Maßnahmen (Verletzungsprophylaxe, Wundmanagement), eine beschwerdeangepasste Ernährung und psychologische Hilfestellung.

25.5 Hereditäre Epidermolysen

Form, Charakteristika	Klinik	Therapie
Epidermolysis bullosa simplex (EBS) *intraepidermale* (epidermolytische) Spaltbildung. Häufigste und mildeste Form ist die **EBS Typ Köbner**.	Von früher Kindheit an entstehen nach mechanischer Belastung (v. a. an Händen, Ellenbogen, Knien, Fersen) oberflächliche, reizlose Blasen (Abb. 25.2a), die **ohne Narbenbildung** abheilen. Sekundärinfektionen kommen vor. Erhöhte Umgebungstemperaturen begünstigen die Blasenbildung.	Symptomatisch; wichtig sind Maßnahmen zur Vermeidung von Traumen (z. B. Polsterverbände, gepolstertes Schuhwerk) und von Sekundärinfektionen (desinfizierende Lokalbehandlung von Erosionen).
Epidermolysis bullosa junctionalis (EBJ) *junktionale* Spaltbildung (d. h. zwischen den Basalzellen der Epidermis und der Lamina densa der Basalmembran). Zur dieser Gruppe gehört die **EBJ Typ Herlitz** als schwerste Form der hereditären Epidermolysen.	Von Geburt an schlecht heilende Erosionen an mechanisch belasteten Arealen, oft an Rücken und Gesäß, perioral und an der Mundschleimhaut. Heilen sie, atrophiert die Haut. Hände und Füße können zunächst ausgespart bleiben, aber auch Blasen, Paronychien und Nageldystrophien zeigen. **Sekundärinfektionen** sind **häufig**. Oft ist das Knochenwachstum verzögert.	Neben lokalen Maßnahmen zur Vermeidung von Druckbelastung und Sekundärinfektionen kann eine systemische Behandlung mit Antibiotika notwendig sein. Die Prognose ist bei schweren Verlaufsformen (Typ Herlitz) ungünstig, die Mehrzahl der Patienten stirbt in den ersten Lebensjahren.
Epidermolysis bullosa dystrophica (EBD) *dermale* (dermolytische) Spaltbildung (unterhalb der Lamina densa der Basalmembran). Die schwerste Verlaufsform ist die **EBD Typ Hallopeau-Siemens**.	Von Geburt an bilden sich Blasen, die mit Narben abheilen und typischerweise **Milien** hinterlassen (Abb. 25.2b). Häufig kommt es zu **akralen Mutilationen**, narbigen Gelenkkontrakturen und zum **Verlust der Nägel** (z. T. dauerhaft, Abb. 25.2c). Auch **Schleimhautbeteiligung** ist möglich, evtl. mit Entwicklung von Strikturen und Synechien. Im Bereich von Narben können später Plattenepithelkarzinome entstehen.	Neben lokalen Maßnahmen können bei Mutilationen, Synechien und Stenosen chirurgische Maßnahmen erforderlich werden. Vitamin E, Retinoide, Phenytoin, Kortikoide und weitere Substanzen waren nur in Einzelfällen erfolgreich.

25.2 Epidermolysis bullosa

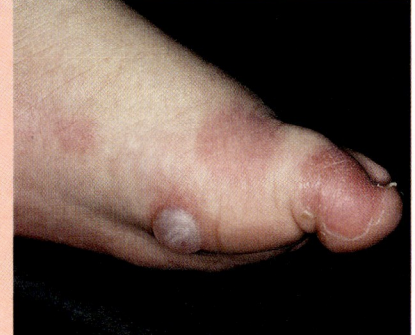
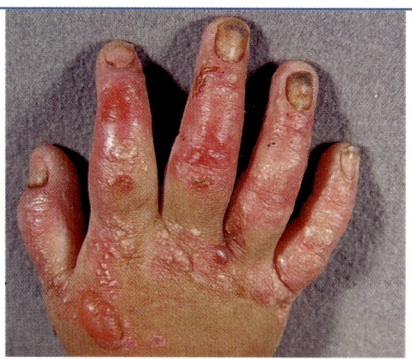
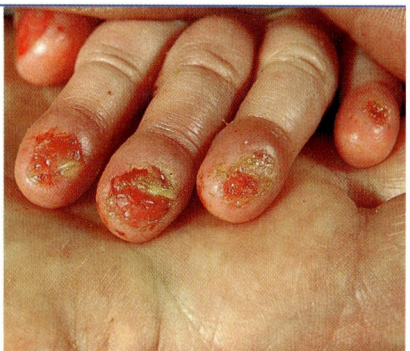

a **Epidermolysis bullosa simplex** (Typ Köbner): Bildung von Druckblasen an mechanisch belasteten Stellen.

b **Epidermolysis bullosa dystrophica:** frische Blasen und Atrophien mit Milienbildung.

c **Epidermolysis bullosa dystrophica** (Typ Hallopeau-Siemens): Ablösung der Fingernägel mit sezernierender Entzündung der Nagelbetten bei einem 11-monatigen Mädchen.

25.2.3 Xeroderma pigmentosum

▶ **Definition.** Es handelt sich um eine Gruppe seltener, autosomal-rezessiv erblicher Krankheiten, die durch Störungen der DNA-Reparatur nach UV-Schäden bedingt sind.

Klinik: Typisch sind persistierende Hautrötungen nach Lichtexposition. Schon im Kindesalter manifestieren sich Lichtscheu, Pigmentverschiebungen, Präkanzerosen, Basaliome, Stachelzellkarzinome und melanozytäre maligne Tumoren (Abb. **25.3**).

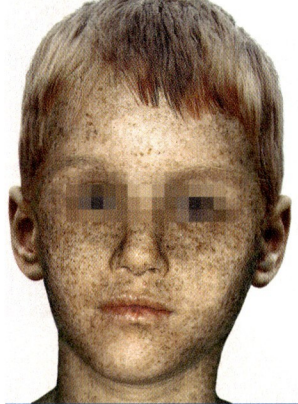

◉ 25.3 Xeroderma pigmentosum

Chronischer Lichtschaden der Haut, Präkanzerosen und Basaliome bei einem 5-jährigen Jungen. Typisch ist eine „buntscheckige" (poikilodermatische) Haut mit Hypo- und Hyperpigmentierungen, Erythemen, Teleangiektasien und aktinischen Keratosen.

Therapie: Die Behandlung besteht in der Vermeidung von Lichtexposition durch konsequenten **Lichtschutz** (Schutzkleidung, Sonnenschutzmittel mit hohem Lichtschutzfaktor), ggf. Verlagerung des Tages- in den Nachtrhythmus (sog. Mondkinder). Besonders wichtig ist eine ständige ärztliche Überwachung zur Früherkennung von Präkanzerosen und den genannten Neoplasien der Haut.

25.3 Nävi

▶ **Definition.** Nävi sind gutartige, umschriebene, flache oder geschwulstähnliche Fehlbildungen der Haut auf der Grundlage embryonaler Entwicklungsstörungen.

Allgemeines: Nävi können bei Geburt vorhanden sein oder sich im Laufe des Lebens manifestieren. Sie beruhen auf einer Vermehrung von normalerweise vorhandenen Zelltypen bzw. Gewebebestandteilen und werden nach den fehlerhaft angelegten Gewebesubstraten benannt: melanozytäre Nävi, epitheliale (epidermale) Nävi, Bindegewebe-Nävi, vaskuläre (Gefäß-)Nävi. Solitär auftretende Nävi sind meist nicht erblich bedingte Zufallsfehlbildungen. Nävi aufgrund erblicher Anlage treten oft in großer Zahl auf und sind häufig segmentär angeordnet. Bei erblichen neuroektodermalen Systemerkrankungen (Phakomatosen, s. S. 728) und bei verschiedenen ekto- und mesodermalen Fehlbildungssyndromen kommt den Nävi eine diagnostische Signalfunktion zu.

25.3.1 Melanozytäre Nävi

▶ **Definition.** Es handelt sich um scharf begrenzte, im Hautniveau gelegene oder erhabene, hell- bis dunkelbraune Flecken oder Knötchen (Papeln), die aufgrund einer Vermehrung und/oder vermehrten Aktivität dendritischer Melanozyten entstehen.

Klassifikation: Nach der „Haut-Etage", in der sie lokalisiert sind, unterscheidet man (Abb. **25.4**):
- **melanozytäre Nävi vom Junktionstyp:** Lokalisation im Bereich der Basalmembran (= Junktionszone)

25.4 Melanozytäre Nävi

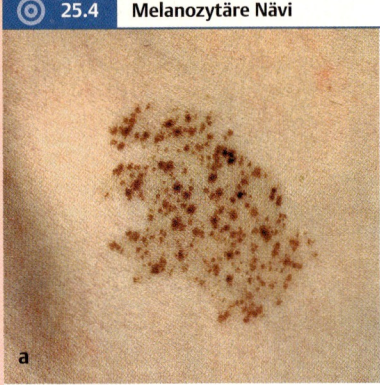
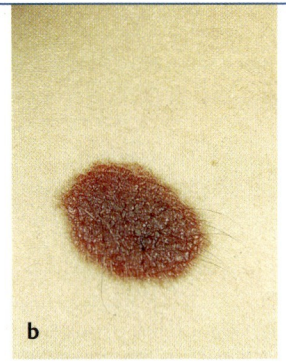
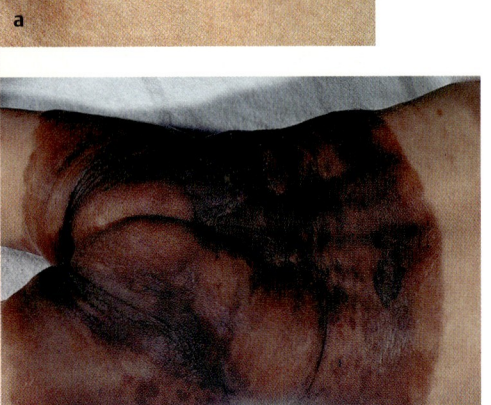
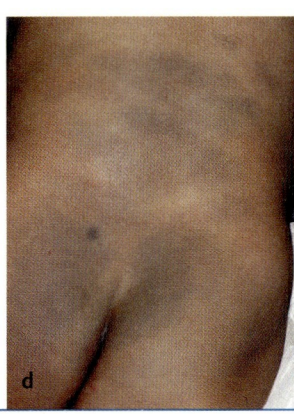

a **Naevus spilus:** Café-au-Lait-Fleck mit eingestreuten dunkleren Pigmentflecken, bei denen es sich um Nävuszellnester vom Junktions- oder Compoundtyp handelt (Kiebitzei-Nävus).
b Papillomatöser pigmentierter **Compoundnävus**.
c **Kongenitaler melanozytärer Riesennävus:** Der Nävus ist typischerweise im Badehosenbereich lokalisiert und zeigt Areale mit unterschiedlichen Farbschattierungen.
d **Mongolenfleck:** Flächenhafte graubraune Verfärbung über dem Kreuzbein und im unteren Rückenbereich, die bereits bei Geburt vorhanden ist (häufig bei Asiaten).

- melanozytäre Nävi vom Compoundtyp: Lokalisation im Bereich der Basalmembran und in der Dermis
- melanozytäre Nävi vom dermalen Typ: Lokalisation in der Dermis.

Bei diesen Typen unterscheidet man atypische melanozytäre Nävi (s. u. ABCD-Regel) und das Syndrom der atypischen melanozytären Nävi, Spindelzellnävi (Spitz-Nävi), kongenitale melanozytäre Nävi, blaue melanozytäre Nävi und Mongolenfleck.

Häufigkeit: Melanozytäre Nävi vom Junktions-, Compound- oder dermalen Typ sind die häufigsten Nävi und in der Regel erworben. Sonnenlichtexposition (Intensität!) spielt eine wesentliche Rolle in der Entstehung.

Klinik: Melanozytäre Nävi können im Hautniveau liegen oder sich kugelförmig vorwölben mit variabler Oberfläche (glatt oder gefurcht), sie sind meist scharf begrenzt und unterschiedlich, aber meist **gleichmäßig pigmentiert**. Zur Abklärung melanomverdächtiger Läsionen wird die **ABCD-Regel** angewendet.

Häufigkeit: Melanozytäre Nävi vom Junktions-, Compound- oder dermalen Typ sind die häufigsten Nävi und in der Regel erworben. Sie treten bereits in den ersten Lebensjahren auf und kommen in jeder Lokalisation vor. Offenbar spielt Sonnenlichtexposition in der Kindheit, insbesondere deren Intensität, eine wesentliche Rolle in der Entstehung melanozytärer Nävi.

Klinik: Melanozytäre Nävi sind meist wenige Millimeter große, im Hautniveau gelegene oder sich halbkugelig-papulös vorwölbende Hautveränderungen mit glatter oder papillomatös gefurchter Oberfläche und je nach Typ und Hautetage unterschiedlicher Pigmentierung (hautfarben, hell- bis tief dunkelbraun, blaugrau). Diese Eigenschaften werden in der sog. **ABCD-Regel** berücksichtigt, die sich zur Abklärung melanomverdächtiger Hautläsionen bewährt hat.

Kongenitale melanozytäre Nävi hingegen sind meist mehrere Zentimeter groß, vielfach behaart und können sich flächenhaft auf ganze Körperareale ausbreiten (Riesennävi; Abb. **25.4c**).

▶ **Merke.**

▶ **Merke.**
- A – **Asymmetrie** (verdächtig: ungleiche Hälften auf beiden Seiten einer gedachten Mittellinie)
- B – **Begrenzung** (verdächtig: unregelmäßige Begrenzung)
- C – **Colour** (verdächtig: Farbveränderung, v. a. Auftreten von Schwarz-, Grau-, Rottönen, Abblassung einzelner Anteile)
- D – **Durchmesser** (verdächtig: > 5 mm oder Größenwachstum)

Therapie: Bei atypischen bzw. verdächtigen Nävi (s. ABCD-Regel) erfolgt die **Exzision**. Kongenitale Riesennävi sollten, sofern

Therapie: Bei klinisch unverdächtigen, kleinen melanozytären Nävi ist keine Behandlung notwendig. Atypische bzw. verdächtige Nävi (z.B. mit unregelmäßiger Begrenzung und/oder Pigmentierung, s. ABCD-Regel) sollten vom Dermatologen beurteilt und **exzidiert** werden. Riesennävi sollten, sofern möglich, wegen des erhöhten Risikos der Melanomentwicklung entfernt werden. Dies kann in den ersten Lebenswochen (!) in Spezialkliniken z.B. durch eine **Schleifbehandlung** (Dermabrasio) geschehen.

▶ **Merke.** Nach Exzision einer pigmentierten Hautveränderung ist die histologische Untersuchung des entnommenen Gewebes erforderlich.

Prognose: Die meisten Nävi vom Junktions-, Compound- oder dermalen Typ sind und bleiben harmlos. Bei Patienten mit sehr zahlreichen dieser Nävi oder mit einzelnen atypischen Nävi und insbesondere bei Patienten mit dem Syndrom der atypischen/dysplastischen Nävi ist allerdings das Risiko, an einem malignen Melanom zu erkranken, erhöht. Hier sind regelmäßige Früherkennungsuntersuchungen des gesamten Integumentes erforderlich. Zur primären Prävention (Vermeidung) melanozytärer Nävi ist ein konsequenter Lichtschutz (Schatten, Kleidung, Lichtschutzpräparate) erforderlich. Sonnenbrände müssen vermieden werden. Bei kongenitalen melanozytären Riesennävi können schon frühzeitig maligne Melanome im Nävusbereich auftreten.

25.3.2 Epitheliale (epidermale) und Bindegewebe-Nävi

▶ **Definition.** Es handelt sich um Neubildungen, an denen mehrere Gewebestrukturen beteiligt sind.

Der **Talgdrüsennävus (Naevus sebaceus)** ist eine epitheliale Fehlbildung mit besonderer Vermehrung der Talgdrüsen. Bei Säuglingen und Kleinkindern ist der vorzugsweise am Kopf lokalisierte umschriebene gelbliche Tumor mit orangenschalenartigem Relief durch Haarlosigkeit gekennzeichnet. Nach der Pubertät besteht eine Tendenz zur Rückbildung, jedoch können sich im Erwachsenenalter in einem Naevus sebaceus weitere Tumoren (u.a. Basaliome) entwickeln.

Der **Pflastersteinnävus**, nach seinem Oberflächenrelief benannt, beruht auf einer umschriebenen Vermehrung der dermalen Kollagenfasern. Er kann isoliert auftreten, fällt aber hauptsächlich als Begleitsymptom der tuberösen Sklerose auf.

25.3.3 Vaskuläre (Gefäß-)Nävi und Hämangiome

Naevus flammeus (Feuermal)

▶ **Definition.** Angeborene oder früh manifeste, rote bis blaurote Flecken infolge Kapillarerweiterung.

Klinik: Die meist scharf und oft bizarr begrenzten Flecken können im Bereich der gesamten Haut und an den Schleimhäuten auftreten und kleine Areale oder größere Körperregionen einnehmen. Sie entfärben sich auf Glasspateldruck. Häufig finden sich bei Kindern „symmetrische" (**mediale**) Feuermale auf der Stirn (Abb. **25.5a**) und im Nacken. Stirnmale blassen in den ersten Lebensjahren weitgehend spontan ab oder verschwinden vollständig. Nackenmale persistieren, sind aber in der Regel von Kopfhaaren verdeckt. Die selteneren „asymmetrischen" (**lateralen**) Feuermale (Abb. **25.5b**) zeigen keine Rückbildungstendenz und können sich im späteren Leben tuberös umwandeln. Großflächige asymmetrische Feuermale finden sich als Teilsymptom mit Signalfunktion bei nävoiden Systemkrankheiten: Klippel-Trenaunay-Syndrom, Sturge-Weber-Syndrom, Von-Hippel-Lindau-Syndrom.

Therapie: Therapie der Wahl bei kosmetisch störenden Feuermalen ist heute die Behandlung mit dem gepulsten Farbstofflaser, die schon ab dem Säuglingsalter möglich ist. Symptomatisch können abdeckende Maßnahmen („Camouflage") zu einem sehr guten kosmetischen Ergebnis führen.

---

möglich, in den ersten Lebenswochen z.B. durch hochtouriges Schleifen (Dermabrasio) behandelt werden.

▶ **Merke.**

Prognose: Bei Patienten mit zahlreichen erworbenen Nävi dieser Typen oder mit einzelnen atypischen Nävi und insbesondere bei Patienten mit dem Syndrom der atypischen/dysplastischen Nävi oder mit kongenitalen Riesennävi ist das Risiko der Melanomentwicklung erhöht. Zur Früherkennung sind regelmäßige Kontrolluntersuchungen wichtig. Zur Prävention der Entwicklung erworbener Nävi ist ein konsequenter Lichtschutz erforderlich, insbesondere sind Sonnenbrände im Kindesalter zu vermeiden.

25.3.2 Epitheliale (epidermale) und Bindegewebe-Nävi

▶ **Definition.**

Talgdrüsennävus (Naevus sebaceus): Epitheliale Fehlbildung mit Vermehrung der Talgdrüsen, bei Säuglingen vorzugsweise am Kopf (gelblicher haarloser Tumor mit orangenschalenartigem Relief).

Der **Pflastersteinnävus** (umschriebene Vermehrung der dermalen Kollagenfasern) ist häufig Begleitsymptom der tuberösen Sklerose.

25.3.3 Vaskuläre (Gefäß-)Nävi und Hämangiome

Naevus flammeus (Feuermal)

▶ **Definition.**

Klinik: Die scharf begrenzten Flecken kommen in jeglicher Lokalisation vor. **Mediale** Feuermale auf der Stirn (Abb. **25.5a**) blassen in den ersten Lebensjahren spontan ab; Feuermale im Nacken sowie **laterale** Male (Abb. **25.5b**) persistieren. Großflächige Gefäßmale können Teilsymptom nävoider Systemkrankheiten sein (z.B. Klippel-Trenaunay-Syndrom, Sturge-Weber-Syndrom, Von-Hippel-Lindau-Syndrom).

Therapie: Die Behandlung mit dem Farbstofflaser ist schon im Säuglingsalter möglich.

25.5 Gefäßnävi

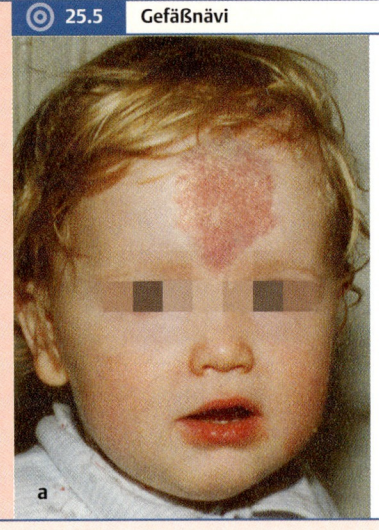
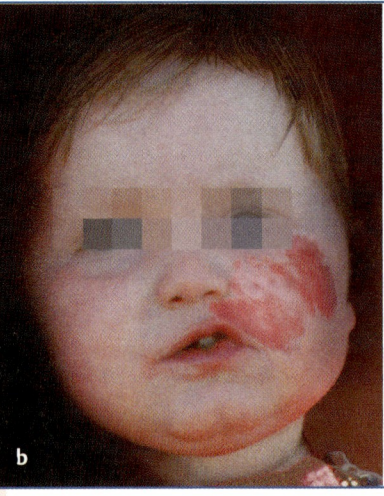
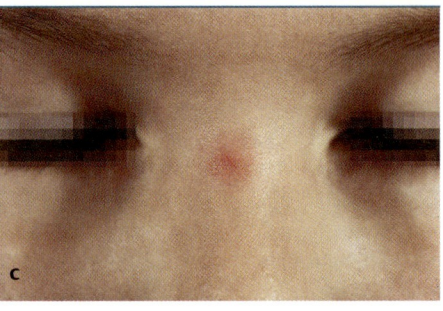

a Medialer Naevus flammeus bei einem Säugling (sog. Storchenbiss).
b Lateraler Naevus flammeus. Diese Veränderung bildet sich nicht spontan zurück.
c Naevus araneus.

Naevus araneus (Spidernävus)

Die kleinen, **sternförmigen Gefäßektasien** (Abb. **25.5c**) lassen sich durch Zerstörung des Zentralgefäßes mit der Diathermienadel oder dem Laser entfernen.

Naevus araneus (Spidernävus)

Es handelt sich um kleine, **sternförmige Gefäßektasien** mit zentraler Arteriole, die gelegentlich als stecknadelkopfgroße Papel sichtbar ist (Abb. **25.5c**). Bei Kindern treten sie häufig einzeln oder in kleinerer Zahl im Gesicht auf. Sie können durch Zerstörung des Zentralgefäßes mit der Diathermienadel oder dem Laser entfernt werden.

Hämangiom (Blutschwamm)

▶ **Definition.**

Hämangiom (Blutschwamm)

▶ **Definition.** Gutartige kapillare Gefäßneubildungen mit Proliferationstendenz im frühen Kindesalter und spontaner Rückbildungsneigung.

Klinik: Blutschwämme manifestieren sich meist in den ersten Lebenstagen als prall gefüllte, halbkugelige oder flach erhabene, rote oder bläuliche Tumoren (Abb. **25.6**). Sie wachsen Wochen bis Monate, teils proportional zum Körperwachstum und können sich spontan zurückbilden.

Klinik: Blutschwämme können bei Geburt vorhanden sein oder (häufiger) in den ersten Lebenstagen auftreten, selten auch später. Die prall gefüllten, halbkugelig-prominenten oder flach erhabenen Tumoren (Abb. **25.6**) sind bei Sitz in den oberen Hautschichten rot, bei tieferem Sitz mehr bläulich. Meist wachsen sie nur einige Wochen oder Monate, teils proportional zum Körperwachstum, können aber in Einzelfällen erhebliche Ausmaße annehmen. Häufig bilden sie sich ohne Residuen zwischen dem 2. und 10. Lebensjahr zurück.

25.6 Hämangiom

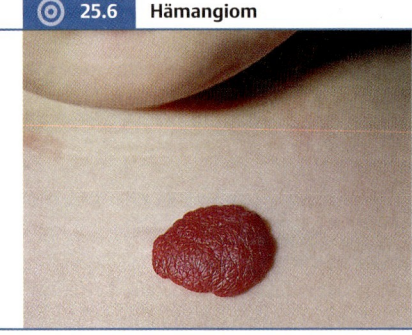

Prall gefülltes Hämangiom bei einem 10-monatigen Mädchen.

Komplikationen: Selten Blutung, Thrombosierung oder Ulzeration.

Komplikationen: Seltene Komplikationen sind Blutung, Thrombosierung oder Ulzeration. Große Oberlidangiome können zu Störungen des binokularen Sehens führen.

Therapie: Meist wird ein aktives Vorgehen empfohlen: Kryotherapie, Farbstofflaserbehandlung. Besonders bei starkem Wachstum des Hämangioms oder ungünstiger Lokalisation sind systemische Therapien mit einem β-Blocker oder Kortikosteroiden geeignete Maßnahmen. Die operative Entfernung ist nur ausnahmsweise indiziert.

Therapie: Trotz der spontanen Rückbildungstendenz geht man heute frühzeitig aktiv vor, da der weitere Verlauf nicht immer vorhersehbar ist. Je kleiner ein Hämangiom ist, desto besser ist eine Therapie möglich. Das gilt besonders für Hämangiome mit stärkerer Wachstumstendenz, für multiple Hämangiome und für Hämangiome in ungünstiger Lokalisation, z. B. im Gesicht oder im Genitalbereich (erhöhte Komplikationsgefahr durch Ulzeration und Blutung). Bei oberflächlichen Hämangiomen ist meist eine Kryotherapie oder Behandlung mit dem Farbstofflaser ausreichend. Bei tief liegenden Hämangiomen wird eine intraläsionale Lasertherapie bzw. eine systemische Steroidtherapie durchgeführt. Bei eruptivem Auftreten von Hämangiomen kann man durch eine systemische Kortikosteroidbehandlung (je nach Größe, Anzahl und Eruptionsdruck 2–5 mg Prednison/kgKG/d über 3–6 Wochen) eine Rückbildung erzielen. Seit Kurzem werden auch β-Blocker (Propanolol) zur Behandlung mit Erfolg eingesetzt. Eine chirurgische Entfernung ist nur in Einzelfällen notwendig. Die Bestrahlung von Hämangiomen ist obsolet. Als Hilfestellung bei der Therapiewahl und zur Kontrolle des Therapieeffekts bietet sich die farbcodierte Duplexsonografie mit Darstellung der Vaskularisation und Tiefenausdehnung des Hämangioms an.

25.4 Infektiöse Hauterkrankungen

25.4.1 Bakterielle Infektionen der Haut (Pyodermien)

▶ **Definition.** Pyodermien sind Infektionen der Haut durch banale Eitererreger, insbesondere β-hämolysierende Streptokokken und Staphylococcus aureus. Das Krankheitsbild wird durch den Ausbreitungsweg und die betroffene Hautschicht geprägt (Tab. **25.6**).

25.6 Pyodermien des Kindes- und Jugendalters	
Erreger (Ausbreitung)	*Lokalisation/Krankheitsbild*
Staphylococcus aureus (vertikal entlang der Follikel und Schweißdrüsen)	**Epidermis:** Impetigo contagiosa (großblasige Form), Dermatitis exfoliativa **tiefes Korium:** Furunkel
β-hämolysierende Streptokokken (horizontal über Interzellularräume und Lymphspalten)	**Epidermis:** Impetigo contagiosa (kleinblasig-krustöse Form) **oberes Korium:** Ekthyma **tiefes Korium:** Erysipel

Staphylodermien

Großblasige staphylogene Impetigo contagiosa

▶ **Definition.** Häufige, bevorzugt bei Kindern vorkommende, hoch kontagiöse, durch direkten Hautkontakt übertragene oberflächliche Hautinfektion durch Staphylokokken mit Ausbreitung der von diesen gebildeten Enzyme Koagulase und Hämolysin.

Ätiologie und Klinik: Auf umschriebenen Erythemen, zunächst meist an unbedeckten Körperstellen, entwickeln sich schlaffe Blasen, deren Inhalt rasch eintrübt. Bei Zerstörung der Blasendecke entstehen feuchte, glänzende Erosionen (Abb. **25.7a**), seltener Krusten. Eine Sonderform ist die am Paronychium auftretende Schälblase (**Bulla repens,** Abb. **25.7b**). Bei mangelhafter Hygiene ist eine großflächige Ausbreitung der Infektion mit Störung des Allgemeinbefindens möglich.

Ätiologie und Klinik: Zunächst entstehen Erytheme, dann schlaffe, trüb werdende Blasen, später feuchte Erosionen (Abb. **25.7a**), seltener Krusten. Die Infektion kann sich großflächig ausbreiten. Sonderform: **Bulla repens** am Nagelwall (Abb. **25.7b**).

25.7 Staphylodermien

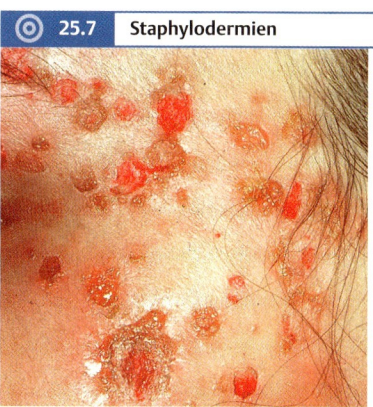
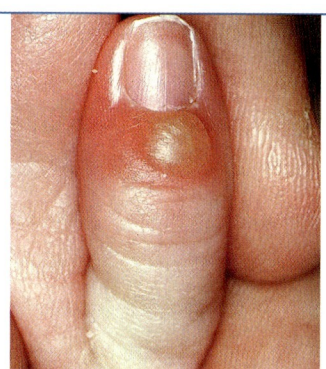
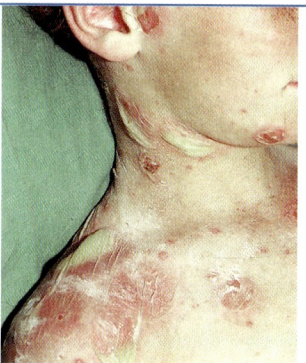

a **Bullöse Impetigo contagiosa:** Blasen und Erosionen bei Staphylokokkeninfektion der Haut.

b **Bulla repens bei einem Säugling:** Es handelt sich um eine staphylogene Infektion des Nagelwalls.

c **Staphylogenes Lyell-Syndrom:** Die Haut schält sich wie bei einer Verbrühung großflächig ab.

Diagnostik: Klinisches Bild, Nachweis von S. aureus.

Therapie: Bei leichtem Verlauf reicht eine lokale antiseptische/antibiotische Behandlung, ansonsten ist eine systemische Antibiotikatherapie notwendig. Wichtig ist die Sanierung der Infektionsquelle.

Diagnostik: Das klinische Bild ist typisch, der mikrobiologische Erregernachweis sichert die Diagnose.

Therapie: Eine lokale antiseptische/antibiotische Behandlung ist in den meisten Fällen ausreichend. Bei stärkerer Ausbreitung und Rezidiven ist eine systemische Therapie mit penicillinasefesten Penicillinen oder Erythromycin indiziert. Parallel müssen Infektionsquellen (z.B. eitrige Rhinitis, Konjunktivitis, Otitis, mit S. aureus kolonisierte Nasenschleimhaut, Infektionen bei Kontaktpersonen) saniert werden, um Rezidive zu verhindern.

▶ **Klinischer Fall.** Bei der 7-jährigen Nadina bestand seit dem 4. Lebensmonat ein atopisches Ekzem, das in den letzten Jahren nur geringfügige entzündliche Hautveränderungen in den Ellenbeugen und am Hals hervorgerufen hatte. Vor 1 Woche traten plötzlich kleine juckende Bläschen im oberen Stamm- und Halsbereich auf. In den nächsten Tagen entwickelten sich in Schüben weitere Bläschen, locker über den Körper verstreut. Das Allgemeinbefinden war zunächst wenig beeinträchtigt. Ab dem 4. Krankheitstag bildeten sich in den zuvor ekzematösen, entzündeten Regionen an Hals und Ellenbeugen große schlaffe Blasen mit eitrig eingetrübtem Sekret. Jetzt bestanden Temperaturen um 39 °C rektal. Im steril entnommenen Blasenpunktat fand sich sehr zahlreich S. aureus. Unter antibiotischer Behandlung nach Antibiogramm entfieberte Nadina nach 24 h, neue Blasen traten nicht mehr auf. Die Schädigung der Hautbarriere durch das atopische Ekzem hat den massiven Staphylokokkeninfekt begünstigt.

Staphylogenes Lyell-Syndrom

▶ **Synonym.**

▶ **Synonym.** Staphylococcal-scalded Skin Syndrome (SSSS)

▶ **Definition.**

▶ **Definition.** Das staphylogene Lyell-Syndrom ist eine schwere, lebensbedrohliche Dermatose, die zur großblasigen Hautablösung führt.

Ätiologie und Klinik: Durch von Staphylococcus-aureus-Stämmen gebildete Toxine hervorgerufen. Die Haut schält sich wie bei einer Verbrühung großflächig ab (Abb. **25.7c**).

Diagnostik: Die Schnellschnittuntersuchung mit Nachweis einer intraepidermalen, subkornealen Spaltbildung führt zur Diagnose.

Ätiologie und Klinik: Das Krankheitsbild wird durch von Staphylococcus-aureus-Stämmen gebildete Toxine hervorgerufen, die zu einer oberflächlichen Ablösung der Keratinozytenschicht und damit zur Blasenbildung führen. Dabei schält sich die Haut wie bei einer Verbrühung großflächig ab (Abb. **25.7c**).

Diagnostik: Beim staphylogenen Lyell-Syndrom kann in der Schnellschnittuntersuchung eine intraepidermale, subkorneale Spaltbildung nachgewiesen werden. Im Gegensatz zur toxischen epidermalen Nekrolyse sind die Schleimhäute meist nicht betroffen.

Therapie: Intensivmedizinische Behandlung. Zur Unterbindung des „Toxinnachschubs" zusätzlich systemische antibiotische Therapie.

Therapie: Aufgrund des großflächigen Befalls ist eine intensivmedizinische Behandlung wie bei Brandopfern erforderlich. Zur Unterbindung des „Toxinnachschubs" ist eine systemische antibiotische Therapie (z.B. Cephalosporin) notwendig.

Furunkel

▶ **Definition.**

▶ **Definition.** Tiefsitzende knotige Entzündungen als Folge einer Staphylokokkeninfektion des Haarbalgs.

Klinik: Aus einer follikulären Pustel entwickelt sich eine schmerzhafte perifollikuläre Infiltration mit zentraler Nekrose und eitriger Einschmelzung (Abb. **25.8**), evtl. mit Fieber.

Klinik: Die bei Kindern eher seltene Erkrankung beginnt mit einer follikulären Pustel. Dann entsteht eine schmerzhafte Infiltration des perifollikulären Gewebes mit zentralem Nekrosepfropf und eitriger Einschmelzung (Abb. **25.8**) sowie einem Ödem der Umgebung. Die Erkrankung kann mit Fieber einhergehen.

◉ 25.8 | **Furunkel des Augenoberlides**

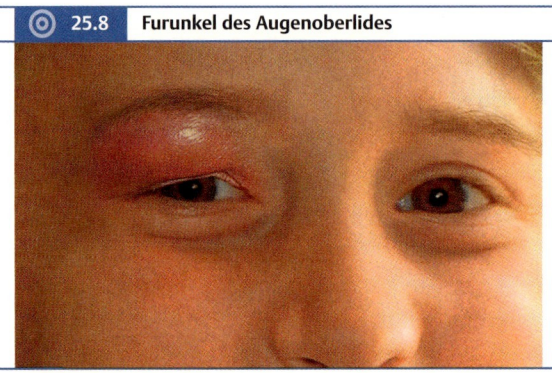

Diagnostik: Das klinische Bild ist typisch, ein Erregernachweis jedoch zur Abgrenzung gegenüber einer tiefen Trichophytie anzustreben.

Therapie: Bei großen Furunkeln und allen Gesichtsfurunkeln ist eine systemische antibiotische Behandlung notwendig (penicillinasefeste Penicilline, Erythromycin bzw. andere Antibiotika nach Antibiogramm). Äußerlich behandelt man mit antiseptischen oder antibiotischen Salben oder Lösungen. Reife Furunkel (erkennbar durch Fluktuation nach Einschmelzung) außerhalb der Gesichtsregion kann man durch Stichinzision eröffnen.

▶ **Merke.** Bei Lokalisation im Gesicht sollte möglichst eine Ruhigstellung und Ernährung mit Flüssig-/Breikost erfolgen. Bei Oberlippen-, Augenlid- und Nasenfurunkeln sollten exprimierende Maßnahmen unterbleiben (s. Komplikationen).

Komplikationen: Multiple und rezidivierende Furunkel („Furunkulose") können auf Diabetes mellitus, Mangelernährung oder eine Störung der Immunabwehr hinweisen. Gefährlich sind Furunkel an Augenlidern, Oberlippe und Nase, da es durch Fortleitung der Entzündung über die Vv. angulares zum Sinus cavernosus zur Sinusthrombose, Meningitis oder Sepsis kommen kann.

Streptodermien

▶ **Definition.** Streptodermien sind Infektionen der Haut durch β-hämolysierende Streptokokken, die sich, begünstigt durch die enzymatische Wirkung von Streptokinase und Hyaluronidase, über Gewebespalten und Lymphbahnen ausbreiten.

Kleinblasig-krustöse streptogene Impetigo contagiosa

▶ **Definition.** Häufige, hoch kontagiöse, oberflächliche streptogene Hautinfektion, vorwiegend bei Kindern.

Klinik: Es handelt sich um eine Schmierinfektion (Übertragung durch Abklatschkontakt, Kratzen). Juckende Hauterkrankungen (z. B. Ekzeme) begünstigen die Manifestation und Ausbreitung („Impetiginisation"). Die Erkrankung betrifft häufig zuerst die Gesichtshaut, kann aber auch an jeder anderen Stelle auftreten. Es bilden sich rote Flecken, auf denen nach kurzer Zeit Bläschen und dann Pusteln entstehen, die platzen. Kennzeichnend sind die durch Eintrocknung des Exsudats entstehenden **honiggelb-bräunlichen Krusten** (Abb. 25.9).

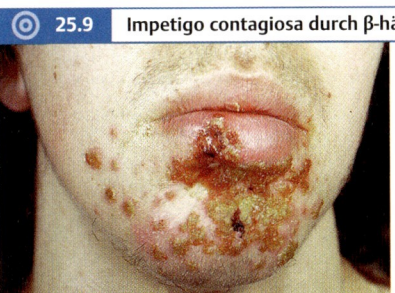

25.9 Impetigo contagiosa durch β-hämolysierende Streptokokken

Die gelben Krusten sind charakteristisch.

Komplikationen: Bei großflächiger Ausbreitung der Infektion kann sich eine Poststreptokokkennephritis entwickeln (Urinkontrolle einige Wochen nach Abklingen der Hautveränderungen!). Seltenere Komplikationen sind eitrige Paronychie, Konjunktivitis oder Otitis.

Therapie: Eine äußerliche antibiotische oder antiseptische Behandlung ist meist ausreichend. Bei ausgedehntem Hautbefund ist eine Behandlung mit penicillinasefesten Penicillinen oder Erythromycin indiziert.

Erysipel (Wundrose)

▶ **Definition.** Akute, im oberen Korium fortschreitende Hautinfektion durch Streptokokken (meist β-hämolysierende Streptokokken der Gruppe A, seltener G), die durch kleinste Hautverletzungen in kutane Lymphspalten eindringen.

Klinik: Verbunden mit Fieber und Schüttelfrost entwickelt sich eine scharf begrenzte, schmerzhafte, flammende Rötung und Schwellung der Haut, die sich rasch „zungenförmig" entlang der Lymphgefäße ausbreitet. Meist sind die regionären Lymphknoten schmerzhaft vergrößert (Lymphadenitis). Eine Lymphangitis zeigt sich besonders bei Extremitätenbefall. Bei Kleinkindern kann es zu Erbrechen, Kollaps und Krampfanfällen kommen. Bei Neugeborenen werden die scharfe Begrenzung und der deutliche Temperaturanstieg oft vermisst. Entwicklung von Blasen (Erysipelas bullosum), Einblutungen in die Haut (Erysipelas haemorrhagicum) oder Nekrosen (Schwarzfärbung, Erysipelas gangraenosum) im Bereich der entzündeten Haut sind selten.

Therapie: Therapie der Wahl ist die parenterale Applikation von Penicillin. Bei Penicillinallergie sind Cephalosporine der 1. und 2. Generation oder Makrolide eine Alternative. Zusätzlich sind Bettruhe und (nach Möglichkeit) Ruhigstellung der erkrankten Körperregion wichtig.

Als Rezidivprophylaxe und zur Vermeidung chronischer Lymphödeme sollten Hautverletzungen, die mögliche Eintrittspforten für die Erreger darstellen (Rhagaden an Nase, Mundwinkeln, Ohrläppchen, Bagatellverletzungen, Fußmykosen, auch Nabelwunde), zur Abheilung gebracht werden.

25.4.2 Pilzinfektionen der Haut

Dermatophytosen

▶ **Definition.** Es handelt sich um häufige und weit verbreitete Infektionen durch humanpathogene Dermatophyten (Fadenpilze) der Gattungen Trichophyton, Epidermophyton und Microsporum.

Klassifikation: Mit Ausnahme einiger seltenerer Infektionen des behaarten Kopfes mit besonderer Ausprägung (Mikrosporie, Favus) rufen Trichophyton-, Epidermophyton- und Microsporumarten klinisch nahezu identische Hautveränderungen hervor, die als **Tinea** bezeichnet werden. Man unterscheidet oberflächliche und tiefe Infektionen (Tinea superficialis bzw. profunda) sowie aufgrund der Lokalisation Tinea capitis, faciei, corporis, manus, pedis.

Ätiologie und Pathogenese: Die Übertragung der Dermatophytosen erfolgt meist von Tier zu Mensch (Quelle: Hunde, Katzen, Rinder, Meerschweinchen u. a. kleine Nager) oder über kontaminierte Erde und Pflanzen, aber auch von Mensch zu Mensch, insbesondere bei Mikrosporie (hoch kontagiös!). Feuchtes Hautmilieu begünstigt die Ansiedlung der Pilze.

Klinik:
Tinea superficialis: Aus kleinen roten Flecken entwickeln sich durch zentrifugale Ausbreitung scharf begrenzte, scheibenförmige Erytheme mit randständig stärkerer Entzündung und Schuppung, die evtl. jucken. Unbehandelt blassen die Läsionen im Zentrum ab und schreiten peripher fort (Abb. **25.10a**). Der entzündliche Randwall kann Bläschen und Krusten aufweisen.
Tinea profunda: Es handelt sich um tiefer greifende Pilzinfektionen, die sich entlang der Haarbälge und ihrer Umgebung ausbreiten. Man findet eine knotige Entzündung und Eiterabsonderung aus den Follikeln, bei Kindern ist fast ausschließlich der behaarte Kopf betroffen (Abb. **25.10b**). Neben schmerzhafter lokaler Entzündung und Schwellung der nuchalen Lymphknoten können bei Kindern auch Störungen des Allgemeinbefindens (Fieber, Kopfschmerz, Erbrechen) vorkommen.
Tinea manus et pedis: Der klinische Aspekt ist unterschiedlich: Man sieht eine feine, besonders den Handlinien folgende, fest haftende trockene Schuppung, manchmal kommt es zur Aussaat multipler, stark juckender, kleinster Bläschen oder zu grau-

25.10 Dermatophytosen

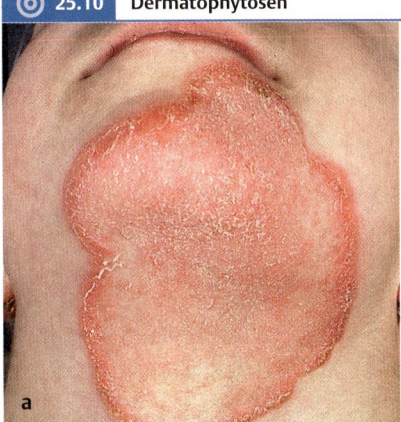
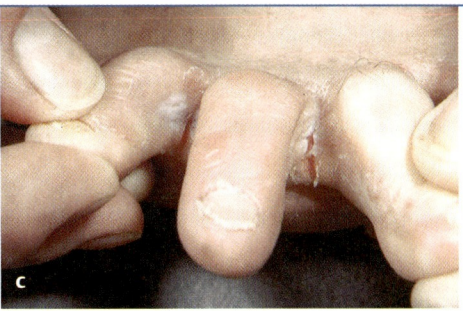
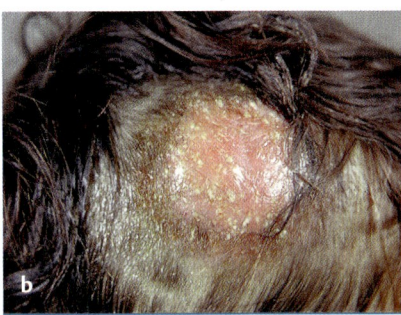
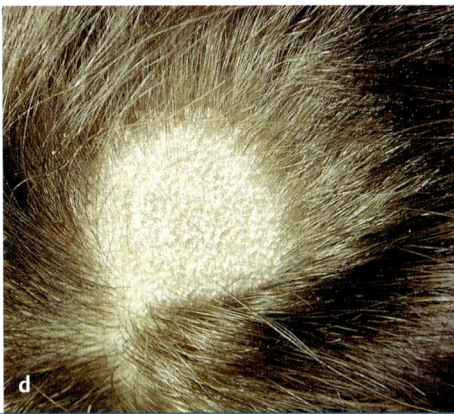

a **Tinea superficialis:** Die Erreger der oberflächlichen Dermatophytose wurden bei Kontakt mit einem Meerschweinchen übertragen.
b **Tinea profunda capitis.**
c **Tinea pedis** mit Mazeration und Rhagaden in den Zehenzwischenräumen.
d **Mikrosporie:** Kreisförmiges Areal mit abgebrochenen Haaren und staubförmigem Schuppenbelag.

weißlicher Mazeration der Haut in den Finger- oder Zehenzwischenräumen, oft mit tiefen Rhagaden (Abb. **25.10c**), die Eintrittspforten für bakterielle Erreger sind.

Mikrosporie: Charakteristisch sind ein feinlamellärer staubförmiger Schuppenbelag („wie mit Mehl bestäubt") und das Abbrechen der Kopfhaare 1–2 mm über dem Hautniveau („schlecht gemähte Wiese", Abb. **25.10d**). Die Herde sind gering entzündlich infiltriert. Ein evtl. auftretender Haarausfall ist meist reversibel.

Diagnostik: Die klinische Verdachtsdiagnose wird durch den mikroskopischen und kulturellen Pilznachweis in Hautschuppen vom Randsaum der Läsion oder ausgezupften Haarstümpfen gesichert. Unter langwelligem UV-Licht (Wood-Licht-Lampe) zeigt sich bei Mikrosporie eine grüne Fluoreszenz.

Mikrosporie der behaarten Kopfhaut: In rundlichen Feldern brechen die Haare 1–2 mm über dem Hautniveau ab, die Haut zeigt dichten feinen Schuppenbelag (Abb. **25.10d**).

Diagnostik: Mikroskopischer und kultureller Erregernachweis (Hautschuppen vom Randsaum der Läsionen, Haare). Mikrosporie: Charakteristische Grünfluoreszenz im Wood-Licht.

▶ **Merke.** Pilzkrankheiten der Haut können nur durch Nachweis und Klassifikation des Erregers sicher diagnostiziert werden.

▶ **Merke.**

Therapie: Die neueren Antimykotika für die topische Anwendung (Imidazolderivate, Allylamine, Ciclopiroxolamin) sind sowohl gegen Dermatophyten als auch gegen Candidaarten gut wirksam. Sie stehen in bedarfsgerechten Anwendungsformen (z.B. als Spray, Lotion, Creme) zur Verfügung. Ausgedehnte Pilzinfektionen (Tinea corporis) oder in ungünstiger Lokalisation (Tinea capitis) erfordern eine systemische Therapie (Griseofulvin oder z.B. Fluconazol, Itraconazol, Terbinafin – Altersbeschränkungen und Zulassungsbestimmungen beachten!). Begünstigende (z.B. feuchtes Hautmilieu) oder auslösende Faktoren (z.B. infizierte Haustiere) müssen behandelt werden.

Therapie: Meist ist eine topische Therapie mit Antimykotika, die gegen Dermatophyten wirksam sind, ausreichend. Ausgedehnte Pilzinfektionen (Tinea corporis) oder in ungünstiger Lokalisation (Tinea capitis) erfordern eine systemische Therapie. Wichtig ist die Beseitigung von Lokalfaktoren bzw. Mitbehandlung begünstigender bzw. auslösender Faktoren.

▶ **Klinischer Fall.** Ein 6-jähriger Junge wird mit schmerzhaften entzündlichen Hautveränderungen auf dem Kopf in der poliklinischen Sprechstunde vorgestellt. Es bestehen konfluierende, perifolliculäre knotige Infiltrate der Kopfhaut mit Absonderung von Eiter aus den Follikelöffnungen. Im entzündeten Bereich sind die Haare größtenteils ausgefallen oder abgebrochen. Zum Teil sieht man auch abgebrochene Haarstümpfe in den Follikeln. Die Nackenlymphknoten sind geschwollen und druckempfindlich. Während einer zunächst unter der Diagnose „Pyodermie" durchgeführten lokalen und systemischen Antibiose hatte sich der Befund verschlechtert. Die gezielte Befragung ergibt, dass die Eltern als Nebenerwerbslandwirte einige Kühe halten, bei denen auch „Flecken im Fell" aufgetreten seien. An Haarstümpfen, die bei dem kleinen Patienten aus dem erkrankten Areal epiliert wurden, lassen sich bereits mikroskopisch im Nativpräparat Pilzhyphen erkennen. Auf speziellen Nährböden wächst in der Kultur „Trichophyton mentagrophytes". Die Diagnose „Tinea profunda" ist bestätigt. Unter Behandlung mit Griseofulvin bessern sich die Hautveränderungen schon nach wenigen Tagen und sind nach 4 Wochen abgeheilt.

Kandidosen

Ätiologie und Pathogenese: Kandidamykosen der Haut sind in der Regel opportunistische Infektionen und beruhen u. a. auf einer **Störung der Barrierefunktion** der Haut oder **der Immunabwehr**. Man unterscheidet Haut-/Schleimhaut- und systemische Infektionen. Häufigster Erreger aus der großen Gruppe der Kandidaspezies ist Candida albicans. Der Nachweis von Candida albicans bei gesunden Neugeborenen ist als obligat pathogen anzusehen.

Klinik: Auf Schleimhäuten bilden sich weißliche, abstreifbare Beläge, in den Mundwinkeln entzündliche Aufquellungen und Rhagaden (Abb. **25.11a, b**), im Windelbereich und in Hautfalten oberflächliche Erosionen oder flächenhafte Rötung mit Schuppenbildung und mit randständigen, schlaffen Pusteln (Abb. **25.11c**).

Bei speziellen Immundefekten (s. S 523) treten granulomatöse Entzündungen auf (**chronische mukokutane Kandidose**, Abb. **25.11d**).

Kandidosen

Ätiologie und Pathogenese: Fakultativ pathogene Hefepilze sind weit verbreitet, die Kolonisation führt normalerweise nicht zu Krankheitssymptomen. Kandidosen sind daher ein Signal einer **gestörten Barrierefunktion** der Haut (ständige Feuchtgebiete mit Mazeration → Entstehung eines Windelekzems → Superinfektion der erkrankten Hautareale mit Candida albicans). Weitere Faktoren sind eine **defekte Immunabwehr** (z. B. Immunmangelsyndrome bei Neugeborenen, immunsuppressive Therapie), konsumierende Allgemeinerkrankungen, Mangelernährung, Stoffwechselstörungen (z. B. Diabetes mellitus), Medikamente (z. B. Antibiotika, Kortikosteroide). Erregerreservoir ist meist der eigene Intestinaltrakt.

Klinik: Krankheitserscheinungen zeigen sich meist an Schleimhäuten und im Bereich feucht-warmer Hautareale. An den Schleimhäuten (Wange, Zunge, Genitale) entstehen weißliche Beläge, die nach Abwischen gerötete Erosionen mit Blutungsneigung hinterlassen (Abb. **25.11a, b**). In den Mundwinkeln können entzündliche Aufquellungen der Haut mit schmerzhaften Rhagaden entstehen (**Perlèche**, Abb. 25.11a), in Hautfalten (inguinal, axillär, Nabelbereich, perianal, interdigital) und im Windelbereich, Mazerationen, Schuppung auf erythematösem Grund oder Ausbildung randständiger, schlaffer Pusteln. An Oberschenkeln und Rumpf können gleichartige Veränderungen auftreten (Satellitenläsionen, Abb. **25.11c**).

Bei Endokrinopathien und speziellen Immundefekten (s. S. 523) können neben den typischen Veränderungen einer Kandidose disseminierte rezidivierende „Kandidagranulome" (**chronische mukokutane Kandidose**) auftreten. (Abb. **25.11d**). Neben anderen Arealen sind dabei regelmäßig die Mundhöhle (papulöse und knotige Effloreszenzen) und der dorsale oder seitliche Nagelwall mindestens eines Nagels (chronische granulomatöse Paronychie) befallen.

25.11 Kandidosen

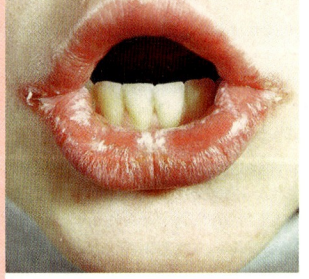
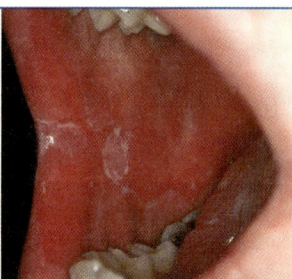
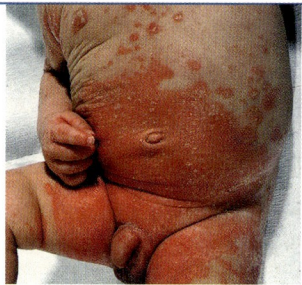
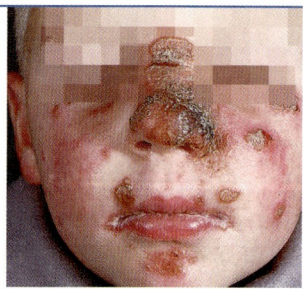

a Kandidose der Mundschleimhaut (Mundsoor) mit weißlichen Belägen an der Unterlippe und hefebedingten „Faulecken" (sog. Perlèche).

b Soorbeläge der Wangenschleimhaut bei mukokutaner Kandidose.

c Kandidose im Windelbereich. Flächenhafte oberflächliche Entzündung mit randständigen schlaffen Pusteln und Satellitenläsionen.

d Soorgranulome bei chronischer mukokutaner Kandidose.

Therapie: Kutane Kandidosen werden z. B. lokal mit Nystatin oder Amphotericin B behandelt. Ausgedehnte granulomatöse und systemische Kandidosen müssen systemisch behandelt werden (z. B. Amphotericin B, Fluconazol oder Itraconazol). Begünstigende Grundkrankheiten sind immer mitzubehandeln.

25.4.3 Virusinfektionen der Haut

Molluscum contagiosum (Dellwarze)

▶ **Definition.**

Therapie: Neben neueren Breitspektrum-Antimykotika zur topischen Anwendung kommen für die Behandlung von Kandidosen auch selektiv wirksame Antimykotika (Nystatin, Amphotericin B) infrage. Bei ausgedehnten, granulomatösen und systemischen Kandidosen ist eine systemische Behandlung mit Amphotericin B, Fluconazol oder Itraconazol erforderlich. Die Behandlung begünstigender Faktoren (Grundkrankheiten, Wiederherstellung der Barrierefunktion der Haut) ist für einen dauerhaften Therapieerfolg erforderlich.

25.4.3 Virusinfektionen der Haut

Molluscum contagiosum (Dellwarze)

▶ **Definition.** Es handelt sich um eine häufige und bevorzugt bei Kindern auftretende Virusinfektion der Haut, die durch epidermotrope DNA-Viren der Pockenvirusgruppe hervorgerufen und von Mensch zu Mensch übertragen wird.

25.4 Infektiöse Hauterkrankungen

Klinik: Als Einzeleffloreszenz, meist aber in größerer Zahl, oft gruppiert stehend, bilden sich hautfarbene, gelbliche oder rötliche derbe Knötchen mit einem Durchmesser von 1–5 mm, die sich halbkugelig oder kugelig aus der Haut vorwölben und eine zentrale Delle aufweisen („Dellwarzen", Abb. 25.12). Durch seitlichen Druck kann talgiges Material aus der Delle ausgedrückt werden (sog. Molluscum-Körperchen: mit DNA-Viren infizierte Epithelzellen). Gesicht, Stamm und große Beugen werden bevorzugt befallen. Atopisches Ekzem, Immunsuppression und HIV-Infektionen begünstigen das Auftreten von Mollusken. Durch Autoinokulation kann es zu einer disseminierten Aussaat kommen.

Klinik: Einzeln oder in größerer Zahl bilden sich hautfarbene oder rötliche, halbkugelige Knötchen mit zentraler Delle (Dellwarzen, Abb. 25.12). Durch seitlichen Druck lässt sich talgiges Material exprimieren. Atopie und Immunsuppression begünstigen das Auftreten.

25.12 Mollusca contagiosa

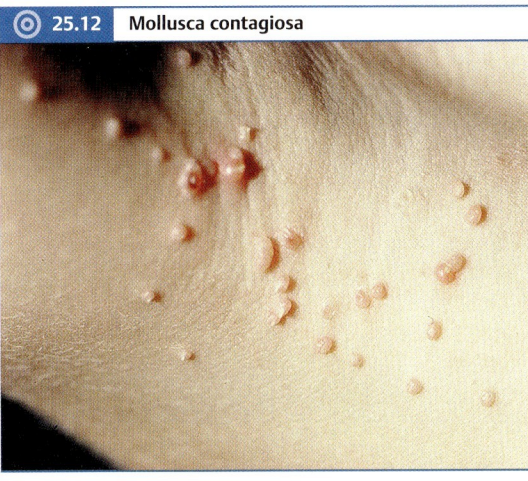

Axillär „ausgestreute" Dellwarzen, z. T. mit geringer entzündlicher Reaktion, bei atopischem Ekzem.

25.12

Therapie: Die Dellwarzen können mit dem scharfen Löffel abgetragen oder nach Anritzen exprimiert werden; bei flächiger „Aussaat" empfiehlt sich zuvor das Auftragen einer anästhesierenden Salbe. Eine weitere Therapieoption ist die lokale Behandlung mit Kaliumhydroxid. Häufig kommt es zu Spontanremissionen.

Therapie: Abtragen mit scharfem Löffel oder Exprimieren nach Anritzen, bei großflächigem Befall nach Auftragen einer anästhesierenden Salbe. Lokale Behandlung mit Kaliumhydroxid. Häufig Spontanremissionen.

Infektionen mit humanpathogenen Papillomviren

Humane Papillomviren (HPV) sind karyotrope DNA-Viren. Etwa 100 HPV-Typen sind bekannt. Diese rufen beim Kind vor allem gutartige Tumoren der Haut (Warzen = Verrucae), selten der Schleimhäute (spitze Kondylome, Feigwarzen = Condylomata acuminata) hervor. Die Übertragung erfolgt von Mensch zu Mensch.

Klinik:
Verrucae vulgares (meist HPV-Typen 1, 2, 3, 4, 7): Hyperkeratotische, hautfarbene oder grau-bräunliche Knötchen mit oft zerklüfteter Oberfläche, einzeln oder in Beeten angeordnet, ragen halbkugelig aus der Haut heraus (Abb. 25.13b).
Verrucae planae juveniles (meist HPV-Typen 3, 10, 28): Es handelt sich um gelblich-graue oder gelblich-rötliche, flache Papeln, die stets multipel an der Stirn (Abb. 25.13a), den Wangen, dem Kinn, den Händen und den Unterarmen auftreten. Sie können jucken.
Fußsohlenwarzen (Verrucae plantares, meist HPV-Typen 1, 2, 4): Sie können als oberflächliche Papeln in großer Zahl beetartig angeordnet (Mosaikwarzen) oder als Einzelknötchen tief in die Plantarhaut eingewachsen sein (Dornwarzen, oft schmerzhaft).
Condylomata acuminata (meist HPV-Typen 6, 11): Sie finden sich im Bereich der genitalen und analen Übergangsschleimhäute (Abb. 25.13c). Bedeutsam sind sie als Hinweis auf möglichen sexuellen Missbrauch.

Kondylomartige Veränderungen an der Mundschleimhaut kommen bei Kindern vor, die beim Kauen an vulgären Fingerwarzen die Viren in oberflächliche Verletzungen der Mundhöhle inokulieren (Abb. 25.13d). Ausgedehnte Warzen- und Kondylombeete können Hinweis auf einen Immundefekt sein.

Therapie: Die Spontanheilungsrate vulgärer Warzen liegt bei Kindern im Verlauf von 2 Jahren bei > 50 %, auch eine Suggestivtherapie kann wirksam sein. Kommt es nicht zur Spontanheilung (oder will man diese nicht abwarten), lassen sich Warzen durch Keratolyse mit Salizylsäure oder Milchsäure ggf. in Kombination mit Cignolin

Infektionen mit humanpathogenen Papillomviren

HPV (DNA-Viren) rufen beim Kind gutartige Tumoren v. a. der Haut (Warzen = Verrucae), selten der Schleimhäute (Condylomata acuminata) hervor.

Klinik:
Verrucae vulgares: Ragen als hyperkeratotische, knötchenförmige oder zerklüftete Gebilde aus der Haut hervor (Abb. 25.13b).

Verrucae planae juveniles: treten stets multipel als flache Papeln im Gesicht (Abb. 25.13a) oder an Händen und Unterarmen auf.

Fußsohlenwarzen (Verrucae plantares): einzeln stehende „Dornwarzen" oder beetartige „Mosaikwarzen".

Condylomata acuminata: im Genital- oder Analbereich (Abb. 25.13c); Hinweis auf möglichen sexuellen Missbrauch.

Inokulation von HPV-Viren in die Mundschleimhaut (Beißen an Fingerwarzen) führt zu kondylomartigen Papillomen (Abb. 25.13d).

Therapie: Spontanheilung ist nicht selten. Bleibt diese aus, stehen mehrere topische und operative Behandlungsverfahren zur Verfügung.

25.13 Durch HPV hervorgerufene Haut- und Schleimhautläsionen

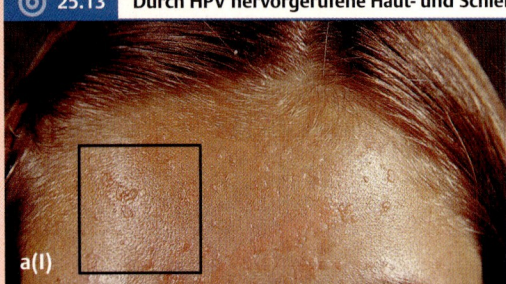
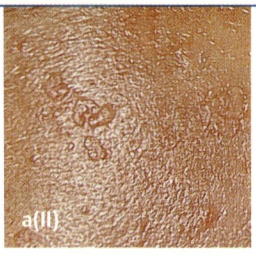

a **Verrucae planae juveniles** in dichter Aussaat an der Stirn (+ Ausschnittvergrößerung).
b **Multiple Verrucae vulgares** an den Fingerbeugen.
c **Perianale Condylomata acuminata** bei einem kleinen Jungen.
d Kondylomartige zipfelige Warze. Die Läsion an der Lippenschleimhaut eines 6-jährigen Mädchens ist durch Autoinokulation (Kauen an Verrucae vulgares der Finger) entstanden.

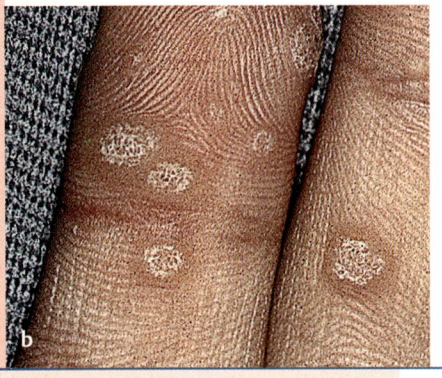
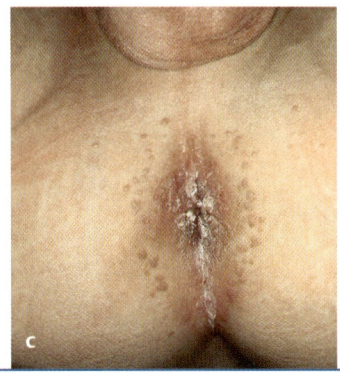
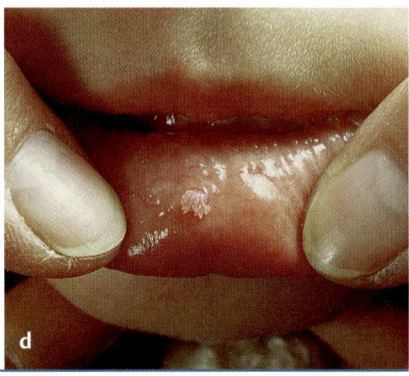

(Pflaster, Lack) bzw. Auftragen einer Kombination von Salizylsäure und 5-Fluorouracil* behandeln. Operative Verfahren sind die Ausschälung mit dem scharfen Löffel, elektrokaustische Abtragung, Kryo- und Lasertherapie. Bei Kondylomen wird lokal mit Imiquimod* oder Podophyllotoxin* behandelt. (* für die Behandlung im Kindesalter nicht zugelassen!)

25.4.4 Parasitäre Hauterkrankungen

Pedikulosen

Ätiologie und Pathogenese: Läuse sind flügellose, blutsaugende Insekten mit ausgeprägter Wirtspezifität. Im Kindesalter spielen besonders Kopfläuse (Pediculi capitis, Abb. **25.14a**) eine Rolle. Sie können in Kindergärten oder in Schulen durch engen Körperkontakt übertragen werden.

Klinik: An den Bissstellen kommt es Stunden nach dem Läusebiss zu rötlichen Papeln, die stark jucken. Durch Kratzen entstehen zunehmend ekzemartige („Läuseekzem") bzw. impetiginisierte Veränderungen und Verfilzungen der Haare. Meist sind die Areale hinter den Ohren am intensivsten betroffen. Dort „kleben" auch die

25.14 Pedikulosen

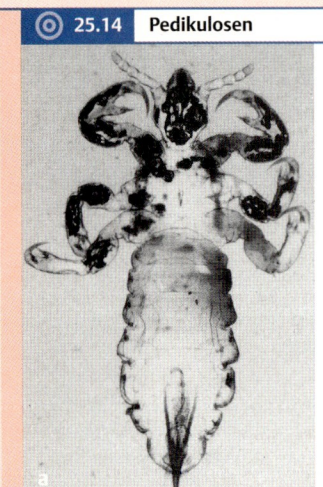
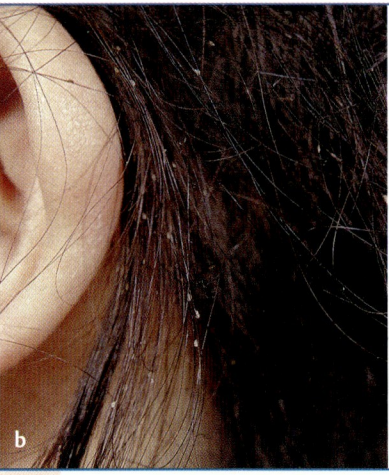

a Kopflaus.
b An den Haaren fest anhaftende Nissen.

für Kopflausbefall typischen – im Gegensatz zu Hautschuppen nicht abstreifbaren – weißen Nissen (Eier) an den Haaren (Abb. **25.14b**).

Therapie: Kopflausbefall wird lokal 1-malig mit einer permethrinhaltigen Lösung über 30–45 min behandelt. Bei ausgeprägtem Befall kann die Behandlung nach 1 Woche wiederholt werden. Alternativ stehen ein Pyrethrum-Extrakt, Allethrin und Dimeticon- oder ölhaltige Präparate zur Verfügung. Die Nissen werden mit einem feinen Kamm nach Auswaschen der Haare mit lauwarmem Essigwasser entfernt. Anschließend ist häufig eine Nachbehandlung ekzematöser und impetiginisierter Veränderungen erforderlich.

Skabies (Krätze)

Ätiologie und Pathogenese: Erreger der Skabies ist eine 0,3–0,4 mm große Milbe (Sarcoptes scabiei var. hominis), die bei engem körperlichem Kontakt übertragen wird. Das befruchtete Weibchen gräbt Gänge in die Hornschicht der menschlichen Haut und legt dort Eier ab (Abb. **25.15a**). Durch Immunreaktion gegen Milbenbestandteile und Ausscheidungsprodukte der Milbe kommt es (verzögert) im Sinne einer Sensibilisierung zu Symptomen wie Juckreiz und Bildung entzündlicher Papeln.

Klinik: Charakteristisch ist der nächtlich auftretende, durch Bettwärme erheblich verstärkte **Juckreiz**. Bevorzugt kommt es zum Befall von Interdigitalfalten, Handgelenken (Abb. **25.15b**), vorderen Achselfalten, Brustwarzen, Nabelregion und Penis; bei Säuglingen sind sehr häufig auch Handflächen, seitliche Fußränder/Fußrücken (Abb. **25.15c**) und Fußsohlen betroffen. Dort finden sich oberflächliche, kurze, geradlinig oder gekrümmt verlaufende Gänge in der Hornschicht, an deren Ende man vielfach die Milbe mit dem Dermatoskop erkennen kann. Sekundär entstehen entzündliche Papeln und durch Kratzen Ekzematisation und Impetiginisation.

Therapie: Kopflausbefall wird lokal mit einer permethrinhaltigen Lösung (alternativ z. B. mit Pyrethrum-Extrakt oder Allethrin) behandelt. Oft ist eine Nachbehandlung ekzematöser und impetiginisierter Veränderungen erforderlich.

Skabies (Krätze)

Ätiologie und Pathogenese: Die Milbe Sarcoptes scabiei wird bei engem Körperkontakt übertragen. Das Weibchen gräbt Gänge in die Hornschicht und legt dort Eier ab (Abb. **25.15a**). Symptome sind die Folge von Immunreaktionen.

Klinik: Typisch ist quälender **Juckreiz**, besonders nachts gleich nach dem Zubettgehen (Bettwärme). Betroffen sind v. a. Interdigitalfalten, Handgelenke (Abb. **25.15b**), Brustwarzen, Nabel, Penis, bei Säuglingen auch Handflächen und Füße (Abb. **25.15c**). Hier finden sich oberflächliche Gänge, sekundär entstehen rötliche Papeln. Häufig Ekzematisation und Impetiginisation durch Kratzen.

25.15 Skabies

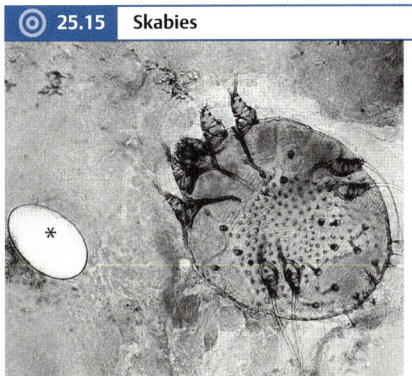
a Krätzemilbe mit Ei* in einem Milbengang.

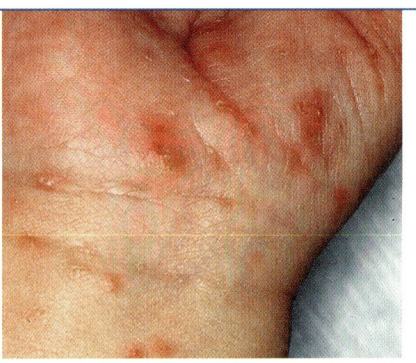
b Gangartig angeordnete Papeln an Handgelenk und Handballen eines Säuglings.

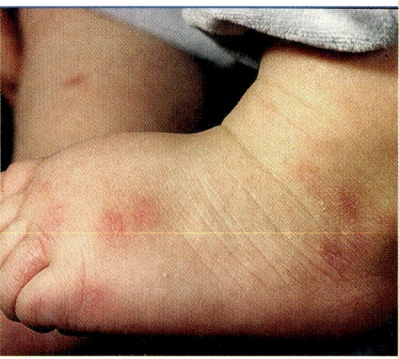
c Skabiespapeln an den seitlichen Fußrändern/Fußrücken (für Säuglinge eine charakteristische Lokalisation).

Diagnostik: Richtungsweisend ist die typische klinische Symptomatik. Bei unklarer Dermatoskopie sichert der mikroskopische Nachweis von Milben, Eiern und Skyballa (Kotballen) die Diagnose. Der Milbengang muss dazu mit spitzer Kanüle eröffnet und die Milbe ausgehebelt werden; auch eine tangentiale oberflächliche Abtragung der Papel mit dem Skalpell ist möglich.

Therapie: Therapie der Wahl ist Permethrin-Creme. Alternativ stehen Benzylbenzoat und Allethrin zur Verfügung. Zur Vermeidung von Reinfektionen ist Bettwäsche und Kleidung, die direkten Körperkontakt hatte, bei ≥ 60 °C zu waschen oder über 3 Tage auszulüften (in nicht getragenen Kleidern sterben die Milben nach 2–3 Tagen ab). Kontaktpersonen müssen zur Vermeidung von „Ping-Pong-Infektionen" mitbehandelt werden. Wegen postskabiöser Hautveränderungen (Ekzem, anhaltender Juckreiz) ist oft eine längere antiekzematöse Nachbehandlung erforderlich.

Diagnostik: Mikroskopischer oder dermatoskopischer Nachweis der Milbe sichert die Diagnose.

Therapie: Therapie der Wahl ist Permethrin-Creme. Kontaktpersonen müssen zur Vermeidung von „Ping-Pong-Infektionen" mitbehandelt werden.

Strophulus infantum (Prurigo simplex acuta infantum)

▶ **Definition.** Strophulus infantum ist eine für das Kindesalter typische, mit juckenden Papeln einhergehende akute Reaktion der Haut, vor allem auf Parasiten.

Ätiologie und Pathogenese: Neben Stichen oder Bissen von Arthropoden (Hunde- und Katzenflöhe, Vogelmilben, Stechmücken u. a.) werden auch Infekte (z. B. Wurmbefall) und Nahrungsmittelunverträglichkeit für die Strophulusreaktion verantwortlich gemacht.

Klinik: Ohne sonstige vorausgehende oder begleitende Symptome und Befunde bilden sich akut zahlreiche, disseminierte oder gruppiert stehende, intensiv juckende urtikarielle Papeln (Abb. **25.16**). Im Zentrum der Papeln können sich winzige Bläschen entwickeln (Seropapel). Durch Zerkratzen, Krustenbildung auf den Erosionen und schubweises Auftreten frischer Seropapeln kann ein Bild ähnlich wie bei Varizellen entstehen.

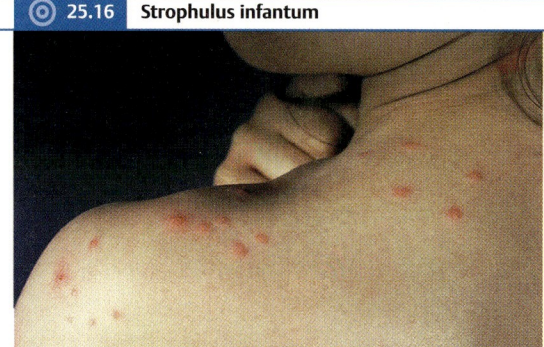

25.16 **Strophulus infantum**

Gruppiert stehende Papeln und Seropapeln.

Therapie: Gegen den Juckreiz wirken juckreizstillende Lotionen und systemische Antihistaminika. Auslösende Faktoren müssen möglichst beseitigt werden. Die Hautveränderungen heilen bei „Milieuwechsel" meist prompt ab.

25.5 Ekzemkrankheiten/Dermatitis

▶ **Definition.** Ein Ekzem bzw. eine Dermatitis ist eine nicht infektiöse oberflächliche Entzündungsreaktion („Intoleranzreaktion") der Haut, die durch äußere Einwirkungen oder genetische Disposition entsteht. Im deutschen Sprachgebrauch wird „**Ekzem**" eher für chronisch verlaufende, „**Dermatitis**" eher für akut verlaufende Entzündungsreaktionen verwendet. Eine scharfe Abgrenzung ist nicht möglich, die Begriffe werden oft synonym verwendet.

Das klinische Bild spiegelt unabhängig von der Krankheitsursache den Verlauf/Zustand wider. „**Leiteffloreszenzen**" der Dermatitis/des Ekzems sind:
- bei **akuter** Dermatitis: Rötung, Bläschenbildung, Nässen
- bei **subakutem** Ekzem/subakuter Dermatitis: Papeln, Schuppung, Rötung
- bei **chronischem** Ekzem: Lichenifikation (flächenhafte Vergröberung der Hautfelderung) und Schuppung.

25.5.1 Seborrhoisches Säuglingsekzem

▶ **Definition.** Diffuse Schuppung und Rötung in den talgdrüsenreichen Arealen des Kopfes, Rumpfes und der Hautfalten, die sich bereits in der 2.–10. Lebenswoche manifestiert und meist bis zum 12. Lebensmonat abheilt.

Ätiologie und Pathogenese: Die Ursache der Erkrankung ist nicht bekannt. Eine gesicherte Beziehung zum seborrhoischen Ekzem des Erwachsenen besteht nicht.

25.5 Ekzemkrankheiten/Dermatitis

Klinik: Das seborrhoische Säuglingsekzem beginnt typischerweise im 1. oder 2. Lebensmonat. Mildeste und häufigste Variante ist der **Gneis**: eine fettige, festhaftende Schuppung der Kopfhaut ohne oder mit geringer Entzündung (Abb. **25.17a**). Gneis kann sich von selbst zurückbilden, aber auch spontan oder als Folge ungeeigneter Therapiemaßnahmen in eine stärkere Entzündung mit Schuppung, Rötung und Verkrustung übergehen, die sich auf das Gesicht, die retroaurikulären Areale und intertriginöse Bezirke (Halsfalten, Axillen, Windelgegend) ausbreitet (Abb. **25.17b**). Es besteht meist nur ein geringer Juckreiz. Im Gegensatz zum atopischen Ekzem sieht man keine stärkeren Kratzeffekte an der Haut. Selten kommt es zu einer Erythrodermie (**Erythrodermia desquamativa Leiner**, Abb. **25.17c**) mit Rötung und Schuppung des gesamten Integumentes. Dabei können Fieber, Anämie, Dyspepsie und Sekundärinfektionen mit Hefen und Bakterien auftreten.

Klinik: Die Erkrankung beginnt im 1.–2. Lebensmonat, meist in Form fettiger Kopfschuppung ohne stärkere Entzündungszeichen (**Gneis**, Abb. **25.17a**). Bei manchen Patienten treten zudem schuppende Rötungen im Gesicht, hinter den Ohren und in intertriginösen Bereichen auf (Abb. **25.17b**). Der Juckreiz ist gering. Ausbreitung auf das gesamte Integument (**Erythrodermia desquamativa**, Abb. **25.17c**) ist selten. Dabei sind Fieber und Sekundärinfekte möglich.

25.17 Seborrhoisches Säuglingsekzem

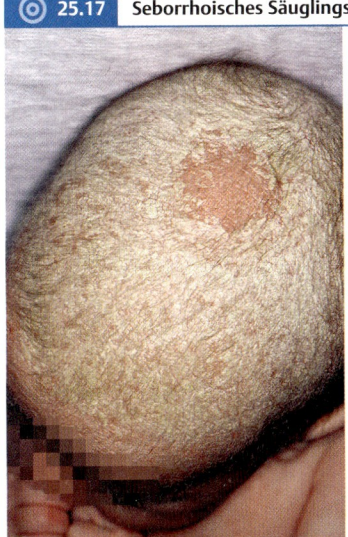
a Kopfgneis des Säuglings.

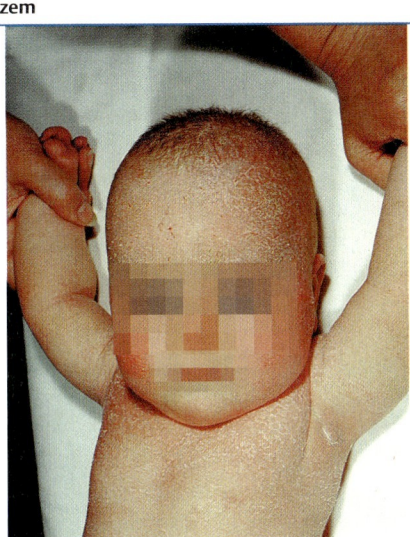
b Schuppende Erytheme im Gesicht, in Hals- und Achselfalten.

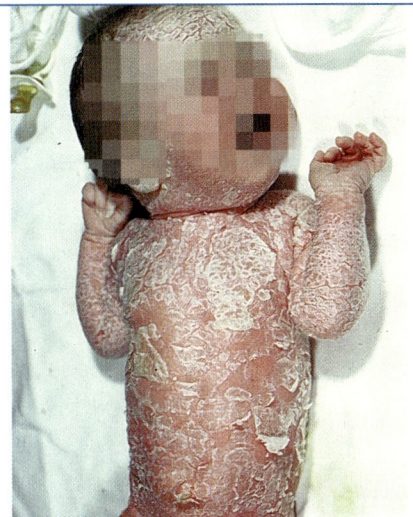
c Erythrodermia desquamativa.

Therapie: Die Behandlung sollte so mild wie möglich sein, z. B. mit Weizenkleiebädern und Olivenöl zur Hautpflege und Ablösung der Schuppen. Bei stärkeren entzündlichen Veränderungen kommen kurzfristig niedrigpotente topische Kortikosteroide, bei Sekundärinfektion z. B. Ketoconazol-Creme, -Lösung und -Shampoo zum Einsatz.

Therapie: Häufig reicht eine milde pflegende Behandlung aus, z. B. mit Weizenkleiebädern, Olivenöl; bei stärkeren Entzündungen werden niedrigpotente topische Kortikosteroide eingesetzt.

25.5.2 Atopisches Ekzem

▶ **Synonyme.** endogenes Ekzem, atopische Dermatitis (AD), Neurodermitis constitutionalis u. a.

▶ **Synonyme.**

▶ **Definition.** Das atopische Ekzem (AE) ist eine meist schon im Kindesalter beginnende komplexe chronische, stark juckende entzündliche Hauterkrankung mit genetischem Hintergrund, deren Ursache bis heute nicht vollständig geklärt ist.

▶ **Definition.**

Ätiologie und Pathogenese: Dem atopischen Ekzem liegen eine Reihe von Genmutationen und -polymorphismen zugrunde. Verschiedene Gene auf mehreren Chromosomen sind für die Veranlagung zur Entwicklung (genetische Disposition) dieser Erkrankung verantwortlich. Diese Genmutationen des angeborenen Immunsystems sind u. a. Ursache für eine **Störung der Hautbarrierefunktion** und eine **Aktivierung von T-Lymphozyten** (v. a. TH2-Lymphozyten). Genpolymorphismen, u. a. für den **hochaffinen IgE-Rezeptor** (der z. B. auf antigenpräsentierenden Langerhans-Zellen exprimiert wird) „reizen" das Immunsystem zur Ausbildung einer unerwünsch-

Ätiologie und Pathogenese: Dem atopischen Ekzem liegen Genmutationen und -polymorphismen zugrunde. Sie führen u. a. zu einer **Störung der Hautbarrierefunktion**, einer **Aktivierung von T-Lymphozyten** (v. a. TH2-Lymphozyten) und der verstärkten Expression **hochaffiner IgE-Rezeptoren** mit der Folge von gewebeschädigenden Reaktionen (Atopie) gegen normalerweise unschädliche Moleküle (z. B. Pollen, Hausstaubmilben).

Andere Erkrankungen des **atopischen Formenkreises** (allergische Konjunktiivitis, Rhinitis und/oder asthmoide Bronchitis/Asthma bronchiale) treten häufig simultan oder alternierend auf. Die Hautveränderungen beruhen wohl auf kombinierter Wirkung immunologischer und nicht immunologischer Provokationsfaktoren. Unspezifische Reize wirken vielfach verschlimmernd.

Häufigkeit: häufigste kindliche Hauterkrankung.

Klinik: Erstmanifestation meist im 3.– 6. Lebensmonat. Typisch für das **Säuglingsalter** ist ein stark juckendes Gesichtsekzem mit kleinen Knötchen und Papulovesikeln, Kratzeffekten und feinlamellärer trockener Schuppung (Abb. **25.18a**), die als **Milchschorf** bezeichnet wird. Zusätzlich werden Stamm, Arme und besonders Gelenkregionen befallen (Abb. **25.18b**).

Im **Kindesalter** ist der Befall der **großen Gelenkbeugen** mit flächenhaften Entzündungen und Lichenifikation (Abb. **25.18c**) typisch. Eine trockene Haut und fahle Hautfarbe sind für Patienten mit atopischem Ekzem kennzeichnend.

ten und gewebeschädigenden Reaktion (Atopie) gegen normalerweise unschädliche Moleküle wie Pollen, Hausstaubmilben oder Nahrungsmittel.

Simultan oder alternierend mit dem atopischen Ekzem können auch andere Erkrankungen des **atopischen Formenkreises** (allergische Konjunktivitis, Rhinitis und/oder asthmoide Bronchitis/Asthma bronchiale) auftreten oder auch einziges Symptom der Atopie sein. Anders als bei atopischen Schleimhautmanifestationen wird das atopische Ekzem **nicht** durch **spezifische Allergene** hervorgerufen, sondern beruht wahrscheinlich auf einer kombinierten Wirkung immunologischer und nicht immunologischer Provokationsfaktoren. Unspezifische Reize wie Wollkontakte, Staubexposition, Wärmestau, hohe Luftfeuchtigkeit sowie emotionelle Faktoren (Stress, Frustration, Mutter-Kind-Konflikte, auch im Sinne der „Overprotection") wirken sich vielfach verschlimmernd aus.

Häufigkeit: Es handelt sich um die häufigste Hauterkrankung des Kindesalters und eine der häufigsten chronischen Kinderkrankheiten. 5–20 % aller Kinder neigen zu einem atopischen Ekzem bzw. leiden daran, von diesen erkranken 60 % im 1. Lebensjahr. Sind beide Elternteile betroffen, besteht für Kinder ein bis zu 70 % erhöhtes Erkrankungsrisiko.

Klinik: Die Erstmanifestation erfolgt meist im 3.– 6. Lebensmonat, manchmal auch erst im Spiel- und Schulalter. Der Verlauf ist schubweise mit Besserung im Frühjahr und Sommer. Dabei zeigt das atopische Ekzem einen altersabhängigen Gestaltwandel.

Beim **Säugling** treten bevorzugt in den seitlichen Gesichtsanteilen, an Stirn, behaartem Kopf und am Hals unter starkem Juckreiz kleine Knötchen und Papulovesikel auf, die meist massiv zerkratzt werden. Sofern Kratzeffekte nicht zu Nässen, Krustenbildung und großflächigen Entzündungen führen, steht eine feinlamelläre trockene Schuppung (Abb. **25.18a**) im Vordergrund, die im Kopfbereich als **Milchschorf** (keine allergische Reaktion auf Milch, sondern bildhafte Beschreibung) bezeichnet wird. Neben Kopf und Hals können der Stamm (meist unter Aussparung der Windelregion) und die oberen Extremitäten unter Betonung der Gelenke (Abb. **25.18b**) betroffen sein.

Im **Kindesalter** findet sich typischerweise ein akzentuierter Befall der **großen Gelenkbeugen** (Eczema flexuarum). Im Bereich von Ellenbeugen, Handgelenken, Kniekehlen und Fußgelenken sowie betont im seitlichen und hinteren Halsbereich zeigen sich eine flächenhafte Vergröberung der Hautfelderung (Lichenifikation, Abb. **25.18c**), entzündliche Infiltrationen und Kratzeffekte (Erosionen-/Krustenbildung). Hände und Fußrücken sind ebenfalls häufiger befallen. Die Haut ist allgemein

25.18 Atopisches Ekzem

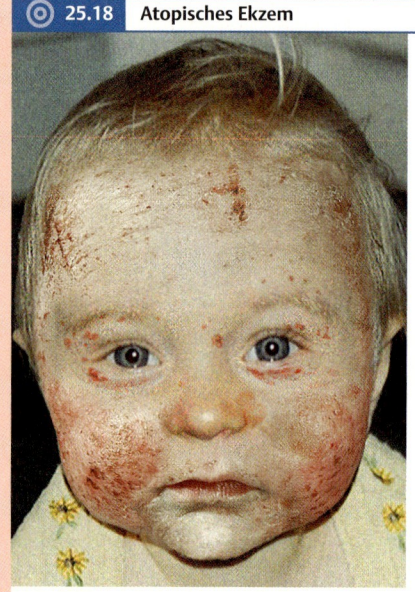

a Milchschorf. Ekzematisation im Bereich der Wangen bei fahlem Hautkolorit und trockener Schuppung; ausgeprägte Kratzeffekte.

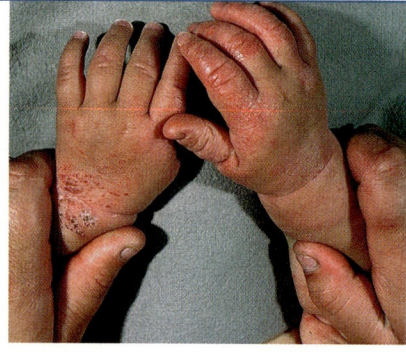

b Atopisches Säuglingsekzem an Handgelenken und Handrücken.

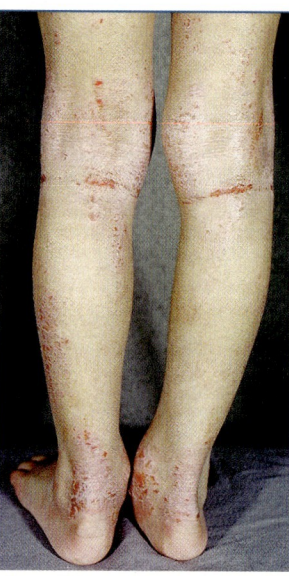

c Beugenekzem des Kindesalters. Bei ausgeprägter Lichenifikation und Läsionen durch Kratzen ist die Rötung eher geringfügig.

25.5 Ekzemkrankheiten/Dermatitis

sehr trocken und zeigt ein fahles Kolorit. Der heftige Juckreiz führt, neben striemenhaften Kratzeffekten durch flächenhaftes Scheuern, zu typischen Glanznägeln.

Das Ekzem des Kindesalters kann sich unmittelbar aus dem Säuglingsekzem entwickeln, nach einem freien Intervall oder auch als primäre „Spät"-Manifestation auftreten.

Stigmata des atopischen Ekzems sind z. B. Rhagaden mit geringer entzündlicher Infiltration am Ohrläppchenansatz, doppelte Unterlidfalte (Dennie-Morgan-Zeichen, Abb. **25.18a**) und Fehlen der lateralen Augenbrauen (Hertoghe-Zeichen), weißer Dermografismus, follikuläre Hyperkeratosen (Keratosis pilaris) an Oberarm- und Oberschenkelstreckseiten, Austrocknung der Lippen mit Exfoliation, Rhagaden und Juckreiz (Cheilitis sicca, Abb. **25.19a**), Austrocknung der Finger- und/oder Zehenkuppen mit Verlust des Papillarmusters, Schuppung und Rhagadenbildung (Pulpitis sicca, Abb. **25.19b**). Fingerspitzen- und Vorfußekzeme mit Pulpitis sicca treten bei Kindern besonders häufig auf und werden leicht mit Pilzerkrankungen verwechselt. Bei Mädchen sieht man häufiger chronische Mamillenekzeme.

Stigmata des atopischen Ekzems sind z. B. Ohrläppchenrhagaden, doppelte Unterlidfalte (Dennie-Morgan-Zeichen, Abb. **25.18a**), Fehlen der lateralen Augenbrauen (Hertoghe-Zeichen), Cheilitis sicca (Abb. **25.19a**), Pulpitis sicca (Abb. **25.19b**), Mamillenekzeme.

25.19 Stigmata und Komplikationen des atopischen Ekzems

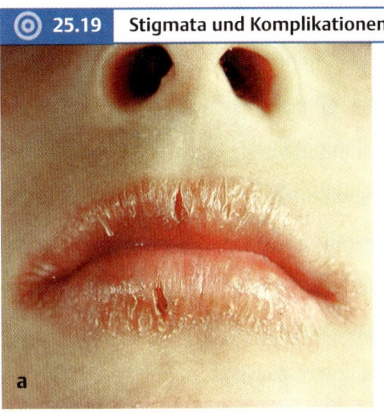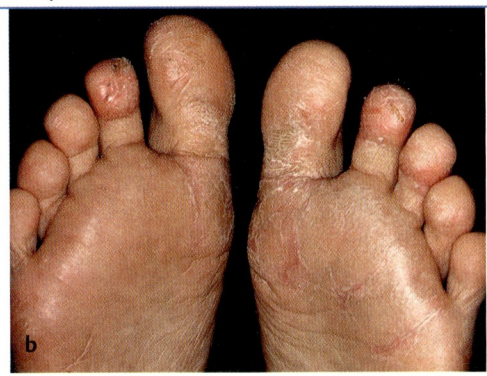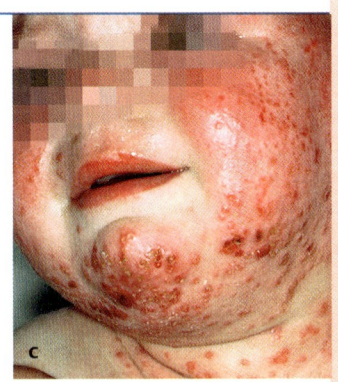

a **Cheilitis sicca** mit schmerzhaften Rhagaden („Leckekzem").
b Vorfußekzem mit **Pulpitis sicca** („atopische Winterfüße").
c **Eczema herpeticatum** bei 4 Monate altem Säugling. Wenige Wochen nach Ekzemmanifestation kam es bei dem kleinen Mädchen zu einer ausgedehnten Superinfektion mit Herpes-simplex-Virus.

Komplikationen: Begünstigt durch Defekte im T-Zell-System kann es zu ausgedehnten bakteriellen und viralen Superinfektionen kommen, z. B. Impetiginisation, Eczema herpeticatum (schwere Allgemeinerkrankung nach Infektion durch das Herpes-simplex-Virus mit anschließender generalisierter Ausbreitung, Abb. **25.19c**), Aussaat von Mollusca contagiosa. Kinder mit atopischem Ekzem neigen außerdem zu obstruktiver Bronchitis.

Komplikationen: Es besteht eine erhöhte Gefährdung für bakterielle und virale Superinfektionen: Impetiginisation, Eczema herpeticatum (Abb. **25.19c**), Aussaat von Mollusca contagiosa. Es besteht eine Neigung zu obstruktiver Bronchitis.

Diagnostik: Zur Diagnose führen Familien- und Eigenanamnese, klinisches Bild (Atopiestigmata und unscharf begrenzte Ekzemherde mit Betonung der großen Gelenkbeugen) und subjektive Symptomatik (starker Juckreiz) sowie evtl. der Nachweis eines erhöhten Gesamt-IgE-Spiegels.

Diagnostik: Wegweisend sind Anamnese und klinische Symptomatik. Eventuell ist der Gesamt-IgE-Spiegel erhöht.

Therapie: Sie umfasst die **Prävention** und die topische und systemische Ekzemtherapie. Wichtiger Bestandteil der Prävention ist die Meidung von Provokationsfaktoren: **Tragen von nicht kratzender Kleidung, Verzicht auf Haustiere** (v. a. Katzen) und Maßnahmen zur **Reduktion von Allergenen** wie Hausstaubmilben (keine Teppichböden, milbendichte Matratzenbezüge). Für eine schwere Pollen- und Hausstaubmilben-Sensibilisierung (atopische Dermatitis und Asthma bronchiale) wäre der ständige Aufenthalt am Meer oder im Hochgebirge Therapie und Prävention zugleich. Bei nachgewiesener Nahrungsmittelallergie entsprechende Karenz.

Therapie: Prävention und topische und systemische Ekzemtherapie. Wichtiger Bestandteil der Prävention ist die Meidung von Provokationsfaktoren: z. B. Tragen von **nicht kratzender Kleidung, Verzicht auf Haustiere, Reduktion von Hausstaubmilben,** bei nachgewiesener Nahrungsmittelallergie entsprechende Karenz.

▶ **Merke.** Bei atopischem Ekzem sind positive Hauttests gegenüber Nahrungsmitteln ohne dazu passende klinische Symptomatik kein Grund, auf die betreffenden Nahrungsmittel zu verzichten.

▶ **Merke.**

Die **Ekzemtherapie** umfasst Maßnahmen zur stadiengerechten Behandlung und Pflege der Haut, Juckreizstillung, Entzündungshemmung und ggf. Behandlung einer Superinfektion.

Bei topischer Anwendung richtet sich die Applikationsart der Wirkstoffe nach der Entwicklungsphase des Ekzems:
- **akute Ekzemphase:** kühlende Umschläge und Lotionen (**feucht auf feucht!**)
- **subakute Ekzemphase:** Cremes und Lipolotionen
- **chronische Ekzemphase:** Salben und Pasten.

Hautpflege: Baden oder duschen mit medizinischen Ölbädern und Auftragen rückfettender Externa, die Moisturizer (z. B. Harnstoff, Glycerin) enthalten, um ein Austrocknen der Haut zu vermeiden.

Juckreizstillung: Im Vordergrund steht die Entzündungshemmung (s. u.). Zudem lässt sich der Juckreiz durch lokale und systemische Maßnahmen lindern. **Lokal** durch kühlende Cremes mit Zusatz von z. B. Polidocanol oder Menthol, **systemisch** durch Antihistaminika: Nachts kann man Substanzen mit sedierender Wirkung (z. B. Clemastin) einsetzen, tagsüber wenig bzw. nicht sedierende Substanzen (z. B. Cetirizin, Loratadin und deren Weiterentwicklungen). Bei Säuglingen und Kleinkindern Anwendungsbeschränkungen und möglichen Alkoholgehalt der Präparate beachten!

Entzündungshemmung: Auf entzündeter Haut werden Kortikosteroide der Wirkstoffklassen I/II sowie Gerbstoffe eingesetzt. Topische Immunmodulatoren (Calcineurininhibitoren) stellen eine wesentliche Bereicherung der Therapie dar; sie können den Einsatz von Kortisonpräparaten reduzieren bzw. ersetzen. Die Schubfrequenz kann auch durch eine proaktive Therapie mit diesen Präparaten günstig beeinflusst werden. In der chronischen Ekzemphase bieten schieferölhaltige Externa eine Alternative.

▶ **Merke.** Kortisonpräparate sollten im Säuglings- und Kleinkindesalter wegen erhöhter Empfindlichkeit besonders in intertriginösen Arealen und im Gesicht immer nur kontrolliert und kurzfristig angewendet werden.

Management einer Superinfektion: Bei bakterieller Superinfektion ist je nach Ausdehnung eine topische Therapie mit Antiseptika (z. B. Triclosan, Clioquinol, Chlorhexidin, Octenidin) und Antibiotika (z. B. Fusidinsäure) oder auch eine systemische Antibiose (z. B. penicillinasefeste Penicilline, Cephalosporine, Erythromycin) bzw. virustatische Therapie (z. B. Aciclovir) erforderlich. Das Eczema herpeticatum macht eine stationäre Behandlung mit systemischer Gabe von Virustatika erforderlich.

Prognose: Bei der Mehrzahl der Patienten lässt die Intensität des atopischen Ekzems nach dem Säuglingsalter bzw. der Pubertät nach, es kann auch abheilen. Insgesamt ist jedoch der Verlauf des atopischen Ekzems unberechenbar, es kann bis ins höhere Alter immer wieder rezidivieren.

▶ **Klinischer Fall.** Der 7-jährige Marc wird von der Mutter mit juckenden Hautveränderungen an beiden Vorfüßen (Abb. **25.19b**) vorgestellt. Die Veränderungen waren in leichterer Form erstmals im Winter des Vorjahres aufgetreten. Während des Sommerurlaubs an der Nordsee sei alles abgeheilt. Seit Herbst ist es zu einem Rezidiv gekommen. Eine Behandlung mit Pilzmitteln (Cremes und Tinkturen) habe den Zustand noch verschlimmert. Die Haut des Jungen ist allgemein trocken. Auch bei der Mutter, die schon zur Testung wegen eines Heuschnupfens in unserer Sprechstunde war, fällt eine trockene und blasse Haut auf.

25.5.3 Kontaktdermatitis/Kontaktekzem

▶ **Definition.** Als Kontaktekzem bzw. Kontaktdermatitis bezeichnet man akute oder chronische, oberflächliche entzündliche Hauterkrankungen, die als Folge akut oder kumulativ toxischer physikalischer oder chemischer Einwirkungen auftreten (**nicht allergisches** Kontaktekzem) oder Ausdruck einer zellvermittelten Allergie gegen definierte Kontaktstoffe sind (**allergisches** Kontaktekzem auf der Basis einer Typ-IV-Reaktion).

25.5 Ekzemkrankheiten/Dermatitis

Pathogenese und Klinik:
Akut-toxische Kontaktdermatitis: UV-Strahlen, Säuren oder Laugen (Verätzung) führen am Ort der Einwirkung zur akuten Rötung, Schwellung und Blasenbildung der Haut (Abb. 25.20a). Die häufigste Form ist die **Dermatitis solaris**. Eine Sonderform ist die **Wiesengräserdermatitis**. Sie entsteht durch Einwirkung von UV-Licht nach Kontakt mit Pflanzen, die fotosensibilisierende Toxine (z. B. Furocumarine) bilden (fototoxisches Kontaktekzem).

Kumulativ-toxisches (chronisches) Kontaktekzem: Die **Windeldermatitis** ist eine häufige Hauterkrankung im Säuglingsalter und eine Sonderform des toxischen Kontaktekzems. Sie ist meist eine Reaktion auf die kumulativ irritierende Wirkung von Feuchtigkeit, Freisetzung von Ammoniak aus dem Urin durch Stuhlbakterien bei meist zu seltenem Windelwechsel, Durchfall, sauren Stühlen, Seifen- und Detergenzienresten in den Windeln und anderen Pflegefehlern. Häufig kommt es nach solchen Vorschäden zur Superinfektion durch Candida albicans, die die Entzündung unterhält.

Meist entwickelt sich im Windelbereich von den Leistenbeugen und/oder der Perianalregion ausgehend eine flächenhafte Rötung mit Ödem der Haut, manchmal auch mit Bläschen- und Pustelbildung, Nässen und Schuppung. Gelegentlich breitet sich die Entzündung über die Grenzen der von Windeln bedeckten Areale aus (Abb. 25.20b). Differenzialdiagnostisch ist an ein atopisches oder seborrhoisches Ekzem oder (seltener) eine frühe Psoriasismanifestation zu denken.

Pathogenese und Klinik:
Akut-toxische Kontaktdermatitis: Exposition gegenüber UV-Strahlen (**Dermatitis solaris**) oder Chemikalien (Verätzung) führt zu einer Hautrötung und -schwellung (Abb. 25.20a), evtl. auch zu Bläschen und nässenden Erosionen. Sonderform: **Wiesengräserdermatitis** nach Kontakt mit Pflanzen, die fotosensibilisierende Stoffe bilden.

Kumulativ-toxisches (chronisches) Kontaktekzem: Eine Sonderform, die **Windeldermatitis**, ist durch chronisch irritierende Faktoren bedingt, z. B. durch Urin, Feuchtigkeit und Pflegefehler.

Meist entwickelt sich im Windelbereich ein flächenhaftes, ödematöses Erythem, evtl. mit Bläschen, Nässen oder Schuppung (Abb. 25.20b). Ähnliche Symptome finden sich bei seborrhoischem oder atopischem Ekzem oder (seltener) Psoriasis.

25.20 Kontaktdermatitis bzw. Kontaktekzem

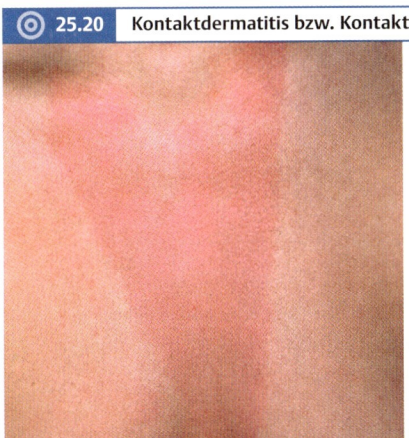
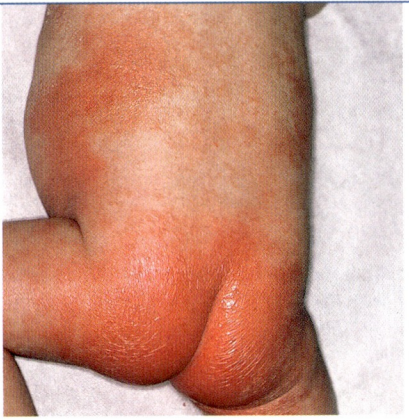
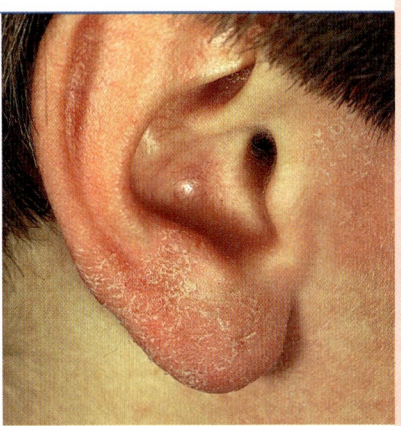

a Dermatitis solaris. Häufigste Form der akuten toxischen Dermatitis.
b Erosiv-nässende Windeldermatitis.
c Kontaktallergisches Nickelekzem durch Ohrring.

Allergisches Kontaktekzem: Nach Kontakt mit Substanzen, gegen die eine zellvermittelte Allergie besteht (Arznei- und Pflegemittel zur äußerlichen Anwendung, Desinfizienzien, Metallsalze, nach der Pubertät v. a. verschiedene berufstypische Kontaktstoffe), kommt es zu Erythemen und Ödemen, Papulovesikeln, z. T. zu nässenden Erosionen, Krustenbildung, später zu Schuppung und sekundär zu Kratzeffekten. Diese Veränderungen beschränken sich zunächst auf Hautareale, die Kontakt mit dem Allergen hatten. Bei wiederholter Allergenexposition können Streureaktionen in der Umgebung oder auch in entfernteren Hautbezirken auftreten (sog. hämatogene Streuung). Kontaktallergische Ekzeme sind bei Kindern selten; ein erster Häufigkeitsgipfel betrifft junge Mädchen mit Nickelallergie infolge Modeschmuckkontakten (Abb. 25.20c).

Therapie: Bei **allen Kontaktekzemen** ist die **Ausschaltung der Noxe bzw. des Allergens** die wichtigste Maßnahme. Bei unklarem Auslöser ist zur weiteren Abklärung eine Epikutantestung erforderlich. Mittel der Wahl für die initiale äußerliche Behandlung sind Kortikosteroide; nach Abklingen der akuten Entzündungsphase schließt sich eine pflegend-stabilisierende Hautbehandlung an.
Bei der **Windeldermatitis** lassen sich die auslösenden Faktoren durch häufiges Wechseln der Windel, Vermeidung okkludierender Windelhosen und Verwendung gut ausgewaschener und sorgfältig gespülter Stoffwindeln ausschalten. Die Haut wird vorsichtig mit ölgetränkter Watte gereinigt. Zum Schutz der Haut eig-

Allergisches Kontaktekzem: Nach Kontakt mit Substanzen, gegen die eine zellvermittelte Allergie besteht, kommt es an den Kontaktstellen zu Erythemen, Ödemen und Bläschen, auch mit Nässen und Verkrustung (z. B. Nickelekzem, Abb. 25.20c). Bei wiederholter Allergenexposition können auch Hautbereiche betroffen sein, die keinen Kontakt mit dem Allergen hatten.

Therapie: Wichtigste Maßnahme bei **allen Kontaktekzemen** ist die **Ausschaltung der Noxe bzw. des Allergens**. Initial erfolgt eine lokale Steroidbehandlung, danach eine pflegend-stabilisierende Behandlung.

Die Therapie der **Windeldermatitis** besteht darin, die Windel häufig zu wechseln, okkludierende Windelhosen zu vermeiden, die Haut mit Öl zu reinigen und Begleitstörungen (z. B. Hefepilzbesiedlung von Haut und Stuhl) zu behandeln.

net sich eine topische Therapie mit Zinköl oder -paste mit antiseptischen Zusätzen. Bei Hefepilzbesiedelung wird z.B. Nystatin-Paste eingesetzt. Außerdem sollte zur Vermeidung von Reinfektionen eine intestinale Kandidose mittels Stuhldiagnostik ausgeschlossen bzw. nachgewiesen und saniert werden.

25.5.4 Miliaria

Miliaria (Schweißfrieseln) sind Symptom einer gestörten Schweißentleerung nach Wärmestau, das bei Säuglingen häufiger auftritt (zu warme Bekleidung, feuchtwarme Luft von Inkubatoren, fieberhafte Infektionskrankheiten, Anwendung von Fettsalben bei heißer Witterung). Vor allem am Rumpf und im Stirn-/Wangenbereich finden sich kleinste bis stecknadelkopfgroße wasserklare Bläschen oder punktförmige, juckende rote Flecken und Knötchen (Abb. **25.21**).

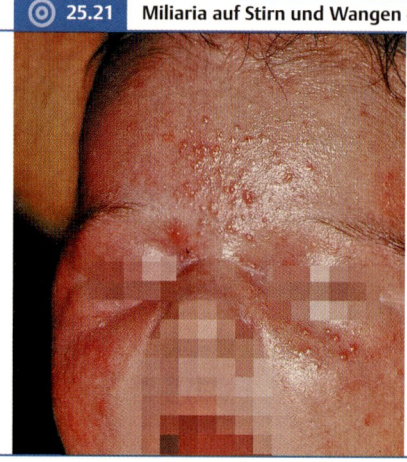

25.21 Miliaria auf Stirn und Wangen eines Säuglings

Therapie: Vermeidung von Wärmestau, Tragen luftiger Baumwollkleidung. Wenn erforderlich, lokale Anwendung von Zinkschüttelmixturen.

25.6 Allergische Hauterkrankungen

25.6.1 Allergisches Kontaktekzem

s. S. 866

25.6.2 Urtikaria und Angioödem

▶ **Synonym.** Nesselsucht

▶ **Definition.** Die Urtikaria ist ein monomorphes, durch flüchtige juckende Quaddeln gekennzeichnetes Exanthem uneinheitlicher Ätiologie und Pathogenese, das in 20–30 % der Fälle kombiniert mit einem umschriebenen Angioödem der Subkutis und Submukosa (Quincke-Ödem) auftritt.

Ätiologie und Pathogenese: Man unterscheidet **immunologisch** bedingte und **nicht immunologische** Urtikariaformen. Pathogenetisch kommt es zur Freisetzung von Mediatoren (v.a. Histamin) aus Mastzellen und basophilen Granulozyten, was verschiedene Ursachen haben kann (Tab. **25.7**).

Klinik: Man unterscheidet eine **akute** (1-malige oder intermittierende) Urtikaria (Dauer **< 6 Wochen**) von einer **chronischen** (persistierenden oder rezidivierenden) Urtikaria (Dauer **> 6 Wochen**). Quaddeln sind flache erhabene, kutane Ödeme von rötlicher oder weißer Farbe, die je nach Auslöser und Reaktionsbereitschaft in belie-

25.7 Ursachen einer Urtikaria

immunologisch	• **IgE-vermittelt:** Nahrungsmittel (z. B. Kuhmilch, Nüsse, Fische, Ei, Getreide) und Medikamente (z. B. Penicillin)

nicht immunologisch	• **physikalisch:** Kälte, Wärme, Reibe- oder statischer Druck, UV-Licht
	• **chemisch (toxisch):** Quallengift, Brennnessel
	• **pseudoallergische/(Intoleranz-)Reaktionen:**
	  – nicht IgE-vermittelte Mastzelldegranulation: Röntgenkontrastmittel, Opiate und Muskelrelaxanzien
	  – Störung der Prostaglandinsynthese: z. B. Azetylsalizylsäure, nichtsteroidale Antirheumatika, Farb- und Konservierungsmittel in Nahrungsmitteln
	• **mikrobiell:** durch Infektionen mit Bakterien, Parasiten oder Viren
	• **Enzymdefekte:** angeborener (angeborenes hereditäres angioneurotisches Ödem – HANE, s. S 522) oder erworbener Defekt des Komplementsystems: quantitativer oder funktioneller Mangel des C1-Esterase-Inhibitors oder des Angiotensin-converting-Enzyme-Inhibitors
	• **cholinerge Urtikaria:** z. B. durch körperliche Anstrengung und Schwitzen

biger Lokalisation einzeln, in größerer Zahl oder exanthematisch in Stecknadelkopfgröße schubweise auftreten (Abb. **25.22b**), sich flächenhaft ausbreiten und durch zentrale Rückbildung ringförmige, durch Konfluenz landkartenartige Figuren bilden können. Typisch ist **Juckreiz**, der zum Scheuern veranlasst. Eine Rückbildung erfolgt innerhalb von Stunden unter gleichzeitigem Auftreten neuer Herde über Tage und Wochen.

Begleitende **Angioödeme (Quincke-Ödeme)** sind analoge akute Schwellungen durch Ödembildung in Kutis und Submukosa, die besonders auffällig im Bereich des Gesichts (Lider, Lippen; Abb. **25.22c**) oder des Genitales sind. Die Mitbeteiligung von Zunge, Rachen- und Kehlkopfschleimhaut kann lebensbedrohlich sein (Verlegung der Luftwege mit Erstickungsgefahr).

Quaddeln sind flüchtige, flach erhabene Effloreszenzen, bedingt durch rötliche oder weiße kutane Ödeme. Ihre Zahl, Ausbreitung und Lokalisation sind von Fall zu Fall sehr unterschiedlich (Abb. **25.22b**). **Juckreiz** ist typisch. Begleitende **Angioödeme (Quincke-Ödeme)** sind besonders auffällig im Gesicht und u. U. lebensbedrohlich im Bereich des Larynx (Abb. **25.22c**).

25.22 Urtikaria und Quincke-Ödem

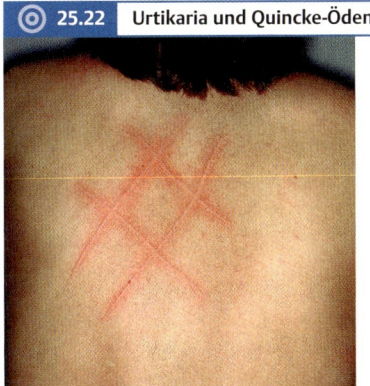
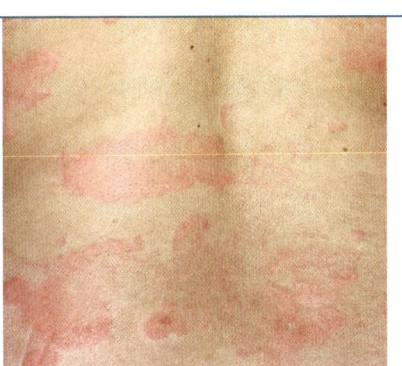
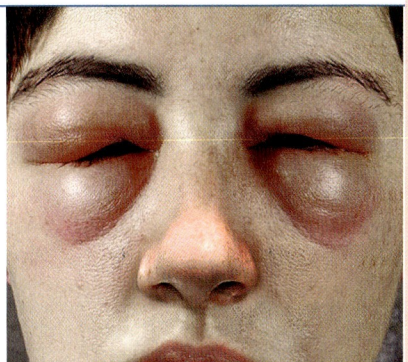

a Urticaria factitia. Die Reaktion wurde durch reibenden Druck ausgelöst.

b Ausgedehnte landkartenartige Urtikaria. Die Quaddeln sind stellenweise randbetont, stellenweise verfließend.

c Quincke-Ödem mit entstellenden Schwellungen.

Diagnostik: Das klinische Bild ist unverkennbar. Die Klärung der Ursache ist bei nicht eindeutiger Anamnese – und dies ist besonders bei chronischer Urtikaria meist der Fall – außerordentlich schwierig. Dennoch ist die Anamnese das wichtigste differenzialdiagnostische Instrument, um Hinweise auf die Pathogenese zu erhalten und eine weitere sinnvolle Diagnostik einzuleiten, z. B. physikalische Tests, Fokussuche, Laboruntersuchungen, Hauttests sowie Provokations- und Karenztests bei Verdacht auf Nahrungsmittel-/Medikamentenallergie bzw. -Intoleranzreaktion.

Differenzialdiagnose: Effloreszenzen, die mit Quaddeln (Urticae) verwechselt werden können, finden sich beim Erythema exsudativum multiforme, beim bullösen

Diagnostik: Das klinische Bild ist eindeutig, die ursächliche Klärung hingegen meist schwierig. Wichtigstes Instrument zur Ursachensuche ist die Anamnese. Sie stellt die Weichen für die weitere Diagnostik, z. B. physikalische Tests, serologische und Hauttests (Infekte, Medikamente, autologes Serum) oder Karenz- bzw. Provokationstests (Nahrungsmittel, Medikamente).

Differenzialdiagnose: Erythema exsudativum multiforme, bullöses Pemphigoid oder Urtikariavaskulitis.

Therapie: Ausschaltung der Ursache ist am wichtigsten. Eine Karenzdiät kann sinnvoll sein. Symptomatisch wird mit Antihistaminika, bei ausgeprägten Symptomen mit Glukokortikoiden und ggf. Adrenalin behandelt.

Pemphigoid oder der Urtikariavaskulitis. Ihnen allen fehlt jedoch die charakteristische Flüchtigkeit der Hautveränderungen.

Therapie: Bei Kenntnis der auslösenden Noxe ist ihre Ausschaltung die entscheidende Maßnahme. Initial ist eine Karenzdiät oft nützlich (Tee, Zwieback oder Kartoffeln bzw. Reis). Symptomatisch behandelt man mit Antihistaminika. Bei schwerer großflächiger Urtikaria und Quincke-Ödem mit Luftnot und Schluckbeschwerden ist die i.v. Gabe von Glukokortikoiden und ggf. Adrenalin erforderlich.

25.6.3 Arzneimittelexantheme und infektallergische Exantheme

Allgemeines: Arzneimittelinduzierte/infektbedingte Haut- und Schleimhautveränderungen sind sehr vielgestaltig. Oft kopieren sie andere Hautkrankheiten. Zugrunde liegt eine **allergische** oder **pseudoallergische** (Intoleranz-)Reaktion.

Allgemeines: Arzneimittelinduzierte Haut- und Schleimhautveränderungen sind außerordentlich vielgestaltig und klinisch von Hauterkrankungen anderer Ursache oft nicht zu unterscheiden. Sie sind Folge einer **allergischen** (Typ-I-, Typ-III- oder Typ-IV-Reaktion) oder einer **pseudoallergischen** (Intoleranz-)Reaktion (direkte Histaminfreisetzung oder antikörperunabhängige Komplementaktivierung). Auslöser ist entweder der Wirkstoff selbst oder dessen Metabolit. Rückschlüsse vom klinischen Bild auf die zugrunde liegende Reaktion sind in der Regel nicht möglich.

Exanthematische Arzneimittelreaktionen

Klinik: Die Arzneimttelexantheme sehen infektiösen Exanthemen, z.B. Masern (Abb. **25.23a**), Röteln, Scharlach, oder auch einer generalisierten Urtikaria ähnlich und gehen oft mit Juckreiz einher.

Klinik: Die Symptome treten meist in der 2. Behandlungswoche auf. Es handelt sich überwiegend um makulopapulöse stammbetonte masern- (Abb. **25.23a**), rötelnoder scharlachähnliche Exantheme, die häufig mit Juckreiz einhergehen. Weitere Verlaufsformen können ein urtikarielles (Abb. **25.23bI**) oder vesikulöses Bild bieten. Häufig findet sich eine ödematöse Gesichtsrötung (Abb. **25.23bII**). Die Beeinträchtigung des Allgemeinbefindens steht im Gegensatz zu den „klassischen" Kinderkrankheiten wie Masern und Scharlach im Hintergrund.

25.23 Arzneimittelexanthem

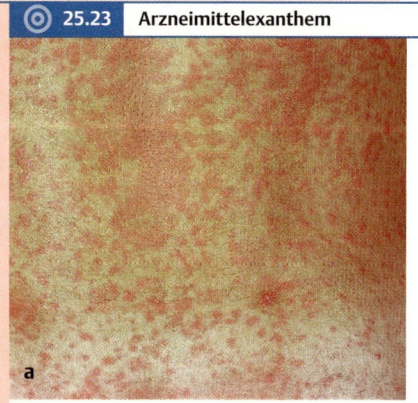
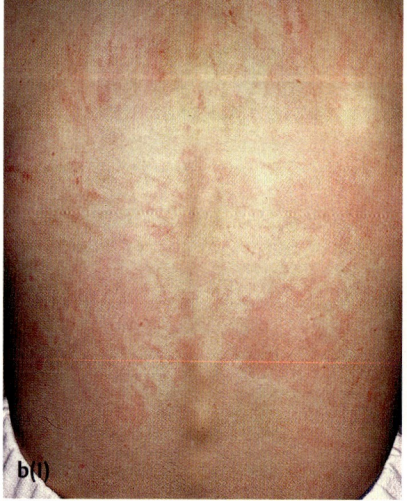
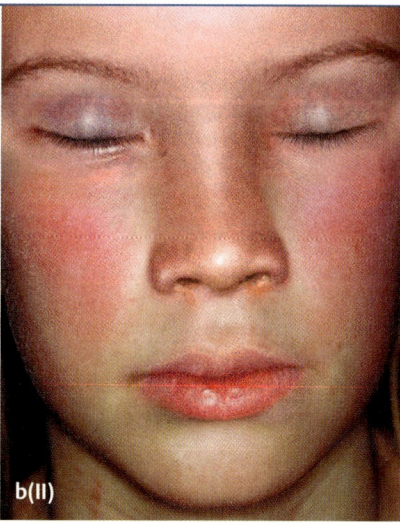

a Morbilliformes Arzneimittelexanthem durch Ampicillin.

b Allergisches Sulfonamidexanthem. Urtikarielles Exanthem (I) mit begleitendem Ödem und Erythem im Gesicht (II).

Diagnostik: Anamnese und Verlauf geben die entscheidenden diagnostischen Hinweise. Bei Kindern sind Antibiotika, insbesondere Betalactam-Antibiotika, die häufigsten allergieauslösenden Medikamente. Bei entsprechender Anamnese sollte auch bei negativer Diagnostik ein Allergieausweis ausgestellt werden.

Diagnostik: Anamnese (zeitlicher Zusammenhang mit Arzneimittelexposition) und Verlauf (Abklingen bei Arzneimittelkarenz) geben die entscheidenden diagnostischen Hinweise. Der Nachweis des Auslösers durch Hauttests oder In-vitro-Diagnostik ist nur bei allergischen Reaktionsmechanismen möglich (s. S. 531). „Spitzenreiter" unter den auslösenden Arzneimitteln sind im Kindesalter Antibiotika und unter diesen v. a. Betalactam-Antibiotika. Expositionstests sind wegen der hohen Gefährdung des Patienten nur in Ausnahmefällen gerechtfertigt, z. B. wenn ein schwer zu ersetzendes, aber dringend erforderliches Medikament als Auslöser verdächtigt wird. Auch wenn der Nachweis des auslösenden Medikamentes mittels

Hauttest und Laboruntersuchung nicht gelingt, sollte ein Allergieausweis bei entsprechender Anamnese ausgestellt werden.

Therapie: Verdächtige Medikamente müssen abgesetzt werden. Zur symptomatischen Behandlung werden bei Juckreiz antipruriginös wirkende Lotionen und Schüttelmixturen sowie Antihistaminika, bei schweren Verläufen Glukokortikoide eingesetzt.

Therapie: Absetzen verdächtiger Arzneimittel ist die wichtigste Maßnahme.

Multiforme und erythematobullöse Exantheme

▶ **Definition.** Das Erythema exsudativum multiforme ist gekennzeichnet durch typische Einzeleffloreszenzen. Auf der Haut entwickelt sich zunächst eine typische, konzentrisch aufgebaute Läsion (Kokarde, Irisläsion, Schießscheibe), die in eine mehr oder weniger ausgedehnte Blasenbildung übergeht. Die Schleimhäute sind meist mit betroffen.

Multiforme und erythematobullöse Exantheme

▶ **Definition.**

Ätiologie und Pathogenese: Es handelt sich um ein polyätiologisches Krankheitsbild. Der genaue Entstehungsmechanismus ist nicht gänzlich geklärt. Man geht von einer zytotoxischen Immunreaktion gegen Keratinozyten aus, die ihrerseits Fremdantigene exprimieren. Auslöser sind virale (v. a. Herpes simplex) und bakterielle (v. a. Streptokokken) Infekte und Medikamente, zumeist Antibiotika (z. B. Aminopenicilline, Sulfonamide) oder Antiepileptika (z. B. Phenytoin, Carbamazepin).

Ätiologie und Pathogenese: Der Entstehungsmechanismus ist nicht gänzlich geklärt. Häufigste Auslöser sind virale und bakterielle Infekte und Medikamente.

Klinik: Beim **Erythema exsudativum multiforme (EEM)** treten akut, meist schubweise in symmetrischer Verteilung zahlreiche hellrote, runde Flecke auf, aus denen sich sukkulente Papeln mit Erythemsaum entwickeln (Abb. 25.24a). In typischen Fällen flacht das Zentrum unter zyanotischer Verfärbung ab mit zentraler Hämorrhagie und/oder Blasenbildung (**Kokarde**, Abb. 25.24b). Die Herde neigen zu peripherer Ausbreitung und können konfluieren. Je nach Ausdehnung unterscheidet man eine Minor- und Majorform; bei Letzterer sind die Schleimhäute stark betroffen und das Allgemeinbefinden ist gestört. Präferenziell können die Schleimhäute von Mund, Nase, Pharynx und die Haut der Genital- und Perianalregion Blasen und Ulzerationen aufweisen, auch eine purulente Konjunktivitis kommt vor (Abb. 25.24c).

Klinik: Beim **Erythema exsudativum multiforme** entstehen schubweise scheibenförmige, rote Flecke (Abb. **25.24a**), die sich durch zentrale Zyanose und Hämorrhagie oder Blasenbildung in **Kokarden** umwandeln (Abb. **25.24b**). Man unterscheidet Minor- und Majorformen. Bei Letzteren sind auch Schleimhäute (Mund, Nase, Pharynx, Augen) und Genital- und Perianalhaut betroffen (Abb. **25.24c**).

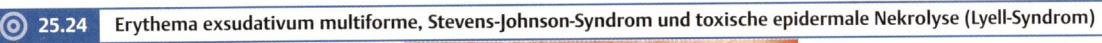
25.24 Erythema exsudativum multiforme, Stevens-Johnson-Syndrom und toxische epidermale Nekrolyse (Lyell-Syndrom)

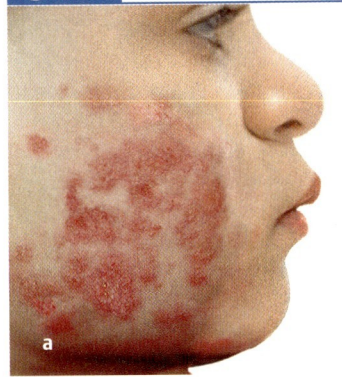
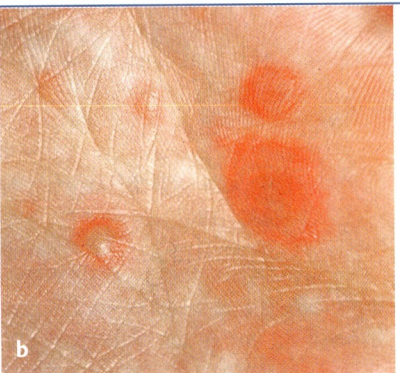
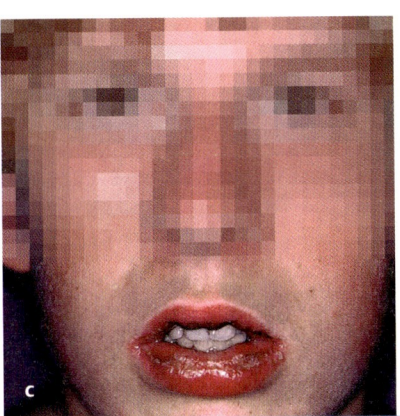
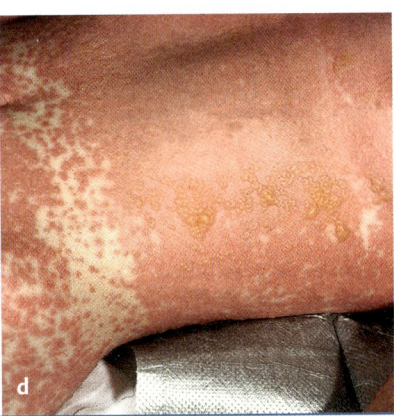

- **a + b** **Erythema exsudativum multiforme:** konfluierende kokardenförmige Papeln im Gesicht (**a**). Bullöse Kokarden in der Handfläche (**b**).
- **c** **Stevens-Johnson-Syndrom** mit Mundschleimhauterosionen: Es handelt sich um eine schwere Verlaufsform des Erythema exsudativum multiforme mit Schleimhautbeteiligung.
- **d** **Toxische epidermale Nekrolyse** mit großflächiger Ablösung der Haut.

Maximalvariante des Erythema exsudativum multiforme ist das **Stevens-Johnson-Syndrom**: Nach ausgeprägtem Krankheitsgefühl treten auf der Haut (zunächst an Gesicht und Hals, später am ganzen Körper) und den hautnahen Schleimhäuten (Mund, Augen, Genitale) Blasen auf, die platzen. Von den Erosionen und evtl. Nekrosen sind ca. 10 % der Körperoberfläche betroffen.

Sind über 30 % der Körperoberfläche befallen, spricht man von einer **toxischen epidermalen Nekrolyse (medikamentöses Lyell-Syndrom)** oder, wegen der großflächigen Epithelablösung (Abb. 25.24d), vom **Syndrom der verbrühten Haut**.

Komplikationen: Bronchopneumonie, Sekundärinfektionen, Sepsis.

Diagnostik: Anamnese und klinisches Bild.

Differenzialdiagnose: Die toxische epidermale Nekrolyse lässt sich histologisch vom Staphylococcal-scalded Skin Syndrome (SSSS) abgrenzen.

Therapie: In Abhängigkeit vom Schweregrad der Erkrankung erfolgt eine äußerliche Behandlung mit Kortikosteroiden, antiseptischen Lösungen, entzündungshemmenden und anästhesierenden Mundspülungen.

Patienten mit schweren Verlaufsformen (Stevens-Johnson-Syndrom und toxische epidermale Nekrolyse) müssen **intensivmedizinisch** behandelt werden. Der Nutzen von systemischen Kortikosteroiden ist umstritten.

Prognose: Beim Minortyp ist die Prognose gut. Bei der toxischen epidermalen Nekrolyse besteht ein Letalitätsrisiko zwischen 15 und 75 %.

Erythema nodosum

▶ Definition.

Ätiologie und Pathogenese: Auslöser sind v. a. bakterielle Infektionen, seltener Medikamente. Eine Assoziation mit Sarkoidose, Morbus Crohn oder Colitis ulcerosa ist möglich.

Die schwerste Verlaufsform eines Erythema exsudativum multiforme ist das **Stevens-Johnson-Syndrom (SJS).** Den Hautveränderungen gehen meist erhebliche Einschränkungen des Allgemeinbefindens voraus (u. a. Fieber, Grippesymptome, Muskelschmerzen), die mit Antibiotika und/oder entzündungshemmenden und schmerzlindernden Medikamenten behandelt werden. Die beschriebenen Hautveränderungen treten zunächst im Gesicht und am Hals auf und breiten sich im weiteren Verlauf rasch über den ganzen Körper aus. Die dünnen Blasendecken reißen ein, sodass die darunter liegenden Hautschichten bloßliegen (Erosionen). Es kommt zur Ausbildung von Nekrosen. Gleichzeitig sind die hautnahen Schleimhäute (Mund, Augen, Genitale) von einer ausgeprägten Blasenbildung gezeichnet, in schweren Fällen auch der Kehlkopf und die Luftröhre. Insgesamt sind ca. 10 % der Körperoberfläche betroffen.

Sind über 30 % der Körperoberfläche befallen, spricht man von einer **toxischen epidermalen Nekrolyse (TEN, medikamentöses Lyell-Syndrom)**. Dieses lebensgefährliche Krankheitsbild der Haut kann einer Maximalform des Stevens-Johnson-Syndroms gleichen, tritt aber meist ohne kokardenartige Hautveränderungen auf. Das Krankheitsbild nimmt einen rapiden Verlauf. Aufgrund der starken Ähnlichkeit des klinischen Bildes mit einer großflächigen Verbrühung (Abb. 25.24d) spricht man auch vom **Syndrom der verbrühten Haut**.

Komplikationen: Patienten mit Stevens-Johnson-Syndrom oder einer toxischen epidermalen Nekrolyse sind äußerst gefährdet durch Bronchopneumonie, Sekundärinfektionen und Sepsis.

Diagnostik: Anamnese, typisches Krankheitsbild und Histologie führen zur Diagnose.

Differenzialdiagnose: Eine Abgrenzung der toxischen epidermalen Nekrolyse (TEN) vom Staphylococcal-scalded Skin Syndrome (SSSS, s. S. 854) gelingt durch feingewebliche Untersuchung einer Blasendecke (Kryostat-Schnellschnitt): Bei der TEN kommt es zur Abhebung der gesamten Epidermis mit einer basalen, beim SSSS zu einer intraepidermalen, subkorneal gelegenen Spaltbildung.

Therapie: Wichtigste Maßnahmen sind Erkennen und Absetzen sämtlicher als Auslöser infrage kommender Medikamente bzw. die Behandlung von evtl. auslösenden Infektionskrankheiten. Der Minortyp kann mit Steroidlotionen und evtl. mit systemischer Glukokortikoidtherapie behandelt werden. Beim Stevens-Johnson-Syndrom und der toxischen epidermalen Nekrolyse handelt es sich um pädiatrisch-dermatologische Notfälle, die einer **intensivmedizinischen Therapie** bedürfen. Die Patienten werden auf aluminiumimprägnierten Folien und Spezialmatratzen gelagert, die offenen Wundflächen mit antiseptischen Lösungen, Cremes und nicht haftenden Wundauflagen behandelt.

An den Schleimhäuten kommen antiseptische, entzündungshemmende und anästhesierende Spülungen (Mund) bzw. antiseptische Lösungen (Genitalbereich) zum Einsatz. Wichtig ist eine frühzeitige augenärztliche Mitbetreuung (z. B. Verklebung der Bindehaut des Auges möglich). Bei ungeklärter Pathogenese bleibt die systemische Gabe von Glukokortikoiden umstritten. Bei ausgeprägtem Befund werden sie jedoch zur Unterbrechung der Entzündungsreaktion zumeist kurzfristig hoch dosiert eingesetzt. Zur Vermeidung einer Superinfektion ist unter Berücksichtigung der Anamnese eine Breitbandantibiose überlegenswert.

Prognose: Beim Erythema exsudativum multiforme vom Minortyp ist die Prognose gut. Beim Stevens-Johnson-Syndrom liegt das Letalitätsrisiko bei 1-6 %, bei der toxischen epidermalen Nekrolyse zwischen 15 und 75 %.

Erythema nodosum

▶ Definition. Das Erythema nodosum ist durch eine schmerzhafte subkutane Knotenbildung mit Hautrötung und -überwärmung vorwiegend an den Unterschenkelstreckseiten sowie einen akuten Verlauf gekennzeichnet.

Ätiologie und Pathogenese: Vermutlich liegt ein hyperergischer/allergischer Reaktionsmechanismus zugrunde. Auslöser sind bei Kindern vorzugsweise Infektionen (hauptsächlich durch Streptokokken, seltener Yersinien, Mycobacterium tuberculosis), seltener Medikamente (Analgetika, Antipyretika, Kontrazeptiva). Das Erythema nodosum kann mit Sarkoidose, Morbus Crohn oder Colitis ulcerosa assoziiert sein.

Klinik: An den Unterschenkelstreckseiten, Knie- und Fußgelenken, ausnahmsweise auch an den Armen und am Gesäß treten akut einzelne oder mehrere tief liegende hell- bis lividrote Infiltrate und Knoten mit unterschiedlichem Durchmesser auf (Abb. **25.25**). Die Knoten sind sehr druckempfindlich und die Haut ist in diesen Bereichen überwärmt. Schubweise können weitere Knoten hinzukommen. Begleitend treten oft Fieber, Gelenkschmerzen und Kopfschmerzen auf.

Klinik: Prädilektionsstellen sind die Streckseiten der unteren Extremitäten. Es bilden sich tief liegende, rote Knoten, die überwärmt und sehr druckempfindlich sind (Abb. **25.25**). Oft bestehen Allgemeinsymptome.

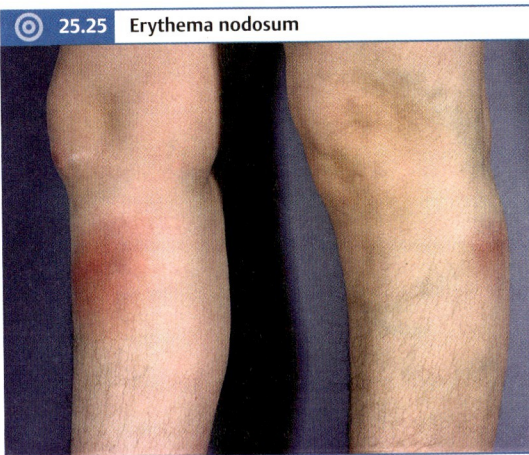

◉ 25.25 Erythema nodosum

Druckschmerzhafte, derbe, entzündliche Infiltrate und Knoten an den Unterschenkeln.

◉ 25.25

Diagnostik: Die Diagnose wird klinisch gestellt. Selten ist eine tiefe Hautbiopsie (septale Pannikulitis) erforderlich. Wegen der häufig assoziierten Erkrankungen sind abklärende Untersuchungen sinnvoll, z. B. serologische Untersuchungen (u. a. Differenzialblutbild, CRP, BSG, AST, Yersinien), Rachenabstrich (Streptokokken) und evtl. eine Röntgenaufnahme des Thorax (Sarkoidose, Tuberkulose).

Diagnostik: Das klinische Bild ist charakteristisch. Häufig assoziierte Erkrankungen sind auszuschließen.

Therapie: Neben der Behandlung der Grunderkrankung (falls bekannt) erfolgt eine symptomatische Therapie mit Bettruhe, feuchten Umschlägen, entzündungshemmenden Externa und bei Bedarf Gabe von nichtsteroidalen Antiphlogistika. In Ausnahmefällen werden kurzfristig systemisch Glukokortikoide verabreicht.

Therapie: Behandlung der Grunderkrankung (falls bekannt), ansonsten symptomatische Therapie: Bettruhe und lokale, in schweren Fällen auch systemische Gabe von Antiphlogistika und Kortikosteroiden.

25.7 Psoriasis

25.7 Psoriasis

▶ **Synonym.** Schuppenflechte

▶ **Synonym.**

▶ **Definition.** Die Psoriasis ist eine polygen vererbte, chronisch rezidivierende, durch endogene und exogene Triggerfaktoren (multifaktoriell) provozierbare Erkrankung, die Haut und Nägel, seltener auch Schleimhäute und Gelenke befällt. An der Haut bilden sich typischerweise scharf begrenzte eythematosquamöse Plaques (Psoriasis vulgaris), die streckseitenbetont lokalisiert sind. Eine zweite seltene Variante ist die Psoriasis pustulosa mit Ausbildung oberflächlicher steriler Pusteln.

▶ **Definition.**

Häufigkeit: Die Psoriasis vulgaris zählt zu den häufigsten Hautkrankheiten (2 % der hellhäutigen Bevölkerung sind betroffen), die in jedem Lebensalter auftreten kann. 2 Verlaufstypen werden beschrieben:
- **Typ I** – frühmanifeste Form (10.–25. Lebensjahr, Kinder): Von diesem Typ sind 60–70 % aller Patienten betroffen. Bei 2 erkrankten Elternteilen wird die Erkrankungswahrscheinlichkeit für das Kind mit bis zu 75 % angegeben, bei einem erkrankten Elternteil bis zu 30 %. Diese frühmanifeste Verlaufsform ist durch eine positive Familienanamnese, Assoziation mit dem HLA-System (Cw6, B13, Bw57, DR7) und einen in der Regel schwereren Verlauf sowie ein meist positives Köbner-Phänomen (s. u.) gekennzeichnet.
- **Typ II** – spätmanifeste Form (5. und 6. Lebensjahrzehnt).

Häufigkeit: Die Psoriasis vulgaris zählt zu den häufigsten Hautkrankheiten. Man unterscheidet 2 Verlaufsformen:
- Typ I (10.–25. Lebensjahr, Kinder)
- Typ II (5. und 6. Lebensjahrzehnt).

Ätiologie und Pathogenese: Neben der **genetischen** Disposition (verschiedene Suszeptibilitätsgene auf verschiedenen Chromosomen) spielen endogene, exogene und medikamentöse **Triggerfaktoren** eine entscheidende Rolle (Tab. **25.8**). Diese können einen Ausbruch provozieren und/oder eine bestehende Psoriasis verschlimmern. Wesentliche Merkmale der Entwicklung einer Psoriasis sind eine deutlich **erhöhte Proliferation** und **Differenzierungsstörung** der Epidermis sowie eine **Entzündungsreaktion**. Auffällig ist je nach Aktivität der Psoriasis der Nachweis von T-Lymphozyten (überwiegend vom Helfer- oder zytotoxischen Typ) und Zytokinen. Insgesamt wird die Neubildung der Haut (Epidermopoese) von 28 Tagen auf ca. 6 Tage beschleunigt.

25.8 Die häufigsten Triggerfaktoren der Psoriasis

- **Infektionen:** Infektionen der oberen Luftwege mit β-hämolysierenden Streptokokken der Gruppe A, deren Toxine als sog. Superantigene T-Zellen aktivieren.
  Cave: Bei erblicher Belastung muss bei Streptokokkenangina bei den betroffenen Kindern/Jugendlichen ein besonderes Augenmerk auf die Haut gelegt werden!

- **direkte mechanische/physikalische Reizung der Haut** (isomorpher Reizeffekt = **Köbner-Phänomen**): z. B. Verletzung, Operation, Sonnenbrand, chronischer Reiz durch Schmuck/Gürtel

- **Medikamente** (bei Kindern selten): v. a. β-Blocker, Lithium, ACE-Hemmer, Chloroquin, Interferone

- **Alkohol, Nikotin** (bei Kindern selten)

- psychische Faktoren, Stress

Klinik: Leitsymptome der **Psoriasis vulgaris** sind **Rötung** (klinisches Korrelat der Entzündungsreaktion) und **Schuppung** (klinisches Korrelat der Proliferationsreaktion) der Haut. Prädilektionsstellen sind die **Streckseiten der Extremitäten**, der behaarte Kopf, die Sakralregion und die Nägel. Im Gegensatz zu Erwachsenen ist bei Kindern häufig auch das Gesicht befallen (Abb. **25.26**). Typische Manifestationsform bei Säuglingen ist eine Windelpsoriasis.

Die erythematosquamösen Plaques sind scharf begrenzt und von unterschiedlicher Größe (punktata, guttata, numularis, geographica).

25.26 Psoriasis vulgaris

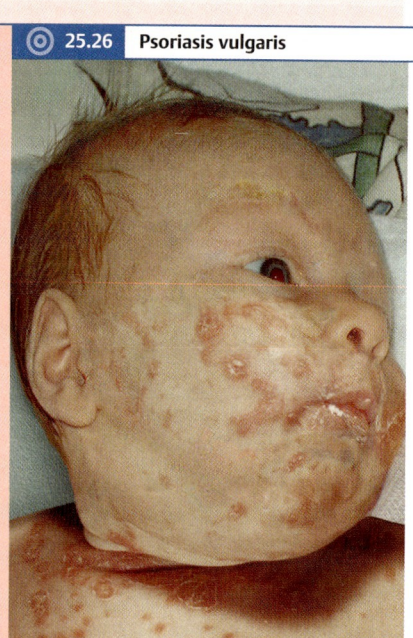
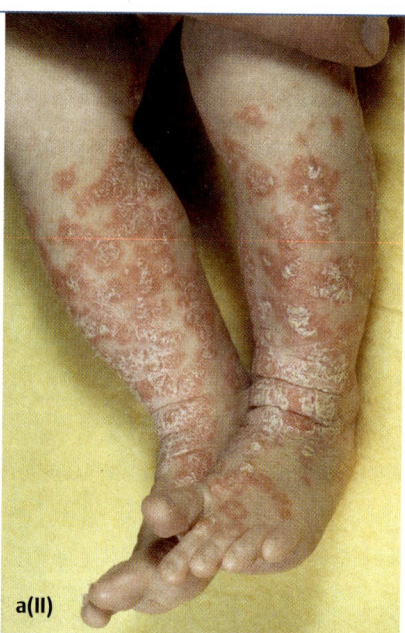
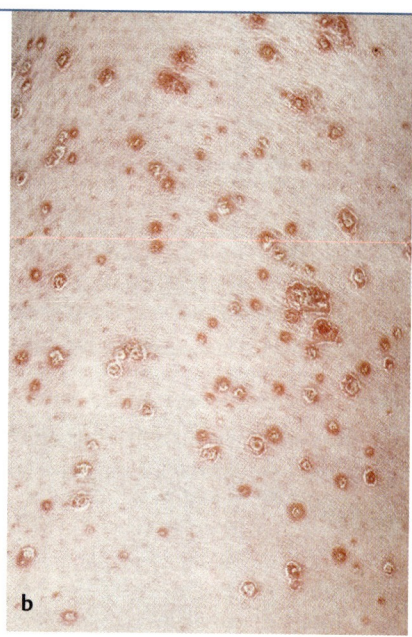

a(I), a(II)

a Psoriasis vulgaris bei einem 2 Monate alten Säugling: scharf begrenzte, erythematosquamöse Plaques.

b Psoriasis guttata: über das gesamte Integument verteilte, exanthematig auftretende, scharf begrenzte, schuppende Läsionen.

Klassische Psoriasisphänomene lassen sich an der **Haut** beschreiben: Nach Abkratzen der oberflächlichen Schuppen („Kerzenfleckphänomen") findet sich eine letzte Epidermisschicht, die abgezogen werden kann („Phänomen des letzten Häutchens"). Es kommt dann zu punktuellen Blutaustritten aus den erweiterten Gefäßschlingen („blutiger Tau" oder „Auspitz-Phänomen").
An den **Nägeln** finden sich „Ölflecke" (Hyperkeratose des Nagelbettes), Grübchen- bzw. Tüpfelnägel (Defekte der Nagelplatte).
In seltenen Fällen ist die Entzündungsreaktion so stark, dass an der Haut oberflächliche **sterile** Pusteln entstehen (**Psoriasis pustulosa**). Selten sind bei Kindern die Gelenke betroffen, man spricht dann von einer **Psoriasis arthropatica**.

Diagnostik: Das klinische Bild ist wegweisend, charakteristisch sind die Psoriasisphänomene (s. o.).

Therapie: In der Behandlung der Psoriasis bei Kindern bestehen wichtige Unterschiede im Vergleich zur Behandlung Erwachsener.
3 Faktoren sind unter therapeutischen Gesichtspunkten besonders zu beachten:
- Die kindliche Haut ist für lokal aufgetragene Medikamente besonders durchlässig, sodass systemische Nebenwirkungen das Wachstum (z. B. Knochen) beeinflussen können.
- Kaum ein systemisch anzuwendendes Medikament ist derzeit für die Behandlung von Säuglingen und Kleinkindern zugelassen.
- Die Psoriasis besteht über Jahre oder Jahrzehnte, bedarf unter Umständen einer lebenslangen Behandlung und führt zu einer deutlichen Beeinträchtigung der kindlichen Lebensqualität. Eine Heilung ist nicht möglich.

Elimination von Triggerfaktoren: z. B. bei Streptokokkeninfektion Penicillintherapien bzw. Tonsillektomie im Intervall.

Entschuppende Maßnahmen: Zur Keratolyse können Salben mit unterschiedlichen Wirkstoffen oder Badezusätze verwendet werden.
- **Salben:** Salizylsäure (3–5 %), je nach Anwendungsbereich (nicht im Windelbereich) nur kurzzeitig für kleinere Flächen; je kleiner das Kind, desto strenger die Indikation und desto sparsamer die Anwendung. **Harnstoff** (10 %) zeigt die beste Wirkung, sollte aber im 1. Lebensjahr nicht verabreicht werden. Weiterhin kann **Milchsäure** (1–2 % in Vaseline) eingesetzt werden.
- **Badezusätze:** medizinische Öle, Kochsalz, Milchsäure (3 %).

Antiproliferative/antientzündliche Lokaltherapie:
- **Dithranol:** Wenn überhaupt bei Kindern angewendet, dann niedrig dosiert (0,05–0,1 %) und mit kurzem Hautkontakt.
- **Kortison:** Verwendung von Präparaten der Wirkstoffklassen I/II kurzfristig bei kleineren Einzelherden. Kortison darf bei großflächigem Befall nur alternierend in jeweils umschriebenen Körperarealen angewendet werden. Windeln können die Wirkung verstärken.
- **Vitamin-D_3-Analoga:** Sie greifen in den Kalziumstoffwechsel ein und sollten deshalb nicht vor dem 6. Lebensjahr angewendet werden. Maximal 30 % der Körperoberfläche dürfen behandelt werden.

Systemische Therapie: Sollte bei Kindern nach Möglichkeit vermieden werden und nur in sehr schweren Fällen und nach strenger Indikationsstellung zum Einsatz kommen z. B. Ciclosporin A (bei Sonnenexposition ist auf adäquaten Lichtschutz zu achten), Methotrexat (MTX; für max. 3–6 Wochen), Acitretin (ausschließlich bei männlichen Jugendlichen, da teratogen), Fumarsäureester, Etanercept.
Eine **UV-Bestrahlung** ist bei Kindern nur schweren Formen vorbehalten. Allenfalls bei älteren Kindern und Jugendlichen kurzfristige Foto-Sole-Behandlung.

Prognose: Der Verlauf ist chronisch-rezidivierend, durch Therapie ist eine deutliche Besserung möglich.

25.8 Acne vulgaris

▶ **Definition.** Die Acne vulgaris ist eine multifaktorielle Hauterkrankung, die in den talgdrüsenreichen Regionen der Haut lokalisiert ist und meist androgenabhängig in der Pubertät beginnt. Die Akne ist gekennzeichnet durch Seborrhö, Komedonen, Papeln und Pusteln.

Häufigkeit: In irgendeiner Form betrifft die Akne fast alle Jugendlichen. Jungen und Mädchen sind gleich häufig betroffen. Bei Jungen kommt es vermehrt zu schwereren Verläufen. Bei 15–30% aller Jugendlichen wird die Akne deutlich sichtbar und kann Narben hinterlassen.

Ätiologie und Pathogenese: Bei genetischer Disposition führen mehrere Faktoren zur Manifestation der Akne: die Zelloberfläche von Talgdrüsen besitzt Androgenrezeptoren. Bei entsprechender hormoneller Stimulation, v. a. durch Androgene in der Pubertät, werden das Wachstum der Talgdrüsen und die Talgproduktion angeregt, was sich klinisch als Seborrhö äußert. Gleichzeitig kommt es durch überschießende Produktion und Anreicherung von Keratinozyten zu einem pfropfartigen Verschluss der Follikelausführungsgänge mit Bildung eines Komedos. Der zurückgestaute Talg wird durch Propionibakterien in freie Fettsäuren aufgespalten; dies führt zur Entzündung und klinisch zu Papeln, Pusteln, Knoten und Zysten.

Klinik und typische Formen: Hauptlokalisation der Hautveränderungen sind Hautareale mit zahlreichen Talgdrüsen wie Gesicht sowie vordere und hintere Schweißrinne. Talgdrüsenvergrößerung und vermehrte Talgproduktion führen zu fettiger Haut (Seborrhö). Die Hornpfröpfe in den Follikelausführungsgängen, in welche die Talgdrüsen einmünden, imponieren klinisch als Mitesser (Komedonen). Kommen diese überwiegend vor, spricht man von einer **Acne comedonica**.
Seborrhö und follikuläre Hyperkeratose begünstigen eine übermäßige Vermehrung von Propionibakterien. Diese führen zu entzündlichen Veränderungen, die sich in Form von Papeln und Pusteln äußern (**Acne papulopustulosa**, Abb. 25.27b).
Breitet sich die Entzündung auf das benachbarte Gewebe aus, entstehen Knoten und Zysten in der Haut (**Acne conglobata**), die beim Abheilen Narben hinterlassen.
Als weitere Formen der Akne werden u. a. beschrieben:
- **Acne neonatorum** (Abb. 25.27a): Bei ca. 20% der Neugeborenen. Durch diaplazentar übertragene mütterliche Androgene kommt es im Gesicht (v. a. an Wangen, seltener Stirn) zu Komedonen und vereinzelten Papeln und Pusteln. Die Erkrankung heilt i. d. R. ohne Therapie nach wenigen Wochen ohne Narbenbildung ab.

25.27 Acne vulgaris

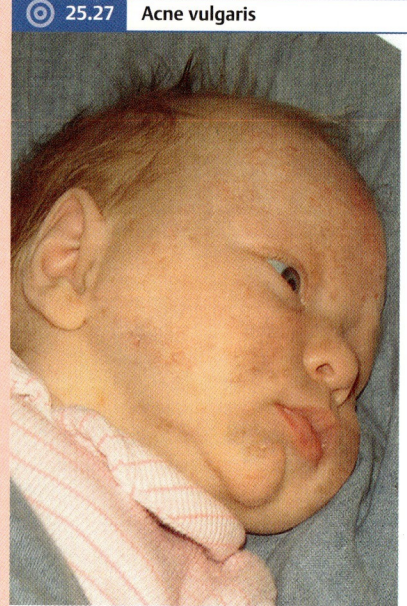
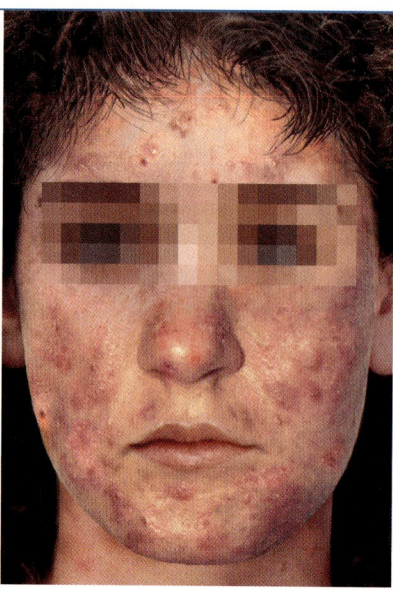
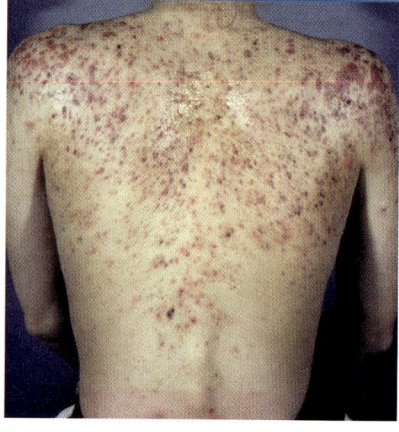

a **Acne neonatorum:** gerötete Papeln, miliariaartige Komedonen.
b **Acne papulopustulosa/conglobata:** erythematöse Papeln, Pusteln, entzündliche Knoten, Zysten.
c **Acne fulminans:** Acne conglobata mit akutem Fieber und Polyarthralgien.

- **Acne infantum:** Hauptsächlich bei Jungen zwischen dem 3. und 6. Lebensmonat. Es finden sich alle klassischen Effloreszenzen, die länger persisitieren als bei der Acne neonatorum und zur narbigen Abheilung führen können.
- **Acne excoriée des jeunes filles:** Vor allem bei jungen Mädchen mit oder ohne vorbestehende Akne. Die Hautveränderungen werden fast ausschließlich durch Manipulationen hervorgerufen, klinisch finden sich überwiegend Erosionen, Krusten, Narben und Pigmentverschiebungen.
- **Acne fulminans** (Abb. **25.27c**): Akute Verlaufsform der Akne, die mit Fieber und Arthralgien einhergeht.

Diagnostik: Die Diagnose wird anhand des klinischen Bildes gestellt.

Therapie: Die Therapie richtet sich nach der Pathogenese (antiseborrhoisch, komedolytisch, antientzündlich) und dem Schweregrad der Akne. Die eingesetzten Medikamente beeinflussen meist mehrere pathogenetische Faktoren (Tab. **25.9**).

Diagnostik: klinisches Bild.

Therapie: Sie richtet sich nach der Pathogenese (antiseborrhoisch, komedolytisch, antientzündlich) und dem Schweregrad der Akne (Tab. **25.9**).

▶ **Merke.** Keine Kombination von Isotretinoin und Tetrazyklinen wegen Entwicklung eines Pseudotumor cerebri!

▶ **Merke.**

Prognose: Gut, meist spontanes Abklingen Anfang des 3. Lebensjahrzehnts. Bei konsequenter Behandlung verkürzter und abgemilderter Verlauf.

Prognose: gut, überwiegend selbstlimitierender Verlauf.

25.9	Therapieoptionen bei Acne vulgaris
allgemeine Maßnahmen	- **antiseborrhoisch:** Reinigung der betroffenen Haut mit synthetischen Tensiden (Syndets), benzoylperoxidhaltigen Waschgels oder milden alkoholischen Lösungen - Möglichst wenig selbst drücken und kratzen, eine fachgerechte Entfernung der Komedonen kann dagegen unterstützend wirken. - Diäten zeigen keinen generellen Einfluss. Kein Nikotin!
leichte Formen	- **komedolytisch:** „Abschälung" der obersten Hautschicht durch Adapalen, Azelainsäure, Benzoylperoxid und insbesondere Vitamin-A-Säure (Tretinoin) in Form von Creme, Gel oder Tinktur (1–2 × tgl. auftragen). Anfangs kann es zu einer starken Reizung der Haut kommen, die optimale Wirkung tritt erst langsam ein. Cave: erhöhte UV-Empfindlichkeit! - **antientzündlich:** evtl. Kombination mit antimikrobiellen Substanzen wie Clindamycin oder Erythromycin lokal
schwere Formen	- Lokaltherapie s. o. - Bei erforderlicher systemischer Therapie kann Erythromycin p. o. gegeben werden. Tetrazykline erst ab dem 12. Lebensjahr (Nebenwirkungen auf Zahnanlage). Bei Mädchen in der Pubertät ggf. orale Kontrazeptiva vom Antiandrogentyp.
schwerste Formen	- Lokaltherapie s. o. - bei schwerer Acne conglobata: systemisch Isotretinoin. Cave: Teratogenität! Orale Kontrazeption unbedingt erforderlich! - bei Acne fulminans: systemisch Kortikosteroide und Isotretinoin.

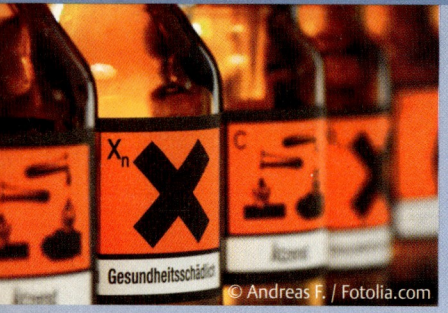

26 Unfälle und Vergiftungen

26.1 Allgemeines 878
26.2 Häufige Unfälle 879
26.3 Vergiftungen 884

26.1 Allgemeines

In der Altersgruppe der 1- bis 15-Jährigen sind Unfälle für etwa 45–50 % der Todesfälle verantwortlich. Auf jeden tödlichen Unfall im Kindesalter kommen statistisch 10–20 Schwerverletzte und noch einmal die 10fache Zahl an Leichtverletzten. Etwa 20 000 Kinder verunglücken jährlich mit dem Fahrrad und ca. 20 % aller Schädelverletzungen sind durch Fahrradunfälle bedingt. Psychosoziale Faktoren können die Unfallquote erhöhen, z. B. motorische Unruhe, Behinderungen, Ungeschicklichkeit, Selbstüberschätzung, aber auch innere Spannungen und Belastungen, Gedankenlosigkeit („Träumer"), familiäre Belastungen u. Ä.

Unfälle führen oft zu irreversiblen körperlichen und geistigen Beeinträchtigungen. Jungen sind v. a. bei Unfällen im Straßenverkehr doppelt bis dreimal so häufig betroffen wie Mädchen; dabei ist die Gefahr tödlicher Verletzungen umso größer, je jünger das Kind ist. Bei den schweren Verletzungen stehen Unfälle im Straßenverkehr ganz im Vordergrund (Unfalltodesfälle machen bei 10- bis 15-Jährigen etwa 60 % aus, bei 15- bis 20-Jährigen 89 %), gefolgt von Ertrinkungs- und Erstickungsunfällen (Letztere v. a. im Säuglingsalter), thermischen Läsionen (Verbrühungen und Verbrennungen) und anderen Unfällen im Haushalt (für 80 % der Säuglingsunfälle verantwortlich). Eine tödliche Verletzung kann auch Folge von Kindesmisshandlung sein (s. S. 804). Siehe auch Tab. **26.1**.

Tab. 26.1 Häufige Unfälle im Kindesalter

Säuglingsalter	Kleinkindalter	Schulalter
• Sturz vom Wickeltisch oder aus Tragetasche • plötzlicher Kindstod • Ersticken unter Bettzeug • Erdrosseln • Sturz mit Gehfrei oder vom Hochstuhl	• Vergiftungen/Ingestionen • Verbrühungen/Verbrennungen (Sturz in heißes Wasser oder Herunterziehen von Behältern mit heißer Flüssigkeit) • Sturz aus der Höhe (Hochbett)	• v. a. Unfälle im Straßenverkehr • Sportunfälle (z. B. Skaten) und Reitunfälle (nach dem 10. Lebensjahr) nehmen zu (40 % aller Reitsportunfälle passieren Kindern < 14 Jahren) • Verbrennungen, Stromverletzungen, Insolation

▶ **Merke.** Unfälle und maligne Erkrankungen sind in Deutschland die häufigsten Todesursachen bei Kindern jenseits des 1. Lebensjahres.

26.1.1 Allgemeine Therapiemaßnahmen

Nach einem schweren Trauma ist das Leben des Kindes v. a. durch Schock und Störungen der Atmung gefährdet. Die Vitalfunktionen müssen unabhängig von Art und Ursache der Verletzung an der Unfallstelle gesichert werden (Tab. **26.2**).

26.2 Allgemeine Notfallmaßnahmen

1. Verletztes Kind **aus der Gefahrenzone bringen**.
2. Überprüfen und Sichern der Vitalfunktionen: **ABC-Regel** (Freimachen der Atemwege, Beatmung, ausreichende Zirkulation) anwenden. Bei Atemstillstand sofort künstliche Beatmung beginnen (Mund zu Mund oder Mund zu Nase, besser mit Beatmungsbeutel, Näheres s. S. 384). Soweit notwendig und möglich, sollte intubiert und nach Absaugung beatmet werden.
3. **Bei Bewusstlosen** mit erhaltenen Vitalfunktionen stabile Bauchseitenlagerung, zur Verbesserung des venösen Rückstromes Hochlagerung der Beine. **Bei Herzstillstand** extrathorakale Herzmassage (Näheres s. S. 384) sowie Adrenalin 0,01–0,05 mg/kgKG i. v., evtl. nach 5 min wiederholen. **Bei Bradykardie und Asystolie** Atropin 0,02 mg/kgKG.
4. **Bei arterieller Blutung** mit sauberem Tuch abdrücken, ebenso das Gebiet proximal der Verletzungsstelle, dann Anlegen eines elastischen Kompressionsverbandes (z. B. Blutdruckmanschette).
5. **Schock- und Azidose**behandlung mit Humanalbumin 5%ig, Ringerlaktatlösung oder 0,9%iger NaCl-Lösung 20 ml/kgKG. Ggf. Gabe von NaHCO$_3$ (8,4%ig, ca. 1 mmol/kg geschätztes KG).
6. **Schmerz**bekämpfung z. B. mit Pethidin (Dolantin) 0,5–1,0 mg/kgKG alle 4 h (i. m., s. c., i. v., oral), allerdings nicht bei Bewusstlosen. **Bei Krämpfen** Diazepam 0,2–0,3 mg/kgKG oder Clonazepam 0,01–0,05 mg/kgKG (oder mehr bei Bedarf) langsam i. v.
7. **Bei Extremitätenfrakturen** eignen sich aufblasbare Kramer-Schienen zur Erstversorgung und eine entsprechende Lagerung auf Vakuummatratze in Extension. Offene Thoraxverletzungen müssen luftdicht abgeschlossen, offene Wunden steril abgedeckt werden.
8. Während des **Transports in die Klinik** ist stets für ausreichende Sauerstoff- und Wärmezufuhr zu sorgen. Insbesondere bei polytraumatisierten Kindern ist die Klinik frühzeitig zu benachrichtigen, damit dort bereits notwendige Vorbereitungen durchgeführt werden können.

▶ **Merke.** Bei relativ geringer Krafteinwirkung auf das Abdomen (stumpfes Bauchtrauma, 6–8 % der Verletzungen) sind Nieren und Milz besonders gefährdet. Auf Prellmarken und Hämatome im Abdominalbereich muss daher geachtet werden. In der Klinik sollte sofort eine Ultraschalluntersuchung erfolgen (evtl. wiederholt). Auf einen Hämoglobin-/Hämatokritabfall und Anstieg der Leukozyten (> 10 000/μl) ist ebenso zu achten wie auf Blut im Urin oder eine Erhöhung der Urinamylase (Pankreasbeteiligung).

26.2 Häufige Unfälle

26.2.1 Verbrühungen und Verbrennungen

Ätiologie und Pathogenese: Es handelt sich um häufige Unfälle, bei denen Hitze auf Haut oder Schleimhäute einwirkt. Verbrühungen und Verbrennungen werden in 80 % der Fälle durch **heiße Flüssigkeiten** verursacht, seltener durch heiße Dämpfe oder offene Flammeneinwirkung (Grillunfälle, Explosionen) oder Bügeleisen bzw. heiße Herdplatten. Beim Kleinkind kann es durch Herabziehen von Töpfen mit heißem Wasser, Tee o. Ä. oder durch Rückwärtsfallen in große Gefäße mit heißem Wasser zu ausgedehnten Verbrühungen kommen. Auch an die Möglichkeit der Kindesmisshandlung ist zu denken (s. S. 804). Durch den Schock und den großen Plasmaverlust (v. a. in den ersten 4–6 h) sowie durch ein Hirnödem und Wundinfektionen können lebensbedrohliche Komplikationen entstehen.

Bereits bei Hitzeschäden von 10 % der Körperoberfläche können beim Kind manifeste Schocksymptome auftreten. Dem schmerzbedingten neurogenen Schock folgt der durch intravasalen Volumenmangel verursachte **Verbrennungsschock** mit Wasser-, Salz- und Eiweißverlust in das Interstitium bei erhöhter Kapillarpermeabilität. Die hieraus resultierende Hypovolämie und -natriämie sowie Über- oder Fehlinfusionen können v. a. in den ersten 3 Tagen zu Nierenversagen, Lungen- und Hirnödem führen. Der Energiebedarf der Kinder ist erhöht, sie sind stark infektionsgefährdet und es können sich Wundinfektionen oder eine Sepsis entwickeln. Diese Komplikationen treten jedoch meist erst in der 2.–3. Woche auf. Zu beachten ist, dass bei adäquater Behandlung die Ödeme rückresorbiert werden und daraus eine Hypervolämie und -natriämie resultieren.

Klinik: Die **Schwere** der Gewebeschädigung wird durch die **Ausdehnung** (Neunerregel; Abb. **26.1**) und die **Tiefe der Läsionen** bestimmt. Als grober Anhalt kann die Regel gelten, dass die Handinnenfläche des Kindes etwa 1 % der Körperoberfläche entspricht.

26 Unfälle und Vergiftungen

26.1 Neunerregel (nach Wallace)

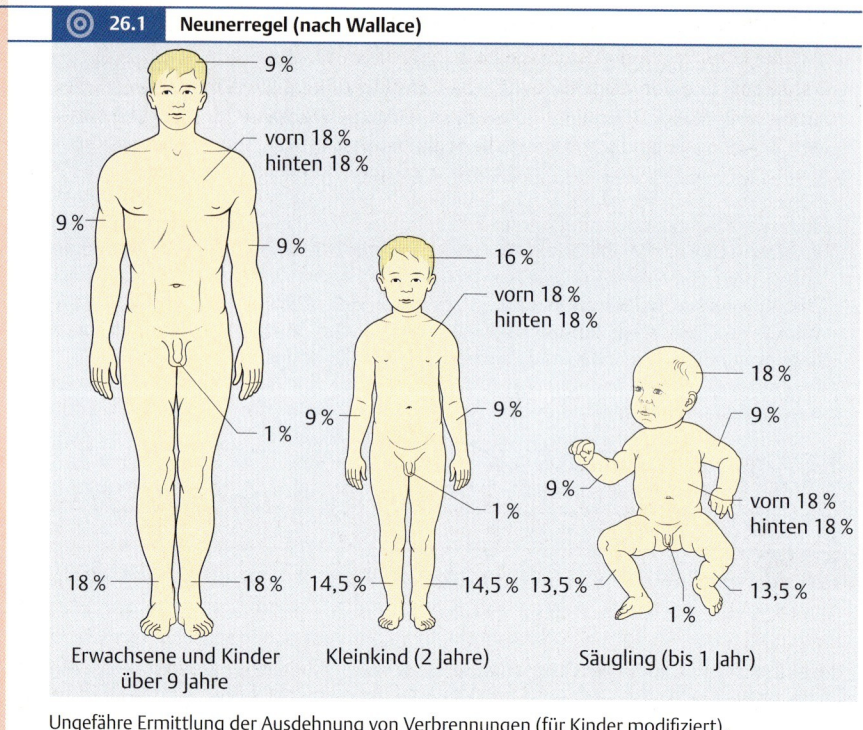

Ungefähre Ermittlung der Ausdehnung von Verbrennungen (für Kinder modifiziert).

26.2 Verbrennungen und Verbrühungen

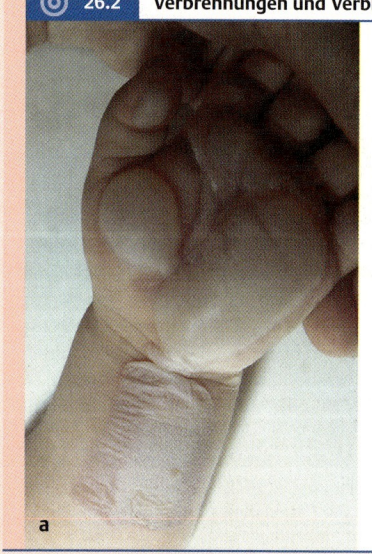
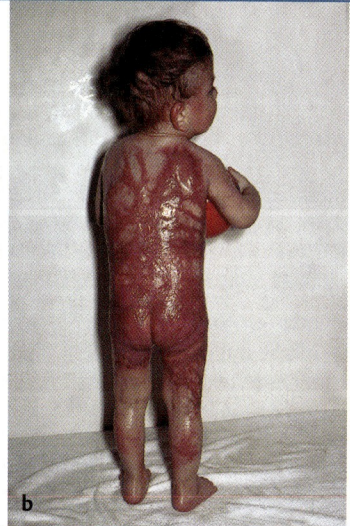

a Starke Verbrennung mit Blasenbildung an der linken Handfläche nach Berührung einer heißen Herdplatte.
b Ausgedehnte Verbrühung am Rücken, Gesäß und beiden Oberschenkeln nach Sturz rückwärts in eine Wanne mit heißer Waschlauge. Abheilung mit starker Keloidbildung (1961).

Die Klassifikation unterscheidet 3 Schweregrade (Abb. **26.2**):
- Grad I: schmerzhafte Rötung und Schwellung.
- Grad II: Blasen, nässende Hautstellen, Schmerzempfinden und Hautanhangsgebilde intakt.
- Grad III: Große Blasen, Nekrosen, auch Anhangsgebilde sind betroffen. Die Schmerzempfindung kann aufgehoben sein.

Allgemeine Behandlungsprinzipien:
1. **Im Notfall:** Entfernen von Kleidung; sofortige **Kühlung** des Patienten mit Verbrennungen bis 5 % der KOF mit Leitungswasser (nicht weniger als 15 °C für 10–20 min)
2. **Schmerzbekämpfung**
3. **Flüssigkeitszufuhr** zur Schockprophylaxe

Die Klassifikation unterscheidet 3 Schweregrade (Abb. **26.2**):
- Grad I: schmerzhafte Rötung und Schwellung der betroffenen Hautareale.
- Grad II: Blasen, nässende Hautstellen. Die Hautanhangsgebilde sind erhalten, das Schmerzempfinden ist intakt.
- Grad III: Große Brandblasen, weißgraue Nekrosen der gesamten Dermis und Subdermis mit Hautanhangsgebilden. Die Schmerzempfindung kann vollständig aufgehoben sein. Eine Epithelregeneration ist nicht mehr möglich. Die Gefahr eines Schocks besteht hier schon bei einer Ausdehnung der Wundfläche von < 10 %.

Allgemeine Behandlungsprinzipien:
1. **Im Notfall:** Entfernen von Kleidung; sofortige **Kühlung** des Patienten mit Verbrennungen bis 5 % der Körperoberfläche mit Leitungswasser durch Laien (nicht weniger als 15 °C für 10–20 min)
2. **Schmerzbekämpfung** mit Pethidin 0,5–1,0 mg/kgKG i. v. (alle 4 h), bei stärkerer Unruhe zusätzlich z. B. Atosil oder Neurocil (je 1 mg/kgKG).
3. **Flüssigkeitszufuhr** zur Schockprophylaxe entweder oral bei kleinflächigen Verbrennungen (5–8 %) mit einer hypotonen NaCl-Lösung (1 TL NaCl auf 1 l Wasser)

oder, falls möglich, i. v. Infusion mit 0,9 %iger NaCl-Lösung, v. a. bei langen Transportwegen über 30–40 min in die nächste Kinderklinik.
4. **Erstversorgung der Wunden:** Größere Wundflächen abdecken mit sterilem oder zumindest sauberem Tuch oder Bettlaken, evtl. auch Metallinebrandtücher, falls vorhanden. Kein Öl, Mehl, Puder oder Salben auftragen!
5. **In der Klinik:** Reinigung und Desinfektion, Wundinspektion und Wundversorgung, Anbringen von Okklusivverbänden (z. B. Mepilex).

Die **Klinikeinweisung** ist indiziert bei
- Verbrennungen/Verbrühungen I. Grades > 15 % KOF
- Verbrennungen/Verbrühungen II. Grades > 5 % KOF bzw. immer bei Beteiligung von Gesicht, Händen, Füßen und Genitale im Säuglings- und Kleinkindalter (Abb. **26.3**).

Zur **Therapie in der Klinik** s. Tab. **26.3**.

26.3 Verbrühungen vor und nach Abheilung

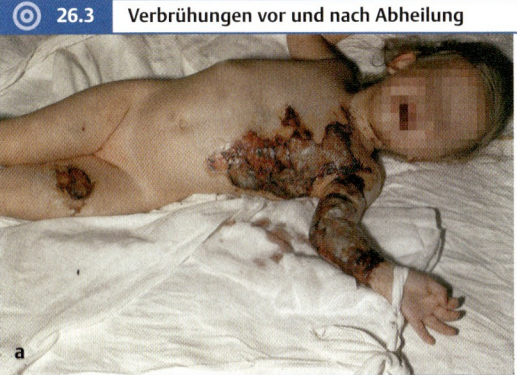
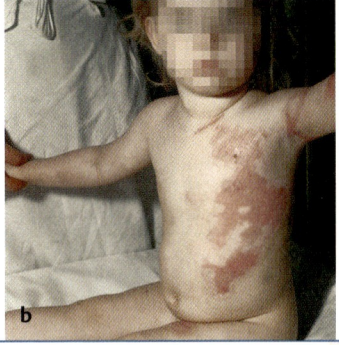

a 14 Monate altes Kleinkind mit Verbrühung der linken vorderen Thoraxfläche und des linken Armes sowie einer kleinen Stelle am linken Oberschenkel durch Herabziehen einer mit heißem Tee gefüllten Kanne. Verbrühungen II. (z. T. III.) Grades.
b Abheilung nach 4 Wochen mit Depigmentation der Haut und leichter Keloidbildung.

26.3 Therapie von Verbrennungen/Verbrühungen in der Klinik

1. **Schmerzbekämpfung:** z. B. Phetidin 0,5–1,0 mg/kgKG i. v., Fentanyl 2–3 μg/kgKG langsam i. v. (auch i. m. möglich) oder Ketamin (Ketanest) 0,5–1,0–1,5 mg/kgKG (Dosis i. m. 4–5 mg/kgKG); **Sedierung:** Midazolam 0,05–0,1 mg/kgKG.
2. **Schockbekämpfung** mittels Infusionen zur Substitution von Flüssigkeiten, Elektrolyt- und Eiweißverlusten mit 400 ml 5 %iger Glukose, 40 mmol NaCl und 40 ml Albumin 20 %ig: Von dieser Lösung werden 3–5 ml × kgKG × % verbrannter Oberfläche i. v. innerhalb der ersten 24 h verabreicht (modifizierte Regel nach Evans). Zu dieser Flüssigkeitsmenge kommt der physiologische Erhaltungsbedarf hinzu (s. S. 88). Der Flüssigkeitsbedarf am 1. Tag ist besonders hoch, am 2. und 3. ist er geringer und beträgt im Allgemeinen nur ⅓ bis ½ der berechneten Infusionsmenge des 1. Tages. Prednison ist nur bei Schocksymptomen erforderlich (2–5 mg/kgKG/d oder als Einzeldosis mit 20–40 mg/kgKG).
3. **Antibiotikathera**pie ist bei nicht infizierten Wunden primär nicht erforderlich, jedoch sind wiederholte Wundabstriche nötig, um dann evtl. gezielt antibiotisch behandeln zu können.
4. **Urinausscheidung:** Durch Legen eines Blasenkatheters muss zur genauen Berechnung der Flüssigkeitsbilanzierung die Urinausscheidung gemessen und evtl. Furosemid gegeben werden.
5. **Tetanusprophylaxe:** Ohne bekannte vorausgegangene Impfung wird simultan immunisiert mit 250 IE Tetanus-Hyperimmunglobulin (Tetagam) i. m. und 0,5 ml Tetanol, ansonsten nur Tetanol, falls in den letzten 5 Jahren Tetanol gegeben wurde (bei kompletter Grundimmunisierung). Es wird empfohlen, anstelle von Tetanol den Kombinationsstoff Td (TD) zu verabreichen, um den Schutz vor Diphtherie gleichzeitig aufzufrischen!
6. **Lokalbehandlung:** Mit unterschiedlichen Modifikationen (Polyvidon, Tannin- oder 10 %ige Silbernitratlösung), Lagerung auf Metalline oder steriler Bettwäsche. An den Extremitäten, v. a. bei Kleinkindern, werden Gazeverbände angelegt. Bei ausgedehnten tiefen Läsionen muss nach 2–3 Wochen, gelegentlich auch früher, die Spalthauttransplantation erwogen werden.
7. **Pflege** bei 24–25 °C Raumtemperatur unter aseptischen Kautelen mit Einmalkittel, Mundschutz und sterilen Handschuhen.

Prognose: Alle thermischen Läsionen, die **mehr als 10 % der Körperoberfläche** betreffen, haben eine **ernste Prognose**. Sind 30–40 % der Körperoberfläche betroffen, besteht Lebensgefahr durch Schock, Hirnödem oder Sepsis. Das Risiko ist umso größer, je jünger das Kind ist.

26.2.2 Hitzekollaps/Hitzschlag

▶ **Definition.** Starker Anstieg der Körpertemperatur durch anhaltende Wärmezufuhr bei ungenügender Möglichkeit der Wärmeabgabe. Gleichzeitig kommt es zum Flüssigkeits- und Salzverlust mit Gefahr der Ausbildung eines Hirnödems.

Ätiologie und Pathogenese: Durch Wärmestau steigt die Körpertemperatur auf 40 °C und mehr an. Dies führt bei behinderter Wärmeabgabe und Salz- sowie Flüssigkeitsverlust zu Kollaps und Schock mit **intrazerebralem Ödem** und **Hitzekrämpfen**. Diese Störung kann auch durch eine Atropin-/Scopolaminüberdosierung eintreten.

Klinik: s. Tab. 26.4.

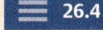 26.4

Ätiologie und Pathogenese: Die Ursachen sind vielfältig, z. B. zu warm eingepackter Säugling in überhitztem Raum, Zurücklassen im sonnenüberwärmten Pkw, körperliche Belastung bei hoher Außentemperatur und überhöhter Luftfeuchtigkeit, starke Sonneneinstrahlung. Auch durch eine Überdosis von Atropin oder Scopolamin kann es zu einer Störung der Wasser-/Wärmeregulation kommen. Durch den Wärmestau steigt die Körpertemperatur auf 40 °C und mehr an (gefährlich > 41,5 °C). Die starke Wärme und deren behinderte Abgabe führen zusammen mit dem Verlust von Salzen und Flüssigkeit zum Hitzekollaps und schließlich zum Schock sowie zum **intrazerebralen Ödem**. Es können auch **Hitzekrämpfe** auftreten.

Klinik: s. Tab. 26.4.

26.4	Symptome bei Hitzekollaps und Hitzschlag	
	Hitzekollaps	*Hitzschlag*
Temperatur	normal	stark erhöht (Hyperthermie > 40 °C)
Haut	blass, kalt, schweißig	gerötet, heiß, trocken (im Schock grau-zyanotisch)
Puls	bradykard	tachykard
Blutdruck	erniedrigt	anfangs große Amplitude, dann Abfall
sonstige Symptome	Erbrechen möglich	Kopfschmerzen, Abgeschlagenheit, Meningismus, Benommenheit, Krämpfe, schließlich Bewusstlosigkeit

Therapie: Kopf und Oberkörper hoch lagern. Abkühlung (evtl. Abkühlungsbad), Flüssigkeitszufuhr. Bei V. a. Hirnödem Dexamethason 1 mg/kgKG als Bolus. Stationäre Aufnahme.

Prognose: Abhängig vom Therapiebeginn und Ausprägung des Hirnödems.

26.2.3 Ertrinkungsunfall

Allgemeines: Ertrinken ist die zweithäufigste Ursache für tödliche Unfälle im Kindesalter.

Ätiologie und Pathogenese: Apnoe durch Glottisverschluss (Tauchreflex). Nach längerer Asphyxiedauer löst sich der Glottiskrampf, Wasser gelangt in die Lunge (= **primäres Ertrinken**).

Süßwasseraspiration: Hypotones Wasser gelangt in den Kreislauf mit der Folge der Hyponatriämie, Hämolyse mit Hyperkaliämie und Lungenödem nach 24–30 h (= **sekundäres Ertrinken**). Die Aspiration von hypertonem **Salzwasser** führt zum Flüssigkeitsaustritt in die Alveolen. Hypervolämie und Hypernatriämie, Hypoxie und Azidose führen u. a. zu Hirnödem und Nierenversagen.

Therapie: Hochlagerung von Kopf und Oberkörper; Abkühlung (besonders beim Hitzschlag) mit kalten Umschlägen oder Abkühlungsbad. Klinische Beobachtung ist erforderlich. Bei V. a. Hirnödem oder Auftreten von Krämpfen Gabe von 1 mg/kgKG Dexamethason als Bolus, außerdem ausreichende Flüssigkeits- und Elektrolytzufuhr. Bei erhaltenem Bewusstsein ist dies oral möglich, ansonsten i. v. Die Vitalfunktionen müssen überwacht werden.

Prognose: Die Prognose ist abhängig vom Therapiebeginn und von der Ausprägung des Hirnödems.

26.2.3 Ertrinkungsunfall

Allgemeines: Ertrinken ist die zweithäufigste Ursache für tödliche Unfälle im Kindesalter, wobei Jungen häufiger betroffen sind. In der Bundesrepublik ertrinken jährlich bis zu 200 Kinder im Alter von 1–15 Jahren, darunter sind die Hälfte im Kleinkindalter (Swimmingpool ≈ 50–90 %). Auch in Flachgewässern können ältere Säuglinge und Kleinkinder bis etwa zum 15. Lebensmonat ertrinken.

Ätiologie und Pathogenese: Durch den sog. Tauchreflex entstehen reflektorisch durch Glottisverschluss Apnoe und Kreislaufzentralisation. Der Glottiskrampf löst sich erst nach längerer Dauer der Asphyxie, dann gelangt Wasser in die Atemwege und in die Lunge (= **primäres Ertrinken**).
Bei **Süßwasseraspiration** kommt es durch Eindringen des hypotonen Wassers in den Kreislauf (Hydrämie) zu einer Hyponatriämie und infolge Hämolyse zur Hyperkaliämie. Die Hypervolämie verursacht **nach etwa 24–30 h ein Lungenödem** (= **sekundäres Ertrinken**) und ist mit einer hohen Letalität belastet. Die Aspiration von **Salzwasser** führt zum Eintritt hypertoner Flüssigkeit in die Alveolen und konsekutiv zum Flüssigkeitsaustritt aus dem Lungengewebe in die Alveolen, sodass bereits **primär** ein **Lungenödem** mit Hypervolämie und Hypernatriämie entsteht.
In beiden Fällen wird die Funktion der Lunge durch diese Schädigung erheblich eingeschränkt. Hypoxie und Azidose beeinträchtigen Herz und Kreislauf und führen zu Hirnödem und Nierenversagen. Meist besteht eine Hypothermie, die die Aussichten auf eine erfolgreiche Reanimation wesentlich verbessert. Allerdings kann bei Abkühlung < 30 °C Kammerflimmern auftreten.

Therapie: Wichtigstes Ziel ist die Erhaltung bzw. Wiederherstellung der Vitalfunktionen (ABC-Regel, s. S. 385). Mit der Reanimation muss sofort begonnen und diese ggf. über eine lange Zeit (> 1 h) beibehalten werden. Das Kind muss intubiert und beatmet (wiederholt absaugen!) auf dem schnellstmöglichen Weg unter Fortsetzung der Reanimationsbemühungen (Einzelheiten s. S. 384) in die Klinik transportiert werden. In der Klinik Überdruckbeatmung mit positivem endexspiratorischem Druck (PEEP). Bei bestehendem Hirnödem Kopfhochlagerung mit 30–50° und ggf. Thiopentalgabe (Barbituratspiegel 2,5–3,5 µg/ml); außerdem Pneumonieprophylaxe mit Breitbandantibiotika.

Prognose: Sie ist abhängig von der Dauer des Aufenthaltes im Wasser und v. a. von der Wassertemperatur sowie der richtigen und konsequenten Erstversorgung. Bei starker Unterkühlung ist ein Überleben ohne Schädigung auch nach mehr als 15–20 min Aufenthalt im Wasser möglich. Bei normaler Wassertemperatur und einem Aufenthalt über 5 min besteht jedoch kaum Aussicht auf ein Überleben ohne Gehirnschädigung.

26.2.4 Elektrounfall

Allgemeines: Folgende Ursachen kommen in Betracht:
- Niederspannungsunfall < 1000 Volt
- Hochspannungsunfall ≥ 1000 Volt
- Blitzschlag (≙ Hochspannungsunfall mit 3–200 Mio. Volt).

Die meisten Elektrounfälle werden durch Haushaltsstrom verursacht. Dieser ist besonders gefährlich (220 V, 50–60 Hz Wechselstrom), da er Kammerflimmern auslösen kann.

Klinik: An den Ein- und Austrittsstellen des Stromes entstehen die sog. **Strommarken**. Es handelt sich hierbei um kleine lokale Verbrennungen (v. a. an Händen, Lippen und Zunge), die allerdings nicht obligat vorhanden sein müssen. Bei **Starkstromunfällen** kommt es häufig zu **tiefgehenden Gewebezerstörungen** bis hin zur Verkohlung, insbesondere in der Muskulatur. Bei kurzem Kontakt treten Störungen des Allgemeinbefindens mit Schwindel, Benommenheit (selten bis zur Bewusstlosigkeit), Seh- und Sprachstörungen, selten auch zerebrale Krampfanfälle auf. In Abhängigkeit vom Ausmaß des Gewebeuntergangs kann es zur Hämo- und Myoglobinurie kommen und in der Folge zur Niereninsuffizienz (**Crush-Syndrom**).

Therapie: Der Verletzte muss sofort von der Stromquelle getrennt werden (ohne eigene Gefährdung)! Falls möglich wird der Strom abgeschaltet, ansonsten muss das Kind mithilfe eines nicht stromleitenden Gegenstandes (z. B. trockenes Holzstück, Ledergürtel o. Ä.) vom Stromkreis getrennt werden. Anschließend Überprüfung der Vitalfunktionen und bei Atemstillstand mit künstlicher Beatmung und sofortiger Herzmassage beginnen. Danach rasche Klinikeinweisung zur weiteren Intensivtherapie (Azidoseausgleich, Intubation und Beatmung, Hirnödemtherapie [v. a. nach Starkstromunfällen]). Die Lokalbehandlung richtet sich nach den Anweisungen bei Verbrennungen (s. S. 879f).

Prognose: Bei Unfällen mit Niederspannungsstrom (z. B. Badewannenunfälle) ist ein tödlicher Ausgang durch Kammerflimmern möglich, bei einem Unfall mit Hochspannungsstrom liegt die Letalität bei 20–30 %, bei Blitzschlag bei 50 %.

26.2.5 Hundebissverletzungen

Allgemeines: Hundebissverletzungen haben gerade bei Kindern in den letzten Jahren zugenommen. Jährlich werden in Deutschland etwa 40 000 Hundebissverletzungen klinisch behandelt. Im Gegensatz zum Erwachsenenalter, wo v. a. die Extremitäten betroffen sind, stehen bei Kindern Verletzungen des Kopf- und Halsbereiches mit ca. 80 % im Vordergrund. Ursache sind meist familieneigene Hunde (v. a. Schäferhunde, Kampfhunde). Der Biss erfolgt in bis zu 80 % unvermutet.

Klinik: Neben oberflächlichen Wunden können auch tiefe Verletzungen und Substanzdefekte entstehen sowie perforierende Schädelverletzungen.

Therapie: Die Versorgung ausgedehnter Wunden sollte in Intubationsnarkose nach Wundreinigung durchgeführt werden. Bei **Tollwutverdacht** ist aktiv und passiv zu immunisieren, der **Tetanusimpfschutz** muss gewährleistet sein.

Prognose: Sie ist u. a. von der Art der Verletzung und der primären Wundversorgung abhängig.

26.3 Vergiftungen

26.3.1 Allgemeiner Teil

▶ Definition.

Häufigkeit: Ingestionsunfälle kommen v. a. bei Kindern zwischen 1–4 Jahren vor. Vergiftungen machen etwa 1 % der Gesamtunfälle aus.

Ätiologie: Vergiftungen entstehen durch:
- akzidentelle Einnahme
- absichtliche Gifteinnahme
- absichtliche Verabreichung
- versehentliche Überdosierung.

An Substanzen kommen in Betracht: ca. 40–45 % Arzneimittel, 25–30 % Haushaltsmittel, 15–18 % Pflanzenschutz- und Düngemittel sowie andere chemische Substanzen, 6–8 % Pflanzen und giftige Pilze, Alkohol, Nikotin.

In der überwiegenden Zahl handelt es sich um Kinder unter 10 Jahren (etwa 40 %) mit einem deutlichen Gipfel zwischen 5 und 9 Jahren, Jungen sind häufiger betroffen als Mädchen.

Klinik: Die Verletzungen können oberflächlich bis tiefgehend sein. Möglich sind Muskelverletzungen evtl. mit Substanzdefekten, Gefäß-, Nerven- und Knochen- sowie perforierende Schädelverletzungen. Hundebissverletzungen können tödlich sein.

Therapie: Auch wenn die Verletzung relativ harmlos erscheint, sollte das Kind sofort dem Arzt vorgestellt werden. Die Versorgung ausgedehnter Wunden sollte in Intubationsnarkose nach gründlicher Wundreinigung mit H_2O_2 durchgeführt werden. Eine Antibiotikatherapie ist nur bei immungeschwächten Kindern erforderlich und wenn die Wundversorgung erst 12–24 h nach der Verletzung stattgefunden hat. Bei **Tollwutverdacht** wird die Wunde mit möglichst viel Tollwutantiserum umspritzt und aktiv/passiv immunisiert. Der **Tetanusimpfschutz** muss gewährleistet sein. Bei schweren Bissverletzungen am Schädel sollte eine Röntgenuntersuchung vorgenommen werden.

Prognose: Sie ist abhängig vom Umfang der Verletzungen, von der primären Versorgung und schließlich vom Auftreten von Infektionen, die aber meist verhütet werden können.

26.3 Vergiftungen

26.3.1 Allgemeiner Teil

▶ Definition.

Ingestion: Aufnahme eines Gegenstandes in den Magen-Darm-Kanal ohne primäre klinisch manifeste Allgemeinsymptome (z. B. Münzen).

Intoxikation: Aufnahme einer Substanz, die früher oder später zu einer toxischen Wirkung führen kann und das Allgemeinbefinden mehr oder minder stark, gelegentlich lebensbedrohlich beeinflusst.

Häufigkeit: Ingestionsunfälle kommen überwiegend im Alter von 1–4 Jahren v. a. bei Jungen vor (ca. 60 %). Vergiftungen machen etwa 1 % der Gesamtunfälle aus, etwa 1000/Jahr sind davon in Deutschland lebensbedrohlich und 20 enden tödlich. In der überwiegenden Mehrzahl der Fälle (95–97 %) treten lediglich leichte bzw. keine Vergiftungssymptome auf, schwere Symptome in 3–5 %.

Ätiologie: Neben mangelnder elterlicher Aufklärung und Aufsicht sind Unerfahrenheit, Neugier und Entdeckerdrang die häufigsten Ursachen für Ingestionsunfälle. Vergiftungen entstehen durch:
- akzidentelle Einnahme einer Substanz
- absichtliche Gifteinnahme (Medikamentenüberdosierung) oder mehrere gleichzeitig aufgenommene Medikamente, z. B. Hypnotika und Psychopharmaka in suizidaler Absicht (Mädchen sind 3-mal so häufig betroffen wie Jungen)
- absichtliche Verabreichung von z. B. Toxinen durch die Eltern (z. B. Münchhausen-by-proxy-Störung, s. S. 806) oder andere Personen (in der Absicht, das Kind zu schädigen oder zu töten)
- versehentliche Überdosierung von Medikamenten im Rahmen einer Therapie („therapeutischer Unfall").

Verantwortliche Substanzen sind:
- 40–45 % **Arzneimittel** (kindersichere Verpackungen sind noch zu selten)
- 25–30 % **Haushaltsmittel** (z. B. Reinigungsmittel, Säuren, Laugen, Lösungsmittel, Lampen- und Duftöle, Terpentinersatz, Nagellackentferner, Waschmittel, Farben, Kosmetika)
- 15–18 % Pflanzenschutz- und Düngemittel sowie andere chemische Substanzen
- 6–8 % Pflanzen und giftige Pilze; Alkohol, Nikotin (Zigaretten, Tabak). In den letzten Jahren hat insbesondere der unkontrollierte Alkoholkonsum („Komasaufen", „Binge-Drinking") unter Jugendlichen deutlich zugenommen.

26.3 Vergiftungen

Häufige **Unfallorte** sind Küche, Schlaf- und Wohnzimmer, Bad und Garten, seltener der Hof. **Unfallzeit** ist meist die Wachzeit der Kinder (vor- und nachmittags). In 3–5 % der Fälle finden sich schwere Symptome, in 25 % sind es leichtere Verläufe und in 65 % sind wegen der Ungefährlichkeit der eingenommenen Substanzen keine Symptome zu erwarten (z. B. auch bei schneller Entdeckung und Behandlung des Ingestionsunfalls).

Die Unfälle treten gehäuft vor- und nachmittags und im Wohngebiet der Kinder auf. Schwere Symptome finden sich bei ca. 3–5 %, leichtere Verläufe bei etwa 25 %, für 65 % der Betroffenen besteht kaum eine Gefahr.

▶ **Merke.** Jede unklare Bewusstseinstrübung oder Bewusstlosigkeit sowie plötzlich auftretende unerklärliche Symptome bei zuvor unauffälligen Kindern müssen an eine Vergiftung denken lassen.

▶ **Merke.**

Klinik: s. Tab. 26.5.

Klinik: s. Tab. 26.5.

26.5 Klinische Allgemeinsymptome, die auf eine Vergiftung hinweisen

	Symptome	mögliche Ursachen
ZNS	Bewusstlosigkeit	Sedativa, Narkotika, Salizylate, zyklische Antidepressiva, Kohlenmonoxid (CO)
	Ataxie	Alkohol, Phenytoin, zyklische Antidepressiva, Theophyllin
	Verhaltensstörungen	LSD, Ecstasy, Cannabis, Phencyclidin (PCP), Amphetamin, Alkohol, Kokain
Atmung	Atemfrequenz erhöht	Amphetamin, Aspirin, CO, Zyanide, Ethylenglykol
	Atemfrequenz vermindert	Alkohol, Narkotika, Barbiturate
Herz/Kreislauf	Tachykardie	Atropin, Aspirin, β_2-Sympathomimetika, Theophyllin, Antidepressiva, Ecstasy
	Bradykardie	Digitalis, Narkotika, β-Blocker, Ca^{2+}-Antagonisten, Clonidin, Pilzvergiftungen
Gastrointestinaltrakt	„Bauchkrämpfe"	Arsen, Blei, Thallium
	Durchfall	Arsen, Eisen, Borsäure
	Obstipation	Blei, Narkotika, Botulinumtoxin
	Salivation	organische Phosphatverbindungen, Salizylate, Strychnin
	trockener Mund	Amphetamine, Anticholinergika, Antihistaminika
Haut	Erythem	Anticholinergika, Quecksilber, Borsäure, Zyanide
	sehr warme, trockene Haut	Anticholinergika, Botulinumtoxin
	Haarausfall	Thallium, Arsen, Blei, Quecksilber
Augen	Miosis	Narkotika, Pilzvergiftungen (Muskarin!); Clonidin, Phenothiazine, organische Phosphatverbindungen
	Mydriasis	Atropin, Alkohol, Amphetamin, Kokain, Antihistaminika, zyklische Antidepressiva, CO
	Nystagmus	
	starker Tränenfluss	
	Sehstörungen	Barbiturate, Phenytoin, CO, Alkohol
		Gase, Dämpfe, organische Phosphatverbindungen
		Methanol, Botulinumtoxin, CO
Geruch	Alkohol	Äthanol
	Aceton	Methanol, Isopropylalkohol, Salizylate
	Bittermandel	Zyanide
	knoblauchähnlich	Thallium, Arsen, organische Phosphatverbindungen

Erste-Hilfe-Maßnahmen

Bei **schweren** Vergiftungen mit Bewusstseinseintrübung muss sofort Elementarhilfe (**vor** Giftelimination) zur Aufrechterhaltung der Vitalfunktionen geleistet werden. Außerdem müssen Giftnotrufzentrale – die bundeseinheitliche Rufnummer ist Ortsvorwahl plus 1 92 40 – und Notarzt angerufen werden. Beim bewusstlosen Kind darf kein Erbrechen ausgelöst werden; es muss in Seitenlagerung so rasch wie möglich mit ärztlicher Begleitung in eine Klinik transportiert werden.

Erste-Hilfe-Maßnahmen

Bei Bewusstseinseintrübung steht die Elementarhilfe vor der Giftelimination. Erbrechen soll nicht ausgelöst werden. Sofort Giftinformationsstelle und Notarzt anrufen und für rasche Klinikeinweisung sorgen.

Erbrochenes, Medikamente oder Verpackungen, Gefäße, Pflanzenbestandteile, restliche Substanzen, Tablettenreste usw. asservieren. Bei Gefahr der Aufnahme von Substanzen über die Haut das Kind wiederholt duschen und mit Seife waschen.

Bei **Säure- und Laugeningestionen** reichlich Wasser, Fruchtsaft und Tee trinken lassen.

Primäre Giftentfernung

- Die **primäre Giftentfernung** mit **Aktivkohle** hat sich bei akuten, schweren Vergiftungsunfällen bewährt (Carbo medicinalis). Die Gabe von Aktivkohle sollte innerhalb von 1–2 h nach oraler Aufnahme erfolgen; bei Intoxikationen mit z. B. Retard-Präparaten oder anticholinerg wirksamen Medikamenten ggf. auch später.

▶ Merke.

- **Induziertes Erbrechen und Magenspülung** haben deutlich an Bedeutung verloren. Induziertes Erbrechen erfolgte mit Ipecacuanha-Sirup oder Apomorphin (Gefahr der Atemdepression) und wird heute in der Regel nicht mehr eingesetzt. Eine Magenspülung wird nur noch bei schwerer Intoxikation innerhalb von 1–2 h nach Ingestion empfohlen. **Kontraindikationen** für Magenspülung und induziertes Erbrechen, wie z. B. Bewusstlosigkeit, Laugen-/Säureingestion, Lösungsmittel, Tenside (Schaumbildner), Benzin und Waschmittel sind zu beachten.

▶ Merke.

Antidottherapie s. Tab. 26.6.

26 Unfälle und Vergiftungen

Die aufgenommene Substanz (auch Inhaltsgefäß, Verpackung, Pflanzenteile, evtl. auch schon Erbrochenes oder Spontanurinprobe) ist zu asservieren und in die Klinik mitzunehmen. Eine Magenentleerung darf nur nach Beratung durch die Giftinformationsstelle oder den Haus- bzw. Notarzt erfolgen.

Bei **Giften, die über die Haut aufgenommen** werden (z. B. E 605, Fleckenwasser) muss das Kind ganz entkleidet, wiederholt abgeduscht und mit Seife gewaschen werden.

Bei Aufnahme von **Säuren und Laugen** das Kind viel Wasser, Fruchtsaft oder Tee trinken lassen. Bei Augenverätzungen ist bei offengehaltenem Lid 5–10 Minuten mit fließendem Wasser zu spülen. Danach muss der Patient zum Augenarzt gebracht werden. **Hilfreiche Internetadressen:** www.giftnotruf.de, www.giftinfo.de.

Primäre Giftentfernung

Zur primären Giftentfernung (= Entfernung des Gifts vor Resorption der Noxe) stehen mehrere Möglichkeiten zur Verfügung:

- Die **primäre Giftentfernung** mit **Aktivkohle** (große wirksame Absorptionsfläche von ca. 1500 m^2/g Kohle) hat sich bei akuten, schweren Vergiftungsunfällen bewährt (Carbo medicinalis). Die Gabe von Aktivkohle sollte innerhalb von 1–2 h nach oraler Aufnahme in einer Dosierung von 0,5–1 g/kgKG erfolgen. Bei Intoxikationen mit z. B. Retard-Präparaten oder anticholinerg wirksamen Medikamenten kann im Einzelfall die Gabe von Aktivkohle auch noch zu einem späteren Zeitpunkt sinnvoll sein. Wiederholte Gaben sind v. a. bei Vergiftungen mit Substanzen sinnvoll, deren Metabolisierung einem enterohepatischen Kreislauf unterliegen (z. B. Carbamazepin). Die Darmgeräusche müssen nach Verabreichung der Aktivkohle überwacht werden (Ileusgefahr).

▶ Merke. Die Aspiration von Aktivkohle (Carbo medicinalis) ist unbedingt zu vermeiden, da sich diese rasch (wie Puder!) in den Bronchien und Alveolen ausbreitet (Gefahr der Bronchopneumonie).

- **Induziertes Erbrechen und Magenspülung** haben deutlich an Bedeutung verloren und werden kaum mehr eingesetzt. Das induzierte Erbrechen mit Ipecacuanha-Sirup (etwa 10 ml/kgKG trinken lassen) oder Apomorphin (0,1 mg/kgKG s. c.) oder Sirupus emetiars tritt meist 20–30 min nach der Einnahme auf. Bei Apomorphin besteht die Gefahr der Hypotonie und Atemdepression; es kommt heute nicht mehr zum Einsatz. Die Magenspülung ist in der Regel nur noch indiziert bei schweren bzw. lebensbedrohlichen Intoxikationen und wenn die Substanzeinnahme nicht länger als 1–2 Stunden zurückliegt. Bei Bewusstlosigkeit muss das Kind vor der Magenspülung intubiert werden. **Kontraindikationen** für Magenspülung und induziertes Erbrechen, wie z. B. Laugen- und Säureverätzungen, Benzin, Waschmittel, Lösungsmittel und Tenside (Schaumbildner, ggf. vorherige Gabe von Dimethylpolysiloxan [Dimeticon] = Sab simplex zum Entschäumen) sind zu beachten.
- In seltenen Fällen können Tabletten im Magen ein Konglomerat bilden, das durch die Magenspülung und Aktivkohle nicht entfernt werden kann. Dann ist eine endoskopische Zerkleinerung und Entfernung erforderlich.

▶ Merke. Die erste Portion des Aspirates (oder auch nachfolgende) sollten für toxikologische Untersuchungen sichergestellt werden!

Antidottherapie s. Tab. 26.6.

26.6 Antidottherapie (Auswahl)

Medikament	Wirkung bzw. Einsatz bei	Dosis
• Adsorbenzien: **Medizinal-Kohle, Paraffinum liquidum**	Giftbindung (Phenobarbital, Digoxin, Theophyllin), Bindung fettlöslicher Gifte	0,5–1 g/kgKG (alle 2–4 h)
• **Atropinsulfat**	Phosphorsäureester, Insektizide (E 605)	0,01 mg/kgKG i. v. bzw. 0,5–1 mg i. v. evtl. wiederholt geben 1 (–2) mg i. m. alle 5–10 min wiederholen
• **Biperiden** (Akineton)	bei Psychopharmaka-Intoxikation mit extrapyramidalen Symptomen	0,04 mg/kgKG i. m. oder langsam i. v.
• **Diazepam**	bei Krämpfen	2–5 (–10) mg i. m. oder i. v., auch rektal
• **Dimethylpolysiloxan**/Dimeticon (Sab simplex)	bei waschaktiven Substanzen und Schaumbildnern	0,6–2 ml oral
• **Naloxonhydrochlorid** (Narcanti)	bei Vergiftungen mit Morphinen und -abkömmlingen, Pethidin, Methadon, auch Pentazocin	0,01 mg/kgKG i. v., i. m. oder s. c., mehrfach
• **Dimethylaminophenol** HCl (DMAP)	Zyanidvergiftungen	3–4 mg/kgKG langsam i. v., danach Na-Thiosulfat
• **Desferroxamin** (Desferal)	Eisenvergiftung	1 g/1000 ml 5 % Glukose 15 mg/kgKG/h (maximal 6 g/24 h)
• **Dimercaprol** (Sulfactin) bzw. **D-Penicillamin** (Metalcaptase)	As, Hg, Cu, Zn, Pb, Hg	4 × 2,5 mg/kgKG am 1. und 2. Tag, 15–25 mg/kgKG initial i. v., anschließend 15–25 mg/kgKG/d in 3–4 Dosen
• **N-Azetylzystein**	Paracetamolvergiftung	initial 140 mg/kgKG in 5 %iger Glukose i. v. über 15 min, dann 70 mg/kgKG, 4 h Abstand
• **Physostigminsalizylat**	Atropin und andere cholinerg wirkende Substanzen	0,03 mg/kgKG (Säuglinge) 0,01 mg/kgKG i. v. (Schulkinder)
• **Thionin** (Catalysin, BAL) Methylenblau, Ascorbinsäure	Vergiftungen, die zur Bildung von Methämoglobin führen: Nitrat, Nitrit, Anilin, Phenacetin	Säuglinge 3 mg i. v., Kleinkinder 7 mg i. v., Schulkinder 10 mg i. v. oder i. m., wiederholbar nach ½–1 h

Sekundäre Giftentfernung

Unter sekundärer Giftentfernung versteht man die Giftelimination nach stattgefundener Resorption.

Stoffe, die in den enterohepatischen Kreislauf eingehen, können durch Unterbrechung dieses Zyklus mit wiederholter Gabe von Aktivkohle oder **Cholestyramin** eliminiert werden. Substanzen, die über die Lungen ausgeschieden werden (Alkohol, Benzine, Farblösungsmittel, Tetrachlorkohlenstoff u. a.), kann man durch **Atemstimulierung oder intermittierende künstliche Beatmung** beseitigen. Der größte Teil der Toxine wird renal ausgeschieden, sodass **forcierte Diurese** indiziert ist (anzustrebende Harnmenge 4 l/m²/24 h).

Die **Hämodialyse** bzw. **Hämoperfusion** (größere Effizienz) eignet sich besonders zur Entfernung fettlöslicher Substanzen (z. B. Imipramin, Digoxin, Methaqualon). Substanzen mit einem Molekulargewicht zwischen 500 und 40 000 können damit aus dem Blut entfernt werden. Die Blutaustauschtransfusion wird heute kaum mehr eingesetzt, da sie ein schwerwiegender und belastender Eingriff ist, dagegen hat sich die Plasmapherese in vielen Fällen als sehr wirksam erwiesen (z. B. Digitoxin-, trizyklische Antidepressiva-, Phenprocoumonintoxikation).

Sekundäre Giftentfernung

Unter sekundärer Giftentfernung versteht man die Giftentfernung nach erfolgter Resorption. Toxine, die in den enterohepatischen Kreislauf eingehen, können durch wiederholte Gabe von Aktivkohle oder **Cholestyramin** eliminiert werden (Unterbrechung des Zyklus), Substanzen, die über die Lunge ausgeschieden werden, durch **Atemstimulation und intermittierende künstliche Beatmung**. Für Toxine, die renal ausgeschieden werden können, haben sich die **forcierte Diurese** sowie extrakorporale Eliminationsverfahren (Hämoperfusion und Dialyse) bewährt. Dies gilt insbesondere bei lebensbedrohlichen Vergiftungen mit Substanzen mit einem kleinen Verteilungsvolumen und geringer Eiweißbindung.

26.3.2 Spezifische Vergiftungen und ihre Behandlung

26.7 Spezifische Vergiftungen und ihre Behandlung

Ursache der Vergiftung	Symptomatik	Sofortmaßnahmen	besondere Hinweise	Wirkmechanismus/ Bemerkungen
Anticholinergika				
Überdosierung von Atropin, Spasmolytika, Antiemetika, Antiparkinsonmittel, Ophthalmika mit Atropin, Tollkirsche-, Stechapfel-, Binsenkraut-, Alraune-Ingestion. Trompetenbaum	hochrotes Gesicht, starke Temperaturerhöhung (meist > 40 °C), Mydriasis, Tachykardie motorische Erregung, Halluzinationen, Delir, Atemstörung, Koma	primäre Giftelimination: Magenspülung, Kohleinstillation Sofortmaßnahme: Diazepam bei starker Unruhe und Ängstlichkeit Antidot: **Pyridostigmin**/ Neostigmin 0,3–0,5 mg s. c., 0,01–0,1 mg/kgKG bei zentraler Symptomatik (Koma): 0,02–0,06 mg/ kgKG Physostigminsalizylat; Blasenkatheter	Koma bei schwersten Vergiftungen mit mehr als 10 mg Atropinaufnahme. Wegen trockener Schleimhäute die Magensonde vor dem Einführen mit Öl oder Vaseline einfetten; physikalische Maßnahmen gegen Hyperthermie: Wasserkissen, Abkühlungsbad.	Die anticholinerge Wirkung beruht auf der kompetitiven Verdrängung des Azetylcholins von seinem Rezeptor. Durch Hemmung der Azetylcholinesterase wird die Azetylcholinkonzentration an den Synapsen erhöht.
Batterien				
sehr stabil, eigentliche Vergiftungen durch Inhaltsstoffe nicht bekannt, selten lokale Verätzung durch Elektrolytlösung der Batterie	Schmerzen im Hals- und Thoraxbereich; Nahrungsverweigerung, starker Speichelfluss; lokale Gewebeschäden	Röntgenaufnahme von Abdomen und Thorax, Hänge-Kopftieflage und Beklopfen des Rückens, falls Batterie im Ösophagus	kein Erbrechen auslösen, keine Magenspülung Wenn die Batterie im Ösophagus steckt, sofort endoskopisch entfernen. Nach Passage der Kardia und des Pylorus besteht keine Gefahr mehr.	Ballast- und flüssigkeitsreiche Kost befördert die Batterie fast immer via naturalis. Erst nach 5–7 Tagen Verweildauer im Magen endoskopische Entfernung.
Benzin/Benzol (organische Lösungsmittel)				
Trinken von Motor- oder Waschbenzin, Möbelpolitur, Lösungsmittel mit Benzin; Einatmen von Dämpfen (Toluol, Trichloräthylen, Xylol; „Schnüffelsucht"), Fleckenwasser enthält halogenierte Wasserstoffe	typischer Geruch der Ausatemluft, Schwindel, Kopfschmerzen, Brechreiz, Erbrechen, (selten) Husten, Exzitation, gelegentlich Krämpfe, Koma. Aspirationspneumonie möglich und toxisches Lungenödem	kein Erbrechen auslösen, keine Magenspülung, bei Ingestion von 1–3 ml/ kgKG primäre Giftentfernung nur in den ersten 30 min sinnvoll; danach Carbo medicinalis 5–10 g insgesamt	bei schwerer Aspiration PEEP-Beatmung, keine Katecholamine wegen Gefahr des Kammerflimmerns! Schnüffeln von Kohlenwasserstoffen ist oft mit gewalttätigem Verhalten assoziiert, Gefahr des ARDS auch bei geringen Mengen; daher stets stationäre Aufnahme.	Die Toxizität bei Aspiration ist wesentlich höher als bei Resorption, da über die Atemwege eine gute und rasche Aufnahme erfolgt (dagegen langsamere Resorption aus dem Verdauungstrakt).
Botulinustoxin (Botulismus)				
Ingestion des thermolabilen Exotoxins von Clostridium botulinum durch infizierte Nahrungsmittel	nach einer Latenz von 12–48 h gastrointestinale Beschwerden, trockener Mund, Hirnnervenausfälle (Ptose, Augenmuskellähmungen mit Akkommodationsstörungen, Schluck- und Zungenlähmung), starke Obstipation und generalisierte Muskelschwäche, keine Bewusstseinsstörung!	primäre Giftentfernung mit Aktivkohle und Glaubersalz Gabe von **Botulismusantitoxin** so früh wie möglich: 3–4 ml/kgKG i. v., beim Säuglingsbotulismus 50 000–100 000 IE/ kgKG/d **Penicillin** über 1 Woche oder Metronidazol (Elimination der Erreger aus dem Darm!)	in ungenügend geräuchertem Schinken, Fleisch-, Wurst-, Fischwaren, aber auch in Käse- und Gemüsekonserven kann der Keim vorkommen. Gift ist im Blut, im Mageninhalt und infizierten Nahrungsmitteln nachweisbar. Alle Teilnehmer an der gleichen Mahlzeit müssen untersucht werden.	Es gibt verschiedene Toxintypen (A–G). Das Toxin blockiert die Azetylcholinfreisetzung an den Synapsen der efferenten parasympathischen Fasern und motorischen Nerven. Botulismusantitoxin wirkt nur bei frühzeitiger Anwendung!

26.7 Spezifische Vergiftungen und ihre Behandlung (Fortsetzung)

Ursache der Vergiftung	Symptomatik	Sofortmaßnahmen	besondere Hinweise	Wirkmechanismus/ Bemerkungen
Codein				
meist akzidentelle Überdosierung durch codeinhaltige Hustensäfte, bei Säuglingen Dosen > 2–5 mg/kgKG bedrohlich, bei älteren Kindern > 5 mg/kgKG	Hautrötung, Erbrechen, Miosis, gelegentlich Gesichtsschwellung, Juckreiz, Ataxie, Unruhe, Tremor und Somnolenz; Atemdepression und Koma bei höheren Dosen (über 5 mg/kgKG) Cave: Eine Atemdepression tritt evtl. erst nach 12 h ein.	bei Dosen < 2 mg/kgKG keine Magenentleerung, bei 2–5 mg/kgKG ist noch nach Stunden die Magenspülung und Gabe von Aktivkohle indiziert bei manifester Atemdepression: Naloxon 10 μg/kgKG i. v. (evtl. wiederholt)	bei hohen Dosen Atemdepression durch direkte Einwirkung oder indirekt durch anhaltende Hypoxie	schnelle Resorption aus dem Verdauungstrakt; Ausscheidung nach Demethylisierung
Digitalis				
Digitalisüberdosierung oder Genuss Digitalis enthaltender Pflanzen (Oleander, Maiglöckchen, Fingerhut)	Übelkeit, Erbrechen, Schwindel, Sehstörungen (Farbsehen), Herzrhythmusstörungen (Extrasystolen, ventrikuläre Tachykardie, AV-Block [v. a. bei Säuglingen] etwa ½–3 h nach Aufnahme); im EKG ST-Streckensenkung und Abflachung der T-Welle, Thrombopenie! Hyperkaliämie (> 5,5 mmol/l) bedeutet schwere Vergiftung	Bestimmung der Plasmadigoxinkonzentration > 6 h nach Ingestion primäre Giftentfernung, Ausgleich der Hypokaliämie durch orale Kaliumzufuhr, Diphenylhydantoin 5 mg/kgKG i. v. (auch Propafenon 0,5–1 mg/kgKG i. v.) bei schwerer akzidenteller Intoxikation: **Digoxin-Antikörper** i. v. (80 mg Antitoxin-FAB binden 1 mg Digoxin) bei Bradyarrhythmie: Atropin bzw. transvenöser Schrittmacher bei Tachyarrhythmie: Lidocain, Phenytoin Digoxin-Antikörper bei lebensbedrohlichen Vergiftungen bzw. Serum-Kalium 5,0–5,5 mmol/l	Bei normaler Dosierung ist eine Intoxikation auch bei Niereninsuffizienz möglich, ebenso bei Kortikoidtherapie und Kaliummangel.	Bei bradykarden Rhythmusstörungen kann die Atropingabe versucht werden. Diphenylhydantoin wirkt antagonistisch auf die ATPase und ist bei ventrikulärer Tachykardie und Arrhythmie gut wirksam.
Drogennotfälle				
Opiate (Heroin, Kokain), Haschisch, Marihuana (= Cannabis), LSD und DOM (= 2,5 Dimethoxy-4-Methylamphetamin)	Blutdruckabfall, Bewusstlosigkeit, Atemdepression, Krampfanfälle Bei Kokain: Erregung, Enthemmung, Halluzinationen, Tachykardie, Koma, zentrale Atemlähmung	Diazepam 0,3–0,5 mg/kgKG bei drohender Atemdepression: Naloxon 10 μg/kgKG; Dosis in Abhängigkeit vom therapeutischen Effekt wiederholen. bei respiratorischer Insuffizienz: PEEP-Beatmung	bei Kokainintoxikation: klinisch ähnliches Bild wie bei der Thyreotoxikose möglich; auch allergische Reaktionen (anaphylaktischer Schock) bei Opiatsüchtigen: oft hohe Dosen von Narcanti erforderlich bei Tachykardie: β-Rezeptorenblocker (Propranolol 0,01–0,05 mg/kgKG langsam i. v.)	LSD ist das wirksamste und am meisten missbrauchte Halluzinogen; es wird schnell aus dem Magen-Darm-Trakt resorbiert. Bei Ingestion im Kindesalter stehen „akute Panikreaktionen" wie Schreien, Schwitzen, auch Gangunsicherheit im Vordergrund.
Ecstasy (Amphetamin-Präparat): Methylendioxymethamphetamin (MDMA) („Designer drug")	Tachykardie, Blutdruckanstieg, Tremor, Schwitzen, Trismus, Panikattacken, Hyperthermie, Anfälle, Rhabdomyolyse, disseminierte intravasale Gerinnung (DIC), Leberparenchymschädigung; hepatotoxische Wirkung ist dosisunabhängig (Latenz: Tage bis Wochen!)	viel Flüssigkeit oral (falls Patient nicht bewusstlos), bzw. als Infusion; physikalische Kühlung	evtl. Dantrolen bei starker, nicht beeinflussbarer Hyperthermie Magnesiumsulfat: 2–4 mmol z. B. Mg-Disporal (1–2 Amp.) langsam i. v. (1 ml/min)	bei disseminierter intravasaler Gerinnung Blutdruckabfall; Nierenversagen bei den meisten Todesfällen beobachtet

26.7 Spezifische Vergiftungen und ihre Behandlung (Fortsetzung)

Ursache der Vergiftung	Symptomatik	Sofortmaßnahmen	besondere Hinweise	Wirkmechanismus/ Bemerkungen
Eisenintoxikation				
eisenhaltige Dragees, Säfte oder Tropfen	heftige Magenschmerzen und Erbrechen, schwärzliche Durchfälle in den ersten Stunden nach Ingestion, dann schwerer Schock (je nach Dosis), tonisch-klonische Krämpfe, Symptome der Leber- und Nierenschädigung	möglichst rasch Magenspülung, Gabe von 5 %/100 ml NaHCO$_3$-Lösung sowie Desferroxamin max. 80 mg/kgKG/d i. m. (sehr schmerzhaft); Wiederholung je nach Fe-Spiegel; reichlich Flüssigkeit (auch Milch) geben; Azidose sowie Elektrolytstörungen ausgleichen	Die Schwere der Intoxikation ist abhängig vom resorbierbaren Fe-(II)-Gehalt. Wenn der Fe-Spiegel die Fe-Bindungskapazität übersteigt, liegt eine schwere Intoxikation vor; Hämodialyse dann erforderlich.	bei Nierenversagen kein Desferroxamin geben; tödlicher Verlauf ab 2 g Fe-(II-)Sulfat
Ethylalkohol				
Aufnahme alkoholhaltiger Getränke, aber auch Kosmetika, Parfums, Haar- und Rasierwässer (können zwischen 50 und 90 % Ethanol enthalten), Brennspiritus, „homöopathische Medikamente" (ebenfalls hohe Alkoholkonzentration möglich)	rot-livides Gesicht, Schwindel, Übelkeit, Erbrechen, Benommenheit bis zur tiefen Bewusstlosigkeit bei **Blutalkohol > 2 ‰:** Hypoglykämiegefahr **3–4 ‰:** Thermo- und Kreislaufregulationsstörungen, Hirnödem	Supportivmaßnahmen; primäre Giftentfernung durch Auslösen von Erbrechen 20 %ige Glukose (ca. 1 g/ kgKG) in Elektrolytlösung infundieren im Koma: Versuch mit Naloxon 10 µg/kgKG i. v. Sicherung der Atemwege	geringe Toleranz beim Kind kurzes Exzitationsstadium; Alkoholgeruch in der Ausatemluft kann fehlen	Bei schweren Vergiftungen Hypoxie und Ketoazidose sowie Hypoglykämie, die in Verbindung mit der Hypothermie ein schweres klinisches Bild verursacht.
Herbizide/Insektizide				
Paraquat, Deiquat, Phenoxycarbonsäure, halogenierte Benzonitrite sind unterschiedlich gefährlich; DDT (Dichlordiphenyltrichlorethan), Alkylphosphate (E 605)	**Herbizide:** Verätzung der Haut und Schleimhäute, Nieren- und Leberinsuffizienz, später Lungenödem **Insektizide:** Miosis, Lungenödem, Koma, periphere Atemlähmung, Übelkeit, Erbrechen, Durchfälle, bronchiale Hypersekretion, Schweißausbrüche	primäre Giftentfernung mit reichlich Carbo medicinalis; viel Flüssigkeit trinken lassen; forcierte Darmspülungen mit hohen Einläufen hochdosiert Atropin 1–2 mg i. m., dann Obidoxim (= Toxogonin), 3–4 mg/kgKG (bei Intoxikation mit Phosphorsäure öfter)	auch Spuren dieser Substanzen sind gefährlich, deshalb stets Kontakt mit erfahrenem Giftinformationszentrum aufnehmen; rascheste Klinikeinweisung, keine Katecholamine, da hierdurch die Giftwirkung verstärkt wird; bei Krämpfen Diazepam	Insektizide sind Cholinesterasehemmer, neurotrope Gifte, Blutgifte oder Ätz- und Stoffwechselgifte. Alkylphosphate und andere organische Phosphatsäureester hemmen die Cholinesterase, sodass eine endogene Azetylcholinvergiftung entsteht. Obidoxim aktiviert die Esterasen.
Insektenstiche				
die Gifte verschiedener Insekten enthalten z. B. Histamin, Kinine, Enzyme (Hyaluronidase, Phospholipasen, saure Phosphatasen), Amine (z. B. Serotonin) und werden mit Stichen (oder Bissen) inokuliert	Insektenallergie vom **Soforttyp I** oft nur mit **milden Symptomen** wie Rötung, Juckreiz, Brennen, evtl. urtikarielles Exanthem oder auch schmerzhafte Schwellung an der Stichstelle; aber auch **schwere anaphylaktische Reaktionen** bis zum Schock mit Atemnot, Erbrechen, Tachykardie, Kreislaufkollaps, Asthma, Glottisödem (v. a. bei wiederholten Stichen)	Stachel vorsichtig entfernen (bei Bienen: Stachel mit der Giftdrüse) und kühle Umschläge Prednison 2 mg/kgKG (Rectodelt 100) bei starker Schwellung, Ruhigstellung der Gliedmaße bei Schock: Adrenalin 0,01 mg/kgKG (Adrenalinlösung 1 : 1000!) lokal und i. m. (evtl. sogar i. v.: Lösung 1 : 10 000), Prednisolon 10–20 mg/kgKG; bei Bronchospasmus Adrenalin inhalieren lassen; Antihistaminika-Infusionen; evtl. Beatmung	Es gibt auch eine **Insektengiftallergie vom Spättyp**; Symptome entwickeln sich nach 24–48 h (als entzündliche Infiltrate um die Stichstelle). Hier nur symptomatische Maßnahmen: Antihistaminika, evtl. lokal Glukokortikoide. **Hyposensibilisierungsbehandlung** als Therapie der Wespenstichallergie ist indiziert (Erfolgsrate 90–100 %) – Antihistaminika wirken nicht sofort!	Die Letaldosis für Bienengift beträgt 6 mg/kgKG; pro Stich werden 0,1 mg (als Trockensubstanz berechnet) appliziert. Die Gifte (v. a. mehrere) können eine Hämolyse und sogar Nierenversagen auslösen.

26.7 Spezifische Vergiftungen und ihre Behandlung (Fortsetzung)

Ursache der Vergiftung	Symptomatik	Sofortmaßnahmen	besondere Hinweise	Wirkmechanismus/ Bemerkungen
Kaliumpermanganat				
Ingestion von Kristallen oder konzentrierten Lösungen (z. B. als Badezusatz für Hautkrankheiten 1 : 1000 – 1 : 10 000 verdünnt)	Verfärbung und Verätzung der Mundschleimhäute, ödematöse Schwellung der Schleimhäute, Gefahr des Glottisödems! Auch Spätperforationen (nach Tagen) bei Aufnahme von Kristallen.	sofort primäre Giftentfernung aus Mund (evtl. auch Nase und Gehörgängen!), reichlich Flüssigkeit (auch Milch) trinken lassen; tiefe Verätzungen mit Perforation möglich Ösophagoskopie mit der Frage der Steroidtherapie und zur Feststellung der Ausdehnung der Verätzung	Schon eine Konzentration von 1 : 2000 (0,5 %ig) führt zu Schleimhautirritationen; ab 1 % Verätzungen; besonders gefürchtet ist die Ösophagusperforation nach Schlucken von Kristallen.	Hyperkaliämien treten sehr selten auf, ebenso wenig erhöhte Mangankonzentrationen.
Kohlenmonoxid (CO)				
CO entsteht nach unvollkommener Verbrennung (Rauch-, Auspuffgase mit CO-Gehalt 4–7 %); z. B. Gasöfen, Kohleheizungen; aber auch: suizidale Absicht	ab 10 % COHb Kopfschmerzen, ab 30 % Schwindel, Brechreiz, Rausch- und Erregungszustände, ab 40 % Bewusstlosigkeit, Krämpfe, unregelmäßige Atmung, ab 60 % Atemlähmung Leukozytose, gelegentlich Hyperglykämie und metabolische Azidose	Vergiftete sofort an die frische Luft bringen; Atemhilfe bzw. künstlich beatmen mit 100 % O_2 (Hyperventilation). Behandlung der Azidose und des Hirnödems (CO-Enzephalitis); bei starker Unruhe Sedierung	CO hat eine etwa 270-mal höhere Affinität zu Hb und eine stabilere Bindung als O_2 und führt so zur Hypoxie; bei hohem COHb-Spiegel kann der pO_2 trotzdem normal sein. Spätschäden, v. a. bei jüngeren Kindern (geistige Entwicklungsbeeinträchtigung) sind möglich.	Die Dissoziationskurve des Hb wird nach links verschoben, wodurch die Affinität des Sauerstoffs für Hb ansteigt und die O_2-Versorgung der Gewebe reduziert wird.
Laugenverätzung				
durch Ätzkalk, Kali- oder Natronlauge, Brezellauge (30 % NaOH 1 : 10), Ammoniak; alkalische Abflussreiniger (auf Bauernhöfen)	**Grad I:** Schwellung und Rötung von Haut und Schleimhäuten **Grad II:** Schleimhautulzera, Fibrinbeläge, Mukosanekrosen **Grad III:** tiefgehende Gewebenekrosen, evtl. der gesamten Ösophaguswand	Wasser trinken lassen (Verdünnungseffekt), kein Erbrechen auslösen, keine Magenspülung! **Ösophagoskopie** mit der Frage der Ausdehnung der Verätzung und evtl. Steroidtherapie; symptomatische Therapie, v. a. **Schmerztherapie**, später Bougierung der zirkulären Stenosen; prophylaktische Antibiose und Steroide (Strikturprophylaxe?), Endoskopie!	lokale Schmerzen im Mund, Rachen und retrosternal, Schluckschmerzen; Nahrungsverweigerung, Erbrechen, Hypersalivation, Gefahr des Glottisödems mit kloßiger Sprache und Stridor; Ösophagus-, Magenperforation möglich; Schock bei ausgedehnter Verätzung	Kolliquationsnekrosen im Mund, Rachen, Glottisbereich, Ösophagus, auch gelegentlich im Bereich der oberen Atemwege. Bei Aufnahme größerer Mengen (suizidale Absicht) können durch Resorption Azidose, Hämolyse und Nierenversagen entstehen.
Lampenölingestion				
Lampenöl enthält aliphatische mittelkettige Kohlenwasserstoffe, die mit unterschiedlichen Farbstoffen versetzt sind	keine schweren allgemeinen Vergiftungssymptome, aber bei Aspiration (auch im Anschluss an Erbrechen) schwere chemische Pneumonie; auch tödliche Ausgänge sind bekannt	siehe Benzol/Benzin; keine prophylaktische Gabe von Kortikoiden oder Antibiotika!	Die Lampen sind in keiner Weise gesichert. Vorratsgefäße mit buntem Inhalt müssen gut vor Kindern verwahrt werden!	siehe Benzol/Benzin; bereits geringe Mengen hemmen Surfactant in der Lunge

26.7 Spezifische Vergiftungen und ihre Behandlung (Fortsetzung)

Ursache der Vergiftung	Symptomatik	Sofortmaßnahmen	besondere Hinweise	Wirkmechanismus/Bemerkungen
Methylalkohol				
enthalten in Lösungsmitteln für Farben, Polituren und Beizen und in Anti-Frostmittel (auch als Carbinol oder Holzgeist bezeichnet), Prozentangaben auf den Packungen (1 – > 50 %)	Frühsymptome: leichter Rausch, Müdigkeit, Bauchschmerzen, Übelkeit, Erbrechen und Durstgefühl Nach einem symptomfreien Intervall von 12–20 h treten Symptome der **toxischen Zerebralschädigung** auf: Apathie, Koma, lichtstarre oder träge Pupillen und verschwommenes Sehen.	primäre Giftentfernung per Magensonde, danach 5 %ige NaHCO$_3$-Lösung **Azidose-Ausgleich** (besonders bei schweren Intoxikationen); Gabe von Fomepizol bei Methanolkonzentration im Plasma > 8 mmol/l (20 mg/dl); Zufuhr von Ethylalkohol 0,5 g/kgKG (Blutalkoholspiegel soll bei 0,5–1 ‰ liegen) bei schweren Vergiftungen: Hämodialyse	Durch Tris-Puffer (THAM) kann die Azidose meist besser ausgeglichen werden als durch NaHCO$_3$, da besserer intrazellulärer pH-Ausgleich.	Methanol wird durch die Alkoholdehydrogenase zu Formaldehyd und Ameisensäure oxidiert (Letztere verursacht die metabolische Azidose). Folsäure (2,5–10 mg oral oder i. m.) soll die Elimination von Ameisensäure steigern. Ein Teil des Methanols wird über Lungen und Nieren ausgeschieden.
Nikotin				
Ingestion mit Zigaretten (1 Zigarette ≙ 15–25 mg Nikotin) oder Zigarettenstummeln, Zigarren oder -blättern; auch in Schädlingsbekämpfungsmitteln ist Nikotin enthalten	Blässe, Übelkeit, Erbrechen, Durchfälle, kolikartige Bauchschmerzen, Schwindel, Schweißausbruch, Speichelfluss, Unruhe und Zittern, Kreislaufschwäche, Miosis, später Mydriasis	bei Zigarren- oder Zigarettenstummeln: strenge Indikation zur primären Giftentfernung (Magenspülung) Liegt die Ingestion länger als 4 h zurück und war die Zigarettenlänge unter 2 cm: keine Symptome, keine Therapie.	nur sehr selten schwere Intoxikationen mit Herzrhythmusstörungen, Kreislaufkollaps, Krämpfen, Bewusstlosigkeit, zentraler Atemlähmung	Nikotin wird rasch über Haut und Schleimhäute resorbiert mit raschem Wirkungseintritt. Über 90 % wird in metabolischer Form über die Niere ausgeschieden.
Paracetamol				
Analgetikum, Antipyretikum mit geringer therapeutischer Breite	bei toxischen Mengen Übelkeit, Erbrechen, Gastroenteritis, starke Bauchschmerzen und Schwitzen Nach einem symptomfreien Intervall von 12–36 h: Leberschädigung, Blutungsneigung, Nierenversagen, Enzephalo- und Kardiomyopathie.	rasche primäre Giftentfernung als Antidot: **N-Azetylzystein** i. v. initial: 150 mg/kgKG in 200 ml 5 %iger Glukose i. v. in 60 min Erhaltungsdosis: 50 mg/kgKG innerhalb 4 h dann: 100 mg/kgKG in 16 h (Abb. **26.4a**, S. 895) Anstelle von N-Azetylzystein kann auch L-Methionin verwendet werden.	**Intoxikation ab 100 mg/kgKG** schwere Leberschäden bei > 350 mg/kgKG, dann auch Laktatazidose. Hämoperfusion und sekundäre Giftelimination erforderlich	Paracetamol wird schnell aus dem Magen-Darm-Trakt resorbiert, die Eliminationshalbwertszeit beträgt nur 1–3 h; Ausscheidung vorwiegend renal nach Glukuronidbildung.
Pilzvergiftungen				
Falsches Aufbewahren und Lagern lassen auch essbare Pilze giftig werden; die Zahl giftiger Pilze ist relativ gering.	Übelkeit, heftige Bauchschmerzen, Erbrechen und Durchfälle stehen bei allen Pilzvergiftungen im Vordergrund, dazu Störungen im Wasser- und Elektrolythaushalt.	primäre Giftentfernung, hohe Einläufe, wiederholte Gabe von Carbo medicinalis; rasche Klinikeinweisung	Je kürzer die Latenzzeit zwischen Pilzgenuss und klinischen Intoxikationszeichen, desto günstiger ist im Allgemeinen die Prognose.	

26.7 Spezifische Vergiftungen und ihre Behandlung (Fortsetzung)

Ursache der Vergiftung	Symptomatik	Sofortmaßnahmen	besondere Hinweise	Wirkmechanismus/ Bemerkungen
1. kurze Latenz (15 min bis 3 h nach Pilzaufnahme)				
Panther-, Fliegen-, Satanspilz; Speitäubling, Tigerritterling, Giftchampignon, Kartoffelbovist, Riesenrötling	Erbrechen, profuse Durchfälle mit erheblicher Exsikkosegefahr bei Panther- und Fliegenpilzvergiftung: ZNS-Symptome (Pantherinasyndrom)	primäre Giftentfernung, Sedierung bei Erregung Atropin ist kontraindiziert!	Pantherin verursacht Unruhe, Verwirrtheit, Halluzinationen, Tachykardie, trockene Haut und Schleimhäute, Mydriasis (also wie bei Atropin-Intoxikation); wirkt zentral u. peripher anticholinerg.	Amanitine (= Amatoxine) ist dialysierfähig, effizienter ist aber die Hämoperfusion, die frühzeitig eingesetzt werden soll. Im Falle des Leberkomas werden Glukokortikosteroide empfohlen.
2. lange Latenz (> 6–24 h nach Pilzaufnahme)				
Knollenblätterpilz (Phalloidessyndrom), Frühjahrsmorchel, Täublinge, Wülstlinge	sehr starke Bauchschmerzen, choleraähnliche Durchfälle mit Exsikkosegefahr, Schock, **schwerste Leberparenchymschädigung** mit konsekutivem Leberzerfallskoma, Ikterus, Blutungen, schwere tubuläre Nekrose mit Niereninsuffizienz; Ikterus, Blutungen (Mangel an Gerinnungsfaktoren)	sofortige primäre Giftentfernung, auch bei fehlenden Symptomen (z. B. Teilnehmer an einer Pilzmahlzeit), wenn rechtzeitig bemerkt; fraktionierte Magenspülungen, hohe Einläufe, Blutzuckerkontrollen hohe **Penicillin**dosen frühestmöglich: 500 000 IE, dann bis zu 1 Mio. IE/kgKG/24 h mit Silibinin 20 mg/kgKG auf 4 Infusionen in 5 %iger Glukose	schwere, nicht selten tödliche Vergiftungen durch Elektrolytverschiebungen, schwerste Azidose, Verbrauchskoagulopathie, Gerinnungsstörungen, Leberkoma, Nierenversagen bei tubulärer Nekrose und Schock Familienmitglieder mitbehandeln! bei progredientem Leberversagen: Transplantation erstrebsam	Penicillin verdrängt das Amanitin des Knollenblätterpilzes aus der Eiweißbindung, ebenso wie Silibinin
Puderaspiration				
Puderinhalation aus geöffneter Puderdose z. B. bei Spielen in Rückenlage	Husten, gelegentlich Atemnot (je nach aufgenommener Menge) durch Atemwegsobstruktion, evtl. Fieber; auch ein symptomloser Verlauf möglich	sofort Intubation und Bronchialwäsche, bronchoskopische Nachkontrolle Antibiotikaprophylaxe und Kortikoide bei Aspiration indiziert	Meist nach freiem Intervall schwere Atemnot mit dem klinischen Bild der Bronchopneumonie; Todesfälle sind beschrieben. Die orale Aufnahme ist nicht behandlungsbedürftig.	Fieber kann auch durch das in vielen Pudern enthaltene Zink hervorgerufen werden.
Quecksilber				
Ingestion durch Trinken quecksilberhaltiger Desinfektionsmittel (z. B. Sublimat), Beiz-, Saat-, Schädlingsbekämpfungsmittel und Einatmen von Hg-Dämpfen; das Schlucken von Quecksilber nach Zerbrechen eines quecksilberhaltigen Thermometers ist ungefährlich.	starker Speichelfluss, Bauchschmerzen, heftiges Erbrechen, blutige Durchfälle, Schwindel, Tremor, Ataxie, Sehstörungen, Bronchiolitis bei Aufnahme von Hg-Dämpfen; tubuläre Nierenschädigung möglich	bei oraler Aufnahme Milch geben, damit auch vorsichtige Magenspülung möglich, Carbo medicinalis systemische Therapie bei anorganischen Hg-Verbindungen: Dimaval (3 mg/kgKG) bei organischen Hg-Verbindungen: **D-Penicillamin** (15–25 mg/kgKG/d Metalcaptase oral in 2 Dosen)	Orale Aufnahme metallischen Quecksilbers ist ungefährlich im Gegensatz zur Einatmung von Quecksilberdämpfen, lokale Ätzwirkung an Haut und Schleimhäuten ist möglich. Anorganische Quecksilberverbindungen sind toxischer als die Verbindungen des einwertigen Hg.	2,3-Dimercaptopropan-1-Sulfonat = Dimaval ist ein Chelatbildner; Quecksilberentfernung aus Teppichen ist mit dem Staubsauger möglich bzw. durch chemische Bindung an Mercurisorb

26.7 Spezifische Vergiftungen und ihre Behandlung (Fortsetzung)

Ursache der Vergiftung	Symptomatik	Sofortmaßnahmen	besondere Hinweise	Wirkmechanismus/ Bemerkungen
Salizylate				
als Mono-/Mischpräparat in vielen Analgetika, Antipyretika, Antiphlogistika; Aspirin (Azetylsalizylsäure) und Methylsalizylat (Salben)	**leichte Intoxikation** (Blutspiegel 200–400 µg/ml): Unruhe, Ohrensausen, Übelkeit, Erbrechen, Verwirrtheit, gelegentlich Hypoglykämie, Hautblutungen, Hörminderung, selten Durchfälle **schwere Intoxikation** (Blutspiegel über 400 µg/ml): Exzitation, Unruhe, Tremor, Delirium, Halluzinationen, Sprachstörungen, starkes Erbrechen, Krämpfe, Schock, Koma, Hypothermie	primäre Giftentfernung ab 50–75 mg/kgKG Salizylataufnahme Blutspiegel ≥ 950 µg/ml: Urinalkalisierung (Urin pH ≥ 7,5) bei mittelschwerer Vergiftung mit **NaHCO$_3$** (3 %) i. v. Aktivkohle, Na-Sulfat, 3 %ige NaHCO$_3$-Lösung vor Magenspülung Gabe von reichlich Flüssigkeit und Elektrolytausgleich Vitamin K bei Bedarf Hypo-/Hyperglykämie ausgleichen bei Tetanie (Alkalose): Kalzium i. v.	Stets ist der Blutspiegel zu messen, um die Schwere der Intoxikation zu erfassen (Abb. **26.4b**). Durch Hemmung der Thrombozytenaggregation kommt es zu Hautblutungen, auch Lungen- und Hirnödem sind bekannt, ebenso Hypoglykämie. sekundäre Giftelimination bei schweren Vergiftungen (Blutspiegel > 800 µg/ml); Hämodialyse (frühzeitig!)	NaHCO$_3$ vermindert die Salizylatresorption im Darm durch Alkalisierung. Wegen reflektorischem Pylorospasmus durch Salizylsäure wird Mageninhalt nur zögernd entleert. Mit dem Phenistix-Teststreifen kann semiquantitativ Salizylat im Urin nachgewiesen werden (Nachweis des Phenolrings).
Säureverätzung				
Trinken anorganischer Säuren (Salz-, Schwefel-, Salpeter-, konzentrierte Essigsäure [= Essenz]), Na-Hydrogen-Sulfat (Reinigungsmittel), organische Säuren (Ameisensäure in Entkalkern, Lötwasser [ZnCl und NH$_4$Cl in Salzsäure, sehr gefährliche Lösung]); organische Säuren auch in Geschirrspülautomatenpulver	Ätzschorfe mit bräunlichen und weißen Belägen am Mund, perioral (auch an Händen!), starke Schmerzen retrosternal sowie im Mund- und Lippenbereich, kolikartige Bauchschmerzen, Hypersalivation, Schluckschmerzen, Hämatin- und Bluterbrechen	sofort Wasser trinken lassen, kein Erbrechen auslösen, keine Magenspülung **Schmerzbekämpfung** ist besonders wichtig, ebenso Kreislaufunterstützung frühzeitig 3–4 mg/kgKG **Prednison** als Prophylaxe gegen Stenosen im Glottis- und Bronchialbereich sowie zur Vorbeugung von Ösophagusstrikturen	Ätzspuren können auch fehlen; bei starken Schmerzen kann ein Schock auftreten. Hautverätzungen kräftig mit Wasser spülen! Rascher Transport in die Klinik zur **Ösophagoskopie** (auch wenn die Mundhöhle frei von Verätzungen ist). Falls keine Verätzungen im Ösophagus, ist Steroidtherapie nicht erforderlich (Wirksamkeit nicht bewiesen).	Patienten mit fraglicher Ingestion von Säuren oder Laugen müssen behandelt werden, wenn eines der folgenden Symptome vorliegt: Ätzspuren im Mund- und Rachenbereich, Würgen, Erbrechen, Hypersalivation, retrosternaler oder abdominaler Schmerz.
Sulfonylharnstoff-Derivate				
Entsprechende Präparate bewirken eine Insulinfreisetzung aus den B-Zellen des Pankreas und werden nach oraler Aufnahme schnell resorbiert. Sie werden häufig bei Typ-II-Diabetes verwendet und sind auch Kindern leicht zugänglich.	Wesentliches Symptom ist die **schwere Hypoglykämie** mit Blässe, Schweißausbruch, Zittern, auffallendem Verhalten, Bewusstlosigkeit und Krämpfen 1–6 h nach Ingestion. Hypoglykämie ist bei Nichtdiabetikern besonders stark ausgeprägt; die Bewusstseinslage kann wechseln.	primäre Giftentfernung, Glaubersalz, Kohle je nach Blutzuckerspiegel langsame Zufuhr hochprozentiger **Glukoselösungen** (20- oder 40 %ig) unter ständiger Blutzuckerkontrolle und Überwachung des Kindes!	Evtl. Glukagon 1 mg i. m. oder i. v.; diese Maßnahme wird unterschiedlich beurteilt, da neben Glukose auch Insulin freigesetzt und damit die Hypoglykämie verstärkt werden kann. Falls die Hypoglykämie nicht beherrschbar ist, evtl. Diazoxid (1,25 mg/kgKG i. v.) verabreichen (suizidale Vergiftung!).	Sulfonylharnstoffe beeinflussen die Insulinfreisetzung aus den B-Zellen direkt, unabhängig vom Blutzuckerspiegel. Sie werden schnell resorbiert, die HWZ liegt zwischen 2–10 h.

26.7 Spezifische Vergiftungen und ihre Behandlung (Fortsetzung)

Ursache der Vergiftung	Symptomatik	Sofortmaßnahmen	besondere Hinweise	Wirkmechanismus/ Bemerkungen
Thallium				
thalliumhaltige Mäuse- und Rattengifte: Zeliopaste 2,5 %, Giftweizen (2 %), Rodentizide (etwa 3 %); Dosen < 1 mg/kgKG unbedenklich	Erbrechen, Durchfälle, nach 1–4 Tagen Koliken und Obstipation bei **schweren Vergiftungen** nach etwa 5 Tagen: enzephalitisähnliche Symptome, Polyneuritis, Lähmungen, Psychosyndrom; nach 2–3 Wochen Haarausfall	primäre Giftentfernung, Aktivkohle, wiederholt Glaubersalz; Magenspülung mit 1 % Na-Jodid oder 3 % Na-Thiosulfat, anschließend Antidotum Thalli-Heyl; forcierte Diurese bei schweren Vergiftungen: Hämodialyse oder extrakorporale Kohleperfusion, Riboflavin 150–300 mg/d	Thallium wird rasch im Magen resorbiert und in parenchymatösen Organen gespeichert. Es wird zur Hälfte über die Niere ausgeschieden. Ein Zeliokorn enthält etwa 1 mg Thalliumsulfat. Thalliumspiegelmessungen sind erforderlich.	Antidotum Thallii (Berliner Blau) = **Eisen (III)-hexazyanoferrat** zur Unterbrechung des enterohepatischen Kreislaufes; es wird nicht resorbiert. Fortsetzen dieser Therapie bis Urinausscheidung von Thallium < 0,2 mg/ 24 h

26.4 Beziehung zwischen Plasma-/Serumkonzentration und erwartetem Schweregrad der Vergiftung am Beispiel von Paracetamol (nach Henry et al) und Salizylat (nach Done)(Rumack-Matthew-Normogramm)

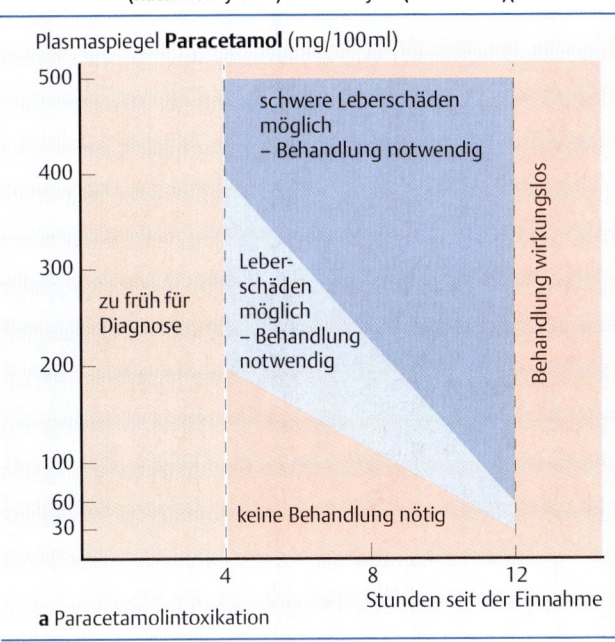

a Paracetamolintoxikation

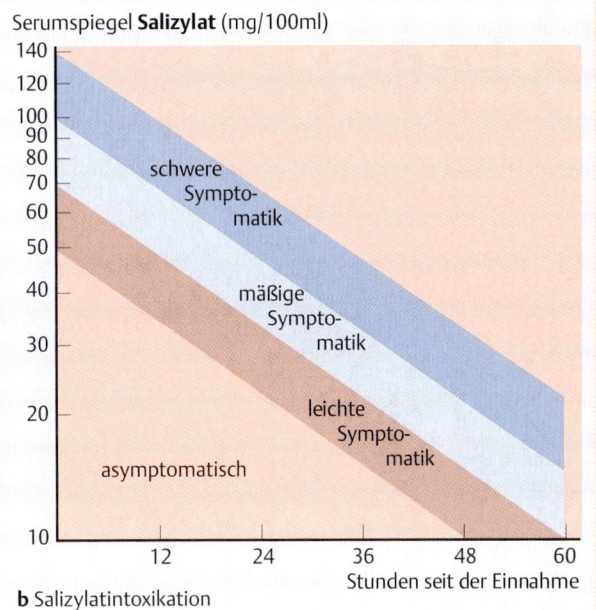

b Salizylatintoxikation

26.8 Beispiele für giftige Pflanzen und Pflanzenteile

wenig giftige Pflanzen	• Eberesche (= Vogelbeere), Feuerdorn, Zwergmistel, Kirschlorbeer, Schneebeere, Korallenstrauch, Edelwicke, Juden- und Heckenkirsche, Berberitze, Mahone, Mistel, Liguster, Krokusarten
giftige Pflanzenteile	• Eibe (Nadeln!), Goldregen (Samen!), Maiglöckchenbeeren, rohe grüne Bohnen, grüne Kartoffelknollen, -beeren, -keime und andere Nachtschattengewächse, giftiger Ahorn, Buchsbaum, Besenginster, Efeu, Fingerhut, Maiglöckchen, Flamingoblume, Oleander, Pfaffenhütchen, Stechpalme, Tulpe, Weihnachtsstern, Philodendronarten, Taxin (Alkaloidvergiftung)
sehr giftige Pflanzenteile	• Herbstzeitlose (Colchicin), Seidelbast, Tollkirsche (Atropin), Bilsenkraut, Engelstrompete, Stechapfel, Giftsumach, Eisenhut, Schierlingsarten und Schellkraut (meist nur an entlegenen Standorten!), Wiesenbärenklau
mögliche Symptome und Maßnahmen:	Kreislaufkollaps, Krämpfe, Lähmungen, auch Atemlähmungen (Beatmung nötig) treten schon nach Einnahme kleiner Giftmengen auf. Bei diesen Intoxikationen müssen Kinder in die Klinik eingewiesen werden; möglichst rasch primäre Giftentfernung.

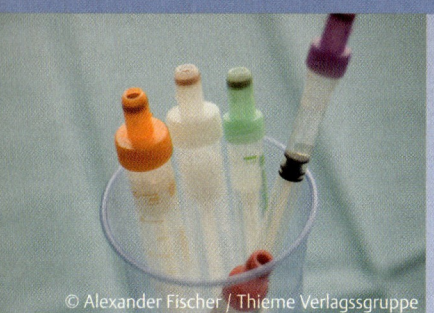

27 Anhang

27.1 Referenzwerte für das Kindesalter 896
27.2 Perzentilenkurven 902

27.1 Referenzwerte für das Kindesalter

- **Blut/Plasmavolumen** (ml/kgKG)
  - a. Blutvolumen
    - unreife Neugeborene — ca. 95
    - reife Neugeborene — 88
    - 1. Jahr — 69 – 112
    - später — 51 – 86
  - b. Plasmavolumen
    - Neugeborene — 39 – 77
    - Kleinkinder — 40 – 50
    - ältere Kinder — 30 – 54
- **Albumin** (Serum; g/dl)
  - Neugeborene — 3,8 – 4,2
  - Säuglinge < 1 Jahr — 3,0 – 5,2
  - Kinder > 1 Jahr — 3,0 – 5,2
  - im Liquor cerebrospinalis — 155 mg/l
  - im Stuhl — < 50 µg/g Stuhl
- **Aluminium** im Plasma (ng/ml) — < 7,5
  (durch Impfung eines adjuvierten Impfstoffs mit AL(OH)$_3$, Al P$_{O4}$ erhöht sich der Spiegel auf 5.04 ng/ml, also um 0,8 %)
- **Ammoniak** im Plasma (µg/dl)
  - Reifgeborene (1. – 6. Tag) — 60 – 240
  - 8. Lebenstag — 50 – 150
  - später — 20 – 60
- **Amylase** (Serum; U/l)
  (IFCC-Methode)
  - Säuglinge — 0 – 80
  - ältere Kinder und Jugendliche — 30 –100
  - im Urin (12 h Sammel- oder Spontanurin) — bis 400
- **Anionenlücke** (Plasma; mmol/l) — 7 – 16
- **α$_1$-Antitrypsin** (Serum; mg/dl)
  (Immunnephelometrie)
  - Neugeborene — 200 – 400
  - später — 130 – 300
  - i. Stuhl — < 20 µg/g Stuhl
- **Bilirubin** (Serum; mg/dl)
  - Neugeborene: s. S. 127
  - ältere Kinder (direktes Bilirubin negativ) — bis 1,4
- **Biotinidase** (Serum; mmol/min/ml) — 4,3 – 7,5
- **Blutgasanalyse** (Kapillarblut) **pH**
  - reife Neugeborene bei Geburt — 7,11 – 7,36
  - reife Neugeborene nach 1 h — 7,26 – 7,49
  - später — 7,35 – 7,45

- Basenexzess (mmol/l)
  - Neugeborene — –10 bis +2
  - Säuglinge und ältere Kleinkinder — –3 bis +3
- Standardbikarbonat (mmol/l)
  - Neugeborene — 18 – 26
  - später — 20 – 27
- pCO$_2$ (mmHg)
  - Neugeborene — 28 – 45 (≙ 3,8 – 6,0 kPa)
  - später — 26 – 45 (≙ 3,5 – 6,0 kPa)
- pO$_2$ (mmHg)
  - Neugeborene (> 1 h) — 60 – 90 (= 8 – 12 kPa)
  - später — 75 – 108 (= 9,9 – 14,4 kPa)
- **Blutkörperchensenkungsgeschwindigkeit:** 1 Stunde (Westergren-Methode)
  - Neugeborene — 1 – 2 mm
  - Säuglinge — 6 – 10 mm
  - Kleinkinder — 7 – 12 mm
- **Blutungszeit** (min)
  (n. Ivy mit Precisette) — 4,5 – 8
- **BNP** (B-Typ natriuretisches Peptid, Plasma) (pg/ml)
  - 0 – 1. Tag — 213,6 (SD:195,5)
  - 1. Lebenswoche — 48,4 (SD: 49,1)
  - nach 2. Lebenswoche — <32,7
    - Knaben — 7,0 (SD: 5,9)
    - Mädchen — 10,1 (SD: 8,6)
  - < 10. Lebensjahr — 8,3 (SD: 6,9)
  - > 10. Lebensjahr
    - Mädchen — 12,1 (SD: 9,6)
    - Knaben — 5,1 (SD: 3,5)
  - Präpubertät/Mädchen — 7,1 (SD: 6,6)
  - Pubertät/Mädchen — 14,4 (SD: 9,7)
  - Präpubertät Knaben — 7,4 (SD: 6,5)
  - Pubertät Knaben — 4,5 (SD: 3,7)
- **Chlorid** (mmol/l)
  - a. Serum
    - reife Neugeborene — 94 – 115
    - unreife Neugeborene — 98 – 117
    - Säuglinge — 93 – 112
    - ältere Kinder — 94 – 110
  - b. Urin (mmol/kgKG × 24 h)
    - Neugeborene (je nach Ernährung) — 0,08 – 4,73
    - Säuglinge — 0,53 – 2,69
    - Kleinkinder — 1,59 – 6,24
    - Schulkinder — 50 – 150
  - c. Schweiß (mmol/l) — 30 – 40
  - d. Liquor cerebrospinalis (mmol/l) — 90 – 128

Fortsetzung ▶

27.1 Referenzwerte für das Kindesalter (Fortsetzung)

- **Cholesterin** (gesamt; enzymatische Bestimmung; mg/dl)
  - < 160 (normal)
  - ältere Kinder 160 – 199 (Grenzbereich)
  - ≥ 190 (erhöht)
- **LDL-Cholesterin** (elektroph.; mg/dl)
  - < 110 (normal)
  - ältere Kinder 110 – 129 (Grenzbereich)
  - ≥ 130 (erhöht)
- **HDL-Cholesterin** (mg/dl)
  - ältere Kinder ≤ 40 (normal)
- **Cholinesterase** (Butyrylthiocholinjodid, 37 °C) (U/l: 60 = µkatal/l ≙ kU/l) 3700 – 8700 U/l
- **Chymotrypsin** (Stuhl; 25 °C) 4,5 – 43,5 U/g (bzw. < 72 µg/g Stuhl)
- **Coeruloplasmin** (Serum; mg/dl) 20 – 60
- **C-Peptid** (Serum; ng/ml) 0,81 – 3,85
- **C-reaktives Protein** (Serum; mg/l)(im 1. Lebensmon. sehr niedrige Werte!) (Werte laborabhängig) 0. – 3. Tag < 6; danach ≤ 8
- **Cystatin-C** (Serum; mg/l)
  - Frühgeborene 1,2 – 2,1
  - Kinder 4 – 11 Jahre ≤ 1,2
  - 12 – 18 Jahre ≤ 1,4
- **Eisen** (Serum; µg/dl)
  - reife Neugeborene 100 – 200
  - 1. Trimenon 30 – 100
  - 12. Lebensmonat 35 – 155
  - ältere Kinder 25 – 135
- **Eiweißelektrophorese** (g/l bzw. rel. %)

	Neugeborene	rel. %	Säuglinge	rel. %	ältere Kinder	rel. %
Albumin	32 – 45	68	36 – 51	70	40 – 53	67
α_1-Globulin	1,1 – 2,5	3,1	1,3 – 2,5	2,7	1,2 – 2,5	2,6
α_2-Globulin	2,6 – 5,7	7,7	3,8 – 10,8	10,0	4,3 – 8,6	8,4
β-Globulin	2,5 – 5,6	7,6	3,5 – 7,1	8,7	4,1 – 7,9	8,3
γ-Globulin	3,9 – 11,0	13,5	2,9 – 11,0	9,0	5,9 – 13,7	12,3

- **Erythrozyten** s. S. 97, Tab. 6.2
- **Ferritin** (Serum; µg/l)
  - Nabelschnurblut > 70
  - 1. – 3. Monat 100 – 430
  - 4. – 9. Monat 14 – 225
  - 9. –12. Monat 1 – 100
  - 2 – 15 Jahre 10 – 120
  - Erwachsene
  - ♀ 10 – 120
  - ♂ 18 – 300
- **fetales Hämoglobin** (EDTA-Blut; Alkalidenaturierung)
  - 1. Woche 51,4 – 68,3 %
  - 4. Woche 30,5 – 58,3 %
  - 6. Woche 21,8 – 50,2 %
  - 8. Woche 18,8 – 39,2 %
  - 10. Woche 9,1 – 32,6 %
  - 12. Woche 4,5 – 27,1 %
  - 16. Woche 0,2 – 15,9 %
  - 24. Woche 0 – 8,4 %
  - 1 Jahr 0 – 1,3 %

- **α_1-Fetoprotein** (Serum; ng/ml)
  - Neugeborene 48 406 ± 34 718
  - 2 Wochen – 1 Monat 9 452 ± 12 610
  - 2 Monate 323 ± 278
  - 6 Monate 13 ± 10
  - später < 8,0
- **FGF-23** (zirkulierender, phosphaturischer Faktor) 2 – 210 kRU/l
- **Fibrin- und Fibrinogen-Spaltprodukte** µ/ml < 10
- **Fibrinogen** s. Gerinnungsfaktoren
- **Folat (µg/l)**

	♂	♀
0 – 1 Jahre	6,3 – 22,7	7,2 – 22,4
2 – 3 Jahre	1,7 – 15,7	2,5 – 15,0
4 – 6 Jahre	2,7 – 14,0	0,5 – 13,0
7 – 9 Jahre	2,4 – 13,4	2,3 – 11,9
10 – 12 Jahre	1,0 – 10,2	1,5 – 10,8
13 – 18 Jahre	1,2 – 7,2	1,2 – 8,8

- **Fruktosamin** (mmol/l) 2,0 – 3,5
- **Galaktokinase in Erythrozyten** (nmol/min × gHb)
  - Neugeborene 60 – 115
  - 1. Trimenon 30 – 75
  - bis 1. Lebensjahr 23 – 39
  - später 21 – 32
- **Galaktose im Serum** (mg/dl) 0 – 7
- **Galaktose im Urin** (mg/24 h) 3 – 25
- **Galaktose-1-P in Erythrozyten** (µg/gHb) < 44
- **Galaktose-1-Phosphaturidyltransferase in Erythrozyten** (µmol/h × gHb) 20 – 30 (bei Neugeborenen etwas höher)
- **Gallensäuren** (Serum; mg/l, als Gesamtgallensäure)
  - 1. Monat 0,8 – 7,4
  - 1. – 9. Monat 0,5 – 4,5
  - 2. Lebensjahr 0 – 2,5
  - > 4 Jahre 0,6 – 2,9
- **Gerinnungsfaktoren**
  - Fibrinogen (mg/dl) 1. Lebenstag 190 – 300
  - ab 2. Tag 150 – 450
  - Faktor II 70 – 130 % (ab 2. Monat; vorher: 30 – 60 %)
  - Faktor V 60 – 140 %
  - Faktor VII 70 – 130 % (ab 2. Monat; vorher 20 – 70 %)
  - Faktor VIII 70 – 130 %
  - Faktor IX 70 – 130 % (ab 2. Trimenon; vorher 20 – 50 %)
  - Faktor X 70 – 130 % (ab 2. Monat; vorher 40 – 70 %)
  - Faktor XI 70 – 130 % (ab 2. Trimenon; vorher 30 – 40 %)
  - Faktor XII 70 – 130 % (ab 2. Monat; vorher ~ – 50 %)
  - Faktor XIII 70 – 130 %
- **Gerinnungszeit** (min) 5 – 10
- **Gesamteiweiß** (Biuret; g/l)
  - Neugeborene 45,2 – 68,6
  - Säuglinge 45,7 – 73,3
  - ältere Kinder 58,5 – 80,1
  - im Liquor cerebrospinalis (Coomassiebrillantblau) (mg/dl) 0,3 – 40 (große Schwankungen in allen Altersgruppen)

Fortsetzung ▶

27.1 Referenzwerte für das Kindesalter (Fortsetzung)

- **Glukose** (Vollblut; mg/dl) enzymatisch
  (Umrechnungsfaktor auf mmol/l × 0,0555)

Nabelschnurblut	63 – 150	
Neugeborene 1. Tag	45 – 65	
Neugeborene 3. Tag	60 – 85	
später	60 – 105	

  im Liquor cerebrospinalis (o-Toluidin-Test) (mg/dl)

Neugeborene bis 4 Wochen	40 – 60
1. – 12. Monat	40 – 75
1. – 6. Jahr	50 – 60

- **Glutamatdehydrogenase** (GLDH; UV-Test; U/l)

Neugeborene	< 10
1. – 6. Monat	< 7
12. Monat	< 6
2. – 3. Jahr	< 4
ältere Kinder	< 5

- **Glutamatoxalacetattransaminase**
  (GOT = AST: Aspartataminotransferase; UV-Test; U/l)

Neugeborene	< 90
Säuglinge	< 80
ältere Kinder	< 50

- **Glutamatpyruvattransaminase**
  (GPT = ALT: Alaninaminotransferase; UV-Test; U/l)

Neugeborene	< 60
Säuglinge	< 40
ältere Kinder	< 45

- **γ-Glutamyltransferase** (GT; U/l)

Nabelschnurblut	11 – 194
Neugeborene	13,9 – 163
2. – 4. Monat	0 – 114
7. – 12. Monat	1 – 55
3. – 5. Jahr	1 – 20
ältere Kinder	3 – 24

- **Glutathion-Reduktase** (Blut; U/gHb) 6,0 – 12,5
- **Hämatokrit, Hämoglobin und andere Erythrozytenparameter** s. S. 97, Tab. 6.2
- **glykosyliertes Hämoglobin** (EDTA-Blut; HbA_{1a-c})
  (Ionenaustauscher; Chromatographie) (%)

3 – 6 Monate	5,6 – 23,6
bis 1 Jahr	5,4 – 14,6
bis 2 Jahre	7,0 – 11,4
5 – 12 Jahre	5,3 – 8,9
später	5,5 – 8,7

Glykohämoglobin (Thiobarbit.methode) (%)	4,6 – 6,1
Glykohämoglobin (affin. Chrom.) (%)	4,5 – 7,0
HbA_{1c} (HPLC/Ionenaustauscher) (%)	3,2 (4, 9) – 5,2 (6, 2)

- **Haptoglobin** (Serum; mg/dl)

Neugeborene	0 – 40
bis 12 Monate	0 – 110
ältere Kinder	10 – 120

- **Harnsäure** (enzymatisch) (Serum; mg/dl)

Neugeborene	1,6 – 6
bis 10. Tag	1,0 – 3,5
Säuglinge	1,0 – 5,6
ältere Kinder	1,9 – 5,9

- **Harnstoff N** (Serum; mg/dl)

Neugeborene	3,0 – 19,0
Neugeborene 6. Tag	14,0 – 20,0
Säuglinge	5,7 – 20,1
ältere Kinder	6,0 – 22,5

- **Homocystein** (EDTA-Plasma)

	µmol/l	µg/l
2 Monate – 10 Jahre	5,8 (3,3 – 8,3)	783 (440 – 1121)
11 – 15 Jahre	6,6 (4,7 – 10,3)	891 (635 – 1390)
Erwachsene	8,7 (6,2 – 13,4)	1175 (837 – 1809)

  (im Serum höhere Werte als im Plasma)

- **Hydroxybutyratdehydrogenase** (HBDH; Serum; UV-Test; U/l)

1. – 30. Tag	98 – 515
1. – 6. Monat	92 – 310
7. – 12. Monat	89 – 267
13. – 24. Monat	83 – 222
2. – 3. Jahr	70 – 175
12. – 19. Jahr	60 – 173

- **Hydroxyindolessigsäure** 1,6 – 8,7 mg/24 h
  (photometrisch) Urin
- **17-Hydroxyprogesteron** (Serum; RIA; ng/dl)

Nabelschnurblut	900 – 5000
Frühgeborene	26 – 568
reife Neugeborene (3. Tag)	7 – 77
Präpubertät	3 – 90
Pubertät	
Tanner Stadium 1	3 – 90
Tanner Stadium 2	5 – 100
Tanner Stadium 3	10 – 150
Männer > 20 Jahre	35 – 300

- **Immunglobuline** (Serum; mg/dl) (ELISA) (s. S. 519, Tab. 16.2)

	IgA	IgG	IgM	IgE
Neugeborene	–	700 – 1800	–	< 1,5 iU/ml
Säuglinge	10 – 70	150 – 1100	20 – 100	< 15 iU/ml
1 – 3 Jahre	20 – 130	400 – 1300	50 – 200	< 60 iU/ml
1 – 3 Jahre	20 – 130	400 – 1300	50 – 200	< 60 iU/ml
4 – 7 Jahre	40 – 240	600 – 1600	50 – 200	< 90 iU/ml
und ältere	40 – 240	700 – 1800	50 – 200	< 200 iU/ml

  Subklassen der Immunglobuline (Radioimmundiffusion)

IgG_1	76 % (1,5 – 7,6 g/l)
IgG_2	12 % (0,2 – 2,1 g/l)
IgG_3	8 % (0,2 – 0,6 g/l)
IgG_4	4 % (0,1 – 0,5 g/l)

  nach Lebensalter

Alter (Jahre)	IgG_1	IgG_2	IgG_3	IgG_4
0 – 2	182 – 683	23 – 171	8 – 79	< 4 – 71
2 – 10	369 – 1118	53 – 395	8 – 102	< 4 – 175
10 – 16	391 – 1055	102 – 464	13 – 101	12 – 252

  IgD (g/l) 0,03 – 0,14

- **Insulin** (RIA mU/l)

  Serum 0 – 18 (bei normalem Blutzucker)

- **Intaktes Proinsulin** (EDTA-Blut/Plasma; pmol/l)

  7 – 11
  > 11 pmol/l: Ausschluss Diab. mellitus Typ II

Fortsetzung ▶

27.1 Referenzwerte für das Kindesalter (Fortsetzung)

- **Kalium** (flammenphotometrisch; mmol/l)
  - a. Serum
    - reife Neugeborene: 3,56 – 6,11
    - Säuglinge bis 6 Monate: 3,65 – 5,83
    - 6. – 12. Monat: 3,13 – 5,15
    - ältere Kinder: 3,60 – 5,10
  - bei 20 % der Frühgeborenen kann Kalium vom 1. bis 5. Tag sehr hoch liegen!
  - b. Liquor (mmol/l)
    - Säuglinge: 1,8 – 3,1
    - ältere Kinder: 2,6 – 3,1
  - c. Urin (Ausscheidung je nach Ernährung) mmol/kgKG × 24 h
    - Neugeborene: 0,8 – 3,71
    - Säuglinge: 0 – 4,89
    - Kleinkinder: 0,83 – 3,83
    - Schulkinder: 17,4 – 27,5 (–50)
  - d. Magensaft (mmol/l): 6,4 – 16,6
  - e. Schweiß (mmol/l): 5,0 – 18,0

- **Kalzium** (mmol/l)
  - a. Serum
    - Neugeborene: 1,76 – 2,78
    - Säuglinge: 2,19 – 2,73
    - ältere Kinder: 2,09 – 2,61
  - b. ionisiertes Kalzium: 0,95 – 1,36
  - c. Urin: keine zuverlässigen Werte. Beim Schulkind im Morgenurin (abhängig von Kalziumaufnahme): 0,60 – 0,70 mmol/mmol Kreatinin

- **Katecholamine** (24-h-Sammelurin; HPLC) (Mittelwert ± 1 s)

Alter (Jahre)	Noradrenalin a: µg/24 h b: µg/g Kreatinin	Adrenalin µg/24 h	Dopamin µg/24 h	Vanillinmandelsäure mg/24 h
3 – 6	a: 5,3 – 26 b: 20,7 – 84,4	0,9 – 5,0 4,1 – 18,3	38 – 309 239 – 995	1,0 – 2,6 4,0 – 10,8
6 – 10	a: 11,1 – 32,8 b: 26,7 – 69,3	2,0 – 9,8 4,1 – 16,6	43 – 340 86 – 806	2,0 – 3,2 4,0 – 7,5
10 – 16	a: 15,2 – 46,0 b: 29,0 – 60,5	1,6 – 9,4 1,8 – 12,2	216 – 401 234 – 684	2,3 – 5,2 3,0 – 8,8

- **Komplementfaktoren** (Immunnephelometrie; Serum; mg/dl)
  - C3
    - Neugeborene: 60 – 220
    - Säuglinge: 60 – 150
    - 1. – 2. Jahr: 80 – 170
    - ältere Kinder: 80 – 150
  - C4
    - Neugeborene: 10 – 40
    - Säuglinge: 5 – 30
    - ältere Kinder: 10 – 40
  - gesamthämolytische Aktivität des Serums:
  - CH$_{50}$: 20 – 50 U/ml (ohne wesentliche Altersdifferenzen)

- **Kreatinin** (Methode n. Jaffe; mg/dl)
  - Serum
    - Nabelschnurblut: 0,58 – 1,21
    - reife Neugeborene: 0,02 – 1,20
    - bis 3. Monat: 0,04 – 0,60
    - bis 12. Monat: 0,45 – 0,68
    - ältere Kinder: 0,20 – 1,00
  - Urin (mg/kg/d)
    - 0 – 6 Monate: 15 – 60
    - 6. Monat – 1 Jahr: 55 – 90
    - 1. – 5. Jahr: 110 – 380
    - 6. – 13. Jahr: 260 – 1140
    - Jugendliche: 8 – 30

- **Kreatinin-Clearance** (ml/min × 1,73 m²)
  - Neugeborene: 39 – 62
  - 1. – 5. Monat: 53 – 95
  - 6. – 12. Monat: 70 – 110
  - ältere Kinder: 120 – 150

- **Kreatinkinase** (NAC-aktiviert; 37 °C; U/l)

	CK gesamt	CK-MB (< 6 % der gesamt CK ≙ < 24 U/l)
unreife Neugeborene	30 – 500	
reife Neugeborene	27 – 470	
Säuglinge	28 – 170	
ältere Kinder	31 – 170	

- **Kupfer** (µg/dl)
  - Frühgeborene: 17 – 44
  - Säuglinge bis 6 Monate: 20 – 110
  - 1 – 6 Jahre: 90 – 150
  - 12 Jahre: 80 – 125
  - Erwachsene: 70 – 155

- **Laktat**
  (Plasma, enzymatisch)

	mg/dl	mmol/l
Neugeborene 1. Lebensstunde	8,1 – 24,3	0,9 – 2,7
Neugeborene 1. Lebenstag	7,2 – 10,8	0,8 – 1,2
später	8,1 – 16,2	0,4 – 1,7
Liquor cerebrospinalis	8 – 20	0,8 – 2,2

- **Laktatdehydrogenase** (LDH; im Serum UV-Test; U/l)
  - reife Neugeborene: 300 – 900
  - 1. – 7. Tag: 300 – 550
  - Säuglinge: 180 – 500
  - 2. – 5. Jahr: 150 – 300
  - ältere Kinder: 125 – 300
  - Liquor cerebrospinalis: 5 – 28

- **Isoenzyme der LDH**
  - LDH$_1$: 18 – 33 % der Gesamt-LDH (Herzmuskel; HBDH)
  - LDH$_2$: 30 – 40 % der Gesamt-LDH (Herzmuskel, Erythrozyten)
  - LDH$_3$: 18 – 30 % der Gesamt-LDH (Muskulatur)
  - LDH$_4$: 6 – 16 % der Gesamt-LDH (Muskulatur, Spuren in der Leber)
  - LDH$_5$: 5 – 13 % der Gesamt-LDH (Muskulatur)

- **Lipase** (Serum; Diglyceridmethode; 37 °C)
  - Neugeborene/Säuglinge: oft nicht messbar (max. bis 85 U/l)
  - Kinder 1 – 11 Jahre: 5 – 31 U/l
  - Jugendliche bis 18 Jahre: 7 – 39 U/l
  - Vitrosmethode 37 °C (U/l)
    - Säuglinge < 1 Jahr: 10 – 95
    - Kinder 1 – 11 Jahre: 10 – 175
    - Kinder/Jugendliche 11 – 18 Jahre: 10 – 195
  - deutlich unterschiedliche Referenzbereiche je nach Methode!

- **Leukozyten** (pro µl), s. S. 97, Tab. **6.2**
  im Harn

Beurteilung	alle Harnarten	Harn bei Jungen > 3 Jahre
normal	bis 20	bis 5
verdächtig	20 – 50	5 – 10
pathologisch	> 50	> 10

Fortsetzung ▶

27.1 Referenzwerte für das Kindesalter (Fortsetzung)

- **Liquor cerebrospinalis**

	Neugeborene	Säuglinge	ältere Kinder
Zellzahl (n/μl)	0 – 30	0 – 5	0 – 5
Liquormenge (ml)	–	40 – 60	70 – 120
Liquordruck (cmH2O)	10 – 15	50 – 100	50 – 150
Osmolarität (mosmol/kg)	285 – 305	285 – 305	285 – 305

- **Magnesium** (Atomspektrophotometrie; Serum; mmol/l)

	Neugeborene	0,57 – 0,99
	bis 3 Monate	0,78 – 1,11
	3 Monate – 1 Jahr	0,90 – 1,19
	ältere Kinder	0,90 – 1,11
Urin		0,05 – 0,19 mmol/kgKG/24 h
	Erwachsene	4,0 – 5,1 mmol/24 h
Liquor cerebrospinalis (mmol/l)		0,7 – 1,35

- **α$_2$-Makroglobulin** (g/l)

	Neugeborene	1,72 – 3,36
	6 Monate	2,72 – 5,27
	9 – 12 Monate	2,85 – 5,51
	Kinder (bis 16 Jahre)	2,8 – 5,0

- **Methämoglobin** (Vollblut; g/dl)

  0,06 – 0,24 (0,78 ± 0,37 % d. Gesamt-Hb)

- **β$_2$-Mikroglobulin** (Serum; mg/l)

	Nabelschnurblut	2,50 – 4,50
	Neugeborene	2,84 – 3,38
	0 – 3 Monate	3,11 ± 1,05
	3 Monate – 1 Jahr	2,00 ± 0,37
	nach 1. Lebensjahr	1,48 ± 0,30
Liquor		< 1,3

- **Natrium** (Serum; flammenphotometrisch; mmol/l)

a. Serum	Neugeborene	132 – 147
	Säuglinge bis 1. Lebenshalbjahr	129 – 143
	Säuglinge > 6. Lebensmonat und ältere Kinder	132 – 145
b. Liquor cerebrospinalis (mmol/l)		
	Säuglinge	103 – 150
	ältere Kinder	131 – 159
c. Urin (mmol/kgKG x 24 h)		
	Neugeborene	0,3 – 74
	Säuglinge bis 6. Monat	0 – 1,63
	Kleinkinder	1,2 – 5,32
	ältere Kinder	36 – 136
d. Schweiß (mmol/l)		
	1. Lebenstag	10 – 62
	1. – 12. Monat	5,1 – 23,9
	Kleinkinder	4,0 – 48,4
	ältere Kinder	3,3 – 54,5
e. Duodenalsaft (mmol/l)		18,7 – 69,5
f. Nasensekret (mmol/l)		90 – 148

- **NT-pro BNP** (N-terminales Pro-B-type Natriuretic Peptide) Electro-ChemiLumineszenz-Immune Assay „ECLIA" Roche (pg/ml)

Nabelschnurblut	281 – 2595 (Mittelwert: 818)
0. –1. Tag	273 – 13224 (Mittelwert: 6072)
2. –3. Tag	621 – 8122 (Mittelwert: 2972)
4. –8. Tag	243 – 4130 (Mittelwert: 1731)
9. –365. Tag	48 – 739 (Mittelwert: 215)
> 1 Jahr – 10 Jahre	5 – 675 (Mittelwert: 107)
10. – 13. Lebensjahr (f)	5 – 157 (Mittelwert: 50)
(m)	8 – 150 (Mittelwert: 54)
13. – 18. Lebensjahr (f)	9 – 162 (Mittelwert: 69)
(m)	5 – 161 (Mittelwert: 42)
18. – 57. Lebensjahr (f)	11 – 145 (Mittelwert: 77)
(m)	5 – 32 (Mittelwert: 14)

- **Osmolalität** (Gefrierpunktserniedrigung; mosmol/kg)

a. Serum		275 – 295
b. Liquor cerebrospinalis		280 – 292
c. Schweiß	Neugeborenenperiode	75 – 167
	1. – 12. Monat	60 – 112
	ältere Kinder	77 – 133
d. Urin (große Schwankungsbreite, enge Korrelation zum spezifischen Gewicht)		300 – 1300 mosmol/kg

- **Osmotische Resistenz der Erythrozyten** (Heparinblut)

beginnende Hämolyse	0,46 – 0,42 % NaCl
vollständige Hämolyse (halbquantitative Methode!)	0,34 – 0,30 % NaCl

- **Oxalsäure** (24-h-Urin)

  < 45 mg/24 h × 1,73 m^2 bzw. 4 – 20 g/mmol Kreatinin (bis zum 12. Monat)

- **Parathormon** (Serum; pg/ml) 200 – 300

- **Phosphat (anorganisch)** (Phosphormolybdänmethode; mmol/l)

Serum	Neugeborene	1,56 – 3,08
	Säuglinge	1,58 – 2,58
	ältere Kinder	1,09 – 2,00
Urin (mmol/24 h) (sehr abhängig von der Art der Ernährung)		
	ältere Kinder	4 – 10 mmol/24 h

- **Phosphatase** (alkalische; IFCC-Methode 37 °C; U/l) (Serum)

Neugeborene	50 – 400
Säuglinge	82 – 380
1. – 3. Jahr	104 – 340
4. – 9 Jahr	70 – 315
Knochen-Phosphatase oberer Grenzwert:	50 – 60

- **Phosphatase (saure)** (Nitrophenylphosphat-Test im Serum; U/l)

Neugeborene	10 – 57
Säuglinge bis 6. Monat	11 – 45
6. – 12. Monat	11 – 35
2. – 6. Jahr	10 – 30
7. – 9. Jahr und später	10 – 28

- **PMN-Elastase** (Stuhl; ng)   < 60 ng/g Stuhl

- **Porphyrine** (μg/d)

a. Urin	Gesamtporphyrin	15 – 80 (< 100)
	Uroporphyrin	3 – 24 (< 30)
	Koproporphyrin	40 – 78
	Porphobilinogen	100 – 1700
b. Stuhl (pro g Trockengewicht; μg/g)	Uroporphyrin	1 – 5
	Koproporphyrin	3 – 24 (< 30)
	Protoporphyrin	12 – 85
c. Erythrozyten (nmol/l)	Koproporphyrin	0 – 30
	Protoporphyrin	90 – 640

- **Pregnantriol** (Urin; mg/d)

Säuglinge und Kinder bis 2 Jahre	0,02 – 0,2
Kleinkinder	< 0,5
Schulkinder	< 2,0

Fortsetzung ▶

27.1 Referenzwerte für das Kindesalter (Fortsetzung)

- **Procalcitonin** (ng/ml)
  - Neugeborene
    - 0 – 6 Std.   < 2
    - 6 – 12 Std.   < 8
    - 12 – 18 Std.   < 15
    - 18 – 30 Std.   < 21
    - 30 – 36 Std.   < 15
    - 36 – 42 Std.   < v8
    - 42 – 48 Std.   < 2
  - \> 3. Lebenstag   < 0,05
- **Prolaktin** (Serum; µg/l)
  - Neugeborene   100 – 490
  - bis 12 Monate   5,5 – 63
  - 2 – 11 Jahre   4,0 – 22
  - 12 – 14 Jahre   2,8 – 24
- **Prokollagen Typ I-N-Propeptid** (PINP) (Serum; µg/l))   15 – 59
- **Pyruvat (Brenztraubensäure)** (Vollblut; enzymatisch; mg/dl)
  - für alle Altersgruppen   0,5 – 0,8
  - in Erythrozyten   0,26 – 1,38
  - Liquor cerebrospinalis   0,6 – 2,0
- **Quecksilber** (Heparinblut) (µg/l)   < 4,0
  - Urin   < 7,0
  - Speichel   < 10,0
- **Renin (Angiotensin I)** (EDTA-Plasma; ng/l/24 h)
  - bis 6. Lebenstag   208 – 9100
  - bis 1. Lebensjahr   470 – 3130
  - 1. – 4. Jahr   110 – 2610
  - 5. – 9. Jahr   131 – 834

Bei Neugeborenen und Säuglingen etwa 10-fach höhere Werte als bei Erwachsenen.

- **Selen** (Serum; µg/L)
  - Frühgeborene   38 – 48
  - Säuglinge   40 – 60
  - Kleinkinder   23 – 114
  - Schulkinder   80 – 120
  - Jugendliche   44 – 98
- **Stuhlmenge** (g/d)
  - Mekonium   70 – 90
  - Säuglinge   4 – 120
  - ältere Kinder   6 – 150
- **Testosteron gesamt** (Heparinplasma, RIA; ng/dl)
  - männl. Neugeborene   75 – 400
  - weibl. Neugeborene   20 – 64
  - Mädchen vor Pubertät   1 – 34
  - Jungen vor Pubertät   3 – 30

Nach Pubertät Anstieg bei Männern um das 100-fache, bei Frauen um das 5 – 6-fache. Mit Adrenarche Anstieg auf Erwachsenenwerte.

- **Thrombinzeit** (Plasmathrombinzeit = PTZ)   17 – 24 s
- **Thromboplastinzeit** (Quickwert) (%)
  - reife Neugeborene   < 40
  - nach 2 Wochen   70 – 100
- **partielle Thromboplastinzeit (PTT)** (Citratplasma; s)
  - unter 6 Monaten   27 – 55
  - danach   25 – 41
- **Thrombozyten** s. S. 97, Tab. **6.2**

- **Thyreotropin** (TSH, mIU/l)
  - 1 – 3 Tage   5,2 – 14,6
  - 1 – 4 Wochen   0,4 – 16,1
  - 2 – 12 Monate   0,6 – 8,1
  - 2 – 6 Jahre   0,5 – 4,5
  - 7 – 11 Jahre   0,7 – 4,1
  - 12 – 19 Jahre   0,5 – 3,6
  - Erwachsene   0,4 – 4,2
- **Thyroxin (gesamt T_4)** (µg/dl)
  - Neugeborene   6 – 19
  - 24 – 48 h   11,7 – 21,3
  - Säuglinge   6,2 – 15,4
  - Kleinkinder   5,3 – 13,3
  - danach   4,8 – 12,4
- **Thyroxin (freies T_4)** (ng/dl)
  - Nabelschnurblut   1,7 – 4,0
  - Neugeborene   2,6 – 6,3
  - danach bis in das Erwachsenenalter   0,8 – 2,3
- **Trijodthyronin (T_3)** (Serum; ng/ml)
  - 1.–10. Tag   0,1 – 0,4
  - 11. Tag – 3. Monat   0,8 – 2,39
  - 4.–12. Monat   0,8 – 2,40
  - 1. – 6. Jahr   1,00 – 2,24
  - 7.–12. Jahr   0,83 – 2,24
  - 13.–18. Jahr   0,65 – 2,05
- **Transferrin** (Serum; nephelometrisch; mg/dl)
  - Neugeborene   114 – 280
  - 2. Halbjahr   200 – 430
  - ältere Kinder   240 – 380
- **Triglyzeride** (Serum; enzymatisch; mg/dl)
  - Neugeborene   11 – 250
  - Säuglinge   44 – 205
  - Kleinkinder   37 – 185
  - Schulkinder   25 – 150
  - Jugendliche, Erwachsene   < 150
- **Trypsin** (immunreaktives IRT; µg/ml)
  - Nabelschnurblut   308 ± 131
  - Neugeborene   435 ± 284
  - 5. Tag   420 ± 158
  - 1. – 3. Monat   166 – 451
  - 4. – 6. Monat   122 – 417
  - 6. – 12. Monat und später   156 – 375
- **Tumornekrosefaktor** (α TNF) (Serum; < 8,1 pg/ml)
- **Urinvolumen**
  - bis 6. Monat   35 ml/kgKG/24 h
  - 1 – 3 Jahre   500 – 600 ml/24 h
  - 3 – 5 Jahre   600 – 700 ml/24 h
  - 5 – 8 Jahre   650 – 1000 ml/24 h
  - 8 – 14 Jahre   800 – 1400 ml/24 h
- **Vanillinmandelsäure** (24-h-Urin) (mg/d)
  - Neugeborene   < 1
  - Säuglinge   < 2
  - Kleinkinder   0,85 – 2,50
  - ältere Kinder   1,50 – 5,50
  - Adoleszente   2,10 – 7,60

Fortsetzung ▶

27.1 Referenzwerte für das Kindesalter (Fortsetzung)

- **Vitamine**

Vitamin A (Retinol)	20 – 72 µg/dl
Vitamin B$_1$ (Thiamin)	1,1 – 4,8 µg/dl
Vitamin B$_6$ (Pyridoxalphosphat)	15,6 ± 7,0 µg/l
Vitamin B$_{12}$	150 – 1000 pg/ml
Vitamin C	0,4 – 1,5 mg/dl
Vitamin D (1,25-Dihydroxycholecalciferol)	25 – 85 pg/ml

Vitamin E (α-Tocopherol)
- Neugeborene: 2 – 25 µg/ml
- ältere Kinder: 3 – 14 µg/ml
- durchschnittlich: 8,82 ± 2,84 µg/ml

Vitamin K: 0,13 – 1,19 ng/ml

- **Zink**

Plasma	70 – 120 µg/dl
Urin	180 ± 85 µg/dl

27.2 Perzentilenkurven

▶ Definition.

▶ **Hinweis:** Es wurden die Schweizer Perzentilenkurven gewählt, da diese das gesamte Spektrum der zu messenden Größen validiert für alle Altersgruppen abbilden.

Folgende Perzentilenkurven sind abgebildet:
- Körpergröße und Gewicht bei Geburt (s. Abb. **27.1**)
- Kopfumfang bei Geburt (s. Abb. **27.2**)
- Körpergröße und Gewicht (0–5 und 1–18 Jahre) (s. Abb. **27.3**)
- Kopfumfang (0–5 und 1–18 Jahre) (s. Abb. **27.4**)
- Body-Mass-Index (0–5 und 1–18 Jahre) (s. Abb. **27.5**)
- Wachstumsgeschwindigkeit (2–18 Jahre) (s. Abb. **27.6**)

27.1 Perzentilenkurven für Körpergröße und Gewicht bei Geburt

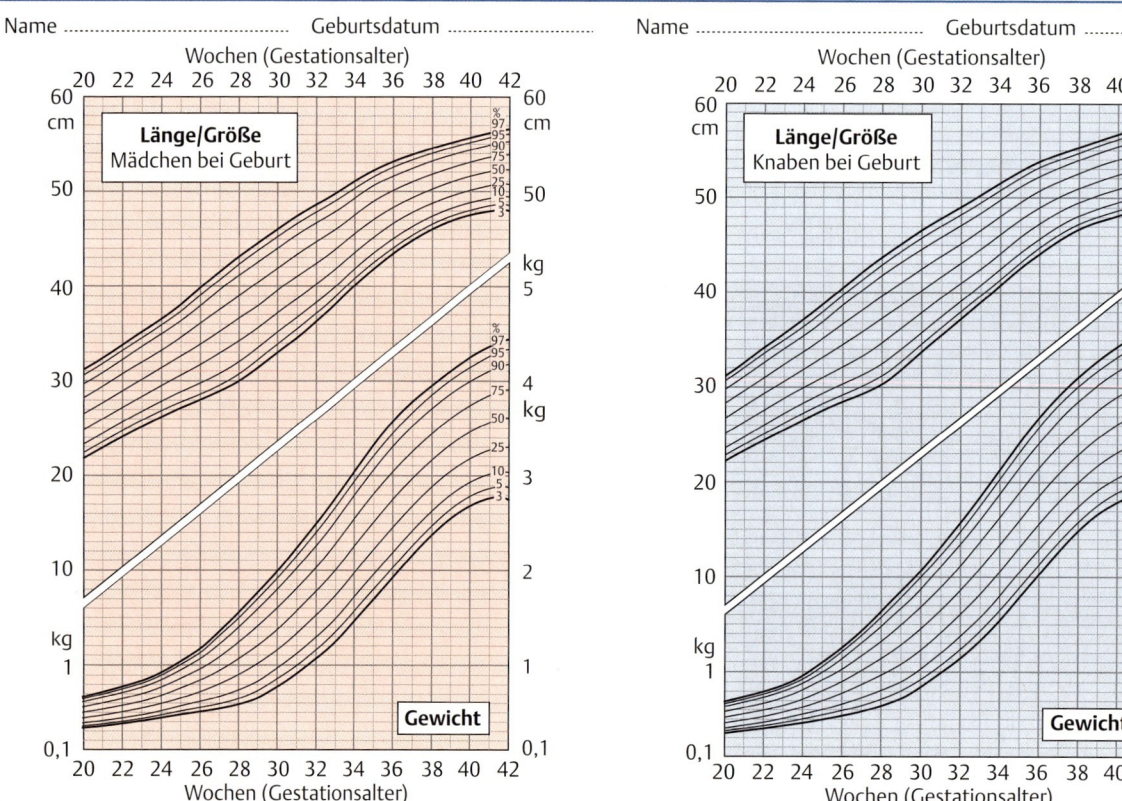

a Mädchen (bei Geburt). b Knaben (bei Geburt).

Anmerkung: Diese Perzentilenkurven gelten für die Einteilung bei Geburt und sind nicht als Referenz für das postnatale Wachstum geeignet.
(nach Braegger C, Jenni OG, Konrad D, Molinari L. Neue Wachstumskurven für die Schweiz (2011) Paediatrica 22; 1:9-11)

27.2 Perzentilenkurven für den Kopfumfang bei Geburt

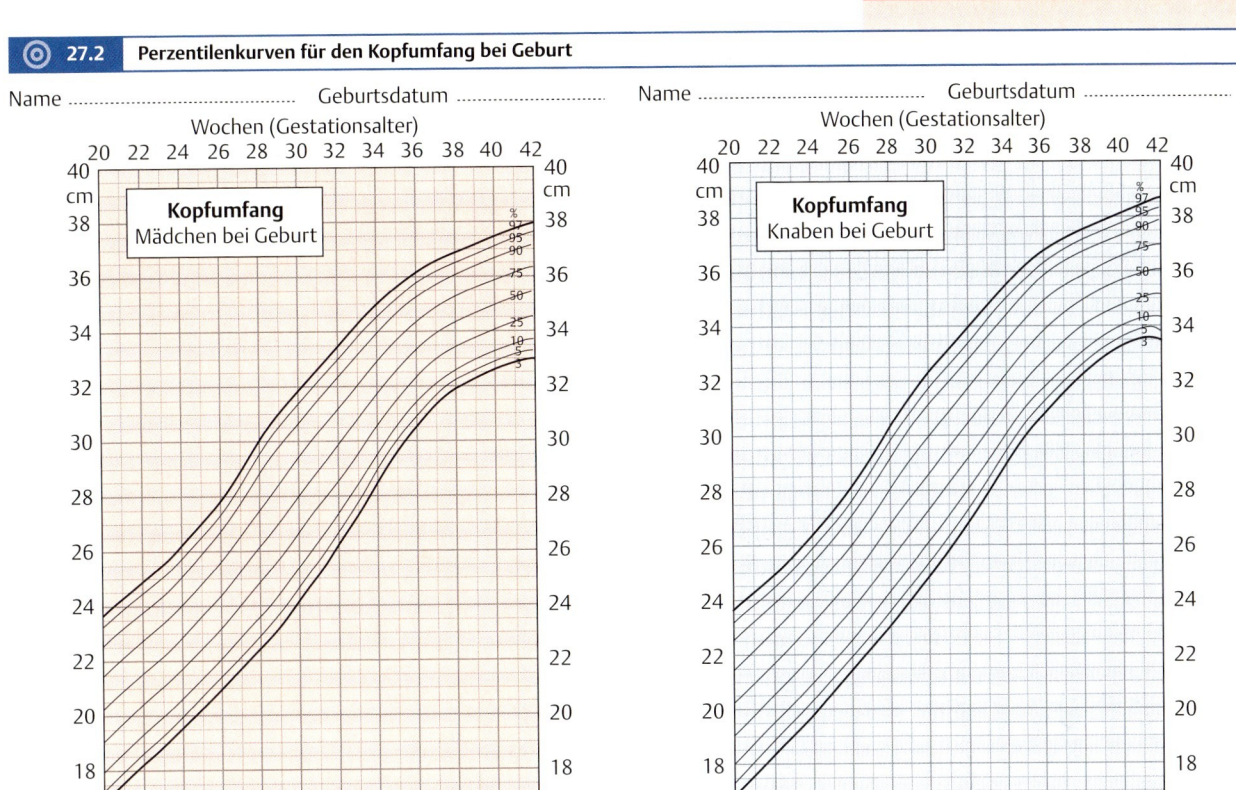

a Mädchen (bei Geburt). **b** Knaben (bei Geburt).

Anmerkung: Diese Perzentilenkurven gelten für die Einteilung bei Geburt und sind nicht als Referenz für das postnatale Wachstum geeignet.
(nach Braegger C, Jenni OG, Konrad D, Molinari L. Neue Wachstumskurven für die Schweiz (2011) Paediatrica 22; 1:9-11)

27.3 Perzentilenkurven für Körpergröße und Gewicht (0–5 und 1–18 Jahre)

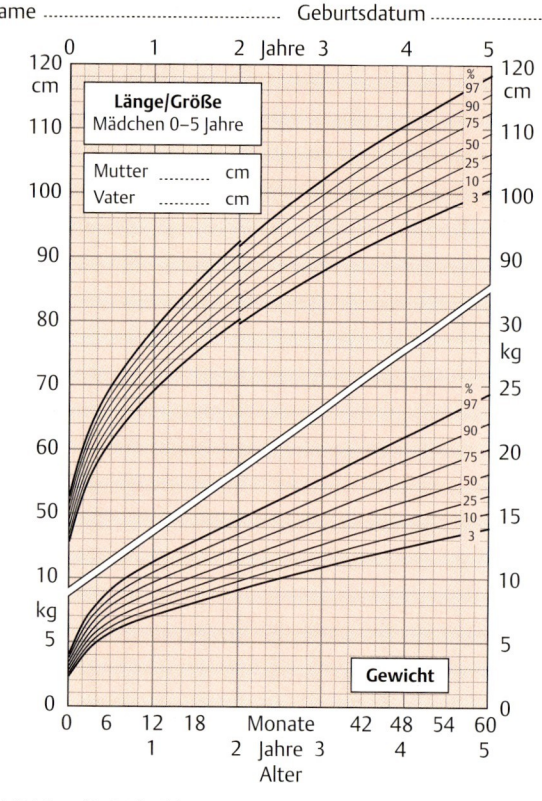

a Mädchen (0–5 Jahre).*

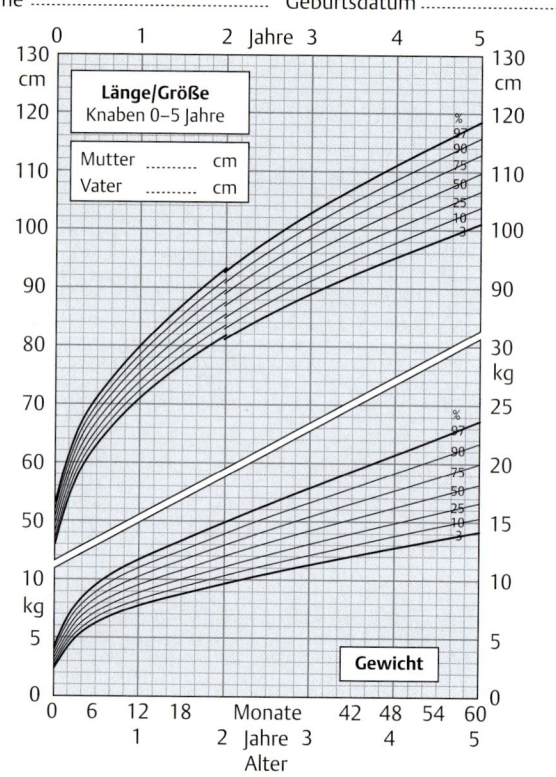

b Knaben (0–5 Jahre).*

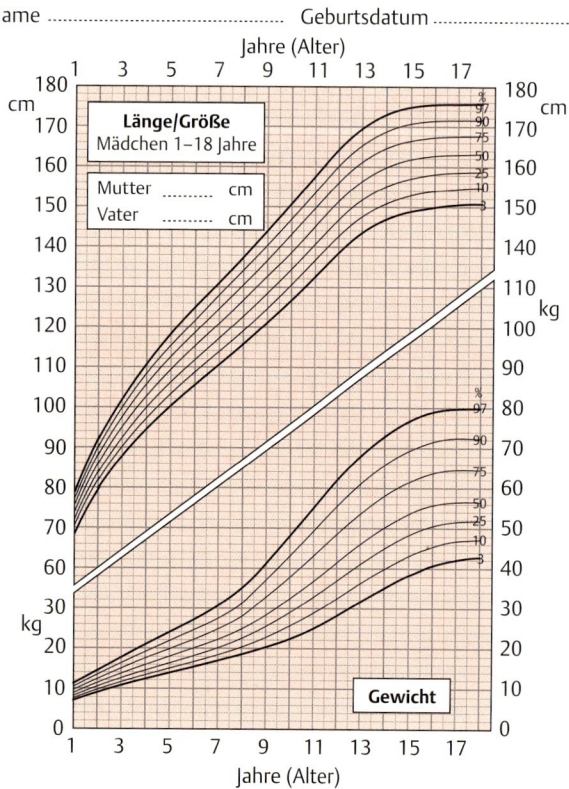

a Mädchen (1–18 Jahre).

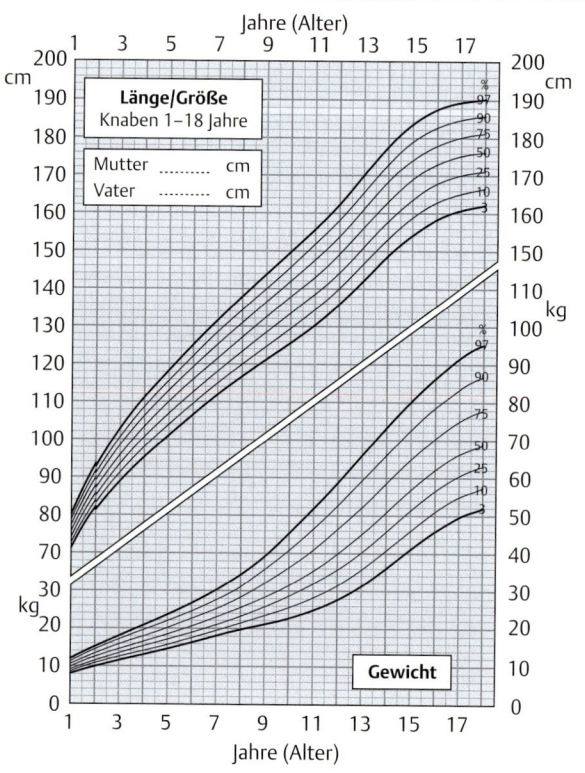

b Knaben (1–18 Jahre).

* Der Sprung im Kurvenverlauf entsteht durch den Übergang von liegend zu stehend gemessener Länge.

(nach Braegger C, Jenni OG, Konrad D, Molinari L. Neue Wachstumskurven für die Schweiz (2011) Paediatrica 22; 1:9-11)

27.4 Perzentilenkurven für den Kopfumfang (0–5 und 1–18 Jahre)

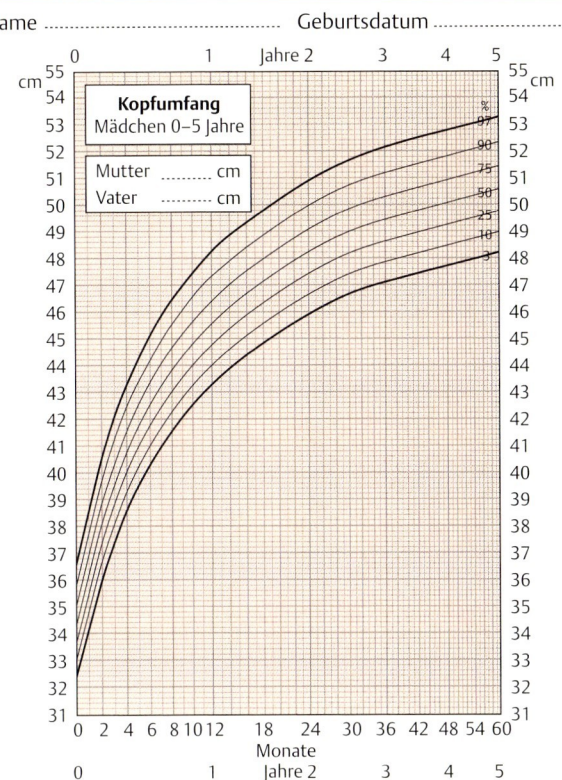

a Mädchen (0–5 Jahre).

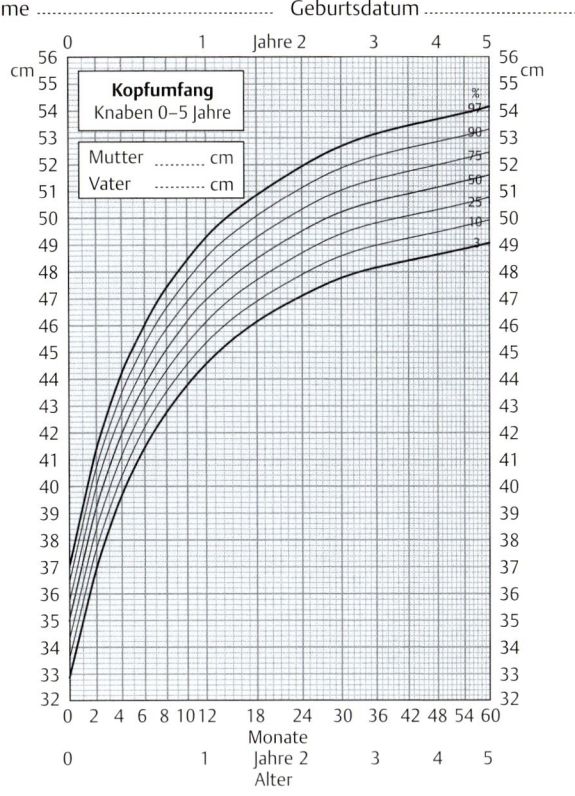

b Knaben (0–5 Jahre).

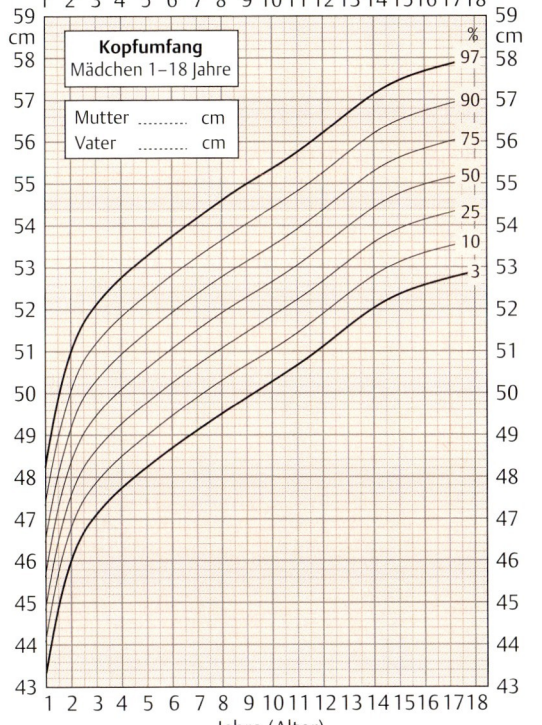

a Mädchen (1–18 Jahre).

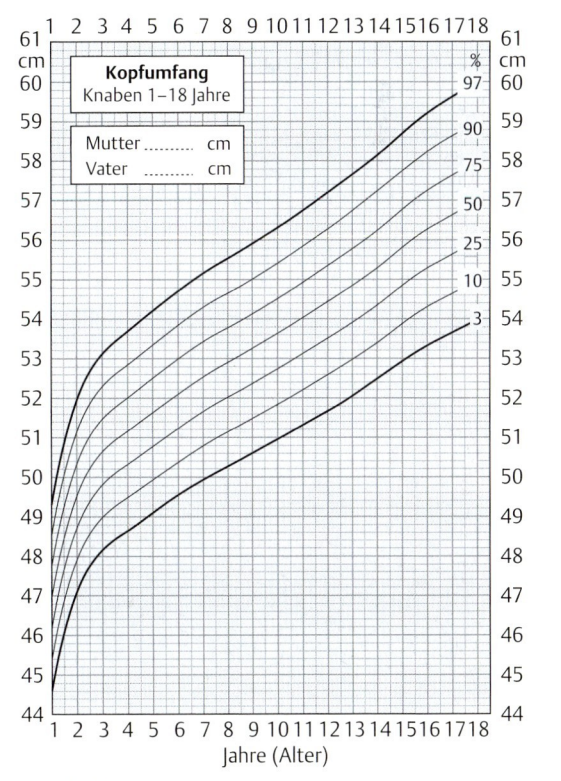

b Knaben (1–18 Jahre).

(nach Braegger C, Jenni OG, Konrad D, Molinari L. Neue Wachstumskurven für die Schweiz (2011) Paediatrica 22; 1:9-11)

27.5 Perzentilenkurven für den Body-Mass-Index (BMI)

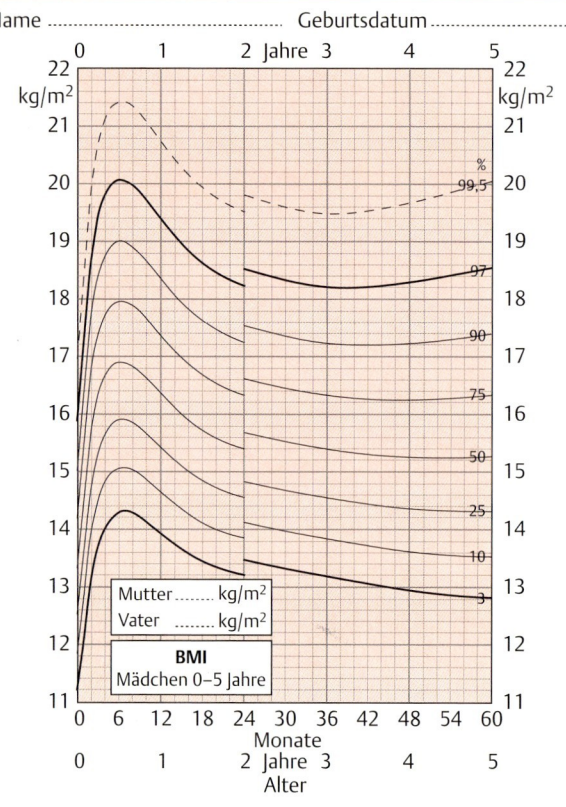

a Mädchen (0–5 Jahre).*

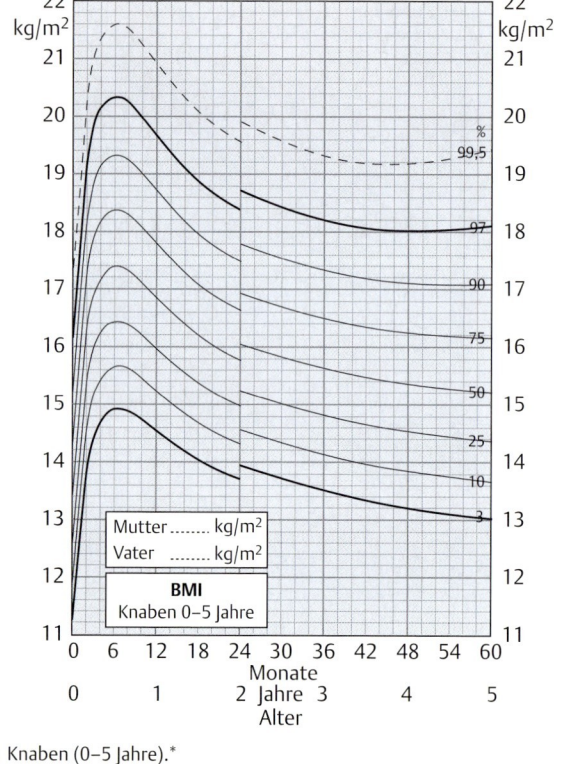

b Knaben (0–5 Jahre).*

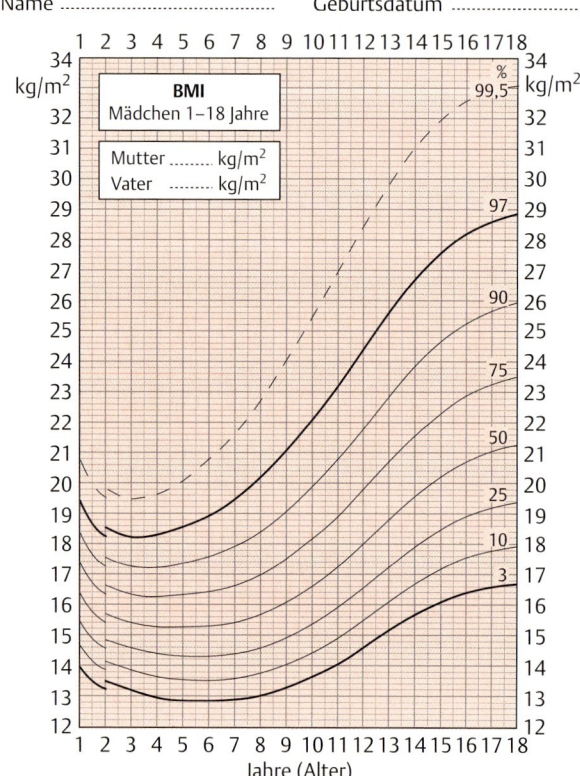

a Mädchen (1–18 Jahre).

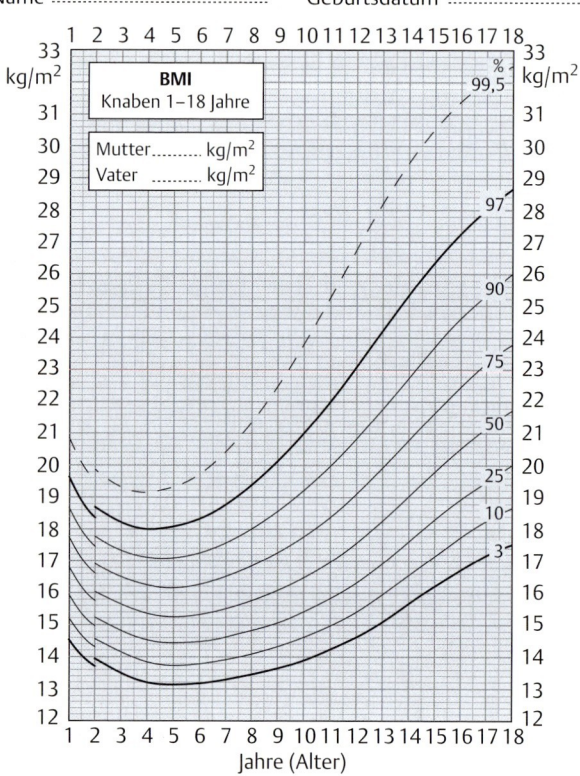

b Knaben (1–18 Jahre).

* Der Sprung im Kurvenverlauf entsteht durch den Übergang von liegend zu stehend gemessener Länge.

(nach Braegger C, Jenni OG, Konrad D, Molinari L. Neue Wachstumskurven für die Schweiz (2011) Paediatrica 22; 1:9-11)

27.6 Perzentilenkurven für die Wachstumsgeschwindigkeit (2–18 Jahre)

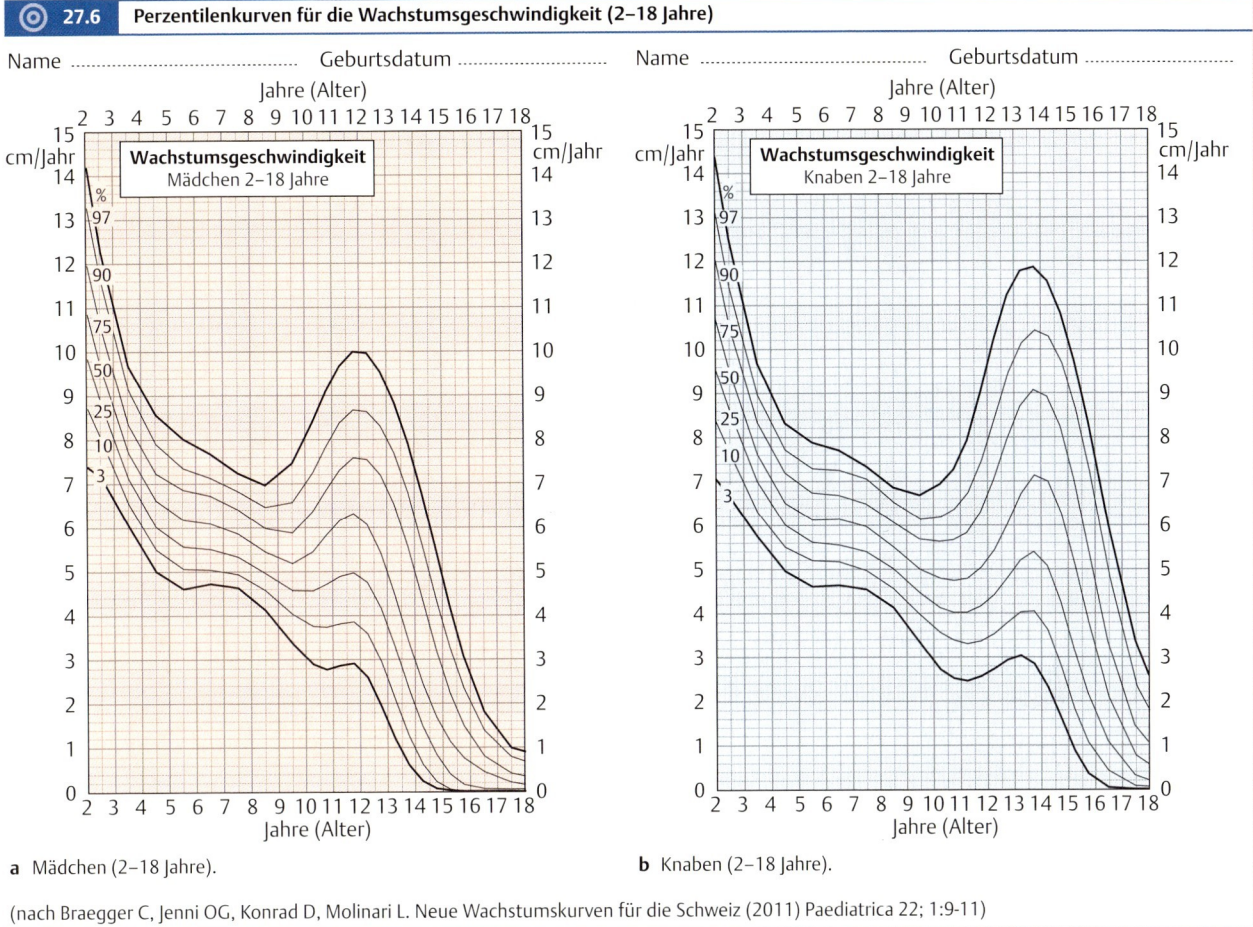

a Mädchen (2–18 Jahre).
b Knaben (2–18 Jahre).

(nach Braegger C, Jenni OG, Konrad D, Molinari L. Neue Wachstumskurven für die Schweiz (2011) Paediatrica 22; 1:9-11)

Sachverzeichnis

Halbfette Seitenzahl: Sind mehrere Seitenzahlen unter einem Stichwort angegeben, wird das Stichwort auf der halbfett martkierten Seite ausführlicher besprochen.

A

AABR (automatisierte Hirnstammaudiometrie) 822
AAO (aszendierende Aorta) 353
AB0-Erythroblastose 131
AB0-Inkompatibilität 111, 131
Abatacept, bei JIA 549
Abbau,
– geistiger, progredienter 182
– psychomotorischer 188
ABCD-Regel 850
Abdomen
– akutes 245
–– Frühgeborenes 142
– aufgetriebenes 285
– Auskultation 5
– Bildgebung 21
– Druckschmerz 6
– eingefallenes 5
– geblähtes, Neugeborenes 110
– Inspektion 5
– Losslassschmerz 6
– Palpation 5
– Perkussion 6
– pralles, Neugeborenes 5
– Röntgenaufnahme 21
– Sonografie 21
– Spiegelbildung 21
– Untersuchung 5
– vorgewölbtes 5, 275
Abdomen-Röntgenaufnahme
– Ileusdiagnostik 266
– im Hängen 109, 110, 248
Abdomentumor, Bildgebung 22
Abdomenvorwölbung, schmerzlose 492
Abetalipoproteinämie 183
Abgeschlagenheit 429
Abklatschinfektion 581
Ablepharon 834
Abnabelung 135
Abschnürung, amniotische 8
Absencen, pyknoleptische 768
Abspreizhemmung 682
Abstillen 66
Abstützen, seitliches, Säugling 49
Abszess 605
– Neugeborenes 139
– paraösophagealer 258
– perityphlitischer 282
– subperiostaler, bei akuter Otitis media 825
Abt-Letterer-Siwe-Syndrom 487
Abtropfmetastase 502, 505
Abwehrschwäche 474
Achalasie 260
Achondroplasie 149, **656**
Achsenfehler, frakturbedingter 664
Achsenfehlstellung 679
Aciclovir 323, 582, 597
– lokale Appliaktion 583
Acne comedonica 876
Acne conglobata 876
Acne excoriée des jeunes filles 877
Acne fulminans 877

Acne infantum 877
Acne neonatorum 876
Acne papulopustulosa 876
Acne vulgaris 876
Acquired Immunodeficiency Syndrome s. AIDS
Acquired Respiratory Distress Syndrome (ARDS) 383
ACR (American College of Rheumatology) 552
Acrodermatitis chronica atrophicans 629
Acrodermatitis enteropathica 278
ACTH (adrenokortikotropes Hormon) 222, 229
ACTH-Hypersekretion 228
ACTH-Test 227
Acylcarnitinausscheidung 192
Acylcarnitinprofil 173
Acyl-CoA-Dehydrogenasemangel 172
Acyl-Coenzym-A-Dehydrogenase-Defekt 172
Adalimumab, JIA 549
Adaptation
– postnatale 95
–– verzögerte 104
– respiratorische 119
Adaptationsstörung, postnatale 100
Addison-Krise 227
Addison, Morbus 227
Additionsazidose 91
ADEM (akute disseminierte Enzephalomyelitis) 754
Adenoide 812
Adenokarzinom, pulmonales 303
Adenoma sebaceum 730
Adenosin-Deaminase-Mangel 527
Adenotomie 815, 825
Adenoviren-Pneumonie 322
Aderlass 450
ADH (antidiuretisches Hormon) 86, 229, 419
ADH-Mangel 230
Adiponecrosis subcutanea 113
Adipositas 71, 73
– Definition 30
– Gallensteine 295
– therapierefraktäre, kraniopharyngeombedingte 509
Adiposogigantismus 74
Adoleszentenkyphose s. Scheuermann, Morbus 673
Adoleszenz 40
ADPKD (autosomal-dominante polyzystische Nierenerkrankung) 402
Adrenalektomie 228, 229
Adrenalin 103
– Reanimation 386
Adrenalitis, Laborbefund 227
Adrenarche 216
Adrenogenitales Syndrom 222
Adrenoleukodystrophie
– neonatale 738
– X-chromosomale 739

Adrenomyeloneuropathie 739
Adsorbenzien 887
Adynamie 227, 410
Aerophagie 62
Affektive Störung 784, **795**
– anhaltende 795
– bipolare 795
Affektivität, psychopathologische Exploration 776
Affektkrampf, respiratorischer 770
Affektstörung 793
Ag (Antigen)
AG (Atemgeräusch)
Agammaglobulinämie
– Schweizer Typ 527
– X-chromosomale 525
–– Klinischer Fall 526
Aganglionose, postinflammatorische 271
AGAT (Arginin-Glyzin-Amidinotransferase) 744
Agoraphobie 799
Agrammatismus 788
Agranulozytose 452
– clozapinbedingte 794
– maligne, infantile 452
– toxische 455
AGS (Adrenogenitales Syndrom) 222
– 3β-Hydroxysteroid-Dehydrogenase-Defekt 225
– 11-Hydroxylase-Defekt 225
– 17-Hydroxylase-Defekt 225
– 21-Hydroxylase-Defekt 222
– klassische Form 224
– kompliziertes 223
– Late-Onset-AGS 222
– Neugeborenen-Screening 224
– nicht klassische Form 224
– pränatale Diagnostik 224
– pränatale Therapie 224
– unkompliziertes 223
Agyrie 723
Ahornsirupkrankheit 191
AIDS (Acquired Immunodeficiency Syndrome)
– Cryptococcus-Meningitis 642
– Neugeborenes 594
Ak (Antikörper)
Akanthozyten 432
Akanthozytose 278
Akkommodation 829
Akrozephalie 727
Akrozephalosyndaktylie s. Apert-Syndrom 659
Aktin 703
Aktivität
– körperliche, übermäßige 802
– psychopathologische Exploration 776
Aktivkohle 886
Akustikusneurinom, bilaterales 729
Akustikus-Neuritis 591
Akzeleration, säkulare 31
Alagille-Syndrom 296, 297
A-Laktasie 278
ALARA- (as low as reasonably achievable)Prinzip 16

Albinismus, partieller 450
Alder-Granulationsanomalie 450
Aldosteron 86
Aldosteronsynthasedefekt, Laborbefund 227
Aleppo-Beule 647
Alexie 782
Algodystrophie 564
Alice-in-Wonderland-Syndrom 716
Alkalose 90
– hypochlorämische 316
– hypokaliämische 89, 225, 229, 420
– Kaliumumverteilung 89
– metabolische 92
– respiratorische 93
Alkohol, Frauenmilch 64
Alkoholeffekte 153
Alkoholismus, der Mutter, morphologische Anomalien 152
Alkoholsyndrom, embryofetales 151, **153**
– Klinischer Fall 154
ALL (akute lymphatische Leukämie) 474, **477**, 540
Allen-Test 13
Allergen 515, 530
Allergenkarenz 535
Allergenvermeidung 311
Allergie 530
– Anti-IgE-Antikörper 536
– Expositionsprophylaxe 535
– gegen Hühnereiweiß 534
– Gesamt-IgE-Bestimmung 532
– im Kleinkindalter 534
– im Säuglingsalter 534
– Kapillarresistenzminderung 464
– medikamentöse Prophylaxe 536
– Notfallapotheke 536
– Prävention 537
– Typ-I-Überempfindlichkeitsreaktion 530, 533
– Typ-II-Überempfindlichkeitsreaktion 530
– Typ-III-Überempfindlichkeitsreaktion 530
– Typ-IV-Überempfindlichkeitsreaktion 530
Allergiediagnostik 311, 531
Allergische Erkrankung 453, **533**
Allgemeinzustand 3
Alloantikörper 444
Alloimmunthrombozytopenie 461
Allopurinol 200
Alopezie 278
Alpers-Syndrom 740
Alpha-Fetoprotein 498, 501, 719
Alport-Syndrom 394, 828
Alter, mütterliches, erhöhtes 155, **156**, 158, 161
– Pränataldiagnostik 167
Alveolitis, allergische 326
Amantadin 587
Amaurose 500
– hirntumorbedingte 508
Amblyopie 830, **831**

Amenorrhö
- primäre 160
-- AGS 225
- sekundäre 802
Aminoglykoside 141
δ-Aminolävulinsäure-Ausscheidung im Urin, erhöhte 201
Aminopenicillin/Aminoglykosid-Kombination 141
5-Aminosalizylsäurepräparate 287
Aminosäurebedarf, Säugling 70
Aminosäure-Formula, Kuhmilchallergie 535
Aminosäureimbalanz, totale parenterale Ernährung 71
Aminosäuremilch, Kuhmilchallergie 535
Aminosäuremischung, pädiatrische 70
Aminosäuren, totale parenterale Ernährung 69
Aminosäurestoffwechselstörung, Hypoglykämie 170
AML (akute myeloische Leukämie) 474, **478**
Ammoniak 197
Ammoniakkonzentration im Blut, Senkung 293
Ammoniakspiegelsenkung 198
Ammoniumionen 91
AMN (Adrenomyeloneuropathie) 739
Amnionflüssigkeit, Azetylcholinesterase 721
Amnioninfektionssyndrom 136, **137**, 140
Amniozentese 166
Amöbeninfektion 645
Amöbenleberabszess 645
Amöbenruhr 622, 645
Amöbiasis 645
- extraintestinale 645
- intestinale 645
Amphotericin B 641, 642
Ampicillingabe, intrapartale 142
Ampicillinresistenz 141
Amputation, amniogene, intrauterine 148
Amylasebildung, gestillter Säugling 65
Amylo-1,4-1,6-Glukosidase-Defekt 178
Amylo-1,6-trans-Glukosidase-Defekt 178
ANA (antinukleäre Antikörper) 539, 546, 554
Anaemia neonatorum 130
Anakinra, JIA 549
Analatresie 109
- Bildgebung 22
Analfissur 284
Analfistel 284
Analgesie, Notfallsituation 387
Analprolaps 284, 720
Anämie 429
- aplastische 446
-- Stammzelltransplantation 513
- chronisch-rezidivierende 573
- dyserythropoetische 446
- Einteilung 431
- Erythrozytenmorphologie 431, 432
- gastrointestinale Erkrankung 513
- hämolytische 431, 438, **441**
-- chronische 443
-- hereditäre 441
-- schistozytäre 444
- hyperchrome, makrozytäre 76

- hypochrome 438
- hypoplastische 444
-- kongenitale, chronische 445
-- immunhämolytische 444
-- Labordiagnostik 432
- makrozytäre 446, **447**
-- Blutausstrich 448
-- hyperchrome 431, 448
-- Medikamentenanamnese 430, 441
-- megaloblastische 200
-- mikrozytäre 434
-- hypochrome 431, **435**, 327
-- normozytäre 440
-- normochrome 431, 441, 445, 446
- perniziöse 447
- physiologische, postnatale 98
- pseudoaplastische 446
- renale 415
-- Behandlung 417
- Retikulozytenkonzentration 432
- sideroblastische 436
Anamnese 1
- pädiatrische 2
- vegetative 1
Anamneseerhebung, in der Fremdelphase 3
Anaphylaxie 530
Anastomose
- biliodigestive 293, 294
- kavopulmonale 353
Anästhetika, volatile 712
ANCA (antineutrophile zytoplasmatische Antikörper) 539, 557
Ancylostoma brasiliense 646
Ancylostoma caninum 646
Ancylostoma duodenale 643
Anderson-Glykogenose 178
Androgeneinwirkung, diaplazentare 222
Androgenmangel 220
Androgenresistenz 221
Androgenrezeptordefekt 221
Androgenwirkung, fetale 221
Anenzephalie 719
Anergie, transitorische 635
Aneurysma, arteriovenöses, intrakranielles 764
Anfall
- amorpher 767
- apnoischer 619
- epileptischer 790
- hypoxämischer 344
- kleiner (Petit Mal) 767
- myoklonisch-astatischer 768
- nichtepileptischer 770
- psychogener 771
- psychomotorischer 769
- stoffwechselbedingter 770
- zerebraler 185, **766**
-- einfach (Partialanfall) 769
-- fokaler 766, 769
-- generalisierter 766, 767
-- großer (Grand Mal) 767
-- kleiner (Petit Mal) 767
-- komplexer (Partialanfall) 766, 769
-- myoklonisch-astatischer 768
-- neonataler 118
-- posttraumatischer 759
-- primärer generalisierter 766
Anfallsserie, epileptische 767
Angelman-Syndrom 150
Angina 585
- abdominalis 558
- pectoris 184
- tonsillaris 10, 243, 391, 542
Angina Plaut-Vincent 609, 614
Angiokardiografie 334

Angiokeratoma corporis diffusum 186
Angiomatose, enzephalotrigeminale s. Sturge-Weber-Syndrom 731
Angioödem 868
- hereditäres 522
Angst
- fehlende 791
- frei flottierende 800
- pathologische 797
- situationsunangemessene 797
Angstattacke, rezidivierende 799
Angstreduktion 800
Angststörung 784, **797**
- generalisierte 800
Angstzustände, Einschlafstörung 787
Anhydramnion 97
Anionen 86
Anionenlücke 91
- große 192
Aniridie 150, **160**, 472
Anisozytose 431, 435, 438
Ankylostomiasis 643
ANLL (akute Nonlymphozyten-Leukämie) s. Leukämie, akute, myeloische 478
Anomalie
- morphologische
-- angeborene 148, 150, 152
--- Prophylaxe 153
-- exogene 152
-- monogene 149, 152
Anophthalmie 158
Anorexia nervosa 219, **802**
Anorexie 82, 287, 501
Anotie 157
Anpassung, soziale, gestörte 784
ANP (atriales natriuretisches Peptid) 86
Antetorsionssyndrom 679
Anthracycline 479
Antibiotikatherapie
- gezielte 602, 605
- Meningitisverdacht 604
- Meningokokkeninfektionsverdacht 613
- Sepsisverdacht 601
- Toxinproduktion durch Clostridium difficile 617
- kalkulierte 602, 604, 613, 618
Anticentromer-Antikörper 556
Anticholinergika 312
Anticholinergikavergiftung 888
Antidepressiva, trizyklische 780
Antidiuretisches Hormon (ADH) 86, 229, 419
Anti-DNAse B 542
Anti-D-Prophylaxe 131
Antidottherapie 887
Anti-EBNA 586
Antiemetika 281
Antigen-Drift 587
Antigenmuster 477
Antigen-Shift 587
Anti-HAV-IgG 577
Anti-HAV-IgM 577
Anti-HBc 578
Anti-HBc-IgM 578
Anti-HBe 578
Anti-HBs 578
Anti-HCV 577, 580
Anti-HDV 577
Anti-HEV 577
Antihistaminika 532, 814, 862, 866, 890
Antihypertensiva 370
Anti-Hyaluronidase 542
Anti-IgE-Antikörper, Allergiebehandlung 536

Antiinfektiöse Faktoren, Frauenmilch 64
Antikoagulanzien 470
Antikoagulatorische Faktoren, Synthesestörung 468
Antikonvulsiva 771
Antikörper (s. auch Immunglobuline) 516, 518
- agglutinierende, gegen O-Antigen 621
- antineutrophile zytoplasmatische (ANCA) 539, 557
- antinukleäre (ANA) 539, 546
- gegen Dystrophin 701
- gegen Nikotin-Acetylcholinrezeptoren 698
- präzipitierende 327
Antikörperbildung 450
Antikörpermangel, mit normaler Immunglobulinkonzentration 525
Antikörpermangelsyndrom, primäres 524
Antikörperproduktion 698
- autochtone 629
- mangelnde 524
Antikonvulsiva 771
Antimykotika **640**, 857
Antiphospholipidsyndrom 552
Antirheumatika, nichtsteroidale 549
Anti-Scl-70 556
Anti-SS-A-Antikörper 557
Anti-SS-B-Antikörper 557
Antistreptolysin (ASL) 391
Antistreptolysintiter, erhöhter, nephritisches Syndrom 391
α1-Antritrypsin-Clearance, intestinale 273
α1-Antritrypsin-Konzentration, im Stuhl 273
α1-Antitrypsinmangel 317
Antituberkulotika 636
Anti-VCA-IgG 586
Anti-VCA-IgM 586
Antrieb, psychopathologische Exploration 776
Antriebslage, hypodyname 205
Antriebslosigkeit 794
Antriebsstörung, Schizophrenie 794
Anulozyten 432, 435
Anus praeter 288
Anus praeter naturalis 266
ANV (akutes Nierenversagen) 412
Aorta
- Dextroposition 353
- reitende 343
Aortenektasie 659
Aortenisthmusstenose 160, **350**
Aortenstenose 4
Apallisches Syndrom 761
Apathie 3
Apathie-Hyperexzitabilitäts-Syndrom 116
aP (azellulärer Pertussisimpfstoff) 53
Apert-Syndrom **149**, 659, 828
Apgar-Score 100, **103**
Aphasie 789
- posttraumatische 760
Aphonie 614, 817
Apnoe
- Neugeborenes 138
- neonatale 118
Apolipoprotein-A-Mangel 183
Apolipoprotein-B-Mangel 183
Apomorphin 886
Appendektomie 282
Appendixgangrän 281
Appendixperforation 281

Appendizitis 281
Appetitstörung 778
Applikation
– intranasale 426
– intraossäre 386
Appropriate for gestational Age 94
Apraxie, posttraumatische 760
APZ (antigenpräsentierende Zelle) 517
Aquaporine 419
Arachnodaktylie 194
Arachnoidalzyste 723, 724
Arboviren 576
ARDS (acquired respiratory distress syndrome) 383
Area cerebrovasculosa 719
Areflexie 694
Argininämie 198
Argininbernsteinsäurekrankheit 197
Arginin-Glyzin-Amidinotransferase-Mangel 744
Argininhydrochlorid 92, 198
Arme, Henkelstellung 689
ARPKD (autosomal-rezessive polyzystische Nierenerkrankung) 402
Array-CGH (comparative genomische Hybridisierung) 156
Arrhinenzephalie 722
Arrhythmie
– absolute 377
– respiratorische 373
Arteria radialis, Punktion 13
Arteria-renalis-Thrombose 470
Arthralgie 573
Arthritis 665
– akute rheumatische 540
– bakterielle 539
– chronisch-entzündliche Darmerkrankung 539
– chronische 538
– – juvenile 543
– Differenzialdiagnose 539, 540
– eitrige 541, **669**
– Enthesitis-assoziierte 547
– Gelenkfehlstellungen 544
– idiopathische juvenile 538, 539, **543**
– – Klinischer Fall 550
– infektassoziierte 539
– Lyme-Arthritis 539, 541, **543**
– parainfektiöse 538, 539, **540**
– postinfektiöse 538, 539, **540**
– reaktive 538, 539, **540**
– rheumatische, akute 540
– rheumatoide, juvenile 543
– septische 539, 541
– transiente 593
– undifferenzierte 547
Arthrodese 550
Arthropoden 576
Arylsulfatase A 734
Arylsulfatase B 181
Arzneimittel, blutungsfördernde 456, 466
Arzneimittelexanthem 870
Arzneimittel-Folsäure-Interferenz 447
Arzneimittelreaktion, exanthematische 870
5-ASA (5-Aminosalizylsäure) 287
Ascaris lumbricoides 643
Ascorbinsäure 887
ASD s. Vorhofseptumdefekt 337
Askariasis 643
Askariden 278
Askintumor 496
Askorbinsäure s. Vitamin C 76
ASL (Antistreptolysin) 391

Asparaginasetherapie 237
Aspartoacylase 746
Aspartylglucosaminurie 737
Asperger-Syndrom 791
Aspergillose 641
– bronchpulmonale, allergische 318
Aspergillus fumigatus 641
Aspergillus-Infektion 641
Aspergillus-Myzelien 641
Aspergillus-Nachweis 641
Aspergillus-Sinusitis 641
Aspergillus-Sporen 641
Asphyxie
– blaue 103
– perinatale 102
– Schweregrad 102
– subpartale 102
– weiße 103
Aspiration 261
Asplenie, funktionelle 443
Assoziation 149
Asthenurie, ADH-Mangel 230
Asthma bronchiale 309, **310**, 534
Asthmaanfall 309, 310
Asthmatiker-Schulung 311
A-Streptokokken-Infektion 608
– systemische 610
A-Streptokokken-Schnelltest 609
Astrozytom 502
– anaplastisches 507
– infratentorielles 506
– intraspinales, intradurales 509
– supratentorielles 506
Asystolie 103, 134, **385**
Aszites 111, **285**, 292, 294
– Ursachen 285
Aszitesausschwemmung 285, 293
Aszitespunktion 286, 293
AT III (Antithrombin III)
Ataxia teleangiectasia (auch Ataxia teleangiectatica) 528, 748
Ataxie 199, 711, 726
– erbliche 747
– hirntumorbedingte 503, 505
– intermittierende 198
– spinozerebelläre 747
Atelektase 317
– komplette 121
Atembewegung, fetale 95
Atemexkursion, geringe 323
Atemfrequenz, Neugeborenes 95
Atemgeräusch 4
– exspiratorisches, hochfrequentes 323
– pathologisches 4
– seitendifferentes 329
Atemgymnastik 318
Ateminsuffizienz 305
– globale 310
Atemnebengeräusch, fehlendes 310
Atemnot 119
– akute 302
– Neugeborenes 256, 304
Atemnotsyndrom 119, 120
– Frühgeborenes, Klinischer Fall 120
– Prävention 121
Atemregulationsstörung, zentrale 119
Atemstillstand 146
Atemstörung, neonatale 119
Atemverschieblichkeit, Lunge 4
Atemwegsinfektion 591
– bakteriell bedingte 571
– neonatale 137
– rezidivierende 570
– virale 570
– – bakterielle Sekundärinfektion 571

– zervikale Lymphknotenvergrößerung 813
Atemwegsobstruktion, persistierende 307
Athetose 747
Athyreose 204
Atmung, thorakale, tiefe 279
Atmungsbeginn, postnataler 95
ATNR (asymmetrischer tonischer Nackenreflex) 48
Atopie 530, **533**
Atopierisiko 531
– des Neugeborenen 531
atopisches Ekzem 863
Atriales natriuretisches Peptid (ANP) 86
Atrioventrikuläre Leitungsstörung 381
Atrioventrikuloseptaler Defekt 341
Atrophie 72
Atropinsulfat 887
Audimutitas 788
Audiologie 822
Auffrischimpfung 55
Aufmerksamkeitsstörung 782, 792
Aufschrecken, nächtliches 787
Auge, Enukleation 500
Auge-Hand-Koordination 829
Auge, Untersuchung 8
Augenhintergrundveränderung 185, 195
– Gliomknötchen 730
Augeninnendruck
– erhöhter 838
– Messung 839
Augenmuskellähmung 116, 617
Augenmuskelparese, Morbus Basedow 209
Augenverätzung 886
Augenwinkern 785
Aura 769
Auskultationspunkte, Säugling und Kleinkind 5
Auslassversuch, primäre Hypothyreose 207
Auslaufblase 408
Auspitz-Phänomen 875
Ausscheidungsfunktionsstörung **779**, 790
Austauschtransfusion 193, 298
– ABO-Inkompatibilität 132
– Neugeborenes 129
Auswärtsschielen 832
Autismus, frühkindlicher 790, **791**
Autoantigen 515
Autoantikörper, gegen Erythrozyten 444
Autoantikörperanämie 444
Autoantikörper, gegen Doppelstrang-DNA, systemischer Lupus erythematodes 393
Autohämolyse-Test 441
Autoimmunendokrinopathie 210, 213, 526
Autoimmunerkrankung 521, 538
Autoimmunthyreoiditis, chronische lymphozytäre 210
Autoimmunthyreopathie 204, 210
Autoinflammatorische Erkrankung 538
Autoinflammatorische Syndrome 560
Automutilation 199, 796
Autonomieentwicklung 38
Autoritätsprotest 41
AV- (atrioventrikulärer) Block 381
AV-Ersatzrhythmus 374

AV-Frequenzdissoziation 378
– einfache 373
AV-Knoten-Reentry-Tachykardie 377
AVSD (atrioventrikuloseptaler Defekt) 341
Axillary Freckling 729
Azathioprin 290
Azelainsäure 877
Azetongeruch, Ausatemluft 236
Azetonprobe 236
Azetonurie 236
Azetylcholinesterase, Amnionflüssigkeit 721
Azetylcholinesterasehemmer 699
Azetylcholinesterasemangel 700
Azetylcholinfreisetzung, verminderte 688
Azetylcholinfreisetzungshemmung, botulinustoxinbedingte 617
Azetylcholinrezeptor, Funktionsverlust 698
Azetylcholinrezeptor-Mangel 700
Azetylsalicylsäure 569
Azidose 90
– fetale 95
– metabolische 91, **92**
– – Ahornsirupkrankheit 191
– – Diabetes mellitus 236
– – Organoazidopathie 193
– renal-tubuläre 419
– – distale 419
– – proximale 419
– respiratorische **92**, 104
– – perinatale 102
– Serumkaliumkonzentration 90
Azidoseausgleich 387
Azotämie 415
– prärenale 236

B

BAEP (brain auditory evoked potentials) 507
Baker-Zyste 544
Bakteriämie 137, 620
Bakterien, gramnegative, Harnwegsinfekt 409
Bakterienbestandteile, toxische 600
Bakterienmembran, Lipopolysaccharide 620
Bakteriurie
– asymptomatische 410
– signifikante 14, 409
BAL (bronchoalveoläre Lavage) 327
Balanitis 428
Balkenlipom 722
Balkenmangel 722
Ballonatrioseptostomie 334, 347, 352, 357
Ballondilatation 260, 334, 343, 350, 817
Banddehnung 664
Bandenkaryogramm 155
Bandruptur 664
Bandwürmer 643, 646
– Therapeutika 644
Bandwurminfektion 643
Bandzerrung 664
Barkan-Membran 838
Barlow-Zeichen 682
Bartonella henselae 627
Bartoneninfektion 627
Barts-Hydrops-fetalis-Syndrom 439

Bartter-Syndrom 420
Basaliom 849, 851
Basalmembran-Autoantikörper, Goodpasture-Syndrom 393
Basedow, Morbus 208
Basenzugewinn 92
Basilarismigräne 716
Basisstörung, kognitive 794
Basophilie 453
Batterieingestion 888
Bauch, Exkursion 4
Bauchabszess 282
Bauchdeckenspannung 6
Bauchhoden 426
Bauchkoliken 317
Bauchorganverlagerung, in die Thoraxhöhle 304
Bauchschmerzen 72, **242**, 279, 320, 323
– akute 242
– chronische 242
– diagnostisches Vorgehen 244
– hereditäre Koproporphyrie 201
– kolikartige 464
– krampfartige 286
– nächtliche 263
– Ursachen 243
Bauchtrauma, stumpfes 879
– Bildgebung 22
Bazett-Formel 379
BCG (Bacillus Calmette-Guérin)
BCG-Impfung 635, **637**
BCR (B-Zell-Rezeptor) 517
Beatmung
– Pneumonie 139
– Reanimation 385
Beatmungslunge 126
Beatmungssystem, druckkontrolliertes 104
BE (Blutentnahme) 12
BE (Broteinheit) 238
Beckenbodenmuskulatur, Schwäche 284
Beckenendlage 116
Beckengürtel-Muskelschwäche 703, 706
Beckenosteotomie 684
Becker-Muskeldystrophie 706
Becker-Myotonie 709
Beckwith-Wiedemann-Syndrom 501
Begleitschielen 831
Begleitthrombozytopathie 463
Begleitthrombozytopenie 461
Begriffsumschreibung 790
Behçet, Morbus 558
Behinderung
– Beratung der Familie 811
– geistige 257, 730, 777
– nonverbale Zugangsweise 811
– psychische Störung 810
– psychisches Behandlungsziel 811
– psychosoziale Faktoren 810
Beikost 66, 67
Beinachsenentwicklung, umwegige 679
Beinachsenfehlstellung 679
Beine, Froschhaltung 689
Beinlängendifferenz 661
Beinmuskelschwäche 695
Beinverkürzung
– funktionelle 662
– reelle 662
Beinverlängerung, operative 657
Belastungsdyspnoe 429
Belastungsintoleranz 711
Belastungstachykardie 429
Benzinvergiftung 888
Benzolvergiftung 888
BERA (brainstem-evoked response audiometry) 822

Beratung, genetische 166
Berger-Erkrankung 392
Bernard-Soulier-Syndrom 459, **463**
Bestrahlung, kraniospinale, postoperative 505
Betamethasonan, zur Lungenreifung 121
Beugetonus, Neugeborenes 34
Bewegungen
– Neugeborenes 34
– stereotype 750, 786
Bewegungsentwicklung 34
– Einflussfaktoren 34
– Kleinkindalter 37
– pränatale 34
– Säuglingsalter 35
– Testverfahren 36
Bewegungskoordination 37
Bewegungsmuster, stereotype, Neugeborenes 35
Bewegungsstörung
– extrapyramidal-motorische 202
– hirnstammtumorbedingte 507
– zerebrale 654
Bewusstlosigkeit, unklarer Ursache 885
Bewusstsein, psychopathologische Exploration 776
Bewusstseinspause 768
Bewusstseinsstörung 198
– enzephalitisbedingte 750
– hypoglykämiebedingte 171
– posttraumatische 759
Bewusstseinstrübung, unklarer Ursache 885
Beziehungsstörung 790, 791
Bezugsperson 38
Bienengiftallergie, anaphylaktische Reaktion, Klinischer Fall 535
Biermer, Morbus (s. auch Anämie, perniziöse) 447
Bikarbonatkonzentration, im Serum, erhöhte 92
Bikarbonatpuffer 90
Bikarbonatrückresorption, renale, vermehrte 92
Bikarbonatverbrauch 91
Bildgebung
– Verfahren mit ionisierenden Strahlen 15
– Verfahren ohne ionisierende Strahlen 18
Bilirubin, indirektes 441
– Anstieg nach Fasten 298
Bilirubinenzephalopathie 298
Bilirubinexkretionsdefekt 296
Bilirubinglukuronidierungsstörung 296
– angeborene 297
Bilirubinsenkung 298
Bindegewebe, Entwicklungsstörung 659
Bindegewebsanomalie, angeborene 655
Binokularität 829
Biologika, JIA 549
Biperiden 887
Birbeck-Granula 486, 487
Biss, offener 255
Bissanomalie 255
Bitot-Flecken 77
Blalock-Tausig-Shunt 345, 353
Bland-White-Garland-Syndrom 357
Blase, intraepidermale 606
Blasenbildung 606
Blasenekstrophie 425
Blasenentleerung, Kontrolle 39

Blasenentleerungsstörung 405
– neurogene 408
Blasenfunktionsstörung
– neurogene 720
– rückenmarktumorbedingte 509
Blasenkontrolle, Erwerb 779
Blasenlähmung 408
Blasenpunktion
– suprapubische, Neugeborenes 140
– Uringewinnung 14
Blasensphinktermuskulatur, Innervationsdefekt 408
Blasensprung, vorzeitiger 137
– Infektionsprophylaxe 142
Blasenstörung, neurogene 721
Blasentraining 780
Blasenwandhypertrophie 720
Blässe 429, 431
– Neugeborenes 445
– periorale 609
Blastenschub 480
Blastogenese, exogener Störeinfluss 152
Bleivergiftung 436
Blepharitis 835
Blickkontakt 38
– fehlender 791
Blickparese, vertikale 725
Blitz-Nick-Salaam-Anfälle 767
Blitz-VEP 839
Blitzkrampf 767
Blitzschlag 883
Bloch-Sulzberger-Syndrom 731
Block
– atrioventrikulärer (AV-Block) 381
– sinuatrialer (SA-Block) 380
Blumberg-Zeichen 282
Blut, fetales, Infektionsserologie 167
Blutabgang, analer 283
Blutausstrich 429, **433**
– Hämostasestörung 459
Blutbild
– Leukämie 476
– postnatales 97
Blutbildveränderung 76
Blutdruck
– Normalwerte 368
– postnataler 96
Blutdruckmessung 334
Blutentnahme
– arterielle 13
– kapilläre 13
– Lokalisation 12
– venöse 11
Bluterbrechen 252
Blutergelenk 465
Blutgruppenbestimmung 131
Bluthochdruck, arterieller, AGS 225
Bluthusten 393
Blutiger Tau 875
Blutkrankheit, hereditäre 430
Blutkultur 135
– negative, Sepsisverdacht 601
– vom Neugeborenen 140
Blutschwamm 852
Blutstillung 441
Blutstuhl 252
Bluttransfusion 328, 439, 442, 445
– CMV-Übertragung 599
Blutung
– akute 440
– – postnatale 127
– chronische 440
– gastrointestinale 251, 252
– – Neugeborenes 127

– intrakranielle 758
– – Frühgeborenes 117
– – geburtstraumatische 116
– – Neugeborenes 116, 127
– intraventrikuläre 117
– intrazerebrale (s. auch Hirnblutung) 28
– nach Virusinfekt 460
– postnatale 467
– subaponeurotische 113
– subarachnoidale 764
– subdurale 117
– vaginale
– – neugeborenes Mädchen 10
– – postnatale 98
Blutungsanämie 440
Blutungskrankheit 456
– Labordiagnostik 458
– plasmatische, hereditäre 431
– Screening-Test 457
– vaskuläre 463
– X-chromosomal vererbte 456
Blutungsneigung 447, 456, 481
– Frühgeborenes 98
– Neugeborenes 127
Blutungsprophylaxe, Vitamin K 44
Blutungszeit 457, **459**
– verlängerte 178, 463
Blutuntersuchung, Sepsisverdacht 601
Blutverlust 440
Blutzuckerkonzentration
– erhöhte 236
– erniedrigte 170
B-Lymphozyt 450, **516**
– EBV-Infektion 585
B-Lymphozyten-Lymphom 482
BMD (Becker-Muskeldystrophie) 706
BMI (Body-Mass-Index) 30, **72**, 803
BNS-Krampf (Blitz-Nick-Salaam-Krampf) 767
– Säuglingsalter 730
Body-Mass-Index 30, 72, 803
Boosterung 53, 56
Bordetella pertussis 619
Bornholm-Krankheit 572
Borrelia burgdorferi, Antikörpernachweis 629
Borrelia-burgdorferi-Infektion 628
Borrelieninfektion, Fazialisparese 757
Borrelienmeningitis 749
Botulinus-Antitoxin 617
Botulinustoxiningestion 888
Botulinustoxininjektion 260
Botulismus 697, 888
Bourneville-Pringle-Syndrom s. Tuberöse Sklerose 730
BPD (bronchopulmonale Dysplasie) 126
Brachytherapie, Hirntumorbehandlung 504, 507
Brachyzephalus 728
– Down-Syndrom 156
Bradykardie
– postnatale 104
– relative 620
Brain Auditory Evoked Potentials 507
Branching-Enzyme-Defekt 178
Brivudin 597
Broca-Aphasie 789
Brocq-Erythrodermie 847
Brodie-Abszess 668
Bronchialatmen 323
Bronchialobstruktion, chronische 310, 311

Bronchialsystem, Fehlbildung 302
Bronchialzeichnung, perihilär verstärkte 307
Bronchiektasen **308**, 317
– poststenotische 330
Bronchiolitis 322, 587
– akute 307
– Erreger 570
Bronchitis
– akute, Erreger 570
– chronische 306
– – Mukoviszidose 315
– obstruktive 306, 587
– rezidivierende 571
– bronchoalveoläre Lavage (BAL) 327
Bronchopneumonie 261, 316, **320**, 323, 589
Broncholytika 311
Bronchusobstruktion, fremdkörperbedingte 308
Bronchusstenose 302
Bronzebaby-Syndrom 129, 201
Broviac-Katheter 12, 69
Brückner-Test 50, 830
Brudzinski-Zeichen 603
Brushfield-Flecken 156
Brustdrüsenentwicklung 33
Brustdrüsenschwellung 98
Brustentzündung 65
Brustschmerzen 323
Bruton, X-chromosomale Agammaglobulinämie 525
Bruzellose, Lymphadenitis 818
B-Streptokokken-Infektion, neonatale 137
Buckley-Syndrom 528
Büffelnacken 228
Bulbärparalyse 757
Bulbusvergrößerung 838
Bulimia nervosa 802
Bulla repens 853
Buphthalmus 838
Burkitt-Lymphom 482, 585
Bursitis 544
Bürstensaumatrophie 275
Bürstensaumenzymdefekt, primärer 277
Bürstensaumenzyme 272
Bürstenschädel 438
Burst-Suppression-Muster 196
Butyrophenon-Derivate 794
BZ (Blutungszeit) 458
B-Zell-Defekt
– erworbener 529
– partieller 526
– primärer 524
– schwerer 525
– sekundärer 522
B-Zell-Klon 518
B-Zell-Lymphom 585
B-Zell-Rezeptor 517
B-Zell-System 518

C

C1-Inaktivator, fehlender 522
C1-Inhibitor 516
C3-Spiegel, erniedrigter, nephritisches Syndrom 391
Café-au-lait-Flecken 430, 447, **729**
Caffey-Syndrom 669
CAH (Congenital Adrenal Hyperplasia) 222
Calcitriol 78
– Endorganresistenz 81
Calcitriolmangel 79
Calcitriolrezeptordefekt 81

Calcitriolsekretion 79
– erhöhte 79
– Regulationsstörung 82
Calprotektin 251, 290
Campylobacter-Infektion 626
Canakinumab, JIA 549
Canavan, Morbus 746
Candida albicans 638
Candida-Antiköperkonzentration 524
Candida-Anzüchtung 639
Candida-Endokarditis 639
Candida-Enzephalitis 639
Candida-Infektion 638
– Chemoprophylaxe 640
– Harnwege 639
– systemische 638
Candida-Meningitis 639
Candida-Ösophagitis 639
Candida-Resistenzbestimmungen 639
Candida-Sepsis 638, **639**
Candida-Zystitis 640
Candidiasis, mukokutane, chronische 523
Caput bullettum 80
Caput membranaceum 83
Caput quadratum 80
Caput radii, Subluxation 687
Caput succedaneum 112
Carbamazepin 710, 796
Carbimazol 209
Carbohydrate-Deficient-Glycoprotein-Syndrom 726
Carbo medicinalis **886**, 888, 892, 893
Cardia mobilis 261
Cardiolipin-Mikroflockungstest (CMT) 630
Carnitin 197
Carnitinbelastung, orale 173
Carnitinmangel 192, 450
Cäsarenhals 614
CATCH-22-Syndrom 523
Caveolin-3-Mangel 703
Cavum septi pellucidi 722
Cavum vergae 722
CCAM (kongenitale zystische adenomatoide Malformation) 303
CD (cluster of differentiation) 517
CD3 516
CD4 517
CD4/CD8-Quotient 99
CD8 517
CDC (Centers of Disease Controll)
CDC-Kriterien, Streptokokken-TSS 610
CDG (Congenital Disorders of Glycosylation) 7, 741
CDG- (Carbohydrate-Deficient-Glycoprotein)Syndrom 726, 742
CD-Oberflächenantigen 516
Central-Core-Myopathie, Histologie 694
Cephalosporin-Aminopenicillin-Kombination 141
Cephalosporinresistenz 141
Cerumen obturans 823
CF (Cystic Fibrosis) 314
CFTR-Gen (cystic fibrosis transmembrane conductance regulator gene) 314
Chagas-Krankheit 269, 271
Chagrinlederhaut 730
Chalasie 261
Chalazion 834
Charcot-Marie-Tooth-Syndrom 696
Charly-Chaplin-Gang 676

^{13}C-Harnstoff-Atemtest 263
Chassaignac-Lähmung 687
Chediak-Higashi-Syndrom 450
Cheilitis sicca 865
Chelatbildner 439
Chemoattraktoren 516
Chemotaxis 516, 519, 529
Chiari-Anomalie 727
– Typ II 720, 727
Chlamydia-trachomatis-Infektion, perinatal erworbene 633
Chlamydia-trachomatis-Pneumonie 325
Chlamydieninfektion 632
Chlamydienpneumonie 325
Chlamydophila-pneumoniae-Pneumonie 325
Chloramphenicol-Intoxikation, des Neugeborenen 100
Chloriddiarrhö, familiäre 278
Chloridkanalkrankheit 709
Choanalatresie 812, **814**
Choanalpolyp 812
Choanalstenose 812
Cholangiografie (MR-Cholangiografie) 111, 296
Cholangitis 295
– sklerosierende 286
Cholecalciferol 78
Choledochuszyste 295
Cholelithiasis 295
Cholestase 295, 297
– totale parenterale Ernährung 71
– extrahepatische 111
– intrahepatische 111
Cholestaseparameter 296, 298
Cholestase-Syndrom, Leberzirrhose 292
Cholesteatom 826
Cholesterinwert, erhöhter 184
Cholestyramin 887
Choleszintigrafie 17
Cholezystitis 295
Cholezystolithiasis 295
Chondrodysplasie 656
Chondrodystrophia fetalis 656
Chondromalazie, Hüftgelenk 686
Chondrosarkom, peripheres 669
Chorea 747
Chorea Huntington 747
Chorea minor 542
Chorea Sydenham 542
Chorioamnionitis 122
β-Choriongonadotropin, humanes 498
Chorionkarzinom 497
Chorionzottengewebe, Chromosomenanalyse 166
Chorioretinitis 598
Chromosomen, elterliche, Untersuchung 159
Chromosomenaberration 154
– autosomale 156
– – numerische 157
– – strukturelle 159
– gonosomale 160
– – numerische 160
– morphologische Anomalie 152
– numerische 154
Chromosomenanalyse **155**, 166
Chromosomenanomalie, numerische 220
Chromosomendefekte, multiple 446
Chromosomenmutation 154
Chromosomensatz 220
Chromosomenuntersuchung 152
Chronische Erkrankung
– Beratung der Familie 811
– nonverbale Zugangsweise 811
– psychische Störung 810

– psychisches Behandlungsziel 811
– psychosoziale Faktoren 810
Churg-Strauß-Syndrom 557
Chvostek-Zeichen 80
Chylothorax, Neugeborenes 119, **124**
Chymotrypsin, im Stuhl 299, 317, 897
Ciclosporin A 513
CI (Cochlea-Implantat) 828
CINCA-Syndrom 561
CK-Konzentration im Serum, erhöhte 704, 707
Clearance, mukoziliäre, ineffektive 314
Clostridium botulinum 616
Clostridium difficile 617
Clostridium tetani 615
Clotrimazol 640
Clozapin 794
Clusterkopfschmerzen 714
CML (chronische myeloische Leukämie) 480
CMT (Cardiolipin-Mikroflockungstest) 630
CMV (Zytomegalievirus) 581, **598**
CMV-Antikörperstatus 599
CMV-Infektion 598
– postnatal erworbene 598
CMV-Persistenz 598
CNI (chronische Niereninsuffizienz) 414
CNO (chronische nicht bakterielle Osteomyelitis) 561
CO_2-Rückatmung 93
Coarctatio aortae 350
Cobalamin s. Vitamin B_6 118
Codeinvergiftung 889
Cogan-Syndrom 828
Colitis ulcerosa 286
– Bildgebung 22
Coma hepaticum 293
Coma vigile 761
Common variable Immunodeficiency 525
Commotio cerebri 758
Compressio cerebri 758
Computertomografie
– Herzuntersuchung 334
– Indikationen 17
– kranielle, Indikation 604
– Strahlenexposition 16, 17
– Strahlenschutz 17
– Thorax 20
Concretio cordis 360
Condylomata acuminata 859
Congenital Adrenal Hyperplasia 222
Conn-Syndrom **229**
Contiguous gene syndromes 160
Continuous Positive Airway Pressure (CPAP) 121
Contusio cerebri 758
Cooley-Anämie s. β-Thalassämie 438
Coombs-Test 441
Coombs und Gell, Überempfindlichkeitsreaktion 530
Cori-Glykogenose 178
Cornelia-de-Lange-Syndrom 149
Coronavirus 571
Cor pulmonale 555, 556
Corpus-callosum-Agenesie 722
Corpus liberum 680
Corynebacterium diphtheriae 614
Cotrimoxazol 326
Cotton-Wool-Plaques 639
Coxa plana 685
Coxa valga 684, 772

Coxa vara 82, 658
Coxitis fugax 541, **686**
Coxsackie-A-Viren 572
Coxsackie-B-Viren 572
CPAP (Continuous Positive Airway Pressure) 121
CPR (kardiopulmonale Reanimation)
– Kind 389
– Neugeborenes 388
Credé-Augenprophylaxe 325, 633
CREST-Syndrom 555
CRH (Cortikotropin releasing Hormone) 222
CRH-Test 228
Cri-du-Chat-Syndrom s. Katzenschrei-Syndrom 159
Crigler-Najjar-Syndrom 297, 298
CRMO (chronisch rekurrierende multifokale Osteomyelitis) 561
CRP (C-reaktives Protein) 897
Crohn, Morbus 284, **288**
– Bildgebung 22
– Klinischer Fall 291
Crouzon-Syndrom **149**, 828
CRP 140
CRPS (komplexes regionales Schmerzsyndrom) 540, 564
Crus varum 656
Crus varum congenitum 658
Crush-Syndrom 883
Cryptococcus-Infektion 641
Cryptococcus-Meningitis 642
Cryptococcus neoformans 641
CT (Computertomografie) 17
CTG (Cytosin-Thymin-Guanin) 707
CTG (Kardiotokogramm), pathologisches 102
Curschmann-Steinert-Syndrom s. Muskeldystrophie, myotonische 701
Cushing, Morbus 228
Cushing-Syndrom 228
– adrenales 228
– ektopes 228
– iatrogenes 228
– zentrales 228
CVID (common variable immunodeficiency) 525
Cyclophosphamid 479
Cyclosporiasis 645
Cyclosporin A 241, 287, 398
Cystic fibrosis transmembrane conductance regulator gene 314
Cytarabin 479

D

D_2-Rezeptorantagonisten 785
Dakryozystitis, akute 835
Dakryozyten 432
Daktylitis 547
Dalrymple-Zeichen 209
Dämmerattacke 769
Dämmerzustand 769
Dandy-Walker-Syndrom 726
DANE-Partikel 578
DAO (deszendierende Aorta) 353
Darmblutung 621, 622
Darmdilatation 286
– prästenotische 269
Darmdistension 143
Darmerkrankung
– entzündliche
–– akute 279, 281
–– chronische 286
– nichtentzündliche, chronische 272, 274

Darmflora, postnatale 96
Darmfunktion, Kontrolle 39
Darmfunktionsstörung, neurogene 720
Darmgangrän 143, 266
Darmgeräusche
– fehlende 5
– hochgestellte 5, 266
– klingende 5
Darminfekt 72
Darmperforation 621
– Nativaufnahme Röntgen 21
Darmpolyp 283
– juveniler 283
Darmschleimhautschädigung, infektionsbedingte 279
Darmstenose 108
Darmtonsille 282
Darmüberdehnung 266
Darmverschluss s. Ileus 265
Darmwandperforation 266
Daumenaplasie 447
Dawn-Phänomen 237
DDAVP (1-Desamino-8-D-Arginin-Vasopressin) 230, 463, 466
D-Dimere 470
Debilität 777
Debranching-Enzyme-Defekt 178
Deckbiss 255
Defekt, metaphysärer, fibröser 671
Defektzustand, schizophrener 793
Defibrillation 386
Deformation **148**, 717
Deformität
– frakturbedingte 664
– präarthrotische 663, 686
Degeneration, hepatolentikuläre 202
Dehydratation **87**, 236, 279
– hypertone 88
– hypotone 87
– isotone 87
– Schweregrad 87, 281
– Therapiegrundsätze 88
Dehydratation, hypertone, Klinischer Fall 88
Dekortikation 329
Deletion 162
Dellwarze 858
Demenz 185, 776
– kindliche 731
– progrediente 189
Demenzprozess 789
Demyelinisierung 734, 750
Demyelinisierungsherde 754
Denken, psychopathologische Exploration 776
Denkstörung, formale 793
Dennie-Morgan-Zeichen 865
Dentindysplasie 254
Dentinogenesis imperfecta 255
Denver Developmental Screening Test 37
Depolarisationsblock 698
Depressive Störung, rezidivierende 795
Deprivation 38
Deprivationsamblyopie 831
Deprivationsdystrophie 278
Deprivationssyndrom 776
Dermatitis 862
– atopische 863
Dermatitis exfoliativa neonatorum 606
Dermatitis solaris 867
Dermatomyositis, juvenile 553
Dermatophytose 856
Dermoidzyste 834

Descemet-Membran 839
Desensibilisierung
– systematische, Phobie 798
– Zwangsstörung 802
Desferoxamin 887
Desinfektionsmittel 625
Desmopressin 230, 780
DeToni-Debré-Fanconi-Sequenz 421
Detorsionsschübe 679
Detrusorentspannung 780
Dexamethason 605, 882
Dexamethason-Hemmtest 228
Dextrokardie 334
Dextropositio cordis 334
Dextrosegabe, intravenöse 201
Dezerebration 753
DGK (Dystrophin-Glykoprotein-Komplex) 703
DHEAS (Dehydroepiandrosteronsulfat) 217
DHT (Dihydrotestosteron) 221
Diabetes insipidus 487, 488
– hirntumorbedingter 508
Diabetes insipidus centralis 230
Diabetes insipidus neurohormonalis 230
Diabetes insipidus renalis 419
Diabetes mellitus 234
– assoziierte Erkrankungen 239
– Diät 238
– Impfungen 240
– Klinischer Fall 241
– körperliche Aktivität 238
– medikamenteninduzierter 241
– mütterlicher, Fehlbildung 172
– permanenter, Neugeborenes 237
– sekundärer 241
– transitorischer, Neugeborenes 237
– Typ-1-Diabetes 235
–– HLA-Assoziation 234
–– Immunreaktion 234
–– Virusinfektion 234
– Typ-2-Diabetes 235, 241
– WHO-Einteilung 234
Diagnostik
– bildgebende 15
– pränatale 166
– virologische 570
Dialysebehandlung, Indikation 417
Dialyse-Patient, Anämie 430
Diamond-Blackfan-Anämie 445
Diaphanoskopie 10
Diaphorase-Mangel 449
Diaphyse 652
– verkürzte verbogene 657
Diarrhö 249
– blutige 286
– chronische 315, 635
– diagnostisches Vorgehen 251
– infektionsbedingte 621
– Malabsorptionssyndrom 272
– paradoxe 269
– Ursachen 250, 251
– wässrige 279, 622, 626
– wässrig-saure 278
– Zöliakie 275
Diastema 255
Diastematomyelie 718
Diät
– Ahornsirupkrankheit 192
– Diabetes mellitus 238
– gliadinfreie 277
Diazepam 771, 887
Diazoxid 171
DIC (disseminierte intravasale Gerinnung) 383

Dickenwachstum, Knochen 652
Diffusionsstörung 119
DiGeorge-Syndrom 150, **523**
– Fluoreszenz-in-situ-Hybridisierung 155
Digitalisvergiftung 889
Digitus secundus subductus 677
Digoxin-Antikörper 889
Dihydrotestosteron (DHT) 221
1,25-Dihydroxycholecalciferol 213
Dikarboxylazidurie 172
Dimaval 893
Dimercapol 887
D-Dimere 458, 470
Dimethylaminophenol-HCl 887
Dimethylpolysiloxan 887
Dinatriumcromoglicinsäure 312
Diparese, spastische 772
Diphenylhydantoin 76, 186, 889
Diphtherie 614
– aktive Immunisierung 614
– passive Immunisierung 55
Diphtherie-Antitoxin 614
Diphtherieschutzimpfung 55
– Postexpositionsprophylaxe 55
Diphtherie-Toxin 613
Diphyllobothriasis 643
Diplomyelie 718
Dipylidiasis 643
Disaccharidasemangel, primärer 277
Disease modifying antirheumatic Drugs 549
Disharmonisierung, motorische 793
Diskonnektionssyndrom 722
Disposition 566
Dispositionsprophylaxe 52
Disruption 148, 717
Dissekat 680
Distensionsluxation 666
Dithranol 875
Diurese
– forcierte 887
– osmotische 415
Diuretika, Notfallsituation 387
DMARD (disease modifying antirheumatic drugs) 549
DMD (Duchenne-Muskeldystrophie) 703
DNA-Analyse 167
DNA-Sequenzierung 162
DNA-Sonde 155
DNCG (Dinatriumcromoglicinsäure) 312
DOC (11-Desoxykortikosteron) 225
Döhle-Körperchen 450
Dolichozephalus 728
Dopamin-Hypothese, Schizophrenie 792
Dopa-responsive Dystonie 743, 747
Doppelbilder 507
Doppler-Sonografie
– farbkodierte, Zentralnervensystem 26
– transkranielle 765
Dornröschenschlaf-Syndrom 762
Dosier-Aerosol 312
Dottersacktumor 497
Double-Bubble-Phänomen 109
Double-Switch-Operation 355
Down-Syndrom 149, **156**
D-Penicillamin 887
Dränage, liquorableitende 726
Drehmann-Zeichen 686
Dreiecksschädel s. Trigonozephalie 728
Dreitagefieber s. Exanthema subitum 575

Drogen, Muttermilch 64
Drogenabhängigkeit, der Mutter, morphologische Anomalie 152
Drogenkonsum, Adoleszenz 41
Drogennotfall 889
Druck
- intrakranieller, Messung 726
- kolloidosmotischer 395
Druckanstieg, intrakranieller, posttraumatischer 758
Druckschmerz
- Abdomen 6
- epigatrischer
Drucksella 508
Drucksteigerung, intrakranielle 726, 750
- langsam zunehmende 760
- subarachnoidalblutungsbedingte 764
DSD (disorders of sex development) 220
ds-DNA-Antikörper 552
DSM-IV, Kinder-/Jugendpsychiatrie 775
D-TGA (komplette Transposition der großen Arterien) 353
DTPa (Diphtherie/Tetanus/Pertussis [azellulär]) 53
Duane-Retraktionssyndrom 727
Dubin-Johnson-Syndrom 298
Duchenne-Muskeldystrophie 703
- Histologie 694
- maligne-hyperthermieähnliche Reaktion 712
Ductus arteriosus Botalli
- offener 96
- persistierender 4, **335**
- Verschluss 96
Ductus-deferens-Obliteration 315
Ductus omphaloentericus 282
Ductus thoracicus, Traumatisierung 124
Dünndarm
- Mukosaschädigung 272
- Mukosazerstörung, zöliakiebedingte 274
- Zottenatrophie 272, 276
Dünndarmbiopsie 273
Dünndarmmukosa, primärer Enzymdefekt 277
Duodenalatresie 108
Duodenalschleimhautbiopsie, Zöliakie-Diagnostik 276
Duodenalstenose 108
Duplex-Sonografie, farbkodierte 18
Durchfall 72
Durchlaufblase 720
Durchleuchtungstest nach Brückner 830
Durchleuchtungsuntersuchung 17
- Strahlenexposition 16, 17
- Strahlenschutz 17
Durchschlafstörung 787
Durchschlüpfphänomen 689
Durchwanderungsperitonitis 143, 266
Durchzugsmanometrie, rektosigmoidale 271
Durstfieber 568
Dynamik, familiäre 800
Dysarthrie 51, 199, 708, 747
Dyserythropoese **446**, 448
Dysgammaglobulinämie 278
Dysganglionose 269
Dysgenesie
- Schilddrüse 204
- ZNS 722
Dysgerminom 497

Dysgrammatismus 39, **788**
Dyskeratosis congenita 446
Dyskinesien 196, 750, 762, 774
Dyskrinie 314
Dyslalie 39, 51
Dyslexie, erworbene 782
Dysmetrie 34, 747, 772
Dysmorphie, kraniofaziale 154
Dysostose 655, **659**
- kraniale 148
- mandibulofaziale s. Franceschetti-Syndrom 149
Dysostosis cleidocranialis 148, 149
Dysostosis multiplex 180, 733
Dysphagia lusoria 258
Dysplasie 148, 717
- bronchopulmonale 119, **126**
- chondroektodermale 149
- ektodermale 148, **149**, 728
- epiphysäre, multiple 657
- fibromuskuläre 423
- fibröse 658
- kleidokranielle 148, 149
- Skelett 655, 656
- spondyloepiphysäre 657
- Wiederholungsrisiko 153
Dyspnoe 320, 323
- postnatale 121
Dysrhaphie 718, **719**
Dysthymie 795
Dystonie 747
- Dopa-responsive 743, 747
- DYT1-Dystonie 747
α-Dystroglykan 742
Dystroglykanopathie 742
Dystrophia myotonica s. Muskeldystrophie, myotonische 701
Dystrophia adiposogenitalis s. Fröhlich, Morbus 75
Dystrophie 71, 72, 276
- intrauterine 593
- Skelett 655, **659**
- spongiöse 746
- tapetoretinale 839
Dystrophin 703
- Antikörper 701
Dystrophinachse 703
Dystrophinexpression 704, 706
Dystrophin-Glykoprotein-Komplex 703
Dystrophinmangel 703
Dystrophinopathie, maligne s. Duchenne-Muskeldystrophie 703
Dysurie, Neugeborenes 139

E

EAEC (enetoaggregative Escherichia coli) 623
EBNA (Ebstein-Barr-Virus-nukleäres Antigen) 586
EBV (Epstein-Barr-Virus) 482, 570, 749
EBV-Infektion 244, **585**, 568, 813
Echinococcus granulosus 646
Echinococcus multilocularis 646
Echinokokkose
- alveoläre 646
- zystische 646
Echokardiografie 334
Echolalie 791, 793
ECHO-Viren 572
ECMO (extrakorporale Membranoxygenierung) 123
Ecstasy-Vergiftung 885
Ecthyma gangraenosum 624
Ectopia cordis 334
Ectopia testis 425
Eczema herpeticatum 581, 865
Edrophoniumchloridtest 699

Edwards-Syndrom 157
EEG (Elektroenzephalogramm)
EHEC (enterohämorrhagische Escherichia coli) 623
Ehlers-Danlos-Syndrom 456, 464
EIA (Enzym-Immuno-Assay) 528
EIEC (enteroinvasive Escherichia coli) 623
Eigenatmung, stabile, Neugeborenes 119
Einblutung
- Haut 457
- Gelenk 457
- konjunktivale 358, 474,
- Paukenhöhle 9
Einklemmungssyndrom, intrakranielles 761
Einkoten s. Enkopresis 780
Einschlafstörung 787
Einschlusskörperchen-Enzephalitis 589
Einsekundenkapazität 311
Einwärtsschielen 832
Einzeldefekt 148
Einziehung
- inspiratorische 120, 307, 320
- - Asthmaanfall 310
- interkostale, inspiratorische, Neugeborenes 121
- sternale, inspiratorische, Neugeborenes 121
Eisenbindungskapazität 435
Eiseneinlagerung 438
Eisen-II-sulfat 436
Eisenintoxikation 890
Eisenmangel 434, 449
Eisenmangelanämie 275, **435**
Eisenmenger-Reaktion 340
Eisenprophylaxe, Frühgeborenes 98
Eisentherapie, parenterale 436
Eisenüberladung 439
Eisenverteilungsstörung 436
Eisenverwertungsstörungen 436
Eiter, blaugrüner 624
Eiweißmangelödem 73
Eiweißstoffwechselstörung 189, 190
Eiweißtoleranz 193
Eiweißverlust
- Glomerulusläsion, minimale 398
- Kuhmilchproteinallergie 273
- Verbrennungen 879
Eiweißzufuhr
- Ahornsirupkrankheit 191
- Hyperammonämie 198
Ekchymose 457, 462, 464, 470, 612
EKG-Veränderung
- hyperkaliämiebedingte 90
- hypokaliämiebedingte 90
Ekthyma 853
Ektoparasitose 642
Ekzem 862
- atopisches 863
- - Nahrungsmittelallergie 534
- - Klinischer Fall 866
- endogenes 863
- postskabiöses 861
- seborrhoisches 862
Elastase, neutrophile 314
Elastasekonzentration, im Stuhl 273
Elektroenzephalogramm, 3/s-Spike-Wave-Muster 768
Elektrokardiogramm (EKG) 334
Elektrolyte
- total parenterale Ernährung 69
- Kompartimente 86
- Elektrolytentgleisung 193, 236, 279, 420

Elektrolythaushalt 85
Elektrolytstörung 87
- totale parenterale Ernährung 71
Elektrolytverlust 86
Elektromyogramm, Entladungsserie 709
Elektrounfall 883
Eliminationsdiät, diagnostische 273
ELISA (Enzym-linked Immunosorbent Assay)
Ellenbogengelenkkontraktur 687
Elliptozyten 432
Elliptozytose, hereditäre 432, **442**
Ellis-van-Creveld-Syndrom 149
Embryopathie 152
Emerin 694
Emerinmangel 703
Emery-Dreifuss-Muskeldystrophie 694, 709
EMG (Elektromyogramm) 691
EMG-Syndrom (Wiedemann-Beckwith-Syndrom) 149
Emissionen, otoakustische 822
- Ausfall 138
Emotionalität, psychopathologische Exploration 776
Emphysem
- lobär kongenitales 119, **224**
- pulmonal interstitielles 123
Empyem, subdurales 604
Enanthem 575, 588
Encephalomyelitis disseminata s. Multiple Sklerose 754
Enchondrom 670
Enchondromatose 658
Endocarditis lenta 358
Endokarditis
- bakterielle 358
- rheumatisches Fieber 542
- infektiöse 358
- Kawasaki-Syndrom 559
- SLE 552
- staphylokokkenbedingte 606
Endokarditisprophylaxe 359
Endokrinopathie 523
Endophthalmitis, Candida-Infektion 639
Endotoxin 620
- bakterielles 600
Endotoxinschock 468
Endplatte, motorische, Antikörper 698
Energiebedarf, leistungsabhängiger 68
Energiestoffwechsel
- Fettsäuren 70
- mitochondrialer, Defekt 711
- postnatale Adaptation 99
Enkopresis 780
Entamoeba histolytica 645
Enteritis
- bakterielle, foudroyant verlaufende 281
- infektiöse, akute 72
Enteritis-Salmonellen-Infektion, systemische 622
Enterobacter-Infektion 623
Enterobakterieninfektion 620
Enterobakteriennachweis 620
Enterobiasis 643
Enterobius vermicularis 643
Enterokinasemangel 275
Enterokolitis
- akute 279, 281
- antibiotikaassoziierte 617
- nekrotisierende 5, 108, 117, **142**
- pseudomembranöse 617

Enteropathie
- glutensensitive s. Zöliakie 274
- im 1. Trimenon 273
- proteinverlierende 278
Enteropeptidase-Mangel 278
Enterothorax 304
Enterotoxin 279, 606, 617
Enterovirus-Infektion 571
Entwicklung 29
- Einflussfaktoren 29
- emotionale 38
-- Störung 790
- geistig-seelische 38
- in der Adoleszenz 40
- kognitive 38, 39
-- Störung 790
- körperliche, in der Pubertät 216
- motorische 47
-- im Kindesalter 37
-- im Säuglingsalter 35
-- Störungen 37
-- verzögerte 701
- neuromotorische 34
- somatische 29
- soziale 38
- sprachliche 38, 39
- visuelle 829
Entwicklungsanamnese 1
Entwicklungsaphasie 788
Entwicklungsgrad, neurologischer, Neugeborenes 100
Entwicklungsknick 185
Entwicklungsrückschritt 731
Entwicklungsrückstand, psychomotorischer 194
Entwicklungsstörung 168
- tief greifende 790
Entwicklungsstottern 789
Entwicklungstest 36
Entwicklungsverzögerung 448, 773
- epilepsiebedingte 768
- konstitutionelle 232
- zerebrale 174
Entzugserscheinungen, postnatale 95
Entzündungsmediatoren 516, 600
Entzündungsreaktion, systemische 135, **137**
Entzündungszeichen 669
Enukleation 500
Enuresis 779
- Diabetes mellitus 236
- primäre 780
- sekundäre 780
Enuresis diurna 779
Enuresis nocturna 779
- sekundäre 208, 209
Enzephalitis 27, 750
- hämorrhagisch-nekrotisierende 582
- HSV-Infektion 582
- Masern 589
- Mumps 591
- Residualsyndrom 750
Enzephalomyelitis
- disseminierte, akute 754
- progressive 628
Enzephalomyopathie, mitochondriale 711
Enzephalopathie
- harnsäureinduzierte 199
- hepatische 292, 293
- hypoxisch-ischämische, Neugeborenes 763
- myoklonische 490
- myoneurogastro-intestinale 740
- neonatale epileptische 743
- parainfektiöse 750, **753**
- postinfektiöse 753

- postinfektiöse 750
- progressive, HIV-Infektion 755
- subakute nekrotisierende 740
Enzephalozele 113, **719**
Enzymdefekt, intestinaler, primärer 277
Eosinophilie 326, **453**
- Helmintheninfektion 644
- Wurminfektion 644
EPEC (enteropathische Escherichia coli) 623
Ependymitis 753
Ependymoblastom 505
Ependymom 507
- intraspinales, intradurales 509
Epidermolyse, hereditäre 847
Epidermolysis bullosa dystrophica 848
Epidermolysis bullosa junctionalis 848
Epidermolysis bullosa simplex 848
Epidermolysis bullosa hereditaria, Ösophagusstenose 258
Epididymitis 428
Epiglottitis
- akute 813, 818
- Haemophilus-influenzae-bedingte 618
Epiglottomalazie 813, **816**
- Klinischer Fall 816
Epikanthus 154, 156, 190, 738
Epikutantest 531
Epilepsie 730, **766**
- idiopathische 766
- juvenile myoklonische 768
- kryptogene 767
- mit zentrotemporalem Fokus 769
- molekulare 769
- posttraumatische 762
- symptomatische 767
Epilepsiesyndrom 767
Epimerasedefekt, generalisierter 176
Epinephrin-Aerosol 818
Epiphora, Glaukom 838
Epiphsennekrose 661
Epiphyse 651
- Blutgefäßversorgung 652
- verbreiterte 657
Epiphysendeformierung 661
Epiphysenfuge 651
Epiphysennekrose 654
Epiphysenossifikationsstörung 657
Epiphyseolysis capitis femoris 540, 652, **686**
Epiphyseolysis incipiens 686
Episode
- depressive 795
- manische 795
Epispadie 425
Epitheloidzellen 633
Epitheloidzellgranulom 288, 290
Epstein-Barr-Virus 482
Epstein-Barr-Virus-Infektion 454, 585
- zervikale Lymphknotenvergrößerung 813
Eradikation, H. pylori 264
Erb-Duchenne-Lähmung s. Plexuslähmung, obere 115
Erbgang (s. auch Vererbung)
- autosomal-dominanter 163
- autosomaler 163
- autosomal-rezessiver 163
- gonosomaler 163, 165
- X-chromosomal-dominanter 164
- X-chromosomal-rezessiver 164

Erblindung
- CMV-Retinitis 599
- Keratitis herpetica 583
- Trachom 633
Erbrechen 72, 279, **245**, 622
- atonisches 261, 266
- chronisches 198
- diagnostisches Vorgehen 247, 248
- gallig blutiges, Frühgeborenes 143
- galliges 109, 110
- im Schwall 88, 264
- induziertes 886
- Neugeborenes 108, 109, 138
- rezidivierendes 193
- schwallartiges 268
- selbst herbeigeführtes 803
- spastisches 264
- Ursachen 246
- zyklisches 246
ERC (European Resuscitation Council) 388, 389
Erdbeerzunge 609
Ergocalciferol 78
Erguss, subduraler 604
Ernährung
- Frühgeborenes 62
- Kleinkind/Schulkind 67
- eiweißarme 196
- fruktosefreie 176, 177
- galaktosearme 174
- laktosefreie 175
- methioninarme 194
- natürliche 62
- Neugeborenes 62, 66
- parenterale, totale 68
- phenylalaninarme 190
-- in der Schwangerschaft 190
Ernährungsstörung 71, 73
ERP (endoskopische retrograde Pankreatografie) 299
Erregbarkeit
- neuromuskuläre
-- erhöhte 93
-- Störung 90
Erreger
- enteropathogene 279
- invasive 279
Erregereintrittspforte 599
Erregungsleitungsstörung 372, **380**
Ersatzrhythmus
- atrialer 373
- junktionaler 373
Erschütterungsschmerz 281
Ersticken 145, 818, 878
Ertrinkungsunfall 882
Erysipel 608, **856**
Erythema anulare 542
Erythema exsudativum multiforme 606, **871**
Erythema infectiosum 572
- pränatale Infektion 594
Erythema marginatum 542
Erythema migrans **628**
Erythema nodosum 286, 289, 634, **872**
Erythema toxicum neonatorum 98
Erythrapherese 450
Erythroblastopenie
- chronische 446
- transiente, akute 445
Erythroblastose, fetale 130
Erythrodermia desquamativa 863
Erythrodermie 863
- bullöse ichthyosiforme (Brocq) 847
- scarlatiniforme 606
Erythroleukämie 474

Erythromycin-Estolat 620
Erythromycin-Ethylsuccinat 620
Erythropoese
- gedrosselte 444
- ineffektive 431, 438
- Trimenon-Reduktion 98
Erythropoetin 449
Erythrozyten
- Autoantikörper 444
- fragmentierte 444
- Lebenszeit 441
Erythrozyteneinschlüsse 432
Erythrozytenenzymdefekt 443
Erythrozytenenzyme 441
Erythrozytenkonzentrat 479
Erythrozytenmembrandefekt 442
Erythrozytenmorphologie 431, 432
Erythrozytenparameter 431
Erythrozytentransfusion, intrauterine 573
Erythrozytentüpfelung, basophile 432, 436, 448
Erythrozytenvolumen (MCV, mean corpuscular volume) 431
Erythrozytenzahl 429, 431
Erythrozytose 449
Erythrozyturie 392, 397, 552
Escherichia coli 141, **623**
- Harnwegsinfekt 409
- enterohämorrhagische 623
- enteroinvasive 623
- enteropathische 623
- enterotoxische 623
- fakultativ-pathogene 623
- obligat-pathogene 623
Escherichia-coli-Infektion, neonatale 175
ESI (Elektrosprayionisierung) 45
ESI-Tandem-Massenspektroskopie 45
Esotropie 832
ESPGAN-Lösung 88
Essanfall 803
Ess-Störung **778**, 790, 802
Essverhalten, abnormes 802
Essverhaltensnormalisierung 803
Etanercept, JIA 549
ETEC (enterotoxische Escherichia coli) 623
Ethinylöstradiol, Hochwuchs 234
Ethylalkohol 890
Etoposid 479
Eulenaugenzellen 598
Eulenburg-Syndrom 710
Euler-Liljestrand-Reflex 120
Ewing-Sarkom 495
- extraossäres 497
Exanthem
- Beginn hinter den Ohren 588, 589
- erythematobullöses 871
- generalisiertes 575, 588
- infektallergisches 870
- makulopapulöses **573**, 589, 592
-- nach Entfieberung 575
- morbilliformes
- ampicillininduziertes 464
-- DiGeorge-Syndrom 523
- multiformes 871
- petechiales 574
- Sternenhimmel 595
- vesikuläres 574, 582, 597
-- generalisiertes 595
Exanthema subitum 574, **575**
Exanthematische Krankheit, Erreger 573

Sachverzeichnis

Exenzephalie 719
Exfoliatin 606
Exomphalos-Makroglossie-Gigantismus s. Wiedemann-Beckwith-Syndrom 149
Exophthalmus 833
– Morbus Basedow 209
– Neugeborenes 210
– tumorbedingter 496
Exostose
– Entartungsrisiko 657
– kartilaginäre (s. auch Osteochondrom) **657**, 669
Exotoxin 616, 624
– bakterielles 600
– pyrogenes 610
Exotropie 832
Exploration, psychopathologische 776
Exposition, Phobiebehandlung 799
Expositionsprophylaxe 52
Exsikkose 87
Exspirium, verlängertes 4
Exsudat 329
Extensionen, tonische 118
Extrasystole 374
– supraventrikuläre 374
– ventrikuläre 374
Extrazellulärraum 85
Extremitäten
– kurze 656
– Untersuchung 8
Extremitätenbewegung, klonische 118
Extremitätenüberlänge, disproportionierte 659
Extremitätenverkürzung, frakturbedingte 665

F

Fab-Fragment 518
Fab-Klassifikation 478
Fab-Kriterien 481
Fab-Region, Immunglobulin 518
Fabry, Morbus 186
Facies abdominalis 245
Fadenwürmer 643, 646
FAEB (frühe akustisch evozierte Potenziale) 604
Fahrradunfall 878
Fairbank-Dysplasie 657
Faktor-I-Mangel 466
Faktor-IX-Mangel 466
Faktor-VIII, C-Konzentrat 465
Faktor-VIII-Aktivität, verminderte 465
Faktor-VIII-Präparat, vWF-haltiges 463
Faktor-VII-Mangel 459
Faktor-XII-Mangel 467
Faktor-XIII-Mangel 456
Faktor-XI-Mangel 466
Fallot-Tetralogie 343
Faltenasymmetrie 682
Famciclovir 597
Familiäres kälteinduziertes autoinflammatorisches Syndrom 561
Familiäres Mittelmeerfieber 561
Familie, verstrickte 807
Familienanamnese 1
Fanconi-Anämie 430, **446**, 460
Farbsehen 829
Fasten 802
– Bilirubinanstieg 298
Fastentoleranz 171
Favus 856
Faszialisspasmus 758
Fasziitis, nekrotisierende 610

Faszikulationen 695
Fazialisparese **114**, **757**, 765
– Otitis media 825, 827
FCAS (familiäres kälteinduziertes autoinflammatorisches Syndrom) 561
Fc-Teil, Immunglobulin 518
Fechtner-Syndrom 460
Fehlbildung **105**, 148, 445
– maternale Hyperphenylalaninämie 190
– Definition 717
– dysrhaphische 718
– mediastinale, Bildgebung 21
– rötelnbedingte 592, 593
– vaskuläre, Bildgebung 21
– Wiederholungsrisiko 165
Fehlbildungsskoliose 674
Fehlbildungstumor 722
Fehlernährung 71
Fehlhaltung 672
Fehlwachstum 653
Feminisierung, testikuläre 220
Femoralispuls, abgeschwächter 4
Femur, proximaler, Hirtenstabdeformität 658
Femurfraktur, suprakondyläre, Spontankorrektur 665
Femurkopf (s. auch Hüftkopf) 682
Femurkopfepiphyse, Durchblutung 684
Ferritinkonzentration, im Serum 435
Ferroeisen 436
Fertilitätsstörung, Mukoviszidose 319
Fetopathia diabetica 133
Fetopathie 152
α-Fetoprotein 721
– Bestimmung im Fruchtwasser 167
Fettausscheidung, im Stuhl 273
Fette, total parenterale Ernährung 69, **70**
Fettgehalt, Frauenmilch 63
Fettgewebe, braunes, vermindertes 95
Fettgewebsnekrose, subkutane 113
Fettleber 73, 177
Fettmalabsorption 278
Fettsäuren
– essenzielle 70
– mehrfach ungesättigte 68
– total parenterale Ernährung 70
Fettsäureoxidationsstörung 172
Fettsucht 74, 133, 228
Fettstuhl 278
Feuermal 851
FFP (Fresh Frozen Plasma) 468, 602
Fibrinogenmangel 466
Fibrinolytika 470
Fibrolipomatose 688
Fibrom
– histiozytäres 671
– nicht ossifizierendes 671
Fibromyalgiesyndrom, juveniles 564
Fibroplasie, retrolentale 127
Fibrosarkom 496
Fibrose, postinflammatorische, Innenohr 828
Fic-Syndrom (familiär intrahepatische Cholestase) 295
Fieber **567**, 600
– Neutropenie 640
– Säugling 569
– Diagnostik 567
– Flüssigkeitsverlust 569
– mütterliches, sub partu 137

– persistierendes 639
– rheumatisches 541
– Therapie 569
– Ursachen 567
Fieberarten 567
Fieberkrampf 51, 575, **770**
Fieberkurve, zweigipflige 631
Fiebermessung 567
Fiebersyndrom, periodisches 538, **560**
Filariasis, lymphatische 646
Filiarien 646
Film-Folien-Kombination 16
Filterpapiertest 45
Filtrationsrate, glomeruläre 395
Fingertremor 695
Finkelstein-Regel 62
Fischbandwurminfektion 644
FISH (Fluoreszenz-in-situ-Hybridisierung) 155
Fissur
– anale 284
– transmurale 288
Fistel, anale 284
Fistelbildung, Morbus Crohn 288
Fixation, visuelle 829
Fixationsreflex 829
FKDS (farbkodierte Duplex-Sonografie) 18
Flachrücken 673
Flachwarze 65
Flake-Fraktur 664
Flanke, ausladende 5
Flankenschmerz 403
Fleck, kirschroter, Augenhintergrund 185, 188
Flexner-Ruhr 622
Flockenlesen 750
Floppy Infant 36, 179, 150
Fluchtreaktion, Säugling 48
Fluconazol 640
9-α-Fludrokortison, Morbus Addison 227
Flügelfell s. Pterygium colli 160
Fluoreszenz-in-situ-Hybridisierung (FISH) 155
Fluoridprophylaxe **46**, 66
5-Fluorocytosin 642
Flüssigkeit
– extrazelluläre 85
– intrazelluläre 85
– transzelluläre 85
Flüssigkeitsaspiration 330
Flüssigkeitsbedarf 86
– Berechnung 88
Flüssigkeitshaushalt, Regulation 86
Flüssigkeitslunge 124
– Neugeborenes, Klinischer Fall 125
Flüssigkeitsraum
– dritter 85
– extrazellulärer 85
– intrazellulärer 85
Flüssigkeitsumsatz 86
Flüssigkeitsverlust 468
– Fieber 569
Flüsterbronchophonie 323
FMF (familiäres Mittelmeerfieber) 561
Folattransportdefizienz, zerebrale 745
Folgemilch 67
Folgenahrung 66, 67
Fölling-Krankheit s. Phenylketonurie 189
Folsäure 76
Folsäure-Arzneimittel-Interferenz 447
Folsäuregabe, perikonzeptionelle 153
Folsäuremangel 200, 447

Folsäuresubstitution 718
Fontanelle
– Auskultation 7
– dritte 728
– eingesunkene 7, 279
– gespannte 138
– große 31
– kleine 31
– – offene 205
– Palpation 7
– Strömungsgeräusch 7
– vorgewölbte 7, 604
Fontanellenschluss
– verzögerter 80
– vorzeitiger 724
Fontan-Operation 348, 382
Foramen ovale 119, **332**
– offenes 333, 337, 338, 342, 347, 348, 354
– Verschluss 96
Foramina parietalia permagna 728
Formelnahrung 66
Fotophobie 195
– Glaukom 838
Fototherapie 298
– AB0-Inkompatibilität 132
– Neugeborenes 129
F-Proteine 591
Fragiles-X-Syndrom **164**, 724
Fragmentozyten 431, 459
– hämolytisch-urämisches Syndrom 399
Fraktur
– achsengerechte Reposition 665
– pathologische 494
– Wachstumsfugenüberkreuzung 664
Franceschetti-Syndrom 149
Frauenmilch (s. auch Muttermilch)
– Fettgehalt 63
– reife 63
– Schadstoffbelastung 64
– Zusammensetzung 63
Frauenmilchlipase 65
Fremdanamnese 2
Fremdeln 38, 50
Fremdkörper
– intratrachealer 306
– Nase 812
– verschluckter 258
Fremdkörperaspiration 311, **329**
– Thorax-Röntgenaufnahme 19
Fremdkörperextraktion
– bronchoskopische 330
– ösophagoskopische 259
Fremdkörperreaktion 330
Frenzelbrille 820
Fresh Frozen Plasma (FFP) 468, 602
Friedreich-Ataxie 747
Fröhlich, Morbus 75
Frontalnahtsynostose, prämature 728
Froschbauch 80
Froschhaltung der Beine 689
Fruchttod, intrauteriner 165
Fruchtwasser
– α1-Fetoprotein-Bestimmung 167
– Chromosomenanalyse 166
– infiziertes, Ingestion 137
Fruchtwasseraspiration 106
Fruchtwassermenge 97
Früherkennungsuntersuchung
– Kinder und Jugendliche 42
– Zeitpunkte der Untersuchungen 43
Frühgeborenen-Retinopathie 839

Frühgeborenes 94
- Abdomen, akutes 142
- Anämie 430
- Blutdruck 96
- Blutung, intrakranielle 117
- Blutungsneigung 98
- Candida-Infektion 638
-- Chemoprophylaxe 640
- Cholestase 297
- Diamond-Blackfan-Anämie 445
- Ductus arteriosus Botalli 96
- Dysplasie, bronchopulmonale 126
- Eisenmangelanämie 435
- Eisenprophylaxe 98
- Erbrechen, gallig blutiges 143
- Hirnblutung 763
- Hypokalzämie 134
- Infektion, bakterielle 137
- Kapillarfragilität 98, 117
- Krampfanfall 118
- Krise, hämolytische, medikamentös bedingte 443
- Listerieninfektion 615
- Lues connata 630
- Muttermilchernährung 65
- Nahrungsaufbau, enteraler 142
- Perinatalperiode 95
- Pneumonie 139
-- Verlauf 320
- Retinopathie 839
- Rotavirus-Enteritis 279
- RSV-Infektion 592
- Sauerstofftherapie 126
- Surfactantmangel 125
- VZV-Immunglobulin 597
- Wärmeverlust 95
- Zerebralparese, infantile 772
- Frühschwangerschaft, Röteln 592
Frühsepsis 136
Frühsommer-Meningoenzephalitis 576
- Schutzimpfung 61
Fruktokinasemangel 177
Fruktose-1,6-Diphosphatase-Mangel 177
Fruktose-1-Phosphat 176
Fruktose-Atemtest 273
Fruktosebelastung
- intravenöse 176
- orale 177
Fruktoseintoleranz, hereditäre 176
Fruktosestoffwechselstörung 176
Fruktosurie, benigne 177
FSH (follikelstimulierendes Hormon) 229
FSME (Frühsommer-Meningo-Enzephalitis) 61
Fuchsbandwurm 646
Fuchsbaufistel 289
Fukosidose 180, 737
Fumarylazetoazetasedefekt 190
Fundoplikatio 260
Fundoskopie, Kandidämie 639
Fundus hypertonicus 369
Funktionsproteine 63
Funktionsstörung, pränatal entstandene 34
Furunkel 854
Furunkulose 855
Fußachseneversion 676
Fußachseninversion 677
Fußdeformität 676
Fußekzem, atopisches, Klinischer Fall 866
Fußlagerungsschaden 676
Fußrückenödem 135, 448
Fußwachstum, Merkregel 44

G

GABA-Stoffwechsel, Störungen 744
GABA-Transaminase-Mangel 744
Gal-1-PUT-Inaktivität 174
Galaktogenese 62
Galaktopoese 62
Galaktosämie 175
- Screening-Untersuchung 45
Galaktose-1-Phosphat-Bildung, endogene 175
Galaktose-1-Phosphat-Uridyltransferase, Inaktivität 174
Galaktosespiegel 175
Galaktosestoffwechselstörung 174
α-Galaktosidase-A-Defekt 186
α-Galaktosidase-Aktivität, verminderte 186
β-Galaktosidase-Defekt 181
Galaktosyl-Sphingosin 735
Galaktosyl-Zeramid 735
β-Galaktozerebrosidase 735
Galant-Reaktion 49
Gallengangsatresie 292
- Choleszintigrafie 17
- extrahepatische 111, 296
- intrahepatische 111
Gallengangsatresie 295
Gallengangsfehlbildung 295
Gallengangshypoplasie 292, **295**, 403
Gallengangsobstruktion, Nachweis 111
Gallentransportstörung, familiär intrahepatische 296
Gallenwege, Malformation, Bildgebung 23
Gallenwegeerkrankung, Labordiagnostik 112
Gallenwegshypoplasie, intrahepatische 295
Gallerückstau 111
Gallethrombus 111
Galopprhythmus 366
GALT- (Galaktose-1-Phosphat-Uridyltransferase)Aktivität 175
GALT-Inaktivität 174
GAMT (Guanidinoazetat-Methyltransferase) 744
Ganciclovir 599
Gangataxie 506, 772
Gang, über die Großzehe 677
Ganglioneurom 489
Gangliosidose 185
Gangstörung, rückenmarktumorbedingte 509
Gänsehaut-Mukosa 263
Ganzkeimvakzine 53
Ganzschädelbestrahlung 477, 479
Gardner-Syndrom 283
Gargoylismus 182
Gärungsdyspepsie 279
Gasaustauschstörung, Neugeborenes 119
Gastritis 262, 264
Gastroduodenoskopie 263
Gastroenteritis
- akute 279, 281
- Dehydratation 87
- hämorrhagische 399
Gastrointestinalblutung, Vitamin-K-Mangel 84
Gastrointestinaltrakt, Fehlbildung, Bildgebung 22
Gastroösophagopathie 294
Gastroschisis 108
Gastrostomie 107

Gaucher, Morbus 186
Gaucher-Zellen 186
Gaumen, hoher 445
Gaumensegelparalyse 614
Gaumenspalte
- mediane 256
- okkulte 256
G-CSF (Granulocyte Colony Stimulating Factor) 450, 453
GDM (gestational diabetes mellitus) 235
Geburtsgeschwulst s. Caput succedaneum 112
Geburtsgewicht
- in der Norm liegendes 94
- niedriges 94
Gedächtnis
- psychopathologische Exploration 776
- immunologisches 516, 517, 529
Gedächtniszelle 517
Gedankenstopp 802
Gedeihstörung 71, 314, 317, 448
Gefäßfehlbildungen, Bildgebung 22
Gefäßkatheter, Candida-Infektion 639
Gefäßverschluss, thromboembolischer, Meningokokkeninfektion 613
Gefäßwandveränderung, thrombosefördernde 469
Gehbeginn 34
Gehirnatrophie, frontotemporale 196
Gehirnschaden, phenylalaninbedingter 189
Gehirnschädigung, stoffwechselstörungsbedingte 169
Gelegenheitskrampf 770
Gelenkachsenfehlstellung 679
Gelenkblockierung 680
Gelenkblutung 431, 465
Gelenkdeformität 662
Gelenkdränage 669
Gelenkeinblutung 456, 462
Gelenkempyem 669
Gelenkentzündung s. Arthritis 665
Gelenkerguss, eitriger 666, **669**
Gelenkfehlanlage 662
Gelenkfehlentwicklung 662
Gelenkflächenabscherung 664
Gelenkflächendefekt 680
Gelenkflächenfragment 680
Gelenkhypermobilität 660
Gelenkinfektion 666, **669**
Gelenkinstabilität 664
Gelenkkapseldistension 666
Gelenkkontraktur, intrauterine 720
Gelenkmaus 680
Gelenkschmerz 538
- Differenzialdiagnose 539, 540
Gelenkveränderung, entzündliche, Bildgebung 25
Gelenkverletzung 663
Genitale, äußeres
- Erkrankungen, Jungen 424
- Erkrankungen, Mädchen 423
- Fehlbildungen, Jungen 424
- Fehlbildungen, Mädchen 423
Genitalien, Untersuchung 10
Genitaltrakt
- Fehlbildung, Bildgebung 24
- Tumor, Bildgebung 24
Genmutation 162
Genodermatosen 845
Genotypdiagnostik
- direkte 162
- indirekte 162
- Genu antecurvatum 679

Genu recurvatum 679
Genu valgum 679
Genu varum 82, 679
- nach Femurfraktur 665
Genussgifte, Frauenmilch 64
Gerinnung, intravasale, disseminierte 383, 468
- Meningokokkeninfektion 613
Gerinnungsfaktoren
- Synthesestörung 459, 468
- Vitamin-K-abhängige 459
Gerinnungsfaktorenbestimmung 460
Gerinnungsfaktormangel 456, **466**
Gerinnungsstörung
- Meningokokkeninfektion 613
- plasmatische 460
German Measles (s. Röteln) 592
Germinom 497
Gesamtcholesterin 184
Gesamtkörperkaliumbestand, extrazellulärer Anteil 89
Gesamtpuffersystem 90
Geschlecht
- chromosomales 220
- genetisches 220
- gonadales 220
- phänotypisches 220
Geschlechtsentwicklung 33
- Störung 160, 220
Geschlechtsmerkmale, sekundäre, Ausbildung 33
Geschmacksstörung 757
Gesicht, puppenhaftes 232
Gesichtserythem, schmetterlingsförmiges 573
Gesichtsfehlbildung 722
Gesichtsfeldausfall, hirntumorbedingter 508
Gesichtsfeldgrenze 829
Gesichtsschädel, verbreiterter 438
Gesichtsskoliose 676
Gesichtstic 785
Gesichtszüge, grobe 180, 182, 733
Gestagen, Hochwuchs 234
Gestaltwandel 30
Gestationsalter 94
Gestationsalterbestimmung 100, 102
Gewebedefekt, Skelettdysplasie 655
Gewebshormone, intestinale, Störung 278
Gewebstransglutaminase 274
Gewicht, Merkregel 44
Gewichtsabnahme 208, 209
Gewichtsminderung
- Diabetes mellitus 236
- postnatale 85
Gewichtsnormalisierung 803
Gewichtsschwankungen 803
Gewichtsverlust 802
- akuter 87
Gewichtszunahme
- Hochwuchsreduktionstherapie 234
- Hypothyreose 210
- Glomerulusläsion, minimale 398
GFR (glomeruläre Filtrationsrate) 415
GH (growth hormone) 229
Gianotti-Crosti-Syndrom 578
Giardia lamblia 645
Giardiasis 645
Gibbusbildung 182
Gichttophi 200
Giemen, exspiratorisches 306
Gierke-Glykogenose 178, 179
Giftaufnahme, über die Haut 886

Sachverzeichnis

Giftentfernung
- primäre 886
- sekundäre 887
Giftingestion 884
Giftnotrufzentrale 885
Gigantismus, zerebraler 724
Gilbert-Meulengracht-Syndrom 297
Gilles-de-la-Tourette-Syndrom 784
Gingivahyperplasie 254, 476
Gingivitis 253
Gingivostomatitis herpetica 581
Gittersehschärfe 830
Glabella-Klopfreflex 101
Glasgow-Koma-Skala **751**, 758
Glasknochenkrankheit s. Osteogenesis imperfecta 658
Glaskörper, primär persistierender hyperplastischer (PHPV) 837
Glaucoma praematurorum 839
Glaukom 838
- kongenitales 838
- tumorbedingtes 500
GLD (Globoidzell-Leukodystrophie) 735
Gleichgewichtssinn 37
Gleichgewichtsstörung 819
Gleithernie 261, 262
Gleithoden 425
Gleitlager, femoropatellares, Dysplasie 663, 681
Glenn-Anastomose 347
Gliadin 274
Gliederschmerzen 538
Gliedmaßendefekt 659
Gliomknötchen, Augenhintergrund 730
Globoidzellen 735
Globoidzell-Leukodystrophie 733, **735**
- Bildgebung 734
Glockenthorax 80
Glomeruläre Erkrankungen 390
Glomeruläre Filtrationsrate 417
Glomerulonephritis 464
- akute postinfektiöse 390
-- Klinischer Fall 392
- diffuse endokapilläre 390
- extrakapilläre 392
- IgA-Glomerulonephritis 392
- Immunkomplextyp 553
- Minimal Change Glomerulonephritis 396
- systemischer Lupus erythematodes 393
Glomerulopathie, chronisch progrediente 394
Glomerulosklerose, fokal segmentale 398
Glomerulusfiltrat 418
Glomeruluskapillarenokklusion 399
Glomerulusläsion, minimale 396
- Klinischer Fall 398
Glossoptose 256
Glottis-Web 813
Gloves and Socks Syndrome 573
Glukagon 171
Glukokortikoide
- Asthma-bronchiale-Therapie 312
- AGS 224
- JIA 549
Glukoneogenese 171
- gesteigerte 235
Glukoneogenesestörung 172, 176
Glukose, total parenterale Ernährung 69, **70**
Glukoseaufnahme, zelluläre 86

Glukose-Elektrolytlösung 88
Glukose-Galaktose-Malabsorption 278
Glukosegehalt, Nasensekret 761
Glukosehomöostase, gestörte 177, 237
Glukose-Infusion, Krampfanfall 118
Glukose-Insulin-Infusion 90
Glukosekonzentration
- Blut, postnatal 132
- Liquor, vermindert 636
- Plasma, postnatal 99
Glukoselösung, hochprozentige, Bolusinjektion 133
Glukosemangel, postnataler 132
Glukoseoxidationsrate, maximale 70
Glukose-6-Phosphatase-Mangel 178
Glukose-6-Phosphat-Dehydrogenasemangel 130, 429, 430, 441, **443**
Glukoseproduktionsrate, endogene 70
Glukosetoleranz, gestörte 228, 235, 315
Glukosetoleranztest, oraler 236
Glukosetransporter- (GLUT1) Defekt 744
Glukoseverwertungsstörung 235
Glukosezufuhr, neonatale Hypoglykämie 133
Glukosurie 175, 236, 278
- Asparaginasetherapie 237
- Neugeborenes 237
- Tyrosinämie 190
- zentral bedingte 237
Glukosylzeramidspeicherung 186
Glukozerebrosid-β-Glukosidase-Defekt 186
Glukuronidierungssystem, Störungen 298
GLUT1-Defekt 744
Glutäalfaltenasymmetrie 682
Glutarazidurie, Typ 1 724
Glutaryl-CoA-Dehydrogenase-Defekt 196
Glykogenolyse
- blockierte 176
- gesteigerte 235
Glykogenolysestörung 172
Glykogenose 177, 179
- Typ I 172
- Typ II 178, 733
-- Muskelhistologie 694
Glykolyse-Defekt 441
Glykolysestörung 176
Glykosylierung, kongenitale Defekte 741
GM_1-Gangliosidose 185
GM_{2A}-Gen 734
GM_2-Aktivator-Defekt 734
GM_2-Aktivator-Protein 733
GM_2-Gangliosidose 733
GM-CSF 450, 519
GN (Glomerulonephritis) 390
Gn (Gonadotropin) 229
Gneis 863
Gnomenwaden 703
GnRH-Analoga 218
GnRH-Test 218, 219
Goitrogene 212
Goldenhar-Sequenz **150**, 151
Gonadenatrophie 707
Gonadendysgenesie 222
Gonadeninsuffizienz
- primäre 219
- sekundäre 219

- tertiäre 219
Gonadenschutz 16
Gonadotropinmangel, angeborener 230
Gonadotropin-releasing-Hormon (GnRH) 215, 426
Goodpasture-Syndrom 393
Gottron-Papeln 553
Gottron-Zeichen, juvenile Dermatomyositis 554
Gowers-Phänomen 689, 703
G-Proteine 591
Gpt (Gigapartikel)
Graefe-Zeichen 209
Graft-versus-Host-Erkrankung 513
Graft-versus-Host-Reaktion 522
- DiGeorge-Syndrom 523
Grand-Mal-Anfall 767
Grand-Mal-Epilepsie 768, 771
Granulation, toxische 450
Granulom, eosinophiles 453, **486**
Granulomatose, septische 522
Granulozyten
- basophile, vermehrte 453
- eosinophile, vermehrte 453
- Funktion 450
- neutrophile 516
-- toxische Granulation 450
-- Hypersegmentierung 450
-- vermehrte 451
-- verminderte 447, 452
Granulozytenanomalie 450
Granulozytendefekt, primärer 522
Granulozytopenie 76
Gregg-Syndrom 593
Greiffunktion, Entwicklung 36
Greifreaktion, Säugling 48
Greifreflex, fehlender 116
Greifverhalten 36
Grey matter Disease 732
Grey-Syndrom 100
Grimassieren 785
Grippe s. Influenza 587
Grünholzfraktur 664
Guanidinoazetat-Methyltransferase-Mangel 744
Guillain-Barré-Syndrom 756
Gürtelform-Myasthenie 700
Gürtelrose s. Zoster 595
GVH-Erkrankung (Graft-versus-Host-Erkrankung) 513
Gynäkomastie 217
G-Zell-Hyperplasie 263

H

Haab-Leisten 839
Haarausfall 208
Haarleukoplakie 585
Hackenfuß 678
Hackenfußstellung 678
HAE (hereditäres Angioödem) 522
Haemophilus-influenzae-
- Epiglottitis
- Impfstoff 619
- Infektion 618
- Meningitis, Chemoprophylaxe 605
- Schutzimpfung 57
Hageman-Faktor-Mangel 467
Hakenwurminfektion 644
Halblösung 88
Halbseitenanfall 731
Halbseitenlähmung s. Hemiparese 731
Halbseitensymptome, posttraumatische 759

Hallopeau-Siemens-Epidermolyse 848
Hallux flexus 677
Halluzination 792
- akutische 793
- optische 794
Hals
- Schwellung 8
- Untersuchung 8
Halsfistel 819
Halslymphknoten, vergrößerte 609, 614, 635
Halslymphknotentuberkulose 819
Halsschmerzen 608, 614
Halszyste
- laterale 8, 819
- mediale 819
Haltungsschwäche 672
Haltungstest, nach Matthiass 672
Hämangiom 852
- Abdomen, Bildgebung 22
- Haut 7
- intrakranielles 764
- kapilläres, Orbita 834
- Mund-Kiefer-Hals-Bereich 257
Hamartom 218, 283, 725, 730
Hämatemesis 252
Hämatin 252
Hämatinerbrechen 263
Hämatininfusion 201
Hämatochezie 252
Hämatokolpos 423
Hämatokrit 431
- erhöhter 449
- postnataler 97
Hämatom 456
- epidurales 760
- subdurales 760
-- chronisches 117
Hämatopoese, gesteigerte 480
Hämaturie 492
- nephritisches Syndrom 391
- benigne familiäre 393
Hamburg-Wechsler-Test für Kinder 40
HA-Milch (hypoallergene Milch) 67
Hämodialyse 417, 887
Hämodilution 95
Hämoglobin (s. auch Hb)
- fetales 98
- glukosyliertes 238
- reduziertes 431
Hämoglobinämie 441
- Neugeborenes 443
Hämoglobin-Elektrophorese, pathologische 438
Hämoglobingehalt im Erythrozyten (MCH, mean corpuscular hemoglobin) 431
Hämoglobinkonzentration
- des Erythrozyten, verminderte 434
- im Blut 429, 431
- postnatale 97
Hämoglobinkonzentration des Erythrozyten (MCHC, mean corpuscular hemoglobin concentration) 431
Hämoglobin-M-Anomalie 449
Hämoglobinmolekül 437
Hämoglobinopathie 437, 441, **443**
Hämoglobinsyntheseströung 435
Hämoglobinurie 441
Hämolyse 429, 440, **441**
- akute 431
- Rhesus-Inkompatibilität 130

Hämolyse
- Blutausstrich 441
- mechanische 431, **444**
- medikamentös bedingte 441
Hämolytisch-urämisches Syndrom **399**, 430, 459, 461
- Klinischer Fall 400
Hämoperfusion 887
Hämophagozytierendes Syndrom 563
Hämophilie 540
- Schweregrad 465
Hämophilie A 465
Hämophilie B 466
Hämoptoe 317
- Goodpasture-Syndrom 393
Hämosiderinurie 441
Hämosideroseprophylaxe 439
Hämostase
- primäre 458
-- Störung 456, **461**
- sekundäre
-- Störung 456, 459, **464**
Hämpigmentstoffwechselstörung 200
Hand-Auge-Koordination 829
Hand-Augen-Koordinationsprüfung 52
Handfunktion, Entwicklung 37
Hand-Fuß-Mund-Krankheit 572
Hand-Fuß-Syndrom 443
Handgelenkfehlstellung 416
Handlung, parasuizidale 796
Hand-Röntgenaufnahme, Knochenalterbestimmung 232, 234
Hand-Schüller-Christian-Syndrom 487
Handwurzelentwicklung 32
Handwurzelknochen, Arthritis 548
HANE (hereditäres angioneurotisches Ödem) 522
Haptoglobin, freies 441
Harnabflussstörung 404
Harnblase, areflexive 408
Harngewinnung, Kleinkind 409
Harninkontinenz 405, **408**
Harnkonzentrationsfähigkeit, Abnahme 415, 419
Harnleiterstein 289
Harnpflichtige Substanzen, Anstieg 383, 392, 412
Harnröhrenklappen, mit Nierendysplasie, Klinischer Fall 402
Harnsäureausscheidung, erhöhte 200
Harnsäurenephropathie 412, 476
Harnsäurespiegel, im Nabelschnurblut 200
Harnsäurestein 422
Harnstau, beidseitiger 405
Harnsteine 422
Harnsteroidprofil 228
Harnstoff 875
- erhöhter 236
Harnstoffkonzentration, im Serum, Azidose 88
Harnstoffzyklusstörung 198
Harntransportstörung, Bildgebung 24
Harnträufeln 408, 721
Harnwege, ableitende, Fehlbildungen 400
Harnwegsinfektion 409
- Differenzialdiagnose 410
- neonatale 139, 140
- nosokomiale 624
- rezidivierende 418
- Harnwegsobstruktion 411, 422, 482

Harrison-Furche 80, 310
Hashimoto-Thyreoiditis 210
Hasner-Membran 835
Hauptsprachbereich 821
Haut
- postnatale Adaptation 98
- teigige 205
- Untersuchung 6
Hautabszess 605
Hautatrophie 73
Hautblutung 456, 604
Hautblutungen 447
- Neugeborenes 127
- Hauterkrankungen 844
- allergische 868
- infektiöse 853
- parasitöse 860
Hautfalte, stehende 87
Hautgeruch, auffallender 189
Hauthyperelastizität 660
Hautinfektion, neonatale 139
Hautkandidose 639
Hautkolorit 6
Hautmaulwurf 646
Hautpigmentierung 6
- dunkle 6
Hauttest 531
Haut-Prick-Test 531
Hautschuppung
- Kawasaki-Syndrom 558
- Scharlach 609
- Syphilis, konnatale 630
Hautturgor 7, 87
- postnataler 98
HAV (Hepatitis-A-Virus) 577
Hb (s. auch Hämoglobin) 429
HbA₁ 438
HbA₁c 236, 238
HbA₂ 437
HbBarts 437
HbBarts-Hydrops-fetalis-Syndrom 439
HBcAg 577, 578
HBeAg 577, 578
Hb-Elektrophorese 444
HbF 98, 437, 438
- erhöhtes 445
- im mütterlichen Blut 440
HB (Hepatitis B) 55
HbH-Krankheit 439
Hb-Lepore 439
HbS 443
HBsAg 577, 578
HBsAg-Persistenz 579
HBsAg-Träger 578
HBV-DNA 577, 578
HBV (Hepatitis-B-Virus) 577, **578**
β-HCG (humanes β-Choriongonadotropin) 498
HCV (Hepatitis-C-Virus) 577, 580
HCV-RNA 577
HDL-Cholesterin 185
HDV (Hepatitis-D-Virus) 577
HDV-RNA 577
Heavy Chains, Immunglobulin 518
Hebephrenie 793
Heiner-Syndrom 327
Heinz-Innenkörper 432, 443
Heiserkeit 543, 614, 813, 817, 818
Heißhungerattacke 803
Helicobacter-pylori-Infektion 263
Helmintheninfektion 642
- extraintestinale 646
- intestinale 642
Hemeralopie 77
Hemianopsie, bitemporale 508
Hemichondrodystrophie 658

Hemi-Fontan-Operation 353
Hemihypertrophie 501
Hemiparese 138, 470, 723, 731
- infantile, akute 765
- spastische 773
Hemizygotie 164
Hemmkörper, temporärer 458
Henkelstellung der Arme 689
Hepatitis 577
- chronische, HBeAg-positive 579
- fulminante 578
- neonatale 111
Hepatitis A 577
Hepatitis-A-Schutzimpfung 61
Hepatitis-A-Virus 577
Hepatitis B 577, **578**
- chronische 579
- fulminante 579
- Hepatitis-D-Virus-Koinfektion 579
- Neugeboreneninfektion 578
- postexpositionelle Prophylaxe, Neugeborenes 58
- Prophylaxe 579
Hepatitis-B-Schutzimpfung 57
Hepatitis-B-Virus 577, **578**
Hepatitis C 577, **580**
- chronische 580
Hepatitis-C-Virus 577, 580
Hepatitis-D 577
Hepatitis-D-Virus 577
Hepatitis E 577
Hepatitis-E-Virus 577
Hepatobiliäres System
- Bildgebung 23
- Mukoviszidose 319
Hepatoblastom 500
Hepatolentikuläre Degeneration s. Wilson, Morbus 202
Hepatomegalie
- hereditäre Fruktoseintoleranz 176
- Fetopathia diabetica 133
- Glykogenose 178
- Leberversagen, akutes 293
- Rhesus-Inkompatibilität 131
- Truncus arteriosus communis 356
- Ventrikelseptumdefekt 340
Hepatosplenomegalie
- Cholestase 111
- CMV-Infektion 598
- Galaktosämie 174
- infektiöse Mononukleose 585
- Leukämie 474
- Lipidose 185
- Morbus Niemann-Pick 188
- Morbus Wilson 202
- Mukopolysaccharidose 180
- β-Thalassämie 438
- Tyrosinämie 190
Herbizidvergiftung 890
Herdepilepsie 769
Heredoataxie 747
Herlitz-Epidermolyse 848
Hermansky-Pudlak-Syndrom 463
Hernie **284**, 660
Herpangina 572
Herpes genitalis, Entbindung 583
Herpes labialis 581
Herpes neonatorum 581, **582**
Herpesenzephalitis 752
Herpes-Panaritium 581
Herpes-simplex-Virus 580
- Typ 1 581
- Typ 2 581
Herpes-simplex-Virus-Infektion 580
- genitale 582

- konnatale 582
- latente 580
- Rekrudeszenz 581
- Rekurrenz 581
- Stomatitis 253
Herpesviren, humanpathogene 581, 598
Herpesvirus, humanes
- Typ 6 575, 581
- Typ 7 581
- Typ 8 581
Hers-Glykogenose 178
Hertoghe-Zeichen 865
Herz
- Auskultation 5, 333
- Inspektion 4, 333
- Lageanomalie 334
- Palpation 4
- Untersuchung 4
Herzbelastung, ventrikuläre 4
Herzbuckel 4
Herzdruckmassage 385
Herzerkrankung, entzündliche 356
- Endokarditis 358
- Myokarditis 356
- Perikarditis 360
Herzfehler 152
- angeborener 331, 335
-- Wiederholungsrisiko 165
- Down-Syndrom 157
- komplexer 353
- Linksherzobstruktion 349
- Links-rechts-Shunt 335
- Rechtsherzobstruktion 342
- zyanotischer, angeborener 449
Herzfrequenz
- Normalwerte 373
- postnatale 96
Herzgeräusch
- akzidentelles 5
- diastolisches 5
- Fortleitung 5
- systolisch-diastolisches 5
- systolisches 5
Herzgeräusche 367
Herzinspektion 333
Herzinsuffizienz 365
- klinische Zeichen 4
Herzkatheteruntersuchung 334
Herzklappe, künstliche, Anämie 430, 444
Herz-Kreislauf-System, präpartale Entwicklung 332
Herzlageanomalie 334
Herzmassage 104
Herzpalpation 333
Herzrhythmusstörungen 372
Herzschlauch, primitiver 332
Herzschrittmacher, Indikation 382
Herzspitzenstoß 4
Herzstillstand 476
Herztamponade 360
Herzton, zweiter, gespaltener 337
Herztransplantation 353, 357, 364, 365
Herztumor 361
Heteroglykanose 180, 181
Heterophorie 832
Heteroplasmie 165
Heterotaxie 308
Heterotopie, Nervenzellen 724
Heterotropie 832
HEV (Hepatitis-E-Virus) 577
HEV-RNA 577
Hexadaktylie 158
HEXA-Gen 734
HEXB-Gen 734
H₂-Exhalationstest 273

Hexenmilch 98
β-Hexosaminidase-A-Mangel 188
β-Hexosaminidase-B-Mangel 188
Hexosaminidase A 733
Hexosaminidase B 733
HFI (hereditäre Fruktoseintoleranz) 176
HGPRT-Defekt 199
HHL (Hypophysenhinterlappen) 229
HHT (Hämagglutinationshemmtest) 593
HHV (humanes Herpesvirus) 581
HHV-6-DNA, Nachweis 575
HHV-6 (humanes Herrpesvirus Typ 6) 575
HHV-8 (humanes Herrpesvirus Typ 8) 581
Hiatushernie 265
Hiatus leucaemicus 476
Hib (Haemophilus influenzae Typ b) 55
Hib-Schutzimpfung 57
Hickman-Katheter 69
HIDS (Hyper-IgD-Syndrom) 561
High Pressure Reflux 406
Himbeerzunge 609
Hiob-Syndrom 528
H⁺-Ionenausscheidung 91
H⁺-Ionenverlust 92
Von-Hippel-Lindau-Syndrom 502, **731**, 851
Hirnabszess 604, **755**
Hirnatrophie 725
Hirnblutung 28
– Frühgeborenes 117, 763
– Neugeborenes, reifes 116
Hirndrucksteigerung 726, 764
Hirndrucksymptomatik 507
Hirndruckzeichen 502, 505
Hirnerschütterung 758
Hirnfunktionsstörung, Bewegungsentwicklung 37
Hirngewebeherniation 726, 750
Hirngewicht 35
Hirninfarkt 604
– pränataler 724
Hirnnervenausfall, tumorbedingter 507
Hirnnervenkernaplasie 727
Hirnnervenparese 503, 757
Hirnödem 604
– hitzebedingtes 881
– posttraumatisches 762
– Rehydrierung 88
– therapeutische respiratorische Alkalose 93
– Therapie 882
– traumatisch bedingtes 758
Hirnquetschung 758
Hirnrindenentwicklungsstörung 722
Hirnrindenprellungsherd 760
Hirnschädelverkalkung, fehlende 83
Hirnschädigung, perinatale, Untersuchung 11
Hirnstammaudiometrie 822
Hirnstammkompression 721
Hirnstammtumor 507
Hirntumor 27, **502, 503**
Hirnventrikelerweiterung 725
Hirnwachstum, vermindertes 724
Hirnwunde 758
Hirnwundeninfektion 760
Hirtenstabdeformität, Femur 658
Hirschsprung, Morbus 110

Histaminfreisetzungshemmung 312
Histaminliberatoren 274
Histamin-Release-Test 532
Histiozytose 486
– maligne 488
Histiozytosis X s. Langerhans-Zell-Histiozytose 486
Hitzekollaps 881
Hitzekrampf 882
Hitzschlag 881
HIV-Antikörpertest 584
HIV (Human Immunodeficiency Virus) 583
HIV-Infektion 583
– konnatale 594
– progressive Enzephalopathie 755
HIV-Transmission, vertikale 584
H-Kette, Immunglobulin 518
HLA-Assoziation
– Diabetes mellitus 234
– Morbus Basedow 208
– Myasthenia gravis pseudoparalytica 698
– Zöliakie 274
HLA-B27 539, 541
HLA-DR2 551
HLA-DR3 551
HLA-Eigenschaften
– Knochenmarktransplantation 521
– Organtransplantation 521
HLA (human leukozyte antigen) 520
HLA-Klasse-II-Molekül 521
HLA-Klasse-I-Molekül 521
HLA-System 520
HLA-Typisierung 521
HMP (humanes Metapneumovirus) 306
HMSN (hereditäre motorisch-sensorische Neuropathie) 696
HNO-Untersuchung 8
Hochdruckenzephalopathie 369
Hochspannungsunfall 883
Hochwuchs **233**, 659
Hockstellung 344, 689
Hoden
– Fehllage 426
– Palpation 10
Hodengröße 33
Hodenhochstand 24
Hodentorsion 427, 498
Hodenvolumen, in der Pubertät 216
Hodgkin, Morbus **484**, 585
– FDG-PET-CT 20
– Thorax p.–a. 20
Höhenphobie 798
Höhenschielen 832
Hohlfuß 679, 697
Hohlrundrücken 673
Hohlwarzen 65
Holoprosenzephalie 158, **722**
Holt-Oram-Sydrom 149
Homöothermie 95
Homozystinurie 193
Hordeolum 834
Hormon, antidiuretisches (ADH) 86, 229, 419
Hormonbefunde, in der Pubertät 216
Horner-Syndrom 116, 490
Hornhautlichtreflex 830
Hornhauttrübung 186
Hörprüfung 50, 51, 822
Hörprüfverfahren 822
Hörschwelle, altersabhängige 821
Hörscreening 822

– Untersuchung des Neugeborenen 45
Hörsinn, Physiologie 820
Hörstörung 821
Hörstummheit 788
Hörverlust 729, 739, **821**
Hörvermögen, Sprachentwicklung 39
Hospitalismus, psychischer 776
Howell-Jolly-Körperchen 432
HPV (humanpathogenes Papillomavirus) 55
HPV-Impfung 60
HSP (hereditäre spastische Paraplegie) 748
HSV (Herpes-simplex-Virus) 580
HSV-Keratokonjunktivitis 581
Hüftgelenk
– Anspreizkontraktur 662
– Chondromalazie 686
– präarthrotische Deformität 686
– Hüftgelenkdysplasie 152, 654, **681**, 684
– Hüftgelenkentzündung, abakterielle, flüchtige 686
Hüftgelenkerguss 686
Hüftgelenkinstabilität 682
Hüftgelenksluxation 663, **681**, 684
– angeborene 152
– Entstehungszeitpunkt 655
– spastisch bedingte 654
Hüftgelenkschmerzen 686
Hüftgelenksonografie
– Neugeborenes 45
– Befundklassifikation 682
Hüftgelenkspalt, Breite, Zunahme 684
Hüftgelenkuntersuchung, sonografische, nach Graf 682
Hüftkopf
– aseptische Osteochondrose 661
– deformierter 685
– Ossifikationskernnekrose 684
– Pilzform 685
– Subluxierbarkeit 682
Hüftkopfdeformität 685
Hüftkopfdislokation 682
Hüftkopfepiphysenlösung 686
Hüftkopfnekrose 654, 668
– juvenile s. Perthes, Morbus 661
– kindliche, idiopathische s. Perthes, Morbus 661
Hüftkopfreposition 683
Hüftkopfsubluxation 686
Hüftlendenstreckstife 675
Hüftmuskulaturspastik 772
Hüftpfannendeformität, sekundäre 682
Hüftsonografie 682
Humanalbumin 387, 398, 879
Human Immunodeficiency Virus s. HIV 583
Hundebandwurm 646
Hundebissverletzung 883
Hungeratrophie 73
Hungertest, positiver 298
Hunter-Mukopolysaccharidose 181
HUS (hämolytisch-urämisches Syndrom) 399
Husten 300
– bellender 818
– Diagnostik 301
– plötzlich auftretender 329
– produktiver, chronischer 308, 315
– trockener 588
– Ursachen 300

Hustenattacke
– postnatale 106
– stakkatoartige 619
HVL (Hypophysenvorderlappen) 229
HVL-Tumor
– TSH-produzierender, Laborbefunde 208
HWI (Harnwegsinfekt) 409
Hydantoin-Langzeittherapie 254
Hydatidenkrankheit 646
Hydramnion 105, 109
Hydratationszustand 86
Hydrocele testis et funiculi 426
Hydrocephalus (s. auch Hydrozephalus) 725
– communicans 725
– e vacuo 725
– externus 725
– hypersecretorius 725
– internus 72
– nonresorptivus 725, 764
– obstructivus s. Verschlusshydrozephalus 718
– occlusus s. Verschlusshydrozephalus 718
Hydrolysatnahrung 274
– Kuhmilchallergie 535
Hydrometrokolpos 423
Hydronephrose
– beidseitige 405, 407, 413
– Palpation 6
Hydrops fetalis 130, 573, 737
Hydrops-fetalis-Syndrom (s. Barts-Hydrops-fetalis-Syndrom) 439
25-Hydroxycholecalciferol 78
17-Hydroxylase 225
21-Hydroxylase 223
11-Hydroxylase-Defekt 225
Hydroxylysinabbaustörung 196
3β-Hydroxysteroid-Dehydrogenase-Defekt 225
Hydroxyurea 444
Hydrozele 426
Hydrozephalus 117, 180, **725**
Hygrom 117, 196
Hymenalatresie 423
Hymenolepiasis 643
Hypalbuminämie 394
Hypalimentation s. Unterernährung 71
Hyperaktivität 782
Hyperakusis 185, 757
Hyperaldosteronismus
– primärer 229
– sekundärer 229
Hyperalimentation 71
Hyperaminoazidurie 175, 176
Hyperammonämie 192, 197, 293
– Sofortbehandlung 198
– transitorische 197
Hyperandrogenämie 225
Hyperbilirubinämie 111
– hereditäre, nicht hämolytische 297
– direkte 296
– konjugierte, Neugeborenes 128
– lebensbedrohliche 298
– Neugeborenes 127, 443
– unkonjugierte, Neugeborenes 128
Hyperchlorämie 419
Hypercholesterinämie 185
– nephrotisches Syndrom 397
– familiäre 184
Hyperchromie 432
Hyperchylomikronämie 183
Hypereosinophiles Syndrom 453
Hyperexzitabilität, Neugeborenes 35

Hyperglykämie 236
- totale parenterale Ernährung 71
Hyperglykämisches hyperosmolares Syndrom 239
Hyperglyzinämie, nicht ketotische 195
Hyperhomozystinämie 193
Hyperhydratation 89
Hyper-IgD-Syndrom 561
Hyper-IgE-Syndrom 528
Hyper-IgM-Syndrom 525, 526
Hyperinsulinismus 133, 170, **171**
Hyperkaliämie **90**, 476
Hyperkalzämie 79, 82, 214
- Differenzialdiagnose 215
- infantile, idiopathische, angeborene 79
Hyperkalziurie 214
Hyperkapnie, Neugeborenes 139
- perinatale 102
Hyperkeratose 254, 547, 551, 846, 865
Hyperkinetische Störung 783
Hyperkoagulabilität 469
Hyperkortisolämie, Differenzialdiagnose 228
Hyperkortisolismus 227
Hyperlipidämie, nephrotisches Syndrom 395
Hyperlipoproteinämie 184
- familiäre 184
- Screeninguntersuchung 184
Hyperlordose 672
- lumbale 703
Hypernatriämie 225, 229, 420, 882
Hyperopie 831
Hyperosmolares Syndrom 88
Hyperostose, kortikale, infantile 668
Hyperoxalurie 423
Hyperparathyreoidismus 214
- primärer 214
- sekundärer 79, 214
-- Niereninsuffizienz 415
- tertiärer 214
Hyperphenylalaninämie 189
- maternale 190
Hyperphosphatämie 81, 213, 399, 416
Hyperphosphatasie 80, 82, **83**
Hyperphosphaturie 419, 421
Hyperpigmentierung, Morbus Addison 227
Hyperplasie, adenoide 815
- Klinischer Fall 824
Hyperreagibilität, bronchiale 309
Hypersalivation 258, 891, 894
Hypersegmentierung, Neutrophile 450
Hyperspleniesyndrom 439
Hypersplenismus 292, 294
Hypertelorismus 445
Hypertension, portale 292, 296
Hypertensive Krise **369**, 414
Hyperthermie, maligne 712
Hyperthyreose 207
- Laborbefunde 208
- primäre 208
- sekundäre 208
Hyperthyreosis factitia 208
Hypertonie
- arterielle
-- AGS 225
-- Morbus Conn 229
-- Morbus Cushing 228
- essenzielle 368
- muskuläre, Neugeborenes 35
- pulmonale, Vorbeugung bei Mukoviszidose 318

- sekundäre 368
Hypertransfusion 439
Hypertransparenz, pulmonale, einseitige 329
Hypertriglyzeridämie, totale parenterale Ernährung 71
Hypertropie 832
Hyperurikämie 179, 199, 476
- Differenzialdiagnose 200
Hyperventilation, psychisch bedingte 93
Hyperventilationstetanie 213
Hypervitaminose **77**
Hypoaldosteronismus 90
Hypoareflexie 701
Hypochromie 432, 435, 438
Hypodontie 255
Hypogalaktie
- funktionelle 65
- passagere 65
Hypogammaglobulinämie, transitorische 525, 526
Hypogenitalismus 161
Hypoglykämie 170, 171, 770
- Ahornsirupkrankheit 191
- Differenzialdiagnose Ketoazidose 239
- Fettsäurestoffwechselstörung 171
- Fruktose-1,6-Diphosphatase-Mangel 177
- Gierke-Glykogenose 178
- hypoketotische 173
- Insulintherapie 238
- ketotische 172
- nächtliche 171
- Neugeborenes 132, 171
- nicht ketotische 172
- postnatale 95, 99
- reaktive 70
- Soforttherapie 171
- totale parenterale Ernährung 71
Hypogonadismus 74
- hypergonadotroper
-- Mädchen 175
-- primärer 161
- hypophysär bedingter 230
Hypokaliämie 89
Hypokalzämie 770
- autosomal-dominante 213
- Neugeborenes 134
- Symptome 213
Hypoketonurie 173
Hypolipoproteinämie 183
Hypomagnesiämie 134
Hyponatriämie 88
Hypoparathyreoidismus 213
- transitorischer, Neugeborenes 213
Hypoperfusion, renale 414
Hypophophasie, kongenitale 83
Hypophosphatämie 79, **82**
Hypophyse, Hormone 229
Hypophysenfunktionstest 230
Hypophysentumor 75
Hypophysenvorderlappeninsuffizienz 229
Hypopituitarismus 229
Hypoplastisches Linksherzsyndrom 352
Hypoproteinämie 275
Hyporeflexie 90
Hyposensibilisierung **312**, 536
Hypospadie 424
- Wiederholungsrisiko 165
Hypothalamus-Hypophysenvorderlappen-Gonaden-Funktionsachse 215
Hypothalamus-Hypophyse-Schilddrüse, fetale Achse 203

Hypothalamustumor 75
Hypothermie 95
Hypothermiebehandlung, perinatale Asphyxie 106
Hypothyreose 204
- angeborene, Therapie 207
- Down-Syndrom 156
- erworbene, Therapie 207
- hypophysär bedingte 230
- latente 204
- primäre 204
- Screening-Untersuchung 45, 205
- Skelettveränderungen 206
Hypotonie
- arterielle 357
- muskuläre (s. auch Muskelhypotonie) 80, 156, 170, 188, 203, 420, 694, 701, 738, 744
-- Neugeborenes 35
Hypotoniesyndrom 689
Hypotropie 832
Hypovitaminose 76
Hypovolämie 389, 395, 440, 879
Hypoxämie 308, 449
Hypoxanthin 199
Hypoxanthin-Guanin-Phosphoribosyl-Transferase-Defekt 199
Hypoxie
- intrauterine, chronische 95
- perinatale 102
- postnatale 95
Hypsarrhythmie 767
HZV (Herzzeitvolumen)

I

Ibuprofen 569
ICD-10, Kinder-/Jugendpsychiatrie 775
Ich-Störung 793
Ichthyose 845
- kongenitale 847
- vulgäre 846
Ichthyosishand 846
Ichthyosis vulgaris
- autosomal-dominante 846
- X-chromosomal-rezessive 846
ICR (Interkostalraum) 333
ICROP (International Classification of Retinopathy of Prematurity) 840
Icterus gravis 128, 130
- Frühgeborenes, Klinischer Fall 130
Icterus neonatorum 127
Icterus praecox 128, 130
Icterus prolongatus 128, 205
Idiotie 777
- amaurotische 789
- Iduronidasedefekt 182
IEF (ioelektrische Fokussierung) 742
IFG (impaired fasting glucose) 237
IFN 520
IFT (Immunfluoreszenztest) 575
Ig (s. auch Immunglobulin) 518
IgA-Ablagerung 392
IgA-Bildung, fetale 99
IgA-Glomerulonephritis 392
- Differenzialdiagnose GN, Purpura Schoenlein-Henoch 392
IgA-Mangel, selektiver 525, 526
IgA-Nephropathie 392
IgD-Anti-D-Gabe, postpartale 131
IgE, Allergie 532
IgE-Antikörper 311, **530**, 641
IgG-1 526
IgG-2 526

IgG-3 526
IgG-Antikörper
- blockierende 312
- diaplazentarer Transfer 99
IgG-Antikörpertiter 593
IgG-Bildung, fetale 99
IgG-Subklassenmangel
- Klinischer Fall 527
- selektiver 525, 526
IgM-Nachweis, spezifischer 593
IGT (impaired glucose tolerance) 235
Ikterus
- bakterielle Infektionskrankheit 138
- Cholestase 295
- physiologischer 127
- postnataler 111
- unphysiologischer 128
IL (Interleukin) 517
IL-1 519
IL-2 517, 519
IL-3 519
IL-4 517, 520
IL-5 517, 520
IL-6 520
IL-8 520
IL-10 517, 520
IL-12 520
IL-13 517, 520
IL-17 520
IL-23 520
Ileokolitis 279, 625
Ileus 110, **265**
- Bildgebung 22
- hoher 265
- mechanischer 266
- Neugeborenes 108
- paralytischer 90, 266, 282
- tiefer 265
Imbezillität 777
Imitationsvermögen 38
Immortalisation 585
Immunabwehr 450
Immunabwehrsystem
- humorales 515
- spezifisches 516
- unspezifisches 515
- zelluläres 515
Immunantwort, protektive 515
Immundefekt 453
- angeborener 278
- Candida-Infektion 638
- erworbener 521, **529**
- kombinierter 527
- primärer 521
- spezifischer 521
- unspezifischer 521
- zellulärer, Candida-Infektion 639
Immundefekt-Erkrankung 521
Immundefekt-Syndrom 455
Immundefizienz
- CMV-Infektion 598
- EBV-Infektion 585
- HSV-Infektion 580, 582
- Komplikationen, Varizellen 596
- Masernverlauf 589
Immunglobulin (s. auch Ig), transmembranöses 517
Immunglobulin A 519
- sekretorisches, Frauenmilch 64
Immunglobulin D 519
Immunglobuline (s. auch Antikörper) 450, **518**, 571
- Neugeborenes 99
Immunglobulin E 519
Immunglobulin G 519
- Leihimmunität 519
Immunglobulinklasse 518

Immunglobulin M 519
Immunglobulinproduktion, Isotypen-Switch 518
Immunisierung
- aktive 53
- passive 53
Immunität
- angeborene 515
- erregerspezifische 570
- erworbene 515
- humorale 450
-- primärer Defekt 524
- zelluläre 450
Immunkomplex-Nephritis, akute 390
Immunologische Faktoren, Frauenmilch 64
Immunreaktion
- pathogene **521**, 538, 557, 753
- permissive 521
- Immunreaktives Trypsinogen (IRT) 317
Immunstimulanzien 571
Immunsuppression
- Aspergillus-Infektion 641
- HHV-6-Infektion 575
- Sepsiserreger 599
Immunsystem 515
- adaptives 516
- erworbenes 516
- fetales 99
Immunthrombozytopenie 456, 460
- chronische 461
Immunzellen, antigenspezifische 516
Impedanzaudiometrie 822
Impetigo 608
Impetigo bullosa 139
Impetigo contagiosa 855
Impfabstand 54
Impfkalender 55
Impfreaktion 54
Impfschaden 54
Impfstoff 53
- aus Bakterien 53
- aus Viren 53
- monovalenter 53
- polyvalenter 53
Impfstoffarten 53
Impfung
- Indikationsimpfung 61
- Kontraindikationen, falsche 54
- öffentlich empfohlene 55
- praktisches Vorgehen 53
- Standardimpfungen 55
Impressionsfraktur 762
Imprinting 162
Impulsdurchbruch 791
Impulsivität 783
Inborn Errors of Metabolism, Stoffwechsel 168
Incontinentia pigmenti 731
Infarkt, Sichelzellanämie 443
Infekt, bakterieller 399
Infektanfälligkeit 447
Infektasthma 311
Infektion
- Anämie 430
- bakterielle 599
-- akute Gastroenteritis 279
- neonatale 135
--- Erregeridentifikation 140
--- Risikofaktoren 136
--- Therapie 141
-- nosokomiale 599, 608, 624
-- Definition 566
- katheterassoziierte 139
- katheterbedingte 71
- konnatale 594
- nosokomiale 136, **139**

- opportunistische **522, 527**, 553, 583, 858
- respiratorische 610
-- lokale 618
- rezidivierende 182, 405, 447, 570, 583, 720, 815
- virale 569
Infektionsfokus 599
Infektionsgefahr, erhöhte 452
Infektionskrankheit 570
- der Mutter, morphologische Anomalie 152
- zyklische 620
Infektionsneutrophilie 451
Infektionsprophylaxe 52, **142**
Infektionsschutzgesetz 54
Infektiosität 566
Infektneigung 443
Infertilität
- Galaktosämie 175
- Maldescensus testis 425
- maligne Erkrankung, Spätfolgen 511
- Mukoviszidose 315
- Orchitis 428, 591
- Ulrich-Turner-Syndrom 160
Infliximab, JIA 549
Influenza 587
Influenza-A-Schnelltest 587
Influenza-A-Virus-Infektion, Chemoprophylaxe 323
Influenza-Schutzimpfung **61**, 588
Influenzaviren 587
Infusionslösung, fruktosehaltige 177
Ingestion 884
Ingestionsunfall 884
INH (Isonikotinsäurehydrazid) 636
Inkubationszeit 566
Inkubator 95, 104
Innenohr 828
- Gleichgewichtssinn 821
- Schallwahrnehmungsstörung 821
- Innenohrschwerhörigkeit 204, 379, 394, **707**, 825
- familiäre hypophosphatämische Rachitis 82
INR (International normalized Ratio) 459
Insektenstich 890
Insektizidvergiftung 890
Inselzelladenom 172
Inselzellantikörper 234
Inselzelldysplasie 171
Inspiration, verlängerte 4
INSS-Stadieneinteilung, Neuroblastom 489
Insuffizienz
- Herz 365
- Leber 293, 317, 740, 890
Insulin-Autoantikörper 234
Insulininjektionsgerät 237
Insulin-Pen 237
Insulinpumpe 237
Insulintherapie 237
- Basis-Bolus-Prinzip 237
- intensivierte 237
- Komplikationen 238
- subkutane kontinuierliche 238
Insult, ischämischer 765
Integration, sensorische 37
Intelligenz, psychopathologische Exploration 776
Intelligenzentwicklung 39
Intelligenzminderung **776**, 791
- Förderungsmöglichkeit 777
- selbstverletzendes Verhalten 796
Intelligenzquotient **777**

Intelligenztest 40
Intentionstremor 505
Interaktion, soziale 38
Interferon 516
Interferon α 579, 580
Interferon γ 517
Interleukine 140
International normalized Ratio 459
Intersexualität 220
Intoleranz-Syndrom 533
Intrakutan-Test 531
Intrazellulärraum 85
Intrinsic-Faktor-Mangel 447
Intubation, Neugeborenes 104
Invagination 267, 282
- Meckel-Divertikel 283
- ileozökale 268
- kolosigmoidale 268
In-vitro-Kontraktur-Test 712
Involved-Field-Bestrahlung 485
Inzest 808
Inzestfamilie 807
Inzidenz 566
Ionenautauscherharz 414
Ionenkanalkrankheit 709
Ipecacuanha-Sirup 886
Ipratropiumbromid 312
IPV (inaktivierte Polio-Vakzine) 57
IPV (Poliomyelitis) 55
IQ (Intelligenzquotient) 777
IRT (immunreaktives Trypsinogen) 317
Iridozyklitis, chronische, Oligoarthritis 545
Irishamartom 729
Ischämie-Test 711
Isolationssymptomatik 793
Isonikotinsäurehydrazid 636
Isosporiasis 645
Isotopen-Clearance 405
Isotypen-Switch, Immunglobulinproduktion 518
Ito-Syndrom 731
ITP (Immunthrombozytopenie) 460
I/T-Quotient 140
Ixodes ricinus 576

J

J1-Früherkennungsuntersuchung 52
Jackson-Anfall 507
Jactatio corporis 786
Jaktationen 786
Jervell- und Lange-Nielsen-Syndrom 379
JIA (juvenile idiopathische Arthritis) 538, 543
JMML (juvenile myelomonozytäre Leukämie) 475, 480, 481
Jod, in der Schwangerschaft 203
Jodanalyse, im Urin 206
Jodexzess 204
Jodgehalt, intrathyreoidaler 212
Joditherapie 212
Jodmangel 204, 212
Jodmangelstruma, Neugeborenes 203
Jodprophylaxe 46
Jones-Kriterien 539, **542**
Joubert-Syndrom 727
Juckreiz s. Pruritus 844
Jugendsekte 41

K

K-ABC (Kaufman-Assessment Battery for Children) 40
Kachexie 72
Kahnschädel 728
Kala-Azar 647
Kalium, intrazelluläres 86
Kaliumgabe, bei diabetischem Koma 240
Kaliumhaushalt, Regulation 86
Kaliumhomöostasestörung 89
Kaliumkonzentration, im Serum 89
Kaliummangel 92
- intrazellulärer 90
Kaliumpermanganatvergiftung 891
Kaliumsubstitution 90
Kaliumumverteilung
- alkalosebedingte 89
- azidosebedingte 90
Kaliumverlust
- chronischer 420
- renaler 419
Kälteagglutinintiter, erhöhter 632
Kalzium 213
Kalziumausscheidung, renale 79
Kalziumazetat 417
Kalziumglukonat 103
- Krampfanfall 118
Kalziumkanalkrankheit 710
Kalziumkarbonat 417
Kalziumkonzentration, im Serum 213
- Hypoparathyreoidismus 214
Kalziumoxalatstein 422
Kalziumphosphatstein 422
Kalziumphosphat-Stoffwechsel, extrazellulärer, Störung 79
Kalziumresorption 415
Kalziumstoffwechsel 78, 213
Kammerflattern 378
Kammerflimmern 378
Kammerwinkel, Fehlentwicklung 838
Kandidämie 639
Kandidose (s. auch Candidose) 638, 858
- Chemoprophylaxe 640
- mukokutane, chronische 639
- systemische 639
Kandidurie 639
Kanner-Syndrom s. Autismus, frühkindlicher 790
Kapillarfragilität, beim Frühgeborenen 98, 117
Kapillarresistenz 457, 459, 464
Kapillarthrombose 470
Kapsel-Band-Apparat, Verletzung 664
Kapselpolysaccharide 611
Karbamylphosphat 197
Kardiainsuffizienz 261
Kardiomegalie, bei Glykogenose 178
Kardiomyopathie **362**, 439
- Becker-Muskeldystrophie 706
- dilatative 363
- hypertrophe 362
-- Pompe-Glykogenose 179
- restriktive 365
Kardiospasmus 260
Karditis, EKG 542
Karies 255
Karnitin-Stoffwechselstörung 363
Karpfenmund 745
Kartagener-Syndrom 308
Karyogramm 155

Karzinom
- embryonales 497
- hepatozelluläres **501**, 580
- kolorektales 291
Kasabach-Merritt-Syndrom 461
Kasai-Operation 112
Katabolismus 191, 193
Katarakt 174, 707
- embryotoxische 837
- Galaktosämie 838
- kongenitale 837
- radiogene 500
Katecholamine 387
Katecholaminstoffwechsel, Metabolitenausscheidung 490
Katheterinfektion 139
Katheterisierung, intermittierende 408
Katheterurin 14
Kationen 86
Kationenaustauscherharz 90
Katzenauge 500
Katzenkratzkrankheit 627
- Lymphadenitis 818
- zervikale Lymphknotenvergrößerung 813
Katzenschrei-Syndrom 159
Kaufman-Assessment Battery for Children 40
Kavernenbildung 634
Kawasaki-Syndrom 464
- zervikale Lymphknotenvergrößerung 813
Kayser-Fleischer-Kornealring 202
Kearns-Sayre-Syndrom 740
Kehlkopfdiphtherie 614
Kehlkopfentzündung (s. auch Laryngitis) 817
Kehlkopffehlbildung 813
Keilwirbel 673
Keim, uropathogener 409
Keimaszension 137
Keimnachweis, beim Neugeborenen 140
Keimzelltumor 497
- Bildgebung 24
KE (Kohlenhydrateinheit) 238
Keloidbildung 456, 467
Kennziffernkatalog 43
Kent-Bündel 376
Kephalhämatom 113
- Neugeborenes 127
Keratitis, interstitielle 630
Keratokonjunctivitis sicca 557
Keratokonjunktivitis, HSV-Infektion 581
Keratokonus 394
Keratomalazie 77
Kernig-Zeichen 603
Kernikterus 100, 128, 297
Kernspintomografie 18
- kranielle 503
- spinale 503
Kerzenfleckphänomen 875
Ketoazidose 239
- diabetische 92
-- Dehydratation 87
-- Kaliumsubstitution 90
- Differenzialdiagnose Hypoglykämie 239
Ketogenese 235
Ketonämie, bei Diabetes mellitus 236
Ketonurie, bei Diabetes mellitus 236
Keuchhusten 454
Keuchhusten (s. auch Pertussis) 619
Keuchhustenschutzimpfung 56
KEV (konstitutionelle Entwicklungsverzögerung) 232

Kieferklemme 815, 816
Kieferwinkellymphknoten, geschwollene 609
Kiel-Klassifikation, Non-Hodgkin-Lymphom 482
Killerzelle, natürliche 516
Kinderschutzintervention, primäre 809
Kindesmisshandlung 2, **804**, 878
- ZNS-Blutung 28
Kindesvernachlässigung 804
Kindspech s. Mekonium 96
Kindstod, plötzlicher **144**, 173
- Klinischer Fall 147
Kinky-Hair-Krankheit 745
Kissing Disease 596
KL (kutane Leishmaniasis) 647
Klaustrophobie 798
Klavikulaaplasie 148
Klavikulafraktur **114**, 663
Klavikulahypoplasie 148
Kleberproteinintoleranz 274
Klebsiella-Infektion 623
Kleinaudiometer 51
Kleinhirnhypoplasie 726
Kleinhirnsymptome 505
Kleinhirntumor 502
Kleinwuchs **231**, 275, 317, 656
- Definition 30
- familiärer 231
- hypophysärer 229
- hypothalamo-hypophysärer 232
- renaler 416
- Ullrich-Turner-Syndrom 160
Kletterfuß 678
Klinefelter-Syndrom **161**, 220, 233
Klinischer Fall
- Achondroplasie 657
- Agammaglobulinämie, X-chromosomale 526
- Ahornsirupkrankheit 192
- Alkoholsyndrom, enbryofetales 154
- Anämie
-- hypoplastische 445
-- megaloblastäre, alimentär bedingte 448
- anaphylaktische Reaktion
-- Bienengiftallergie 535
-- Kuhmilchallergie 535
- Aneurysma, intrakranielles 765
- Aquäduktstenose 726
- Arthritis, juvenile idiopathische 550
- Asthma bronchiale 314
- Atemnotsyndrom des Frühgeborenen 120
- Azidose, metabolische 91
- Dehydratation, hypertone 88
- Diabetes mellitus 241
- Duchenne-Muskeldystrophie 705
- Eisenmangelanämie 436
- Enzephalitis 752
- Epiglottomalazie 816
- Epiphyseolysis capitis femoris 687
- Flüssigkeitslunge beim Neugeborenen 125
- Fußekzem, atopisches 866
- Galaktosämie, klassische 175
- Glomerulonephritis, postinfektiöse akute 392
- Glomerulusläsion, minimale 394
- hämolytisch-urämisches Syndrom 400
- Hämophilie A 466

- Harnröhrenklappen mit Nierendysplasie 402
- Homozystinurie 194
- Hydrozephalus 726
- Hyperkaliämie 90
- Hyperplasie, adenoide 824
- Icterus gravis beim Frühgeborenen 130
- IgG-Subklassenmangel 527
- Invagination 268
- Kindstod, plötzlicher 147
- Kugelzellanämie 442
- Leukämie, akute 550
-- Lymphatische 478
- Leuzinose 192
- Lissenzephalie 724
- Lungenfunktion, protrahierte Anpassung beim Neugeborenen 125
- Lungensequester 304
- Lymphom, malignes 484
- Medulloblastom 506
- Monoblastenleukämie, akute 480
- Mukopolysaccharidose vom Typ III 181
- Myelitis 756
- nephritisches Syndrom 392
- Nephrolithiasis 423
- Niemann-Pick-Erkrankung 189
- Nierendysplasie, bei Harnröhrenklappen 402
- Nierenerkrankung, autosomal-rezessive, polyzystische 401
- Niereninsuffizienz, chronische 418
- Osteogenesis imperfecta 658
- Pelger-Huët-Anomalie 452
- Pertussis 455
- Polyradikuloneuritis 757
- Potter-Sequenz 401
- Protein-C-Mangel 471
- Pyelonephritis, akute 411
- Pylorusstenose, hypertrophische 265
- QT-Verlängerung, angeborene 380
- Rehydrierung 89
- Rhabdomyosarkom 497
- Schädel-Hirn-Trauma 762
- Schallempfindungsschwerhörigkeit, bei Obliteration der Hörschnecke 828
- Schmerzsyndrom, komplexes regionales 565
- Spina bifida 722
- Staphylodermie 854
- Staphylokokken-Pneumonie 324
- Thalassaemia minor 440
- Tubenbelüftungsstörung 824
- tuberöse Sklerose 730
- Tubulopathie 420
- Vitamin-K-Mangel-Blutung 467
- Zystourethritis, akute 411
Klinodaktylie 156
Klippel-Feil-Syndrom **659**, 727
Klippel-Trenaunay-Syndrom 662, 851
Klitorishypertrophie 10, 224, 225, 226
Klopfschall 4
- hypersonorer 4, 310
- verkürzter 323
Klopfschalldämpfung 4
Klopfschmerzhaftigkeit, Nierenlager 6
Klumpfuß 8, **678**, 720
- Oligohydramnion 148
- Wiederholungsrisiko 165

Klumpfußhaltung 678
Klumpke-Lähmung s. Plexuslähmung, untere 115
Klysma 287
KMPA (Kuhmilchproteinallergie) 273
Kniegelenkachse 679
Kniegelenkschmerzen 686
Kniegelenkverletzung 663
Kniescheibenverrenkung 681
Knieschmerzen 685
Kniestolpern 679
Knochenalter 32, 74
- Pubertätsbeginn 215
Knochenalterbestimmung 232, 234
- Hypothyreose, primäre 206
Knochenauftreibung, blasige 670
Knochenbrüchigkeit 658
Knochendichte, abnormale 656
Knochendysplasie, fibröse s. Dysplasie, fibröse 658
Knocheneiterung, chronische, Mittelohr 826
Knochenentwicklungsstörung, angeborene 655
Knochengewebedefekt 656
Knochenhyperplasie 655
Knochenhypoplasie 655
Knocheninfarkt 443, 666
Knocheninfektion 665
Knochenkerne, Hand, radiologische Darstellung 32
Knochenmark
- Kernspintomografie 476
- Regenerationsverhalten 432
Knochenmarkaspiration 15
Knochenmarkausstrich, bei Leukämie 476
Knochenmarkhypoplasie 447
Knochenmarkinsuffizienz 440, 480
Knochenmarkpunktion 15
Knochenmarktransplantation
- Anämie, aplastische 447
- CML 481
- Diamond-Blackfan-Anämie 446
- HLA-Eigenschaften 521
- Leukämiebehandlung 478
- Mukopolysaccharidose 181
- Sichelzellanämie 444
- α-Thalassämie 439
Knochenmarkversagen 432
Knochenmarkzylinder, Ausstanzung 15
Knochennekrose 661
Knochenneubildung, periostale 666
Knochenreifung, verzögerte, bei Hypothyreose 205
Knochenschmerzen
- Leukämie 474
- Osteosarkom 494
Knochensklerosierung, osteomyelitisbedingte 668
Knochenstruktur 651
Knochentumor
- benigner 669, 671
- Knorpelkappe 669
- maligner 494
- pilzförmiger 669
Knochenvaskularisationsmuster 666
Knochenzyste, solitäre juvenile 671
Knöchelödem 396
Knorpeldefekt 656
Knotenstruma 211
KNS (koagulasenegative Staphylokokken) 607
KNS-Sepsis 608

Koagulationsnekrose 259
Koagulopathie 456, 458, 464
– erworbene 467
– hereditäre 465
Kochlea-Implantat 828
Koenen-Tumor 730
KOF (Körperoberfläche)
Kohleaspiration 886
Kohlenhydrate, Frauenmilch 63
Kohlenhydrateinheit 238
Kohlenhydratmalassimilation 272
Kohlenhydratstoffwechselstörung 170
– angeborene 133
Kohlenhydratüberlastung, Neugeborenes 237
Kohlenhydratzufuhr 68
Kohlenmonoxydvergiftung 891
Köhler I, Morbus 661
Kokarde 871
Kokken
– gramnegative 611
– grampositive 605
Kokzidieninfektion 645
Kolik, abdominale 443
Kollagenkrankheit, eosinophile, disseminierte 453
Kollagenosen 538, 539
– kindliche 550
– undifferenzierte 556
Koller-Test 468
Kolliquationsnekrose 259
Kolonaganglionose, totale 270
Kolonisation 566
Kolostomie 271
Kolostrum 63
Koma
– diabetisches 239
– hyperammonämisches 294
– hyperosmolares 88
Komatiefe 751
Kombinationsimpfstoff 53
Komedonen 876
Kompetenztraining, soziales 784
Komplementdefekt, primärer 521
Komplementfaktoren, Mangelzustand 521
Komplementsystem 515
Konditionieren 38
Konditionierungsbehandlung, bei Enuresis 780
Konduktorin
– Becker-Muskeldystrophie 706
– Duchenne-Muskeldystrophie 705
Konfrontationsbehandlung, Panikattacke 799
Konglomerattumor 289
Konjunktivitis 325, 588
– allergische 837
– bakterielle 837
– hämorrhagische 572
– hochakute, Neugeborenes 836
– virale 837
Konjunktivitis epidemica 837
Kontagiosität 566
Kontagiositätsindex 566
Kontaktdermatitis 866
Kontaktekzem 866
– allergisches 867
Kontaktstörung, interpersonelle, hochgradige 790
Kontinua 620
Kontraktur 688
Kontrastsehen 829
Kontrollzwang 801
Koordinationsstörung 49, 51, 746, 747, 789
Kopf, Untersuchung 7

Kopfblutgeschwulst s. Kephalhämatom 113
Kopfhaltung, beim Säugling 35
Kopfkontrolle, beim Säugling 50
Kopflänge, frontookzipitale, Merkregel 44
Kopfläuse 860
Kopfschaukeln 786
Kopfschiefhaltung 676
Kopfschmerzen **714**
– diagnostisches Vorgehen 715
– Hirndruckzeichen 502
– Ursachen 714
Kopfschwartenhämatom 113
Kopfumfang 7, 31
Kopfumfangskurve 726
Kopfvene, Punktion 11
Kopfwachstum 31
Koplik-Flecken 588
Koprolalie 785
Koproporphyrie, hereditäre 200
Koproporphyrin-I-Ausscheidung, erhöhte 201
Koprostase 317
Korneatrübung 180
Kornealäsion 195
Koronarnahtsynostose, prämature 727
Körperflüssigkeit 85
Körpergewicht 30
– relatives 72
Körpergröße 29
– Wachstumsprognose 32
– Zielgröße 32
Körperhaltung, beim Säugling 35
Körperlänge, Merkregel 44
Körperproportionen 30
Kortikalisauftreibung 671
Kortikalisdefekt, fibröser 671
Kortikalissequester 668
Kortikalisverdickung 668
Kortikoide, Notfallsituation 387
Kortikotropin releasing Hormone 222
Kortisol, freies, im 24-h-Urin 228
Kortisolmangel 222
Kost, gemischte 68
Kostmann-Syndrom 452
Kotstein 720
Krabbe, Morbus 733, **735**
Krampfanfall 178, 507
– meningitisbedingter 138
– postnataler 95, **118**, 138
– Rehydrierung 88
Krampf
– amorpher 767
– tetanischer 92, 523
– tonisch-klonischer 80
– zerebraler 173
Krampfleiden, kraniopharyngeombedingtes 509
Kraniofaziale Dysostose s. Crouzon-Syndrom 149
Kraniopharyngeom 508
Kraniostenose 83, 727
Kraniosynostose 659
Kraniotabes 8, 80
Krankenhaushygiene 625
Krankheitsfrüherkennung, im Kindesalter 42
Krätze 861
Kreatinin-Clearance, endogene 416, 899
Kreatinmangel, zerebraler 744
Kreatintransporter-(CRT1-) Defekt 744
Kreislauf
– fetaler 332
– neonataler 332
– Untersuchung 4

Kreislaufdysregulation, orthostatische 371
Kreislaufversagen 383, 412
Kreuzbiss 255
Krikoidstenose, kongenitale 813
Krippentod s. Kindstod, plötzlicher 144
Krise
– aplastische 443, 573
– hämolytische 443
– hypertensive 369
– hypoglykämische 177
– myasthenische 698
– suizidale 796
– vasookklusive 444
Kropf s. Struma 209
Krümelvisus 829
Krupp 587
– Erreger 570
– spasmodischer 300
Kryptenabszess 286
Kryptorchismus 425
Kryptosporidiose 645
KSS (Kearns-Sayre-Syndrom) 740
Kugelberg-Welander-Muskelatrophie 695
Kugelzellen 432
Kuhmilch, Zusammensetzung 63
Kuhmilchallergie 440, 534
– Aminosäuren-Formula 535
– Aminosäuremilch 535
– anaphylaktische Reaktion, Klinischer Fall 535
– Hydrolysatnahrung 535
Kuhmilchproteinallergie 273
Kuhmilchproteine, Sensibilisierung 327
Kuhmilchproteinintoleranz 279
Kumarinprophylaxe, lebenslange 471
Kupferausscheidungsstörung 202
Kupfergehalt, Leber 202
Kupferhistidin 745
Kupferresorption, intestinale, verminderte 202
Kupferspeicherung 202
Kupferstoffwechselstörung 202
Kurzdarmsyndrom 143
Kurzschädel 728
Kurzschlusserythropoese 446
Kußmaul-Atmung 91, 236
Kwashiorkor 73
Kyphose 673
– thorakolumbale 656
Kyphosis juvenilis deformans s. Scheuermann, Morbus 673
Kyphoskoliose, progrediente 704, 705

L

Labiensynechie 10
Labyrinthitis, Otitis media 825, 827
Lächeln
– erstes reaktives 829
– soziales 38
Lähmung, schlaffe 90, 572
Lähmungskyphose 673
Lähmungsschielen 833
β-Laktam-Antibiotika 625
Laktaseaktivität, gestillter Säugling 65
Laktasemangel 275
Laktatazidose 177, 192
– kongenitale 740
Laktatdehydrogenase 441
Laktation 62
Laktose, Frauenmilch 63

Laktose-Atemtest 273
Laktulose-Atemtest 273
Lambdanahtsynostose, einseitige 728
Lambliasis 278, 645
Lamblien 273
Lamblieninfektion 645
α_2-Lamininketten-Mangel 701
Lampenölingestion 891
Landau-Kleffner-Syndrom 777
Landau-Reaktion 49
Landkartenschädel 487
Landouzy-Djrine-Muskeldystrophie 709
Landry-Paralyse 757
Lange-Nielson-Syndrom 390
Längensollgewicht 72
Längenwachstum 652
– beschleunigtes, Hyperthyreose 208
– temporäre Bremsung 654
Längenwachstumsstörung, erworbene 660
Langer-Giedion-Syndrom 150
Langerhans-Granula 486
Langerhans-Zell-Histiozytose 486
Langhans-Riesenzellen 633
Langschädel 728
Langzeit-EKG 374
Langzeitblutdruckmessung 369
Laparatomie, diagnostische 485
Laparoschisis s. Gastroschisis 108
L-Arginin-Substitution 198
Larva migrans cutanea (LMC) 647
Larva-migrans-cutanea-Syndrom 644, 646
Laryngitis 817
– subglottica 813, **818**
Laryngospasmus 80
Läsion, thermische 881
Latextest 642
Lauenstein-Aufnahme 686
Laufen, sicheres 35
Laugenaufnahme 886
Laugenverätzung 891
– ösophageale 259
Läuse 860
Lävokardie 334
L-Carnitin 198
LCHAD- (Long-Chain-3-Hydroxy-Acyl-CoA-Dehydrogenase) Mangel 173
LDH (Laktathydrogenase) 441
LDL-Cholesterin 185
LEA-Test, Sehschärfenprüfung 830
Lebendgeburt 94
Lebendimpfstoff 53, 54
Leber
– Beteiligung bei Mukoviszidose 315
– hart palpable, kleine 292
– Kupfergehalt 202
– Palpation 6
Leberbiopsie 292, 294, 296
Lebererkrankung, Labordiagnostik 112
Leberfibrose, kongenitale 292, 296
Leberinsuffizienz 293
– chronische 317
Leberparenchymschädigung, toxische 292
Leberphosphorylasedefekt 178
Lebersequenzszintigrafie 296
Lebertransplantation 112, 191, 297
Lebertumor 500
Lebervergrößerung 138

Leberversagen, akutes 174, 293
Leberzellschaden, progredienter 190
Leberzirrhose 174, 176, 190, **292**, 317, 580
- biliäre 111, 295, 315
LED (Lupus erythematodes disseminatus) 551
Leftside-Kolitis 287
Legasthenie s. Lese-Rechtschreib-Störung 782
Legg-Calv-Perthes, Morbus s. Perthes, Morbus 684
Legionärskrankheit 627
Legionella pneumophila 626
Legionelleninfektion 626
Legionellenpneumonie 627
Leichtketten, Immunglobulin 518
Leigh-Syndrom 740
Leihimmunität 519
- humorale 99
Leishmaniasis 647
- kutane 647
- mukokutane 647
- viszerale 647
Leistenhernie 285
Leistenhoden 426
Leistungsfähigkeit
- kognitive, eingeschränkte 776
- muskuläre 672
Leistungsknick 753
Leistungsminderung 429
- zerebrale, hirntumorbedingte 505
Leitungsstörung, sinuatriale 380
Lektinaktivierungsweg, Komplementsystem 516
Lendenlordose, verstärkte 656
Lendenskoliose 662
Lendenwirbelosteoblastom 670
Lendenwirbelosteoidosteom 670
Lendenwirbelsäule, Kyphosierung 673
Lendenwulst 674
Lennox-Gastaut-Syndrom 768
Leopard-Syndrom 363
Leptospirämie 631
Leptospireninfektion 631
Lernbehinderung **777**
Lernstörung, spezifische 784
Lesch-Nyhan-Syndrom 199, 448
Lese-Rechtschreib-Störung 782
Letalfaktor 165
Letalität 566
Leukämie 430, 459
- akute
-- Klinischer Fall 550
-- lymphatische 474, **477**
--- B-ALL 477, 478
--- B-Vorläufer-Zell-ALL 477
--- Klinischer Fall 477
--- Philadelphia-Chromosom-positive 477
--- T-ALL 477
--- ZNS-Behandlung 477
-- myeloische 474, **478**
- chronische, myeloische 430, **480**
- Down-Syndrom 157
- Induktionstherapie 477
- Konsolidierungstherapie 477
- Stammzelltransplantation 513
- Supportivtherapie 477
- Therapieoptimierungsstudie 477
Leukämoide Reaktion 451
Leukenzephalopathie, frühkindliche epileptische 745
Leukodystrophie 185
- metachromatische 733, **734**

Leukokorie 500, 837
- Differenzialdiagnose 838
Leukomalazie, periventrikuläre 117
Leukotrien-Rezeptorantagonisten 312
Leukozyten
- Funktion 450
- spindelförmige Einschlusskörperchen 459
Leukozytennormalwerte, Vierer-Regel 450
Leukozytenphosphatase, alkalische 480
Leukozytenzahl 568
Leukozytopenie, mit relativer Lymphozytose, nach Exanthemausbruch 575
Leukozytose
- bei Fieber 575
- mit Lymphozytose 619
- neutrophile, postnatale 98
Leukozyturie
- neonatale 140
- sterile 636
Leuzinose 191
- Klinischer Fall 192
Levopromazin 794
LH (luteinisierendes Hormon) 229
Lidekchymose 490
Liderkrankung 834
- entzündliche 834
Lidfehlbildung 834
Lidfehlstellung 834
Lidkolobom 834
Lidödem 392, 396, 575, 633
Lidschluss, einseitig fehlender 114
Lidschlussdefekt 834
Lidtumor 834, 835
α-L-Iduronidase-Defekt 181
Light Chains, Immunglobulin 518
Linksherzhypertrophie 348, 351
Linksherzinsuffizienz 366
Linksherzsyndrom, hypoplastisches 352
Links-rechts-Shunt, Herz 333
- Ductus arteriosus Botalli, persistierender 96, **335**
- Fallot-Tetralogie 343
- Ventrikelseptumdefekt 339
- Vorhofseptumdefekt 337
Linksverschiebung, neutrophile Granulozyten 451
Linsenektopie 194
Linsenluxation 659
Linsentrübung (s. auch Katarakt) 837
Lipase, gestillter Säugling 65
Lipatrophie, Insulintherapie 238
Lipidose 185
Lipid-Speicherkrankheit 185
Lipidspeicherung, viszerale 188
Lipidstoffwechselstörung 183
Lipofuszinose 185
Lipohypertrophie, Insulintherapie 238
Lipoidhyperplasie, kongenitale 226
Lipoidnephrose 396
Lipolyse, gesteigerte 235
Lipopolysaccharide, der Bakterienmembran 620
Lipoproteinlipasemangel, familiärer 183
Lippen-Kiefer-Gaumen-Spalte 158, **255**
- Pätau-Syndrom 158
- Wiederholungsrisiko 165
Lippenpigmentierung 283

Liquor
- Erregernachweis 138
- Pilzzellennachweis 642
Liquordiagnostik 140
Liquordränage 726
Liquorfistel 761
Liquorpleozytose 604, 750
- lymphomonozytäre 636
Liquorproduktion, vermehrte 725
Liquorresorption, unzureichende 725
Liquoruntersuchung
- Meningitisverdacht 604
- Sepsisverdacht 601
- Tuberkulosediagnostik 636
Liquorzellbild, mononukleäres 604
Liquorzytologie 503
Lisch-Knötchen 729
Lissenzephalie 723
Listeria monocytogenes 614
Listeriennachweis 615
Listeriose 614
- konnatale 594
- neonatale Frühinfektion 614
Lithium 796
Little-Krankheit s. Zerebralparese, infantile 772
L-Kette, Immunglobulin 518
LKG (Lippen-Kiefer-Gaumen-Spalte) 255
LMC (Larva migrans cutanea) 647
LMV (Larva migrans visceralis) 647
L-Methionin 892
Lobärpneumonie 320, 323
- Kleinkindesalter 326
Löffler-Infiltrat 644
Löffler-Syndrom 453
Lokomotion 35
Lordose
- lumbale 673
- zervikale 673
Loslassschmerz, Abdomen 6, 282
Louis-Bar-Syndrom 528, 731, 748
Lowe-Syndrom 746
Low Pressure Reflux 406
LSG (Längensollgewicht) 72
L-TGA (angeboren-korrigierte Transposition der großen Arterien) 355
LTT (Lymphozytentransformationstest) 532
Lues 630
Lues connata 594
Lues-Serologie 630
Luft
- freie, intraabdominelle 21, 143
- Portalvenen 143
Lumbalpunktion 14, 604, 636
- Neugeborenes 140
Lumbosakraler Übergang, Überbeanspruchung 673
Lunge
- nasse 124
- stumme 310
- Untersuchung 4
- weiße 121
Lungenabszess 605
Lungenblähung, Thorax-Röntgenaufnahme 19
Lungendehnungsrezeptoren, postnatale Stimulation 95
Lungenemphysem, kongenitales lobäres 124
Lungenfehlbildung
- angeborene 303
- Bildgebung 21
- zystische 303

Lungenfibrose 327
Lungenfunktion, postnatale 96
Lungenfunktiondiagnostik 311
Lungengrenzen 4
Lungenhämosiderose, idiopathische 327
Lungenhypoplasie 124, 145, 401
Lungeninfiltrat, eosinophiles 453
Lungenlappenresektion 308
Lungenmetastase, Thorax-Röntgenaufnahme 19
Lungenödem 882
Lungenreifung 121
Lungensegmentresektion 308
Lungensequester 303
Lungentransplantation, bilaterale 319
Lungentuberkulose
- Mikrobiologie 636
- offene 634
- postprimäre 634
- primäre 634
- Röntgenbefund 635
Lungenüberblähung 307, 322
Lungenvenenfehlmündung, totale 338
Lupusantikoagulans 552
Lupusband 553
Lupus erythematodes
- neonataler 552
- systemischer 551
Lupus erythematodes disseminatus 551
Luxation 663
- posttraumatisch rezidivierende 664
Lyell-Syndrom 606
- medikamentöses 872
- staphylogenes 853
Lyme-Arthritis 539, 541, **543**
Lyme-Borreliose 628
Lymphadenitis 605
- abszedierende 813
- mesenteriale **282,** 627
- spezifische 818
- unspezifische 818
- zervikofaziale, chronische 637
Lymphadenitis colli 591, 608, **818**
Lymphadenopathie 592, 598
- regionäre 627
- zervikale 510
Lymphangiektasie, intestinale 278
Lymphangiom
- Abdomen, Bildgebung 22
- Mund-Kiefer-Hals-Bereich 257
- zystisches 257
Lymphfollikelhyperplasie, noduläre 263
Lymphknoten
- Palpation 8
- Untersuchung 8
Lymphknotenexstirpation 812
Lymphknotenbiopsie 482, 485
Lymphknotenpakete 482
Lymphknotenschwellung 585, 592
- zervikale s. Halslymphknoten, vergrößerte 609
- zervikofaziale, unilaterale, chronische 637
Lymphknotensyndrom, mukokutanes 558
Lymphknotentuberkulose 635
Lymphknotenvergrößerung
- generalisierte 474
- infektiöse 812
- maligne 812
- zervikale (s. auch Halslymphknoten, vergrößerte) 812

Lymphödem, peripheres 160
Lymphom
- großzelliges anaplastisches 483
- Ki-1-Antigen-positives 483
- malignes 277, **481**, 813
Lymphozyten
- atypische 454, 585, 586
- Differenzierung 450
- vakuolisierte 454
Lymphozytentransformationstest (LTT) 532
Lymphozytenzahl
- erhöhte 454
- verminderte 455
Lymphozytopenie 455
Lymphozytose **454**, 585, 619
Lysinabbaustörung 196
Lysosomale Erkrankungen 733

M

mAb (monoklonaler Antikörper) 520
MAC (Membran Attacking Complex) 516
MAD-Mangel (Myoadenylatdeaminase-Mangel) 711
Madonnenfinger, systemische Sklerodermie 555
Magen, Erschöpfungsatonie 265
Magen-Darm-Blutung 464
Magenperistaltik, provozierbare 264
Magen-Pseudovolvulus 268
Magenspülung 886
Magentasche, epiphrenische 261
Magentorsion 268
Magnesiumammoniumphosphatstein 422
Magnesiumsulfat, Krampfanfall 118
Magnetresonanztomografie 18
- Herzuntersuchung 334
- Indikationen 18
- Thorax 20
- Zentralnervensystem 26
Mahaim-Bündel 376
Major Depression 796
Major Histocompatibility Complex 521
Makrodontie 255
Makroglossie 205, 733
Makroorganismus-Mikroorganismus-Wechselwirkung 566
Makrophage 516, 517
Makrophagen-Aktivierungssyndrom 563
Makrosomie 133
Makrozephalie 7, **724**, 733
Makrozephalus 180, 196
Makrozytose 432, 447
Makrulie 254
Makulafleck, kirschroter 733
Malabsorption 73
Malaria
- Blutausstrich 648
- dicker Tropfen 648
Malariaerreger, im Erythrozyten 432
Malaria quartana 648
Malaria tertiana 648
Malaria tropica 648
Malassimilation 272
- Zöliakie 275
Maldescensus testis 425, 497
Maldigestion **272**, 314
- Mukoviszidose 315, 318
Maldigestionssyndrom 73

Malformation (s. auch Fehlbildung)
- adenomatoide, zystische, kongenitale 303
Maligne Erkrankung 453
- Anämie 430
- Krankheitsverarbeitung 512
- Nachuntersuchungen 511
- Spätfolgen 510
- Stammzelltransplantation 513
Malignom 446
Malnutrition s. Unterernährung 71
Malokklusion 255
Malrotation 110
Mamille 4
Mangelgeborenes **94**, 101, 157, 158
- Muttermilchernährung 65
- Perinatalperiode 95
Mannosebindendes Protein (MBP) 516
Mannosidose 180, 737
Mantelpneumothorax, Neugeborenes 123
Marasmus 71, **72**
Marcus-Gunn-Phänomen 727
Marfan-Syndrom 149
Marfan-Zeichen 80
Markraumphlegmone 666
Maroteaux-Lamy-Mukopolysaccharidose 181
Masern 574, **588**
- Lymphknotenvergrößerung, zervikale 813
Masernenzephalitis 753
Masernexanthem 588
Masernimpfung 590
Masern-Mumps-Röteln-Schutzimpfung 59
Masernvirus 588
MAS (Makrophagen-Aktivierungssyndrom) 563
Massenverlagerung, intrakranielle, akute 726
Masseterspasmus 712
Mastdarmfunktionsstörung, rückenmarktumorbedingte 509
Mastoidektomie 825
Mastoiditis 9
- Otitis media 825, 827
Matritzentest nach Raven, progressiver 40
Matthiass-Haltungstest 672
Maturity-Onset Diabetes of the Young 241
Mausbett 680
May-Hegglin-Anomalie 450, 459, 460
MBP (Mannose-bindendes Protein) 516
MCAD-Defekt 11
MCAD-Mangel 11, 172
MCAD (Medium-Chain-Acyl-CoA-Dehydrogenase) 11
McArdle-Glykogenose 178
McBurney-Punkt 282
McCune-Albright-Syndrom 218, 658
McDonalds-Kriterien 754
MCGN (Minimal Change Glomerulonephritis) 396
MCHC (mean corpuscular hemoglobin concentration, Hämoglobinkonzentration des Erythrozyten) 431
MCH (mean corpuscular hemoglobin, Hämoglobingehalt im Erythrozyten) 431
MCTD (Mixed Connective Tissue Disease) 556

MCU (Miktionszystourethrogramm) 23
MCV (mean corpuscular volume) 431
- erhöhtes 445, 447
MDL (metachromatische Leukodystrophie) 734
MDS (myelodysplastisches Syndrom) 481
Meckel-Divertikel 282
- Szintigrafie 17
Mediastinallymphom 482
Mediastinaltumor, Bildgebung 21
Mediastinitis 258
Mediastinumverschiebung 329
Medikamente
- Frauenmilch 64
- hepatotoxische 293
- morphologische Anomalie 152
- Thrombozytenfunktionsstörung 463
Medikamentenanamnese
- Anämie 430, 441
Medulloblastom 502
Megakolon 270
- toxisches 286, 291
Megalenzephalie 724
Megalerythem s. Erythema infectiosum
Megaloblasten 448
Megaösophagus **260**, 262
Megathrombozyten 459
Megazystis 745
Mehrfachbehinderung 730, 772
Meibom-Drüse
- Entzündung 834
Mekonium 96
Mekoniumabgang
- fehlender 110
- präpartaler 102
Mekoniumaspirationssyndrom 119, **122**
Mekoniumileus **110**, 314
Mekoniumperitonitis 110
Mekonium-Pfropf-Syndrom, Bildgebung 22
Melaena neonatorum 252
Melaena spuria 127, 252
Melaena vera 127
Meläna 252
Melaninsynthesestörung 189
Melanom, malignes 850
MELAS (mitochondriale Enzephalopathie, Laktatazidose, schlaganfallartige Episoden) 740
Meldepflicht
- Botulismus 617
- Diphtherie 614
- Escherichia-coli-Infektion 623
- FSME-Virus-Infektion 576
- HBV-Nachweis 579
- Hepatitis C 580
- HIV-Infektion 584
- Masern 590
- Meningokokkeninfektion 613
- Paratyphus 621
- Poliomyelitis 572
- Pseudomonas-Infektion, nosokomiale 625
- Rötelninfektion, konnatale 594
- Typhus 621
- Virushepatitis 577
Membran Attacking Complex 516
Membran, hyaline 120
Membrankrankheit 120
Membranstrukturen, Fettsäuren 70

Memory-Zelle 517
Menarchealter 216
Mendel-Mantoux-Test 635
Mendelson-Syndrom 330
MEN (multiple endokrine Neoplasie) 214
MEN I 214
MEN II 214
MEN-IIb-Syndrom 510
Meningeosis, Retinoblastom 500
Meningeosis leucaemica 476
Meningismus 726
Meningitis 27, 576, 611, **749**
- Antibiotikatherapie, empirische 11
- bakterielle 602
- basale 749
- eitrige 749
- Haemophilus-influenzae-bedingte 618
- Leptospirose 631
- Liquordiagnostik 140
- Listerieninfektion 615
- Lues connata 630
- Mumps 590, 591
- Nachweis 140
- neonatale 138
- purulente 618
- rekurrierende 603
- seröse 604
- tuberkulöse **634**, 749
Meningitische Zeichen, Untersuchung 11
Meningitiserreger 603
Meningitiszeichen 603
Meningoenzephalitis 576, 750
- Listerieninfektion 615
- Mumps 590
Meningoenzephalomyelitis 576
Meningokokken-Besiedlungsrate, pharyngeale 611
Meningokokkeninfektion 611, 612
Meningokokkenmeningitis 605, **612**
- Chemoprophylaxe 605
Meningokokkenpneumonie 612
Meningokokkenschutzimpfung 58
Meningokokkensepsis 612
- fulminante 468
- perakute 612
Meningomyelozele 719
Meningozele 719
Menkes-Syndrom 745
Menorrhagie 462
6-Mercaptopurin 477
Merosinmangel 701
MERRF (Myoklonusepilepsie, Ragged-red-Fibers) 740
Merseburger Trias 209
Metabolisches Syndrom 75
Metamizol 569
Metaphyse 651
Metaphysenbecherung 81
Metaphysenosteomyelitis 139
Metapneumonie-Virus, humanes 570
Meteorismus, Neugeborenes 108
Methämoglobin, Schnelltest 449
Methämoglobinämie 449
- hereditäre 449
Methämoglobinreduktase-Mangel 449
Methotrexat 477
- JIA 549
Methylalkoholvergiftung 892
Methylenblau 449, 887
Methylmalonazidurie 196
Meulengracht, Morbus 298
Mexiletin 710
MH (maligne Hyperthermie) 712

MHC (Major Histocompatibility Complex) 521
MIBE (Masern-Einschlusskörperchen-Enzephalitis) 589
MIBG (¹²³J-Meta-iodo-benzylguanidin) 17
MIBG-Szintigrafie 17
Miconazol 254, 640
Migräne 714, **716**
Migräneanfall, akuter 717
Migrationsstörung 722, 724
Mikrodeletion 150, 155
Mikrodeletionssyndrom 160
Mikroenzephalie 724
β_2-Mikroglobulin 410, 900
Mikrognathie 523
Mikrohämaturie 76, 391, 392, 393, 394, 410
Mikrokolon 110, 314
Mikroorganismus-Makroorganismus-Wechselwirkung 566
Mikropenis 74
Mikrophthalmie 158
Mikrophthalmus 445
Mikroschielen 832
Mikrosporie 857
Mikrostomie 555
Mikrostrabismus 832
Mikrotie 157
Mikrozephalie 7, 196, 447, 718, **724**
Mikrozephalus 189, 445, 598
Mikrozytose 432, 435, 438
Miktionsschwellenanhebung 780
Miktionsstörung 405, 407, 424
Miktionsurosonografie 406
Miktionszystourethrogramm 23
Mikulicz-Syndrom 476
Milch, hypoallergene 67
Milcharten, laktosefreie 175
Milchformel
– mit extensiv hydrolysiertem Proteinanteil 67
– mit stark hydrolysiertem Proteinanteil 67
Milchgebiss 31
Milchnahrung, hyperosmolare 88
Milchschorf 864
Milchzähne, vorzeitiger Ausfall 83
Miliaria 868
Miliartuberkulose 634
Miller-Dieker-Syndrom 723
Milz, Palpation 6
Milzbestrahlung 485
Milzinfarkt, rezidivierender 443
Milzruptur, Bildgebung 23
Mimikry, molekulares 542
Mimikry-Hypothese 540
Minderwuchs 82, 658
– hirntumorbedingter 508
– primordialer 231
– psychosozialer 231
– Ursachen 654
Mineralokortikoide
– AGS 224
– Substitution 227
Mineralokortikoidwirkung 86
Mineralstoffe, Frauenmilch 63, 64
Minimal Change Glomerulonephritis 396
Mischkollagenosen 556
Missbrauch, sexueller 582, **807**
Misshandlung
– körperliche s. Kindesmisshandlung 804
– sexuelle 807
Misshandlungssyndrom 805
Mitochondriopathie 711

Mitochondriopathien 739
– primäre 739
Mitralinsuffizienz 341, 350, 357, 364
Mittelmeeranämie, klassische s. Thalassämie 437
Mittelmeerfieber, familiäres 561
Mittelohr
– Knocheneiterung, chronische 826
– Schleimhauteiterung, chronische 826
Mittelohrentzündung (s. auch Otitis media)
– akute 824
– chronische 826
Mittelstrahlurin 13
Mixed Connective Tissue Disease 556
MMR (Masern, Mumps, Röteln) 53, 55
MNGIE (myoneurogastro-intenstinale Enzephalopathie) 740
Möbius-Syndrom 727
Möbius-Zeichen 35
MODY (Maturity Onset Diabetes of the Young) 241
Möller-Barlow-Krankheit s. Skorbut, infantiler 76
Molluscum contagiosum 858
Monarthritis 539, 541, 544, 548
Mongolenfleck 850
Monoblastenleukämie, akute 474
– Klinischer Fall 480
Mononucleosis infectiosa s. Mononukleose, infektiöse 585
Mononukleose infektiöse 454, 455, **585**, 816
– Lymphadenitis 818
Monosomie 7 481
Monoventrikel 722
Monozyt 516, 517
– Funktion 450
Monozyten-/Makrophagensystem, Erkrankung 486
Monozytenzahl, erhöhte 455
Monozytose 455
Morbidität 566
Morbus haemorrhagicus neonatorum 127
– Vorbeugung 98
Morbus haemolyticus neonatorum 130
Moro-Reaktion 48
Moro-Reflex, einseitig aufgehobener 114
Morphea 555
Morquio-Mukopolysaccharidose 181
Mortalität 566
– perinatale 94
Mosaiktrisomie 21, 156
Motoneuronerkrankung 688
Motorik, Neugeborenes 34
Motorische Funktion, altersabhängige 689
MOTT (mycobacteria other than tuberculosis) 637
Moya-Moya-Erkrankung 765
MPNET (maligner peripherer neuroektodermaler Tumor) 496
M-Protein 608, 610
Mpt (Megapartikel)
MRA (Magnetresonanzangiografie) 21
MRSA (methicillinresistente Staphylokokken) 605
MRT (Magnetresonanztomografie) 18, 352
– zerebrale 196

MTHFR (Methylentetrahydrofolat-Reduktase) 194
Muckle-Wells-Syndrom 561
Mukokutanes Lymphknotensyndrom 558
Mukolipidose 180, 733
Mukopolysaccharidose 180, 733
– Typ I 182
Mukoviszidose 110, 311, 314, **315**
– Koprostasevorbeugung 318
– Ösophagusvarizenblutungen 319
– Pränataldiagnose 317
– Staphylococcus-aureus-Pneumonie 605
Multiallergensuchtest 532
Multiorganversagen **599**, 610
Multiple endokrine Neoplasie s. MEN
Multiple Sklerose 754
Mumps 590
Mumpsenzephalitis 753
Mumpsimpfung 591
Mumpspankreatitis 299
Mumpsvirus 590
Münchhausen-by-Proxy-Störung 806
Mund, Inspektion 9
Mundmotorik, Säugling 35
Mundschleimhautbelag, weißer 639
Mundschleimhautentzündung s. Stomatitis 253
Mundsoor 639
Mundspülung 254
Mundwinkelrhagaden 435, 448
Murphy-Stadieneinteilung, Non-Hodgkin-Lymphom 482
MUS (Miktionsurosonografie) 406
Muscle-Eye-Brain-Krankheit 742
Musculus-pectoralis-Aplasie 727
Musculus sternocleidomastoideus
– Verkürzung 676
– Verletzung, subpartale 114
Muskel, Histologie 692
Muskelatrophie
– distal betonte 697
– neurale 696
– primäre 688
– sekundäre 688
– spinale 692, **695**
–– akute 694
–– distale 693
–– Genregion 693
–– Histologie 694
–– intermediäre 695
–– proximale
––– autosomal-rezessive 693, **694**
––– diagnostische Kriterien 696
Muskelbiopsie 692, 711
Muskelblutung 431, 465
Muskeldystrophie 703
– distale 709
– fazioskapulohumerale 709
– Frühkontraktur 709
– Gürtelform 709
– Kardiomyopathie 709
– kongenitale 701
– myotonische 701, **707**
– primäre 688
Muskeleigenreflexe, fehlende 757
Muskeleinblutung 456
Muskelenzyme, im Serum 688
Muskelermüdbarkeit, abnorme 698, 700
Muskelhypotonie
– generalisierte 699
– Glykogenose Typ II 179
– kongenitale Myopathie 701

Muskelkontraktur 695
Muskelkraft, Quantifizierungsskala 690
Muskelkraftprüfung 689
Muskelphosphorylasedefekt 178
Muskelpseudohypertrophie 705
Muskelrelaxanzien, depolarisierende 712
Muskelrelaxation, verzögerte 709
Muskelrigidität, generalisierte 712
Muskelschwäche 90, 701, **689**, 711
– proximale
–– generalisierte 694
–– symmetrische 695
Muskelverletzung 114
Muskulatur, mimische, Funktionsstörung 757
Muskuloskelettales System, Bildgebung 24
Mutismus 790
Mutter, drogenabhängige 95
Mutter-Kind-Bindung, übermäßig enge 800
Muttermilch (s. auch Frauenmilch) **63**, 96
– abgepumpte 65
– Zusätze 66
Muttermilchpseudoobstipation 65
Muttermilchstuhl 65
MW- (Muckle-Wells)Syndrom 561
Myalgia epidemica 572
Myalgie 711
– belastungsabhängige 711
Myasthenia gravis pseudoparalytica 698
Myasthenie, infantile, familiäre 700
Myasthenisches Syndrom, kongenitales, hereditäres 699
MYCN-Onkogen 489, 491
Mycobacteria other than tuberculosis 637
Mycobacterium avium 637, 819
Mycobacterium kansasii 637
Mycobacterium tuberculosis 633
Mycoplasma pneumoniae 325
Mycoplasma-pneumoniae-Infektion 632
Mydriasis, posttraumatische 759
Myelinisierung 35
Myelinisierungsstörung 189
Myelitis transversa 756
Myelodysplastisches Syndrom 430, **481**
Myelopoese, reduzierte 445
Myelose, funikuläre 76
Myelozele 719
Mykobakterien, atypische 635, 819
Mykobakterienanzucht 636
Mykobakterieninfektion 633
Mykobakteriose, atypische, zervikale Lymphknotenvergrößerung 813
Mykoplasmenpneumonie 325
Myoadenylatdeaminase-Mangel 711
Myokarditis 356
– rheumatisches Fieber 542
Myoklonien 753
Myoklonusepilepsie 737, 740
Myopathie 688, **700**
– Glykogenose 178
– kongenitale 701
– metabolische 710
– mitochondriale 711
– Strukturproteinmangel 701
– zentronukleäre, Histologie 694

Myosonografie 690
Myotonia congenita 709
Myotonie 707
- kaliumsensitive 710
- nicht dystrophe 709
- paradoxe 710
Myxom 361
Myxovirus-influenzae-Pneumonie 322
Myxovirus-parainfluenzae-Pneumonie 322

N

Nabel, verstrichener 5
Nabelanomalie 135
Nabelblutung 466
Nabeldiphtherie 614
Nabelgranulom 135, 452
Nabelhernie 284
Nabelinfektion 135
Nabelschnurabfall, später 452
Nabelschnurbruch s. Omphalozele 107
Nabelschnurpunktion 167
Nabelvenenblut 332
Nachlastsenkung 387
Nachtblindheit 739
Nachtlagerungsschiene 677
Nackenreflex
- asymmetrischer tonischer 48
- symmetrischer tonischer 48
Nackensteifigkeit 138, 470, 603
Naevus araneus 852
Naevus flammeus 731, **851**
Naevus sebaceus 851
- linearer 731
Nahrungsaufbau, enteraler, Frühgeborenes 142
Nahrungsaufnahmeverweigerung 802
Nahrungskarenz, ketotische Hypoglykämie 172
Nahrungsmittel
- Botulinustoxin 616
- campylobacterkontaminierte 626
- Enteritis-Salmonellen-kontaminierte 621
- listerienkontaminierte 615
Nahrungsmittelallergie, Säuglingsalter 534
Nahrungsmittelvergiftung, staphylogene 606
Nahrungsmittelverunreinigung, fäkale 623
Nahtsynostose, prämature 8, 727
NAL (neonatale Adrenoleukodystrophie) 738
Naloxon 103
Naloxonhydrochlorid 887
Narbenphimose 424
Narkolepsie 770
Narkose 708
NARP (neurogene Atrophie, Ataxie, Retinitis pigmentosa) 740
Näseln 815
Nasenatmungsbehinderung 812
Nasenbluten 447, 456, 462
Nasendiphtherie 614
Nasenflügeln **307**, 320
- Neugeborenes 120, 121, 139
Nasennebenhöhlen, Entwicklung 815
Nasenpolyp 319
Nasensekret, Glukosegehalt 761
Nasentrauma 812
Nasenwurzel
- einfallende 656
- tiefsitzende 205

Nasolabialfalte
- einseitig fehlende 114
- verstrichene 757
Nasopharyngealkarzinom 585
Natrium, extrazelluläres 86
Natriumausscheidung, im Urin, erhöhte 89
Natriumbenzoat 198
Natriumbikarbonat 240
Natriumbikarbonatlösung 92
Natriumkanalblocker 710
Natriumkanalkrankheit 710
Natriumkonzentration
- im Serum 86, 87
- korrigierte 236
Natrium-Perchlorat 209
Nävus 849
- Bindegewebe-Nävus 851
- epidermaler 851
- epithelialer 851
- melanozytärer 849
- Pflastersteinnävus 851
- Spidernävus 852
- Talgdrüsennävus 851
N-Azetylglukosaminidase-Defekt 18
N-Azetylglukosamin-6-Sulfatase-Defekt 181
N-Azetylzystein 887
NCL (neuronale Zeroid-Lipofuszinose) 734, 736
Nebennierenblutung 612
Nebenniereninfarkt, hämorrhagischer, bilateraler 468
Nebennierenrinde (s. auch NNR) 222
- Hormone 222
Nebennierenrindenhyperplasie, adrenale kongenitale 222
Nebennierenrindenunterfunktion, hypophysär bedingte 230
Nebenschilddrüsenunterfunktion s. Hypoparathyreoidismus 213
Necator americanus 643
Nedocromil 312
NEK (nekrotisierende Enterokolitis) 143
Nekrolyse, toxisch epidermale (TEN) 872
Nekrose
- gangränose 470
- Meningokokkeninfektion 613
Nelson-Tumor 227
Nematoden 643, 646
Nematodeninfektion, Transmission
- fäkal-orale 642
- fäkal-transkutane 643
Neonatal-Screening 296
Neostigmin 699
Nephritis
- interstitielle 421
- progressive hereditäre 394
Nephritisches Syndrom 390
- Klinischer Fall 392
Nephroblastom 491
Nephrokalzinosis 82
Nephrolithiasis, Klinischer Fall 423
Nephronophthise, juvenile 404
Nephrotisches Syndrom 394
- idiopathisches 395
Nervenläsion 763
Nervensystem
- Adaptation, postnatale 98
- Differenzierung 35
- Fehlbildung 718
- Untersuchung 713
Nervensystemerkrankung, entzündliche 749
Nervenzellheterotopie 724

Nervus facialis
- Lähmung s. Fazialisparese 114
- Prüfung, Kleinkind 11
Nervus olfactorius, Prüfung beim Kleinkind 11
Nesidioblastose 171
Nesselsucht 868
Netzhautablösung 838
- ROP 840
Neugeborenenakne 98
Neugeborenenexanthem 98
Neugeborenenhüfte, Ultraschall 45, 684
Neugeborenenhyperthyreose 210
Neugeborenenikterus 128
Neugeborenenileus 108
Neugeborenenintensivstation 104
Neugeborenenkonjunktivitis 325
Neugeborenenkrämpfe 118
Neugeborenenpemphigoid 139
Neugeborenenperiode 94
Neugeborenenschuppung 98
Neugeborenen-Screening 174, 189, 31
- AGS 224
Neugeborenes
- Atemfrequenz 95
- Beurteilung 100
- Blutung, intrakranielle 116
- Blutungsneigung 98, 127
- drogenabhängige Mutter 95
- dystrophes, Anämie 430
- Entwicklungsgrad, neurologischer 100
- Erstversorgung 103
- Gasaustauschstörung 119
- hormoneller Einfluss 98
- Hyperammonämie, transitorische 197
- Infektion, bakterielle 135
- Intubation 104
- Lungenfunktion, protrahierte Anpassung, Klinischer Fall 125
- makrosomes 172
- Perfusionsstörung, pulmonale 119
- Polyglobulie 98
- Reanimation 104
- Reifebestimmung 101
- Reifezeichen 44
- reifes 94
-- dystrophes 95
- Sauerstofftransportstörung 119
- Screening-Untersuchung 205
- übergewichtiges 94
- übertragenes 94
- Umgebungstemperatur 95
- untergewichtiges 94
- wachstumsretardiertes 102
Neunerregel, Verbrennungsausdehnung 879
Neuralrohrdefekt 718
- Prophylaxe 153
Neuraminidasehemmer 587
Neurinom 729
Neuritis, retrobulbäre 754
Neuroblastom 489
Neuroborreliose 629
Neurodegeneration 731
Neurodegenerative Erkrankungen
- primär myelinäre 732
- primär neuronale 732
Neurodermitis 581, **863**
Neurofibromatose
- Skelettanomalie 658
- Tumorrisiko 502
Neurofibromatose 1 729
Neurofibromatose 2 729

Neurofibrosarkom 729
Neurokutanes Syndrom s. Phakomatose 728
Neuroleptika 794
Neurologisches Syndrom 713
Neurometabolische Erkrankungen 731, **732**
Neuromuskuläre Erkrankung 688, 690
Neuropathie
- bilirubininduzierte 129
- motorisch-sensorische, hereditäre 696
- periphere 628
Neurophysin-II Gen, autosomal-dominante Mutation 230
Neurotoxin 616
Neurotransmission, Störungen 743
Neutropenie
- Fieber 640
- Sepsiserreger 599
Neutrophile s. Granulozyten, neutrophile 516
Neutrophilie **451**, 632
Neutrozytopenie 445
- benigne 452
- kongenitale 452
- Neugeborenes 452
- zyklische 452
Neutrozytophilie s. Neutrophilie 451
NHL s. Non-Hodgkin-Lymphom 482
Nichtbikarbonatpuffersystem 90
Nickkrämpfe 767
Nidus 670
- Verödung 671
Niederspannungsunfall 883
Niemann-Pick, Morbus 187
Niere
- Fehlbildungen 400
- Palpation 6
- vaskuläre Erkrankungen 399
Nierenagenesie 96, 401
Nierenarterienthrombose 470
Nierenbeckenstein 289
Nierendysplasie 401
- Harnröhrenklappen, Klinischer Fall 402
- multizystische 401
-- Palpation 6
Nierenerkrankung
- Anämie 430
- polyzystische 402
-- autosomal-dominante Form 402
--- Klinischer Fall 401
- zystische 402
-- erbliche 402
-- nichterbliche 404
Nierenersatztherapie 417
Nierenfehlbildung 401
Nierenfunktion, fetale 96
Nierenfunktionsstörung, fetale 97
Nierenfunktionsszintigrafie 18
Nierenhypoplasie 401
Niereninfarkt 443
Niereninsuffizienz 90, 186
- akute 412
- chronische 414
- terminale 195
Nierenkolik 422
Nierenlager, Klopfschmerzhaftigkeit 6
Nierenparenchymentzündung 410
Nierentransplantation 417
Nierentumor, Palpation 6
Nierenvenenthrombose 88, 423, **470**

Nierenversagen
– akutes 412
– postrenales 412
– prärenales 412
– renales 412
Nikolski-Phänomen 606
Nikotin, Frauenmilch 64
Nikotinvergiftung 892
Nitratgehalt, des Wassers 449
Nitroprussidprobe 194
NK-Zelle (natürliche Kilerzelle) 516
NME (neuromuskuläre Erkrankung) 688
NNR-Adenom 229
NNR-Hyperplasie 222, 227
NNR-Hypoplasie, angeborene, Laborbefund 227
NNR-Insuffizienz 226
– primäre 226
– sekundäre 226
– tertiäre 226
NNR (Nebennierenrinde) 222
NNR-Überfunktion 227
Noduli rheumatici 542
Non-B-Lymphozyten-Lymphom 482
Non-Hodgkin-Lymphom 482
Nonlymphozyten-Leukämie, akute s. Leukämie, akute, myeloische 478
Nonnensausen 5
Nonrotation 110
Noonan-Syndrom 150
Normaldruckhydrozephalus 725
Normalinsulin, diabetisches Koma 240
Normoblasten 432
Norwood-1-Operation 353
Notfallmaßnahmen, allgemeine 879
NSAR (nichtsteroidale Antirheumatika) 549
Nüchternblutzucker 237
Nüchternerbrechen 247
Nüchternhypoglykämie, morgendliche 172
Nucleus-abducens-Aplasie 727
Nucleus-caudatus-Atrophie 196, 747
Nucleus-facialis-Aplasie 727
Nuklearmedizinische Untersuchung 17
Nursing-Bottle-Syndrom 255
Nystagmus
– rotatorischer 820
– Up-und Downbeat 820
Nystatin 254, 640

O

OAE (otoakustische Emissionen) 822
O-Antigen, agglutinierende Antikörper 621
O-Beine 679
Oberkieferplatte 256
Oberschenkel-Muskelschwäche 703
Obstipation 248, 284, 620, 802
Obstruktion, intestinale, distale 315
– Vorbeugung 318
Ödem
– angioneurotisches, hereditäres 522
– Frühgeborenes 135
– generalisiertes 395
– hypoproteinämisches 275
– intrazelluläres 87
– Knöchelödem 396

– Neugeborenes 135
– prätibiales 396
OGTT (oraler Glukosetoleranztest) 236
Ohr, fehlgebildetes, tiefsitzendes 158
Ohrenschmerzen 597
Ohrfehlbildung 813, **823**
Ohrinspektion 9
Ohrmuschelanomalie 156
– Edwards-Syndrom 157
Okklusionsbehandlung
– Amblyopie 831
– Schielen 832
Okklusionshydrozephalus, tumorbedingter 507
Okulo-aurikulo-vertebrales Syndrom s. Goldenhar-Sequenz 150
Okuloglanduläres Syndrom 627
Okulozerebrorenales Syndrom 746
Ölflecke, Psoriasis 875
Oligoarthritis 544, 546
– frühkindliche 547
Oligohydramnion 97
Oligohydramnion-Sequenz 401
Oligosaccharidose 733, **737**
Oligurie 87, 279, 383, 390
Ollier-Erkrankung 493
Ollier, Morbus 658
Omphalitis 135
Omphalozele 107
Onanie 40
Onchocerca volvulus 646
Onchozerkose 646
Ophthalmia neonatorum 836
Ophthalmoplegia externa 700
Ophthalmoskopie 841
Opisthotonus 616
Opsonine 516
Optikusatrophie 696
Optikusgliom 729, 834
Orbitaerkrankung, entzündliche 833
Orbitaphlegmone 618, 833
Orbitatumor 834
Orchidometer 33
Orchidopexie 426, 427
Orchitis 428, 498, 591
Organoazidurie 192, 724
Organtransplantation, HLA-Eigenschaften 521
Organtuberkulose 634
Organverletzung, geburtstraumatische 116
Orientbeule 647
Orientierung, psychopathologische Exploration 776
Ornithintranskarbamylasemangel 197
Orotazidurie 448
Ortolani-Zeichen 682
Os naviculare pedis, aseptische Osteochondrose 661
Osgood-Schlatter, Morbus 661, **681**
Osler-Knötchen 358
Osler-Rendu, Morbus 464
Osmolalität 86
Osmolarität 86
Osmorezeptoren 86
Ösophagitis 257
– fremdkörperbedingte 258
Ösophagoskopie 258
– Kontrastdarstellung 261
– pH-Metrie 261
Ösophagusatresie 105
– Bildgebung 22
Ösophagusfremdkörper 258
Ösophagusluftprobe 106

Ösophagusperforation
– fremdkörperbedingte 258
– verätzungsbedingte 259
Ösophagussondierung 106
Ösophagusstenose 257
– verätzungsbedingte 259
Ösophagusvarizen 202, 294, 317
Ösophagusvarizenblutung 292, 294
Ösophagusverätzung 259
Ossifikation
– enchondrale, Störung 76, 656
– periostale 668
Ossifikationsstörung, epiphysäre 657
Osteoblastom 670
Osteochondrom 669
Osteochondromatose 493
Osteochondronekrose 654, 661
Osteochondrose, aseptische 654, 680
– Hüftkopf s. Perthes, Morbus 684
Osteochondrosis deformans coxae s. Perthes, Morbus 684
Osteochondrosis deformans juvenilis, Tuberositas tibiae 681
Osteochondrosis dissecans 680
Osteogenesis imperfecta 148, **658**
Osteoidosteom 670
Osteolyse, Randsklerose 671
Osteomalazie 79, 82
– Niereninsuffizienz 415
Osteomyelitis 443, **666**, 495
– Bildgebung 24
– chronische 668
– chronisch nicht bakterielle 561
– chronisch rekurrierende multifokale 560, **561**
– hämatogene 665, **667**
– multifokale 446
– neonatale 138
– tuberkulöse 668
Osteopathie, renale 81, **415**
Osteoporose 83
– kongenitale 658
Osteosarkom 493
– Bildgebung 26
– parostales 493
Osteosynthese, transepiphysäre 654
Ostitis fibrosa 415
Östradiol 219
Östrogene, konjugierte, bei Hochwuchs 234
OTC- (Ornithintranskarbamylase) Mangel 197
Otitis externa 624, 625
Otitis media 823
– akute 824
– Haemophilus-influenzae-bedingte 618
– Masern 589
– Pertussis 619
– Virusinfektion 570
Otorrhö
– fötide 827
– Otitis media, chronische 826
Otoskopie, akute Otitis media 825
Ouchterlony-Methode 532
Ovalozyten 432, 445
Ovar, in den Leistenkanal prolabiertes 285
Ovarialtumor 498
Overdrive-Pacing 376
Overlap-Syndrom 288, 556
Oxalatresorptionsstörung 289
Oxitropiumbromid 312

Oxybutinin 780
Oxytozin 229
Oxyuriasis 643

P

P_{450}-Oxidoreduktase-Defekt 226
Pachygyrie 723
Palilalie 785
Palivizumab 571, 592
Palmarerythem 292
Palpitationen 337
Panarteriitis nodosa 558
Panarthritis 669
Pancreas anulare 109
Panenzephalitis, sklerosierende, subakute 589, **753**
Panikattacke 799
Pankreasenzym-Präparat 318
Pankreasinsuffizienz 452
Pankreasprotease, gestillter Säugling 65
Pankreaspseudozyste 298
Pankreastrauma 298
Pankreatitis 298
– akute 299
– – Bildgebung 23
– chronische 299
– chronisch rezidivierende, familiäre 299
– hämorrhagisch-nekrotisierende 299
– Mumps 590
– posttraumatische 298
Pankreatografie, endoskopische retrograde 299
Pankreatopathie, obstruktive, Neugeborenes 317
Panzerherz 360
Panzytopenie **446**, 452, 460
PAPA-Syndrom 561
Papillenexkavation 839
Papillitis 843
Papillomatose, rezidivierende respiratorische 817
Paracetamol 569
Paracetamolvergiftung 892
Parachute-Reaktion 49
Paralyse, periodische 709
Paramyotonia congenita 710
Paramyxoviren 590, 591
Paraphimose 424
Parasitose 453, 642
– extraintestinale 642
– intestinale 642
Parathormon 213
– Endorganresistenz 214
Parathormonsekretion 79
Paratyphus 621
Parese 90
– periodische
– – hyperkaliämische 710
– – hypokaliämische 710
– spastische 185
Parinaud, Morbus 627
Parotisschwellung 591
Parotitis epidemica s. Mumps 590
Parvovirus B19 572
Parvovirus-B19-Infektion, fetale 573
Parvovirus-B19-Virus-DNA, Nachweis 573
Pätau-Syndrom **158**, 722
Patch-Test 531
Patellaluxation 681
– habituelle 663
Pathogenität 566
Paukendränage 825

Paukenerguss, adenoide Hyperplasie 815
Paul-Bunnell-Reaktion 586
Pavlik-Bandage 683
Pavor nocturnus 787
PBD (Peroxisomenbiogenesedefekt) 738
PCR (Polymerase-Kettenreaktion) 162
PDA (persistierender Ductus arteriosus) 4
Pearson-Syndrom 740
Pectus excavatum 676
Pedikulose 860
PEEP-Beatmung, postnatale 104
Peer-Gruppen 41
Pelger-Hüet-Anomalie 451
– Klinischer Fall 452
Pendelhoden 426
Pendred-Syndrom 204, 828
Penicillin 608, 613
Penicillinallergie 609, 613
Penicillin G 613, 616, 631
Penicillin V 609
Peptid, atriales natriuretisches 86
Perforationsperitonitis 622
Perfusionsstörung, pulmonale, Neugeborenes 119
Periarteriitis nodosa 453
Pericarditis sicca 360
Perikarditis 360
Perinatalperiode 94, **95**
Periorbitalphlegmone 618
Periostitis ossificans 667
Peristaltik, lebhafte 5
Peritonealabszess 282
Peritonealdialyse 417
Peritonitis 245, 266, 281
– duktogene 282
– septikämische, primäre 282
Peritonsillarabszess 816
Perkussionsmyotonie 709
Peronäusphänomen 80
Peroxidase, thyreoidale, Antikörper 209
Peroxisomale Erkrankungen 737
Peroxisomenbiogenesedefekt 738
Persönlichkeit
– asthenische 803
– narzisstische 807
– psychopathologische Exploration 776
Persönlichkeitsdesintegration 792
Persönlichkeitsstörung, autistische s. Asperger-Syndrom 791
Perspiratio insensibilis 86
Perthes, Morbus 661, **684**
– Bildgebung 25
Pertussiformes Krankheitsbild 619
Pertussis (s. auch Keuchhusten) 454, **619**
Pertussis-Enzephalopathie 619, **753**
Pertussisimpfstoff, azellulärer 53
Perzentilenkurven 30, 72, **902**
– Body-Mass-Index 906
– Gewicht 904
– Gewicht, bei Geburt 902
– Kopfumfang 905
– Kopfumfang, bei Geburt 903
– Körpergröße 904
– Körpergröße, bei Geburt 902
– Wachstumsgeschwindigkeit 907
Perzeptionsstörung 205
Pes calcaneovarus 157
Petechien
– Meningokokken-Sepsis 612
– postnatale 461
– Sepsis 138
– Thrombozytopenie 430, 456
– Verbrauchskoagulopathie 468
Petit-Mal-Anfall 767
Petit-Mal-Status 769
PET (Positronenemissionsszintigrafie) 18
Peutz-Jeghers-Syndrom 283
PEX1-Gen 738
Pfannendachplastik 684
Pfannendysplasie, Hüftgelenk s. Hüftgelenkdysplasie 681
PFAPA-Syndrom 561
Pfaundler-Hurler-Mukopolysaccharidose 182
Pfeiffer-Drüsenfieber (s. auch Mononukleose, infektiöse) 454
Pfeiffer-Zellen 454, 585
Pferdeserum 614, 617
Pflanzen, giftige 895
Pflanzenteile, giftige 895
Pflastersteinnävus 851
Pfortaderdruck, erhöhter s. Hypertension, portale 292
Pfortaderhochdruck (s. auch Hypertension, portale) 317
Pfortaderkreislauf, Block
– intrahepatischer 294
– posthepatischer 294
– prähepatischer 294
Pfötchenstellung, Hand 80, 116
Phagozyten 516
Phagozytendefekt 522
Phagozytose 450, 516
Phakomatose 728
Phänokopie 655
Phänomen des letzten Häutchens 875
Pharmakokinetik, postnatale 100
Pharyngitis 570, 632
Phenobarbital 118, 771
Phenothiazine 794
Phenylalaninbedarf 190
Phenylalanin-Embryopathie 190
Phenylalaninhydroxylase 743
Phenylalaninhydroxylasemangel 189
Phenylalaninspiegel, im Blut 189
Phenylketonurie 189, 190
– Screening-Untersuchung 45
Phenylpropionsäure-Belastungstest 173
Phenytoin 118, 771
Philadelphia-Chromosom 477, 480
Phimose 424
– physiologische 10
Phlebografie 470
Phlegmone 608
– Haemophilus-influenzae-bedingte 618
pH-Metrie 261
Phobie
– monosymptomatische 798
– soziale 798
Phonationstic 785
Phosphatase, alkalische 495
– erhöhte 80, 82, **83**
– Mangel 83
Phosphatdiabetes s. Rachitis, hypophosphatämische, familiäre 82
Phosphate, saure 91
Phosphatmangel 79
Phosphatstoffwechsel 78
Phosphatverlust, renaler 82
Phosphoethanol, im Urin 83
Phosphoglyzerat-Kinase-Mangel 441

Phosphomannomutase-Defekt 741
Phosphorsubstitution 82
Photodermatitis 200
Photodermatose 201
PHP (Pseudohypoparathyreoidismus) 214
PHPV (persistierender hyperplastischer primärer Glaskörper) 837
Physostigminsalizylat 887
Phytanoyl-CoA-Hydroxylase-Mangel 739
Phytansäure 738, 739
Pica **779**, 796
Pierre-Robin-Sequenz (s. auch Robin-Sequenz) 149, 813
Pigmentanomalie 658
Pigmentmangel 195
Pigmentverlust, Kwashiorkor 73
Pili torti 745
Pilocarpin-Iontophorese 317
Pilze, fluconazolresistente 640
Pilzinfektion 638
– Haut 856
Pilznachweis 639
Pilzpneumonie 326
Pilzvergiftung 892
Pinealoblastom 505
Pinzettengriff 36, 50, 829
PKU (Phenylketonurie) 45
Plagiozephalie 728
Plantarerythem 560
Plasmaaustausch 393
Plasmaderivate 465
Plasmapherese 699
Plasmazelle 450, 517
Plasmodium falciparum 648
Plasmodium malariae 648
Plasmodium ovale 648
Plasmodium vivax 648
Plattfuß, angeborener 678
Platyspondylie 657
Plaut-Vincent-Angina 586, 609, 614
Plektinmangel 703
Pleuraempyem 326, 328
Pleuraerguss 326, 328, 483,
– beidseitiger 634
– hämorrhagischer 329
– sanguinolenter 328
Pleurahöhle 328
Pleurapunktion 324, 328
Pleurareiben 328
Pleuraverschwartung 328
Pleuritis 324, **328**
– eitrige 323
Pleuritis purulenta 328
Pleuritis serofibrinosa 328
Pleuritis sicca 328
Pleuritis tuberculosa 634
Pleuropneumonie 611
– Sonografie 20
– Thorax a.–p 20
Plexuslähmung
– obere 115
– untere 115
Plexus pampiniformis, Erweiterung 427
PNET (primitiver neuroektodermaler Tumor) 502
Pneumatosis intestinalis 143
Pneumonie 324, 326, 632
Pneumocystis-carinii-Pneumonie 326
Pneumokokkeninfektion 611
Pneumokokkenpneumonie 323
Pneumokokkenschutzimpfung 58
Pneumokokkensepsis, nach Splenektomie 611

Pneumokokken-Vakzine 485
– polyvalente 611
Pneumonie 317, **320**, 611
– abszedierende 606
– ambulant erworbene 570
– Antibiotikatherapie 324
– asthmoide 318
– atypische 632
– bakterielle 321
–– chronische 316
–– Therapie 325
– Chlamydia-trachomatis-bedingte 633
– chronische 302
– Erreger 611
– Haemophilus-influenzae-bedingte 618
– interstitielle 320
– Komplikationen 326
– konnatale 122
– nekrotisierende 626
– neonatale 139
– Neugeborenes 119
– nosokomiale **139**, 624
– poststenotische 330
– rezidivierende 695
– Thorax-Röntgenaufnahme 19
– virale 322
Pneumonieerreger 321
– Nachweis 322
Pneumonische Zeichen 4
Pneumonitis, chemische 122
Pneumothorax 317, 318
– Neugeborenes 119, **123**
Poikilozytose 431, 438
Poland-Syndrom 727
Poliodystrophie 185
Polioimpfstoff, inaktivierter, trivalenter 57
Poliolebendimpfstoff 57
Poliomyelitis 571
– paralytische, vakzineassoziierte 57
Poliomyelitisschutzimpfung 57
Polioviren 572
Pollakisurie 409, 410, 411
Pollenallergie, Hyposensibilisierung 312
Pollution 216
Poltern 789
Polyarthritis 544
– rheumafaktornegative 546, 547
– rheumafaktorpositive 546, 547
– seronegative 546
– seropositive 546
Polychromasie 432
Polycystic Kidney Disease 402
Polydaktylie 659
Polyglobulie 449
– Neugeborenes 98
– relative 449
Polymerasekettenreaktion, Helicobacter-pylori-Nachweis 263
Polymerase-Kettenreaktion 162
Polymyositis 701
Polymyxine 625
Polyneuritis 756
Polyneuropathie 76
Polypose 283
Polyposis
– adenomatöse, autosomal-dominante 283
– juvenile, autosomal-dominante 283
Polyposis-Syndrom 283
– hamartöses, familiäres 283
Polyradikuloneuritis, idiopathische 756
Polysaccharid-Impfstoff 53
Polysomnografie 146

Polytrauma 759
– Bildgebung 22
Polyurie 79, 82, 195, 214, 230, 236, 412, 419
Polyzythämie 95
Pompe-Glykogenose 178, 179
Pompe, Morbus 733
Ponstumor 507
Porenzephalie 723, **724**
Porphobilinogenausscheidung, im Urin, erhöhte 201
Porphyrie
– erythropoetische 201
– hepatische, akute 200
– im Stuhl 201
Port, Anlage 12
Portalvenen, Luftnachweis 143
Portoenterostomie 297
Positronenemissionsszintigrafie 18
Postkardiotomie-Syndrom 360
Poststreptokokken-Nephritis 855
Posttraumatische Epilepsie 769
Potenziale
– akustisch evozierte 507
– visuell evozierte 736, 754
Potter-Sequenz 401
– Klinischer Fall 401
Potter-Syndrom 401
Pouch 288
P-PHP (Pseudo-Pseudo-Hypoparathyreoidismus) 214
Prader-Stadieneinteilung, der Virilisierung 223
Prader-Willi-Syndrom 74, 150
Präexzitationssyndrom 376
Prämutation 164
Pränataldiagnostik 166
Präsuizidales Syndrom 796
Prätoxikose 279
Prävalenz 566
Prävention
– primäre 42
– sekundäre 42
– tertiäre 43
Preferential-looking-Testverfahren 830
Pregnantriol, AGS 224
Prehn-Zeichen, Hodentorsion 427
Pre-Nahrung 67
Price-Jones-Kurve 442
Pricktest 314, **531**, 814
Primärherd, tuberkulöser 634
Primärkomplex, tuberkulöser 634
Primärtuberkulose 634
Primitivreflex 35
Prionen-Infektion, Enzephalitis 750
Probst-Bündel 722
Procalcitonin 140
Produktionskoagulopathie 468
Produktionsthrombozytopenie 460
Progenie 255
Proglottiden 643
Proktokolektomie, totale 288
Prolaktin 229
Prolaktinmangel 230
Pronatio dolorosa 687
Propionazidämie 196
Propionibakterien 876
Propranolol, Hyperthyreose 209
Propulsiv-Anfälle 768
Prostaglandin E$_1$, Herzvitien 387
Protein, mannosebindendes 516
Protein-C-Mangel 471
Proteine, Frauenmilch 63
Protein-Energie-Malnutrition 72
Protein-N-Glykosylierung, Defekt 741

Protein-O-Glykosylierung, Defekt 742
Proteinurie 175
– große 391, 392, **394**, 396, 398
– selektive 395, 397
Proteinzufuhr 68
Proteus-Infektion 623
Prothrombinkomplex-Konzentrat 466
Prothrombinzeit 459
Protozoeninfektion
– extraintestinale 647
– Gastroenteritis, akute 279
– intestinale 644
– Stuhluntersuchung 645
Provokationsnystagmus 820
Provokationstest 274
– bronchialer 311
– organbezogener 532
Prurigo simplex acuta infantum 862
Pruritus 844
– Differenzialdiagnose 844
Pseudarthrose 729
Pseudoachondroplasie 657
Pseudoallergie 533
– nahrungsmittelbedingte 274
Pseudoappendicitis diabetica 236
Pseudobulbärparalyse 748, 772
Pseudogynäkomastie 74, 217
Pseudohermaphroditismus
– männlicher 221
– weiblicher 221
Pseudohyperaldosteronismus 229
Pseudohypertrophie, muskuläre 705
Pseudohypoaldosteronismus, Laborbefund 227
Pseudohypoparathyreoidismus 214
Pseudomembran, nasopharyngotracheale 613
Pseudomonas aeruginosa 624
Pseudomonas-Infektion 624
Pseudoparalyse 138
Pseudo-Pelger 451
Pseudopolyp 286, 289
Pseudo-Pseudo-Hypoparathyreoidismus 214
Pseudopubertas praecox **218**, 223, 225
Pseudothrombozytose 435
Pseudo-Vitamin-D-Mangelrachitis s. Rachitis, Vitamin-D-abhängige 81
Psoasmuskelblutung 465
Psoriasis 873
Psoriasis-Arthritis 547
Psoriasis arthropatica 875
Psoriasis pustulosa 875
Psoriasis vulgaris 874
PSS (progressive systemische Sklerose) 555
Psychische Erkrankung
– Anamnese 775, 776
– Dokumentation 775
– Klassifikation 775
Psychoorganisches Syndrom 772
Psychopathologie 776
Psychose
– schizoaffektive 794
– schizophrene s. Schizophrenie 792
Psychosin 735
Psychosoziale Faktoren, chronische Erkrankung 810
Psychotherapie
– Behinderung 811
– Erkrankung, chronische 811
– Kindesmisshandlung 806

– Missbrauch, sexueller 809
– Misshandlung, sexuelle 809
– Schizophreniebehandlung 794
– Störung, depressive 796
– PT (Prothrombinzeit) 459
Pterygium colli 8, 160
PTH (Parathormon) 213
Ptosis 698, 700, 834
PTT (partial thromboplastin time, partielle Thromboplastinzeit) 457
– verlängerte, bei normalem Quick-Wert 465
Pubarche 216
– prämature, isolierte 217
Pubert 33
– Pubertas praecox 658
– Pubertas praecox vera 218
– Pubertas tarda 219
Pubertät 40, 215
Pubertätsablauf, normaler 215
Pubertätsentwicklung
– pathologische 218
– verspätete (s. auch Pubertas tarda) 219
– vorzeitige (s. auch Pubertas praecox) 216
Pubertätsgynäkomastie 217
Pubertätsstadien, nach Tanner 33
Pubertätswachstumsschub 216
Pubertätszeichen 216
Pubesbehaarung 33
Pudendusanästhesie 449
Puderaspiration 893
Pulmonalatresie
– mit Ventrikelseptumdefekt 345
– ohne Ventrikelseptumdefekt 347
Pulmonalstenose 4, **342**
Pulpitis 255
Pulpitis sicca 865
Pulsfrequenz 96
Pulsoxymeter 104, 366
Puls, peripherer, Palpation 4
Pulsus celer et altus 333, 335
Pulsus paradoxus 366
Punktmutation 162
Pupillenreaktion 101
Puppengesicht 178
Purinderivate 199
Purinstoffwechselstörung 199
Purpura abdominalis 464
Purpura fulminans **470**, 612
Purpura rheumatica 464
Purpura Schoenlein-Henoch 458, **464**
Pusteln, Neugeborenes 139
PVK (periphere Venenverweilkanüle) 12
Pyarthros 666, **669**
Pyelonephritis 409, 410
– akute, Klinischer Fall 411
Pylorospasmus 264
Pylorotomie 265
Pylorushypertrophie 264
Pylorusstenose 92
– hypertrophische 264
Pyodermie 853
Pyozyaneus-Ruhr 622
Pyrazinamid 636
Pyridostigminbromid 699
Pyridoxin (s. auch Vitamin B$_6$) 436
Pyrimidinbasen 199
Pyrimidinstoffwechselstörung 199
Pyrrolstoffwechselstörung 200
Pyruvatkinase-Defekt 443
PZA (Pyrazinamid) 636

Q

QT-Syndrom, angeborenes 379
QT-Verlängerung
– angeborene 379
– – Klinischer Fall 380
– Ursachen 379
QT-Verlängerungs-Syndrome 379
Quecksilberingestion 893
Querschnittslähmung 720
Querschnittsyndrom, traumatisch bedingtes 763
Quetelet-Index 72
Quick-Test 459
Quick-Wert 468
Quincke-Ödem 868
– Nahrungsmittelallergie 534

R

RAAS (Renin-Angiotensin-Aldosteron-System) 86
Rachenabstrich 322, 614
Rachendiphtherie 614
Racheninspektion 9
Rachenmandel, vergrößerte 815
Rachitis
– hypophosphatämische, familiäre 82
– kalzipenische 79, 81
– Niereninsuffizienz 415
– phosphorpenische 79
– renale 190
– Vitamin-D-abhängige 81
Radermecker-Komplexe 753
Radikulitis 756
Radio-Allergo-Sorbent-Test (RAST) 311, 532
Radionuklidinjektion, stereotaktische 509
Radiusaplasie 447
Radiusaplasie-Thrombozytopenie-Syndrom 460
Radiushalsfraktur 663
Radiusköpfchensubluxation 687
Radiuskopffraktur 663
Ragged-red-Fasern 694
RA (Rezeptorantagonist) 520
Rasselgeräusch 308, 322
– feuchtes 4
– mittelblasiges 325
– nicht klingendes 310
– trockenes 4
RAST (Radio-Allergo-Sorbent-Test) 311, 532
Rattenbissnekrose, systemische Sklerodermie 555
Rauchen, in der Stillzeit 64
Raumforderung, intrakranielle 755
Raynaud-Phänomen 551, 553, 555, 556
RDS (Respiratory Distress Syndrome) 120
RDW (red cell distribution width) 431
Reaktion
– anaphylaktische 530
– pseudoallergische 533
Reaktionsverhinderung, Phobiebehandlung 799
Reaktivität, Säugling 36
Reanimation 883
– ABCD-Regel 385
– Adrenalin 386
– Beatmung 385
– kardiale 104
– kardiopulmonale 384
– pulmonale 104

Sachverzeichnis

Rechts-links-Shunt, kardialer 103, 119, 338, 343
- Aortenisthmusstenose 350
- Ductus arteriosus Botalli, offener 119
- Fallot-Tetralogie 343
- Linksherz-Syndrom, hypoplastisches 352
- Lungenvenenfehlmündung, totale 338
- Pulmonalatresie
-- mit intaktem Ventrikelseptum 347
-- mit Ventrikelseptumdefekt 345
- Trikuspidalatresie 348
Rechtschreibstörung 782
Rechtsherzinsuffizienz 366
Rechtsschenkelblock, rudimentärer 338, 351
Redeflussstörung 788
Reentry-Tachykardie
- atriale 377
- permanente junktionale 377
Referenzwerte, Labor, für das Kindesalter 896
Reflexantworten, Neugeborenes 35
Reflexaudiometrie 822
Reflexblase
- autonome 408
- spinale 408
Reflexdystrophie, sympathische 564
Reflex
- visueller 829
- neurologischer, Säuglingsalter 48, 49
Reflexreaktion, komplexere 35
Reflux
- gastroösophagealer 257, **261**, 264
- High Pressure Reflux 406
- Low Pressure Reflux 406
- vesikoureteraler 405
-- MCU 23
Refluxkrankheit 261
Refluxnephropathie, Bildgebung 24
Refluxösophagitis 261, 265
Refraktionsamblyopie 831
Refsum, Morbus
- infantiler 738
- klassischer 739
Refsum-Syndrom 696, 846
Regressionssyndrom, kaudales 134
Regulationsstörung, vegetative, posttraumatische 762
Regurgitieren 106, 246, 259
Rehydrierung 88
Reibetest 531
Reifezeichen
- Neugeborenes 44
- morphologische 100
Reinlichkeitserziehung 779
Reisekrankheit 820
Reiter-Syndrom 541
Reizbildungsstörung 372
Rekapillarisierungszeit 6
- verlängerte 137
Rektosigmoidoskopie 283
Rektovaginalflora, mütterliche 140
- Keimaszension 137
Rektumprolaps 316
Rektumsaugbiopsie 271
Rekurrensparese, beidseitige kongenitale 813
Renin-Angiotensin-Aldosteron-System 86
Renovaskuläre Erkrankung 423

Repeatexpansion 162, 164
Respiratory Distress Syndrome 120, 141
Respiratory Syncytial Virus s. RS-Virus 307
Restharnbildung 408, 720
Restzustand, schizophrener 793
Retardierung
- geistige
-- Down-Syndrom 157
-- Fragiles-X-Syndrom 164
-- Hyperglyzinämie, nicht ketotische 196
-- Mukopolysaccharidose 180
-- Triplo-X-Karyotyp 161
-- Wolf-Hirschhorn-Syndrom 159
- psychomotorische 711
-- Hypothyreose 205
- statomotorische, Wolf-Hirschhorn-Syndrom 159
Retentionshyperkeratose 846
Retentio testis 425
Retikulozytenzahl 432, 441
Retikulozytopenie 445
Retinablutung 196
Retinahypertrophie, kongenitale 284
Retinitis pigmentosa 696, 736, 739
Retinoblastom 493, **499**
Retinopathia pigmentosa 278
Retinopathia praematurorum 839
- nach Sauerstofftherapie 127
Retinopathie 195
- Frühgeborenen-Retinopathie 839
Retrobulbärneuritis 843
- Differenzialdiagnose 843
Retroviren 583
Rett-Syndrom 150, **746**, 791
Reye-Syndrom 172, 173, **294**, 587
Rhabdomyosarkom 496, 834
Rhesus-Erythroblastose 130
Rhesus-Inkompatibilität 130
Rheumatische Erkrankungen 538
Rheumatisches Fieber 539, **541**
Rhinitis 570
- akute 815
- allergische 812, 814
- chronische 814
Rh-Inkompatibilität 111
Rhinokonjunktivitis, allergische, im Kleinkindalter 534
Rhinorrhö, einseitige 814
Rhinoviren, Atemwegsinfektion 570
Rhizomelia chondrodysplasia punctata 738
Rhombenzephalitits 615
Ribbing-Syndrom 657
Riboflavin 197
Riegelungsimpfung 578, 590
Riesenhämangiom 430, 461
Riesenmyelozyten 448
Riesenstabkernige 448
Riesenthrombozyten-Syndrom 463
Riesenwuchs, partieller 729
Riesenzellastrozytom 730
Riesenzellhepatitis, neonatale 112
Riesenzellpneumonie 589
Rifampicin 605, 636
Rigor 191, 202, 772, 747
Ringelröteln s. Erythema infectiosum 572
Ringer-Lösung 103
Rippenbuckel 674

Rippenfraktur, Bildgebung 21
Risikofaktoren, thrombophile 469, 470
Risikokind 103
Risikoneugeborenes, Verlegung 104
Risus sardonicus 616
Ritter von Rittershain, Morbus 606
RMP (Rifampicin) 636
Robin-Sequenz 256
Röhrenknochendeformation 83
Rolando-Epilepsie 769, 771
Romano-Ward-Syndrom 379, 770
Röntgenaufnahme
- Abdomen 21
-- Ileusdiagnostik 266
-- im Hängen 109, 110, 248
- Hand
-- Mukopolysaccharidose 182
-- Knochenalterbestimmung 234
- Thorax 19
Röntgenbestrahlung, Wachstumsfugenläsion 654
Röntgendiagnostik 17
ROP (Retinopathy of Prematurity) 839
Rosenkranz
- rachitischer 80
- skorbutischer 76
Roseola infantum s. Exanthema subitum 575
Roseolen 620
Rotavireninfektion, akute Gastroentritis 279
Rotavirus-Impfung 61
Röteln 574, **592**
- Frühschwangerschaft 594
- konnatale 592
- postnatal erworbene 594
- zervikale Lymphknotenvergrößerung 813
Rötelnenzephalitis 753
Rötelnimpfung 594
Rötelnvirus 592
Rotor-Syndrom 297, 298
Roviralta-Syndrom 265
RSV-Infektion 591
RS- (Respiratory Syncytial) Virus 570
RS-Virus-Hyperimmunglobulin 323
RS-Virusinfektion 307
RS-Viruspneumonie 322
RSV (Respiratory Syncytial Virus) 570
RTA (renal-tubuläre Azidose) 419
Rubella s. Röteln 592
Rubeola s. Röteln 592
Rückenmarktumor 509
Rückzugssymptomatik 793
Ruhelosigkeit, exzessive 783
Ruhr, bakterielle 622
Rumination **778**, 796
Rumpel-Leede-Test 459
Rumpfachsenverdrehung 674
Rundherd, pulmonaler 641

S

Säbelscheidentibia 630
SA- (sinuatrialer)Block 380
Sagittalnahtsynostose, prämature 727
Sakralagenesie 284
Sakroiliitis 554, 547, 548
Salaamkrampf 767
Salbutamol 312

Salizylatintoxikation 894
Salizylsäure 875
Salmonella typhi 620
Salmonelle paratyphi 621
Salmonellennachweis 621
Salmonellen-Osteomyelitis 443
Salter-Beckenosteotomie 684
Salz-und Pfeffer-Muster, autosomal-rezessive polyzystische Nierenerkrankung, Sonografie 403
Salzverlust 87
Salzverlustsyndrom, AGS 222, 224
Salzwasseraspiration 882
Sandalenfurche 156, 164
Sandhoff, Morbus 733
Sandifer-Syndrom 261
Sanduhrtumor 489, 490
Sanfilippo-Mukopolysaccharidose 181
Saposin A 735
Saposin B 734
Sarkoglykanopathie 705
Sarkoidose, infantile 539, 560, **563**
SARS (schweres akutes respiratorisches Syndrom) 571
Sattelnase 630
Sauberkeitsgewöhnung 39
Sauberkeitstraining, verhaltenstherapeutisches 781
Sauerstoffkonzentration, Beatmung 104
Sauerstoffradikalenbildung 522
Sauerstofftherapie, Neugeborenes 127
Sauerstofftransportstörung, Neugeborenes 119
Säuglingsanfangsmilch 67
Säuglingsanfangsnahrung 66
Säuglingsbotulismus 617
Säuglingsekzem, seborrhoisches 862
Säuglingsmilchnahrung 66
Säuglingsnahrung 66
- hydrolysierte 175
Säuglingsosteomyelitis, hämatogene, akute 667
Säuglingsskoliose 674
Saugreaktion, Säugling 48
Säureaufnahme 886
Säure-Basen-Haushalt 90
Säureverätzung 894
- ösophageale 259
SCA (spinozerebelläre Ataxie) 747
Schädelanomalie 727
Schädelbasisfraktur 761
Schädelbasiswachstum, abnormes 727
Schädelbestrahlung 504
Schädelfraktur, wachsende 762
Schädel-Hirn-Trauma 28, **758**
Schädelkalottenverdickung 180
Schädelnaht 31
- Verknöcherung, vorzeitige 8
Schadstoffe, Frauenmilch 64
Schallempfindungsschwerhörigkeit 821, 828
- Obliteration der Hörschnecke, Klinischer Fall 828
Schallleitungsschwerhörigkeit 821
Scharlach 609
Schaumzellen 187, 188
Scheidenatresie 423
Schellong-Test 371
Schenkelhalsachse 679
Schenkelhalsantetorsion 679
Scheuermann, Morbus 673
Schiefhals s. Tortikollis 114
- muskulärer 676

Schiefschädel s. Plagiozephalie 728
Schielamblyopie 831
Schielen
- inkomitantes 833
- latentes 832
- manifestes 832
Schielerkrankung, Untersuchung beim Säugling 50
Schieloperation 832
Schielwinkelkorrektur, chirurgische 832
Schilddrüse
- Dysgenesie, angeborene 204
- Untersuchung 8
Schilddrüsenadenom
- autonomes 211
-- Laborbefunde 208
- toxisches 211
Schilddrüsenantikörper 206, 209
Schilddrüsendysgenesie 204
Schilddrüsendysplasie 204
Schilddrüsenektopie 204, 205
Schilddrüsenfunktion, fetale 203
Schilddrüsenhormone
- erniedrigte 206
- plazentarer Transfer 203
- Synthesestörung 204
Schilddrüsenhormonresistenz, Laborbefunde 208
Schilddrüsenhormonspiegel, erhöhter 209
Schilddrüsenhormonsubstitution 510
Schilddrüsenkarzinom 510
- sekundäres 505
Schilddrüsenknoten
- indolenter 510
- szintigrafisch kalter 510
Schilddrüsensonografie 206
Schilddrüsenszintigrafie 510
- heißer Knoten 211
Schilddrüsentumor 212, 510
Schildthorax 160
Schimmelpenning-Feuerstein-Mims-Syndrom 731
Schindler, Morbus 737
Schistozyten 431, 444
Schizophrenia simplex 793
Schizophrenie 792
Schlafbedürfnis 787
Schlafperzentilen 41
Schlafrhythmusstörung 790
Schlafstörung 787
Schlafverhalten 40
Schlafwandeln 787
Schleimhautblutung
- Blutungskrankheiten 456
- Leukämie 474
- Vitamin-K-Mangel 84
Schleimhauteiterung, chronische, Mittelohr 826
Schleimhautkandidose 639
Schlottergelenk 664
Schluckreaktion, Säugling 48
Schmerzsyndrom
- generalisiertes 540
- komplexes regionales 540, 564
-- Klinischer Fall 565
Schmerzsyndrome 564
- Bewegungsapparat 538
Schmerzverstärkende Syndrome 564
Schmerzverstärkungssyndrom, generalisiertes 564
Schmetterlingserythem, SLE 551
Schmetterlingsfigur, faziale 573
Schmorl-Knötchen 673
Schneeflockenlunge 635

Schock 88, **382**
- anaphylaktischer 383, 534
-- Behandlung 536
- distributiver 600
- hyperdynamischer 600
- hypodynamischer 600
- hypovolämischer 383
- kardiogener 383
- Meningokokkeninfektion 613
- neurogener 879
- septischer 136, 138, **599**
Schockbekämpfung 881
Schockphasen 382
Schockprophylaxe 880
Schocksyndrom, toxisches 607
Schoenlein-Henoch-Purpura 464
Schonhaltung, schmerzbedingte 138
Schreckhaftigkeit 185
Schreien, abnormes 790
Schreigesicht, schiefes 114
Schreileukozytose 451
Schubkarrenfahren, Muskelkraftprüfung 689
Schulangst 801
Schuleschwänzen 801
Schultergürtel-Muskelschwäche 706
Schulterreflex 101
Schulverweigerung 800
Schuppenflechte 873
Schüttelfrost 600, 631
Schütteltrauma 760
Schwangerschaftsdiabetes 235
Schwartz-Bartter-Syndrom 89
Schweinebandwurm 646
Schweinehüterkrankheit 631
Schweiß, NaCl-Gehalt 315
Schweißfriesel s. Miliaria 868
Schweißtest 299, 317
Schwellung, abdominale 501
Schwerhörigkeit 618, 821
- kombinierte 821
-- Cholesteatom 827
- konnatale 593
- meningitisbedingte 138
Schwerkette, Immunglobulin 518
Schwimmbad-Granulom 637
Schwindel
- beniger-paroxysmaler 820
- Drehschwindel 820
- migräneassoziierter 819
- peripherer 820
- peripher-vestibulärer 820
- Schwankschwindel 820
- zentraler 820
Schwindsucht, galoppierende 634
Schwirren
- juguläres 4
- präkordiales 4
SCID (schwerer kombinierter Immundefekt) 527
Scratch-Test 531
Screening, hüftsonografisches 682
Screening, Neugeborenes 45
Screening-Untersuchung, postnatale, auf Hypothyreose 205
SDS (Standard Deviation Score) 231
Sea-blue-Histiozytose 188
Sedierung, Notfallsituation 387
SED (Semi-Elementar-Diät) 274, 291
Segawa-Syndrom 699, 743
Sehen, räumliches 51
Sehnenreflex, gesteigerter 208
Sehprüfung 51, 782
Sehschärfe, Gitterschärfe 830
Sehschärfentestung 830

Sehstörung 754
- hirnstammtumorbedingte 507
- hirntumorbedingte 508
Sehtest 51
Seitlagereaktion, Säugling 49
Sekundärtuberkulose 634
Selbstbefriedigung 40
Selbstgespräch 792
Selbstinstruktionstraining 784
Selbstintoxikation 175
Selbststimulation 786
Semi-Elementar-Diät 291
Semi-Elementar-Nahrung 274
Seminom 497
Sensibilisierung
- Multiallergensuchtest 532
- Allergiediagnostik 531
Sepsis **599**, 610
- Antibiotikatherapie 601
- Basismaßnahmen 601
- Enteritis-Salmonellen 621
- neonatale 135
- supportive Therapie 602
- Sepsis tuberculosa acutissima 634
Septumluxation, peripartale 812
Septum pellucidum, fehlendes 722
Sequester 667
- extralobäre 303
- intrapulmonale 303
SER (systemische Entzündungsreaktion) 137
Seromukotympanon 256
Serotonin-Wiederaufnahmehemmer, selektive 796, 801, 802
Serotympanon 823
Serratia-Infektion 623
Serumelektrophorese, nephrotisches Syndrom 397
Sexualsteroide, Hochwuchs 234
Sexualverhalten, altersunangemessenes 808
SGA (small for gestational age) 233
Sharp-Syndrom 556
Shiga-Kruse-Ruhr 622
Shiga-like Toxin 399
Shigella dysenteriae 622
Shigella flexneri 622
Shigella sonnei 622
Shigellennachweis 622
SHT (Schädel-Hirn-Trauma) 758
Shunt
- portosystemischer 293
- ventrikuloatrialer 721, **726**
- ventrikuloperitonealer 721, **726**
-- Peritonitis 282
Shwachman-Diamond-Syndrom 317, 446, 452
Sialadenitis 590
Sialidose 180, 737
Sicca-Syndrom **557**
Sichelfuß 677
Sichelzellanämie 443
Sichelzellen 432
Sick-Sinus-Syndrom 382
Sideroblasten 436
Siderophagen 327
Siderozyten 432
SIDS (sudden infant death syndrome) s. Kindstod, plötzlicher 144
Sigmatismus 39
Sigmavolvulus 268
SIJA (systemische juvenile idiopathische Arthritis) 546
Silbernitrat 325, 836
Silver-Russell-Syndrom 150
Simultanimpfung 53, 56
Sinuatriale Leitungsstörung 380

Sinus phrenicocostalis, stumpfwinkliger 328
Sinusarrhythmie 373
Sinusbradykardie 372
Sinus-cavernosus-Thrombose 766
- Orbitaerkrankung, entzündliche 833
Sinusitis
- akute 815
- chronische 814
Sinusknotendysfunktion 382
Sinustachykardie 372
Sinusvenenthrombose 470
SIRS (systemic inflammatory response syndrome) 599
Situs inversus 335
Sitzen, freies 35
Sjögren-Syndrom 557
Skabies 861
Skaphozephalus 728
Skelett
- Hyperplasie 655
- Hypoplasie 655
- Plastizität, biologische 651
Skelettanomalie 447
- angeborene 655
- symmetrische 656
Skelettdeformierung 82
Skelettdeformität 653
Skelettdysplasie 540, 655, **656**
Skelettdystrophie 655
Skelettentwicklung 652
- Variationsbreite 652
- verzögerte 232
Skelettentwicklungsstörung, angeborene 655
Skelettfehlbildung 654
Skelettfehlentwicklung 659
Skelettplastizität 653
Skelettszintigrafie 17
Skeletttuberkulose 635
Skelettveränderung
- Bildgebung 24
- Down-Syndrom 157
- Edwards-Syndrom 158
- knorpelige, Bildgebung 25
Skelettverletzung, Folgen 664
Skip-Metastase 493
Sklera, blaue 658
Sklerem 113
Sklerodermie 554
Sklerose
- postinflammatorische, Innenohr 828
- systemische progressive 555
- tuberöse s. Tuberöse Sklerose 730
Skoliose **674**, 688, 772
- Ehlers-Danlos-Syndrom 660
- fetale 720
- Marfan-Syndrom 659
- Neurofibromatose 658
- progrediente 659, 704
- rückenmarktumorbedingte 509
- Wachstumsreserve 652
Skolioseprogredienz, präpubertäre 653
Skorbut 464
- infantiler 76
SLE (systemischer Lupus erythematodes) 551
Slow-Channel-Syndrom 700
Slow-Virus-Infektion 753
- Enzephalitis 750
SMA (spinale Muskelatrophie) 692
Sm-Antigen 552
Smith-Lemli-Opitz-Syndrom 8, 149
Smith-Magenis-Syndrom 150

SMN- (survival motor neuron) Gen 693
Snijders-Oomen Nicht-verbaler Intelligenztest 40
Sofortreaktion, allergische, nahrungsmittelbedingte 274
Sojaproteinallergie 274
Somatogramm 43
Somatometrie 72
Sommerdiarrhö 571
Sommergrippe 572, 628
Sommerruhr 622
Somnambulismus 787
Sonderinteressen 792
Sonnenuntergangsphänomen 725, 760
Sonografie 18
– Abdomen 21
– Thorax 20
– Urogenitaltrakt 23
– Zentralnervensystem 26
Soormykose 858
Soor-Stomatitis 253
Sotos-Syndrom 724
Sozialanamnese 1
Sozialentwicklung 39
Sozialverhalten 38
– altersentsprechendes 47
Sozialverhaltensstörung 783
Spacer 312
Spaltbildung 255
– faziale 65
Spaltlampenuntersuchung
– Auge 175
– Kornea 195
Spannungskopfschmerz 714
Spannungspneumothorax, beim Neugeborenen 123
Spasmodic Croup 300
Spastik 772
Spätblutung, posttraumatische 456, 465
Spätsepsis 136
Speichelträufeln 757
Speicherkrankheit, lysosomale 180
Speichelstein 591
Sphärophakie 394
Sphingolipidose 185, 733
Sphingomyelinose 185
Sphinkter-Detrusor-Dyssynergie 720
Sphinktermyotomie 260
Spidernävus 292, 852
Spiegelbildung, Abdomen 21, 266, 282
Spielverhalten 39
– altersentsprechendes 47
Spina bifida aperta, Wiederholungsrisiko 165
Spina bifida cystica 719
Spina bifida occulta 719
Spinalkanal, verengter 657
Spinalparalyse, spastische 748
Spindelzellnävus 850
Spitzfuß 703
Spitzfußstellung 678, 772
Spitz-Nävus 850
Spitzschädel 727
Splenektomie 439, 443
– Penicillinprophylaxe 485
– Pneumokokkensepsis 611
Splenomegalie, portale Hypertension 294
Split Brain 722
Split Notochord Syndrome 720
Spondylarthropathie, juvenile 547
Spondylolisthese 675
Spondylolyse 675
Spongiosaüberschussbildung, metaphysäre 657

Spongiöse Dystrophie 746
Spontanfraktur 670
Spontannystagmus 820
Spontanrede 792
Spontanurin
– Gewinnung 13
– Untersuchung 409
Sprachabbausyndrom 789
Sprachaudiometrie 822
Sprache
– expressive 39
– kloßige 818
– perzeptive 39
Sprachentwicklung 39
– frühzeitige 791
– normale, Kriterien 47
Sprachentwicklungsstörung 39, 782, **788**
Sprachentwicklungsverzögerung 39, 164
– Hyperplasie, adenoide 815
Spracherwerb 51, 788
Sprachproduktion 39
Sprachstörung
– Schizophrenie 793
– bulbäre 507
Sprachverlustsyndrom 789
Sprachverständnis 39
Sprechablauf, Störung 788
Sprechentwicklungsstörung 782
Sprechstörung 788
– Schizophrenie 793
Spreizhosenbehandlung 682
Sprue, einheimische s. Zöliakie 274
Sprungbereitschaft, Säugling 49
Spurenelemente, bei total parenteraler Ernährung 69
Sputum, blutiges 327
SSADH (Succinat-Semialdehyd-Dehydrogenase) 744
SSEP (somatosensorisch evozierte Potenziale) 604, 732
SSPE (subakute sklerosierende Panenzephalitis) 589, **753**
SSRI (selektive Serotonin-Wiederaufnahmehemmer) 796, 801, 802
SSSS (staphylococcal scaled skin syndrome) 606
SSW (Schwangerschaftswoche)
Stäbchenbakterien
– gramnegative 618
– grampositive 613, 615
– säurefeste 636
–– potenziell humanpathogene 637
Staging-Laparotomie 498
Stammelfehler 39
Stammeln 51, 788
Stammfettsucht 228
Stammzelle, hämatopoetische, maligne Entartung 480
Stammzelltransplantation 513
Standard-Abweichungs-Score 231
Standardimmunglobulin 578
Standardimpfungen 54
Stapediusreflexmessung 822
Staphylococcal scaled Skin Syndrome **606**, 854, 872
Staphylococcus aureus 324
Staphylococcus epidermidis 607
Staphylococcus haemolyticus 607
Staphylococcus saprophyticus 607
Staphylococcus-aureus-Infektion 605
Staphylodermie 853
– Klinischer Fall 854

Staphylokokken, koagulasenegative 607
– Infektion, postnatale 600
Staphylokokken-Enterotoxin 606
Staphylokokken-Infektion, lokalisierte 606
Staphylokokken-Pneumonie 324
Staphylokokkentoxin-Syndrom 606
Star
– grauer s. Katarakt 174
– grüner s. Glaukom 838
Starkstromunfall 883
Stase 469
Status asthmaticus 310
Status epilepticus 767
Status migraenosus 716
Stauungspapille 503, 726
– Differenzialdiagnose 843
Stehbereitschaft, optische, Säugling 49
Stellwag-Zeichen 209
Stenose
– glottische 813
– laryngotracheale 817
– subglottische narbige 813
Stereopsis 829
Stereotypien, motorische **786**, 793
Steroidabhängigkeit 398
Steroidbiosynthese
– Gonaden 221
– Nebenniere 221
Steroid-Diabetes 237
Steroidnebenwirkungen 398
Stevens-Johnson-Syndrom (s. auch Erythema exsudativum multiforme) 872
STH-Sekretion
– Adipositas 232
– Hypothyreose 232
STH (somatotropes Hormon) 229
STIKO (ständige Impfkommission) 54, 55
Stillen 62
– Kontraindikation 65
Stillhindernis 65
Still-Syndrom 545, 546
Stimmbruch 216
Stimmgabelversuch, nach Rinne und Weber 822
Stimmlippen, angeborene Synechierung 814
Stimulanzien 784
Stimulationsplatte 257
Stippchen 815
Stirnkopfschmerzen 814
STNR (symmetrischer tonischer Nackenreflex) 48
Stoffwechselkrise 173
Stoffwechsellage, diabetische, Pathogenese 236
Stoffwechselstörung 168
Stöhnen, exspiratorisches 4, 120, 121
Stomatitis 253
– aphthosa 253, 581
– catarrhalis 254
– herpetica 253
– ulzeröse 254
Stomatozyten 432
Stoppliquor 509
Storage-Pool-Defekt 463
Storchenbiss 6, 852
Stoßwellentherapie, extrakorporale 422
Stottern 788
– klonisches 788
– physiologisches 39
– tonisches 788
– tonisch-klonisches 788

Strabismus
– concomitans 831
– convergens 832
– divergens 832
– incomitans 833
– paralyticus 833
Strahlen, ionisierende 15
– morphologische Anomalie 152
Strahlenexposition
– Bildgebung 15
– Computertomografie 16, 17
– Durchleuchtungsuntersuchung 16, 17
– medizinische 16
Strahlenschutz
– Bildgebung 16
– Computertomografie 17
– Durchleuchtungsuntersuchung 17
Streak Gonads 160
Streckkrampf 759
– Frühgeborenes 118
Streckreflex, suprapubischer 49
Streptococcus pneumoniae (s. auch Pneumokokken) 323
Streptodermie 855
Streptokokken
– α-hämolysierende 358
– β-hämolysierende 136, 390, 392, 542, 824, 853, 855
– nephritogene 390
Streptokokken-Antikörpertiter 542
Streptokokken-Pneumonie 122
Streptokokken-Schnelltest 568, 609
Stressfraktur, Bildgebung 25
Stresssituation, perinatale 132
Streustrahlenraster 16
Striae 74
Striae rubrae 6
Striae rubrae distensae 228
Striatumnekrose 197
Stridor 4, 614
– exspiratorischer 302
– inspiratorischer 302, **813**
–– Neugeborenes 256
Strommarke 883
Strömungsgeräusch, Fontanelle 7
Strongyloides stercoralis 643
Strongyloidiasis 643
Strophulus infantum 862
Struma 209
– blande 212
– euthyreote 212
Strumektomie 210
Strumigene Substanzen 212
Stuhl
– acholischer, Neugeborenes 111
– blutiger 268, 279, 635
– blutig-schleimiger 622
– erbsbreiartiger 620
– saurer 278, 279
Stuhl-Elastase 273
Stuhl-pH 273
Stuhlporphyrine 201
Stuhluntersuchung 622
Stuhlverhalt 266
– Diagnostik 270
– Neugeborenes 108
Stupor 794
Stupszehe 677
Sturge-Weber-Syndrom 731
Subarachnoidalblutung, akute 764
Subarachnoidalraumerweiterung 725
Subileus, postnataler 269
Subluxation, Gelenk 663
Substratinvagination 268

Subtelomerscreening 156
Subtraktionsazidose 91
Succinat-Semialdehyd-Dehydrogenase-Mangel 744
Succinylcholin 708
Suchreaktion, Säugling 48
Suffusion 456, 466
Sugillation 456
Suizidalität 796
Suizidrohung 796
Suizidversuch 797
Sulfamatsulfatase-Defekt 181
Sulfatasemangel, multipler 733, 846
Sulfatidspeicherung 734
Sulfhämoglobinämie 431
Sulfoiduronatsulfatase-Defekt 181
Sulfonylharnstoff-Derivat-Vergiftung 894
Superantigen 607
Suppressionsamblyopie 831
Surfactant 120
Surfactantgabe 121
Surfactantmangel
- Frühgeborenes 120
- primärer 120
Surfactantmangel-Syndrom, Prävention 121
Surfactant-Protein-Synthese, genetisch bedingte Erkrankungen 125
Süßwasseraspiration 882
SVT (supraventrikuläre Tachykardie) 375
Swyer-Syndrom 222
Symblepharon 836
β$_2$-Sympathomimetika 312
Syndaktylie 659
Syndrom
- Definition 149
- der eingedickten Galle 111
- der unangemessen hohen ADH-Sekretion s. Schwartz-Bartter-Syndrom 89
- der verbrühten Haut 606
- des linearen Naevus sebaceus 731
Synechie
- Labia majora 423
- Labia minora 423
Synkinesien 727
Synkope 770
Synovia-Analyse, rheumatische Erkrankungen 539
Synovialektomie 669
Synovialitis 680
Synovialsarkom 496
Synoviitis, sterile 541
Syphilis 629
Syringomyelie 718
Systemic inflammatory response syndrome (s. auch Entzündungsreaktion, systemische) 599
Szintigrafie 17

T

Tabaksbeutelgesäß 275
Tabaksbeutelmund, systemische Sklerodermie 555
Tachykardie
- atriale 378
- junktionale ektope 378
- supraventrikuläre 375
- ventrikuläre 378
Tachypnoe 120, 137, 320
- postnatale 121
- transiente, Neugeborenes 119, **124**

Taenia saginata 643
Taeniasis 643
Taenia solium 643, 646
Takayasu-Arteriitis 558
Talgdrüsennävus 851
Talussteilstellung 678
Tamponkrankheit 607
Tangier-Krankheit 183
Tannenzapfenblase 408
Tanner-Pubertätsstadien 33
Target-Zellen 432, 438
Taschenmesser-Phänomen 689
Taubheit 630
- nach Mumps 591
- rötelnbedingte 593
Tauchreflex 882
Tay-Sachs, Morbus 733
TCR (T-Zell-Rezeptor) 516
Teerstuhl 252
Teilleistungsstörung 782
Teleangiektasien 528
Temperaturdifferenz, rektoaxilläre 282
Temporallappenepilepsie 769
Tender Points 564
Tenesmen 286, 622
Tenosynovitis 544
TEOAE (transitorisch evozierte otoakustische Emissionen) 822
Teratom, matures 497
Testosteron 219
Testosterondepot, bei Hochwuchs 234
Testosteronsynthesestörung 221
Testosteronumwandlungsstörung 221
Tetanie, rachitogene 80
Tetanospasmin 616
Tetanus 615
- neonatorum 615, 616
Tetanushyperimmunglobulin 616
Tetanusimmunisierung, passive 56
Tetanusimpfschutz 884
Tetanusschutzimpfung **56**, 616
Tethered-cord-Syndrom 678, 720
Tetrahydrobiopterin-Belastungstest 189
Tetrahydrobiopterin-Mangel 743
Tetraparese
- hirnstammtumorbedingte 507
- schlaffe 710
Tg-AK (Thyreoglobulin-Antikörper) 210
TGF 517
TGF-β 520
Th1-Zelle 517
Th2-Zelle 517
Thalassaemia intermedia 438, **439**
Thalassaemia major 438
Thalassaemia minima 438, 439
Thalassaemia minor 438
Thalassämie **437**, 540
α-Thalassämie 437, **439**
β-Thalassämie 429, 437, **438**
Thalliumvergiftung 895
THAM (Trishydroxymethylaminomethan) 92
Thelarche 216
- prämature, isolierte 216
T-Helferzelle 517
Thiamazol 209
Thioguanin 479
Thionamide 209
Thionin 887
Thiopental 883
Thomsen-Myotonie 709

Thorax
- Auskultation 4
- Bildgebung 19
- Computertomografie 20
- Exkursion 4
- Inspektion 4
- Magnetresonanztomografie 20
- Perkussion 4
- Röntgenaufnahme 19
- Sonografie 20
- Untersuchung 4
Thorax piriformis 310
Thorax-Röntgenaufnahme
- a.–p.-Projektion 19
- p.–a.-Projektion 19
Thoraxskelett, Fraktur, Bildgebung 21
Thoraxverformung, glockenähnliche 695
Thrombasthenie Glanzmann 463
Thrombektomie 470
Thromboembolieneigung 194
Thrombophilie, Diagnostik 459
Thromboplastinzeit, partielle 459
Thrombose 443, **469**
- abdominelle, Bildgebung 22
- arterielle 470
- katheterbedingte 71
- venöse 470
Thromboseprophylaxe 470
Thrombozytenaggregation, ristocetininduzierte 462
Thrombozytenantigene, kindliche, Sensibilisierung der Mutter 461
Thrombozytenfunktionsstörung 461, 463
Thrombozytenfunktionstest 462
Thrombozyteninhalt, Freisetzungsdefekt 463
Thrombozytentransfusion 463
Thrombozytenverbrauch 399
Thrombozytenzahl 458
- erhöhte 455
- verminderte 460
Thrombozytopathie 458, **461**
- hereditäre, exogene 461
- hereditäre, endogene 461
Thrombozytopenie 138, 430, 445, **460**
- amegakaryozytäre 460
- hereditäre 460
- hypokaryozytäre 460
- megakaryozytäre 460
- megathrombozytäre 432
Thrombozytopoese, gesteigerte 459
Thrombozytose 455
Thymektomie 699
Thymushypoplasie 150
Thyreoglobulin 206, 209, 210
Thyreoglobulin-Antikörper 210
Thyreoglobulin, primäre Hypothyreose 206
Thyreoidektomie 510
Thyreoiditis 210
- subakute, nicht eitrige (de Quervain) 211
Thyreostatika 204, **209**
- Nebenwirkungen 210
- transplazentarer Übertritt 204
Thyroxin
- Hypothyreose, angeborene 207
- Thyreostatikabehandlung 209
Tibia, Punktion 12
Tibiaapophyse, aseptische Osteochondrose 661
Tic 784
- vokaler 784

Ticstörung, vorübergehende 785
Tiefensensibilitätsstörung 765
Tierphobie 798
Tiffeneau-Test 311
Tinea manus et pedis 856
Tinea profunda 856
Tinea superficialis 856
Tintenlöscherfüße 158
Tischtennisballfraktur 762
TLR (Toll-Like-Rezeptor) 515
T-Lymphozyten 450, **516**, 522
- zytotoxische 517
TNF-α 520
Tocopherol (s. Vitamin E) 77
Toilettentraining, verhaltenstherapeutisches 781
Toll-Like-Rezeptor 515
Tollwut-Schutzimpfung 61
Tollwutverdacht 884
Tonnenzähne 630
Tonschwellenaudiometrie 822
Tonsillenhyperplasie 815
Tonsillitis
- akute 815
- chronische 816
- rezidivierende 813
Tonsillopharyngitis 570, 585, **815**
- bakteriell bedingte 608
- Scharlach 609
- viral bedingte 609
Torsades de pointes 379
Torsionsfehler 679
Tortikollis 114
Totenflecke, intravitale 468
Totenlade 667
Totgeburt 94
Totimpfstoff 54
Toxic-Shock-Syndrome-Toxin 1 607
Toxin
- epidermolytisches 606
- erythrogenes 609
Toxoid 53
Toxokariasis 646
- Therapie 647
Toxoplasma gondii 649
Toxoplasmose 649
- konnatale 594, 649
- Lymphadenitis 818
- postnatale 649
- Schwangerschaft 649
- zervikale Lymphknotenvergrößerung 813
TPHA (Treponema-pallidum-Hämagglutinationstest) 630
TPPA (Treponema-pallidum-Partikelagglutinationstest) 630
TPO-AK (Antikörper gegen thyreoidale Peroxidase) 209
Trabekulotomie 839
Trachealring, Fehlbildung 813
Trachealstenose 256, 305
Tracheitis 570
- akute 305
Tracheobronchitis 632
Trachom 633
TRAK (TSH-Rezeptor-Antikörper) 209
Tränenträufeln 835
Tränenwegssondierung 835
Tränenwegsstenose, kongenitale 835
Transcobalamin-II-Mangel 447
Transferrin-Eisen-Sättigung 435
Transferrinmangel 436
- hereditärer 436
Transfusion
- fetofetale 440
- fetomaternale 440

Transfusionsbehandlung, intrauterine, bei Rhesus-Inkompatibilität 131
Transitzeit, gastrointestinale 273
Transplantation
- hämatopoetische Stammzellen 513
- Zytomegalierisikosenkung 599
Transposition der großen Arterien 353, 355
Transsexualität 221
Transsudat 329
TRAPS (Tumornekrosefaktor-Rezeptor-1-assoziiertes periodisches Syndrom) 561
Trauma, Wachstumsfugenläsion 653
Traumatologie, Bildgebung 24
Treg-Zelle (regulatorische T-Zelle) 517
Tremor, feinschlägiger 208, 209
Trennungsangst 800
- im Kleinkindalter 38
Treponema pallidum 629
- Antikörpernachweis 630
Treponema-pallidum-Infektion, intrauterine 630
TRH (Thyreotropin releasing Hormone) 206, 207, 209, 211, 230
TRH-Mangel 207
TRH-Test 207
Trichinella spiralis 643
Trichinose 643
Trichophagie 796
Trichotillomanie 796
Trichterbrust 676
Trichuriasis 643
Trichuris trichiura 643
Trigonozephalie 728
Trikuspidalatresie 348
Triple-Hypothese 144
Triplo-X-Karyotyp 161
Trishydroxymethylaminomethan (THAM) 92
Trismus 616
Trisomie 8 481
Trisomie 13 s. Pätau-Syndrom 158
Trisomie 18 s. Edwards-Syndrom 157
Trisomie 21 (s. auch Down-Syndrom) 109
Trizeps-Hautfaltendicke 74
Trommelfell
- Inspektion 9
- gerötetes 825
- Perforation 826
- retrahiertes 823
- vorgewölbtes 823
Trommelschlegelfinger 308, 315
Trophozoiten 644
Trotzreaktion 38
Trotzverhalten, Kleinkindalter 38
Trousseau-Zeichen 80
Truncus arteriosus communis 356
Tryptophanabbaustörung 196
Tryptophanhydroxylase 743
TSH-Bildung, ektope 208
TSH-Erhöhung, isolierte 206
TSH-Rezeptor-Antikörper 209
TSH-Rezeptor-Mutation, aktivierende, Laborbefunde 208
TSH-Spiegel
- erhöhter 206
- erniedrigter 209
- Neugeborenes 206
TSH (thyreoideastimulierendes Hormon) 229

TSS (toxisches Schocksyndrom) 607
TSST (toxisches-Schocksyndrom-Toxin) 607
T-Suppressorzelle 517
TTN (transiente Tachypnoe des Neugeborenen) 124
Tubenbelüftungsstörung, akute 823
- Klinischer Fall 824
Tubenverschluss, akuter 823
Tuberkel 633
Tuberkulinhauttest 635
- falsch negativer 635
Tuberkulinprobe, nach MMR-Impfung 59
Tuberkulinreaktion 633
Tuberkulose 633
- abdominelle 635
- Chemoprophylaxe 637
- endobronchiale 636
- Erregerausscheidung 636
- Lymphadenitis 818
- Lymphknotenvergrößerung, zervikale 813
- Therapie 636
- ZNS-Beteiligung 636
Tuberkuloseerreger, Multiresistenz 636
Tuberöse Sklerose 730
- Tumorrisiko 502
Tubulopathie 418, **421**
- Klinischer Fall 420
- primäre 418
- sekundäre 418
Tubulusfunktionsschaden 190
Tubulusnekrose, akute 414
Tularämie, Lymphadenitis 818
Tumor
- abdominaler, asymptomatischer 501
- intraspinaler, intraduraler 509
- maligner, Mund-Kiefer-Hals-Bereich 257
- neuroektodermaler
-- maligner, peripherer 496
-- primitiver 502
- orbitaler 496
- skelettaler, Bildgebung 26
- testikulärer 498
Tumorerkrankung
- psychosoziale Betreuung 511
Tumorlysesyndrom **476**, 483
Tumormarker 498, 503
Tumornekrosefaktor-Rezeptor-1-assoziiertes periodisches Syndrom 561
Tumornephrektomie, primäre 493
Tumorschwellung 493, 495
- abdominale 492
Tüpfelnägel 875
Turcot-Syndrom, Tumorrisiko 502
Turmschädel 728
Turrizephalus 728
T-Vorläuferzelle 516
Tympanometrie 822
Tympanoplastik 826
Typhus 620
Tyrosinämie 190
Tyrosinhydroxylase 743
Tyrosinspiegel, erhöhter 191
TZ (Thrombozytenzahl) 458
T-Zell-Defekt
- erworbener 529
- Komplikationen bei Varizellen 596
- primärer 522
T-Zelle
- CD4-positive 583
- regulatorische 517
- zytotoxische 517

T-Zell-Lymphom 482, 585
T-Zell-Rezeptor 516
T-Zell-System 518

U

U1-Früherkennungsuntersuchung 44
U1-RNP-Antikörper 556
U2-Früherkennungsuntersuchung 45
U3-Früherkennungsuntersuchung 46
U4-Früherkennungsuntersuchung 49
U5-Früherkennungsuntersuchung 50
U6-Früherkennungsuntersuchung 50
U7a-Früherkennungsuntersuchung 51
U7-Früherkennungsuntersuchung 50
U8-Früherkennungsuntersuchung 51
U9-Früherkennungsuntersuchung 51
Übelkeit 72
Überaktivität, motorische 783
Überempfindlichkeit, bronchiale 311
Überempfindlichkeitsreaktion
- impfstoffbedingte 53
- nach Coombs und Gell 530
Überernährung 71
Übererregbarkeit 790
Übergangsmilch 63
Übergangsstuhl 96
Übergewicht 73
- Definition 30
Überlaufblase 408, 720
Überlaufenkopresis 781
Überleitungsstörung, neuromuskuläre 688, **697**
Übertragungsstörung, neuromuskuläre
- postsynaptische 697
- präsynaptische 697
Übertragungszeichen 100
Überwässerung s. Hyperhydratation 89
UCTD (Undifferentiated Connective Tissue Disease) 556
Uhrglasnägel 315
Ulcus duodeni 262
Ulcus ventriculi 262
Ullrich-Turner-Syndrom **160**, 220
Ultraschall s. Sonografie 18
Umstellungsosteotomie 679, 686, 773
Umweltmykobakteriose 637
Undifferentiated Connective Tissue Disease 556
Unfall 878
Ungeschicklichkeit, motorische 792
Unterbauch-Druckschmerz, rechtsseitiger 282
Unterernährung 71
Unterhautfettgewebe 5, 7
Unterkiefer, hypoplastischer 256
Unterschenkelpseudoarthrose 658
Untersuchung
- Abdomen 5
- Allgemeinzustand 3
- Augen 8
- augenärztliche, ehemaliges Frühgeborenes 842
- digitorektale, Druckschmerz 282

- Extremitäten 8
- Genitalien 10
- Hals 8
- Haut 6
- Herz 4
- HNO 8
- Kleinkind 3
- Kopf 7
- Kreislauf 4
- Lunge 4
- Lymphknoten 8
- Neugeborenes 3
- neurologische 10, 713
-- Kleinkind 11
-- Neugeborenes 34
-- posttraumatische 759
-- Säugling 10, 36, 48
- neurophysiologische 690
- nuklearmedizinische 17
- ophthalmologische 830
- pädiatrische 3
- psychiatrische 775
- rektal-digitale 271, 283
- rektale 6
- Säugling 3
- Schilddrüse 8
- Thorax 4
- Wirbelsäule 8
UÖS (unterer Ösophagussphinkter) 260
Urachusfistel 135
Urämie 195, **415**
Urämietoxine 413
Urease-Schnelltest 263
Ureaplasma-urealyticum-Infektion 632
Ureterostiuminsuffizienz 405
Ureterozele 405
Urethralklappe 407
Urethrastenose 405
Uridindiphosphat-Galaktose-4-Epimerase-Mangel 176
Urin
- Alkalisierung 418, 423
- Rotfärbung nach Lichteinwirkung 201
Urinanalyse, Harnwegsinfektion 409
Uringewinnung 13
Urin-/Plasmaosmolalitäts-Quotient 413
Urinsekretion 96
Urinuntersuchung, Sepsisverdacht 601
Urobilinogen 441
Urogenitaltrakt
- Bildgebung 23
- Fehlbildung, Bildgebung 23
- Sonografie 23
- Tumor, Bildgebung 23
Urogenitaltuberkulose 635
Urokinase 470
Urolithiasis 422
Uropathie, obstruktive 199
Uroporphyrinausscheidung, erhöhte 201
Urosepsis 407, 409, 411
Urso-Chenodesoxycholsäure-Kombination 295
Ursocholsäure 297
Urtikaria 868
- intermittierende 201
- Nahrungsmittelallergie 534
Usher-Syndrom 828
UV-Bestrahlung, Psoriasis 875
Uveitis 286, 289
Uvula bifida 256

V

VACTERL-Assoziation 149, 150
Vagotonie 373
Vagusmanöver 376
Valsalva-Manöver 824
Varicella-zoster-Virus 581, **595**
Varikozele 427
Varizellen 595
– Immunisierung, aktive 597
– Immunprophylaxe, passive 597
– konnatale 595, **596**
Varizellenembryopathie 595
Varizellenimpfung 60
Varizellenpneumonie 323
Varizellenprophylaxe, postexpositionelle 60
Varizellen-Syndrom
– fetales 595
– konnatales 594
Vaskuläre Fehlbildung, Bildgebung 21
Vaskuläre Prozesse, Zentralnervensystem 27
Vaskularisationsstörung, Wachstumsfuge 654
Vaskulitis 539
– allergische 464
– generalisierte 631
Vaskulitis-Syndrom 538, **557**
Vasookklusion, sichelzellenbedingte 443
Vasopathie, Glasspateltest 457
Vasopressin 229, 419
Vasopressinanaloga 230
VCA (Viruskapsidantigen) 586
VDRL-Test (Venereal Disease Research Laboratory-Test) 630,
VEGF-Hemmer, in der Ophthalmologie 841
Vena testicularis, Klappeninsuffizienz 427
Venenverweilkanüle, periphere, Lokalisation 12
Ventilation
– alveoläre
– – verminderte 92
– – Beeinträchtigung 119
Ventilationsstörung, restriktive 327
Ventilsepsis 726
Ventrikelseptumdefekt 339
VEP (visuell evozierte Potenziale) 839
Veränderungsangst 791
Verbrauchskoagulopathie 138, 457, **468**
Verbrennung 879
– Wunderversorgung 881
Verbrennungsausdehnung, Neunerregel 879
Verbrennungsschock 879
Verbrennungsschweregrad 880
Verbrühung 879
– Wunderversorgung 881
Verdauungsenzymsubstitution 299
Verdauungstrakt, postnatale Adaptation 96
Verdinikterus 295
Vererbung (s. auch Erbgang)
– mitochondriale 165
– multifaktorielle 165
Vergiftung 878, **884**
Verhalten,
– selbstverletzendes 796
– selbstverstümmelndes 199
– suizidales 796
– – Risikofaktoren 797

Verhaltensauffälligkeit, habituelle 786
Verhaltensstörung 194
Verhaltenstherapie
– hyperkinetisches Syndrom 784
– Enuresisbehandlung 780
– Phobiebehandlung 798
Verhaltenszustand, Neugeborenes 34
Verhornungsstörung 845
Verkalkung
– ektope 83
– extraossäre 82
– intraselläre 508
– intrazerebrale 598
– supraselläre 508
Verkäsung 633
Verkürzungsosteotomie 662
Verlagerungssyndrom, intrakranielles 758
Verlängerungsosteotomie 662
Verlustanämie 440
Verlustkoagulopathie 468
Verlustthrombozytopenie 460, 461
Vernachlässigung 804
Vernix caseosa 98
– fehlende 98, 100
Verotoxin 399
Verrucae
– planae juveniles 859
– plantares 859
– vulgares 859
Verschlusshydrozephalus 718, 720, **725**, 749
– Shuntoperation 721
Verschlussikterus 111
Verstimmung, depressive, chronische 795
Vertikalisierungsphase 67
Verzweigungsanomalie, bronchiale 302
Vestibulopathie 820
Vierer-Regel, Leukozytennormalwerte 450
Viererzeichen 685
Vierfingerfurche 156, 157
Virämie 572, 590, 592, 595
Virchow-Trias 469
Viren 569
– attenuierte 53
– inaktivierte 53
Virilisierung 223
Virostatika 597
Virulenz 566
Virusenteritis, Invagination 268
Virusenzephalitis 750
Virushepatitis 577
Virusinfekt 460
Virusinfektion 569
– Gastroenteritis, akute 279
– Begleitpankreatitis 298
Virusisolierung 570, 572
Virusmeningitis 749
Viruspneumonie 321, **322**
Visuelles System, Entwicklung 829
Visus 829
– Krümelvisus 829
Visusprüfung 830
Visusstörung, hirntumorbedingte 833
Visusverlust 736, 833
Vitamin A 77
Vitamin-A-Säure 877
Vitamin B_6 118
Vitamin-B_6-Gabe, Homozystinurie 117
Vitamin-B_6-Mangel 436
Vitamin-B_6-Stoffwechsel, Störung 743

Vitamin B_9 s. Folsäure 76
Vitamin B_{12} 76
Vitamin-B_{12}-Mangel 447
Vitamin-B_{12}-Resorptionsstörung 448
Vitamin-B_{12}-Spiegel, im Serum 448
Vitaminbedarf, bei total parenteraler Ernährung 69
Vitamin C 66, **76**
Vitamin-C-Mangel 464
Vitamin D 79
Vitamin D_2 78
Vitamin D_3 78, 213
Vitamin-D_3-Analoga 875
Vitamin-D_3-Mangel 78
Vitamin-D_3-Substitution, orale 81
Vitamin-D-Bedarf, beim Säugling 78
Vitamin-D-Intoxikation 79
Vitamin-D-Mangelrachitis 79
Vitamin-D-Prophylaxe 46, 66, 81
Vitamin-D-Überdosierung 82
Vitamin-D-Vorstufen-Synthese 78
Vitamin E 77
Vitamine 76
– fettlösliche 77
– Überdosierung **77**
– wasserlösliche 76
Vitamin K 83
– Blutungsprophylaxe 44
Vitamin-K-Bedarf, Säugling 83
Vitamin-K-Gabe
– orale 84
– parenterale 84
Vitamin-K-Mangel 84, 127, 458, 275
– behandlungsbedürftiger 467
– postnataler 98
Vitamin-K-Mangelblutung 84, 456, **467**
Vitamin-K-Prophylaxe 84, 98, 127
Vitaminmangelzustand (s. auch Hypovitaminose) 76
VLBW (very low birth weight) 94
Vojta, Lagereaktionen 10
Vollbluttransfusion 441
Vollmondgesicht 228
Volumenersatz 387
Volumenrezeptoren 86
Volumensubstitution, perioperative 89
Volvulus 110, 245, 247
Von-Hippel-Lindau-Syndrom 731
– Tumorrrisiko 502
Von-Recklinghausen-Syndrom s. Neurofibromatose 729
Von-Willebrand-Faktor-Mangel 462
Von-Willebrand-Faktor 462
Von-Willebrand-Jürgens-Syndrom 458, **462**
Vorbeugetest 674
Vorderhornzellenuntergang, progredienter 692
Vorfall, rektoanaler 284
Vorhofflattern 377
Vorhofflimmern 377
Vorhofschrittmacher, wandernder 373
Vorhofseptumdefekt 337
Vormilch 63
Vorschiebeversuch 672
Vorsorgeuntersuchung 654
Vorwölbung, inguinale 285
VSD (Ventrikelseptumdefekt) 339
Vulvovaginitis 423

VUR (vesikoureteraler Reflux) 23, 405
vWF (von-Willebrand-Faktor) 462
VZV-Antikörper 595
VZV-Immunglobulin 597
VZV-Infektion, intrauterine 596
VZV (Varicella-zoster-Virus) 581, **595**

W

Waardenburg-Syndrom 828
Wachstum 651
– abgeschlossenes 40
– beschleunigtes 653
– enchondrales 652
– korrigierendes 652
– perichondrales 652
– unzureichendes 30
Wachstumsabschluss 652
Wachstumsfaktor 450, 453
Wachstumsfuge 651
– knöcherner Ausriss 663
– operative Veródung 662
– Säugling 666
– überkreuzende Fraktur 664
– Vaskularisationsstörung 654
– Verklammerung 654, 662
Wachstumsfugenläsion **653**, 660
– infektionsbedingte 666
– – beim Säugling 667
– operationsbedingte 654
Wachstumsfugenlockerung 652
Wachstumsgeschwindigkeit 30
Wachstumshormon, humanes rekombinantes 233
Wachstumshormonausfall, nach Schädelbestrahlung 505
Wachstumshormonmangel 232
Wachstumshormonrezeptor-Störung 232
Wachstumshormonsekretion, pharmakologischer Stimulationstest 232
Wachstumshormonsubstitution 233
Wachstumsprognose, Körpergröße 32
Wachstumsregulation 652
Wachstumsreserve 652
Wachstumsretardierung 404, 416, 419
Wachstumsschmerz 540, **564**
Wachstumsschub, präpubertärer **653**, 674
Wachstumsstillstand 228, 242
Wachstumsstörung 30, **651**
– Erkrankung, endokrine 654
– Hypothyreose 205
– erworbene 660
– generalisierte 653, **660**
– infektionsbedingte 667
– lokale 671
– lokalisierte 653, **660**
– Prävention 654
– Ursachen 653
Wachstumsverminderung
– asymmetrische 102
– symmetrische 102
Wachstumsverzögerung, fetale 101
Wachstumszonenveródung, operative 654
Wadenhypertrophie 706
Wadenmuskulatur-Pseudohypertrophie 703
WAGR-Syndrom 150, 160
Wahn 792
Wahnidee 793

Sachverzeichnis

Wahrnehmung, psychopathologische Exploration 776
Walker-Warburg-Syndrom 742
Wangenphlegmone 618
Wärmeintoleranz 208
Wärmeregulation, postnatale Adaptation 95
Wärmestau 882
Waschfrauenhände 100
Waschritual 801
WASP (Wiskott-Aldrich-Syndrom-Protein) 528
Wasser-Elektrolyt-Substitution 622
Wasserhaushalt 85
Wasserumsatz 85
Wasserverlust 86
- überproportionaler 88
Wasserverunreinigung, fäkale 623
Wasserzufuhr, versteckte 86
Waterhouse-Friderichsen-Syndrom 468, 612
Watschelgang 82
Weber-Ramstedt-Pyloromie 265
Weckschwellensenkung 780
Wegener, Morbus 557
Weichteilinfektion 610
Weichteilsarkom 496
Weichteilveränderung, Bildgebung 26
Weil, Morbus 631
Weisheitszähne 32
Werdnig-Hoffmann-Muskelatrophie 694
Wernicke-Aphasie 790
Wernicke-Mann-Haltung 773
Wesensänderung 202, 502, 507
West-Syndrom 767
Wet Lung Disease 124
White Matter Disease 732
WHO-Lösung 89
Widal-Reaktion 621
Wiedemann-Beckwith-Syndrom 149
Wiesengräserdermatitis 867
Williams-Beuren-Syndrom 79, **150**
Wilms-Tumor s. Nephroblastom 491
- erblicher 160
Wilson, Morbus 202
Windeldermatitis 435, **639**, 867
Windelpsoriasis 874
Windpocken s. Varizellen 595
Windverhalt 266
Wirbelabschlussplatten, Überbeanspruchung 673
Wirbelgleiten s. Spondylolisthese 675
Wirbelkörper
- Hakenform 182
- ovaler 657
- ovoider 180

Wirbelsäule
- Fehlform 672
- Fehlhaltung 672
- Untersuchung 8
- Wachstumsstörung 657
Wirbelsäulenform 672
Wirbelsäulenkrümmung, physiologische 652
Wirbelsäulenwachstum 672
- Abschluss 652
Wirbeltorsion 674
Wirbelveränderung, neurofibromatotische 658
Wirbelverletzung 763
Wiskott-Aldrich-Syndrom 460, 528
WJS (von-Willebrand-Jürgens-Syndrom) 462
Wohlstandskrankheit 68
Wolff-Chaikoff-Effekt 203
Wolff-Parkinson-White-Syndrom 376
Wolf-Hirschhorn-Syndrom 159
Wolman, Morbus 733
Wortfindungsstörung 790
Wortneubildung 793
Wucheria bancrofti 646
Wulstbruch 664
Wundbotulismus 617
Wundinfektion 610, 624
Wundrose 856
Wurmbefall, intestinaler 278

X

X0-Karyotyp 160
X-ALD (X-chromosomale Adrenoleukodystrophie) 739
Xanthelasmen, flache 184
Xanthin 199
Xanthinoxidasehemmer 200
Xanthinsteine 200
Xanthinurie 199
Xanthogranulom, histiozytäres 671
Xanthom
- fibröses 671
- tuberöses 184
X-Beine 679
X-chromosomale Agammaglobulinämie, Klinischer Fall 526
Xeroderma pigmentosum 849
Xerophthalmie 77, 557
X-Polysomie 161
X-Strukturstörung 161
46-XX-DSD 222
47, XXY-Karyotyp s. Klinefelter-Syndrom 161
46-XY-DSD 221
XYY-Konstitution 161

Y

Yersinia enterocolitica 282

Z

Zahndurchbruchsverzögerung 254
Zähne, rötliche 201
Zahnentwicklung 31
Zahnentwicklungsstörung 82, **254**
Zahnfleischbluten 462
Zahnfleischentzündung s. Gingivitis 253
Zahnkeime 31
Zahnplaques 255
Zahnschmelzhypoplasie 80
Zahnverfärbung 255
Zahnwechsel 32
Zäkumhochstand 268
Zangenentbindung 115
Zangengeburt 114, 116
Zangengriff 36
Zeckenstich 543, 576, **628**
- Prophylaxe 629
Zeckenenzephalitis s. Frühsommer-Meningoenzephalitis 576
Zeichen
- meningitische, Untersuchung 11
- pneumonische 4
Zelle
- antigenpräsentierende 517
- CD4-positive 517
- CD8-positive 517
- dendritische 517
β-Zell-Hyperplasie 171
Zellulitis, orbitale 833
Zellweger-Spektrum 738
Zellweger-Syndrom 738
Zellzerstörung 86
Zentralnervensystem
- Bildgebung 26
- Erkrankungen, neurometabolische 731
- Fehlbildung 27
- Magnetresonanztomografie 26
- Reifezustand 35
- Sonografie 26
- vaskuläre Prozesse 27
Zeramidtrihexosidspeicherung 186
Zerebellitis 596, **752**
Zerebralparese 118
- infantile 772
Zerebrohepatorenales Syndrom 738
Zeroid-Lipofuszinose, neuronale 733, **736**
Zestoden 643, 646
Ziegenpeter s. Mumps 590
Zigaretteningestion 892
Ziliendyskinesie 308, 317
Zinkabsorptionsdefekt 278
Zirkumzision 424
ZNS (zentrales Nervensystem)

ZNS-Blutung, bei Vitamin-K-Mangel 467
ZNS-Dysplasie 722
ZNS-Infarkt 443
ZNS-Karzinogen 502
Zöliakie 274
Zollinger-Ellison-Syndrom 263
Zoster 595
- Expositionsprophylaxe 597
- Generalisierung 596
- ophthalmicus 597
- oticus 597
Zottenatrophie, intestinale 272, 276
Zucker, im Stuhl 278
Zugang
- arterieller 13
- intraossärer 12
Zukunftangst 800
Zungenmuskulatur, Faszikulationen 695
ZVD (zentraler Venendruck) 384
ZVK (zentraler Venenkatheter) 68
Zwangsgedanken 801
Zwangshandlung 801
Zwangslage, intrauterine 678, 681
Zwangsstörung 785, **801**
Zwei-Mutationen-Theorie 499
Zwei-Wort-Sätze 39
Zwerchfellatmung 4, 695
Zwerchfellhernie 304
- Bildgebung 22
Zwerchfelllähmung 115
Zwerchfelltiefstand 307
Zyanose
- Neugeborenes 120, 139
- postnatale, rezidivierende 106
- schmutzig-grau-braune 449
Zyklothymie 795
Zylindrurie 412, 552
Zystenkrankheit, medulläre 404
Zystenniere, tuberöse Sklerose 730
Zystinose 194
Zystinstein 418, 422
Zystintransportstörung 194
Zystinurie 195, 418
Zystische Fibrose 314
Zystitis 410
Zystizerkose 646
Zystourethritis 409
- akute, Klinischer Fall 411
Zytokine 519
Zytomegalie 598
- konnatale 598
Zytomegalievirus 581, **598**
Zytopathie, mitochondriale **711**
Zytotoxin 617